U0816376

责任编辑　陈露晓
封面设计　新千年环宇文化

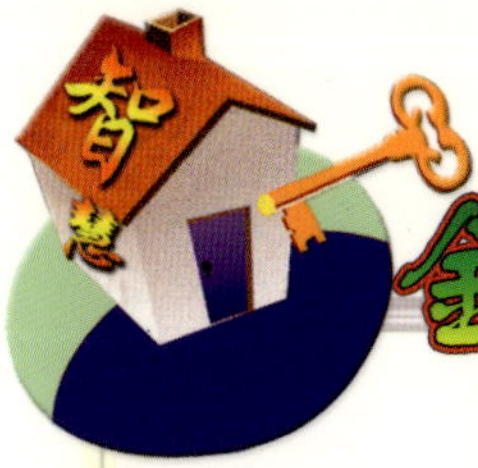

金牌智慧高中系列丛书书目

金牌智慧高考第一轮复习系列

该系列由语文、数学、英语、物理、化学、生物、历史、地理、政治构成。主要按章、节顺序编排，属基础复习。分学生用书和教师用书。6 月出版。

金牌智慧高考第二、三轮复习系列

该系列由语文、数学、英语、物理、化学、生物、历史、地理、政治构成。第二轮是学科内和跨学科专题解读及训练，第三轮是各学科和跨学科模拟试卷。1 2 月出版。

金牌智慧高考第四轮冲刺系列

该系列由语文、数学、英语、理科综合、文科综合、文理综合构成。内容是高考全真押题模拟试卷。在每年 2 月教育部正式下达当年的《考试大纲》后编写。3 月出版。

金牌智慧高中同步辅导与训练

该系列由语文、数学、英语、物理、化学、生物、历史、地理、政治构成。每一科目由智慧辅导和智慧训练（含单元测试卷）组成。6 月、1 2 月出版。

ISBN 7-5635-0807-4
9 787563 508075
ISBN 7-5635-0807-4/O · 68
定价：13.80

为了保障读者的切身利
并维护著作权人的合法
益，本书封面贴有特制
防伪标志，敬请鉴别真

本书出版得到国家

古籍整理出版专项经费资助

中华泌尿男科学古典集成

主编　樊友平　朱佳卿　李家蓉　公晓颖

中医古籍出版社

图书在版编目(CIP)数据

中华泌尿男科学古典集成/樊友平等主编. —北京:中医古籍出版社,2007.7

ISBN 978-7-80174-533-0

Ⅰ.中… Ⅱ.樊… Ⅲ.男性生殖器疾病:泌尿系统疾病—古籍—汇编—中国 Ⅳ.R277.57

中国版本图书馆 CIP 数据核字(2007)第 090439 号

中华泌尿男科学古典集成

主　　编:樊友平　朱佳卿　李家蓉　公晓颖

责任编辑:刘从明
责任校对:崔　静　朱定华
封面设计:天水工作室
出版发行:中医古籍出版社
社　　址:北京东直门内南小街 16 号(100700)
印　　刷:北京财经印刷厂
开　　本:787×1092mm　1/16
印　　张:78
字　　数:1800 千字
版　　次:2007 年 7 月第 1 次出版　2007 年 7 月第 1 次印刷
印　　数:0001~3000 册
ISBN　978-7-80174-533-0
定　　价:166.00 元

《中华泌尿男科学古典集成》

编委会

主　编　樊友平　朱佳卿　李家蓉　公晓颖

副主编　周正国　龙政荣　叶世龙　范静东　杨　静

编　委　（按姓氏笔画为序）

于　涛　王守友　王雨亭　王荣欣　王　勇　卢　泓

吕　鹏　吕翠玲　刘　刚　刘静君　刘　硕　李广文

李　戈　李冬梅　李　坤　李享辉　李春波　李家林

吴永红　杨宝林　金东成　郑丽红　贾玉龙　彭钦安

谭廷祖　翟宏业　戴居云

审　定

石志超　李传美　陈从祥

自序

华夏文明，肇始炎黄；中国医学，发端轩岐。昔先民渔猎，知万物之能，乃通乾坤之气象；神农百尝，达草木之性，遂发神明之灵化。阴阳剖判，由兹皇皇文化；五行肇基，而后巍巍医学。先贤乃探赜索隐，格致钩沉，神而明之，化而裁之。于是，万民仰之，黎庶赖之，厥功善莫大焉！

及其始也，探求太极阴阳之理，发掘汤液醪醴之性，都为一端，乃成《黄帝内经》，嗣后《伤寒杂病》，于兹推而广之，内外妇儿，靡不赅备。沥百师之心血，方药化机，日臻完善，乃拯黎元，济羸劣，而使人民康健无恙；经万代之培育，各家学说，徽音累属，遂兴中华，播东洋，而致世界医林常青。

予何人斯！忝列门墙，窃习诵卅年，未尝不慨然叹其广淼弘博也。然而，独男科一门，似流金散玉，未臻完备，殊甚憾惜！幸赖国内名耆王琦、李曰庆、徐福松、曹开镛、石志超诸师及吾侪同仁，建构方略，乃成泌尿男科学之大端。然审视其间，不足之感，每悬于心！思祖先典章，自当鸿篇含珠，故集约同仁，发掘数稔，始有所获，乃共襄《中华泌尿男科学古典集成》一部，兹不揣譾陋，付之剞劂，以灾枣梨；汲深绠短，当所不免，祈世之扬子巨斧，乃为郢政。

岁在甲申仲秋中国人民政治协商会议吉林省第九届委员会委员、吉林省中医中药研究院东方医院首席专家、中国中医药学会科技评审委员、吉林省中医药学会泌尿－男科专业委员会主任委员樊友平博士题于温知堂。

目　录

马王堆汉墓帛书之泌尿男科学文献

佚　名[原著]

[说明]

公元1973年至1974年初，中国考古工作者从长沙马王堆三号汉墓中出土了一批帛书和竹简、木笺。经整理发现，有15种为医学专著，其中，有5种为泌尿男科(含性医学)文献。这些珍贵文献的发掘，不但填补了我国秦汉时期医学文献上的空缺，亦为我国泌尿男科学——性医学的研究提供了极为宝贵的资料。文献整理小组将竹简编号后，定名为《十问》、《合阴阳》、《天下至道谈》，和帛书之《养生方》、《杂疗方》，其中，详论了男女性活动中的生理、心理与行为，尤其重要的是，对两性活动的施行方法及如何顺从天地、阴阳、四时变化及房中养生保健诸方面，均提出了精辟的阐述，而《养生方》、《杂疗方》，不但介绍了房中补益用药(内服、外敷)和按摩方法，并首创治疗男性性功能障碍的方药。极具学术价值和实践意义，值得泌尿男科学和性医学研究者深入学习和研究。

本次以文物出版社出版的《马王堆汉墓帛书》为底本，对上述5种文献进行整理。

十　问

[说明]

本文出土时,原与另一部竹简书《合阴阳》合成一卷,本卷在内,《合阴阳》在外。整理小组编为1至101简。

全文献假托黄帝、尧舜、官医、术士等人的问答,讨论了十个有关养生保健,尤其有关房中养生的问题。整理小组遂以《十问》为书名。

书中对如何顺从天地阴阳变化,以养阴扶阳;如何滋阴壮阳,巩固精关,交而不泻;房中行气功导引,节制房室生活,爱惜阴精;倡吞舌下液,强调睡眠之重要;如何服食滋阴壮阳药及食物,交合宜忌,忧烦、急躁,以求得健康长寿等,均作了细致、翔实的叙述。

天师之食神气之道

黄帝问于天师曰:万勿何得而行[1]?草木何得而长?日月何得而明?天师曰:"玺察天请[2],阴阳为正,万勿失之而不繼[3],得之而赢。食阴一擬阳[4],稽于神明[5]。食阴之道,虚而五臧[6],广而三咎[7],若弗能出楃[8]。食之贵静而神风[9],距而两楮[10],参筑而毋遂[11],神风乃生,五声乃对[12]。翕毋过五[13],致之口,枚之心[14],四辅所贵[15],玄尊[16]乃至。饮毋过五,口必甘昧,至之五臧,刑乃极退[17]。薄而肌肤[18],及夫发末,毛脉乃遂[19],阴水[20]乃至,浅坡阳㶿[21],坚蹇不死[22],饮食宾體[23],此胃复奇之方[24],通于神明。"天师之食神气之道。

[1]万勿何得而行　万物为什么能够运动变化呢?勿当作"物"。下同。

[2]玺察天请　请你考察天地阴阳四时气候发展变化规律。玺,当作"尔",下同。请,通"情",下同。

[3]万勿失之而不繼　万物如果违背天地阴阳变化的规律,就不能继续生存。失,丢掉,引申为违背之意。繼,当为"继",下同。

[4]食阴一擬(yí,音疑)阳　食滋阴药或食物以养阴扶阳,或交合时采阴以壮阳。擬,与"凝"通。"凝"可训"坚"。

[5]稽于神明　即通于神明。通晓阴阳变化规律,即可达到神明的境界。稽,至也。

[6]虚而五臧　补益你的五脏。虚,同"墟";《说文》:大丘也。作壮盛或补益讲。臧,当为"脏",下同。

[7]广而三咎　充实你的三焦。三咎,疑指三焦。广,扩充、充实。

[8]若弗能出楃(piao,音朴)　如果食阴得之精气不逸全存于体内。楃,当为幄,帷幄。

[9]食之贵静而神风　服食滋阴扶阳之品贵在安神静志,养精蓄锐;或指行房之前,应安神定志,务使精气旺盛。神风,当指神气或精气。

[10]距而两楮　男子精气旺盛,交时始可与女方持久对峙。楮,当为"峙",对峙。距,拒、抗也。

[11]参筑而毋遂　交合时,男子阴茎多次抽送而不泻精。参,三也。筑,戳、刺也。

[12]神风乃生,五声乃对　当精气产生,女子就会发出五种呼吸声或叹息声(交合时)。五声,犹五音。

[13]翕(xi　音吸)毋过五　宜适可而止。翕,指敛息也,缩阴根而行深呼吸。五,指一至九间之中数,即天地之数。

[14]致之口,枚之心　从口吸入精气,而收藏于内脏。致,得气,吸气。枚,收也。

[15]四辅所贵　四肢皆引精气而归之于全身。四辅,即指四肢。贵,通"归"。

[16]玄尊,指古代盛酒之器,常借以指酒。此处为借指口中津液。

[17]刑乃极退　按上述要求做,形体即会发生迅急变化。刑,当为"形",下同,指形体。极,急也。退,止也。

[18]薄而肌肤　即逼迫精气使之充实于肌腠皮肤。薄,音义同薄,逼迫意。

[19]及夫发末,毛脉乃遂　谓迫气直至头发末端,使周身的毛孔和经络都很畅通。毛,指皮毛。脉,指百脉。遂,通、顺也。

[20]阴水　指精液或阴液。即男女阴器内的分泌物也。

[21]浅坡阳㶒(bó,音驳)　阴茎勃起的程度非常明显。浅,疑读为溅,激起之状。坡,为"彼",下同。阳,阳物,即男子阴茎。㶒,通"勃"。

[22]坚蹇(jiǎn,音检)不死　即阳强而不萎。蹇,通"强"。

[23]饮食宾醴　调和饮食以适合人体之需要。宾,服也。醴,同"体",下同。

[24]此胃复奇之方　补偿精气亏损的方法。复,补也;奇,亏也。

大成之起死食鸟精之道

黄帝问于大成曰:"民何失而暮色鹿貍,黑而苍[1]?民何得而奏理靡曼[2],鲜白有光?"大成合曰:"君欲练色鲜白,则察观尺汙之食方[3],通于阴阳,食苍则苍,食黄则黄。唯君所食,以变五色。君必食阴以为当[4],助以柏[5]盛良,饮走兽泉英[6],可以却老复壮,泽曼有光[7]。椄阴将众[8],𩐍以蜚虫[9],春䴏员骀[10],兴坡鸣雄,鸣雄有精[11],诚能服此,玉筴复生,大上执遇[12],廱坡玉窦[13],盛乃从之[14],员骀送之;若不执遇,置之以麷[15]。诚能服此,可以起死[16]。大成之起死食鸟精之道。

---

[1]民何失而暮色鹿貍,黑而苍　老百姓因何过失而使面色变得又粗又黑。失,过失。暮,为"颜"。鹿,为"麄"。貍(lí,音犁),即狸,亦可写作黧。苍,草色也,一般指青色。

[2]民何得而奏理靡曼　奏,为"腠",下同。靡曼,当作美丽。

[3]尺汙(wū,音巫)之食方　尺蠖吃树上绿叶而形成其保护色的规律。污,古汉语污、蠖同音,故尺污即尺蠖(蛾的幼虫)。

[4]君必食阴以为当　谓必须常服滋阴的食物或补品。当,为"常"。

[5]柏　指柏实,"味甘平,主惊悸,安五脏,益气,除湿痹,久服令人悦泽美色,耳目聪明,不饥不老,轻身延年"(《神农本草经》)。

[6]泉英　一说指牛羊乳;一说指走兽的精液,包括以动物阴囊煎汤服食用。

[7]泽曼有光　指肤色美丽而润泽。

[8]椄阴将众　则将多次与女子交合,或与多个女子相交,其阳强而不衰。椄,当为接。

[9]蜚虫　指飞鸟。蜚,通"飞"。

[10]春䴏员骀(dài,音殆)　服食春天的雀卵之类。春为"爵",《说文》:礼器也,像雀之形,可见其为雀形酒器。故爵、雀二字相通。员,通"圆"。骀,古骀字音义同子。圆子,即圆形的鸟雀之卵。

[11]鸣雄有精　公鸡睾丸,是一种补肾壮阳之品。精,指精子。

[12]玉筴复生,大上执遇　身体健康者阴茎勃起,可形成与女子交合之势。筴为"策"。玉筴,指男子阴茎。大上,即太上。意为身体状态成上等水平。男子性功能减退者可以得到恢复。执,当为势。指男子阴茎勃起之势,亦可直指男子阴茎。

[13]廱坡玉窦　交合时阴茎塞住女子之阴道。廱为"廊",通"壅",指堵塞。玉窦,指女子阴道。

[14]盛乃从之　性功能强,则可顺其自然。盛,意为强。从,意为顺。

[15]置之以麷(fēng,音丰)　若阴茎不能勃起,可用鸟卵与麦芽、麦粥同服。

[16]可以起死　指可以能治好阳痿类疾病,死,阴茎疲软,不能勃起,犹人物亡故。

曹熬之接阴治神气之道

黄帝问于曹熬曰:民何失而死?何得而生?曹熬答曰:(阴阳之合也)而取其精[1]。侍坡合气[2],而微动其刑[3]。能动其刑,以致五声[4],乃入其精[5]。虚者可使充盈,壮者可使久荣,老者可使长生。长生之稽[6],侦用玉闭[7]。玉闭时辟[8],神明来积。积必见章[9],玉闭坚精,必使玉泉毋顷[10],则百疾弗婴[11],故能长生。椄阴之道,必心塞葆[12],刑气相葆[13]。故曰:壹至勿星[14],耳目葱[15]明;再至勿星,音气高阳[16];三至勿星,被革有光;四至勿星,脊胠不陽[17];五至勿星,尻脾能方[18];六至勿星,百脉通行;七至勿星,冬身失央;八至勿星,可以寿长;九至勿星,通于神明。曹熬之椄阴治神气之道。

---

[1](阴阳之合也)而取其精　两性相交时,采其阴精以补阴。阴阳之合也,原脱,据文义补。

[2]侍坡合气　等待阴阳交合阶王生成精气。恃,当为待。合气,意指男女交媾,阴阳合气。

[3]而微动其刑　指交合时形体微动且宜轻缓而柔合。

[4]五声　指交合时女子产生快感,发出五种叹息声。

[5]乃入其精　承上句,当女子叹声发,男子才射精。

[6]长生之稽　意为谋求长生的办法,即长生之道。稽,犹计,谓计谋、办法。

[7]侦用玉闭　探求焚古时,玉茎闭守精液而不泻的方法。侦,指探窥,此处当作探索解。玉,乃男子阴茎之雅称。

[8]玉闭时辟　玉茎闭守精关而不泻,且又善于坚密之,其精气就可积聚。辟,通“壁”,此处当作坚固、坚密解。

[9]积必见章　精气够积必然会显现出其效果。见,同“现”,作显现、显示义。章,同“彰”,有显著、彰明之义。

[10]必使玉泉毋顷　务必要坚闭精关,不使精液随意倾泻。玉泉,指口中唾液。此处当指其精液。

[11]则百疾弗婴　玉泉毋倾,则身体就不会被各种疾病所缠绕。婴,绕也,即缠绕之意。

[12]椄阴之道,交接(男女)之道,必须保持心神安静。必心塞葆　椄为“接”,下同。塞,安也。

[13]刑气相葆　此处指形体与精神相安,有身心均健、形神安泰之意。葆,安也。

[14]壹至勿星　星,散也。此处当耗散解。壹,谓交媾第一个回合而不泻精液。

[15]葱　即“聪”。下同。

[16]再至勿星,音气高阳　再,谓交媾第二个回合。音,声也。阳,通“扬”。意为发声嘹亮且能远扬之。

[17]脊胠(qū,音去)不陽　脊柱和臂肘关节不会损伤。肤,亦指腋下,即臂肘关节。

[18]尻脾能方　臀部和两腿丰满壮健。尻,臀也。脾,同“髀”,即股。方,为大也、正也。

容成之治气抟精之道

黄帝问于容成曰:民始蒲存溜刑[1],何得而生?溜刑成體,何失而死?何曳之人也[2],有恶有好,有夭有寿?欲闻民气赢屈施张之故[3]。”容成合[4]曰:“君若欲寿,则顺察天地之道,天气月尽月盈[5],故能长生。地气岁有寒暑,险易相取,故地久而不腐。君必察天地之请,而行之以身。有征可智[6],间虽圣人[7],非其所能,唯道者智之[8]。天地之至精,生于无征,长于无刑,成于无體,得者长寿,失者夭死。故善治气榑精者[9],以无征为积,精神泉益[10],翕甘潞[11]以为积,饮榣泉灵尊以为经[12],去恶好俗,神乃溜刑。翕气之道,必致之末[13],精生而不厥[14]。尚下皆精[15],塞[16]温安生?息必探而久[17],新气易守[18],宿气为老[19],新气为寿。故善治气者,使宿气夜散,新气朝最[20],以彻九徼[21],而实六腑。食气有禁,春辟浊阳[22],夏辟汤风[23],秋辟霜潜[24],冬辟凌阴[25],必去四咎[26],乃棎[27]息以为寿。朝息之志[28],下出也潜合于天[29],下入也揆坡闺誦[30],如臧于渊,则陈气日尽,而新气日盈,则刑有云光[31],以精为充,故能久长。昼息之志,虖[32]吸必微,耳目葱明,阴阳獉气[33],中不荟腐[34],故身无苛央[35]。莫息之志[36],深息长徐[37],使耳勿闻,且以安侵[38]。云云柏安刑[39],故能生长。夜半之息也,觉牾毋变侵刑[40],探余去执[41],六腑皆发,以长为极[42]。将欲寿神,必以奏理息[43]。治气之道,出死入生,驩欣咪瞉[44],以此充刑,此胃榑精[45]。治气有经,务在积精,精盈必写[46],精出必补。补写之时,于卧为之[47]。酒食五味,以志治气[48]。目明耳葱,被[49]革有光,百脉充盈,阴乃□生[50],繇使则可以久立[51],可以远行,故能寿长。

---

[1]民始蒲存溜刑　人们得天地、阴阳敷布之气,交媾而可育化成健康的形体。蒲,读为敷或布。存为"淳",通"醇",和也。溜刑,即流布成器物之形体,故流刑又可写成流形。

[2]何曳(yi,音毅)之人也,有恶有好,有夭有寿　何世(时)之人,为什么有好恶、寿天(夭?)之区别。曳,读为世。故何曳,犹何世。

[3]欲闻民气赢屈施张之故　宜了解百姓们体力的盈虚与其劳逸状况。赢,盈也。屈,竭尽也。施,当为"弛",下同。故施长,即为弛张。引申为屈,即虚损之义;弛张,则指劳与逸。

[4]合　即"答"。下同。

[5]天气月尽月盈　月尽月盈乃自然变化,此处借月之盈亏圆缺以说明天象是在不断变化的。

[6]智　即"知"。下同。

[7]间虽圣人　如今即使是圣人。间,乃闲之俗字,近也,现指如今。

[8]唯道者智之　只有掌握自然规律(即得道)的人才能知道。道者,为得道之人。

[9]故善治气榑精者　治气　即练气功导引。榑,当为搏,搏(抟)为结聚。搏精,即结聚精气。

[10]益　即"溢"。

[11]潞　即"露"。

[12]饮榣泉灵尊以为经　经常饮用上等的泉水和乳汁。榣,即为瑶。榣泉,即瑶池之水,此处指上等泉水。灵尊,即乳汁。经,常也。

[13]翕气之道,必致之末　吸气导行于四肢末端或其外阴部分。末,指末端。

[14]厥　尽也、短也。此处当短缺解。

[15]尚下皆精　全身上下均有精气来护卫,来维系之。尚,为"上"。下同。

[16]塞　即为"寒"也。

[17]息必探而久　指呼吸要深长而持久。息,一呼一吸谓之息。探,即"深"。

[18]新气易守　新鲜的空气易为人所吸收。守,收也。

[19]宿气为老　承上句为陈旧的空气则能使人衰老。宿,旧也。

[20]新气朝最　新鲜空气在早晨聚积也。最,聚也。

[21]以彻九徼　为九窍通畅。彻,通也。徼,即为"窍"也。九徼,指两耳、两目、两鼻孔、口腔、前阴及肛门。

[22]春辟浊阳　春天当避开导致温病的阳热之邪。辟,当作"避",下同。浊阳,指邪热之阳邪。

[23]夏辟汤风　夏天应避开使人中暑的暑邪热风。汤,热水也。汤风,即热风。

[24]秋辟霜潜　秋天应避冒寒霜之邪气。潜即为"雾",下同。霜潜,当为霜露。

[25]冬辟凌阴　冬天应避开严寒之邪气。凌,指积冰。凌阴系指严寒。

[26]必去四咎　咎,灾也、病也。四咎实指四灾。承上下指浊阳、汤风、霜雾、凌阴四者,皆可致病。

[27]棎　即"深"。

[28]朝息之志　引申之,当谓早晨进行呼吸导引的标准(原则)和办法。朝,早晨。志,谓标志。

[29]下出也潜合于天　呼出之气,务必与天地阴阳自然之气相合拍。下,即为"其",下同。

[30]卞入也揆坡闺誦　衡量吸气的标准足以肺部充满为度。闺,水门也。揆,度、测度。誦,读为满。
[31]则刑有云光　形体润泽多光云,多也。
[32]虖　即为“呼”。
[33]阴阳犛气　胸中深藏着喜气。阴阳,形容深藏。犛,通“釐”字,此处读为喜。
[34]中不荟(kui,音溃)腐　内脏不会发生溃疡腐烂的疾病。中,指内脏。
[35]故身无苛央　苛,即为“疴”。央,即“殃”,下同。
[36]莫息之志　日落时进行呼吸吐纳的标准和方法。莫,同“暮”。
[37]深息长徐　呼吸深长而徐缓。
[38]且以安侵　此句承上文,意为深呼吸可以起到安眠的作用。
[39]云云柏安刑　句首“云”,为衍字当删。云柏,当为魂魄,指精神。安刑,安于体内。
[40]觉牾毋变侵刑　牾,即为“寤”。侵,即为“寝”。刑,“形”也。
[41]椺余去执　呼吸当深长徐缓,不要用力过猛。椺,即“深”。余,即“徐”。执,即“势”,力也。
[42]以长为极　此处当作呼吸宜以深长为标准。极,当作屋栋。而栋梁却在房屋之正中,故可引申为中也、正也。而中和正,恰是人们处事的标准,故亦可引申为标准。
[43]必以奏理息　解为以皮肤肌腠进行呼吸。
[44]驩(huan,音桓)欣咪彀　此处指欢快舒服地进行呼吸吐纳、导引之事。驩,同“欢”,善也。咪,同“美”。彀,同“觳”。
[45]此胃榑精　胃,即为“谓”,下同。榑,即为“抟”。抟精,即聚结精气之意。
[46]写　即“泻”,下同。
[47]于卧为之　解为精气的补泻应当在夜晚睡卧时进行。
[48]以志治气　此处承上文,有以酒食、五昧可资助治气之意。志,德也。德可训为利;志,当作资,即资助解。
[49]被　即“皮”。
[50]阴乃□生　阴精得以生成。乃,原脱。据周一谋《马王堆医书考注》,当补为得,或复。
[51]繇使则可以久立　此处连下文,当为可使善于治气者久立、远行,并能够长寿。繇,通“由”。繇使,即由使、以使。

舜之接阴治气之道

尧问于舜曰:天下孰最贵?舜曰:生最贵。尧曰:治生奈何?舜曰:审乎阴阳[1]。尧曰:人有九缴十二节[2],皆设而居[3],何故而阴与人具生而先身去[4]?舜曰:饮食弗以[5],谋虑弗使[6],讳其名而匿其體[7],卞使甚多,而无宽礼[8],故兴身俱生而先身死[9]。尧曰:治之奈何?舜曰:必爱而喜之,教而谋之[10],饮而食之,使其题頯坚强而缓事之[11],必盬之而勿予[12],必乐矢而勿写[13],材将积[14],气将褚[15],行年百岁[16],贤于往者[17]。舜之椄阴治气之道。

[1]审乎阴阳　审察阴阳变化的规律。乎,释为于。
[2]人有九缴十二节　缴,即为“窍”。十二节,即人之十二经脉,此处指四肢大关节,即肩、肘、腕、股、膝、踝等。
[3]居　犹处,谓人各器官皆有处所。
[4]何故而阴与人具生而先身去　生殖器官虽与人体同时生长,但其功能容易衰退,且比其他器官早衰得多。　阴,指生殖器官。具,即为“俱”。
[5]饮食弗以　谓进饮食用不着生殖器官。
[6]谋虑弗使　谓思考问题也不用生殖器官。

[7]讳其名而匿其軆　生殖器官隐藏于下体,人皆避忌直呼其名。軆,即为“体”。

[8]卞使甚多,而无宽礼　指过于频繁而不行宽缓和节制行房事。礼,有节制、约束之义。

[9]故兴身俱生而先身死　生殖器官与身体同时生成,但生殖机能却先于身体而丧失。兴,即为“与”,下同。

[10]教而谋之　指通过受教育和研究,来掌握有关的性知识。

[11]使其题顡(cui,音翠)坚强而缓事之　要使阴茎保持坚硬,就要缓行并节制房事。题,额也、头也。顡,高也。题顿,在此指阴茎,俗称龟头。

[12]必盬(gu,音古)之而勿予　要使性交次数稀少,不要轻率地交合。盬,稀疏的意思。

[13]必乐矢而勿写　指处于性交快感时亦不要轻易泻精。写,即“泻”。

[14]材将积　精液将得到蓄积。材,当为精。

[15]气将褚(chu,音杵)　真气将得到蓄积。褚,通“储”,即蓄积之义。

[16]行年百岁　即指可经历一百岁。

[17]贤于往者　此承上文,谓虽已度过百岁,其身体反比既往更强健(更胜一筹)。贤,意即胜。

彭祖之养阴治气之道

王子巧父问于彭祖[1]曰:人气何是为精虖[2]?彭祖合曰:人气莫如竣精[3],竣气宛闭[4],百脉生疾;竣气不成,不能繁生,故寿尽在竣[5]。竣之葆爱,兼予成䢔[6],是故道者发明唾手循辟[7],靡腹从阴从阳[8]。必先吐陈,乃翕竣气[9],与竣通息,与竣饮食[10],饮食完竣,如养赤子[11]。赤子骄悍数起[12],慎勿出入[13],以脩美浬[14],轱白内成[15],何病之有?坡生有央[16]必卞阴精漏泄,百脉宛废,喜怒不时,不明大道,生气去之[17]。俗人芒生[18],乃持巫医[19],行年桼十[20],刑必夭貍[21],颂事白杀[22],亦傷悲找[23]。死生安在[24]?彻士製之[25],实下闭精[26],气不扇[27]泄。心製死生[28],孰为之败?慎守勿失,长生纍迣[29]。纍迣安乐长寿,长寿生于蓄积。坡生之多[30],尚[31]察于天,下播于地[32],能者必神[33],故能刑解[34]。明大道者,下行陵云[35],上自麇樬[36],水溜[37]能远,龚登能高[38]。疾不力倦,□□□□□□□巫成柖[39]□□□不死。巫成柖以四时为辅,天地为经,巫成柖与阴阳皆生[40]。阴阳不死,巫成柖兴(与)相视[41],有道之士亦如此[42]。

---

[1]王子巧父问于彭祖　王子巧父,当为王子乔,即周太子晋。彭祖,即彭铿,尧封之于彭城,因其遵法,故谓祖,传为享年800岁。

[2]人气何是为精虖　人的生气是以什么为精华呢?虖即“乎”。

[3]竣　意为男生殖器能蓄积精液。当作朘,下同。朘精,指男子精液。

[4]竣气宛闭　男子精道闭塞不通,精气郁结而不能泄泻。宛,同“菀”,通“郁”。

[5]故寿尽在竣　要想尽终天年,关键取决于保养阴精。寿尽,犹尽寿,即享尽天年。

[6]兼予成䢔　再兼予以辅佐上养阴之方法。䢔,当为佐,即辅佐。

[7]是故道者发明唾手循辟　道者,指善于养生的人。唾手,意为垂下两手。辟,即为“臂”。循臂,为按摩两臂。垂手、循臂皆为气功导引之动作。

[8]靡腹从阴从阳　靡,为“摩”,即按摩。意为按摩腹部以导气运行而顺从阴阳。

[9]乃翕竣气　指收敛精气。即吸气后,要将所吸之气导行到阴茎部位。

[10]与竣饮食　指口吞津液或服食补养类药物,以滋阴壮阳。

[11]如养赤子　此处是比喻,意即像爱护婴儿一样保养生殖器官。赤子,本指婴儿。

[12]赤子骄悍数起　承上句,乃借赤子喻阴茎。骄悍,谓坚挺。阴茎能够多次勃起且坚挺。

[13]慎勿出入　指要慎行房事,不可随意交合。

[14]以脩美浬　要调养好身体肌腠。脩,同“修”,指调养。浬,同“理”,指腠理。

[15]轱(gu,音姑)白内成　体内正气固附于形体,则内脏器官就会成长得健壮。轱,原指车,这里作坚固解。白,应读为薄,释为附。内成,指内脏长得健壮。

[16]坡生有央　指房事太过精液会漏泄耗损。

[17]生气去之　承上句,耗精太过,会使全身经脉郁闭不通。另一说谓因缺乏性生活,可造成百脉郁闭不通。

[18]俗人芒生　一般人因愚昧而不懂得养生保健的道理。芒,昧也。

[19]乃持巫医　愚昧之人只有仰仗巫医。持,即“恃”。

[20]柰十　柒十。柰,即柒。

[21]刑必夭貍　全句承上文,意为不善养生者,刚满七十岁就头倾视深,弯腰驼背,呈现出衰老的状态。夭,屈也,此处指身躯弯曲。貍,同“埋”,有埋藏、埋葬之意,此处引申为低头耷脑状。

[22]颂事白杀　诉说疾病之痛苦,因感到无可奈何而自杀。颂,通“讼”,诉说之义。白,即为“自”。

[23]亦傷悲找　傷,即为“伤”。找,即为“哉”。

[24]死生安在　死生的关键问题在哪里?

[25]彻士製之　通晓养生之道的人,能驾驭自己的性欲,而能节制房事。彻,通也。彻士製,指通晓养生之道的人。製,御也,驾御、控制之义。

[26]实下闭精　实,塞也、充也。实下,即使下身充实。闭精,即闭守精关。

[27]屚　即为“漏”也。

[28]心製死生　用心地控制驾驭自己的生命,使能发挥主观能动性,以便掌握死生、寿命之短长。製,即“制”。

[29]纍迣　犹言永世,比喻时间长久。纍,通“絫”,增也。迣,当为“世”。

[30]坡生之多　坡,当为“彼”。多,胜也,此处作旺盛解。

[31]尚　当为“上”。

[32]下播于地　下观地上事物的变化。播,扬也,犹施。

[33]能者必神　善养生者,定能延长寿命。神,通伸、展也。引申为延长之意。

[34]刑解　古代道家有羽化登仙之说,亦假托为形体以解化。刑解,即尸解。

[35]卞行陵云　有升腾于云空意。卞,当为“其”。陵云,即凌云。凌,升也。

[36]麇榣　麇,读作群或琼。榣,读为瑶。麇榣,即琼瑶,乃古代幻化之仙境。

[37]溜　即“流”。

[38] 龚登能高　指龙能高入云霄。龚,即“龙”。

[39]巫成柖　即巫成昭。传说为舜之师,乃古代房中养生家。

[40] 巫成柖与阴阳皆生　指务成昭能顺应四时的变化,以天地自然作为法度,故能够与阴阳同生共存。

[41] 巫成柖兴相视　此处承上文,意为阴阳不死,而务成昭则可与阴阳相似也。兴,即为“与”。视,比也。

[42]有道之士亦如此　指出凡能通晓阴阳变化,了解自然规律的人也都是这样。

耇老接阴食神气之道

帝盘庚问于耇老[1]曰:闻子椄阴以为强[2],翕天之精[3],以为寿长,吾将何处而道可行[4]?耇老合[5]曰:君必贵夫与身俱生而先身老者[6],弱者使之强,短者使长[7],贫者使多量[8]。卞事壹虚壹实[9],治之有节:一曰垂枝[10]、直脊、橈[11]尻;二曰疏股、动阴縮州[12];三曰合疌[13]毋听,翕气以充脳[14];四曰含下五味[15],饮夫泉英[16];五曰群精皆上[17],翕下大明[18],至五而止,精神日抬[19]。耇老椄阴食神气之道。

---

[1]耇(gou,音苟)老　高寿的老者。耇,老也、寿也。

[2]闻子椄阴以为强　听说通过性生活得补益而健身强体。椄,当为“接”。

[3]翕天之精　指吸聚敛引天之精气(新鲜空气)。
[4]吾将何处而道可行　该怎样办才能使长生之道可行。
[5]合　即“答”。
[6]与身俱生而先身老者　与身俱生,此处指生殖器官。该器官虽与身体其他部分同时产生,但容易早衰。
[7]短者使长　谓寿命短促者能得到延长。
[8]贫者使多量　使贫穷者获得足够的营养。量,当为粮。盖粮食为营养生命之品,引申为营养意。
[9]下事壹虚壹实　其有泻有补。
[10]枝　即当为“肢”。
[11]梡　即当为“挠”。
[12]疏股、动阴縮州　疏股,指放松大腿。动阴,活动前阴或导气运行至阴部。縮,即为“缩”。州,臀也、窍也,此处指肛门;縮州,即紧缩肛门,又称提肛,气功家称之搭鹊桥。以上皆房中气功导引动作。
[13]疌　即当为“睫”。
[14]翕气以充脳　指吸聚天之精气,以充实于头脑。脳,当为“脑”。人精在脑。
[15]含下五味　指口含津液,自觉五味皆备。
[16]饮夫泉英　指吞服舌下津液。
[17]群精皆上　全身精气皆上聚于头部,即古称之还精以补脑。
[18]翕下大明　即谓聚敛全身诸阳。盖明者,阳也。
[19]抬　当为“怡”。

师癸治神气之道

禹问于师癸曰:明耳目之智,以治天下,上均湛地,下因江水[1],至会稽之山,处水十年矣[2]。今四枝[3]不用,家大紏[4],治之奈何?师癸合曰:凡治正之纪[5],必自身始。血气宜行而不行,此胃款央[6],六极之宗也[7]。此气血之续也,筋脉之蔟也[8],不可废亡也。于脳也施[9],于味也移[10],道之以志[11],动之以事。非味也,无以充下中而长其节[12];非志也,无以智其中虚兴实[13];非事也,无以动其四支而移去其疾[14]。故觉侵而引阴[15],此胃练筋;既信有诎[16],此胃练骨。动用必当,精故泉出[17]。行此道也,何迣不物[18]?禹于是饮湩[19],以安后姚[20],家乃复宁。师癸治神气之道。

[1]上均湛地,下因江水　在高处乎整被洪水淹没的土地,低处则疏通了江水。湛,通“沉”。湛地,指洪水淹没土地。因,即疏通。
[2]处水十年矣　治水十年。处,治也。
[3]枝　即“肢”也。
[4]紏　即“乱”也。
[5]治正之纪　治理国家政事的纲纪。正,即“政”也。
[6]此胃款央　此指因血气郁闭不通而导致的疾病。胃,当为“谓”。款,塞也。央,即为“殃”,指疾病。
[7]六极之宗也　此处可能指血极,因为血气不行乃六极中的最主要的病症。指六种疾患。《尚书》谓:凶短折、疾、忧、贫、恶、弱。《千金要方》:气极、血极、筋极、髓极、骨极、精极。宗,指为主要灾患。
[8]筋脉之蔟也　为筋脉聚结之处。蔟,当为“族”,凑也,结聚之义。
[9]于脳也施　指要让头脑松弛,不要老处于高度紧张的状态。脳,当为“脑”。施,通“弛”,松弛也。
[10]于味也移　饮食口味要多样化,不要仅偏于某几种食物。移,变也;或当作侈(多也)。
[11]道(导)之以志　志,犹知(智)也。指用智慧来启迪,开导人们。
[12]非味也,无以充下中而长其节　出如无食物,就没有可饱腹和使人生长的东西。味,指食物。
[13]无以智其中虚兴实　智,当为“知”。兴,当为“与”,下同。

[14]无以动其四支而移去其疾　指经常活动你的四肢,就可以祛除你的疾患。支,即“肢”。

[15]故觉侵而引阴　盖阴部乃宗筋之所会,故下文有“练筋”之说。觉,指睡觉。侵,通“寝”。意谓晚上睡觉时导气运行于阴部。

[16]既信有诎　能伸能屈,才能锻炼筋骨。信,通“伸”。有,当为“又”。诎,屈也。

[17]动用必当,精故泉出　谓行房事适当,即劳逸适度,则精气才能源出不断。

[18]行此道也,何迣不物　谓倘能遵循着养生之道,还有哪个时代是行不通的呢?泄,当为“世”。

[19]湩(dòng,音冻)　指乳汁。意为禹饮牛、马之乳。

[20]后姚　指后宫之姬妾美女。

文摯与齐威王论食卧补养之道

文执[1]见齐威王,威王问道焉,曰:㝆人闻子大夫之博于道也山[2],㝆人已宗庙之祠[3],不暇其听,欲闻之要者,二三言而止。文执合曰:臣为道三百编,而卧最为首[4]。威王曰:子泽之[5],卧时食何氏[6]有?文执合曰:淳酒毒韭[7]。威王曰:子之长韭何邪[8]?文执合曰:后稷半鞣[9],草千岁者唯韭[10],故因而命之[11]。卞受天气也蚤[12],卞受地气也葆[13],故辟聂懯胠者[14],食之恒张[15];目不蔡[16]者,食之恒明;耳不闻者,食之恒葱;春三月食之,苛疾不昌[17],筋骨益强,此胃百草之王[18]。威王曰:善。子之长酒何邪[19]?文执合曰:酒者,五谷之精气也。卞人中散溜[20],卞人理也彻而周[21],不胥卧而九理[22],故以百药繇[23]。威王曰:善。然有不如子言者,夫春䟅写人人以韭者[24],何其不与酒而恒与卵邪[25]?文执合曰:亦可。夫鸡者,阳兽也[26],发明声葱[27],信头羽张者也[28]。复阴三月[29],与韭俱彻[30],故道者食之。威王曰:善。子之长卧何邪?文执合曰:夫卧,非徒生民之事也。举[31]凫雁,萧相[32]、蚖檀[33]、鱼鳖、耎动[34]之徒,胥食而生者[35];食者胥卧而成者也。夫卧,使食靡宵[36],散药以流刑者也[37]。辟卧于食,如火于金[38]。故一昔[39]不卧,百日不复。食不化,必如扽鞫[40],是生甘心密墨[41],糀汤劓惑[42],故道者敬卧[43]。威王曰:善。㝆人恒善莫[44]饮而连于夜,苟毋苛虐[45]?文执合曰:毋芳[46]也。辟[47]如鸣[48]兽,蚤[49]卧蚤起,莫[50]卧莫起,天者受明[51],地者受晦[52],道者九其事而止[53]。夫食气谮人(人)而黙移[54],夜半而□□□□□气,致之六极[55]。六极坚精,是以内实外平,痤瘘弗处[56],靡壹不生[57],此道之至也。威王曰:善。

---

[1]执　当为“摯”也,下同。

[2]㝆人闻子大夫之博于道也山　我听说大夫先生博通事物发展的规律。㝆,当为“寡”。

[3]㝆人已宗庙之祠　齐威王获得主祭宗庙的权利,即继承了齐国的王位。祠,指祀,祭祀。

[4]臣为道三百编,而卧最为首　谓在三百篇有关养生之道的论述中,首要的阐述是对睡眠的。可见古人极重视睡眠在养生保健当中所起的作用。编,即“篇”。

[5]子泽之　请您解释一下。泽,当作绎,陈也,即陈述之意。

[6]氏　当作“是”。

[7]淳酒毒韭　因韭菜丛生,故谓毒韭。淳酒,即美酒。毒,厚也,指草生茂密而厚。《名医别录》谓韭安五脏、利病人,可久食,子主梦精溺白,根主养发。

[8]子(zhang,音掌)之长韭何邪　您为何贵重韭菜。子,为“长”,指崇贵也。长韭,即以韭菜为贵重。

[9]后稷半鞣　后稷从事农耕种植。后稷,为周之始祖。半鞣,疑为重楼。

[10]草千岁者唯韭　故称草千岁者,唯有称韭尔。韭,长久也。

[11]故因而命之　取名韭菜之缘由。命,名也。

[12]卞受天气也蚤　韭菜,因其有“先春复生”之特性,故说其受天气亦较他种等早矣。蚤,当为“早”也。
[13]卞受地气也葆　盖因韭菜可割食,而培以灰土则生长,故说受地气也葆。葆,通“保”,保养。
[14]故辟聂懕胠者体虚者多皮肤襞皱且心惊胆怯,此简认为食韭菜可治此病。　辟,辟迭,即《太素》之慑辟。聂,当为“慑”也,聂皱。懕(ràng,音让),胠即“怯”。懕,惮也。
[15]食之恒张　此处承上文,指食韭菜可使皮皱者得到治疗。张,张开意,指皮肤襞皱张开。
[16]蔡　当为“察”。
[17]苛疾不昌　指疾病不会产生。苛,当为“疴”。
[18]此胃百草之王　指韭菜乃一种永生且有多种补益之功效之物,故称其为百草之王。
[19]子之长酒何邪　长,意动用法,有尊贵、重要之意。古有“酒为百药之长”之说。此处有重视酒的意思。
[20]卞人中散溜　指饮酒以后入于胃肠,很快会流散到于全身。人,当为“入”。溜,当为“流”。
[21]卞人理也彻而周　指酒可人周身腠理,到处流通。
[22]不胥卧而九理　指不待倒卧就能使酒浆深入到全身各部的肌理。胥,须也,待也。九,即为“究”,深也。
[23]故以百药繇　谓酒可为百药所用。繇,同“由”。
[24]夫春跃(yu,音俞)写人人以韭者　春天因饮食不适而引起的腹泻,可加入辛温之韭菜服用,有安和脏腑之功。跃,当作饫,食也。写,同“泻”。
[25]何其不与酒而恒与卵邪　指用药并非固定,有时不用酒,却用韭卵治之。卵,当指韭卵。简述之当时确在市场上出售过用韭汁浸泡,或腌制过的禽蛋类。
[26]夫鸡者,阳兽也　鸡性属阳,故曰阳兽。兽,泛指禽和兽。
[27]发明声葱　指鸡鸣司晨而开启视听,使人觉醒。发明,指鸡鸣司晨。声,当作启。葱,当为“聪”,听也。
[28]信头羽张者也　公鸡啼鸣时伸头展翅之状。信,通“伸”。
[29]复阴三月　盖夏季阳盛而阴伏,故民间有夏至吃老姜炒公鸡习惯。复,盛也;又可释为伏。复阴三月,当为伏阴三月,即夏三个月。
[30]与韭俱彻　夏三月,食鸡与韭皆能通其阳气。彻,“通”也。
[31]举　合也、全也。此处作“大凡”解。
[32]萧相　即鹔鷞,属雁的一种。《尔雅翼》谓鹔鷞,水鸟,盖雁属也。
[33]蚖(yúan,音元)檀(shàn,音善)　蚖,本指四脚蛇或毒蛇。此处泛指蛇。檀,蝉式字,即今之知了;檀,又作鳝解。
[34]耎动之徒　此处泛指昆虫之类。耍,同“蠕”。蠕动,乃虫爬行貌。
[35]胥食而生者　谓所有动物都要吃东西才能生存。胥,皆也。
[36]使食靡宵　指磨碎消化食物。靡,通“糜”,碎也。
[37]散药以流刑者也山　指消化药物使之流布于形体。
[38]辟卧于食,如火于金　此承上文,睡眠好就有助于消化食物,似烈火熔化金属一样。辟,当作“譬”。
[39]昔　当作“夕”。
[40]食不化,必如扽　(chun,音纯)鞠　指饮食不消化,腹中如裹皮球。扽,有包之义。鞠,当为“鞠”,即球。
[41]是生甘心密墨　产生忧思而郁闭不通。甘,厌也。甘心可训为忧思。密,闭也。墨,闭塞。
[42]糒汤劓(bi,音痹)惑　如长期不睡会产生毁伤痹蹶之类的疾病。糒汤,毁伤意。惑,疑读蹶。
[43]故道者敬卧　指懂得养生之道的人皆十分重视睡眠。
[44]莫　当为“暮”
[45]荀毋苛库　大概不会产生疾病吧?苟,尚也,揣度义。毋,无也。苛,疴也。库,乎也。
[46]芳　妨也。
[47]辟　譬也。
[48]鸣　鸟也。
[49]蚤　早也。
[50]莫　暮也。
[51]天者受明　指天有日月照耀,故能受其明。
[52]地者受晦　日月西落则大地昏暗,故谓地者受晦。晦,暗也。

[53]道者九其事而止　谓懂得养生的人,从天地阴阳、一明一暗中得到启示,故而能做到有劳有逸,或作或息,保证晚间有充足的睡眠。九,究也。

[54]夫食气谮人而鄹移　指食物消化而变成营养物质,会无声息地被输送到人体的各个部位。谮,潜也。鄹,默也。

[55]而下脱　疑为产生的精气。六极,当指六腑或人体的头身及四肢。

[56]痤瘘弗处　此处当为痤疖痔瘘之类的病疾,就不会产生。处,犹病也。

[57]靡壹不生　六腑藏精而坚厚,内脏结实而外表平和,因而连痤疖、痔瘘、喉痈之类的疾病,也都不会产生。靡壹,"痈噎"也,当为痈喉。从"气著喉中不通,而成痈"一节来看,此处应为喉痈。

王期食阴翕气之道

王期见秦昭王问道焉[1],曰:寡人闻客食阴以为动强[2],翕气以为精明[3]。寡人何处而寿可长[4]?王期合曰:必朝日月而翕其精光[5],食松柏,饮走兽泉英[6],可以却老复庄[7],泽曼有光。夏三月去火,以日娄爨[8],则神慧而葱明。棱阴之道,以静为强,平心如水,灵路内臧[9],款以玉策[10],心毋秫勮[11],五音进合[12],孰短孰长,翕其神稽[13],饮夫天将[14],致之五臧,欲其深臧。蚕息以晨[15],气刑乃刚,襄□□□,□□近水,精气凌楗[16]久长。神和内得,云柏皇□[17],五臧轱白[18],玉色宝光[19],寿参日月,为天地英[20]。昭王曰:善。

---

[1]王期见秦昭王问道焉　指王期晋见秦昭王,昭王向他讨问房事养生之道。

[2]寡人闻客食阴以为动强　指服食滋阴药物或食品来增强人的体质和活动能力。

[3]翕气以为精明　指通过呼吸导引,使人精力旺盛。

[4]寡人何处而寿可长　我该怎么办才能达到延年益寿目的。

[5]必朝日月而翕其精光　一定面向日月,吸其光气。故后世道家之气功功法中有采日月精华法。

[6]食松柏,饮走兽泉英　松子、柏实久服皆有轻身延年之效。走兽泉英,指牛羊乳或阴茎,睾丸之类;饮服乳类或动物阴茎睾丸所煎之汤。

[7]庄　壮也。

[8]以日娄爨(cuan,音篡)　夏季可用日光通过凹面铜镜来焦聚取火,或将器皿直接放于焦聚点上,以烹煮食物或药物。爨,炊也、烧也。

[9]灵路内臧　内心和谐平静,可使阴精内藏而不溢泻。路,露也。灵路,指精液或津液。臧,藏也。

[10]款以玉策　以男子阴茎叩击女子阴门。款,叩也。玉策,即玉茎。

[11]心毋秫勮　内心既不要恐惧,也不要任意放荡。秫,当为"怵",恐也。勮当为"荡",放荡、放纵。

[12]五音进合　从交合时女子发出的五种叹息声,可了解其对交合的快感程度。

[13]翕其神稽　交合时深呼吸以吸引天之精华。稽,雾也。

[14]饮夫天将　咽下舌下之津液。将,"浆"也。

[15]蚕(long,音聋)息以晨　早晨像蛇蝡那样用鼻吸气,用嘴呼气,一闭一张以吸朝气。蚕,宋书功谓,或作蛇,贝类,指蛇蝡。

[16]凌楗　坚实和刚强之意。凌,通"凌",冰也。楗,指刚木也。

[17]云柏皇□　谓精神旺盛。云,魂也。柏,魄也。皇后脱字,当为"皇"。皇皇,美也、庄盛也。

[18]五臧轱白　五脏皆健康结实。轱白,即固薄、因附意。

[19]玉色宝光　系指容颜焕发。

[20]寿参日月,为天地英　年寿高可与日月相比,善于养生者乃天地之精英,即人中之佼佼者。参,高也。英,英乃智力超过万人者谓之。

《合阴阳》

[说明]

本篇与前卷《十问》合为一卷,本篇在外。全书内容含在三十二片竹简上,整理小组编为102~133简。因简首有"凡将合阴阳之方"一语,遂定其名为《合阴阳》。

篇中讨论了阴阳交合即男女交媾之事,诸如十动、十节、十脩、八动、十已等的交合方式,并以仿生学来比喻交合术。文中特别强调了将房中术与气功导引相结合的养生保健之道。由于它是在细微观察的基础上产生的,故能在书中提出了性交中男、女子全身与阴部可出现心身反应。这些论点,与现代性医学许多相似之处,值得深入研究。

凡将合阴阳之方[1],土捾阳[2],插村房[3],抵夜[4]旁,上灶纲[5],抵颈乡[6],揗拯匡[7],覆周环[8],下缺盆,过醴津[9],陵勃海[10],上常山,入玄门[11],御交筋[12],上欱精神[13],乃能久视而与天地牟存[14]。交筋者,玄门中交脉也,为得操揗之[15],使體皆乐养[16],说泽以好[17]。虽欲勿为,作相呴相抱[18],以次戏道[19]。戏道:一曰气上面执[20],徐呴;二曰乳坚鼻汗[21],徐抱;三曰舌溥而滑[22],徐屯[23];四曰下汐股湿[24],徐操[25];五曰嗌干咽唾[26],徐撼[27],此胃五欲之征[28]。征备乃上,上揕而勿内[29],以致其气。气至,深内而上撅[30]之,以抒其热[31],因复下反之[32],毋使其气歇[33],而女乃大竭[34]。然后十动[35],接十节[36],杂十脩[37]。接刑已没[38],遂气宗门[39],乃观八动,听五音,察十已之征[40]。

---

[1]凡将合阴阳之方　男女交合的原则和方法。合,指交合。阴、阳,在此指女、男。

[2]土捾阳　行房前男先握住女双手,并按摩阳谷穴。土,释度。周本谓此处当为出,宋本则谓训为始。捾,通腕。阳,即指阳谷穴。

[3]揗(xún,音旬)村房　抚摸或按摩肘旁。揗,摩也。村,肘也。房,读为旁。

[4]夜　腋也。

[5]纲　即总纲,含干义。此指肩贞穴。

[6]抵颈乡　此指按摩与衣领相接的颈项部位。

[7]揗拯匡　按摩该穴位。拯匡,疑指承光穴。

[8]覆周环　指围绕脖颈一周以行按摩抚摸之意。

[9]醴津　乳晕。

[10]陵勃海　陵,超过。勃海,指胸窝,即今气海。

[11]玄门　疑即玉门,指女子外阴。

[12]御交筋　按摩或抚摸至阴蒂部位。御,进也;与女子交合亦曰御。交筋,依下文为玄门中交脉,即阴蒂。

[13]上欱(hé,音合)精神　向上吸引天之精气导气至头以醒脑提神。欱,啜也,与吸义近。

[14]与天地牟存　与天地同牛共存之意境。牟,侔也,齐等也。

[15]为得操揗之　从下至上地进行按摩。操,钞也,手出其下之言。

[16]使體皆乐养　形容按摩以上部位或进行性交时全身可有快乐舒服之感觉。养,痒也,即触摩、性交时产生的快感。

[17]说泽以好　在行房过程中精神愉快,情绪良好。说,悦也。泽,怿也。

[18]作相呴(xu,音嘘)相抱　呴,指张口出气也。相响,即口对口呼吸(互相亲吻)。相抱,互相拥抱。

[19]以次戏道　男女交合前双方尽情嬉戏欢乐,以激发起双方的性欲。次,姿也,放纵,戏道,即戏耍之道也。

[20]执　热也。

[21]乳坚鼻汗　指乳房竖起,鼻尖出汗,皆为女子性欲冲动的表征。

[22]舌溥而滑　舌味甘淡且舌面滑利。溥,薄也。

[23]徐屯　徐徐地相依从。屯,从也。

[24]下汐股湿　因性兴奋使女子阴液向下流湿至大腿,汐,当为液。股,即大腿。
[25]徐操　此言徐徐操动,乃指性交动作。
[26]嗌干咽唾　指不断吞咽口中津液,亦为女子性冲动的表现。
[27]徐撼　徐徐摇动,指性交动作。撼,同“摇”。
[28]此胃五欲之征　指女子性欲冲动的五种特征。
[29]上揕(zhen,音砧)而勿内　交合时挺刺而又不深入。揕,刺也。内,同纳。
[30]撅　读为蹷,指臀部向上翘起。
[31]以抒其热　指发散交合时所产生的热气。抒,泄也。
[32]因复下反之　上下反复的意思。
[33]毋使其气歇　指不使精气越泄之。歇,息也。
[34]而女乃大竭　指女方达到性高潮后,其精气耗竭。
[35]然后十动　交合时每抽送十次为一动,十动即为一百次。
[36]接十节　指模拟动物活动姿态的十种房中术。
[37]杂十脩　系指交合动作错杂的采用上、下、左、右、疾、徐等十种情况。杂,错杂。
[38]接刑已没　房中动作已处于终结时。接刑,接形也,即交合。没,终也。
[39]遂气宗门　气血流注于阴部。遂,通也。宗门,指阴部。
[40]察十已之征　指交合十个回合而不泻精。

十　动

始十,次廿、卅、卌[1]、五[2]、六十、七十、八十、九十、百,出入而毋决[3]。一动毋决,耳目聪明,再而音声[4],三而皮革光,四而脊胁强[5],五而尻脾[6]方,六而水道行[7],七而坚以强,八而奏理光,九而通神明,十而为身常[8],此谓十动。

---

[1]卌　当为“四十”。
[2]五　应为“五十”。
[3]出入而毋决　交合时抽送出入而不泻精。决,此做流、泄解。
[4] 再而音声　交合两次而不泻精,则令人声音洪亮。声,章也,通“彰”,显也。
[5]脊胁强　当指脊骨强壮。
[6]尻脾　臀部和大腿粗壮而又结实。脾,作为“髀”,股也。尻,臀部。
[7]水道行　为六动而不泻精,可使其尿道通利。
[8]十而为身常　十动而不泻精,就符合养生的原则。

十　节

一曰虎游[1],二曰蝉柎[2],三曰斥蠖[3],四曰囷桷[4],五曰蝗磔[5],六曰爰据[6],七曰瞻诸[7],八曰兔骛[8],九曰青令[9],十曰鱼嘬[10]。

---

[1]虎游　指模仿虎的动作以操练房中导引,或作为两性的交合动作。
[2]蝉柎　比拟蝉附树枝样的动作行房中术。柎,附也。
[3]斥蠖　形容其爬行一伸一缩动作为房中术。斥,尺也。
[4]囷(jun,音均)桷(cu,音促)　模仿鹿角触刺的一种房中术。囷,麕也,同麇、獐。桷,捅也,刺也。

[5]蝗磔(zhe,音折) 即模仿蝗虫或凤凰张开翅膀功作。蝗,蝗虫,当为凰。磔,张、开也。
[6]爰据 比拟猿猴蹲取动作。爰,猨也,同猿,蹲也。
[7]瞻诸 模仿蟾蜍吸气或跳跃的动作。瞻,蟾也。
[8]兔鹜 模仿兔子奔跑的动作姿态。
[9]青令 为模仿蜻蛉飞翔动作。即蜻蛉。
[10]鱼嘬(zuo,音踹) 模仿鱼吞食钓饵出动作。嘬,啮也。

十 脩[1]

一曰上之,二曰下之,三曰左之,四曰右之,五曰疾之[2],六曰徐之,七曰希之[3],八曰数之[4],九曰浅之,十曰深之。

[1]十脩 指交合动作的上下、左右、快慢、多少、深浅等的十种状况。
[2]疾之 指男女交合时抽送动作的疾速。
[3]希之 指交合动作的频率低,抽送出入的次数稀少。
[4]数(cu,音促)之 指其交合频率高,动作抽送出入频繁而细密。数,细密也。

八 动[1]

一曰接手,二曰信肘[2],三曰直踵[3],四曰侧句[4],五曰上句,六曰交股[5],七曰平甬[6],八曰振动。夫接手者,欲腹之傅也[7];信肘者,欲上之攠且距也[8];直踵者,深不及也;侧句者,旁欲攠也[9];上句者,欲下攠也[10];交股者,夹大过也[11];平甬者,欲浅也[12];振动者,欲人久持之也[13]。瘛息者[14],内急也;㦃息[15]者,至美也;絫滊[16]者,玉策入而养乃始也;痞[17]者,盐甘甚也[18];啮者[19],身振动欲人之久也[20]。

[1]八动 指交合时的八种动作姿态。
[2]信肘 伸直肘臂。信,通伸。肘,肘也。
[3]直踵 伸直腿脚。踵,脚后跟。
[4]侧句 指举足从侧面钩人。句,钩也。
[5]交股 指男女大腿相交。
[6]平甬 身体平展作水平的跃动。平甬,应为"乎踊"。
[7]欲腹之傅也 指双方均将两手交接于对方背后,使两手互抱对方,腹部相贴。傅,附也。
[8]欲上之攠且距也 伸起胳膊,切摩身体上部,触刺阴部。攠,摩也,切摩,即摩擦之意。距,通拒,抵触。
[9]旁欲攠也 为摩擦左右之意。此处为向阴道左右两侧摩擦。
[10]上句者,欲下攠也 指女子两脚上钩,使男子向其阴道深处摩擦之。
[11]交股者,夹大过也 男女双方大腿相交,是为欲往深刺的缘故。夹,刺也。大,太也。
[12]平甬者,欲浅也 身体平整地跃动,是为着想浅刺之故。甬,踊也。
[13]振动者,欲人久持之也 身体振动之,是想要使交合时间能够持久。
[14]瘛(chi,音赤)息者 指呼吸急促之意。瘛,疑读为制,止也;多本为瘛疯之意。
[15]㦃息也 指出粗气,此处是指达到性交高潮时的一种表现。
[16]絫滊 "澡溅"也,《天下至道谈》作累哀。是指女子在交合过程中所发出的叹息声音。
[17]痞(吙) 瘖,当作吹(幅,音呵)。为指女子在交合过程中发出的呼吸声或叹息声。

[18]盐甘甚也　指歆羡舒服到了极点意。此谓对性交快感的形容。盐,通艳;《增韵》当作歆羡解。
[19]誓　指女方主动亲吻男方。即啮,咬也。
[20]身振动欲人之久也　要求交合能够持久。人,入也。

十　已

昏者,男之精将[1];早者,女之精责[2]。吾精以养女精,前脉皆动[3],皮肤血气皆作,故能发闭通塞,中府受输而盈[4]。

十已之征[5],一已而清凉出[6],再已而臭如燔骨,三已而澡(燥)[7],四已而膏[8],五已而芗[9],六已而滑,七已而迟[10],八已而脂[11],九已而胶[12],十已而缕[13],缕已复滑,清凉复出,是胃大卒[14]。大卒之征,鼻汗唇白,手足皆作,尻不傅席[15],起而去,成死为薄[16]。当此之时,中极气张,精神人臧(藏),乃生神明。

---

[1]昏者,男之精将　昏夜男子精气旺盛。将,壮也。
[2]早者,女之精责　早晨女子的精气得以蓄积。责,积也。
[3]吾精以养女精,前脉皆动　以男精来养女精。前阴乃宗筋之会,交合时该部处于高度兴奋状态,故言为前脉皆动。女,通"汝"。
[4]故能发闭通塞,中府受输而盈　指若房室生活处理得宜,则五脏六腑皆可受其补益,
[5]十已之征　指交合十回合而不泻精产生快感之征候。
[6]清凉出　其清新凉爽,焦香之味等,皆是形容性交时产生快感的状况。
[7]澡　澡,燥也。
[8]膏　指交合时女子分泌出多而稠膏腻物。
[9]芗　谷气也。即米谷之清香之气。
[10]迟　在此当持久解。
[11]旨　膏油凝而成脂,故脂较膏更为浓稠。此处是指女子阴部分泌出的稠脂。
[12]胶　与膏、脂之义近。是指阴部分泌物如胶似漆。
[13]绞(yu,音羽)　交合十个回合,已达到精疲力竭程度。绞,弱也。
[14]是胃大卒　指达到性高潮后,房事就将告终了。胃,谓也。卒,终也。
[15]尻不傅席　臀部不着垫席。指全身皆动,为性高潮的标志。傅　附着。
[16]成死为薄　不待阴茎萎软就抽出,否则对身体有损害。薄,损也。

《天下至道谈》

[说明]

本卷为竹简,出土时与木简《杂禁方》合成为一卷。本书简在内,《杂禁方》在外。经整理小组编号,从12－67简,因17简上有"天下至道谈"一语,故将属于古代房中养生内容的竹简单独成篇,并命名之。

天下至道谈,意即所论为天下最高深的道理,即谓房中保健、养生之道。本书内容丰富,不但首次提出十动、十修、八动、八道、十势、十已等的交合姿态,并且强调了房中术与气功导引相结合,文中对女方性欲反应有着详细的描述。而"七损八益"的提出,与现代性治疗学有十分相近的学术思想。曾有学者将其与现代性治疗学相比较,发现中国古代性治疗学较之

更完备、系统。该文献的发现,也为《黄帝内经》以来关于“七损八益”的纷讼划上句号。因此,本书的出土,具有极高的文献和学术价值,值得深入研讨。

黄帝问于左神曰:阴阳九譤十二节俱产而独先死[1],何也?左神曰:力事弗使[2],哀乐弗以[3],饮食弗右[4],其居甚阴而不见阳[5],萃而暴用[6],不寺其庄[7],不刃两热[8],是故亟伤[9]。讳其名,匿其軆[10],至多暴事而毋礼[11],是故与身俱生而独先死。

怒而而不大者,肌不至也[12];大而不坚者,筋不至也[13];坚而不热者,气不至也[14]。肌不至而用则遗[15],气不至而用则避[16],三者皆至,此胃三脂[17]。

[1]阴阳九譤十二节俱产而独先死　阴器、九窍、十二节同时生成,为何阴器首先衰缩呢?譤,窍也。阴阳,当为阴器、十二节,指四肢大关节。

[2]力事弗使　指劳力之事用不着阴器参加。

[3]哀乐弗以　喜怒哀乐亦用不着阴器来操劳。

[4]饮食弗右　饮食亦用不着阴器来相助。右,助也。以,用也。

[5]其居甚阴而不见阳　指阴器隐匿于人体的下部而不外露。

[6]萃而暴用　急促而频繁地进行交合。萃,猝也,仓猝,急促;在此有随便、任意之义。暴,妄行也,此处有滥用之意。

[7]不寺其庄　寺,待也。庄,壮也。

[8]不刃两热　忍受不了男女交媾中的消耗。刃,忍也。

[9]是故亟伤　指受到了严重的损伤。亟,通极。

[10]讳其名,匿其軆　指人们避免直呼生殖器官之名,也不让它暴露于外面,想法使其隐匿起来。軆,体也。

[11]至多暴事而毋礼　性生活过于急暴频繁且无节制。由于暴用生殖器官,故才有下句的生殖功能“早衰”;亦可以说性生活的无节制,正是造成生殖功能早衰的根本原因之所在。暴事,指暴用、滥用。毋,无也。礼,有节制或约束的意思。

[12]怒而而不大者,肌不至也　气血流注于阴部肌肤。“而”下衍一而字,今据周一谋本删。怒,指阴茎勃起。“大”及下句之“坚”,均指阴茎勃起的程度。肌,为肌气。

[13]筋不至也　气血流注于阴部筋脉。筋,为筋气,又作骨气。

[14]气不至也　指气血流注于阴部,使阴茎勃起,坚且热,神气充旺;反之,则具不坚不热。气,指神气。

[15]肌不至而用则遗(wei,音痿)　指阴部气血不至而行房事,则阴茎就发生阳痿。遗,指阳痿。

[16]气不至而用则避　阳痿即应回避进行交合。避,回也,即回避。

[17]三者皆至,此胃三脂　肌气、筋气、神气皆至,方能交合。胃,谓也。脂,诣也。

天下至道谈

如水沫淫[1],如春秋气[2],往者弗见,不得其功;来者弗堵[3],吾乡其赏[4]。于虖谟才[5],神明之事,在于所闭[6]。审操玉闭[7],神明将至[8]。凡彼治身,务在积精。精赢必舍[9],精夬必布[10],布之舍时,精夬为之[11]。为之合坐,阙尻畀口[12],各当其时,物[13]往物来,至精将失[14],吾奚以止之?虖[15]实有常,谟用勿忘[16],勿困勿穷,筋骨凌强[17],䡴以玉泉[18],食以粉放[19],微出微入,侍盈是常[20],三和气至,坚劲以强[21]。将欲治之,必害其言[22]。䡴以玉闭,可以壹其迁[23]。壹䡴[24] 耳目葱明,再䡴声音章[25],三䡴皮革光[26],四䡴脊骨强,五䡴尻脾方[27],六䡴水道行,七䡴致[28]坚以强,八䡴老骄以阳[29],九䡴顺彼天盏[30],十䡴产神明[31]。

[1]如水沫淫　指房中之道,像水一样幽深暗昧,隐淫奥妙。沫,通“昧”。淫,浸淫、渗透。
[2]如春秋气　春秋气乃指不寒不热之中和气。
[3]来者弗堵　对流逝和将来的事物,即对事物发展变化规律不去考察,则不能使它给人们带来功益的。堵,通“睹”。宋书功本认为,从往者……到弗睹,三句顺序颠倒,应为“往者弗见,来者弗睹,不得其功。
[4]吾乡其赏　享受着大自然的馈赠。乡,应为“飨”,享也,通“响”。赏,指馈赠。
[5]于虖谨才　即呜呼慎哉,感叹词。指男女交合之事,应要谨慎啊!
[6]在于所闭　指房中养生的关键在于闭精勿泄。
[7]审操玉闭　慎守精道,闭而不泄,勿滥施泻。审,审慎、信实。操,操守、持守。玉,指玉茎,此指输精管。
[8]神明将至　指元精元神之气将会来到。
[9]精羸必舍　羸,当为赢之误,通“盈”。舍,即泻。
[10]精夬必布　即精出而缺少,就必须予以补充。夬,当为缺。布,当为补。
[11]布之舍时,精夬为之山　补精之法,当视精气耗损的状况来确立并进行。布舍,即补泻。
[12]为之合坐,阙尻畀口　进行补气要男女合坐,鼻、口、臀部相对,相互亲昵。阙,即指镢,为尾骨。尻,指臀部。畀,当为鼻。
[13]物　忽也。
[14]至精将失　指房事无一定规律又不加节制,就将耗损真精。至精,指真精,即精液。
[15]虖　虚也。
[16]谨用勿忘　指行房事要慎重,不要肆意妄行。
[17]勿困勿穷,筋骨凌强　不要穷困于房事,筋骨就会强健刚劲。凌,冰也。凌强,指坚强、健壮。
[18]巟以玉泉　以舌下津液作吞服补益之用。巟,同“踵”,跟也、继也。玉泉,指舌下津液。
[19]粉放　芬芳之同音假借,在此指为新鲜空气。
[20]侍盈是常　指要经常保持充实旺盛的精力。侍,作持,守也。盈,满也。
[21]三和气至,坚劲以强　三气皆至则身体健壮刚强。三和气,有二解:一谓“勿困勿穷(即勿纵欲)”、“踵以玉泉(即吞舌下津放)”、“微出微入(即细吐深纳)”;二谓定气、安心、和志。
[22]将欲治之,必害其言　指行房事前须审慎地思虑行事之法度。
[23]巟以玉闭,可以壹其迁　注意闭精勿泄,就可合乎仙道,以符养生长寿之道。迁,仙也。
[24]巟　动也。下同。
[25]声音章　声音洪亮。章,通“彰”,显明也。
[26]皮革光　皮肤润泽光亮。
[27]尻脾方　臀部和大腿长得丰满健壮。尻,臀部。脾,同“髀”,即大腿。方,正也。
[28]致　志也。
[29]阳　扬也。
[30]顺彼天盖　顺从天地阴阳就可长寿。天葢,有二说:一说为天英,一说为天壤,即天地。因天地长存,故以天地来比喻事物的经久不朽。
[31]十巟产神明　交合十动而不泻精。指能做到这样,就可以产生养神益智的效果。十巟,即十动。

七损八益

气有八益,有有七孙[1]。不能用八益去七孙,则行年卌而阴气自半也[2],五十而起居衰[3],六十而耳目不葱明[4],七十下枯上说[5],阴气不用[6],淉泣留出[7]。令之复壮有道,去七孙以振[8]其病,用八益以贰[9]其气,是故老者复壮,壮(者)不衰。君子居处安乐,饮食次欲[10],皮奏曼密[11],气血充赢[12],身體轻利。疾使内,不能道[13],产病出汗椯息[14],中烦气乱;弗能治,产内热;饮药约灸以致其气[15],服司以辅其外[16],强用之,不能道,产痤穜橐[17];气血充赢,九譤不道[18],上下不用,产痤雎[19],故善用八益去七孙,五病者不作[20]。

八益:一曰治气[21],二曰致沫[22],三曰智时[23],四曰畜气[24],五曰和沫[25],六曰窃气[26]，七曰寺赢[27]，八曰定顷[28]。

七孙：一曰闭[29]，二曰泄，三曰渴[30]，四曰勿[31]，五曰烦，六曰绝[32]，七曰费[33]。

治八益：旦起起坐，直脊开尻[34]，翕州印下之[35]，曰治气；饮食垂尻[36]，直脊翕周[37]，通气焉[38]，曰致沫；先戏两乐[39]，交欲为之[40]，曰智时；为而耎脊[41]，翕周，叩[42]下之，曰蓄气；为而物亟勿数[43]，出入和洽[44]，曰和沫；出卧令人起之。怒择之[45]，曰积气；几已[46]，内脊[47]，毋潼，翕气，印下之，静身须[48]之，曰侍[49]赢；已而洒之[50]，怒而舍之[51]，曰定顷；此胃八益。

七孙：为之而疾痛，曰内闭[52]；为之出汗，曰外泄[53]；为之不已，曰渴[54]；秦欲之而不能，曰帯[55]；为之椯息中乱[56]，曰烦；弗欲强之[57]，曰绝；为之秦疾[58]，曰费，此胃七孙。故善用八益，去七孙，耳目葱明，身體轻利，阴气益强[59]，延年益寿，居处乐长。

人产而所不学者二[60]，一曰息，二曰食[61]。非此二者，无非学与服[62]。故贰生者食也[63]，孙生者色也[64]，是以圣人合男女必有则也[65]。

故：一曰虎流[66]，二曰蝉付[67]，思外[68]，三曰尺扜[69]，四曰囷桼[70]，五曰黄柘[71]，息内[72]，六曰爰居[73]，思外，七曰瞻诸[74]，八曰兔务[75]，九曰青灵[76]，思外，十曰鱼族[77]，此渭十执[78]。

一曰致气，二曰定味[79]，三曰治节[80]，四曰劳实[81]，五曰必时[82]，六曰通才[83]，七曰微嵻[84]，八曰寺盈，九曰齐生[85]，十曰息刑[86]，此谓十脩[87]。

一曰高之[88]，二曰下之，三曰左之，四曰右之，五曰深之，六曰浅之，七曰疾之，八曰徐之，此渭八道[89]。

十脩暨[90]备，十执[91]豫陈，八道杂[92]，椄刑以昏[93]。汗不及走，遂气血门[94]，翕因槯前[95]，通胝[96]利筋。乃祭[97]八嵻，观气所存，乃智五音[98]，孰后孰先。

八嵻[99]：一曰接手，二曰信纣[100]，三曰平甬[101]，四曰直踵[102]，五曰交股[103]，六曰振铜[104]，七曰厕枸[105]，八曰上栔[106]。

五言[107]：一曰侯息[108]，二曰椯息，三曰累哀[109]，四曰疢[110]，五曰龂[111]，审蔡[112]五言，以智其心；审祭八嵻，以知其所乐所通[113]。

接手者，欲腹之傅[114]；信[115]肘者，欲上之麻且据也[116]；厕枸者，旁欲麻也[117]；交股者，刺太过也；直踵者，罙[118]不及；上栔者，下不级心也[119]；平甬者，欲浅；振铜者，至善也，此谓八观[120]。

气上面热，徐呴[121]；乳坚鼻汗，徐葆（抱）[122]；舌薄而滑，徐傅[123]；下夕股湿，徐操[124]；益干因唾，徐置[125]，此谓五微[126]；此谓五欲[127]，微备乃上。

怒而不大者，肤不至也[128]；大而不坚者，筋不至也[129]；坚而不热者，气不至也[130]，三至乃入[131]。壹已而清凉出[132]，再已而糗如靡骨[133]，三已而躁[134]，四已而膏[135]，五已而乡[136]，六已而精如黍粱[137]，七已而慸[138]，八已而肌[139]，九已而黎[140]，十已而瀛[141]，瀛而复滑，朝气[142]乃出。

一曰笄光[143]，二曰封纪[144]，三曰涧瓠[145]，四曰鼠妇[146]，五曰谷实[147]，六曰麦齿[148]，七曰婴女[149]，八曰反去[150]，九曰何寓[151]，十曰赤缴[152]，十一曰赤豉九[153]，十二曰碟石[154]。得之而物择[155]，成死有薄[156]，走里毛，置枖心[157]，脣尽白[158]，汗留至国[159]，无数以百[160]。

人人有善者[161]，不失女人[162]，女人有之[163]，善者独能[164]，毋予毋治[165]，毋作毋疑[166]，必徐以久，必微以持[167]，如已不已[168]，女乃大台[169]。侯息，下咸土阴光阳[170]；椯息,气上相薄[171],白宫张[172];絫哀者,尻彼疾而幢封纪[173];疢者,盐甘甚而养乃始[174];齘者,身振寒[175];置已而久,是以雄杜[176]属为阳,阳者外也;雌牝[177]属为阴,阴者内也。凡牡之属靡表[178],凡牝之属靡里[179],此谓阴阳之数,牝牡之里,为之弗得,过在数已[180]。娚乐之要[181],务在房久[182]。句[183]能迟久,女乃大喜,亲之弟兄,爱之父母[184]。凡能此道者,命曰天士[185]。

[1]气有八益,有有七孙　指精气的虚实补泻有七损八益之分。房事中有八种做法对人有所补益,有七种做法则对健康有损伤。有,又也。孙,乃损的同音假借。

[2]则行年卌而阴气自半也　行年,经历之年岁。卌,即四十。阴气,指使人体机能不断减退的衰暮之气。

[3]五十而起居衰　指五十,体重,耳目不聪明。

[4]六十而耳目不葱明　六十,气大衰,耳目不聪明。

[5]七十下枯上涚　指虚脱也。涚,当作脱。

[6]阴气不用　指性功能衰退不能勃起,不能行房。

[7]淉泣留出　为鼻涕眼泪俱出。淉泣,指涕泣。留,流也。

[8]振　救治疾病,此处有预防疾患之意。举救、拯也。

[9]贰　补益精气。作增益、补益解。

[10]饮食次欲　食欲旺盛,能随心所欲地进其饮食。次,当作恣,即放肆,任意。

[11]皮奏曼密　肌肤纹理美丽而细密。奏,腠也。曼,作细理解。

[12]气血充赢　指气血在体内充盈之意。

[13]疾使内,不能道　疾速地交合而又不遵循房事的原则和法度,致使精气不能导行而畅通。内,为古代房中交合的术语。道,同导,通畅意。

[14]产病出汗椯息　产,生也。指生病体虚而汗出不止,呼吸喘促。

[15]饮药约灸以致其气　吃药、文火熏灼灸炙,以使精气来到。约灸,为灼灸。

[16]服司以辅其外　服食滋补之晶,只能辅助于外力。服司,为服食。司,通"饲"。

[17]产痤穜橐　产生痤疖和阴囊肿胀之类的疾病。穜,当作肿。橐,即囊橐,此指阴囊。

[18]九譤不道　九窍不通。譤,当作窍。道,通也。

[19]雎　疽也。

[20]五病者不作　五脏之病或五虚之病不会产生。

[21]治气　操练房中气功导引。

[22]致沫　指吞服舌下津液。

[23]智时　指知道最适宜的交合时机。智,当作知。下同。

[24]畜气　指蓄养精气。畜,通"蓄"。

[25]和沫　有二解:一指男女双方亲吻而吮其滓液;另解指交合动作舒缓且阴液绵不绝。

[26]窃气　当指聚气。

[27]寺赢　等待精气盈满或保持精气盈满。寺,当待或持解。赢,盈也。

[28]定顷　使倾倒者能得到安定。在此借喻防止阳痿。顷,倾也。

[29]闭　指精道闭塞。

[30]渴　当作竭。指精气短竭或精液竭尽。

[31]勿　借喻阳痿不举。

[32]绝　女子无性欲,男子强交则有损健康陷入绝境。

[33]费　交合图快,徒费精力意。

[34]直脊开尻　指伸直脊背放松臀部,准备做房中气功导引动作。

[35]翕州印下之　提肛如忍大便状,以作通鹊桥固精关。翕,敛收。州,窍也,指肛门。印,抑也。

[36]饮食垂尻　指吞服舌下液,臀部正坐以运气也。

[37]直脊翕周　提肛以搭鹊桥,使气沿任督二脉运行。周,州也。

[38]通气焉　导气以运行于前阴部位,可通其精气。焉,当作到。

[39]先戏两乐　男女双方在交合之前,应先互相嬉戏,伸绸缪缱绻之情,达到情笃意浓、精神欢快之境地。

[40]交欲为之　男女双方都产生了性冲动,始能进行交合。
[41]为而耎脊　交合时要放松腰脊部位。耎,软也,松软意。
[42]吅　抑也。
[43]为而物亟勿数　交合时不要粗暴、急速,不要图快而草率。物,勿也。亟,急也。数,速也。
[44]出入和洽　交合时抽送动作要轻柔和缓。
[45]怒择之　交合中已泄精,阴茎还勃硬时即抽出。怒,指阴茎勃起之状。择,释也,放弃、离去。
[46]几已　房事即将结束。几,近也。已,终也。
[47]内脊　交合时要深呼吸,并纳气运行于脊背间。内,同"纳"。
[48]须　等待意。
[49]侍　待也。
[50]已而洒之　房事结束,将余精洒尽,或加以洗涤干净。已,结束。洒,落也,涤也。
[51]怒而舍之　阴茎尚勃硬时即当舍而退出。
[52]为之而疾痛,曰内闭　交合中男子阴茎或女子阴道疼痛,或指精道闭塞不通,甚至无精可泄,称其谓内闭。
[53]为之出汗,曰外泄　指交合时大汗淋漓,或正当汗出之时进行交合而走泄了精气。盖"汗者,精气也"(《素问·评热病论篇》)。汗出交接,精气从两路走泄,此谓外泄。
[54]为之不已,曰渴　房事没有节制,纵欲无度,会造成精液耗竭。渴,竭也。
[55]秦欲之而不能,曰帮　到了要交合时,却因阳痿而不能进行。整理小组释为秦,臻,至也、达到。帮,当为佛(fèi 音弗)。
[56]为之椯息中乱　交合时呼吸喘急,心慌意乱,使人烦躁。
[57]弗欲强之　指男子粗暴强行交合,有损女性健康。
[58]秦疾　交合动作过于急速。有二解:一解释为臻,一解释为泰。周一谋认为,以泰解似妥。秦疾,即太疾也。
[59]阴气益强　指性器官强壮气盛,性功能日益增强。
[60]人产而所不学者二　人生下来有两件事情,是不用学习就会的。
[61]一曰息,二曰食　为接上文。息,即呼吸;食,为饮食。
[62]服　习也、用也、事也。在此有操练、操习,即学习和实践的意思。
[63]故贰生者食也　有益于生命的事情乃是饮食。贰,《说文》谓:副益也。此处作有益、增益解。
[64]孙生者色也　贪恋女色,无节制的男女交合是会损伤寿命的。孙生,损生,即损伤寿命。
[65]是以圣人合男女必有则也　懂得养生之道的人,对待男女交合是遵循着一定的原则、法度去做的。则,原则、法度。
[66]虎流　古医书有虎游、虎步、白虎腾之说。为模仿老虎游泳、步行或腾跃的动作,束操练房中气功导引;或作为仿生的交合姿势。
[67]蝉付　像蝉似附着于树枝上。以比拟为房中导引或交合姿势的动作。蝉付,即蝉附,
[68]思外　指吸引外气。思,当作息。
[69]尺扜　指模仿其爬行一屈一伸或缘木而上的动作。尺扜,尺蠖也,又作斥蠖。
[70]囷梟(ju,音具)　模仿獐鹿用角向上触举的动作。囷,同麕,又作麇,獐也。梟,举也。
[71]黄柘　模仿蝗虫或凤凰张开翅膀的动作。黄柘,当即蝗磔。
[72]息内　导气于内,静守内气。息,呼吸。
[73]爰居　指似猿猴一样的蹲坐、攀摘果食的动作。爰居,即猿居。
[74]瞻诸　指模仿蟾蜍吸气或跳跃的动作。瞻诸,即蟾蜍。
[75]兔务　指模仿兔子奔跑动作。务,当作骛。
[76]青灵　指模仿蜻蛉飞翔的动作。青灵,即蜻蛉。
[77]鱼族　指模仿鱼类追逐食饵的动作。鱼族,即鱼嘬。
[78]十势　十种仿生的房中导引动作或男女的交合姿势。《合阴阳》作十节述。
[79]定味　指口含津液。多疑味,为沫字之误。
[80]治节　指导气运行于阴部。
[81]劳实　指女子之阴蒂。劳实,当为谷实。

[82]必时　谓交合必要选择适宜的时机。
[83]通才　开始交合。才,草木初生曰才;才又通哉,作初始讲。
[84]微嫜　指交合抽送动作轻柔细微。
[85]齐生　即指有益于养生。齐,当作济。
[86]息刑　交合停止,行深呼吸以引天气,补益于形体。刑,形也,形体。
[87]十脩　十项有益于房中养生的做法。脩,修也,治也。
[88]高之,《合阴阳》作"上之"。此处上、下、左、右、深、浅、疾、徐等,皆是对交合动作方位、深浅、进行速度等所做的具体描述。
[89]八道　即八条法则。
[90]暨　既也。
[91]执　势也。
[92]八道杂　杂后脱一字,或"陈",或"之"。即为"八道陈之"或"八道杂之"。
[93]椄刑以昏　指交合当在夜晚进行。承上文,"昏者,男之精将"。椄,接也。以,为于。昏,指夜晚。
[94]遂气血门　盖阴部乃宗筋之所会,气血流注之处。应使气血之门户常常畅通而无阻。遂,通也、顺也。血门,即气血之门户,此处当指阴部。
[95]翕因榣前　指屏住呼吸,摇动前身之气功导引动作。因,咽也。榣,摇也。
[96]脈　脉也。
[97]祭　察也。
[98]五音　指女子在交合中所发出的五种喉息、喘息等的呼吸声或感叹声息。
[99]八嫜　八动也,指女子在交合过程中所产生的八种反应性动作。
[100]信纣　伸直臂肘之意。信,通伸。纣,当作肘。
[101]平甬　干踊也,即身体挺直作水平跃动。
[102]直踵　伸直腿脚之意。踵,指脚后跟,此处代脚。
[103]交股　指男女之大腿相交。
[104]振铜　其全身振动。铜,乃"动"的同音假借。
[105]厕枸　侧钩也。
[106]上枲　即上钩。指以脚向上钩人意。
[107]五言　当为五音。此因形近而讹。
[108]侯息　喉息也,乃指其张口呼吸。
[109]累哀　此指性交时女子对快感发出的叹息声。
[110]疢(he,音呵)　指女子在交合时所发出来的呼吸声或叹息声。疢,同"吙"
[111]齘　在交合中女子主动地亲吻男子。齘,啮也
[112]蔡　察也。
[113]以知其所乐所通　知道女子对房事所表达的满意。通,得宜、写意,适意。
[114]欲腹之傅　指附着腹部(腹部互相依附)。傅,通"附"。
[115]信　伸也。
[116]欲上之麻且据也　指阴户上方需摩擦灶吨持久。麻,当作摩。据,持也;距,通拒,抵触、触刺之意。
[117]旁欲麻也　指阴户两旁亦需要摩擦。麻,摩也。
[118]罙　深也。
[119]下不级心也　交合之不够深度。级,当为及。
[120]此谓八观　即观察女子对性交快感的八动反应。
[121]呴　张口出气。此指缓慢地呵气。
[122]葆　指女子乳房坚硬、鼻尖汗出等女性性冲动表现时就徐徐地拥抱。通抱。
[123]舌薄而滑,徐傅　指苔淡薄舌面滑利时,可徐徐地相偎相附着。又有解为舌薄滑为身心俱健时,宜于交合。
[124]下夕股湿,徐操　阴液流湿大腿即徐徐操动。夕,当为液。
[125]益干因唾,徐緘　嗌干咽唾亦为女子性兴奋表现。益,嗌也。因,咽也。緘,撼也。
[126]五微　指女子性兴奋的五种征兆。微,征也。

[127]五欲　指女子产生性欲的五种征兆。五欲,即五征。
[128]肤不至也　怒而不大,指阴茎勃起程度不大。缘指其为气血未流注于肌肤所至。肤,当作肌,即肌气。
[129]而不坚者,筋不至也　阴茎虽胀大但不坚硬,乃气血未流至筋骨所致。筋,指筋气。
[130]气不至　指神气未至。
[131]三至乃人　当此三气皆至,才能进行交合。三至,即肌气、筋气、神气三者。
[132]壹已而清凛出　交媾一回合可有清凉的快感。凛,凉也。
[133]再已而糗如靡骨　交合可闻到焦香味。糗,臭也。靡,通靡,烂。
[134]三已而躁　交合闻到阴部所溢出的气味。躁,当作燥或臊。
[135]膏　指交合时阴部分泌出如油膏之物。
[136]乡　此处谓如谷气般的清香。乡,通"芗",本指谷气。
[137]精如黍粱　精出如黄米或小米粥样多且粘稠。黍,黄米;粱,小米。
[138]茀　胶着持久。茀,滞也,当作迟。
[139]肌　阴部泌出之脂状物。肌,脂也,当较膏浓稠。
[140]黎　交合时女子阴部分泌出的腻厚物质。黎,当作腻,指肥腻、腻厚。
[141]溉　此处乃指交合达到高潮时。溉,为迄的同音假借字,达到之意。
[142]朝气　指晨间清新空气,有醒脑提神之效。此借喻适度交合有补益体能之功。
[143]笄光　指阴道口或阴道前庭。笄光,即金沟。
[144]封纪　即玉门、阴户,亦指大小阴唇。
[145]涧瓠(hu,音户)　阴阜或阴道前庭。
[146]鼠妇　此借喻为女性外阴之阴蒂或小阴唇。鼠妇,或名臭鼠、鼠俞。本指栖息于阴湿处小虫。
[147]谷实　当指女性之阴蒂。
[148]麦齿　此处指女性阴道口之处女膜。
[149]婴女　当指女性阴道内之后穹窿。
[150]反去　指依傍山谷中之牛马圈。比喻为阴道内左右穹窿。去,当为阹。
[151]何寓　女性之阴道穹窿。又称丹穴或幽谷。
[152]赤缴　阴道外口或阴道穹窿。赤缴,亦称丹穴。
[153]赤豉九　穹窿内之子宫颈口。九系衍文;投,即豉,疑为赤珠。
[154]磲石　阴道后穹窿与直肠子宫陷窝之相接处。磲石,即昆石、昆冈。
[155]得之而物择　要想得到房中补益,就不应放弃而应持久地交合。物择,勿释也,意不要放弃。
[156]成死有薄　不待阴茎萎缩应结束房事,否则对人体有害。死,指阴茎萎缩。薄,迫也。
[157]走里毛,置袄心　导气以运行于皮肤肌理,进而行腰至于内脏。里,当为理。袄,为腰之同音假借。
[158]唇尽白　指嘴唇发白。此指女子性高潮的一种反应。
[159]汗留至国　因交合而汗出,汗流至膝腘部窝之处。留,为流之同音假借。国,腘也。
[160]无数以百　交合时阴茎抽送的次数已达到好几百次。百,作次数解。
[161]人人有善者　其中一人字为衍文。谓有善于处理好房事的人。
[162]不失女人　不能在女子产生性冲动之前就进行交合。失,当为先。
[163]女人有之　此指女子有了性欲。
[164]善者独能　善于养生的人,是能够恰当地处理好房中之事的。
[165]毋予毋治　对待房事既不能犹豫,也不能急暴地仓促行事。予,当为豫,指犹豫。治,治事、行事。
[166]毋作毋疑　对待房事既不能过分兴奋,也不能过于迟疑。作,指兴起。疑,指迟疑。
[167]必徐以久,必微以持　指交合动作一定要徐缓而耐久,轻微而连续,切忌粗暴急促或仓猝中止。
[168]如已不已　指动作似停而并没有停止。拟喻交合动作的持久连续之状态。
[169]女乃大台　交合持久则可使女方感到欢悦。台,当作怡,愉悦意。
[170]侯息,下咸土阴光阳　指排出阴气而充实阳气。侯,喉也。土,当为吐。光,广也、充也。
[171]椯息,气上相薄　交合达到性兴奋时而呼吸喘促,气上相迫。薄,迫也。
[172]宫张　女子性冲动使阴户自动张开。宫,当为宫。
[173]尻彼疾而幢封纪　交合时臀部动作颇为疾速,不断冲刺阴户。彼,当为颇。动,当作冲。

[174]疢者,盐(yan,音艳)甘甚而养乃始　全身感到非常舒服,性交快感开始产生。疢,吙也,盐,通撞,歆羡意。养,痒也。
[175]寒　疑为撼之音同而误,振动之意。
[176]杜　牡也,本指公兽,后泛指雄性,代表阳类。
[177]雌牝　本指母兽,后泛指雌性。雌牝,畜母也。
[178]凡牡之属靡表　指雄性在交合时只在生殖器外表进行摩擦。靡,摩也。
[179]凡牝之属靡里　指雌性交合时则在生殖器内里摩擦。
[180]为之弗得,过在数已　交合时阴茎不勃起,系因用的次数太多,即纵欲过度房事不节制所造成的。数,指多次。已,通也、用也。
[181]娚 (niao,音鸟)乐之要　男女交合前必先戏要娱乐,达到双方情浓意融境界。此谓交合之要领。娚,同嬲,戏弄之意。
[182]务在居久　指交合时,能忍精不泻,坚持长久。居,迟也。
[183]句　苟也。
[184]亲之弟兄,爱之父母　犹言亲过兄弟、爱过父母。之,于也。
[185]天士　是指懂得房中养生之道的人。

《养生方》

[说明]

本卷为马王堆三号汉墓出土的医书中之一种。因该书单独抄录在一卷帛上,且主要记载了有关房中补益,即养生之方药,故整理小组将其定名为《养生方》。

帛书《养生方》残缺甚多,为整理、研究这一部医著,我们斟酌再三,后决定以治疗阳痿、补益肾阴为主,凡与《天下至道谈》相重复者皆不取为原则,并参考宋书功所编《中国古代房室养生集要》为范本,结合我们前编《中华性医学珍籍集成》整理同类文献的经验,仍然按照摘录其较完整、可读性强者,合于为本集。

治　阴[1]

[一]曰:取黄蜂骀[2]廿,置一桮醴[3]中,□□日中饮之,一十[4]。

[一]曰:取黄蜂百[5],以美酱一桮渍[6],一日一夜而出,以汁渍饘糗九分升二[7]。诲[8]食,以酒饮三指撮[9]。

[一]曰:平陵吕乐道[10]:赢中虫阴干治[11],欲廿用匕最,欲十用三最[12],酒一桮。

[1]治,字下当有一阴字。盖古称阴痿者即阳痿。治阴,治疗阳痿。
[2]黄蜂骀　黄蜂蛹。骀,通"胎"。
[3]桮醴　桮,杯也。醴,乃为古代的一种甜酒。
[4]□□日中饮之,一十　脱两字。一十,宋本疑指一次服10个黄蜂蛹。
[5]取黄蜂百　露蜂房,名百川。故黄蜂百,疑指为露蜂房,即大黄蜂的巢。依此,原文百字听当脱一"穿"字。盖蜂房多洞,故称百穿。
[6]以美酱一桮渍　以美醋浸泡露蜂巢。美酱,指上等肉酱或上等醋。
[7]以汁渍饘(zhān,音瞻)糗九分升二　承上文谓蜂房浸后取出,用剩汁去浸泡九分之二升炒米粉或炒面。饘,通饘,指稠粥。《礼记》有"饘粥之食",疏云"厚曰饘,稀曰粥。"糗,指米麦之粉。《尚书》有"峙乃糗粮",郑玄疏云"糗,捣熬谷也。熬米麦使熟,捣之以为粉、"故饘糗为稠厚的炒米粉或炒面。

[8]诲　每也。

[9]三指撮　古医书中用药的一种大约计量单位。《汉书》定其为“四圭”。即以拇指、食指、中指捏取细碎类的药物。

[10]平陵吕乐道　平陵,地名。汉有东平陵,属济南郡,其故地当在今山东省历城。吕乐,人名。道,即说也。

[11]赢中虫阴干冶　将蜗牛肉阴干后再弄碎。赢,蠃也。冶,碎也。

[12] 欲廿用七最,欲十用三最　用20个蜗牛肉阴干捣碎后,可分成为七撮;若用10个蜗牛肉阴干捣碎后,即可分成三撮服用。最,当为撮,乃三指撮之简称。

※注:此题下原有四个方剂,因第一方缺漏字多,而未选入。

麦　卵[1]

有恒以旦毁鸡卵入酒中[2],前饮[3]。明饮二,明饮三;有更饮一,明饮二,明饮三,如此尽卌二卵[4],令人强益色美[5]。

一曰:八月取毚𧇠[6]实阴干,干析取其米[7],冶,以韦裹[8]。到春,以牡鸟卵汁畚[9],完如鼠矢[10],阴干,□入八完叔酱中[11],以食。

一曰:□春日鸟卵一,毁投糵糗[12]中,捖之如大牛戒[13],食多之善。

---

[1]麦卵　本题下原有治阳痿方五首,其第四、五两方皆缺漏过多,而未选入。麦,指麦糵;卵,指鸡卵。考古人认为雀卵或鸡卵皆具有壮阳作用,故多用其作壮阳方。

[2]有恒以旦毁鸡卵入酒中　经常于早晨破蛋壳取汁入酒中。恒,常也,即经常。以,于也。旦,早晨。

[3]前饮　指第一天早,进饮食前饮一份。

[4]有更饮一,明饮二,明饮三,如此尽卌二卵　第一天早晨饮一份,内含一个鸡卵。第二天饮二份,内含二个鸡卵。第三天饮三份,内含三个鸡卵。每三天如此重复一轮,服尽四十二卵(共21天早晨)。更,轮换、交替之意。卌二,即四十二。

[5]令人强益色美　指人身强壮,容颜健美。

[6]毚𧇠　《神农本草经》谓菟芦,乃菟丝子之别称。毚𧇠,即兔芦。

[7]干析取其米　将已阴干的菟丝子破开,取其籽粒以备用。

[8]冶,以韦裹　煎炒后,外用皮革以封裹起来。冶,煎、炒之意。韦,指熟制之皮革。

[9]以牡鸟卵汁畚　指取雀卵煎汁并搅拌调合成药。牡鸟卵,指雀卵,因其有壮阳作用,故用牡。畚,弁也,通拼。

[10]完如鼠矢　指做成似鼠屎大小的药丸。完,丸也。

[11]□入八完叔酱中　□,似脱一“每”字。叔酱,菽酱也,即豆酱。

[12]糵糗　糵熟米粉。糵,俗称酵头。

[13]捖之如大牛戒　指做成蚕豆(牛戒,即虮虱大小)大的丸药。捖,丸也。

勺[1]

一曰:取干薑、桂、要苕、蛇床、□□[2],皆治之,各等,以蜜若枣脂和丸[3],大如指端,裹以疏布,入中[4],热细[5]。

一曰:五月取蚺蠃三斗[6],桃实[7]二斗,并挠[8],盛以缶[9],沃以美截三斗[10],盖涂,貍灶中[11],令□□三寸,杜上[12],令与地平。炊上昼日而火□绝,四日出,间[13]弃其滓。以汁染布三尺,阴干,辄复染,汁索,善裹布,勿令麆□[14]。用,取大如掌,窴鼻空[15],小养[16]而热;

以据臂[17],臂大养坚热;勿令貜面[18],貜面养不可支殴[19]。为布多小;以此衰之[20]。

[1]勺　此为题目。此题下共三方,皆为女子阴道用药;令其局部热痒,以刺激性欲之方药。其第一方因缺字多,故不收。勺,通灼。

[2]取干薑、桂、要苕、蛇床、□□　薑,姜也。苕,即陵苕。《名医别录》谓其即紫葳。蛇床,即指蛇床子。□□脱字,待考。

[3]以蜜若枣脂和丸　若,或(连词)。枣脂,即以棘实熬制而成的膏,枣脂,故即为枣膏。

[4]入中　指用布裹药物纳入女子阴道,以刺激其性欲冲动。

[5]热细　指药物纳入阴道后产生的痒热感觉。

[6]五月取蚄蠃三斗　蚄蠃,即蚰蠃。郭璞谓,指蜗牛。

[7]桃实　《名医别录》有:"(桃)实味酸,多食令人有热。"从此可知,桃实,即泛指可以生热之药物。

[8]并挠　将上述二药合并。并挠,即挠匀。

[9]盛以缶(fou,音否)　盛放在瓦罐当中。缶,瓦器也。

[10]沃以美截(zai,音哉)三斗　浇上优(美)质的醋三斗。截,截也,《广韵》谓其醋也。

[11]貍灶中　此后□□二脱字,无可考。貍,埋也。灶,此处乃指地下灶也。

[12]杜上　指塞上。杜,塞也。

[13]间　滤也。

[14]汁索,善裹布,勿令麤□　指汁尽干后妥善地用布将药包裹好,不要使药包粗松。索,尽也。汁索,即汁液阴干尽也。

[15]竄鼻空　从字面解,为把药巾塞入鼻孔中。此处用其乃引申。将药纳入阴道。竄,容也,纳入意。空,孔也。

[16]养　痒也。

[17]以据臂　按放在手臂上。据,处也,放置意。

[18]勿令貜(wu,音污)面　不可将布上的药直接沾污到脸面上。貜,污染、沾污意。

[19]貜面养不可支殴　沾污面上则奇痒,达到不能忍受的程度。殴,也意。

[20]为布多小;以此衰之　指用药布多少,以既能取效,又可以忍受程度。小,少也。衰,程度、等差用词。

益　甘[1]

□伏霝[2]去滓,以汁肥豯[3],以食女子,令益甘中美[4]。取牛腮[5]燔冶之,□干姜、菌桂皆并□[6],□□囊盛之,以醯渍之,入中[7]。

一曰:□汁,以牛若鹿朏殽[8],令女子自罙入其戒□[9]。

[1]益甘　此为题目,原共有四方,其后二方皆缺字太多,故不选。此四方皆纳入女子阴道之药,用以刺激性欲。

[2]□伏霝　□脱字,当为"以"。伏霝,即茯苓。

[3]以汁肥豯(xi,音希)　以茯苓汁烹煮乳猪。豯,乳猪、小猪。

[4]以食女子,令益甘中美　以烹好的乳猪肉纳入阴道,以激发起女子的性欲快感。

[5]牛腮　即牛角腮,又名角胎。

[6]菌桂　"养精神和颜色"(《神农本草经》)。

[7]以醯(xi,音希)渍之,入中　醯,醋也。渍,浸泡。入中,即塞入阴道之意。

[8]朏殽　朏,指肉。殽,混合或搅拌之意。

[9]令女子自罙入其戒□　让女子自己将药物塞入玉门,置于阴道中。

戏[1]

取守宫置新廱中[2],而置丹廱中[3],令守宫食之[4],须死,即冶,□画女子臂若身[5]。即与男子戏,即不明[6]。

[1]戏　此为题目,原列两方,因第一方缺脱字多,故不选。戏,嬉戏也。此处引申为房中事。

[2]取守宫置新廱中　守宫,即壁虎,亦称石龙子。新廱,新瓮也,即刚烧制成的瓦器。

[3]而置丹廱中　将朱砂置放于瓦器当中。丹,即丹砂、朱砂。

[4]令守宫食之　指让守宫吞食朱砂。有传说,谓其吞食朱砂后,守宫的体表会变成红色。

[5]须死,即冶,□画女子臂若身　谓待守宫死后,将其干燥体研制成药粉,用其涂画在女子手臂或身体其他部位上。须,待也。冶,研制之义。□,似脱一"以"字。

[6]即与男子戏,即不明　如女子与男子交合过,则所涂染上的颜色就会不鲜明了。

去　毛[1]

欲去毛,新乳始沐[2],即先沐下[3],乃沐,其洫毛[4]去矣。

一曰:煎白罂丘引[5],殽智蛛罔及苦瓠[6],而醉[7]铁,即以汁傅[8]之。

一曰:以五月拔[9],而以称醴[10]傅之。

[1]去毛　此为题目。下列三方,皆除女子阴部、腋下及口唇周围之毛的方法。

[2]欲去毛,新乳始沐　妇人刚生过孩子,就芟除体毛,或用药水洗其体毛以令其细滑。乳,生育也。新乳,即妇人刚生下孩子。沐,酒洗;段玉裁谓,引申为芟除之义。

[3]下　指体之下部,实指前后阴部位。

[4]洫毛　指残败的毛发。洫,败坏。

[5]白罂丘引　白颈蚯蚓。罂,婴也,颈饰。丘引,蚯蚓也。古传说中有蚯蚓咬人眉发尽落,即认为其有使体毛脱落的作用。

[6]殽智蛛罔及苦瓠　殽,混淆、搅拌意。智蛛,蜘蛛也。罔,网也。苦瓠,苦葫芦。

[7]醉　淬也。

[8]傅　涂也。

[9]以五月拔　指拔除腋下、阴部及口唇周围的毛。

[10]称醴　即好酒也。

病最種[1]

冶柳付[2],与志(膱)膏相挐和[3],以傅穜者。已,即裹以布[4]。

[1]病最種　此为题目。治疗男子生殖器肿大的方药。最,即朘、脧、峻。峻作,形容阴茎勃起。穜,肿也。

[2]冶柳付　《神农本草经》谓其"主溃痈,逐脓血。"冶,制作。付,即花萼。柳付,指柳絮。

[3]与志膏相挐和　将柳絮与膱膏揉和在一起。志,膱也。膱膏,将干肉条研碎制成膏状物。挐,濡也,挐和,浸湿凋和。

[4]已,即裹以布　用上述药品在阴茎上敷涂完毕后,用布将涂药的阴茎包扎起来。已,止、完毕。

便近内[1]

一曰:治中者[2],以汾囷始汾以出者[3],取,□[4]令见日,阴干之。须其干,□以稗□五、门冬二、伏灵一[5],即并擣,渍以水,令毚阉[6],□而泚[7]取汁,以渍汾囷,亦令毚阉,即出而干之。令尽其干,即冶,参指最[8],以□半桮饮之[9]。

一曰:治巾[10]。

取杨思[11]一升,赤蛾一升,盤蝥廿[12],以美□半斗并渍之[13],奄□□□□其汁[14],以渍细布一尺。已渍,暘之[15],干,复渍。汁尽,即取穀、椅桐汁□□□□□□𨠾所渍布[16],干之,即善臧[17]之。節[18]用之,操以循玉筴[19],马因惊矣[20]。杨思者,□□□□□状如小□□而䖀人[21]。

一曰:阴干牡鼠肾[22],冶,取邑鸟卵潰[23],并以涂新布巾。卧,以抿男女[24]。

一曰:取茀选一斗,二分之[25],以截渍一分而暴之[26]。冬日置灶上,令极潰[27],即出茀选,□□□□,余如前,即以渍巾,尽其汁。已,卧而渍巾,以抿男,令牝亦□[28]

一曰:蠃[29]四斗,美洛四斗[30],天牡四分升一[31],桃可大如枣[32],牡蝼首[33]二七,□□□□□□□□□□[34]半升,并渍洛中。已,取汁以□□□布□□渍,汁尽而已。□[35]用之,湿□□操玉策,则马惊矣[36]。所胃[37]天牡者,□□□食桃李华者殹[38]。桃可者,桃实小时毛殹。牡蝼者,颉蠸[39]□□□□□□□□□□□□□□者殹。□□者,状如赣皮[40]。

---

[1]便近内　此题目下共三方,现仅选其第三方。内,指房事。即顺利行房事的方法。

[2]治中者　调理和加强性功能的方法。治,调理。中,此处指阴茎。

[3]以汾囷始汾(fen,音坟)以出者　刚起出来的汾菌。汾,起也。囷,菌也。

[4]□　似脱一"毋"字。

[5]以稗□五、门冬二、伏灵一　稗,通草。□,脱字当为"蘚"。故此处为革蘚。伏灵,即茯苓。

[6]令毚阉　使水刚好可以淹没药物。毚,绕也。阉,掩也。

[7]泚(pai,音排)　挤也。谓挤取其汁液。

[8]参指最　即三指撮。

[9]以□半桮饮之　以酒半杯服饮冶制过的汾菌药剂。□半,似脱一"酒"字。

[10]治巾　此题目下共八个方,仅选录其中四个方。这些方均以药汁浸渍布巾或涂药布上,用以增强性欲。

[11]杨思　一种昆虫,何物,待考定。

[12]赤蛾一升,盤蝥廿　赤蛾,赤蚁也,即指红蚂蚁。盤蝥,指斑蝥。《神农本草经》作斑猫,《吴晋本草》曰盤蝥。

[13]以美□半斗并渍之　用美酪半斗与上药合在一起浸渍之。美□,似脱一"酪"字。并,合也。

[14]奄□□□□其汁　指用美酪将杨思、赤蚁、斑蝥等掩盖后,取其汤汁。奄,掩也。

[15]暘之　暘,晹也,即晒干。

[16]即取穀椅桐汁□□□□□□𨠾所渍布　穀,楮也,亦名构。谷实、枝、茎、叶、皮、皮间白汁(谷汁)可人药。《名医别录》称其为楮实。𨠾,涂也。

[17]臧　藏也。

[18]節　即也。

[19]操以循玉筴　以手操药巾,并抚弄摩擦阴茎。循,揗也,摩也。筴,策也。

[20]马因惊矣　马惊,即阴茎勃起。马,指阳物,即阴茎。民俗谓遗精为跑马。

[21]䖀(he,音贺)　齕也,咬也。

[22]阴干牡鼠肾　雄性老鼠之肾脏或睾丸。
[23]取邑鸟卵溃　打破鸟卵取其卵液。溃,打破。
[24]以抿(min,音珉)男女　摩擦男女的外生殖器。抿,揩也,摩也。
[25]取弟选一斗,二分之　弟选,即蛳蠃、蜗牛也。二分之,即分成二份。
[26]以截渍一分而暴之　醋浸泡其中一份并晒之。截,指醋。暴,同曝,日晒也。
[27]溃　沸也。
[28]以抿男令牝亦□　指亦用药巾来摩擦女子的外阴。抿,揩也。
[29]蠃　蛳蠃的简称,即蜗牛。
[30]洛　酪也,指用牛乳、羊乳、马乳等所造成的酪。
[31]天牡　宋书功认为,天牡,即《名医别录》所载之"天牡虫"。
[32]桃可大如枣　桃毛用量多少应如枣子大小。桃可,乃桃实小时毛也,故即指桃毛。
[33]牡蝼首　即蝼蛄头。
[34]□□□□□□□□□　此处脱缺九字。宋书功以为与下文"状如赣皮"的药物及其他某些药物之名字相似,故待考定。
[35]□　脱一"即"字。
[36]湿□□操玉策,则马惊矣　指用上述药物合成之药汁沾湿布巾,以摩擦阴茎,则阴茎就会勃起。
[37]胃　谓也。
[38]殹　当作"也"。下同。
[39]颉蠸(quán,音全)　乃一种瓜虫。
[40]赣皮　即薏苡仁之皮。

治[1]

取蠃四斗,以涪[2]截渍二日,去蠃,以其汁渍□肉动者[3],□犬脯□□[4],复渍汁,□□。食脯一寸胜一人,十寸胜十人[6]。

[1]治　此题目下仅一方,为滋阴壮阳之剂。
[2]涪　酢也。
[3]以其汁渍□肉动者　缺脱一"犬"字。动,撞也,指推打。
[4]犬脯□□　后二缺脱字,似为"汁尽"。
[5]食脯一寸胜一人,十寸胜十人　胜,任也。胜与御女之"御"义同。食用犬脯一寸可御一女,食用犬脯十寸可御十女。极言其壮阳之效。全方谓取蜗牛用醋浸泡,两天后去蜗牛以汁浸犬肉并推打,晒干再渍到汁尽,食。

食　引[1]

利益气,食饮恒移阴撞之[2],卧有引之[3],故曰:饮□□[4],有教谋之[5]。右引而曲左足。

[1]食引　此在《养生方》中为最后一题目。
[2]食饮恒移阴撞之　经常饮食滋补之品,可以补益气血;并可常移其精气至于阴部,使阴茎勃起。恒,常也,经常。撞,动也,指勃动。
[3]卧有引之　指晚上睡觉时,导气运行于阴部,可使阴茎强硬刚直。有,又也。

[4]饮□□　指饮用动物乳汁，或用动物的阴茎煮制而成的汤液。缺脱二字，似当补为“泉英”。
[5]有教谋之　指应通过性知识教育和性保健的研究来掌握性科学知识（节制性欲，减少房事等），以保持性机能的长久不衰。

《杂疗方》

[说明]

本书为马王堆三号汉墓出土医书之一种，单独抄在一卷帛书上。现存文字约见79行，但其中文字残脱严重。

本书前39行，主要记载了能增强男女性机能的药物及使用方法。既有内服方药，也有外用及坐药之类，可视为补肾壮阳与阴道用药之祖方。书中凡言“内加”者，常为补益男性之方；凡有“约”字样者，多用于补益女性。

欲止之[1]，取黍米泔若流水，以洒之[2]。

内加[3]：

取春鸟卵[4]，卵入桑枝中，烝之[5]，□黍中食之。卵壹决[6]，勿多食，多食□。

内加：取桂、薑、椒、蕉筴等[7]，皆冶，并合。以谷[8]汁丸之，以榆□[9]抟之，大如□□□臧[10]筒中，勿令泄[11]。即取入中身空中[12]，举，去之[13]。

内加：取姜汁一斗，渍善白布二尺，□□蒸，尽汁，善臧[14]留用。用布揾中身[15]，举，去之。

约[16]：

取桂、干姜各一，蕃石[17]二，蕉筴三，皆冶，合。以丝缯裹之，大如指，入前中[18]，智而出之[19]。

约：取巴叔三[20]，蛇床二，桂、姜各一，蕉筴四，皆冶，并合。以蜜若枣膏和[21]，丸之[22]，大如蘱[23]，入前中。及为[24]，为小囊裹，以嗛前[25]，智而出之。

约：取犬骨燔[26]，与蕃石各二，桂、姜各一，蕉筴三，皆冶，并合。以枣膏□□□前[27]，智而出之。

约：取蕃石、桃毛各一，巴叔二，三物皆冶，合。以枣膏和，丸之大如蘱人□□□如孰食倾[28]，即□□□□□□□□□庳中[29]。

---

[1]欲止之　此指阳强不倒时，可使其痿软之法。
[2]以洒之　指以黍米泔或流水（冷）涤洗阴茎。洒，涤也。
[3]内加　言房中的补益之方。内，指房内。加，乃益也。
[4]取春鸟卵　指春天产的鸟蛋。
[5]烝　《说文》有“火气上行”之说，即蒸字也。
[6]卵壹决　指“卵一即足”。连下句，即有“勿多食”，或不可多食之语。
[7]蕉筴　似即皂筴。有导滞通窍之功，可使阴茎勃起。等，即等分、等量。
[8]谷　即楮实。
[9]榆□　似指榆蘑。该品有滋补强壮之功，故可治虚弱萎疲之症。
[10]臧　藏也。
[11]勿令泄　不使药物之气外泄。宋书功谓，气无泄，丸勿枯，方可用之。泄，谓气越泄无余也。

[12]空中　男子肚脐眼中。空,孔也。

[13]举,去之　指阴茎勃起后,即去掉纳脐之药丸。

[14]臧　藏也。

[15]用布抿中身　抿,按也。用楮实汁一斗,浸渍上好白布二尺,炊蒸待汁尽,善留。以此布揉按中身脐处,阴茎勃举后,即去之。

[16]约　好也,美也。古代多以绰约形容女子之美好,故该书用约,喻指促使女子发育美好。为此,书中用"约"者,为刺激女子性欲之法。

[17]蕃石　即礬石。

[18]前中　即前阴(阴道)中。

[19]智而出之　智,即知,乃觉也。出之,将药包从阴道中取出。

[20]取巴叔三　《神农本草经》:"开通闭塞,利水谷道,去恶肉。"巴菽,辛温、有毒,为峻泻剂,可通经,堕胎。巴叔,巴菽也,指巴豆。

[21]以蜜若枣膏和　若,或也、或者。枣膏,以大枣果肉制成之膏。附注:蜜和枣膏均为丸药的赋形剂。

[22]丸之　将上诸药成粉末以蜜或枣膏做成药丸。

[23]大如薏　指药丸做成如薏苡仁大小。

[24]及为　指到了性交时。

[25]以嗛(xian,音衔)前　将药囊衔入女子阴道之中。

[26]取犬骨燔　犬骨,《名医别录》谓犬头骨。燔,烧也。此处指将犬头骨烧成灰。

[27]以枣膏□□□前　此指用枣膏将上列诸药和制为丸药,纳衔入女子阴道内。

[28]丸之大如薏人□□□如孰食倾　三药经研制为粉末,用枣膏和成如薏苡仁大,并将药丸入釜中蒸(时间约有蒸熟一顿饭功夫),即成。孰,熟也。

[29]即□□□□□□□□庳(bi,音比)中,指将药丸用布裹,纳入女子阴道之中。《说文》有:"中伏舍。"意谓两旁高,中间低。此处乃指女子阴户。

《黄帝内经》

佚名[原著]

[说明]

《黄帝内经》,简称《内经》,为我国现存医学文献中最早的一部经典著作。该书为我国古代中医学之集大成者,它创立了中医学的理论体系,奠定了中医学的发展基础。它总经了秦汉以前的医学理论及临床经验,系统分析和探究了医学科学的最基本命题、——生命现象与规律,从而创立了中医学的理论体系和疾病防治原则。秦汉以降,历代医家遵此理论体系,不断探索和创新,使中医学得以发展,为我国乃至世界人民的健康与繁衍作出了重大的贡献并将发挥越来越重要的作用,故被历代医家奉为圭皋。

《内经》包括《素问》和《灵枢》两大部分,共18卷,162篇,伪托中华民族始祖黄帝所作,故书名冠以“黄帝”。该书内容丰富,分别从阴阳、五行、脏腑、经络、刺法、病因、病机、诊断、治则、摄生及方药诸方面进行了较为系统的研究,确立了以五脏为中心的“四时五脏阴阳”的脏象学说,强调正气在发病学中的重要作用;认识到人与自然的紧密关系,提出了六淫、七情和饮食劳伤等病因学说和病因分类法;还以脏象、经络学说为基础,创立了脏腑、经络病机的分证方法;根据病机学的不同变化,提出临床中医学的重要原则——治则理论。此外,其十三方的设置,成为中医学的祖方。

在博大精深的《内经》宝库中,毫无疑问地存在着丰富的泌尿男科学理论。本次以1956年人民卫生出版社据明代顾从德翻宋刻影印本为底本,以1986年上海古籍出版社据清·光绪初年浙江书局辑刊《二十二子·黄帝内经》影印本为主校本进行整理。

《素　问》

上古天真论第一

昔在黄帝，生而神灵，弱而能言，幼而徇齐[1]，长而敦敏[2]，成而登天。

廼[3]问于天师曰：余闻上古之人，春秋皆度百岁而动作不衰。今时之人，年半百而动作皆衰者，时世异耶？将人失之耶？

岐伯对曰：上古之人，其知道者，法于阴阳，和于术数[4]，食饮有节，起居有度，不妄作劳，故能形与神俱，而尽终其天年，度百岁乃去。

今时之人不然也，以酒为浆，以妄为常，醉以入房，以欲竭其精，以耗散其真，不知持满，不时御神[5]，务快其心，逆于生乐[6]，起居无节，故半百而衰也。

夫上古圣人之教下也，皆谓之虚邪贼风，避之有时；恬惔虚无[7]，真气从之；精神内守，病安从来？是以志闲而少欲，心安而不惧，形劳而不倦，气从以顺，各从其欲，皆得所愿。故美其食，任其服，乐其俗，高下不相慕，其民故曰朴。是以嗜欲不能劳其目，淫邪不能惑其心，愚智贤不肖，不惧于物，故合于道，所以能年皆度百岁而动作不衰者，以其德全不危[8]也。

帝曰：人年老而无子者，材力尽邪？将天数然也[9]？岐伯曰：女子七岁，肾气盛，齿更，发长；二七而天癸至，任脉通，太冲脉盛[10]，月事以时下，故有子；三七，肾气平均，故真牙生而长极[11]；四七，筋骨坚，发长极，身体盛壮；五七，阳明脉衰，面始焦，发始堕；六七，三阳脉衰于上，面皆焦，发始白；七七，任脉虚，太冲脉衰少，天癸[12]竭，地道不通[13]，故形坏而无子也。

丈夫八岁，肾气实，发长齿更；二八，肾气盛，天癸至，精气溢泻，阴阳和，故能有子；三八，肾气平均，筋骨劲强，故真牙生而长极；四八，筋骨隆盛，肌肉满壮；五八，肾气衰，发堕齿槁；六八，阳气衰竭于上，面焦，发鬓颁白[14]；七八，肝气衰，筋不能动，天癸竭，精少，肾藏衰，形体皆极；八八，则齿发去。肾者主水，受五藏六府之精而藏之，故五藏盛乃能泻。今五藏皆衰，筋骨解堕[15]，天癸尽矣，故发鬓白，身体重，行步不正，而无子耳。

帝曰：有其年已老而有子者，何也？

岐伯曰：此其天寿过度，气脉常通，而肾气有余也。此虽有子，男不过尽八八，女不过尽七七，而天地之精气皆竭矣。

帝曰：夫道者，年皆百数，能有子乎？

岐伯曰：夫道者，能却老而全形，身年虽寿，能生子也。

黄帝曰：余闻上古有真人者，提挈天地[16]，把握阴阳，呼吸精气，独立守神，肌肉若一，故能寿敝天地，无有终时。此其道生。

中古之时有至人者，淳[17]德全道，和于阴阳，调于四时，去世离俗，积精全神，游行天地之间，视听八达[18]之外，此盖益其寿命而强者也，亦归于真人。

其次有圣人者，处天地之和，从八风之理，适嗜欲于世俗之间，无恚嗔[19]之心，行不欲离于世，被服章[20]，举不欲观于俗，外不劳形于事，内无思想之患，以恬愉[21]为务，以自得为功，形体不敝，精神不散，亦可以百数。

其次有贤人者，法则天地，象似日月，辨列星辰，逆从阴阳，分别四时，将从上古合同于道，亦可使益寿而有极时。

---

[1]徇齐　做事敏捷。徇，疾也；齐，速也。

[2]敦敏　努力做事。敦,勉也。
[3]迺　古“乃”字。
[4]和于术数　马莳说:术数者,修养之法则。知此大道而修之,法天地之阴阳,调人事之术数,以药物养神,以术数延命。
[5]不时御神　御,统也,治也。不时御神,谓不善于御神也。
[6]逆于生乐　王冰说:快于心欲之用,则逆养生之乐矣。
[7]恬惔虚无　《淮南子》:静漠恬惔,所以养性也;和愉虚无,所以养德也。
[8]以其德全不危也　王冰说:不涉于危,故德全也。
[9]材力尽邪?将天数然也?　杨上善说:材力,摄养之力也。天数,天命之数也。即凡举事无逆天数(道)也。
[10]太冲脉盛　马莳说:任冲二脉,奇经八脉之二也。任主胞胎,冲为血海,今二脉俱通,月事应时而下。
[11]真牙生而长极　杨上善说:真牙,后牙也;长极,身长也。后牙,此是智牙,生智牙者,聪明长寿。
[12]天癸　马莳说:　天癸者,阳精也。盖男女之精皆主肾水,故皆可称为天癸也。
[13]地道不通　王冰说:经水绝止,是为地道不通。
[14]发鬓颁白　赵岐注:颁者,斑也。谓头发黑白相杂,俗称花白。
[15]筋骨解堕　解,通与懈;堕,通与惰。《释名》:懈,解也,骨节解缓也。田晋蕃说:骨痠体重,懈惰不能动。
[16]提挈天地　一手曰提;挈,举也。张介宾说:干旋造化,燮理阴阳,是即提挈把握之谓。
[17]淳　张介宾说:淳,厚也。
[18]达　作远。吴崑说:虽远际八荒之外者,亦必尽知之。
[19]恚嗔　吴崑说:恚,小怒也。《说文》:嗔,盛怒也。
[20]被服章　与上文不符,疑为衍文。姑存。
[21]恬愉　无所好憎也。

生气通天论第三

风客淫气[1],精乃亡,邪伤肝也[2]。

因而饱食,筋脉横解[3],肠澼为痔。

因而大饮,则气逆。

因而强力[4],肾气乃伤,高骨[5]乃坏。

凡阴阳之要,阳密乃固[6]。两者不和,若春无秋,若冬无夏。因而和之,是谓圣度。故阳强不能密,阴气乃绝[7]。阴平阳秘,精神乃治。阴阳离决,精气乃绝[8]。

---

[1]风客淫气　张琦说:客风淫于阳气,则精亡而传肝,风气通于肝也。
[2]邪伤肝　王冰说:风气应肝,故风淫精亡,则伤肝也。马莳说:风来客之,浸淫以乱营卫之气,则风薄而热起,热盛而水干,水干而肾气不营,故精气乃亡。……以风气通于肝,故邪气伤肝为始耳。
[3]筋脉横解　肝主之筋,心主之脉,不循经上下,而横散懈弛也。
[4]因而强力　杨上善说:因力已入房,故伤肾也。王冰说:强力,谓强力入房也。
[5]高骨　高骨,谓腰高之骨。是高骨通腰间脊骨之高者也。
[6]阳密乃固　王冰说:阴阳交会之要者,正在于阳气闭密而不妄泄尔。密不妄泄,乃生气强固而能久长,此圣人之道也。
[7]阴气乃绝　孤阳独用,不能固密,则阴气耗而竭绝矣。
[8]精气乃绝　有阳无阴则精绝,有阴无阳则气绝。两相离决,非病则亡。

阴阳应象大论第五

帝曰:调此二者奈何?

岐伯曰：能知七损八益[1]，则二者可调；不知用此，则早衰之节[2]也。年四十，而阴气自半也，起居衰矣；年五十，体重，耳目不聪明矣；年六十，阴痿，气大衰，九窍不利，下虚上实，涕泣俱出矣。故曰：知之则强，不知则老。故同出而名异[3]耳，智者察同，愚者察异。愚者不足，智者有余。有余则耳目聪明，身体轻强，老者复壮，壮者益治。是以圣人为无为之事，乐恬憺之能，从欲快志于虚无之守[4]，故寿命无穷，与天地终，此圣人之治身也。

形不足者，温之以气；精不足者，补之以味[5]。

[1]七损八益　吴崑说：七损者，女子天癸以七为纪，二七而天癸至，月事以时下，阴血常亏，故曰七损；八益者，男子以八为纪，二八而天癸至，精气溢泻，阳常有余，无月事之损，故曰八益。按：关于七损八益，自《内经》之后，历代没有阐发，近年学术界皆以《天下至道谈人》之说是之，可参该文。

[2]早衰之节　吴崑说：知七损八益盛衰之期，而行持满之道，则阴寒阳热，二者可调。不知用此，则早衰之节次也。

[3]同出而名异　吴崑说：同得天地之气以成形，谓之同出；有长生不寿之殊，谓之名异。

[4]从欲快志于虚无之守　张介宾说：从欲，如孔子之从心所欲；快志，如庄子之乐全得志也。虚无之守，守无为之道也。

[5]形不足者，温之以气；精不足者，补之以味　张介宾说：此正言彰之以法，而在于药食之气味也。以形精言，则形为阳，精为阴；以气味言，则气为阳，味为阴。阳者，卫外而为固也；阴者，藏阴而起亟也。故形不足者，阳之衰也，非气不足以达表而温之；精不足者，阴之衰，非味不足以实中而补之。阳气暖，故曰温；阴性静，故曰补。

阴阳别论第七

二阳之病，发心痹，有不得隐曲，女子不月[1]。其传为风消[2]，其传为息贲者[3]，死不治。

[1]女子不月　吴崑说：不月，谓经事不下也。《评热病论》曰：月事不来者，胞脉闭也。胞脉者，属于心而络于胞中。今气上迫肺，心气不得下通，故月事不来。

[2]风消　吴崑说：传，日久传变也。消，瘦削也。王冰说：胃病深久，传入于脾，故为风热以消削。杨上善说：风消，谓风热病消骨肉也。

[3]息贲　吴崑说：贲，奔同。息贲，息气奔迫也。王冰说：大肠病甚，传入于肺，为喘息而上贲。

六节藏象论第九

帝曰：藏象何如？

岐伯曰：心者，生之本，神之处也；其华在面；其充在血脉[1]；为阳中之太阳[2]，通于夏气。

肺者，气之本，魄之处也；其华在毛；其充在皮；为阳中之少阴[3]，通于秋气。

肾者，主蛰，封藏之本[4]，精之处也；其华在发；其充在骨；为阴中之太阴，通于冬气。

肝者，罢极[5]之本，魂之居也；其华在爪；其充在筋；以生血气，其味酸，其色苍，此为阴中之少阳[6]，通于春气。

脾、胃、大肠、小肠、三焦、膀胱者，仓廪之本，营之居也[7]，名曰器，能化糟粕，转味而入出者也；其华在唇四白；其充在肌；其味甘，其色黄，此至阴之类，通于土气。

凡十一藏，取决于胆也。

[1]其华在面，其充在血脉　张介宾说：心主血脉，血足则面容光彩，脉络满盈。
[2]阳中之太阳　马莳说：心肺居于膈上，皆属阳；而心则为阳中之阳，当为阳中之太阳也。
[3]阳中之少阴　丹波元简说：阳中之少阴，肺也。
[4]肾者，主蛰，封藏之本　张志聪说：冬令之时，阳气封闭，蛰虫深藏。肾主冬藏，故为蛰，封藏之本。
[5]罢极　丹波元坚说：罢极，当作四极，即言四支。肝其充在筋，故曰四极之本也。张介宾说：人之运动，由乎筋力。运动过劳，筋必罢极。
[6]阴中之少阳　顾观光说：肝为阴中之少阳。
[7]仓廪之本，营之居也　张介宾说：此六者皆主盛水谷，故同称仓廪之本。营者，水谷之精气，水谷贮于六府，故为营之所居。

宣明五气篇第二十三

五气所病：心为噫[1]；肺为咳；肝为语[2]；脾为吞[3]，肾为欠，为嚏；胃为气逆，为哕，为恐；大肠、小肠为泄；下焦溢为水；膀胱不利为癃，不约为遗溺[4]；胆为怒。是谓五病。

[1]心为噫　徐春圃说：噫气，俗作嗳气，即饱气有声出是也。马莳说：寒气客于胃，厥逆从下上散，复出于胃，故为噫。
[2]肝为语　语，多言也。高士栻说：病气在肝则为语。
[3]脾为吞　吞，即吞酸。张志聪说：脾主为胃行其津液，脾气病而不能灌溉于四藏，则津液反溢于脾窍之口，故为吞咽之证。
[4]不约为遗溺　马莳说：遗溺者，溺不止也。不约则为遗溺。

风论第四十二

风气循风府而上，则为脑风[1]。

风人系头，则为目风、眼寒[2]。

饮酒中风，则为漏风[3]。

入房汗出中风，则为内风[4]。

新沐中风，则为首风[5]。

久风入中，则为肠风、飧泄。

外在腠理，则为泄风[6]。

故风者，百病之长也。至其变化，乃为他病也，无常方，然致有风气也。

五藏风之形状不同者何？愿闻其诊，及其病能。

肺风之状，多汗，恶风，色皏[7]然白，时咳，短气，昼日则差，暮则甚。诊在眉上，其色白。

心风之状，多汗，恶风，焦绝[8]，善怒，吓赤色，病甚则言不可快[9]。诊在口，其色赤。

肝风之状，多汗，恶风，善悲，色微苍，嗌[10]干，善怒，时憎女子，诊在目下，其色青。

脾风之状[11]，多汗，恶风，身体怠堕，四支不欲动，色薄，微黄，不嗜食。诊在鼻上，其色黄。

肾风之状，多汗，恶风，面痝然浮肿[12]，脊痛不能正立，其色炲[13]，隐曲不利[14]。诊在肌上，其色黑。

[1]脑风　吴崑说：脑风，脑痛也。王冰说：脑户者，督脉足太阳之会，故循风府而上则为脑风也。
[2]目风、眼寒　杨上善说：邪气入于目系，在头故为目风也。吴崑说：目风，目痛也。张琦说：寒者，隐涩之意。
[3]漏风　吴崑说：漏，汗出多也。王冰说：热郁腠疏，中风汗出，多如液漏，故曰漏风。
[4]入房汗出中风，则为内风　杨上善说：入房用力，汗出中风，内伤故曰内风也。王冰说：内耗其精，外开腠理，因内风袭，故曰内风。丹波元坚说：《寿世保元》以为肾水虚衰，阴虚阳实，卒倒无所知之证。
[5]新沐中风，则为首风　吴崑说：沐，濯首也。杨上善说：新木发已，头上垢落，腠开得风，故曰首风也。
[6]外在腠理，则为泄风　马莳说：风初感时，外在腠理，内热相拒，不得入内，汗则常泄，是之谓泄风也。
[7]色皏　白也。王冰说：谓薄白色也。
[8]焦绝　张介宾说：焦绝者，唇舌焦燥，津液于绝也。王冰说：焦绝，谓唇焦而文理断绝也。
[9]病甚则言不快　张琦说：心窍于口，其脉系乩舌本，经络受邪，故言语蹇涩。
[10]嗌　咽也。
[11]脾风之状　《玉机真藏论》：弗治，肝传之脾，病名曰脾风，发瘅，腹中热、心烦、出黄。
[12]面痝然浮肿　然，肿大貌。张琦说：面肿者，风挟水气上行。即《评热病论》之风水也。
[13]炲　王冰说：炲：黑也。张志聪说：炲，烟煤，黑也。
[14]隐曲不利　杨上善说：隐曲不利，谓大小便不得通利。张琦说：阴道不利，其在女子，则月事不来也。

痹论第四十三

肠痹者，数饮而出不得[1]，中气喘争，时发飧泄[2]。胞痹者[3]，少腹膀胱按之两髀若沃以汤[4]，涩于小便，上为清涕[5]。

[1]数饮而出不得　杨上善说：大便难。王冰说：多饮水而不得下出也。
[2]时发飧泄　飧泄是消化不良的腹泄。王冰说：肠胃中阳气与邪气奔喘交争，得时通利。以肠气不化，故时或得通，则为飧泄。
[3]胞痹　杨上善说：膀胱盛尿，故谓之胞，即尿脬。高世栻说：胞痹，即膀胱痹也。
[4]少腹膀胱按之两髀若沃以汤　少腹即小腹。张琦说：《甲乙经》有：虚邪之中人也，着于伏冲之脉，揣之应手而动，发手热气下于两股，如汤沃之状。其中，伏冲即气街，在毛际腿腹之交。
[5]涩于小便，上为清涕　杨上善说：按之髀热，下则小便有涩，上则鼻清涕出也。

痿论第四十四

黄帝问曰：五藏使人痿[1]，何也？

岐伯对曰：肺主身之皮毛，心主身之血脉，肝主身之筋膜[2]，脾主身之肌肉，肾主身之骨髓。

故曰五藏因肺热叶焦[3]，则皮毛虚弱急薄，著则生痿躄也[4]。

心气热，则下脉厥而上，上则下脉虚，虚则生脉痿，枢折挈[5]，胫纵而不任地[6]也。

肝气热，则胆泄、口苦、筋膜干，筋膜干则筋急而挛[7]，发为筋痿。

脾气热，则胃干而渴，肌肉不仁，发为肉痿。

肾气热，则腰脊不举，骨枯而髓减，发为骨痿。

帝曰:何以得之?

岐伯曰:肺者,藏之长也,为心之盖也。有所失亡,所求不得,则发肺鸣[8]。鸣则肺热叶焦。故曰:五藏因肺热叶焦,发为痿躄,此之谓也。

悲哀太甚,则胞络绝。胞络绝,则阳气内动[9],发则心下崩,数溲血也[10]。故《本病》曰:大经空虚,发为肌痹,传为脉痿[11]。

思想无穷,所愿不得,意淫于外,入房太甚,宗筋弛纵[12],发为筋痿,及为白淫[13]。故《下经》曰:筋痿者,生于肝,使内也[14]。

有渐于湿[15],以水为事,若有所留,居处伤湿,肌肉濡渍,痹而不仁,发为肉痿。故《下经》曰:肉痿者,得之湿地也[16]。

有所远行劳倦,逢大热而渴,渴则阳气内伐[17],内伐则热舍于肾。肾者,水藏也。今水不胜火,则骨枯而髓虚,故足不任身,发为骨痿。故《下经》曰:骨痿者,生于大热也[18]。

帝曰:何以别之?

岐伯曰:肺热者,色白而毛败;心热者,色赤而络脉溢;肝热者,色苍而爪枯;脾热者,色黄而肉蠕动;肾热者,色黑而齿槁。

帝曰:如夫子言可矣。《论》言:治痿者独取阳明,何也?

岐伯曰:阳明者,五藏六府之海,主闰宗筋。宗筋,主束骨而利机关[19]也。冲脉者,经脉之海也,主渗灌溪谷[20],与阳明合于宗筋。阴阳揔宗筋之会[21],会于气街,而阳明为之长,皆属于带脉而络于督脉[22]。故阳明虚,则宗筋纵,带脉不引,故足痿不用也[23]。

帝曰:治之奈何?

岐伯曰:各补其荥而通俞[24],调其虚实,和其逆顺,筋脉骨肉,各以其时受月[25],则病已矣。

帝曰:善。

---

[1]五藏使人痿　杨上善说:痿者,屈弱也。以五藏热,遂使皮肤、脉筋、肉骨缓痿屈弱不用。王冰说:痿,谓痿弱无力以运动。高世栻说:痿者,四肢委弱,举动不能,如委弃不用之意。张琦说:痹、痿相似而不同,痹为外感,痿属内伤。后藤艮山说:痹者,主皮肤不仁;痿者,主筋骨萎软。

[2]筋膜　杨上善说:膜者,人之皮下肉上膜,肉之筋也。张介宾说:膜,犹幕也。凡肉理藏府之间,其成片联络薄筋,皆谓之膜,所以屏障血气者也。凡筋膜所在之处,脉络必分,血气必聚,故又谓膜原,亦谓之脂膜。

[3]叶焦　杨上善说:肺热即令肺叶焦干。吴师道注:焦,卷也。肺气热叶焦,谓肺气热则叶卷缩也。

[4]著则生痿躄　著,同着。吴崑说:著,留而不去也。张志聪说:著者,皮毛燥著,而无生转之气,则生痿躄。杨上善说:手足痿躄不用也。躄,作辟;辟,足病。王冰说:躄,谓挛躄,足不得伸以行也。吴崑说:肺主气,气病则不能充周于身,故令手痿足躄。

[5]枢折挈　挈,悬持也。王冰说:膝腕枢纽如折去而不相提挈。

[6]胫纵而不任地　王冰说:胫筋纵缓而不能任用于地也。

[7]筋急而挛　杨上善说:卷缩为挛,挛是拳曲不能伸开。

[8]则发肺鸣　张琦说:思虑恚忿,五志之火内炽,消烁肺金,故喘息有音。

[9]胞络绝则阳气内动　杨上善说:胞络者,心上胞络之脉也。高世栻说:悲哀太甚,则心气内伤,故胞络绝。马莳说:胞之脉络阻绝,卫气不得外出而动于其内。

[10]发则心下崩,数溲血　溲,谓溺也。高世栻说:胞络绝则血外溢,而阳热之气内动。其发病也,则心气下崩,下崩则数溲血也。

[11]大经空虚,发为肌痹,传为脉痿　王冰说:大经,谓大经脉也。以心崩溲血,故大经空虚。张介宾说:血失则大经空虚,无以渗灌肌肉,营养脉络,故先为肌肉顽痹而后传为脉痿者,生于心也,。

[12]入房太甚,宗筋弛纵　前阴为诸经之宗,故宗筋伤则为筋痿。高世栻说:思想无穷,所愿不得,则怫郁于内,肝气伤矣。意淫于外者,其意淫纵于外,不静存也。入房太甚,宗筋弛纵者,房劳过度,阴器衰弱也。

[13]发为筋痿,及为白淫　王冰说:白淫,谓白物淫衍如精之状,男子因溲而下,女子阴器中绵而下也。吴崑说:白淫,今之浊带也。马莳说:在男子为精滑,在女子为白带。

[14]生于肝,使内也　杨上善说:使内者,亦入房。王冰说:使内,谓劳役阴力,费竭精气也。张介宾说:肝主筋,故使内而筋痿者,生于肝也。

[15]有渐于湿　杨上善说:渐,渍也。又,渐,浸也。

[16]肉痿者,得之湿地　张琦说:肉痿似属痹症,谓之痿者,必兼病筋骨。王冰说:地之湿气,感则害皮肉筋脉。此之谓害肉也。

[17]阳气内伐　王冰说:阳气内伐,谓伐腹中之阴气也。马莳说:卫气内伐其阴气,阴气被伐,热舍于肾。

[18]骨痿者,生于大热　王冰说:肾性恶燥,热反居中,热薄骨干,故骨痿无力也。

[19]宗筋,主束骨而利机关　吴崑说:束,管摄也。机关:屈伸之会也。王冰说:宗筋上络胸腹,下贯髋尻,又经于背腹,上头项,故云宗筋主束骨而利机关也。然腰者,身之大关节,所以司屈伸,故曰机关。

[20]溪谷　溪谷,即关节。《素问》谓:肉之大会为合,肉之小会为溪。肉分之间,溪谷之会,以行荣卫,以会大气。

[21]阴阳揔宗筋之会　张介宾说:宗筋聚于前阴。前阴者,足之三阴、阳明、少阳及冲、任、督、跻九脉之所会也。汪机说:此即《厥论》:前阴者,宗筋之所聚,太阴阳明之所合。王冰说:宗筋聚会,会于横骨之中,从上而下,故云阴阳揔宗筋之会也。

[22]属于带脉而络于督脉　吴崑说:络,支别之脉贯通也。王冰说:督脉者,起于关元,下循腹,故云皆属于带脉而络于督脉也。张介宾说:带脉者,起于季胁,困身一周。督脉者,起于会阴,分三歧为任冲而上行腹背。故诸经者,皆联属于带脉,支络于督脉也。

[23]故足痿不用　张介宾说:阳明虚则血气少,不能润养宗筋,故至弛纵。宗筋纵则带脉不能收引,故足痿不为用。此所以当治阳明也。

[24]各补其荥而通其俞　吴崑说:十二经有荥、有俞。所溜为荥,所注为俞。补,致其气也;通,行其气也。高世栻说:各补其在内之荥穴,而通其在外之俞穴。张志聪说:各补其荥者,补五藏之真气也;通其俞者,通利五藏之热也。

[25]筋脉骨肉,各以其时受月　张琦说:时受月,谓旺月也。以旺月治之,则病易已。杨上善说:各以其时受病之日,调之皆愈也。高世栻说:肝主之筋,心主之脉,肾主之骨,脾主之肉,各以其四时受气之月而施治之,则病已矣。受气者,筋受气于春,脉受气于夏,骨受气于冬,肉受气于长夏也。

脉解第四十九

厥阴所谓癞疝[1],妇人少腹肿者[2],厥阴者、辰也,三月阳中之阴,邪在中,故曰癞疝、少腹肿也[3]。

所谓腰脊痛,不可以俯仰者,三月一振,荣华万物,一俯而不仰也[4]。

所谓癞癃、疝、肤胀者,日阴亦盛而脉胀不通,故曰癞、癃、疝也。

所谓甚则嗌干、热中者[5],阴阳相薄而热,故嗌干也[6]。

---

[1]厥阴所谓癞疝　杨上善说:癞,谓丈夫少腹气成积阴气之中而痛也。疝,谓寒积气上入腹而痛也。高世栻说:癞疝,犹㿗(㿗者,阴核气结肿大也)疝,言高肿也。

[2]妇人少腹肿　高世栻说《经脉论》云:厥阴病,丈夫㿗 疝,妇人少腹肿。故申明所谓㿗疝,妇人少腹肿者。

[3]厥阴者,辰也,三月阳中之阴,邪在中,故曰癞疝,少腹肿;高世栻说:厥阴者,辰也。辰,三月也。三月之时,其气将阳。阳中之阴,言阳未尽阳,阳中有阴也。阳中之阴,则阴邪在厥阴经脉中,故厥阴而曰癞疝、少腹肿也。

[4]三月一振,荣化万物,一俯而不抑也　杨上善说:振,动也。张介宾说:三月一振,阳气振也,故荣华万

物。高世栻说:三月之时,振动发生,草木向荣而华秀,故三月一振荣华,生机虽盛,犹未畅达,故万物一皆俯而不抑也。厥阴主三月,故厥阴经脉之病腰脊痛,不可以俯而复仰也。

[5]嗌干,热中者　嗌,咽也。热中:热气在腹也。高世栻说:《经脉论》云:足厥阴病,甚则嗌干。手厥阴病,心中热。

[6]阴阳相薄而热,故嗌干　马莳说:阴阳相薄,而在内为热中,在上为嗌干也。

骨空论第六十

任脉者[1],起于中极之下[2],以上毛际,循腹里,上关元,至咽喉,上颐,循面,入目。

冲脉者,起于气街[3],并少阴之经侠齐上行,至胸中而散[4]。

任脉为病,男子内结、七疝[5],女子带下、瘕聚。

冲脉为病,逆气、里急[6]。

督脉为病,脊强、反折[7]。

督脉者,起于少腹以下骨中央。女子入系廷孔;其孔,溺孔之端也[8]。其络循阴器,合篡间,绕篡后[9]。别绕臀,至少阴,与巨阳中络者合少阴,上股内后廉,贯脊,属肾。与太阳起于目内眦,上额,交巅上,入络脑,还出。别下项,循肩髆内,侠脊,抵腰中,入循膂,络肾。其男子循茎下至篡,与女子等。其少腹直上者,贯齐中央,上贯心,入喉,上颐,环唇,上系两目之下中央。

此生病,从少腹上冲心而痛,不得前后,为冲疝[10]。其女子不孕、癃痔、遗溺、嗌干。

督脉生病,治督脉,治在骨上。甚者在齐下营[11]。

---

[1]任脉者　任者,妊也。李时珍云:任脉起于会阴,循脉而行于身之前,为阴脉之承任,故曰阴脉之海。

[2]起于中极之下　起,张介宾说:言外脉之所起,非发源之谓也。张介宾又说:中极,任脉穴名,在曲骨下一寸。中极之下,即胞宫之所。

[3]冲脉者,起于气街　冲,通道也。李时珍说:冲脉起于会阴,夹脐而行,直冲于上,为诸脉之冲要,故曰十二经之海。

[4]并少阴之经侠齐上行,至胸中而散　王冰说:任脉、冲脉,皆奇经也。任脉当齐中而上行,冲脉侠齐两傍而上行……言冲脉起于气街者,亦从少腹之内与任脉并行而至于是乃循腹也。张介宾说:气街即气冲,足阳明经穴,在毛际两旁。冲脉起于气街,并足少阴之经……侠脐上行,至胸中而散,此言冲脉之前行者也。

[5]任脉为病,男子内结、七疝　马莳说:内者,腹也。腹之中行乃任脉所行之脉络。吴崑说:七疝,寒、水、筋、血、气、狐、㿉也。

[6]冲脉为病,逆气、里急　张介宾说:冲脉侠齐上行,至于胸中,故其气顺,则隔塞逆气;血不和则胸腹里急也。

[7]督脉为病,脊强、反折　马莳说:言督脉行于脊中,故其为病,脊强、反折,而不能屈伸者也。

[8]入系廷孔,其孔,溺孔之端也　吴崑说:廷孔,阴廷之孔也。张志聪说:庭孔,阴户也。溺孔之端,阴内之产门也。

[9]其络循阴器,合篡间,绕篡后　篡,交篡之义,谓两便争行之所,即前后二阴之间也。王冰说:督脉别络,自溺孔之端,分而各行,下循阴器,乃合篡间也。所谓间者,谓前阴后阴之两间也。自两间之后,已复分而行绕篡之后。

[10]冲疝　丹波元简:《五藏生成篇》云:有积聚在腹中,有厥气,名曰厥疝。《史记·仓公传》云:涌疝也,令人不得前后溲。盖与此同证异名,后世或呼为奔豚疝气是。

[11]督脉生病,治督脉,治在骨上,甚者在齐下营　王冰说:此亦正任脉之分也。冲、任、督三脉异名同体亦

明矣。骨上,谓腰横骨上毛际中曲骨穴也,任脉足厥阴之会。齐下,谓齐直下同身寸之寸阴交穴,任脉阴冲之会。皆任脉之穴而治此督脉之病。

至真要大论第七十四

少阳之胜,热客于胃,烦心,心痛,目赤,欲呕,呕酸,善饥,耳痛,溺赤,善惊,谵妄。暴热消烁,草萎水涸,介虫乃屈。少腹痛,下沃赤白[1]。

阳明之胜,清发于中,左胠胁痛,溏泄,内为嗌塞,外发㿗疝。大凉肃杀,华英改容,毛虫乃殃。胸中不便,嗌塞而咳[2]。

太阳之胜,凝溧且至,非时水冰,羽乃后化。痔,疟发,寒厥入胃,则内生心痛,阴中乃疡,隐曲不利,互引阴股,筋肉拘苛,血脉凝泣,络满色变,或为血泄,皮肤否肿,腹满,食减,热反上行,头、项、囟顶,脑户中痛,目如脱,寒入下焦,传为濡泻[3]。

[1]下沃赤白　张介宾说:少阳之胜,相火盛也。热客于胃而上行,则为烦心、心痛、目赤、欲呕、呕酸、善饥、耳痛等病;下行则为溺赤。火盛则伤阴,故善惊、谵妄暴热、消烁。热极则害物,故草萎、水涸。介虫属金,故遇火而屈。热陷下焦,故曰少腹为痛。下沃赤白者,热在血分则赤,气分白,大便曰利,小便曰浊也。

[2]嗌塞而咳　张介宾说:阳明之胜,金邪盛也。金气寒肃,故清发于中,木受其制,故左胠胁痛。清气在下,则为溏泄,在上则为嗌塞,在少腹则为㿗疝;在天则大凉肃杀,在物则华英改容。毛虫,木虫也,故受其殃。胸中,肺所居也。燥胜则肺气敛而失其治节,故有不便而嗌塞为咳也。

[3]传为濡泻　张介宾说:太阴之盛,水邪盛也,故为凝凛水冰。羽虫属火,故后化。太阳经挟脊贯臀,故痔发。寒胜则邪正分争,故为疟。寒气入胃,厥逆于中,上侵君火,故内生心痛。太阳脉络肾属膀胱,故为阴疡,为隐曲不利,而互引阴股。筋肉得寒则为急为痹,故筋急肉奇。血脉得寒则营卫凝涩,经脉不行,故络满色变。血滞于经则妄行,故或为血泄,表寒不行,故皮肤否肿。里寒为滞,故腹满,食减。阴寒在下则戴阳于上,故热反上行,头项囟顶、脑户、目内眦皆太阳经也。寒气居之,故为痛如脱。寒入下焦,则命门阳衰,故传为大便濡泻。

《灵　枢》

卷一·本输第二

三焦者,足少阳太阳之所将[1],太阳之别也。上踝五寸别入贯腨肠[2],出于委阳,并太阳之正,入络膀胱,约下焦。实则闭癃[3],虚则遗溺。遗溺则补之,闭癃则泻之。

卷二·邪气藏府病形第四

黄帝曰:邪入中人藏奈何?

岐伯曰:愁忧恐惧则伤心,形寒寒饮则伤肺,以其两寒相感,中外皆伤,故气逆而上行。有所堕坠,恶血留内,若有所大怒,气上而不下,积于胁下则伤肝;有所击仆,若醉入房,汗出伤风则伤脾;有所用力举重,若入房过度,汗出浴水则伤肾。

肝脉急甚者为恶言[4],微急为肥气,在胁下,若覆杯;缓甚为善呕,微缓为水瘕痹也;大甚为内痈,善呕衄,微大为肝痹,阴缩,咳引小腹;小甚为多饮,微小为消瘅;滑甚为㿗疝,微滑为遗溺;涩甚为溢饮,微涩为瘛挛筋痹。

脾脉急甚为瘛疭,微急为膈中,食饮入而还出,后沃沫;缓甚为痿厥,微缓为风痿,四肢不用,心慧然若大病;大甚为击仆,微大为疝气,腹裹大脓血在肠胃之外;小甚为寒热,微小为消瘅;滑甚为㿗癃,微滑为虫毒蛔蝎腹热;涩甚为肠㿗,微涩为内㿗,多下脓血。

肾脉急甚为骨痿癫疾,微急为沉厥奔豚,足不收,不得前后;缓甚为折脊,微缓为洞泄,洞泄者食不化,下嗌还出;大甚为阴痿[5],微大为石水,起脐已下至小腹,腄腄然[6],上至胃脘,死不治;小甚为洞泄,微小为消瘅;滑甚为癃㿗,微滑为骨痿,坐不能起,起则目不所见;涩甚为大痈,微涩为不月、沉痔。

小肠病者,小腹痛,腰脊控睾而痛[7],时窘之后[8],当耳前热若寒甚,若独肩上热甚,及于小指次指之间热,若脉陷者,此其候也,手太阳病也,取之巨虚下廉。

三焦病者,腹胀气满,小腹尤坚,不得小便,窘急,溢则水留,即为胀,候在足太阳之外大络,大络在太阳少阳之间,亦见于脉,取委阳。

膀胱病者,小腹偏肿而痛,以手按之,即欲小便而不得,肩上热,若脉陷及足小趾外廉及胫踝后皆热,若脉陷,取委中央。

---

[1]将　张介宾:将,领也。

[2]腨肠　杨上善:腨,即腓肠。马莳:腨肠者,即足腋也。

[3]闭癃　亦作癃闭。即不得小便也。有谓小便点滴而出为癃;小便闭塞,点滴不通为闭,今称为癃闭。

[4]恶言　懒于言语。杨上善:寒气来乘于肝,魂神烦乱,故恶出言语也。

[5]阴痿　今谓阳痿,言勃起障碍。杨上善:太阳气盛,少阳血少,故阴痿不起也。

[6]腄腄(zhuǐ,音坠)然　垂坠下垂的样子。《甲乙经》作"垂垂然"。丹波元简:腄,言垂,垂坠也。

[7]控睾而痛　睾丸放射性疼痛。控,控引;睾,阴丸也。

[8]时窘之后　常常感觉大小便急迫。窘,急迫。

卷四·本神第八

黄帝问于岐伯曰:凡刺之法,必先本于神,血脉营气精神,此五藏之所藏也,至其淫泆[1]离藏则精失,魂魄飞扬,志意恍乱,智虑去身者,何因而然乎?天之罪欤?人之过乎?何谓德、气、生、精、神、魂、魄、心、意、志、思、智、虑?请问其故。

岐伯答曰:天之在我者德也,地之在我者气也,德流气薄而生者也。故生之来谓之精,两精相搏谓之神,随神往来者谓之魂,并精而出入者谓之魄,所以任物者谓之心,心有所忆谓之意,意之所存谓之志,因志而存变谓之思,因思而远慕谓之虑,因虑而处物谓之智。故智者之养生也,必顺四时而适寒暑,和喜怒而安居处,节阴阳而调刚柔,如是则僻邪不至,长生久视[2]。

是故怵惕[3]思虑者则伤神,神伤则恐惧,流淫而不止;因悲哀动中者,竭绝而失生;喜乐者,神惮散[4]而不藏;愁忧者,气闭塞而不行;盛怒者,迷惑而不治;恐惧者,神惮散而不收。心,怵惕思虑则伤神,神伤则恐惧自失,破䐃脱肉[5],毛悴色夭[6],死于冬;脾,愁忧而不解则伤意,意乱则悗乱[7],四肢不举,毛悴色夭,死于春;肝,悲哀动中则伤魂,魂伤则狂妄不精,不精则不正,当人阴缩[8]而挛筋,两胁骨不举,毛悴色夭,死于秋;肺,喜乐无极则伤魄,魄伤则狂,狂则意不存人,皮革焦,毛悴色夭,死于夏;肾,盛怒而不止则伤志,志伤则喜忘其前言,腰脊不可以俯仰曲伸,毛悴色夭,死于季夏;恐惧而不解则伤精,精伤则骨酸痿厥,精时自下[9]。

是故五藏主藏精者也,不可伤,伤则失守而阴虚,阴虚则无气,无气则死矣。是故用针者,察观病人之态,以知精神魂魄之存亡,得失之意,五者[10]以伤,针不可以治之也。

肝藏血,血舍魂,肝气虚则恐,实则怒;脾藏营,营舍意,脾气虚则四肢不用,五藏不安,实则腹胀,泾溲不利;心藏脉,脉舍神,心气虚则悲,实则笑不休[11];肺藏气,气舍魂,肺气虚则鼻息不利,少气[12],实则喘喝胸盈仰息;肾藏精,精舍志,肾气虚则厥,实则胀,五藏不安[13]。必审五藏之病形,以知其气之虚实,而谨调之也。

---

[1]淫泆(yì,音义) 因太过而流失。泆,同溢。

[2]长生久视 生命延长,不易衰老。《吕氏春秋·重已》:视,活也。张志聪:故智者顺承天地之性,而得养生之道也。

[3]怵(chū,言处)惕 惊恐不安。怵,恐惧。

[4]惮散 (神气)耗散。惮,惊惕;散,涣散。张介宾:喜发于心,乐散于外,暴喜伤阳,故神气惮散而不藏。

[5]破䐃(jùn,言俊)脱肉 肌肉消瘦脱陷。䐃,肌肉突起之处,如臑、腨。

[6]毛悴色夭 皮毛憔悴,色泽枯暗无光。杨上善:毛悴,肺伤也;色夭,肝伤也。

[7]悗乱 胸膈苦闷烦乱。悗,废忘也。

[8]阴缩 性器官内收挛缩,甚则女子乳房一并内缩。犹今之谓缩阳综合征。

[9]精时自下 阴精遗泄滑脱者也。丹波元简:闭藏失职,则不因交感,而精自下。

[10]五者 《太素》作“五脏已伤”。

[11]实则笑不休 马莳:人之脉藏于心,而脉则为神之舍,惟心气虚则悲,实则笑不休。

[12]肺气虚则鼻息不利,少气 张志聪:肺主气以司呼吸,故肺气虚则鼻塞不利少气。

[13]五藏不安 马莳:肾气虚则为厥证,实则胀,以肾脉行于小腹也。其五藏不安,盖脾肾为胀,为五藏不宁。

卷五·经脉第十

肾足少阴之脉,其于小趾之下,斜走足心[1],出于然谷之下,循内踝之后,别入跟中[2],以上腨内,出腘内廉,上股内后廉,贯脊,属肾络膀胱。其支者从肾上贯肝膈,入肺中,循喉咙,挟舌本。其支者,从肺出络心,注胸中。是动则病,饥不欲食,面如漆柴[3],咳唾则有血,喝喝而喘,坐而欲起,目䀮䀮如无所见[4],心如悬,若肌状,气不足则善恐[5],心惕惕如人将捕之,是为骨。是主肾所生病者,口热舌干咽肿,上气,嗌干及痛,烦心心痛,黄疸肠澼[6],脊骨内后廉痛,痿厥嗜卧[7],足下热而痛。为此诸病,盛则泻之,虚则补之,热则疾之,寒则留之,陷下而灸之,不盛不虚,以经取之,灸则强食生肉,缓带被发,大杖重履而步,盛者寸口大再倍于人迎,虚者寸口反小于人迎也。

肝足厥阴之脉,起于大趾丛毛之际,上循足跗上廉,去内踝一寸,上踝八寸,交出太阴之后,上腘内廉,循股阴,入毛中,过阴器,抵小腹,挟胃,属肝络胆,上贯膈,不胁肋,循喉咙之后,上入颃颡[8],连目系,上出额与督脉会于巅。其支者从目系,下颊里,还唇内。其支者,复从肝,别贯膈,上注肺。是动则病,腰痛不可俛仰[9],丈夫㿗疝,妇人少腹肿,甚者嗌干,面尘脱色[10]。是主肝所生病者,胸满呕逆,飧泄狐疝,遗溺闭癃。为此诸病,盛者泻之,虚者补之,热者疾之,寒者留之,陷下者灸之,不盛不虚,以经取之。盛者寸口大一倍于人迎,虚者寸口反小于人迎也。

足厥阴气绝则筋绝,厥阴者肝脉也,肝则筋之合也,筋者聚于阴器,而脉络于舌本也,故脉弗荣则筋急,筋急则引舌与卵,故唇青、舌卷、卵缩,则筋先死,庚笃辛死,金胜木也。

足少阴之别,名曰大钟,当踝后,绕跟,别走太阳[11]。其别者,并经上走于心包下,外贯腰脊[12]。其病气逆则烦闷,实则闭癃,虚则腰痛[13]。取之所别也。

足厥阴之别,名曰蠡沟,去内踝五寸,别走少阳。其别者,循经上睾结于茎。其病气逆,则睾肿卒疝,实则挺长,虚则暴痒[14]。取之所别也。

任脉之别,名曰尾翳,下鸠尾,散于腹。实则腹皮痛,虚则痒搔。取之所别也。

---

[1]斜走足心　张介宾:肾为足少阴经也。其于小趾下,斜走足心之涌泉穴。

[2]别入跟中　张介宾:内踝之后别入跟中,即太溪、大钟等穴。

[3]面如漆柴　杨上善:以阴气盛面黑如地色。张介宾:水色黑,阴邪色见于面,故如漆。肾藏精,精衰则枯,故如柴。

[4]目䀮䀮(huāng,音慌)如无所见　张介宾:目之明在瞳子,瞳子者骨之精也。肾气内夺,则目䀮䀮如无所见,故凡目多昏黑者,必真水亏于肾也。䀮,视物不清。

[5]气不足则善恐　张介宾:肾在志为恐,肾气怯,故惕如人捕之。

[6]黄疸肠澼　杨上善:热成为瘅,谓肾藏内热发黄,故曰黄瘅也。肾主下焦,少阴为病,下焦大肠不和,故为肠澼也。

[7]痿厥嗜卧　杨上善:津液不通,则筋弛好卧也。《铜人》注云:肾乃水藏也。水不胜火,则骨与髓虚,故足不任身,而痿厥生焉。痿则无力,故嗜卧也。

[8]颃颡(hángsǎng,音杭嗓)　后鼻道。丹波元简:腭上窍也。

[9]俛仰　《刺腰痛篇》曰:厥阴之脉,令人腰痛, 腰中如张弓弩弦。

[10]面尘脱色　以燥淫所胜,则病本于肝也。

[11]别走太阳　张介宾:足少阴之络名大钟,在足跟后骨上两筋间,别走足太阳者也。

[12]外贯腰脊　张介宾:此言上走心包,下外贯腰脊……而治此者,当取所别之大钟也。

[13]虚则腰痛　杨上善:大钟络走心包,故病则烦闷,实则膀胱闭淋,不足则为腰痛也。

[14]虚则暴痒　马莳:正气不足而虚,则为暴痒,取此穴以治之也。

卷七·经筋第十三

足阳明之筋,起于中三趾,结于跗上,邪外上加于辅骨,上结于膝外廉,直上结于髀枢,上循胁属脊[1]。其直者上循骭,结于膝。其支者结于外辅骨合少阳。其直者上循伏兔,上结于髀,聚于阴器,上腹而布,至缺盆而结,上颈,上挟口,合于頄,下结于鼻,上合于太阳,太阳为目上纲,阳明为目下纲。其支者从颊结于耳前。其病足中趾支胫转筋,脚跳坚[2],伏兔转筋,髀前肿,㿉疝,腹筋急,引缺盆几颊,卒口僻,急者目不合,热则筋纵目不开[3],颊筋有寒则急,引颊移口,有热则筋弛纵,缓不胜收,故僻[4]。治之以马膏,膏其急者,以白酒和桂以涂其缓者,以桑钩钩之,既以生桑炭置之坎中,高下与坐等。以膏熨急颊,且饮美酒,啖美炙肉,不饮酒者自强也,为之三拊而已。治在燔针劫刺,以知为数,以痛为腧,名曰季春痹也。

足太阴之筋,起于大趾之端内侧,上结于内踝。其直者络于膝内辅骨[5],上循阴股,结于髀,聚于阴器,上腹结于脐,循腹里结于肋,散于胸中,其内者著于脊。其病足大趾支内踝痛转筋痛[6],膝内辅骨痛,阴股引髀而痛,阴器纽痛,上引脐两胁痛,引膺中脊内痛。治在燔针劫刺,以知为数,以痛为腧,命曰仲秋痹也。

足少阴之筋,起于小趾之下,并足太阴之筋,邪走内踝之下,结于踵,与太阳之筋合,而上结于内辅之下,并太阴之筋,而上循阴股,结于阴器,循脊内挟膂,上至项,结于枕骨,与足太阳之筋合[7]。其病足下转筋,及所过而结者皆痛及转筋,病在此者痫瘛及痉,在外者不能俯,在内者不能仰,故阳病者腰反折不能俯,阴病不能仰。治在燔针劫刺,以知为数,以痛为腧,在内者熨引饮药,此筋折纽,纽发数甚者,死不治,名曰孟秋痹也。

足厥阴之筋,起于大趾之上,上结于内踝之前,上循胫,上结内辅之下,上循阴股,结于阴器,络诸筋[8]。其病足大趾支内踝之前痛,内辅痛,阴股痛[9],转筋,阴器不用[10],伤于内则不起,上于寒则阴缩入,伤于热则纵挺不收。治在行水清阴气。其病转筋者,治在燔针劫刺,以知为数,以痛为腧,名曰季秋痹也。

[1]上循胁属脊　张介宾:直上髀枢,行少阳之前,循胁向后,内属于脊。

[2]脚跳坚　跳者,跳动。坚者,坚强也。张介宾:本经之筋起于中趾,结于跗上,斜外上行加于辅骨,上结于膝外廉。其直者,上循骭,结于膝也。

[3]热则筋纵,目不开　杨上善:寒则目纲上下拘急,故开不得合也。热则上下缓纵,故合不得开。

[4]僻　张介宾:僻歪斜也。凡目之不合不开,口之急纵歪僻者,皆足阳明之筋病,寒则急而热则缓也。

[5]其直者络于膝内辅骨　马莳:其直行者,络于膝内辅骨之地机、阴陵泉。

[6]其病足大趾支内踝痛转筋痛　马莳:及其为病,则足大趾内踝痛,其痛乃转筋也。

[7]与足太阳之筋合　张介宾:自阴器内行,由子宫上系肾间,并冲脉循脊两旁,挟膂上至顶,与足太阳之筋合,结于枕骨,内属髓海。

[8]络诸筋　马莳:上循于胫,上结内辅骨之曲泉,以上循阴股之阴包等穴,结于阴器,以络诸筋。

[9]阴股痛　言大腿内侧放射性疼痛。

[10]阴器不用　言性功能障碍,即"不起"、"阴缩入"、"挺纵不收"。

卷八·四时气第十九

小腹控睾,引腰脊,上冲心,邪在小肠也。小肠者,连睾系,属于脊,贯肝肺,络心系,气盛则厥逆,上冲肠胃,熏肝肺,散于肓,结于脐,故取之肓原以散之,刺太阴以予之,取厥阴以下之,取巨虚下廉以去之,按其所过之经以调之。

小腹痛肿,不得小便,邪在三焦,约取之太阳大络,视其络脉与厥阴小络结而血者,肿上及胃脘,取三里。

卷九·热病第二十三

癃[1],取之阴跻及三毛上及血络出血。

男子如蛊,女子如阻[2],身体腰脊如解,不欲饮食,先取涌泉见血,视跗上盛者,尽见血也。

卷十一·决气第三十

黄帝曰:余闻人有精、气、津、液、血、脉,余意以为一气耳,今乃辨为六名,余不知其所以然。

岐伯曰:两神相搏,合而成形,常先身生,是谓精[3]。

何为气?

岐伯曰:上焦开发,宣五谷味,熏肤充身泽毛,若雾露之溉,是谓气。

何谓津?

岐伯曰:腠理发泄,汗出溱溱,是为津。

何谓液?

岐伯曰:谷入气满,淖泽,注于骨,骨属曲伸,泄泽,补益髓脑,皮肤润泽,是谓液。

何谓血?

岐伯曰:中焦受气取汁,变化而赤,是谓血。

何谓脉?

岐伯曰：壅遏营气，令无所避，是谓脉。

黄帝曰：六气者，有余不足，气之多少，脑髓之虚实，血脉之清浊，何以知之？

岐伯曰：精脱者，耳聋；气脱者，目不明；津脱者，腠理开，汗大泄；液脱者，骨属曲伸不利，色夭，脑髓消，胫酸，耳数鸣；血脱者，色白，夭然不泽；脉脱者，其脉空虚，此其候也[4]。

---

[1]癃　膀胱不利，即小便不通。杨上善：癃，淋也。张介宾：小便不通曰癃，当取足少阳之照海穴，乃阴之所生也。

[2]男子如蛊，女子如阻　马莳：男子有胀病如犯蛊毒相似，女子有郁病如成疽疾相似。杨上善：女惑男为病，男病为蛊，其状狂妄，失其正理，不识是非，醉于所惑；男惑女为病，女病为妲，其状痿黄羸瘦，醉于所惑。今有男子之病如蛊，女子之状如妲，可并取肾之井，可息相悦之疾也。丹波元简：《玉机真藏论》：脾传之肾，病名疝瘕，少腹冤热而痛出白，一名曰蛊，盖男子如蛊，谓如疝瘕而非疝瘕也。此乃肾胃二经之病，故刺涌泉及跗上以见血耳。

[3]黄帝曰……是谓精　杨上善：一气者，真气也。真气在人，分一以为六别，故惑其义也。但精及津、液与气，异名同类，故皆称气耳。雌雄二灵之别，故曰两神。阴阳二神相得，故谓之薄。和为一质，故曰成形。此先于身生，谓之为精也。马莳：精、气、津、液、血、脉，分而言之则有六，总而言之则曰气，故此谓之曰一气，而下则曰六气。《易》曰，男女构精，万物化生。盖当男女相构之时，两神相合而成人，生男女之形，此精常先身而生，有其精斯有其形，夫是之谓精也。张介宾：六者之分，总有气化，故曰一气，而下文云六气者，亦以形不同而名则异耳，故当辨之。两神，阴阳也。搏，交也。精，天一之水也。凡阴阳合而万形成，无不先有精始，故曰常先身生是谓精。按《本神篇》曰两精相搏谓之神。而此曰两神相搏，合而成形，常先身生是谓精。盖彼言由精以化神，此言由神以化精，二者若乎不同，正以明阴阳之互用者，即其合一之道也。

[4]精脱者……此其候也　张介宾：肾藏精，耳者肾之窍，故精脱则耳聋。五脏六府精阳之气，皆上注于目而为之睛，故阳气脱则目不明。汗，阳津也，汗大泄者津必脱，故曰亡阳。液所以注骨益脑而泽皮肤者，液脱则骨髓无以充，故屈伸不利而脑消胫酸。皮肤无以滋，故色枯而夭。液脱则阴虚，故耳鸣。血之荣在色，故血脱者色白如盐，夭然不泽，谓枯涩无神也。脉贵有神，其脉空虚，即大脱之候。

卷十一·胀论第三十五

黄帝曰：愿闻胀形。

岐伯曰：夫心胀者，烦心短气，卧不安；肺胀者，虚满而喘咳；肝胀者，胁下满而痛引小腹；脾胀者，善哕、四肢烦悗，体重不能胜衣，卧不安；肾胀者，腹满引背，央央然腰髀痛[1]。

六府胀，胃胀者，腹满，胃脘痛，鼻闻焦臭，妨于食，大便难；大肠胀者，肠鸣而痛濯濯，冬日重感于寒，则飧泄不化；小肠胀者，少腹䐜胀，引腰而痛；膀胱胀者，少腹满而气癃；三焦胀者，气满于皮肤中，轻轻然而不坚；胆胀者，胁下痛胀，口中苦，善太息[2]。

卷十二·津液五别第三十六

五谷之精液，和合而为膏者，内渗于骨空，补益髓脑，而下流于阴股。阴阳不和，则使液溢而下流于阴，髓液皆减而下，下过度则虚，虚故腰背痛而胫酸。阴阳气道不通，四海闭塞，三焦不泻，津液不化，水谷并于肠胃之中，别于回肠，留于下焦，不得渗膀胱则下焦胀，水溢则为水胀[3]。此津液五别直逆顺也。

卷十四·本藏第四十七

肾小则藏安难伤；肾大则善病腰痛，不可以俛仰，易伤以邪[4]。

肾高则苦背膂痛，不可以俯仰；肾下则腰尻痛，不可以俛仰，为狐疝[5]；肾坚则不病腰背痛；肾脆则苦病消瘅易伤；肾端正则和利难伤；肾偏倾则苦腰尻痛也[6]。

[1]央央然腰髀痛　张介宾：此五藏之胀也。悗，闷乱也。央央然，困苦貌。
[2]善太息　张介宾：此六府之胀也。濯濯，肠鸣水声也。飧泄不化者，完谷而泄也。气癃，膀胱气闭，小水不通也。
[3]水胀　阴阳气道不通，四海闭塞，三焦不泻，津液不化，水谷并于肠胃之中，别于回肠，留于下焦，不得渗膀胱，则下焦胀；水溢，则为水胀。
[4]易伤以邪　杨上善：肾小不受外邪，故安而难犯也。肾大在于腰中，故俛仰皆痛也。
[5]狐疝　杨上善：小腹痛，大小便难，曰疝。狐疝，谓狐夜时不得小便，小腹出痛，日出方得，人亦如此，因名狐疝也。
[6]苦腰尻痛　杨上善：二肾有一偏倾，则偏处痛也。

卷十五·五色第四十九

雷公问于黄帝曰：五色独决于明堂乎？小子未知其所谓也。

黄帝曰：明堂者鼻也，阙者眉间也，庭者颜也，蕃者颊侧也，蔽者耳门也。其间欲方大，去之十步，皆见于外，如是者，寿必中百岁[1]。

雷公曰：五官之辨奈何？

黄帝曰：明堂骨高以起，平以直，五藏次于中央，六府挟其两侧，首面上于阙庭，王宫在于下极，五藏安于胸中，真色以致，病色不见，明堂润泽以清，五官恶得无辨乎。

男子色在于面王[2]，为小腹痛，下为卵痛[3]，其圜直[4]为茎痛，高为本，下为首，狐疝㿉阴之属也。女子在于面王，为膀胱字子处[5]之病，散为痛，抟为聚，方圆左右，各如其形。其随而下至胝为淫，有润如膏状，为暴食不洁。

卷十六·天年第五十四

黄帝问于岐伯曰：愿问人之始生，何气筑为基，何立而为楯，何失而死，何得而生？

岐伯曰：以母为基，以父为楯[6]，失神者死，得神者生也。

黄帝曰：何者为神？

岐伯曰：血气已和，荣卫已通，五藏已成，神气舍心，魂魄毕具，乃成为人。

黄帝曰：人之寿夭各不同，或夭或寿，或卒死，或病久，愿闻其道。

岐伯曰：五藏坚固，血脉和调，肌肉解利[7]，皮肤致密，营卫之行，不失其常，呼吸微徐，气以度行，六府化谷，津液布扬，各如其常，故能长久。

黄帝曰：人之寿，百岁而死，何以致之？

岐伯曰：使道[8]隧以长，基墙高以方，通调营卫，三部三里起，骨高肉满，百岁乃得终。

黄帝曰：其气之盛衰，以至其死，可得闻乎？

岐伯曰：人生十岁，五藏始定，血气已通，其气在下，故好走；二十岁，血气始盛，肌肉方长，故好趋；三十岁，五藏大定，肌肉坚固，血脉盛满，故好步；四十岁，五藏六府十二经脉，皆大盛以平定，腠理始疏，荣华稍落，发颇斑白，平盛不摇，故好坐；五十岁，肝气始衰，肝叶始薄，胆汁始减，目始不明；六十岁，心气始衰，善忧悲，血气懈惰，故好卧；七十岁，脾气虚，皮肤始枯，故四肢不举；八十岁，肺气衰，魄离，故言善误；九十岁，肾气焦，四藏经脉空虚；百岁，五藏皆虚，神气皆去，形骸独居而终矣。

黄帝曰：其不能终寿而死者何如？

岐伯曰：其五藏皆不坚，使道不长，空外以张，喘息暴疾，又卑基墙，薄脉少血，其肉不实，数中风寒，血气虚，脉不通，真邪相攻，乱而相引，故中寿而尽也。

---

[1]寿必中百岁　张介宾：颜为额角，即天庭也。蕃蔽者，屏蔽四旁，即藩篱之义。十步之外，而骨骼明显，其方大丰隆可知，故能寿终百岁。盖五色之决，不独于明堂也。

[2]面王　《甲乙经》云：素髎穴，一名面王，在鼻柱上端。

[3]卵痛　睾丸疼痛。卵，古代中医文献及近现代民俗指男子睾丸。

[4]圜直　人中，水沟穴也。

[5]字子处　指孕子之处，即胞宫（子宫）。

[6]以母为基，以父为楯（dùn，音盾）　基，基础；楯，音义同盾，古代执之以蔽兵刃的战具。马莳：方其始生，赖母以为之基，坤道成物也；赖父以为楯，阳气以为捍卫也。

[7]肌肉解利　气行于肌肉之间，开解通利而不涩滞。杨上善：谓外肌内肉，各有分利，得寿者三也。

[8]使道　历代注家不一：张志聪释为"血脉之道路"，张景岳释为"指七窍而言，谓五脏所使之道路。"马元台释为"水沟也（俗云人中）。"杨上善：使道，谓是鼻空使气之道，隧以长，出气不壅，为寿一也。

卷十八·五味论第六十三

酸入于胃，其气涩以收，上之两焦，弗能出入也，不出，即留于胃中，胃中和温，则下注膀胱，膀胱之胞薄以濡，得酸则缩绻，约而不通，水道不行故癃[1]。阴者积筋之所终也，故酸入而走筋[2]矣。

卷十九·五音五味第六十五

黄帝曰：士人有伤于阴，阴气绝而不起，阴不用[3]，然其须不去，其故何也？宦者独去，何也？愿闻其故。

岐伯曰：宦者去其宗筋[4]，伤其冲脉，血泻不复，皮肤内结，唇口不荣，故须不生。

黄帝曰：其有天宦[5]者，未尝被伤，不脱于血，然其须不生，其故何也？

岐伯曰：此天之所不足也，其任冲不盛，宗筋不成，有气无血，唇口不荣，故须不生。

卷十九·百病始生第六十六

黄帝曰：其生于阴者奈何[6]？

岐伯曰：忧思伤心[7]；重寒伤肺[8]；忿怒伤肝[9]；醉以入房，汗出当风伤脾[10]；用力过度，若入房汗出，浴则伤肾[11]；此内外三部之所生病者也[12]。

黄帝曰：善。治之奈何？

岐伯曰：察其所痛，以知其应有余不足，当补则补，当泻则泻，毋逆天时，是谓至治。

---

[1]水道不行故癃　杨上善：既不能出胃，胃中和温，则下注膀胱，膀胱之胞薄以濡，得酸则缩绻，约而不通，水道不行故癃。

[2]走筋　杨上善：入阴器，一身诸筋终聚之处，故酸入走于此阴器。

[3]阴不用　阳痿不举也。杨上善说：士人或有自伤其阴，不能复起，然须髭不落，宫刑之法，伤者阴亦不起。何因，须独去之也。

[4]宗筋　前阴之谓。张志聪：宦者去其宗筋，伤其冲脉，血泻而不复上荣于唇口，故须不生，此因割去前阴，而伤其先天之精气也。

[5]天宦　张介宾：谓身为男子而终身无须，如天生之宦官故曰天宦。宦官，太监。

[6]其生于阴者奈何　杨上善：前言积成于阳，以下言积成于阴。张介宾：此言情欲伤藏，病起于阴也。

[7]忧思伤心　杨上善:忧思劳神,故伤心也。张介宾:伤心者,病在阳。

[8]重寒伤肺　杨上善:饮食外寒,形冷内寒,故曰重寒。肺以恶寒,故重寒伤肺。张介宾:伤肺者,病在气。

[9]忿怒伤肝　杨上善:肝主于怒,故多怒伤肝也。张介宾:伤肝者,病在血。

[10]醉以入房,汗出当风伤脾　杨上善:因醉入房,汗出当风,则脾汗得风,故伤脾也。马莳:方醉之时,乃入于房,以致汗出,而复当于风,则风又从而入之,则伤脾。

[11]用力过度,若入房汗出,浴则伤肾　杨上善:肾与命门,主于入房,故用力,及入房汗出欲水,故伤于肾也。马莳:用力过度,乃入于房,以致汗出,而复往浴体,则伤肾。张介宾:伤肾者,病在真阴。

[12]此内外三部之所生病者也　杨上善:忧思为内,重寒为外,入房当风以为内外,故合前三部所生病。

卷二十·邪客第七十一

黄帝问于伯高曰:原闻人之肢节以应天地奈何?

伯高答曰:天圆地方,人头圆足方以应之。天有日月,人有两目。地有九州,人有九窍。天有风雨,人有喜怒。天有雷电,人有声音。天有四时,人有四肢。天有五音,人有五藏,天有六律,人有六府。天有冬夏,人有寒热。天有十日,人有十指。辰有十二,人有足十趾,茎垂[1]以应之,女子不足二节,以抱人形。天有阴阳,人有夫妻。岁有三百六十五日,人有三百六十五节。地有高山,人有肩膝。地有深谷,人有腋腘。地有十二经水,人有十二经脉。地有泉脉,人有卫气。地有草蓂,人有毫毛。天有昼夜,人有卧起。天有列星,人有牙齿。地有小山,人有小节。地有山石,人有高骨。地有林木,人有募筋。地有聚邑,人有䐃肉。岁有十二月,人有十二节。地有四时不生草,人有无子[2]。此人与天地相应者也。

卷二十一·刺节真邪第七十五

黄帝问于岐伯曰:余闻刺有五节奈何?

岐伯曰:固有五节,一曰振埃,二曰发朦,三曰去爪,四曰彻衣,五曰解惑。

皇帝曰:夫子言五节,余未知其意。

岐伯曰:振埃者,刺外经,去阳病也[4];发朦者,刺府腧,去府病也;去爪者,刺关节肢络也[5];彻衣者,尽刺诸阳之奇腧也[6];解惑者,尽知调阴阳,补泻有余不足,相倾移也[7]。

黄帝曰:刺节言去爪,夫子乃言刺关节肢络,愿卒闻之。

岐伯曰:腰脊者,身之大关节也;肢胫者,人之管以趋翔也,茎垂者,身中之机,阴精之候,津液之道也。故饮食不节,喜怒不时,津液内溢,乃下留于睾[5],血道不通,皓炅不休息,俯仰不便,趋翔不能。此病荥然有水,不上不下,铍石所取,形不可匿,常不得蔽,故命曰去爪[8]。

---

[1]茎垂　阴茎和睾丸。

[2]无子　女性不孕、不育和男性不育。

[3]去阳病　马莳:振埃者,如振落尘埃也,其法刺其外径,以去阳气大逆之病耳。

[4]去爪者,刺关节肢络　张介宾:去爪者,犹脱去余爪,故取关节肢络,可以治血道不通之病。

[5]尽刺诸阳之奇腧　杨上善:诸阳奇腧,谓五十九刺,故曰尽也。

[6]相倾移也　杨上善:泻阴补阳,泻阳补阴使平,故曰相倾移也。

[7]乃下留于睾　杨上善:饮食不节,言饮食过度。水溢,流入阴器囊中也。

[8]命曰去爪　张介宾:津液内溢,则下留于睾,为日大不休,不可蔽匿等证,盖即㿗疝之类,治之者当察在何经,以取其关节支络,故命曰去爪,犹去其赘疣也。

金匮要略

东汉·张仲景 [原著]

[说明]

《金匮要略》,亦称《金匮要略方论》,东汉著名医家张机,仲景所著,是我国现存最早的一部研究杂病的专著。全书3卷,25篇。因其具有重要的理论与临床指导作用,故为后世医家盛誉为“医方之祖”,“杂病疗治之典范”。

本次据宋·林亿等诠释,明·赵开美校刻为底本,并参考全国高等医药院校试用教材《金匮要略选读》(成都中医学院主编,1980年出版)整理。

百合狐惑阴阳毒病脉证治第三

一、论曰：百合病者，百脉一宗，悉致其病也。意欲食复不能食，常默默，欲卧不能卧，欲行不能行，饮食或有美时，或有不用闻食臭时，如寒无寒，加热无热，口苦，小便赤，诸药不能治，得药则剧吐利，如有神灵者，身形如和[1]，其脉微数。

每溺时头痛者，六十日乃愈；若溺时头不痛，淅然者，四十日愈；若溺快然，但头眩者，二十日愈。其证或未病而预见，或病四五日而出，或病二十日，或一月微见者，各随证治之。

二、百合病，不经吐、下、发汗，病形如初者，**百合地黄汤**主之。

百合地黄汤方

百合七枚，擘　生地黄汁一升

上以水洗百合，渍一宿，当白沫出，出其水，更以泉水二升，煎取一升，去滓，内地黄汁，煎取一升五合，分温再服。中病，勿更取。大便当如漆。

三、百合病，发汗后者，**百合知母汤**主之。

百合知母汤方

百合七枚，擘　知母三两，切上先以水洗百合，渍一宿，当白沫出，去其水，更以泉水二升，煎取一升，去滓；别以泉水二升，煎知母，取一升，去滓；后会和，煎取一升五合，分温再服。

四、百合病，下之后者，**滑石代赭汤**主之。

滑石代赭汤方

百合七枚，擘　滑石三两，碎，绵裹　代赭石如弹丸大一枚，碎，绵裹之

上先以水洗百合，渍一宿，当白沫出，去其水，更以泉水二升，煎取一升，去滓；别以泉水二升煎滑石、代赭，取一升，去滓；后合和重煎，取一升五合，分温服。

五、百合病，吐之后者，用后方主之。

百合鸡子汤方

百合七枚，擘　鸡子黄[2]一枚擘上先以水洗百合，渍一宿，当白沫出，去其水，更以泉水二升，煎取一升，去滓，内鸡子黄，搅匀，煎五分，温服。

六、百合病一月不解，变成渴者，**百合洗方**主之。

百合洗方

上以百合一升，以水一斗，渍之一宿，以洗身，洗已，食煮饼[3]，勿以盐豉也。

七、百合病，渴不差者，**栝蒌牡蛎散方**主之

栝蒌牡蛎散方

栝蒌根　牡蛎熬　等分上为细木，饮服方寸匕，日三服。

八、百合病，变发热者一作发寒热，**百合滑石散**主之。

百合滑石散方

百合一两，炙　滑石三两

九、狐惑之为病，状如伤寒，默默欲眠，目不得闭，卧起不安，蚀[4]于喉为惑，蚀于阴[5]为狐，不欲饮食，恶闻食臭，其面目乍赤、乍黑、乍白；蚀于上部[6]则声暍一作嗄，**甘草泻心汤**主之。

甘草泻心汤方

甘草四两　黄芩三两　人参三两　干姜三两　黄连一两　大枣十二枚　半夏半斤

上七味,水一斗,煮取六升,去滓再煎,温服一升,日三服。

十、蚀于下部[7]则咽干,**苦参汤**洗之。

苦参汤方

苦参一升,以水一斗,煎取七升,去滓,熏洗,日三服。

十一、蚀于肛者,雄黄熏之。

雄黄熏方

雄黄

上一味为末,筒瓦二枚合之,烧,向肛熏之《脉经》云:病人或从呼吸上蚀其咽,或从下焦蚀其肛,阴蚀上为惑,蚀下为狐。狐惑病者,猪苓散主之。

十二、病者脉数,无热,微烦,默默但欲卧,汗出,初得之三四日,目赤如鸠眼[8];七八日,目四眦[9]一本此有黄字 黑。若能食者,脓已成也,**赤小豆当归散**主之。

赤小豆当归散方

赤小豆三升,浸,令芽出,曝干 当归三两

上二味,杵为散,浆水服方寸匕,日三服。

十三、阳毒之为病,面赤,斑斑如锦文,咽喉痛,唾脓血。五日可治,七日不可治,**升麻鳖甲汤**主之。

十四、阴毒之为病,面目青,身痛如被杖,咽喉痛。五日可治,七日不可治,**升麻鳖甲汤**去雄黄、蜀椒主之。

升麻鳖甲汤方

升麻二两 当归一两 蜀椒炒去汗 一两 甘草二两 雄黄半两,研 鳖甲手指大一片,炙

上六味,以水四升,煮取一升,顿服之,老小再服,取汗《肘后》、《千金方》阳毒用升麻汤,无鳖甲有桂;阴毒用甘草汤,无雄黄。

血痹虚劳病脉证并治第六

一、问曰:血痹病从何得之?师曰:夫尊荣人骨弱肌肤盛,重因疲劳汗出,卧不时动摇,加被微风,遂得之。但以脉自微涩,在寸口关上小紧,宜针引阳气,令脉和紧去则愈。

二、血痹阴阳俱微,寸口关上微,尺中小紧,外证身体不仁,如风痹状,**黄芪桂枝五物汤**主之。

黄芪桂枝五物汤方

黄芪三两 芍药三两 桂枝三两 生姜六两 大枣十二枚

上五味,以水六升,煮取二升,温服七合,日三服一方有人参。

三、夫男子平人[10],脉大为劳,极虚亦为劳。

四、男子面色薄[11]者,主渴及亡血,卒喘悸[12],脉浮者,里虚也。

五、男子脉虚沉弦,无寒热,短气里急,小便不利,面色白,时目瞑,兼衄,少腹满,此为劳使之然。

六、劳之为病,其脉浮大,手足烦,春夏剧,秋冬瘥,阴寒[13]精自出,痠削[14]不能行。

七、男子平人,脉虚弱细微者,喜盗汗也。

八、脉浮弱而涩,为无子,精气清冷。

九、人年五六十,其病脉大者,痹侠背行[15],若肠鸣、马刀侠瘿[16]者,皆为劳得之。

十、脉沉小迟，名脱气[17]，其人疾行则喘喝[18]，手足逆寒，腹满，甚则溏泄，食不消化也。

十一、脉弦而大，弦则为减，大则为芤，减则为寒，芤则为虚，虚寒相搏，此名为革。妇人则半产漏下[19]，男子则亡血失精。

十二、夫失精家[20]，少腹弦急，阴头寒，目眩一作目眶痛，发落，脉极虚芤迟，为清谷，亡血失精。脉得诸芤动微紧，男子失精，女子梦交[21]，**桂枝加龙骨牡蛎汤**主之。

桂枝加龙骨牡蛎汤方 《小品》云：虚弱浮热汗出者，除桂，加白薇、附子各三分，故曰二加龙骨汤。

桂枝 芍药 生姜各三两 甘草二两 大枣十二枚 龙骨 牡蛎各三两

上七味，以水七升，煮取三升，分温三服。

十三、虚劳里急[22]，悸，衄，腹中痛，梦失精[23]，四肢痠疼，手足烦热，咽干口燥，**小建中汤**主之。

小建中汤方

桂枝三两，去皮 甘草三两，炙 大枣十二枚 芍药六两 生姜三两 胶饴一升

上六味，以水七升，煮取三升，去滓，内胶饴，更上微火消解，温服一升，日三服呕家不可用建中汤，以甜故也。

十四、虚劳里急，诸不足，**黄芪建中汤**主之于小建中汤内加黄芪一两半，余依上法，气短胸满者加生姜，腹满者去枣，加茯苓一两半，及疗肺虚损不足，补气加半夏三两。

十五、虚劳腰痛，少腹拘急，小便不利者，**八味肾气丸**主。

十六、虚劳诸不足，风气[24]百疾，**薯蓣丸**[25]主之。

薯蓣丸方

薯蓣三十分 当归 桂枝 干地黄 曲 豆黄卷各十分 甘草二十八分 芎䓖[26] 麦门冬 芍药 白术

杏仁各六分 人参七分 柴胡 桔梗 茯苓各五分 阿胶七分 干姜三分 白敛二分 防风六分 大枣百枚为膏

上二十一味，末之，炼蜜和丸，如弹子大，空腹酒服一丸，一百丸为剂。

十七、虚劳虚烦不得眠，**酸枣汤**主之。

酸枣汤方

酸枣仁二升 甘草一两 知母二两 茯苓二两 穹䓖二两。深师有生姜二两

上五味，以水八升，煮酸枣仁，得六升，内[27]诸药，煮取三升，分温三服。

十八、五劳虚极羸瘦，腹满不能饮食，食伤、忧伤、饮伤、房室伤、饥伤、劳伤、经络营卫气伤，内有干血，肌肤甲错，两目黯黑。缓中补虚，**大黄䗪虫丸**主之。

大黄䗪虫丸方

大黄十分，蒸 黄芩二两 甘草三两 桃仁一升 杏仁一升 芍药四两 干地黄十两 干漆一两 虻虫一升 水蛭百枚 蛴螬一升 䗪虫半升

上十二味，末之，炼蜜和丸小豆大，酒饮服五丸，日三服。

附方

天雄散[28]方

天雄三两，炮 白术八两 桂枝六两 龙骨三两

上四味，杵为散，酒服半钱匕，日三服，不知，稍增之。

《千金翼》炙甘草汤 一云复脉汤 治虚劳不足，汗出而闷，脉结悸，行动如常，不出百日，危急者十一日死。

甘草四两，炙　桂枝　生姜各三两　麦门冬半升　麻仁半升　人参　阿胶各二两　大枣三十枚　生地黄一斤

上九味，以酒七升，水八升，先煮八味，取三升，去滓，内胶消尽，温服一升，日三服。

《肘后》獭肝散　治冷劳，又主鬼疰应一门相染。

獭肝一具炙干

末之，水服方寸匕，日三服。

五脏风寒积聚病脉证并治第十一

一、肝着，其人常欲蹈其胸上，先未苦时，但欲饮热，**旋覆花汤**主之。

旋覆花汤方

旋覆花三两　葱十四茎　新绛少许

上三味，以水三升，煮取一升，顿服之。

二、趺阳脉浮而涩，浮则胃气强，涩则小便数。浮涩相搏，大便则硬，其脾为约。**麻子仁丸**主之。

麻子仁丸方

麻子仁二升　芍药半斤　枳实半斤，炙　大黄一斤，去皮　厚朴一尺，炙，去皮　杏仁一升，去皮尖，熬，别作脂

上六味，蜜和丸，如梧桐子大，饮服十丸，日三服，渐加，以知为度。

三、肾著之病，其人身体重，腰中冷，如坐水中，形如水状，反不渴，小便自利，饮食如故，病属下焦，身劳汗出，衣里冷湿，久久得之，腰以下冷痛，腹重如带五千钱，**甘姜苓术汤**主之。

甘草干姜茯苓白术汤方

甘草　白术各二两　干姜　茯苓各四两

上四味，以水五升，煮取三升，分温三服，腰中即温。

四、师曰：热在上焦者，因咳为肺痿；热在中焦者，则为坚[29]；热在下焦者，则尿血，亦令淋秘[30]不通。大肠有寒者，多鹜溏[31]；有热者，便肠垢[32]。小肠有寒者，其人下重便血；有热者，必痔。

五、问曰：病有积、有聚、有谷气，何谓也？师曰：积者，脏病也，终不移；聚者，腑病也，发作有时，展转痛移，为可治；谷气者，胁下痛，按之则愈，复发为谷气。诸积大法，脉来细而附骨者，乃积也。寸口，积在胸中；微出寸口，积在喉中；关上，积在脐旁；上关上，积在心下；微下关，积在少腹；尺中，积在气冲。脉出左，积在左；脉出右，积在右；脉两出，积在中央。各以其部处之。

消渴小便不利淋病脉证并治第十三

一、寸口脉浮而迟，浮即为虚，迟即为劳；虚则卫气不足，劳则营气竭。趺阳脉浮而数，浮即为气，数即消谷而大坚；气盛而溲数，溲数即坚，坚数相搏，即为消渴。

二、渴欲饮水，口干舌燥者，**白虎加人参汤**主之。

三、男子消渴，小便反多，以饮一斗，小便一斗，**肾气丸**主之。

四、脉浮，小便不利，微热，消渴者，宜利小便，发汗，**五苓散**主之。

五、渴欲饮水，水入则吐者，名曰水逆，五苓散主之。

六、脉浮，发热，渴欲饮水，小便不利者，**猪苓汤**主之。

猪苓汤方

猪苓去皮　茯苓　阿胶　滑石　泽泻各一两

上五味，以水四升，先煮四味，取二升，去滓，内胶烊消，温服七合，日三服。

七、小便不利者，有水气，其人苦渴，**栝蒌瞿麦丸**主之。

栝蒌瞿麦丸方

栝蒌根二两　茯苓　薯蓣各三两　附子一枚，炮　瞿麦一两

上五味，末之，炼蜜丸梧子大，饮服三丸，日三服；不知，增至七八丸，以小便利、腹中温为知。

八、小便不利，**蒲灰散**主之；**滑石白鱼散**、**茯苓戎盐汤**并主之。

蒲灰散方

蒲灰七分　滑石三分

上二味，杵为散，饮服方寸匕，日三服。

滑石白鱼散方

滑石二分　乱发二分，烧　白鱼[33]二分

上三味，杵为散，饮服方寸匕，日三服。

茯苓戎盐汤方

茯苓半斤　白术二两　戎盐弹丸大一枚

上三味，先将茯苓、白术煎成，入戎盐再煎，分温三服。

九、淋之为病，小便如粟状[34]，小腹弦急[35]，痛引脐中。趺阳脉数，胃中有热，即消谷引食，大便必坚，小便即数。

十、淋家不可发汗，发汗则必便血[36]。

趺蹶手指臂肿转筋阴狐疝蚘虫病脉证第十九

阴狐疝[37]气者，偏有小大，时时上下，**蜘蛛散**主之。

蜘蛛散方

蜘蛛十四枚，熬焦　桂枝半两

上二味，为散，取八分一匕，饮和服，日再服。蜜丸亦可。

二、问曰：病腹痛有虫，其脉何以别之？师曰：腹中痛，其脉当沉，若弦，反洪大，故有蚘虫。

三、蚘虫之为病，令人吐涎，心痛，发作有时。毒药不止，**甘草粉蜜汤**主之。

甘草粉蜜汤方

甘草二两　粉一两　蜜四两

上三味，以水三升，先煮甘草，取二升，去滓，内粉、蜜，搅令和，煎如薄粥。温服一升，差即止。

四、蚘厥者，当吐蚘，令病者静而复时烦，此为脏寒，蚘上入膈，故烦，须臾复止，得食而呕，又烦者，蚘闻食臭[38]出，其人常自吐蚘。蚘厥者，**乌梅丸**主之。

乌梅丸方

乌梅三百个　细辛六两，炮　黄连一斤　当归四两　黄柏六两　桂枝六两　人参六两　干姜十两

川椒四两，去汗　附子六两，炮

上十味，异捣筛，合治之，以苦酒渍乌梅一宿，去核，蒸之五升米下，饭熟，捣成泥，和药令相得，内臼中，与蜜杵二千下，丸如梧子大，先食饮服十丸，日三服，稍加至二十丸。禁生冷滑臭等食。

---

[1]和　正常。

[2]鸡子黄　鸡蛋黄。

[3]煮饼　即淡熟煮面。功能益气养津。

[4]蚀　侵蚀，溃烂。

[5]阴　前后二阴。

[6]上部　咽喉部。

[7]下部　指前阴。

[8]鸠眼　鸠，鸟名，即斑鸠，其目色赤。

[9]四眦　两眼内外眦。

[10]平人　正常人，此处非指健康人，指从外形来看，似属正常，而其内脏气血已经虚损。

[11]面色薄　面色白而无华。

[12]卒喘悸　谓病人稍一动作，即突然气喘、心悸。卒同“猝”。

[13]阴寒　前阴寒冷不温。即阴冷。

[14]痠削　两腿痠痛消瘦。

[15]痹侠背行　指脊柱两旁有麻木感。

[16]马刀侠瘿　亦称瘰疬。结核生于腋下名马刀，生于颈旁名侠瘿，二者多同见，故称。

[17]脱气　此处言指病机，即阳气虚衰。

[18]喘暍　即气喘。

[19]漏下　月经淋漓不断，如屋之漏者。

[20]失精家　指经常梦遗、滑精的男性。

[21]梦交　指梦内性交。

[22]里急　谓腹拘急，按之不痛者。

[23]梦失精　遗精、滑精症。

[24]风气　泛指病邪。因风为百病之长，风邪侵入人体，能引起多种疾病。

[25]薯蓣　即山药。

[26]芎䓖　即川芎。

[27]内　同“纳”。

[28]天雄散　原方缺主治证候。《方药考》：此为补阳摄阴之方，治男子失精，腰膝冷痛。今有以之治男子少精、精冷者。

[29]坚　大便干燥。

[30]淋秘　淋，指小便滴沥涩痛。秘，若闭，小便闭塞不通，即癃闭。

[31]骛溏　鸭便，水粪杂下。骛即鸭。

[32]肠垢　肠中的粘液垢腻。

[33]白鱼　亦称衣鱼、蠹虫。为衣帛、书纸中的蠹虫。功能消瘀行血。

[34]小便如粟状　小便排出粟状石粒。即石淋。

[35]弦急　如弓弦绷紧之状。

[36]便血　特指尿血。

[37]狐疝　为疝气之一种。因疝气时上时下，阴囊时大时小，如狐狸出没无定，故名。

[38]食臭　食物气味。

古代真本华佗神方

汉·华佗 [原著]
唐·孙思邈 [编集]

[说明]

《古代真本华佗神方》,亦称《华佗神方》、《华佗神医秘传》。原题"汉·谯县华佗元化撰,唐·华原孙思邈编集",今从正文、文法诸内容来看,当为后人托名之作。该书22卷,论及病理、诊断、炼药、养生、内科、外科、妇产科、儿科、五官科、皮肤性病科等学科证治要诀及方药1103余首。论证简明,用药便廉,切于实用。

本次据中华民国十二年(1923)上海大陆图书公司排印本为底本,1992年中医古籍出版社杨金生等点校为主校本整理。

四〇三五　**华佗治阴症伤寒神方**

阴症伤寒,即夹色伤寒,俗名夹阴伤寒。先因欲事,后感寒邪,阳衰阴胜,六脉沉伏,小腹绞痛,四肢逆冷,男子肾囊或女子乳头内缩,或手足弯曲紫黑,黑甚则牙紧气绝。宜急下:

人参　干姜各一两　生附子一枚,剖为八片

水四碗半,煎取一碗,顿服。须臾自脉出而身温矣。

四〇三六　**华佗治伤寒阴阳易神方**

本症为男女伤寒病,新差未平复,与之交接而得病者,其在男子病新差示平复,而妇人与之交接得病者,名阳易;妇人病新差未平复,而男子与之交接者,名阴易。其状身重,小腹里急,或引阴中拘挛,热上冲胸,头重不能举,眼内生眵,四肢拘急,不速治多死。

妇人阳易,方宜用:

干姜四两

捣末,汤和一顿服;温覆汗出得解。

男子阴易,宜用:

薤白一大握　豭鼠粪十四枚

以水五升,煮取二升,尽饮之。温卧汗出便愈。

又,男子阴易,可取女人中裈近阴处烧之,取其灰为散,服方寸匕,日三,小便即利,阴头微肿，此为愈也。若女人病，可取男子裈如前法，酒水服。

四〇六二　**华佗治花癫神方**

此病多发于女子，缘肝木枯槁，内火燔盛所致，宜平肝散郁祛邪之剂。方用：

柴胡五钱　芍药一两　当归五钱　炒栀子三钱　甘草一钱　茯神三钱　菖蒲一钱　麦冬五钱　元参三钱　白芥子五钱

水煎服，饮后即卧，卧后醒时即愈。

四〇六七　**华佗治男女风邪神方**

凡男女偶中风邪，男梦见女，女梦见男，梦中交欢，日久成劳；悲愁忧恚，喜怒无常，日渐羸瘦，连年累月，深久难疗，或半月，或数月一发，宜散肝风，去痰湿。方用：

桑寄生三两　白术　茵芋各二两　桂心　天雄　菖蒲　细辛　茜根　附子　干姜各一两

上共捣为末。用酒服下方寸匕，日三。修合时，勿令妇人、鸡犬及病者家人知见，令邪气不去，禁之为验。

四〇七九　**华佗治绣球风神方**

茄一枝，连根叶

煎汤薰洗，凡七日而脱壳，极灵效。

四〇八四　**华佗治肾囊风神方**

鳖甲　蛇床子　白芷各等分

研末，以香油调敷极效。

四一四八　**华佗治女疸神方**

患者身目皆黄，发热恶寒，小腹满急，小便困难，其原因为大劳大热而房室，房室毕入水所致也，治用：

硝石　枯矾

二味捣末，以大麦粥汁和服方寸匕，日三，覆被取汗，病随大小便去。

四一四九　**华佗治黑疸神方**

此病为患黄疸、酒疸、女疸、劳疸，积久而变成者。患者身体尽黄，额上反黑，足下热，大便黑者是也治用：

赤小豆三十枚　茯苓六铢　瓜蒂四铢　雄黄二铢　甘草半两，炙　女萎四铢

上六味，先以水三升，煮小豆、茯苓取八合汁；捣后四药为散，去前汁调半钱匕，适寒温服之，须臾当愈，吐则愈。

四一五六　**华佗治鬼魅精魅神方**

人为鬼物所魅，则好悲而心自动，或心乱如醉，狂言警怖，向壁悲啼，梦寐喜魇，或与鬼神交通，病者乍寒乍热，心腹满，短气不能食，治宜杀鬼之剂。

丹砂　龙骨　雄黄　马目毒公　鬼箭各五两　鬼臼二两　赤小豆三两　芫青一枚　桃仁去皮尖熬别研，百枚

上九味捣下筛，别研雄黄、丹砂，细绢丝合诸药，拌令和调后，内蜡和之，大如弹丸，绛囊盛之，系臂，男左女右，小儿系头。合药勿令妇人鸡犬见之，所服蜜和丸如梧子，一日服三丸，日三。忌五辛生血物。

四一五七　**华佗治鬼神交通神方**

男女梦与鬼神交通，致心神恍惚者用：

鹿角屑

酒服三撮,日三。

四二一一　华佗治诸疝初起神方

鲜地骨皮　生姜各四两

捣成泥,绢包囊上,虽极痒宜忍之。并以连蒂老丝瓜烧存性

研末,每服三钱,热酒下。重者不过二、三服,即愈。

四二一二　华佗治热疝神方

痛处如火,溲赤便艰,口干畏热,此热疝也。以:

鞭蓉叶　黄柏各三钱

为末,木鳖子磨醋调涂囊上,极效。

四二一三　华佗治寒疝神方

绕脐苦痛,发时则白汗出,手足厥冷,脉沉弦,此寒疝也。治用:

大乌头十五枚　白蜜二斤

先以水三升,煮乌头,取二升,去乌头,内蜜煎令水气尽,得二升。强人服七合,弱人五合。一服不差,明日更服,日上一服,不可再也。

四二一四　华佗治心疝神方

病发时,心部似被锥刀所刺,或四肢逆冷,或唇口变青,其原由阴气积于内,寒气不散,上冲于心,遂致心痛,故名心疝。治用:

芍药　桔梗　细辛　蜀椒　桂心　干姜各三分　附子一分

上末之,蜜和丸,如梧子。服七丸,以酒下,日二服。

四二一五　华佗治㿗疝神方

本症发生时,阴囊肿缒,如升如斗,不痒不痛,得之地气卑湿所生。故江淮之间,湫溏之处,多感此疾。治用:

香附二钱　海藻一钱

先香附为末,海藻煎酒,空心调下,并食海藻。

四二一六　华佗治狐疝神方

狐疝者,其状如瓦,卧则入小腹,行立则出腹入囊中,狐昼出穴而溺,夜入穴而不溺,此疝出入上下往来,正与狐类,故名。方用:

杜仲五钱　人参一两　肉桂　桂枝　小茴香　核桃各一钱

先杜仲捣汁,以凉水浣之,取汗一碗,内诸药,水煎服。一服伸出,二服即消,三服痊愈。

四二一七　华佗治横梁疝神方

此疝小腹有块,有冲心胸,妇人患之居多,最难医治。方用:

补骨脂一斤　黑胡麻二两

上二味拌炒,去胡麻,取补骨脂研,以酒为丸,服三钱,沸汤下。

四二一八　华佗统治诸疝神方

诸疝名状不一,其痛在心腹者凡七:曰厥疝、曰癥疝、曰寒疝、曰气疝、曰盘疝、曰腑疝、曰狼疝。痛在睾丸者亦七:曰寒疝、曰水疝、曰筋疝、曰血疝、曰气疝、曰狐疝、曰㿗疝。下方悉主之:

蜀椒四分　桔梗　芍药　干姜　厚朴炙　细辛　附子炮,各二分　乌头炮,一分

上末之,蜜和丸,如大豆,服三丸,至七八丸,日三。

四二六五　华佗治小便不通神方

本症之原因，为膀胱之气化不行，其候少腹胀气急，甚者水气上逆，命人心急腹满，乃至于死。治用：

人参　莲心　茯苓　车前子　王不留行各三钱　甘草一钱　肉桂三分　白果二十枚

水煎服，一剂即如注。

四二六六　**华佗治老人尿闭神方**

黄芪蜜炒，二钱　陈皮去白，一钱　甘草八分

水一升半，煎八合，顿服。有效。

四二六七　**华佗治小便频数神方**

本症之原因，为膀胱与俱虚，有客热乘之所致。治宜用：

黄连　苦参各二分　麦门冬去心，一两　土瓜根　龙胆各一分

上捣筛，蜜丸如梧子，每服十丸，加至二十丸。

四二六八　**华佗治小便过多神方**

补骨脂酒蒸，十两　茴香盐炒，十两

共为末，酒糊丸，梧子大，盐汤下百丸，颇效。

四二六九　**华佗治小便不禁神方**

菟丝子酒浸，二两　蒲黄　黄连各三两　硝石一两　肉苁蓉二两　五味子　鸡膍胵中黄皮炙，各三两

上捣筛为散，每服方寸匕，日三服。每服如人行三四里，又服。

四二七〇　**华佗治小便频数神方**

本症之原因，为膀胱与肾俱虚，有客热乘之所致。治宜用：

黄连　苦参各二分　麦门冬去心，一两　土瓜根　龙胆各一分

上捣筛，蜜丸如梧子，每服十丸，加至二十丸。

四二七一　**华佗治诸淋神方**

䗪虫熬，五分　斑蝥去足熬，二分　地胆去足熬，二分　猪苓三分

上为末，每服四分匕，小麦汁下，日三夜二。胡热者，去猪苓。服药二日后，以器盛小便，当有所下。肉淋，则下碎肉；血淋，下如短绳，若如肉脓；气淋，下如羹上肥；石淋，下石或下砂，剧者十日即愈。

四二七二　**华佗治石淋神方**

石淋者，淋而出石也。其症小便则茎里痛，溺不能卒出，痛引小腹膀胱，里急，砂石从小便导出，甚者塞痛，令闷绝。治用：

柏子仁　芥子　滑石各等分

捣为末，以米汁饮服方寸匕，三服当效。

四二七三　**华佗治热淋神方**

热淋者，三焦有热气，搏于肾，流入于胞而成淋也。治用：

滑石二两　栝蒌三两　石苇去毛，二分

上为散，以大麦粥清服方寸匕，日三。

四二七四　**华佗治血淋神方**

血淋者，热在下焦，令人淋闭不通，热盛则搏于血脉，血得热而流溢，入于胞中，与溲便俱下，故为血淋也。治用：

白茅根　芍药　木通　车前子各三两　滑石　黄芩各一两五钱　乱发烧灰　冬葵子微炒，

各五钱

上八味捣药筛,每服三钱。水煎温服,日三。

四二七五 **华佗治劳淋神方**

劳淋者,谓劳伤肾气而生热成淋也。其状尿留茎内,数起不出,引少腹痛,小便不利,劳倦即发,故云劳淋。方用:

滑石三分 王不留行 冬葵子 车前子 桂心 甘遂 通草各二分 石苇去毛,四分

上为散,以麻子粥和服方匕,日三服,尿清差。

四二七六 **华佗治气淋神方**

气淋者,气闭不能化水,病从肺而及于膀胱也。其候小腹满,气壅,小便涩而有余沥,治宜以清肺金为主。方用:

沉香 石苇去毛 滑石 王不留行 当归各五钱 冬葵子 白芍各七钱五分 橘皮 甘草各二钱五分

上为散,每服二钱,煎大麦汤下。

四二七七 **华佗治膏淋神方**

膏淋者,小便肥浊,色若脂膏,故名。一名肉淋,其原因由于肾血不能制于肥液,故与小便俱出也。治用:

磁石火煅,醋焠三七次 肉苍酒浸,切,焙 泽泻 滑石各一两

上为末,蜜丸梧子大,每服三十丸,温酒下不拘时。如脐下妨闷,加沉香一钱,以行滞气。

四二七八 **华佗治遗精神方**

本症之原因,为肾气耗竭,上不能通于心,中不能润于肝,下不能生于脾土,以致玉关不闭,无梦且遗,法当大剂补肾,而少佐以益心、益肝、益脾之品。方用:

熟地一两 枣仁 薏仁各五钱 山茱萸四钱 茯苓 白芍 当归各五钱 茯神二钱 北五味 白芥子各一钱 肉桂 黄连各三分

水煎服,一剂即止,十剂痊愈。

四二七九 **华佗治心虚遗精神方**

本症之外表,虽属于肾炎之虚,然究其根原,实不得不推原于心君之虚,故宜心肾交补,乃能水火相济。方用:

熟地八两 山药 山茱萸 白术各四两 人参 茯苓 麦冬 巴戟天 肉苁蓉各三两 肉桂 北五味 远志 枣仁炒 柏子仁 杜仲 破故纸各一两 砂仁五钱 附子一枚 鹿茸一付 紫河车一具

上捣末,蜜和丸,汤下二三十丸,日再服。

四二八〇 **华佗治阴虚梦遗神方**

熟地 山药 芡实 白术各八两 山茱萸 炒枣仁各四两 北五味 麦冬 车前子 茯苓各三两 远志一两

上末之,蜜和丸,热汤下一两,日一次。

四二八一 **华佗治虚劳失精神方**

人参二两 桂心 牡蛎 薯蓣 黄柏 细辛 附子炮 苦参各三分 泽泻五分 麦门冬去心 干姜 干地黄各四分 菟丝子二分

上捣合,蜜为丸,酒服梧子大三丸。

四二八二 **华佗治虚劳尿精神方**

本症为肾气衰弱所致。肾藏精,其气通于阴,劳伤肾虚,不能藏其精,故因小便而精液出也。治用:

韭子熬　麦门冬去心,各一升　菟丝子　车前子各二合　芎䓖二两　白龙骨三两

上捣末,酒服方寸匕,日三。不知稍稍增之,甚者夜一服。

四二八三　**华佗治强中神方**

强中者,谓强阳不倒也。此虚火炎上,而肺金之气不能下行故也。治用:

元参　麦冬各三两　肉桂三分

水煎服即愈。他日并可重整戈矛,再圆欢合。

四二八四　**华佗治阴痿神方**

熟地一两　白术五钱　山茱萸四钱　人参　枸杞子各三钱　肉桂　茯神各二钱　远志　巴戟天　肉苁蓉　杜仲各一钱

水煎服,一剂起,二剂强,三剂妙。

四二八五　**华佗治脱精神方**

男女交感乐极,一时精脱,不能制止。此时切不可离炉[1],仍然搂住,男脱由女以口哺送热气,女脱则男亦如之,则必能阳气重回。并急用:

人参数两　附子一钱

煎汁,乘热灌之。后再用:人参　黄芪　熟地　麦冬一两　附子　北五味各一钱

水煎服。

四二八六　**华佗治阳缩神方**

人参　干姜各五钱　白术三两　附子一两　肉桂六钱

急以水煎汁服之,立效。

四二八七　**华佗治阴肿神方**

雄黄一两,研碎,绵裹　甘草一斤

水一升,煮取二升,洗之。

四二八八　**华佗治阴囊湿痒神方**

乌梅十四枚　钱四十文　盐三十撮

上三味,以苦酒一升,于铜器中浸九日,洗之,效。

四二八九　**华佗治囊痈神方**

本症由肝肾阴虚,湿热下注所致,虽与疝气相类,痈痛则阴囊红肿,内热口干,小便赤涩;疝则小腹痛,牵引肾子,少热多寒,好饮热汤,此其异耳。初起时即宜用:

川芎　当归　白芍　生地　柴胡　胆草　栀子　天花粉　黄芩各一钱　泽泻　木通　甘草各五分

清水二碗,煎取一碗,食前服之。

四二九〇　**华佗治子痈神方**

子痈者,谓肾子作痛,溃烂成脓,不急治愈,有妨生命。方用:

川楝　秦艽　陈皮　赤芍　甘草　防风　泽泻各一钱五分　枸橘一枚

水煎服,一剂即愈。

[1]不可离炉　谓阴茎插于阴道内,不可使之从阴道内抽出。

养性延命录

南朝·陶弘景

[说明]

《养性延命录》,南朝陶弘景撰。弘景,字通明,号贞白、华阳陶隐居,孝昌县令陶贞之子,自幼好学,年四五岁以芦管为笔习书,10岁得葛洪《神仙传》,爱不释手,遂有学道修仙之念。刘宋末年,萧道为相,荐弘景为诸王侍读,时年不足20岁。虽生于豪门,唯以展读是务,永明十年(492)弃官,挂朝服于神武门,入山修道,自号华阳陶隐居。初从东阳道士孙岳游,习符图、经法,后历名山,遍访仙药,漫游山水之间。永元初年(499)建三层楼,居其上层,唯其一家童能至其所,遂益与世尘隔绝。梁武帝即位,慕其超凡脱俗,甚器重之,屡召不至,每遇大事,则遣使咨询,时人誉为"山中宰相"。天监四年(505)移居积金东涧,以避谷、导养诸法养性。大同二年卒,享年81岁。著《神农本草经集注》、《养性延命录》、《效验方》、《太清草木集要》、《太清玉石丹药要集》、《药总诀》、《肘后百一方》等。《养性延命录》第六为"御女损益篇"。该篇节录了当时较有代表性的房室养生著作,如《彭祖养性经》、《仙经》、《道林》、《子都经》等,今已散佚的男科-性医学著作,尤其值得注意的是,陶氏引用"天老"语录,说明作者有可能看到了《汉书·艺文志·方技略·房中》所录《天老杂子阴道》的传本,故本篇具有十分重要的男科学-性医学文献史料价值。本篇据《道藏经》整理。

御女损益篇第六

道以精为宝[1],施之则生人[2],留之则生身[3]。生身则求度在仙位,生人则功遂而身退。功遂而身退,则陷欲以为剧[4],何况妄施而废弃,损不觉多,故疲劳而命堕。天地有阴阳,阴阳人所贵,贵之合于道,但当慎无费。

彭祖[5]曰:上士别床,中士异被[6]。服药千裹,不如独卧。色使目盲,声使耳聋,味使口爽[7]。苟能节宣其道,适抑扬其通塞者,可以增寿。一日之忌,暮食无饱夜饱食眠,损一日之寿;一月之忌,暮饮无醉夜醉卧,损一月之寿;一岁之忌,暮须远内[8]一交损一岁之寿,养之不复;终身之忌,暮须护气暮卧习闭口,开口失气,又邪从口入。

采女问彭祖曰:人年六十,当闭精守一[9],为可尔否[10]?

彭祖曰:不然。男不欲无女,无女则意动,意动则神劳,神劳则损寿。若念真正无可思而大佳,然而万一焉。有强郁闭之,难持易失,使人漏精尿浊,以致鬼交之病。又欲令气未感动,阳道垂弱,欲以御女者,先摇动令其强起,但徐徐接之,令得阴气,阴气推之,须臾自强,强而用之,务令迟疏。精动而正闭精,缓息瞑目,偃卧导引,身体更复,可御他女。欲一动则辄易人,易人可长生。若御一女,阴气既微,为益亦少。又,阳道法火,阴道法水。水能制火。阴亦消阳,久用不止,阴气吸阳,阳则转损,所得不补所失。但能御十二女子而复不泄者,令人老有美色;若御九十三女而不泄者,年万岁。

凡精少则病,精尽则死。不可不忍,不可不慎。数交而时一泄,精气随长,不能使人虚损。若数交接则泻精,精不得长益,则行精尽矣。在家所以数数交接者,一动不泻则赢,得一泄之精减,即不能数交接。但一月辄再泻精,精气亦自然生长,但迟微不能速起,不如数交接不泻之速也。

采女者,少得道,知养性,年一百七十岁,视如十五,殷王奉事之年,问道于彭祖也。

彭祖曰:奸淫所以使人不寿者,非是鬼神所为也,直由用意欲猥,精动欲泄,务副彼心,竭力无厌[11],不以相生,反相害,或惊狂消渴,或癫疾恶疮,为失精之故。但泻辄导引,以补其处。不尔,血脉髓脑日损,风湿犯之,则生疾病,由俗人不知补泻之宜故也。

彭祖曰:凡男不可无女,女不可无男。若孤独而思交接者,损人寿,生百病,鬼魅因之共交,失精而一当百。若欲求子,令子长命,贤明富贵,取月宿日月宿日,直录之于后施精大佳。

天老[12]曰:人生俱舍五常,形法复同,而有尊卑贵贱者,皆由父母合八星阴阳,阴阳不得其时,中也;不合宿,或得其时人,中上也。不合宿,不得其时,则为凡夫矣。合宿交会者,非生子富贵,亦利己身,大吉之兆八星者,室、参、井、鬼、柳、张、心、斗,星宿在此星,可以合阴阳求子。

月二日、三日、五日、九日、二十日,此是王相生气日,交会各五倍,血气不伤,令人无病。仍以王相日,半夜后,鸡鸣前,徐徐弄玉泉,饮玉浆,戏之。若合用春甲寅、乙卯,夏丙午、丁未,

秋庚申、辛酉,冬壬子、癸酉,与上件月宿日合者,尤益佳。若欲求子,待女人月经绝后一日、三日、五日,择中王相日,以气生时,夜半之后施精,有子皆男,必有寿贤明。其王相日,谓春甲乙、夏丙丁、秋庚辛、冬壬癸。凡养生,要在于爱精。若能一月再施精,一岁二十四气施精,皆得寿百二十岁。若加药饵,则可长生。所患人年少不知道[13],知道亦不能信行;至老乃始知道,便已晚矣,病难养也。虽晚而能自保,犹得延年益寿。若少壮而能行道者,仙可冀矣。

《仙经》曰:男女俱仙之道,深内勿动,精思脐中赤色大如鸡子[14],乃徐徐出入,精动便

退，一旦一夕可数为之，令人益寿。男女各息，意共存之，唯须猛念。

道人刘京云：春，三日一施精；夏及秋，一月再施精，冬常闭精勿施。夫天道，冬藏其阳，人能法之，故能长生。冬一施，当春百。

蒯道人言：人年六十，便当绝房内[15]。若能接而不施精者，可御女耳。若自度不辨者，都远之为上。服药百种，不如此事可得久年也。

《道林》云：命本者，生命之根本也，决在此道[16]。虽服大药，及呼吸导引，备修万道，而不知命之根本。根本者，如树木，但有繁枝茂叶而无根本，不得久活也。命本者，房中之事也。故圣人云：欲得长生，当由所生。房中之事，能生人，能杀人。譬如水火，知用之者，可以养生；不能用之者，立可死矣。交接尤禁醉饱，大忌，损人百倍。欲小便，忍之以交接，令人得淋病，或小便难，茎中痛，小腹强；大恚怒后交接，令人发痈疽。

《道机》：房中禁忌，日月晦朔，上下弦望，日月蚀，大风恶雨，地动，雷电霹雳，大寒暑，春夏秋冬节变[17]之日，送迎五日之中，不行阴阳，本命年、月、日，忌禁之尤重。阴阳交错不可合，损血气，泻正纳邪，所伤正气甚矣，戒之！新沐头，新行疲倦，大喜怒，皆不可行房室。

彭祖曰：消息之情[18]，不可不知也。又须当避大寒大热、大雨大雪、日月蚀、地动雷霆，此是天忌也；醉饱、喜怒忧愁、悲哀恐惧，此人忌也；山川神祇、社稷井灶之处，此为地忌也。既避此三忌，又有吉日，春甲乙、夏丙丁、秋庚辛、冬壬癸、四季之月戊己，皆王相之日也。宜用嘉会，令人长生，有子寿。其犯此忌，既致疾，生子亦凶夭短命。

老子曰：还精补脑，可得不老矣。

《子都经》曰：施泻之法，须当弱入强出。何谓弱入强出？纳玉茎于琴弦、麦齿之间，及洪大便出之，弱纳之，是谓弱入强出。消息之[19]，令满八十动，则阳数备，即为妙也。

《老子》曰：弱入强出，知生之术；强入弱出，良命乃卒。此之谓也。

---

[1]道以精为宝　道，道家。道家养生，认为阴精是宝贵的物质。
[2]生人　孕育子嗣。
[3]生身　使自身体健康，长视久生。
[4]陷欲以为剧　陷于强烈的性欲之中。
[5]彭祖　即上古陆终氏的第三子钱铿。尧臣。封于彭城，历虞夏至商，寿约700岁（一说800岁）。为中华民族寿星之祖。
[6]上土别床，中土异被　高明的养生家夫妇分床而睡，次者夫妇同床而卧，但不同被。
[7]味使口爽　嗜食厚味而使消化功能受伤。爽，伤败。《淮南子·精神训》："五味乱口，使人爽口。"
[8]远内　避免性交。内，指内人，妻子；又，通纳，指阴茎塞入阴户。暗喻性交。
[9]闭精守一　决绝性交，以养护元真之气。
[10]为可尔否　是可以还是不可以呢？犹"可否"。
[11]务副彼心，竭力无厌　致力于使之满意，耗尽精力也不满足。
[12]天老　中国古代房中家，著《天老杂子阴道》。已佚。
[13]知道　懂得方法。道，法则，方式。《素问·上古天真论》："其知道者，法于阴阳，合于术数。"
[14]鸡子　鸡蛋。《伤寒论》有鸡子黄者，即鸡蛋黄。
[15]绝房内　禁绝性交。
[16]决在此道　取决于交接之方法。
[17]节变　四季变化。节，季节。
[18]消息之情　一年四季气候寒热温凉消长变化。
[19]消息之　估量次数。下句承接，意即估量阴茎在阴道内抽送的次数。消，减；息，增。

褚氏遗书

南齐·褚澄

[说明]

《褚氏遗书》,1卷10篇,原题褚澄撰。褚澄,字彦通,南北朝南齐人,宋武帝刘裕之甥,尚书左仆射褚湛次子,宋文帝女庐江公主之夫,齐大宰侍中录尚书公褚渊之弟,曾仕宋拜附马都尉;仕齐时,齐高帝授吴郡太守,迁侍中,领右军将军。褚澄深谙岐黄,名噪一时,曾著《杂药方》12卷,已佚。本书分受形、本气、平脉、津液、分体、精血、除疢、审微、辨节、问子。其受形、津血、问子3篇,乃关于房室、养生、保健和生殖医学的内容,屡为后世医家所引用,几成圭臬。

本次以清乾隆五十九年(1794)修敬堂刻本《六醴斋医书·褚氏遗书》为底本,光绪十七年(1891)广州藏修堂刻本为主校本进行整理。

受　　形

男女之合,二情交和,阴血先至,阳精后冲,血开裹精,精入为骨,而男形成矣;阳精先入,阴血后参,精开裹血,血实居本,而女形成矣。阳气聚面,故男子面重,溺死者必伏;阴气聚背,故女子背重,溺死者必仰。走兽溺死者皆然。阴阳均至,非男、非女之身;精血散分,骈胎、品胎之兆[1]。

父少母老,产女必羸;母壮父衰,生男必弱。古之良工察乎此,受气偏瘁,与之补之。补羸女,先养血壮脾;补弱男,则壮脾节色。羸女宜及时而嫁,弱男宜待壮而婚,此疾外所务之本,不可不察也。

精　　血

饮食五味,养髓、骨、肉、肌、血、肤、毛、发。男子为阳,阳中必有阴,阴之中数八,故一八而阳精升,二八而阳精溢;女子为阴,阴中必有阳,阳之中数七,故一七而阴血升,二七而阴血溢。阴血阳精,皆饮食五味之实秀[2]也。方其升也,智虑开明,齿牙更始,发黄者黑,筋弱者强;既其溢也,凡充身肢体手足耳目之余,虽针芥[3]之沥,无有不下。凡子形肖父母者,以其精血尝于父母之身,无所不历也。是以父一肢废,则子一肢不肖其父;母一目亏,则子一目不肖其母。然雌鸟牝兽五天癸而成胎者,何也?鸟兽精血,尾间往来也。精未通,而御女以通其精,则五体有不满之处,异日有难状之疾[4];阴已痿,而思色以降其精,其精不出,内败小便,道涩而为淋;精已耗,而复竭之,则大小便道牵疼,愈疼则愈欲大小便。女人天癸既至,逾十年,无男子合,则不调;未逾十年,思男子合,亦不调,则旧血不出,新血误行,或渍而入骨,或变之为肿,或虽合而无子。合男子多,则沥枯虚人[5];产乳众,则血枯杀人。观其精血,思过半矣。

问　　子

建平王妃姬等皆丽而无子,择良家未笄者入御,又无子。问曰:求男有道乎?澄对之曰:合男女必当其年。男虽十六而精通,必三十而娶;女虽十四而天癸至,必二十而嫁。皆欲阴阳完实而交合,则交而孕,孕而育,育而为子,坚壮强寿。今未笄之女,天癸始至,已近男色,阴气早泄,未定而伤,未实而动,是以交而不孕,孕而不育,育而子脆不寿[6],此王之所以无子也。然妇人有所产皆女者,有所产皆男者,大王诚能访求多男妇人,谋置宫府,有男之道也。王曰:善。未再期[7]生六男。夫老阳遇少阴,老阴遇少阳[8],亦有子之道也。

---

[1]骈(pían,音胼)胎、品胎之兆　骈胎,一胎二子。骈,两物并列成双。品胎,一胎三子。
[2]实秀　谓人体阴血阳精,皆因饮食五味被吸收而来,犹禾苗因阳光雨露丽开花结果。实,果实;秀,花絮。
[3]针芥　喻物体极小。针,女工指针;芥,小芥子。
[4]难状之疾　难以名状的疑难杂症。
[5]沥枯虚人　精血阴津耗损,使人虚弱。
[6]子脆不寿　所生之子体弱而不能长寿。
[7]再期　二年。期,年。
[8]老阳遇少阴,老阴遇少阳　老年男性与少年女性相配,老年女性与少年男性相合。阳,男性;阴,女性。

诸病源候论

隋·巢元方等〔原著〕

［说明］

《诸病源候论》,50卷,证候学专著,隋·太医博士巢元方等集体编撰,成书于大业六年(公元610年)。计67门,1720论,附以养生方119条,养生方导引法291条。全书纲领条目清楚,内容丰富,是中医学最早、最具规模而又系统全面之证候分类论病著作,亦是我国第一部病因、病理、证候学专著,迄今仍是中医病因病机学研究的基石。故本书在中国医学史上与《内经》、《难经》、《伤寒杂病论》等并称"七经"。卷三主要论述五劳、六极、七伤。卷四主要论述虚劳骨蒸。故本文对后世中医泌尿男科学病因病机学的研究具有一定的指导意义。

本次校注以元刊本《重刊巢氏诸病源候论总论》为底本,南宋坊刻本《巢氏诸病源候论》(宋本)、明·汪济川、江瓘校勘本(汪本)、清·周学海校勘本(周本)为主校本。

卷三　凡三十九论

一、虚劳候

夫[1]虚劳者，五劳、六极、七伤是也。五劳者，一曰志劳，二曰思劳，三曰心劳，四曰忧劳，五曰瘦[2]劳。又，肺[3]劳者，短气而面肿，鼻不闻香臭；肝劳者，面目干黑，口苦，精神不守，恐畏不能独卧，目视不明；心劳者，忽忽[4]喜忘，大便苦难，或时鸭溏，口内生疮；脾劳者，舌本苦直，不得咽唾；肾劳者，背难以俛仰，小便不利，色赤黄而有余沥，茎内痛，阴湿，囊生疮，小腹满急。

六极者，一曰气极，令人内虚，五脏不足，邪气多，正气少，不欲言；二曰血极，令人无颜色，眉发堕落，忽忽喜忘；三曰筋极，令人数转筋，十指爪甲皆痛，苦倦，不能久立；四曰骨极，令人瘆削，齿苦痛，手足烦疼，不可以立，不欲行动；五曰肌极，令人羸瘦，无润泽，饮食不为肌肤；六曰精极，令人少气，噏噏然，内虚，五脏气不足，发毛落，悲伤喜忘。

七伤者，一曰阴寒，一曰阴痿，三曰里急，四曰精连连，五曰精少、阴下湿，六曰精清，七曰小便苦数，临事不卒[5]。又，一曰大饱伤脾，脾伤善噫，欲卧，面黄；二曰大怒气逆[6]伤肝，肝伤少血目暗；三曰强力举重、久坐湿地伤肾，肾伤少精，腰背痛，厥逆下冷；四曰形寒寒饮伤肺，肺伤少气，咳嗽鼻鸣；五曰忧愁思虑伤心，心伤苦惊，喜忘善怒；六曰风雨寒暑伤形，形伤发肤枯夭；七曰大恐惧不节伤志，志伤恍惚不乐。

男子平人，脉大为劳，极虚亦为劳。男子劳之为病，其脉浮大，手足烦，春夏剧，秋冬差，阴寒精自出，痠㾓[7]。寸口脉浮而迟，浮即为虚，迟即为劳，虚则卫气不足，劳[8]则荣气竭。脉直上者，迟逆虚也。脉涩无阳，是肾气少；寸关涩，无血气，逆冷，是大虚。脉浮微缓，皆为虚；缓而大者，劳也。脉微濡相搏，为五劳；微弱相搏，虚损，为七伤。其汤熨针石，别有正方；补养宣导，今附于后。

《养生方》云[9]：唯欲嘿气[10]养神，闭气使极，吐气使微。又，不得多言语、大呼唤，令神劳损。

亦云：不可泣沥，及多唾洟[11]。此皆为损液漏津，使喉涩大渴。

又云：鸡鸣时，叩齿三十六通讫，舐唇漱口，舌聊上齿表，咽之三过。杀虫，补虚劳，令人强壮。

《养生方·导引法》云：两手拓两颊，手不动，搂肘使急[12]。腰内亦然，住定。放两肘[13]头向外，肘髆腰[14]气散，尽势，大闷始起，来去七通，去肘臂劳。

又云：两手抱两乳，急努，前后振摇，极势二七。手不动，摇两肘头上下来去三七。去两肘内劳损，散心向下，众血脉遍身流布，无有壅滞。

又云：两足跟相对，坐上，两足指向外扒；两膝头拄席，两向外扒使急；始长舒两手，两向取势，一一皆急三七。去五劳、腰脊膝疼，伤冷脾痹。

又云；跪一足，坐上，两手髀内卷足，腨向下。身外扒，一时取势，向心来去二七。左右亦然。去五劳、足臂疼闷，膝冷阴冷。

又云：坐抱两膝，下去三里二寸，急抱向身极势，足两向身起，欲似胡床，住势还坐。上下来去三七。去腰足臂内虚劳，膀胱冷。

又云：外转两脚，平跄而坐，意努动膝节，令骨中鼓，挽向外十度，非转也。

又云：两足相蹹，向阴端急蹙，将两手捧膝头，两向极势，捺之二七竟；身侧两向取势二七,前后努腰七。去心劳,痔病,膝冷。调和未损尽时,须言语不瞋喜,偏跏[15]。两手抱膝头,努膝向外,身手膝各两向[16]极势,挽之三七,左右亦然。头须左右仰扒。去背急臂劳。

又云:两足相蹹,令足掌合也;蹙足极势,两手长舒,掌相向脑项之后,兼至膊,相挽向头髆,手向席,来去七;仰手七,合手七。始两手角上极势,腰正,足不动。去五劳七伤,脐下冷暖不和。数用之,常和调适。

又云:一足蹹地,一足屈膝,两手抱犊鼻下,急挽向身极势,左右换易四七。去五劳,三里气不下。

又云:蛇行气,曲卧,以正身复起,踞,闭目随气所在,不息少食,裁通肠,服气为食,以舐为浆,春出冬藏,不财不养[17]。以治五劳七伤。

又云:虾蟆行气,正坐[18],动摇两臂,不息十二通。以治五劳,七伤,水肿之病也。

又云:外转两足,十遍引[19]。去心腹诸劳。内转两足[20],十遍引,去心五息止[21]。去身一切诸劳疾疹。

二、虚劳羸瘦候

夫血气者,所以荣养其身也。虚劳之人,精髓萎竭,血气虚弱,不能充盛肌肤,此故羸瘦也。其汤熨针石,别有正方;补养宣导,今附于后。

《养生方》云:朝朝服玉泉,使人丁壮,有颜色,去虫而牢齿也。玉泉,口中唾也。朝未起,早漱口,中唾,满口乃吞之,辄琢齿二七过,如此者三,乃止,名曰练精。

又云:咽之三过,乃止。补养虚劳,令人强壮。

三、虚劳不能食候

脾候身之肌肉,胃为水谷之海。虚劳则脏腑不和,脾胃气弱,故不能食也。

四、虚劳胃气虚弱不能消谷候

胃为腑,主盛水谷;脾为脏,主消水谷。若脾胃温和,则能消化。今虚劳,血气衰少,脾胃冷弱,故不消谷也。

五、虚劳三焦不调候

三焦者,调上、中、下也。若上焦有热,则胸膈否满,口苦咽干;有寒则吞酢而吐沫。中焦有热,则身重目黄;有寒则善胀而食不消。下焦有热,则大便难;有寒则小腹痛而小便数。三焦之气,主焦熟[22]水谷,分别清浊,若不调平,则生诸病。

六、虚劳寒冷候

虚劳之人,血气虚竭,阴阳不守,脏腑俱衰,故内生寒冷也。其汤熨针石,别有正方;补养宣导,今附于后。

《养生方·导引法》云:坐地交叉两脚,以两手从曲脚中入;低头,叉手项上。治久寒不能自温,耳不闻声。

七、虚劳痰饮候

劳伤之人,脾胃虚弱,不能克消水浆,故为痰饮[23]也。痰者,涎液结聚在于胸膈;饮者,水浆停积在膀胱也。

八、虚劳四支逆冷候

经脉所行,皆起于手足。虚劳则血气衰损,不能温其四大[24],故四支逆冷也。

九、虚劳手足烦疼候

虚劳血气衰弱,阴阳不利,邪气乘之,冷热交争,故以烦疼也。

十、虚劳积聚候

积聚者,脏腑之病也。积者,脏病也,阴气所生也;聚者,腑病也,阳气所成也。虚劳之人,阴阳伤损,血气凝涩[25],不能宣通经络,故积聚于内也。

十一、虚劳癥瘕候

癥瘕病者,皆由久寒积冷,饮食不消所致也。结聚牢强,按之不转动为症;推之浮移为瘕。虚劳之人,脾胃气弱,不能克消水谷,复为寒冷所乘,故结成此病也。

十二、虚劳上气候

肺主于气,气为阳,气有余则喘满逆上。虚劳之病,或阴阳俱伤,或血气偏损,今是阴不足,阳有余,故上气也。

十三、虚劳客热候

虚劳之人,血气微弱,阴阳俱虚,下劳则生热,热因劳而生,故以名客热也。

十四、虚劳少气候

虚劳伤于肺,故少气。肺主气,气为阳,此为阳气不足故也。其汤熨针石,别有正方;补养宣导,今附于后。

《养生方·导引法》云:人能终日不唾,恒含枣核而咽之[26],受气生津,此大要也。

十五、虚劳热候

虚劳而热者，是阴气不足，阳气有余，故内外生于热，非邪气来乘也。

十六、虚劳无子候

丈夫无子者，其精清如水，冷如冰铁，皆为无子之候。又，泄精，精不射出，但聚于阴头，亦无子。无此之候，皆有子。交会当用阳时，阳时，从夜半至禺中[27]，是也，以此时有子，皆聪明长寿；勿用阴时，阴时，从午至亥，有子皆顽暗[28]而短命，切宜审详之。凡妇人月候来时，候一日至三日，子门开，若交会则有子；过四日则闭，便无子也。

男子脉得微[29]弱而涩，为无子，精气清冷也。

十七、虚劳里急候

虚劳则肾气不足。伤于冲脉。冲脉为阴脉之海，起于关元，关元穴在脐下，随腹直上至咽喉。劳伤内损，故腹里拘急也。

上部之脉微细，而卧引里急，里急心膈上有热者，口干渴。寸口脉阳弦下急，阴弦里急，弦为胃气虚，食难已[30]饱，饱则急痛不得息。寸微关实、尺弦紧者，少腹、腰背下苦拘急痛外，如不喜寒，身愦愦也。其汤熨针石，别有正方；补养宣导，今附于后。

《养生方·导引法》[31]云：正偃卧，以口徐徐内气，以鼻出之。除里急、饱食。后小咽气数十，令温中[32]；若寒者，干呕腹痛，从口内气七十所，咽，即大填腹，小咽气数十，两手相摩，令极热，以摩腹，令气下。

十八、虚劳伤筋骨候

肝主筋而藏血，肾主骨而生髓。虚劳损血耗髓，故伤筋骨也。

十九、虚劳筋挛候

肝藏血而候筋。虚劳损血，不能荣养于筋，致使筋气极虚，又为寒邪所侵，故筋挛也。

二十、虚劳惊悸候

心藏神而主血脉。虚劳损伤血脉，致令心气不足，因为邪气所乘，则使惊而悸动不定。

二十一、虚劳风痿痹不随候

夫风、寒、湿三气合为痹。病在于阴，其人苦筋骨痿枯，身体疼痛，此为痿痹之病，皆愁思所致，忧虑所为。

诊其脉，尺中虚小者，是胫寒痿痹也。

二十二、虚劳目暗候

肝候于目而藏血，血则荣养于目。腑脏劳伤，血气俱虚，五脏气不足，不能荣于目，故令目暗也。

二十三、虚劳耳聋候

肾候于耳。劳伤则肾气虚，风邪入于肾经，则令人耳聋而鸣。若膀胱有停水，浸渍于肾，则耳聋而气满。

二十四、虚劳不得眠候

夫邪气之客于人也，或令人目不得眠，何也？曰：五谷入于胃也，其糟粕、津液、宗气，分为三隧。故宗气积于胸中，出于喉咙，以贯心肺，而行呼吸焉。荣气者，泌[33]其津液，注之于脉也，化为血，以荣四末，内注五脏六腑，以应刻数焉。卫气者，出其悍气之慓疾，而先行于四末、分肉、皮肤之间而不休者，昼行于阳，夜行于阴。其入于阴，常从足少阴之分肉间，行于五脏六腑。今邪气客于脏腑，则卫气独营其外，行于阳，不得入于阴。行于阳则阳气盛，阳气盛则阳蹻满；不得入于阴，阴气虚，故目不得眠。

二十五、大病后不得眠候

大病之后，脏腑尚虚，荣卫未和，故生于冷热。阴气虚，卫气独行于阳，不入于阴，故不得眠。若心烦不得眠者，心热也；若但虚烦而不得眠者，胆冷也。

二十六、病后虚肿候

大病后，经络既虚，受于风湿，肤腠闭塞，荣卫不利，气不宣泄，故致虚肿。虚肿不已，津液涩，或变为微水也。

二十七、虚劳脉结候

脉动而暂止，因不能还而复动，是脉结也。虚劳血气衰少，脉虽乘气而动，血气虚则不能连属，故脉为之结也。

二十八、虚劳汗候

诸阳主表，在于肤腠之间。若阳气偏虚，则津液发泄，故为汗。汗多则损于心，心液为汗故也。

诊其脉,寸口弱者,阳气虚,为多汗脉也。

二十九、虚劳盗汗候

盗汗者,因眠睡而身体流汗也。此由阳虚所致。久不已,令人羸瘠枯瘦,心气不足,亡津液故也。

诊其脉,男子平人脉虚弱细微,皆为盗汗脉也。

三十、诸大病后虚不足候

大病者,中风、伤寒、热劳、温疟之类是也。此病之后,血气减耗,脏腑未和,使之虚乏不足。虚乏不足,则经络受邪,随其所犯,变成诸病。

三十一、大病后虚汗候

大病之后,复为风邪所乘,则阳气发泄,故令虚汗。汗多亡阳,则津液竭,令人枯瘦也。

三十二、风虚汗出候

夫人䐃[34]肉不牢,而无分理,理粗而皮不致者,腠理疏也。此则易生于风,风入于阳,阳虚则汗出也。

若少气口干而渴,近衣则身热如火,临食则流汗如雨,骨节懈惰,不欲自营,此为漏风,由醉酒当风所致也。

三十三、虚劳心腹否满候

虚劳损伤,血气皆虚,复为寒邪所乘,腑脏[35]之气不宣发于外,停积在里,故令心腹否满也。

三十四、虚劳心腹痛候

虚劳者,脏气不足,复为风邪所乘,邪正相干,冷热击搏,故心腹俱痛。

三十五、虚劳呕逆候

劳伤之人,五脏不安,六腑不调。胃为水谷之海,今既虚弱,为寒冷所侵,不胜于水谷,故气逆而呕也。

三十六、虚劳咳嗽候

虚劳而咳嗽者,脏腑气衰,邪伤于肺故也。久不已,令人胸背微痛,或惊悸烦满,或喘息上气，或咳逆唾血，此皆脏腑之咳也。然肺主于气，气之所行，通荣脏腑，故咳嗽俱入肺也。

三十七、虚劳体痛候

劳伤之人，阴阳俱虚，经络脉涩，血气不利。若遇风邪与正气相搏，逢寒则身体痛，值热则皮肤痒。

诊其脉，紧濡相搏，主体节痛。其汤熨针石，别有正方；补养宣导，今附于后。

《养生方·导引法》云[36]：双手舒指向上，手掌从面向南，四方回之，屈肘上下尽势四七，始放手向下垂之，向后双振，轻散气二七，上下动两髆二七。去身内、臂、肋疼闷。渐用之，则永除。

又云：大踑坐[37]。以两手捉足五指，自极，低头不息九通。治颈脊腰脚痛、劳疾。

又云：偃卧，展两足指右向，直两手身旁，鼻纳气七息。除骨痛。

又云：端坐，伸腰，举右手，仰其掌，却[38]左臂，覆左[39]手。以鼻纳气，自极七息，息间，稍顿左手。除两臂、背痛。

又云：胡跪，身向下，头去地五寸，始举头，面向上，将两手一时抽出，先左手向身用长舒，一手向身后[40]长舒，前后极势二七。左右亦然。去臂、骨、脊、筋阴阳不和，痛闷疗痛。

又云：坐一足上，一足横铺安膝下押之；一手捺上膝向下，急；一手反向取势长舒，头仰向前，共两手一时取势，捺摇二七。左右迭互亦然。去髀、胸、项，掖脉血迟涩，挛痛闷疼。双足互跪安稳，始抽一足向前，极势，头面过前两足指，上下来去三七。左右换足亦然。去臂、腰、背、髀、膝内疼闷不和，五脏六腑、气津调适。一足屈如向前，使膀胱著膝上，一足舒向后，尽势，足指急努，两手向后，形状欲似飞仙虚空，头昂，一时取势二七，足左右换易一寸。去遍身不和。

又云：长舒两足，足指努向上；两手长舒，手掌相向，手指直舒；仰头努脊，一时极势；满三通。动足相去一尺，手不移处，手掌向外七通。须臾，动足二尺，手向下拓席，极势，三通。去遍身内筋节劳虚，骨髓疼闷。长舒两手，向身用上，两手捉两足指急搦心[41]，不用力，心气并在足下，手足一时努纵，极势，三七。去踹、臂、腰疼。解谿蹙气，日日渐损。

三十八、虚劳寒热候

劳伤则血气虚，使阴阳不和，互有胜弱故也。阳胜则热，阴胜则寒，阴阳相乘，故发寒热。

三十九、虚劳口干燥候

此由劳损血气，阴阳断隔，冷热不通，上焦生热，令口干燥也。其汤熨针石，别有正方；补养宣导，今附于后。

《养生方·导引法》云：东向坐，仰头不息五通，以舌撩口中，漱满二七，咽。愈口干。若引肾水发醴泉，来至咽喉。醴泉甘美，能除口苦，恒香洁，食甘味和正。久行不已，味如甘露，无有饥渴。

又云：东向坐，仰头不息五通，以舌撩口，漱满二七，咽。治口苦干燥。

卷之四　凡三十六论

四十、虚劳骨蒸候

夫蒸病有五，一曰骨蒸，其根在肾，旦起体凉，日晚即热，烦躁，寝不能安，食无味，小便赤黄，忽忽烦乱，细喘无力，腰疼，两足逆冷，手心常热。蒸盛过，伤内则变为疳，食人五脏。二曰脉蒸，其根在心，日增烦闷，掷手出足，翕翕思水[42]，口唾白沫，睡即浪言[43]；或惊恐不定，脉数。若蒸盛之时，或变为疳，脐下闷。或暴利不止。三曰皮蒸，其根在肺，必大喘鼻干，口中无水，舌上白，小便赤如血。蒸盛之时，胸满，或自称得注热[44]，两肋下胀，大嗽，彻背连胛疼，眠寐不安。或蒸毒伤脏，口内唾血。四曰肉蒸，其根在脾，体热如火，烦躁无汗，心腹鼓胀，食即欲呕，小便如血，大便秘涩。蒸盛之时，身肿目赤，寝卧不安。五曰内蒸，亦名血蒸。所以名内蒸者，必外寒而内热，把手附骨而内热甚，其根在五脏六腑。其人必因患后得之，骨肉自消，饭[45]食无味，或皮燥而无光。蒸盛之时，四支渐细，足趺肿起。

又有二十三蒸。一、胞[46]蒸，小便黄赤；二、玉房蒸，男则遗沥漏精，女则月候不调；三、脑蒸，头眩闷热；四、髓蒸，髓沸热；五、骨蒸，齿黑；六、筋蒸，甲焦；七、血蒸，发焦；八、脉蒸，脉不调；九、肝蒸，眼黑；十、心蒸，舌干；十一、脾蒸，唇焦；十二、肺蒸，鼻干；十三、肾蒸，两耳焦；十四、膀胱蒸，右耳偏焦；十五、胆蒸，眼白失色；十六、胃蒸，舌下痛；十七、小肠蒸，下唇焦；十八、大肠蒸，鼻右孔干痛；十九、三焦蒸，亦杂病乍寒乍热；二十、肉蒸；二十一、肤蒸；二十二、皮蒸；二十三、气蒸，遍身热。

凡诸蒸患，多因热病患愈后，食牛羊肉及肥腻，或酒或房[47]，触犯而成此疾。久蒸不除，多变成疳，必须先防下部，不得轻妄治也。

四十一、虚劳舌肿候

心候舌，养于血，劳伤血虚，为热气所乘。又，脾之大络，出于舌下。若心脾有热，故令舌肿。

四十二、虚劳手足皮剥候

此由五脏之气虚少故也。血行通荣五脏，五脏之气，润养肌肤，虚劳内伤，血气衰弱，不能外荣于皮，故皮剥也。

四十三、虚劳浮肿候

肾主水，脾主土。若脾虚则不能克制于水，肾虚则水气流溢，散于皮肤，故令身体浮肿。若气血俱涩，则多变为水病也。

四十四、虚劳烦闷候

此由阴阳俱虚，阴气偏少，阳气暴胜，则热乘于心，故烦闷也。

四十五、虚劳凝唾候

虚劳则津液减少，肾气不足故也。肾液为唾，上焦生热，热冲咽喉，故唾凝结也。

四十六、虚劳呕逆唾血候

夫虚劳多伤于肾。肾主唾，肝藏血，胃为水谷之海。胃气逆则呕，肾肝损伤，故因呕逆唾血也。

四十七、虚劳呕血候

此内伤损于脏也。肝藏血，肺主气。劳伤于血气，气逆则呕，肝伤则血随呕出也。损轻则唾血，伤重则吐血。

四十八、虚劳鼻衄候

肺主气而开窍于鼻，肝藏血。血之与气，相随而行，俱荣于脏腑。今劳伤之人，血虚气逆，故衄。衄者，鼻出血也。

四十九、虚劳吐下血候

劳伤于脏腑，内崩之病也。血与气相随而行，外养肌肉，内荣脏腑。脏腑伤损，血则妄行。若胸鬲气逆，则吐血也；流于肠胃，肠虚则下血也；若肠虚而气复逆者，则吐血下血；表虚者则汗血。皆由伤损极虚所致也。

五十、虚劳吐利候

夫人肠虚则泄利，胃气逆则呕吐。虚劳又肠虚胃逆者，故吐利。

五十一、虚劳兼痢候

脏腑虚损，伤于风冷故也。胃为水谷之海，胃冷肠虚则痢也。

五十二、虚劳秘涩候

此由肠胃间有风热故也。凡肠胃虚，伤风冷则泄利；若实，有风热，则秘涩也。

五十三、虚劳小便利[48]候

此由下焦虚冷故也。肾主水,与膀胱为表里;膀胱主藏津液。肾气衰弱,不能制于津液,胞内虚冷,水下不禁故利也。

五十四、虚劳小便难候

膀胱,津液之腑,肾主水,二经共为表里。水行于小肠,入于胞而为溲便,今胞内有客热,热则水液涩,故小便难。

五十五、虚劳小便余沥候

肾主水。劳伤之人,肾气虚弱,不能藏水,胞内虚冷,故小便后水液不止,而有余沥。尺脉缓细者,小便余沥也。

五十六、虚劳小便白浊候

劳伤于肾,肾气虚冷故也。肾主水而开窍在阴,阴为溲便之道。胞冷肾损,故小便白而浊也。

五十七、虚劳少精候

肾主骨髓,而藏于精。虚劳肾气虚弱,故精液少也。

诊其脉,左手尺中阴绝者,无肾脉也。苦足、两髀里急,主精气竭少,为劳伤所致也。

五十八、虚劳尿精候

肾气衰弱故也。肾藏精,其气通于阴。劳伤肾虚,不能藏于精,故因小便而精液出也。

五十九、虚劳溢精、见闻精出候

肾气虚弱,故精溢也。见闻感触,则动肾气,肾藏精,今[49]虚弱不能制于精,故因见闻而精溢出也。

六十、虚劳失精候

肾气虚损,不能藏精,故精漏失。其病小腹絃[50]急,阴头寒,目眶痛[51],发落。

诊[52]其脉数而散者,失精脉也。凡脉芤动微紧,男子失精也。

六十一、虚劳梦泄精候

肾虚为邪所乘,邪客于阴,则梦交接。肾藏精,今肾虚不能制精,因梦感动而泄也。

六十二、虚劳喜梦候

夫虚劳之人,血气衰损,脏腑虚弱,易伤于邪,邪从外集内,未有定舍,反淫于脏,不得定处,与荣卫俱行,而与魂魄飞扬,使人卧不得安,喜梦。气淫于府,则有余于外,不足于内;气淫于脏,则有余于内,不足于外。若阴气盛,则梦涉大水而恐惧;阳气盛,则梦大火燔爇[53];阴阳俱盛,则梦相杀。上盛则梦飞,下盛则梦坠。甚饱则梦行[54],甚饥则梦卧[55]。肝气盛则梦怒,肺气盛则梦恐惧哭泣飞扬,心气盛则梦喜笑恐畏,脾气盛则梦歌乐,体重身不举,肾气盛则梦腰脊两解不属。凡此十二盛者,至而泻之立已。厥气客于心,则梦[56]见山岳熛火;客于肺,则梦飞扬,见金铁之器奇物;客于肝,则梦见山林树木;客于脾,则梦见丘陵大泽,坏屋风雨;客于肾,则梦见临深,没于水中;客于膀胱,则梦游行;客于胃,则梦饮食;客于大肠,则梦田野;客于小肠,则梦游聚邑街衢;客于胆,则梦斗讼自割;客于阴[57],则梦接内;客于项,则梦多斩首;客于胫,则梦行走而不能前,又居深地中;客于股[58],则梦礼节拜起;客于胞[59],则梦溲便。凡此十五不足者,至[60]而补之立已。寻其兹梦,以设法治,则病无所逃矣。

六十三、虚劳尿血候

劳伤而生客热,血渗于胞故也。血得温而妄行,故因热流散,渗于胞而尿血也。

六十四、虚劳精血出候

此劳伤肾气故也。肾藏精,精者血之所成也。虚劳则生七伤六极,气血俱损,肾家偏虚,不能藏精,故精血俱出也。

六十五、虚劳膝冷候

肾弱髓虚,为风冷所搏故也。肾居下焦,主腰脚,其气荣润骨髓,今肾虚受风寒,故令膝冷也。久不已,则脚酸疼屈弱。其汤熨针石,别有正方;补养宣导,今附于后。

《养生方 ·导引法》云:两手反向拓席,一足跪,坐上,一足屈如,仰面,看气道聚处散适,极势振之四七。左右亦然。始两足向前双蹹[61],极势二七。去胸腹病,膝冷脐闷。

又云:互跪,调和心气向下至足,意想气索索然[62],流布得所,始渐渐平身[63],舒手傍肋,如似手掌内气出气不止[64],面觉急闷,即起背至地,来去二七,微减去膝头冷,膀胱宿病,腰[65]脊强,脐下冷闷。

又云:舒两足坐,散气向涌泉,可三通,气彻到[66],始收右足屈卷,将两手急捉脚涌泉,挽。足踏手,挽,一时取势。手足用力,送气向下,三七,不失气。数寻,去肾内冷气,膝冷脚疼。

又云:跪一足,坐上,两手胜内卷足,努踹向下,身外扒,一时取势,向心来去二七。左右亦然。去痔,五劳,足臂疼闷,膝冷阴疼。

又云:卧展两胫,足十指相柱,伸两手身旁,鼻内气七息。除两胫冷,腿骨中痛。

又云:偃卧,展两胫两手,外踵者相向,亦鼻内气,自极七息,除两膝寒,胫骨疼,转筋。

又云:两足指向下柱席,两涌泉相拓,坐两足跟头,两膝头外扒,手身前向下尽势,七通。去劳损、阴疼膝冷、脾瘦肾干。

又云:两手抱两膝,极势,来去摇之七七,仰头向后。去膝冷。

又云:偃卧,展两胫,两足指左向,直两手身旁,鼻内气七息。除死肌及胫寒。

又云:立,两手搦腰遍,使身正,放纵,气下使得所,前后振摇七七,足并头两向,振摇二七,头上下摇之七,缩咽举两髆,仰柔脊,冷气散,令脏腑气向涌泉通彻。

又云:互跪,两手向后,掌合地,出气向下。始,渐渐向下,觉腰脊大闷,还上,来去二七。身正,左右散气,转腰三七,去脐下冷闷,膝头冷,解谿内病。

六十六、虚劳阴冷候

阴阳俱虚弱故也。肾主精髓,开窍于阴。今阴虚阳弱,血气不能相荣,故使阴冷也。久不已,则阴痿弱。

六十七、虚劳髀枢痛候

劳伤血气,肤腠虚疎,而受风冷故也。肾主腰脚,肾虚弱则为风邪所乘,风冷客于髀枢之间,故痛也。

六十八、虚劳偏枯候

夫劳损之人,体虚易伤风邪。风邪乘虚客于半身,留在肌肤,未即发作,因饮水,水未消散,即劳于肾,风水相搏,乘虚偏发,风邪留止,血气不行,故半身手足枯细,为偏枯也。

六十九、虚劳阴痿候

肾开窍于阴,若劳伤于肾,肾虚不能荣于阴器,故痿弱也。诊其脉,瞥瞥如羹上肥[67],阳气微;连连如蜘蛛丝,阴气衰微,而风邪入于肾经,故阴不起,或引小腹痛也。

《养生方》云:水银不得近阴,令玉茎消缩。

七十、虚劳阴痛候

肾气虚损,为风邪所侵,邪[68]气流入于肾经,与阴气相击,真邪交争,故令阴痛。但冷者唯痛,挟热则肿。其汤熨针石,别有正方;补养宣导,今附于后。

《养生方·导引法》云:两足指向下柱席,两涌泉相拓,坐两足跟头,两膝头外扒,手身前向下尽势,七通。去劳损,阴痛膝冷。

七十一、虚劳阴肿候

此由风热客于肾经,肾经流于阴器,肾虚不能宣散,故致肿也。

七十二、虚劳阴疝肿缩候

疝者,气痛也。众筋会于阴器,邪客于厥阴、少阴之经,与冷气相搏,则阴痛肿而挛缩。

七十三、虚劳阴下痒湿候

大虚劳损,肾气不足,故阴冷。汗液自泄,风邪乘之,则瘙痒。其汤熨针石,别有正方;补养宣导,今附于后。

《养生方·导引法》云:卧,令两手布膝头,踵置尻下,以口内气,腹胀自极。以鼻出气,七息。除阴下湿,少腹里痛,膝冷不随。

七十四、虚劳阴疮候

肾荣于阴器[69],肾气虚,不能制津液,则汗湿,虚则为风邪所乘,邪客腠理,而正气不泄,邪正相干,在于皮肤故痒,搔之则生疮。

七十五、风虚劳候

风虚者,百病之长。劳伤之人,血气虚弱,其肤腠虚疏,风邪易侵。或游易皮肤,或沉滞脏腑,随其所感,而众病生焉。其汤熨针石,别有正方;补养宣导,今附于后。

《养生方 ·导引法》云:屈一足,指向地努之,使急,一手倒挽足解谿,向心极势,腰、足解谿、头如似骨解、气散,一手向后拓席,一时尽势三七。左右换手亦然。去手足腰髀风热急闷。

又云:抑[70]头却[71]背,一时极势,手向下至膝头,直腰,面身正。还上,来[72]去三七。始正身,纵手向下,左右动腰二七,上下挽背脊七。渐去背脊、臂髆、腰冷不和。头向下努,手长舒向背上高举,手向上,共[73]头,渐渐五寸,一时极势,手还收向心前、向背后,去来和谐,气共力调,不欲气强于力,不欲力强于气,二七。去胸背前后筋脉不和,气血不调。

又云:伸左胫,屈右膝内压之,五息止。引肺气,去风虚,令人目明。依经为之,引肺中气,去风虚病,令人目明,夜中见色,与昼无异。

卷之五　腰背病诸候　凡十论

一、腰痛候

肾主腰脚。肾经虚损,风冷乘之,故腰痛也。又,邪客于足太[74]阴之络,令人腰痛引少腹,不可以仰息。

诊其尺脉沉,主腰背痛。寸口脉弱,腰背痛。尺寸俱浮,直下,此为督脉腰强痛。

凡腰痛有五:一曰少阴,少阴肾也,十月万物阳气伤,是以腰痛;二曰风痹,风寒著腰,是以痛;三曰肾虚,役用伤肾,是以痛;四曰臂腰[75],坠堕伤腰,是以痛;五曰寝卧湿地,是以痛。其汤熨针石,别有正方;补养宣导,今附于后。

《养生方》云:饭了勿即卧,久成气病,令腰疼痛。

又曰:大便勿强努,令人腰疼目涩。

又云:笑多,即肾转腰痛。

又云:人汗次[76],勿企床[77]悬脚,久成血痹,两足重及腰痛。

《养生方·导引法》云:一手向上极势,手掌四方转回,一手向下努之,合手掌努指,侧身欹形,转身向似看,手掌向十,心气向下,散适[78],知气下缘上,始极势,左右上下四七亦然。去髆井、肋、腰脊痛闷。

又云:平跪,长伸两手,拓席向前,待腰脊须转,遍身骨解气散,长引腰极势,然始却跪使[79]急,如似脊内冷气出许,令臂搏[80]痛,痛欲似闷痛,还坐,来去二七。去五脏不和,背痛闷。

又云:凡人常须觉脊强,不问时节,缩咽髆[81]内,仰[82]面努搏井向上也。头左右两向[83]挼之,左右三七,一住,待血行气动定,然始更用,初缓后急。若无病人,常欲得旦起、午时、日没三辰如用,辰别三七。除寒热,脊、腰、颈痛。

又云:舒两足,足指努上,两手长舒,手掌相向,手指直舒,仰头努脊,一时极势,满三通。动足相一尺,手不移处,手掌向外七通。更动足二尺,手向下拓席,极势,三通。去遍身内筋脉虚劳,骨髓痛闷。长舒两足身角上,两手捉两足指急搦,心不用力,心气并在足下,手足一时努纵,极势三七。去踹、臂、腰疼,解谿足气,日日渐损。

又云:凡学将息人,先须正坐,并[84]膝头足,初坐,先足指指向对,足跟外扒,坐上少欲安稳,须两足跟向内相对,坐上,足指外扒[85],觉闷痛,渐渐举身似致便,坐[86]坐上,待共两[87]坐相似,不痛,始双竖足跟向[88],坐上[89]足指并反而向外,每坐常学。去膀胱内冷,面冷风、膝冷、足疼、上气、腰痛,尽自消适也。

二、腰痛不得俛仰候

肾主腰脚,而三阴三阳、十二经、八脉,有贯肾络于腰脊者。劳损于肾,动伤经络,又为风冷所侵,血气击搏,故腰痛也。阳病者,不能俛;阴病者,不能仰,阴阳俱受邪气者,故令腰痛而不能俛仰。

《养生方·导引法》云[90]:伸两脚,两手著足五指上。愈腰折不能低著;唾血、久疼愈。

又云:长伸两脚,以两手捉五指七通。愈折腰不能低仰也。

三、风湿腰痛候

劳伤肾气,经络既虚,或因卧湿当风,而风湿乘虚搏于肾,肾经与血气相击,故云风湿腰痛。

四、卒腰痛候

夫劳伤之人,肾气虚损,而肾主腰脚,其经贯肾络脊,风邪乘虚卒入肾经,故卒然而患腰痛。

五、久腰痛候

夫腰痛，皆由伤肾气所为。肾虚受于风邪，风邪停积于肾经，与血气相击，久而不散，故久腰痛。

六、肾著腰痛候

肾主腰脚，肾经虚则受风冷，内有积水，风水相搏，浸积于肾，肾气内著，不能宣通，故令腰痛。其病状，身重腰冷，腹重如带五千钱，如坐于水，形状如水，不渴，小便自利，饮食如故。久久变为水病，肾湿故也。

七、臂腰候

臂腰者，谓卒然伤损于腰而致痛也。此由损血搏于腰[91]脊所为，久不已，令人气息乏少，面无颜色，损肾故也。

八、腰脚疼痛候

肾气不足，受风邪之所为也。劳伤则肾虚，虚则受于风冷，风冷与真气交争，故腰脚疼痛。

九、背偻候

肝主筋而藏血。血为阴，气为阳。阳气，精则养神，柔则养筋。阴阳和同，则气血调适，共相荣养也，邪不能伤。若虚则受风，风寒搏于脊膂之筋，冷则挛急，故令背偻。

十、胁痛候

邪客于足少阳之络，令人胁痛，咳，汗出。阴气击于肝，寒气客于脉中，则血泣脉急，引胁与小腹[92]。

诊其脉弦而急，胁下如刀刺，状如飞尸[93]，至困不死。左手脉大，右手脉小，病右胁下痛。寸口脉双弦，则胁下拘急，其人濇濇而寒。其汤熨针石，别有正方；补养宣导，今附于后。

《养生方·导引法》云：卒左胁痛，念：肝为青龙，左目中魂神，将五营兵千乘万骑、从甲寅直符吏，入左胁下取病去。

又云：右胁痛，念：肺为白虎[94]，右目中魄神，将五营兵千乘万骑，从[95]甲申、直符吏，入右胁下取病去。胁侧卧，伸臂直脚，以鼻内气，以口出之，除胁皮肤痛，七息止。

又云，端坐伸腰，右顾视目[96]，口内气，咽之三十。除左胁痛，开目。

又云：举手交项上，相握自极。治胁下痛。坐地，交两手著不周遍握，当挽。久行，实身如金刚，令息调长，如风云如雷。

时气病诸候　凡四十三论

二十七、时气匶候

毒气结在腹内，谷气衰，毒气盛，三虫动作，食人五脏，多令洩利，下部疮痒。若下[97]唇内生疮，但欲寐者，此虫食下部也，重者肛烂，见五脏也。

三十、时气匶利候

夫热蓄在脏，多令人下利。若毒气盛，则变脓血，因而成匶。匶者，虫食人五脏及下部也。若食下部，则令谷道生疮而下利，名为匶利；若但生疮而不利者，为匶也。

三十二、时气小便不通候

此由汗后津液虚少，其人小肠有伏热，故小便不通也。

三十三、时气阴阳毒候

此谓阴阳二气偏虚，则受于毒。若病身重腰脊痛，烦闷，面赤斑出，咽喉痛，或下利狂走，此为阳毒。若身重背强，短气呕逆，唇青面黑，四支逆冷，为阴毒。或得病数日，变成毒者；或初得病，便有毒者，皆宜依证急治，失候则杀人。

三十四、时气变成黄候

夫时气病，湿毒气盛，蓄于脾胃，脾胃有热，则新谷郁蒸，不能消化，大小便结涩，故令身面变黄，或如橘柚，或如桃枝色。

三十五、时气变成疟候

病后邪气未散，阴阳尚虚，因为劳事，致二气交争，阴胜则发寒，阳胜则发热，故令寒热往来，有时休作而成疟。

三十六、时气败候

此谓病后余毒未尽，形证变转，久而不瘥，阴阳无复纲纪，名为败病。

三十七、时气劳复候

夫病新瘥者，血气尚虚，津液未复，因即劳动，更成病焉。若言语思虑则劳于神，梳头澡洗则劳于力，未堪劳而强劳之，则生热，热气还经络，复为病者，名曰劳复。

三十八、时气食复候

夫病新瘥者，脾胃尚虚，壳气未复，若即食肥肉、鱼鲙、饼饵、枣栗之属，则未能消化，停积在于肠胃，使胀满结实，因更发热，复为病者，名曰食复也。

三十九、时气病瘥后交接劳复候

夫病新瘥者，阴阳二气未和，早合房室，则令人阴肿入腹，腹内疠痛，名为交接劳复。

四十、时气病后阴阳易候

阴阳易病者，是男子、妇人时气病新瘥未平复，而与之交接得病者，名阴阳易也。其男子病新瘥未平复，而妇人与之交接得病者，名曰阳易；其妇人得病新瘥未平复，而男子与之交接得病者，名曰阴易。若二男二女，并不相易。所以呼为易者，阴阳相感动，其毒度著于人，如换易也。其病之状，身体热冲胸，头重不能举，眼中生眵，四支拘急，小腹疠痛，手足拳，皆即死。其亦有不即死者，病苦小腹里急，热气上冲胸，头重不欲举，百节解离，经脉缓弱，气血虚，骨髓竭，便[98]恍恍吸吸，气力转少，着床不能摇动，起居仰人，或引岁月方死。

四十一、时气病后虚羸候

夫人荣卫先虚，复为邪热所中，发汗、吐、下之后，经络损伤，阴阳竭绝，虚邪始散，真气尚少，五脏犹虚，谷神未复，无津液以荣养，故虚羸而生众病焉。

四十二、时气阴茎肿候

此由肾脏虚所致。肾气通于阴，今肾为热邪所伤，毒气下流，故令阴肿。

四十三、时气令不相染易候

夫时气病者，此皆因岁时不和，温凉失节，人感乖戾之气而生病者，多相染易，故预服药及为方法以防之。

卷十四　淋病诸疾　凡八论

一、诸淋候

诸淋者，由肾虚膀胱热故也。膀胱与肾为表里，俱主水。水入小肠，下于胞，行于阴，为溲便也。肾气通于阴，阴，津液下流之道也。若饮食不节，喜怒不时，虚实不调，则腑脏不和，致肾虚而膀胱热也。膀胱，津液之府，热则津液内溢而流于睾[99]，水道不通，水不上不下，停积于胞，肾虚则小便数，膀胱热则水下涩。数而且涩，则淋沥不宣，故谓之为淋。其状小便出少,起数[100],小腹弦急,痛引于脐。

又有石淋、劳淋、血淋、气淋、膏淋。诸淋形证,各随名具说于后章,而以一方治之者,故谓之诸淋也。其汤熨针石,别有正方;补养宣导,今附于后。

《养生方·导引法》云:偃卧,令两手[101]布膝头,邪踵置尻下[102],口内气,振腹,鼻出气。去淋、数小便。

又云:蹲踞,高一尺许,以两手从外屈膝内入,至足趺仁,急手握足五指,极力一通,令内曲入,利腰髋,治淋。

二、石淋候

石淋者,淋而出石也。肾主水,水结则化为石,故肾客沙石。肾虚为热所乘,热则成淋。其病之状,小便则茎里痛,尿不能卒出,痛引少腹,膀胱里急,沙石从小便道出。甚者塞痛,令闷绝。其汤熨针石,别有正方;补养宣导,今附于后。

《养生方·导引法》云:偃卧,令两手布[103]膝头,邪踵置尻下[104],口内气,振腹,鼻出气,去石淋、茎中痛。

三、气淋候

气淋者,肾虚膀胱热,气胀所为也。膀胱合与肾为表里,膀胱热,热气流入于胞,热则生实,令胞内气胀,则小腹满,肾虚不能制其小便,故成淋。其状,膀胱小腹[105]皆满,尿涩,常有余沥是也。亦曰气癃。诊其少阴脉数者,男子则气淋。其汤熨针石,别有正方;补养宣导,今附于后。

《养生方·导引法》云:以两足踵布膝,除痉。

又云:偃卧,以两手[106]布膝头,取踵置尻下,以口内气,腹胀自极,以鼻出气七息,除气癃,数小便,茎中痛,阴以下湿,小腹痛,膝不随也。

四、膏淋候

膏淋者,淋而有肥,状似膏,故谓之膏淋,亦曰肉[107]淋,此肾虚不能制于肥液,故与小便俱出也。

五、劳淋候

劳淋者,谓劳伤肾气,而生热成淋也。肾气通于阴。其状尿留茎内,数起[108]不出,引小腹痛,小便不利,劳倦即发也。

六、热淋候

热淋者,三焦有热,气搏于肾,流入于胞而成淋也。其状,小便赤涩。亦有宿病淋,今得热而发者,其热甚则变尿血。亦有小便后如似小豆羹汁状者,畜作有时也。

七、血淋候

血淋者，是热淋之甚者，则尿血，谓之血淋。心主血，血之行身，通遍经络，循环腑脏。劳甚者，则散失其常经，溢渗入胞，而成血淋也。

八、寒淋候

寒淋者，其病状，先寒战，然后尿是也。由肾气虚弱，下焦受于冷气，入胞与正气交争，寒气胜则战寒而成淋；正气胜，战寒解，故得小便也。

小便病诸候　凡八论

一、小便利多候

小便利多者，由膀胱虚寒，胞滑故也。肾为脏；膀胱，肾之腑也，其为表里，俱主水。肾气下通于阴，腑既虚寒，不能温其脏，故小便白而多。其至夜尿偏甚者，则内阴气生是也。

二、小便数候

小便数者，膀胱与肾俱虚，而有客热乘之故也。肾与膀胱为表里，俱主水，肾气下通于阴。此二经既虚，致受于客热，虚则不能制水，故令数；小便热，则水行涩，涩则小便不快，故令数起也。

诊其趺阳脉数，胃中热，即消谷引食，大便必坚[109]，小便即数。其汤熨针石，别有正方；补养宣导，今附于后。

《养生方·导引法》云：以两踵布膝，除数尿。

又云：偃卧，令两手[110]布膝头，斜踵置尻下[111]，口内气，振腹，鼻出气。去小便数。

三、小便不禁候

小便不禁者，肾气虚，下焦受冷也。肾主水，其气下通于阴。肾虚下焦冷，不能温制其水液，故小便不禁也。

尺脉实，小腹牢痛，小便不禁。尺中虚，小便不禁。肾病小便不禁，脉当沉滑，而反浮大，其色当黑反黄，此土之克水，为逆，不治。

四、小便不通候

小便不通，由膀胱与肾俱有热故也。肾主水，膀胱为津液之腑，此二经为表里；而水行于小肠，入胞者为小便。肾与膀胱既热，热入于胞，热气大盛，故结涩，令小便不通，小腹胀满气急。甚者，水气上逆，令心急腹满，乃至于死。

诊其脉，紧而滑直者，不得小便也。

五、小便难候

小便难者,此是肾与膀胱热故也。此二经为表里,俱主水,水行于小肠,入胞为小便。热气在于脏腑,水气则涩,其热势极微,故但小便难也。

诊其足脉浮,小便难。尺脉濡,小便难。尺脉缓,小便难有余沥也。

六、遗尿候

遗尿者,此由膀胱虚冷,不能约于水故也。膀胱为足太阳,肾为足少阴,二经为表里。肾主水,肾气下通于阴。小便者,水液之余也。膀胱为津液之腑,腑既虚冷,阳气衰弱,不能约于水,故令遗尿也。

诊其脉来,过寸口,入鱼际,遗尿;肝脉微滑,遗尿;左手关上脉沉为阴,阴绝者,无肝脉也,苦遗尿[112]。其汤熨针石,别有正方;补养宣导,今附于后。

《养生方·导引法》云:蹲踞高一尺许,以两手从外屈膝。至足趺上,急手握足五指,极力一通,令内曲入,利腰髋,治遗尿。

七、尿床候

夫人有于眠睡不觉尿出者,是其禀质阴气偏盛,阳偏气虚者,则膀胱肾气俱冷,不能温制于水,则小便多,或不禁而遗尿。

膀胱,足太阳也,为肾之腑,肾为足少阴,为脏,与膀胱合,俱主水。凡人之阴阳,日[113]入而阳气尽则阴受气,至夜半阴阳大会,气交则卧睡。小便者,水液之余也,从膀胱入于胞为小便,夜卧则阳气衰伏,不能制于阴,所以阴气独发,水下不禁,故于眠睡而不觉尿出也。

八、胞转候

胞转者,由是胞屈辟[114],小便不通,名为胞转。其病状,脐下急痛,小便不通是也。此病或由小便应下,便强忍之,或为寒热所迫。此二者,俱令水气还迫于胞,使胞屈辟,不得充张,外水应入不得入,内溲应出不得出,外内相壅塞,故令不通。此病至四五日,乃有致死者。饱食食讫,应小便而忍之,或饱食讫而走马,或小便急因疾走,或忍尿入房,亦皆令胞转,或胞落,并致死。

卷之二十　疝病诸候　凡主论

一、诸疝候

诸疝者,阴气积于内,复为寒气所加,使荣卫不调,血气虚弱,故风冷入其腹内而成疝也。疝者,痛也。或少腹痛,不得大小便;或手足厥冷,绕脐痛,白汗[115]出;或冷气逆上抢心腹,令心痛;或里急而腹痛。此诸候非一,故云诸疝也。

脉弦紧者,疝也。

二、寒疝候

寒疝者，阴气积于内，则卫气不行，卫气不行，则寒气盛也。故令恶寒不欲食，手足厥冷，绕脐痛，白汗出，遇寒即发，故云寒疝也。其脉弦紧者是也。其汤熨针石，别有正方；补养宣导，今附于后。

《养生方·导引法》云：蹲踞，以两手举足[116]，蹲极横。治气冲肿痛，寒疝入上下。致肾气法[117]蹲踞，以两手捉趾令离地，低跟极横挽，自然一通，愈荣卫中痛。

三、寒疝心痛候

夫寒疝心痛，阴气积结所生也。阴气不散，则寒气盛；寒气盛，则痛上下无常，言[118]冷气上冲于心，故令心痛也。

四、寒疝腹痛候

此由阴气积于内，寒气结搏而不散，腑脏虚弱，故风邪冷气与正气相击，则腹痛里急，故云寒疝腹痛也。

五、寒疝心腹痛候

此由腑脏虚弱，风邪客于其间，与真气相击，故痛。其痛随气上下，或上冲于心，或[119]在于腹，皆由寒气所作，所以谓之寒疝心腹痛也。

六、寒疝积聚候

积聚者，由寒气在内所生也。血气虚弱，风邪搏于腑脏，寒多则气涩，气涩则生积聚也。积者阴气，五脏所生，始发不离其部，故上下有所穷已。聚者阳气，六腑所生也，故无根本，上下无所留止。但诸脏腑受邪，初未能为积聚，邪气留滞不去，乃成积聚。其为病也，或左右胁下如覆杯；或脐上下如臂；或胃院间覆大如盘，羸瘦少气；或洒淅寒热，四支不收，饮食不为肌肤；或累累如桃李；或腹满呕泄，寒[120]即痛。故云寒疝积聚也。

其脉駃而紧，积聚；浮而牢，积聚。牢强急者生，虚弱急者死。

七、七疝候

七疝者，厥疝、癥疝、寒疝、气疝、盘疝、胕[121]疝、狼疝，此名七疝[122]也。厥逆心痛，足寒，诸饮食吐不下[123]，名曰厥疝也；腹中气乍满，心下尽痛，气积如臂，名曰癥疝也；寒饮食即胁下腹中尽痛，名曰寒疝也；腹中乍满乍减而痛，名曰气疝也；腹中痛在脐旁，名曰盘疝也；腹中[124]脐下有积聚，名曰胕疝也；小腹与阴相引而痛，大行难[125]，名曰狼疝也。凡七疝，皆由血气虚弱，饮食寒温不调之所生。

八、五疝候

一曰石疝,二曰血疝,三曰阴疝,四曰妒疝,五曰气疝,是为五疝也。而范汪所录华佗[126]太一决疑双丸,方云治八否、五疝、积聚、伏热、留饮、往来寒热,而不的显[127]五疝之状。寻[128]此皆由腑脏虚弱,饮食不节,血气不和,寒温不调之所生也。

九、心疝候

疝者,痛也[129]。由阴气积于内,寒气不散,上冲于心,故使心痛,谓之心疝也。其痛也,或如锥刀所刺,或阴阴而疼[130],或四支逆冷,或唇口变青,皆其候也。

十、饥疝候

阴气在内,寒气客于足阳明、手少阴之络,令食竞必饥,心为之痛,故谓之饥疝。

十一、疝瘕候

疝者,痛也;瘕者,假也。其病虽有结瘕,而虚假可推移,故谓之疝瘕也。由寒邪与脏腑相搏所成。其病,腹内急痛,腰背相引痛,亦引小腹痛。

脉沉细而滑者,曰疝瘕,紧急而滑者,曰疝瘕。方云:干脯曝之[131]不燥者,食之成疝瘕。其汤熨针石,别有正方;补养宣导,今附于后。

《养生方·导引法》云:挽两足指,五息止,引腹中气。去疝瘕,利孔窍。

又云:坐,舒两脚,以两手捉大拇指,使足上头下,极挽,五息止,引腹中气遍行身体。去疝瘕病,利诸孔窍,往来易行。久行精爽[132],聪明修长[133]。

卷之三十七　妇人杂病诸候四　凡五十论

九十五、与鬼交通候

人禀五行秀气[134]而生,承五脏神气而养。若阴阳调和,则脏腑强盛,风邪鬼魅不能伤之。若摄卫[135]失节,而血气虚衰,则风邪乘其虚,鬼干其正。然妇人与鬼交通者,脏腑[136]虚,神守弱[137],故鬼气得病之[138]也。其状,不欲见人,如有对忤[139],独[140]言笑,或时悲泣是也[141]。

脉来迟伏,或如鸟啄[142],皆邪物病也。又,脉来绵绵,不知度数,而颜色不变,此亦病也[143]。

九十六、梦与鬼交通候

夫脏虚者喜梦。妇人梦与鬼交,亦由腑脏气弱,神守虚衰,故乘虚因梦与鬼交通也。

九十九、淋候

淋者[144],肾虚[145]而膀胱热也。膀胱与肾为表里,俱主水。行于胞[146]者,为小便也。腑脏不调,为邪所乘,肾虚则小便数,膀胱熟则小便涩。其状小便痛疼涩数,淋沥不宣,故谓之淋也。

一百、石淋候

淋而出石,谓之石淋。肾主水,水结则化为石,故肾客[147]沙石。肾[148]为热所乘,则成淋,肾虚则不能制石,故淋而出石。细者如麻如豆,大者亦有结如皂荚核状者,发则塞[149]痛闷绝,石出乃歇。

一百一、胞转候

胞转之病,由胞为热[150]所迫,或忍小便,俱令水气还迫于胞,屈辟[151]不得充张,外水应入不得入,内溲应出不得出,内外壅胀不通[152],故为胞转。其状,小腹急痛,不得小便,甚者至死[153]。

张仲景云:妇人本肥盛,头[154]举身[155]满,今反羸瘦[156],头举空减[157],胞系了戾[158],亦致胞转。

一百二、小便不利候

肾与膀胱为表里,俱主水。水行小肠,入胞为小便。热搏其脏,热气蕴积,水行则涩,故小便不利也。

一百三、小便不通候

水行于小肠,入胞为小便。肾与膀胱俱主水,此二经为脏腑,若内生大热[159]。热气入小肠及胞,胞内热,故小便不通,令小腹胀满,气喘息[160]也。

一百五、大小便不利候

冷热不调,大小肠有游气[161],壅在大小肠,不得宣散,蓄积结生熟,故大小便涩,不流利也。

一百六、大小便不通候

腑脏不和,荣卫不调,阴阳不相通,大小肠否结,名曰关格。关格,故大小便不适。自有[162]热结于大肠,则大便不通;热结于小肠,则小便不通。今大小便不通者,是大小二肠受客热结聚,则大小便不通。此止客热暴结,非阴阳不通流,故不称[163]关格,而直云大小便不通。

一百七、遗尿候

肾与膀胱为表里,而俱主水。肾气通于阴[164]而小便,水液之下行者也。肾虚冷,冷气入胞,胞虚冷,不能制小便,故遗尿。

一百八、小便数候

肾与膀胱为表里,俱主于水。肾气通于阴,此二经虚,而有热乘之,热则小便涩,虚则小便数,热涩数也[165]。

---

[1]夫　原作"大"。形近致误。据周本改。
[2]瘦　诸本同。"瘦"丁光迪主编《诸病源候论校注》按:"瘦"与"庾"字形近,"瘦"当为"瘐"之形误。"庾劳",指其人不得志,心怀忧思所致之庾。
[3]肺　原作"胏"。诸本同,据文义改。
[4]忽忽　犹不爽。《素问·玉机真藏论》:"忽忽眩冒而巅疾。"王冰注:"忽忽,不爽也。"
[5]临事不卒　阴茎勃起障碍,即阳痿。
[6]逆　原作"道"。形近致误。宋本、汪本、周本均作"道"。据文义改。
[7]痠嘶　诸本同。《金匮要略》作"酸削不能行。"嘶,音义有二:①si,音斯。《康熙字典》引《杨子方言》:"嘶,噎也。楚曰嘶。"②xi,音西。《说文》:"散声也。"《杨子方言》:"嘶,披散也。东齐声嘶曰嘶,秦晋声变曰嘶。器破而不殊其音,亦谓之嘶。"按:"痠嘶"同"痠削"。
[8]劳　原作"浮"。诸本同。据《金匮要略》改。
[9]养生方云　此下原衍"导引法"3字。诸本同。据正文内容改。
[10]嘿气　静默地气息调和。"嘿",同"默"。《玉篇》:"嘿,与默同。"静也。
[11]洟(tì音替)　同"涕"。《说文》:"洟,鼻液也。"
[12]搂肘使急　为两肘用力搂抱。原作"楼肚肘使急"。宋本、汪本同。"楼"当为"搂"。形近致误。据周本改。"肚",衍文。据周本卷三十"喉痹候养生方导引法"删。
[13]肘　原作"肋"。诸本同。形近致误。据文义改。
[14]腰　原脱,据本书卷三十补。
[15]偏跏(jiā,音加)　盘膝而坐,以一侧足趾压于对侧大腿上,令足掌仰于股上。
[16]向　原脱。诸本同。据上文补。
[17]不财不养　不追求过分富裕安逸的生活。
[18]坐　原脱。诸本同。据本书卷二十一"水肿候养生方导引法"补。
[19]十遍引　引气十遍。
[20]内转两足　此下原衍"各"1字。据上下文义删。
[21]去心五息止　诸本同。此五字与上下文义不属。恐有脱误。存疑待考。
[22]熟　此下原衍"属"1字。据汪本、周本删。
[23]饮　原脱。诸本同。据标题及文义补。
[24]四大　宋本同。注本、周本作"四支"。意均通,所指有别。"四大",释家指地、水、风、火,并认为身体由此四种物质所组成。此指人身、身体。
[25]凝　原作"涣"。诸本同。据文义改。
[26]恒含枣核而咽之　"恒",原作"佰",避讳字。因底本系元刻南宋重刊北宋天圣本,避宋真宗赵恒讳故

令缺笔。今补正。下同。全句《养性延命录》注:“谓取津液,非咽枣核也”。
[27]禺中　亦作“隅中”。日近午也。《淮南子·天文训》:“日至于衡阳,是谓隅中。”
[28]顽暗　愚昧顽劣、不明事理。
[29]微　诸本同。《金匮要略》作“浮”。姑存。
[30]已　诸本同。《金匮要略》作“用。”
[31]导引法　原脱。据上下文例及正文内容补。
[32]中　原脱。据本书卷十六“腹痛候”补。
[33]泌　原作“秘”。形近致误。据周本及《灵枢·营卫生会篇》改。
[34]䐣(jùn,音峻)　,原误作“胭”。据宋本改。
[35]腑脏　诸本作“脏腑”。姑存。
[36]云　原作“去”。形近致误。据宋本、汪本、周本改。
[37]大踑坐　坐时两脚伸直岔开,形似簸箕。“踑”,义同“箕”。
[38]却　退却。此处之义为“向后”。
[39]左　原作“右”。诸本同。据本书卷十三“结气候”类文改。
[40]身后　原作“向后身用”。据文义改乙。
[41]两手捉两足指急搦心　原作“两手捉足指急掴心”。宋本作“两手捉足指急搦心”。据本书卷五补改。
[42]翕翕思水　谓发热而口渴思饮。翕翕,发热貌。
[43]浪言　放言、妄言。胡言乱语。
[44]注热　热病缠绵,又能转注于人。“注”,有注入和久住之意。《释名》:“注,病。一人死一人复得,气相灌注也。”本书卷二十四“注病诸候”,可参。《释名》毕沅注:“注,《御览》引作疰。”注,同疰。
[45]饭　宋本、注本同。周本作“饮”。姑存。
[46]胞(pāo,音抛)　通“脬”。膀胱。
[47]房　指房室活动。即性交。名词用如动词。特指下焦或肾。
[48]小便利　小便不禁。
[49]今　原作“令”。形近致误。据汪本、周本及上下文例改。
[50]絃(xuán,音玄)　同弦。
[51]眶痛　诸本同。《金匮要略》作“眩”。
[52]诊　原误作“令”。汪本作“今”。据周本及上下文例改。
[53]爇爇(ruò 音弱)　诸本同。“爇”,《素问·脉要精微论》作“灼”;《灵枢》作“焫”。“爇爇”,即焚烧。
[54]行　诸本同。《素问》、《灵枢》俱作“予”。
[55]卧　诸本同。《素问》、《灵枢》俱作“取”。
[56]梦　原误作“惊”。与文例不符,据《灵枢》及上下文例改。
[57]阴　《灵枢》有此下“器”1字。义通。
[58]股　原脱。诸本同。据《灵枢·淫邪发梦篇》补。
[59]胞　《灵枢·淫邪发梦篇》此下有“脂”1字。“脂”(zhí,音直),大肠。《广韵》:“脂,肥肠。”
[60]至　原脱。诸本同。据《灵枢·淫邪发梦篇》补。
[61]蹹　音义同“踏”。
[62]索索然　拟声词。谓自觉有气如风吹树叶的杂碎声。江总《贞女峡赋》:“山苍苍以坠叶,树索索而摇枝。”
[63]平身　原误作“平手”。据本书卷十五“膀胱病候养生方导引法”改。按:“平身”,即起立。古时行跪拜礼,由拜而起立曰平身。
[64]止　原作“上”。形近致误。据本书卷十五“五脏六腑病诸候”改。
[65]腰　此下原衍“内”1字。诸本同。据本书卷十五删。
[66]到　原作“倒”。形近致误。据周本改。
[67]瞥瞥如羹上肥　阳气衰微,脉浮虚无力之象。“瞥瞥”云气轻浮;又,不定貌。《注解伤寒论》:“脉瞥瞥如羹上肥者,阳气微也。”“轻浮而阳微也。”“羹上肥”,指羹汤之上所飘浮之油脂。
[68]邪　原脱。诸本同。据文义补。
[69]器　汪本、周本同。宋本阙。

[70]抑　原作“仰”。形近致误。据周本改。
[71]却　仰也。《仪礼·士昏礼》:“启会却于敦南”疏:“却,仰也。”
[72]来　原脱。诸本同。据文义补。
[73]共(gòng,音巩)　通“拱”。环抱,拱卫。
[74]太　原作“少”。诸本同。据《素问·缪刺论》改。
[75]臀　(kuì,音溃)腰　病名。突然坠堕,腰部受伤而疼痛。《玉篇》:“臀,腰痛。”
[76]汗次　谓汗出之际。“次”,时也。
[77]企床　垂足坐于床上,足跟不着地。企,通岐。
[78]散适　导引气机,舒散调适。
[79]使　原作“便”。诸本同。形近致误。据文义改。
[80]搏　通膊。
[81]髀　原误作“转”。诸本同。形近致误。据本书卷一“风痹候”、卷二“风头眩候”改。
[82]仰　原作“似回搏内似”五字。诸本同。文不成句。据本书卷一“风痹候”、卷二“风头眩候”改。
[83]向　原作“句”。形近致误。据宋本、汪本、周本改。
[84]并　原脱。诸本同。据本书卷二“风冷候”、卷十三“上气候”补。
[85]外扒　原误作“枳”字。据本书卷二“风冷候”、卷十三“上气候”改。
[86]坐　原误作“两”。诸本同。据本书卷二“风冷候”、卷十三“上气候”改。
[87]两　原脱。诸本同。据本书卷二“风冷候”、卷十三“上气候”补。
[88]向　原误作“而”。诸本同。据本书卷二“风冷候”、卷十三“上气候”改。
[89]坐上　原脱。据本书卷二“风冷候”、卷十三“上气候”补。
[90]《养生方·导引法》云　原误作“又云”。此前无养生方导引法内容。“又云”二字,义无所承接。据上下文例改。
[91]腰　原作“胸”。诸本同。据文义改。
[92]引胁与小腹　诸本同。《素问·举痛论》作“胁肋与少腹相引痛矣。”姑存。
[93]飞尸　“尸”原作“户”。形近致误。据宋本、汪本、周本改。
[94]虎　原误作“帝”。诸本同。据文义改。
[95]从　原脱。诸本同。据胡本补。
[96]目　原误作“月”。形近致误。诸本同。据文义改。
[97]下　原脱。诸本同。据本书卷八“伤寒湿䘌候”补。
[98]便　原作“使”。形近致误。诸本同。据本书卷八“伤寒交接劳复候”及卷十“温病阴阳易候”改。
[99]睪(zé ,音泽)　音义通“泽”。本书卷四十九“诸淋候”即作“泽”。
[100]起数　尿频。起,起身,起立身体。
[101]手　原误作“足”。诸本同。据本书卷四“虚劳阴下痒湿候”改。
[102]邪踵置尻下　“尻”,原误作“鸠”。“下”,原脱,诸本同。据本书卷四“虚劳阴下痒湿候”及本卷“气淋候”补改。
[103]手布　“手”原误作“足”。“布”,原脱。诸本同。据本书卷四“虚劳阴下痒湿候”及本卷“诸淋候”补改。
[104]尻下　“尻”原误作“鸠”。“下”,原脱。诸本同。据本书卷四“虚劳阴下痒湿候”及本卷“气淋候”补改。
[105]腹　原误作“便”。诸本同。据本书卷四十九“气淋方”改。
[106]手　原误作“足”。诸本同。据本书卷四“虚劳阴下痒湿候”改。
[107]肉　原误作“内”。形近致误。据周本改。
[108]数起　义同“起数”。为尿频之隐语。
[109]坚　原误作“鞹”。据《金匮要略·消渴小便不利淋病脉证并治第十三》改。
[110]手　原误作“足”。诸本同。据本书卷四“虚劳阴下痒湿候”及本卷“气淋候”改。
[111]尻下　“尻”,原误作“鸠”。“下”,原脱。据周本改。
[112]苦　原作“若”。形近致误。据宋本、周本改。
[113]日　原作“目”。形近致误。据宋本、周本改。

[114]胞屈辟　谓膀胱屈曲折叠,难以正常舒张。胞,膀胱之谓也。
[115]汗　因剧痛而出之冷汗。《金匮要略》第十二"寒疝绕脐痛,若发则白汗出,手足厥冷。"
[116]足　原误作"手"。据宋本、正保本、周本改。
[117]法　原脱。宋本、汪本、周本亦无。据《宁先生导引养生法》补。并据《宁先生导引养生法》另列。
[118]言　宋本、汪本同;周本、《外台》卷七寒疝心痛方作"处",连上句读,亦通。
[119]或　原作"故"。文义不通。据周本、《圣惠方》改。
[120]寒　此上《圣惠方》卷四十八治寒疝积聚方有"遇"字,义长可从。
[121]胕　宋本、汪本、周本同,正保本作"腑"。
[122]此名七疝　宋本、汪本、周本同。《外台》卷七之七疝方、《圣惠方》卷四十八治七疝诸方无此四字。
[123]诸饮食吐不下　宋本、汪本、周本同,《圣惠方》作"饮食吐逆不止",《普济方》卷二百四十七诸疝附论作"饮食则吐者"。"诸",《医心方》卷十第三作"清",连上句读。
[124]腹中　此下《医心方》有"在"1字。《圣惠方》有"痛在"2字。
[125]大行难　宋本同。指大便艰难。汪本、周本、《外台》即作"大便难"。
[126]佗　原作"他"。据文义改。
[127]的显　确实显示。"的",确实。
[128]寻　探求。《正字通》:"寻,探求也。"
[129]疝者,痛也　《外台》卷七"心疝方"作"心疝者"。
[130]或阴阴而疼　《外台》无此五字。"阴阴",同隐隐也。
[131]干脯(fǔ,音腑)曝(Pù,音瀑)之　"干脯",干肉。《说文》:"脯,干肉也。"曝晒。
[132]精爽　在此谓精神明爽。《左传》昭公七年:"用物精多,则魂魄强,是以有精爽,至于神明。"疏:"精亦神也,爽亦明也,精是神之末着,爽是明之未昭。"
[133]脩(xiu,音修)长 长久。在此作长寿解。"修",《集韵》:"或通作脩。""修",久也。《周礼·考工记·弓人》:"及其大脩也。"注:"修,犹久也。"
[134]秀气　灵秀之气。《礼记·礼运》:"故人者,其天地之德,阴阳之交,五行之秀气也。"
[135]摄卫　宋本、汪本、周本同,《圣惠方》卷七十治妇人与鬼交通诸方作"摄理"。摄卫,养生。《隋唐佳话》:"裴知古善于摄卫,开元十二年终,且百议。"
[136]脏腑　此上《圣惠方》有"由"1字。
[137]神守弱　宋本、汪奉、周本同。《圣惠方》作"神不守"。神守气在此指内守之精神。
[138]病之　宋本、汪本、周本同。《圣惠方》作"为病"。
[139]如有对忤　宋本、汪本、周本同;《圣惠方》作"如在对晤"。
[140]独　此上《圣惠方》有"时"1字。
[141]也　原阙。据《圣惠方》补。
[142]鸟啄　即"雀啄"。脉来急促,节律不齐,忽然停止,止而复来,如鸟啄食之状。本书卷二作"鸡啄",义同。
[143]此亦病阙　本书卷二作"此邪病也",《圣惠方》作"亦皆此候也",义均较胜。
[144]者　原阙,据本书卷十四诸淋候、周本补。
[145]肾虚　此上本书卷十四有"由"1字。
[146]行于胞　本书分十四作"水入小肠,下于胞,行于阴",义较详。"胞",在此指膀胱。
[147]客　留止。
[148]肾　此下本书卷十四石淋候有"虚"字,义长。
[149]塞　原作"燥"。据本书卷十四改,本书卷四十九石淋候亦作"水道塞痛"。
[150]热　此上本书卷十四胞转提脊有"寒"1字。
[151]屈辟　此上本书卷十四有"使胞"1字。"屈辟",指尿胞屈曲折叠,不能正常舒张。
[152]内外壅胀不通　"胀",本书卷十四作"塞"。《圣惠方》卷七十二治妇人胞转诸方作"内外壅滞,胀满不通",义胜。
[153]死　此下《圣惠方》有"不可治也"一句。
[154]头　原作"豆",缺笔之误。据《脉经》卷九第七、周本改。下一个"头"字同。
[155]身　原作"自"。形近之误。据《脉经》、周本改。

[156]今反羸瘦　原作"全羸瘦"。文义不贯,据《脉经》、周本改。

[157]空减　《脉经》作"中空感"。

[158]胞系了戾　在此指膀胱之系缭绕不顺。了戾,屈曲也。卢文弨《钟山札记》:"了戾者,屈曲旋转之意。"

[159]内生大热　宋本、汪本、周本同。《圣惠方》卷七十二治妇人小便不通诸方作"内既生热"。

[160]息　宋本、汪本同。周本作"急"。

[161]游气　在此泛指肠道内之气体。

[162]自有　虽然亦有。《经词衍释》:"自,犹虽也。自,训为若,若与难同义。"《汉书·景十三王传》:"自凡人犹系于习俗,而况于哀公之伦乎。"

[163]称　原误作"瘁"。据上下文义、正保本、周本改。

[164]阴　在此指前阴。

[165]热涩数也　宋本、汪本、周本同。《圣惠方》卷七十二治妇人小便数诸方无"热涩数"3字,"也"连上句读,义顺。

备急千金要方

唐·孙思邈

［说明］

《备急千金要方》，亦称《千金要方》、简称《千金方》。孙思邈（约公元581～682）约撰于唐·永徽三年（公元652年）。孙氏云："人命至重，有贵千金；一方济之，德逾于此"，故以之名其著作。全书列223门，选方5300余种药。卷首设"大医习业"、"大医精诚"为题，并重医师道德与医术。全书涉猎广泛，设治病略例、诊候、处方、用药、合和、服饵、药藏、内、外、妇、儿、养性、针灸、经络、保健、平脉等。成书后，对国内外乃至当今中医药的发展，有着广泛而重大的影响。宋臣林亿谓："上极文字之初，下迄有隋之世，或经或方，无不手摭。集诸家之所秘要，去众说之所未至"。后世医家每有称誉，并广为引载。卷十九、二十、二十一、二十二、二十四、二十七论述了肾虚精极、肾劳、腰痛、补肾方药、胞囊生理病理、淋闭、尿血、溃病、阴疮、妒精疮、房中补益。其中，首次提出了男科学领域的导尿术、胞囊观、尿血诊疗术、补肾的方药化机，尤其关于房室养生理论与临床研究已成为现代泌尿男科学—性医学科的教科书。现存版本约达三十余种。本次以日本嘉永二年江户医学馆影刻宋本之东京每日新闻开发公司1974年影印本复印本为底本，以日本天保三年松本幸彦影刻《真本千金方》为主校本，以元本、四库本和后藤本为参校本整理。

卷第十九　肾脏

肾脏脉论第一

论曰：肾主精。肾者，生来精灵之本也，为后宫内官，则为女主。所以，天之在我者，德也；地之在我者，气也。德流气薄而生者也。故生之来，谓之精。精者，肾之藏也。耳者，肾之官，肾气通于耳，耳和则能闻五音矣。肾在窍为耳。然则肾气上通于耳，下通于阴也。左肾壬，右肾癸，循环玄宫，上出耳门，候闻四远，下回玉海[1]，挟脊左右，与脐相当，经于上焦，荣于中焦，卫于下焦，外主骨，内主膀胱。肾重一斤一两，有两枚。神名㶊㶊[2]，主藏精，号为精脏，随节应会，故云肾藏精，精舍志。在气为欠，在液为唾。肾气虚则厥逆，实则胀满。四肢正黑。虚则使人梦见舟船溺人，得其时梦伏水中，若有畏怖。肾气盛，则梦腰脊两解不相属；厥气客于肾，则梦临渊，没居水中。

凡肾脏象水，与膀胱合为腑。其经足少阴，与太阳为表里。其脉沉，相于秋，王于冬。冬时万物之所藏，百虫伏蛰，阳气下陷，阴气上升，阳气中出，阴气冽为霜，遂不上升，化为霜雪，猛兽伏蛰，蜾虫[3]匿藏。其脉为沉，沉为阴，在里，不可发汗，发汗则蜾虫出，见其霜雪。阴气在表，阳气在脏，慎不可下，下之者伤脾，脾土弱，即水气妄行。下之者，如鱼出水，蛾入汤。重客在里，慎不可熏，熏之逆客，其息则喘，无持客热，令口烂疮。阴脉且解，血散不通，正阳遂厥，阴不往从，客热狂入，内为结胸，脾气遂弱，清溲痢通。冬脉如营。冬脉者，肾也，北方水也，万物之所以合藏也，故其气来沉以搏，故曰营，反此者病。何如而反？其气来如弹石者，此谓太过，病在外；其去如数者，此谓不及，病在中。太过则令人解㑊，脊脉痛而少气，不欲言，不及则令人心悬如病饥，眇中清，脊中痛，少腹满，小便变赤黄。

肾脉来，喘喘累累如勾，按之而坚曰平；冬以胃气为本，肾脉来如引葛，按之益坚，曰肾病；肾脉来，发如夺索，辟辟如弹石，曰肾死。

真肾脉至搏而绝，如以指弹石辟辟然，色黄黑不泽，毛折乃死。

冬胃微石曰平，石多胃少曰肾病，但石无胃曰死，石而有勾曰夏病，勾甚曰今病。凡人以水谷为本，故人绝水谷则死，脉无胃气亦死。所谓无胃气者，但得真脏脉，不得胃气也。所谓脉不得胃气者，肝不弦、肾不石也。

肾藏精，精舍志，盛怒不止则伤志，志伤则善忘其前言，腰脊痛，不可以俯仰屈伸，毛悴色夭，死于季夏。

足少阴气绝则骨枯。少阴者，冬脉也，伏行而濡滑骨髓者也。故骨不濡，则肉不能著骨也。骨肉不相亲，即肉濡而却；肉濡而却，故齿长而垢，发无泽；发无泽者，骨先死，戊笃己死，土胜水也。

肾死脏，浮之坚，按之乱如转丸，益下入尺中者死。

冬肾水王，其脉沉濡而滑曰平。反得微涩而短者，是肺之乘肾，母之归子，为虚邪，虽病易治；反得弦细而长者，是肝之乘肾，子之乘母，为实邪，虽病自愈；反得大而缓者，是脾之乘肾，土之克水，为贼邪，大逆，十死不治；反得浮大而洪者，是心之乘肾，火之凌水，为微邪，虽病即瘥。

左手关后尺中阴绝者，无肾脉也，苦足下热，两髀里急，精气竭少，劳倦所致，刺足太阳，治阳。

左手关后尺中阴实者，肾实也，苦恍惚健忘，目视𥇦𥇦，耳聋怅怅[4]善鸣，刺足少阴，治阴。

右手关后尺中阴绝者,无肾脉也,苦足逆冷,上抢胸痛,梦入水见鬼,善魇寐,黑色物来掩人上,刺足太阳,治阳。

右手关后尺中阴实者,肾实也,苦骨疼腰脊痛,内寒热,刺足少阴治阴。

肾脉沉细而紧,再至曰平,三至曰离经病,四至脱精,五至死,六至命尽,足少阴脉也。

肾脉急甚,为骨痿、癫疾;微急为奔豚、沉厥、足不收、不得前后;缓甚为折脊;微缓为洞下,洞下者,食不化,入咽还出;大甚为阴痿;微大为石水,起脐下,以至少腹肿垂垂然,上至胃脘,死不治;小甚为洞泄;微小为消瘅;滑甚为癃癞;微滑为骨痿,坐不能起,目无所见,视见黑花;涩甚为大痈;微涩为不月水,沉痔。

肾脉搏坚而长.其色黄而赤,当病折腰;其软而散者,当病少血。

黑脉之至也,上坚而大,有积气在少腹与阴,名曰肾痹,得之沐浴清水而卧。

扁鹊曰:肾有病则耳聋。肾在窍为耳,然则肾气上通于耳,五脏不和,则九窍不通,阴阳俱盛,不得相营,故曰关格。关格者,不得尽期而死也。

肾在声为呻,在变动为栗,在志为恐。恐伤肾,精气并于肾则恐。藏主冬病,在藏者取之井。

病先发于肾,少腹腰脊痛,胫痠。一日之膀胱,背膂筋痛,小便闭;二日上之心,心痛;三日之小肠,胀;四日不已,死。冬大晨[5],夏晏晡[6]。

病在肾,夜半慧,日乘四季甚,下晡静。假令肾病,中央若食牛肉及诸土中物得之,不者,当以长夏时发,得病以戊己日也。

凡肾病之状,必腹大,胫肿痛,喘咳身重,寝汗出,憎风。虚即胸中痛,大腹小腹痛,清厥,意不乐,取其经足少阴、太阳血者。

肾脉沉之而大坚,浮之而大紧,苦手足骨肿,厥而阴不兴[7],腰脊痛,少腹肿,心下有水气,时胀闭,时泄。得之浴水中,身未干而合房内[8],及劳倦发之。

肾病其色黑,其气虚弱,吸吸少气,两耳苦聋,腰痛,时时失精,饮食减少,膝以下清,其脉沉滑而迟[9],为可治,宜服内补散、建中汤、肾气丸、地黄煎。春当刺涌泉,秋刺复溜,冬刺阴谷,皆补之;夏刺然谷,季夏刺太溪,皆泻之。又当灸京门五十壮,背第十四椎百壮。

邪在肾,则骨痛阴痹。阴痹[10]者,抚之而不得,腹胀腰痛,大便难,肩背颈项强痛,时眩,取之涌泉、昆仑,视有血者尽取之。

有所用力举重,若入房过度,汗出如浴水,则伤肾。

肾中风阙。

肾中寒阙。

肾水者,其人腹大脐肿,腰痛,不得溺,阴下湿如牛鼻头汗,其足逆寒,大便反坚一云面反瘦。

肾胀者,腹满引背央央然,腰髀一作痹并痛。

肾著之病,其人身体重,腰中冷如冰状一作如水洗状,一作如坐水中,形如水状,反不渴,小便自利,食饮如故,是其证也。病属下焦,从身劳汗出,衣里冷湿,故久久得之。

肾著之为病,从腰以下冷,腰重如带五千钱。

诊得肾积[11],脉沉而急,苦脊与腰相引痛,饥则见,饱则减,少腹里急,口干咽肿伤烂,目䀮䀮,骨中寒,主髓厥,善忘,色黑也。

肾之积名曰奔豚,发于少腹,上至心下,如豚奔走之状,上下无时。久久不愈,病喘逆,骨瘘少气。以夏丙丁日得之,何也?脾病传肾,肾当传心,心适以夏王,王者不受邪,肾复欲还脾,脾不肯受,因留结为积,故知奔豚,以夏得之。

肾病手足逆冷,面赤目黄,小便不禁,骨节烦疼,少腹结痛,气冲于心,其脉当沉细而滑,今反浮大,其色当黑而反黄,此是土之克水,为大逆,十死不治。

羽音人者,主肾声也。肾声呻,其音瑟,其志恐,其经足少阴。厥逆太阳则荣卫不通,阴阳翻祚[12],阳气内伏,阴气外升,升则寒,寒则虚,虚则厉风所伤,语音謇吃不转,偏枯,脚偏跛蹇。若在左则左肾伤,右则右肾伤。其偏枯风,体从鼻而分半边至脚,缓弱不遂,口亦欹,语声混浊,便利仰人,耳偏聋塞,腰背相引,甚则不可治,肾沥汤主之方在第八卷中。又,呻而好恚,恚而善忘,恍惚有所思,此为土克水,阳击阴,阴气伏而阳气起,起则热,热则实,实则怒,怒则忘,耳听无闻,四肢满急,小便赤黄,言音口动而出,笑而看人。此为邪热伤肾,甚则不可治。若面黑黄,耳不应,亦可治。

肾病为疟者,令人悽悽然,腰脊痛宛转,大便难,目眴眴然,身掉不定,手足寒,恒山汤主之方在第十卷中。若其人本来不吃,忽然謇吃而好嗔恚,反于常性,此肾已伤,虽未发觉,已是其候,见人未言而前开口笑,还闭口不声,举手栅腹一作把眼,此肾病声之候也。虚实表里,浮沉清浊,宜以察之,逐以治之。

黑为肾,肾合骨,黑如乌羽者吉。肾主耳,耳是肾之余。其人水形,相比于上羽,黑色大头,曲面广颐,小肩大腹,小手足,发行摇身下,尻长背延延也,不敬畏,善欺绐[13],人戮死。耐秋冬,不耐春夏,春夏感而生病,主足少阴汙汙然。耳大小高下厚薄偏圆,则肾应之。正黑色小理者,则肾小,小即安,难伤;粗理者,则肾大,大则虚,虚则肾寒,耳聋或鸣,汗出,腰痛不得俯仰,易伤以邪;耳高者,则肾高,高则实,实则肾热,背急缀痛[14],耳脓血出,或生肉塞耳;耳后陷者,则肾下,下则腰尻痛,不可以俯仰,为狐疝;耳坚者,则肾坚,坚则肾不受病,不病腰痛;耳薄者,则肾脆,脆则伤热,热则耳吼闹,善病消瘅;耳好前居牙车者,则肾端正,端正则和利难伤;耳偏高者,则肾偏攲,偏攲则善腰尻偏痛。

凡人分部骨陷者,必死不免。夹膀胱并太阳为肾之部,骨当其处陷也。而脏气通于内,外部亦随而应之。沉浊为内,浮清为外。若色从外走内者,病从外生,部处起;若色从内出外者,病从内生,部处陷。内病前治阴,后治阳;外病前治阳,后治阴。阳主外,阴主内。

凡人生死休否[15],则脏神前变形于外。人肾前病,耳则为之焦枯;若肾前死,耳则为之黯[16]黑焦癖。若天中等分,暮色应之,必死不治。看应增损斟酌赊促,赊不出四百日内,促则旬日之间。肾病少愈而卒死,何以知之?曰:黄黑色魇点如拇指应耳,此必卒死。肾绝,四日死,何以知之?齿为暴黑,面为正黑,目中黄,腰中欲折,白汗出如流,面黑目青一作白,肾气内伤,病因留积,八日当亡,是死变也。面黄目黑不死,黑如炲死,吉凶之色,天中等分,左右发色不正,此是阴阳官位,相法若不遭官事而应死也;其人面目带黄黑,连耳左右,年四十以上百日死;若偏在一边,最凶,必死;两边有,年上无,三年之内祸必至矣。

冬水肾脉色黑,主足少阴脉也。少阴何以主肾?曰:肾者主阴,阴水也,皆生于肾,此脉名曰太冲,凡五十七穴,冬取其井荥。冬者水始治,肾方闭,阳气衰少,阴气坚盛,太阳气伏沉,阳脉乃法。故取井以下阴气逆,取荥以通素问作实阳气。其脉本在内踝下二寸,应舌下两脉,其脉根于涌泉涌泉在脚心下,大拇趾筋是。

其筋起于小趾之下,入足心,并太阴之筋而斜走内踝之下,结于踵,与太阳之筋合而上结于内辅下,并太阴之筋而上循阴股,结于阴器,循脊内挟膂,上至项,结于枕骨,与太阳之筋合。

其脉起于小趾之下，斜趋足心，出然骨之下，循内踝之后，别入跟中，以上腨内，出腘中内廉，上股内后廉，贯脊属肾，络膀胱。其直者，从肾上贯肝膈，入肺中，循喉咙，挟舌本。其支者，从肺出，络心，注胸中。合足太阳为表里。太阳本在跟以上五寸中，同会于手太阴。

其足少阴之别，名曰大钟，当踝后，绕跟别走太阳。其别者，并经上走于心包，下贯腰脊。主肾生病，病实则膀胱热，热则闭癃，癃则阳病，阳脉反逆大于寸口再倍，其病则口热舌干，咽肿上气，嗌干及痛，烦心心痛，黄瘅肠澼，脊骨内后廉痛，痿厥、嗜卧，足下热而痛，灸则强食而生灾，缓带被发，大杖重履而步。虚则膀胱寒，寒则腰痛，痛则阴脉反小于寸口，其病则饥而不欲食，面黑如炭色，咳唾则有血，喉鸣而喘，坐而欲起，目䀮䀮无所见，心悬若病饥状，气不足则善恐，心惕惕若人将捕之，是为骨厥。

冬三月者，主肾膀胱，黑骨温病也，其源从太阳少阴相搏，蕴积三焦，上下拥塞，阴毒内行，脏腑受客邪之气，则病生矣。其病相反，若腑虚则为阴毒所伤，里热外寒，意欲守火而引饮，或腰中痛欲折；若脏实则阳温所损，胸胁切痛，类如刀刺，不得动转，热彭彭[17]，若服冷药过瘥而便洞泻，故曰黑骨温病也。

扁鹊曰：灸脾肝肾三俞，主治丹金毒黑温之病，当依源为理，调脏理腑，清浊之病不生矣。

肾虚实第二 脉四条 方四首 灸法一首

肾 实 热

左手尺中神门以后脉阴实者，足少阴经也。病苦舌燥咽肿，心烦嗌干，胸胁时痛，喘咳汗出，小腹胀满，腰背强急，体重骨热，小便赤黄，好怒好忘，足下热疼，四肢黑，耳聋，名曰肾实热也。

《脉经》云：肾实热者，病苦膀胱胀闭，少腹与腰脊相引痛也。

右手尺中神门以后脉阴实者，足少阴经也，病苦痹，身热心痛，脊胁相引痛，足逆热烦，名曰肾实热也。

治肾实热，小腹胀满，四肢正黑，耳聋，梦腰脊离解及伏水等，气急，**泻肾汤**方。

芒硝三两　大黄切，一升，水密器中宿渍　茯苓　黄芩各三两　生地黄汁　菖蒲各五两　磁石八两，碎如雀头　玄参　细辛各四两　甘草二两

上十味，㕮咀，以水九升，煮七味，取二升半，去滓，下大黄，纳药汁中更煮，减二三合去大黄，纳地黄汁微煎一两沸，下芒硝，分三服。

治肾热，好怒好忘，耳听无闻，四肢满急，腰背转动强直方。

柴胡　茯神《外台》作茯苓　黄芩　泽泻　升麻　杏仁各一两　磁石四两，碎　羚羊角一两　地黄　大青　芒硝各三两　淡竹叶切，一升

上十二味，㕮咀，以水一斗，煮取三升，去滓，下芒硝，分三服。

治肾热，小便黄赤不出，出[18]如栀子汁，或[19]如黄柏汁，每欲小便即茎头痛方。

榆白皮切，一升[20]　滑石八两，碎　子芩　通草　瞿麦各三两　石韦四两　冬葵子一升　车前草切，一升[21]

上八味，哎㕮咀，以水一斗[22]，先煮车前草，取一斗，去滓澄清，取九升，下诸药，煮取三升五合，去滓，分四服。

肾膀胱俱实

左手尺中神门以后脉阴阳俱实者，足少阴与太阳经俱实也，病苦脊强反折，戴眼，气上抢心，脊痛不能自反侧，名曰肾膀胱俱实也。

右手尺中神门以后脉阴阳俱实者，足少阴与太阳经俱实也。病苦癫疾，头重与目相引，痛厥欲走，反眼，大风多汗，名曰肾膀胱俱实也。

肾虚寒

右手尺中神门以后脉阴虚者，足少阴经也。病苦心中闷，下重足肿不可以按地，名曰肾虚寒也。

右手尺中神门以后脉阴虚者，足少阴经也。病苦足胫小弱，恶寒，脉代，绝时不至，足寒，上重下轻，行不可按地，小腹胀满，上抢胸痛引胁下，名曰肾虚寒也。

治肾气虚寒，阴痿，腰脊痛，身重缓弱，言音混浊，阳气顿绝方。

生干地黄五升　苁蓉　白术　巴戟天　麦门冬　茯苓　甘草　牛膝　五味子　杜仲各八两　车前子　干姜各五两

上十二味，治下筛。食后酒服方寸匕，日三服。

治肾风虚寒，灸肾俞百壮。对脐两边，向后挟脊相去各一寸五分。

肾膀胱俱虚

右手尺中神门以后脉阴阳俱虚者，足少阴与太阳经俱虚也。病苦小便利，心痛背寒，时时少腹满，名曰肾膀胱俱虚者。

右手尺中神门以后脉阴阳俱虚者，足少阴与太阳经俱虚也。病苦心痛，若下重不自收，篡反出，时时苦洞泄，寒中泄，肾心俱痛，名曰肾膀胱俱虚也。

肾劳第三　论一首　方五首

论曰：凡肾劳病者，补肝气以益之，肝王则感于肾矣。人逆冬气，则足少阴不藏，肾气沉浊，顺之则生，逆之则死，顺之则治，逆之则乱，反顺为逆，是谓关格，病则生矣。

治肾劳实热，小腹胀满，小便黄赤，末有余沥，数而少，茎中痛，阴囊生疮，**栀子汤**方。

栀子仁　芍药　通草　石韦各三两　石膏五两　滑石八两　子芩四两　生地黄　榆白皮　淡竹叶切，各一升

上十味，㕮咀，以水一斗，煮取三升，去滓，分三服。

治肾劳热，阴囊生疮，**麻黄根粉**方。

麻黄根　石硫黄各三两　米粉五合

上三味，治下筛，安絮如常用粉法搭疮上，粉湿更搭[23]之。

治肾劳热，妄怒，腰脊不可俯仰屈伸，煮散方。

丹参　牛膝　葛根　杜仲　干地黄　甘草　猪苓各二两半　茯苓　远志　子芩各一两十

八铢　石膏　五加皮各三两　羚羊角　生姜　橘皮各一两　淡竹茹鸡子大

上十六味，治下筛，为粗散，以水三升，煮两方寸匕，帛裹之，时时动。取八合为一服，日二服。

治虚劳，阴阳失度，伤筋损脉，嘘吸短气，漏溢泻下，小便赤黄，阴下湿痒，腰脊如折，颜色随一云堕落方。

生地黄　萆薢　枣肉　桂心　杜仲　麦门冬各一斤

上六味，㕮咀，以酒一斗五升，渍三宿，出曝干，复渍，如此候酒尽取干，治下筛。食后酒服方寸匕，日三。

治肾劳虚冷，干枯，忧恚内伤，久坐湿地则损肾方。

秦艽　牛膝　芎䓖　防风　桂心　独活　茯苓各四两　杜仲　侧子各五两　石斛六两　丹参八两　干姜一作干地黄　麦门冬　地骨皮各三两　五加皮十两　薏苡仁一两　大麻子二升

上十七味，㕮咀，以酒四斗，渍七日。服七合，日二服。

精极第四　论一首　方十九首　灸法十二首

论曰：凡精极者，通主五脏六腑之病候也。若五脏六腑衰，则形体皆极，眼视而无明，齿焦而发落，身体重则肾水生，耳聋，行步不正。凡阳邪害五脏，阴邪损六腑，阳实则从阴引阳，阴虚则从阳引阴。若阳病者主高，高则实，实则热，眼视不明，齿焦发脱，腹中满，满则历节痛，痛则宜泻于内。若阴病者主下，下则虚，虚则寒，体重则肾水生，耳聋，行步不正，邪气入内，行于五脏则咳，咳则多涕唾，面肿，气逆。邪气逆于六腑，淫虚厥于五脏，故曰精极也。所以形不足，温之以气；精不足，补之以味。善治精者，先治肌肤筋脉，次治六腑，若邪至五脏，已半死矣。

扁鹊曰：五阴气俱绝不可治。绝则目系转，转则目精夺，为志先死，远至一日半日，非医所及矣。宜须精研，以表治里，以左治右，以右治左，以我知彼，疾皆瘥矣。

治精极实热，眼视无明，齿焦发落，形衰体痛，通身虚热，**竹叶黄芩汤**方。

竹叶切，二升　黄芩　茯苓各三两　甘草　麦门冬　大黄各二两　生地黄切，一升　生姜六两　芍药四两

上九味，㕮咀，以水九升，煮取三升，去滓，分三服。

治精极，五脏六腑俱损伤，虚热，遍身烦疼，骨中痟痛烦闷方。

生地黄汁，二升　麦门冬汁　赤蜜各一升　竹沥一合　石膏八两　人参　芎䓖　桂心　甘草　黄芩　麻黄各三两　当归四两

上十二味，㕮咀，以水七升，先煮八味，取二升，去滓，下地黄等汁，煮取四升。分四服，日三夜一。

治五劳六极，虚羸心惊，尪弱[24]，**多魇忘[25]汤**方。

茯苓四两　甘草　芍药　桂心　干姜各三两　大枣五枚　远志　人参各二两

上八味，㕮咀，以水八升，煮取三升，分三服。

治虚劳少精方。

鹿角末，白蜜和为丸，如梧子大。每服七丸，日三，十日大效。

又方

浆水煮蒺藜子令熟，取汁洗阴，二十日知。

棘刺丸 治虚劳诸气不足，梦泄失精方。

棘刺 干姜 菟丝子各二两 天门冬 乌头 小草 防葵 薯蓣 石龙芮 枸杞子 巴戟天 萆薢 细辛 萎蕤 石斛 厚朴 牛膝 桂心各一两

上十八味，末之，蜜丸如梧子大。酒服五丸，日三《深师方》以蜜杂鸡子白各半和丸，若患风痿痹气，体不便，热烦满，少气，消渴，加萎蕤、天门冬、菟丝子；身黄汗，小便赤黄不利，加石龙户、枸杞子；关节腰背痛，加萆薢、牛膝；寒中气胀，时泄，数唾，吐呕，加厚朴、干姜、桂心；阴囊下湿，精少，小便余沥，加石斛，以意增之。《古今录验》以干地黄代干姜，以麦门冬代天门冬，以杜仲代薯蓣，以柏子仁代枸杞子，以苁蓉代萎蕤，用治男子百病，小便过多，失精。

治梦中泄精，尿后余沥，及尿精方。

人参 麦门冬 赤石脂 远志 续断 鹿茸各一两半 茯苓 龙齿 磁石 苁蓉各二两 丹参 韭子 柏子仁各一两六铢 干地黄三两

上十四味，末之，蜜丸如梧子。酒服二十丸，日再，稍加至三十丸。

治虚损小便白浊梦泄方。

韭子 菟丝子 车前子各一升 附子 芎䓖各二两 当归 矾石各一两 桂心一两

上八味，末之，蜜丸如梧子。酒服五丸，日三。

又方

黄芪 人参 甘草 干姜 当归 龙骨 半夏 芍药各二两 大枣五十枚 韭子五合

上十味，末之，蜜丸如梧子。酒服五丸，日三服。

治小便失精，及梦泄精，**韭子散**方。

韭子 麦门冬各一升 菟丝子 车前子各二合 芎䓖三两 白龙骨三两

上六味，治下筛。酒服方寸匕，日三。不知稍增，甚者夜一服《肘后》用泽泻一两半。

枣仁汤 治大虚劳，梦泄精，茎核[26]微弱，血气枯竭，或醉饱伤于房室，惊惕忪悸[27]，小腹里急方。

枣核仁二合 人参二两 芍药 桂心各一两 黄芪 甘草 茯苓 白龙骨 牡蛎各二两 生姜二斤 半夏一升 泽泻一两

上十二味，㕮咀，以水九升，煮取四升。一服七合，日三。若不能食，小腹急，加桂心六两。

韭子丸 治房室过度，精泄自出不禁，腰背不得屈伸，食不生肌，两脚苦弱方。

韭子一升 甘草 桂心 紫石英 禹余粮 远志 山茱萸 当归 天雄 紫菀 薯蓣 天门冬 细辛 茯苓 菖蒲 僵蚕 人参 杜仲 白术 干姜 芎䓖 附子 石斛各一两半 苁蓉 黄芪 菟丝子 干地黄 蛇床子各二两 干漆四两 牛髓四两 大枣五十枚

上三十一味，末之，牛髓合白蜜、枣膏合捣三千杵。空腹服如梧子大十五丸，日再，可加至二十丸。

治梦泄失精方。

韭子一升，治下筛。酒服方寸匕，日再，立效。

治虚劳尿精方。

韭子二升 稻米三升

上二味，以水一斗七升，煮如粥，取汁六升，为三服。精溢同此。

又方

石榴皮《外台》作柘白皮 桑白皮切，各五合上二味，以酒五升，煮取三升，分三服。

又方

干胶三两，末之，以酒二升和。分温为三服，瘥止一方用鹿角胶。

又方

新韭子二升，十月霜后采者，好酒八合渍一宿，明旦日色好，童子向南捣一万杵。平旦温酒五合，服方寸匕，日二。

禁精汤　治失精羸瘦，痠削少气，目视不明，恶闻人声方。

韭子二升　粳米一合

上二味，合于铜器中熬之，米黄黑及热，以好酒一升投之，绞取汁七升。每服一升，日三，尽二剂。

羊骨汤　治失精多睡，目𥆨𥇦方。

羊骨一具　生地黄　白术各三斤　桂心八两　麦门冬　人参　芍药　生姜　甘草各三两　茯苓四两　厚朴　阿胶　桑白皮各一两　大枣二十枚　饴糖半斤

上十五味，㕮咀，以水五斗，煮羊骨，取三斗汁，去骨煮药，取八升，汤成下胶饴，令烊。平旦服一升，后旦服一升。

虚劳尿精，灸第七椎两旁各三十壮。

又，灸第十椎两旁各三十壮。

又，灸第十九椎两旁各二十壮。

又，灸阳陵泉、阴陵泉各随年壮。

梦泄精，灸三阴交二七壮，梦断神良。内踝上大脉并四指是。

丈夫梦失精，及男子小便浊难，灸肾俞百壮。

男子阴中疼痛，溺血，精出，灸列缺五十壮。

失精，五脏虚竭，灸屈骨端五十壮。阴上横骨中央宛曲如却月中央是也，此名横骨。

男子虚劳失精，阴上缩，茎中痛，灸大赫三十壮。穴在屈骨端三寸。

男子腰脊冷疼，溺多白浊，灸脾募百壮。

男子失精，膝胫疼痛冷，灸曲泉百壮。穴在膝内屈纹头。

男子虚劳失精，阴缩，灸中封五十壮。

骨极第五　论一首　方一首　灸法二首

论曰：骨极者，主肾也。肾应骨，骨与肾合。又曰：以冬遇病为骨痹。骨痹不已，复感于邪，内舍于肾。耳鸣，见黑色，是其候也。若肾病则骨极，牙齿苦痛，手足痟疼，不能久立，屈伸不利，身痹脑髓痠。以冬壬癸日中邪伤风，为肾风，风历骨[28]，故曰骨极。若气阴，阴则虚，虚则寒，寒则面肿垢黑，腰脊痛，不能久立，屈伸不利。其气衰则以堕齿槁，腰背相引而痛，痛甚则咳唾甚。若气阳，阳则实，实则热，热则面色炲，隐曲膀胱不通，牙齿脑髓苦痛，手足痠痟，耳鸣色黑，是骨极之至也。须精别阴阳，审其清浊，知其分部，视其喘息。善治病者，始于皮肤筋脉，即须治之；若入脏腑，则半死矣。

扁鹊云：骨绝不治，痟而切痛，伸缩不得，十日死。骨应足少阴，少阴气绝则骨枯，发无泽，骨先死矣。

治骨极，主肾热病，则膀胱不通，大小便闭塞，颜焦枯黑，耳鸣虚热，**三黄汤**方。

大黄切,别渍水一升 黄芩各三两 栀子十四枚 甘草一两 芒硝二两

上五味,㕮咀,以水四升,先煮三物,取一升五合,去滓,下大黄,又煮两沸,下芒硝,分三服。

腰背不便,筋挛痹缩,虚热,闭塞,灸第二十一椎两边相去各一寸五分,随年壮。

小便不利,小腹胀满,虚乏,灸小肠俞随年壮。

骨虚实第六 论一首 方六首 灸法一首

论曰:骨虚者,瘦疼不安,好倦;骨实者,苦烦热。凡骨虚实之应,主于肾膀胱,若其腑脏有病,从骨生,热则应脏,寒则应腑。

治骨虚酸疼不安,好倦,主膀胱寒,**虎骨酒**方。

虎骨一具,通炙取黄焦汁尽,碎之如雀头,酿米三石,曲四斗,水三石,如常酿酒法。所以加水、曲者,其骨消曲而饮水,所以加之也。酒熟封头五十日,开饮之。

治骨实苦酸疼烦热煎方。

葛根汁 生地黄汁 赤蜜各一升 麦门冬汁,五合

上四味,相合搅调,微火上煎之三四沸,分三服。

治骨髓中疼方。

芍药一斤 生干地黄五斤 虎骨四两

上三味,㕮咀,以清酒一斗渍三宿,曝干,复入酒中,如此取酒尽为度,捣筛。酒服方寸匕,日三。

治骨髓冷疼痛方。

地黄一石取汁 酒二斗

相搅重煎。温服,日三。补髓。

治虚劳冷骨节疼痛无力方。

豉二升 地黄八斤

上二味,再遍蒸,曝干,为散。食后以酒一升,进二方寸匕,日再服之。亦治虚热。

又方

天门冬

为散,酒服方寸匕,日三。一百日瘥。

骨髓冷疼痛,灸上廉七十壮,三里下三寸是穴。

腰痛第七 论一首 方十八首 导引法一首 针灸法七首

论曰:凡腰痛有五,一曰少阴,少阴肾也,十月万物阳气皆衰,是以腰痛;二曰风痹,风寒著腰,是以腰痛;三曰肾虚,役用伤肾,是以腰痛;四曰肾腰,坠堕伤腰,是以腰痛;五曰取寒,眠地地气所伤,是以腰痛,痛不止,引牵腰脊痛。

治肾脉逆小于寸口,膀胱虚寒,腰痛,胸中动,通四时用之,**杜仲酒**方。

杜仲 干姜各四两,一云干地黄 萆薢 羌活 天雄 蜀椒 桂心 芎䓖 防风 秦艽 乌头 细辛各三两 五加皮 石斛各五两 续断 栝楼根 地骨皮 桔梗 甘草各一两

上十九味,㕮咀,以酒四斗,渍四宿。初服五合,加至七八合下,日再。能治五种腰痛。

又方

桑寄生　牡丹皮　鹿茸　桂心

上四味，等分，治下筛。酒服方寸匕，日三。

又方

单服鹿茸与角，亦愈。

治肾虚腰痛方。

牡丹皮二分　萆薢　桂心　白术各三分

上四味，治下筛。酒服方寸匕，日三。亦可作汤服，甚良。

又方

牡丹皮　桂心各一两　附子二分

上三味，治下筛。酒服一刀圭，日再。甚验。

肾著之为病，其人身体重，腰中冷如水洗状，不渴，小便自利，食欲如故，是其证也。从作劳汗出，衣里冷湿，久久得之，腰以下冷痛，腹重如带五千钱，**肾著汤**主之方。

甘草二两　干姜三两　茯苓　白术各四两

上四味，㕮咀，以水五升，煮取三升。分三服，腰中即温《古今录验》名甘草汤。

肾著散方

桂心三两　白术　茯苓各四两　甘草　泽泻　牛膝　干姜各二两　杜仲三两

上八味，治下筛，为粗散。一服三方寸匕，酒一升，煮五六沸，去滓，顿服，日再。

治腰痛不得立方。

甘遂　桂心一作附子　杜仲　人参各二两

上四味，治下筛，以方寸匕纳羊肾中，炙之令熟，服之。

杜仲丸　补之方。

杜仲二两　石斛二分　干地黄　干姜各三分

上四味，末之，蜜丸如梧子。酒服二十丸，日再。

治腰痛并冷痹，**丹参丸**方。

丹参　杜仲　牛膝　续断各三两　桂心　干姜各二两

上六味，末之，蜜丸如梧子。服二十丸，日再夜一。禁如药法。

治腰痛方。

萆薢　杜仲　枸杞根各一斤

上三味，㕮咀，好酒三斗渍之，纳罂中，密封头，于铜器中煮一日，服之，无节度，取醉。

腰背痛者，皆是肾气虚弱，卧冷湿当风所得也，不时速治，喜流入脚膝，或为偏枯冷痹，缓弱疼重，若有腰痛挛脚重痹急，宜服**独活寄生汤**方在第八卷中

治腰脊苦痛不遂方。

大豆三斗，熬一斗，煮一斗，蒸一斗，酒六斗，瓮一口，蒸令极热，豆亦热，纳瓮中，封闭口，秋冬二七日，于瓮下作孔，出取，服五合，日夜二三服之。

又方

地黄花末，酒服方寸匕，日三。

又方

鹿角去上皮取白者，熬令黄，末之，酒服方寸匕，日三。特禁生鱼，余不禁。新者良，陈者不任服，角心中黄处亦不中服。大神良。

又方

羊肾作末,酒服二方寸匕,日三。

又方

三月三日收桃花,取一斗一升,井花水三斗,曲六升,米六斗,炊之一时酿熟,去糟。一服一升,日三服。若作食饮,用河水。禁如药法。大神良。

治丈夫腰脚冷不随,不能行方。

上醇酒三斗,水三斗,合著瓮中,温渍脚至膝,三日止。冷则瓮下常着灰火,勿使冷。手足烦者,小便三升,盆中温渍手足。

腰臀痛导引法。

正东坐,收手抱心,一人于前据蹑其两膝[29],一人后捧其头,徐牵令偃卧,头到地,三起三卧,止便瘥。

腰臀痛,宜针决膝腰勾画中青赤路脉[30],出血便瘥。

腰痛不得俯仰者,令患人正立,以竹柱地度至脐,断竹乃以度度背脊,灸竹上头处随年壮。灸讫,藏竹勿令人得知。

腰痛,灸脚跟上横纹中白肉际十壮,良。

又,灸足巨阳七壮,巨阳在外踝下。

又,灸腰目髎七壮,在尻上约左右是。

又,灸八髎及外踝上骨约中。

腰卒痛,灸穷骨上一寸七壮,左右一寸,各灸七壮。

补肾第八 论一首 方五十九首 灸法一首

论曰:补方通治五劳、六极、七伤虚损。五劳,五脏病;六极,六腑病;七伤,表里受病。五劳者,一曰志劳、二曰思劳、三曰忧劳、四曰心劳、五曰疲劳。六极者,一曰气极、二曰血极、三曰筋极、四曰骨极、五曰髓极、六曰精极。七伤者,一曰肝伤,善梦;二曰心伤,善忘;三曰脾伤,善饮;四曰肺伤,善痿;五曰肾伤,善唾;六曰骨伤,善饥;七曰脉伤,善嗽。凡远思强虑伤人,忧恚悲哀伤人,喜乐过度伤人,忿怒不解伤人,汲汲所愿伤人,戚戚所患伤人,寒暄失节伤人,故曰五劳、六极、七伤也。论伤甚众,且言其略,此方悉主之也。

建中汤 治五劳七伤,小腹急痛,膀胱虚满,手足逆冷,食饮苦吐酸痰呕逆,泄下少气,目眩耳聋,口焦,小便自利方。

胶饴半斤 黄芪 干姜 当归各三两 大枣十五枚 附子一两 人参 半夏 橘皮 芍药 甘草各二两

上十一味,㕮咀,以水一斗,煮取三升半,汤成下胶饴烊沸,分四服《深师》有桂心六两,生姜一斤,无橘皮、干姜。

建中汤 治虚损少气,腹胀内急,拘引小腹至冷不得屈伸,不能饮食,寒热头痛,手足逆冷,大小便难,或复下痢,口干,梦中泄精,或时吐逆,恍惚,面色枯瘁,又复微肿,百节疼痠方。

人参 甘草 桂心 茯苓 当归各二两 黄芪 龙骨 麦门冬各三两 大枣三十枚 芍药四两 附子一两 生地黄一斤 生姜六两 厚朴一两 饴糖八两

上十五味,㕮咀,以水一斗二升,煮取四升,去滓,纳饴糖。服八合,日三夜一。咳者,加生姜一倍。

建中汤 治五劳七伤，虚羸不足，面目黧黑，手足疼痛，久立腰疼，起则目眩，腹中悬急，而有绝伤，外引四肢方。

生姜 芍药 干地黄 甘草 芎䓖各五两 大枣三十枚

上六味，㕮咀，以水六升，渍一宿，明旦复以水五升合煮，取三升，分三服。药入四肢百脉似醉状，是效。无生姜，酒渍干姜二两一宿用之。常行此方，神妙。

大建中汤 治虚劳寒澼[31]，饮在胁下，决决有声，饮已如从一边下，决决然也，有头并冲皮起引两乳，内痛里急，善梦失精，气短，目𥆨𥆨，忽忽多忘方。

甘草二两 人参三两 半夏一升 生姜一斤 蜀椒二合 饴糖八两

上六味，㕮咀，以水一斗，煮取三升，去滓，纳糖消，服七合。里急拘引，加芍药、桂心各三两；手足厥，腰背冷，加附子一枚；劳者，加黄芪一两。

大建中汤 治五劳七伤，小腹急，脐下彭亨[32]，两胁胀满，腰脊相引，鼻口干燥，目暗𥆨𥆨，愦愦不乐，胸中气急，逆不下食饮；茎中策策痛[33]，小便黄赤，尿有余沥，梦与鬼神交通去精，惊恐虚乏方。

饴糖半斤 黄芪 远志 当归《千金翼》无 泽泻各三两 芍药 人参 龙骨 甘草各二两 生姜八两 大枣二十枚

上十一味，㕮咀，以水一斗，煮取二升半，汤成纳糖令烊。一服八合，消息又一服《深师》无饴糖、远志、泽泻、龙骨，有桂心六两，半夏一升，附子一枚。

凡男女因积劳虚损，或大病后不复常，苦四体沉滞，骨肉疼酸，吸吸少气，行动喘惙[34]，或少腹拘急，腰背强痛，心中虚悸，咽干唇燥，面体少色，或饮食无味，阴阳废弱，悲忧惨戚，多卧少起。久者积年，轻者百日，渐致羸削，五脏气竭，则难可复振，治之以**小建中汤**方。

甘草一两 桂心三两 芍药六两 生姜三两 大枣十二枚 胶饴一升

上六味，㕮咀，以水九升，煮取三升，去滓，纳胶饴。一服一升，日三。间三日，复作一剂，后可将诸丸散仲景云：呕家不可服。《肘后》云：加黄芪、人参各二两为佳。若患痰满及溏泻，可除胶饴。《胡洽方》有半夏六两，黄芪三两。《古今录验》名芍药汤。

前胡建中汤 治大劳虚劣，寒热呕逆，下焦虚热，小便赤痛，客热上熏，头痛目疼，骨肉痛，口干方。

前胡二两 黄芪 芍药 当归 茯苓 桂心各二两 甘草一两 人参 半夏各六分 白糖六两 生姜八两

上十一味，㕮咀，以水一斗二升，煮取四升，去滓，纳糖，分四服。

治虚劳里急诸不足，**黄芪建中汤**方。

黄芪 桂心各三两 甘草二两 芍药六两 生姜三两 大枣十二枚 饴糖一升

上七味，㕮咀，以水一斗，煮取二升，去滓，纳饴令消。温服一升，日三。间日可作。呕者，倍生姜；腹满者，去枣，加茯苓四两，佳仲景、《古今录验》并同。深师治虚劳腹满，食少，小便多者，无饴糖，有人参二两，半夏二升。又，治大虚不足，小腹里急劳，寒拘引脐，气上冲胸，短气，言语谬误，不能食，吸吸气乏闷乱。《必效方》治虚劳，下焦虚冷，不甚渴，小便数者，有人参、当归各二两；若失精，加龙骨、白蔹各一两。《古今录验》治虚劳里急，小腹急痛，气引胸胁痛，或心痛短气者，以干姜代生姜，加当归四两。

黄芪汤 治虚劳不足，四肢烦疼，不欲食，食即胀，汗出方。

黄芪 芍药 桂心 麦门冬各三两 五味子 甘草 当归 细辛 人参各一两 大枣二十枚 前胡六两 茯苓四两 生姜 半夏各八两

上十四味，㕮咀，以水一斗四升，煮取三升。每服八合，日二服《深师方》治虚乏，四肢沉重，或口干，吸吸少气，小便利，诸不足者，无麦门冬、五味子、细辛、前胡，有桑螵蛸一十枚，治丈夫虚劳风冷少损，或大病后未平复，而早牵劳腰背强直，脚中疼弱，补诸不足者，无五味子、细辛，有远志、橘皮各二两，蜀椒一两，乌头三枚。小品方治虚劳少气，小便过多者，无五味子、细辛、人参、前胡、茯苓、半夏、有黄芩一两，地黄二两，以水九升，煮取三升。治虚劳，胸中客气，寒冷癖痞，宿食不消，吐噫，胁间水气，或流饮肠鸣，食不生肌肉，头痛上重下轻，目䀮䀮忽忽，去来躁热，卧不得安，小腹急，小便赤余沥，临事不起，阴下湿，或小便白浊，伤多者，无麦门冬、五味子、当归、细辛、前胡、茯苓、半夏，有厚朴二两。《胡洽方》治五脏内伤者，无麦门冬、五味子、当归、细辛、前胡、茯苓，名大黄芪汤。《延年秘录方》主补虚损，强肾气者，无麦门冬、五味子、细辛、前胡，有防风、芎䓖各三两。

乐令黄芪汤　治虚劳少气，胸心淡冷，时惊惕，心中悸动，手脚逆冷，体常自汗，补诸不足，五脏六腑虚损，肠鸣风湿，荣卫不调百病，又治风里急方。

黄芪　人参　橘皮　当归　桂心　细辛　前胡　芍药　甘草　茯苓　麦门冬各一两　生姜五两　半夏二两半　大枣二十枚

上十四味，㕮咀，以水二斗，煮取四升。一服五合，日三夜一服《深师方》无橘皮、细辛、前胡、甘草、麦门冬，有乌头三两，蜀椒二两，远志二两。《胡洽》、《崔氏方》有蜀椒一两、乌头五枚。崔氏名乐令大黄芪汤。

治虚劳损羸乏，咳逆短气，四肢烦疼，腰背相引痛，耳鸣，面黧黯，骨间热，小便赤黄，心悸目眩，诸虚乏，**肾沥汤**方。

羊肾一具　桂心一两　人参　泽泻　甘草　五味子　防风　芎䓖　黄芪　地骨皮　当归各二两　茯苓　玄参　芍药　生姜各四两　磁石五两

上十六味，㕮咀，以水一斗五升，先煮肾取一斗，去肾入药，煎取三升，分三服，可常服之。《广济方》治虚劳百病者，无人参、甘草、芎䓖、当归、芍药、生姜、玄参，有苁蓉三两，牛膝、五加皮各二两。《胡洽》治大虚伤损，梦寤惊悸，上气肩息，肾中风湿，小腹里急，引腰脊，四肢常苦寒冷，大小便涩利无常，或赤或白，足微肿，或昏僻善忘者，无泽泻、防风、黄芪、玄参、磁石、地骨皮，有黄芩一两，麦门冬、干地黄、远志各三两，大枣二十枚。《崔氏》治肾脏虚劳所伤，补益者，无芎䓖、玄参、磁石、地骨，有黄芩、远志各二两，干地黄三两，麦门冬四两，大枣二十枚。治五劳六极，八风十二痹，补诸不足者，无泽泻，甘草、五味子、防风、芍药、生姜、玄参、地骨，有附子、牡丹皮各一两，干地黄一两半，牡荆子、菖蒲、桑螵蛸各二两。《经心录》治肾气不足，耳无所闻者，无泽泻、甘草、五味子、防风、黄芪、芍药、生姜、玄参、地骨，有附子、牡丹皮、牡荆子各一两，干地黄三两，大枣十五枚，名羊肾汤。《近效方》除风下气，强腰脚，明耳目，除痰饮，理荣卫，永不染时疾诸风著，无当归、芍药、磁石，有独活、牛膝各一两半，麦门冬二两，丹参五两，为煮散，都分二十四贴，每贴入生姜一分，杏仁十四枚，水三升，煮取一升。

又方

羖羊肾[35]一具，切，去脂，以水一斗六升，煮取一斗三升　大枣二十枚　桑白皮六两　黄芪　五味子　苁蓉　防风　秦艽　泽泻　巴戟天　人参　桂心　薯蓣　丹参　远志　茯苓　细辛　牛膝各三两　石斛　生姜各五两　杜仲　磁石各八两

上二十二味，㕮咀，纳肾汁中，煮取三升。分三服，相去如人行五里，再服。

增损肾沥汤　治大虚不足，小便数，嘘吸，焦熇[36]引饮，膀胱满急。每年三伏中常服此三剂，于方中商量用之。

羊肾一具　人参　石斛　麦门冬　泽泻　干地黄　栝楼根　地骨皮各四两　远志　生姜　甘草　当归　桂心　五味子　桑白皮一作桑寄生　茯苓各二两　大枣三十枚

上十七味，㕮咀，以水一斗五升，先煮肾，取一斗二升，去肾纳药，煮取三升，去滓，分三服《小品方》无石斛、栝楼、地骨、桑皮、茯苓，有芎䓖、黄连、龙骨各二两，螵蛸二十枚。又治肾气不足，消渴引饮，小便过多，腰背疼痛者，无石斛、栝楼、地骨、桑白皮、甘草，有芎䓖二两，黄芩、芍药各一两，桑螵蛸二十

枚,鸡肶胵黄皮一两。《崔氏》治脏损虚劳,李子豫增损者,无石斛、栝楼、地骨、桑白皮,有黄芪、黄芩、芍药、防风各二两。

治左胁气冲膈上满,头上有风如虫行,手中顽痹,鼻塞,脚转筋,伸缩不能,两目时肿痛方。

猪肾一具 防风 芎䓖 橘皮 泽泻 桂心 石斛各一两 生姜 丹参 茯苓 通草 半夏各二两 干地黄三两

上十三味,㕮咀,以水一斗半,煮肾,减三升,去肾下药,煮取二升七合,去滓,分三服。

五补汤 治五脏内虚竭,短气,咳逆伤损,郁邑不足[37],下气通津液方。

桂心 甘草 五味子 人参各二两 麦门冬 小麦各一升 枸杞根白皮一斤 薤白一斤 生姜八两 粳米三合

上十味,㕮咀,以水一斗二升,煮取三升。每服一升,日三。口燥者,先煮竹叶一把,水减一升,去叶,纳诸药煮之《千金翼》无生姜。

凝唾汤 治虚损短气,咽喉凝唾不出,如胶塞喉方。

茯苓 人参各半两 前胡三两 甘草一两 大枣三十枚 麦门冬五两 干地黄 桂心 芍药各一两

上九味,㕮咀,以水九升,煮取三升,分温三服一名茯苓汤。

补汤方。

防风 桂心各二两 车前子二两 五加皮三两 丹参 鹿茸 巴戟天 干地黄 枸杞皮各五两

上九味,㕮咀,以水八升,煮取三升,去滓,分三服。

人参汤 治男子五劳七伤,胸中逆满,害食[38],乏气呕逆,两胁下胀,少腹急痛,宛转欲死,调中平脏,理绝伤方。

人参 麦门冬 当归 芍药 甘草 生姜 白糖各二两 前胡 茯苓 蜀椒 五味子 橘皮各一两 桂心二两 大枣十五枚 枳实三两

上十五味,㕮咀,取东流水一斗半,渍药半日,用三岁陈芦梢以煎之,取四升,纳糖,复上火煎令十沸。年二十以上,六十以下,一服一升;二十以下,六十以上,服七八合;虽年盛而久羸者,亦服七八合,日三夜一。不尔,药力不接,则不能救病也。要用劳水、陈芦,不则水强火盛猛,即药力不出也。贞观初,有人久患羸瘦殆死,余处此方一剂则瘥,如汤沃雪,所以录记之。余方皆尔,不能一一具记。

内补散 治男子五劳六绝,其心伤者,令人善惊,妄怒无常;其脾伤者,令人腹满喜噫,食竟欲卧,面目萎黄;其肺伤者,令人少精,腰背痛,四肢厥逆;其肝伤者,令人少血面黑;其肾伤者,有积聚,少腹腰背满痹,咳唾,小便难。六绝之为病,皆起于大劳脉虚,外受风邪,内受寒热,令人手足疼痛,膝以下冷,腹中雷鸣,时时泄痢,或闭或痢,面目肿,心下愦愦不欲语,憎闻人声方。

干地黄五分 巴戟天半两 甘草 麦门冬 人参 苁蓉 石斛 五味子 桂心 茯苓 附子一两半 菟丝子 山茱萸各五分 远志半两 地麦五分

上十五味,治下筛。酒服方寸匕,日三,加至三匕。无所禁。

石斛散 治大风,四肢不收,不能自反覆,两肩中疼痛,身重胫急筋肿,不可以行,时寒时热,足踹如似刀刺,身不能自任。此皆得之饮酒,中大风露,卧湿地,寒从下入,腰以下冷,不足无气,子精虚,众脉寒,阴下湿,茎消[39],令人不乐,恍惚时悲。此方除风、轻身、益气、明目、强阴,令人有子,补不足方。

石斛十分 牛膝二分 附子 杜仲各四分 芍药 松脂 柏子仁 石龙芮 泽泻 萆薢 云母粉 防风 山茱萸 菟丝子 细辛 桂心各三分

上十六味,治下筛。酒服方寸匕,日再。阴不起,倍菟丝子、杜仲;腹中痛,倍芍药;膝中疼,倍牛膝;背痛,倍萆薢;腰中风,倍防风;少气,倍柏子仁;蹶不能行,倍泽泻。随病所在,倍三分,亦可为丸,以枣膏丸如梧子,酒服七丸。

肾沥散 治虚劳百病方。

羖羊肾一具,阴干 茯苓一两半 五味子 甘草 桂心 巴戟天 石龙芮 牛膝 山茱萸 防风 干姜 细辛各一两 人参 石斛 丹参 苁蓉 钟乳粉 附子 菟丝子各五分 干地黄二两

上十二味,治下筛,令钟乳粉和搅,更筛令匀。平旦清酒服方寸匕,稍加至二匕,日再。

肾沥散 治男子五劳七伤,八风十二痹,无有冬夏,悲忧憔悴,凡是病皆须服之方。

羊肾一具,阴干 厚朴 五味子 女萎 细辛 芍药 石斛 白蔹 茯苓 干漆 矾石 龙胆 桂心 芎䓖 苁蓉 蜀椒 白术 牡荆子 菊花 续断 远志 人参 黄芪 巴戟天 泽泻 萆薢 石龙芮 黄芩 山茱萸各一两 干姜 附子 防风 菖蒲 牛膝各一两半 桔梗二两半 薯蓣 秦艽各二两

上三十七味,治下筛。酒服方寸匕,日三。忌房室。

又方

石龙芮 续断 桔梗 干姜 山茱萸 菖蒲 茯苓各二两 蜀椒 芍药 人参 龙胆 女萎 厚朴 细辛 巴戟天 萆薢 附子石斛 黄芪 芎䓖 白蔹 乌头 天雄 桂心 肉苁蓉各一两半 秦艽 五味子 白术 礜石一作矾石 牡荆子 菊花 牛膝各一两 远志二两半 羊肾一具,阴干 薯蓣一两半 干漆三两

上三十六味,治下筛。酒服方寸匕,日三此方比前方无泽泻、黄芩、防风,有乌头、天雄各一两半,余并同。

薯蓣散 补丈夫一切病,不能具述方。

薯蓣 牛膝 菟丝子各一两 苁蓉一两 巴戟天 杜仲 续断各一两,一方用远志 五味子二分 荆实一两,一方用枸杞子 山茱萸一分,一方用防风 茯苓一两,一方用茯神 蛇床仁二分。

上十二味,治下筛。酒服方寸匕,日二夜一。惟禁醋、蒜,自外无忌。服后五夜知觉,十夜力生,十五夜力壮如盛年,二十夜力倍。若多忘加远志、茯苓;体涩,加柏子仁。服三两剂益肌肉。亦可丸,一服三十丸,日二夜一。以头面身,体暖为度。其药和平不热,调五脏,久服健力不可当,妇人服者,面生五色。

治五劳六极七伤虚损方。

苁蓉 续断 天雄 阳起石 白龙骨各七分 五味子 蛇床子 干地黄 牡蛎 桑寄生 天门冬 白石英各二两 车前子 地肤子 韭子 菟丝子各五合 地骨皮八分

上十七味,治下筛。酒服方寸匕,日三服。

补五劳方

五月五日采五加茎,七月七日采叶,九月九日取根,治下筛。服方寸匕,日三。长服去风劳妙。

地黄散 主益气,调中补绝,令人嗜食,除热方。

生地黄三十斤,细切曝干,取生者三十斤捣取汁,渍之,令相得,出曝干,复如是九反曝,

捣末。酒服方寸匕,食后服,勿令绝。

钟乳散 治五劳七伤,虚羸无气力,伤极方。

钟乳六两,无问粗细,以白净无赤黄黑为上,铜铛中可盛三两汁,并取粟粗糠二合许纳铛中,煮五六沸,乃纳乳煮,水欲减,添之如故,一晬[40]时出,以暖水净淘之,曝干,玉鎚研不作声止,重密绢水下澄取之用 铁精一两 鹿角一两,白者 蛇床仁三两 人参 磁石 桂心 僵蚕 白马茎别研 硫黄别研 石斛各一两

上十一味,末之,以枣膏和捣三千杵。酒服三十丸如梧子,日再。慎房及生冷、醋滑、鸡、猪、鱼、陈败。

寒食钟乳散 治伤损乏少气力,虚劳百病,令人丁强饮食,去冷风方在第十七卷“气极篇”中。

三石散 主风劳毒冷,百治不瘥,补虚方。

钟乳 紫石英 白石英各五分 人参 栝楼根 蜀椒 干姜 附子 牡蛎 桂心 杜仲 细辛 茯苓各十分 白术 桔梗 防风各五分

上十六味,治下筛。酒服方寸匕,日三。行十数步至五十步以上服此大佳,少年勿用之。自余补方,通用老少,皆宜冬服之《千金翼》名更生散,用赤石脂,不用紫石英、蜀椒、杜仲、茯苓为十三味。

黄帝问五劳七伤于高阳负,高阳负曰:一曰阴衰,二曰精清,三曰精少,四曰阴消,五曰囊下湿,六曰腰一作胸胁苦痛,七曰膝厥痛冷不欲行,骨热,远视泪出,口干,腹中鸣,时有热,小便淋沥,茎中痛,或精自出。有病如此,所谓七伤。一曰志劳,二曰思劳,三曰心劳,四曰忧劳,五曰疲劳,此谓五劳。黄帝曰:何以治之?高阳负曰:**石韦丸**主之方。

石韦 蛇床子 肉苁蓉 山茱萸 细辛 礜石 远志 茯苓 泽泻 柏子仁 菖蒲 杜仲 桔梗 天雄 牛膝 续断 薯蓣各二两 赤石脂 防风各三两

上十九味,末之,枣膏若蜜和丸。酒服如梧子三十丸,日三。七日愈,二十日百病除,长服良。《崔氏》无礜石、茯苓、泽泻、桔梗、薯蓣,有栝楼根二两半,云白水候方。

五补丸 治肾气虚损,五劳七伤,腰脚酸疼,肢节苦痛,目暗𥊺𥊺,心中喜怒[41],恍惚不定,夜卧多梦,觉则口干,食不得味,心常不乐,多有恚怒,房室不举,心腹胀满,四体疼痹,口吐酸水,小腹冷气,尿有余沥,大便不利,方悉主之。久服延年不老,四时勿绝,一年万病除愈方。

人参 五加皮 五味子 天雄 牛膝 防风 远志 石斛 薯蓣 狗脊各四分 苁蓉 干地黄各十二分 巴戟天六分 茯苓 菟丝子各五分 覆盆子 石龙芮各八分 萆薢 石南 蛇床子 白术各二分 天门冬七分 杜仲六分 鹿茸十五分

上二十四味,末之,蜜丸如梧子。酒服十丸,日三。有风加天雄、芎䓖、当归、黄芪、五加皮、石南、茯神、独活、柏子仁、白术各三分;有气加厚朴、枳实、橘皮各三分;冷加干姜、桂心、吴茱萸、附子、细辛、蜀椒各三分;泄精加韭子、白龙骨、牡蛎、鹿茸各三分;泄痢加赤石脂、龙骨、黄连、乌梅肉各三分。春依方服,夏加地黄五分,黄芩三分,麦门冬四分,冷则去此,加干姜、桂心、蜀椒各三分,若不热不寒,亦不须增损,直尔服之。三剂以上,即觉庶事悉佳。慎醋、蒜、脍、陈臭、大冷、醉吐,自外百无所慎。稍加至三十丸,不得增,常以此为度。

治诸虚劳百损,**无比薯蓣丸**方。

薯蓣二两 苁蓉四两 五味子六两 菟丝子 杜仲各三两 牛膝 泽泻 干地黄 山茱萸 茯神一作茯苓 巴戟天 赤石脂各一两

上十二味，末之，蜜丸如梧子。食前以酒服二十丸至三十丸，日再。无所忌，惟禁醋蒜、陈臭之物。服之七日后令人健，四体润泽，唇口赤，手足暖，面有光悦，消食，身体安和，音声清明，是其验也。十日后，长肌肉，其药通中入脑鼻，必酸疼，勿怪。若求大肥，加燉煌[42]石膏二两；失性健忘，加远志一两；体少润泽，加柏子仁一两《古今录验》有白马茎二两，共十六味，治丈夫五劳七伤，头痛目眩，手足逆冷，或烦热有时，或冷痹肩疼，腰髋不随，食虽多不生肌肉，或少食而胀满，体涩无光泽，阳气衰绝，阴气不行。此药能补十二经脉，起阴阳，通内制外，安魂定魄，开三焦，破积气，厚肠胃，销五痞邪气，除心内伏热，强筋练骨，轻身明目，除风去冷，无所不治，补益处广，常须服饵为佳，七十老人服之尚有非常力，况少者乎！

大薯蓣丸 主男子女人虚损伤绝，头目眩，骨节烦痛，饮食微少，羸瘦百病方。

薯蓣 人参 泽泻 附子各八分《古今录》作茯苓 黄芩 天门冬 当归各十分 桔梗 干姜 桂心各四分 干地黄十分 白术 芍药 白蔹《古今录》作防风 石膏 前胡各三分 干漆 杏仁 阿胶各二分

五味子十六分 大豆卷五分，《古今录》作黄芪 甘草二十分 大枣一百枚 大黄六分

上二十四味，末之，蜜和枣膏，捣三千杵，丸如梧子。酒服五丸，日三，渐增至十丸张仲景无附子、黄芩、石膏、干漆、五味子、大黄，有神曲十分，芎䓖、防风各六分，茯苓三分，丸如弹丸。每服一丸，以一百丸为剂。

肾气丸 治虚劳，肾气不足，腰痛阴寒，小便数，囊冷湿，尿有余沥，精自出，阴痿不起，忽忽悲喜方。

干地黄八分 苁蓉六分 麦门冬 远志 防风 干姜 牛膝 地骨皮 萎蕤 薯蓣 石斛 细辛 甘草 附子 桂心 茯苓 山茱萸各四分 钟乳粉十分 羖羊肾一具

上十九味，末之，蜜丸。以酒服如梧子十五丸，日三，稍加至三十丸《古今录验》无远志、防风、干姜、牛膝、地骨、萎蕤、甘草、钟乳，有狗脊一两，黄芪四两，人参三两，泽泻、干姜各二两，大枣一百枚。

肾气丸 主男子妇人劳损虚羸，伤寒冷乏少，无所不治方。

石斛二两 紫菀 牛膝 白术各五分 麻仁一分 人参 当归 茯苓 芎䓖 大豆卷 黄芩 甘草各六分 杏仁 蜀椒 防风 桂心 干地黄各四分 羊肾一具

上十八味，末之，蜜丸。酒服如梧子十丸，日再，渐增之一方有苁蓉六分。

肾气丸 胜胡公肾气丸及五石丸方。

干地黄 茯苓 玄参各五两 山茱萸 薯蓣 桂心 芍药各四两 附子三两 泽泻四两

上九味，末之，蜜丸。酒服如梧子二十丸，加至三十丸，以知为度《千金翼》有牡丹皮四两，为十味。

八味肾气丸 治虚劳不足，大渴欲饮水，腰痛，小腹拘急，小便不利方。

干地黄八两 山茱萸 薯蓣各四两 泽泻 牡丹皮 茯苓各三两 桂心 附子各二两

上末之，蜜丸如梧子。酒下十五丸，日三，加至二十五丸仲景云：常服去附子，加五味子。姚公云：加五味子三两，苁蓉四两。张文仲云：五味子、苁蓉各四两。《肘后方》云：地黄四两，附子、泽泻各一两，余各二两。

肾气丸 主肾气不足，羸瘦日剧，吸吸少气，体重，耳聋眼暗，百病方。

桂心四两 干地黄一斤 泽泻 薯蓣 茯苓各八两 牡丹皮六两 半夏二两

上七味，末之，蜜丸如梧子大。酒服十丸，日三。

黄芪丸 治五劳七伤诸虚不足，肾气虚损目视䀮䀮，耳无所闻方。

黄芪 干姜 当归 羌活一作白术 芎䓖 甘草 茯苓 细辛 桂心 乌头 附子

防风　人参　芍药　石斛　干地黄　苁蓉各二两　羊肾一具　枣膏五合

上十九味，末之，以枣膏与蜜为丸。酒服如梧子十五丸，日二，加之三十丸一方无干姜、当归、羌活、芎䓖，只十四味。《古今录验》无羊肾，有羌活、钟乳、紫石英、石硫黄、赤石脂、白石脂、矾石各二分，名五石黄芪丸。

黄芪丸　疗虚劳方。

黄芪　鹿茸　茯苓　乌头　干姜各三分　桂心　芎䓖　干地黄各四分　白术　菟丝子　五味子　柏子仁　枸杞白皮各五分　当归四分　大枣三十枚

上十五味，末之，蜜丸如梧子。旦酒服十丸，夜十丸　以知为度。禁如药法。

神化丸　主五劳七伤，气不足，阴下湿痒或生疮，小便数，有余沥，阴头冷疼，失精自出，少腹急，绕脐痛，膝重不能久立，目视漠漠，见风泪出，胫酸，精气衰微，卧不欲起，手足厥冷，调中利食方。

苁蓉　牛膝　薯蓣各六分　山茱萸　续断　大黄各五分　远志　泽泻　天雄　人参　柏子仁　防风　石斛　杜仲　黄连　菟丝子　栝楼根　白术　甘草　礜石　当归各一两　桂心　石南　干姜　萆薢　茯苓　蛇床子　细辛　赤石脂　菖蒲　芎䓖各二两

上三十一味，末之，蜜丸梧子大。酒服五丸，日三，加至二十丸。

三仁九子丸　主五劳七伤补益方。

酸枣仁　柏子仁　薏苡仁　菟丝子，菊花子　枸杞子　蛇床子　五味子　菴蕳子　地肤子　乌麻子　牡荆子　干地黄　薯蓣　桂心各二两　苁蓉三两

上十六味，末之，蜜丸如梧子。酒服二十丸，日二夜一。

填骨丸　主五劳七伤，补五脏，除万病方。

石斛　人参　巴戟天　当归　牡蒙　石长生　石韦　白术　远志　苁蓉　紫菀　茯苓　干姜　天雄　蛇床子　柏子仁　五味子　牛膝　牡蛎　干地黄　附子　牡丹　甘草　薯蓣　阿胶各二两　蜀椒三两

上二十六味，末之，白蜜和丸如梧子大。酒服三丸，日三。

通明丸　主五劳七伤六极，强力行事举重，重病后骨髓未满房室，所食不消，胃气不平方。

麦门冬三斤　干地黄　石韦各一斤　紫菀　甘草　阿胶　杜仲　五味子　肉苁蓉　远志　茯苓　天雄各半斤

上十二味，末之，蜜丸如梧子。食上饮若酒服十丸，日再，加至二十丸。

补虚益精大通丸　主五劳七伤百病方。

干地黄八两　天门冬　干姜　当归　石斛　肉苁蓉　白术　甘草　芍药　人参各六两　麻子仁半两　大黄　黄芩各五两　蜀椒三升　防风四两　紫菀五两　茯苓　杏仁各三两　白芷一两

上十九味，末之，白蜜枣膏丸如弹子。空腹服一丸，日三，日效。

赤石脂丸　主五劳七伤，每事不如意，男子诸疾方。

赤石脂　山茱萸各七分　防风　远志　栝楼根　牛膝　杜仲　薯蓣各四分　蛇床仁六分　柏子仁　续断　天雄　菖蒲各五分　石韦二分　肉苁蓉二分

上十五味，末之，蜜枣膏和丸如梧子。空腹服五丸，日三，十日知。久服不老，加菟丝子四分佳。

鹿角丸　补益方。

鹿角　石斛　薯蓣　人参　防风　白马茎　干地黄　菟丝子　蛇床子各五分　杜仲　泽泻　山茱萸　赤石脂　干姜各四分　牛膝　五味子　巴戟天各六分　苁蓉七分　远志　石龙芮各三分　天雄二分

上二十一味，末之。酒服如梧子三十丸，日二。忌米醋一方无干姜、五味子。

治五脏虚劳损伤，阴痹，阴下湿痒或生疮，茎中痛，小便余沥，四肢虚吸，阳气绝，阳脉伤，**苁蓉补虚益气**方。

苁蓉　薯蓣各五分　远志四分　蛇床子　菟丝子各六分　五味子　山茱萸各七分　天雄八分　巴戟天十分

上九味，末之，蜜丸如梧子。酒服二十丸，日二服，加至二十五丸。

治五劳七伤六极，脏腑虚弱，食欲不下，颜色黧黯，八风所伤，**干地黄丸**[43]补虚益气，能食资颜色，长阳方。

干地黄七分　蛇床子六分　远志十分　茯苓七分　苁蓉十分　五味子四分　麦门冬五分　杜仲十分　阿胶八分　桂心五分　天雄七分　枣肉八分　甘草十分

上十三味，末之，蜜丸如梧子。酒下二十丸，日再，加至三十丸。常服尤佳。

治虚劳不起，囊下痒，汗出，小便淋沥，茎中数痛，尿时赤黄，甚者失精，剧苦溺血，目视𥆧𥆧，得风泪出，茎中冷，精气衰，两膝肿，不能久立，起则目眩，补虚方。

蛇床子　细辛　天雄　大黄　杜仲　柏子仁　菟丝子　茯苓　防风　萆薢　菖蒲　泽泻各四两　栝楼根三分　桂心　苁蓉　薯蓣　山茱萸　蜀椒　石韦　白术各三分　远志　牛膝各六分

上二十二味，末之，蜜丸如梧子。酒服十五丸，日再，渐加至五十丸。十五日身体轻，三十日聪明，五十日可御五女。

覆盆子丸　主五劳七伤羸瘦，补益，令人充健方。

覆盆子十二分　苁蓉　巴戟天　白龙骨　五味子　鹿茸　茯苓　天雄　续断　薯蓣　白石英各十分　干地黄八分　菟丝子十二分　蛇床子五分　远志　干姜各六分

上十六味，末之，蜜丸如梧子。酒服十五丸，日再，细细加至三十丸。慎生冷、陈臭《张文仲方》无龙骨、鹿茸、天雄、续断、石英，有石斛、白术、桂心、枸杞子、人参、柏子仁、泽泻各六分，牛膝四分，山茱萸五分，赤石脂、甘草各八分，细辛四分。

治五劳七伤虚羸，无气力，伤极方。

菟丝子　五味子各二两　蛇床子一两

上三味，末之，蜜丸如梧子。一服三丸，日三。禁如常法。

补益方。

干漆　柏子仁　山茱萸　酸枣仁各四分

上四味，末之，蜜丸如梧子大。服二七丸，加至二十丸，日二。

曲囊丸　治风冷，补虚弱，亦主百病方。

干地黄　蛇床子　薯蓣　牡蛎　天雄　远志　杜仲　鹿茸　五味子　桂心　鹿衔草　石斛　车前子　菟丝子　雄鸡肝　肉苁蓉　未连蚕蛾

上十七味，各等分，欲和，任意捣末，蜜丸如小豆大。酒服三丸，加至七丸，日三夜一。禁如常法。须常有药气，大益人。服药十日以后，少少得强。

翟平世治五劳七伤方。

钟乳粉　萆薢各一分　干姜三分，一作干地黄　巴戟天　菟丝子　苁蓉各二分上六味，末之，蜜丸如梧子。酒服七丸，日三。服讫，行百步，服酒三合，更行三百步，胸中热定，即食干饭，牛、羊、兔肉任为羹，去肥腻，余不忌。

明目益精，长志倍力，久服长生耐老方。

远志　茯苓　细辛　木兰　菟丝子　续断　人参　菖蒲　龙骨　当归　芎䓖　茯神

上十二味，各五分，末之，蜜丸如梧子。服七丸至十丸，日二夜一，满三年益智。

磁石酒　疗丈夫虚劳冷，骨中疼痛，阳气不足，阴下疥一作痛热方。

磁石　石斛　泽泻　防风各五两　杜仲　桂心各四两　桑寄生　天雄　黄芪　天门冬各三两　石南二两　狗脊八两

上十二味，㕮咀，酒四斗浸之。服三合，渐加至五合，日再服。亦可单渍磁石服之。

石英煎　主男子女人五劳七伤，消枯羸瘦，风虚痼冷，少气力，无颜色，不能动作，口苦咽燥，眠中不安，恶梦惊惧，百病方。

紫石英　白石英各一斤，碎如米，以醇酒九升，铜器中微火煎取三升，以竹篦搅，勿住手，去滓澄清　干地黄一斤　石斛五两　柏子仁　远志各一两　茯苓　人参　桂心　干姜　白术　五味子　苁蓉　甘草　天雄　白芷　细辛　芎䓖　黄芪　山茱萸　麦门冬　防风　薯蓣各二两　白蜜三升　酥一升　桃仁三升

上二十四味，治下筛，纳煎中，如不足，加酒取足为限，煎之令可丸，丸之。酒服三十丸，如梧子，日三，稍加至四十丸为度。无药者可单服煎。令人肥白充实。

麋角丸方

取当年新角连脑顶者为上，看角根有斫痕处亦堪用，退角根下平者，是不堪。诸麋角丸方，凡有一百一十方，此特出众方之外，容成子羔服而羽化[44]。夫造此药，取角五具，或四具、三具、两具、一具为一剂，先去尖一大寸，即各长七八寸，取势截断，量把镑得，即于长流水中以竹器盛悬，浸可十宿。如无长流水处，即于净盆中满著水浸，每夜易之，即将出，削去皱皮，以利镑[45]镑取白处至心即止，以清粟米泔浸之，经两宿，初经一宿即干，握去旧水，置新绢。上曝干，净择去恶物粗骨皮及镑不匀者，即以无灰美酒于大白瓷器中经浸两宿，其酒及器物随药多少，其药及酒俱入净釜中，初武火煮一食久后，即又著火微煎，如蟹目沸，以柳木篦长四尺、阔三指徐搅之，困即易人，不得住，时时更添美酒，以成煎为度，煎之皆须平旦下手，不得经两宿，仍看屑消似稀胶，即以牛乳五大升，酥一斤，以次渐下后药。

秦艽　人参　甘草　肉苁蓉　槟榔　麋角一条，炙令黄为散，与诸药同制之　通草　菟丝子酒浸两宿，待于别捣之，各一两

上捣为散，如不要补，即不须此药共煎，又可一食时候，药似稠粥即止火，少时歇热气，即投诸药散相合，搅之相得，仍待少时渐稠堪作丸，即以新器中盛之，以众手一时丸之如梧子大，若不能众手丸，旋暖渐丸亦得，如粘手，着少酥涂手。其服法：空腹取三果浆以下之，如无三果浆，酒下亦得，初服三十丸，日加一丸，至五十丸为度，日二服。初服一百日内，忌房室，服经一月，腹内诸疾自相驱逐，有微痢勿怪，渐后多泄气，能食，明耳目，补心神，安脏腑，填骨髓，理腰脚，能久立，发白更黑，儿老还少。其患气者，加枳实、青木香，准前各一大两。若先曾服丹石等药，即以三黄丸食上压令宣泄。如饮酒，食面口干，鼻中气粗，眼涩，即以蜜浆饮之，即止。如不止，加以三黄丸使微利，诸如此，一度发动已后方使调畅。服至二百日，面皱自展光泽。一年，齿落更生，强记，身轻若风，日行数百里；二年，常令人肥饱少食，七十以上却成后生；三年，肠作筋髓，预见未明；四年，常饱不食，自见仙人。三十以下服之不辍，颜一定。其药合之时须净室中，不得令鸡犬、女人、孝子等见。妇人服之亦佳。

五脏虚劳，小腹弦急胀热，灸肾俞五十壮，老小损之。若虚冷，可至百壮，横三间寸灸之。

卷第二十　膀胱腑

膀胱腑脉论第一

论曰：膀胱者，主肾也，耳中是其候也。肾合气于膀胱，膀胱者，津液之腑也，号水曹掾[46]，名玉海，重九两二铢，左回叠积，上下纵，广九寸，受津液九升九合，两边等，应二十四气。鼻空[47]在外，膀胱漏泄。

黄帝曰：夫五脏各一名一形，肾乃独两，何也？　岐伯曰：膀胱为腑有二处，肾亦二形，应腑有二处。脏名一，腑名二，故五脏六腑也。一说肾有左右，而膀胱无二。今用当以左肾合膀胱，右肾合三焦。

左手关后尺中阳绝者，无膀胱脉也。病苦逆冷，妇人月使不调，王月则闭，男子失精，尿有余沥，刺足少阴经治阴，在足内踝下动脉是也。

右手关后尺中阳绝者，无子户脉也。病苦足逆寒，绝产，带下无子，阴中寒，刺足少阴经治阴。

左手关后尺中阳实者，膀胱实也。病苦逆冷，胁下邪气相引痛，刺足太阳经治阳，在足小趾外侧本节后陷中。

右手关后尺中阳实者，膀胱实也。病苦少腹满，腰痛，刺足太阳经治阳。病先发于膀胱者，背膂筋痛，小便闭，五日之肾，少腹腰脊痛，胫酸；一日之小肠，胀；一日之脾，闭塞不通，身痛体重；二日不已，死，冬鸡鸣，夏下晡一云日夕。

膀胱病者，少腹偏肿而痛，以手按之，则欲小便而不得，肩上热，若脉陷，及足小趾外侧及胫踝后皆热。若脉陷，取委中。

膀胱胀者，少腹满而气癃。

肾前受病，传于膀胱。肾咳不已，咳则遗尿。

厥气客于膀胱，则梦游行。

肾应骨，密理厚皮者，三焦、膀胱厚；粗理薄皮者，三焦、膀胱薄；腠理疏者，三焦、膀胱缓；急皮而无毫毛者，三焦、膀胱急；毫毛美而粗者，三焦、膀胱直；稀毫毛者，三焦、膀胱结也。

扁鹊云：六腑有病彻面形，肾、膀胱与足少阴、大阳为表里，膀胱总通于五脏，所以五脏有疾即应膀胱，膀胱有疾即应胞囊。伤热则小便不通，膀胱急，尿苦黄赤；伤寒则小便数，清白，或发石水，根在膀胱，四肢小，其腹独大也方在《治水篇》中。

骨绝不治，齿黄落，十日死。

足太阳之脉，起于目内眦，上额，交巅上。其支者，从巅至耳上角。其直者，从巅入络脑，还出别下项，循肩髆内，挟脊抵腰中，入循膂，络肾，属膀胱。其支者，从腰中下会于后阴，下贯臀，入腘中。其支者，从髆内左右别下贯胂[48]一作髋，过髀枢，循髀外后廉，下合腘中，以下贯踹内，出外踝之后，循京骨，至小趾外侧。是动则病冲头痛，目似脱，项似拔，脊痛，腰似折，髀不可以曲一作回，腘如结，腨如裂，是为踝厥。是主筋所生病者，痔疟狂癫疾，头脑项痛，目黄，泪出，鼽衄，项背、腰尻、腘踹、脚皆痛，小趾不用。盛者则人迎大再倍于寸口，虚者则人迎反小于口也。

膀胱虚实第二 脉四条 方六首 灸法一首

膀胱实热

左手尺中神门以后脉阳实者,足太阳经也。病苦逆满,腰中痛,不可俯仰,劳也,名曰膀胱实热也。

右手尺中神门以后脉阳实者,足太阳经也。病苦胞转不得小便,头眩痛,烦满,脊背强,名曰膀胱实热也。

治膀胱实热方。

石膏八两 栀子仁一作瓜子仁 茯苓 知母各三两 蜜五合 生地黄 淡竹叶各切一升

上七味,㕮咀,以水七升,煮取二升,去滓,下蜜,煮二沸,分三服。须利,加芒硝三两。

治膀胱热不已,舌干咽肿方。

升麻 大青各三两 蔷薇根白皮 射干 生玄参 黄柏各四两 蜜七合

上七味,㕮咀,以水七升,煮取一升,去滓 下蜜,煮二沸,细细含之。

膀胱虚冷

左手尺中神门以后脉阳虚者,足太阳经也。病苦脚中筋急,腹中痛引腰背,不可屈伸,转筋,恶风偏枯,腰痛,外踝后痛,名曰膀胱虚冷也。

右手尺中神门以后脉阳虚者,足太阳经也。

病苦肌肉振动,脚中筋急,耳聋忽忽不闻,恶风飕飕作声,名曰膀胱虚冷也。

治膀胱虚冷,饥不欲饮食,面黑如炭,腰胁疼痛方。

磁石六两 黄芪 茯苓各三两 杜仲 五味子各四两 白术 白石英各五两

上七味,㕮咀,以水九升,煮取三升,分三服。

治膀胱冷,咳唾则有血,喉鸣喘息方。

羊肾一具 人参 玄参 桂心 芎䓖 甘草各三两 茯苓四两 地骨皮 生姜各五两 白术六两 黄芪三两

上十一味,㕮咀,以水一斗一升,先煮肾,减三升,去肾下药,煮取三升,去滓,分为三服。

龙骨丸 治膀胱肾冷,坐起欲倒,目𥆨𥆨,气不足,骨痿方。

龙骨 柏子仁 甘草 防风 干地黄各五分 桂心 禹余粮 黄芪 茯苓 白石英各七分 人参 附子 羌活 五味子各六分 玄参 芎䓖 山茱萸各四分 磁石 杜仲 干姜各八分

上二十味,末之,蜜丸如梧子。空腹酒服三十丸,日二,加至四十丸。

治膀胱寒,小便数,漏精稠厚,如米白泔方。

赤雄鸡肠两具 鸡肶胵两具 干地黄三分 桑螵蛸 牡蛎 龙骨 黄连各四分 白石脂五分 苁蓉六分 赤石脂五分

上十味,治下筛,纳鸡肠及肶胵中缝塞,蒸之令熟,曝干,合捣为散,以酒和方寸匕,日三服。治膀胱,灸之如肾虚法。

胞囊论第三 论一首 方十六首 灸法八首

论曰：胞囊者，肾、膀胱候也，贮津液并尿。若脏中热病者，胞涩小便不通，尿黄赤；若腑有寒病，则胞滑小便数而多白。若至夜则尿偏甚者，夜则内阴气生。故热则泻之，寒则补之，不寒不热，依经调之，则病不生矣。

凡尿不在胞中，为胞屈僻，津液不通，以葱叶除尖头，纳阴茎孔中，深三寸，微用口吹之，胞胀，津液大通便愈。

治肾热应胞囊涩热，小便黄赤，苦不通，榆皮通滑泄热煎方。

榆白皮 葵子各一升 车前子五升 赤蜜一升 滑石 通草各三两

上六味，㕮咀，以水三斗，煮取七升，去滓下蜜，更煎取三升，分三服。妇人难产，亦同此方。

治膀胱急热，小便黄赤，**滑石汤**方。

滑石八两 子芩三两 榆白皮四两 车前子 冬葵子各一升

上五味，㕮咀，以水七升，煮取三升，分三服。

治虚劳尿白浊方。

榆白皮切，二斤

水二斗，煮取五升，分五服。

又方

捣干羊骨末，服方寸匕，日二。

虚劳尿白浊，灸脾俞一百壮。

又，灸三焦俞百壮。

又，灸肾俞百壮。

又，灸章门百壮，在季肋端。

凡饱食讫忍小便，或饱食走马，或忍小便大走及入房，皆致胞转，脐下急满不通，治之方。

乱发急缠如两拳大，烧末，醋四合，和二方寸匕，服之讫，即炒熟黑豆叶蹲坐上。

治胞转方

榆白皮一升 石韦一两 鬼箭三两 滑石四两 葵子 通草 甘草各一两

上七味，㕮咀，以水一斗，煮取三升，分三服。

治丈夫、妇人胞转，不得小便八九日方。

滑石 寒水石各一斤 葵子一升

上三味，㕮咀，以水一斗，煮取五升，分三服。

治胞转，小便不得方。

葱白四七茎 阿胶一两 琥珀三两 车前子一升

上四味，㕮咀，以水一斗，煮取三升，分三服。

又方

阿胶三两，水二升，煮取七合，顿服之。

又方

豉五合，以水三升，煮数沸，顿服之。

又方

麻子煮取汁，顿服之。

又方

连枷关烧灰,水服之。

又方

笔头灰水服之。

又方

纳白鱼子茎孔中。

又方

烧死蜣螂二枚,末,水服之。

又方

酒和猪脂鸡子大,顿服之。

腰痛,小便不利,苦胞转,灸玉泉七壮,穴在关元下一寸。大人从心下度取八寸是玉泉穴,小儿斟酌以取之。

又,灸第十五椎五十壮。

又,灸脐下一寸。

又,灸脐下四寸,各随年壮。

杂补第七 论一首 方三十首

论曰:彭祖云:使人丁壮不老,房室不劳损气力,颜色不衰者,莫过麋角。其法:刮之为末,十两,用生附子一枚合之,酒服方寸匕,日三,大良。亦可熬令微黄,单服之,亦令人不老,然迟缓不及附子者。又以雀卵和为丸,弥佳,服之二十日大有效。

琥珀散 主虚劳百病,除阴痿精清,力不足,大小便不利如淋状,脑门受寒,气结在关元,强行阴阳,精少余沥,腰脊痛,四肢重,咽干口燥,食无常味,乏气力,远视䀮䀮,惊悸不安,五脏虚劳,上气喘闷方。

琥珀研,一升 松子 柏子 荏子各三升 芜菁子 胡麻子 车前子 蛇床子 菟丝子 枸杞子 庵蔺子 麦门冬各一升 橘皮 松脂 牡蛎 肉苁蓉各四两 桂心 石韦 石斛 滑石 茯苓 芎䓖 人参 杜蘅 续断 远志 当归 牛膝 牡丹各三两 通草十四分

上三十味,各治下筛,合捣二千杵,盛以韦囊,先食服方寸匕,日三夜一,用牛羊乳汁煎令熟。长服令人志性强,轻体益气,消谷能食,耐寒暑,百病除愈,可御十女不劳损,令精实如膏,服后七十日可得行房。久服老而更少,发白更黑,齿落重生。

苁蓉散 主轻身益气,强骨,补髓不足,能使阴气强盛方。

肉苁蓉一斤 生地黄三十斤,取汁 慎火草二升,切 楮子二升 干漆二升 甘草一斤 远志 五味子各一斤

上八味,以地黄汁浸一宿,出曝干,复渍令汁尽,为散。酒服方寸匕,空腹服,日三。三十日力倍常,可御十女。

秃鸡散方

蛇床子 菟丝子 远志 防风 巴戟 五味子 杜仲 苁蓉各二两

上八味,治下筛。酒下方寸匕,日二,常服勿绝。无室勿服。

治五劳七伤,阴痿不起,衰损,**天雄散**方。

天雄　五味子　远志各一两　苁蓉十分　蛇床子　菟丝子各六两

上六味，治下筛。以酒下方寸匕，日三，常服勿止。

治阴下湿痒生疮，失精阴痿方。

牡蒙　菟丝子　柏子仁　蛇床子　苁蓉各二两

上五味，治下筛。以酒下方寸匕，日三，以知为度。

治阴痿，精薄而冷方。

苁蓉　钟乳　蛇床子　远志　续断　薯蓣　鹿茸各三两

上七味，治下筛。酒下方寸匕，日二服。欲多房室，倍蛇床；欲坚，倍远志；欲大，倍鹿茸；欲多精，倍钟乳。

治五劳七伤，庶事衰恶[54]方。

薯蓣　巴戟天　天雄　蛇床子各二分　雄蚕蛾十枚　石斛　五味子　苁蓉各三分　菟丝子　牛膝　远志各二分

上十一味，治下筛。以酒服方寸匕，日三。

石硫黄散　极益房，补虚损方。

石硫黄　白石英　鹿茸　远志　天雄　僵蚕　女萎　蛇床子　五味子　白马茎　菟丝子各等分

上十一味，治下筛。酒服方寸匕，日三，无房禁服。

又方

萝摩六两　五味子　酸枣仁　柏子仁　枸杞根皮　干地黄各三两

上六味，治下筛，酒服方寸匕，日三。

又方

车前子茎叶根，治下筛，服方寸匕，强阴益精。

常饵补方

苁蓉　石斛　干姜各八两　远志　菟丝子　续断各五两　枸杞子一斤　天雄三两　干地黄十两

上九味，治下筛。酒服方寸匕，日二服。不忌，服药十日，候茎头紫色。乃可行房。

治男子阴气衰，腰背痛，苦寒，茎消少精，小便余沥出，失精，囊下湿痒，虚乏，令人充实，肌肤肥悦方。

巴戟天　菟丝子　杜仲　桑螵蛸　石斛

上五味，等分，治下筛。酒服方寸匕，日一，常服佳。

又方

薯蓣　丹参　山茱萸　巴戟　人参各五分　蛇床子　五味子各四分　天雄　细辛各三分　桂心二分　干地黄七分

上十一味，治下筛。酒服方寸匕，日二夜一服。

又方

五味子　蛇床子各二两　续断　牛膝各三两　苁蓉　车前子各四两

上六味，治下筛。酒服方寸匕，日二。

治男子羸瘦短气，五脏痿损，腰痛，不能房室，益气补虚，**杜仲散**方。

杜仲　蛇床子　五味子　干地黄各六分　木防己五分　菟丝子十分　苁蓉八分　巴戟天七分　远志八分

上九味，治下筛。食前酒服方寸匕，日三，长服不绝佳。

治阳气不足，阴囊湿痒，尿有余沥，漏泄虚损，云为不起，**苁蓉补虚益阳**方。

苁蓉　续断各八分　蛇床子九分　天雄　五味子　薯蓣各七分　远志六分　干地黄　巴戟天各五分

上九味，治下筛。酒服方寸匕，日三。凡病皆由醉饱之后并疲极而合阴阳，致成此病也。

白马茎丸　主空房独怒，见敌不兴[55]，口干汗出，失精，囊下湿痒，尿有余沥，卵偏大引疼，膝冷胫酸，目中䀮䀮，少腹急，腰脊强，男子百病方。

白马茎　赤石脂　石韦　天雄　远志　山茱萸　菖蒲　蛇床子　薯蓣　杜仲　肉苁蓉　柏子仁　石斛　续断　牛膝　栝楼根　细辛　防风各八分

上十八味，末之，白蜜丸如梧子大。酒服四丸，日再服，七日知，一月日百病愈，加至二十丸。

治阴痿方

雄鸡肝一具　鲤鱼胆四枚

上二味，阴干百日，末之，雀卵和，吞小豆大一丸。

又方

菟丝子一升　雄鸡肝二具，阴干百日

上二味，末之，雀卵和丸，服如小豆一丸，日三。

又方

干漆　白术　甘草　菟丝子　巴戟天　五味子　苁蓉　牛膝　桂心各三两　石南　石龙芮各一两　干地黄四两

上十二味，末之，蜜和丸如梧桐子，酒服二十丸，日三。

治阳不起方。

原蚕蛾未连者一升，阴干，去头足毛羽，末之，白蜜丸如梧子，夜卧服一丸，可行十室，菖蒲酒止之。

又方

蛇床子　菟丝子　杜仲各五分　五味子四分　苁蓉八分

上五味，末之，蜜丸如梧子，酒服十四丸，日二夜一。

又方

磁石五斤，研，清酒三斗，渍二七日，一服三合，日三夜一[56]。

又方

常服天门冬亦佳。

又方

五味子一斤新好者，治下筛，酒服方寸匕，日三，稍加至三匕。无所慎，忌食猪鱼、大蒜、大醋，服一斤尽，即得力；百日以上，可御十女。服药常令相续不绝，四时勿废，功能自知。

又方

菟丝子　五味子　蛇床子各等分

上三味，末之，蜜丸如梧子。饮服三丸，日三。

壮阳道方

蛇床子末，三两　菟丝汁，二合

上二味，相合涂，日五遍。

冷暖适性方

苁蓉 远志各三分 附子一分 蛇床子三分

上四味，末之，以唾和丸如梧子，安茎头内玉泉[57]中。

一行当百思想不忘方

蛇床子三分 天雄 远志各三分 桂心一分 无食子一枚

上五味，末之，唾丸如梧子，涂茎头内玉泉中，稍时遍体热。

阴痿不起方

蜂房灰夜卧敷阴上，即热起，无妇不得敷之。

卷第二十一 消渴淋闭尿血水肿

淋闭第二 论一首 证二条 方五十三首 灸法十五首

论曰：热结中焦则为坚，热结下焦则为溺血，令人淋闭不通。此多是虚损之人服大散，下焦客热所为，亦有自然下焦热者，但自少可善候之。

凡气淋之为病，溺难涩，常有余沥；石淋之为病，茎中痛，溺不得卒出，治之如气淋也；膏淋之为病，尿似膏自出，治之如气淋也；劳淋之为病，劳倦即发，痛引气冲下，治与气淋同；热淋之为病，热即发，甚则尿血，余如气淋方。

凡人候鼻头色黄，法小便难也。

治下焦结热，小便赤黄不利，数起出少，茎痛，或血出，温病后余热，及霍乱后当风取热，过度饮酒房劳，及行步冒热，冷饮逐热，热结下焦，及散石热动关格，小腹坚，胞胀如斗，诸有此淋，皆悉治之立验，**地肤子汤**方。

地肤子三两 知母 黄芩 猪苓 瞿麦 枳实一作松实 升麻 通草 葵子 海藻各二两

上十味，㕮咀，以水一斗，煮取三升，分三服。大小便皆闭者，加大黄三两；女人房劳，肾中有热，小便难不利，小腹满痛，脉沉细者，加猪肾一具《崔氏》云：若加肾，可用水一斗半，先煮肾，取一斗汁，然后纳药煎之。《小品方》不用枳实。

治百种淋，寒淋、热淋、劳淋，小便涩，胞中满，腹急痛方。

通草 石韦 王不留行 甘草各二两 滑石 瞿麦 白术 芍药 冬葵子各三两

上九味，㕮咀，以水一斗，煎取三升，分五服《古今录验》有当归二两，治下筛，以麦粥清服方寸匕，日三。

又方

栝楼根 滑石 石韦各二两

上三味，治下筛。大麦饮服方寸匕，日三。

治诸种淋方。

葵根八两 大麻根五两 甘草一两 石首鱼头石三两 通草二两 茅根三两 贝子五合

上七味，㕮咀，以水一斗二升，煮取五升，分五服，日三夜二。亦主石淋。

又方

细白沙三升，熬令极热，以酒三升，淋取汁，服一合。

又方

榆皮一斤 车前子 冬瓜子各一升 鲤鱼齿 桃胶 通草 地脉各二两 瞿麦四两

上八味，㕮咀，以水一斗，煮取三升，分三服，日三。

治淋痛方

滑石四两　贝子七枚，烧碎　茯苓　白术　通草　芍药各二两

上六味，治下筛。酒服方寸匕，日二，十日瘥。

又方

葵子五合　茯苓　白术　当归各二两

上四味，㕮咀，以水七升，煮取二升，分三服，日三。

又方

猪脂酒服三合，日三，小儿服一合，腊月者。

治小便不利，茎中疼痛，小腹急痛方。

通草　茯苓各三两　葶苈二两

上三味，治下筛。以水服方寸匕，日三服。

又方

蒲黄　滑石等分

上二味，治下筛。酒服方寸匕，日三服。

治小便不通利，膀胱胀，水气流肿方。

水上浮萍曝干，末，服方寸匕，日三服。

治小便不通方

滑石三两　葵子　榆白皮各一两

上三味，治下筛，煮麻子汁一升半，取一升，以散二方寸匕和，分二服，即通。

又方

水四升，洗甑带取汁，煮葵子，取二升半，分三服。

又方

胡燕屎、豉各一合，和捣，丸如梧子，服三丸，日三服。

又方

发去垢烧末一升，葵子一升，以饮服方寸匕，日三服。

又方

石首鱼头石末，水服方寸匕，日三。

又方

石槽塞灰土，井华水服之，日三。

又方

鲤鱼齿烧灰末，酒服方寸匕，日三。

又方

服车前子末方寸匕，日三，百日止。

治卒不得小便方

车前草一把　桑白皮半两。

上二味，㕮咀，以水三升，煎取一升，顿服

又方

吞鸡子白，立瘥。葛氏云吞黄。

治妇人卒不得小便方。

杏仁二七枚，熬末，服之立下。

又方

紫菀末，井华水服三指撮，立通，血出四五度服之。

治黄疸后小便淋沥方

猪肾一具，切　茯苓一斤　瞿麦六两　车前根切，三升　黄芩三两　泽泻　地肤子各四两　椒目三合，绵裹

上八味，㕮咀，以水二斗煮车前，取一斗六升，去滓下肾，煮取一斗三升，去肾下药，煮取三升，分三服。

治气淋方

水三升煮缸底苔如鸭子大，取二升，顿服。

又方

水三升，煮豉一升，一沸去滓，纳盐一合，顿服。亦可单煮豉汁服。

又方

水一斗，煮比轮钱三百文，取三升，温服之。

又方

捣葵子末，汤服方寸匕。

又方

空腹单茹蜀葵一满口止。

又方

熬盐热熨少腹，冷复易，亦治小便血《肘后方》治小便不通。

又方

脐中著盐，灸之三壮

气淋，灸关元五十壮。又灸挟玉泉相去一寸半三十壮。

治石淋方

车前子二升，绢袋盛，水九升，煮取三升，顿服之，石即出，先经宿不得食《备急方》云治热淋。

又方

取浮石使满一手，下筛，以水三升、醋一升，煮取二升，澄清，服一升，不过三服石出。亦治嗽，淳酒煮之。

又方

桃胶枣许大，夏以三合冷水，冬以三合汤，和一服，日三，当下石子如豆卵，石尽止。亦治小便出血。

石淋，脐下三十六种病，不得小便，灸关元三十壮。又灸气门三十壮。

石淋，小便不得，灸水泉三十壮，足大敦是也。

治膏淋方

捣葎草汁二升，醋二合和，空腹顿服之，当尿小豆汁也。又，浓煮汁饮，亦治淋沥《苏澄》用疗尿血。

治五劳七伤，八风十二痹，结以为淋，劳结为血淋，热结为肉淋，小便不通，茎中痛，及小腹痛，不可忍者方。

滑石　王不留行　冬葵子　桂心　通草　车前子各二分　甘遂一分　石韦四分

上八味,治下筛。服方寸匕,以麻子饮五合和服,日三,尿沙石出也一方加榆白皮三分

劳淋,灸足太阴百壮,在内踝上三寸,三报之。

治热淋方

葵根一升,冬用子,夏用苗,切　大枣二七枚

上二味,以水三升,煮取一升二合,分二服。热加黄芩一两,出难加滑石二两末,血者加茜根三两,痛者加芍药二两。加药,水亦加之。

又方

白茅根切四斤,以水一斗五升,煮取五升。服一升,日三夜二。

又方

常煮冬葵根作饮服之。

治血淋,小便碜痛方。

鸡苏二两　滑石五两　生地黄半斤　小蓟根一两　竹叶一把　通草五两

上六味,㕮咀,以水九升,煎取三升,去滓,分温三服,不利。

治血淋,**石韦散**方。

石韦　当归　蒲黄　芍药各等分

上四味,治下筛。酒服方寸匕,日三服。

又方

以水五升,煮生大麻根十枚,取二升,顿服之。亦治小便出血。

又方

以水四升,煮大豆叶一把,取二升,顿服之。

又方

以水三升,煮葵子一升取汁,日三服。亦治虚劳尿血。

血淋,灸丹田随年壮。又灸复溜五十壮,一云随年壮。

五淋不得小便,灸悬泉十四壮,穴在内踝前一寸斜行小脉上,是中封之别名。

五淋,灸大敦三十壮。

卒淋,灸外踝尖七壮。

淋病不得小便,阴上痛,灸足太冲五十壮。

淋病,九部诸疾,灸足太阳五十壮。

腹中满,小便数数起,灸玉泉下一寸名尿胞,一名屈骨端,灸二七壮,小儿以意减之。

治遗尿小便涩方

牡蛎　鹿茸各四两　桑耳三两　阿胶二两

上四味,㕮咀,以水七升,煮取二升。分二服,日二《古今录验》云无桑耳。

又方

防己　葵子　防风各一两

上三味,㕮咀,以水五升,煮取二升半,分三服。散服亦佳。

遗尿,灸遗道,挟玉泉五寸,随年壮;又,灸阳陵泉随年壮;又,灸足阳明随年壮。

遗尿失禁,出不自知,灸阴陵泉随年壮。

治小便失禁方

以水三升煮鸡肠,取一升,分三服。

小便失禁,灸大敦七壮。又灸行间七壮。

治失禁不觉尿方

豆酱汁和灶突墨如豆大，纳尿孔中《范汪方》治胞转，亦治小儿。

治尿床方

取羊肚系盛水令满，线缚两头，熟煮即开，取中水顿服之，立瘥。

又方

取鸡肶胵一具并肠，烧末，酒服，男雌女雄。

又方

取羊胞盛水满中，炭火烧之尽，肉空腹食之，不过四五顿瘥。

又方

以新炊热饭一盏，泻尿床处拌之，收与食之，勿令知，良。

尿床，垂两手两髀上尽，指头上有陷处，灸七壮。

又，灸脐下横纹七壮。

尿血第三 方十三首

治房损[62]**伤中尿血**方

牡蛎 车前子 桂心 黄芩等分

上四味，治下筛。以饮服方寸匕，稍加至二匕，日三服。

治小便血方

生地黄八两 柏叶一把 黄芩 阿胶各二两

上四味，㕮咀，以水八升，煮取三升，去滓下胶，分三服一方加甘草二两

又方

蒲黄 白芷 荆实 菟丝子 干地黄 芎䓖 葵子 当归 茯苓 酸枣各等分，《小品》作败酱

上十味，末之，蜜丸。服如梧子，饮送五丸，日三，稍加至十丸。

治溺血方

戎盐六分 甘草 蒲黄 鹿角胶炙 芍药各二两 矾石三两 大枣十枚

上七味，㕮咀，以水九升，煮取二升，分三服。

又方

胡麻三升，捣细末，以东流水二升渍一宿，平旦绞去滓，煮两沸，顿服之。

治小便去血方

龙骨细末之，温水服方寸匕，日五六服。张文仲云：酒服。

又方

捣荆叶取汁，酒服二合。

又方

酒三升，煮蜀当归四两，取一升，顿服之。

治小便出血方

煮车前根、叶、子，多饮之为佳。

又方

刮滑石末，水和，敷绕少腹及绕阴际佳。《葛氏》云：治小便不通。

又方

豉二升、酒四升，煮取一升，顿服。

又方

酒服乱发灰。《苏澄》用水服。

又方

酒服葵茎灰方寸匕，日三。

阴癞第八　论二首　方二十七首　灸法十八首

论曰：癞有四种，有肠癞、卵胀、气癞、水癞。肠癞、卵胀难瘥；气癞、水癞针灸易治。

治癞丸方

桃仁五十枚，去皮熬　桂心　泽泻　蒺藜子　地肤子　防风　防葵　橘皮　茯苓　五味子　芍药各二两　细辛　牡丹皮　海藻各一两　狐阴一具　蜘蛛五十枚

上十六味，末之，蜜和服十丸如梧子，稍稍加至三十丸。

又方

取杨柳枝脚趾大，长三尺，二十枚，水煮令极热，以故布及毡掩肿处，取热柳枝更互柱之，如此取瘥。

治癞疝卵偏大，气上上一作胀不能动方。

牡丹皮　防风各二两

上二味，治下筛。酒服方寸匕，日三《肘后方》云：小品方用桂心、豉、铁精等分，为五味，小儿一刀圭，二十日愈，婴儿以乳汁和大豆许与之。

治卒癞，以蒲横度口如广折之，一倍增之，布著少腹大横纹，令度中央上当脐，勿使偏僻，灸度头及中央合二处，随年壮。好自养，勿举重、大语、怒言、大笑。

又，牵阴头正上，灸茎头所极。

又，牵下向谷道，又灸所极。又牵向左右髀直行，灸茎所极，各随年壮。又灸足厥阴，在左灸右，在右灸左三壮，在足大趾本节间。

卵偏大上入腹，灸三阴交，在内踝上八寸，随年壮。

卵偏大癞病，灸肩井，在肩解臂接处，随年壮。

男癞，灸手季指端七壮，病在右可灸左，左者灸右。

男阴卵偏大癞病，灸关元百壮，男阴卵大癞病，灸玉泉百壮报之。穴在屈骨下阴，以其处卑，多不灸之. 及泉阴穴亦在其外。

男阴卵偏大癞病，灸泉阴百壮三报，在横骨边。

癞病阴卒肿者，今并足台两拇趾，今爪相并，以一艾灸两爪端方角处，一丸令顿上，两爪角各今半丸，上爪趾佳，七壮愈，男阴卵大癞病，灸足太阳五十壮，三报之。

又，灸足太阴五十壮，在内踝上一夫。

男阴卵大癞病，灸大敦，在足大趾三毛中，随年壮。

又，灸足大拇趾内侧去端一寸赤白肉际，随年壮，双灸之。

又，灸横骨两边二七壮，挟茎是。

阴癞，灸足大趾下理中十壮，随肿边灸之《肘后方》云：灸定大趾第二节下横纹正中央五壮。姚氏云：灸大趾本三壮。

男儿㿗,先将儿至碓头,祝之曰:坐汝令儿某甲阴囊㿗,故灸汝三七二十一枚。灸讫,便牵小儿令雀头下向著囊缝,当阴头灸缝上七壮,即消,已验。艾炷猬簪头许。

大凡男㿗,当骑碓轴,以茎伸置轴上,齐阴茎头前,灸轴木上,随年壮。

论曰:有人自少至长,阴下常有干癣者,宜依癣方主之。有五劳七伤而得阴下痒湿.搔之黄汁出者,宜用补丸散主之,仍须敷药治之。亦有患妒精疮者,以妒精方治之。夫妒精疮者,男子在阴头节下,妇人在玉门内。并似甘疮,作臼齐食之大痛,甘即不痛也。

凡虚热,石热,当路门冷湿伤肌,热聚在里,变成热,及水病肿满,腹大气急,大小便不利,肿如皮纸盛水,晃晃如老蚕色,阴茎坚肿,为疮水出,此皆肾热虚损,强取风阴,湿伤脾胃故也。治之法,内宜依方服诸利小便药,外以此蒺藜子汤洗四肢,竟,以葱白膏敷之,别以猪蹄汤洗茎上。

蒺藜子汤方

蒺藜子碎　赤小豆各一升　菘菜子二升　巴豆一枚,合皮壳　葱心青皮一升　蒴藋五升,切

上六味,㕮咀,以水二斗,煮取八升。以淋洗肿处。

猪蹄汤　治服石发热,因劳损热盛,当风露卧茎肿方。

猪蹄一双　葶苈子五合　蒺藜子一升,碎　黄柏五两　蒴藋三叶

上五味,㕮咀,以水一斗,煮取三升。冷浴阴茎,日三。

葱白膏方

葱白　菘菜子碎　葶苈子碎　蒴藋根　丹参切　蒺藜子各半斤,碎　猪膏五斤

上七味,㕮咀,煎如煎膏法,去滓用之。

治男子阴肿大如升斗,核痛人所不能疗者方

雄黄一两,研　矾石二两,研　甘草一尺,切

上三味,以水五升,煮减半洗之《集验方》无矾石,只二味。

治阴肿皮痒方

熬桃仁令香为末,酒服方寸匕,日三。

有人阴冷,渐渐冷气入阴囊,肿满恐死,日夜疼闷《外台》作夜即痛闷不得眠方。

取生椒择之令净,以布帛裹著丸囊,令厚半寸,须臾热气通,日再易之,取消瘥止。

又方

捣苋菜根敷之。

又方

煮大蓟根汁,服一升,日三,不过三剂愈。

又方

醋和热灰熨之。

又方

釜月下土,鸡子白和敷之。

又方

醋和面熨之。

又方

末车前子,饮服之。

阴肿痛,灸大敦三壮。

治卒阴痛如刺,汗出如雨方。

小蒜　韭根　杨柳根各一斤

上三味,合烧,以酒灌之,及热以气蒸之即愈。

治阴痛方

甘草　石蜜

上二味,等分,为末,和乳涂之。

治妒精疮方

用银钗绵裹,以腊月猪脂熏黄,火上暖,以钗烙疮上,令熟,取干槐枝烧脂涂之。

又方

麝香　黄矾　青矾

上三味,等分,为末。小便后敷上,不过三度。

治阴蚀疮方

蒲黄一升　水银二两。

上二味,研之令成粉,敷之即愈,瘥止,小便后即敷之。

又方

以肥猪肉五斤,水三斗,煮肉令极烂,去肉,以汤令极热便以渍疮中,冷即愈。

又方

狼牙两把切,以水五升,煮取一升,温洗之,日五度。

治阴蚀生疮或痒方

雄黄　矾石各二分,烧令汁尽　麝香半分

上三味,治下筛,为粉,粉疮上即瘥。

治阴恶疮方

蜜煎甘草末涂之。《葛氏》云:此见有人患茎头肿,坎下疮欲断者,以猪肉汤渍洗之,并用黄柏、黄连末涂之。

治男女阴疮方

石硫黄末以敷疮上。

治男女阴痒生疮方

嚼胡麻敷之佳。

治阴下生疮洗汤方

地榆　黄柏各八两

上二味,㕮咀,以水一斗五升,煮取六升,去滓。适冷暖,用洗疮,日再。只煮黄柏汁洗之亦佳。

卷二十七　养性

房中补益第八

论曰:人年四十以下,多有放恣;四十以上,即顿觉气力一时衰退。衰退既至,众病蜂起。久而不治,遂至不救。所以彭祖曰:以人疗人,真得其真。故年至四十,须识房中之术。

夫房中术者,其道甚近,而人莫能行。其法一夜御十女,闭固而已,此房中之术毕矣。兼之药饵,四时勿绝,则气力百倍,而智慧日新。然此方之作也,非欲务于淫佚,苟求快意,务存节欲,以广养生也。非苟欲强身力,幸女色以纵情,意在补益以遣疾也。此房中之微旨也。

是以人年四十以下，即服房中之药者，皆所以速祸，慎之慎之！故年未满四十者，不足与论房中之事。贪心未止，兼饵补药，倍力行房，不过半年，精髓枯竭，惟向死近。少年极须慎之。人年四十以上，常服炼乳散不绝，可以不老。又饵云母，足以愈疾延年；人年四十以上，勿服泻药，常饵补药大佳。昔黄帝御女一千二百而登仙，而俗人以一女伐命，知与不知，岂不远矣！其知道者，御女苦不多耳。

凡妇人不必须有颜色妍丽，但得少年未经生乳，多肌肉，益也。若足财力，选取细发、目精黑白分明，体柔骨软，肌肤细滑，言语声音和调，四肢骨节皆欲足肉，而骨不大，其阴及腋皆不欲有毛，有毛当软细，不可极于相者。但蓬头蝇面，槌项结喉[63]，雄声大口，高鼻麦卤，目精浑浊，口颔有毛，骨节高大，发黄少肉，隐毛多而且强，又生逆毛。与之交会，皆贼命损寿也。

凡御女之道，不欲令气未感动，阳气微弱即以交合。必须先徐徐嬉戏，使神和意感良久，乃可令得阴气，阴气推之，须臾自强，所谓弱而内迎，坚急出之，进退欲令疏迟，情动而止；不可高自投掷，颠倒五脏，伤绝精脉，生致百病。但数交而慎密者，诸病皆愈，年寿日益，去仙不远矣，不必九一三五之数也。能百接而不施泻者，长生矣。若御女多者，可采气。采气之道，但深接勿动，使良久气上面热，以口相当引取女气而吞之，可䀮䀮进退，意动便止，缓息眠目，偃卧导引，身体更强，可复御他女也。数数易女，则得益多；人常御一女，阴气转弱，为益亦少。阳道法火，阴家法水，水能制火，阴亦消阳。久用不止，阴气逾阳，阳则转损，所得不补所失。但能御十二女而不复施泻者，令人不老，有美色；若御九十三女而自固者，年万岁矣。

凡精少则病，精尽则死，不可不思，不可不慎。数交而一泻，精气随长不能使人虚也。若不数交，交而即泻，则不得益。泻之精气自然生长，但迟微，不如数交接不泻之速也。

凡人习交合之时，常以鼻多纳气，口微吐气，自然益矣。交会毕蒸热，是得气也。以菖蒲末三分，白粱粉敷摩令燥，既使强盛，又湿疮不生也。凡欲施泻者，当闭口张目，闭气，握固两手，左右上下缩鼻取气，又缩下部及吸腹，小偃脊膂，急以左手中两指抑屏翳穴[64]，长吐气并琢齿千遍，则精上补脑，使人长生。若精妄出，则损神也。

《仙经》曰：令人长生不老，先与女戏，饮玉浆。玉浆，口中津也。使男女感动，以左手握持，思存丹田，中有赤气，内黄外白，变为日月。徘徊丹田中，俱入泥垣，两半合成一因。闭气真纳勿出入，但上下徐徐咽气，情动欲出，急退之此非上士有智者，不能行也。其丹田在脐下三寸；泥垣者，在头中对两目直入内，思作日月想，合径三寸许。两半放形而一，谓日月擒相者也。虽出入仍思念所作者勿废，佳也。又曰：男女俱仙之道，深纳勿动精，思脐中赤色大如鸡子形，乃徐徐出入，情动乃退，一日一夕可数十为定，令人益寿。男女各息意共存思之，可猛念之。

御女之法，能一月再泄，一岁二十四泄，皆得二百岁，有颜色，无疾病。若加以药，则可长生也。人年二十者，四日一泄；三十者，八日一泄；四十者，十六日一泄；五十者，二十日一泄；六十者，闭精勿泄，若体力犹壮者，一月一泄。凡人气力自有强盛过人者，亦不可抑忍，久而不泄，致生痈疽。若年过六十，而有数旬不得交合，意中平平者，自可闭固也。

昔贞观初，有一野老，年七十余，诣余云：数日来阳气益盛，思与家妪昼寝，春事皆成。未知垂老有此，为善恶也？余答之曰：是大不祥。子独不闻膏火乎？夫膏火之将竭也，必先暗而后明，明止则灭。今足下年迈桑榆，久当闭精息欲。兹忽春情猛发，岂非反常耶？窃谓足下忧之，子其勉欤！后四旬发病而死，此其不慎之效也。如斯之辈非一，且疏一人，以勖[65]，将来耳。

所以善摄生者，凡觉阳事辄盛，必谨而抑之，不可纵心竭意以自贼[66]也。若一度制得，则一度火灭,一度增油;若不能制,纵情施泻,即是膏火将灭,更去其油,可不深自防!所患人少年时不知道,知道亦不能信行之,至老乃知道,便已晚矣病难养也。晚而自保,犹得延年益寿;若年少壮而能行道者,得仙速矣。或曰:年未六十,当闭精守一,为可尔否?曰:不然。男不可无女,女不可无男。无女则意动,意动则神劳,神劳则损寿。若念真正无可思者,则大佳,长生也。然而万无一有。强抑郁闭之,难持易失,使人漏精尿浊,以致鬼交之病,损一而当百也。其服食药物,见第二十卷中。

御女之法:交会者当避丙丁日,及弦望晦朔、大风大雨、大雾、大寒大暑、雷电霹雳、天地晦冥、日月薄蚀、虹霓地动。若御女者,则损人神,不吉。损男百倍,令女得病,有子必癫痴顽愚、瘖哑聋聩、挛跛盲眇、多病短寿、不孝不仁。又,避日月星辰、火光之下、神庙佛寺之中,井灶圊厕之侧,冢墓尸柩之旁,皆悉不可。夫交合如法,则有福德,大智善人降托胎中,仍令性行调顺,所作和合,家道日隆,祥瑞竞集;若不如法,则有薄福、愚痴、恶人来托胎中,仍令父母性行凶险,所作不成,家道日否[67],殃咎屡至。虽生成长,家国灭亡。夫祸福之应,有如影响。此乃必然之理,可不再思之!若欲求子者,但待妇人月经绝后一日、三日、五日,择其王相日及月宿在贵宿日,以生气时夜半后乃施泻,有子皆男,必寿而贤明高爵也。以月经绝后二日、四日、六日施泻,有子必女。过六日后勿得施泻,既不得子,亦不成人。

春甲乙,夏丙丁,秋庚辛,冬壬癸。

正月:一日、六日、九日、十日、十一日、十二日、十四日、二十一日、二十四日、二十九日。

二月:四日、七日、八日、九日、十日、十二日、十四日、十九日、二十二日、二十七日。

三月:一日、二日、五日、六日、七日、八日、十日、十七日、二十日、二十五日。

四月:三日、四日、五日、六日、八日、十日、十五日、十八日、二十二日、二十八日。

五月:一日、二日、三日、四日、五日、六日、十二日、十五日、二十日、二十五日、二十八日、二十九日、三十日。

六月:一日、三日、十日、十三日、十八日、二十三日、二十六日、二十七日、二十八日、二十九日。

七月:一日、八日、十一日、十六日、二十一日、二十四日、二十五日、二十六日、二十七日、二十九日。

八月:五日、八日、十日、十三日、十八日、二十一日、二十二日、二十三日、二十四日、二十五日、二十六日。

九月:三日、六日、十一日、十六日、十九日、二十日、二十一日、二十二日、二十四日。

十月:一日、四日、九日、十日、十四日、十七日、十八日、十九日、二十日、二十二日、二十三日、二十九日。

十一月:一日、六日、十一日、十四日、十五日、十六日、十七日、十九日、二十六日、二十九日。

十二月:四日、九日、十二日、十三日、十四日、十五日、十七日、二十四日。

若合春甲寅乙卯、夏丙午丁巳、秋庚申辛酉、冬壬子癸亥,与此上件月宿日合者尤益。

《黄帝杂禁忌法》曰:人有所怒,血气未定,因以交合,令人发痈疽。又,不可忍小便交合,使人淋,茎中痛,面失血色,及远行疲乏来入房,为五劳虚损,少子。且妇人月事未绝,而与交合,令人成病,得白驳也。水银不可近阴,令人消缩[68];鹿、猪二脂不可近阴,令阴痿不起。

[1]玉海　膀胱之别称。

[2]𣶏𣶏(piāo,音漂)　水貌。
[3]蜾虫　当作“倮虫”。体无毛羽鳞甲之动物。《素问·五运行大论》:“其虫倮。”王冰注:“倮露皮革,无毛介也。”
[4]怅怅(chàng,音畅)　不快,失意。
[5]大晨　天大亮时。《素问·标本病传论》王冰注:“大晨谓寅后九刻,大明之时也。”
[6]晏晡　黄昏之际。《素问·标本病传论》王冰注:“晏晡,谓申后九刻,向昏之时也。”
[7]阴不兴　阴茎勃起不良。
[8]合房内　性交之谓。
[9]迟　此下原衍“少”字。据《脉经·卷六》删。元本、四库本并作“此”,从下读。
[10]阴痹　病名。即寒痹。
[11]肾积　病名。即奔豚。
[12]阴阳翻祚(zúo,音作)　阴阳颠倒、逆乱。《广韵·著韵》:“祚,位也”。
[13]欺绐　欺骗。“绐”原作“殆”。据元本、道藏本、《灵枢·阴阳二十五人》改。
[14]缀痛　牵引而痛。
[15]休否　身体健康或疾病。休,美好,喻健康;否,困阻,谓疾病。
[16]黯　原作“黮”,二者同。
[17]热彭彭　热盛貌。《广雅·释训》:“彭彭,盛也”。
[18]出　原脱。诸本同。据《外台秘要》补。
[19]或　诸本同。《外台秘要》作“辄”。
[20]一升　诸本同。《外台秘要》作“三升”。
[21]一升　诸本同。《外台秘要》作“二升”。
[22]一斗　诸本同。《外台秘要》作“二斗”。
[23]搭　诸本同。《外台秘要》作“搨”。
[24]尪(wang,音汪)弱　同义复词。孱弱,弱小。
[25]多魇忘　夜多恶梦、昼多健忘。
[26]茎核　阴茎和睾丸。
[27]忪悸　心跳,惊惧不安。忪,《玉篇·心部》:“心动不定,惊也”。
[28]风历骨　谓风邪袭击全身骨节。历,逐一干犯。
[29]前据蹑其两膝　医者手按、足踩病人两膝。《广雅·释训》:“据,按也。”《说文解字·足部》:“蹑,蹈也。”
[30]路脉　脉络。
[31]寒澼　寒饮内停。《集韵》:“澼,肠间水”。
[32]彭亨　胀满。
[33]策策痛　刺痛。策策,当作“茦”,形近致误。
[34]行动喘惙(chūi,音吹)　谓动则气喘急促。惙,呼吸急促。陆龟蒙《吴中苦雨》:“其时心力愦,益使气息惙。”
[35]羖(gū,音古)　黑色公羊肾。羖,黑色公羊,亦泛指黑色羊。此处特指前者。
[36]焦熇　燥热伤津。熇音义有:①(qiáo,音乔)　《集韵》:“火行也”。②(hè,音贺)　音义同“熇”。火势炽盛。
[37]郁邑不足　郁抑忧闷,不能控制。邑,通“悒”,愁闷不乐貌。
[38]害食　饮食受碍。害,妨碍。《字汇》:“害,妨也。”
[39]茎消　阴茎痿软或内缩。
[40]晬(zui,音醉)　周日或周时。《中国医学大辞典·晬》:“晬时,犹言一昼夜周时;晬日,犹言一周日也。”
[41]怒　元本、道藏本并作“忘”。
[42]燉煌　今亦作“敦煌”。地名。今在甘肃省内。
[43]丸　原脱。诸本同。据后藤本改。
[44]丸　原脱。诸本同。据后藤本补。

[45]利镑　锋利的铲刀。①镑,铲刀的别名。徐光启《农政全书·农器》:"铲,俗又名镑…其刃如锄而阔。"②削除。
[46]水曹掾　专司水务的官吏。曹掾,分曹治事的属吏。
[47]鼻空　鼻孔。空,通孔。
[48]胂(shēn,音申)　脊柱两侧之肌肉,即"夹脊肉"。
[49]臑(rú,音如)　肱骨。
[50]頔　(zhúo,音捉)颧骨。
[51]煇煇(xūn,音熏)焯焯(zhúo,音灼)　煇,熏灼;焯,音义同灼。煇焯,喻烧灼感。按,煇煇焯焯,《灵枢·经脉》作"浑浑焞焞",《太素·卷八》作"浑浑淳淳",喻耳鸣声。
[52]若　道藏本作"仲"。
[53]迷　原作"遂"。据元本、道藏本改。
[54]庶事衰恶　性功能减退。庶事,原指各种事物,此处暗指性活动。
[55]空房独怒,见敌不兴　言无妻子在身边时,阴茎勃起良好,而欲性交之际则勃起不能者。即后世所谓"五不男"之"怯"者。
[56]三　原脱。据元本、道藏本补。
[57]玉泉　房中术语。有多义。如男子精关、女子阴道。此处指后者。
[58]耽(dān,音丹)嗜　迷恋、嗜好。
[59]三觞(shāng,音伤)　三杯。觞,盛满酒的酒杯。
[60]房道强盛　谓性功能旺盛。
[61]极意房中　纵欲无度。
[62]房损　性交损伤(阴器或身体)。
[63]槌项结喉　槌项,颈项如棒槌,犹今谓蹼状颈也;结喉,言喉结肿大突出。
[64]屏翳穴　经穴名,即会阴穴。
[65]勖(xù,音序)　勉励。《尚书·牧哲》:"勖哉夫子!"
[66]自贼　自我毁坏。贼,毁坏、害。
[67]日否　一天一天地困难下去。否,贫困,艰难,不顺利。
[68]消缩　谓阴茎痿疲内缩之变。

圣济总录

宋·赵佶[敕撰]

[说明]

《圣济总录》，亦称《政和圣济总录》、《大德重校圣济总录》，综合类医著。宋徽宗赵佶敕撰。北宋末年，政府组织医家广泛收集历代医方、内府所藏秘方及民间方药，自公元1111年至1117年，历经七年方始完成是书。全书200卷，约200万字，录方2万首。首列运气、叙例、治法及临床各科病症证治，从“诸风门”至“神仙服饵门”共66门，广列内、外、妇、儿、五官、针灸，以及杂治、养生诸内容，并设论说，继列各证之因机、方药、炮制、服法、禁忌等，概予说明，内容弘富，为一部重要的中医学文献。泌尿男科学内容主要在卷51、52、53、91、92、94、95、96、98、185等卷。该书镂版后，未及刊行，北宋乃亡，书版被运往金国。于金大定年间和元大德四年(1300)分别刊印，日本文化十年(1873)、清光绪三年(1877)亦有刻本。本次据1962年人民卫生出版社铅印(句读)本整理。

卷第五十一

肾脏门

肾脏统论

论曰：肾足少阴经、膀胱足太阳经，相为表里，其王冬，其象水，其脉沉，其养骨髓。其神精与志，其候耳，其声呻，其臭腐，其味咸，其液唾，其色黑，其气闭藏，是故早卧晚起，必待日光，去寒就温，无扰乎阳，为养藏之道。逆冬气，则少阴不藏，肾气独沉，其证少腹胀满，小便黄赤，末有余沥，数而痛者，此肾实也；若关格塞，腰背强直，饮食减少，气力疲乏者，此肾虚也。虚则补之，实则泻之，以平为期，此治之大略也。

肾虚

论曰：肾主水，受五脏六府之精而藏之。若肾气虚弱，则足少阴之经不利，故其证腰背疼痛，小便滑利，脐腹痛，耳鸣、四肢逆冷，骨枯髓寒，足胫力劣，不能久立，故曰：诊左手尺中神门以后阴脉虚者，为少阴经病，令心闷下重，足肿不可按，盖足少阴肾之经也。

治肾经虚惫，四肢无力，面体少色，恶风寒，手足冷，骨节痛，耳内蝉鸣，**磁石丸**方。

磁石火煅，醋淬，研 附子炮裂，去皮脐 补骨脂炒 肉苁蓉酒浸，去皴皮，焙 桂去皮，各一两 续断 柴胡去苗 巴戟天去心 桃仁汤浸，去双仁尖 白苓去黑皮 人参 山芋 木香 厚朴去皮汁，炙 远志去心 当归切焙 牛膝酒浸一宿，切焙 黄芪锉，各三分 羊肾一对，去筋膜，盐水煮熟，切焙 白蒺藜炒去角 蜀椒去目并闭口者，炒出汗 枳壳去瓤，麸炒，各半两 槟榔一枚，锉

上二十三味，捣罗为末，炼蜜和丸，如梧桐子大，每服二十丸，温酒下，空心午前各一服。

治男子肾脏虚损，腰脚弱，气不足，体烦倦，面色黑，小便数，**鹿茸丸**方。

鹿茸一对，酒浸，去毛炙 肉苁蓉酒浸一宿，去皴皮，焙 附子炮裂，去皮脐 牛膝酒浸一宿，焙 天雄炮裂，去皮脐 五味子 巴戟天去心 葫芦巴 山芋 菟丝子酒浸，别捣 熟干地黄焙 桂去皮 桑螵蛸炙 楮实 木香 肉豆蔻去壳 红豆 蜀椒去目并闭口者，炒出汗 没药 沉香 人参 白茯苓去黑皮 羌活去芦头 白蒺藜炒去角，各一两

上二十四味，捣罗为末，炼蜜和丸，如梧桐子大，每服二十丸，温酒下，空心午前临卧，各一服。

治肾虚冷，补益元脏，**漏芦丸**方。

漏芦去芦头，生 荜拨生 木香 干蝎头尾足全者，炒，各半两 阿魏一分用醋化，面和作饼子，慢炙 硇砂一分，别研

上六味，捣罗箩为末，炼蜜和丸，如鸡头大，每服一丸，煨葱白酒下。不拘时候。

治肾脏虚冷，攻注四肢，烦热多汗，肢节痛，耳内鸣，**补肾丸**方。

羊肾一对，去筋膜 黄芪蜜炙，锉 麻黄根 当归切焙 蜀椒去目并闭口，炒出汗 杏仁汤浸去皮尖双仁，炒，各一两

上六味，除羊肾外，捣研为末，煮羊肾烂细研，酒煮，面糊和丸，如梧桐子大，每服二十丸，盐酒下，空心午前，各一服。

治男子肾脏虚惫，遗泄不时，黑瘦，**鹿茸丸**方。

鹿茸去毛，炙，三两 菟丝子酒浸，别捣 紫菀去苗土 蛇床子黄蜜炙，锉 桂去皮 白蒺藜炒去

角 白茯苓去黑皮 肉苁蓉酒浸,去皴皮,切焙 阳起石研 桑螵蛸烧灰存性 附子炮裂,去皮脐,各一两

上一十二味,捣罗为末,炼蜜和丸,如梧桐子大,每服二十丸,温酒或盐汤下,空心午前,各一服。

治肾脏虚损,精气衰竭,阳道痿弱,腰膝无力,五心烦热,**肉苁蓉散**方。

肉苁蓉汤浸去皴皮,切,焙 钟乳粉 鹿茸去毛,酥炙,各二两 菟丝子酒浸三宿,别捣,一两半 蛇床子 远志去心 续断 天雄炮裂,去皮脐 石龙芮各一两

上九味,除钟乳粉外,捣罗为细末,入钟乳粉合研匀,空心食前,温酒调下二钱匕。

治肾脏虚惫,阳气亏乏,真元失禁,精自流出,**五味子丸**方。

五味子 龙骨 牡蛎火煅 牛膝酒浸,切,焙 桂去皮 山茱萸 萆薢 白茯苓去黑皮 巴戟天去心 山芋 续断 石斛去根,锉 附子炮裂,去皮脐,各半两 吴茱萸汤洗,焙干,炒,一分

上一十四味,捣罗为末,炼蜜和丸,如梧桐子大。空心日午夜卧,盐汤下四十丸。

治肾脏虚冷,阳气痿弱,呕逆多唾,体瘦,精神不爽,不思饮食,腰脚沉重,脐腹急痛,小便频数,**菟丝子丸**方。

菟丝子酒浸,别捣 萆薢各半两 补骨脂炒 防风去叉 硫黄各一分 续断 巴戟天去心,各一两 细辛去苗叶 蜀椒去目并闭口,炒出汗,各五钱

上九味,捣罗为末,炼蜜和丸,如梧桐子大。空心盐汤下三十丸。

治肾虚寒,耳鸣多唾,**羊骨饮**方。

羊脊骨一具,椎碎 磁石二两,半碎 白术一两半 黄芪 干姜炮 白茯苓去黑皮 桂去皮,各半两

上七味,除羊骨外,锉如麻豆大,先以水五升,煮骨取二升,去骨内药煎取一升,去滓空腹分温三服。

治肾虚厥寒,面黑耳枯,脐腹冷痛倦怠,**补肾汤**方。

磁石绵裹,二两半 五味子 防风去叉 白茯苓去黑皮 黄芪 生姜 桂去皮 甘草炙 人参 当归切焙 玄参各半两 羊肾一具去脂

上一十二味,细锉如麻豆,分作五剂,每剂以水五盏,煎取三盏,去滓分温三服。

治肾虚寒耳鸣好唾,日渐痿损,**羊骨补肾汤**方。

羊胫骨五两,炙黄,锉 磁石火煅,醋淬二七遍 白术各二两 黄芪锉 干姜炮 白茯苓去黑皮,各一两 桂去皮三分

上七味,粗捣筛,每五钱匕,水一盏半,煎至一盏,去滓分温二服,空腹夜卧各一。

治肾虚寒关格塞烦热,腰背强直,饮食减少,气力渐羸,**人参补肾汤**方。

人参 甘草炙,锉 桂去皮 陈橘皮汤浸去白,焙 白茯苓去黑皮,各半两 杜仲去皮酥,炙,锉 白术各二两

上七味,粗捣筛,每五钱匕,水三盏,入猪羊肾各半两,生姜半分拍碎,薤白一茎,煎至一盏半,去滓分二服,空腹日夜各一。

治肾脏虚损劳伤诸病,**黄芪汤**方。

黄芪锉,一两 干姜炮,半两 当归切焙 甘草炙,锉 黄芩去黑心 远志去心 五味子 芍药 人参 白茯苓去黑皮 麦门冬去心,焙 防风去叉 泽泻 熟干地黄焙 桂去皮,各一两

上一十五味,粗捣筛,每以水一盏半,先煮羊肾一只,取一盏去肾,入药三钱匕,枣二枚擘破,煎至七分,去滓空腹温服,日午夜卧再服。

治肾脏久虚，体热疼倦遗精，形瘦色昏，脐腹疼痛，耳常闻钟磬风雨声，**补肾磁石丸**方。

磁石火煅，酒淬五遍　鹿茸去毛，酥炙，各一两　五味子　枳实去瓤，麸炒，各半两　楮实炒，一两半　附子炮裂，去皮脐　牡蛎煅　肉苁蓉酒浸，去皴皮，切焙　山芋　巴戟天去心，各三分

上一十味，捣罗为末，炼蜜和丸，如梧桐子大，空腹浸牛膝酒下二十丸，渐加三十丸。

治肾脏虚冷劳瘦，**苁蓉丸**方。

肉苁蓉酒浸，去皴皮，切焙　木香　羌活去芦头　芎䓖　桂去皮　青橘皮汤浸去白，焙　白茯苓去黑皮　当归切焙　黄芪锉　防风去叉　白术各半两　五味子　香子微炒　腽肭脐酒浸，炙，各三分　槟榔锉　人参　附子炮裂，去皮脐，各一两

上一十七味，捣罗为末，炼蜜和丸，如梧桐子大，空心温酒下二十丸。

治肾气虚损，目视䀮䀮，耳无所闻，及五劳七伤诸虚不足，**黄芪丸**方。

黄芪锉　干姜炮　当归酒浸，切，焙　羌活去芦头　芎䓖　甘草炙，锉　白茯苓去黑皮　细辛去苗叶　防风去叉　桂去皮　乌头炮裂，去皮脐　附子炮裂，去皮脐　人参　芍药　石斛去根，锉　熟干地黄焙　肉苁蓉酒浸，切，焙，各二两　羊肾一具，煨熟，切研膏　大枣煮，去皮核，研膏，五合

上一十七味，除羊肾枣膏外，捣罗为末，入二膏和匀，更入少炼蜜和杵，丸如梧桐子大，每服二十丸，加至三十丸，温酒下。

治肾虚寒阴痿，腰脊痛，身重缓弱，言语混浊，阳气顿绝，**干地黄散**方。

生干地黄一斤，焙　肉苁蓉酒浸，切，焙　白术　巴戟天去心　麦门冬去心，焙　白茯苓去黑皮　甘草炙，锉　牛膝酒浸，切，焙　五味子　杜仲去皮，炙，各八两　车前子　干姜炮，各五两

上一十二味，捣罗为散。每服二钱匕，温酒调下，日进三服。

治肾气不足，胸胁时痛，骨节疫疼，目常茫茫，耳不审听，背膂拘急，体重嗜卧，宜服**熟干地黄散**方。

熟干地黄一两　天门冬一两，去心　五味子一两　附子一两，炮裂，去皮脐　当归三分，锉，微炒　芎䓖三分　黄芪三分，锉　桂心三分　山茱萸三分　石斛三分，去苗　沉香一两　磁石一两，捣碎，水淘去赤汁

上一十二味，捣筛为散，每服四钱匕，水一中盏，入生姜半分，煎至六分，去滓空心食前温服，日三。

治肾劳虚冷干枯，忧恚内伤，久坐湿地则损，**秦艽酒**方。

秦艽　牛膝　芎䓖　防风　桂　独活　茯苓各一两　杜仲　丹参各八两　侧子炮裂，去皮脐　石斛去梢黑者　干姜炮　麦门冬去心　地骨皮各一两半　五加皮五两　薏苡仁一两　大麻仁一合炒

上一十七味，细锉，以生绢袋盛，酒一斗浸，春秋七日，夏三日，冬十日成，每日空腹温服半盏，日再。

治肾虚忪悸恍惚，眼花耳聋，肢节疼痛，皮肤瘙痒，小腹拘急，面色常黑，黄疸消渴，**补肾汤**方。

磁石煅，醋淬七遍，研，一两　五味子炒　附子炮裂，去皮脐　防风去叉　黄芪锉，炒　牡丹皮　桂去皮　甘草炙，锉　桃仁去皮尖双仁，炒令黄，各二两

上九味，㕮咀如麻豆，每服五钱匕，以水一盏半，入生姜半分切，煎取八分，去滓空心顿服。

治肾虚小便无度，阴囊痒湿，**五石丸**方。

钟乳研　紫石英研　石膏脂研　白矾烧，研　白石英研，各半两　肉苁蓉酒浸，去皴皮，切，焙

甘草炙,锉　天雄炮裂,去皮脐　熟干地黄焙,各一两　龙骨碎,研,三分

上一十味,捣罗为末,炼蜜和丸,如梧桐子大,空心酒下一十丸,日再服。

治肾脏劳伤,**磁石汤**方。

磁石醋淬　肉苁蓉酒浸焙干,各二两　沉香一两半　五味子　附子炮裂,去皮脐　复盆子　狗脊去毛　白茯苓去黑皮,各一两　猪肾一只　槟榔三分

上一十味,除肾外,㕮咀如麻豆大,每服五钱匕,以水二盏,先煮猪肾,取一盏半,去肾入药,再煎取八分,去滓温服食前。

治肾气虚损,阳气痿弱,**葫芦巴丸**方。

葫芦巴微炒　巴戟天紫者,去心炒　肉苁蓉酒浸,切,焙,各二两　楝实去皮,醋浸一宿,焙　桂去皮　补骨脂炒　蛇床子酒浸一宿,焙　牛膝酒浸一宿,切,焙,各一两　蓬莪茂醋浸一宿,煨,锉,三分　附子炮裂,去皮脐　蘹香子[1]炒,各一两半

上一十一味,捣罗为末,炼蜜和丸,如小豆大,常服二十丸,空心炒盐生姜汤下,酒下亦得。

治肾虚小腹急满,骨肉干枯,阴囊湿痒,**沉香饮**方。

沉香半两　大腹炮,锉,三分　木香半两　羌活去芦头,半两　萆薢三分　牛膝去苗,酒浸,三分　黄芪细锉,半两　泽泻半两　熟干地黄焙,半两　桑螵蛸炒,半两　当归焙,一分　芍药炒,一分　磁石醋淬,一分　天雄炮裂,去皮脐,一两　续断一两

上一十五味,㕮 咀如麻豆,每服五钱匕,水一盏半,入生姜半分切,煎至八分,去滓食前温服,日二。

治肾脏虚冷遗泄,**韭子散**方。

韭子醋煮,炒香,二两　附子炮裂,去皮脐　桑螵蛸锉,炒　泽泻各三分　蜀椒去目及合口者,炒出汗,各三分　赤石脂研　龙骨椎碎,各一两　甘草炙,锉,一分

上八味,捣罗为散,每服三钱匕,空心温酒调下,日再服。

治肾脏虚冷,腰胯膀胱间,忽冷如人吹,及手足膝盖冷如水,或茎中痛,小便无节,宜服**苁蓉独活散方**。

肉苁蓉酒浸,去皴皮,切,焙,二两　独活去芦头　附子炮裂,去皮脐　蜀椒去目并闭口者,炒出汗,各一两半　泽泻　黄芪细锉,各二两　五味子　蒺藜炒去角　防风去叉　杏仁汤浸去皮尖双仁,炒黄　木香　干姜炮　牡蛎熬　赤石脂　黄芩去黑心　甘草炙,锉　桂去粗皮　桃仁汤浸去皮尖双仁,炒黄　细辛去苗叶　续断各一两

上二十味,捣罗为细散,每服三钱匕,空心酒调下,日再服。

治肾虚耳聋胀满,腰脊强直,小便黄赤,**螵蛸丸**方。

桑螵蛸炒,半两　菖蒲三分　山茱萸微炒,半两　磁石煅,醋淬,研,半两　附子炮裂,去皮脐,三枚　续断三分　五味子　肉苁蓉酒浸,去皴皮,炙　山芋　当归切,焙　沉香各半两　蘹香子炒,一分

上一十二味,捣罗为末,炼蜜和丸,如梧桐子大,每服二十丸,温酒下,荆芥盐汤亦得。

治丈夫阳气不足,肾虚精乏,不能施化,**庆云散**方。

菟丝子酒浸,别捣,五两　天门冬去心,焙,九两　桑上寄生　天雄炮裂,去皮脐,各一两　石斛去根　白术锉,炒,各三两　紫石英研,二两　复盆子十两　五味子七两

上九味,捣研为散,每服三钱匕,温酒调下,食前服,气寒者,去寄生,用细辛去苗叶四两。

肾实

论曰：足少阴肾之经，其气实为有余，则舌燥咽肿，上气嗌干，咳喘汗出，腰背强急，体重内热，小便黄赤，腰脊引痛，足胫肿满，此由足少阴经实，或为邪湿所加，故有是证，治宜泻之。

治肾脏实热，心胸烦满，腹胁胀急，腰重不利，**地黄汤**方。

生干地黄焙，一两半　麦门冬去心，焙　羚羊角镑　槟榔锉　牛膝切，焙　黄芩去黑心　甘草炙，锉　丹参　枳壳去瓤，麸炒　赤茯苓去黑皮，各一两

上一十味，粗捣筛，每服三钱匕，水一盏，煎至七分，去滓，不拘时候温服。

治肾脏实热，小腹䐜胀，耳聋胯离解，梦伏水中，**泻肾大黄汤**方。

大黄二两，锉，蜜水半盏浸一宿，焙　赤茯苓去黑皮　黄芩去黑皮　泽泻　菖蒲　甘草锉　玄参　五加皮锉　羚羊角镑，各一两　磁石火煅，醋淬三七遍　生干地黄切，焙，各二两

上一十一味，粗捣筛，每服三钱匕，水一盏，煎至七分，去滓不拘时候温服。

治肾脏实热，传入膀胱，小便黄赤，结涩不通，**泽泻汤**方。

泽泻锉　葵根锉　木通锉　车前子　井泉石碎　赤茯苓去黑皮　甘草炙，锉，各一两

上七味，粗捣筛，每服二钱匕，水一盏，煎至七分，不拘时候，去滓温服，以小便利为度。

治肾脏实热，多怒好忘，肢体烦满，腰腹急重，**羚羊角汤**方。

羚羊角镑　赤茯苓去黑皮　升麻　槟榔锉　泽泻锉　甘草炙，锉　芍药　木通锉　黄芩去黑心　杏仁汤浸，去皮尖双仁，炒，各一两

上一十味，粗捣筛，每服三钱匕，水一盏，入淡竹叶十四片，同煎至七分，去滓温服，不拘时候。

治肾实热，少腹胀满、气急，耳聋多梦，腰脊离解，及梦伏水中，**泻肾汤**方。

芒硝研　大黄锉　赤茯苓去黑皮　黄芩去黑心，各二两　生干地黄焙　菖蒲各三两　磁石火煅，醋淬三七遍，五两　玄参　细辛去苗叶，各一两半　甘草炙，锉，一两

上一十味，粗捣筛，每服三钱匕，水一盏半，煎至一盏，去滓温服，微利为度。

治肾脏实热，多怒善忘，耳听不聪，四肢满急，腰背强直，**大泽泻汤**方。

泽泻锉　柴胡去苗　茯神去木　黄芩去黑心　升麻　芒硝研　杏仁汤浸，去皮尖双仁，炒，各三两　磁石碎，四两　羚羊角镑，一两　生干地黄焙，五两　大青　淡竹叶切，各二两

上一十二味，粗捣筛，每服五钱匕，水二盏，煎至一盏，去滓温服，不拘时候。

治肾脏实热，小便赤黄，结涩不利，痛楚，**榆白皮饮**方。

榆白皮锉，半升　滑石碎，四两　黄芩去黑心　木通锉　瞿麦各三两　石韦去毛，二两　冬葵子半升　车前草锉，一升

上八味，粗捣筛，每服五钱匕，水二盏，煎至一盏，去滓温服，不拘时候。

治肾脏实热，腰胯强急，面色焦黑，小便赤涩，心胸满闷，两胁胀满，**茯苓汤**方。

赤茯苓去黑皮　当归切，焙　牛膝酒浸，切，焙　羌活去芦头　枳壳去瓤，麸炒　荆芥穗　槟榔锉，各一分　木香三铢

上八味，粗捣筛，每服三钱匕，水一盏，煎至八分，空心去滓温服。

治肾气盛实，腰脚不能屈伸，**导气丸**方。

槟榔生，锉　牵牛子炒，各半两　赤茯苓去黑皮　半夏汤洗七遍，焙，各一两

上四味，捣罗为末，生姜自然汁和丸，如梧桐子大，每服三十丸，温酒下，食后日三。

治肾脏壅盛上攻，头目、胸膈、咽嗌痰实不利，**仙灵脾丸**方。

仙灵脾　威灵仙去土　赤茯苓去黑皮　茯神去木　天麻　蔓荆实　香白芷　山栀子仁　大黄锉,炒　益智去皮,各一两　乌头炮裂,去皮脐,四枚　麝香研,半两

上一十二味,捣罗为末,炼蜜和捣千下,丸如梧桐子大,空心温酒下三丸至五丸。

肾　寒

论曰:肾寒者,足胫微弱,腰重,少腹胀满,气上抢心,痛引胁下是也。此由肾脏虚弱,阳气不足,为寒气所中,元脏不和而成,故名肾寒。

治肾中寒气,脐腹冷疼,腰脚痃痛,筋脉拘急,**温经木香丸方**。

木香　葫芦巴炒　补骨脂炒　巴戟天去心　蘹香子炒　桂去粗皮　艾叶炒　附子炮裂,去皮脐　青橘皮去白,焙,各一两

上九味,捣罗为末,炼蜜和丸,如梧桐子大,每服二十丸,空心日午临卧,温酒或盐汤下,加至三十丸。

治肾脏虚冷中寒,脐腹急痛,小便频数,面色昏浊,**巴戟丸方**。

巴戟天去心,一两　熟干地黄焙　五味子各二两半　黄芪锉,一两三分　牛膝酒浸,切,焙,一两半　牡蛎煅,半两　菟丝子酒浸,别捣,焙　干姜炮,各一两　附子炮裂,去皮脐,一两半　桂去粗皮,一两　白术二两　肉苁蓉酒浸,切,焙,二两半

上一十二味,捣罗为末,炼蜜和丸,如梧桐子大,每服空心食前,温酒下三十丸。

治肾中寒,脐腹冷疼,腰胁拘急,**当归丸方**。

当归切,焙,一两　白术二两　楝实煨,取肉一两　干姜炮　桂去粗皮,各半两　附子炮裂,去皮脐,一两　木香半两

上七味,捣罗为末,醋煮,面糊为丸,如梧桐子大,每服二十丸,艾汤下,空心食前日三服。

治肾中寒邪,气海虚冷,腰脚重痛,小便频数,**煨肾散方**。

蘹香子炒　荜澄茄　巴戟天去心,各一两　干姜炮,半两　桂去粗皮,三分　附子炮裂,去皮脐,半两　蜀椒去目并闭口,炒出汗,三分

上七味,捣罗为散,每服二钱匕,用羊肾一对,批破渗药在内,入盐葱椒各少许,湿纸裹煨熟,空心细嚼温酒下。

治肾脏虚惫,为寒邪所中,腰背拘急,脐腹冷痛,**温肾散方**。

桂去粗皮　附子炮裂,去皮脐,各一两　青橘皮汤浸,去白焙　干姜炮,各半两　木香一分

上五味,捣罗为散,每服二钱匕,用羊肾一对,去筋膜切开,入药湿纸裹,慢火煨熟,细嚼温酒下,空心食前服。

治肾脏虚弱中寒,攻腰腹满痛,手足微冷,**蘹香子丸方**。

蘹香子炒　木香各三分　莱菔子炒,半两　厚朴去粗皮,半生用姜汁,炙,一锉半两　桂去粗皮　干姜炮　蓬莪茂煨,锉,各三分　青橘皮汤浸去白,焙,半两　桃仁去皮尖双仁,三分,研膏

上九味,除桃仁外,捣罗为末,入桃仁膏研匀,酒煮面糊为丸,如梧桐子大,每服温酒下,空心服。

治肾虚中寒气,补下元,**巴戟丸方**。

巴戟天去心　干姜炮　沉香锴　附子炮裂,去皮脐　木香　桂去粗皮　肉苁蓉酒浸,切,焙　蘹香子炒　牛膝酒浸,切,焙,各半两　硇砂一分,浆水飞过,别研

上一十味,捣研为末,猪肾一对,湿纸裹煨熟,薄切作片,入盐一分,无灰酒少许,同研烂,和药末为丸,如梧桐子大,每日空心,日午临卧,盐汤或温酒下三十丸。

肾胀

论曰:肾胀之病,腹满引背,央央然,腰髀痛者是也。盖肾主腰脚,其经属足少阴,与足太阳为表里,肾经所过,抵少腹通膀胱经支内,过髀枢循髀外,是动则病髀不可以曲,今寒气积于肾经,不得宣通,故气留滞而为胀。

治肾虚胀,寒气不宣利,上攻腹内,及背腰脊髀痛,**温经汤**方。

附子炮裂,去皮脐　杜仲去粗皮,切,炒　牛膝酒浸,别焙,各一两　干姜炮　桂去粗皮　续断　补骨脂炒,各三分

上七味,㕮咀如麻豆,每服三钱匕,水一盏,生姜三片,煎七分,临熟入盐一捻,去滓,空心食前温服。

治肾虚胀,气攻腰腹髀痛,**萆薢丸**方。

萆薢锉　熟干地黄焙　天雄炮裂,去皮脐,各一两　蜀椒去目并闭口,炒出汗　桂去粗皮　细辛去苗叶　续断锉,各三分

上七味,捣罗为末,炼蜜和丸,如梧桐子大,每服三十丸,温酒或盐汤下,空心,日午夜卧各一。

治肾胀,气攻腰腹痛,**蘹香子散**方。

蘹香子炒　桃仁炒,去皮尖双仁　干姜炮　甘草炙,锉　桂去粗皮　熟干地黄焙　石斛去根,锉　杜仲去粗皮,切,焙

上八味,等分,捣罗为散,每服二钱匕,温酒调下,空心食前。

治肾胀虚寒,痛引脐腹,腰髀,**鹿茸丸**方。

鹿茸去毛,酥炙,半两　桂去粗皮,三分　黄芪锉　泽泻　芍药　桑寄生　补骨脂炒各一两

上七味,捣罗为末,炼蜜和丸,梧桐子大,每服三十丸,空心温酒或盐汤下。

治肾虚冷气攻腰腹痛,温肾经,消胀满,**八味丸**方。

附子炮裂,去皮脐,二两　泽泻三两　山茱萸四两　山芋四两　白茯苓去黑皮,三两　牡丹皮三两　桂去粗皮,二两　熟干地黄八两,焙

上八味,捣罗为末,炼蜜和丸,梧桐子大,每服三十丸,空心食前温酒或盐汤下。

肾著

论曰:肾著之病,形如水状,其人不渴,小便自利,饮食如故,惟身体及腹重如带数千钱,腰以下冷,如坐水中。盖肾经虚弱,外受风冷,内有水湿,风水相搏,内著于肾,故成此病,或有作劳汗出,衣里冷湿,久久得之者,以湿气著而不去,故名肾著也。

治肾著,腹重痛,腰冷痹,**丹参丸**方。

丹参洗　杜仲去粗皮,切,炒　牛膝去苗,酒浸,切,焙　续断各三两　桂去粗皮　干姜炮,各二两

上六味,捣罗为细末,炼蜜丸,如梧桐子大,每服三十丸,温酒下,不拘时。

治肾著,腰中疼痹沉重,兼治五种腰疼,**杜仲酒**方。

杜仲去粗皮,炙　干姜炮　熟干地黄焙　萆薢　羌活去芦头　天雄炮裂,去皮脐　蜀椒去目并闭口者,炒出汗　桂去粗皮　芎䓖　秦艽去苗土　乌头炮裂,去皮脐　细辛去苗叶,各三两　五加皮　石斛去根,各五两　续断　栝楼根　地骨皮去土　桔梗炒　甘草炙　防风去叉,各一两

上二十味,㕮咀,如麻豆大,用酒二斗,浸四宿,每服一盏,不拘时饮,常令酒力相续为效。

治肾著,**桑寄生散**方。

桑寄生洗,切 牡丹皮洗,切 鹿茸去毛,酥炙 桂去粗皮,各一两

上四味,捣罗为细散,每服二钱匕,温酒调下。

治肾著,腰冷如冰,腹重如物所堕,**大肾着汤**方。

桂去粗皮,三两 白术四两 赤茯苓去粗皮,四两 泽泻 牛膝去苗,酒浸,焙 甘草炙,锉 干姜炮,各二两 杜仲去粗皮,锉,炒,三两

上八味,粗捣筛,每服三钱匕,用酒二盏,煎一盏,去滓,不拘时服。

治肾著,身体重,腰中冷痛,**肾著汤**方。

甘草炙,二两 干姜炮,三两 赤茯苓去黑皮 白术各四两

上四味,吹咀如麻豆大,每服半两,用水一盏半,煎取一盏,去滓温服,不拘时,腰腹温暖为度。

治肾著腰冷痹,腹急痛,脚膝疼不可行,脚气等疾,**七胜丸**方。

威灵仙去土 当归酒浸,切,焙 附子炮裂,去皮脐 天麻各一斤 桂去粗皮 牛膝去苗,酒浸,焙 干姜炮,各半斤

上七味捣罗为细末,酒煮面糊,丸梧桐子大,每服二十丸,温酒下,日二夜一。

治肾著腰冷,腹重痛,脚膝无力,**麻黄汤**方。

麻黄去根节 附子炮裂,去皮脐 木香 芎䓖 羌活去芦头 当归锉,米炒 槟榔锉 防风去叉 牛膝去苗,酒浸,焙,炒 天麻生 人参 赤茯苓去黑皮,各一两

上一十二味,吹咀如麻豆大,每服三钱匕,水一盏,生姜三斤,枣二枚擘,同煎七分,去滓温服。

治腰背疼重,少腹拘急,小便不利,耳聋脚冷,**肾着散**方。

羊肾一对,作脯,令燥炙之 磁石醋淬,一两半 人参二两 桑根白皮炙,锉 防风去叉 天雄炮裂,去皮脐 玄参 赤茯苓去黑皮,各三两 续断一两三分 熟干地黄焙,一两 阿胶炒,燥 肉苁蓉酒浸,切,焙 干漆炒烟出 龙骨 天门冬去心,焙,各半两

上一十五味,捣罗为散,每服三钱匕,煎大麦汤调下,食前服。

解㑊

论曰:《内经》谓冬脉太过,则令人解㑊,脊脉痛而少气不欲言。夫肾为作强之官,精为一身之本,所以运动形体者也,一或受邪,则肾实而精不运,故有脊脉痛,少气不欲言之证。名曰解㑊者,解,有解缓之义;㑊则疑于寒亦疑于热,疑于壮亦疑于弱,不可必之辞。诊其尺脉缓而涩者,解㑊也。

治解㑊脊脉痛,气乏不欲言,此为肾气有余,**利肾汤**方。

泽泻 生干地黄焙 赤茯苓去黑皮,各一两半 槟榔锉 麦门冬去心,焙 柴胡去苗 枳壳去瓤,麸炒 黄芩去黑心 牛膝酒浸,切,焙,各一两

上九味,粗捣筛,每服三钱匕,水一盏,煎七分,去滓温服。

治肾气有余,足少阴脉太过,令人脊脉痛,少气不欲言,病名解㑊,**匀气汤**方。

枳壳去瓤,麸炒 泽泻 赤茯苓去黑皮 牡丹皮 木通锉 槟榔锉 玄参各一两

上七味,粗捣筛,每服三钱匕,水一盏,煎七分,去滓温服。

治解㑊 ,少气不欲言,脊脉急痛,腰背强直,足下热疼,小便癃闭,心烦嗌干,**通肾汤**方。

菖蒲锉 羚羊角镑 生干地黄焙 赤芍药各二两 五加皮锉 甘草炙,锉 猪苓去黑皮

泽泻各一两

上八味,粗捣筛,每服三钱匕,水一盏,煎七分,去滓温服。

喑 俳

论曰:《内经》谓内夺而厥,则为喑俳,此肾虚也。喑俳之状,舌喑不能语,足废不为用。盖肾脉侠舌本,肾气内夺,气厥不至舌本,故不能语而为喑。肾脉循阴股循行内踝,入足下,肾气不顺,故足废而为俳。

治肾气虚厥,语声不出,足废不用,**地黄饮**方。

熟干地黄焙 巴戟天去心 山茱萸炒 肉苁蓉酒浸,切,焙 附子炮裂,去皮脐 石斛去根 五味子炒 桂去粗皮 白茯苓去黑皮,各一两 麦门冬去心,焙 远志去心 菖蒲各半两

上一十二味,锉如麻豆,每服三钱匕,水一盏,生姜三片,枣二枚擘破,同煎七分,去滓食前温服。

治肾气内夺,舌喑足废,**补肾八味丸**方。

熟干地黄焙,八两 山芋 山茱萸各四两 泽泻 牡丹皮 白茯苓去黑皮,各三两 桂去粗皮 附子炮裂,去皮脐,各二两

上八味,捣罗为末,炼蜜为丸,梧桐子大,每服二十丸,加至三十丸,空心食前温酒下。

益肾气,治喑俳,**补骨脂丸**方。

补骨脂炒 肉苁蓉酒浸,切,焙,各一两 麦门冬去心,焙 菖蒲 远志去心 钟乳粉各半两

上六味,捣罗为末,炼蜜为丸,梧桐子大,每服三十丸,煎木通汤下,空心日午临卧服。

治肾气内夺,舌喑足废,**菟丝子丸**方。

菟丝子酒浸,别捣 白茯苓去黑皮 附子炮裂,去皮脐,各一两 桂去粗皮 菖蒲 远志去心,各半两

上六味,捣罗为末,炼蜜丸,梧桐子大,每服三十丸,温酒或盐汤下,空心日午临卧服。

治肾气内夺,厥逆喑俳,**补肾石斛丸**方。

石斛去根 赤小豆 蘹香子炒 羌活去芦头 楝实炒,去核 乌头炮裂,去皮脐 马蔺子醋炒,各四两 葫芦巴炒 巴戟天去心 蜀椒去目并合口者,炒出汗 地龙去土,炒,各二两 乌药锉 苍术锉,炒,各半斤 青盐一两

上一十四味,捣罗为末,酒煮面糊,丸如梧桐子大,每服三十丸,空心温酒或盐汤下。

厥逆头痛

论曰:《内经》曰:厥逆头痛者,头痛齿亦痛,数岁不已是也。盖脑为髓海,系于头,齿为骨余,属于肾,因犯大寒,寒气内著骨髓,髓以脑为主,脑逆,故令头痛齿亦痛也。

治厥逆头痛,及齿痛骨寒,**山芋丸**方。

山芋 天雄炮裂,去皮脐 硫黄研 白茯苓去黑皮 五味子 磁石煅,醋淬二、七遍 熟干地黄焙,各一两

上七味,捣研为末,酒煮,面糊丸,如梧桐子大,每服二十至三十丸,食前温酒下。

治风寒内著骨髓,上连于脑,头痛齿痛,**附子汤**方。

附子炮裂,去皮脐 桂去粗皮 五味子 白茯苓去黑皮 石膏煅 人参 补骨脂炒,各一两

上七味,锉如麻豆大,每服三钱匕,水一盏,煎至七分,去滓温服。

治厥逆头痛,齿痛骨寒,**椒附丸**方。

蜀椒去目并闭口，炒出汗，一分　附子炮裂，去皮脐，一两　木香炮　细辛去苗叶，各半两

上四味，捣罗为末，酒煮，面糊丸，如梧桐子大，每服二十丸，空心日午临睡，温酒下。

治头痛齿亦痛，**二胜散**方。

伏龙肝　附子炮裂，去皮脐，各一两

上二味，捣罗为散，每服一钱匕，温酒调下。

治肾脉厥逆头痛不可忍，**天南星丸**方。

天南星炮　硫黄研　石膏研，水飞　硝石研

上四味，等分，捣研为细末，面糊丸，如梧桐子大，每服二十丸，温酒下，日二服，渐加至三十丸。

治厥逆头痛齿痛，**乌头丸**方。

乌头炮裂，去皮脐　石硫黄研，各一两

上二味，捣研为末，酒煮面糊，丸如梧桐子大，每服二十丸，温酒下。

治厥逆头痛，**三五七散**方。

天雄炮裂，去皮脐　细辛去苗叶，各三分　山茱萸　干姜炮，各五两　山芋　防风去叉，各七两

上六味，捣罗为散，每服一钱匕，清酒调下，日再。

治厥逆头痛，连齿疼痛，**入顶散**。

山茱萸　芎䓖　防风去叉　独活去芦头，各一两半　细辛去苗叶，酒浸，切，焙　莽草　白术　山芋　牛膝酒浸，切，焙　石南　甘草炙，锉，各一两　乌头炮裂，去皮脐　木通锉　菖蒲　附子炮裂，去皮脐　麻黄去根节　天雄炮裂，去皮脐　蜀椒去目并闭口，炒出汗　桔梗炒，各一两一分

上一十九味，捣罗为散，每服一钱匕，清酒调下，日三。

肾脏风冷气

论曰：肾脏风冷气者，脐腹胀满疼痛是也，由肾气不足，内生阴寒，风邪冷气，客于肾经，攻于下焦，蕴积脐腹之间，故连少腹胀满而疼痛也。

治肾脏风，冷气久积，脐腹虚胀不消，攻击疼痛，腰背相引拘急，**牛膝丸**方。

牛膝去苗，酒浸，焙　五加皮锉　巴戟天去心　羌活去芦头，各一两　附子炮裂，去皮脐　菖蒲　桂去粗皮　木香各半两

上八味，捣罗为细末，酒煮面糊为丸，如梧桐子大，每服三十丸，空心温酒下。

治肾脏虚损，风冷相搏，在脐腹不散，胀满，疼痛不已，**黄芪汤**方。

黄芪细锉　青橘皮汤浸去白，焙　五加皮锉　桔梗炒　羌活去芦头　甘草炙，锉　白术锉，各一两　桂去粗皮　附子炮裂，去皮脐　干姜炮，各半两

上一十味，锉如麻豆，每服三钱匕，水一盏，盐一捻，同煎七分，去滓温服食前。

治肾脏风冷，气攻脐腹，胀满疼痛，**木香汤**方。

木香　桃仁汤去皮尖及双仁，炒，研，各半两　蘹香子炒　羌活去芦头　青橘皮汤浸去白，焙　当归切焙　芎䓖　乌头炮裂，去皮脐，各一两

上八味，锉如麻豆，每服三钱匕，水一盏，生姜三片，枣二枚擘破，同煎七分，去滓温服，不拘时候。

治肾脏风，冷气攻脐腹，胀满，腰背相引疼痛，**沉香汤**方。

沉香锉　五味子　细辛去苗叶　防风去叉　黄芪细锉　石斛去根　萆薢　桂去粗皮，各一两

上八味，粗捣筛，每服三钱匕，水一盏，生姜三片，枣二枚擘破，同煎七分，去滓温服，不拘

时候。

治肾脏风冷气攻腹胀痛，腰胁拘急，及膀胱冷气痛，**干蝎丸**方。

干蝎去土，炒　肉豆蔻炮，去皮　青橘皮汤浸去白，焙　磁石煅，醋淬二、七遍，各一两　木香三分　阿魏醋化开，面调作饼子，炙干，一分　附子炮裂，去皮脐　桃仁去皮尖双仁，别研作膏，各半两　安息香一分

上九味，除别研外，捣罗为细末，入研药拌匀，酒浸炊饼和丸，如梧桐子大，每服二十丸，温酒下。

治肾脏虚损，久积风冷，脐腹胀满，疼痛不止，**豆蔻丸**方。

肉豆蔻去皮，炮　附子炮裂，去皮脐　蓬莪茂炮　天麻酒浸，炙，各一两　木香　槟榔锉　干蝎去土，炒，各半两　硇砂别研，一分

上八味，内七味捣罗为细末，入研药拌匀，酒煮面糊为丸，如梧桐子大，每服二十丸，温酒下。

治肾脏风冷气，腿膝无力，小便数利，**山茱萸丸**方。

山茱萸　山芋　巴戟天去心　菟丝子酒浸，别捣，焙　人参　天雄炮裂，去皮脐　楮实　复盆子　五味子各一两半　萆薢　牛膝酒浸，切，焙　桂去粗皮，各一两　熟干地黄焙，二两半

上一十三味，捣罗为末，炼蜜和丸，如梧桐子大，每服四十丸，暖酒下，空心食前服。

治肾风虚冷，小便多，腿细脚弱，渐渐羸瘦，**黄芪丸**方。

黄芪炙，锉　熟干地黄焙　龙骨去土，碎，各一两半　枳壳去瓤，麸炒　肉苁蓉酒浸，切，焙　泽泻各一两一分　菟丝子酒浸，一宿别捣　鹿茸去毛，酥炙　麦门冬去心，焙，各二两　牡丹皮　石斛去根　五味子炒，各一两　桑螵蛸二十一枚，炙

上一十三味，捣罗为末，炼蜜丸，如梧桐子，每空腹煎黄芪汤下三十丸。

治肾脏风冷气，胸中聚痰，夜梦泄精，腰膝无力，小便频数，**山芋丸**方。

山芋　韭子炒令熟　菟丝子酒浸一宿，别捣，焙　附子炮裂，去皮脐　白龙骨　山茱萸　五味子　牡丹皮　白茯苓去黑皮　石斛去根，各一两半　牛膝酒浸，切，焙　桂去粗皮，各一两　熟干地黄焙，五两　肉苁蓉去皴皮，酒浸，切，焙，二两

上一十五味，捣罗为末，炼蜜和丸，如梧桐子大，每服四十丸，暖酒下，空心服。

治肾脏风冷气，腰膝疼痛，**狗脊丸**方。

狗脊去毛　附子炮裂，去皮脐，各二两　五味子　复盆子　山芋　白槟榔锉　白茯苓去黑皮　蛇床子炒，各两半　木香　桂去粗皮　羌活去芦头　牛膝酒浸，切，焙　独活去芦头　熟干地黄焙，各三两

上一十四味，捣罗为末，炼蜜和丸，如梧桐子大，每服四十丸，温酒下，空心食前服。

卷第五十二

肾脏风毒流注腰脚

论曰：肾脏风毒流注腰脚者，其状腰脚沉重，筋脉拘急，或作寒热，或为疼痛，或发疮疡是也。盖肾主腰脚，风邪客于肾经，久而不去，风毒流注，发于下部，故变脚弱之证。

治肾脏风毒气流注，腰脚虚肿疼痛，或上攻头目昏眩，耳聋生疮，及脚气上冲，心头迷闷，腹肚坚硬，冷汗出者，**羌活散**方。

羌活去芦头，一两　干蝎炒，三两　楝实锉，炒，一两半　硇砂飞炼成霜，一分　桃仁去皮尖双仁，

炒,研,二两　附子炮裂,去皮脐　天麻　白附子炮　桂去粗皮　槟榔锉　芎䓖　地龙去土,炒　木香　沉香各一两　阿魏用醋化面拌作饼子,炙,半两

上一十五味,捣罗为散,每服二钱匕,温酒调下。

治肾脏风毒,脚弱少力,脚重疼痹,脚肿生疮,脚下隐痛,不能蹈地,脚膝筋挛,不能屈伸,腰膝拘急,风毒流注等疾,**石南丸**方。

石南叶　薏苡仁　杏仁去皮尖双仁,炒　牵牛子炒　大腹连皮锉　芎䓖　芍药　赤小豆　陈橘皮去白,焙　当归切,焙　麻黄去根节,各二两　五加皮锉　牛膝酒浸,切,焙,各三两　木瓜去瓤,切,焙　独活去芦头　杜仲去粗皮,锉,炒　萆薢各四两

上一十七味,捣罗为末,酒浸蒸饼,丸如梧桐子大,每服十丸至十五丸,木瓜汤下,早晨、日午夜卧服。

治肾脏风毒注脚膝,筋脉拘急,行步艰难,骨肉痠痛,**木瓜煎丸**方。

木瓜去皮瓤,切作片秤,一斤半　牛膝去苗,酒润,切,焙　天麻锉　干蝎去土,炒,各一斤

上四味,除木瓜外,捣罗为末,先将木瓜以瓷器盛,甑内蒸令烂,并留蒸下汁一处候冷,旋入汁沙盆内,将木瓜研细为膏,次将三味药末入膏中同和匀,更入炼蜜,杵千百下,丸如梧桐子大,每服三十丸,空心,食前盐酒或盐汤下,加至五十丸。

治肾脏风毒攻四肢头面,腰脚生疮,口苦舌干,形容黑瘦,痰涎涕唾,不时心下满闷,肢节怠惰,状如劳疾,**木香人参汤**方。

木香　人参　黄芪锉　防风去叉　牛膝酒浸,切,焙　甘草炙,锉　当归切,焙　荆芥穗　巴戟天去心　半夏用姜汁制　鳖甲去裙襕,醋炙　桂去粗皮　白茯苓去黑皮　秦艽去苗土　柴胡去苗,各半两　附子炮裂,去皮脐　羌活去芦头　枳壳去瓤,麸炒　干蝎全者炒　肉豆蔻去壳　熟干地黄焙,各三分

上二十一味,㕮咀如麻豆大,每服三钱匕,水一盏,葱白三寸切,生姜三片,同煎至七分,临熟入酒少许不吃酒即入童子小便少许,去滓,不拘时候温服。

治肾脏风气冲注,脚膝生疮,**蘹香子丸**方。

蘹香子炒　肉苁蓉酒浸,切,焙　附子炮裂,去皮脐,各二两　五味子一两

上四味,细锉,用好酒一升,并猪肾一对细切,和药都一处浸一宿,取出焙干,捣罗为末,酒煮面糊丸,如梧桐子大,每服二十丸至三十丸,好茶或豆淋酒下。

治肾脏风虚耳鸣,腰脊强直,小便滑数,**桑螵蛸丸**方。

桑螵蛸　菖蒲　山茱萸　续断　五味子各三分　磁石煅,醋淬七遍,杵细飞,研,二两　山芋一分　肉苁蓉酒浸一宿,切,焙　萆薢　沉香锉　蘹香子炒　附子炮裂,去皮脐,各一两

上一十二味,捣罗为末,炼蜜和丸,如梧桐子大,每服空心及晚食前,温酒下三十丸。

治肾脏风,毒气攻注,四肢疼痛,及疮肿烦热,**木瓜丸**方。

木瓜切,曝干,取二两　附子炮裂,去皮脐,一两　磁石煅,醋淬二七遍,研　甘遂麸炒　白牵牛炒　羌活去芦头　陈橘皮汤浸去白,炒　防己　巴戟天去心　蘹香子炒　木香　地龙炒　干姜炮　干蝎炒　防风去叉,各半两

上一十五味,捣罗为末,酒煮,面糊丸,如梧桐子大,空心温酒下十五丸,微利为效。

治肾脏风气攻注,腰脚肿痛,**八斤丸**方。

附子炮裂,去皮脐　牛膝酒浸,切,焙　天麻酒浸,焙　当归切,焙　乌头炮裂,去皮脐　白附子炮　乌药　五灵脂各一斤

上八味,捣罗为末,蒸木瓜与酒入药一处,杵一二十下,丸如梧桐子大,每服温酒下二十

丸,至三十丸,不拘时。

治肾脏风毒攻注,腰脚生疮,**四生丸**方。

乌头生去皮脐　木鳖子去壳,研　狗脊去毛,各半两　苦参一两

上四味,捣罗为末,烂研猪肾,入少许面糊和丸,如梧桐子大,每服二十丸,温酒下,不拘时。

治肾脏风上攻头面,下注脚膝,**黄芪散**方。

黄芪薄切　羌活去芦头　白附子炮　蒺藜子炒,去角　蘹香子炒,各一两

上五味,捣罗为散,每服二钱匕,用羊肾一只,批破内入药,湿纸裹,塘火煨令熟,空心用温酒嚼下。

治肾脏风毒攻注腰脚,或疮、或肿、或痛,**威灵仙散**方。

威灵仙去苗土　防风去叉　芎䓖　何首乌去黑皮　黄芪锉　白附子炮　白花蛇去皮骨,酒炙　蒺藜子炒,去角　白僵蚕炒　晚蚕沙炒,各半两

上一十味,捣罗为散,每服一钱匕,温酒调下,早晨日午临卧服。

治肾脏风毒,上攻下注,行步艰难,**四灵散**方。

白附子炮　牛膝酒浸一宿,切,焙　巴戟天去心　黄芪锉,各一两

上四味,捣罗为散,每服用豮猪肾一只,批破去筋膜,渗药一钱匕,并椒盐莳萝各少许在内,用湿纸裹,煨熟为度,早晨空心细嚼温酒下。

治肾脏风攻注,腰脚生疮,或虚肿热痛,行步不得,**黄芪丸**方。

黄芪锉　蘹香子炒　乌头炮裂,去皮脐　楝实锉,炒　乌药　防风去叉　蒺藜子炒,去角　赤小豆　地龙去土,炒,各一两

上九味,捣罗为末,酒煮,面糊丸,如梧桐子大,每服二十丸。

治肾脏风毒攻注,四肢头面生疮,遍身搔痒,**四白散**方。

白花蛇酒浸一宿,去皮骨,炙　白附子炮　白僵蚕炒　白蒺藜子炒,去角,各一两

上四味,捣罗为散,每服二钱匕,盐汤或盐酒下,早晚食前温酒调下。

治肾脏风,上攻下注,头面肿痒,脚膝生疮,**防风散**方。

防风去叉　黄芪锉　旋复花　枳壳去瓤,麸炒　羌活去芦头　独活去芦头　枇杷叶炙,去毛　蒺藜子炒,去角,各一两

上八味,捣罗为散,每服二钱匕,空心晚食前温酒调下。

治肾脏风毒气,攻注腰脚,或疮或肿,脐腹冷痛,**猪肚丸**方。

豮猪肚一个,净洗　莳萝炒　硫黄研　附子炮裂,去皮脐,各一两　硇砂半两

上五味,除猪肚外,捣研为末,入尽药末于猪肚内,用线密缝,酒煮令烂,候酒尽,将猪肚切开,入木臼中,熟捣一二千下,候可丸即丸,如梧桐子大,空心温酒下三十丸。

治肾脏风毒流注,腰脚疼痛,筋脉拘急,起动艰难,**萆薢散**方。

萆薢　杜仲去粗皮,炙微黄,锉　牛膝去苗　五加皮　槟榔　当归去芦头,洗,锉,焙　酸枣仁　防风去芦头　肉桂去皴皮　附子炮裂,去皮脐　独活　海桐皮　羚羊角屑　木香　枳壳各一两,麸炒黄,去瓤

上一十五味,捣筛为散,每服四钱匕,以水一中盏,入生姜半分,煎至六分,去滓温服,日三夜一。

治肾经不足,风冷乘之,腰痛如折,或引背膂,俯仰不利,转侧艰难,或因役用力过多,劳伤于肾,或因寝卧冷湿,地气伤于腰,或因坠堕伤损,或因风寒客搏,背冷腰痛,**威灵仙丸**方。

威灵仙去土，一两　桂去粗皮　当归去土并芦头，洗净，锉，焙干　白附子炮　地龙去土，炒　赤小豆　羌活去芦头，各半两

上七味，捣罗为末，酒煮，面糊丸，如梧桐子大，每服二十丸，空心盐酒或盐汤下。

治肾脏风毒，上攻壅闷，下注沉重，**乳香丸**方。

乳香研，一两　乌头炮裂，去脐皮，二两　威灵仙去土，一两

上三味，捣研为末，酒煮，面糊丸，如梧桐子大，每服二十丸，温酒下，早晚服。

治肾脏风攻注，腰脚热痛，或生疮，**七圣丸**方。

威灵仙去土　乌头炮裂，去皮脐　乌药锉　蘹香子炒　蜀椒去子并合口者，炒　地龙去土，炒　赤小豆各一两

上七味，捣罗为末，酒煮面糊，丸如梧桐子大，每服二十丸，空心盐汤或盐酒下，日晚再服。

治肾脏风攻注，遍体生疮，皮肤瘙痒，**白花蛇散**方。

白花蛇去皮骨，酒炙　独活去芦头　丹参　蔓荆实　蒺藜子炒，去角　玄参　苦参　秦艽去苗土　山芋　甘草炙，锉　防风去叉　菊花　附子炮裂，去皮脐　天麻　牛膝酒浸，切，焙，各半两

上一十五味，捣罗为散，每服二钱匕，温酒调下。

治肾脏风下注，多生热疮，或头目虚肿，日渐瘦劣，**补元散**方。

牛膝酒浸，切，焙　地龙去土，炒　海桐皮细锉　羌活去芦头　当归切，焙　白芷　芎䓖　白附子炮　附子炮裂，去皮脐　巴戟天去心，各一两

上一十味，捣罗为散，每服一钱匕，用豮猪肾批开入药末外，更入盐椒少许煨熟，空心细嚼，用酒咽下。

治肾脏虚风上攻，头面耳内生疮，及腰脚重痛，**烧肾散**方。

磁石煅，醋淬七遍，细研，水飞过　附子炮裂，去皮脐　巴戟天去心　蜀椒去目及闭口者，炒出汗，各一两

上四味，捣罗为散，每服用豮猪肾一只，去筋膜薄切，入葱白、薤白、盐花各少许，药末二钱匕，湿纸裹，塘灰火内煨熟，空心细嚼，温酒咽下。

治肾脏风虚，脏气不足，腰疼耳鸣，肢体不随，烦倦无力，**羚羊角汤**方。

羚羊角镑　鹿茸去毛，酒浸，炙，各三两　五加皮锉　茯神去木，各二两　酸枣仁炒　枳实去瓤，麸炒　熟干地黄焙，各一两半

上七味，粗捣筛，每服三钱匕，先以水三盏，煮羊肾一只，取计至一盏半，去肾下药，再煎至一盏，去滓空心温服。

治肾脏风毒下注，及五劳七伤，遍身疼痛，兼女人血风劳，缓弱，**四圣丸**方。

乌头去皮脐　地龙去皮　赤小豆　乌药各一两

上四味，并生捣罗为末，醋煮，面糊丸，如小豆大，每服二十丸，盐汤下。

治肾脏风，攻注生疮，兼疗诸般恶疮，止痛生肉，**槟榔散**方。

槟榔锉，一枚　甘草生锉　黄连去须　密陀僧烧，各半两　木香一分

上五味，捣罗为末，先以温盐浆水洗疮搵干，以津唾调敷。

治肾脏风虚，元气衰惫，膀胱冷痹，腰胯注痛，脚膝无力，**内补丸**方。

狼毒湿纸裹煨，二两　天麻酒浸，炙，一两半　附子炮裂，去皮脐，二两　巴戟天去心，一两半　鹿茸酥涂炙，去毛，二两　补骨脂微炒，一两半　石斛去根，一两半　干蝎全者，炒，一两　萆薢一两半　肉苁蓉酒浸，去皮，炙，一两半　蒺藜子炒，去角，一两　天雄炮裂，去皮脐，一两　独活去

芦头,一两　干漆熬烟出,一两　没药一两半,研　桂去粗皮,一两半　腽肭脐细锉,筛为末,四两,用酒五升

上一十七味,除腽肭脐外,捣罗为细末,研令匀,用腽肭脐煎,搜和为丸,或入少炼蜜丸,如梧桐子大,每服三十丸,空心温酒或盐汤下。

治肾脏风虚,腰膝疼痛,阴痿缓弱,言语混浊,呼吸短气,**安息香丸**方。

安息香四两,锉细,入胡桃瓤四枚,酒五升半,同浸一宿,来日漉出,入沙盆,研如糊,用前酒调搅,滤去滓,入铫子内煎,成煎　磁石醋淬,一两　沉香三分,锉　肉苁蓉酒浸,去皴皮,炙,一两　巴戟天去心,一两　桂去粗皮,三分　革薢三分　附子炮裂,去皮脐,一两　酸枣仁三分　蒺藜子炒,去角　补骨脂微炒,各一两　鹿茸酥炙,去毛,三分　桃仁汤去皮尖双仁,炒　天麻酒炙,各一两

上一十四味,以十二味捣罗为末,研桃仁同和匀,入安息香煎,搜为丸,如梧桐子大,每服三十丸,盐汤下。

治肾脏风毒流注,腰脚疼痛,**威灵仙丸**方。

威灵仙去苗土,四两　牛膝去苗,锉　天麻锉,半斤　巴戟天去心,四两,以上四味,用好酒二斗,浸两宿,焙　肉苁蓉二斤,洗,切,以前浸药酒,银石器慢火熬成膏　何首乌一斤,米泔浸软,片切于黑豆中,蒸烂为度,焙干　石斛去根,四两　海桐皮锉,半斤

上八味,除苁蓉外,焙干捣罗为末,用苁蓉膏和捣千杵,丸如梧桐子大,每服二十丸至三十丸,空腹温酒下,不嚼日三,性温无毒,久服大治风,调荣卫,顺三焦,乌髭鬓。

治肝肾气虚,风邪攻注,筋骨缓弱,机关不利,**威灵仙丸**方。

威灵仙去土　藿香叶　自然铜煨赤,醋淬　附子炮裂,去皮脐　狗脊去毛　革薢　漏芦去芦头　肉苁蓉酒浸,去皴皮,焙　骨碎补去毛　牛膝去苗,酒浸一宿,焙　木鳖子去壳　防风去叉　地龙去土,炒

上一十三味,等分,捣罗为细末,酒煮,面糊和丸,如梧桐子大,每服十五丸,加至二十丸,荆芥汤下,木瓜酒亦得。

治肾气发动,攻腰髂四肢疼痛,**暖肾散**方。

荜澄茄　蜀椒去目及合口者,炒出汗　干姜炮,各半两　附子炮裂,去皮脐　桃仁去皮尖双仁,炒黄　蘹香子炒　桂去粗皮　蒺藜子炒　枳壳去瓤,麸炒　泽泻　槟榔锉,各三分

上一十一味,捣罗为散,空心温酒调下三钱匕,日再服。

治肾气发动,上攻下注,**木香散**方。

青木香　蘹香子炒　桃仁去皮尖双仁,炒令黄,各半两　丁香　蜀椒去目及合口者,炒出汗,各一分　蒺藜子　陈橘皮去白,焙　槟榔锉,各三分

上八味,捣罗为散,空心温酒调下四钱匕。

肾脏积冷气攻心腹疼痛

论曰:肾脏积冷,气攻心腹,疼痛者,肾虚冷之气,久积于内,阳气不足,其经厥逆,上干心络,与正气交击,故令心腹疼痛也。

治肾脏虚,积冷,气攻心腹疼痛,及膀胱气痛,**鹿茸丸**方。

鹿茸酒浸,炙,去毛　肉苁蓉酒浸,切,焙,各二两　人参　补骨脂炒　石斛去根　木香　白术炒　厚朴去粗皮,生姜汁炙　牛膝去苗,切,酒浸,焙　续断　蘹香子炒　当归切,炒　芎䓖　附子炮裂,去皮脐　熟干地黄焙　桂去粗皮　泽泻　荜澄茄　槟榔锉　陈橘皮去白,焙　桃仁去皮尖

双仁，炒　巴戟天去心　五味子各一两　赤石脂研　龙骨研　蜀椒去目及合者，炒出汗，各半两

上二十六味，捣罗为末，炼蜜丸，如梧桐子大，每服二十丸，加至三十丸，温酒或盐汤下。

治肾脏虚冷，气攻心腹疼痛，及腰膝冷痹，眼花耳鸣，四肢沉重，食减色昏，**牛膝丸**方。

牛膝去苗，切，酒浸，焙　附子炮裂，去皮脐　补骨脂炒　桂去粗皮　萆薢　当归切，焙　芎䓖　山茱萸　石斛去根　续断　细辛去苗叶　木香炮，各半两

上一十二味，捣罗为末，炼蜜为丸，如梧桐子大，空心盐酒下三十丸。

治肾脏积冷，气攻心腹，疼痛不止，**硇砂丸**方。

硇砂研　木香各半两　楝实锉　蓬莪茂炮　乌头炮裂，去皮脐，各一两　桃仁三十枚，汤浸，去皮尖双仁，研如膏

上六味，捣罗五味为末，入桃仁同研令匀，酒煮，面糊和丸，如绿豆大，每服三十丸，生姜盐汤下，温酒亦得。

治肾脏虚冷，心腹疼痛，小便滑数，耳鸣目暗，**附子丸**方。

附子炮裂，去皮脐，二两　巴戟天去心　龙骨研　蘹香子炒，各一两　干姜炮，三分　木香半两

上六味，捣罗为末，酒煮，面糊为丸，如梧桐子大，每服二十丸，盐汤或盐酒任下，空心食前服。

治肾脏虚冷，气攻心腹疼痛，脐下疞刺，腰膝沉重，行步无力，不思饮食，**补骨脂丸**方。

补骨脂炒，二两　葫芦巴炒　青橘皮去白，焙　蘹香子炒，各一两　沉香半两　槟榔锉，三分

上六味，捣罗为末，炼蜜为丸，如梧桐子大，每服二十丸，温酒或盐汤下，空心食前服。

治肾脏久虚，心腹冷痛，饮食无味，腰膝痠疼，烦倦少力，时多梦泄，耳内虚鸣，**巴戟天丸**方。

巴戟天去心　补骨脂炒　蘹香子舶上者，炒　木香各半两　桂去粗皮　附子炮裂，去皮脐，盐炒，各一两

上六味，捣罗为末，用酒煮，面糊为丸，如梧桐子大，每服二十丸，空心食前盐汤或盐酒任下。

治肾脏虚积冷气，攻心腹疼痛，少力，行步难，不思饮食，**天雄丸**方。

天雄炮裂，去皮脐，二两　蘹香子炒　山芋　蜀椒去目及口合者，炒出汗，各一两

上四味，捣罗为末，用羊肾一对，切去皮膜细研，酒面同煮成膏，候冷，拌前药为丸，如梧桐子大，每服二十丸至三十丸，温酒盐汤任下，空心食前服。

治肾脏积冷，气攻心腹痛，四肢逆冷，不思饮食，或吐冷沫，面青不乐，**沉香饮**方。

沉香　芍药洗，焙　槟榔锉　青橘皮浸，去白，切，焙　附子炮裂，去皮脐　蘹香子炒，各一两　桂去粗皮　吴茱萸汤洗，焙干，炒，各半两

上八味，㕮 咀如麻豆，每服三钱匕，水一盏，煎七分去滓，不拘时候温服。

治肾脏虚冷气，攻心腹疼痛，腰背急强，不思饮食，身热足冷，**六味沉香饮**方。

沉香　葫芦巴炒　楝实去核，炒　蘹香子炒，各一两　木香　附子炮裂，去皮脐，切，各半两

上六味㕮咀，如麻豆大，每服三钱匕，水一盏，酒三分，同煎七分，去滓空腹温服。

治肾脏虚，冷气上攻，心腹疼痛，冷汗出，四肢少力，面色黧黑，**葫芦巴丸**方。

葫芦巴炒　山芋　泽泻各一两　吴茱萸汤洗，焙干　干姜炮　牡蛎粉　当归切，焙　附子炮裂，去皮脐，各半两

上八味，同捣罗为末，酒煮，面糊和丸，如梧桐子大，每服三十丸，空心食前温酒下。

治肾脏风虚，劳气，奔冲闷乱，**沉香阿魏丸**方。

沉香锉　阿魏研　桃仁汤浸,去皮尖双仁,炒,研　槟榔锉　蓬莪茂炮,锉,各半两　青橘皮去白,米醋炙　吴茱萸醋炒　青木香　蘹香子炒,各一分　硇砂三两,细研,汤泡,纸滤取清,入银石器内,煎成霜,研,入药

上一十味,捣研为末,炼蜜和丸,如梧桐子大,每服二十丸,炒生姜盐汤下。

治脾肾虚冷,脐腹冷痛,大便时泄,腹胀羸瘦,**附子煎**方。

附子炮裂,去皮脐　诃黎勒皮　甘草锉　牛膝切,各一两　硫黄舶上者,碎　蘹香子炒　干姜各半两

上七味,先将硫黄、甘草内绢袋扎头,次将诸药粗捣银石器内,以水一斗,慢火同煎,不得入生水,频看,候煎至一大碗汁,取出滤去滓,分作四盏,每日空心一盏,温米饮调下,即用饭压之,如欲丸,除甘草不用,将诸药为末,炼蜜丸,如梧桐子大,生姜盐汤下十丸,至十五丸亦得。

肾脏虚冷气攻腹胁疼痛胀满

论曰:肾脏虚者,阳气不足也。阳气不足,则阴气多,阴气多,则荣卫不得和流,气脉不能通畅,故使水谷不化,胃气虚弱,令人腹胁胀满,甚则疼痛也。

治肾脏虚冷,气攻腹胁,胀满疼痛,心气喘闷,手足厥冷,**蘹香子丸**方。

蘹香子炒　木香　桂去粗皮　槟榔锉　桃仁去皮尖双仁,炒,研成膏　蓬莪茂煨,锉,各三分　青橘皮汤浸去白,焙　莱菔子炒　附子炮裂,去皮脐,各半两　厚朴去粗皮,生姜汁炙,一两半

上一十味,捣罗九味为末,入桃仁膏研匀,以酒煮面糊丸,如梧桐子大,每服三十丸,空心食前温酒下。

治肾脏气冷,腹痛呕逆,腹胁胀满,四肢少力,不思饮食,**葫芦巴饮**方。

葫芦巴　白茯苓去黑皮　舶上蘹香各一两　肉豆蔻去壳　木香　附子炮裂,去皮脐,各半两　沉香三分

上七味,㕮咀如麻豆大,每服三钱匕,水一盏,盐一捻,煎至七分,去滓温服,空心食前。

治肾脏虚冷,气攻腹中疼痛,两胁胀满,**木香汤**方。

木香　沉香各半两　青橘皮汤浸去白,炒　京三棱煨,锉,各一两　桂去粗皮　当归切,培　槟榔锉　厚朴去粗皮,生姜汁炙,各三分

上八味,粗捣筛,每服三钱匕,水一盏,生姜三片,枣二枚擘破,煎至七分,去滓温服。

治肾脏虚冷,气攻腹胁胀满疼痛,**槟榔汤**方。

槟榔生锉　木香各半两　菴蕳子　桔梗炒,各二两　桂去粗皮　附子炮裂,去皮脐,各一两

上六味,㕮咀如麻豆,每服三钱匕,水一盏,煎至七分,去滓温服。

治肾脏虚冷,气攻腹胁,疼痛胀满,烦倦,**荜澄茄煮散**方。

荜澄茄　甘草炙,锉　人参　芍药各一两　蘹香子炒　槟榔锉,各三分　干姜炮　诃黎勒皮　桂去粗皮,各半两

上九味,捣罗为散,每服三钱匕,水一盏,煎至七分,温服不拘时。

治肾脏冷,气攻腹胁,疼痛胀满,**蘹香子丸**方。

蘹香子炒　蓬莪茂煨,锉　楝实煨,去核　白术　诃黎勒皮各一两　丁香一分　吴茱萸汤洗,焙干,炒,半两　桃仁三分,去皮尖双仁,研如膏

上八味,捣罗七味,入桃仁膏研匀,炼蜜丸,如银杏大,每服一丸,温酒或盐汤嚼下,不拘

时。

治男子肾气虚,攻腹胁疼痛胀满,**乌头蘹香丸**方。

乌头炮裂,去皮脐　槟榔锉　蘹香子炒　楝实锉,炒　当归切,焙,各一两　木香半两　硇砂研,一钱

上七味,捣研为末,和匀,醋煮,面糊丸,如梧桐子大,丹砂为衣,每服二十丸,温酒下,不拘时。

治肾脏虚冷,腹胁疼痛,胀满非时,足冷阴痿,行步无力,**五味子丸**方。

五味子　续断　牛膝酒浸,切,焙　杜仲去粗皮,炙,锉　附子炮裂,去皮脐　桂去粗皮　蘹香子炒　白茯苓去黑皮　芎䓖　山芋　当归切,焙　槟榔锉　吴茱萸汤洗,焙,炒　细辛去苗叶　青橘皮汤浸去白,焙,各一两

上一十五味,捣罗为末,酒煮,面糊丸,如梧桐子大,每服二十至三十丸,空心盐汤下。

治肾脏虚冷,腹胁疼痛胀满,**沉香汤**方。

沉香　细辛去苗叶　续断　木香　芎䓖　当归切,焙　甘草炙,锉　槟榔锉　石斛去根　牛膝酒浸,切,焙　枳壳去瓤,麸炒,各半两

上一十一味,粗捣筛,每服三钱匕,水一盏,煎至七分,空心去滓温服。

治肾脏虚冷,腹胁胀满,**巴附丸**方。

葫芦巴一两半　附子炮裂,去皮脐　硫黄研,各一两　蘹香子炒,三分　槟榔锉　桂去粗皮,各半两

上六味,捣研为末,和匀,酒煮,面糊丸,如梧桐子大,每服二十丸至三十丸,温酒或盐汤下,空心、日午、临卧服。

治肾脏虚冷,腹胁胀满,**葫芦巴丸**方。

葫芦巴二两　附子炮裂,去皮脐　硫黄研,各三分

上三味,捣研为末,酒煮面糊丸,如梧桐子大,每服二十丸至三十丸,盐汤下。

治肾脏虚冷,腹胁胀满,**豆蔻饮**方。

肉豆蔻去壳　葫芦巴　蘹香子炒　丁香各一两　沉香三分

上五味,粗捣筛,每服三钱匕,水一盏,入盐少许,煎至七分,空心食前去滓温服。

治肾脏虚冷,气攻两胁,下胀,小腹急痛,胸中短气,**补肾汤**方。

磁石水飞,研,淘去赤汁　附子炮裂,去皮脐,各二两　黄芪锉　五味子　当归切,焙　白茯苓去黑皮　石斛去根　芍药　人参　沉香各一两　桂去粗皮,一两半　陈橘皮汤浸去白,焙,三分　枳壳去瓤,麸炒　蜀椒去目并闭口,炒出汗,各半两

上一十四味,㕮咀如麻豆,每服三钱匕,水一盏,入生姜一枣大拍碎,枣三枚擘破,煎至六分,去滓食前温服。

治肾脏虚冷,气攻腹胁,胀满疼痛,**艾茸丸**方。

木瓜二十枚,去皮核,作瓮子　甘菊花为末　青盐研,各一斤

上三味,将甘菊花并青盐,填满木瓜瓮子内,置笼床内蒸,以木瓜烂为度,研成膏,再入新艾茸二斤,搜和作剂,丸如梧桐子大,曝干,每服三十丸,空心食前米饮下。

肾脏虚损阳气痿弱

论曰:肾脏虚损,阳气痿弱者,由嗜欲不节,劳伤肾气,精血耗竭,府脏虚损,血气不能充

养故也。

治肾脏虚损，阳气痿弱，少腹拘急，四肢痠疼，面色黧黑，唇口干燥，目暗耳鸣，气短力乏，精神倦怠，小便滑数，**菟丝子丸**方。

菟丝子酒浸透，别捣　桂去粗皮　鹿茸去毛，酥炙　附子炮裂，去皮脐　泽泻　石龙芮去土，以上各一两　肉苁蓉酒浸，切，焙　杜仲去粗皮，锉，炒　白茯苓去皮　熟干地黄　巴戟去心　荜澄茄　沉香锉　蘹香炒　石斛去苗　牛膝酒浸一宿　续断各三分　桑螵蛸酒浸，炒　芎䓖　复盆子去枝叶并萼　五味子各半两

上二十一味，捣为细末，以酒煮，糊为丸，如梧桐子大，每服二十丸，温酒或盐汤下，空心服，如脚膝无力，木瓜汤下，晚食前再服。

治肾脏虚寒，客气卒暴攻注，脐腹疼痛，胀满壅闷，全不思饮食，面色痿黄，怠堕无力，**木香散**方。

木香　干姜炮裂，锉　蘹香子　桃仁汤浸，去皮尖双仁，炒黄，秤　桂心　槟榔　青橘皮汤浸去白瓤，焙，秤　鸡舌香　荜澄茄　白术各三分

上一十味，捣罗为散，每服二钱匕，温酒调下，食前日再。

治肾脏虚损，精气衰竭，阳道痿弱，腰膝无力，**五味子丸**方。

五味子　菟丝子酒浸，别捣　鹿茸去毛，酥炙　巴戟天去心　肉苁蓉酒浸，去皴皮，切，焙　杜仲去粗皮，炙，锉，各一两

上六味，捣罗为末，炼蜜和丸，如梧桐子大，每服二十丸，温酒或盐汤下，空心服。

治肾脏虚损，腰重不举，阳气痿弱，肢体瘦瘁，**干地黄丸**方。

熟干地黄三两半　白茯苓去黑皮　肉苁蓉酒浸，去皴皮，切，焙，一两　远志去心　牛膝酒浸，切，焙　山芋　山茱萸　蛇床子微炒　续断　黄芪炙，锉　复盆子去萼　石斛去根　巴戟天去心　泽泻　附子炮裂，去皮脐，各一两半　菟丝子酒浸，别捣　桂去粗皮　牡丹皮　牡仲去皴皮，锉，炒　人参　鹿茸去毛，酥炙，各一两一分

上二十一味，捣罗为末，炼蜜和丸，如梧桐子大，空腹温酒下三十丸，加至四十丸，日再。

治肾脏虚损，阳气痿弱，肢体无力，志意不爽，小便滑数，**助阳丸**方。

鹿茸去毛，酥炙　菟丝子酒浸，别捣　原蚕蛾炒　钟乳粉　附子炮裂，去皮脐　肉苁蓉酒浸，去皴皮，切，焙　黄芪锉，炒　人参各一两

上八味，捣罗为末，炼蜜和丸，如梧桐子大，每服二十丸，温酒或盐汤下，空心服。

治肾脏虚损，阳气痿弱，脐腹疼痛，夜多便溺，脚膝缓弱，面色黧黑，**八味丸**方。

熟干地黄焙，八两　山芋　山茱萸各四两　泽泻　牡丹皮　白茯苓去黑皮，各三两　附子炮裂，去皮脐　桂去粗皮，各二两

上八味，捣罗为末，炼蜜和丸，如梧桐子大，每服二十丸，至三十丸，温酒下，空心服。

治肾脏虚损，骨髓枯竭，小便滑数，腰背拘急，耳鸣色黯，阳气痿弱，**磁石汤**方。

磁石火煅，醋淬二、七遍，二两　附子炮裂，去皮脐，一两　黄芪锉，炒　五味子　白术　地骨皮　桂去粗皮　牡蛎火煅　泽泻　白茯苓去黑皮　人参　熟干地黄焙，各三分

上一十二味，㕮咀如麻豆，每服三钱匕，先以水二盏，羊肾一具，去筋膜切开，煮取一盏，去羊肾入药，并生姜三片，大枣二枚擘破，再煎至七分，去滓，通口服、食前。

补元脏，益阳气，轻身驻颜，壮气血，**山芋丸**方。

干山芋锉，淬，二两　肉苁蓉酒浸三宿，去皴皮，焙，四两　五味子六两　菟丝子酒浸，别捣　杜仲去粗皮，炙，锉，各三两　牛膝酒浸一宿，焙　泽泻锉　熟干地黄焙　山茱萸焙　白茯苓去黑皮

巴戟天去心 赤石脂火煅，各一两

上一十二味，捣罗为末，炼蜜和丸，如梧桐子大，每服三十丸，温酒或米饮下，早晚食前服。

肾脏虚损骨痿羸瘦

论曰：肾脏虚损，骨痿羸瘦者，盖骨属于肾，肾若虚损，则髓竭骨枯，阳气既衰，身体无以滋养，所以骨痿，肌肤损削而形羸瘦也。

《经》曰：骨者髓之府，不能久立，行则振掉，骨将惫矣。此之谓也。

治肾气虚损，骨痿羸瘦，心烦腹急，腰重耳鸣，行坐无力，**鹿茸丸**方。

鹿茸酒浸一宿，涂酥炙 石斛去根 桂去粗皮 附子炮裂，去皮脐 牛膝酒浸，切，焙 肉苁蓉酒浸一宿，切 熟干地黄焙 萆薢炒 人参 五味子炒 蛇床子炒 白茯苓去黑皮 复盆子去茎 黄芪锉 木香 车前子 天门冬去心，焙 山芋各一两

上一十八味，捣罗为末，炼蜜为丸，如梧桐子大，每日空心温酒下十五丸，渐加至三十丸。

治肾气虚损，骨痿肉瘦，耳鸣心烦，小腹里急，气引膀胱，连腰膝痛，**补骨脂丸**方。

补骨脂微炒 五味子炒 石斛去根 肉苁蓉酒浸一宿，切，焙，各二两 白茯苓去黑皮 熟干地黄 人参 杜仲锉，炒尽丝 天雄炮裂，去皮脐 菟丝子酒浸一宿，别捣为末，各一两

上一十味，捣罗为末，炼蜜为丸，梧桐子大，空心日午夜卧，温酒下二十丸至三十丸。

治肾气虚损羸瘦，饮食不为肌肤，骨痿无力，腰脚痠痛，**肉苁蓉丸**方。

肉苁蓉酒浸一宿，切，焙 石斛去根 磁石火煅，醋淬二、七遍 鹿茸酥炙 桂去粗皮 巴戟天去心 杜仲锉，炒尽丝 木香 复盆子去茎，各一两

上九味，捣罗为末，炼蜜为丸，梧桐子大，每服二十丸，至三十丸，温酒上，盐汤亦得，空心日午临卧各一。

治肾脏久虚，体瘦骨痿，腰脚痠疼，脐腹冷痛，饮食无味，行坐少力，夜多梦泄，耳内蝉鸣，**巴戟天丸**方。

巴戟天去心 补骨脂炒 蘹香子炒，各半两 附子去皮脐，锉，盐炒，一两

上四味，捣罗为末，用酒熬一半成膏，留一半拌和丸，如梧桐子大，每服二十丸，空心食前盐汤下。

治肾脏虚损，骨痿羸瘦，行坐无力，短气不足，腰背相引疼痛，**石钟乳丸**方。

石钟乳依法别研为粉 菟丝子酒浸，别捣为末 五味子炒 蛇床子洗，焙 黄芪锉 续断 萆薢 乌蛇炮裂，去皮脐，各一两

上八味，捣罗为末，酒煮，面糊为丸，如梧桐子大，每服二十丸，温酒下，空心日午夜卧服。

治肾脏虚损，精髓枯竭，形体瘦瘁，骨痿弱，昼夜掣痛，腰膝冷痹，耳内虚声，强直不任转侧，**菟丝子丸**方。

菟丝子酒浸三日，湿捣，焙干 肉苁蓉净洗，酒浸一宿，切，焙 天雄炮裂，水浸少时，去皮脐，各二两 骨碎补去毛，一两，锉，以盐半两同炒令黄，去盐不用 薏苡仁炒 地龙去土，焙干，各一两 石硫黄研，半两

上七味，捣罗为末，酒煮，面糊丸，如梧桐子大，空心温酒或盐汤下二十丸，加至三十丸。

治肾脏虚损，肌体羸瘦，骨痿无力，腰脚痠疼，小便浓浊，**熟干地黄丸**方。

熟干地黄焙，二两 山茱萸 山芋 白茯苓去黑皮 石斛去根 桂去粗皮 附子炮裂，去皮

脐　牛膝去苗，酒浸，焙　巴戟天去心　五味子炒　泽泻　黄芪锉　天门冬去心，焙　柏子仁别研为膏　鹿角胶炒　菟丝子酒浸，别捣为末，各一两　肉苁蓉酒浸，切，焙，二两

上一十七味，捣研为末，炼蜜为丸，如梧桐子大，每服三十丸，温酒下。

治肾脏伤惫，腰膝无力，形瘦骨痿，头目昏沉，时忽旋运，项背疼痛，不得俯仰，**鹿茸丸**方。

鹿茸去毛，涂酥炙脆　天雄炮裂，冷水浸，去皮脐　白附子大者，炮　鹿髓去膜，别研如膏，后入，各一两　膃肭脐一对，薄切涂盐炙香

上五味，捣罗四味为末，与鹿髓同研，和令匀，入炼蜜和丸，如梧桐子大，温酒下三十丸，日三两服。

治肾气虚损，骨痿体瘦无力，两耳嘈嘈鸣，甚即成聋，短气不足，**石斛饮**方。

石斛去根　当归切，焙　人参　肉苁蓉酒浸一宿，切，焙　附子炮裂，去皮脐　芎䓖　桂去粗皮，各半两　白茯苓去黑皮　熟干地黄焙　白术米泔浸一宿，锉，炒令黄　桑螵蛸切破，炙黄　磁石火煅，醋淬二、七遍，各一两　羊肾一对，批去筋膜，炙令黄

上一十三味，㕮咀如麻豆，每服三钱匕，水一盏，煎至七分，去滓温服，不拘时候。

治肾脏积冷，虚损气乏羸劣，**补肾丸**方。

肉苁蓉酒浸，焙，三两　黄芪炙，锉　附子炮裂，去皮脐　泽泻　巴戟天去心，各二两　枳壳去瓤，麸炒　桃仁去皮尖双仁，炒黄　蒺藜子炒，去角　白术　牡蛎煅过，研细　牛膝酒浸，切，焙　菟丝子酒浸，捣焙　干姜炮　蜀椒去目及合口者，炒出汗　槟榔锉　桂去粗皮　陈橘皮去白，焙，各一两　五味子炒，一两半

上一十八味，捣罗为末，炼蜜和丸，如梧桐子大，空心温酒下三十丸。

治肾脏虚损，耳作蝉鸣，腹痛腰疼，**补肾汤**方。

黄芪炙，锉，一两半　人参　白茯苓去黑皮　独活去芦头　芎䓖　当归切，焙　芍药　白术锉，炒　蒺藜子炒，去角　附子炮裂，去皮脐　泽泻各一两　蜀椒去目及合口者，炒出汗，二两

上一十二味，锉如麻豆，每服五钱匕，以水二盏，先煎羊肾一只至一盏半，入药煎取八分，去滓空心顿服。

治肾脏虚损，小便多，髋胫无力，日渐羸瘦，名曰消肾，**肉苁蓉丸**方。

肉苁蓉去皴皮，酒炙　附子炮裂，去脐皮　白蒺藜炒，去角　桑螵蛸炒，各二两　五味子炒　龙骨研，各一两　黄芪锉，炒　菟丝粉　石斛去根，各一两半

上九味，捣罗为末，炼蜜和丸，如梧桐子大，每服二十丸，空心盐汤下。

卷第五十三

肾虚多唾

论曰：水饮非升降不能传导，非阳气不能销铄，肾虚多唾者，缘肾脏不足，阳气虚微，而又阴寒凝结，停滞于胸膈之间，不能销铄水饮，上溢于齿牙，故喜唾也。

治肾虚使人痰唾不休，**五味子丸**方。

五味子　白茯苓去黑皮　前胡去芦头各一两　半夏汤浸七遍去滑焙　麦门冬汤浸去心焙　山茱萸各半两　贝母三分

上七味，捣罗为末，炼蜜丸如梧桐子大，每服三十丸。食前生姜汤下，日二服。

治肾虚多唾，**干地黄汤**方。

熟干地黄焙　鹿茸去毛，酥炙　巴戟天去心　枸杞子　丹参　五加皮各二两　车前子一两

桂去粗皮,三分　防风去叉,一两

上九味,㕮咀如麻豆,每服四钱匕,水二盏,煎取一盏,去滓通口服。

治肾脏壅塞,唾液不休,心胸痞闷,**半夏丸**方。

半夏汤洗七遍,去滑,捣罗为末,用生姜自然汁和作饼,焙干,三两　前胡去芦头,一两　赤茯苓去黑皮　槟榔锉碎　陈橘皮汤浸,去白,焙　诃黎勒皮　枳壳去瓤,麸炒　人参　桔梗炒　五味子各半两　附子炮裂,去皮脐,一两

上一十一味,捣罗为末,水煮,面糊丸,梧桐子大,每服二十丸,至三十丸,食后温生姜汤下。

治肾脏虚壅,多唾,头目昏眩,顺三焦气,利胸膈,进饮食,**前胡汤**方。

前胡去芦头,一两　白茯苓去黑皮,三分　木香半两　大腹一两　附子炮裂,去皮脐,三分　桔梗半两,炒　枳壳去瓤,麸炒,半两　五味子一两　甘草炙,锉,半两　半夏半两生姜自然汁四两,浆水一升,于银器内慢火煮令水尽,切,焙

上一十味,锉如麻豆,每服五钱匕,水二盏,入生姜三片,同煎至一盏,去滓稍热食前服。

治肾脏虚损,冷气所攻,下焦虚寒,上焦壅滞,唾液稠粘,**人参汤**方。

人参一两　五味子　白术锉,炒　附子炮裂,去皮脐　细辛去苗叶　半夏汤浸七遍,切,焙　前胡去芦头　黄芪　桂去粗皮,各三分　枳实去瓤,麸炒　甘草炙,锉,各半两

上一十一味,㕮咀如麻豆,每服三钱匕,水一盏,生姜三片,煎至七分,去滓温服。

治肾虚多唾,**诃黎勒丸**方。

诃黎勒炮,去核　半夏汤洗七遍,去滑,焙　杏仁去皮尖双仁,炒,别研,取膏入　陈橘皮汤浸,去白,焙　桔梗炒　泽泻锉　五味子　槟榔生锉,各一两

上八味,捣罗七味为末,入杏仁和匀,生姜汁煮面糊,丸如梧桐子大,每服二十丸,淡生姜汤下。

治虚损短气,咽喉凝唾不出,如胶塞喉,**茯苓汤**方。

白茯苓去黑皮　人参各二两　前胡去芦头,三两　甘草炙,一两　麦门冬去心,五两　生干地黄　桂去粗皮　芍药各一两

上八味,㕮咀如麻豆大,每服五钱匕,以水二盏,入大枣二枚擘破,煎取八分,去滓温服日二。

骨虚实

论曰:肾生骨髓,骨髓者,肾气之余,其气虚,则骨弱疫疼,倦而无力;其气实,则骨热苦烦,津液内燥,当随证以治之。

治骨虚疫疼多倦,**补骨脂汤**方。

补骨脂炒　附子炮裂,去皮脐　人参　肉苁蓉酒浸,切,焙　五味子去梗,各一两

上五味,㕮咀如麻豆,每服三钱匕,水一盏,煎至七分,临熟入酒二分搅匀,去滓温服食前。

治骨髓虚冷疫疼,**苁蓉汤**方。

肉苁蓉酒浸,切,焙　菟丝子酒浸一宿,焙干,别捣　人参　黄芪锉　木香　附子炮裂,去皮脐　补骨脂炒,各一分

上七味,㕮咀如麻豆,每服三钱匕,水一盏,煎至七分,去滓温服食前。

治骨髓虚冷，疼痛无力，**地黄散**方。

生地黄八斤洗锉　豉二斤

上二味，同于甑上炊两次，暴干为散，每服二钱匕，温酒调下，不拘时。

治骨髓虚冷，疼痛倦怠，**芍药虎骨散**方。

芍药一斤　生地黄五斤，洗　虎骨四两

上三味，㕮咀，以清酒一斗，渍三宿，暴干，复入酒中渍一宿；暴干，再渍再暴，酒尽即止；暴干捣罗为散，每服二钱匕，温酒调下，不拘时。

治骨髓虚冷痛，**地黄酒**方。

生地黄一石，洗，切

上一味，木臼中捣取自然汁，绞去滓，用酒二斗和匀，同于瓷石器中，煎熟为度，瓷器盛贮，每服温饮一盏，不拘时候。

治骨实苦疼烦热，**四物汤**方。

葛根取汁　生地黄取汁　麦门冬取汁　蜜

上四味，各半盏和匀，分三服，每服用水半盏，同煎至六分，温服食前。

治骨实热烦痛，**地骨皮汤**方。

地骨皮　柴胡去苗　甘草炙，锉，各一两　胡黄连一分

上四味，粗捣筛，每服三钱匕，水一盏，煎至七分，去滓温服。

治骨实烦热，**秦艽汤**方。

秦艽去苗土，半两　甘草炙，锉　前胡去芦头　柴胡去苗，各一两

上四味，粗捣筛，每服三钱匕，水一盏，煎至七分，去滓温服食前。

治骨极虚寒，面肿垢黑，腰脊痛，不能久立屈伸，梦寐惊悸，上气，小腹急痛，腰背四肢常冷，小便白浊，**人参饮**方。

人参　五味子　熟干地黄焙　赤芍药　麦门冬去心，焙　甘草炙，锉　当归切，焙，各一两半　干姜炮　芎䓖　黄芩去黑心　远志去心　白茯苓去黑皮　桂去粗皮，各一两

上一十三味，粗捣筛，每服五钱匕，水一盏半，羊肾一只，去筋膜切，同煎至八分，去滓不拘时温服。

髓虚实

论曰：骨髓之病，应肝胆，若其府脏有病，皆从髓生，热则应脏，寒则应府，故髓虚者，脑痛不安，身常清栗，髓实者，身体烦躁，勇悍惊热，当随证以治之。

治髓虚寒脑痛不安，**补髓羌活丸**方。

羌活去芦头　芎䓖　当归切，炒，各一两半　桂去粗皮，一两　人参二两　大枣三十枚，取肉，研　大麻仁研　羊髓　酥　牛髓各一合

上一十味，捣罗五味为末，与枣肉、麻仁酥髓相和，入银瓷器中，重汤煮之，候稠，可丸即丸，如梧桐子大，每服三十丸，空腹温酒下，加至四十丸。

治髓虚寒，**地黄煎**方。

生地黄五斤，洗，焙　补骨脂　人参各五两

上三味，捣罗为末，每用酒二升，药末二两，羊髓一具，去筋膜，一处细研，慢火熬稠，瓷器盛之，每服一小匙，温酒化下，空心，日午、卧时各一。

治髓虚骨寒，**温髓汤**方。

附子炮裂，去皮脐　人参　黄芪　细辛去苗叶　桂去粗皮，各一两

上五味，锉如麻豆，每服三钱匕，水一盏，煎至七分去滓，空心食前温服。

治髓实勇悍，髓热生烦，**柴胡汤**方。

柴胡去苗　升麻　黄芩去黑心　细辛去苗叶　枳实去瓤，麸炒　栀子仁各三分　泽泻　淡竹叶细锉　生地黄切，焙，各一两

上九味，粗捣筛，每服五钱匕，水一盏，煎至一盏，下芒硝半钱，再煎一沸，去滓分二服，早食后日中服。

治髓实气勇悍，烦热，**枳实汤**方。

枳实去瓤，麸炒　柴胡去苗　当归切，焙　芎䓖　甘草微炙，锉，各一两

上五味，粗捣筛，每服三钱匕，水一盏，煎至七分，去滓温服，食后夜卧。

治髓实使人强悍惊热，**地骨皮汤**方。

地骨皮洗，二两　胡黄连　柴胡去苗　当归切，焙　泽泻　黄芩去黑心　甘草炙，锉　枳实去瓤散，炒，各一两

上八味，粗捣筛，每服三钱匕，水一盏，煎至七分，去滓温服，日二夜一。

膀胱门

膀胱虚冷

论曰：膀胱者，津液之府也，气化则能出矣。其气不足则虚，虚则寒气乘之，致津液滑利，不能制约，故其证小便利多，小腹痛甚，项背腰尻腘腨痛。《内经》曰"膀胱不约为遗溺"者以此。

治膀胱虚冷，小便频数，**五味子丸**方。

五味子　磁石煅，醋淬七遍　杜仲去粗皮，炙，锉　附子炮裂，去皮脐，各一两　木香半两　青橘皮汤浸，去白，炒　蘹香子炒，各一两　龙骨煅，半两

上八味，捣罗为末，酒煮，面糊丸，如梧桐子大，每服三十丸，温酒下。

治膀胱经虚，小便不禁，少腹冷痛，**荜澄茄散**方。

荜澄茄　木香　沉香　桂去粗皮，各半两　蘹香子炒，三分　菟丝子酒浸一宿，别捣　白茯苓去黑皮，各一两

上七味，捣罗为散，每服二钱匕，温酒或盐汤调下。

治膀胱虚，小便冷滑，少腹虚胀，腰背相引疼痛，遗精，**鹿茸丸**方。

鹿茸去毛，酥炙　肉苁蓉酒浸，切，焙　石斛去根　蘹香子炒，各一两　龙骨煅　钟乳粉各半两

上六味，捣研为末，酒煮，面糊丸，如梧桐子大，每服三十丸，温酒下，空心食前。

治膀胱久虚，便溲不禁，腹胁虚满，少腹疗痛，**补骨脂散**方。

补骨脂炒　蘹香子炒　葫芦巴炒，各一两　槟榔锉，半两　青橘皮去白，炒，三分　沉香锉，半两

上六味，捣罗为散，每服二钱匕，盐酒或盐汤调下。

治膀胱虚寒，小便频数，腰背及腹痛，**石斛汤**方。

石斛去根　附子炮裂，去皮脐　五味子　泽泻　肉苁蓉酒浸，切，焙　黄芪　白茯苓去

黑皮　人参各一两　槟榔半两

上九味,锉如麻豆大,每服五钱匕,水一盏半,煎至八分,去滓温服食前。

治膀胱虚冷,小便利多,少腹冷痛,脚筋拘急,**钟乳丸**方。

钟乳粉　沉香锉　桑螵蛸炙　龙骨煅,各半两　白茯苓去黑皮,一两

上五味,捣罗为末,炼蜜丸,如梧桐子大,每服三十丸,温酒下,空心食前服。

治膀胱虚冷,小便数,**干地黄散**方。

熟干地黄焙,三分　赤雄鸡肠两具　鸡膍胵两具　桑螵蛸炒　牡蛎煅　龙骨煅　黄连去须,各一两　白石脂　肉苁蓉酒浸,切　赤石脂各五分

上一十味,粗捣筛八味,入鸡膍胵并鸡肠中密缝,于甑内蒸令熟,锉碎焙干,捣罗为末,每服二钱匕,温酒调下。

膀胱实热

论曰:膀胱者州都之官,津液脏焉,气化则能出矣。其气有余则实,实则热气留之,故壅淤而不通。其内证,胞闭不得小便,烦满而躁;其外证体热,腰中痛,头眩是也。《内经》曰"膀胱不利为癃"者以此。

治膀胱实热,小便癃闭,舌燥引饮,烦闷,**石膏汤**方。

石膏碎　山栀子去皮　赤茯苓去黑皮　甘草炙,锉　木通锉,各一两

上五味,粗捣筛,每服三钱匕,水一盏,煎至七分,去滓温服。

治膀胱实热,小便不通,壅闷烦躁,**瞿麦饮**方。

瞿麦穗　黄芩去黑心　甘草生,锉　木通锉,各一两　葵根洗,锉　车前子各半两

上六味,粗捣筛,每服四钱匕,水一盏半,煎至一盏,去滓温服。

顺膀胱,利小便,解烦热,**车前子散**方。

车前子　海金沙　井泉石　滑石碎,各一两　葶苈纸上炒,一分

上五味,捣罗为散,每服二钱匕,蜜熟水调下,未利再服。

治胞囊实热,溲便癃闭,日夜不通,**槟榔饮**方。

槟榔生,锉　羚羊角镑　大黄锉,各半两　甘草炙,锉　赤茯苓去黑皮　防已锉,各一两

上六味,粗捣筛,每服五钱匕,水一盏半,煎至一盏,去滓温服。

治膀胱实热,小便不通,腰腹重痛,烦躁,**猪苓散**方。

木猪苓去黑皮　防已锉　栀子仁各一两　滑石碎　车前子　槟榔生,锉　大黄生锉,各二两

上七味,捣罗为散,每服二钱匕,温熟水调下,水煎至七分,温服亦得。

治膀胱热结不通,**芒硝散**方。

芒硝别研,半两　赤茯苓去黑皮,为末,一两

上二味,捣研和匀,每服二钱匕,蜜熟水调下,心热烦躁者,以冷蜜水下。

治膀胱热,小便不通,舌干咽肿,**升麻饮**方。

升麻　大青各三两　射干　玄参　黄柏去粗皮　蔷薇根白皮各四两

上六味,㕮咀如麻豆大,每服五钱匕,水一盏半,煎至一盏,临熟入蜜一匙,打匀去滓服。

治膀胱实热,小便不通,烦闷不解,**栀子仁汤**方。

栀子仁二两　石膏四两　赤茯苓去黑皮　知母焙,各二两　生地黄　淡竹叶各切,半升　芒硝一两

上以水煎四钱,去滓,入芒硝五分,沸服,日二。

胞痹

论曰:《内经》谓"胞痹者,少腹膀胱,按之内痛,若沃以汤,涩于小便,上为清涕",夫膀胱为州都之官,津液脏焉,气化则能出矣,今风寒湿邪气,客于胞中,则气闭不能化出,故胞满而水道不通,其证少腹膀胱按之内痛,若沃以汤,涩于小便,以足太阳经不得下流,故热而痛也;上为清涕,以足太阳经,其直行者,从巅入络脑,脑气下灌,出于鼻窍,则为清涕矣。

治胞痹小便不利,**肾著汤**方。

赤茯苓去黑皮　白术各四两　干姜炮,二两　甘草炙,三两

上四味㕮咀,每服五钱匕,水二盏,煎至一盏,去滓温服,空心食前各一。

治胞痹小便不利,腰脊疼痛,腹背拘急,绞痛,**温肾汤**方。

赤茯苓去黑皮　白术　泽泻　干姜炮,各四两

上四味,㕮咀,每服四钱匕,水二盏,煎至一盏,去滓温服,空心食前各一。

治胞痹,少腹内痛,**茯苓丸**方。

赤茯苓去黑皮　防风去叉　细辛去苗叶　白术　附子炮裂,去皮脐　桂去粗皮,各半两　紫菀去苗土　栝楼根各三分　泽泻半两　山茱萸　生干地黄焙,各一分　芍药　牛膝去苗,酒浸,切,焙,各三分　山芋一分　黄芪锉,三两　甘草炙,三分　半夏汤洗,去滑,炒　独活去芦头,各一分

上一十八味,捣罗为末,炼蜜和丸,如梧桐子大,每日空心温酒下十丸,日再,未差稍加丸数。

治胞痹脐腹痛,小水不利,**巴戟丸**方。

巴戟天去心,一两半　桑螵蛸切破,以麸炒令麸黑色为度,一两　远志去心,三分　肉苁蓉酒浸,去皴皮,切,焙一两　杜仲去粗皮,涂酥,锉,炒　石斛去根,各三分　山芋　附子炮裂,去皮脐　续断各一两　鹿茸涂酥,炙,去毛　龙骨　菟丝子酒浸一宿,别捣,各三分　生干地黄焙,别于木臼内捣,一两　五味子　山茱萸　桂去粗皮,各三分

上一十六味,除别捣二味外,捣罗为末,然后入别捣者相和,再罗,炼蜜和丸,如梧桐子大,每日空腹用温酒下三十丸,日再。

治胞痹,少腹膀胱,按之内痛,**黄芪汤**方。

黄芪锉　当归切,焙　甘草炙　黄芩去黑心　远志去心　五味子　芍药　人参　赤茯苓去黑皮　麦门冬去心,焙　泽泻　生干地黄焙　桂去粗皮　防风去叉,各一两　干姜炮,半两

上一十五味,粗捣筛,每服五钱匕,水二盏,入羊肾一只细切,大枣二枚擘破,同煎至一盏,去滓空心温服,日再。

治胞痹,小便不利,**人参汤**方。

人参　芍药　麦门冬去心,焙　生干地黄酒浸,去土焙　当归切,焙　甘草炙　芎䓖　远志去心　赤茯苓去黑皮　五味子各一两　黄芩去黑心,半两　桂去粗皮,三两　干姜炮一两

上一十三味,粗捣筛,每服五钱匕,先用水二盏,煮羊肾一只,至一盏半,除肾下药末,大枣三枚擘破,同煎至一盏,去滓空心温服,日三。

治胞痹少腹急痛,小便赤涩,**肾沥汤**方。

桑螵蛸一十枚,切破,炙令黄色　犀角屑　麦冬去心,焙　五加皮各一两半,锉　杜仲去粗皮,涂酥炙,锉　木通锉　桔梗锉,炒,各一两　赤芍药三分

上八味,粗捣筛,每服五钱匕,水一盏半,入羊肾一只,去脂膜切,竹沥少许,同煎至一盏,去滓空腹顿服,日再。

治胞痹,**秦艽酒**方。

秦艽去苗土 牛膝酒浸,切,焙 芎䓖 防风去叉 桂去粗皮 独活去芦头 丹参 赤茯苓去黑皮,各二两 杜仲去粗皮,锉,炒,炮 侧子炮裂,去皮脐 石斛去根 干姜麦门冬去心,焙 地骨皮各一两半 五加皮五两 薏苡仁一两 天麻子仁一合,炒

上一十七味,细锉如麻豆,以生绢夹囊盛之,用酒一斗,浸七日,每日空腹温服半盏,日再。

治胞痹,补益,**百合饮**方。

生百合三两 赤茯苓去黑皮,二两 麋角屑,三两 麦门冬去心,焙 肉苁蓉酒浸,切,焙,各一两半 黄芪锉,一两 薏苡仁二合

上七味,细锉如麻豆,每服五钱匕,用水一盏半,煎至八分,去滓温服,空心日再。

胞 转

论曰:胞受水液,气未传行,则少腹满胀,或饱食用力,或因合阴阳,令胞屈辟,小便不下,遂致胞转,其候水道不通,少腹急痛,烦闷汗出,气道奔迫,甚者乃至于死,宜速治之。

治胞转,脐下急满,或因霍乱而得,**琥珀汤**方。

琥珀研,一两 阿胶炙燥,半两,别捣 葱白切,二七茎 车前子锉,三两

上四味,先用水五盏,煎葱并车前草,至三盏许,滤去滓,次下胶末,候消,次又下琥珀末,微煎过,分作三服,不计时候温服。

治胞转,不得小便,**蒲黄散**方。

蒲黄 滑石各一两

上二味,捣罗为散,每服二钱匕,鸡子清调下。

治胞转小便不通,**石韦汤**方。

石韦去毛,一两 榆白皮锉,一升 鬼箭羽三两 滑石碎,四两 葵子 木通锉 甘草炙,锉,各三两

上七味,粗捣筛,每服五钱匕,水一盏半,煎至一盏,去滓温服。

治胞转不得小便,**秦艽汤**方。

秦艽不拘多少,去苗土

上一味,粗捣筛,每服五钱匕,水一盏半,煎至一盏,去滓温服并服,以差为度。

治胞转,小便不利,**芍药汤**方。

赤芍药 车前子叶 木通各一两

上三味,并细锉,每服五钱匕,水一盏半,煎至一盏,去滓温服。

治胞转,小便不通,**滑石汤**方。

滑石碎,一两 乱发烧灰 鲤鱼齿 雀粪各一分 琥珀半两 芒硝一分

上六味,粗捣筛,每服三钱匕,水一盏,煎至七分,去滓不计时温服。

治胞转,小便不利,烦闷,**琥珀汤**方。

琥珀 大黄锉,炒 滑石碎 车前子 车前叶各一两

上五味,粗捣筛,每服二钱匕,水一盏,葱白半分拍碎,煎至七分,去滓温服,不拘时。

治胞转，不得小便，**车前草饮**方。

车前草一握，去根，洗，锉

上一味，以水三盏，煎至二盏，去滓分三服，连并服不拘时。

治转胞，小便不通八、九日，**滑石汤**方。

滑石碎，一两半　寒水石碎，一两　冬葵子半合

上三味，粗捣筛，每服五钱匕，水一盏半，煎至八分，去滓食前温服。

卷第九十一

虚劳失精

论曰：《内经》曰：肾者主蛰，封藏之本，精之处也，盖肾受五脏六府之精而藏之，气盛则输泻有常。虚劳之人，精气已亏，邪气乘之，则藏者不固，或于梦寐，或于便溺，而漏失无常也，其证少腹强急[2]，阴头寒，目痛[3]，发落，其脉数而散，芤动微紧者是也。

治虚劳伤损，小便失精及梦泄，**韭子散**方。

韭子炒　麦门冬去心，焙　菟丝子酒浸一宿，别捣，各一两　车前子一合　芎䓖　白龙骨各三分

上六味，捣罗为散，每服二钱匕，温酒调下，日二服，不知稍稍加之，甚者夜加一服。

治虚劳喜梦失精，**桂枝牡蛎汤**方。

桂去粗皮　牡蛎烧　芍药　龙骨　甘草炙，各三分

上五味，粗捣筛，每服三钱匕，水一盏，入生姜半分拍碎，枣二枚擘，煎至七分，去滓空心温服，日晚再服。

治虚劳失精多睡，目视𥉂𥉂[4]，**羊骨汤**方。

羊骨三两，锉，碎　白术一两　桂去粗皮，二两　麦门冬去心，焙　人参　芍药各三分　白茯苓去黑皮　甘草炙，半两　厚朴去粗皮，姜汁，炙　阿胶炙　桑根白皮各一两

上十一味，除羊骨外，粗捣筛，每服三钱匕，先以水三盏，煎羊骨至一盏半，去骨下药，并生地黄一分，生姜一分拍碎，枣两枚擘，煎至八分，去滓下饴糖少许，再煎令沸，空心温服，夜卧再服。

治虚劳，失精，便溺白浊，形体枯瘦，腰脚疼重，**人参汤**方。

人参　芍药　桂去粗皮各，三分　黄芪锉　甘草锉　白茯苓去黑皮　白龙骨　牡蛎煅，各半两　半夏汤，洗，去滑，焙干，二两　泽泻　酸枣仁各一分

上一十一味，粗捣筛，每服三钱匕，水一盏，入生姜半分拍碎，煎至七分，去滓空腹温服。

治虚劳漏精。**韭子丸**方。

韭子炒一两　鹿茸去毛，酒浸炙　桑螵蛸炙，各三分　龙骨　车前子　天雄炮裂，去皮脐，各一两　干姜炮，三分　菟丝子酒浸一宿，别捣，一两

上八味，捣罗为末，炼蜜丸如梧桐子大，每服二十丸，空腹用黄芪汤下。

治虚劳元气虚弱，精滑不禁，腰脊疼痛，**白龙骨丸**方。

白龙骨一两　韭子炒，半两　补骨脂炒　肉苁蓉酒浸，切，焙，各一两　菟丝子酒浸，别捣，半两

上五味，捣罗为末，酒煮，面糊丸，如梧桐子大，每服二十丸，至三十丸，空心食前温酒下。

治虚劳肾脏衰惫，梦寐失精，**补骨脂散**方。

补骨脂炒，一两　蘹香子舶上者，炒，三分

上二味，捣罗为散，每服二钱匕，温酒或盐汤调下，空心食前服，兼治肾虚腰疼。

治阳气虚损，下元冷极，精泄不禁，小便频数，腰脚无力，饮食减少，**正阳丸**方。

鹿茸去毛，酥炙，二两　肉苁蓉酒浸，切，焙　石南各一两　五味子　葫芦巴炒，各三分　木香一两半　石斛去根　韭子炒　牛膝酒浸，切，焙，各半两　巴戟天去心　附子炮裂，去皮脐，各一两　白马茎涂酥炙干，二两

上一十二味，捣罗为末，炼蜜丸，如梧桐子大，每服二十丸，食前温酒或盐汤下。

治虚劳漏精，**补益附子丸**方。

附子炮裂，去皮脐　龙骨　牛膝酒浸，切，焙　肉苁蓉酒浸，切，焙　巴戟天去心等分

上五味，捣罗为末，炼蜜丸，如梧桐子大，每服二十丸，空心日午温酒盐汤任下，以知为度。

治虚劳失精，补骨髓，去肾邪，**金锞**[5]**丸**方。

巴戟天去心，二两　龙骨　山茱萸各一两　韭子炒，四两

上四味，捣罗为末，炼蜜丸，如梧桐子大，每服二十丸，至三十丸，空心温酒下。

治肾脏虚惫，小便遗精，阴痿湿痒，茎中痛，**硇砂丸**方。

硇砂一两，细研，汤浸滤清　附子五两，炮裂，去皮脐为末　生姜一斤半，取汁，入前二味慢火煎熬成煎　肉苁蓉酒浸，二两　远志去心　沉香锉　山茱萸　巴戟天去心　鹿茸酒炙，去毛　石斛去根，各一两　蘹香子炒　石亭脂别研，各半两

上一十二味，除煎外，捣罗为末，用前煎和丸，如梧桐子大，每服三十丸，温酒下加至四十丸。

治虚劳，元脏衰弱，精气滑泄，或梦中遗沥，**固气不二丸**方。

干柿切，焙　鸡头舌焙干，鸡头纂上尖也　金樱子焙干，状似黄蔷薇子　莲花蕊焙干

上四味等分，捣罗为末，以乌鸡子汁和丸，如梧桐子大，每服十丸，温酒下。

治五劳七伤，失精，腰痛少气，面目萎黄，手足痛冷，不思饮食，**龙骨散**方。

龙骨　人参　远志去心，各一两一分　白茯苓去黑皮　肉苁蓉酒浸，切，焙，各一两半　蛇床子炒　桂去粗皮　菟丝子酒浸，捣，焙　巴戟天去心　石斛去根，各一两

上一十味，捣罗为散，每服三钱匕，温酒调下，日三服。

治虚劳梦泄，日渐羸劣，**韭子丸**方。

韭子炒，一合　大枣去核，焙，五枚　黄芪锉　人参　干姜焙　当归切，焙　白龙骨　半夏汤洗七遍，去滑　赤芍药　甘草炙，各一两

上一十味，捣罗为末，炼蜜丸，如梧桐子大，每服三十丸，暖酒下，空心日午服。

治虚劳失精，小腹弦急，隐隐头冷，目痛发落，**人参丸**方。

人参　菟丝子酒浸一宿，捣末，各一两半　桂去粗皮　牡蛎粉　山芋　黄柏去粗皮　细辛去苗叶　附子炮裂，去皮脐，各二两　泽泻　苦参　麦门冬去心，焙　干姜炮　熟干地黄焙，各三两

上一十三味，捣罗为末，炼蜜丸，如梧桐子大，每服三十丸，暖酒下，空心日午服。

治虚劳，肾气乏弱，失精，腰脚无力，小便数，**鹿茸丸**方。

鹿茸去毛，酥炙　补骨脂微炒，各二两　牛膝酒浸，切，焙　杜仲去粗皮，炙，锉　菟丝子酒浸一宿，别捣末　山芋　桂去粗皮　黄芪锉　桑螵蛸微炒　附子炮裂，去皮脐　熟干地黄焙，各一两　牡蛎粉　泽泻　防风去叉　干姜炮　龙骨研，各三分　肉苁蓉酒浸，去皴皮，切，焙　远志去心，各一两

上一十八味，捣罗为末，炼蜜和丸，如梧桐子大，每服空心温酒下二十丸。

治虚劳失精，**天雄散**方。

天雄炮裂，去皮脐，一两　白术四两　桂去粗皮，一两

上三味，捣罗为散，每服二钱匕，空心煨酒调下。

卷第九十二

虚劳小便白浊

论曰：虚劳小便白浊者，肾气劳伤，胞络内冷，气道不宣通也。肾主水，肾虚则胞冷而津液停滞，故令小便白浊，如米脂而下。

治虚劳小便白浊，少腹拘急，梦寐失精，阴下湿痒，**五味子丸**方。

五味子　石龙芮炒　乌头炮裂，去皮脐　石斛去根　萆薢　菟丝手酒浸，别捣　防风去叉棘刺　小草　山芋　牛膝去苗，酒浸，切，分　枸杞根锉　细辛去苗叶，各一两　桂去粗皮　萎蕤　麦门冬去心，焙　干姜炮　厚朴去粗皮，姜汁，炙，锉，各半两

上一十味，捣罗为末，炼蜜和丸，如梧桐子大，空心温酒下三十丸，夜卧再服，渐加至五十丸。

治虚劳小便白浊，梦泄，**韭子散**方。

韭子炒　菟丝子酒浸一宿，别捣　车前子各二两　附子炮裂，去皮脐，一分　当归切，焙　芎䓖　矾石烧，令汁尽，各三分　桂去粗皮，二两

上八味，捣罗为散，每服二钱匕，空心温酒调下，不欲调服者，炼蜜和丸，如梧桐子大，空心温酒下二十丸。

治大虚损，内伤肾气，小便白浊，**泽泻散**方。

泽泻　龙骨　桑螵蛸炙　车前子　狗脊去毛，各一两

上五味，捣罗为散，每服二钱匕，空心温酒调下，夜卧服亦佳。

治虚损大劳，惊恐失精，茎中痛，小便白浊，或赤、或如豆汁，或遗沥，**泽泻汤**方。

泽泻一两　黄芪锉，三分　干姜炮　甘草炙，锉　桂去粗皮　牡蛎煅令赤　芍药各半两

上七味，粗捣筛，每服五钱匕，水一盏半，煎至一盏，去滓，空心分温二服，如小便淋，即以热酒调三钱匕，去滓澄清服，日三。

治虚劳肾气不足，小便白浊，补下元，益精气，久服驻颜补虚，长肌肉，**鹿茸丸**方。

鹿茸去毛，酥炙黄　磁石烧，醋淬七遍，研，水飞，各二两　山芋　远志心去　牛膝去苗，酒浸，切，焙　白茯苓去黑皮　熟干地黄焙　桂去粗皮　巴戟天去心　续断　肉苁蓉酒浸一宿，去皴皮，炙　泽泻　五味子　人参　山茱萸　菟丝子酒浸三日，焙，别捣　补骨脂炒　杜仲去粗皮，炙黄，锉　附子炮裂，去皮脐，各一两

上一十九味，除磁石外，捣罗为末，入磁石拌匀，炼蜜和丸，如梧桐子大，每服三十丸，空心温酒下。

治虚劳下元虚冷，小便自浊，精滑不禁，**七圣丸**方。

原蚕蛾炒　牛膝酒浸一宿，焙，锉　龙骨　白石脂　桑螵蛸炒，各半两　肉苁蓉酒浸一宿，切，焙　山芋各一分

上七味，捣罗为末，酒煮，面糊和丸，如梧桐子大，每服二十丸，温酒下，空心食前。

治虚劳肾气衰弱，小便白浊，阴囊湿痒，羸瘦多忘，面无颜色，**巴戟丸**方。

巴戟天去心，一两半　肉苁蓉酒浸，去皴皮，切，焙，二两　牛膝去苗，同苁蓉酒浸　山芋各二两

杜仲去粗皮,炙,锉,一两半　续断　蛇床子各一两　菟丝子酒浸,焙,别捣,一两一分　白茯苓去黑皮,一两　山茱萸　五味子各一两一分　远志去心,一两

上一十二味,捣罗为末,炼蜜和杵数百下,丸如梧桐子大,每服三十丸,空心温酒下,日晚再服。服药五十日后,筋骨健壮;百日后,面如童颜,久服令人精满充溢。如精涩,更加柏子仁三分;如精虚,加五味子一两半;阳弱,加续断一两半。

治虚劳下元不足,小便白浊,**补益椒红丸**方。

蜀椒去目并闭口,炒出汗,取红　巴戟天去心

上二味等分,捣罗为末,醋面糊和丸,如梧桐子大,每服十五丸,加至二十丸,空心温酒或盐汤下。

治虚劳有热,虚烦口干,腰胯疼痛,小便白浊如米泔,**黄芪丸**方。

黄芪锉,一两半　栝楼二两　苦参二两半　羚羊角镑,一两半　黄连去须,二两　茯神去木,一两半　泽泻一两　桑螵蛸十枚,炙　牡蛎粉一两半　鸡膍胵里黄皮五枚,炙　甘草炙,一两半

上一十一味,捣罗为末,炼蜜和丸,如梧桐子大,每服三十丸,空心米饮下。

治虚劳肾虚引饮,小便白浊,羸瘦腰疼,**人参汤**方。

人参　远志去心　泽泻　五味子　桂去粗皮　当归切,焙　芎䓖　桑螵蛸炙　熟干地黄焙,各一两　黄芩去黑心　白茯苓去黑皮　芍药　鸡膍胵里黄皮炙,各半两　麦门冬去心,焙,二两

上一十四味,粗捣筛,每服五钱匕,水一盏半,入羊肾一枚切,生姜半分,枣三枚擘,同煎至一盏,去滓温服,空心食前。

治虚劳小便白浊、失精,**菟丝子丸**方。

菟丝子酒浸一宿,捣末　麦门冬去心,焙　萆薢　厚朴去粗皮,生姜汁炙　柏子仁研　肉苁蓉酒浸,切,焙　桂去粗皮　石斛去根　远志去心　细辛去苗叶　杜仲去粗皮,炙,锉　牛膝酒浸,切,焙　防风去叉,各一两　棘刺二两　石龙芮三两　乌头炮裂,去皮脐,半两

上一十六味,捣罗为末,以鸡子黄和为丸,如梧桐子大,每服三十丸,米饮下,至心日午服。

虚劳小便余沥

论曰:虚劳小便余沥者,肾气虚弱,而膀胱不利故也。膀胱不利,则气不能化,气不化,则水道不宣,故小便后有余沥。

治虚劳肾气内伤,小便余沥,阴下湿痒,四肢羸极,梦寐失精,夜有盗汗,**磁石丸**方。

磁石烧令赤,醋淬五遍,水飞,半两　五味子　人参各一两　白茯苓去黑皮,半两　桂去粗皮,一分　黄芪锉　赤芍药　防风去叉　地骨皮各半两　甘草炙,锉,一分

上一十味,捣罗为细末,炼蜜和丸,如梧桐子大,空腹米饮下二十丸。

治虚劳肾气内损,梦泄盗汗,小便余沥,阴痿湿痒,欲成骨蒸,名曰劳极,**黄芪汤**方。

黄芪锉　人参各半两　牡蛎烧研如粉,一分　赤芍药　桂去粗皮　地骨白皮　五味子　白茯苓去黑皮　防风去叉　陈橘皮汤浸,去白,焙,各半两　甘草炙,锉　磁石煅,醋淬五遍,各一分

上一十二味,粗捣筛,每服三钱匕,水一盏,入生姜半分擘碎,枣两枚去核,煎至七分,去滓空腹温服,日午晚食前再服。

治虚劳胸中客热,目视䀮䀮,恍惚发热,卧不得安,少腹拘急,小便余沥,临事用弱,阴下湿痒,小便自浊,**平补汤**方。

黄芪锉　芍药各二两　甘草炙，锉　人参各一两　桂去粗皮，二两　当归锉，炒，一两

上六味，粗捣筛，每服三钱匕，水一盏，入生姜半分擘碎，枣二枚去核，煎至七分，去滓空腹温服，日午夜卧再服，如寒，加厚朴二颞，去粗皮，生姜汁炙。

治五劳七伤，阴衰，小便余沥，阴中痛，精清，囊下湿，胸胁痛，两膝厥冷，不欲行，胃中热，远视泪出，口干肠鸣，**蛇床子丸**方。

蛇床子炒　肉苁蓉酒浸，去皴皮，切，焙　细辛去苗叶　石韦去毛　山茱萸　礜石煅，研　防风去叉　远志去心　赤石脂　白茯苓去黑皮　泽泻　柏子仁炒，别捣末　菖蒲　栝楼根　天雄炮裂，去皮脐　牛膝去苗，酒浸，锉，焙　续断　山芋　杜仲去粗皮，酥炙，细锉，各一分

上一十九味，捣罗为细末，炼蜜丸，如梧桐子大，空腹温酒下三十丸，夜卧再服。

治虚劳肾气冷弱，小便余沥，**黄芪丸**方。

黄芪锉，三两　肉苁蓉酒浸，去皴皮，切，焙　鹿茸酥炙，去毛，各一两半　菟丝子酒浸一宿，别捣　石斛　巴戟天去心，各一两　山芋一两半　远志去心　柏子仁炒，别研，各三分　白茯苓去黑皮，一两　泽泻三分　山茱萸一两　熟干地黄洗去土，切，焙，六两　续断一两　桂去粗皮，三分

上一十五味，捣罗为细末，炼蜜丸，如梧桐子大，每日空心煎枣汤下三十丸，午食前再服。

治虚劳肾气不足，下焦冷弱，小便遗沥，腰膝疼重，**鹿茸丸**方。

鹿茸去毛，酒浸三宿，焙，二两　菟丝子淘，酒浸三宿，焙，别捣　紫菀去苗土　肉苁蓉酒浸三宿，去皴皮，切片，焙干　黄芪细锉　桑螵蛸锉，炒　阳起石烧令赤　白茯苓去黑皮　白蒺藜拣，炒，别杵　桂去粗皮　附子炮裂，去皮脐　蛇床子拣，淘，浸三宿，焙干，各一两

上一十二味，捣罗为细末，炼蜜和丸，如梧桐子大，每服三十丸，空心温酒下。

治虚劳不足，小便淋沥，少腹㽲痛，脐腹胀满，**茯苓丸**方。

白茯苓去黑皮，二两。食不消，多饮者，加一倍　附子炮裂，去皮脐，二两。有风者，三分加一倍　山茱萸二两。腹痛者，三分加一倍　杜仲去粗皮，酥，炙，锉，二两。腹中游气者，三分加一倍　泽泻二两。有水气者，三分加一倍　山芋三两。头风者，加一倍　桂去粗皮，六两。颜色于足者，三分加一倍　细辛去苗叶，三两。目视𥈭𥉌者，三分加一倍　石斛二两。阴湿痒者，三分加一倍　肉苁蓉酒浸，去皴皮，炙，三两。身痿，加一倍　黄芪锉，四两。体疼者，加一倍　熟干地黄二两，焙。色萎黄者，三分加一倍

上一十二味，捣罗为细末，炼蜜和丸，如梧桐子大，每服十五丸，温酒或米饮，空腹服，日晚再服。

治虚劳阳气不足，阴气痿弱，囊下湿痒，小便余沥，**天雄散**方。

天雄炮裂，去皮脐，一两　五味子半两　山芋　熟干地黄焙，各三分　巴戟天去心，一两　续断三分　蛇床子炒，一两　远志去心，三分　桂去粗皮，一分

上九味，捣罗为细散，每服二钱匕，食前温酒调下。

治虚劳肾气衰弱，小便余沥，阴痿失精，腰膝无力，**石斛丸**方。

石斛去根，锉，一两半　巴戟天去心，一两　杜仲去粗皮，细锉，炒　牛膝去苗，酒浸，焙，各一两半　桑螵蛸锉，炒，一两　鹿茸去毛，酥炙黄，一两半　补骨脂炒　龙骨各一两

上八味，捣罗为细末，炼蜜和捣五百下，丸如梧桐子大，食前温酒下三十丸。

治虚劳小便余沥，尿精，**二参丸**方。

人参半两　桂去粗皮　牡蛎煅，研成粉　山芋　黄柏去粗皮，蜜炙，锉　细辛去苗叶　附子炮裂，去皮脐　苦参各三分　麦门冬去心，焙　泽泻各一两　干姜炮　生干地黄焙，各一分　菟丝子酒浸一宿，别捣，半两

上一十三味，捣罗为细末，炼蜜和丸，如梧桐子大，每服三十丸，空腹温酒下。如痛痹，加附子炮裂，去皮脐，一分；妇人血伤，加干地黄焙，半两，黄柏去粗皮，蜜炙，一分。

治虚劳，小便余沥，及失精，**车前草饮**方。

车前草一握

上一味，捣取汁，和蜜等分，空腹温服。

虚劳小便利

论曰：肾主水，开窍于二阴，位处下焦，与膀胱为表里。膀胱者，津液之府，脏府和平，则能制津液，使溲便有常。若劳伤，肾气不足，膀胱经寒，则津不能自制，故小便利而多也。

治虚劳小便利，**菟丝子丸**方。

菟丝子酒浸，别捣　鹿茸去毛，酥炙　肉苁蓉酒浸，去皴皮，切，焙　五味子各二两

上四味，捣罗为末，醋煮，面糊和丸，如梧桐子大，每服五十丸，空心米饮下。

治虚劳不足，四肢沉重，口燥，吸吸少气，小便利，**黄芪汤**方。

黄芪锉　半夏汤洗，去滑，焙，各一两　白茯苓去黑皮　桂去粗皮　芍药　甘草炙，各一两　当归切，焙　人参各半两　桑螵蛸切，破，炙十枚

上九味，粗捣筛，每服三钱匕，水一盏，入生姜半分拍碎，枣两枚擘破，煎至七分，去滓温服，空腹，日午，夜卧各一。

治虚劳，下焦虚冷不渴，小便自利，**建中汤**方。

黄芪　芍药各二两　桂去粗皮　人参　当归切，焙，各一两

上五味，锉如麻豆大，每服三钱匕，水一盏，入生姜半分擘碎，枣二枚擘破，煎至七分，去滓下饧一分，搅令消温服，早晨、日午、夜卧服，若失精，加龙骨、白薇各一两。

治虚劳不足，小便利数，呼吸短气，烦渴引饮，膀胱满急，**肾沥汤**方。

远志去心　人参　五味子　石斛去根　泽泻　当归切，焙　桂去粗皮　甘草炙，锉　白茯苓去黑皮　桑上寄生各一两　麦门冬去心，焙，三两　熟干地黄焙　栝楼根　地骨皮各一两半

上一十四味，粗捣筛，每服三钱匕，水一盏半，入羊肾一分细切，先煎一两沸，次入生姜半分拍碎，枣二枚擘破，煎至七分，去滓空腹温服，食后再服。

治劳伤小便利数，**加减阿胶汤**方。

阿胶炙令燥　远志去心，各二两　干姜炮　人参各一两　麻子仁研，三两　附子炮裂，去皮脐，一枚　甘草炙，一两半

上七味，锉如麻豆，每服三钱匕，水一盏，煎至七分，去滓空腹温服。

治虚劳伤惫，举体无力，四肢烦疼，腰膝冷痛，夜多小便，面色青黑，寝卧盗汗，**厚朴丸**方。

厚朴去粗皮，姜汁，炙　胡黄连　补骨脂微炒　秦艽去苗土　防风去叉　桂去粗皮　附子炮裂，去皮脐　干姜炮　柴胡去苗，各一两

上九味，捣罗为末，无灰酒一升半相和，银石器内文武火煎成膏可丸，以少酥和匀，臼中捣千杵，丸如梧桐子大，每服空腹盐汤下二十丸，夜卧再服。

治虚劳下焦伤惫，目昏耳聋，腰膝冷痛，小便滑数，日渐瘦悴，**杜仲丸**方。

杜仲去粗皮，炙，锉　肉苁蓉酒浸，去皴皮，切，焙　巴戟天去心　楮实　五味子　蘹香子炒　远志去心　山茱萸　白茯苓去黑皮，各一两　山芋　牛膝酒浸，切，焙，各三分

上一十一味，捣罗为末，炼蜜和丸，如梧桐子大，每服十五丸，加至三十丸，空心温酒下。

治虚劳元脏久冷，小便利数，精神恍惚，四肢无力，骨节痠痛，**椒红丸**方。

蜀椒取红　补骨脂炒　楝实去皮核，炒，等分

上三味，捣罗为末，炼蜜和丸，如梧桐子大，每服十丸，至二十丸，空心温酒下。

治虚劳极冷，阳气衰弱，小便数滑遗沥，**坚固丸**方。

乌头炮裂，去皮脐　蘹香子炒，等分

上二味，捣罗为末，姜汁煮糊和丸，如梧桐子大，每服十五丸，空心温酒下，妇人赤白带下，醋汤下，加至三十丸。

治虚劳，小便不禁，**菟丝子散**方。

菟丝子酒浸三日，暴干，捣末　肉苁蓉酒浸一宿，去皴皮，切，焙，各二两　牡蛎熬为粉　附子炮裂，去皮脐　五味子各一两　鸡膍胵微炙，三两

上六味，捣罗为散，每服二钱匕，米饮调下，空腹食前。

治虚劳下焦冷气，少腹疼痛，小便滑数，**天雄丸**方。

天雄炮裂，去皮脐，一两　龙骨烧，三分　桑螵蛸微炒，半两　牡蛎二两，熬

上四味，捣罗为末，酒煮，面糊和丸，如梧桐子大，每服二十丸，空心食前盐汤下。

治虚劳下元冷弱，膀胱气寒，小便数，**附子赤石脂丸**方。

附子炮裂，去皮脐　赤石脂烧　巴戟天去心　补骨脂炒，各半两　蘹香子炒　益智去皮，各一两

上六味，捣罗为末，酒煮，面糊和丸，如梧桐子大，每服二十丸，食前盐汤下。

虚劳小便难

论曰：肾气化则二阴通，肾气虚则气不传化，虚劳之人，肾气不足，气既不化，则膀胱不利，而水道不宣，故小便难也。

治虚劳肾热，小便难，色如栀子汁，**榆白皮汤**方。

榆白皮三两，锉　滑石二两　黄芩去黑心　瞿麦穗　木通锉，各一两　石韦拭去毛，三分　冬葵子一合　车前草三两

上八味，粗捣筛，每服五钱匕，用水一盏半，煎至八分，去滓不拘时侯温服。

治虚劳肾经有热，膀胱不通，**大黄汤**方。

大黄锉，炒　黄芩去黑心，各一两　栀子仁十四枚　甘草炙，锉　芒硝各半两

上五味，粗捣筛。每服三钱匕，水一盏，煎至七分，去滓不拘时候温服，快利即止。

治肾气不足，客热内乘，小便难，**羚羊角饮**方。

羚羊角镑，屑　赤茯苓去黑皮，各一两　木通锉，半两　桑根白皮锉　生干地黄切，焙，各一两　薏苡仁半两

上六味，粗捣筛，每服五钱匕，水一盏半，煎至八分，去滓温服，不拘时。

治虚劳腰痛，少腹拘急，小便不利，**八味肾气丸**方。

熟干地黄焙，八两　山芋　山茱萸各四两　泽泻　赤茯苓去黑皮　牡丹皮各三两　桂去粗皮　附子炮裂，去皮脐，各二两

上八味，捣罗为末，炼蜜和丸，如梧桐子大，每服二十丸，温熟水下，不拘时。

治虚劳，补不足，宽中止痛，益气利小便，**巨胜汤**方。

巨胜炒，三两　甘草炙，锉　麦门冬去心，焙　芍药各半两

上四味，粗捣筛，每服五钱匕，以水一盏半，入生姜三片，地黄汁一合，煎至一盏，去滓温服。

治虚劳，补不足，利小便，**八灵散**方。

赤茯苓去黑皮　天门冬去心，焙干　石菖蒲　椒红　泽泻　桂去粗皮　冬葵子　白芥子等分

上八味，捣罗为散，每服二钱匕，温汤调下，不拘时。

精　极

论曰：五脏六府皆有精，府脏调和，则精常输泻；若府脏衰，则形体皆极，令人少气吸吸，五脏内虚，齿焦，毛发落，悲伤喜忘，目视不明，耳聋行步不正，身体重，是皆精极之候。然精极有虚极，有实极，凡阳邪害五脏，阴邪害六府，阳实则从阴引阳，阴虚则从阳引阴。阳病主高，高则实热，则宜泻于内；阴病主下，下则虚寒，故体重耳聋，行步不正，若邪气入脏则咳，咳则多涕唾面肿气逆也，此邪气逆于六府，淫虚厥于五脏，所以精极。治法：形不足者，温之以气；精不足者，补之以味。当治其微，若甚则五阴气俱绝，绝即目系转而目精夺，是为志先死，不可救矣。

治精极虚寒，少腹拘急，耳聋发落，行步不正，梦寐失精，**人参丸**方。

人参　麦门冬去心，焙　赤石脂　远志去心　续断各三分　韭子炒，一两　鹿茸去毛，酥炙，三分　茯神去木　龙齿研　磁石煅，醋淬　肉苁蓉酒浸，切，焙，各一两　丹参　柏子仁炒，别研，各半两　熟干地黄焙，一两半

上一十四味，捣罗为末，炼蜜丸，如梧桐子大，每日空腹温酒下二十丸。

治精极虚损，梦中失精，阴气微弱，少腹拘急，体重耳聋，**鹿茸散**方。

鹿茸去毛，酥炙　龙骨　露蜂房炙，各半两　泽泻　白茯苓去黑皮　菟丝子酒浸一宿，别捣　桂去粗皮　牛膝酒浸，切，焙　石龙芮　赤芍药各一分　韭子炒二两　巴戟天去心，三分

上一十二味，捣罗为散，每服三钱匕，空腹温酒调下，日二，或炼蜜丸如梧桐子大，空腹温酒下二十丸，加桑螵蛸三分亦得。

治精极肾气内伤，梦泄盗汗，小便余沥，阴痿湿痒，少腹强急，**黄芪汤**方。

黄芪锉　人参　赤芍药　桂去粗皮　地骨皮　五味子　白茯苓去黑皮　防风去叉　陈橘皮汤浸，去白，焙，各半两　甘草炙，锉　磁石煅，醋淬七遍　牡蛎粉各一分

上一十二味，粗捣筛，每服三钱匕，水一盏，生姜半枣大拍碎，枣二枚擘破，煎至七分，去滓空腹食前温服、日三。

治精极脏府俱损，遍身虚热，骨节烦疼，**地黄饮**方。

生地黄汁　生麦门冬汁　蜜各二合　竹沥一合　石膏二两半，研　人参　芎䓖　黄芩去黑心，各一两半　当归切，焙　桂皮粗皮，各二两　麻黄去根节，一两　甘草炙，锉，一两半

上一十二味，除地黄、麦门冬、竹沥、蜜外，并粗捣筛，每服五钱匕，水一盏半，煎至一盏，下地黄等汁各半合，再煎一、二沸，去滓分温二服，空腹食后各一。

治精极，目视不明，齿焦发落，形体痾痛，身体虚热，**黄芩汤**方。

黄芩去黑心　赤茯苓去黑皮，各一两半　麦门冬去心，焙　大黄锉，炒，各一两　赤芍药二两　生地黄切，焙　甘草炙，锉，各一两

上七味，粗捣筛，每服五钱匕，水一盏半，入竹叶五片，生姜一枣大拍碎，煎至一盏，去滓

食后分温二服。

治精极脏腑虚羸，骨节烦疼，精泄不止，益气养神，驻颜色，调血脉，**地黄煎丸**方。

生地黄五斤，捣取汁　无灰酒一斗，银石器盛入地黄汁，用文武火熬成膏后入诸药　肉苁蓉酒浸，切，焙，二两　巴戟天去心　鹿茸酒炙，去毛　桑螵蛸炒　附子炮裂，去皮脐 黄芪锉　肉豆蔻去壳，各一两　五味子炒　蛇床子炒　石斛去根　补骨脂炒　牛膝酒浸，切，焙　青木香　陈橘皮汤浸，去白，焙，各三分　枳壳去瓤，麸炒　荜澄茄　沉香各半两，锉

上一十九味，捣罗十七味为末，以地黄煎搜和丸，如梧桐子大，每服三十丸，温酒下，加至四十丸，空心食前服。

白　淫

论曰：《内经》曰：思想无穷，所愿不得，意淫于外，入房太甚，宗筋弛纵，发为筋痿，及为白淫。夫肾藏天一[6]，以悭为事，志意内治，则精全而啬，思想外淫，房室太甚，则固者摇矣，故淫泆不守，随溲而下也，然本于筋痿者，以宗筋弛纵故也。

治劳伤思虑，阴阳气虚，益精止白淫，**内补鹿茸丸**方。

鹿茸燎去毛，酥炙，二两　菟丝子净淘，酒浸一宿，别捣　白茯苓去黑皮　肉苁蓉酒浸，切，焙　紫菀去苗土　蛇床子酒浸，焙　黄芪锉　桑螵蛸炒　阳起石煅，研　蒺藜子炒，去角　附子炮裂，　去皮脐　桂去粗皮，各一两

上一十二味，捣研为末，炼蜜和丸，如梧桐子大，每服三十丸，空心温酒下。

治下元虚，小便白淫，夜梦遗泄，**金锞丸**方。

原蚕蛾炒　补骨脂炒　韭子炒，各二两　牛膝酒浸，切，焙

上九味，捣研为末，炼蜜和丸，如梧桐子大，每服二十丸，空心温酒或盐汤下，加至三十丸。

治小便白淫，补真益气，壮腰膝，进饮食，**七珍丸**方。

肉苁蓉半斤，细切，酒煮烂，研成膏　补骨脂炒　巴戟天去心　附子炮裂，去皮脐，各二两，三味同为末　杏仁汤退去皮尖双仁，研　桃仁汤退去皮尖双仁，研　胡桃仁研，各一两

上七味，将后六味捣研为末，与苁蓉膏同研匀，更入炼蜜，捣三五百杵，丸如弹丸大，每服一丸，热酒化下，日三。

治下元虚冷，小便白淫，**莲实丸**方。

莲实去皮　附子炮裂，去皮脐　巴戟天去心　补骨脂炒，各二两　山茱萸　覆盆子各一两　龙骨研，半两

上七味，捣研为末，煮米糊和丸，如梧桐子大，每服三十丸，至三十丸，空心盐汤下。

治心肾气不足，思想无穷，小便白淫，**黄连丸**方。

黄连去须　白茯苓去黑皮，等分

上二味，捣罗为末，酒面，糊和丸，如梧桐子大，每服三十丸，煎补骨脂汤下，日三，不拘时候。

治下元虚惫，耳焦面黑，遗泄白淫，手足冷，肌瘦，**阳起石丸**方。

阳起石煅，研，一两　白芷末　黄蜡各半两　生砒研，一分

上四味，将三味同研匀，以黄蜡为丸，如梧桐子大，每服三丸，空心冷盐汤，或冷酒下，微温亦可，服药后，忌热食少时。

治精气不固，小便白淫，及有余沥，或梦寐遗泄，妇人血海久冷，白滞白漏，日久无子，**威喜丸**方。

白茯苓去黑皮，四两，锉作大块，与猪苓一分瓷器内同煮三、二十沸，取茯苓再细锉，猪苓不用　黄蜡四两

上二味，先捣茯苓为末，炼黄蜡子火上，众手速丸，如小弹丸大，每服一丸，细嚼干咽下，小便清为度。

治小便白淫不止，**秘真丸**方。

龙骨研，一两　诃黎勒炮，去皮，五枚　缩砂仁去皮，半两　丹砂研，一两留一分为衣

上四味，捣研为末，煮糯米粥为丸，如绿豆大，以丹砂为衣，每日空心，热酒下一丸，夜卧冷水下三丸。不可多服，或大秘欲通，用葱汤点茶服之，即通。

治白淫过甚，**矾附丸**方。

附子炮裂，去皮脐，重七钱者，一枚　矾石熬令汁枯，半两

上二味，捣罗为末，水煮面糊和丸，如梧桐子大，每服十丸，至二十丸，空心夜卧茶清下。

治小便白淫，梦寐遗泄，**菟丝子散**方。

菟丝子酒浸两宿，别捣　桂去粗皮，各二两　附子炮裂，去皮脐，一两半　车前子炒　当归切，焙　芎䓖　韭子　矾石熬令汁枯，研，各三两

上八味，捣研为散，每服二钱匕，温酒调下，食前日三，如欲作丸，炼蜜丸如梧桐子大，每服十丸，温酒下。

治小便白淫，**白石英散**方。

白石英研　肉苁蓉酒浸，切，焙　泽泻　韭子炒，各一两　白粳米淘，五合

上五味，捣研为散，每服二钱匕，米饮调下，食前日三。

治肾脏虚冷，小便白淫，**天雄散**方。

天雄炮裂，去皮脐，二两　桂去粗皮，六两　白术锉，八两

上三味，捣罗为散，每服一钱匕，温酒调下，空心食前、日三。

治小便白淫，及遗泄无故自出，**龙骨汤**方。

龙骨研，五两　人参　白茯苓去黑皮　甘草炙　牡蛎煅　桂去粗皮　熟干地黄焙，各二两

上七味，粗捣筛，每服五钱匕，水一盏半，煎至八分，去滓空心食前服。

治阳气虚惫，小便白淫，**石斛散**方。

石斛去根，三两　巴戟天去心　菟丝子酒浸两宿，别捣，各二两　杜仲去粗皮，炙，锉　桑螵蛸炒，各一两半

上五味，捣罗为散，每服二钱匕，空心温酒调下，至晚再服。

卷第九十四

诸疝门

诸疝统论

论曰：疝者，痛也。阴气积于内，复为寒气所加，使荣卫不调，血气虚弱，故风冷入腹而成疝也，或少腹痛而不得大小便；或手足厥，绕脐痛，白汗出；或冷气逆上抢心，令腹心痛；或里

急腹痛,又有五疝七疝,其证非一,故云诸疝,当诊其脉弦而急,是谓疝也。皆由府脏虚弱,饮食不节,血气不和,寒温不调之所生也。

寒　疝

论曰:寒疝为病,阴冷内积,卫气不行,结于腹内,故遇寒则发,其状恶寒不欲食,手足逆冷,绕脐痛,白汗出。

治寒疝,四肢逆冷,气弱汗出,**蓬莪茂汤**方。

蓬莪茂一两,炮　干姜半两,炮　附子炮裂,去皮脐,一两　芎䓖三分　桂去粗皮,一两　白术三分　槟榔一两　芍药一两

上八味,锉如麻豆,每服三钱匕,水一盏,煎七分,去滓温服,不拘时。

治寒疝攻注,胸胁满痛,汗出,**木香汤**方。

木香三分　槟榔锉　细辛去苗叶　赤茯苓去黑皮　人参　芍药　当归切,焙　桂去粗皮　前胡去芦头　青橘皮汤浸,去白,焙。以上各一两

上一十味,粗捣筛,每服三钱匕,水一盏,煎七分,去滓温服,不拘时。

治寒疝,手足逆冷,身体疼痛,冷汗自出,**乌头汤**方。

乌头炮裂,去皮脐,二两　桂去粗皮,一两　细辛去苗叶,三分

上三味,锉如麻豆,每服三钱匕,水一盏,煎七分,去滓温服。

治寒疝来去,腰腹攻痛,**茱萸汤**方。

吴茱萸汤浸,焙,炒,三分　生姜切,焙,微炒　豉微炒　桂去粗皮,各半两

上四味,粗捣筛,每服三钱匕,水一盏,酒少许,同煎七分,去滓温服。

治寒疝,冷痛气弱,汗自出,不欲食,**人参汤**方。

人参　白茯苓去黑皮,各一两　蜀椒去目并闭口者,炒出汗　干姜炮各半两　附子炮裂,去皮脐　槟榔　白术　青橘皮汤浸,去白,焙,各一两

上八味,锉如麻豆,每服三钱匕,水一盏,煎七分,去滓温服。

治寒疝,亦治阴疝,**走马汤**方。

巴豆二枚,去皮心,膜炒　杏仁二枚,去皮尖双仁,炒

上二味,取绵裹,搥令极碎,投热汤二合,绞取白汁服之,未差更一服。

治寒疝来去疼痛,冷汗出,**牡丹丸**方。

牡丹皮　桂去粗皮,各二两　乌头炮裂,去皮脐,二枚

上三味,捣罗为末,炼蜜丸如梧桐子大,每服二十丸,温酒下,空心日午卧时服。

治寒疝胸胁支满,食饮不化,脐腹㽲痛,**桂心丸**方。

桂去粗皮,五分　吴茱萸汤洗,焙干,炒,三两　白薇一分　干姜炮,一两　乌头炮裂,去皮脐,半两　蜀椒去目并闭口者,炒,三分　芎䓖一两　防葵半两　白芷三分

上九味,捣罗为末,炼蜜丸如梧桐子大,每服十丸,温酒下食前。

治寒疝满逆,手足不温,遍身疼痛,**乌头汤**方。

乌头实大者,五枚,去皮脐,生切　白蜜一斤　桂去粗皮,二两

上三味,先以慢火煎蜜及乌头,候蜜减半,滤去乌头,别就一处,以水三盏煮桂,候减半,滤去桂,将桂汁并前蜜汁共和,别煎取二盏许,每服半盏温服,未知再服,其知如醉状得吐,为中病也。

治寒疝,绕脐痛,结硬不消,**木香丸**方。

木香　附子炮裂,去皮脐　硇砂飞研,各一两

上三味,捣罗为末,酒煮,面糊和丸,如梧桐子大,每服三十丸,温酒下,空心食前。

治寒疝卒痛,积聚不散,上冲心腹,与阴相引,痛则汗出,**高良姜汤**方。

高良姜炒　槟榔生锉　木香　当归切焙各一两半　吴茱萸汤浸,焙干,炒,一两

上五味,粗捣筛,每服三钱匕,水一盏,煎至七分,去滓温服。

心　疝

论曰:《内经》谓"诊得心脉而急,病名心疝,少腹当有形也",心为牡脏,小肠为之使,故曰:少腹当有形也。夫脏病必传于府,今心不受邪,病传于府,故小肠受之,为疝而痛,少腹当有形也。世之医者,以疝为寒湿之疾,不知心气之厥,亦能为疝,心疝者,当兼心气以治之。

治心疝,心痛闷绝,**木香散**方。

木香炮　陈橘皮汤浸,去白,炒,各一两　高良姜　干姜炮　诃黎勒皮　赤芍药　枳壳去瓤,麸焙　赤茯苓去黑皮,各半两　草豆蔻去皮　芎䓖　牵牛子炒,各三分

上一十一味,捣罗为散,每服二钱匕,水一盏,煎至七分,温服不拘时。

治心疝,心痛,虚冷烦闷,**当归汤**方。

当归切,炒　干姜炮　赤芍药　黄芪　蜀椒去目并闭口,炒出汗　半夏为末,姜汁作饼,暴干　人参　青橘皮汤浸,去白,炒　附子炮裂,去皮脐　甘草炙,锉,各一两　厚朴去粗皮,生姜汁,炙,二两　桂去粗皮,半两

上一十二味,㕮咀如麻豆,每服三钱匕,水一盏,煎至七分,去滓温服不拘时。

治心疝,心痛如锥所刺,**牡丹丸**方。

牡丹皮　桂去粗皮　芍药　乌头炮裂,去皮脐　细辛去苗叶　甘草炙,锉　木香　吴茱萸汤浸,焙,炒　槟榔各一两

上九味,捣罗为末,炼蜜丸如梧桐子大,每服二十丸,温酒下,不拘时。

治心疝,心痛不可忍,**木香散**方。

木香　羌活去芦头　槟榔生,锉　牡丹皮　当归切,炒　桂去粗皮　青橘皮汤浸,去白,切,炒　蓬莪茂煨,各一两

上八味,捣罗为散,每服二钱匕,沸汤或温酒调下,不拘时。

治心疝,心胁痛,及绕脐痛,**芍药丸**方。

芍药　桔梗去芦头,炒　细辛去苗叶　蜀椒去目并闭口,炒出汗　桂去粗皮　干姜炮,各三分　附子炮裂,去皮脐,半两

上七味,捣罗为末,炼蜜丸,如梧桐子大,每服二十丸,温酒或米饮下,不拘时。

治心疝心痛,肢体虚冷,**蓬莪茂煮散**方。

蓬莪茂煨　槟榔生,锉　附子炮裂,去皮脐　甘草炙,锉　桂去粗皮,各一两　胡椒半两　芎䓖　白术各三分

上八味,捣罗为散,每服二钱匕,水一盏,煎至七分,温服不拘时。

治痼冷在内,阴气交攻,心痛如刺,**橘皮益智汤**方。

青橘皮汤浸,去白,焙　益智去皮　乌头炮裂,去皮脐　威灵仙去土,各一两

上四味,锉如麻豆,每服三钱匕,水一盏,生姜三片,盐少许,煎至六分,去滓食前温服,日三。

治阴冷交攻,心疝疼痛,**紫桂丸**方。

桂去粗皮，半两　当归焙，三分　吴茱萸汤浸，焙，炒，一两

上三味为细末，醋煮，面糊丸，如梧桐子大，每服二十丸，炒生姜盐酒下，米饮亦得，日三。

治心疝，冷痛不可忍，**三温散**方。

附子炮裂，去皮脐　蓬莪茂煨，锉，各一两　胡椒半两

上三味为细散，每服一钱匕，热酒调下，不拘时，妇人醋汤下。

厥疝

论曰：《内经》谓"黄脉之至也，大而虚，有积气在腹中，有厥气名曰厥疝，女子同法，得之疾使四肢，汗出当风"。夫疝脏疾，言隐而难见，阴沉而伏也，今脾虚风寒客于腹膜之间，不能与胃通行水谷之气，结而成积，使气道厥逆而痛，故谓之厥疝。

治厥疝，腹中阴冷痛，积气上逆，**吴茱萸汤**方。

吴茱萸汤洗，焙干，炒，二两　乌头炮裂，去皮脐　细辛去苗叶，各三分　高良姜锉，炒　当归切，焙　干姜炮　桂去粗皮，各一两

上七味，锉如麻豆大，每服五钱匕，以水二盏，煎取一盏，去滓温服，日二。

治厥疝上攻，腹痛无时，**蘹香丸**方。

蘹香子炒　吴茱萸汤洗，焙，干炒　桂去粗皮　胡椒　楝实锉，碎，麸炒　延胡索各半两　木香　蝱虫去翅足，炒　海蛤　芫花醋炒焦　硇砂研　木通各一分

上一十二味，捣罗为细末，酒煮，面糊和丸，如梧桐子大，每服十丸，盐酒下，食前服。

治厥疝上抢，心腹冷痛，**山茱萸丸**方。

山茱萸　吴茱萸汤洗，焙，干炒　食茱萸　楝实锉，碎，麸炒　马蔺花　蘹香子炒　青橘皮汤，去白，焙　陈橘皮汤，去白，焙　干姜炮　京三棱炮，各三分　附子一枚重半两者炮裂去皮脐

上一十一味，捣罗为细末，醋煮，面糊和丸，如梧桐子大，每服二十丸，酒或盐汤下，空心服。

治厥疝腹中冷痛，**当归干姜汤**方。

当归切，焙　干姜炮　附子炮裂，去皮脐　人参　甘草炙，锉　细辛去苗叶　芍药各一两

上七味，㕮咀如麻豆，每服三钱匕，水一盏，煎七分，去滓温服，不拘时。

治厥疝逆上，攻腹冷痛，**木香汤**方。

木香　槟榔生，锉　乌头炮裂，去皮脐　细辛去苗叶　当归切，焙　吴茱萸汤洗，焙干，炒　枳壳去瓤，麸炒　甘草炙，各一两

上八味，㕮咀如麻豆，每服三钱匕，水一盏，煎七分，去滓温服，不拘时。

治厥疝冷逆，攻心腹痛，**细辛丸**方。

细辛去苗叶　芍药　吴茱萸汤洗，焙干，炒　人参　白术　桂去粗皮　干姜炮　甘草炙，锉　当归切，焙　附子炮裂，去皮脐，各一两

上一十味，捣罗为细末，稀面糊丸，如梧桐子大，空心米饮下三十丸，日三。

寒疝心腹痛

论曰：疝者痛也。本由寒气内积，阳衰阴盛，不得散释，寒邪因得攻击，或上抢心，或腹内疗刺，发即俱痛，故名寒疝心腹痛也。

治寒疝心腹痛，胸胁支满，不下食，汗出呕逆，**人参汤**方。

人参　白茯苓去黑皮　槟榔锉　木香　芍药　芎䓖　当归切，焙　桂去粗皮　青橘皮汤浸，

去白,焙,各一两

上九味,粗捣筛,每服三钱匕,水一盏,煎至七分,去滓温服,不拘时。

治寒疝,心腹痛,**柴胡汤**方。

柴胡去苗,四两　大枣去核,焙,六枚　黄芩去心　人参　甘草炙,锉　半夏汤洗,去滑,生姜汁制　桂去粗皮　芍药各一两半

上八味,粗捣筛,每服三钱匕,水一盏,生姜一枣大切,煎至七分,去滓温服,不拘时。

治寒疝心腹痛,或逆抢心烦满,不得卧恶风,惊惕不食,变发寒热,**吴茱萸丸**方。

吴茱萸汤洗,焙,炒,一两　细辛去苗叶　芍药　柴胡去苗　旋复花　黄芩去黑心　紫菀去苗土　人参　白术　白茯苓去黑皮　干姜炮　桂去粗皮　附子炮裂,去皮脐　甘草炙,锉　半夏汤洗七遍,去滑　当归切,焙,各半两

上一十六味,捣罗为末,炼蜜丸如梧桐子大,每服二十丸至三十丸,温酒下不拘时。

治寒疝,心腹痛不可忍,汗出闷绝,**椒附汤**方。

蜀椒去目并闭口,炒出汗,二佰粒　附子炮裂,去皮脐,一枚　粳米半盏　干姜炮,半两　半夏汤洗七遍,去滑,切,十二枚　甘草炙,锉,一两

上六味,吹咀如麻豆,每服五钱匕,水一盏半,入生姜半分切,枣二枚擘破,煎至一盏,去滓温服,空心食前。

治寒疝心腹痛,**附子丸**方。

附子炮裂,去皮脐,二两　桃仁去皮尖双仁,别研膏,三两　蒺藜子炒,去角,一升

上三味,捣研为末,炼蜜丸,如梧桐子大,每服二十丸,温酒下,不拘时。

治寒疝心腹痛,汗出厥冷,**地黄汤**方。

生干地黄焙,三两　甘草炙　白茯苓去黑皮　人参　当归切,焙,各二两　羊肉去脂切,三斤

上六味,前五味细锉,将羊肉用水二斗,煮取汁一斗,去羊肉入诸药,煮取七升,入葱白一把切,枣十四枚擘破,再煮取六升,绞去滓,每温服一盏,不拘时。

治寒疝,心腹痛里急,**当归汤**方。

当归切,三两　生姜切,五两　羊肉去脂膜,切作片,一斤

上三味,以水一斗,煮取五升,去滓,每温服一盏,不拘时,日三夜二。

寒疝积聚

论曰:气之所积名曰积,气之所聚名曰聚,盖积者,阴也,阴沉而伏,发则不离其部;聚者,阳也,阳浮而动,上下无所留止,其痛无定处,令人洒淅恶寒,饮食不为肌肤,或吐利胀满,或心下如复杯,腹中如人臂所横。皆寒疝积聚之证也。

治寒疝,邪气往来,坚固积聚不散,多寒不得卧,苦汗出,大小便不利,**桔梗丸**方。

桔梗锉,炒,半两　葶苈子纸上熬,一两一分　藜芦去芦头,炙,半两　厚朴去粗皮,生姜汁涂炙,锉,一两一分　杏仁去皮尖双仁,炒,五十枚　桂去粗皮　人参　沙参各三分　特生礜石一两,烧半日许　附子炮裂,去皮脐,一两一分

上一十味,捣罗为末,炼蜜和丸,如梧桐子大,每服五丸或七丸,米饮或温酒,日三。

治寒疝积聚,大如鳖形,小如杯状,乍来乍去,肠胃胀满,寒则肠鸣,心下寒,气上抢,胸胁支满,**芫花丸**方。

芫花醋炒　蜀椒去目并闭口,炒出汗,各一分　大黄锉,炒,一两半　细辛去苗叶,一两半　桔梗炒,一两一分　乌头炮裂,去皮脐,一两　吴茱萸汤洗,焙干,炒　芍药　白茯苓去黑皮,各三分　龙

胆半两　半夏汤洗七遍,去滑,一分

上一十一味,捣罗为末,炼蜜和丸,如梧桐子大,每服十丸,米饮或温酒下,日三,利下毒物为效。

治寒疝积聚,邪气往来,厥逆抢心痛,羸瘦少气,胸胁满,不嗜食,**续命丸**方。

食茱萸二两半,炒　芍药　细辛去苗叶　前胡去芦头,各一两一分　干姜炮　乌头炮裂,去皮脐,各二两半　紫菀去苗土　黄芩去黑心　白术　白薇　芎䓖　人参　生干地黄焙,各一两一分　蜀椒去目并闭口,炒出汗　桂去粗皮,各二两半

上一十五味,捣罗为末,炼蜜和丸,如梧桐子大,每服七丸,米饮或温酒下,食前服。

治寒疝积聚,来去攻击疼痛,不欲饮食,**木香汤**方。

木香　诃黎勒皮炮　槟榔锉　厚朴去粗皮,涂生姜汁炙,锉　青橘皮汤浸,去白,焙,各半两　白术　人参　桂去粗皮,各一分　赤茯苓去黑皮,三分

上九味,粗捣筛,每服三钱,水一盏,生姜三片,煎七分,去滓温服不拘时。

治寒疝积聚,胸腹坚急,胀满不食,**槟榔汤**方。

槟榔生,锉　桃仁去皮尖双仁,炒　郁李仁炒,去皮　木香　京三棱炮,各一两　桂去粗皮　青橘皮汤浸,去白,焙,各半两

上七味,粗捣筛,每服三钱匕,水一盏,生姜三片,煎至七分,去滓,温服不拘时。

治寒疝积聚,心腹结痛,饮食不下,**鳖甲汤**方。

鳖甲醋炙,去裙襕　京三棱炮,锉　大黄锉,炒,各一两　当归切,焙　桂去粗皮　赤芍药　木香　枳壳去瓤,麸炒　诃黎勒炮,取皮　槟榔锉,各半两

上一十味,粗捣筛,每服三钱匕,水一盏,生姜三片,煎至七分,去滓温服,不拘时。

治寒疝凝结,积聚不散,攻注腹内,疼痛,不下饮食,**白术汤**方。

白术　赤茯苓去黑皮　枳壳去瓤,麸炒　人参　桔梗锉,炒　桂去粗皮　京三棱炮,锉　槟榔锉,各一两

上八味,粗捣筛,每服三钱匕,水一盏,煎至七分,去滓温服不拘时。

治寒疝积聚,结块攻注,心腹胀满,**槟榔汤**方。

槟榔生,锉　芎䓖　桔梗炒　当归切,焙　桂去粗皮　赤芍药　白术　木香各半两　大黄锉,碎,微炒一两

上九味,粗捣筛,每服二钱匕,水一盏,煎至六分,去滓温服不拘时。

治寒疝积聚,心腹疼痛,结块不消,**桂心汤**方。

桂去粗皮　大黄略炮　桔梗锉,炒　附子炮裂,去皮脐　木香　白术　当归切,焙　槟榔　赤芍药各一两　高良姜锉,炒　芎䓖　枳实去瓤,麸炒,各半两

上一十二味,㕮咀如麻豆,每服三钱匕,水一盏,煎至七分,去滓温服不拘时。

治寒疝积聚,脐腹疼痛,两胁胀满,**蘹香子散**方。

蘹香子炒　槟榔炮,锉　京三棱炮,锉　青橘皮汤浸,去白,盐炒黄,各半两　木香一分

上五味,捣罗为散,每服二钱匕,入盐少许,沸汤点服,不计时候。

七　疝

论曰:疝病有七,厥逆心痛足寒,饮食则吐者,名厥疝;腹中气满,心下尽痛,气积如臂者,名坚疝;寒饮则胁下腹中尽痛者,名寒疝;腹中乍满乍减而痛者,名气疝;腹中痛在脐傍者,名盘疝;腹中痛在脐下,有积聚者,名胕疝;少腹与阴相引而痛,大便难者,名狼疝。凡此

七疝，皆由寒气内积，血气凝涩，不得通利，冷剧则痛，故皆谓之疝。《难经》曰：任之为病，其内苦结，男子为七疝，女子为瘕聚。盖以此也。

治七疝诸寒在脐傍痛，上冲胸中满，少气，**椒姜丸**方。

蜀椒去目及闭口，炒汗出，一两一分　干姜炮　厚朴去粗皮，涂生姜汁炙　黄芩去黑心　细辛去苗叶　芍药　桂去粗皮，各一两　桔梗炒，半两　乌喙炮裂，去皮脐，一分　柴胡去苗　白茯苓去黑皮　牡丹皮各一分

上一十二味，捣罗为末，炼蜜和丸，梧桐子大，每服二十丸，温酒或米饮下，日三服。

治诸疝，**桃仁汤**方。

桃仁去皮尖双仁，炒　吴茱萸汤洗，焙干，炒　陈橘皮汤浸，去白，焙　海藻洗去咸　白茯苓去黑皮　羌活去芦头　蒺藜子炒，去角，各三两

上七味，粗捣筛，每服三钱匕，水一盏，生姜一枣大切，煎至七分，去滓温服不拘时。

治七疝，或心腹厥逆，不得气息，痛达背膂，或心下坚痛，手不可近，或脐下坚痛，得寒冷食辄剧，或胁下坚痛大如手，或少腹胀满，引膀胱急痛，或女子月事不时，**椒附丸**方。

蜀椒去目及闭口者，炒出汗，一两　桔梗锉，炒　芍药　干姜炮　厚朴去粗皮，生姜汁炙　细辛去苗叶　附子炮裂，去皮脐，各半两　乌头炮裂，去皮脐，一分

上八味，捣罗为末，炼蜜丸，如梧桐子大，每服二十丸，米饮或温酒下，三服。

治七疝脐腹坚痛，**蓬莪茂丸**方。

蓬莪茂炮，锉　木香　大黄锉，炒　当归切，炒　芎䓖　京三棱炮，锉　草豆蔻去皮　桂去粗皮　桃仁去皮尖双仁，炒，各一两　肉豆蔻炮，半两　干漆炒令烟出，一两

上一十一味，捣罗为末，醋面糊为丸，梧桐子大，每服二十丸，温酒或生姜汤下，不拘时。

治七疝，肢体寒，脐腹坚痛满闷，**厚朴丸**方。

厚朴去粗皮，生姜汁炙　附子炮裂，去皮脐　蘹香子炒　白术锉，炒　桂去粗皮，麸炒　干姜炮　枳壳去瓤　青橘皮汤浸，去白，焙　芎䓖　乌头炮裂，去皮脐　木香炮　当归切，焙，各一两

上一十二味，捣罗为末，炼蜜为丸，如梧桐子大，每服二十丸，温酒下，生姜汤亦得，不拘时。

蛊　疝

论曰：《内经》谓：脾风传之肾，病名曰疝瘕，少腹冤热而痛，出白，一名曰蛊。夫脾受风邪，传于肾经，邪热内烁，故其证少腹冤热而痛；真精不守，故其证溲出白液，病名曰蛊；以邪热内烁，真精不守，久而弗治，适以丧志也，水之精为志，志丧则精从之，《左传》谓"惑以丧志为蛊"者如此。

治蛊病，少腹急痛，便溺失精，**大建中汤**方。

黄芪锉　远志去心　当归去芦头　泽泻各三两　芍药　人参　龙骨　甘草炙，各二两

上八味，锉如麻豆，每服五钱匕，水二盏，生姜三片，枣二枚擘破，煎至一盏，去滓温服，不拘时候。

治蛊病，少腹冤热而痛，精气不守，溲便出白，**泽泻丸**方。

泽泻锉　补骨脂炒　巴戟天去心　五味子　石斛去根　芍药　人参　甘草炙，各一两

上八味，捣罗为末，炼蜜丸，如梧桐子大，每服三十丸，温酒或盐汤下，空心日午、临卧各一。

治蛊病，少腹冤热而痛，便溺出白，**肉苁蓉丸**方。

肉苁蓉去皴皮，酒浸，切，焙　白茯苓去黑皮　黄芪锉　泽泻　牡蛎火煅，研　五味子　龙骨　当归切，焙，各一两

上八味，捣罗为末，炼蜜丸如梧桐子大，每服三十丸，温酒下，空心，日午、临卧各一。

治蛊病少腹热痛，精液出白，**磁石丸**方。

磁石火煅，醋淬七遍　龙骨各一两　白茯苓去黑皮　牡蛎火煅，各二两

上四味，捣罗为末，炼蜜丸如梧桐子大，每服三十丸，盐汤下，空心日午临卧各一。

治蛊病，精气不守，便溺出白，少腹冤热而痛，**干地黄丸**方。

熟干地黄焙，二两　钟乳粉半两　龙骨　菟丝子酒浸一宿，别捣　磁石火煅，醋淬七遍　芍药　黄芩去黑心，各一两

上七味，捣罗为末，酒煮，面糊丸，如梧桐子大，每服二十丸，温酒或盐汤下，空心日晚。

阴　疝　门

阴疝统论

论曰：疝者，痛也。邪气聚于阴，致阴器肿大而痛者，阴疝也，一名㿗疝。其类有四：即肠㿗、卵胀、气㿗、水㿗是也，世俗云疝气，亦云小肠气，或曰膀胱气，原其病本缘肾气通于阴，与膀胱为表里，胞囊者，膀胱之侯，此二经不足，下焦受寒，皆能致阴卵肿大，或发疝痛，故通称曰阴疝。若寒湿之气，有连于小肠者，即少腹控睾而痛，阴丸上下，谓之肠㿗；寒气客于经筋，足厥阴脉受邪，脉胀不通，邪结于睾卵，谓之卵胀；肾虚之人，因饮食不节，喜怒不时，津液内溢，下流于睾，寒气结聚不散，谓之气㿗；水气盛则津液内结，谓之水㿗。水㿗、气㿗，病生于标，故针灸可治，其疾易愈；肠㿗、卵胀，病生于本，邪气入深，其治难差。

阴　疝

论曰：《黄帝针经》曰：足厥阴之脉，环阴器，抵少腹，是动则病丈夫㿗疝，即阴疝也。嗜欲劳伤，肾水涸竭，无以滋荣肝气，故留滞内结，发为阴疝之病，世俗论阴疝者，为肾余气。殊不知邪实又本于肝经也，治法宜泻邪气之实，补肝经之虚。

治阴疝，牵引少腹痛，**桃仁汤**方。

桃仁去皮尖双仁，炒　吴茱萸汤洗，焙干，炒　陈橘皮去白，切，炒　桂去粗皮　海藻汤去咸，炙，各一两　白茯苓去黑皮　羌活去芦头　蒺藜子炒，去角，各一两半　槟榔十枚，锉

上九味，粗捣筛，每服五钱匕，水一盏半，生姜五片，煎至八分，去滓温服不拘时。

治阴疝，**蒺藜汤**方。

蒺藜子炒，去角　附子炮裂，去皮脐　山栀子仁各一两

上三味，㕮咀如麻豆，每服五钱匕，水一盏半，煎至八分，去滓温服食前。

治阴疝，牵引疼痛，**沙参散**方。

沙参一两半　桂去粗皮，半两　桃仁四十九枚，去皮尖双仁，炒，研

上三味，捣研为散，每服二钱匕，温酒调下，不拘时。

治阴疝疼痛，或上攻脐腹，**椒附丸**方。

蜀椒去目并合口，炒出汗，一两　附子炮裂，去皮脐　桂去粗皮　巴戟天去心　桃仁去皮尖双仁，炒，研　芎䓖　当归切，炒，各半两

上七味，捣罗为末，炼蜜丸，如梧桐子大，每服二十丸，空心日午夜卧，温酒下。

治阴疝，肿大，偏坠，**昆布丸**方。

昆布洗去咸，炙　海藻洗去咸，炙　蒺藜子炒，去角　芜荑仁炒　槟榔锉，各一半两　枳壳去瓤，麸炒　大麻仁研，各二两　木香　黄芪锉　诃黎勒炮，去核，各三分　陈橘皮去白，炒　桃仁去皮尖双仁，炒，研　菟丝子酒浸一宿，别捣，各一两

上一十三味，捣研为末，和匀，炼蜜丸，如梧桐子大，每服三十丸，空心食前温酒或盐汤下。

治阴疝，气攻肿痛，**黄芪丸**方。

黄芪锉　桃仁去皮尖双仁，炒，研　山茱萸　龙骨煅　蒺藜子炒，去角　槟榔锉，各一两　五味子二两　海藻洗去咸，炙　玄参各一两一分　牛膝酒浸，切，焙　白茯苓去黑皮　肉苁蓉酒浸，切，焙　枳壳去瓤，麸炒　人参　续断　桂去粗皮，各三分　远志去心　石南各半两

上一十八味，捣罗为末，炼蜜丸，如梧桐子大，每服二十丸，空心食前温酒或盐汤下。

治疝气，**沙参丸**方。

沙参二两　昆布洗去咸，焙　蘹香子炒，各半两

上三味，捣罗为末，酒煮，面糊丸，如梧桐子大，每服二十丸，空心食前温酒下。

治阴疝上而不下，脐腹疼痛，**二气丸**方。

石硫黄研　黑铅各一两

上二味，先以铅于铫内，熔成汁，次下硫黄，炒烟焰透，移下，候冷取出，研为细末，糯米糊和丸，如梧桐子大，每服二十丸，温酒下。

治阴疝急胀，疼痛卵肿，**木香丸**方。

木香　陈橘皮去白，炒　莱菔子炒　青橘皮去白，炒　桂去粗皮，各一两　牵牛子炒，二两

上六味，捣罗为末，炼蜜丸，如梧桐子大，每服二十丸，温酒下，以利为度。

治小肠疝气，**巴戟散**方。

巴戟天去心　楝实取肉，麸炒　木香　蘹香子炒　附子炮裂，去皮脐，各一两

上五味，捣罗为散，每服一钱匕，空心温酒调下。

治小肠疝气，**楝实散**方。

楝实取肉，麸炒　蘹香子炒　京三棱煨，锉　蓬莪茂煨，锉

上四味，等分，捣罗为散，每服三钱匕，葱酒调下。

治阴疝攻痛，**葫芦巴煮散**方。

葫芦巴　沉香　马蔺花　蓬莪茂煨，锉　蘹香子炒，各一两半　楝实取肉，麸炒　木香　姜黄　槟榔锉　桂去粗皮，各一两　附子炮裂，去皮脐，三分　甘草炙，锉，半两

上一十二味，捣罗为散，每服三钱匕，水半盏，酒半盏，同煎至七分，空心食前，和滓温服。

治阴疝气攻疼痛，**葫芦巴丸**方。

葫芦巴　补骨脂炒　白豆蔻去皮　萆薢　青橘皮去白，焙　蘹香子炒　附子炮裂，去皮脐　肉苁蓉酒浸，切，焙　牛膝酒浸，切，焙　桂去粗皮　防风去叉　菟丝子酒浸，捣，各一两

上一十二味，为细末，酒煮，面糊为丸，如绿豆大，每服二十丸，空心生姜盐汤下。

治小肠膀胱疝气疼痛，**蘹香子散**方。

蘹香子炒　京三棱煨，锉，各一两　姜黄　马蔺花醋炒，各半两　没药研　干姜炮，各一分

上六味，捣罗为散，每服二钱匕，空心食前热酒调下。

治小肠气攻小腹疼痛，**芫花丸**方。

芫花醋炒焦　木通锉　青橘皮去白，切　胡椒　大黄煨，锉　桂去粗皮，各半两　楝实四枚，锉，炒　蘹香子炒，三分

上八味，捣罗为末，酒煮，面糊丸，如小豆大，丹砂末为衣，每服十丸至十五丸，空心食前生姜热酒下。

治阴疝，撮痛不可忍者，**应痛丸**方。

韭子炒　芎䓖

上二味，等分为末，炼蜜丸，如梧桐子大，每服三十丸，空心温酒下。

治阴疝，腰腹疼痛，及不能食，食即呕吐，寒热往来，**吴茱萸丸**方。

吴茱萸三分，汤浸七遍，微炒　半夏三分，汤洗七遍，去滑　细辛一两　紫菀一两，去苗土　甘草半两，炙微赤，锉　附子一两，炮裂，去皮脐　旋复花半两　前胡一两，去芦头　干姜三分，炮裂，锉　人参三分，去芦头　熟干地黄一两　赤茯苓一两，去皮　当归三分，锉碎，微炒　赤芍药三分　白术一两　桂心一两　诃黎勒一两半，用皮　木香一两

上一十八味，捣罗为末，炼蜜和捣五百杵，丸如梧桐子大，食前生姜汤下二十丸。

治阴疝，腰腹痛，手足逆冷，身体疼，**乌头散**方。

川乌头十枚，炮裂，去皮脐　桂枝二两

上二味，捣罗为细散，每服二钱匕，水一盏，入生姜半分，煎至五分，次下蜜半合，更煎三沸，令熟，食前和津温服。

治阴疝积聚，绕脐腹疼痛，**川乌头丸**方。

川乌头一两，炮裂，去皮脐　吴茱萸半两，汤浸七遍，焙干，微炒　甘草半两，炙微赤，锉　京三棱一两，煨，锉　细辛半两　桂心一两　藁本半两　木香一两　郁李仁一两，汤浸，去皮，微炒

上九味，捣罗为末，炼蜜和捣三二百杵，丸如梧桐子大，每服二十丸，生姜汤下。

卒　疝

论曰：卒疝者，谓肾脏虚弱之人，形寒饮冷，暴受邪气，传入经脉，盖足少阴肾经，与太阳膀胱，二经合为表里，卒然感寒热相薄，则筋脉不得流通，气道结涩而胀满，攻绕脐腹，牵引于阴，暴发疼痛，或白汗出，闷绝不省，难可堪忍，故曰卒疝也。

治卒疝，心痛如刺，绕脐腹中尽痛，白汗出，气欲绝，**蜀椒散**方。

蜀椒去目并闭口，炒出汗　半夏生姜汁制，曝干，半两　附子一枚，炮，炙，去皮脐　干姜炮，裂　甘草炙，锉　桂去粗皮，各半两

上六味，㕮咀如麻豆，每服三钱匕，水一盏，生姜一枣大切，枣二枚擘破，煎至七分，去滓温服不拘时。

治卒疝攻脐腹痛，汗出闷绝，**茱萸汤**方。

吴茱萸汤浸，焙干，炒，半两　细辛去苗叶　附子炮裂，去皮脐　人参　白茯苓去黑皮　桂去粗皮　半夏生姜汁制，曝干　当归切，焙，各一两

上八味，㕮咀如麻豆，每服三钱匕，水一盏，生姜一枣大切，枣二枚擘破，煎至七分，去滓，温服不拘时。

治卒疝腹痛里急，**四味当归汤**方。

当归焙　生姜　芍药各二两　羊肉切去脂膜,半斤

上四味,将三味细锉,先以水五升,煮羊肉烂熟去肉,以汁煮药,候熟,去滓澄清,每温服一盏,不拘时。

治卒疝,绕脐腹卒暴疼痛,**干姜汤**方。

干姜炮,裂　白茯苓去黑皮　椒去目并闭口,炒出汗　附子炮裂,去皮脐　桂去粗皮　芎䓖　当归切,焙　芍药各一两

上八味,㕮咀如麻豆,每服二钱匕,水一盏,煎至七分,去滓温服不拘时。

治卒疝,攻少腹疼痛,**蘹香煮散**方。

蘹香子炒　木香　芍药　陈曲　厚朴去粗皮,生姜汁炙,锉　枳壳去瓤,麸炒　桂去粗皮　青橘皮汤浸,去白,焙　干姜炮,裂　人参　白茯苓去黑皮　京三棱煨,各半两　生干地黄焙,三分

上一十三味,捣罗为细散,每服三钱匕,水一盏,葱白二寸,盐少许,煎至七分热服。

治卒疝,腹痛不可忍,**木香丸**方。

木香　桂去粗皮　槟榔锉　蘹香子炒　蓬莪茂煨,锉　桃仁去皮尖双仁,研膏,各三分　莱菔子炒　青橘皮汤浸,去白,焙,各半两　厚朴去粗皮,生姜汁炙,锉,一两

上九味,将八味捣罗为末,入桃仁膏和匀,酒煮,面糊丸,如梧桐子大,每服二十丸,空心食前温酒下。

治卒疝少腹与阴相引,疼痛不可忍,**姜术丸**方。

苍术米泔浸,切,炒　干姜炮,裂　马蔺花　芫花醋炒焦　五灵脂去土　乌头炮裂,去皮脐,各一两

上六味,捣罗为末,醋煮,面糊丸,如梧桐子大,每服十丸,食前温酒或盐汤下。

阴疝肿缩

论曰:阴疝肿缩者,寒邪客于厥阴之经,而阳气不能自温,故令诸筋拘急,阴器紧缩而肿痛也。肝者筋之合也;筋者聚于阴器而络于舌本。脉不营即筋缩急,筋缩急则引卵与舌,故舌卷卵缩者,皆厥阴为病也。

治阴疝,肿缩疼痛,**狼毒丸**方。

狼毒炙,二两　防葵炒　附子炮裂,去皮脐,各一两

上三味,捣罗为末,炼蜜丸,如梧桐子大,每服十丸,温酒下,空心,日午、临卧服。

治阴疝肿缩,**鸡翅灰散**方。

鸡翅左右俱用,不限多少,烧灰

上一味,细研为散,每服二钱匕,温酒调下,不拘时。

治阴疝肿缩,**黄连丸**方。

黄连去须　熟艾炙　杏仁去皮尖,别研,各半两

上三味,捣研罗为末,炼蜜丸,如梧桐子大,每服二十丸,盐汤下,空心服。

治阴疝肿缩疼痛,**硇砂丸**方。

硇砂研　木香各半两　楝实去核,炒　蘹香子炒　京三棱炮,各一两

上五味,捣罗为末,炼蜜丸,如梧桐子大,每服二十丸,空心酒下。

治阴疝肿缩,**槐子丸**方。

槐子炒,一两

上一味捣，罗为末，炼蜜丸，如梧桐子大，每服二十丸，温酒下空心服。

治阴疝肿缩疼痛，**莴苣熨**方。

莴苣切，半斤　皂荚锉，碎三挺　蜀椒去目及闭口者，炒出汗，一两

上三味，少用水煮，令相得，不可太稀，乘热用布三两重裹，熨肿处，冷即易，频熨自消。

治阴疝肿缩，**雄黄洗**方。

雄黄研　甘草各一两　矾石研，二两

上三味捣，研为末，每用药一两，热汤五升，通手洗肿处，良久再暖洗。

治阴疝肿缩，**车前子涂**方。

车前子不拘多少

上一味捣，罗为末，汤调涂肿处。

治阴疝肿缩，**蔓菁散涂**方。

蔓菁根不拘多少锉碎

上一味捣，罗为散，温水调涂肿处，或以绢帛傅之，以差为度。

阴疝卒肿痛

论曰：阴疝卒肿痛者，肾气虚弱，暴受邪气，传入阴中，冷热相薄，故卒然而痛也。痛甚则邪胜，邪胜则热胜，热胜则肿，皆卒然而作也。

治阴卒肿，**鸡翎散**方。

鸡翎六茎，烧灰　蛇床子一两，炒

上二味捣，罗为散，每服一钱匕，温酒调下。如左边肿，即取鸡右翎；右边肿，即取左翎。

治阴疝肿痛不消，发歇疼痛，**沉香散**方。

沉香三分　槟榔一两　丹参三分　赤芍药三分　白蒺藜三分，微炒　枳壳三分，麸炒微黄，去瓤　赤茯苓三分，去皮

上七味捣，筛为散，每服三钱匕，水一盏，煎至六分，去滓食前温服。

治阴卒肿痛，攻注腹胀闷，**木香散**方。

木香半两　赤茯苓一两，去皮　牡丹三分　防风半两，去芦头　槟榔一两　泽泻三分　郁李仁一两，汤浸，去皮，微炒

上七味捣，罗为散，每服二钱匕，温酒调下。

治阴卒肿胀，**丹参散**方。

丹参一两　槟榔一两　青橘皮半两，去白　蘹香子半两

上四味捣，罗为散，每服二钱匕，温酒一盏调下，食前服之。

治阴卵卒肿痛涂傅方。

桂去粗皮，一分

上一味为末，煮稀面糊，调涂肿处，频易以效为度。

治阴肿，**雄黄淋洗**方。

雄黄　白矾　甘草炙，各一两

上三味捣，研为散，每用药一两，以水一斗，煎至三升，通手淋洗至冷，候汗出。

治久坐卑湿，忽阴囊虚肿，气上筑，**黑豆熨**方。

上以米醋炒黑豆，青布袋盛，熨心腹，更以椒葱汤淋炸腰胯，厚衣盖下部，然后服诸药。

治阴肿偏著一边，连小肠痛不可忍方。

上以蘹香苗叶，捣取汁一升服之，日三、四服，其滓贴肿上。

控　睾

论曰：《甲乙经》曰：少腹控睾，引腰脊，上冲心肺，邪在小肠也，又曰小肠病者。少腹痛，腰脊控睾而痛。夫小肠者，连睾系，属于脊，贯肝肺，络心系，其经虚不足，则风冷乘间而入，邪气既盛，则有厥逆之证，其气上冲肝肺，客冷散于肓，结于脐，控引睾丸，上而不下，痛引少腹，甚则冲于心胸，盖其经络之所系属然也。

治小肠受邪，控睾痛引少腹，**蘹香子散**方。

蘹香子炒　荜澄茄　楝实锉　木香各一两半　葫芦巴　青橘皮汤浸，去白，焙，各一两　槟榔锉，半两

上七味捣，罗为散，每服一钱匕，温酒调下，空心食前，日二。

治小肠受邪控睾，上而不下疼痛，**楝实散**方。

楝实四两，十字锉开　巴豆椎令微破，二味用麸一升同炒，候麸色黑药焦黄，去巴豆并麸，取楝实，去皮用　蘹香子炒，一两　甘草炙，锉，一两　青盐别研，一分

上三味，同前楝实，捣罗为散，每服一钱匕，热酒调下，空心服，病作不拘时。

治小肠受邪，控睾牵痛，**木香散**方。

木香　马蔺花各半两　楝实　巴豆各三十枚，剥去皮，同楝实炒，候黑色去巴豆，用楝实　蘹香子炒，一两　硇砂别研，半钱

上六味，除巴豆不用外，捣研为细散，每服二钱匕，煎葱酒调下，盐汤亦得，空心食前服。

治小肠疝气，牵引脐腹疼痛，腰曲不伸，**吴茱萸散**方。

吴茱萸汤洗过，炒　楝实四十九枚　巴豆半两，椎令微破，三味同炒，候入楝实黄焦色去巴豆、茱萸不用，将楝实去核用　沉香半两　木香　马蔺花炒　蘹香子炒，各一分

上七味，除巴豆、吴茱萸不用外，捣罗为散，每服二钱匕，炒葱酒调下，空心夜卧发时服。

治小肠受寒，控睾，少腹坚硬，疼痛不可忍，**延胡索丸**方。

延胡索　青橘皮汤浸，去白，焙　葫芦巴　海藻酒洗去咸，焙干　昆布酒洗去咸，焙干　马蔺花　蘹香子炒　楝实肉炒，各一两　木香半两　巴戟酒浸，切，焙，一分

上一十味为末，入硇砂、阿魏、安息香三味各一分，以醋二升，化开去泥土，以重汤煮令成膏，和丸绿豆大，每服二十丸，烧绵灰酒下，空心食前服。

治小肠受寒气，控睾牵痛，**木香丸**方。

木香一两　石南　肉苁蓉酒浸，切，焙，别为末　牛膝酒浸，切，焙，别为末　菖蒲　蘹香子炒　楝实炒，各二两

上七味，除苁蓉、牛膝二味别作末外，捣罗为末，以酒二升，熬苁蓉、牛膝成膏和药丸，如梧桐子大，每服三十丸，空心食前，以纸裹葱白一寸煨熟，细嚼温酒下。

治控睾上而不下，痛引少腹，小肠受寒，**丁香丸**方。

丁香　木香　狼毒　蜀椒去目并闭口，炒出汗，各一两　附子炮裂，去皮脐　芍药　桔梗炒　干姜炮，各半两　细辛去苗叶，一两半

上九味捣，罗为末，炼蜜和丸，梧桐子大，每服三十丸，食前炒蘹香子酒下。

治控睾小肠气痛，**硇砂丸**方。

硇砂一两，别研，细水飞　蓬莪茂炮锉　楝实麸炒　青橘皮汤浸，去白，焙　木香　丁香　荜澄茄　肉豆蔻去壳，炮　槟榔锉　附子炮裂，去皮脐　巴戟天去心　蘹香子炒，各半两

上一十二味，除硇砂外，捣罗为末，以酒一升，先取硇砂，并飞硇砂水一盏，同熬及一，入升诸药再熬，频搅候得所，丸如梧桐子大，每服二十丸，空心温酒下，加至三十丸。

治控睾痛引少腹，**乌药散**方。

乌药　木香　蘹香子微炒　青橘皮汤浸，去白，焙　高良姜炒，各半两　槟榔锉，二枚　楝实十枚　巴豆七十枚，微炒敲破，同楝实二味用麸一升，炒候麸黑色，拣去巴豆，并麸不用

上八味，除炒巴豆不用外，捣罗为散，每服一钱匕，温酒调下，空心食前服，痛甚炒生姜热酒调下。

治小肠受邪，睾丸控引上下，脐腹痛，**乳香丸**方。

丹砂研，半两　硇砂研，一分　胡椒半两　海蛤一分　楝实麸炒，去核，半两　当归切，焙，半两　蘹香子锉，一两　木通锉，半两　马蔺子炒，半两

上九味，捣研为细末，用乳香一分研细，以酒煮糊和诸药末，丸如梧桐子大，每服二十丸，温酒下，盐汤亦得，空心食前。

治小肠受邪控睾，引少腹痛，**楝实丸**方。

楝实麸炒，去核　蘹香子炒　山茱萸　食茱萸　吴茱萸汤洗，焙干，炒　青橘皮汤浸，去白，焙　陈橘皮汤浸，去白，焙　马蔺花醋炒，各一两　芫花醋炒，半两

上九味，为细末，醋煮，面糊和丸，如梧桐子大，每服二十丸，温酒下空心食前。

卷第九十五

大小便门

大小便统论

论曰：脾胃、大小肠、膀胱者，仓廪之本，营之居也，名曰器，能化糟粕，转味而出入者也。盖营受水谷之真精，荣卫之根源，大小肠、膀胱得以变化，皆营为之本，是以小肠为受盛之官。水谷初未分也，及其化物，归于膀胱而为溺，传于大肠而为糟粕，必曰“气化则能出”矣。或阴阳之气不平，寒热相胜；或气实塞而不通；或气虚损而遗泄；或燥而结；或热而秘，皆阴阳不和之病也，治此者，不概以寒热为法，寒剂荡涤，热剂枯燥，反伤和气，耗其津液。若关格不通，三焦约病，责以荣卫之否塞，产后便难，与夫老者秘涩之病，又以津液不足，止可滑以利之，润以滋之，苟荡以駃剂[7]，则糟粕不通，真气受弊，不可不知也。

大小便关格不通

论曰：大小便不通者，阴阳关格，及三焦约之病也，阴阳和平，三焦升降，则水谷糟粕以时传导，今阴阳偏盛，气否于中，则荣卫因之以不行，故气结于腹内，胀满不通，而大小肠俱闭塞也。

治关格不通妨闷，大小便秘涩，**大黄散**方。

大黄锉，二两　桂去粗皮，三分　冬瓜子微炒，一合　滑石研，三两　朴硝生铁铫子炒干，刮出，纸裹于黄土，内窨一宿，取出，细研，二两半

上五味，先捣前三味，细罗为散，更与滑石朴硝同研匀细，每服二钱匕，浓煎白茅根汤调，空腹服之，至晚再服。

治大小便不通，**黄芩汤**方。

黄芩去黑心，二两　赤芍药　白茅根　大黄生用，各三两　瞿麦穗一两半

上五味，粗捣筛，每服五钱匕，水一盏半，煎至一盏，去滓入朴硝末半钱匕，更煎二沸，空心温服。

治关格不通，脬肠妨闷，大小便不通，**芒硝汤**方。

芒硝研，二两半　冬葵子微炒，三合　滑石碎，三两

上三味，除芒硝外，㕮咀二味，每服五钱匕，水一盏半，煎至一盏，去滓，入芒硝末半钱匕，更煎二沸，空心温服。

治腹胁胀满，关格，大小便不通，**茱萸汤**方。

吴茱萸汤浸，洗去涎，曝干，微炒　大黄锉，炒　当归切，焙　桂去粗皮　赤芍药　甘草炙，锉　芎䓖各二两　人参　细辛去苗叶，各四两　桃白皮去粗皮，一握　干姜炮，一两　雄黄三分　珍珠末半两，与雄黄同研细

上一十三味，将一十一味，粗捣筛，每服三钱匕，水一盏，煎至七分，去滓下雄黄，珍珠末一字，酒半盏，更煎三沸，空心服之。

治大小便不通，**滑石汤**方。

滑石一两半　茅根　车前子各三分　天门冬去心，焙　冬瓜瓤　莨菪子淘去浮者，煮令芽出，曝干，微炒，各一两

上六味，㕮咀，每服五钱匕，水一盏半，煎至一盏，去滓食前温服，日三。

治大小便俱不通，**车前子汤**方。

车前子五两，生用　木通锉，四两　黄芩去黑心　郁李仁汤浸，去皮尖双仁，研如膏，各三两

上四味，将前三味粗捣筛，与郁李仁拌匀，每服五钱匕，水一盏半，煎至一盏，去滓入朴硝末半钱匕，更煎二沸，食前温服、日三。

治大小便俱不通，**榆白皮汤**方。

榆白皮　甘草炙，锉，各一两半　滑石三两　桂去粗皮，一两

上四味，㕮咀，每服四钱匕，水一盏半，煎至一盏，去滓食前服，日三。

治大小便不通，**芍药汤**方。

赤芍药　桑根白皮锉，各三两　瞿麦穗　大黄锉，炒　榆白皮锉　防葵去芦头　麻子仁研如膏，各二两

上七味，将前六味粗捣筛，与麻子仁拌匀，每服五钱匕，水一盏半，煎至一盏，去滓，入芒硝末半钱匕，更煎二沸，空腹温服，日晚再服。

治大小便不通，**木通汤**方。

木通锉，二两　大黄锉，生用　滑石各三两　麻子仁一合，研如膏

上四味，将前三味粗捣筛，与麻子仁拌匀，每服五钱匕，水一盏半，煎至一盏，去滓，入芒硝末半钱匕，更煎二沸，空心服之。

治大小便不通，**冬葵根汁**方。

生冬葵根净洗，二斤，捣绞取汁，三合　生姜四两，捣绞取汁，一合

上二味搅匀，分作两服，空腹一服，有顷再服，服尽即通。

治气痞，心腹胀，喘促，大小便不利，**甘遂散**方。

甘遂煨　牵牛子炒　续随子去壳　大戟　葶苈子各等分

上五味，捣罗为散，每服半钱匕，浓煎灯心汤，空心调服，利下水为度。

治大小便不通，**紫金沙散**方。

紫金沙不拘多少。蜂房蒂也

上一味，捣罗为散，每服一钱匕，温酒调下。

治大小便不通，**土马鬃汤**方。

土马鬃不拘多少

上一味，走水陶火上，用新瓦焙过，为粗末，每服二钱匕，水一盏，煎至七分，去滓温服。

治大小便不通，**猪脂酒**方。

猪脂如半鸡子大，碎切

上一味，以酒一升，微煮沸，投猪脂，更煎一、二沸，分为两度，食前温服，未通再服。

治大小便不通，**冬葵子汤**方。

冬葵子微炒，一两

上一味，粗捣筛，用水二盏，煎至一盏去滓，入人乳汁半合，和匀，空腹顿服。

治大小便不通，**发灰散**方。

乱发一两，净洗，烧为灰

上一味细研，每服三钱匕，温水调，食前服，日三，以通利为度。

治下焦结热，肠胃燥涩，大小便不利，**牵牛子丸**方。

黑牵牛淘洗令净，炊令气透，便取出摊令微冷，便杵取末，三两　青橘皮焙，和白用　陈橘皮焙，和白用　桑根白皮锉，炒　芍药焙，各一两　栝楼根一两　木通锉，一两

上七味，捣罗为末，炼蜜拌和，杵至三五千下，丸如梧桐子大，每服十五丸，加至二十丸，茶酒任下。

治下焦热，大小便不通，气胀满闷，**木香饮**方。

木香　黄芩去黑心　木通锉，炒　陈橘皮汤浸，去白，焙，各三分　冬葵子研　瞿麦穗各一两　槟榔　茅根　赤茯苓去黑皮，各半两

上九味，㕮咀如麻豆大，每服五钱匕，水一盏半，煎至八分，去滓温服。

治大小便不通，**茯苓丸**方。

赤茯苓去黑皮　芍药　当归切，焙　枳壳去瓤，麸炒　白术　人参各五两　大麻仁　大黄锉，各二两

上八味，捣罗为末，炼蜜和丸，如梧桐子大，每服十五丸，至二十丸，空心煎茅根汤下。

治大小便不利，**芫花丸**方。

芫花炒　滑石碎，各半两　大黄锉，炒，三分

上三味，捣罗为末，炼蜜和丸，如梧桐子大，每服二十丸，葱汤下。

治中焦热实闭塞，关格不通，吐逆喘急，**大黄汤**方。

大黄锉，微炒　前胡去芦头　半夏汤洗七遍，炒　人参各三分　黄芩去黑心　赤茯苓去黑皮　木香　槟榔锉，各半两

上八味，粗捣筛，每服五钱匕，水一盏半，入生姜五片，同煎至八分，去滓温服。

治大小便不通，腹胁坚胀，**蒸下部**方。

莲叶三两　葱三七茎，并须用，去叶，切　皂荚一挺，炙，锉　生姜一两，切

上四味，以浆水一斗二升，煮十余沸，并滓分两度用，旋旋盛入小口瓷缸中，坐缸口上，熏

蒸冷则易之。未通,即倾药于桶斛中,添热水,坐蘸下部即通。

小便不通

论曰:肾脏不足,气不传化,膀胱有热,水道不宣,故小便不通也,令人少腹胀满,其气上冲,心腹膨痞,甚则喘急,不能升降。《内经》曰“膀胱不利为癃”者如此。

治膀胱积热,小便不通,**通关瞿麦汤**方。

瞿麦穗 芍药 大黄锉,炒 当归切,焙 葵子 甘草炙 榆白皮锉 栀子仁 木通锉 石韦去毛 大麻仁各一两

上一十一味,粗捣筛,每服五钱匕,水一盏半,入灯心少许,煎至一盏,去滓温服。

治膀胱热结,小便不通,**立应散**方。

井泉石 车前子 滑石各半两 葶苈纸上炒,一分 海金沙一钱

上五味,捣罗为散,每服一钱匕,新汲水食前调下,未通再服。

治小便不通,气上冲,心胸满闷,**玉蕊丸**方。

丹砂研 硇砂研 滑石研 瞿麦穗 海金沙各一分

上五味,捣研为末,别研蓖麻子仁,丸如梧桐子大,每服十丸十五丸,葱白煎酒下,小儿减丸数服。

治小便不通,**葵子饮**方。

木通锉 冬葵子 甘遂 瞿麦穗四味各半两,细锉,都微炒 滑石研,二钱

上五味,粗捣筛,每服二钱匕,水一盏,入灯心,同煎至七分,和滓温服,未通再服。

治小便不通,**蘹香子散**方。

蘹香子炒 马蔺花炒 葶苈纸上炒,等分

上三味,捣罗为散,每服二钱匕,温酒调下,食前服,以通为度。

治小便不通,**瞿麦汤**方。

瞿麦穗 滑石 木通锉,各半两 海金沙 冬葵子各一分

上五味,粗捣筛,每服五钱匕,水一盏半,入灯心二十茎,煎至七分,去滓温服,不拘时。

治小便卒不通,**滑石散**方。

滑石碎 朴硝研 木通锉,一两

上三味,捣罗为散,每服二钱匕,温水调下,不拘时,以通为度。

治小便不通,脐腹胀痛不可忍,诸药不效者,**续随子丸**方。

续随子去皮一两 铅丹半两

上二味,先研续随子细,次入铅丹,同研匀,用少蜜和作团,盛瓷罐内密封,于阴处掘地坑埋之,上堆冰雪,惟多是妙,腊月合,至春末取出,研匀,别炼蜜丸,如梧桐子大,每服十五丸至二十丸,煎木通汤下,不拘时,甚者不过再服。要效速,即化破服;病急,即旋合亦得。

治小便淋涩,疼痛不通,**滑石散**方。

滑石碎 海金沙 木通锉,等分

上三味,捣罗为散,每服二钱匕,浓煎灯心汤调下,空心服。

治小便不通,或淋沥疼痛,**滑石丸**方。

滑石碎 续随子去皮,研 湿生虫炒干 木通各一分

上四味,捣研为末,面糊丸,如梧桐子大,每服五丸,煎灯心汤下,不拘时。

治小便不通，**松烟散**方。

墨好者，水浓研汁，半盏　酒半盏　葱白三茎，拍破　腻粉研，半钱匕

上四味，同煎至七分，放温去葱白顿服，即通。

治小便不通，脐下满闷，**海金沙散**方。

海金沙一两　腊茶半两

上二味，捣罗为散，每服三钱匕，煎生姜、甘草汤调下，不拘时，未通再服。

治小便不通，气满闷，**酸浆酒**方。

酸浆草一握

上一味，研取自然汁，与醇酒相半，和服立通。不饮酒，用甘草三寸，生姜一枣大，锉同研，用井华水五分盏，滤取汁，和服亦得。

治小便不通，膀胱热，**朴硝散**方。

朴硝不拘多少

上一味，细研为散，每服二钱匕，温蘹香酒调下，不拘时服。如热躁，以蜜水调服。

治小便不通，诸药无效，**蝼蛄麝香散**方。

蝼蛄活者，一枚

上一味生研，入麝香少许，新汲水调下，立通。

治饮水过多，心闷，著热，小便不通，**茯苓散**方。

赤茯苓去黑皮，三两

上一味，捣罗为散，冷水调下二钱匕。如男子小便中有余沥，漏精梦泄等，用温酒调，空心服妙。

治小便不通，**独蒜涂脐**方。

独颗大蒜一枚　栀子仁三、七枚　盐花少许

上三味，捣烂，摊纸花子上，贴脐良久即通。未通，涂阴囊上，立通。

治小便不通，**通脐法**。

上以白瓷瓶满盛水，以有字纸七重，密封瓶口，于患人脐内，用盐一捻，倒置瓶口，复在脐上，偃卧，如觉大段冷，小便即通。

治小便不通，**蜀葵子汤**方。

上取黄蜀葵子三四十粒，细研，以汤冲绞取汁一小盏，顿服，效。

治小便涩痛不通，**蚕灰散**方。

上用蚕退纸，不拘多少，烧灰研细，入麝香少许和匀，每服二钱匕，米饮调下.

治小肠积热，小便不通，**葵根饮**方。

葵根一大握　胡荽二两　滑石一两，为末

上三味，将二味细锉，以水二升，煎取一升，入滑石末，温分三服，亦治血淋。

治小便不通，久即成淋方。

上以琥珀捣研成粉，每服二钱匕，浓煎萱草根汁调下，空心服。

治小便不通，少腹急痛闷绝，**消石汤**方。

消石碎　瞿麦穗　葵子　滑石碎　甘草炙，锉　大黄锉　木通锉，各半两

上七味，粗捣筛，每服五钱匕，水一盏半，葱白三寸，煎至七分，入生地黄汁半合，去滓，不拘时温服。

治卒不得小便，**杏仁散**方。

杏仁去皮尖双仁,二七枚

上一味,炒黄细研,米饮调下,立差。

治小便不通,茎中痛,及女人血结,腹坚痛,**牛膝汤**方。

生牛膝根并叶一握　黄芩去黑心,半两　当归焙,一两

上三味,细锉,每服五钱匕,水一盏半,煎至七分,去滓温服,日三。

治膀胱积热,小便不通,**防已散**方。

防已一两　海蛤　滑石　木香各半两

上四味,捣罗为散,每服二钱匕,浓煎木通汤调下。

治小便不通,**桑螵蛸汤**方。

桑螵蛸炙,三十枚　黄芩去黑心,二两

上二味,细锉,用水三盏,煎至二盏,去滓,分温二服,相次顿服。

又方

车前草半斤

上一味,细锉,用水七盏,煎至四盏,分温三服,即通。

治小便不通,**葵石汤**方。

葵菜根锉,半升　滑石为末,半两

上二味,除滑石外,粗捣筛,用水三盏,煎至二盏,去滓入滑石末,分温二服。

治小便不通,**秦艽散**方。

秦艽去苗,一分　冬葵子一两

上二味,捣罗为散,每服三钱匕,温酒调下,未通再服。

治膀胱积滞,风毒气胀,小便不通方。

上取葱津,一蛤蜊壳许,入腻粉调如泥,封脐内,以裹肚系定,热手熨,须臾即通。

治气壅,关格不通,小便淋结,脐下妨闷,**石韦汤**方。

石韦拭去毛,炙,三分　徐长卿炙,半两　茅根三分　木通锉,炒　冬葵子各一两　滑石二两　瞿麦穗　槟榔一分

上八味,㕮咀如麻豆大,每服五钱匕,水一盏半,煎至八分,去滓,下朴硝末一钱匕,温服,空心食前日二。

治膀胱热,小便不通,舌干咽肿,**滑石散**方。

滑石碎　桑螵蛸炒　桂去粗皮　大黄锉,炒,各半两　黄芩去黑心　防已　瞿麦穗各三分　木香一分

上八味,捣罗为散,每服二钱匕,煎木通汤调下。

治小便不通,**茯苓汤**方。

赤茯苓去黑皮　白芍药　瞿麦穗各一两　白术三分

上四味,粗捣筛,每服五钱匕,水一盏半,入葱白五寸,生姜一分拍碎,同煎至七分,去滓食前温服。

治小便不通,**木通汤**方。

木通　石韦去毛　瞿麦穗各二两　冬葵子一升

上四味,锉如麻豆大,以水十盏,煎取三盏,去滓,内滑石末一两,分温三服,微利为度。

治小便不通,脐下急痛,胀闷欲绝,**盐熨**方。

盐二升

上一味，铛中炒令极热，布帛裹熨脐下，以小便通快为度。

治小便不通，**鸡苏饮**方。

鸡苏一握　石韦去毛三分　冬葵子一两　杏仁汤浸，去皮尖双仁，炒　滑石各一两半　木通　生地黄切，焙，各三两

上七味，锉如麻豆，以水十二盏，煎至四盏，去滓分温四服，如人行四、五里，未通再服。

治膀胱蕴热，小便不通，**石韦饮**方。

石韦去毛　瞿麦穗　木通锉　葛根锉　麦门冬去心，焙　黄芩去黑心　赤茯苓去黑皮　冬葵子　生干地黄焙　滑石碎，各一两　甘草炙，锉，半两

上一十一味，粗捣筛，每服五钱匕，以水一盏半，煎取八分，去滓，空心顿服。

治小便不利，**石韦散**方。

石韦去毛　瞿麦穗　冬葵子各二两　滑石碎，五两

上四味，捣罗为散，每服三钱匕，温水调下，食前服。

治小便不通方。

蓬莪茂锉，炒　蘹香子炒　茶叶各半两

上三味，捣罗为散，每服三钱匕，以水一盏，盐二钱匕，葱白二寸，煎至六分，和滓空心服。

小便不禁

论曰：《内经》言"膀胱不约为遗溺"，亦肾虚不能约制水液，故小便利多，甚则下焦伤竭，真气不固，而小便不禁也。

治肾脏虚冷，腰膝无力，小便不禁，或溺白色，**苁蓉丸**方。

肉苁蓉净刷，去皴皮，酒浸两宿，薄切，焙干，二两半　黄芪细锉，三两　桂去粗皮，二两　杜仲去粗皮，二两半，炙紫色，横锉　牛膝去苗，酒浸，切，焙，二两　山茱萸二两　韭子水淘去浮者，焙干，炒，三两

上七味，捣罗为细末，炼蜜和剂，更臼内涂酥，杵令匀熟，丸如梧桐子大，每日空腹煎黄芪汤，下三十丸，至晚再服。

治肾脏虚，腰脐冷疼，夜遗小便，**鹿茸散**方。

鹿茸去毛，酥炙，令黄，锉　乌贼鱼骨去甲，微炙，各三两　当归切，焙　人参　白芍药　龙骨研　桑寄生各一两　桑螵蛸一两半，中擘破，慢火炙令黄色

上八味，先捣罗前七味为细末，更与龙骨同研令匀细，每服一钱匕，温酒调服，空心日晚临卧各一。

治小便不禁，**菟丝子散**方。

菟丝子酒浸两宿，焙干，微炒，别捣，细罗为粉，一两　蒲黄微炒，细研　黄连去须，各一两半　肉苁蓉酒浸，切，焙，一两　五味子炒　鸡膍胵黄皮炙黄色干，各一两半

上六味，先同捣四味为细散，再入菟丝子粉与蒲黄，同研匀细，每服两钱匕，酒调食前服，日三。

治小便不禁，**黄芪散**方。

黄芪细锉　狗脊去毛，锉　牡蛎煅　肉苁蓉酒浸，切，焙，各一两三分　土瓜根三两　赤石脂研　萆薢微炒，锉　牛膝去苗，酒浸，切，焙，微炒　山茱萸各二两半

上九味，先捣罗八味为细散，更与赤石脂同研匀，每服一钱匕，酒调食前服，至午间、夜卧各一服，渐加至两钱匕。

治小便不禁，日夜无数，**鸡肠散**方。

黄雄鸡肠四具，切破，净洗，炙令黄熟　肉苁蓉酒浸，切，焙　苦参　赤石脂研　白石脂研　黄连去须，各五两

上六味，捣罗四味为细散，更与赤石脂、白石脂，同研匀细，每服二钱匕，酒调食前服，日二夜一。

治小便不禁，**柏白皮汤**方。

柏白皮焙干，锉，二斤　酸石榴枝一握，烧灰，细研

上二味，先捣柏白皮为粗末，每服四钱匕，水一盏半，煎至一盏，去滓下石榴枝灰一钱半匕，更煎至八分，空心服，至晚再服。

治小便不禁，**牡蛎丸**方。

牡蛎白者，三两。盛瓷台子内，更用盐末一两，盖头铺底，以炭火约五斤，烧半日取出，研如粉　赤石脂三两，捣碎，醋拌匀

上二味，再同研匀，酒煮，面糊丸，如梧桐子大，每服十五丸，空心盐汤下。

治小便不禁，**鹊巢散**方。

重鹊巢中草一斤，烧作灰，细研如粉　蔷薇根皮去土，五两

上二味，先捣蔷薇根为粗散，每服三钱匕，水一盏，煎至七合，去滓，调鹊巢灰两钱匕，空心服。

治小便不禁，**干姜饮**方。

干姜炮裂，一两　附子炮裂，去皮脐，半两　芎䓖三分　桂去粗皮，半两　麻黄去根节，半两

上五味，锉如麻豆，每服四钱匕，水一盏半，煎至一盏，去滓，空心温服，至晚再服。

治气牵腰背及胁内痛，小腹坚，小便不禁，**当归汤**方。

当归切，焙　大黄锉，炒　桂去粗皮，各三两　人参一两　干姜炮裂，一两　甘草炙，锉　白芍药各二两　吴茱萸水浸两宿，每日两度换水，洗去涎，焙干，微炒，二两半

上八味，粗捣筛，每服三钱匕，水一盏，煎至七分，去滓食前温服，日三。

卷第九十六

小便利多

论曰：肾者，主水，膀胱为府，今肾气不足，膀胱有寒，不能约制水液，令津滑气虚，故小便利多。久不差，则肾气伤惫，真元耗损，腰脊疼疼，身体寒颤，羸乏之病生焉。

治肾脏虚惫，髋膝无力，小便利多，**山茱萸丸**方。

山茱萸　山芋　复盆子　菟丝子酒浸一宿，捣，焙　巴戟天去心　人参　楮实　五味子微炒，各一两半　萆薢锉，炒　牛膝酒浸，切，焙　桂去粗皮　天雄炮裂，去皮脐，各一两　熟干地黄焙，二两半

上一十三味，捣罗为末，炼蜜，和捣五百杵，丸如梧桐子大，每服三十丸，空心食前温酒下。

治肾虚小便多，**阿胶汤**方。

阿胶炙令燥，别捣末　人参各一两　干姜炮，二两　远志去心，四两　附子一枚，炮裂，去皮脐　甘草炙，锉，三两　大麻仁烂，研，一升

上七味，粗捣筛，五味，与麻仁拌匀，每服六钱匕，水二盏，煎至一盏，去滓入阿胶末半钱

匕,更煎两沸,食前温服日三。

治小便利,饮水多者,又非淋疾,**黄芪丸**方。

黄芪锉,三两　土瓜根　干姜炮,各二两　菝葜　漏芦去芦头　地骨皮去土,各一两半　栝楼根两半　桑螵蛸半两,中擘破,慢火炙

上八味,捣罗为末,以湿纸裹粟米饭,于煻火内烧过,和捣令匀,丸如梧桐子大,每服二十丸,微温牛乳汁下,早晚两服,渐加至三十丸,多饮乳汁为妙。

治元气虚冷,小便频滑,腰脊疼痛,益气,**紫金丸**方。

沉香锉　木香　肉豆蔻仁　芎劳　没药研　乌药　荜澄茄　檀香锉,各一两　槟榔锉　蘹香子炒,各二两　腽肭脐酒浸,炙,锉　麝香研　桂去粗皮,各半两　丹砂研,二两半　苏合香三分,酒研

上一十五味,除苏合香外,捣研为末,合和,酒煮,面糊和丸,如梧桐子大,每服二十丸,至三十丸,食前温酒下,米饮亦得。

治元脏虚弱,脐腹疠痛,膝胫少力,百节痠疼,昏倦多睡,小便频浊,头旋痰唾,背脊拘急,饮食无味,温顺脏气,补益下经,**复盆子丸**方。

复盆子　肉苁蓉酒浸,切,焙　黄芪炙,锉　五味子　补骨脂炒　乌药　石斛去根　泽泻　荜澄茄　沉香锉　巴戟天去心,各一两　熟干地黄焙,一两半　芎劳　当归切,焙　赤芍药　山茱萸各三分　菟丝子酒浸三日,捣,焙,二两

上一十七味,捣罗为末,炼蜜和丸,如梧桐子大,每服二十丸,加至三十丸,食前温酒下,米饮盐汤亦得。

治固真气,止脐腹疼痛,脏府不调,小便滑数,**沉香苁蓉煎丸**方。

沉香锉　五味子微炒　鸡头实和皮用　桑螵蛸炒　金樱子　熏草去根,用茎叶　鹿茸去毛,酥炙　菟丝子酒浸三日,别捣　附子炮裂,去皮脐,锉,以青盐黑豆同煮透,焙干,去盐、豆　牛膝酒浸,切,焙,各一两　肉苁蓉酒浸,切,焙,别捣末,八两

上一十一味,捣罗十味为末,先将肉苁蓉末,以好酒一升,慢火熬成煎,和前药,丸如梧桐子大,每服三十丸,空心食前、生姜盐汤下,温酒亦得。

治小便滑数,**八味补骨脂丸**方。

补骨脂炒　巴戟天去心　桑螵蛸炒　菟丝子酒浸三日,别捣　牛膝酒浸,切,焙　熟干地黄焙,各一两　干姜炮,半两　枳壳麸炒,去瓤,三分

上八味,捣罗为末,酒煮,面糊和丸,如梧桐子大,每服二十丸,空心食前温酒下,粟米饮亦得。

补水脏,壮筋骨,止小便,腹中雷鸣,脐下疠撮疼痛,**乌术丸**方。

苍术东流水浸十日,去黑皮,切片,焙,半斤　乌头米泔浸五日,逐日换泔,炮裂,去皮脐　蜀椒口开者,烧砖令红以醋泼砖,安椒盖,出汗取红用　青橘皮汤浸,去白,焙,各三两　青盐一两,研

上五味,捣罗四味为末,与盐拌匀,炼蜜和丸,捣一千杵,丸如梧桐子大,每服二十丸,空心食前盐酒下。

治下经虚寒,小便滑数,不欲饮食,腹胁胀满,或时疼痛,**补虚沉香丸**方。

沉香锉　诃黎勒皮　人参　赤茯苓去黑皮　肉豆蔻仁　荜拨　干姜炮　胡椒　桂去粗皮　葫芦巴炒,各一两

上一十味,捣罗为末,炼蜜和丸,如梧桐子大,每服二十丸,加至三十丸,空心食前,温盐汤下,木香汤亦得。

治小便利多，**吴茱萸丸**方。

吴茱萸汤洗，焙干，炒，三两　蜀椒去目并闭口，炒出汗，二两　干姜炮，一两

上三味，捣罗为末，酒煮，面糊和丸，如梧桐子大，每服二十丸，加至三十丸，空心温酒下。

治小肠虚冷，脐下急痛，小便滑数，**厚朴汤**方。

厚朴去粗皮，姜汁炙，一两半　附子炮裂，去皮脐　芎䓖各三分　白龙骨　当归切，焙，各一两

上五味，㕮咀如麻豆，每服三钱匕，水一盏，入生姜三片，枣二枚擘破，煎至七分，去滓食前温服。

治小便多利，**五味补骨脂丸**方。

补骨脂炒，研，五两　附子炮裂，去皮脐　桂去粗皮，各二两　胡桃仁汤去皮膜，研，三两　安息香二两，酒化，滤去滓，熬成膏

上五味，捣罗二味为末，与补骨脂、胡桃仁合研匀，用安息香膏和，捣千杵，丸如梧桐子大，每服二十丸，空心食前温酒下，盐汤亦得，加至三十丸。

治小便滑数，**雌黄丸**方。

雌黄研如粉，一两半　干姜半两，锉，入盐四钱匕，同炒黄色

上二味，捣研为末，用干蒸饼为末，入水内拌和捣熟，丸如绿豆大，每服十丸，加至二十丸，空心盐汤下。

治小便滑数，腰膝少力，**石菖蒲丸**方。

石菖蒲米泔浸半日，切片，焙，五两　肉苁蓉酒浸半日，切，焙　附子炮裂，去皮脐　蜀椒取红，各二两

上四味，捣罗为细末，酒煮，面糊和丸，如梧桐子大，每服二十丸，加至三十丸，空心食前，温酒下，盐汤亦得。

治元脏虚冷，腹内雷鸣，夜多小便，**白术散**方。

白术二两，米泔浸一宿，炒　芍药　厚朴去粗皮，姜汁炙　吴茱萸汤洗，焙，炒　陈橘皮汤浸，去白，焙　细辛去苗叶，各一两

上六味，捣罗为散，每服二钱匕，入盐，沸汤点服。

治下元虚冷，少腹疼胀，小便滑数，妇人血海虚冷，经候不调，**正气丸**方。

楝实麸炒　苍术米泔浸一宿，炒　蘹香子炒　蜀椒去目并闭口者，炒出汗，各一两　石菖蒲　知母焙，各半两　附子一枚，大者，炮裂，去皮脐

上七味，捣罗为末，醋煮，面糊和丸，如梧桐子大，每服三十丸，空心食前温酒下，妇人醋汤下。

补益下元，壮强真气，疗膀胱虚冷，小便频数，**苁蓉牛膝丸**方。

肉苁蓉酒浸一宿，切，焙　牛膝酒浸一宿，切，焙　补骨脂酒浸一宿，炒　巴戟天去心　羌活去芦头　附子炮裂，去皮脐　蜀椒去目并闭口，炒出汗，各一两

上七味，捣罗为末，用獖猪肾一只，去筋膜细切研烂，取浸牛膝酒，同面煮糊和丸，如梧桐子大，每服三十丸，空心临睡，温酒下。

治膀胱久冷，小便数，泄精不止，**肉苁蓉丸**方。

肉苁蓉酒浸，切，焙　鹿茸去毛，酥炙　附子炮裂，去皮脐，各二两　萆薢　龙骨煅，醋淬　山茱萸各一两　补骨脂炒，一两半

上七味，捣罗为末，炼蜜和丸，梧桐子大，每服三十丸，姜汤下，空心食前。

治膀胱虚寒，小便数，**牡蛎丸**方。

牡蛎火煅　独活去芦头　狗脊去毛,各三分　肉苁蓉酒浸,切,焙,一两　龙骨半两

上五味,捣罗为末,炼蜜和丸,如梧桐子大,每服三十丸,盐汤下,空心食前。

治小便频数,及引饮不止,**糯米糍**方。

上取纯糯米糍一手大,临卧炙令软熟啖之,以温酒送下。不饮酒人,温汤下。多啖弥佳,行坐良久,待心空便卧,一夜十余行者,服之即止。或言假火气温水道,不然也。大抵糯稻工缩水,凡人夜饮者,夜辄不溺,此糯米之力也。昔有人病渴殆死,有人用糯稻秆,斩去穗及根,取其中心,净器中烧作灰,每用一合许,汤一碗,沃浸良久,澄去滓,尝其味如薄灰汁,乘渴令顿饮之,是夜减饮水七、八升。此亦糯稻缩水之一验也。

小便赤涩

论曰:膀胱者,津液之府,与肾合而主水,共为表里,行于小肠,入于胞为溲便,今胞内有客热,入于膀胱,致水液不利,故小便赤涩也。

治小肠客热,小便淋涩赤痛,**木通汤**方。

木通锉　冬葵子各半两　冬瓜子　滑石各一两半　瞿麦穗　黄芩各一两　白茅根一握,锉

上七味,粗捣筛,每服三钱匕,水一盏,入竹叶七片,煎至七分,去滓,食前温服。

治心与膀胱俱热,小便赤涩不利,**石韦汤**方。

石韦去毛　瞿麦穗　虎杖　海金沙各半两　滑石一两

上五味,粗捣筛,每服二钱匕,水一盏,入灯心半握,煎至七分,去滓温服。

治心热小便赤涩不利,**石燕子**散方。

石燕子一个　滑石末一分　冬葵子　续随子去皮,别研　海金沙别研,各一两

上五味,捣罗为散,与别研者和匀,每服二钱匕,煎木通汤放冷调下。

通利小肠,治小便赤涩,**透泉散**方。

滑石末一两　甜硝研　甘草末各半两　琥珀研,一分

上四味,同研匀细,每服二钱匕,煎灯心汤调下,空心食前服。

治心脾热壅,小便赤涩,皮肉发黄,目黄色,**白茅根汤**方。

白茅根锉,三两　秦艽去苗土　茵陈蒿　犀角镑　黄芩去黑心,各一两半　朴硝研　赤芍药各二两　大黄一两　麦门冬去心,生用,二两半

上九味,粗捣筛,每服三钱匕,水一盏半,煎至一盏,去滓空腹服,日二夜一。

治小便赤涩,额上汗出,手足烦热,**龙胆汤**方。

龙胆去苗,洗　犀角镑　生地黄洗,切,各一两　麦门冬去心,生用,三分　升麻锉　甘草炙,各半两　牡蛎慢火炒,一两半

上七味,㕮咀,每服四钱匕,水一盏半,煎至八分,去滓,不拘时温服。

治膈上虚热,喉咽噎塞,小便赤涩,神困多睡,**酸枣仁丸**方。

酸枣仁生用　薏苡仁炒　木通锉　黄芪锉　枳壳去瓤,麸炒　升麻锉　大黄锉,炒　麦门冬去心,焙　木香　赤茯苓去黑皮　坐拿草各一两

上一十一味,捣罗为末,炼蜜和丸,如梧桐子大,每服二十丸,加至三十丸,煎麦门冬汤下。

治因有客热,积在脏府,变为热劳,小便赤涩,四肢烦疼,心膈壅闷,面黄目赤,遍身壮热,骨节痠疼,饮食无味,**犀角汤**方。

犀角镑　鳖甲去裙襕，醋炙　柴胡去苗　山芋　续断锉　熟干地黄焙　黄芩去黑心　紫菀洗，焙　甘草炙，锉　秦艽去苗土　防风去叉，各半两　厚朴去粗皮，姜汁炙，锉，三分

上一十二味，粗捣筛，每服四钱匕，水一盏半，生姜三片，煎至八分，去滓食前温服。

治风热，小便赤涩，**滑石散**方。

滑石二两　栀子仁微炒　木通锉　豉微炒，各一两

上四味，捣罗为散，每服二钱匕，煎葱白汤调下，早晚、食前、夜卧各一服。

治小便不利，赤涩疼痛，**滑石散**方。

滑石　木通锉　冬葵子微炒，各一两

上三味，捣罗为散，每服一钱匕，至二钱匕，食前葱白汤调下，以小便利为度。

治头面浮虚，心胸膨胀，小便赤涩，欲作水候，**槟榔汤**方。

槟榔锉　枳壳去瓤，麸炒　桔梗炒，各一两　木香半两

上四味，粗捣筛，每服二钱匕，水一盏，生姜三片，枣二枚擘，煎至七分，去滓温服，不拘时。

治小便赤涩疼痛，**蚕退散**方。

蚕退纸烧灰

上一味，细研，入麝香少许，和匀，每服一钱匕，米饮调下。

治小便赤涩疼痛，**酸浆饮**方。

酸浆草

上一味，采嫩者，洗研，绞取自然汁，每服半合，酒半盏和匀，空心服之，未通再服。

治膀胱积热，小便赤涩，**榆白皮汤**方。

榆白皮　车前子　冬葵根　大通炙，各一两　瞿麦穗　茅根　桑螵蛸炙，各半两

上七味，细锉，每服五钱匕，水一盏半，煎至八分，去滓温服。

治小便淋涩不通，**葵子汤**方。

冬葵子一合　朴硝半两

上二味，同研匀，以水三盏，煎葵子至一盏半，去滓，下朴硝，空腹分温二服。

治小便淋涩不通，**紫草散**方。

紫草三分

上一味，捣罗为散，和井华水一盏半，顿服。

小便出血

论曰：《内经》谓：悲哀太甚，则胞络绝，阳气动中，数溲血。又曰：胞移热于膀胱，为癃、溺血。二者皆虚热妄溢，故溲血不止也，治宜去邪热，调心气。

治小便出血，水道中涩痛，**榆白皮汤**方。

榆白皮锉，三两　冬葵子一合　滑石二两　石韦去毛　瞿麦用穗　生干地黄各一两

上六味，粗捣筛，每服五钱匕，水一盏半，煎至六分，去滓，入笔头灰半钱匕、搅匀，食前温服。

治小便出血，水道中涩痛，**金黄汤**方。

郁金锉　瞿麦穗　生干地黄　车前叶　芒硝　滑石各一两

上六味，粗捣筛，每服五钱匕，水一盏半，同煎至七分，去滓温服，不拘时候。

治小便失血，面色萎黄，饮食不进，**木通汤**方。

木通锉　冬葵子各半两　灯心切，一握

上三味，粗捣筛，每服五钱匕，水二盏，煎至一盏，去滓温服，不拘时候。

治小便出血，**槐金散**方。

槐花炒　郁金锉，各一两

上二味，捣罗为散，每服二钱匕，煎木通汤调下，不拘时候。

治小便出血疼痛，**滑石丸**方。

滑石　车前子　海蛤各一两　瞿麦穗　牡蛎烧　海金沙　木通锉　甘草炙，各半两

上八味，捣罗为末，炼蜜和丸，如梧桐子大，每服二十丸，小蓟汤下，不拘时候。

治小便出血，**车前叶汤**方。

车前叶干者　茜根洗，锉　黄芩去黑心　阿胶炒，燥　地骨皮洗　红蓝花炒，各一两

上六味，粗捣筛，每服三钱匕，水一盏，煎至七分，去滓温服，不拘时候。

治小便出血，**人参汤**方。

人参　生干地黄锉　芍药锉　桔梗锉　当归切焙　甘草炙，锉　桂去粗皮　芎䓖锉，各一两　淡竹茹二两

上九味，粗捣筛，每服四钱匕，水二盏，煎至一盏，去滓温服，不拘时候。

治小便出血，**木通饮**方。

木通锉，一两半　冬葵子炒，半两　滑石碎，二两　石韦去毛炙，一两

上四味，粗捣筛，每服五钱匕，水二盏，煎至一盏，去滓温服，不拘时候。

治肾客热连心，小便出血疼痛，**阿胶汤**方。

阿胶炒，燥　黄芩去黑心，各三分　甘草炙，半两　生地黄绞取汁　车前叶生者，绞取汁　藕节绞取汁，各四合　生蜜一盏

上七味，将前三味粗捣筛，同后四味搅匀，每服一大匙，水一盏，煎至七分，去滓温服，不拘时候。

治小便出血，**木通散**方。

木通锉　白茯苓去黑皮，锉，各一两　葶苈隔纸炒，一分

上三味，捣罗为散，每服三钱匕，煎粟米饮调下，不拘时候。

治小便出血不止，**柏叶汤**方。

柏叶去梗，焙　甘草炙，锉　阿胶炒，燥　黄芩去黑心，锉　竹茹切　生干地黄切，各一两

上六味，粗捣筛，每服四钱匕，水一盏半，同煎至八分，去滓温服，不拘时候。

治小便出血，**地黄丸**方。

生干地黄焙　菟丝子酒浸一宿，曝，别捣　白芷　牡荆实去萼　冬葵子炒　当归切，焙　芎䓖　赤茯苓去黑皮　败酱　蒲黄各一两

上十一味，捣罗为末，炼蜜和丸，如梧桐子大，每服二十丸，煎粟米饮下，日三。

治小便出血不绝，**鸡苏汤**方。

鸡苏去土　石膏各二两　竹叶锉，一两

上三味，粗捣筛，每服四钱匕，水一盏半，煎至一盏，去滓温服，不拘时候。

治膀胱热，小便血不止，**蒲黄散**方。

蒲黄微炒，二两　郁金锉，三两

上二味，捣罗为散，每服一钱匕，粟米饮调下，空心晚食前服。

治小便赤色,或小便鲜血,**车前子散**方。

车前子　大通锉　泽泻　当归切,焙　桑螵蛸炙　桂去粗皮　滑石等分

上七味,捣罗为散,每服二钱匕,煎冬葵根汤下。

治小便出血,**黄芩汤**方。

黄芩去黑心　阿胶炒燥　甘草炙,锉,各二两　柏叶一把,锉

上四味,粗捣筛,每服五钱匕,水一盏半,入生地黄一分拍碎,同煎至八分,去滓温服食前。

治小便血,日夜不止,**鹿茸散**方。

鹿茸酥炙,去毛　当归锉,焙　生干地黄焙,各二两　冬葵子炒,四两半　蒲黄一合

上五味,捣罗为细散,空腹温酒调三钱匕服,日二。

治小便出血,**地黄饮**方。

地黄汁一升　生姜汁一合

上二味,并取自然汁相和,分作三服,每服煎一沸温服,自早至日中服尽。

治小肠尿血方。

指甲半钱　头发一分

上二味,烧灰研匀,空心温酒调一钱匕,顿服。

卷第九十八

诸淋门

诸淋统论

论曰:膀胱者,州都之官,津液藏焉,气化则能出矣,位处下焦,与肾为表里,分别清浊,主出而不内。若府脏气虚,寒热不调,使气不化而水道不宣,故为淋閟之病矣。诸淋之证,大体缘肾气虚,膀胱有热,唯冷淋为异,善治此者,当熟察之。

卒淋

论曰:卒淋者,缘下焦有热,传入膀胱,其候卒然少腹急痛,小便淋数涩痛,故谓之卒淋。盖下焦在脐下,当膀胱上口,主分别清浊,主出而不主内,以传导也。今热在下焦,故其病如此。

治卒淋沥,秘涩不通,**木通饮**方。

木通锉　黄芩　滑石碎,各一两　甘草炙,一分　漏芦去芦头,三分　甜葶苈纸上炒,一分

上六味,粗捣筛,每服三钱匕,水一盏,煎七分,去滓温服,取小便利为度;未利,再一、二服,食前。

治卒淋,通利小肠,**瞿麦汤**方。

瞿麦去梗,半两　木通锉　赤茯苓去黑皮　陈橘皮汤去白,焙,各一两　滑石碎,一两半　冬葵子炒,一合　甘草炙,锉　桑根白皮锉,各半两

上八味,粗捣筛,每服三钱匕,水一盏,入葱白二寸,煎七分,去滓温服,不拘时。

治卒淋,结涩不通利,**茅根饮**方。

茅根锉　木通锉,各三两　石韦拭去毛　黄芩去黑心　当归洗,切,焙　芍药　冬葵子打碎　滑石碎,各二两　乱发鸡子大,两枚,烧灰

上九味,粗捣筛,每服三钱匕,水一盏,煎七分,去滓温服,不拘时。

治卒淋,小便不通,秘涩疼痛,**地肤饮**方。

地肤子三两　知母焙　猪苓去黑皮　瞿麦去梗　黄芩去黑心　升麻　木通锉,各二两　冬葵子一两半　海藻洗去咸,焙一两

上九味,粗捣筛,每服三钱匕,水一盏,煎至七分,去滓温服,不拘时。

治膀胱虚热,小便卒暴淋涩,**黄芪饮**方。

黄芪细锉　人参　白茯苓去黑皮　旱莲子　滑石研,各一两　桑根白皮锉,三分　黄芩去黑心　枳壳去瓤,麸炒　芒硝各半两

上九味,粗捣筛,每服三钱匕,水一盏,煎七分,去滓温服,不拘时。

治小便卒暴淋涩不通,**榆皮饮**方。

榆白皮洗,锉　瞿麦取穗　赤茯苓去黑皮　鸡苏　栀子仁　木通锉　郁李仁汤浸,去皮尖,炒,各半两

上七味,粗捣筛,每服三钱匕,水一盏,煎七分,去滓温服,不拘时。

治卒淋不通,**黑金散**方。

好细墨烧,一两

上一味,为细散,每服一钱匕,温水调下,不拘时服。

治卒小便淋涩不通,**郁金散**方。

郁金一两　滑石研,半两　甘草

上三味,捣罗为散,每服一钱匕,热汤调下,不拘时服。

治卒淋,**石韦汤**方。

石韦去毛　瞿麦取穗　冬葵子炒　车前子各一两

上四味,粗捣筛,每服三钱匕,水一盏,煎至七分,去滓温服,不拘时。

治小便卒淋涩不通,**海蛤丸**方。

海蛤半两　白瓷定州者,研,水飞过,一两　滑石研　商陆切,焙　漏芦去芦头,各半两

上五味,捣研为细末,取生何首乌自然汁一升,煮面糊和丸,如梧桐子大,每服二十丸,灯心汤下,食前服。

治卒淋,**木通饮**方。

木通锉　茅根锉　瞿麦去梗　芍药各二两　滑石碎,三两　乱发鸡子大,两枚,烧灰

上六味,粗捣筛,每服三钱匕,水一盏,煎至七分,去滓温服,不拘时。

治小便卒淋涩,**茯苓汤**方。

赤茯苓去黑皮,三两　滑石碎,四两　石韦去毛　瞿麦穗　蒲黄各二两　榆白皮切,三两　冬葵子二合

上七味,粗捣筛,每服五钱匕,水一盏半,煎至八分,去滓,食前温服。

冷　淋

论曰:肾与膀胱为表里,下通于胞,宣行水道,肾脏虚弱,冷气客于下焦,邪正交争,满于胞内,水道不宣,故其状先寒颤,然后便溺成淋,谓之冷淋也。

治冷淋小便涩,**榆皮汤**方。

榆皮　桂去粗皮　芎䓖各半两　木通　瞿麦穗各一两　人参三分

上六味，锉如麻豆大，每服五钱匕，水一盏半，煎至八分，去滓温服，不拘时。

治冷淋寒颤，小便涩痛，**茅根饮**方。

茅根　菝葜　蓳[8]竹叶　五味子各一两半　乌梅去核，焙，十五枚　石膏五两　人参二两

上七味，锉如麻豆大，每服五钱匕，水一盏半，煎至一盏，去滓温服，不拘时。

治冷淋寒颤涩痛，**菝葜饮**方。

菝葜　土瓜根　黄芪锉　地骨皮　五味子各二两　人参　牡蛎煅，各一两半　石膏碎，四两

上八味，粗捣筛，每服五钱匕，水一盏半，煎至七分，去滓温服，不拘时。

治冷淋，溲便冷涩，**菟丝子散**方。

菟丝子酒浸，别捣　肉苁蓉酒浸，切，焙，各一两　五味子　黄芪锉　鸡膍胵黄皮　蒲黄各一两半　消石研，半两

上七味，捣罗为散，每服二钱匕，温酒调下，不拘时。

治冷淋，**肉苁蓉丸**方。

肉苁蓉酒浸，切，焙　熟干地黄焙　山芋　石斛去根　牛膝酒浸，切，焙　桂去粗皮，各半两　黄芪锉　附子炮裂，去皮脐，各一两　黄连去须，三分　甘草炙　细辛去苗叶，各一分　槟榔锉，五枚

上一十二味，捣罗为末，炼蜜丸，如梧桐子大，每服二十丸，盐酒下，不拘时。

治肾虚膀胱冷，淋沥不利，**黄芪丸**方。

黄芪锉　黄连去须　土瓜根锉，各二两半　玄参三两　地骨皮锉　菝葜锉　鹿茸去毛，酥炙，各二两　牡蛎熬，一两　人参　桑螵蛸炒　五味子各一两半

上一十一味，捣罗为末，炼蜜丸，如梧桐子大，每服二十丸，盐酒下，不拘时。

治冷淋，**菟丝石脂散**方。

菟丝子酒浸，别捣　白石脂　牡蛎煅，研，各二两　桂去粗皮　土瓜根锉，各一两

上五味，捣研为散，每服二钱匕，煮大麦粥饮调下，空心食前。

治冷淋，诸方不差者，**麝香散**方。

麝香不拘多少

上一味细研，每服半钱匕，空心温酒调下。

治冷淋，小便涩痛，**泽泻散**方。

泽泻　鸡苏　赤茯苓去黑皮　石韦去毛，炙　当归切，炒　蒲黄　槟榔锉　琥珀研，各一两　桂去粗皮，三分　桑螵蛸炒　枳壳去瓤，麸炒，各半两

上一十一味，捣研为散，每服二钱匕，煎冬葵子汤调下，木通汤亦得，不拘时。

治冷淋小便多，或不禁，宜服**菟丝子散**方。

菟丝子酒浸一宿，别捣，一两　蒲黄　黄连去须，各一两半　消石半两　肉苁蓉酒浸，去皴皮，切，焙，一两　五味子一两半　鸡膍胵黄皮炙，一两半

上七味，捣罗为细散，每空腹温酒调三钱匕服，日二。

治阴汗，小便多，冷淋等，**蜀椒丸**方。

蜀椒去目及闭口者，炒出汗，三两　杏仁汤去皮尖双仁，炒黄，研，四两

上二味，先以醇酒一升半，熬令酒尽，取椒焙为末，杏仁别捣，相和为丸，如梧桐子大，每日空心盐汤下二十丸，晚再服。

热　淋

论曰：三焦者，水谷之道路也，三焦壅盛，移热于膀胱，流传胞内，热气并结，故水道不利而成淋也。其状溲便赤涩，或如血汁，故谓之热淋。

治热淋小便赤涩疼痛，**滑石散**方。

滑石研，二两　栝楼根锉，三两　石韦炙，去毛，半两

上三味，捣罗为散，每服二钱匕，煎小麦汤调下，不拘时候。

治热淋，结涩不通，**车前子散**方。

车前子炒　牛膝锉，各一两　桑根白皮切，三两　蒲黄一两

上四味，捣罗为散，每服二钱匕，煎葱汤调下，不拘时。

治热淋，小便热涩，**石韦散**方。

石韦炙，去毛　冬葵子炒，各二两　瞿麦取穗，一两　车前子炒　滑石碎，各三两

上五味，捣罗为散，每服二钱匕，米饮调下，不拘时候。

治热淋，小便赤涩疼痛，**木通散**方。

木通锉　白茯苓去黑皮，各二两　葶苈子纸上炒，一两

上三味，捣罗为散，每服二钱匕，温水调下，不拘时，以利为度。

治热淋，小便赤涩疼痛，**四汁饮**方。

葡萄自然汁　蜜　生藕自然汁　生地黄自然汁，各五合

上四味和匀，每服七分一盏，银石器内慢火煎沸，温服，不拘时候。

治热淋，小便赤涩热痛，**朴硝散**方。

朴硝二两

上一味研细，每服一大钱匕，蜜水调下，不拘时，以利为度。

治热淋，小便涩痛，**葱白汤**方。

葱白一握，细切

上一味，用淡浆水一升，煎取七合，去滓放温，服一盏，不拘时候。

治热淋，小便赤涩热痛，**笔头灰散**方。

故笔头五十枚，烧灰

上一味，研为细末，每服二钱匕，温水调下，不拘时候。

治热淋，小便赤涩热痛，**滑石散**方。

滑石四两

上一味，捣罗为散，每服二钱匕，煎木通汤调下，不拘时候。

治热淋，小便赤涩，**麻根汤**方。

麻根锉，五十茎

上一味，粗捣筛，每服五钱匕，水一盏半，煎取一盏，去滓温服，不拘时候。

治热淋，**车前子汤**方。

车前子半升

上一味，粗捣筛，每服三钱匕，水一盏，煎至七分，去滓温服，不拘时候。

治热淋，小便赤涩不通，**白茅根汤**方。

白茅根细锉，五两

上一味,粗捣筛,每服五钱匕,水一盏,煎至七分,去滓温服,不拘时候。

治热淋,小便赤涩疼痛,**车前子汤**方。

车前子　葵根各一升　木通三两

上三味,锉如麻豆大,以水十二盏,煎取四盏,去滓,下芒硝末半两,分温四服,如人行六、七里,再进一服,微利为度。

治热淋,小便涩痛,**滑石汤**方。

滑石研,四两　冬葵子二两

上二味,粗捣筛,每服五钱匕,水一盏半,煎至八分,去滓温服,食前。

治心经壅热,小便淋涩赤痛,**瞿麦汤**方。

瞿麦穗三分　茅根　冬瓜子各半两　葵子二合　木通锉,一分　黄芩去黑心,六钱　竹叶锉,一把　滑石研,一分为末,分作三帖

上八味,除滑石外,粗捣筛,分作三剂,每剂用水三盏,煎至二盏,去滓入滑石末一帖,搅匀,分温二服食前。

气　淋

论曰:肾虚则不能制小便,膀胱挟热则水道涩,肾虚膀胱热,则胞内气胀,小腹坚满,而生淋涩之病也。其候出少喜数,尿有余沥是也,亦曰气癃。诊其脉,少阴脉数者,则为气淋。

治气淋,小便不快,**大黄丸**方。

大黄锉,炒,二两　赤芍药　黄芩去黑心　杏仁去皮尖,别研如膏　芒硝各一两半

上五味,捣研为末,和匀,炼蜜丸,如梧桐子大,每服二十丸,温熟水下,食前。

治气淋,结涩不通,**木通汤**方。

木通锉,一分　木香半两生　细辛去苗叶,一分　草豆蔻去皮,三枚　人参半两　赤茯苓去黑皮,三分　桃仁汤去皮尖,半两　肉豆蔻去壳,二枚

上八味,粗捣筛,每服三钱匕,水一盏,煎至七分,去滓温服,不拘时。

治气淋,膀胱热结,小便不通,**瞿麦汤**方。

瞿麦用穗,一两半　黄芩去黑心　鸡苏各一两　当归切,焙,三分　木通锉,一两半　白茯苓去黑皮　芍药　滑石研,各三分

上八味,粗捣筛,每服三钱匕,水一盏,煎至七分,去滓温服,不拘时。

治气淋,脐腹满急,小便不利,**滑石汤**方。

滑石研,二两　蒲黄　芒硝各一两半　瞿麦用穗　石韦去毛,各一两一分　黄芩去黑心　白茯苓去黑皮　赤芍药各一两半　冬葵子二两　陈橘皮汤浸,去白,焙,一两

上一十味,粗捣筛,每服三钱匕,水一盏,煎至七分,去滓温服,不拘时。

治气淋,小便不通,**芍药汤**方。

赤芍药　大黄锉,炒　当归切,焙　芎䓖各二两　桂去粗皮　人参　细辛去苗叶,各三两　桃白皮一握,洗　珍珠末半两　雄黄研,三分

上一十味,粗捣筛,每服三钱匕,水一盏,煎至七分,去滓温服,不拘时。

治气淋,小便不利胀满,**石韦汤**方。

石韦去毛,一两　鸡肠草三两

上二味,粗捣筛,每服三钱匕,水一盏,煎至七分,去滓温服,不拘时。

治气淋，结涩，溲便不利，**桑白皮汤**方。

桑根白皮锉，一两半　茅根锉，二两半　木通锉　干百合锉，各二两

上四味，粗捣筛，每服三钱匕，水一盏，煎至七分，去滓温服，不拘时。

治气淋，脐下满急切痛，**榆枝汤**方。

榆枝半两　石燕子三枚

上二味，粗捣筛，每服三钱匕，水一盏，煎至七分，去滓温服，不拘时。

治气淋结痛不通，**绵灰散**方。

好白绵四两，烧灰存性，研　麝香研，半分

上二味和匀，每服二钱匕，温葱酒调下，连服三服。

治气淋，结涩不快，**海金沙散**方。

海金沙别捣，二两　滑石研细　甘草炙，锉　山栀子仁各一两

上四味，将甘草、栀子仁，捣罗为细散，入余药再研匀，每服一钱匕，茶清调下，不拘时。

治气淋结涩，小便不通，**白芷散**方。

白芷醋浸，焙干，二两

上一味，为细散，煎木通，酒调下二钱匕，连服三服。

治气淋，结涩不通，**通神散**方。

粟米一合　故笔头二枚，烧灰　马蔺花七朵，烧灰

上三味，捣罗为细散，温酒调下二钱匕。痛不可忍者，连服三服。

治气淋涩滞，**瞿麦汤**方。

瞿麦穗　黄连去须　大黄熬　枳壳去瓤，麸炒　当归切，焙　桔梗　牵牛子　大腹锉　木通锉　羌活去芦头　延胡索　射干各一两半　桂去粗皮，半两

上一十三味，粗捣筛，每服四钱匕，水一盏半，入生姜七片，煎取八分，去滓温服，不拘时。

治因气成淋，小便痛，或溲血，或如豆汁，**贝齿汤**方。

贝齿研，一枚　冬葵子研，半合　石膏一两半　滑石碎，一两

上四味，㕮咀如麻豆大，每服五钱匕，水一盏半，煎至八分，入猪肪脂少许，再煎数沸，去滓，空腹温服。

血　淋

论曰：心主血气，通小肠与膀胱，俱行水道，下焦受热，则气不宣通，故溲便癃闭而成淋也。热甚则搏于血脉，血得热则流行入于胞中，与溲便俱下，故为血淋也。

治血淋，小便出血，热结涩痛，**羚羊角饮**方。

羚羊角屑　栀子仁　冬葵子炒，各一两　青葙子　红蓝花炒　麦门冬去心，焙　大青　大黄锉，炒，各半两

上八味，粗捣筛，每服三钱匕，水一盏，煎至七分，去滓温服，不拘时候。

治血淋，热结，不得通利，**瞿麦汤**方。

瞿麦穗　生干地黄焙，各三两　郁金二两　车前叶切，焙，三两　滑石碎，五两　芒硝一两

上六味，粗捣筛，每服三钱匕，水一盏，煎至七分，去滓温服，不拘时候，日三服。

治血淋，热涩疼痛，**黄芩汤**方。

黄芩去黑心　甘草炙，锉　阿胶炙令燥，各二两　柏叶焙　生干地黄焙，各三两

上五味，粗捣筛，每服三钱匕，水一盏，煎至七分，去滓温服，不拘时候，日三服。

治血淋，热痛不可忍，**大黄散**方。

大黄略蒸熟，切，焙，二两　乱发烧灰，一两

上二味，捣罗为散，每服二钱匕，温熟水调下，日三服。

治血淋，小肠涩痛，烦闷，**石韦汤**方。

石韦去毛，三分　葛根锉　甘草炙，锉　桑根白皮锉　独活去芦头　防风去叉，各半两　冬葵子略炒，一两　木通锉，一两　滑石碎，三分

上九味，粗捣筛，每服三钱匕，水一盏，煎至七分，去滓温服，不拘时候。

治血淋疼痛，**木通汤**方。

木通锉，二两半　鸡苏叶　石膏碎，各二两　刺蓟根一握洗，切，焙　生干地黄切，焙，三两

上五味，粗捣筛，每服三钱匕，水一大盏，煎至七分，去滓温服，不拘时候。

治血淋，**旱莲子汤**方。

旱莲子　芭蕉根细锉，各二两

上二味，粗捣筛，每服五钱匕，水一盏半，煎至八分，去滓温服，日二服。

治小便淋沥，出血疼痛，**桑黄汤**方。

桑黄锉　槲白皮去粗皮，炙，锉，各一两半

上二味，粗捣筛，每服三钱匕，水一盏，煎至七分，去滓温服。

治血淋，小便出血疼痛，**白茅根汤**方。

白茅根锉　芍药　木通锉　车前子各二两　滑石碎　黄芩去黑心，各一两半　乱发烧灰，半两　冬葵子微炒，半两

上八味，粗捣筛，每服三钱匕，水一盏，煎至七分，去滓温服，日三。

治小便血淋疼痛，**金黄散**方。

大黄煨，锉　黄蜀葵花切，焙　人参　蛤粉

上四味等分，捣罗为散，每服一钱匕，煎灯心汤调下，日三服。

治血淋热痛，**榆皮汤**方。

榆皮锉　滑石各二两　冬葵子一合半，炒　石韦去毛，一两　瞿麦穗一两半　笔头灰半两

上六味，粗捣筛，每服三钱匕，水一盏，煎至七分，去滓温服，不拘时候。

治血淋，小肠内结痛，**石韦汤**方。

石韦去毛，一两　甘遂炒，三分　木通锉，三两半　冬葵子一两半　车前子二两　滑石一两　蒲黄二两　赤芍药　当归切，焙，各一两半　大黄锉，炒，一两

上一十味，粗捣筛，每服三钱匕，水一盏，煎至七分，不拘时候，去滓温服。

治血淋石淋方。

车前子一两

上一味，以水一升，煎取四合，空腹服。

治血淋，**鸡苏汤**方。

鸡苏一两半　石膏碎　淡竹叶切　木通锉　甘草生，锉　滑石碎　小蓟根各一两　生地黄半斤，锉，焙

上八味，粗捣筛，每服六钱匕，水二盏，煎至一盏，去滓，空心温服。

治血淋不绝，**鸡苏饮**方。

鸡苏一两半　竹叶各二两　滑石碎　木通锉，各五两　小蓟根一两　生地黄切，六两

上六味，㕮咀如麻豆大，每服五钱匕，水一盏半，煎至八分，去滓温服，不拘时，以利为度。

治血淋，**葵根汤**方。

葵根一握　胡荽一握　淡竹叶一握　滑石末，三钱匕

上四味，将前三味锉细，分作三分，每服水一盏半，滑石末一钱匕，煎至八分，去滓温服，甚者不过两剂。

镇保心气，宁养神志，宣畅气血，解诸邪壅，黄疸鼻衄，小水淋痛，目赤暴肿，或作飞血证，**镇心丸**方。

黄芩去黑心　大黄各一两，炙熟　荆芥穗　鸡苏去梗　甘草炙　芍药　山栀子各二两

上七味，同捣罗为末，水煮，面糊为丸，如梧桐子大，每服三十丸，温熟水下，不计时候。

治血淋方。

车前子叶生，捣汁，三合　生地黄汁三合

上二味，相和，煎三、两沸，食前服。

膏　淋

论曰：膀胱为渗泄之府，肾气均平，则溲便清，肾气既虚，不能制其肥液，故与小便俱出，色若脂膏，故谓之膏淋，又曰肉淋。

治膏淋，小便肥如膏，**磁石丸**方。

磁石火煅，醋淬三、七遍　肉苁蓉酒浸，切，焙　泽泻　滑石各一两

上四味，捣罗为末，炼蜜丸，如梧桐子大，每服三十丸，温酒下，不拘时。

治膏淋，**沉香丸**方。

沉香锉　肉苁蓉酒浸，切，焙　黄芪锉　瞿麦穗　磁石火煅，醋淬三、七遍　滑石各一两

上六味，捣罗为末，炼蜜丸，如梧桐子大，每服三十丸，温酒下，不拘时。

治膏淋，**榆皮汤**方。

榆皮洗，切，焙　黄芩去黑心　瞿麦穗　甘草炙，锉　滑石碎　泽泻锉　赤茯苓去黑皮，各一两

上七味，粗捣筛，每服三钱匕，水一盏，煎至七分，去滓温服，不拘时。

治膏淋，小便肥浊，**滑石汤**方。

滑石碎　白茯苓去黑皮　白术　木通锉　赤芍药　熟干地黄焙　五味子各一两

上七味，粗捣筛，每服三钱匕，水一盏，煎至七分，去滓温服，不拘时。

治膏淋，**葎草饮**方。

葎草取叶，洗，切，捣自然汁

上一味，取汁一升，用醋一合和匀，每服半盏，连服三服，不计时。

石　淋

论曰：石淋者，淋病而有沙石，从小便道出也。盖由肾气虚损，则饮液停聚，不得宣通，膀胱客热，则水道涩痛，胞内壅积，故令结成沙石，随小便而下，其大者留碍水道之间，痛引少腹，令人闷绝。

治沙石淋，涩痛，**瞿麦饮**方。

瞿麦穗半两　木通锉，一两　甘遂炒　青盐别研，各一分　槟榔锉，二枚　莎草根炒，去毛，一两

上六味，捣罗为细散，每服一钱匕，温熟水调下，不拘时候。

治沙石淋，疼痛不可忍，**木通散**方。

木通锉　干地黄切，焙　黄蜀葵花各半两　鲮鲤甲炙，一分　芫青去头足翅　斑猫去头足翅，各一钱　糯米一分，与芫青、斑猫慢火同炒，以米黄为度

上七味，捣罗为散，每服一钱匕，煎蜀葵根汤，放冷调下，空心食前。

治沙石淋，**人参散**方。

人参　木通锉　青盐研　海金沙别研，各一分　莎草根炒，去毛，半两

上五味，除海金沙青盐外，捣罗为散，合研匀，每服二钱匕，空心米饮调下。

治沙石淋，痛不可忍，**乳香丸**方。

乳香别研　斑猫去翅足，炒　海金沙　硇砂别研，各一分　麝香别研，半钱　鲮鲤甲炙焦，半两　葵菜子炒，一合

上七味，除乳香、麝香、硇砂外，捣罗为末，合研匀，米醋煮，面糊丸，如绿豆大，每服十丸，煎木通汤下；第二服，用续随子二七粒烂研，水酒各半盏，同煎沸放温，并服三服，沙石即下，小儿量减丸数。

治沙石淋涩，疼痛不可忍，**海金沙散**方。

海金沙　滑石碎　石膏碎　木通锉　甘草炙，锉　井泉石碎

上六味，等分，捣研为散，煎灯心汤调下二钱匕，不拘时候。

治沙石淋，**通神散**方。

粟米炒，一合　故笔头烧灰，二枚　马蔺花烧灰，七枚

上三味，捣罗为散，温酒调下二钱匕，痛不可忍者，并三服。

治沙石淋，**海金沙散**方。

海金沙　滑石碎，各一分　腻粉一钱匕

上三味，捣研为散，再研匀，每服一钱匕，温汤调下。

治沙石淋，**胜金散**方。

甘草炙，锉　滑石碎　郁金各半两

上三味，捣罗为散，每服一钱匕，温水调下，日三。

治沙石淋，**车前子散**方。

车前子　槟榔锉，各一两

上二味，捣罗为散，每服二钱匕，煎木瓜汤调下。

治小肠淋，沙石难出疼痛，**二拗散**方。

胡椒　朴硝各一两

上二味，捣罗为细散，温汤调下二钱匕，并二服。

治沙石淋重者，取出根本，**菝葜散**方。

菝葜二两

上一味，捣罗为细散，每服一钱匕，米饮调下。服毕用地椒煎汤，浴连腰浸，须臾即通。

治沙石淋，**独圣散**方。

黄蜀葵花炒，一两

上一味，捣罗为细散，每服一钱匕，食前米饮调下。

治石淋,疼痛淋沥,昼夜不利,**石韦散**方。

石韦去毛 当归切,焙 木通锉 地胆去足翅,炒 钟乳粉 车前子 瞿麦穗 蛇床子炒 细辛去苗叶 露蜂房炙,各半两

上一十味,捣罗为散,煎冬葵子汤,调三钱匕,食前服。

治沙石淋,**木通汤**方。

木通锉 滑石碎,各一两 冬葵子二两

上三味,粗捣筛,每服五钱匕,水一盏半,同煎至八分,去滓温服。

治沙石淋,**鳖甲散**方。

鳖甲去裙襴,烧灰存性

上一味,捣罗为散,每服三钱匕,空心温酒调下。

治沙石淋,**茅根汤**方。

茅根细切,一升 葛花为末,一两 露蜂房为末,二两

上三味,分作三服,每服以水三盏,煎取一盏,去滓,空心温服。

劳淋

论曰:人因劳伤肾经,肾虚膀胱有热,气不传化,小便淋沥,水道涩痛,劳倦即发,故谓之劳淋。少腹引痛者,是其候也。

治劳淋,水道不利,腰脚无力,虚烦,**人参饮**方。

人参 熟干地黄切,焙 五味子 郁李仁汤浸,去皮尖,研 栀子仁 瞿麦穗 木通锉 木香各半两 榆皮三分 槟榔三枚

上一十味,粗捣筛,每服三钱匕,水一盏,煎至七分,去滓温服,不拘时。

治肾虚变劳淋,结涩不利,**黄芪汤**方。

黄芪锉,二两 人参 滑石 五味子 白茯苓去黑皮 磁石煅,醋淬七遍 旱莲子各一两 桑根白皮三分 黄芩去黑心 枳壳去瓤,麸炒,各半两

上一十味,粗捣筛,每服三钱匕,水一盏,煎至七分,去滓温服,不拘时。

治劳淋,结涩不通,**地黄汤**方。

熟干地黄切,焙 人参 石韦去毛,各一两 滑石三分 王不留行 冬葵子炒 车前子 桂去粗皮 甘遂炒 木通各半两

上一十味,粗捣筛,每服三钱匕,水一盏,煎至七分,去滓温服,不拘时。

治肾虚劳,膀胱结淋涩,**地黄丸**方。

生干地黄切,焙 黄芪锉,各一两半 防风去叉 远志去心 栝楼子 茯神去木 黄芩去黑心 鹿茸酥炙,去毛,各一两 人参一两一分 石韦去毛 当归切,焙,各半两 赤芍药 甘草炙 蒲黄 戎盐研,各三分 车前子 滑石各二两

上一十七味,为细末,炼蜜丸,如梧桐子大,每服二十丸,食前温酒或盐汤下。

治肾劳虚损,溲便不利,淋沥不已,**菟丝子丸**方。

菟丝子酒浸,别捣 人参 黄芪锉 滑石 芍药 木通锉 车前子各一两 黄芩去黑心,三分 冬葵子一合,炒

上九味,为细末,炼蜜丸,如梧桐子大,每服二十丸,食前温酒、盐汤任下,日二夜一。

治劳淋,小便涩滞,少腹引痛,**木通汤**方。

木通锉　石韦去毛　王不留行　滑石　白术　瞿麦穗　鸡苏　冬葵子　赤茯苓去黑皮　木香　当归切，焙　赤芍药各一两

上一十二味，粗捣筛，每服三钱匕，水一盏，煎至七分，食前去滓温服。

治劳淋，阴中涩痛，**滑石散**方。

滑石　冬葵子　钟乳粉各一两　桂去粗皮　木通锉　王不留行各半两

上六味，为细散，每服二钱匕，食前温酒调下。

治劳淋，日夜数起，小便不利，引阴中痛，**石韦散**方。

石韦去毛　滑石　瞿麦穗　王不留行　冬葵子各等分

上五味，为细散，每服二钱匕，食前葱白汤调下。

卷第一百八十五

补益门

补益统论

论曰：《黄帝难经》曰：一损损于皮毛，皮聚而毛落；二损损于血脉，血脉虚少，不能荣于五脏六府；三损损于肌肉，肌肉消瘦，饮食不为肌肤；四损损于筋，筋缓不能自收持；五损损于骨，骨痿不能起于床，此损之为病也。又曰：损其肺者，益其气；损其心者，调其荣卫；损其脾者，调其饮食，适其寒温；损其肝者，缓其中；损其肾者，益其精。此补益之大法也。夫人之血气，与天地同流，不能无盈虚也，有盈虚矣，不能无损益也。治疗之宜，损者益之，不足者补之，随其缓急而已，是故有平补，有峻补。或益其气，或益其精，或益其血脉，或壮其筋骨，以至益髭发，驻颜色，其治不一。要之，随宜适可，无过不及之患，斯为善矣。

补虚益精髓

论曰：《内经》谓"肾者主水，受五脏六府之精而藏之。"又曰："肾之合骨也，骨者髓之府"，故嗜欲过伤，精髓耗惫，则必用补肾之剂以益之，凡病虚则补之，不必专用热药，若肾虚之证，尤当以益精髓为先，《圣济经》于阳剂刚胜，则曰天癸竭而荣涸，盖谓是也。

治脏府虚惫，腰脚痿弱，续筋骨，秘精髓，安魂魄，辟疫气，换肌，壮阳益寿，玉霜丸方。

龙骨一斤，粘舌者，研如粉，水飞三度，晒干。黑豆一斗，内蒸一复时，熟绢夹袋盛，蒸了，再晒干　天雄一十两，长大者，酒浸七日，地坑内炭火半秤，烧地坑赤，速去炭火，净扫，以醋二升泼坑内，候干，乘热投天雄，盆合土拥经宿，去皮脐　鹿茸半斤，麻茸连顶骨者，炙，去毛，取三寸，截断，酒浸一复时，慢火炙　菟丝子五两，酒浸一复时，炊过，焙，别捣　紫稍花如无，以木贼代　牡蛎厚者，火煅如粉，各三两　巴戟天穿心者，炒　肉苁蓉酒浸一复时，批薄酒，洗，炙　泽泻洗净，酒浸一宿，炙　牛膝酒浸，炙　石斛去根，炙　磁石火煅，醋淬七遍　丹砂别研，各二两　韭子微炒，五两　桂去租皮　蘹香子炒，各一两

上一十六味，捣罗为末，炼蜜酒相半，和捣千百下，丸如梧桐子大，每日空心晚食前，温酒下三十丸，临卧冷酒下三十丸，相次更饮冷酒一杯投之。

补虚续绝，益精髓，治百病，**地黄煎丸**方。

生地黄七斤，洗五遍，取汁余滓，更入酒二升，同研，更捩汁，银石器内，慢火熬成膏　熟干地黄焙　生干地黄焙，各五两　山芋二两　黄芪锉　远志去心　五味子　牛膝酒浸，焙　柏子仁　干枣肉

焙　巴戟天去心，各一两　干漆三钱末，酒炒烟尽　枸杞子去蒂　石菖蒲九节者，各二两　桂去粗皮，半两

上一十五味，除前膏外，捣罗为末，入膏和丸，如梧桐子大，每服三十丸，空心温酒或盐汤下，加至五十丸。

补益精髓，温中下气，安五脏，利腰脚，除膀胱癞疝，脐胁冷气刺痛，**补骨脂丸**方。

补骨脂炒　蘹香子炒　槟榔鸡心者，锉　葫芦巴　巴戟天去心　京三棱湿纸裹煨，令熟，椎破　楝实去核，麸炒　青橘皮汤浸，去白，各一两　枳壳去瓤，麸炒　木香　附子炮裂，去皮脐　荜澄茄　荜拨　丁香　桂去粗皮，各三分

上一十五味，除桂外，焙干捣罗为末，炼蜜和丸，如梧桐子大，每服五十丸，空心温酒下。

补虚，益精髓，**地黄石斛丸**方。

生地黄五斤，研取汁，银石器中，熬去半，入白蜜四两，慢火熬成膏　石斛去根　巴戟天去心　牛膝去苗，切，酒浸，焙　肉苁蓉酒浸，去皴皮，切，焙　桂去粗皮　补骨脂炒　鹿角胶炒令燥　菟丝子酒浸，别捣末　木香　附子炮裂，去皮脐　枸杞子焙　鹿茸去毛，酥炙，各一两

上一十三味，除膏外，捣罗为末，入膏和丸，如梧桐子大，每服二十丸至三十丸，空心临卧，温酒或盐汤下。

治五劳七伤，骨髓虚惫，**覆盆子丸**方。

覆盆子去梗　巴戟天去心　五味子　桂去粗皮　山芋　鹿茸去毛酥，炙，各半两　黄芪锉　牛膝酒浸，切，焙　熟干地黄焙，各一两　远志去心，一分　石斛去根　肉苁蓉酒浸，去皴皮，切，焙，各三分

上一十二味，捣罗为末，炼蜜和丸，如梧桐子大，空心温酒下三十丸。

壮元气，去风冷，益精髓，长肌肉，**天雄石斛丸**方。

天雄炮裂，去皮脐　石斛去根　肉苁蓉酒浸，去皴皮，切，焙　牛膝酒浸，切，焙　独活去芦头　巴戟天去心，各一两　桂去粗皮　补骨脂炒，各二两半　生干地黄焙，三两半

上九味，捣罗为末，腽肭脐三两细锉，以酒二升浸两宿，去筋膜，研取肉，布绞滤去滓，文武火煎膏，和前药末捣千百下，丸如梧桐子大，空心温酒或盐汤下二十丸，如药稠，更入熟蜜。

补不足，填精髓，除风变白，**九仙丸**方。

生地黄二十斤，捣取汁　生牛膝十斤，捣取汁　生姜三斤，取汁　巨胜子甑内炊热，曝干九遍，汤浸，去皮，炒，研　菟丝子酒浸三日，水洗去浮者，焙，别取末　杏仁汤浸，去尖双仁，炒，细研　桃仁汤煮，去皮尖双仁，炒，细研　蒺藜子炒，去角末，各一升　白蜜一斤

上九味，先将地黄汁量三升，入银石器中，浸到处刻记定，次入余地黄汁，慢火煎至刻处，次下牛膝汁，又煎至刻处，次下生姜汁，又煎至刻处，其火常令如鱼眼沸，次下杏仁桃仁末，次下巨胜末，次下蒺藜末，次下菟丝子末，次下白蜜，搅勿住手，候可丸，即捣三千下，丸如梧桐子大，每服空心温酒下三十丸，加至四十丸，晚再服，百日后白发变黄，二百日后从黄变黑，诸风悉除，尤补腰肾，益气明目。

补下元，益精髓，去一切风冷，**保寿太阳丹**方。

硫黄光明者，研两复时，取末，一十二两　青盐四两半，研　阳起石别研，如粉　附子炮裂，去皮脐　牛膝酒浸，切，焙　楮实　桂去粗皮，各三两

上四味，将四味草药捣罗为末，与前三味研药同搅，再研匀，别取干姜六两细末，煮姜，面糊为丸，如梧桐子大，每服空心酒下二十丸至三十丸。

暖下元，益精髓，壮阳益气，**巴戟天丸**方。

巴戟天去心,微炒 山茱萸 龙骨研,如粉 肉苁蓉酒浸,研如膏 韭子微炒 附子炮裂,去皮脐,各一两 补骨脂炒 蘹香子炒,各二两

上八味,除膏外,捣罗为末,渐次入苁蓉膏内研匀,炊枣肉丸,如梧桐子大,空心盐汤或温酒下十五丸至二十丸。

壮元气,益精髓,补虚损,**金锁丸**方。

龙骨一两,茅香汤浴三遍,研如面 鸡头粉三两 沉香锉 山茱萸酒浸,取肉,焙 桂去粗皮 附子炮裂,去皮脐 肉苁蓉酒浸,去皴皮,切,焙 莲花蕊七八月采,干,各二两

上八味,捣罗为末,以金樱煎膏丸,如无即炼蜜丸,如梧桐子大,空心酒下二十丸至三十丸。

治肾寒羸瘦,生阳气,补精髓,**鹿角霜丸**方。

鹿角霜 肉苁蓉酒浸,去皴皮,切,焙 附子炮裂,去皮脐 巴戟天去心 蜀椒去目及闭口,炒出汗,各一两

上五味,捣罗为末,酒煮,面糊和丸,如梧桐子大,每服二十丸,空心温酒下。

治精耗血少,阳气衰弱,调荣卫,利腰脚,**香茸丸**方。

鹿茸去毛,酒浸,煮,焙干,一两 麝香细研,一分 山茱萸去核,焙干,二两 沉香锉,一钱

上三味,捣罗为末,入麝香研匀,炼蜜和丸,如梧桐子大,每服空心温酒或盐汤下三十丸。

补精血,**楮实丸**方。

楮实半斤,淘,炒 山芋四两 桑螵蛸锉,炒 枸杞子各二两

上四味,捣罗为末,炼蜜和丸,如梧桐子大,每服三十丸,空心日午盐汤下。

治精极,填骨髓,**地黄煎**方。

生地黄一斤,绞取汁 牛酥一斤 白蜜一斤

上三味,慢火煎地黄汁减半,内牛酥更煎,良久,次下蜜搅匀,候稀稠得所,瓷器盛,每日空心晚食前温酒调下半匙。

养精气,益元阳,**龙骨丸**方。

龙骨 远志去心,等分

上二味,捣罗为末,炼蜜和丸,如梧桐子大,空心临卧冷水下三十丸。

壮元气,益精髓,润髭鬓,久服无暴性,**补真丸**方。

肉苁蓉半斤,酒浸一宿,去皴皮,切,焙为末 菟丝子酒浸一宿,净洗,焙,捣末

上二味,同捣匀,取生地黄汁二升,于银石器内慢火熬成膏,别取青竹沥一盏,时耐酒膏内,候稠粘,放冷,和前药,丸如梧桐子大,空心温酒或盐汤下三十丸至五十丸,日中再服。

治肾久虚,精气耗惫,腰脚疼重,神色昏黯,耳鸣焦枯,阳道痿弱,此由精少,欲事过度,益精,**鹿茸散**方。

鹿茸去毛,酥炙

上一味,捣罗为散,每服一钱匕,渐至二钱匕,空心,浓煎苁蓉酒七分一盏,放温,入少盐调下。如欲为丸,即以:

鹿茸去毛,酥炙,一两 肉苁蓉酒浸一宿,焙干 蛇床子洗,焙干,各一分

上三味,同为末,炼蜜和捣丸,如梧桐子大,每服二十丸至三十丸,温酒或盐汤下。

治精极,骨髓虚竭,补益,**麋茸煎**方。

麋茸五两,去毛,酥炙黄

上一味,捣罗为末,以清酒二升,银石器中慢火熬成膏,瓷器盛,每服半匙,温水调下,空

心食前服。

治脾肾气虚，补骨髓，通利耳目，灵芝丸方。

苍术一斤，米泔浸，时换水

上一味，用竹刀刮去皮并土，夏浸三日，冬七日，晒干，木臼内捣罗为末，枣肉丸，如梧桐子大，空心枣汤下三十丸至五十丸。

秋石方

凡世之炼秋石者，但得火炼一法而已，此药须兼用阴阳二石，方为至药，今具二法于后，凡火炼秋石者，阳中之阴，故得火而凝，入水则释然消散，归于无体，盖质去但有味在，此离中之虚也，水炼秋石，阴中之阳，故得水而凝，遇暴润千岁不变，味去而质留，此坎中之实，二物皆出于心肾二脏，而流于小肠，水火腾蛇玄武正气，外假天地之水火，凝而为体，服之还补太阳相火二脏，上为养命之本，具方如后。

阳炼法

小便不计多少，大约两桶为一担，先以清水挼好皂荚浓汁，以布绞去滓，每小便一担桶，入皂荚汁一盏，用竹篦急搅，令转百千匝乃止，值候小便澄清，白浊者皆淀底，乃徐徐辟去清者不用，只取浊脚，并作一满桶，又用竹篦子搅百余匝，更候澄清，又辟去清者不用，十数担不过取得浓脚一、二斗，其小便须是先以布滤过，勿令有滓，取得浓汁，入净锅中熬，刮下捣碎，再入锅以清汤煮令化，乃于筲箕内布筋纸两重，倾药入纸筲箕内淋过，砂淋下清汁，再入锅熬干，又用汤煮化，再依前法淋，直候色如霜雪即止，乃入固济沙合内歇口，火煅成汁倾出，如药未成，更煅一两遍，候莹白玉色即止，细研入沙合内固济，顶火四面养七昼夜久养尤善，再研，每服二钱，空心温酒下，或用枣肉为丸，如梧桐子大，每服三十丸亦得，空心服阳炼，日午服阴炼，各一服，一名还元丹，昔有人得瘦疾且嗽，万方不效，服此辄愈。又有病颠眩腹鼓，久之渐加喘满垂困者，亦服此即差，此法极省力，只一小锅便可炼，体如金石，永不暴润，与常法功力不侔，久疾人只数服便效。

阴炼法

小便三、五石，夏月虽腐败亦堪用，分置大盆中，以新水一半以上相和，旋转搅数百匝，放令澄清，辟去清者，留浊脚，又以新水同搅水多为妙，又澄去清者，直候无臭气，澄下秋石如粉即止，暴干刮下，如腻粉光白，粲然可爱，都无臭气味为度，再研，以乳男儿乳如膏，烈日中暴干，如此九度，须拣好日色乃和，盖假太阳真气也，第九度即以枣肉丸之，如梧桐子大，暴干，每服三十丸，温酒下。

治五劳七伤，精髓虚惫，**鹿茸丸**方。

鹿茸去毛，酥炙　山茱萸　杜仲锉，炒，丝断　桂去粗皮　五味子炒，各三分　菟丝子酒浸，蒸，捣取粉，一两半　肉苁蓉酒浸，炙　山芋　酸枣仁炒，各一两　　肭脐细切，研一分，用酒二升，淘，滤精细，入铫子，慢火煎成膏

上一十味，捣罗九味为末，将腽肭脐膏杵和丸，如梧桐子大，每服三十丸，空心用温酒下。

治丈夫虚羸，精髓衰惫，不能饮食，**苁蓉丸**方。

肉苁蓉酒浸，去皴皮，切，焙　牛膝酒浸，切，焙　熟干地黄焙　麦门冬去心焙　山茱萸　枳壳去瓤，麸炒　五味子各三两　远志去心，一两　石斛去根　人参各二两

上一十味，捣罗为细末，炼蜜丸，梧桐子大，温酒下三十丸，日再服，空心食前。

治五劳七伤，补益精髓，**四味丸**方。

熟干地黄焙　天门冬去心，焙　白茯苓去黑皮　远志去心，各三两

上四味，捣罗为末，炼蜜和丸，如梧桐子大，每服三十丸，温酒下。

王倪丹砂，无所不主，尤补心，益精血，愈痿疾，壮筋骨，久服不死。王倪者，丞相遵十二代孙，文明九年为沧州无棣令。有一人善相，见倪曰：公死明年正月乙卯，我有药可以不死，公能从我乎？倪再拜称幸，乃出炼丹砂法饵之。开元元年倪妻之弟亦遇异人授以杏丹法曰：吾闻王倪能炼丹砂，愿以此易之。倪以杏丹赐其子弁，而倪与授杏丹者后皆仙矣，刺史李休光表闻，赐其第为道观。

炼丹砂法：

丹砂二十八两　甘草　远志去心　槟榔仁　诃黎勒皮各一两　桂去粗皮，八两，捣碎

上甘草等四味，锉，以二大斗釜，用细布囊盛丹砂，悬于釜中，著水和药，炭火煮之，第一日兼夜，用阴火，水纹动；第二日兼夜，用阳火，鱼眼沸；第三日兼夜，用木火，动花沫沸；第四日兼夜，用火火，汩汩沸；第五日兼夜，用土火，微微沸；第六日兼夜，用金火，沸乍缓乍急；第七日兼夜，用水火，缓缓调沸，先期涩[9]二釜，一釜常暖水用添，煮药釜水涸，即添暖水，常令不减二斗，七日满，即出丹砂，于银合中盛，其合中先布桂肉一两拍碎，即匀布丹砂，又以余桂一两复之，即下合置甑中，先布糯米厚三寸，乃置合，又以糯米拥复上，亦令上米厚三寸许，桑薪火蒸之，每五日换米桂，其甑蔽可用完竹子为之。不尔，蒸多甑堕下釜中也，甑下侧开一小孔子，常暖水用小竹子注添釜中，勿令水减，第一五日用春火，如常炊饭，兼夜；第二五日兼夜，用夏火，猛于炊饭；第三五日用秋火，似炊饭乍缓乍急，兼夜；第四五日用冬火，兼夜，火缓于炊饭，依五行相生，用文武火助之，药成，即出丹砂，以玉椎力士钵中研之，当腻如面，即可服之。以楮实煎丸，如梧桐子大，每日食前服一丸，每日三食，计服三丸，炼成丹砂二十两为一剂，二年服尽，尽后每十年即炼服三两，仍取正月一日起，服一月使尽，既须每十年三两，不可旋合，宜预炼取一剂。

补虚固精

论曰：肾主水，受五脏六府之精而藏之，所谓天一在藏本立始也，若肾脏衰，精气不固，或因溲而出，或因闻见而溢，或因虚劳，漏泄精气，或因邪气乘虚，客于阴为梦遗，皆肾虚也，宜补以固之，故法宜以涩去脱。

治精气不固，诸虚百损，**太一金鏁丹**方。

钟乳粗捣，净淘淡竹叶一握，地榆半两，锉同入沙铫内，水煮一复时，取乳石净淘，研细，水飞取细者，不住手，研三日，研无声，加面，焙，取二两　芡实和壳暴干　大豆黄卷微炒　巴戟天去心　附子炮裂，去皮脐　补骨脂炒熟　鹿茸去毛，涂酥炙，各一两　肉苁蓉酒浸一宿，去皴皮，切，蒸烂，研成膏，三两

上八味，除膏外，捣罗为末，入苁蓉膏，捣千百下，如硬，更入炼蜜同捣，丸如梧桐子大，每服十丸，空心临卧温盐酒下。一月精秘，还元补脑，面目光，精神爽；百日肌肤充悦，须发光润，诸气及积年伤惫冷疾皆愈，常服补气延年。

治虚损，去风，闭精固元阳，**九物金鏁丹**方。

龙齿　败龟酥炙　雄蚕蛾未对者　巴戟天去心　白莲花叶各半两　莲子心　肉苁蓉各一两　雄鸡肝一分　山芋二两

上九味，捣罗为末，面糊和丸，如梧桐子大，每服十丸，空心温酒下。

秘精，补肾元，强志，解虚烦，**韭子丸**方。

韭子微炒　巴戟天去心　桑螵蛸锉，炒　菟丝子酒浸，别捣　牛膝酒浸，焙　牡蛎左顾

者,火煅　熟干地黄各一两　干姜炮,半两

上八味,捣罗为末,醋煮,面糊和丸,如梧桐子大,每服二十丸,空心盐汤下。

补虚,**固精丸**方。

补骨脂炒末,半两　莲子心末　安息香各一分,将安息香汤化为水,三味用无灰酒一升,熬膏　丹砂研　沉香末　山茱萸末　矾蝴蝶枯如粉,各半两

上七味,除前膏外,细研匀,与前膏和丸,如梧桐子大,每服十丸,煎桃仁酒下,空心食前。

固精,补元气,悦颜色,实丹田,**还元丸**方。

木香　干莲子去心,各二两　沉香末　天雄长大者,汤浸一食久,新水又浸两食久,去皮脐,候干,文武火炮裂,地坑子内碗合一复时,各二两　龙骨为末,研千遍,用粗甘草半两,煎水一升,飞过,更研,取二两

上五味,捣罗为末研匀,煮熟鸡卵黄和丸,如梧桐子大,每日空心新水或温酒下三十丸。

补中安神定魄,去风湿劳气,治腰膝,固元气,黑髭鬓,悦颜色,**玉真丸**方。

龙骨捣罗,水飞三遍,重研令细,去水,干入熟绢袋盛,缝合置五斗米下,炊一遍了干,重研细　菟丝子酒浸一宿,酒煮一宿,令烂,去酒,捣烂,焙干为末,各八两　鹿茸新嫩带血者,去毛,酥炙,六两　韭子净拣,微炒,四两半

上四味,捣罗为末,炼白蜜,和捣千下,丸如小豆大,每日温酒下七丸,日再服。

治肾脏虚惫,遗精盗汗梦交,**煨肾附子散**方。

豮猪肾一只　附子末,一钱

上二味,将猪肾批开,入附子末,湿纸裹煨熟,空心稍热服之,即饮酒一盏送下。

治梦泄,**补骨脂丸**方。

补骨脂炒,四两　龙骨　山茱萸　巴戟天去心,各一两

上四味,捣罗为末,炼蜜和丸,如梧桐子大,空心盐汤或酒下三十丸。

治梦泄,**神效散**方。

白茯苓去黑皮,一两　猪苓去黑皮,二钱

上二味,水煮合宜,去猪苓,将茯苓焙干,捣罗为散,每服一钱匕,温酒调下,空心夜卧各一服。

治梦泄,除痰利胸膈,**半夏丸**方。

半夏二两,汤洗七遍,入猪苓四两,锉,同炒令猪苓紫色,去猪苓,用半夏

上一味,捣罗为末,酒面糊和丸,如梧桐子大,每服十五丸,空心温粥饮下。

治因多饮,积热自戕,致梦泄,**黄甘丸**方。

黄柏去粗皮　甘草等分

上二味,并生捣罗为末,炼蜜和丸,如梧桐子大,每服二十丸,空心夜卧温热水或麦门冬汤下。

治热盛梦泄,怔忪恍惚,膈壅舌干,**清心丸**方。

黄柏去粗皮,锉,一两

上一味,捣罗为末,入龙脑一钱匕同研匀,炼蜜和丸,如梧桐子大,每服十丸至十五丸,浓煎麦门冬汤下。

治肾脏虚冷,腰胯痠疼,髋膝冷痹,夜多小便,梦寐遗泄,日渐羸瘦,面无颜色,兼治女人恶露,赤白带下,**韭子丸**方。

韭子七升,净拣

上一味，以醋汤煮千百沸，取出焙干，旋炒令作油麻香，捣罗为末，炼蜜和丸，如梧桐子大，每日空心温酒下二十丸，加至三十丸。

补壮元阳

论曰：阴阳气血之在人，初无余欠，及劳动妄作，嗜欲过度，戕真太甚，则有阴阳伤惫之疾，气血虚损之证，法宜补之。

补益阳气，秘精还元，丰肌驻颜，**太一金镤丸**方。

附子炮裂，去皮脐　巴戟天去心　芡实和壳，暴干，各一两　石钟乳杵碎，净淘，锉淡竹叶一握，地榆半两，同入铫内水煮一复时，只取钟乳，研细，水飞不住手，再研三日，候无声如面方止，焙干，用二两　大豆黄卷微炒　补骨脂炒香　鹿茸涂酥炙，去毛，各一两　肉苁蓉三两，酒浸一宿，切，蒸令烂，研成膏

上八味，七味捣为细末，入苁蓉膏内，杵一千下，如硬更入少炼蜜丸，如梧桐子大，每服十丸，空心临卧温酒下，盐汤亦得。

补壮元阳，**椒附丸**方。

蜀椒去目及闭口者，四两，醋浸一宿，取出，却用酒一升，炒干为末　白羯羊肾二对，切，焙干为末　附子炮裂，去皮脐　青盐　巴戟天去心　蒺藜子炒，去角　肉苁蓉酒浸，切，焙干　蘹香子炒，各一两

上八味，捣罗为细末，用生羊肾二对，去脂膜，细切，研如面，搜药末熟丸，如梧桐子大，每服三十丸，温酒下，盐汤亦得。

壮补元阳，**木香丸**方。

木香半两　附子炮裂，去皮脐　巴戟天去心　蘹香子慢火炒过　莲实一两　蛇床子炒黄，一分

捣罗为细末，糯米粥丸，梧桐子大，空心食前盐汤下十丸。

壮阳益气，暖元脏，补虚乏，轻腰膝，止腹痛，**葫芦巴丸**方。

葫芦巴半两　蘹香子炒香，三两　王瓜　巴戟天各一两　苍术麸炒黄，刮去皮，三两

上五味，先将王瓜、苍术二味同捣令匀，焙干后，与诸药同捣为末，酒煮，面和丸，如梧桐子大，每服二十丸，空心食前温酒或盐汤下。

补元脏，益精气，利腰脚，**苁蓉丸**方。

肉苁蓉酒浸，切，焙，二两　天雄炮裂，去皮脐，一两　白马茎酥炙，二两　蚕蛾微炒，一两　雀卵四十九枚　菟丝子酒浸三日，焙干，一两

上六味，将五味为末，以雀卵并炼蜜和丸，如梧桐子大，每服十丸，空心温酒或米饮下。

补真元，壮腰膝，进饮食，秘精益气，**草四神煎**方。

苁蓉半斤，细切，以酒烂煮，细研为膏，次将下三味都为细末，入此膏中，研令匀　巴戟天去心，炒　补骨脂炒　附子炮裂，去皮脐　胡桃仁各二两　杏仁汤去皮尖双仁，炒　桃仁汤去皮尖双仁，各一两

上七味，先将桃杏胡桃仁等三味同细研，次用白蜜一斤滤过，于银器内炼熟，入前药一处和如膏，每服一小弹子大，以热酒化下，日进二服。

补元脏，壮筋骨，疗积冷及一切气疾，令人轻健，**楮实丸**方。

楮实半升，去白，微炒　鹿茸去毛，酥炙　附子炮裂，去皮脐　牛膝去苗，酒浸两宿，切，焙　巴戟天　石斛去根，各四两　干姜炮　桂去粗皮，各二两

上八味，捣罗为末，枣肉和杵千余下，丸如梧桐子大，每服三十丸，盐汤或温酒下。

固丹田，壮筋骨，**青盐丸**方。

青盐细研一两　蜀椒去目并闭口者，一两半　肉苁蓉酒浸一宿，切，焙　牛膝酒浸一宿，焙　巴戟天去心，各二两

上五味，为末，用豮猪肾一对，去脂膜，细切研烂，以浸药酒熬为膏丸，如梧桐子大，焙干，每服五十丸，空心食前温酒或盐汤下。

治阳衰下脏虚弱，**法制煨肾**方。

巴戟天米泔浸，去心　荜澄茄　蘹香子炒　附子浆水煮三二十沸，控干，炮裂，去皮脐

上四味，各等分，捣罗为末，每服用羊肾一对，各批开去白，入药末一钱半匕，匀掺，入葱丝少许，用湿纸裹，慢火中煨熟食之。

补暖元脏，驻颜，**麋角霜丸**方。

麋角一副，用水浸一七日，刮去皴皮，镑为屑，盛在一银瓶内，以牛乳浸一日，如乳耗更添，直候不耗干，麋角屑上乳深二寸，用油单数重密封瓶口，别用大麦一斗，安在甑内约厚三寸上，安瓶更用大麦周围填实，露瓶口，不住火蒸一复时，如锅内水耗，即旋添热汤，须频取角屑，看烂如面相似，却住火，取出，用细筛子漉去乳，焙干，每料用干角屑，八两　附子炮裂，去皮脐　山芋各三两

上三味，捣罗为末，以枣肉和丸，梧桐子大，每日空心温盐酒下十五丸至二十丸。

补虚益气，壮元阳，**菟丝子丸**方。

菟丝子淘去浮者，以酒浸七日，烂杵，焙干，三十两　蘹香子　青盐三两

上三味，捣罗为末，用浸药酒煮，面糊丸，如梧桐子大，每服空心温酒下二十丸至三十丸。

补益元气，悦泽肌体，开心明目，**回阳丸**方。

牡蛎煅通赤　干姜各半斤

上二味，为细末，姜汁煮，半夏和丸，如梧桐子大，空心温酒下二十丸。

外固洗浴，**还童汤**方。

藿香叶　吴茱萸汤洗，焙干，炒　桂去粗皮　干姜炮　肉苁蓉去皴皮，各半两　白附子　蝉蜕　天南星　菟丝子酒浸一宿，别捣为末　莎草根各一分　零陵香三分

上十一味，粗捣筛，每用五钱匕，水半碗，煎三、五沸，热洗，以软帛干裹，避风。

外固淋浴，**丁香汤**方。

丁香　桂去粗皮　紫稍花　顽荆　蛇床子各一两　苍术　杜仲细锉，汤洗，焙干，各二两

上七味，粗捣筛，每用半两，水三升，同煎至二升，连脐腹丹田淋浴。

补元阳，**淋洗方**。

蛇床子炒令焦黄色　百花窠烧，烟尽为度，各二两　零陵香　藿香各一两

上四味，粗捣筛，每临卧时，用药末五钱匕，水五升，同煎三、五沸，乘热淋洗。

---

[1]蘹(huái，音怀)香子　《本草纲目·菜部》："蘹香，北人呼为茴香。"

[2]强急　《金匮要略》类文作"弦急"。

[3]目痛　《金匮要略》类文作"目眩"。

[4]目视䀮䀮(huāng，音荒)视力模糊不清的样子。《素问·脉解》："起则目䀮䀮无所见者。"

[5]鏁　音义同"锁"。

[6]天一　《易》："天一生水，地六成之。"天一，即水。

[7]駃剂(kuài，音快；又，jué 音诀)剂　攻下泻利类药物。駃，此处用同"快"。

[8]堇(jīn，音禁)　竹名。

[9]埿(ní，音泥；又 nì，音逆)　①ní，湿土；②nì，涂抹。《大唐西域记·印度总述》："窒宇台观，板屋平顶，埿以石灰。"

医心方

[日本]丹波康赖 [原著]

[说明]

《医心方》,30卷,日本丹波康赖撰于公元984年。丹波康赖生于日本延喜十二年(912),其祖先为中国东汉汉灵帝。康赖在众多的兄弟中,以其博学聪颖,医技高超,累为皇帝征召,侍医诊疾,被赐“从五位下行针博士、左卫门佐兼丹波介”,成为日本医家巨族丹波氏之医祖(多纪一族亦属其分支)。于天元五年(982)受圆融天皇之敕,编纂《医心方》,历经三年,于永观二年(984)完成并奏进天皇。

《医心方》为一部综合性医学巨典。她广引博采中国隋唐及其以远和高句丽、新罗、百济(上三国今属朝鲜、韩国)、印度医书200余种,并涉及中国经、史、子、集部分内容。书中论述治病大体、药物服用、调剂注意、诸药和汉名、针灸、明堂、中风、皮肤疾患、五官疾患、痛证、五脏六腑疾患、阴部疾患、虫证、脚气、四肢疾患、喘咳并呕吐、疝、浮肿、黄疸、霍乱、消渴、虚损、卒死、伤寒及外科疾病的证治方药。尤其可贵的是,该书辑录了在中国乃至世界各地早已散佚的泌尿男科学——性医学、美容悦色术、长寿延年术、食疗等内容,是当今中医泌尿男科学—性医学研究的必读之典。

该书卷第七设“阴疮并谷道部”,讨论并分析了男子阴疮、阴烂、阴茎肿痛、阴蚀、阴囊湿痒、阴头生疮汁出、卒卵肿痛、阴丸入腹急痛、阴癞等性器官皮肤病、感染性疾病、疝气的症治方药;卷十二设“消渴并大小便部”,论及膏、石、劳、气、血、热、寒诸淋证和尿血、尿失禁、遗尿、癃闭的证治方药;卷第二十四设“治无子部”,以大量篇章分析了男女不孕不育、生子多疾不寿、形色吉凶诸问题;卷第二十六设“延年部”,论述了延年方药、服食禁忌、美色方药、芳气方药、相爱方法等内容,皆为今人所罕见;卷第二十七设“大体养性部”,论述了历代文献如《千金方》、《养生集要》、《中经》、《道机》等典籍养性延命法术、宜忌等内容;卷二十八设“房内部”,专论男女两性生活与性养生的各个方面,包括至理、养阳、养阴、和志、临御、五常、五征、五欲、十动、四至、九气、九法、三十法、九状、六势、八益、七损、还精、施泻、治伤、求子、好女、恶女、禁忌、断鬼交、用药石、玉茎小、玉门大、少女痛、长妇伤等30篇内容,广涉优生优育、婚前检查、性交技巧、性生理、性病理、泌尿生殖系统疾患、性治疗、房室方药等领域。对性生理的认识,足以与当今所言“人类性反应周期”相媲美。对七损八益的认识,可以认为是对《内经》七损八益之论的最好诠释,与长沙马王堆出土书简所谓“七孙八益”有异曲同工之妙。关于以人疗人的认识,曾被部分学者视为荒诞不经之说,而今已被广大学者所认同——它早于美国性学者玛斯特斯-约翰逊夫妇创立的“性感集中训练疗法”1000余年!是研究中医性医学之文献宝库,也是研究泌尿男科学的必读之书。

本次据日本大阪东方出版社1991年影印半井家本为底本、人民卫生出版社1959年影印安政本为校本进行整理。

阴疮并谷道部

治阴疮方第一

《病源论》云：肾营于阴，肾气虚，不能制津液则汗湿，虚则为风邪所乘，邪客腠理，而正气不泄，邪正相干，在皮肤故痒，搔之则生疮。

《葛氏方》治男子阴疮烂方。

削黄柏，煮以洗之，日十过。

又方 狼牙草根

煮以洗渍之，日五六过。今案：《拯要方》狼牙二把，水四升。

又方 黄连、黄柏等分

捣，以肥猪肉汁煮之，去滓以渍之。复捣此二物绢筛下，以粉疮，日五六。又治阴蚀疮。

又方 煮地榆以洗渍之。合甘草，尤佳。

《范汪方》治人阴头断生疮方。

芜菁一把

切，水煮令熟，食之。

《拯要方》疗阴疮方。

黄连三分 胡粉一分 黄檗三分

为散，敷疮上。

《集验方》云：阴恶疮方。

以蜜煎甘草末，涂之，良。

又云：阴头生疮如安石榴花，大者如卷方。

虎牙 犀角刀刮末

以猪膏煎令变色，去滓，日三涂。

又方 以乌贼鱼骨末粉之，良。

又方 鳖甲烧末

以鸡子白和敷之。

《随时方》治阴恶疮方。

取薤白和苏敷之，当日即差。

《千金方》治阴生疮方。

地榆八两 黄檗八两

二味，以水一斗五升，煮取六升，去滓，适冷暖用洗疮，日再。

又云：妒精疮者，男子在阴头节下，妇人在玉门内，并似疳疮，治大痛方。

用银钗绵缠，腊月猪脂熏火上暖，以钗烙疮上，令熟，取干槐枝叶涂之，以麝香、黄矾、青矾末敷上，小便后即敷之，不过三。

《录验方》治阴头疮肿转困笃方。

黄连汁 黄柏汁 龙胆汁

凡三物，合得半升，别煮猪蹄汁二升，合和着筒中，热灰上温之，渍阴，日三。

《医门方》疗男子阴疮烂方。

黄柏　狼牙各三两

水四升，煮取一升半，去滓，以浸疮数洗了，末蛇床子、黄连以敷疮中。

《令李方》治阴劳疮，生息肉，烂破痛，医所不能治，**矾石散**方。

矾石一分，烧　细辛一分　白芷一分

凡三物，冶筛，以温水洗疮，乃粉。

治阴蚀疮欲尽方第二

《葛氏方》治阴蚀疮欲尽方。

取虾蟆、兔矢分等，捣勃疮上。

《范汪方》治阴肿生疮至尽方。

釋胡粉

涂，良。

又方　荻叶

作灰，敷之。

又方　男子阴头生疮精蚀啮欲尽方。

当归　芍药　黄芩　白术　麝香　白粉

为汤，一洗之。

《令李方》治阴蚀**蒲黄散**方。

蒲黄二两　桐皮二两　甘草二两

凡三物，捣筛，粉疮上，不过三，愈。

《千金方》治阴蚀疮方。

以肥猪肉，水三升，煮肉令极烂，去肉，以汤令极热，便以灌疮中，即愈。

又方　雄黄二分　矾石二分，烧　麝香半分

三味，筛，以粉疮上。

又方　治虫蚀入阴茎并囊欲尽方。

烧鲤骨，为灰，和黄柏汁，涂之。

又方　烧鲋鱼，和酱汁，涂之。

治阴痒方第三

《病源论》云：夫虚劳损，肾气不足，故阴冷汗液自泄，风邪乘之则瘙痒。

《录验方》治阴痒疮多少有汁者方。

煮黄柏汁

冷，洗渍，敷蛇床子、黄连末。

《新录要方》治阴痒水出不能差者方。

干姜末

粉之。

又方　水煮芜菁子

洗，并末粉上。

又方　杏仁

烧取油，涂之。

又方 水煮棘针

洗之。

又方 水煮桃皮叶

洗之。

又方 取薤白捣汁,涂之。

又方 灸脊穷骨,名龟尾,依年壮或七壮。又,灸足大趾丛毛中,多至七壮。并良。

《拯要方》治阴痒湿生疮,历年不差方。

桃核中仁

烧末,服七枚,日三。服二十一枚,三日愈。

又方 嚼胡麻敷疮,不过四五度,愈。

《龙华方》治男子阴下疮痒湿方。

白粉一分 干姜三分 牡蛎三分

三物,下筛,欲卧时粉,夜三四粉之。

《效验方》牡蛎散 治男子阴下痒湿方。

牡蛎三分 干姜三分

凡二物,下筛以粉,日二。

《僧深方》治阴下湿痒生疮方。

吴茱萸一升

凡一物,以水三升,煮三沸,去滓,洗疮愈。

又方 蒲黄

粉疮上,日三过,即愈。

又方 甘草一尺

凡一物,水五升,煮取三升,洗渍之,日三便愈。神良。

《耆婆方》治人阴下痒湿方。

蛇床子

作末,和米粉少少粉之。

《删繁方》治阴生湿疮方。

用石硫黄末敷之。

《集验方》治大人小儿阴茎痒汁出方。

取生大豆刮去皮,熟嚼涂之。

《本草拾遗》云:牡蛎壳和麻黄根、蛇床子、干姜为粉,去阴汗。

治阴茎肿痛方第四

《病源论》云:阴肿候,此由风热客于肾经,流于阴器,肾虚不能宣散,故致肿。

《范汪方》治卒阴肿欲死方。

急服下药使大下,即佳。

又方 末乌贼鱼骨,粉。

又方 末蛇床子

和鸡子黄,敷之。

《葛氏方》治阴茎头急肿生疮汁出方。

浓煮黄柏汁

管中渍之。

又方　浓煮水杨叶

管中温渍之。

又方　当归三分　黄连三分　小豆一分

凡三物，捣筛，以粉上。

又方　杏仁、鸡子白

和涂之。

又方　烧豉三粒

末敷之。

又方　以白蜜涂之。

又方　烧牛矢末

和苦酒，涂之。

又云：阴茎忽肿痛不可忍方。

雄黄　矾石各二两　甘草三尺

水二斗，煮取二升，以渍之。

又云：治卒阴痛如刺，汗出如雨方。

蒜一升　韭根一斤　杨柳根一斤

上三物，合烧，以酒灌之，及热，以气蒸阴。

《千金方》治阴肿痛方。

捣苋菜根

敷之。

又方　酒服桃仁末，弹丸大，三服。

又云：玉茎痛方。

甘草、石蜜末，和乳，洗之。

《龙华方》治阴头肿溃败坏方。

甘草一分　乌头一分　芍药一分　败酱二分

四物，切，以水四升，煮取三升，洗之，日三。

治阴茎头肿生疮黄汁出方。

干姜末，捣，敷上，不过再三，即愈。

《新录单方》阴肿痛方。

捣桃仁为泥，和水若酒，涂之，数易，差止。

又方　末蔓荆子并根，封之。

《枕中方》治男子阴肿方。

以灶中黄土，以酒和之，涂其上立愈。有验。

治阴囊肿痛方第五

《千金方》治阴囊肿痛方。

醋和面，涂之。

又方　醋和热灰，熨之。

又方 釜月下土、鸡子白,和,敷之。

《葛氏方》治男子阴卵卒肿痛方。

烧牛矢,末,以苦酒和,敷之。

又方 蛇床子末、鸡子黄,和,敷之。

又方 捣芜菁,涂之。

又方 灸足大趾第二节横纹理正中央五壮,佳。

《医门方》治阴卵肿方。

以桂心末涂之,佳。

又方 末大黄和醋涂之,并佳。

又方 取皂荚,炙去皮、子,末,和水涂之,立消。

又云:疗卒阴卵肿疼痛不可忍方。

灸足大坶趾头去爪甲如韭叶,随年壮。右核肿灸右,左肿灸左。两核俱肿,俱灸之。一宿愈。

又方 以玉茎头向下正囊缝点茎头当缝上,灸三壮或七壮,即消。

《博济安众方》治久坐立卑湿冷处,忽阴囊虚肿气上筑入方。

上以米醋炒黑豆,青布裹,熨心腹。

《集验方》治卒卵肿方。

熟捣桃仁,敷之,燥则易。亦治妇人阴肿。

《玄女经》云:疗男子阴卵肿方。

取捣桃仁,去皮、尖,并简除双仁,熬令色变,作末,丸如弹丸,酒服之。

治阴卵入腹急痛方第六

《葛氏方》治阴丸卒缩入腹,急痛欲死,名曰阴疝方。

狼毒四两　防葵一两　附子二两

上三物,蜜丸,服如梧子三丸,日夜三过。

《玄女经》疗房劳卵肿,或缩入腹,腹中绞痛,或便气绝死方。

取妇人经月布衣有血者,汤洗取汁,服之《今案》《医门方》:为灰,酒服方寸匕。

又方 取妇人阴上毛二七茎,烧作灰,以井华水服之。

治阴囊湿痒方第七

《葛氏方》治阴囊下湿痒皮剥方。

酸浆煮地榆根及黄檗汁,洗,皆良。

又方 柏叶、盐各一升

合煎以洗之,毕,取蒲黄敷之。

又方 煮槐枝以洗之。

又方 嚼大麻子敷之。

又方 浓煮香薷洗之。

《医门方》疗阴囊下湿痒,搔破水出,干即皮剥起方。

地榆　黄柏　蛇床子各三两　槐白皮切,一升

水七升,煮取三升,暖以洗疮,日三四度。勿食鱼蚱。

《玉房秘诀》云：治阴囊下湿散方。

麻黄三两　蛇床子二两　芍药三两　黄连三两　粢米一升

捣末，粉之。

又方　干姜　黄连　牡蛎各五分　粢米八分

捣筛，以粉之。

又方　末庵蕳子，敷之。

治阴颓方第八

《病源论》云：颓病之状，阴核肿大，有时小歇，歇时终大于常，劳冷阴雨便发，发则胀大，使人腰脊挛急，身体恶寒，骨节沉重，此病由于损肾也。足少阴之经，肾之脉也，其气下通于阴。阴，宗脉之所聚，积阴之气也。劳伤举重，伤于少阴之经，其气下冲于阴，气胀不通，故成颓也。

《小品方》牡丹五痔散　治颓疝阴卵偏大，有气上下，胀大行走，肿大为妨，服此方良验。

牡丹去心　防风　桂心　豉熬　黄柏各一两

凡五物，治下筛，酒服一刀圭，上二十日愈。治少小颓疝最良。婴儿以乳汁和，如大豆与之。长宿人服方寸匕。

又云：男颓有肠颓、卵胀，有水颓、气颓四种。肠颓、卵胀，难差；气颓、水颓，针灸则易差也。

又云：男阴卵偏大颓方。

灸肩井，并灸关元，百壮。

又方　灸玉泉百壮。在关元下一寸。

又方　灸足太阳五十壮，并灸足太阴五十壮。有验。

又云：颓病阴卒肿者方。

合并足，缚两大趾，令爪相并，以艾丸灸两爪端方角处。一丸令顿在两爪角上也，令丸半上爪上佳。灸七壮，愈以上《千金方》同之。

《千金方》云：卵偏大上入肠方。

灸三阴交，在内踝上八寸，随年壮。

又云：治颓方。

取杨柳枝如脚大趾大，长三尺，二十枚，水煮令热，以故布及毡掩肿处，取热枝更互柱之。如此取差。

又云：颓疝，卵偏大，气上下胀方。

牡丹一分　防风一分

二味，酒服方寸匕，日二。

《葛氏方》治人超跃举重，卒得阴颓方。

灸两足大趾外白肉际陷中，令艾丸半在爪上，半在肉上，七壮《范汪方》同之。

又方　以蒲度口广倍之，申度以约小腹中大横理，令中央正对脐，乃灸两头及中央三处，随年壮。善自养，勿言笑劳动《千金方》同之。

又方　白术五分　地肤子十分　桂心三分

上三物，捣末，服一刀圭，日三。

医心方卷第十二

消渴并大小便部

治诸淋方第四

《病源论》云：诸淋者，由肾虚而膀胱热故也。其状小便出少起数，小腹弦急，痛引于脐。

《葛氏方》治卒患淋方。

灸足大趾前节上十壮。良。

又方 灸两足外踝中央，随年壮，有石即下。

又方 但服葎草汁一升，不过三升。亦治石淋。

又方 豉一升，水三升，渍少时，以盐一合内中，顿服。今案：《经心方》豉半升，水四升，煮一沸，顿服，立通。不加盐。

《拯要方》疗淋方。

上煮石燕汁饮之，良验。以水煮之。

《范汪方》治淋，**滑石散方**。

葵子一升　滑石一两　通草二两

凡三物，治筛，酒服方寸匕，日三。

又云：治淋，**栝楼散方**。

石韦二分　通草一分　栝楼二分　葵子四分

凡四物，治筛，先食以麦粥服方寸匕，日三，无不愈。

又方 常以冬葵根作饮，良。

《小品方》治淋病不得小便，阴上绞痛方。

灸足大冲，五十壮

在足大趾本节后二寸。

又方 灸悬泉，一名中封，十四壮。中封在足内踝前一寸。

《广利方》理诸淋，小便卒不通方。

麻根二七枚，切

上以水二大升，煎取八九合，去滓，分温三服。

《集验方》卒得淋方。

取牛耳中毛，烧服半钱匕，立愈。

又方 以比轮钱三百文，以水一斗，煮得三升，饮之。千金秘不传。

《录验方》治淋瞿麦散方。

瞿麦四两　石韦四两，去毛　滑石四两，碎　车前子四两　葵子四两

凡五物，捣筛，冷水服方寸匕。日三，增至五匕。慎酒、面。

《新录方》治淋方。

马苋茎叶捣汁，一升，二三服。

治石淋方第五

《病源论》云：石淋者，淋而出石也。肾主水，水结则化为石，故肾容沙石。肾虚为热所

乘，热则成淋，其状小便茎里痛，尿不能卒出，痛引少腹，膀胱里急，沙石从小便遗出，甚者塞痛，令闷绝。

《小品方》治石淋神方。

车前子二升，以绢囊盛

以水八升，煮取三升，尽服之。日移一丈，石子当出。宿不食，饮之良。

又方 生葎茎叶合捣取汁，服一升，日三。

又 病石淋，齐下三十六种病不得小便方 灸关元，三十壮《千金方》同之。

又方 灸大敦，三十壮。在足大趾端，去爪甲如韭。

又方 灸气门，三十壮。

《录验方》石淋方。

取车前草煮，多饮汁。

又方 石韦三分 滑石三分

凡二物，下筛合，以米汁若蜜服刀圭匕，日三，已效。

《葛氏方》石淋者方。

取燕矢未，以冷水服钱五匕，清旦服，至食时当溺石。

又方 取故甑蔽，烧三指撮，服即通。

又方 石首鱼头中石一升 贝齿一升

合捣细筛，以苦酒和，分为三份：宿不食，明旦服一份，日中服一份，暮服一份。朗日旦，石悉下。今案：《食经》云：鲹头中有石，江南人呼曰石首鱼者是也。

《千金方》石淋方。

浮石 取满手，下筛，水三升，酢一升，煮取二升，澄清，服一升。三服石出。

《本草拾遗》云：有以病为药者，淋石主石淋，水磨服之，当碎石随溺出也。人患石淋，或于溺中出，正如小石，非他物也。

《新录方》治石淋方。

生葛根汁，服五六合。

又方 葱白三升

水六升，煮取二升五合，三服。

陶弘景《本草注》：煮麻根，饮之。

苏敬《本草注》：捣吴茰根汁一升，服之。

崔禹锡《食经》：煮葵子，服汁。

治气淋方第六

《病源论》云：气淋者，肾虚膀胱热，气胀所为也。其状膀胱、少腹皆满，尿涩，常有馀沥是也。

《千金方》疗气淋方。

灸关元，五十壮。又，灸夹玉泉相去一寸半，三十壮。

又方 水三升，煮船底苔如鸭甲大，取二升一服。

又方 捣葵子末，汤服方寸匕。

《广利方》理气淋，脐下切痛方。

以盐和少醋，填脐中，盐上灸二七壮，立差。

治劳淋方第七

《病源论》云:劳淋者,谓劳伤肾气而生热成淋也。肾气通于阴,其状尿留茎内,数起不出,引少腹痛,小便不利,劳倦即发。

《千金方》疗百淋,寒淋,热淋,劳淋,小便涩,胞中满,腹急痛方。

栝楼三两　滑石二两　石韦二两

三味,大麦粥饮服方寸匕,日三。

治膏淋方第八

《病源论》云:膏淋者,淋而有肥,状似膏,故谓之膏淋,亦曰肉淋。此肾虚不能制其肥液,故与小便俱出也。

《千金方》云:膏淋之为尿,似膏自出,疗之一如气淋也。

捣葎草汁二升,酢二合,和,空腹服之。

治血淋方第九

《病源论》云:血淋者,是热淋之甚者,则尿血,谓之血淋。心主血,血行身,通遍经络。循环腑脏。劳热甚者,则散失其常经,溢渗入胞而成血淋也。

《广济方》治血淋方。

车前叶捣取汁,半升,和蜜一匙,搅令销,顿服之,立差《广利方》同之。

《龙门方》治血淋方。

取刺蓟根,勿见风,一大握,净洗,捣取汁,半升,服之。极者,不过三,良。

《千金方》疗血淋方。

石韦　当归　蒲黄　芍药

四味,分等,酒服一钱匕,日二。

又方　水五升,煮麻根十枚,取二升,顿服。

又方　水四升,煮大豆叶一把,取二升,顿服。

又方　灸丹田,随年壮。在脐下二寸今案:《明堂》云:石门,一名丹田。

治热淋方第十

《病源论》云:热淋者,三焦有热,气搏于肾,流入于胞而成淋也。其状小便赤涩。亦有宿为淋,今得热而发者,其热则变尿血。亦有小便后如豆羹汁状者,畜作有时。

《葛氏方》热淋方。

取白茅根四斤,锉之。水一斗五升,煮令得五升汁,服,日三《千金方》同之。

又方　末滑石屑　水服一二合。

《录验方》治热淋方。

芦心切,三升

水五升,煮取二升,三服。

《千金方》治热淋方。

常煮冬葵根作饮,服之。

又方　灸。亦与气淋同之。

又方　葵根一升，冬用子　大枣二七枚，去核

上二味，水三升，煮取一升二合，分二服。热，加黄芩一两；出难，加滑石二两。

《龙门方》疗热淋方。

服冷水三升，行一里即下，差。

又方　灸两足外踝中央，随年壮，有石下。

《广济方》疗热淋，小便涩痛方。

车前草切，一升　通草三两　葵根切，一升　芒硝六分，汤成

以水七升，煮取二升，去滓，内芒硝，分温三服。忌热食。

治寒淋方第十一

《病源论》云：寒淋者，其病状先寒战，然后尿是也。由肾气虚弱，下焦受于冷气入胞，与正气交争，寒气胜则战寒而成淋；正气胜，寒战解，故得小便也。

《新录方》治寒淋，少腹下冷，手足亦冷方。

葵子一升　曲末一升

水六升，煮取三升半，三服。

治大小便不通方第十二

《病源论》云：关格，大小便不通也。大便不通，谓之内关；小便不通，谓之外格；二便俱不通，为关格也。由阴阳不和，荣卫不通也。

《千金方》治关格，大小便不通，芒硝汤方。

芒硝五两　大黄八两　芍药四两　杏仁四两　麻子仁三两　乌臼树根皮五两

凡六味，以水七升，煮取三升，分三服。

又方　灸脐下一寸，三壮。

又方　灸横纹，百壮。

又方　甑带煮取汁，和浦黄方寸匕，日三服。

又方　葵子一升　榆皮切，一升

水五升，煮取二升，分三服。

《葛氏方》治卒关格，大小便并不通，支满饮死，二三日则杀人方。

取盐，以苦酒和，涂脐中。干，复易之。

又方　自取手十指爪甲，烧末，以酒浆服。

又方　葵子二升

水四升，煮取一升，顿服之。内猪膏如鸡子一丸，亦佳。

《集验方》治久不得大小便方。

猪脂如鸡子，著一杯酒中，煮之令沸，顿服。

又方　煮葵根汁服，弥佳。

《范汪方》治大小便不出方。

豆酱内下部中，冷人吹则通小便，以盐内茎中则利，良。

《经心方》**滑石散**　治大小便不通方。

滑石二两　榆皮一两　葵子一两

凡三物，作散，浓煮麻子一升半，取一升，以两匕和服。不过二，大小便通《千金方》同之。

《广利方》理气壅，关格不通，小便淋结，脐下妨闷兼痛方。

冬葵子二大合　生茅根一握

以水一大升半，煎取六大合，去滓，分温二服。

又云：关隔不通，胞胀妨闷，大小便不通方。

冬葵子三大合，绵裹，碎　滑石十二分，碎　芒硝十分，汤成下

切，以水二大升，煎取八大合，去滓，空腹分温再服。服别，如人行四五里。忌肉、面。

治大便不通方第十三

《病源论》云：大便不通者，由三焦五脏不和，冷热之气不调，热气偏入肠胃，津液竭燥，故令糟粕否结，壅塞不通也。

《葛氏方》治大便不通方。

研麻子，以米杂为粥，食之。亦可直煮麻为饮，服之。

又方　剥乌梅皮，以渍酱豆中，导下部。

《范汪方》治大便不通方。

用豆酱，内下部中则通。

又方　酱中瓜，切令如指长三寸，内大孔中。

《秦承祖方》不得大便数日方。

作热汤著盆中，人居其中，汤未冷则差。

又方　灸下部后五分，三十壮，差。大良。

《千金方》治大便不通方。

桑根一把，去赤皮　榆根一把，去赤皮

水三升，煮取一升半，分二服。

又方　恒取麻子，取汁饮之。

《龙门方》疗大便不通方。

取胶广二寸，长四寸　葱白一握

以水三升，和煮，消尽去滓，一服验。

又方　熬葵子半升，捣末

以水一升，煮服之。

《医门方》疗下部闭塞，大行不出方。

取乌梅四十枚，

拍碎，汤中浸少时，去核捣之，如弹丸大一枚，内下部中，立通。

《小品方》大便闭塞，气结心满方。

灸石关，百壮今案：《明堂》在幽门下三寸。幽门在巨阙旁半寸。

又方　灸足大都，随年壮。

《经心方》**芍药汤**　治胀满，大行不通方。

芍药六分　芒硝六分　黄芩五分　大黄八分　杏仁八分

凡五味，丸如梧子，饮服十五丸，日三。

《华佗方》云：有病日食二斗米，至二百日不大便，亦无所病苦，何以尔名，为何等病也？此为谷瘦也。谷气液升道中去，虽无病，下关不通，不可长久，治之方：

葛根五斤　猪肪三斤

凡二物，葛根细锉，洗之，以水三斗并煎之，得一斗半，去滓，复煎其汁得七升已。取猪肪，切煎之成膏，着葛根汁中，煎使相得四升所，服二升，二日尽之。下关通，营卫泽，药无所禁。服此药，开六腑，当下。

治大便难方第十四

《病源论》云：大便难者，由五脏不调，阴阳偏有虚实，三焦不和，则冷热并结故也。

又云：渴利之家，大便亦难，为津液枯竭，致令肠胃干燥。

《葛氏方》云：脾胃不和，常患大便坚强难者。

大黄三两　芍药三两　厚朴三两　枳实六斤　麻子仁五合

捣筛，蜜丸如梧子，服十丸，日三。稍增，以通利为度。可恒将之。

《千金方》治大便难方。

单用豉清、酱清、羊酪、土瓜根汁，并单灌之，立出。

又方　酱清渍乌梅，灌下部中。

又方　麻油二升，内葱白三寸，煮令黑，去滓，待冷顿服。

又方　灸承筋，三壮。

又方　夹玉泉相去各二寸，灸之。

《新录方》大便干，骨立者方。

灸胃管穴，千炷。

又方　生地黄切，三升　韭切，三升

以水一斗，煮取二升五合，分三服，相去十里。

又方　单服马苋汁一升，差止。

又方　捣蒜为泥，酒服如枣，日三。

又方　烧鱼为灰，酒服方寸匕，日二、三。

又方　服甑带汁五、六合，日二。

《承祖方》治大便牢难，腹热连日欲死方。

甘遂　芫花　黄芩

凡三物，分等，捣，蜜丸如小豆，服五丸。不通，更服三丸。

《华佗方》治大便坚，数清不能得出方。

皂荚末下筛，以猪脂和合，苇管长一寸，以指排内谷道中，齐指一节，须臾则去。

又云：**二车丸**　主临饭腹痛不能食，复又大便难方。

大黄十三两　柴胡四两　细辛二两　茯苓一分　半夏一两

凡五物，治筛，丸以蜜，饮服如梧子五丸，日再。

《集验方》治大便牢难，腹热连日欲死方。

白蜜三升

于微火上煎之，使如强铺，以投冷水中，须臾当凝，出丸，丸如手指大，长六寸七寸，内谷道中，即得通。

又云：不得大便十日或一月，烦满欲死方。

葵子二升

水以四升，煮取一升，去滓，顿服之。

治大便失禁方第十五

《病源论》云:大便失禁者,大肠与肛门虚冷滑故也。肛门,大肠之候也,俱主行糟粕,既虚弱冷滑,气不能温制,故使大便失禁之。

《千金方》治老人小儿大使失禁,灸大指奇间各三壮[2]。

又方 灸两脚大趾去甲一寸,三壮。

治大便下血方第十六

《病源论》云:此由五脏伤损所为。脏气既伤,则风邪易入,热气在内,亦大便下血。其前便后下血者,血来远也。前下血后便者,血来近也。远近者,言病在上焦下焦也。

《小品方》云:诸下血者,先见血后见便,此为远血,宜服黄土汤;若先见便后见血,此是近血,宜服赤小豆散。

赤小豆散方。

赤小豆三升,熬 当归三两

凡二物,治筛,服方寸匕,日三。今案:《令李方》:黄连二两,酒服。

黄土汤方。

灶中黄土半升,绵裹 甘草三两,炙 干姜二两 黄芩三两 阿胶三两,炙 干地黄五两,一方三两

凡六物,以水一斗,煮取三升,分三服今案:《集验方》有芎䓖、熟艾,无黄芩、干地黄,治下血如刺猪。

《葛氏方》治卒下血方。

豉一升

以水三升渍,煮三沸,去滓,顿服汁一升,日三。冬天,每服辄温。

又方 豉二升

以酒六升合煮,得三升,服一升,日三。

又方 煮香薷极令浓,去滓,服一升,日三。

又方 乱髮如鸡子大,烧末,水服之。不过三。

又方 三指撮盐烧,向东服之。

又方 灸两足大趾回毛中,随年壮,即愈。

《僧深方》治卒下血,**蒲黄散**方。

甘草一分 干姜一分 蒲黄一分

凡三物,下筛,酒服方寸匕,日三。

又方 治卒注下并下血,一日一夜数十行方。

灸脐中及脐下一寸,各五十壮。今案:《葛氏方》以钱掩脐上,灸钱下际,五十壮。

《医门方》治卒下血,或因吃热物而发方。

生葛根汁 生地黄汁 生藕根汁

各饮一升,日二,差。

又方 小豆末和水服方寸匕,日二服,立差。

《范汪方》治下血方。

干地黄五两 胶三两,炙

凡二物，治筛，分三服《葛氏方》同之。

又方　干地黄下筛，以酒服方寸匕，日三。

又云：治大便血，诸血，衄血方。

乌贼鱼骨五分　桑耳一分

凡二物，治筛，酒服方寸匕，日三。

《千金方》下血日夜七八十行方。

黄连四两　黄柏四两

上二味，醇酢五升，煮取一升半，分再服。

《枕中方》治人下血方。

取鸡苏绞取汁，多少任意服之，愈。今案：《集验方》治吐血、下血，并妇人漏下。

《新录方》治卒下血兼血痔方。

栀子及皮一升

以水三升，煮取一升三合，分二服。

又方　桃奴树上死桃子也　取一升，以水三升，煮取一升三合，分二服。

又方　取败船茹二升，以水三升，煮取一升二合，分二服。

又方　荆叶切，三升

以酒五升，煮取一升六合，分二服。

又方　赤小豆三升

以水五升，煮取一升六合汁。渴饮汁，饥啖豆。

又方　以水三升，煮葱白一升半，取一升二合汁，分三服。

又云：食热物下血方。

捣生葛根，取七八合汁，饮之。

又方　捣生地黄取汁，饮七八合。

又方　捣生藕取汁，饮七八合。

又方　生蘘荷根汁，饮六七合。

又方　酒三升，煮大枣二十一枚，取汁，分二三服。

又方　以水服石榴皮末方寸匕，日二。

又方　捣蓟，无问大小猫虎羊等，取汁饮之，并好。若冬月无生者，掘取根或干者，切，二升，以水三升，煮取一升二合，分二服。

治小便不通方第十七

《病源论》云：小便不通者，由膀胱与肾俱有热故也。肾主水，膀胱为津液之腑，此二经为表里，而水行于小肠入胞者，为小便。肾与膀胱热，热入于胞，热气大盛，故结涩，令小便不通。

《葛氏方》治小便不通方。

熬盐令热，内囊中，以熨少腹上。

又方　以盐满脐，灸上三壮已上《小品方》同之。

又方　末滑石，水服方寸匕。

又方　以衣中白鱼虫，内小孔中。

《千金方》治小便不通方。

水四升，洗甑带取汁，煮葵子，取二升半，分三服。

又方 葵子 车前子

水五升，煮取二升半，三服。

又方 鲤鱼齿灰末，酒服方寸匕，日三。

又方 鱼头石末，水服方寸匕，日三。

《新录方》治小便不通方。

水渍石，迭熨少腹，下出。或烧石热熨少腹，以出为度。

又方 车前子一升

以水三升，煮取一升二合，再服。

《小品方》小便不通及关格方。

取生土瓜根，捣取汁，以少水解之于筒中，吹内下部即通。秘方。

又云：治小便闭方。

豉半升

水四升，煮一沸，去滓，一服立愈，通。

《医门方》疗小便不通方。

取乱发如拳，火烧作灰，末筛，酒服方寸匕，立愈。

又云：疗小便不通，小腹满闷，不急疗杀人方。

葱白切，一合 盐少许

捣绞取汁，灌三五豆粒许入水道中，水便出。极效。

《集验方》治淋，小便不利，阴痛，**石韦散**方。

石韦二两 瞿麦一两 滑石五两 车前子三两 葵子二两

凡五物，下筛，先食，服方寸匕，日三。

《令李方》治淋胞满，不得小便，**滑石散**方。

滑石一两 通草半两 石韦一两

凡三物，治筛，酒服方寸匕，日三。

《范汪方》治小便不通方。

取陈葵子一升 醇酒三升

煮之，服尽。

治小便难方第十八

《病源论》云：小便难者，此亦是肾与膀胱热故也。

《录验方》治小便难，淋沥方。

通草二两 茯苓二两 葶苈子二两，熬

凡三物，下筛，以水服方寸匕，日三。

《新录单方》治小便不出，腹满，气急者方。

灸关元穴，在脐下三寸，依年壮。

又方 车前草切，三升

以水五升，煮取二升，分二服，日一。

又方 甑带一枚

以水五升，煮取一升六合，再服。

又方　大麻子三升

以水五升，煮麻子腹破，分二服。

又方　煮滑石取汁，饮之，立下。

又方　葵子二升，以水四升，煮取一升六合，分三服。

又方　茅根切，二升煮服。依前，兼去渴，最妙。

《医门方》疗小便难方。

以少盐内茎孔中，即通。

治小便数方第十九

《病源论》云：小便数者，膀胱与肾俱虚而有客热乘之故也。

《范汪方》治小便一日一夜数十行方。

菖蒲　黄连

二物，分等，治筛，酒服方寸匕。

又方　石膏半斤㕮咀

以水一斗，煮取五升，稍服。已上《葛氏方》同之。

《千金方》治小便利复非淋方。

榆白皮二斤

水一斗，煮取五升，服三合，日三。

又方　三年重鹊巢烧末，服之。

《葛氏方》治小便卒太数复非淋，一日散十过，令人疲瘦方。

灸两足下第二趾本节第一理，七壮。

又方　不中水猪膏如鸡子者一枚炙，承下取肥汁尽服之，不过三。此二方，并治遗溺也。

又方　鸡肠草一把，熟捣　酒一升渍一时，绞去滓，分再服。

《医门方》疗小便数，日夜出，无节度方。

小豆苗叶捣，绞取汁，饮一二升，立止。极效。

治小便不禁方第二十

《病源论》云：小便不禁者，肾气虚，下焦受冷也。肾主水，其气下通于阴。肾虚，下焦冷，不能温制其水液，故小便失禁。

《新录方》治小便不禁方。

柏树白皮切，二升

以水三升，煮取一升二合，分再服，相去十里。

又方　故甑带，以水三升，煮取一升二合，分二服。

又方　露蜂房灰，酒服方寸匕，日二。

又方　石榴皮、子灰，酒服方寸匕。

又方　榆白皮切，二升

水四升，煮取一升六合，二服。

《令李方》小便不禁数行方。

当归二两　甘草五分

凡二物，治下筛，酒服半钱匕，日三，一月差。夏月，内茯苓；阴肿痛，内黄芪分等。

《拯要方》疗小便不禁，或如血色方。

麦门冬八两，去心　蒺藜子二两　甘草一两，炙　干姜四两　桂心二两　干地黄八两　续断八分

上水一斗，煮取二升半，分三服。

治小便黄赤白黑方第二十一

《僧深方》治膀胱急热，小便黄赤，**滑石汤**方。

滑石八两，碎　子芩三两　车前子一升　葵子一升　榆皮四两

凡五物，以水七升，煮取三升，分三服。

《龙门方》疗人小便白稠方。

取蜂房烧作灰，和水，一服一匕，差。

《范汪方》治小便利多，而或白精从溺后出方。

栝楼三分　滑石二分　石韦一分

三物为散，麦粥服方寸匕，日三。

又云：治小便白浊而多方。

桑耳三分　甘草五分

二物为散，以酢浆服方寸匕，日三。

又云：治虚羸，小便青黄白黑，白如米汁方。

白善六分　龙骨五分　牡蛎二分　小豆三两，熬　土瓜根二分

凡五物，治筛，以酒服一方寸匕，日三。

治小便血方第二十二

《病源论》云：心主于血，与小肠合。若心家有热，结于小肠，故小便血也。

《养生方》云：人食甜酪，勿食大酢，变为尿血也。

《新录方》治尿血方。

车前草

捣绞取汁，服五合，旦空腹服之。

又方　棘刺二升

水四升，煮取二升，分三服。

《范汪方》治小便血方。

乌芋根五升

捣取汁，服一升。

《千金方》治尿血方。

豉二升

酒四升，煮取一升，顿服。

又方　生大麻根十枚

水五升，煮取二升，分三服。

又方　龙骨细末，温酒服方寸匕。

又方　熬盐，热熨少腹，并主淋。大良。

又方　刮滑石屑，水和涂少腹，绕阴际。佳。

又方　灸大敦穴，随年壮。

又云：治房损伤中，尿血方。

牡蛎　车前子　桂心　黄芩

四味，下筛，饮服方寸匕，日三，加至二匕。

又云：治虚劳尿血淋方。

葵子一升

水三升，煮取一升半，日三。

《葛氏方》治小便血方。

茅根一把

切，煮，去滓，数饮之。

又方　捣葱白取汁，服一升。

《小品方》**生地黄汤**　治小便血方。

生地黄半斤　柏叶一把　黄芩二两　胶二两　甘草二两

凡五物，以水七升，煮取三升，绞去滓，**内胶令烊**，取二升半，分三服。

《博济安众方》疗小便血方。

地黄汁一升　姜汁一合

相和，顿服。未差，再服。

治遗尿方第二十三

《病源论》云：遗尿者，此由膀胱虚冷，不能约于水故也。

《范汪方》治人喜遗尿方。

防已　防风各三分　葵子二分

治末，服方寸匕。一方，防已三升。

又方　矾石　牡蛎，分等，治合，以黍粥服方寸匕，日三。

《令李方》治遗溺，**芍药散**方。

白薇一两　芍药一两

凡二物，治合下筛，酒若水服方寸匕，日三。

《龙门方》治遗尿不禁方。

取燕巢中蓐烧灰，服一钱匕，日三，七日差今案：《本草拾遗》：水进方寸匕。亦主吵。

《录验方》治遗尿，**龙骨散**方。

桑耳三两　矾石二两　牡砺二两　龙骨三两

凡四物，合治下筛，服方寸匕，日三。

《千金方》治遗尿小便涩方。

木防已二两　葵子二两　防风三两

三味，水五升，煮取二升半，分三服。散亦服，佳。

《小品方》治遗尿，灸穴。灸遗道，在侠玉泉五分，随年壮。

又方　灸阳陵泉、阴凌泉，随年壮。在膝下一寸。

治尿床方第二十四

《病源论》云：人有于眠睡不觉尿出者，是其禀质阴气偏盛，阳气偏虚者，则膀胱肾气俱冷,不能温制于水,则小便偏多,或不禁而遗尿。

《新录方》治尿床方。

火麻根皮切,三升

以水五升,煮取一升八合,去滓,分二服。小儿减之。

又方 大豆叶三升

水五升,煮取二升,分三服。

医心方卷第十三

五劳七伤部

治虚劳五劳七伤方第一

《病源论》云:虚劳者,五劳六极七伤是也。五劳者,一曰志劳,二曰思劳,三曰心劳,四曰优劳,五曰瘦劳。又曰五脏劳也。六极者,一曰气极,二血极,三筋极,四骨极,五髓极,六精极也。七伤者,一阴寒,二阴痿,三里急,四精连连,五精少、阴下湿,六精清,七小便苦数、临事不举[3]。又曰:脾伤,肝伤,肾伤,肺伤,心伤,形伤,志伤。今案:虚劳阴痿方在二十八卷。

《千金方》云:**三仁九子丸** 主五劳七伤补益方。

酸枣仁 柏子仁 薏苡仁 枸杞子 蛇床子 五味子 菟丝子 菊子 菴蕳子 荆子 地肤子 乌麻子 薯蓣 桂心 干地黄

十五味,加苁蓉三两,馀各二两,酒服如梧子二十丸,日二。

《范汪方》**开心薯蓣肾气丸** 治丈夫五劳七伤,髓极不耐寒,眠即胪胀,心满雷鸣,不欲饮食,虽食,心下停痰不能消。春夏手足烦热,秋冬两脚凌冷。虚多忘,肾气不行,阴阳不发,绝如老人。服之健中补髓,填虚养志,开心安脏,止泪明目,宽胃,益阴阳,除风祛冷,无所不治方。

肉苁蓉一两 山茱萸一两,一方无 干地黄六分,一方代干姜 远志六分 蛇床子五分 五味子六分 防风六分 茯苓六分 牛膝六分 菟丝子六分 杜仲六分 薯蓣六分

凡十二物,捣下筛,蜜丸如梧子,服十丸至二十丸,日二夜一。若烦心,即停减之,只服十丸为度;服药五日,茎炽热;十夜,通体滑泽;十五夜,颜色泽,手足热;二十夜,雄力欲盛;二十五夜,经脉充满;三十夜,热气朗彻,面色如花,手纹如孙血,心开,记事不忘,去愁止忘,独寝下寒,止尿,洪阴。年四十以下,一剂即足;五十以上,两剂即足;满七十,亦有子。妇人断续者,服一剂,五十得子。无所禁,但忌大辛酢。

又云:**六生散** 治五劳七伤,五缓六急。治寒热胀满,大腹中风垂曳,消癥逐血,补诸不足,令人肥白方。

生地黄根二斤 生姜一斤 生菖蒲根一斤 生枸杞根一斤 生乌头一斤 生商陆根一斤

凡六物,合七斤,熟洗之。停令燥,粗切之,美酒二斗都合,渍三四日,出,爆之。暮辄还着酒中,辄令汁尽止。捣末,下筛,酒服半钱匕,日三。十日之后,增至一钱。以试有验。

《煎药方》云:**苏蜜煎** 治诸渴及内补方。

苏一升 蜜一升 地黄煎一升 甘葛煎一升 大枣百枚 茯苓 人参 薯蓣各三两

上八物,先蜜、苏入合搅,烊后,甘葛煎入,烊枣膏以绞入。然后,茯苓、人参、薯蓣等散入合后,入地黄煎,微火煎,不止手搅,冷之。今案:苏蜜煎方有数首,或药种多少不同,或分

两升合各异。仍取当今名医增损之法以备俗用。药种如下。

苏小一升　蜜小一升,煎去滓,沫,无用甘葛煎　甘葛煎大三升　地黄煎大二合五勺　麦门冬煎大二合五勺　生姜大五升,舂绞煎得大五合　大枣百五十枚,取肉　练胡麻大三合煎,舂　干薯蓣小三两,舂筛　茯苓小二两,舂筛

凡十物,先以苏入生姜煎,煎之,令相得。次入蜜,次以甘葛煎和大枣、练胡麻,绞去滓入。次入干薯蓣、茯苓。次入麦冬门煎、地黄煎。皆入诸药,微火上煎,不离手搅,令和调,至鼠尾不火,亦不止手搅,冷之。但或方如枣大,服二丸,日三。或如鸡子大,服一丸,日三。今亦多少任意,入酒服之。

《杂酒方》**枸杞石决明酒**　治除腰脚疾、疝癖、诸风痹、恶血,去目白肤翳,赤膜痛,眨眨泪出,瞽盲。轻身,补肾气,和百节,好颜色,延寿,肥健长变方。

石决明干者一大斤,洗,炙　枸杞根白皮小一斤

上二物,细切,盛绢袋,以清酒四斗五升渍之,春五日,夏三日,秋七日,冬十日,去滓。始服,多少不占。

《大清经》**五茄酒**　治五劳七伤,心痛,血气乏弱,男子阴痿不起,囊下恒湿,小便馀沥而阴痒,及腰脊痛,两脚疼痹风弱,五缓六急虚羸。补中益精,坚筋骨,强志意。久服轻身耐老,耳目聪明,落齿更生,白髮更黑,身体轻强,颜色悦泽。治妇人产后馀疾百病。常用雄,不用雌之。五叶者,雄之;三叶者,雌之。雄者味甘,雌者味苦。夏用茎叶,冬用根皮,切一升,盛绢袋,以酒一斗渍。春秋七日,夏五日,冬十日,去滓,温服,任意,勿醉。此药禁物,但死尸并产妇勿见也。日食五茄,不用黄金百库也。

《贺兰方》**枸杞煎**　主五内邪气,热中消渴,周痹风湿,胸腹游气,客热头痛,内伤大劳虚损,头面游风,风头眼眩,五瘗,脚弱痿,四肢拘挛,膝痛不可屈伸,伤中少气,阴消脑疼,忧患惊邪恐悸,心下结痛,烦满咳逆,口焦舌干,好唾,膈中痰水,水肿,阴下痒湿,小便馀沥,脚中酸痛不欲践地,身中不足,四肢沉重,时行呕哕,折跌绝筋,积聚,五劳七伤,日暗清盲,热赤痛。补虚羸,除寒热,益气力,长肌肉,止腰痛,充五脏,利小便,益精气,止泄精。久服耳目聪明,阴气长强,坚筋骨,填脑髓,养神安魂,令人身轻,能跳越峰谷,不老而长生也。

枸杞根切,大一石

以水三大斛入,煮取五斗汁,去滓,加薯蓣、藕根各二大升,煮取一大斗;次牛膝、茯苓、石斛、杜仲各一大斤,以水五斗煮取一大斗;次茅根、芦根各大一斗,以水一斛,煮取一斗,加枣膏大一升,煮取令减半。混合三汁,煎令减三分之二,次加地黄煎大二升、麦门冬煎大二升,次加蜜大一升、千岁葛汁煎大二升。冬时,苏大二升,稍煎,令如糖,停冷,内漆器密封,始服如弹丸大一丸,日三。今案:加生姜汁,煎五合。

《录验方》**生地黄煎**　补虚除热,将和取利也。散石痈疽,疮疖痔热,皆宜之方。生地黄根随多少,舂绞取汁,复重舂绞取之,尽其汁,乃除去滓也。以新布重绞其汁,去滓碎浊,令清净,置镭中,置釜汤上煮镭,勿塞全边,令汤气得泄不沓也。煎地黄汁竭减半许,后煎下,更以新布绞去粗碎结浊滓秽去。复煎竭之,令如饴糖成煎。北方地黄肥,味浓,作煎甘美。东南地黄坚细,味薄,作煎咸苦不美。然为治同耳。能多作则美好也。少作则易竭苦苦不美。然少作不可减三升汁。

治虚劳羸瘦方第二

《病源论》云:夫血气者,所以荣养其身也。虚劳之人,精髓萎竭,血气虚弱,不能充盛肌

肤，故羸瘦也。

《录验方》**枸杞丸** 治劳伤虚损方。

枸杞子三升 干地黄切，一升 天门冬切，一升

凡三物，细捣，曝令干，以绢罗之，蜜和作丸大如弹丸。一服一丸，日二。

《范汪方》云：**补养汤** 主虚劳羸瘦，食已少气方。

甘草一两，炙 术四两 牡蛎二两 大枣二十枚 阿胶三两 麦门冬四两

凡六物，㕮咀，水八升，煮取二升，尽服。禁生冷。

《千金方》**甘草汤** 主虚羸惙惙，气欲绝方。

甘草二两 生姜二两 人参一两 五味二两 吴茱萸一升

五味，水四升，煮茱萸令如蟹目沸，去滓，内药，煮取一升六合，分再服。

又云：小鹿骨煎 主治一切虚羸，皆悉服之方。

鹿骨一具，碎 枸杞根切，一升

二味，各以水一斗别器煎，各取汁五升，去滓，澄乃合一器共煎，取五升。二日服尽好，将须用大升。

《本草拾遗》云：鲫鱼肉主虚羸，熟煮食之。

《耆婆方》治人瘦，令人肥健肥白，能行阴阳，并去风冷，虚瘦无力，神验方。

取枫木，经五年以上树皮去上黑皮，取中白皮五斗，细锉，微曝，令水气去，以清美酒于白瓦器中渍之。依春夏七日，秋冬二七日，少少饮酒，酒欲尽，至下埿似如枫胶，少少匕取食之，不经数月即肥白，立验，忌如法。

《拯要方》云：**枸杞子酒** 疗虚羸黄瘦，不能食，服之不过两剂，必得肥充，无禁断方。

枸杞子五大升，干者，碎 生地黄三大升，切 大麻子五大升，碎

上于甑中蒸麻子，使熟，下著案上，摊去热气，冷暖如人肌，内地黄、枸杞子，熟，挼使三物相得，内绝袋中，以无灰清酒二大斗浸之，春夏五日，秋冬七日，取服。任性多少，常使体中微有酒气。

《明堂经》云：脾俞二穴灸三壮，主腹中气胀，引脊痛，食饮多，身羸瘦，名曰食晦。注云：晦，月尽。谓阴气尽，阳气盛，所以消食羸瘦。

治虚劳梦泄精方第三

《病源论》云：肾虚为邪所乘，邪客于阴则梦交接，令肾虚弱不能制于精，故因梦感动而泄精。

《小品方》**别离散** 治男女风邪，男梦见女，女梦见男，悲愁忧恚，怒喜无常，或半年或数月，日复发者方。

杨上寄生三两 术三两 桂心一两，一方三两 茵芋一两 天雄一两，炮 蓟根一两 菖蒲一两 细辛一两 附子一两，炮 干姜一两

凡十物，合捣下筛，酒服半方寸匕，日三。合药勿令妇人、鸡犬见之；又无令见病者、病者家人见合药。知药者，令邪气不去，禁之为验。

又云：**龙骨散** 治男子失精，百术不治方。

龙骨大如指，赤理锦纹者 薰草二两 桂肉二两 干姜二两

凡四物，下筛，酒服方寸匕，日三。神良。

又云：**韭子汤** 治失精方。

韭子一升　龙骨三两　赤石脂三两

凡三物，以水七升，煮取二升半，分三服。

《集验方》治梦泄精方。

韭子一升，熬

一物捣筛，酒服一方寸匕，日再。神效。

《医门方》疗梦交接泄精，暂唾即出，身体枯燥骨立者方。

白龙骨八分，研　韭子一升半

为散，酒服方寸匕，日二。加至一匕半，日二。

《拯要方》云：小便失精及夜梦泄精方。

韭子一升，熬　麦门冬二两　菟丝子二合　车前子二合　芎䓖二两　龙骨二两

以上以水八升，煮取二升，为四服，日三。

《玉房秘诀》云：治数梦交失精方。

龙骨　牡蛎　甘草　桂各三两　大枣一枚

水六升，煮取二升半，分三服。

《僧深方》云：**禁精汤**　主失精羸瘦，酸消少气，视不明，恶闻人声方。

韭子二升　生粳米一升

二物合于器中，熬之米黄黑及熟，急以淳佳酒一斗投之，绞取七升，服一升，日三。二剂便愈。

《新录方》治失精方。

取韭根，捣取汁，服五合，日二。

又方　石榴皮捣为散，饮服方寸匕日二。

又方　韭子一升　桑螵蛸十四枚

水五升，煮取二升，三服。亦为散，酒服。

《葛氏方》云：治男女梦与人交接，精便泄出，此内虚积滞，邪气感发，治之方。

韭子一升　粳米一升

水四升，煮取升半，一服

又方　龙骨二分　术四分　桂二分　天雄一分

捣末，酒服五分匕，日三。

又方　两足内踝上一夫脉上，名三阴交，灸二十一壮，梦即断。

又方　合手掌并大拇指，令两爪相近，以一炷灸两际角，令半入爪上，三壮。

又云：治男女精平常自出，或闻见所好，感动便已发。此肾气乏少，不能禁制方。

巴戟天　石斛　黄芪

分等，捣，酒服方寸匕，日三。

又方　鹿茸一两　桂一尺　韭子一升　附子一枚　泽泻三两

捣末，服五分匕，日三。

又方　牡丹炙令变色，捣末，服方寸匕[4]，日三。

又方　雄鸡肝　鲤鱼胆　令涂阴头。

治虚劳尿精方第四

《病源论》云：肾藏精，其气通于阴。劳伤肾虚，不能藏于精，故因小便而精液出。

《千金方》治虚劳尿精方。

韭子一升　稻米二升

水一斗七升，煮如粥，取汁六升，分三服。

《葛氏方》治男子溺精如米汁，及小便前后去精如鼻涕，或溺有馀沥污衣，此皆内伤令人虚绝。治之方。

栝楼二分　滑石二分　石韦一分

捣末，以麦粥服方寸匕。

又方　甘草　赤石脂

分等，捣末，服方寸匕，日三。

《医门方》云：疗失精，无故自泄，或因尿精出方。

韭子　白龙骨　菟丝子各二十分　麦门冬去心　车前子　泽泻各十二分　人参十分　石留黄八分

为散，空腹，以酒服方寸匕，日二。加至一匕半。

《录验方》淮南王枕中丸　治阴气衰，腹背痛，两胫悁痛，小便多沥，失精，精自出，囊下湿痒方。

石斛　巴戟天　桑螵蛸　杜仲

凡四物，分等，合捣下筛，蜜丸如梧子，酒服十丸，日二。令强阴气，补诸虚。神良。

治虚劳精血出方第五

《病源论》云：肾藏精。精者，血之所成也。虚劳则生七伤六极，气血俱损。肾家偏虚，不能藏精，故精血俱出。

《葛氏方》云：治失精，精中有血方。

父蛾二七枚，阴干之　玄参称半分

合捣末，以米汁向旦，日一服，令尽之。

治虚劳少精方第六

《千金方》治虚劳少精方。

鹿角白末

蜜和，服如梧子七丸，日三。三十日，大效。

又方　生地黄根五升

以清酒渍，少少饮之。

又方　浆煮蒺藜令熟，洗阴，日二，十日知。

《杂酒方》云：桑树东南枝白皮一把，细切，以酒一升渍之。经宿去桑皮，多少饮之，精如涌泉。

《医心方》卷第二十八

至理第一

《玉房秘诀》云：冲和子曰：夫一阴一阳谓之道，媾精化生之为用，其理远乎？故帝轩[5]之问素女、彭[6]铿之酬殷王，良有旨哉！

黄帝问素女曰:吾气衰而不和,心内不乐,身常恐危,将如之何?素女曰:凡人之所以衰微者,皆伤于阴阳交接之道尔。夫女之胜男,犹水之灭火,知行之如釜鼎,能和五味,以成羹臛。能知阴阳之道者,成五乐;不知之者,身命将夭,何得欢乐?可不慎哉!

素女云:有采女者,妙得道术。王使采女问彭祖延年益寿之法。彭祖曰:爱精养神,服食众药,可得长生。然不知交接之道,虽服药,无益也。男女相成,犹天地相生也。天地得交会之道,故无终竟之限;人失交接之道,故有夭折之渐。能避渐伤之事,而得阴阳之术,则不死之道也。采女再拜曰:愿闻要教。彭祖曰:道甚易知,人不能信而行之耳。今君王御万机,治天下,必不能备为众道也。幸多后宫,宜知交接之法。法之要者,在于多御少女,而莫数泻[7]精,使人身轻,百病消除也。

汉驸马都尉巫子都年百三十八[8],孝武巡狩[9]见子都于渭水之上,头上有异气,�怱怱高丈余许,帝怪而问之。东方朔相对曰:此君有气,通理天中,施行阴阳之术。上屏左右,问子都。子都曰:阴阳之事,公中之秘,臣子所不宜言,又能行之者少,是以不敢告,臣受之陵阳子明,年六十五矣,行此术来七十二年,诸求生者,当求所生。贪女之容色,极力强施,百脉皆伤,百病并发也。

《玉房指要》云:彭祖曰:黄帝御千二百女而登仙,俗人以一女而伐命。知与不知,岂不远邪[10]?知其道者,御女苦不多耳。不必皆须有容色妍丽也,但欲得年少未生乳,而多肌肉者,但能得七八人,便大有益也。

素女曰:御敌家当视敌如瓦石,自视如金玉。若其精动,当疾去其乡。御女当如朽索御奔马,如临深坑下有刃,恐堕其中。若能爱精,命亦不穷也。

黄帝问素女曰:今欲长不交接,为之奈何?素女曰:不可。天地有开阖,阴阳有施化。人法阴阳随四时,今欲不交接,神气不宣布,阴阳闭隔,何以自补?练气数行,去故纳新以自助也。玉茎不动则辟死,其舍所以常行,以当导引也。能动而不施者,所谓还精,还精补益,生道乃著。

《素女经》云:黄帝曰:夫阴阳交接节度,为之奈何?素女曰:交接之道,故有形状,男致不衰,女除百病,心意娱乐,气力强然。不知行者,渐以衰损,欲知其道,在于定气、安心、和志,三气皆至,神明统归,不寒不热,不饥不饱,亭身定体,性必舒迟,浅内徐动,出入欲希,女快意,男盛不衰,以此为节。

《玄[11]女经》云:黄帝问玄女曰:吾受素女阴阳之术,自有法矣。愿复命之,以悉其道,玄女曰:天地之间,动须阴阳,阳得阴而化,阴得阳而通,一阴一阳,相须而行。故男感坚强,女动辟张,二气交流,精[12]液相通。男有八节,女有九宫,用之失度,男发痈疽,女害月经,百病生长,寿命消亡;能知其道,乐而且强,寿即增延,色如华英。

《抱朴子》云:凡服药千种,三牲之养,而不知房中之术,亦无所益也。是以古人恐人之轻恣情性,故美为之说,亦不可尽信也。玄素喻于水火,水火杀人又生人,在于[13]能用与不能耳。大都得其要法,御女多多益善。若不晓其道,用一两者,适足以速死耳。

又云:人复不可都阴阳不交,则生痈瘀之疾。故幽闲怨旷,多病而不寿;任情恣意,复伐年命。唯有得节宣之和,可以不损。

《洞玄子》曰:夫天生万物,唯人最贵;人之所上,莫过房欲。法天象地,规阴矩阳[14],悟其理者,则养性延龄;慢其真者,则伤神夭寿。至如玄女之法,传之万古。都具陈其梗概,仍未尽其机微。余每览其条,思补其阙,综习旧仪,纂此新经,虽不穷其纯粹,抑得其糟粕,其坐卧舒卷之形,偃伏开张之势,侧背前却之法,出入深浅之规,并会二仪之理,俱合五行之数。

其导者，则得保寿命；其违者，则陷于危亡。既有利于凡人，岂无传于万叶[15]？

《千金方》云：男不可无女，女不可无男。若孤独而思交接，损人寿，生百病。又，鬼魅因之共交，精损一当百。

又云：人年三十以下，多有放恣；四十以上，即复觉气力一时衰退，衰退既至，众病蜂起，久而不治，遂尔不救。故年至四十，须识房中之术者，其道极近，而人莫之知术。其法一夜御十女，不泄而已，此房中之术毕矣。兼之药饵，四时勿绝，则气力百倍，而智慧日新，然此方之术也。

养阳第二

《玉房秘诀》云：冲和子云：养阳之家，不可令女人窃窥此术，非但阳无益，乃至损病。所谓利器假人，则攘袂莫拟也。

又云：彭祖曰：夫男子欲得大益者，得不知道之女为善。又当御童女，颜色亦当如童女，女但苦不少年耳。若得十四五以上，十八九以下，还甚益佳也。然高不可过三十，虽未三十而已产者，为之不能益也。吾先师相传此道者，得三千岁，兼药者可得仙。

又云：欲行阴阳取气养生之道，不可以一女为之得，得三若九若十一，多多益善。采取其精液上鸿泉，还精，肌肤悦泽，身轻目明，气力强盛，能服众敌，老人如二十时，若少年，势力百倍。

又云：御女欲一动辄易女，易女可长生若故。还御一女者，女阴气转微，为益亦少也。

又云：青牛道士曰：数数易女则益多，一夕易十人以上尤佳。常御一女，女精气转弱，不能大益人，亦使女瘦瘠[16]也。

《玉房指要》云：彭祖曰：交接之道，无复他奇，但当从容安徐，以和为贵。玩其丹田，求其口实，深按小摇，以致其气。女子感阳，亦有徵候，其耳热，如饮醇酒；其乳暖起，握之满手；颈项数动，两脚振扰，淫衍[17]，窈窕乍[18]男身，如此之时，小缩而浅之，则阳得气于阴，有损。又，五脏之液，要在于舌。赤松子所谓玉浆可以绝谷，当交接时，多含舌液及唾，使人胃中豁然，如服汤药，消渴立愈，逆气便下，皮肤悦泽，姿如处女。道不远求，但俗人不能识耳。采女曰：不逆人情，而可益寿，不亦乐哉！

养阴第三

《玉房秘诀》云：冲和子曰：非徒阳可养也，阴亦宜然。西王母是养阴得道之者也，一与男交，而男立损病；女颜色光泽，不著脂粉，常食乳酪，而弹五弦，所以和心系意，使[19]无他欲。

又云：王母无夫，好与童男交，是以不可为世教，何必王母然哉？

又云：与男交，当安心定意，有如男子之未成，须气至乃小收，情志与之相应，皆勿振摇踊躍，使阴精先竭也。阴精先竭，其处空虚，以受风寒之疾，或闻男子与他人交接，妬妒烦闷，阴气鼓动，坐起悁恚[20]，精液独出，憔悴暴老，皆此也，将宜抑慎之。

又云：若知养阴之道，使二气和合，则化为男子；若不为男子，转成津液，流入百脉，以阳养阴，百病消除，颜色悦泽，肌好，延年不老，常如少童。审得其道，常与男子交，可以绝谷，九日而不知饥也。有病与鬼交者，尚可不食而瘠瘦，况与人交乎？

和志第四

《洞玄子》云：夫天左转而地右回，春夏谢而秋冬袭。男唱而女和，上为而下从，此物事之常理也。若男摇而女不应，女动而男不从，非直损于男子，亦乃害于女人。此由阴阳行佷[21]，上下了戾矣。以此合会，彼此不利。故必须男左转，而女右回；男下冲，女上接，以此合会，乃谓天平地成矣。凡深浅迟速，捌捩东西[22]，理非一途，盖有万绪；若缓冲，似鲫鱼之弄钩；若急蹙，如群鸟之遇风。进退牵引，上下随迎，左右往还，出入疏密，此乃相持成务，临事制宜，不可胶柱宫商[23]，以取当时之用。

又云：凡初交会之时，男坐女左，女坐男右。乃男箕坐，抱女于怀中，于是勒纤腰，抚玉体，申嬿婉，叙绸缪，同心同意，乍抱乍勒，二形相搏，两口相嗚[24]，男含女下唇，女含男上唇，一时相吮，茹其津液，或缓啮其舌，或微齚其唇，或邀遣抱头，或逼命拈耳，抚上拍下，嗚东噬西，千娇既申，百虑竟解。乃令女左手抱男玉茎。男以右手抚女玉门，于是男感阴气，则玉茎振动，其状也，哨然上耸，若孤峰之临回汉；女感阳气，则丹穴津流，其状也，涓然下逝，若幽泉之吐深谷。此乃阴阳感激使然，非人力之所致也。势至于此，乃可交接。或男不感振，女无淫津，皆缘病发于内，疾形于外矣。

《玉房秘诀》云：黄帝曰：夫阴阳之道，交接奈何？素女曰：交接之道，固有形状，男以致气，女以除病。心意娱乐，气力益壮；不知道者，则侵以衰。欲知其道，安心和志、精神充归、不寒不暑、不饱不饥、定身正意、性必舒迟、滑内徐动、出入欲稀。以是为节，慎无敢违，女既欢喜，男则不衰。

又云：黄帝曰：今欲强交接，玉茎不起，面惭意羞，汗如珠子，心情贪欲，强助以手，何以强之？愿闻其道。素女曰：帝之所问，众人所有。凡欲接女，固有经纪。必先和气，玉茎乃起。顺其五常，存感九部，女有五色，审所以扣，采其溢精，取液于口，精气还地，填满髓脑，避七损之禁，行八益之道，无逆五常，身乃可保。正气内充，何疾不去？府藏安宁，光泽润理，每接即起，气力百倍，敌人[25]宾服，何惭之有？

《玉房指要》云：道人刘京[26]言：凡御女之道，务欲先徐徐嬉戏，使神和意感，良久乃可交接。弱而内之，坚强急退，进退之间，欲令疏迟，亦勿高自投掷，颠倒五藏，伤绝络脉，致生百病也。但接而勿施，能一日一夕数十交，而不失精者，诸病甚愈，年寿日益。

《玄女经》云：黄帝曰：交接之时，女或不悦，其质不动，其液不出，玉茎不强，小而不势，何以尔也？玄女曰：阴阳者，相感而应耳，故阳不得阴则不喜，阴不得阳则不起。男欲接而女不乐，女欲接而男不欲，二心不和，精气不感，加以卒上暴下，爱乐未施。男欲求女，女欲求男，情意合同，俱有悦心，故女质振感，男茎盛[27]热，营扣俞鼠，精液流溢，玉茎施纵，乍缓乍急，玉户开翕，或虚[28]或实，作而不劳，强敌自佚。吸精引气，灌溉朱室。今陈九事，其法，备悉。伸缩俯仰，前却屈折，帝审行之，慎莫违失。

临御第五

《洞玄子》云：凡初交接之时，先坐而后卧，女左男右。卧定后，令女正面仰卧，展足舒臂，男伏其上，跪于股内，即以玉茎竖拖于玉门之口，森森然若偃松之当邃谷洞前，更拖磣勒，呜口嗍舌，或上观玉面，下视金沟，抚拍肚乳之间，摩挲璇台之侧，于是男情既惑[29]，女意当迷，即以阳锋纵横攻击，或下冲玉理，或上筑金沟，击刺辟壅之旁，憩息于璇台之右以上外游，未内交也。女当淫津湛于丹穴，即以阳锋投入子宫内，快泄其精，津液同流，上灌于神田，下溉于幽谷，使往来搆击，进退揩磨，女必求死求生，乞性乞命，即以帛子干拭之，后乃以玉茎深投丹穴，至于阳台。幽幽然，若巨石之壅深溪，乃行九浅一深之法。于是纵柱横挑，傍牵侧拔，乍缓乍急，或深或浅，经二十一息，候气出入，女得快意也。男即疾撞急刺，碜勒高抬。候女动摇，取其缓急，即以阳锋攻其谷实，投入于子宫，左右研磨。自不烦细细抽拔，女当津液流溢，男即须退，不可死还，必须生返[30]。如死出，大损于男，特宜慎之。

《素女经》云：黄帝曰：阴阳贵有法乎？素女曰：临御女时，先令妇女放手安身，屈两脚，男入其间，衔[31]其口、吮其舌，拊拵其玉茎，击其门户东西两旁，如是食顷，徐徐内入玉茎，肥大者内寸半，弱小者入一寸，勿摇动之，徐徐更入，除百病，勿令四旁泄出。玉茎入玉门，自然生热且急，妇人身当自动摇，上与男相得，然后深之。男女百病消灭，浅刺琴弦，入三寸半，当闭口刺之，一、二、三、四、五、六、七、八、九，因深之至昆石旁往来，口当妇人口而吸气，行九九之道讫，乃如此。

五常第六

《玉房秘诀》云：黄帝曰：何谓五常？素女曰：玉茎实有五常之道，深居隐处，执节自守，内怀至德，施行无行无已。夫玉茎意欲施与者，仁也；中有空者，义也；端有节者，礼也；意欲即起，不欲即止者，信也；临事但仰者，智也。是故真人因五常而节之，仁虽欲施予，精若不固，义守其空者，明当禁使，无得多实，既禁之道矣，又当施与，故礼为之节矣。执诚持之，信既著矣。即当知交接之道，故能从五常，身乃寿也。

五征第七

《玉房秘诀》云：黄帝曰：何以知女之快也？素女曰：有五征、五欲，又有十动，以观其变，而知其故。夫五征之候，一曰面赤，则徐徐合之；二曰乳坚鼻汗，则徐徐内之；三曰溢干咽唾，则徐徐摇之；四曰阴滑，则徐徐深之；五曰尻传液，徐徐引之。

五欲第八

素女曰：五欲者，以知其应。一曰意欲得之，则并息并气；二曰阴欲得之，则鼻口两张；三曰精欲烦者，振掉而抱男；四曰心欲满者，则汗流湿衣裳；五曰其快欲之甚者，身直目眠。

十动第九

素女曰：十动之效，一曰两手抱人者，欲体相薄，阴相当也；二曰伸云其两髀[32]者，切磨其上方也；三曰张腹者，欲其浅也；四曰尻动者，快善也；五曰举两脚拘人者，欲其深也；六曰交其两股者，内痒淫淫也；七曰侧摇者，欲深切左右也；八曰举身迫人，淫乐甚也；九曰身布纵者，肢体快也；十曰阴液滑者，精已泄也。见其效，以知女之快也。

四至第十

《玄女经》云：黄帝曰：意贪交接而茎不起，可以强用不[33]？

玄女曰：不可矣。夫欲交接之道，男经四至，乃可致女九气。

黄帝曰：何谓四至？玄女曰：玉茎不怒，和气不至；怒而不大，肌气不至；大而不坚，骨气不至；坚而不热，神气不至。故怒者，精之明；大者，精之关；坚者，精之户；热者，精之门。四气至，而节之以道，开机不妄闭，精不泄矣。

九气第十一

《玄女经》云：黄帝曰：善哉！女之九气，何以知之？玄女曰：伺其九气以知之。女人大息而咽唾者，肺气来至；鸣而吮人者，心气来至；抱而持人者，脾气来至；阴门滑泽者，肾气来至，慇懃[34]咋人者，骨气来至；足拘人者，筋气来至；抚弄玉茎者，血气来至；持弄男乳者，肉气来至；久与交接，弄其实，以感其意，九气皆至。有不至者，则容伤，故不至，可行其数以治之。今检诸本无一气[35]。

九法第十二

《玄女经》[36]云：黄帝曰：所说九法，未闻其法，愿为陈之，以开其意，藏之石室，行其法式。

玄女曰：九法，第一曰龙翻。令女正偃卧，向上，男伏其上，股隐于床，女举其阴，以受玉茎，刺其谷实，又攻其上，疏缓动摇，八浅二深，死往生返，热壮且强，女则烦悦，其乐如倡，致自闭固，百病销亡。

第二曰虎步。令女俯俛，尻仰首伏，男跪其后，抱其腹，乃内玉茎，刺其中极，务令深密，进退相薄，行五八之数。其度自得，女阴开[37]张，精液外溢，毕而休息，百病不发，男益盛。

第三曰猿搏。令女偃卧，男担其股，膝还过胸，尻背俱举，乃内玉茎，刺其臭鼠，女烦动摇，精液如雨，男深案之，极壮且怒，女快乃止，百病自愈。

第四曰蝉附。令女伏卧，直伸其躯，男伏其后，深内玉茎，小举其尻，以扣其赤珠，行六九之数，女烦精流，阴里动急，外为开舒，女快乃止，七伤自除。

第五曰龟腾。令女正卧，屈其两膝，男乃推之，其足至乳，深内玉茎，刺婴女，深浅以度，令中其实，女则感悦，躯自摇举，精液流溢，乃深极内，女快乃止。行之勿失，精力百倍。

第六曰凤翔。令女正卧，自举其脚。男跪其股间，两手授席，深内玉茎，刺其昆石，坚热内牵，令女动作，行三八之数，尻急相薄，女阴开舒，自吐精液，女快乃止，百病销。

第七曰兔吮[38]毫。男正反卧，直伸脚，女跨其上，膝在外边，女背头向足，据席俛头，乃内玉茎，刺其琴弦，女快，精液流出如泉，欣喜和乐，动其神形，女快乃止，百病不生。

第八曰鱼接鳞。男正偃卧，女跨其上，两股向前，女徐内之，微入便止，才授勿深，如儿含乳，使女独摇，务令迟久，女快男退，治诸结聚。

第九曰鹤交颈。男正箕坐，女跨其股，手抱男颈，纳玉茎，刺麦齿，务中其实。男抱女尻，助其摇举，女自感快，精液流溢，女快乃止，七伤自愈。

三十法第十三

《洞玄子》云:考核交接之势,更不出于三十法。其间有屈伸俯仰,出入浅深,大大是同,小小有异,可谓括囊[39]都尽,采摭无遗,余遂像其势而录其名,假其形而建其号,知音君子,穷其志之妙矣。

一、叙绸缪。

二、申缱绻不离散也。

三、曝鳃鱼。

四、骐麟角　已上四势之外,游戏势皆是一等也。

五、蚕缠绵　女仰卧,两手向上抱男颈,以两脚交于男背上,男以两手抱女项,跪女股间,即内玉茎。

六、龙宛转　女仰卧,屈两脚,男跪女股内,以左手推女两脚向前,令过于乳,右手把玉茎内玉门中。

七、鱼比目　男女俱卧,女以一脚置男上,面相向,嗎口嗍舌,男展两脚,以手担女上脚,进玉茎。

八、燕同心　令女仰卧,展其足,男骑女,伏肚上,以两手抱女颈。女两手抱男腰,以玉茎内于丹穴中。

九、翡翠交　令女仰卧拳足,男胡跪,开著脚,坐女股中,以两手抱女腰,进玉茎于琴弦中。

十、鸳鸯合　令女侧卧,举两脚,安男股上,男于女背后骑女下脚之上,竖一膝置女上股,内玉茎。

十一、空翻蝶　男仰卧,展两足,女坐男上正面,两脚据床,乃以手助为力,进阳锋于玉门之中。

十二、背飞凫　男仰卧,展两足,女背面坐于男上,女足据床低头,抱男玉茎,内于丹穴中。

十三、偃盖松　令女交脚向上,男以两手抱女腰,女两手抱男项,内玉茎于玉门中。

十四、临坛竹　男女俱相向立,鸣口相抱[40],以阳锋深投于丹穴,没至阳台中。

十五、鸾双舞　男女一仰一覆,仰者拳脚,覆者骑上,两阴相向,男箕坐,著玉物攻击上下。

十六、凤将雏　妇人肥大,用一小男共交接,大俊也。

十七、海鸥翔　男临床边,擎女脚以令举,男以玉茎入于子宫之中。

十八、野马跃　令女仰卧,男擎女两脚,登左右肩上,深内玉茎于玉门之中。

十九、骥骋足　令女仰卧,男蹲,左手捧女项,右手擎女脚,即以玉茎内入于子宫中。

廿、马摇蹄　令女仰卧,男擎女一脚,置于肩上,一脚自攀之,深内玉茎,入于丹穴中,大兴哉。

廿一、白虎腾　令人伏面跪膝,男跪女后,两手抱女腰,内玉茎于子宫中。

廿二、玄蝉附　令女伏卧而展足,男居股内,屈其足,两手抱女项,从后内玉茎入玉门中。

廿三、山羊对树　男箕坐,令女背面坐男上,女自低头视内玉茎,男急抱女腰,磣勒也。

廿四、鹍鸡临场　男胡蹲床上坐,令一小女当抱玉茎,内女玉门。一女于后牵女裙衿,令其足快,大兴哉。

廿五、丹穴凤游　令女仰卧,以两手自举其脚、男跪女后,以两手据床,以内玉茎于丹穴,甚俊。

廿六、玄溟鹏翥　令女仰卧,男取女两脚置左右膊上,以手向下抱女腰,以内玉茎。

廿七、吟猿抱树　男箕坐,女骑男髀上,以两手抱男,男以一手扶女尻,内玉茎,一手据床。

廿八、猫鼠同穴　男仰卧,以展足,女伏男上,深内玉茎;又,男伏女背上,以将玉茎,攻击于玉门中。

廿九、三春驴　女两手两脚俱据床,男立其后,以两手抱女腰,即内玉茎于玉门中,甚大俊也。

卅、三[41]秋狗　男女相背,以两手两脚俱据床,两尻相柱,男即低头,以一手推玉物,内玉门之中。

九状第十四

洞玄子云:凡玉茎,或左击右击,若猛将之破阵,其状一也;或缘上蓦下,若野马之跳涧,其状二也;或出或没,若击[42]波之群鸥,其状三也;或深筑浅挑,若鵶臼之雀喙,其状四也;或深冲浅刺,若大石之投海,其状五也;或缓耸迟推,若冻蛇之入窟,其状六也;或疾从急刺,若惊鼠之透穴,其状七也;或抬头拘足,若鸧鹰之揄狡[43]兔,其状八也;或抬上顿下,若大帆之遇狂风,其状九也。

六势第十五

洞玄子云:凡交接,或下捺,玉茎往来,锯其玉理,其势[44]若割蚌而取明珠,其势一也;或下抬玉理,上冲金沟,其势若割石而寻美玉,其势二也;或以阳锋冲筑璇台,其势若铁杵之投药臼,其势三也;或以玉茎出入,攻击左右辟雍,其势若五鎚之锻铁,其势四也;或以阳锋来往,磨耕神田、幽谷之间,其势若农夫之垦秋壤,其势五也;或以玄圃、天庭两相磨抟,其势若两崩岩之相钦,其势六也。

八益第十六

《玉房秘诀》云:素女曰:阴阳有七损八益。一益曰固精。令女侧卧张股,男侧卧其中,行二九数,数卒止,令男固精。又治女子漏血,日再行,十五日愈。

二益曰安气。令女正卧高枕,伸张两胜,男跪其股间刺之,行三九数,数毕止,令人气和。又治女门寒[45],日三行,廿日愈。

三益曰利藏。令女人侧卧,屈其两股,男横卧却刺之,行四九数,数毕止,令人气和。又治女门寒,日四行,廿日愈。

四益曰强骨。令女人侧卧,屈左膝,伸其右胜,男伏刺之,行五九数,数毕止,令人关节调和。又治女门闭血,日五行,十日愈。

五益曰调脉。令女侧卧,屈其右膝,伸其左胜,男据地刺之,行六九数,数毕止,令人脉通利。又治女门辟[46]，日六行，廿日愈。

六益曰畜血。男正偃卧，令女戴尻，跪其上，极内之，令女行七九数，数毕止，令人力强。又治女子月经不利，日七行，十日愈。

七益曰益液。令女人正伏举后，男上往，行八九数，数毕止，令人骨填[47]。

八益曰道体。令女正卧，屈其胜，足迫尻下，男以胜胁刺之，以行九数，九数毕止，令人骨实。又治女阴臭，日九行，九日愈。

七损第十七

《玉房秘诀》云：素女曰：一损谓绝气。绝气者，心意不欲，而强用之，则汗泄气少，令心热，目冥冥。治之法：令女正卧，男担其两股，深案之，令女自摇，女精出止，男勿得快。日九行，十日愈。

二损谓溢精。溢精者，心意贪爱，阴阳未和而用之，精中道溢[48]。又，醉而交接，喘息气乱，则伤肺，令人咳逆上气，消渴，喜怒或悲惨惨，口干身热而难久立。治之法：令女人正卧，屈其两膝侠男，男浅刺，内玉茎寸半，令女子自摇，女精出止，男勿得快。日九行，十日愈。

三损谓夺脉。夺脉者，阴不坚而强用之，中道强泻，精气竭，及饱食讫交接，伤脾，令人食不化，阴痿无精。治之法：令女人正卧，以脚钩男子尻，男侧据席内之，令女自摇，女精出止，男勿快。日九行，十日愈。

四损谓气泄。气泄者，劳倦，汗出未干而交接，令人腹热唇焦。治之法：令男子正伸卧，女跨其上，向足，女据席，浅内茎，令女自摇，精出止，男子勿快。日九行，十日愈。

五损谓机关厥伤。机关厥伤者，适新大小便，身体未定而强用之，则伤肝，及卒暴交会，迟疾不理[49]，劳疲筋骨，令人目䀮䀮，痈疽并发，众脉槁绝，久生偏枯，阴痿不起。治之法：令男子正卧，女跨其股，踞前向徐徐案内之，勿令女人自摇，女精出止[50]，男勿快。日九行，十日愈。

六损谓百闭。百闭者，淫泆于女，自用不节，数交失度，竭其精气，用力强泻，精尽不出，百病并生，消渴，目冥冥。治之法：令男正卧，女跨其上，前伏据席；令女内玉茎，自摇，精出止，男勿快。日九行，十日愈。

七损谓血竭。血竭者，力作疾行，劳困[51]汗出，因以交合，俱已之时，偃卧推深，没本暴急[52]，剧病因发。连施不止，血枯气竭，令人皮虚肤急，茎痛囊湿，精变为血。治之法：令女正卧，高枕其尻，伸张两股，男跪其间深刺，令女自摇，精出止，男勿快。日九行，三十日愈。

还精第十八

《玉房秘诀》云：采女问曰：交接以泻精为乐，今闭而不泻，将何以为乐乎？彭祖答曰：夫精出，则身体怠倦，耳苦嘈嘈，目苦欲眠，喉咽干枯，骨节解堕，虽复暂快，终于不乐也。若乃动不泻，气力有馀，身体能便，耳目聪明，虽自抑静，意爱更重。恒若不足，何以不乐耶？

又云：黄帝曰：愿闻动而不施，其效何如？素女曰：一动不泻，则气力强；再动不泻，耳目聪明；三动不泻，众病消亡；四动不泻，五神咸安；五动不泻，血脉充长；六动不泻，腰背坚强；七动不泻，尻股益力；八动不泻，身体生光；九动不泻，寿命未失；十动不泻，通于神明。

《玉房指要》云：能一日数十交，而不失精者，诸病皆愈，年寿日益。又，数数易女则益多，一夕易十人以上尤佳。

又云:《仙经》曰:还精补脑之道,交接精大动欲出者,急以左手中央两指却抑阴囊后大孔[53]前,壮事抑之,长吐气,并啄齿数十过,勿闭气也,便施其精,精亦不得出,但从玉茎复还,上入脑中也。此法仙人口口[54]相授,皆饮血为盟,不得妄传,身受其殃。

又云:若欲御女取益,而精大动者,疾仰头张目,左右上下视,缩下部,闭气,精自止。勿妄传人,能一月再施,一岁二十四施精,皆得寿一二百岁,有颜色,无病症。

《千金方》云:昔贞[55]观初,有一野老,可七十馀,诣余曰:近数十日来,阳道益盛,思与家姥昼寝[56],春事皆成。未知垂老有此,为益为恶耶?余答之曰:是大不祥也。子独不闻膏火乎?夫膏火之将竭也,必先闇而后明,明止即灭也。今足下年迫桑榆,久当闭[57]精,兹忽春情猛发,岂非反[58]常邪?窃为足下忧之,子其勉欤!后四旬发病而卒,此其不慎之效也。所以善摄生者,凡觉阳道盛,必谨而抑之,不可纵心竭意,以自贼也。若一度制得不泄,则是一度大增油;若不能制得纵情施泻,则是膏火将灭,更去其油,不可不深以自防也。

施泻第十九

《玉房秘诀》云:黄帝问素女曰:道要不欲失精,宜爱液者也。即欲求子,何可得泻?素女曰:人有强弱,年有老壮,各随其气力,不欲强快,强快即有所损。故男年十五,盛者可一日再施,瘦者可一日一施;年二十岁者,日再施,羸者可一日一施;年三十,盛者可一日一施,劣者二日一施;四十,盛者三日一施,虚者四日一施;五十,盛者可五日一施,虚者可十日一施;六十,盛者十日一施,虚者二十日一施;七十,盛者可三十日一施,虚者不泻。又云:年二十,常二日一施。三十,三日一施。四十,四日一施;五十,五日一施;年过六十以去,勿复施泻。

《养生要集》云:道人刘京云:春天三日一施精,夏及秋当一月再施精,冬当闭精勿施。夫天道冬藏其阳,人能法之,故得长生。冬一施,当春百。

《千金方》云:素女法:人年二十者,四日一泄;年三十者,八日一泄;年四十者,十六日一泄;年五十者,二十一日一泄;年六十者,即毕闭精,勿复更泄也。若体力犹壮者,一月一泄。凡人气力,自相有强盛过人者,亦不可抑忍,久而不泄,致痈疽。若年过六十,而有数旬不得交接,意中平平者,可闭精勿泄也。

《洞玄子》云:凡欲泄精之时,必须候女快,与精一时同泄,男须浅拔,游于琴弦、麦齿之间,阳锋深浅如孩儿含乳,即闭目内想,舌拄下腭,跼背引头,张鼻歙肩,闭口吸气,精便自上。节限多少,莫不由人。十分之中,只得泄二三矣。

治伤第二十

《玉房秘诀》云:冲和子曰:夫极精逞欲,必有损伤之病,斯乃交验之著明者也。既以斯病,亦以斯愈,解酲以酒,足为喻也。

又云:采女曰:男之盛衰,何以为候?彭祖曰:性[59]盛得气,则玉茎当热,阳精浓而凝也。其衰有五:一曰精泄而出,则气伤也;二曰精清而少,此肉伤也;三曰精变而臭,此筋伤也;四曰精出不射,此骨伤也;五曰阴衰不起,此体伤也。凡此众伤,皆由不徐交接,而卒暴施泻之所致也。治之法:但御而不施,不过百日,气力必致百倍。

又云:交接开目,相见形体,夜燃火视图书,即病目瞑清盲。治之法:夜闭目而交,愈。

交接取敌人著腹上者,从下举腰应之,则苦腰痛,少腹里急,两脚拘背曲。治之法:覆体正身徐戏,愈。

交接侧卧[60],旁向敌手,举敌尻,病胁痛。治之法:正卧徐戏,愈。

交接低头延颈,则病头重项强。治之法:以头置敌人额上,不低之,愈。

交接侵饱,谓夜半饭气未消而以戏,即病创胸,气满,胁下如拔,胸中若裂,不欲饮食,心下结塞,时呕吐青黄,胃气实,结脉,若衄吐血,若胁下坚痛,面生恶疮,治之法:过夜半向晨交,愈。

交接侵酒,谓醉而交接,戏,用力深极,即病黄疸、黑瘅、胁下痛,有气接接动手下,髀里若囊盛水,彻脐上引肩髆,甚者胸背痛、咳、唾血、上气。治之法:勿复乘酒热,向晨交接,戏,徐缓体,愈。

当溺不溺以交接,则病淋。少腹气急,小便难,茎中疼痛,常欲手撮持须臾,乃欲出。治之法:先小便,还卧自定,半饮之顷,乃徐交接,愈。

当大便不大便而交接,即病痔。大便难,至清,移日月,下脓血,孔旁生疮如蜂穴状,清上倾倚,便不时出,疼痛臃肿,卧不得息以道。治之法:用鸡鸣际先起更衣,还卧自定,徐相戏弄,完体缓意,令滑泽而退,病愈,神良。并愈妇病。

交接过度,汗如珠子,屈伸转侧,风生被里,精虚气竭,风邪入体,则病缓弱,为跛蹇,手不上头。治之法:爱养精神,服地黄煎。

又云:巫子都曰:令人目明之道,临动欲施时,仰头闭气,大呼,嗔目左右视,缩腹还精气,令入百脉中也。

令耳不聋之法:临欲施写,大咽气,合齿闭气,令耳中萧萧声,复缩腹。令气流布,至坚至老,不聋。

调五藏消食疗百病之道:临施胀腹,以意内气,缩后,精散而还归百脉也。九浅一深,至琴弦、麦齿之间,正气还,邪气散去。

令人腰背不痛之法:当壁伸腰,勿甚低仰,平腰背所,却行常令流,欲补虚养体,治病欲泻勿泻,还流流中,流中通热。

又云:夫阴阳之道,精液为珍,即能爱之,性命可保。凡施泻之后,当所女气以自补。复建九者,内息九也;厌一者,以左手煞阴下,还精复液也;取气者,九浅一深也,以口当敌口,气呼以口吸,微引,引无咽之,致气以意下也。至腹,所以助阴为阴力,如此三反,复浅之,九浅一深,九九八十一,阳数满矣。玉茎坚出之,弱内之,此为弱入强出,阴阳之和,在于琴弦、麦齿之间,阳困昆石之下,阴困麦齿之间,浅则得气,远则气散。一至谷实伤肝,见风泪出,溺有馀沥;至臭鼠伤[61]肺,咳逆,腰背痛;至昆石伤脾,腹满腥臭,时时下利,两股疼,百病生于昆石,故伤。交接合时,不欲及远也。

黄帝曰:犯此禁,疗方奈何?子都曰:当以女复疗之也。其法:令女正卧偃卧,令两股相去九寸,男往从之,先饮玉浆,久久乃弄鸿泉,乃徐内玉茎,以手节之,则裁至琴弦、麦齿之间,敌人淫跃心烦,常自坚持,勿施写也。度三十息,令坚强,乃徐内之,令至昆石,当极洪大,洪大则出之,正息,劣弱复内之。常令弱入强出,不过十日,坚如铁,热如火,百战不殆也。

求子第二十一

《千金方》云:夫婚姻生育者,人伦之本,王化之基。圣人设教,备论厥旨,后生莫能精晓,临事之日，昏尔若愚。今具述求子之法，以贻后嗣，同志之士，或可览焉。

又云：夫欲求子者，先知夫妻本命，五行相生，及与德合，并本命不在，于休废死墓中生者，则求子必得；若其本命五行相克，及形煞冲破，并在于休废死墓中生者，则求子不可得。慎无措意，纵后得者，于后方欲示人。若其相生，并遇福德者，仍[62]须依法如方避乎禁忌，则所诞儿子，尽善尽美，难以具陈矣。

又云：夫欲令儿子吉良者，交会之日，当避景丁日，及弦望朔晦，大风大雨、大雾、大寒大暑、雷电霹雳、天地昏冥、日月无光、虹霓地动、日月薄蚀，此时受胎，非只百倍损于父母，生子或喑痖聋聩、顽愚癫狂、挛跛[63]盲眇、多病短寿、不孝不仁。又，避火光星辰之下、神庙佛寺之中、井灶清厕之侧、冢墓尸柩之傍，皆悉不可。

又云：夫交会如法，则有福德、大圣、善人降托胎中，仍令父母性行调顺，所作合应，家道日隆，祥瑞竞集；若不如法，则有薄福、愚痴、恶人来托胎中，令父母性行凶险，所作不成，家道日否，咎征屡至，难生成长，国灭身亡。夫祸福之征，有如影响，此乃必然之理，何不思之?

又云：以夜半后生气时泻精，有子皆男，必寿，而贤明高爵也。今案：《太清经》云：从夜半至[64]日中为生气，从日中至夜半为死气。

又云：王相曰：贵宿日尤吉其曰有本书。

《产经》云：黄帝曰：人之始生，本在于胎合阴阳也。夫合阴阳之时，必避九殃。九殃者，日中之子，生则呕逆，一也；夜半之子，天地闭塞，不瘖则聋盲，二也；日蚀之子，体戚毁伤，三也；雷电之于，天怒兴威，必易复狂，四也；月蚀之子，与母俱凶，五也；虹霓之子，若作不祥，六也；冬夏日至之子，生害父母，七也；弦望之子，必为乱兵风盲，八也；醉饱之子，必为病癫，疽痔有疮，九也。

又云：有五观，子生不祥：月水未清，一观也；父母有疮，二观也；丧服未除有子，三观也；温病未愈有子[65]，四观也；妊身而忧恐，重复惊惶，五观也。

《玉房秘诀》云：合阴阳有七忌：

第一之忌：晦朔弦望，以合阴阳，损气，以是生子，子必刑残。宜深慎之。

第二之忌：雷风天地震动，以合阴阳，血脉涌，以是生子，子必痈肿。

第三之忌：新饮酒饱食，谷气未行，以合阴阳，腹中彭亨，小便白浊，以是生子，子必颠狂。

第四之忌：新小便，精气竭，以合阴阳，经脉得涩，以是生子，必妖孽。

第五之忌：劳倦重担，志气未安，以合阴阳，筋腰苦痛，以是生子，必夭残。

第六忌：新沐浴，发肤未燥，以合阴阳，令人短气，以是生子，子必不全。

第七忌：兵坚盛怒，茎脉痛，当令不合，内伤有病。如此为七伤。

又云：人生瘖聋者，是腊月暮之子。腊暮百鬼聚会，终夜不息，君子斋戒，小人私合阴阳，其子必瘖聋。

人生伤死者，名曰火子。燃烛未灭而合阴阳，有子必伤死市人。

人生颠狂，是雷电之子。四月五月，大雨霹雳，君子斋戒，小人私合阴阳，有子必颠狂。

人生为虎狼所食者，重服之子。孝子戴麻，不食肉，君子羸顿，小人私合阴阳，有子必为虎狼所食[66]。

人生溺死者，父母过藏胞于铜器中，覆以铜器，埋于阴垣下，入地七尺，名曰童子裹。溺死水中。

又云：大风之子，多病；雷电之子，狂颠；大醉之子，必痴狂；劳倦之子，必夭伤；月经之子，兵亡；黄昏之子，多变；人定之[67]子，不瘖则聋；日入之子，口舌不祥；日中之子，癫病；晡时之子，自毁伤。

又云：素女曰：求子法，自有常体，清心远虑，安定其衿袍，垂虚斋戒，以妇人月经后三日，夜半之后，鸡鸣之前，嬉戏令女盛动，乃往从之，适其道理，同其快乐，却身施泻，下精，欲得玄玉门入半寸，不尔，过子宫《干翼》，勿过远，至麦齿，远则过子门，不入子户，若依道术，有[68]子贤良而老寿也。

又云：彭祖曰：求子之法，当蓄养精气，勿数施舍，以妇人月事断绝，洁净三五日而交，有子则男，聪明才智，老寿高贵；生女清贤，配贵人。

又云：常向晨之际，以御阴阳，利身便躯，精光益张，生子富，长命。

又云：素女曰：夫人合阴阳，当避禁忌。常乘生气，无不老寿。若夫妇俱老，虽生化有子，皆不寿也。

又云：男女满百岁，生子亦不寿。八十男可御十五、十八女，则生子不犯禁忌，皆寿老；女子五十得少夫，亦有子。

又云：妇人怀子，未满三月以成子，取男子冠缨，烧之以取灰，以酒尽服之，生子富贵明达。秘之，秘之！

又云：妇人无子，令妇人左手持小豆二七枚，右手扶男子阴头，内女阴中，左手内豆著口中，女自男阴同入，闻男阴精下，女仍当咽豆，有效，万全不失一也。

《洞玄子》云：凡欲求子，候女之月经断后，则交接之。一日、三日为男；四日、五日为女。五日以后，徒损精力，终无益也。交接泄精之时，候女快来，须与一时同泄，泄必须尽。先令女正面仰卧，端心一意，闭目内想受精气。故老子曰：夜半得子，为上寿；夜半前得子，为中寿；夜半后得子，下寿。

又云：凡女子怀孕之后，须行善事，勿视恶色，勿听恶语，省淫欲，勿咒诅，勿骂詈，勿惊恐，勿劳倦，勿妄语，勿忧愁，勿食生冷、醋滑、热食，勿乘车马，勿登高，勿临深，勿下坂，勿急行[69]，勿服饵，勿针灸，皆须端心正念，常听经书，遂令男女如是，聪明智惠，忠真贞良。所谓教胎者也。

好女第二十二

《玉房秘诀》云：冲和子曰：婉嫕[70]淑慎，妇人之性美矣，夫能浓纤得宜，修短合度，非徒取悦心目，抑乃尤益寿延年。

又云：欲御女，须取少年未生乳[71]，多肌肉，丝鬓小眼，眼睛白黑分明者，面体濡滑，言语音声和调而下者，其四支百节之骨，皆欲令没肉多，而骨不大者，其阴及腋下不欲令有毛，有毛当令细滑也。

《太清经》云：黄帝曰：入相女人，云何谓其事？素女曰：入相女人，天性婉顺，气声濡行，丝鬓黑，弱肌细骨，不长不短，不大不小，凿孔[72]欲[73]高，阴上无毛，多精液者，年五五以上，三十以还，未在产者。交接之时，精液流漾，身体动摇，不能自定，汗流四逋[74]，随人举止。男子者，虽不行法，得此人，由不为损。

又云：细骨弱肌，肉淖腹泽，清白薄肤，指节细没，耳目准高鲜白，不短不辽，厚胜，凿孔欲高，而周密体满，其上无毛，身滑如绵，阴淖如膏，以此行道，终夜不劳，便利丈夫，生子贵豪。

又云：凡相贵人尊女之法，欲得滑肉弱骨，专心和性，发泽如漆，面目悦美，阴上无毛，言语声细，孔穴向前，与之交会，终日不劳。务求此女，可以养性延年矣。

恶女第二十三

《玉房秘诀》云：若恶女之相，蓬头䵐面[75]，槌项结喉，麦齿雄声，大口高鼻，目精浑浊，口及颔有高毛似鬓髮者，骨节高大，黄髮少肉，阴毛大而且强，人又多逆生，与之交会，皆贼损人。

又云：女子肌肤粗不御，身体癯瘦不御，常从高就下不御，男声气高不御，股胫生毛不御，嫉妒不御，阴冷不御，不快善不御，食过饱不御，年过四十不御，心腹不调不御，逆毛不御，身体常冷不御，骨强坚不御，卷髮结喉不御，腋偏臭不御，生淫水不御。

《太清经》云：相女之法，当详察其阴及腋下毛，当令顺而濡泽，而反上逆，臂胫有毛，粗不滑泽者，此皆伤男，虽一合而当一百也。

又云：女子阴男形，随月死生，阴雄之类，害男尤剧，赤髮䵐面，癯瘦固病，无气，如此之人，无益于男也。

禁忌第二十四

《玉房秘诀》云：冲和子曰：《易》云：天垂象，见吉凶，圣人象之。《礼》云：雷将发声，生子不成，必有凶灾。斯圣人作诫，不可不深慎者也。若夫天变见于上，地灾作于下，人居其间，安得不畏而敬之？阴阳之合，尤是敬畏之大忌者也。

又云：彭祖云：消息之情，不可不去。又当避大寒大热、大风大雨、日月蚀、地动雷电，此天忌也；醉饱喜怒、忧悲恐惧，此人忌也；山川神祇、社稷井灶之处，此地忌也。既避三忌，犯此忌者，既致疾病，子必短寿。

又云：凡服药虚劣，乃诸病未平，复合阴阳，并损人。

又云：月煞不可合阴阳，凶。

又云：建破执定日及血忌日，不可合阴阳，损人。

又云：彭祖云：奸淫所以使人不寿者，未必鬼神所为也，或以粉内阴中，或以象牙为男茎而用之，皆贼年命，早老速死。

《虾蟆图经》云：黄帝问于岐伯曰：男女所俱得病者，何也？岐伯对曰：以其不推月之盛毁，日[76]之阖明，不知其禁而合阴阳，是故男女俱得病也。月生四日，不可合阴阳，发痈疽；月生六日，不可合阴阳，发痈疽；月生九日，不可合阴阳；月生十五日，不可合阴阳，女子中风病，大禁；月毁三十日，不可合阴阳，禁。

《华佗针灸经》云：冬至、夏至、岁旦，此三日前三后二，皆不灸刺及房室，杀人，大禁。

《养生要集》云：房中禁忌：日月晦朔，上下弦望，六丁六丙日，破日，月二十八，日月蚀，大风甚雨，地动，雷电霹雳，大寒大暑，春秋冬夏节变之日，送迎五日之中，不行阴阳，本命行年禁之，重者夏至后丙子丁巳。今案：《玉房秘诀》云：作丙午丁未，黄帝问《素女经》作丙子丁丑。

冬至后庚申辛酉，及新沐头、新远行、疲倦、大喜怒，皆不可合阴阳。至丈夫衰忌[77]之年，不可妄施精。

又云：安平崔实子真《四民月令》曰：五月[78]仲夏，是月也，至之日，阴阳争，血气散，先后日至各五日，寝别内《月令》曰：是止声色；十一月仲冬，是月也，至之日也，阴阳争，血气散，先后日至各五日，寝别内外。

又云：交接尤禁醉饱，大忌也；损人，毖也，损人百倍。醉而交接，或致恶创，或致上气；欲小便，而忍之以交接，使人得淋，或小便难，茎中涩，小腹强；大喜怒之后，不可以交接，发痈疽。

又云：卜先生云：妇人月事未尽而与交接，既病女人生子，或面上有赤色凝如手者，或合在身体。又，男子得白驳病。

又云：已醉勿劳，已房勿醉；已饱勿房，已房勿饱；已劳勿房，已房勿劳；已饥勿房，已房勿饥。

《洞玄子》云：男年倍女，损女；女年倍男，损男。

又云：《素女论》曰：五月十六日，天地牝牡日，不可行房，犯之不出三年，必死。何以知之？但取新布一尺，此夕悬东垆上，至明日视之，必有血，切忌之。

又云：交接所向时日，吉，利益无损，顺时效，此大吉。春首向东、夏首向南、秋首向西、冬首向北。阳日益隻日是，阴日损双日是；阳时益子时巳后，午前是，阴时损午时巳后，子前是。

春甲乙，夏丙丁，秋庚辛，冬壬癸。

《千金方》云：四月、十月，不得入房。阴阳纯用事之月。

又云：月初入后，勿入房。

又云：新劳须沐浴，然后合御；不沐浴，不可御也。

又云：凡热病新差，及大病之未满百日，气力未平复，而以房室者，略无不死；热病房室，名为阴阳易[79]之病，皆难治，多死。近者有士大夫，小得伤寒，差，以十馀日，能乘马行来，自谓平复以房室，即以小腹急痛，手足拘拳而死。治之方：取女裈衣附毛处烧，服方寸匕，日三。女人病，可取男裈，如此法今案：《葛氏方》云：得童女裈益良。

又方

取所与交妇人衣，覆男子上一食久。

断鬼交第二十五

《玉房秘诀》云：采女云：何以有鬼交之病？彭祖曰：由于阴阳不交，情欲深重，即鬼魅假像，与之交通。与之交通之道，其有胜自于人交，则迷惑。讳而隐之，不肯告，以为佳，故至独死而莫之知也。若得此病，治之法：但令女与男交，而男勿泻精，昼夜勿息困者，不过七日必愈。若身体疲劳，不能独御者，但深按勿动，亦善也。不治之，杀人不过数年也。欲验其事实，以春秋之际，入于深山大泽间，无所云为，但远望极思，唯含交会阴阳，三日三夜后，则身体翕然寒热，心烦，目眩，男见女子，女见男子，但行交接之事，美胜于人，然必病入而难治。怨旷之气，为邪所凌，后世必当有此者。若处女、贵人，若不当[80]与男交，以治之者，当以石硫黄数两，烧，以熏妇人阴下身体，并服鹿角末方寸匕，即愈矣，当见鬼涕泣而去。一方服鹿角方寸匕，日三，以差为度。今检治鬼交之法，多在于诸方，具载妇人之篇。

用药石第二十六

《千金方》云：采女曰：交接之事既闻之矣，敢问服食药物，何者亦得而有效？彭祖曰：使人丁强不老，房室不劳损气力，颜色不衰者，莫过麋角也。其法取麋角，刮之为末，十两，辄用八角生附子一枚合之，服方寸匕，日三，大良。亦可熬麋角，令微黄，单服之，亦令人不老，然迟缓不及内附子者,服之二十日大觉,亦可内陇西头茯苓,分等捣筛,服方寸匕,日三,令人长生,房内不衰今案:《玉房秘诀》同之。

又云:治痿而不起,起而不大,大而不长,长而不热,热而不坚,坚而不久,久而无精,精薄而冷方

苁蓉　钟乳　蛇床子　远志　续断　署预　鹿茸

上七味,各三两,酒服方寸匕,日二。欲多房,倍蛇床;欲坚,倍远志;欲大,倍鹿茸;欲多精,倍钟乳。今案:《延龄图》云:等分,二十九日三服。

《玉房秘诀》云:治男子阴痿不起,起而不强,就事如无情,此阳气少,肾源微也。方用:

苁蓉　五味各二分　蛇床子　菟丝子　枳实各四分

上五物,捣筛,酒服方寸匕,日三。蜀郡府君年七十以上,复有子。

又方

雄蛾未连者,干之,三分　细辛　蛇床子三分,捣筛

雀卵和如梧子,临交接服一枚。若强不止,以水洗之。

《玉房指要》云:治男子欲令健,作房室一夜十馀不息方

蛇床　远志　续断　苁蓉

上四物,分等为散,日三,服方寸匕。曹公服之,一夜行七十女。

《洞玄子》云:**秃鸡散**治男子五劳七伤,阴痿不起,为事不能。蜀郡太守吕敬,大年七十,服药得生三男,长服之,夫人患多,玉门中疼,不能坐卧,即药弃庭中,雄鸡食之,即起上雌鸡其背,连日不下,啄其头冠,冠秃,世呼为秃鸡散,亦名**秃鸡丸**方。

肉苁蓉三分　五味子三分　菟丝子三分　远志三分　蛇床子四分

凡五物,捣筛为散,每日空腹酒下方寸匕,日再三,无敌不可服,六十日可御四十妇。又以白蜜和丸如梧子,服五丸,日再,以知为度。今案:《千金方》有八味:蛇床子三分、菟丝子二分、苁蓉三分、远志二分、五味二分、防风二分、巴戟二分、杜仲一分。

又云:**鹿角散**治男子五劳七伤,阴痿不起,卒就妇人,临事不成,中道痿,死精自引出,小便馀沥,腰背疼冷方。

鹿角　柏子仁　菟丝子　蛇床子　车前子　远志　五味子　苁蓉各四分

上捣筛为散,每食后服五分匕,日三。不知,更加方寸匕。

《范汪方》云:**开心署预肾气丸**治丈夫五劳七伤,髓极不耐寒,眠即胪胀,心满雷鸣,不欲饮食,虽食,心不停痰不能消。春夏手烦热,秋冬两脚凌冷,虚,多忘,肾气不行,阴阳不发,绝如老人,服之健中,补髓填虚,养志开心,安藏,止泪明目,宽胃,益阴阳,除风去冷,无所不治方。

肉苁蓉一两　山茱萸一两,或方无　干地黄六分　远志六分　蛇床子五分　五味子六分　防风六分　茯苓六分　牛膝六分　菟丝子六分　杜仲六分　署预六分

凡十二物,捣,下筛,蜜丸如梧子,服二十丸,日二夜一。若烦心,即停减之,只服十丸。服药五日,玉茎炽热;十夜,通体滑泽;十五夜,颜色泽,常手足热;二十夜,雄力欲盛;二十五夜,经脉充满;三十夜,热气朗彻,面色如花,手纹如孙[81]血,心开,记事不忘,去愁止忘,独寝不寒,止尿和阴。年四十以下,一剂即足;五十以上,两剂;满七十亦有子,无所禁忌,但忌大辛酢。

肉苁蓉丸　治男子五劳七伤,阴阳痿不起,积有十年,痒湿,小便淋沥,溺时赤时黄,服此药,养性益气力,令人健,合阴阳。阳痿不起,起而不坚,坚而不怒,怒而不洪,入便自死。此

药补精益气力，令人好颜色，肥白方。

肉苁蓉　菟丝子　蛇床子　五味子　远志　续断　杜仲各四分

上七物捣筛，蜜和为丸，丸如梧子。平旦服五丸，日再，长跪东向面，不知药异至七丸，服之三十日知，五十日阴阳大起。阴弱，加蛇床子；不怒，加远志；少精，加五味子，欲令洪大，加苁蓉；腰痛，加杜仲；欲长，加续断。所加者倍之。年八十老公，服之如三十时，数用有验，无妇人不可服，禁如常法。

远志丸　治男子七伤，阴阳不起方。

续断四两　署预二两　远志二两　蛇床子二两　肉苁蓉三两

凡五物，下筛，和雀卵，丸如豆，旦服五丸，日二，百日长一寸，二百日三寸。

《录验方》云：**益多散**，女子臣妾再拜上书皇帝陛下，臣妾顿首顿首，死罪死罪。愚闻上善不忘君，妾夫华浮年八十，房内衰，从所知得方，方用：

生地黄洗，薄切，一升[82]，以清酒渍，令浃浃[83]，乃干捣为屑，十分　桂心一尺，准二分　甘草五分，炙　术二分　干漆五分

凡五物，捣末下筛，治合，后食，以酒服方寸匕，日三。华浮合此药，未及服之，殁。故浮有奴，字益多，年七十五，病腰屈鬓白，横行伛偻，妾怜之，以药与益多，服二十日，腰伸，白鬓更黑，颜色滑泽，状若三十。时妾有婢，字番息、谨善二人，益多以为妻，生男女四人，益多出饮酒，醉归，趣取谨善，谨善在妾傍卧，益多追得谨善，与交通，妾觉，偷闻多气力壮动，又微异于他男子。妾年五十，房内更开，而解怠不识人，不能自绝断女情，为生二人。益多与妾、番息等三人，合阴阳无极时，时妾识耻与奴通，即杀益多，折胫视，中有黄髓更充满，是以知此方有验。陛下御用，膏髓随而满，君宜良方，臣妾死罪，稽首再拜以闻。

《拯要方》云：疗丈夫欲健房室，百倍胜常，多精益气，起阴阳得热而大方。

蛇床子二分　菟丝子二分　巴戟天皮二分　肉苁蓉二分　远志一分，去心　五味子一分　防风一分

以上为散，酒服半钱许，二十日益精气。

《葛氏方》治男阴痿，女阴腘无复人道方。

肉苁蓉　蛇床子　远志　续断　菟丝子各一两

捣末，酒服方寸匕，日三。

又云：若平常自强，就接便弱方。

蛇床子　菟丝子

末，酒服方寸匕，日三。

《耆婆方》云：治阴痿方。

枸杞　菖蒲　菟丝子各一分

合下筛，以方寸匕服，日三，坚强如铁杵。

又方

早旦空腹，温酒内好苏饮之。

又方

单末蛇床子酒服之。

苏敬《本草注》云：阴痿，署预日干，捣筛为粉食之。

新罗法师流观《秘密要术方》云：大唐国沧州景城县法林寺法师惠忠传曰：《法藏验记》曰：如来为利众，储此方，众生不觉不愿，是以无周知。龙树马鸣难说：佛教之日才悟，此药即

传沙门，沙门恤不传，因无有世间利王。王西天竺国之时，东婆台人名阿苏，高尺有二寸，乘风飞来，献十二大愿、三秀秘密要术方，王龚视储旨药师，如来教喻储也。王好时治术，乃得验，历数之外，更承广运，封十六大国，御百万妃，妃各为芳饧，悦一适胜，莫两心奸。魏魏乎德，荡荡乎仁，千金莫传。

新罗法师《秘密要术方》云：八月中旬，取露蜂房，置平物，迫一宿，宿后取内生绢袋，悬竿阴干，十旬限后为妙药。夫望覆合时，割取钱六枚许，内清埴瓮煎过，黑灰成白灰，即半分内温酒吞[84]，半分内手以唾和涂屎[85]，自本讫末涂了，俄干，干了覆合，任心服，累四旬渐肥，验，终十旬，调体了讫，终身无损有益，福德万倍，气力七倍，所求皆得，无病长命。盛夏招冷，隆冬追温，防邪气不遭殃，所谓增益之积，屎纵广[86]，各百八十铢，强如铁锐，长大三寸，屎自成香缩之器，男女神静心敏，耳聪目明，口鼻气香。若求强者，内温酒常吞；求长者，涂末；求大者，涂周；服中禁忌大哀、大悦、大惊、大怨、大坂、汗奔[87]洪流、危高、五辛、薰冷、生菜、醉酒。今案：既有强阴之方，豫可储委顿之术[88]。

《葛氏方》云：欲令阴痿弱方。

取水银、鹿茸、巴豆，杂捣末和调，以真麋脂和敷，薄茎及囊，帛包之。若脂强，以小麻油杂煎，此不异阉人。今案：单末水银涂之。

又方

灸三阴交穴，使阳道衰弱。今案：此穴在内踝上三[89]寸。

苏敬《本草注》云：鹿脂，不可近丈夫阴。

陶弘景《本草注》云：芰实，被霜之后食之，令阴不强。

玉茎小第二十七

《玉房指要》云：治男子令阴长大方。

柏子仁五分　白敛四分　白术七分　桂心三分　附子一分

上五物，为散，食后服方寸匕，日再。十日、二十日长大。

《玉房秘诀》云：欲令男子阴大方。

蜀椒　细辛　肉苁蓉

凡三味，分等，治下筛，以内狗胆中，悬所居屋上三十日，以磨阴，长一寸。

《洞玄子》云：长阴方。

肉苁蓉三分　海藻二分

上捣筛为末，以和正月白犬肝汁，涂阴上三度，平旦新汲水洗却，即长三寸。极验。

玉门大第二十八

《玉房指要》云：令女玉门小方。

硫黄四分　远志二分

为散，绢囊盛著玉门中，即急。

又方

硫黄二分　蒲华二分

为散，三指撮，著一升汤中洗玉门，二十日如未嫁之童。

《洞玄子》云:疗妇人阴宽冷[90]令[91]急小交接而快方。

石硫黄二分　青木香二分　山茱萸二分　蛇床子二分

上四味,捣筛为末,临交接内玉门中少许,不得过多,恐撮[92]孔合。

又方

取石硫黄,末,三指撮,内一升汤中,以洗阴,急如十二三女。

《录验方》云:令妇人阴急小热方。

青木香二分　山茱萸四分

凡二物,为散,和唾如小豆,内玉门中。神验。

少女痛第二十九

《集验方》云:治童女始交接,阳道违理及为他物所伤,血流不止方。

烧乱髮并青布末为粉,粉之立愈。

又方

以麻油涂之。

又方

取釜底墨[93]、断葫磨以涂之。

《千金方》云:治小户嫁痛方。

乌贼鱼骨二枚,烧为屑,酒服方寸匕,日三。

又方

牛膝五两,以酒三升,煮再沸,去滓,分三服。

《玉房秘诀》云:治妇人初交伤痛,积日不歇方。

甘草二分　芍药二分　生姜三分　桂十分

水三升,煮三沸,一服。

长妇伤第三十

《玉房秘诀》云:女人伤于夫阴阳过[94]患阴肿疼痛方。

桑根白皮切,半升　干姜一两　桂心一两　枣二十枚

以酒一斗,煮三沸,服一升,勿令汗出当风。亦可用水煮。

《集验方》云:治女子伤于丈夫,四体沉重虚吸头痛方。

生地黄八两　芍药五两　香豉一升　葱白切,一升　生姜四两　甘草二两,炙

各切,以水七升,煮取三升分三服。不差重作。

《千金方》云:治合阴阳辄痛不可忍方。

黄连六分　牛膝四分　甘草四分

上三味,水四升,煮取二升洗之,日四。

《刘涓子方》云:女人交接辄血出方。

桂心二分　伏龙肝三分

二味,酒服方寸匕,日三。

[1]饮　原作“兴”。诸本同。据《千金要方》改。
[2]壮　此下原衍“两脚”2字。诸本同。今删。
[3]举　原作“毕”。诸本同。据《诸病源候论》改。
[4]匕　原阙。诸本同。据文义改。
[5]帝轩　为轩辕黄帝之略称。
[6]彭　此下原衍一“彭”。诸本同。据文义删。
[7]写　为“泻”之本字。
[8]八　此下原衍“字”1字。安政本同。据文义删。
[9]狩　原误作“将”。安政本同。据文义改。
[10]邪　音义同“耶”。
[11]玄　傍记作“素”。安政本同。
[12]流精　原作“精流”。安政本同。据文义改。
[13]在于　安政本同。原作“于在”。据《抱朴子》乙正。
[14]阳　原阙。安政本同。据文义补。
[15]万叶　万代、万世。叶,世。
[16]痟(xiāo,音肖)　①痠痛;②消渴病。按:此处文义当为“瘠”。姑存。
[17]衎(kān,音看)　《尔稚》:“衎,乐也。”
[18]乍　为“迮”之古字。意即迫迮。
[19]使　此下原衍“使”1字。安政本同。据文义删。
[20]悁恚(yuānhuì,音冤会)　同义复词。即气忿,忿怒。
[21]佷(hēn,音很)　乖戾,不听从。同狠。《后汉书·蔡邕传》:“然卓(董卓)多有佷用。”与此处“阴阳行佷,上下了戾”为互文。
[22]捌捩东西　“捌”即“拔”之假借。“捩”,《唐韵》:“琵琶拔也”。“捌捩东西”,亦作“拔东捩西”,为房中术语,喻阴茎抽送动作之左右上下。
[23]胶柱宫商　同“胶柱鼓瑟”。拘泥而不知道变通。宫、商,为古代五音之属。即角、徵、宫、商、羽。
[24]相嗎(xiān,音先)　此处为“鴥”之俗字。鴥(wu,音乌),又作“鸣”,《说文》:“口相就。”相嗎,当为接吻。
[25]敌人　房中术语。谓性交之彼方。
[26]京(yuán,音原)　《正字通》:“强增以为京,即原字。不知京京,古通假,不必别生枝节。”刘京,古养生家。
[27]盛　此下原衍“男”1字。安政本同。据文义删。
[28]或虚　原阙。安政本同。据文义补。
[29]惑　原作“或”为“惑”之古字。今改。
[30]不可死还,必须生返　在性交中,阴茎应在射精后勃起状态下抽出,不可以待其疲软后。生,勃起状;死,疲软状。
[31]衔　原误作“衍”。安政本同。据文义改。
[32]髀(bī,音比)　人体髀股。
[33]不　音义同“否”。
[34]慇懃　音义同“殷勤”。
[35]今检诸本无一气　按“一气”,当指“肝气”。本文九气,已陈肺、心、脾、肾(五脏缺肝)、骨、筋、血、肉八者,尚缺一也。盖作者自误漏也。
[36]玄　旁记作“素”。安政本同。姑存。
[37]开　原作“闭”。安政本同。据文义改。
[38]吮　原作“吪”。安政本同。据文义改。
[39]括囊　括,原作“哲”。安政本同。据文义改。括囊,即囊括。
[40]抱　此下原衍“于丹穴”3字。诸本同。据文义改。
[41]三　原阙。安政本同。据文义补。

[42]若　此下当有脱漏。待考。
[43]狡　原作“校”。安政本同。据文义改。
[44]势　原作“热”。安政本同,据文义改。
[45]女寒门　阴冷。女门,女子阴道口。此处泛指女阴。
[46]女门辟　女阴不正。谓大小阴唇因肿胀,或萎缩而不对称。
[47]骨填　骨骼坚实,骨髓满盈。
[48]精中道溢　谓早泄。
[49]不理　此下原衍“不理”二字。安政本同。据文义删。
[50]止　原缺。安政本同。据文义及上下文例补。
[51]困　原误作“因”。安政本同。据文义改。
[52]没本暴急　谓阴茎插入太深且动作粗暴急骤。本,阴茎根部。
[53]大孔　肛门。
[54]口口　原误作“吕”。安政本同。形近致误。据文义改。
[55]贞　安政本同。《千金要方》作“正”。姑存。
[56]寝　原误作“夜”。安政本同。据《千金要方》改。
[57]闭　原误作“用”。安政本同。据《千金要方》改。
[58]反　原误作“返”。安政本同。据《千金要方》改。
[59]性　原作“伤”。安政本同。原本旁注作“性”。据此改。
[60]卧　原误作“斯”。安政本同。据文义改。
[61]伤　此下原衍“肠”1字。安政本同。据文义及上下文例删。
[62]仍　此下原衍“者”1字。安政本同。据《千金要方》改。
[63]跂(qī,音岐)　安政本同。《千金要方》作“跛”。《说文》:“足多指也。”
[64]至　原脱。安政本同。据文义及上下文例补。
[65]子　此下原衍“身亲丧”3字。安政本同,今删。
[66]食　原误皆“合”。安政本同。据文义改。
[67]之　原脱。安政本同。据文义及上下文例补。
[68]有　此下原衍“有”1字。安政本同。今删。
[69]行　傍记作“汗”。安政本同。
[70]嬿　原作“婘”。安政本同。据文义改。安政本札记云:“婘恐嬿之讹字。”
[71]生乳　生育。乳,生子。《吕氏春秋·音初》:“入于民室,主人方乳。”
[72]凿孔　谓阴道口。
[73]欲　原损蚀。安政本同。据残存墨文及上下文补。
[74]四逋(bu,音怖)　四处流淌。逋,散步,分布。
[75]䵋(yìng,音映)面　脸上的黑色斑点。音义同“黳”。亦有文献作“黯”。
[76]日　原脱。安政本同。安政本札记云:“毁下空缺。据《虾蟆经》盖即‘日’字。”今补。
[77]忌　安政本札记:“忌恐忘。”
[78]月　此下原衍“是日”2字。安政本同。今删,
[79]易　原脱。安政本同。据《千金要方》补。
[80]当　此下原衍“交”1字。安政本同。今删。
[81]孙　原义不详。安政本札记云:“恐‘丝而’之讹”。姑存。
[82]升　原误作“廿”。安政本同。据文义及安政本札记改。
[83]浃(jiá,音夹)　浸透。《淮南子·原道》:“不浸于肌肤,不浃于骨髓。”
[84]吞　此下原衍“半分内温酒吞”6字。安政本同,今删。
[85]屎(kē,音棵)　同“髁”。即髀骨。又,指胯股间。此处指阴茎。存疑。
[86]屎纵广　阴茎长而大。
[87]奔　原作“本”。安政本同。据文义改。
[88]委顿之术　使阴茎痿软的方法和药物。
[89]三　原误作“八”。安政本同。据文义改。

[90]阴宽冷　阴道松弛而乏温度。

[91]令　原脱。安政本同。据《医心方》书第二十一卷所引《延龄图》补。

[92]撮孔　“撮”原误作“最”。安政本同。据《医心方》第二十一卷改。撮孔，同前文“凿孔”。言女子阴道。

[93]墨　原误作“黑”。安政本同。据《医心方》第二十一卷引《集验方》改。

[94]阴阳过　性交过度。

世医得效方

元·危亦林

[说明]

《世医得效方》,二十卷。危亦林(1277~1347)撰。亦林,字达斋,元·江西南丰人。官至南丰州医学教授。危家五世业医,曾历宋、元两朝。作者"幼而好学,弱冠而业医",且终生不殆,其"学益备,技益工,所全活者益众。乃取平昔所用古方验而无失者,并与其祖父以来得之师授者,类萃成书。"前后历数十载,用功勤笃,至元三年(1337年)初刻之际,危氏已入垂暮之年,可谓耽精竭力。

全书囊括内、外、妇、产、儿、五官、皮肤、骨科等科各种疾病的临床验方。是积危家五世之经验,内容甚为丰富。对泌尿-男科学的方论,多有阐发,如对茎衄、旋浊、阴茎疮疡诸疾证治方药,论述独到,值得进一步研究。

本次以元至正三年初刻本(即元本)为底本、明初书林魏氏刻本(即魏本)、四库全书文渊阁本(即文渊本)为主校本进行整理。

卷第七　大方脉杂医科　旋浊

心　浊

瑞莲圆 治思虑伤心，便下赤浊。

白茯苓去皮　石莲肉炒，去心　龙骨生用　天门冬洗，去心，甘草煮　柏子仁炒，别研　紫石英火煅七次，研令极细　当归去芦，酒浸　酸枣仁炒，去壳　龙齿已上各一两　乳香半两，别研

上为末，炼蜜圆，梧桐子大，朱砂为衣。每服七十圆，空心温酒、枣汤任下。

加味清心饮　治心中客热，烦躁，赤浊肥脂。

石莲肉　白茯苓各一两　益智仁　麦门冬　远志水浸取肉，姜制炒　人参各半两　石菖蒲　车前子　白术　泽泻　甘草微炙，各二分

上㕮散，每服三钱，灯心二十茎煎服。有热，加薄荷少许。

宁志膏　治心脏亏虚，神志不守，恐怖，赤浊，常多恍惚，易于健忘，睡卧不宁，梦涉危险，一切心疾，并皆治之。

人参去芦　酸枣仁微炒，去皮，各一两　辰砂研细水飞，半两　乳香一分，以乳钵坐水盆中研

上为末，炼蜜圆，如弹子大。每服一圆，温酒化下，枣汤亦可，空心临卧服。

十四友圆　补诸虚不足，益血，收敛心气。治怔忪不宁，精神昏倦，睡卧不安，赤白浊甚。

柏子仁别研　远志去心　酸枣仁去壳，炒香　紫石英明亮者　熟干地黄洗　川当归洗净，去尾芦　白茯苓去皮　茯神去皮　人参去芦　黄芪蜜炙，去芦　阿胶蚌粉炒　肉桂不见火，已上各一两　龙齿一两半　辰砂半两，别研

上为末，炼蜜圆，如梧子大。每服三四十圆，枣汤，食后临卧吞服。

香苓散 治男子妇人小便赤浊，诸药不效者。

五苓散　辰砂妙香散

上和匀，用天门冬、麦门冬去心煎汤，空心调服一大钱，一日三服，当顿愈。

桑螵蛸散　治小便日数十次，如稠米泔色，心神恍惚，憔悴食减，以女劳得之，服此不终剂而愈。乃主安神魂，定心志。

桑螵蛸盐水炙　远志去心[1]　菖蒲盐炒　龙骨　人参去芦　茯神去木　当归去尾　鳖甲醋炙

上等分，为末。每服二钱，夜卧人参汤调服。

蜡苓圆　治同上方[2]。补虚治浊，止渴润肠。妇人血海冷，白带、白淫、白浊。

黄蜡　雪白茯苓去皮，各四两

上茯苓为末，溶蜡和圆，弹子大。每服一圆，不饥饱细嚼下，枣汤亦可。

远志圆　治小便赤浊，如神。

远志去心，用甘草煮，半斤　茯神去木　益智仁各一两

上为末，酒糊圆。每服五十圆，临卧枣汤下。

心肾圆　治水火不既济，心下怔忪，夜多盗汗，便赤，梦遗。

牛膝去苗，酒浸　熟地黄洗蒸　苁蓉酒浸，各二两　鹿茸火去毛，酒润炙　附子炮去皮脐　五味子去枝　人参去芦　黄芪蜜炙，去芦　远志去心，甘草水煮，姜汁炒　白茯神去木　山药炒　当归去芦尾，酒浸　龙骨煅，各一两　菟丝子酒浸，研成饼，三两

上为末，浸药酒，煮糊圆，如梧子大。每服七十圆，枣汤下。

肾浊

秘精圆 治元气不固,遗精梦泄。

大附子炮去皮脐 龙骨煅通赤 肉苁蓉酒浸一夕 牛膝酒浸一宿,焙 巴戟去心,各一两

上末,炼蜜圆如梧子大。每服三十圆,盐汤空心下。

震灵丹 治肾经虚惫,漏浊不止,用二陈汤加白茯苓煎汤送下[3]。

此丹不犯金石乘走,有性之蘖,不僭不燥,夺造化冲和之功。大治男子真元衰备,五劳七伤,脐腹冷疼,肢醴疼痛,上盛下虚,头目晕眩,心神恍惚,血气衰微。及中风瘫缓,手足不遂,筋骨拘挛,腰膝沉重,容枯肌瘦,目暗耳聋,口苦舌干,饮食无味,心肾不足,精滑梦遗,膀胱疝坠,小肠淋沥,夜多盗汗,久泻久痢,呕吐不食,八风五痹,一切沉寒痼冷,服之如神。及治妇人血气不足,崩漏虚损,带下久冷,胎脏无子,服之无不愈者。

禹余粮火煅醋焠,不计遍次,以手捻得碎为妙 丁头代赭石如禹余粮制同 紫石英 赤石脂已上四味,并作小块,入甘锅内,盐泥固济,候干,用炭十斤煅通红,火尽为度,入地坑埋,出火毒,二宿 滴乳香别研 没药去沙,各研 五灵脂去沙石,研,各二两 朱砂水飞过,一两

上为末,以糯米为糊,圆如小鸡头大,晒干出光。每一粒。空心,温酒下,冷水亦可。常服,镇心神,驻颜色,温脾肾,理腰膝,除尸疰蛊毒,辟魅邪疠。久服轻身,渐入仙道。忌猪、羊血,恐减药力。妇人醋汤下,孕妇不可服。极有神效,不可尽述。

锁精圆 治小便白浊。

破故纸炒 青盐各四两 白茯苓 五倍子各二两

上为末,酒糊圆。空心三十圆,盐汤、酒任意下。

芡实圆 治劳伤心肾,水火不交,漩面如油,光彩不定,漩脚澄下,凝如膏糊,顿数无度。又治遗泄不禁之疾[4]。

芡实蒸,去壳 莲花须各二两 茯神去木 龙骨 山茱萸去肉 五味子 枸杞子 熟地黄酒蒸,焙 韭子炒 肉苁蓉 川牛膝去芦,酒浸,焙 紫石英煅七次,各一两

上为末,酒煮山药糊为圆,梧桐子大。每服七十圆,空心盐酒或盐汤下。

固精圆 治下虚胞寒,小便白浊,或如米泔,或若凝脂,腰重少力。

牡蛎煅 菟丝子酒蒸,焙干 韭子炒 龙骨 五味子 白茯苓去皮 桑螵蛸酒浸,炙 白石脂各等分

上为末,酒糊圆,如梧子大。每服七十圆,空心盐汤送下。

地黄圆 治心肾水火不济,或因酒色,遂至以甚,谓之土淫。盖脾有虚热,而肾不足,故土邪干水。先贤常言,夏则土燥而水浊,冬则土坚而水清,此其理也。医者往往峻补,其疾反甚。此方中和,补泻兼之,水火既济,而土自坚,其流清矣。

熟地黄九蒸,十两 菟丝子洗,酒浸,蒸 鹿角霜各五两 茯苓 柏子仁各二两 附子一两

上为末,鹿角胶煮糊圆,如梧子大。每服百十圆,盐、酒下。

四精圆 治浊渴。

鹿茸 肉苁蓉 山药 茯苓各等分

上为末,米糊圆,如梧子大。每服三十圆,枣汤下。或加沉香、木香。

蒜圆 治浊。

杜仲　川乌　破故纸　人参　巴戟各等分

上为末，蒜膏圆，如梧子大。每服三十圆，盐汤、温酒任下。

入药灵砂圆　治诸虚，白浊，耳鸣，大效。

当归酒洗　鹿茸去毛，盐，酒炙　黄芪盐水炙　沉香镑　北五味炒　远志肉　酸枣仁炒　吴茱萸去枝　茴香炒　破故纸炒　牡蛎煅　熟地黄蒸　人参去芦　龙骨煅　附子炮　巴戟各一两，净　灵砂二两，研。

上各煅制如法，为末，酒糊圆。每服五十粒至七十粒，空心温酒、盐汤任下。

小菟丝子圆　治肾气虚损，五劳七伤，小腹拘急，四肢酸疼，面色黧黑，唇口干燥，目暗耳鸣，心忪短气，夜梦惊恐，精神困倦，喜怒无常，悲忧不乐，饮食无味，举动乏力，心腹胀满，脚膝痿缓，小便滑数，房室不举，股内湿痒，水道涩痛，小便出血，时有遗沥，并宜服之。久服填骨髓，续绝伤，补五脏，去万病，明视听，益颜色，轻身延年，聪耳明目。

石莲肉二两　菟丝子酒浸，焙，研为末，五两　白茯苓焙，一两　山药二两，七钱半，打糊

上为末，山药糊搜和为圆，如梧子大。每服五十圆、空心温酒或盐汤下。如脚膝无力，木瓜汤下。晚食前再服。

四五汤 治小儿白浊。

生料四君子汤　生料五积散

上和匀，每服二钱，灯心一握，水一盏煎服。方见脾胃、伤暑类。

安肾圆、白圆子、山药圆　治虚劳羸瘦，浮腻白浊，三药夹和，每服七十圆，食前煎双和汤下[5]。

安肾圆

桃仁麸炒，四两八钱　肉桂一两六钱　白蒺藜炒，去刺　巴戟去心　肉苁蓉酒浸，炙　山药　破故纸　茯苓　石斛去根，炙　萆薢　白术各四两八钱　川乌炮去皮脐，一两六钱

上为末，炼蜜圆，梧桐子大。每服三十圆，温酒、盐汤任下，空心食前。小肠气，炒茴香、盐酒下。

青州白圆子　治男子妇人手足瘫痪，风痰壅盛，呕吐涎沫，及小儿惊风，并皆治之。

半夏白好者，水浸洗过，七两，生用　川乌头去皮脐，半两，生用　白附子二两，生用　天南星三两，生用

上为末，以生绢袋盛，于井花水内摆出，未出者，更以手揉令出，以滓更研，再入绢袋摆尽为度。放瓮盆中，日晒夜露，每日一换新水，搅而复澄。春五日，夏三日，秋七日，冬十日，去水晒干如五片碎研，以糯米粉煎粥清为圆，如绿豆大。常服二十圆，生姜汤下，不拘时。如瘫痪风，温酒下；小儿惊风，薄荷汤下三五圆。

无比山药圆　治丈夫诸虚百损，五劳七伤，头痛目眩，手足逆冷，或烦热有时，或冷痹骨疼，腰髋不生肌肉，食少胀满，阳气衰绝，阴气不行。此药补经脉，起阴阳，安魂魄，开三焦，破积聚，厚肠胃，强筋练骨，轻身明目，除风去冷，无所不治。

赤石脂　茯苓各一两　山药二两　苁蓉酒浸，四两　巴戟去心，一两　杜仲去皮，炒，二两　牛膝去苗，酒浸，一两　五味子拣二八两　泽泻一两　菟丝子酒浸，三两　熟干地黄酒蒸 山茱萸各一两

上为末，炼蜜圆，梧桐子大。每服二十圆至三十圆，食前温酒或采饮下。此药通中入脑，服后鼻必酸疼，勿怪。

脾浊

苍术难名丹 治元阳气衰，脾精不禁，漏浊淋沥，腰痛力疲。

苍术杵去粗皮，半斤，米泔浸一日夜，焙干用 舶上茴香炒 川楝子蒸，去皮取肉，焙干，各一两半 川乌炮去皮脐 破故纸炒 白茯苓 龙骨别研，各一两

上为末，酒曲糊圆，梧桐子大，朱砂为衣。每服五十圆，空心缩砂煎汤下。粳米汤亦可。

七情

四七汤 治小便浑浊。生姜煎吞青州白圆子[6]。

半夏制，二两半 茯苓二两 厚朴制，二两半 紫苏叶一两

上㕮散，每服三钱半，姜七片，枣二枚煎服。

芡实圆 治思虑伤心，小便赤涩，遗精白浊[7]。

芡实蒸，去壳 莲花须各二两 茯神去木 龙骨 山茱萸去肉 五味子 枸杞子 熟地黄酒蒸，焙 韭子炒 肉苁蓉 川牛膝去芦，酒浸，焙 紫石英煅七次，各一两

上为末，酒煮山药糊为圆，梧桐子大。每服七十圆，空心盐酒或盐汤下。

通治

还少丹 治心肾俱虚，漏精白浊。

山药炮 牛膝酒浸焙，去苗 白茯苓 山茱萸水洗去核 舶上茴香炒，各一两半 菟丝子酒浸，研，焙 续断去芦，各一两、

上为末，炼蜜圆，如梧子大。每服三十圆，盐汤下。

分清饮 通心气，补漏精，治小便余沥，并赤白浊。

益智 川萆薢 石菖蒲盐炒 天台乌药

上等分，㕮散，入盐少许煎，空心服。

蜡苓圆 治赤白浊[8]。

黄蜡 雪白茯苓去皮，各四两

上茯苓为末，溶蜡和圆，弹子大。每服一圆，不饥饱细嚼下，枣汤亦可。

玉锁固真丹 治心气不足，思虑太过，肾经虚损，真阳不固，漩有遗沥，小便经岁白浊，或淡赤，或如膏，梦寐精泄，甚则身体拘倦，骨节酸疼，饮食不进，面色黎黑，容枯肌瘦，唇口干燥，虚烦盗汗，举动力乏，多服取效。

白龙骨半斤 磁石醋淬七次 朱砂各一两 牡蛎煅，一两 紫梢花一两半 家韭子菟丝子各二两半 鹿茸酒浸，炙 白茯苓 川巴戟 官桂 肉苁蓉酒浸，炙 桑螵蛸酒浸，切，炙 远志甘草水煮取皮，姜汁炒 当归去尾 苍术切，酒炒 茴香炒 吴茱萸炒 川楝子炒 桑寄生真者 沉香不见火 木香不见火 黄芪去芦 绵附子熟炮，已上各一两

上为末，炼蜜圆，如梧子大。每服五十圆，温酒汤任下。

小温金散 治心虚泛热，或触冒暑热，漩下或赤或白，或淋涩不行，时发烦郁自汗。

人参去芦 石莲肉去心 川巴戟去心 益智仁去壳 黄芪去芦 萆薢切，酒浸，炒 麦门冬

去心　赤茯苓去皮　甘草各等分

上为散,每服三钱,水一盏半,灯心二十茎,红枣二枚煎,食前温服,以后药相兼。

子午圆　治心肾俱虚,梦寐惊悸,体常自汗,烦闷短气,悲忧不乐,消渴引饮,漩下赤白,停凝浊甚,四体无力,眼昏,形容瘦悴,耳鸣头晕,恶风怯冷。

榧子去壳,二两　莲肉去心　枸杞子　白龙骨　川巴戟去心　破故纸炒　真琥珀另研　芡实　苦楮实去壳　白矾枯　赤茯苓去皮　白茯苓去皮　文蛤　莲花须盐蒸　白牡蛎煅,各一两

上为末,酒蒸肉苁蓉一斤二两,烂研为圆,梧桐子大,朱砂一两半重,细研为衣。浓煎萆薢汤,空心吞下。忌劳力房事。专心服饵,渴止浊清,自有奇效。

漩　多

川方五子圆　治小便夜多,脚弱,老人虚人多有此证,令人卒死,大能耗人精液,头昏。

菟丝子酒蒸　家韭子略炒　益智子去皮　茴香子炒　蛇床子去皮壳,炒

上等分为末,酒糊圆,如梧子大。每服五七十圆,糯米饮、盐汤任下。

又方　治夜多小便。

上取纯糯米糍一片,临卧炙令软熟,啖之。仍以温酒下,不饮酒,汤下。多啖愈佳。行坐良久,待心间空,便睡。一夜十余行者,当夜便止。

又方

上用茴香不以多少,淘净,入少盐炒为末,如前炙糯米糍蘸吃。或用頪猪胞以糯米煮烂,或入椒少许同煮,去糯米,只用胞切片蘸药。或更饮奸酒半杯,临晚、临卧各一服,尤妙。

菟丝子圆　治小便多或不禁。

菟丝子酒蒸,二两　桑螵蛸酒炙,半两　牡蛎煅,取粉,一两　肉苁蓉酒润,二两　附子炮去皮脐　五味子各一两　鸡肶胵半两,微炙　鹿茸酒炙,一两

上为末,酒糊圆如梧子大。每服七十圆,食前,盐、酒任下。一方,加巴戟去心、破故纸微炒、赤石脂煅、萆薢各一两。

橘皮煎圆　治小便利数。每服三十圆,温酒、盐汤下[9]。

荆三棱煨熟,乘热捣碎,三两　陈橘红净洗,焙,十五两　当归洗,去芦,焙　萆薢　厚朴去皮,姜汁炒　肉苁蓉酒浸,焙干　肉桂　附子炮去皮脐　阳起石酒浸,研焙如粉　巴戟去心　石斛去根　鹿茸茄子者,燎去毛,劈开,酒浸,炙干　牛膝去苗,酒浸,焙　菟丝子酒浸,焙干,炒　杜仲姜汁炒　吴茱萸洗焙　干姜泡,已上各三两　甘草炙,一两

萆薢圆　治小便频数,日夜无时。

上用川萆薢洗,不拘多少,为末,酒糊圆如梧子大。每服七十圆,空心食前,盐酒、盐汤任下。

缩泉圆　治胞气不足,小便频数。

天台乌药　益智仁各等分

上为末,酒煮山药末糊圆,如梧子大。每服七十圆,临卧盐、酒吞下。

遗 溺

家韭子圆 治少长遗溺，及男子虚剧，阳气衰败，小便白浊，夜梦泄精。此药补养元气，进美饮食。

家韭子六两，炒 鹿茸四两，酥炙 苁蓉酒浸 牛膝酒浸 熟地黄 当归各二两 菟丝子酒浸 巴戟去心，各一两半 杜仲炒 石斛去苗 桂心 干姜各一两

上为末，酒糊圆，梧桐子大。每服五十圆，加至百圆。空心食前，盐汤、温酒任下。小儿遗尿者，多因胞寒，亦禀受阳气不足故也。别作一样小圆服。

鸡内金散 治溺床失禁。

上以鸡肶胵一具，并肠净洗，烧为灰。男用雌，女用雄者。研细，每服方寸匕，酒、饮调服。

又方

用猪胞洗净，铁铲上炙香熟，嚼细，温酒下。

秘元丹 治内虚裹寒，自汗时出，小便不禁。

白龙骨二两 诃子十个，去核 缩砂一两，去皮

上为末，糯米粥圆，梧桐子大。每服五十圆，空心盐、酒下。

桑螵蛸散 治小便日数十次，如稠米泔色，心神恍惚，瘦悴食减。以女劳得之。

桑螵蛸盐水炙 远志去心 菖蒲盐炒 龙骨 人参 茯神 当归 鳖甲醋煮

上各等分。每服二钱，夜卧人参汤调下。

补胞饮 治妇人产后伤动胞破，终日不能小便，但漏湿不干。

黄丝绢生者，一尺，剪碎 白牡丹根皮末干叶者，它无效 白及末一钱

上用水一碗，煎至绢烂如饧，空心顿服。服时不得作声，作声不效。

遗 精

桑螵蛸圆 治下焦虚冷，精滑不固，遗沥不断。

附子去皮脐 五味子 龙骨各半两 桑螵蛸七个，切，炒

上为末，纯糯米糊圆。每服三十圆，空心。盐、酒吞下。

仙方固真丹 专治精泄不禁。

禹余粮 石中黄 赤石脂 紫石英 石燕子五件，各一两，碳火煅通红，米醋二升，淬干为度。

上以白茯苓四两，人参二两，青盐一两同为末，入无灰酒约量多少，打糊，拌和众药为圆，以朱砂为衣，如小指头大。每服二圆至三圆，温酒或盐汤下，空心临卧服。

锁阳丹 治脱精泄不禁。

桑螵蛸三两，瓦上焙燥 龙骨别研 白茯苓各一两

上末，糊圆如梧子大。每服七十圆，煎茯苓、盐汤食前服。

辰砂妙香散 治梦中遗精。每服一匕。虚者，温酒调；热者，麦门冬去心浓煎汤调[10]。

辰砂妙香散 治男子妇人心气不足，志意不定，惊悸恐怖，悲忧惨戚，虚烦少睡，喜怒不常，夜多盗汗，饮食无味，头目昏眩。

麝香一钱，别研 山药汁炙，一两 人参半两 木香煨，一两半 茯苓去皮 茯神木去皮 黄

芪一两　桔梗半两　甘草炙，半两　远志去心，姜汁炒，一两　辰砂三钱，别研

上为末。每服二钱，温酒调，不以时候。

三仙圆　治梦泄。

益智仁二两，用盐二两炒，去盐　乌药一两半，炒

上为末，用山药一两为糊，圆如梧子大。每服五十圆，空心临卧，盐汤下。以朱砂为衣。

凡病精泄不禁，自汗头眩，虚极，或寒或热，用补涩之药不效，其脉浮软而散，盖非虚也，亦非房室过度。此无他，因有所觏，心有所慕，意有所乐，欲想方兴，不遂所欲，而致斯疾。即以乐补，且固不效，将何治之？缘心有所爱则神不归，意有想则志不宁，当先和荣卫，荣卫和则心安。次调其脾，脾气和则志舍定。心肾交媾，神志内守，其病自气愈。其法用人参三钱，当归一钱洗焙，为末，作三服。糯米饮调下，服毕自汗止而寒熟退。头眩未除，川芎三钱，人参一钱焙，为末，作三服。沸汤调服，头眩遂差；精不禁者，用白芍药半两，丁香三钱，木香三钱，剉散，每服生姜五片，枣二枚煎，空心服。即心安神定，精固神悦。

清心圆　治经络热而梦泄，心怔怔恍惚。

大蘖皮一两，去粗皮

上为末，入脑子一钱同研，炼蜜圆如梧子大。每服十五圆至十九圆，浓煎去心麦门冬汤下。

猪苓圆　治年壮气盛，情欲动中，所愿不得，意淫于外，致梦遗白浊。

半夏一两　猪苓二两

上用半夏到如豆大，用猪苓为末，先将一半炒半夏黄色，不令焦，地上出火毒半日。取半夏为末，糊圆如梧子大，候干，更用猪苓末炒微裂，入不油沙瓶中养之。每服四十圆，空心温酒、盐汤送下。如常服，于申未间冷酒下。

理脾圆　治遗泄。寻常只治心肾，缘脾虚亦有此疾。

厚朴去粗皮，切，生姜自然汁拌炒，二两　羊胫炭又[11]名火炭，火虾通红，别研如粉，一两

上为末，水面糊为圆，如梧子大。每服百十圆，米汤下。

卷第八　大方脉杂医科　诸淋

冷　证

生附汤　治冷淋，小便秘涩，数起不通，窍中疼痛，增寒凛凛。多因饮水过度，或为寒泣，心虚志耗，皆有此证。

附子去皮脐　滑石半两　瞿麦　木通　半夏各三分

上剉散，每服二大钱，水二盏，生姜七片，灯心二十茎、蜜半匙煎，去滓，空心服。

八味圆[12]　治少阴肾经脚气入腹，小腹不仁，上气，喘急，呕吐，自汗。此证最急，以肾乘心，水克火，死不旋踵。

牡丹皮　泽泻　茯苓各三两　附子炮去皮脐　桂心各二两　山茱萸　山药各四两　熟地黄八两

上末，炼蜜圆，如梧子大。每服五十圆，食前，温酒、米汤任下。

热证

八正散 治热淋、血淋。加灯心、车前草煎,不拘时候服[13]。

车前子 瞿麦 萹蓄或用薄荷代 白滑石 甘草 栀子仁 木通去皮节 大黄各半斤

上㕮散,每服三钱,水一盏半,用灯心十茎煎,食后临卧温服。小儿量力少少与之。或加麦门冬去心,尤妙。

地肤子汤 治下焦有热,及诸淋闭不通。

地肤子一两半 知母 黄芩 猪苓去皮 瞿麦 枳实穰,切,炒 升麻 通草 葵子 海藻洗去腥,各一两

上㕮散,每服四钱,水一盏半煎,空心服。大便俱闭者,加大黄;女人房劳,小便难,大腹满痛,脉沉细者,用猪肾半只,水二盏,煎一盏半,去肾,入药,煎七分服。

石韦散 治热淋,多因肾气不足,膀胱有热,水道不通,淋沥不宣,出少起数,脐腹急痛,蓄作有时,劳倦则发,或尿如豆汁,或便出沙石疼痛,兼治大病后余热为淋。

木通 石韦去毛,各一两 甘草 当归 王不留行 滑石 白术 瞿麦 赤芍药 葵子各一两半

上为末,每服二钱,煎小麦汤调,食前,日三服。

清心莲子饮 治上盛下虚,心火炎上,口苦咽干,烦渴微热,小便赤涩,或欲成淋,并宜服之[13]。

黄芩去心,半两 黄芪去芦,蜜炙 石莲肉去心 白茯苓去皮 人参去芦,各七钱 麦门冬去心 甘草 地骨皮去骨 车前子去沙土,半两

上㕮散,每服三钱,麦门冬十粒去心,水一盏半,煎取八分,去滓,水中沉冷,空腹服。发热,加柴胡、薄荷煎。

火府丹 治心经热,小便涩及治五淋。

生干地黄二两 木通一两 黄芩一两

上为末,炼蜜杵圆,梧桐子大。每服三十粒,木通煎汤下。

膏淋

鹿角霜圆 治膏淋,多因忧思失志,意舍不宁,浊气干清,小便淋闭,或复黄赤白黯如脂膏状,疲极筋力,或伤寒湿,多有此证。

鹿角霜 白茯苓 秋石各等分

上为末,糊圆梧桐子大。每服五十圆,米汤下。

海金砂散 治膏淋。

海金砂 滑石各一两 甘草末一分

上研匀,每服一匕,用麦门冬汤下,灯心汤亦可。

气　淋

沉香散　治气淋，多因五内郁结，气不舒行，阴滞于阳，而致壅滞，小腹胀满，便尿不通。大便分泄，小便方利。

沉香　石韦去毛　滑石　王不留行　当归各半两　葵子　白芍药各三分　甘草　橘皮各一分

上为末，每服二钱，煎大麦汤调下。

血　淋

发灰散　治血淋。若单小便出血如尿，此为茎衄。此主之。

上以乱发不以多少，烧为灰，入麝香少许。每服用米醋泡汤调下。治淋以葵子末等分，用米饮调下。最治妇人胞转不尿。

柿灰散 治血淋。

上用干柿烧灰存性，为末，米饮调服。

犀角地黄汤　治血淋或血瘀。乃风冷伤肾，宜煎木通汤下菟丝子圆三十圆，不可专以血得热则淖溢为说[15]。

犀角一两　生地黄八两　芍药三两　牡丹皮二两

上㕮散，水煎。狂者，加大黄二两，黄芩三两；其人脉大来迟，腹不满自言满，为无热，不须。

乳石散　治血淋及五淋等。

上拣乳香中夹石者，研细，以米饮或麦门冬汤调下。每服以饥饱适中时服，空心亦可。

小蓟饮子　治下焦结热，尿血成淋。

生地黄洗，四两　小蓟根　滑石　通草　蒲黄炒　淡竹叶　藕节　当归　山栀子仁　甘草各半两

上㕮散，每服四钱，水煎，空心服。

导赤饮　治心虚蕴热，小便赤涩，或成淋痛。

生干地黄　木通　甘草各等分

上㕮散，每服三钱，竹叶十皮煎，不拘时服。

白薇散　治血淋、热淋。

白薇　芍药各等分

上为末，每服一钱，酒调下，立效。或加槟榔。

通秘散　治血淋痛不可忍。

陈皮　香附子　赤茯苓各等分

上㕮散，每服三钱，水煎，空心服。

沙石淋

石燕圆 治小便渗痛不可忍,出沙石而后方通。

石燕烧红,水淬二次,研细 滑石 石韦去毛 瞿麦穗

上等分,为末,糊圆梧桐子大。每服五十圆,瞿麦穗、灯心汤下,日三服。

又方

乳石散[16] 治血淋及五淋等。

上拣乳香中夹石者,研细,以米饮或麦门冬汤调下。每服以饥饱适中时服,空心亦可。

瞑眩膏 治诸淋,疼痛不可忍,及沙石淋。

上以大萝卜切作一指厚四五片,用好蜜淹少时,安钱铲上,慢火炙干,又蘸又炙,取尽二一两蜜。翻覆炙令香熟,不可焦。候冷细嚼,以盐汤送下。

苦杖散 治沙石淋,诸淋每溺时器中剥剥有声,痛楚不堪。

上以杜仲、牛膝净洗碎之,凡一合,用水五盏,煎耗其四,而留其一。去滓,以麝香、乳香少许,研,调服之。单酒浓煎亦效。

通 治

透膈散 治诸淋。

滑石[17]一两细研

上劳淋,劳倦虚损则发,用葵花末煎汤调二钱服。血淋、热淋,井花水调;气淋,木通汤调;石淋,将药下入铫子内,隔纸炒至纸焦,再研细,用温水调;小便不通,小麦汤下;诸淋,并冷水调亦可,空心。

地髓汤 治五淋。方见前,苦杖散同。

猪苓汤 治五淋。

猪苓去皮 赤茯苓 阿胶炙过 泽泻 白滑石各一两

上㕮散,每服五钱,水盏半煎,温服。

五淋散 治肾气不足,膀胱有热,水道不通,淋沥不出,或如豆汁,或如砂石,或冷淋如膏,或热淋[18]便血,并皆治之。

赤茯苓一两 赤芍药 山栀子仁各[19]三两半 当归 甘草一两

上㕮散,每服三钱,水一盏半煎,空心服。

通草汤 治同上。

通草 葵子 茆根 桃胶 瞿麦 当归 蒲黄 滑石各一两 甘草半两 王不留行一两

上㕮散,每服三钱,生姜五片煎,不拘时服。

又[20]**方** 治淋疾,数年不愈者。

上以四君子汤去甘草。每服三钱,水一盏煎服。

竹叶汤

淡竹叶 甘草 灯心 枣子 乌豆 车前子

上不拘多少,以水浓煎汤,代熟水服,甚妙。

葵子汤 治小便微痛渐难,欲出不出,痛不可忍。

赤茯苓一两　葵子　石韦去毛　泽泻各半两　白术二钱半

上㕮散，每服三钱，水一盏半，煎七分，温服。

虚　损

养荣汤　治积劳虚损，四肢沉滞，骨肉酸疼，吸吸少气，行动喘乏，小便拘急，腰背强痛，心虚惊悸，咽干唇燥，饮食无味，阴阳衰弱[21]，悲忧惨戚，多卧少起。久者积年，急者百日，渐至瘦削，五脏气竭，难可振复。又治肺與大肠俱虚，咳嗽下利，喘促少气，呕吐痰涎。

黄芪　当归　桂心　甘草　橘皮　白术　人参各一两　白芍药三两　熟地黄　五味子　茯苓各二分　远志去心，姜炒，半两

上㕮散，每服三钱，生姜三片，红枣二枚煎，空腹服。遗精梦泄，加龙骨一两；咳嗽，加阿胶甚妙。

参香散　治心气不宁，诸虚百损，肢体沉重，情思不乐，夜多异梦，盗汗失精，恐怖烦悸，喜怒无时，口干咽燥，渴欲饮水，饮食减少，肌肉瘦悴，渐成劳瘵。常服补精血，调心气，进饮食，安神守中，功效不可尽述。

人参　黄芪　白茯苓　白术　山药　莲肉去心，各一两　乌药　缩砂仁　橘红　干姜炮，各半两　甘草炙，三分　丁香　南木香　檀香各一分　沉香二钱

上㕮散，每服三钱，姜三片，枣一枚煎，食前服。一法，有炮熟附子半两。或为末，一匕，苏盐汤调亦可。

黄芪益损汤　治男子妇人、童男室女诸虚不足，荣卫俱弱，五劳七伤，骨蒸潮热，腰背俱急，百节瘦疼，夜多盗汗，心常惊惕、咽燥唇焦，嗜卧少力，肌肤瘦瘁，咳嗽多痰，咯唾血丝，寒热往来，颊赤神昏，全不用食。服热药则烦躁，冲满上焦，进凉药则膈满而腹痛，宜服此药，极有神效。兼治大病后荣卫不调，妇人产后血气未复。

人参去芦　石斛去根　甘草　黄芪去芦　木香　白术　当归　正桂　茯苓　芍药　半夏　川芎　熟地黄去土，酒炒　山药　五味子　牡丹皮去骨　麦门冬去心，各等分

上㕮散，每服三钱，水一盏半，生姜五片，枣子二枚，小麦五十粒，乌梅一个煎，空心食前服。

正元散　治下元气虚，脐腹胀满，心胁刺痛，泄利呕吐，自汗，阳气渐微，手足厥冷，及伤寒阴证，霍乱转筋，久下冷利，少气羸困，一切虚寒，并宜服之。常服助阳消阴，正元气，温脾胃，进饮食。

人参　白茯苓　白术各二两　黄芪两半　甘草　乌药　山药姜汁浸，炒　附子炮去皮脐　川芎　干葛各一两　桂心　乌头炮，去皮尖，各半两　红豆炒　干姜炮　橘皮各三钱

上㕮散，每服三钱，水一盏半，生姜三片，枣二枚，盐少许煎，食前冷服。自汗，加浮麦。

万安圆　补下经，起阴发阳，能令阳气入脑，安魂定魄，开三焦，破积聚，消五谷，益精气，安脏腑，除心中虚热，强筋骨，轻身明日，去冷除风，无所不治，补益极多，常服最妙。七十老儿服之，当有非常力。

苁蓉四两，酒浸　干薯蓣　五味子各二两　杜仲三两半　牛膝酒浸　菟丝子酒浸　赤石脂煅　白茯苓去皮　泽泻　山茱萸去核　巴铍去心　熟干地黄已上各二两　附子炮去皮脐　牡丹皮去骨　官桂去粗皮，各一两

上为末，别用苁蓉末半斤，酒熬膏，和圆梧桐子大。每服五七十圆。空心温酒下。不在

将息，别无所忌，只忌酽醋及陈臭之物。七日后四体光泽，口唇赤，手足热，面有光润，消食轻体，舌厚声响，是其验也；十日长肌肉，其药通中入脑，鼻辛酸，不可怪也。又，加减法，若要肥，加爀煌石膏二两。如失狂多忘，加远志一两；体少津润，加柏子仁一两；如进房事，加白马茎，若无，用鹿茸代之，二两，去毛酥炙；阴下湿痒，加蛇床子一两。爀煌，如火色也。

增益归茸圆 滋养肝肾，益心血，利足膝，实肌肤，悦颜色，兴男子。卫生之良药也。此方专理肝心肾之血，泽泻则引诸药入肾。

熟干地黄酒浸，九蒸 鹿茸去毛，酥涂炙 五味各四两 山药酒浸 山茱萸去核 大附子炮去皮脐 川牛膝酒浸一宿，各二两 白茯苓 牡丹皮去骨 泽泻浸一宿，各一两半 大当归四两，去芦 官桂[22]二两，去粗皮

上为末，用真鹿角胶半斤剉细，入银石器中煮，酒圆梧桐子大。每服五十圆，空心温酒、盐汤下。

增损乐令汤 治诸虚不足，小腹急痛，胁肋腹胀，脐下虚满，胸中烦悸，面色痿黄，唇干口燥，手足逆冷，体常自汗，腰背强急，骨肉酸疼，咳嗽喘乏，不饮食。或因劳伤过度，或病[23]后不复。

黄芪去芦 人参去芦 橘皮去白 当归去尾 桂心 细辛 前胡去芦 甘草 茯苓 麦门冬去心 芍药各二两 附子炮去皮脐 熟地黄酒炒，各一两 半夏汤洗，二两半 远志三分，去心，炒

上剉散，每服三钱，水一盏半，生姜五片，枣子二枚煎，食前服。腹满食少，去枣；下焦虚冷，不甚渴，小便数者，倍人参、当归、附子；烦渴引饮，加栝蒌根；遗泄白浊，加龙骨、白敛；小腹急，引心痛者，加干姜。

黄芪圆 治丈夫肾脏风虚，上攻头面虚浮，耳内蝉声，头目昏眩，项背拘急，下注腰脚，脚膝生疮，行步艰难，脚下隐疼，不能踏地，筋脉拘挛，不得屈伸，四肢少力，百节酸疼，腰腿冷重，小便滑数。及瘫缓风痹，遍身顽麻。又疗妇人血风，肢体痒痛，脚膝缓弱，起坐艰难。并宜服之。

黄芪去芦 杜蒺藜炒，去刺 茴香 川楝子去核 川乌炮去皮脐 赤小豆 地龙去土炒，各一两 乌药二两 防风去芦，一两

上为末，酒煮面糊圆，梧桐子大。每服十五圆，温酒、盐汤吞下。妇人醋汤下。空心服。

茴香圆 治丈夫元脏[24]久虚，冷气攻冲，脐腹疗痛，腰背拘急，面色痿黄，饮食减少，及膀胱、小肠气痛，并肾脏风毒，头面虚浮，目暗，耳鸣，脚膝少力，肿痛生疮。妇人血脏虚冷，食减少力，肢体疼痛，并宜服之。久服补虚损，除风冷，壮筋骨，明耳目。

威灵仙洗去土 川楝子炒 川乌去皮脐，各二两 杜乌药五两 川椒去目及闭口者，炒出汗，二两 地龙去土，炒，七两 赤小豆八两 陈皮 萆薢三两 茴香炒，八两 防风去苗，三两

上为末，煮面糊圆如梧子大。空心晚食前，温酒下二十圆，盐汤亦可。糊用酒煮。小肠气痛，炒茴香、生姜，酒下；脚转筋，木瓜汤下；妇人血脏虚冷，温醋汤下；脐腹绞痛，滑泄冷痢，浓艾汤下。

还少丹 补心肾虚损，脾胃怯弱，神志俱耗，腰脚沉重，精神昏乱，气血凝滞，饮食无味，肌体瘦倦，小便白浊，耳聋目暗等疾。

山药 川牛膝酒浸，各一两半 白茯苓去皮 楮实子 舶上茴香 巴戟去心，酒浸 杜仲去粗皮，姜、酒涂炙 肉苁蓉酒浸一宿，焙 五味子 石菖蒲微炒 枸杞子各一两 远志一两，甘草水煮，去心，姜汁拌，炒 熟地黄酒洗，蒸，半两 山茱萸去核，一两

上为末，炼蜜，枣子蒸熟，去皮核，同为圆，梧桐子大，朱砂末五钱为衣。每服三十圆，空心温酒、盐汤下，日进三服。心气不宁，加麦门冬；少精神，加五味子；阳弱[25]，加续断；久服百病不侵。

天真圆　治男子妇人先曾损血，及脱血，肌瘦，绝不入食，行步不得，手足痿弱，软遂，血气枯搞，形神不足。如滑肠不食，守死无法可治者。如咽喉窄，下食不得，只能五七粒渐渐服之，粒数多便可养起。久服令人面色红润，无血者，使生血。并津液干、大便燥者，服之自润。实中有虚，虚中有实，皆可治之。

羊肉七斤，精者，去筋膜、脂皮，批开入药　肉苁蓉十两　湿山药去皮，十两　当归去芦，洗，十二两　天门冬泡，去心，切，焙，十两

上四味，安在羊肉内，裹定，用麻缕扎缚。取上色糯酒四瓶，煮令尽，再入水二升又煮，直候肉如泥。再入黄芪末五两，人参末三两，白术末二两，熟糯米饭焙干为末一十两。前后药末，同剂为圆，梧桐子大。一日约服一二百粒，初服百粒，加至前数。服之觉有精神，美饮食，手足添力，血脉便行，轻健；如久痞不言者，服之半月，语言有声；血下，喘咳，步行不得，服之效。恐难圆，即入蒸饼五七枚，焙干为末，同搜和之。酒送下，空心食前，盐汤亦可。

地仙丹　治男子五劳七伤，肾气虚惫，行步难苦，女人血海虚冷，月经不调，脏寒少子。又治痔瘘，肠风下血，诸风诸气，并皆治之。有人得风气疾，挛结疼痹，服之顿除。

川牛膝酒浸，四两　肉苁蓉酒浸，四两　覆盆子　白附子　菟丝子酒浸　赤小豆　天南星　川羌活　骨碎补去毛　金毛狗脊去毛　何首乌　萆薢　防风去芦叉　乌药各二两　川椒去目　绵附炮去皮脐　白术　甘草　白茯苓　川乌炮，去皮，各一两　人参　黄芪各一两半　木鳖子去皮　地龙去土，各三两

上为末，酒面糊为圆，梧桐子大。每服三十圆，空心酒下。

补骨脂散　治因感卑湿致疾，久之阳气衰绝，乳石补益药不效，服此收功户常服，延年益气，悦心明目，补益筋骨。忌食芸苔、羊血。

好破故纸十两，拣，净洗，为末　胡桃肉去皮，二十两，研如泥

上炼蜜，和二味均如饴，盛瓦器中。旦日以温酒化药一匙，熟水亦可。或为圆服。

宫方瑞莲圆　治湿，定心，消痰，暖肾水，匀血，去黑痣。

苍术主脾，一斤，酒浸四两，醋浸四两，米泔浸四两，生用四两　莲肉主心，一斤，去皮、心，酒浸软，入猪肚内煮极烂，取出焙干，研，猪肚为膏。莲肉一斤，猪肚二个　枸杞子主肝，二两，去枝梗　北五味子主肺，二两，去枝梗　破故纸主肾，微炒　熟地黄主血，二两，酒洗蒸

上为末，猪肚膏、酒煮，面为圆如梧子大。每服四十圆，空心温酒、盐汤下。

无名丹　补虚守神，涩精固阳道。男子服之有奇功。

苍术一斤，不浸，杵舂令稍滑，净筛去粗皮　龙骨一两　赤石脂二两　大川乌一两，炮去皮脐　破故纸二两，微炒　川楝子二两，去皮　舶上茴香一两，微炒　莲肉去心　白茯苓皮　远志搥，甘草水煮取皮，姜汁拌炒，各一两

上为末，酒煮，面糊圆，如梧子大，朱砂一两，另研为衣。三十圆渐至百圆。食前，温酒、米饮、盐汤皆可。妇人无子，服之效。

大建中汤　治诸虚不足，小腹急痛，胁肋膛胀，骨肉酸痛，短气喘咄，痰多咳嗽，潮热多汗，心下惊悸，腰背强痛，多卧少起。

黄芪去芦　附子炮去皮脐　鹿茸酒蒸　地骨皮去木　续断去芦　石斛去根　人参去芦　川芎　当归去芦，酒浸　白芍药　小草一两　甘草炙，半两

上剉散，每服三钱，水一盏半，生姜五片煎，不以食服。咳嗽，加款冬花；唾血，加阿胶；便精、遗泄，加龙骨；怔忪，加茯神。

黄芪建中汤 治男子女人诸虚不足，小腹急痛，胁肋膜胀，脐下虚满，胸中烦悸，面色痿黄，唇干口燥，少力身重，胸满短气，腰背强痛，骨肉酸痛，行动喘乏，不能饮食。或因劳伤过度，或因病后不复，并宜服之。

黄芪去芦，二两 肉桂三两 甘草炙，二两 白芍药六两

上剉散，每服三钱，水一盏半，生姜三片，枣一枚煎，去滓，入饧少许，再煎令溶。空心稍热服。

人参黄芪散 治虚劳客热，肌肉消瘦，四肢倦怠，五心烦热，口燥咽干，颊赤心忪，日晚潮热，夜有盗汗，胸胁不利，减食多渴，咳唾稠粘，时有脓血。

天门冬去心，三两 半夏汤洗七次，去滑，姜汁炒 桑白皮炒，各两半 鳖甲去裙，醋炙，二钱 知母 紫苑各一两个 秦艽二两 人参一两 白茯苓二两 黄芪 赤芍药各一两半 柴胡 地骨皮各二两 甘草一两五钱 桔梗一两

上剉散，每服三大钱，水一盏半煎，食后温服。

安肾圆 治肾经久积阴寒，膀胱虚冷，下元衰惫，耳重唇焦，腰腿肿疼，脐腹撮痛，两胁刺胀，小腹坚疼，下部湿痒，夜梦遗精，恍惚多惊，皮肤干燥，面无光泽，口淡无味，不思饮食，大便溏[26]泄，小便滑数，精神不爽，事多健忘。常服补元阳，益肾气。功效殊甚。

桃仁麸炒，四两八钱 肉桂一两六钱 白蒺藜炒，去刺 巴戟去心 肉苁蓉酒浸，炙 山药 破故纸 茯苓 石斛去根，炙 萆薢 白术各四两八钱 川乌炮去皮脐，一两六钱

上为末，炼蜜圆，梧桐子大。每服三十圆，温酒、盐汤任下，空心食前。小肠气，炒茴香盐酒下。

双和汤 治男子妇人五劳、六极、七伤，心肾俱虚，精血气少，遂成虚劳，百骸枯瘁，四肢倦怠，寒热往来，咳嗽咽干，行动喘乏，面色痿黄，略有所触，易成他疾。或伤于冷，则宿食不消，脾疼腹痛，泻痢吐逆；或伤于热，则头旋眼晕，痰涎气促，五心烦热；或因饥饱动作，喜怒惊恐，病随而至；或虚胀而不思食；或多食而不生肌肉，心烦则虚汗、盗汗，一切虚劳不敢服燥药者，并宜服之。常服调中养气，益血育神，和胃进食，补虚损。

白芍药二两半 当归洗净，酒炒 熟地黄洗，酒蒸 黄芪去芦，蜜炙各一两半 甘草炙，一两一钱半 川芎去芦，一两五钱 肉桂一两一钱

上剉散，每服三钱，生姜三片，枣二枚煎，空心食前服。忌生冷果核等物。

十四味建中汤 治荣卫不足，腑脏俱伤，积劳虚损，形体羸瘠，短气嗜卧，寒热头痛，咳嗽喘促，呕吐痰沫，手足多冷，面白脱色，小腹拘急，百节尽疼，夜卧汗多，梦寐惊悸，小便滑利，大便频数，失血虚极，心忪面黑，脾肾久虚，饮食失亏。

当归去芦，洗，酒浸，焙 白芍药 白术洗 麦门冬去心 甘草 肉苁蓉酒浸一宿，焙干 人参去芦 川芎 肉桂去粗皮 附子炮、去皮脐 黄芪炙 半夏汤洗 茯苓去皮 熟地黄酒浸一宿，焙干

上等分，剉散。每服三钱，生姜三片，红枣二枚煎，食前服。

青娥圆 治肾气虚弱，风冷乘之。或血气相搏，腰痛如折，起坐艰难，俛仰不利，转侧不能。或因劳役过度，伤于肾经。或处卑湿，地气伤腰。或坠堕伤损，或风寒客搏，或气滞不散，皆令腰痛。或腰间似有重物系坠，起坐艰辛，悉能治之。方见腰痛类。

破故纸四两，炒香 杜仲去粗皮，切，姜汁拌炒，去丝，八两

上为末，用胡桃肉五十个，大蒜二十个研膏，圆如梧子大。每服三十五圆，盐汤服。虚极人十补汤吞服。一方，加川续断、桃仁去皮尖、玄胡索、黑牵牛炒，酌量入。

十全大补汤 治男子妇人诸虚不足，五劳七伤，不进饮食，久病虚损，时发潮热，气攻骨脊，拘急疼痛，夜梦遗精，面色痿黄，脚膝无力，一切病后气不如旧，忧愁思虑，伤动血气，喘嗽中满，脾肾气弱，五心烦闷，并皆治之。此药性温不热，平补，养气育神，醒脾止渴，顺正辟邪，温暖脾肾，其效不可具述。又名十补汤。

人参去芦 肉桂去粗皮 川芎 熟地黄洗，酒蒸，焙 茯苓去皮 白术 甘草 黄芪去芦 川当归去尾 白芍药各等分

上㕮散，每服三钱，水一盏半，生姜三片，枣一枚煎，空心服。

秦艽鳖甲散 治男子妇人气血劳伤，四肢倦怠，肌体瘦弱，骨节烦疼，头昏颊赤，肢体枯槁，面色痿黄，唇焦口干，五心烦热，痰涎咳嗽，腰背引痛，乍起乍卧，梦寐不宁，神情恍惚，时有盗汗，口苦无味，不美饮食，及治山岚瘴气，寒热往来。

荆芥去梗 贝母去心，各一两 白芷半两 干葛二两 天仙藤 前胡各一两 羌活 肉桂各半两 青皮柴胡去须 甘草 秦艽去芦，洗 鳖甲去裙，醋炙，各[27]一两

上㕮散，每服三钱，水一盏半，生姜三片煎，不拘时。为末，酒调亦得。常服，养气血，调荣卫，解倦怠。

沉香鳖甲散 治男子妇人五劳七伤，气血虚损，腰背拘急，手足沉重，百节酸疼，面色黑黄，肢体倦怠，行动喘乏，胸膈不快，咳嗽痰涎，夜多异梦，盗汗失精，嗜卧少力，肌肉瘦悴，不思饮食，日渐羸弱，一切劳伤，诸虚百损，并能治之。

干蝎二钱半 沉香 人参 木香 巴戟去心，各半两 附子去皮脐，一两 肉豆蔻四个 肉桂一两 川当归去尾 干熟地黄净洗，酒洒蒸焙，七钱半 白茯苓 牛膝去芦 黄芪各半两 羌活七钱半 柴胡去芦 荆芥去梗 半夏姜汁炒，各半两 鳖甲去裙，醋炙，一两 秦艽半两，去芦

上㕮散，每服三钱，水一盏半，生姜三片，葱白二寸，枣二枚擘破煎。空心食前服。

小安肾圆 治肾气虚乏，下元冷惫，夜多漩溺，肢体倦怠，渐觉羸瘦，腰膝沉重，嗜卧少力，精神昏愦，耳作蝉鸣，面无颜色，泄泻肠鸣，眼目昏暗，牙齿蛀痛，并皆治之。

香附子 川乌 川楝子各半斤，用盐二两，水二升同煮，候干，㕮焙 熟干地黄四两[28] 茴香六两 川椒二两，去目及闭口者，炒出汗

上为末，酒糊圆如梧子大。每服二十圆至三十圆，空心盐汤、盐酒任下。常服补虚损，下元冷惫。

橘皮煎圆 治久虚积冷，心腹疼痛，呕吐痰水，饮食减少，胁肋虚满，脐腹弦急，大肠虚滑，小便利数，肌肤瘦悴，面色痿黄，肢体怠惰，腰膝缓弱。及治痃癖积聚，上气咳嗽，久疟久痢，肠风痔瘘。妇人血海虚冷，赤白带下，久无子息，并宜服。

荆三棱煨熟，乘热捣碎，三两 陈橘红净洗，焙，十五两 当归洗，去芦，焙 萆薢 厚朴去皮，姜汁炒 肉苁蓉酒浸，焙干 肉桂 附子炮去皮脐 阳起石酒浸，研焙如粉 巴戟去心 石斛去根 鹿茸茄子者，燎去毛，劈开，酒浸，炙干 牛膝去苗，酒浸，焙 菟丝子酒浸，焙干，炒 杜仲姜汁炒 吴茱萸洗焙 干姜泡，已上各三两 甘草炙，一两

上为末，用酒五升，于银、石器内将橘皮末熬如饧，却入诸药末，搅和搜匀，仍以臼内捣五百杵，圆如梧子大。每服二十圆，空心温酒或盐汤吞下。

生犀散 治骨蒸肌瘦，颊赤口干，日晚潮热，夜有盗汗，五心烦躁及大病差后，余毒不解。

犀角镑 地骨皮去骨 秦艽去芦 麦门冬去心 枳壳煨，去穰 大黄煨 柴胡去须[29] 茯

苓去皮　赤芍药　桑白皮去赤　黄芪去芦，蜜炙　人参去芦　鳖甲醋炙　知母各等分

上㕮散，每服三钱，陈青蒿一根煎，桃枝亦可。小儿疳病，热似骨蒸者，及久病后或虚后，时复来作潮热者，疟疾亦用。有痰，加半夏；热轻，去大黄，加黄芩。

北亭圆　治脾元气弱，久积阴冷，心腹胁肋胀满刺痛，面色青黄，肌体瘦弱，怠惰嗜卧，食少多伤，噫气吞酸，哕逆恶心，腹中虚鸣，大便泄利，胸膈痞塞，饮食不下，呕哕霍乱，体冷转筋及五膈五噎，痃癖瘕聚，翻胃吐食，久痛久痢并治之。

缩砂仁　胡椒　肉桂　厚朴去粗皮，姜汁炒　附子炮去皮脐　川芎　当归　陈皮　干姜　甘草四两　阿魏醋化去沙石，二两，别研　白术三两　青盐别研，二两　北亭醋淘去沙石，二两，别研　五味子拣，一两半

上为末，用银、石锅内，入好酒、醋五升，白沙蜜十两，先下北亭、阿魏、青盐二味，并好头面一升，同煎稠粘，便下药末半斤以来，更煎如稀面糊，渐渐入药末煎得所，离火取出，更以干药末和搜成剂，更捣千杵，圆如梧桐子大。每服十五圆，微嚼破，用生姜、盐汤下。温酒亦可，空心服。忌羊血、豆豉汁。

鹿茸大补汤　治男子妇人诸虚不足，产后血气耗伤，一切虚损。

鹿茸燎去毛，酒浸，炙　黄芪蜜炙　当归酒浸。各三两　白芍药　人参　附子炮，各两半　肉苁蓉酒浸，二两　肉桂一两半　杜仲炒，二两　石斛酒浸蒸　五味子各一两半　熟地黄酒浸蒸，二两　白茯苓二两　半夏　白术煨，各一两半　甘草半两

上㕮散，每服三钱，水一盏半，生姜三片，枣二枚煎，空心热服。

养肾散　治肾气虚损，腰脚筋骨疼痛，膝胫不能屈伸，久病脚膝缓弱。每服一字，空心豆淋酒下。服讫，麻痹少时，须臾疾随药气顿愈。骨中痛，嚼胡桃肉，酒调下。甚者三五服，风寒湿悉治之。

草乌头去皮脐，二钱　全蝎半两　天麻三钱　附子二钱，炮　苍术制，一两

上为末，空心温酒调下。

巴戟圆　补肾脏，暖丹田，兴阳道，减小便，填精益髓，驻颜润肌。治元气虚惫，面目黧黑，口干舌涩，梦想虚惊，眼中冷泪，耳作蝉鸣，腰膀沉重，百节痠疼，项筋紧急，背胛劳倦，阴汗盗汗，四肢无力及治妇人子宫久冷，月脉不调，或多或少，赤白带下，并宜服之。

良姜六两　紫金藤十六两　巴戟三两　肉桂四两　青盐二两　吴茱萸四两

上为末，酒糊圆，梧桐子大。每服二十圆，暖盐酒送下。盐汤亦可。日午、夜卧各一服。

十补圆　治真气虚损，下焦伤竭，脐腹强急，腰脚疼痛，亡血盗汗，遗泄白浊，大便自利，小便滑数，或三消渴疾，饮食倍常，肌肉消瘦，阳事不举，颜色枯槁。久服补五脏，行荣卫，益精髓，进饮食。

附子炮去皮脐　干姜　菟丝子酒浸软，别研　桂心　厚朴去粗皮，姜汁炒　巴戟去心　远志去心，姜汁浸，炒　破故纸炒　赤石脂煅，各一两　川椒炒出汗，去子并合口者，二两

上为末，酒糊圆，梧桐子大。温酒或盐汤下三十圆，空心。

白圆　治元阳虚寒，精滑不禁，大腑滑泄，手足厥冷。

阳起石煅　钟乳粉

上等分，为末，酒煮附子末为圆，梧桐子大。每服五十圆，空心米饮下。

黑圆　治精血耗竭，面色黧黑，耳肾目昏，口干多渴，脚弱腰疼，小便白浊，上燥下寒，不受峻补。

鹿茸一两，燎去毛　当归二两，酒浸

上各为末，煮乌梅膏子为圆，梧子大。每服五十圆，空心温酒下。

芡实圆 治思虑伤心，疲劳伤肾，心肾不交，精元不固，面少颜色，惊悸健忘，梦寐不安，小便赤涩，遗精白浊，足胫痠疼，耳聋目昏，口干脚弱。

芡实蒸，去壳 莲花须各二两 茯神去木 龙骨 山茱萸去肉 五味子 枸杞子 熟地黄酒蒸，焙 韭子炒 肉苁蓉 川牛膝去芦，酒浸，焙 紫石英煅七次，各一两

上为末，酒煮山药糊为圆，梧桐子大。每服七十圆，空心盐酒或盐汤下。

天地煎 治心血燥少，口干咽燥，心烦喜冷，怔忡恍惚，小便黄赤，或生疮疡。

天门冬去心，二两 熟地黄九蒸曝，一两

上为末，炼蜜圆，梧子大。每服百圆，熟水、人参汤任下，不拘时候。

石刻安肾圆 治真气虚惫，脚膝缓弱，目暗耳鸣，举动倦乏，夜梦遗精，小便频数，一切虚损。久服壮元阳，益肾气，健筋骨，生血驻颜，扶老资寿。

苍术四两。一两用茴香一两炒，一两用青盐一两炒，一两用茱萸一两炒，一两用猪苓一两炒，各炒令黄色，取术用 川乌炮去皮脐 附子同上 川楝子酒浸，去核 巴戟去心，炒 白术炒 陈皮炒，各一两 肉苁蓉酒浸，炙 破故纸炒，各二两 茯苓一两，炒 肉豆蔻面裹煨 木香不见火 当归火焙干，各一两 杜仲炒去丝，二两 熟地黄酒浸，蒸十次，火焙 菟丝子酒浸，炒 茴香 黑牵牛半生半炒 山药炒，各一两 晚蚕蛾去头足翅，炒 葫芦巴酒浸，炒 肉桂不见火 石斛炒 川牛膝酒浸炒，各一两

上为末，酒煮面糊圆，梧桐子大。每服四十圆，空心盐汤下。

青盐圆 补虚益肾气，明目。治腰疼及治精滑漩多，四体困乏，久服有效。

黑牵牛二两，炒，别研取头末 山药去皮 杜仲炒断丝 川乌炮去皮脐 川楝子去核 茴香炒 红椒皮炒 青盐别入 破故纸炒 陈皮去白 苍术切，炒黄色 附子炮去皮脐

上等分，为末，入青盐同酒煮面糊圆，梧桐子大。每服三十圆，空腹盐汤下。

无比山药圆 治丈夫诸虚百损，五劳七伤，头痛目眩，手足逆冷，或烦热有时，或冷痹骨疼，腰髋不生肌肉，食少胀满，阳气衰绝，阴气不行。此药补经脉，起阴阳，安魂魄，开三焦，破积聚，厚肠胃，强筋练骨，轻身明目，除风去冷，无所不治。

赤石脂 茯苓各一两 山药二两 苁蓉酒浸，四两 巴戟去心，一两 杜仲去皮，炒，二两 牛膝去苗，酒浸，一两 五味子拣二八两 泽泻一两 菟丝子酒浸，三两 熟干地黄酒蒸 山茱萸各一两

上为末，炼蜜圆，梧桐子大。每服二十圆至三十圆，食前温酒或采饮下。此药通中入脑，服后鼻必酸疼，勿怪。

拱振丹 男子方当壮年，而真气犹怯。此乃禀赋素弱，非虚而然，干燥之药，尤宜速戒。勿谓手足厥逆，便云阴多，如斯治之，不惟不能愈疾，大病自此生矣。滋益之方，群品稍众，药力细微，难见功效。但固天元一气，使水升火降，则五脏自和，百病自去，此方主之。

鹿茸酥炙，去皮毛 川当归洗去土 山茱萸新好有肉红润者，去核，各四两 麝香半两，别研

上三件为末，入麝香拌匀，酒煮面糊为圆，梧桐子大。每服一百粒，或五十粒，温酒、盐汤任下。

菟丝子圆 治肾气虚，面色黧黑，目暗耳鸣，心忪气短，举动乏力，脚膝缓弱，小便滑数，房室不举，股内湿痒，小便涩痛，出血遗沥。久服补五脏，去万病，益颜色，聪耳明目。

菟丝子净洗，酒浸，炒，一两 石斛去根，二分 熟地黄去土，酒炒，三分 白茯苓去皮，三分 川牛膝去苗，酒浸，焙干，三分 五味子半两 泽泻一两 山茱萸水洗，去核，三分 鹿茸去毛酥炙，

一两　川续断二分　桑螵蛸酒浸，炒　覆盆子去枝叶并萼，各半两　防风去苗叉　杜仲去粗皮，炒，各三分　石龙芮去土，一两　肉苁蓉酒浸，切，焙　补骨脂酒炒　荜澄茄　黑角沉香　茴香炒　川巴戟去心，各三分　大川芎半两　肉桂去粗皮　绵附子炮去皮脐，各一两

上为末，酒煮面糊为圆，梧桐子大。每服二十圆，温酒或盐汤下，空心。脚膝无力，木瓜汤下，晚食前服。

大固阳汤　治脱阳证，或因大吐、大泻之后，四肢逆冷，元气不接，不醒人事；或伤寒新差，误行房，小腹紧痛，外肾搐缩，面黑气喘，冷汗自出，亦是脱阳证，须臾不救。

附子一两重，炮，切作八片　白术　干姜各半两　木香一分

上㕮散，用水二碗，煎至八分，去滓，放冷灌服。须臾，又进一服。合滓并。

又方

桂枝二两，好酒二升，煎至一升，候温，分作二服，灌之。

又方

葱白连须三七茎，细判，砂盆内研细，用酒五升，煮至二升，分作三服灌之，阳气即回。

又[30]，生姜二七寸，切碎研，酒煎服，亦效。仍炒葱白或盐，熨脐下气海，勿令气冷。

正气补虚汤　治忧恚思虑，喜怒不常，失饥劳力，或饮食不调，肌肉减耗，荣卫虚弱，外邪所袭，入于经络，头痛昏闷，拘挛，憎寒壮熟，身疼腰倦，脚弱转筋，自汗，手足冷，四体麻痹，十五脏诸虚百病，并皆治之。

人参　藿香叶　厚朴去粗皮，姜汁炒　黄芪各二两　交趾桂[31]一两　川白芷二两　大当归去尾，二两　五味子　白术各一两　半夏　绵附子炮各一两　熟地黄酒洗[32]，炒　川芎　白茯神各二两　丁香　南木香　干姜　甘草各一两

上㕮散，每服三钱，水一盏半，生姜三片，枣子二枚煎，空心温服。

卷第九　大方脉杂医科

阴　癞

茱萸内消圆　治阴癞偏大，上攻脐腹疞痛，肤囊肿胀，或生疮疡，时出黄水，腰腿沉重，足胫肿满，行步艰辛。服之内消，不动脏腑。

川楝三两，㕮，炒 大腹皮　五味子　海藻洗　玄胡索各二两半　茴香炒　桂心　川乌炮去皮脐　吴茱萸　食茱萸　桃仁麸炒，别研，各一两　木香一两半 桔梗　青皮　山茱萸各二两

上为末，酒糊圆，梧子大。每服三十圆，温酒送下。木香流气饮兼服效。

大戟圆　治阴癞肿胀，或小肠气痛。

大戟去皮，判，炒黄，半两重　葫芦巴四两，炒　木香　附子炮去皮脐　舶上茴香　诃子煨，去核　槟榔各一两　川楝五两，后入　麝香半钱，别研

上八味为末，外留川楝，以好酒二升，葱白七茎长三寸，煮软去皮核，取肉和末药，圆如梧子大。五七圆至十圆，空心温酒下，姜汤亦可。潮发疼痛，炒姜、热酒下十五圆。

炼阴丹　治阴器下坠，肿胀，卵核偏大，坚如石，痛不可忍。

玄胡索微炒，去壳 海藻洗　昆布洗　青皮去穰　茴香炒　川楝去核　马蔺花各一两　木香半两　大戟酒浸二宿，切片，焙干，一分

上为末，别将硇砂、阿魏、安息香各一分，用酒、醋各一升，淘去沙石，熬成膏，入麝香一钱，没药一分，入前药和圆如绿豆大。用绵灰酒下十圆至十五圆，空心服。

兼金圆 治热入膀胱，脐腹上下兼胁肋疼痛，便燥，欲饮水，按之痛者。

大黄湿纸裹煨，八钱 消石 桂心 甘草炙，各四两[33] 桃仁四十个，去皮尖

上为末，炼蜜圆如梧子大。每服五七圆至十圆，米饮下。妇人血闭疼痛，亦宜服之。

应痛圆 治败精恶物不去，结在阴囊成疝，疼痛不可忍，久服去病。

阿魏二两，醋和，用荞麦面作饼，厚三指，裹阿魏，慢火煨熟 槟榔大者二个，刮作瓮子，满盛滴乳香。将刮下末用荞麦面拌作饼子，慢火煨熟

上同研为末，入硇砂末一钱，赤芍药末一两，同为面糊搜和圆，梧子大。每服十圆至二十圆，食前温酒、盐汤下。

三白散 治膀胱蕴热，风湿相乘，阴㿉肿胀，大小便不利。

白牵牛略炒，二两 白术 桑白皮 陈皮 木通各半两

上为末，每服二钱，空心姜汤调下。初进一服，未觉，再进。此药不损脏气，只导利留滞。疝方大率多用热药，此方惟壅热证宜服之。

金铃子散 治膀胱疝气，闭塞下元，大小便不通，疼痛不可忍者，服之神效。分心气饮吞青木香圆亦效方见诸疝气类。

金铃子四十九个，去核，剉如豆大，不得碎细。用巴豆四十九个，去皮，亦不得碎细，同炒，以金铃子深红色为度，去巴豆不用 茴香一两，炒

上不用巴豆，将二味为末。每服二钱，食前温酒调下。

金铃圆 治膀胱肿硬，牵引疼痛及小肠气阴囊肿，毛间水出，并能治之。

金铃子肉五两 茴香炒 马蔺花炒 海蛤 菟丝子 破故纸 海带各二两 木香 丁香各一两

上为末，糊圆如梧子大。每服二三十圆，空心食前温酒、盐汤任下。

牵牛圆 治膀胱有热，服暖药攻成，壅滞作痛。

黑牵牛三钱 大黄二钱 白矾二钱

上用巴豆去皮三十粒，先入铫炒焦干，去巴豆，入众药炒香为末，煨大蒜研细为圆。茴香汤送下。

荔核散 治肾大如斗，不过二剂除根。

舶上茴香 青皮全者 荔枝核

上等分，剉散炒，出火毒，为末。酒下二钱，日三服。

橘核圆 治四种㿉病。

橘核炒 海藻 昆布 海带 川楝肉各一两 桃仁去皮尖，炒一两 厚朴姜炙 木通 枳实炒 玄胡索炒 桂心 木香各半两

上为末，酒糊圆，如梧子大。每服六十圆，空心盐汤、酒任下。虚寒者，加川乌一两；肾肿久不消，加硇砂二钱，醋煮旋入；有热气滞者，加黑牵牛、大黄各半两。

牡丹散 治小儿卵肿偏坠。

防风 牡丹皮

上等分为末。每服二钱，温酒调服，盐汤亦可。

竹皮汤 治交接劳后，阴囊肿胀，痛入腹中。

上刮竹青皮一升，以水三升，煮一半，去滓，分三服，立愈。

灸法

关元穴在脐下三寸，灸三七壮。大敦穴在足大指甲后三毛上，灸七壮。

卷第十二 小方科

遗尿

鸡肠散 治肾与膀胱俱虚，冷气乘之，不能约制，故遗尿不禁，或睡里自出。

辣桂 龙骨各二钱半 鸡肠烧 牡蛎灰 白茯苓 真桑螵蛸炒，各半两

上剉散，每服一钱，水一盏，姜二片，枣一枚，煎服。

又方

鸡肶胵一具 鸡肠烧 猪胞炙焦

上为末，每服一钱，酒调下。男用雌鸡，女用雄鸡者。

尿白

茯苓散 治乳哺失节，有伤于脾，致使清浊色白也。久而成疳，亦心膈伏熟兼而得之。

京三棱 蓬莪术煨 缩砂仁 赤茯苓各半两 青皮 陈皮 滑石 甘草炙，各二钱半

上为末，每服一钱，麦门冬、灯心煎汤调下。

又方

大甘草头，煎汤服。

淋闭

葵子散 治诸淋，兼小便不通。

葵子 车前子 木通 瞿麦 桑白皮炒 赤茯苓 山栀子仁 甘草炙，各等分

上剉散，每服一钱，井水一小盏，葱白二寸煎，食前服。

导赤散 治血淋。仍以米饮调油发灰少许，空心灌下方见前。

尿血方

生蒲黄 生地黄 赤茯苓 甘草炙，各等分

上剉散，每服一钱，水一小盏煎，调油发灰少许，食前服。

顺经散 治十余岁因惊之候，心气下行，小便淋沥，日夕三四十次，渐觉黄瘦宜服。

韭子炒 琥珀别研 益智去壳，炒 金毛狗脊去毛 白茯苓去皮 石燕子火煨，醋淬研细，各半两 石韦去毛，二钱

上为末，每服一钱，韭汤调，日二服。

阴肿

三白散 治膀胱蕴热，风湿相乘，阴囊肿胀，大小便不利。

白牵牛二两 桑白皮 白术 木通去节 陈皮去白，各半两

上为末，每服二钱，姜汤调，空心服。

桃仁圆 治啼叫怒气闭击于下，结聚不散，水窦不行，发为此疾。

桃仁浸去皮，麸微炒，三钱 辣桂 牵牛炒碾，取仁 白蒺藜炒香，捣去刺 牡丹皮 北大黄

各二钱

上为末，炼蜜圆如麻子大。每服五圆或七圆，青皮、木通、葱白、盐少许，煎汤灌下，或煎大流气饮，研青木香圆灌下。

蝉退散　治阴囊忽肿。多坐地，为风或虫蚁吹着。

上用蝉退半两，水一碗，煎汤洗[34]肿处，其痛立止，肿亦消，再温再洗。洗后仍与五苓散加灯心煎服。

又方

用葱园内蚯蚓粪，甘草汁调涂。

傅药地龙膏　治外肾肿硬，或疝，或风热暴肿及阴疮。

干地龙[35]不以多少，为末，先以葱椒汤于避风处洗，次用津唾调傅其上。外肾热者，鸡子清调傅。或加牡蛎少许。

又方

地龙粪研生薄荷汁调傅。

牡蛎散　治外肾肿大，茎物通明。

牡蛎粉研极细，先以津唾涂肿处，次用掺傅。

又方

卵肿，研桃仁唾调傅。

遇仙方　治风热外肾掀赤肿痛，日夜啼叫，不数日退皮如鸡卵壳，愈而复作。

用老杉木烧灰，入腻粉，清油调傅，效。

卷第十九　疮肿科　诸疮

肾脏风痒疮十方

活血驱风散　治肝肾虚，为风毒所入，湿痒生疮。

当归去尾　川芎　白芷　华阴细辛　白蒺藜炒，去刺　桃仁浸去皮尖，焙　白芍药　半夏洗　五灵脂　甘草各二钱　苍术炒　杜仲去粗皮，姜汁炒断丝　辣桂　天麻　薏苡仁　橘红　槟榔　厚朴去粗皮，姜汁炒　枳壳去穰切炒，各四钱

上㕮散，每服三钱，水一盏半，生姜五片，枣二枚煎，去滓。入乳香末少许，以佐心气，使心肾相交。挟热，去桂、乳香，加黑豆煎服。

青木香圆　疏导肾经风水，肾虚挟邪浮肿，多用安肾圆，少用青木香圆夹和，盐汤下，屡效[36]。

黑牵牛六两，炒香，捣末，三两　补骨脂炒香　荜澄茄　槟榔酸粟米饭裹，以湿纸包，火中煨，纸焦去饭，各二两　青木香一两

上为末，入牵牛末令匀，以清水拌和，为圆如梧子大。每服五十圆，温熟水吞下。

小牛黄圆　治肾虚挟热，阴囊痒痛多疮方见前。

乌荆圆　治肝肾风痒[37]。

川乌去皮脐，炮，一两　荆芥穗二两

上为末，醋面糊圆，梧桐子大。每服二十圆，酒或熟水任下。有痰，食前服，无痰，早一服。

神授圆　治外肾湿痒[38]。

正川椒色红大者，去子并合口，以黄稈纸二重托于炉上，炒出汗，取顿地上，用沙盆盖，以灰围盆弦约时许

上为末，老酒浸白糕为糊圆，梧桐子大。每服三四十圆。食前，盐汤下。治痺，辣桂煎汤下。腰痛，茴香酒下。肾冷，盐汤下。

不换金正气散 疏导脾肾湿气。方见大方科时疫类。

厚朴去皮 姜汁炒 藿香 甘草 半夏 苍术米泔浸 陈皮各等分

上剉散。每服三链，水一盏半，生姜三片，枣二枚，煎八分，去滓，食前稍熟服。忌生冷油煎毒物。不伏。

水土宜服之。常服进饮食，调脾胃。一方，加白茯苓。

茎物肿烂淫汁方

大腹皮一升，苦参、荆芥各二两煎汤温洗，拭干，以津液涂润。次用油发烧存性，入白芨末少许傅。逐日煎汤密室洗换。或加乳香末，仍服蜡矾圆，以发灰末米饮调吞下方见前。

肾脏风发疮疥

鸡心槟榔二个，破开，以黄丹三钱合在内，用湿纸裹煨 全蝎六个 明硫黄四钱

上为末，入轻粉半钱，麝香少许，青黛末半钱，于瓷器内收。每用少许，清油调抹两掌搿[39]外肾，女以两掌搿两乳，各睡至醒，次日又用。经验。

又方

大红川椒去目，水蘸湿半日，夹生杏仁研膏擦手如上法。亦效。

外肾疳疮

用抱鸡卵壳、鹰爪黄连、轻粉各等分为末，煎过清油调涂。

香附子、白芷、五倍子煎水洗。

阴茎疮

豆粉一分 蚯蚓二分

上用水研涂上，干又傅之。

阴囊上疮

甘草煎汤温洗，却用腊茶末就傅贴。

阴头生疮

上用溪螺壳，溪港中螺，旧者为妙。甘锅中煅过为末，先以盐水洗五七次，后以捋[40]药傅之。

妒精疮

上用大田螺两个，和壳煅过，存性为末，入轻粉，搽所患处。即可安。

又方

治年少阳道兴起，当泄不泄，不泄强泄，胀断嫩皮，初如针眼大，畏疼不敢洗刮，日久攻入皮肉，连茎溃烂一二寸许。

用荆芥、黄柏皮、马鞭草、甘草、生葱煎汤洗去脓靥，以诃子烧灰，入麝香少许，干掺患处。仍断房事数月，临睡吃冷水两三口，勿令阳道兴起胀断疮靥[41]，靥坚后即安矣。

津调散 治妒精疮,脓汁淋漓臭烂。

黄连 款冬花各等分

上为末,以地骨皮、蛇床子煎汤,用软帛浥干,津调药涂之。最忌不得用生汤洗。诸疮皆然。

痱子滑石粉

绿豆粉二两,焙透 软滑石一两,研

上为末,和匀,以绵扑子蘸扑,仍以腻粉佐之。

蛇缠疮

用雄黄为末,醋调涂。仍用酒服。凡为蛇伤及蜂虿、蜈蚣、毒虫、颠犬所伤,皆可用。

又方

用镜面草入盐捣烂,傅疮头上,立效。

痱子痒痛方

新汲井水挪青蒿汁调蛤粉傅之,雪水尤妙。

洗方 治诸般恶疮。

黄柏、茵陈、荆芥、葱白、藿香煎水,温温淋洗。

---

[1]去心 此前“桑……远志”8字,诸本同。据本书“遗溺类”桑螵蛸散补。
[2]治同上方 此下原作“见消渴类”4字。方今移此。
[3]送下 此下原作“见泄泻类”4字。方今移此。
[4]之疾 此下原作“方见虚损类”5字。方今移此。
[5]汤下 此下原作“方见虚损、风科通治类”9字。方今移此。
[6]白圆子 此下原作“方见喘急类”5字。方今移此。
[7]白浊 此下原作“方见虚损类”5字。方今移此。
[8]白浊 此下原作“方见消渴类”5字。方今移此。
[9]盐汤下 此下原作“方见虚损类”5字。方今移此。
[10]煎汤调 此下原有“方见心恙类”5字。方今删。
[11]又 原作“人”1字。据文渊本改。
[12]八味圆 此下原作“治同上。方见脚气类”8字。方今移此。
[13]不拘时候服 此下原作“方见积热类”5字。方今移此。
[14]服之 此下原作“方见消渴类”5字。方今移此。
[15]为说 此下原作“方见失血、虚损类”7字。方今移此。
[16]乳石散 此下原作“治同上,方见前”6字。方今移此。
[17]滑石 魏本作“消石”。
[18]淋 原作“沸”。诸本同。据文义改。
[19]各 原脱。据文义补。
[20]单 原蚀损。魏本、文渊本作“品”。据文义补。
[21]阴阳衰弱 即性事减退。阴阳,此言男女,房事。
[22]官桂 魏本、文渊本作“黄连”。
[23]病 魏本、文渊本作“远行”。
[24]元脏 肾脏。先天本元之脏,故名。
[25]阳弱 阳痿。
[26]溏 原作“涩”。诸本同。据文义改。
[27]各 原脱。诸本同。据文义改。
[28]四两 魏本、文渊本俱作“二两”。姑存。
[29]须 诸本同。当为“芦”之误。姑存。

[30]又　原脱。据文渊本补。
[31]交趾桂　越南所产之桂。交趾,中国对越南之古称。
[32]酒洗 原作“洗酒”。据文义乙正。
[33]炙各四两　原脱。诸本同。据《三因极一病证方论》补。
[34]洗　原作“洸”,据文渊本改。
[35]龙　原作“黄”。诸本同。据目录改。
[36]屡效　此下原作“方见大方科诸疝及虚损类”11 字。今移此。
[37]风痒　此下原作“方见风科通治类”7 字。今移此。
[38]湿痒　此下原作“方见风科历节风类”8 字。今移此。
[39]揜(yan,音焰)　掩盖,遮蔽。
[40]捋　文渊本作“刚”。
[41]靥(ye,音叶)　面颊上的小圆窝,俗称酒窝。中医学中多引申为“凹陷”。

医方类聚

[朝鲜]金礼蒙[原著]

[说明]

朝鲜医家金礼蒙等撰于1445年。《医方类聚》,365卷。该书据中国明代及其远之150余种医学著作相关内容汇粹而成。书中较多文献在我国早已散佚,故对整理、研究古代中医文献具有重要参考价值。该书在朝鲜亦早已失传,约于1852年间,日本医家丹波元坚将家藏本书残卷(缺12卷)约人参考诸书加以补充,并仿原奉活字铅印,于1861年刊行(即江户学训堂本)。该书199卷至205卷为"养性门"。其中,有关泌尿男科—性医学内容较多,收录了《千金要方》的"房中补益"、《修真秘诀》的"房中补益""总论"与《三元延寿书》、《千金要方》之文已收录(《三元延寿书》见本书《古今医统大全·卷九十九~一百》)。《修真秘诀》原著早已散佚,既不见于《四库总目》,亦不载于《道藏》,幸赖金氏之笔而得以保存,然原作者及其生平则无从了解,仅于书末"总论"首句冠以"颖阳子曰"4字。而文中所托之名多系上古之人,又以作者编排次序分析,可推为宋前典籍。

本次据日本文久元年(1861年)江户学训堂木活字排印本为底本,以1981年人民卫生出版社校勘排印本为主校本进行整理。

房中补益

素女曰:交接之事,既闻之矣。敢问服食药物,何者易得而有效?彭祖曰:使丁壮不老,房室不劳损,气力颜色不衰者,莫过麋角也。取麋[1]角括之为末,十两,用生附子一枚合之,服方寸匕,日三服,大良。亦可熬[2]麋角令微黄,单服之,亦令人不老。然迟缓不及附子者,服之二十日,大□□。又,湿治不生也。

彭祖曰:当以夜半之后,生气时,数数咽唾,兼饮玉浆,数咽[3]气以心中数数,令耳不容闻,恐有误乱,兼以手下筹能至千,则去仙[4]不远矣。人但闭气,习交接之时,恒以鼻多内气,微吐气,则自然益也。夫人虽服大药,呼吸导引,备修万法,而不知命之根本者,皆非道[5]。

夫《大易》曰[6]:一阴一阳之渭道。

《仙经》曰:阴阳之道,精髓为宝,谨而守之,后天不老[7]。又曰:子欲长生,当由自生[8]。

又曰:以金理金,是曰真金;以人理人,是曰真人。房中之事,能杀人,能生人。故知能用者,可以用生;不能用者,立可致死。

《仙经》曰:我命在我,不在天也;保精爱气,寿无穷也。愚人不知此为生命之本,但恣极情,不知保惜,故有虚损疲羸不堪,诸疾不起,如狂风吹林,枯枝先折;高垄坠碗,脆者先破。野火烧山,毁草先燔;易[9]崩之岸,遇水先颓。精竭之人,遇疾先死。若不知服药,但解房中之术,惜精[10]爱气,尚得二百余岁,况兼服药乎?

黄帝、容成、巫咸、彭祖曰:房中之术.诸家之要以相传,在于秘诀,不在多也。

彭祖曰:男子不欲无女,女子不欲无男,若强而闭之,则意动情逸,神扰心乱,难持易失,梦与神交,精流自出,意未感动,阳道先屈。夫御女神道,徐徐按之。前虚后实,闭气缓息,瞑目周密,务今疏迟,不用速疾,情动而止,握固守一,精气周身,其道将毕,然后偃卧导引,寻更别御他女,每事可易一人,若固御一女,则阴气转微,精魂衰弱,为益亦少。故阳道法火,阴家法水,水能制火,阴亦消阳,阳气转微,精魂衰弱,故精少则身病,精竭身死。昔有采女,二百余岁,殷君奉事,令问彭祖。采女曰:夫人交接,泄精为乐。今闭而不泄[11],何为乐乎?彭祖曰:夫泄精则令人体倦,耳鸣[12]目涩,口干唾粘,骨节解惰[13],握[14]手无力,虽复暂畅,不能为乐。若动而不泄,则气力有余,骨节轻便爽逸,虽复轻歇,思情更深,何以不为长乐乎?若御十二女之后,则阳道转坚,其热如火,日可御百女矣。夫交接在于从容,以和为贵,玩其丹田,取其口实[15],深按小摇[16],以致其气。女子感阳,亦有其候:其耳正赤,如饮醇酒;其乳暖起,握之满手;颈项数动,脚手屡摇。当此之时,小缩浅之[17]。得[18]气于阴,有补于阳。

凡御女之道,不必皆须容色艳丽,但欲年少未乳[19]者,肌肉软滑,细发小眼,音声和畅,四肢关节皆欲肉多,眼睛黑白分[20]明;其阴、腋下,不欲有毛,纵有细软者次也;恶女之相,蓬头蝇面,长颈结喉,麦齿雄声,大口高鼻,目睛浑浊,口颔有毛,骨节高大,发黄肉少,阴毛粗大,又多逆生,与之交合,非但无益,皆贼命损人也。夫御女临施精时,闭口张目,握两手,左右上下视,缩鼻取气,又缩下部,吸腹,小□□济[21],则精上补脑,使人长生;纵有出者,但清汁耳,令人不老,最秘□□之道。交接精大动,急欲出,以左手中央两指抑阴囊后大脉,长吐[22]气,并啄齿千遍,便施其精,终不得[23]出,还精脑[24]中也,□□□相传。

广成子曰:无劳汝形,无摇汝精,少思寡欲,可以长生。阴后肛门[25]前,即尾间之穴,人若[26]为此法,皆腰重脚弱,当有要术,不在此耳。故娄先生诗曰:不用学御房,御房别有方,存身缕脊背,急于按精堂。大□□失位,面色渐萎黄,本欲求长生,中道成夭亡。又有服龙骨、矾石、紫□龙牙、定风草之类，虽有欲速之功，为害岂小？盖非久长之术，学者宜精思之。凡小浴，用蛇床子、母蛎末，与椒葱作汤，益人，男女同；凡疮，用甘草、黄柏作汤浴良。常用蛇床、紫稍花、山茱萸，煮绵帛作囊，不浸冷气，极佳。

《道经》云：六十闭户者，言人疏于学性[27]，已损于未萌，以此成之，犹多病患，况夫世人不能畜养元和之气，保惜形容，妄服丹砂，恣助情欲，神魂不附身，茫茫兀兀，精魂俱丧，空然质朴，以示外观，旨趣都忘，身婴痼[28]疾，求起不得，枕席是依，劳历妻奴，绵缀岁序，良由不知道，性贪绚庸情而已。观夫世人，母存者不啻十八九，父存者不过十一二，以此准之，则人多嗜欲，或危性命，诚可悲矣！

修真秘诀·总论

颖阳子曰：道家节凡数十万言，其旨盖亦数千，世之学者，望其书之高博，探渊密者谁何？其流之所传者，唯奇论秘诀歌诗，未必不非；己之所非，未必不是。然或出于山岩江海之士[29]，或取之贫贱庸保之人，此皆所谓得神仙真人之旨。盖遵生之说，通物之变，世人竞相宝秘，以为性命之书。其小者，隐括嗜欲，检狎情性，安养神气，完固形体，使饥渴、寒暑、疵疠不可以外侵；而大者，存守三一[30]，息气育胎，九还七反，内炼金津，遂能长年，与天相毕。此虽大小之殊，是皆修炼久视之道。吾集此书，番备之矣，如匪其人，未尝枉传，岂私于人哉！惟得之者，慎重之而已。今人或籍权豪而访求，或驰势利而相授，取之□耳，守以皮肤，便为得术，或不禁贪欲，汩于情爱，虽曰口得，未心成功。近观庸俗，甘闻轩辕、容成、彭祖、左慈，善为采补，往往习学固闭之下术[31]，以为有益泥丸[32]，而不知方，其造意之方，元气已离正位，纵能不施，皆在腰股盲臂之间，久为重腿衰惫之疾。又若恣服三黄、钟乳、阳起石、补骨脂、桂附之类，此等善发虚阳，非完正气，服之兼剂，未尝清慎，药以[33]壮气，气逸而乱，情势使然也。久则隔热发背、风缓消中之疾；复有与下虚者，然之以艾，虽可助气，而多灸则侵夺正阳。故药之与灸，皆以支[34]撑形骸，以纵所欲，取快一时，而不知真元既失其主，虚阳尚以客存。若[35]治情于未然之前，则服饵砭灸，易为于必然之效。夫学道之士，当力保精[36]，勿令失真，废坠前功。方情未除时，有难制自从要术，无害于道。

经曰：方寸之中谨盖藏，不圆不方闭牖窗[37]。此之谓矣。枸杞、天门冬、黄菁、山药、参术、地黄、茯苓，诸草木之精粹，犹此名者，皆可作汤若丸，以为饮食起居之助，盖有补云。至于呼吸外气，妄想变怪，勤劳岩谷，甘分饥渴，驰骋名利，忧戚胜负，以贼其情性腑脏者，非道之正也。

老子曰：上士闻道，勤而行之；下士闻道，大笑之。行之者以是夫，而笑之者以是夫！

---

[1]取麋　原脱。据《千金要方》、《医心方》类文补。
[2]可熬　原脱。据《千金要方》、《医心方》类文补。
[3]数咽　原脱，据《医心方》类文补。
[4]仙　原脱。据《医心方》类文补。
[5]非道　违背房事养生的原则。
[6]夫大易曰　原作“大”1字。据文义补正。
[7]不老　原脱。据文义补。
[8]当由自生　应当遵从自然规律。
[9]易　原脱。据文义补。

[10]惜精　原脱。据文义补。
[11]泄　原脱。据《医心方》类文补。
[12]鸣　原误作“明”。据《医心方》类文补。
[13]惰　原脱。据《医心方》类文补。
[14]握　原脱。据《医心方》类文补。
[15]口实　即唾液。房中家称为天池水。
[16]深按小摇　房中术语。深按,即阴茎深深地刺入阴道;小摇,即小幅度地抽送。
[17]小缩浅之　房中术语。即将阴茎从阴道内稍稍抽出一部分,在阴道的中下段摩擦。
[18]得　原脱。据《医心方》类文补。
[19]未乳　没有生育过的女性。乳,生育。
[20]分　原脱。据《医心方》类文补。
[21]小□□济　《千金要方》作“小偃脊膂”4字。
[22]长吐　原脱。据《千金要方》补。
[23]得　原脱。据《玉房指要》补。
[24]还精脑　原脱。据《玉房指要》补。
[25]肛门　原脱。据文义补。
[26]若　原脱。据文义补。
[27]学　原作“字”。形近致误。据《养性延命录》改。
[28]婴痼　原脱。据《素女经》补。
[29]山岩江海之士　指隐士和方士。以其生活于山间江湖之上,故称。
[30]三一　指精、气、神。《玄门大伦论·三一诀》:“今三一进,神、气、精;希、微、夷;虚、无、空。”
[31]固闭之下术　低劣的性交坚忍不射精法。固闭,忍精不泄。
[32]泥丸　即脑。气功及房中家常用术语。
[33]以　原脱。据文义补。
[34]皆以支　原脱。据文义补。
[35]若　原脱。据文义补。
[36]保精　原脱。据文义补。
[37]牖(yǒu,音友)窗　同义复词。即窗。

万氏家传养生四要

明 · 万密斋[原著]

[说明]

《养生四要》，亦称《万氏家传养生四要》，明代著名医家万全撰于嘉靖二十八年（1549），5卷。作者认为，养生须摒嗜好、适寒温、顺翕张、调滋渗，故名“四要”。卷一论“寡欲”，极言养生莫过于寡欲，力主坚忍不射精之法，列叙七损八益、肾阴、食伤、酒伤等证治，并创七损丸、八益丸；卷二论慎动，以静坐、调息、气功等法保定其气，列叙五志所伤、五劳所伤之证治；卷三论法时，叙春夏养阳、秋冬养阴，以从其根；卷四论祛疾，倡治未病、初病，并创十数首补养方药；卷五为养生总论。全文以药饵补益、慎动修德、全精保气等法强调男性保健、疗疾的方法。

本次以清康熙二年（1663）《万密斋医学全书 · 万氏家传养生四要》为底本，康熙五十一年（1712）视履斋刻本为主校本进行整理。

卷之一 寡欲第一[1]

全按：养生之法有四：曰寡欲、曰慎动、曰法时、曰却疾。夫寡欲者，谓坚忍其性也；慎动者，谓保定其气；法时者，谓和于阴阳也；却疾者，谓慎于医药也。坚忍其性，则不坏其根矣；保定其气，则不疲其枝矣；和于阴阳，则不犯其邪矣；慎于医药，则不遇其毒矣。养生之要，何以加于此哉！

夫食、色，性也。故饮食、男女，人之大欲存焉。口腹之养，躯命所关。不孝有三，无后为大。此屋庐子[2]之无解于任人之难也。设如方士之说，必绝谷、必休妻而后可以长生，则枵腹之瘠[3]，救死不赡，使天下之人坠厥宗者，非不近人情者之惑欤！

孔子曰：少[4]之时，血气未定，戒之在色。盖男子八岁，肾气实，发长齿更；二八，肾气盛，精气溢焉。精者，血之液；气者，精之导也。少之时，气方盛而易溢，当此血气盛，加以少艾之慕，欲动情胜，交接无度，譬如园中之花，蚤发必先萎也，况禀受怯弱者乎？古人三十而娶，其虑深矣。

古男子三十而娶，女子二十而嫁，大衍之数五十，天地之中数也。阳数二十五，阴数二十五。男子三十而娶，因其阳常不足，故益之以五；女子二十而嫁，因其阴常有余，故损之以五也。是故长男在上，少女在下，震兑交而为归妹也；少男在上，长女在下，则艮巽交而为蛊也。归妹[5]之吉，帝乙以之蛊之凶，晋侯之疾不可为也。

人能知七损八益，则形与神俱，而尽终其天年。不知者，早衰之道也。何谓七损八益？盖七者，女子之数也，其血宜泻而不宜满；八者，男子之数也，其精宜满而不宜泻。故治女子者，当耗其气以调其血，不损之经闭而成病矣；男子者，当补其气以固其精，不益之则精涸而成病矣。古人立法，一损之，一益之，制之于中，使气血和平也。

八益丸 男子常服，补气固精。

熟黄酒拌，九蒸九晒，焙干，八两，忌铁器 黄柏去皮，盐水炒褐色，四两 知母去毛皮，四两 莲肉去心，二两 芡实肉二两

共为细末，炼蜜，杵千余下，如梧子大，每服五十丸，空心食前温酒下，以米面压之，忌萝卜。

七损丸 女子宜服，抑气调血。

香附米净，一斤，童便浸三日，一日一换，取舂烂，焙干 当归酒洗，四两 芎䓖六两

为细末，酒煮，神曲为丸，如梧桐子大，每服五十丸，空心食前茴香汤送下。

今之男子，方其少也，未及二八而御女，各通其精，则精未满而先泻，五脏有不满之处，他日有难形状之疾。至于半衰，其阴已痿，求女强合，则隐曲不得，而精先泄矣；及其老也，其精益耗，复近女色以竭之，则肾之精不足，取给于脏腑；脏腑之精不足，取给于骨髓，故脏腑之精竭，则小便淋痛，大便干涩；髓竭则头倾足软，腰脊酸痛，尸居于气，其能久乎？故吕纯阳仙翁有诗云：

二八佳人体如酥，
腰间伏剑斩愚夫；
分明不见人头落，
暗里教君骨髓枯。

其男子伤精，病小便淋痛，大便干涩者，以肾开窍于二阴，前溺塞者，气病也；后阴病难者，血病也。宜补其气，则津液行而溺自长；补其血，则幽开通而便自润也，宜**补肾利窍丸**主之。

熟黄制，四两　生黄　当归　川芎　白芍各二两　山药两半　丹皮去心，一两　白茯苓一两　五味　桂心各五钱　人参七钱

炼蜜为丸，梧桐子大，每服五十丸，空心食前温酒下。

男子梦交而泄精，女子梦交而成孕。或有淫气相感，妖魅为祟，神志昏惑，魂魄飞扬，日久不愈，如颠如狂，乃召巫觋[6]，以逐之抑末矣。苟非得道，如许旌阳萨守坚者，必不能驱治之也，惟务成子萤火丸可除也。

上三条，皆不能清心寡欲之病。

萤火丸　主辟疾病瘟疫、恶气有鬼邪祟，五兵盗贼。

萤火　鬼箭削取皮羽　白蒺藜各一两　雄黄　雌黄　矾石枯，二两　羚羊角两半　煅灶灰两半　铁钟柄入跌处烧焦，一两半

为末，以鸡子黄及丹雄鸡头一个，毛无间色者，捣和为丸，如杏仁大样，做作三角，以绛囊盛之，带在左臂，或挂在户上，若从军者，系于腰中，勿离其身。

孟子曰：养心莫善于寡欲。寡之者，节之也。非若佛老之徒，弃人伦、灭生理也。媾精者，所以续纲常也；寡欲者，所以养性命也。予尝集《广嗣纪要》，一、修德，二、寡欲，然则寡欲者，其延龄广嗣之大要乎！予尝读《易》，泽上有水曰"节"，满而不溢，中虽悦暮，若险在前常恐，陷节之时，义大矣哉！若或反之，水在泽下，则以渐渗，泄其涸也，可立而待。困于坎中，犹有悦心，困而又困，虽有卢、扁，不可治也。生，人所欲也，所欲复有甚于生者乎！死，人所恶也，所恶复有甚于死者乎！惟其溺于声色之中，蛊盛狂悖，有不用也；由是而死，有不辞也。诗曰：士也罔极，二三其德。此之谓也。

有人于此尝语人曰：欲不可纵，纵欲成灾；乐不可极，乐极生哀。可谓知养生矣。至于暗居独处之时，目有所接，心火歘[7]起，虽有灾害，亦莫之顾。故曰寡欲只在谨独。

今之养生者，曰：心者[8]，中之主也；肾者，精之府也；脾者，谷气之本也，三者交养，可以长生。苟神太烦则困，精太用则竭，谷太伤则减，虽有补益之功，不能胜其旦暮之耗矣。广成子曰：服药千朝，不如独宿一宵。诚哉，是言也！

今指利刃语人曰：是可蹈乎？曰：不可。指鸩毒语人曰：是可咽乎？曰：不可。因语人曰：佳丽之色，利于刀也；膏粱之味，毒于鸩[9]也，远而疏之，不可狎也，则群笑而起。一朝病生，迎医治之，贶[10]以百金，不爱也。噫！曲突徙薪无恩泽，焦头烂额为上客，其此之谓也。

夫男子十六而精通，至六十四岁而精竭；女子十四而经行，至四十九岁而经断。初生之时，形体虽具，精血犹未生也，必待乳哺之养，水谷之气，日生月长，男子十六而精始溢，女子十四而血乃泻，成之何其难也！男子八八而精竭，女子七七而血尽，败之何其易耶！以十年所生之精血，尚不免于百半之用。譬诸草木，气聚于春者，复败于秋也，虽欲留[11]之，只有许多分数，况以难成易败之精血，不知爱惜，反暴弃之，此所以不待八八、七七之期而早毙矣。

交接多则伤筋，施泄多则伤精。肝主筋，阴之阳也，筋伤则阳虚而易痿；肾主精，阴中之阴也，精伤则阴虚而易举；阴阳俱虚，则时举时痿，精液自出。念虚虽萌，隐曲不得矣。当是时也，猛省起来，运色断想；移神于清净法界，歌舞以适其情，谷肉以养其身，上药以补其虚，则屋破犹堪补矣。苟不悔悟，以妄为常，乃求兴阳之药，习铸剑之术，则天柱折、地维绝，虽有女娲[12]氏之神，终不能起冢中之枯骨也。

今人好事者,以御女为长生之术,如九一采战[13]之法,谓之夺气归元,还精补脑。不知浑浊之气,渣滓之精,其机已发,如蹶张之弩,孰能御之耶?已泄之精,自不能制,岂能采彼之精气耶?或谓我神不动,以采彼之气,不知从人之路何在也,因此而成淋沥者有之;或谓我精欲出,闭而不泄,谓之黄河逆流,谓之牵转白牛,不知停蓄之处,为疽为肿者有之。非以养生,适以害生也。

古人有见色不动,如鸠摩罗付之受宫人,这是铁汉,如何学得?必如同司马公之不置姬妾,关云长之屏美女,刘琦之却名姝,然后可养。此心不动也,坚白不至,而欲自试于磨涅,岂有不砼缁者几希!

项羽喑哑叱咤,千人自废[14],垓下之变,乃与虞姬对泣;汉高祖见太公置俎上,略无戚容,诛戮功臣,何其忍也!病革[15]之时,乃枕戚姬之膝而垂涕焉;苏武在匈奴,吞毡啮雪,所持节旄尽落而志不屈,何其强也!乃纳胡妇生子。虽曰项羽之泣,虞姬恨别也;汉高祖之泣,戚姬防患也;苏武之纳胡妇,为养也。然尤物移人,终然不免。

古人教子舞刀、舞剑、学文,朝夕游焉,所以涵养德性,禁其非心也,故能气质清明,德誉成就,福寿绵长。今之人则不然,所以福德不及古者远矣。

配匹之际,承宗祀也;婚姻以时,成男女也。夫妇有别,远情欲也?故身无疴疾,生子贤而寿。今人不知宗祀为重,交接以时,情欲之感,形于戏谑;燕婉[16]之私,朝暮阳台,故半百早衰,生子多夭,且不肖也。故曰寡欲者,延龄广嗣之第一紧要也。

《内经》曰:天食人以五气,地食人以五味。谷肉菜果,皆天地所生,以食人者也。各有五气五味,人食之,先入本脏,而后养其血脉筋骨也,故五谷为养,五畜为助,五菜为充,五果为益,不可过也,过则成病矣。

又曰:阴之所生,本在五味;阴之五宫,伤在五味。阴者,五脏也。酸生肝,苦生心,甘生脾,辛生肺,咸生肾,此五脏之生,本在五味也。多食酸则伤肝;多食苦则伤心;多食甘则伤脾;多食辛则伤肺;多食咸则伤肾,此阴之五宫,伤在五味也。故五味虽所以养人,多食则反伤人也。

四方之土产不同,人之所嗜,各随其土之所产也。故东方海滨傍水,其民食鱼而嗜咸;西方金玉之域,其民食鲜美而嗜肥;北方高陵之域,其民野处而食乳酪;南方卑湿之域,其民嗜酸而食跗[17];中央之地,四方辐辏[18],其民食杂,故五域之民,喜食不同,若所迁其居,变其食,则生病矣。孔子养生之备,卫生之严,其饮食之节,万世之法程[19]也,何必求之方外哉!

孔子之《慎疾》曰:肉虽多,不使胜食,气尚澹泊也;不为酒困,慎礼节也;不多食,示俭约也。平日之养生者,无所不慎如此。故康子馈药,则不尝自信,其无疾也;子路请祷,则不听自知,其不获罪于天也!苟不能自慎,而获罪于天,虽巫医获何益!

人之性,有偏嗜者何如?曾哲嗜羊枣之类是也。然嗜有所偏,必生有所偏之疾。观其多食鹧鸪,常食鸠子者,发皆咽喉之病,使非圣医,知为半夏之毒,急以生姜解之,则二人未必不以所嗜丧其生也。

饮食自倍,脾[20]胃乃伤。自倍者,过于常度也;肠胃者,水谷之所藏也。饮食多少,常有分数,苟过多,则肠胃狭小,不能受容;不能受容,则或溢而上出;不上出,则停于中而不行;水不行,则为畜水;食不化,则为宿食,畜水宿食,变为诸病。邵子曰:爽口物多终作疾,快心事过必为殃。岂虚语哉!

因而大饮,则气逆。饮者,酒也,味甘辛苦,气大热。苦人心而补肾,辛人肺而补肝,甘人脾,和气血而行荣卫。诗云:为此春酒以介眉。寿酒者,诚养生之不可阙。古人节之于酒器以示警。曰爵者，有差等也；曰钟者，中也；卮之象觞，云有伤之义，犹舟以载物，亦可以覆物也。若因而大饮，是不知节也。大饮则醉，醉则肺先受伤。肺主气，肺受伤则气上逆，而病吐衄也。岂不危乎！岂不伤乎！信哉，颠覆而杀身矣。

酒，虽可以陶情，通血脉，然耗气乱神，烂肠胃，腐筋膜，有甚于此者。故禹恶旨酒，周公作酒诰，卫武公诵宾筵，谆谆乎戒人，不可沉湎于酒也，彼昏不知，壹醉日富。

丹溪云：醇酒宜凉。饮醇酒，谓不浓不淡，气味之中和者也；凉谓微凉也。昔司马公晚年得一侍妾，问其所能，答曰：能暖酒。即是此意。盖胃喜寒而恶[21]热，脾喜温而恶寒，醇酒凉饮，初得其凉以养胃，次得其温以养脾。人之喜饮热酒者，善病胃脘痛，此热伤胃，瘀血作痛也。喜饮凉酒者，善病腹痛，不嗜食而呕，寒伤脾也。夫寒凝海，惟酒不冰[22]，酒入气中，无窍孔得出。仲景云：酒客中风，不可服桂枝汤。谓有热也。夫中风，乃宜桂枝之症，而以桂枝为禁，何也？以酒也。日醇于酒，宁无呕血之病乎？

今人病酒者，与伤寒相似，切不可误作伤寒治之，反助其热，亦不可以苦寒之药攻之。盖酒性之热，乃无形之气也，非汗之何以得散？酒体之水，乃有形之质也，非利之何以得泄乎？故以**葛花解酲汤**主之。所谓上下分消，以去其湿也。

葛花　白豆蔻　砂仁各五钱　木香五分　青皮三钱　陈皮　人参　白茯苓　猪苓各钱半　白术　神曲　泽泻　干生姜各二钱

为细末，每服三钱，白汤调下，但得发汗，酒病去矣。酒客病酒，酒停不散，清则成饮，浊则成痰，入于肺则为喘、为咳；入于心则为心痛、为怔仲[23]、为噫；入于肝，为胁痛、为小腹满痛、为呕苦汁、为目昧不开；入于脾，为胀、为肿、为吞酸、为健忘；入于肾，为溺涩、赤白浊、为腰痛、为背恶寒；入于胃，为呕吐、为泄痢、为胃脘当心而痛，有诸症疾，种种莫名，不亟去之，养虎为患，以**十枣汤**主之，只一剂，根株悉拔，勿畏其峻而不肯服。

《书》曰：若药不瞑眩，厥疾不瘳。

芫花炒，研末　甘遂末　大戟末，强者三分，弱者折半　大枣肥者十个

水一钟半，煮枣至八分，去枣入药，末搅匀服之，得佚下清水，其病去矣；不动，再作一股。动后糜粥自养。

因而饱食，筋脉横解，肠澼为痔。饱食者，太过也。食过常分则饱，饱则肠满，满则筋脉皆横，则解散不相连属矣。肠澼者，泄利也、痔也；积者，肠澼为痔，即便血也，近则成痢，久而为脾泄、为脏毒矣。

脾者，卑职也，乃卒伍使令之职，以司转输传化者也，故脾谓之使；胃者，仓廪之腑，乃水谷之所纳出，故胃谓之市。人以谷气为主者，脾胃是也。脾胃强则谷气全，脾胃弱则谷气绝。全谷则昌，绝谷则亡。人于脾胃，可不知其所养乎！养脾胃之法，节其饮食而已。

脾胃者，土也。土寄旺于四时，脾胃寄养四脏，故四时非土，无以生长收藏之功；四脏非土，无以备精气筋脉之化。然有阳土，有阴土者。阴土，坤也，万物之所归藏也；阳土，艮也，万物所成始成终也。阴土、阳土，非戊已之谓也。阳土备化，阴土司成，受水谷之人而变化者，脾胃之阳也；散水谷之气，以成荣卫者，脾胃之阴也。苟得其养，无物不长；苟失其养，无物不消。此之谓也。

古人制食，早曰昕[24]食，晏曰旰[25]，夕曰晡食，谓之三食。三食之外，不多食也。孙真人曰：早辰一碗粥饭。莫教人足，恐其过饱，伤脾胃也。

《周礼》曰：乐以侑食[26]。故有初饭、亚饭、三饭、四饭之官。脾好乐管弦之音，一通于耳，脾即磨矣。叔和云：磨谷能消食。是以声音皆出于脾。夏月或晚食者，以夜短难消化也。

五味稍薄，则能养人，令人神爽；稍多，随其脏腑，各有所伤。故酸多伤脾，辛多伤肝，咸多伤心，苦多伤肺，甘多伤肾。此乃五行之理，初伤不觉，久则成患也。

古人食必兼味者，相因欲其和也。无放饭、无流啜者，节之礼，谨防其过也。凡人食后，微觉胸中不快，此食伤也。即服消导之剂，以助脾之腑化，不可隐忍，久则成积矣，**加味二陈汤**主之。

橘红　白茯苓各七分　半夏制，一钱　炙草三分　抚芎　苍术　白术各八分　山楂肉钱半　砂仁五分　神曲另研末，炒，七分　香附一钱

上除麦蘖，炒为末，另包余药，细切，水二盏，姜三片，大枣三枚，煎一盏，去渣，调上神曲、麦芽末服之。

凡有喜嗜之物，不可纵口，常念病从口入，惕然自省，如上古之人，饥则求食，饱则弃余可也。苟不知节，必餍足[27]而后止，则气味之偏，害其中和之气，传化之迟，斯成菀病之积矣，为厥、为满、为痛，纵一时之欲，贻终身之[28]害。善养生者，固如是乎！即当明以告医，攻去之可也，宜分冷积热积，用原物汤攻而去之。

如伤肉食、曲食，辛辣厚味之物，此热积也，宜三黄枳术丸，即以所伤之物，同韭菜捣烂，作团火烧存性，取起斫细，煎汤作引，故曰原物汤，又曰溯源，送**三黄枳术丸**。

黄芩酒洗　黄连酒洗　大黄细包仓煨，焙干，各一两　神曲　橘皮　白术各七钱半　枳实麸炒，五钱

上为细末，汤浸蒸饼为丸，如绿豆大，每服五十丸，食前服。

如伤瓜桃、生冷，冰水之类，此冷积也，宜木香清积丸，即以所食生冷物，用韭菜同捣，作团如前法，煎下**木香清积丸**。

木香去苞　益智仁各二钱　青皮　陈皮各三钱　三棱煨　莪术煨，各五钱　牙皂烧，存性，钱半　巴豆五钱，醋煮，另研

为末，醋打面糊为丸，绿豆大，每服二十丸至三十丸，食前服。

凡人早行，宜饮醇酒一二杯，或食糜粥，不可空腹而出者。昔三[29]人晨行，一人饮酒，一人食饭，一人空腹，后空腹者死，食饭者病，饮酒者无恙。

凡辛热香美、炙煿煎炒之物，必不可食多，食多[30]令人发痈。《内经》曰：膏粱之变，足生大疔。足，太过也；大疔，疽之最毒者。凡人发疽，如麻如豆，不甚肿大，惟根脚坚硬如石，神昏体倦，烦躁不安，食减嗌干，即疔毒也。其外如麻，其里如瓜，宜**真人活命散**主之，多多益善：

栝蒌根一钱　甘草节　乳香各一钱　川山甲三大片，蛤粉炒　赤芍　白芷　贝母各一钱　防风七分　没药　皂角各五分　归尾酒洗　金银花三钱　大黄酒煨，一钱五分[31]　木别子[32]肉八分

用金华酒二盏，服药后再饮酒数杯，以助药。体重者，加黄芪一钱，减大黄五分；大便溏者，勿用大黄。

卷之二　慎动第二

《易》曰：吉凶悔吝生乎动。动以礼则吉，动不以礼则凶，君子修之吉，小人悖之凶。悔者，吉之萌；吝者，凶之兆。君子修之吉也，小人悖之凶也。

周子曰：君子慎动。养生者，正要在此。体忍未动前是什么气象，至动时气象，比未动时

何如？若只一样子，便是天理；若比前气象少，有差讹，便是人欲，须从此处慎将去，却把那好生恶死的念头，莫要一时放空才好。

慎动者，吾儒谓之至敬，老氏谓之抱一，佛氏谓之观自在，总是慎独工夫。独者，人所不知而已，所独知之处也。方其静也，即喜怒哀乐。未发时，所谓中也，与天地合其德，与日月合其明，与四时合其序，与鬼神合其吉凶，君子于此戒慎乎，其所不睹恐惧乎，其所不闻不使离于须臾之顷，而违天地、日月、四时、鬼神也。其及动也，正是莫见莫显之时，如喜怒哀乐，发闻中节，这便是和。和者，与中无所乖戾之谓也，略有不和，便是不中，其违于天地、日月、四时、鬼神远矣。到此地位，工夫尤难，君子所以尤加戒谨于独也。故曰：君子而时中。

广成子曰：必清必静，无劳汝形，无摇汝精，乃可长生。庄子曰：夫失性有五：一曰五色乱目，使目不明；二曰五声乱耳，使耳不聪；三曰五臭[33]薰鼻，困脑中颡；四曰五味浊口，使口厉爽；五曰趣心滑心，使心飞扬。此五者，皆性之害也。

人之性常静，动处是情，人之性未有不善，乃若其情，则有不善矣。心纯性情，吾儒存心养性，老氏修心炼性，佛氏明心见性，正养此心，使之常清常静，常为性情之主。

《悟真篇》云：西山白虎正猖狂，东海青龙不可当，两手捉来令死斗，化成一块紫金霜。谓以此心降伏性情也。

人身之中，只有此心便是一身之主，所谓视听言动者，此心也。故心常清静则神安，神安则七神皆安，以此养生则寿，殁世不殆；心劳则神不安，神不安则精神皆危，便闭塞而不通，形乃大伤，以此养生则殃。

心之神，发乎目，则谓之视；肾之精，发乎耳，则谓之听；脾之魂，发乎鼻，谓之臭[34]；胆之魄，发乎口，则谓之言。是以俭视养神，俭德养虚，言养气俭慾养精。

五色令人目盲者，目淫于色，则散于色也；五声令人耳聋者，耳淫于声，则散于声也；五味令人口爽者，口淫于味，则散于味也；五臭令人鼻塞者，鼻淫于臭，则散于臭也。是故古人目不视恶色，耳不听淫声者，恐其神之散也。

暴喜伤心，暴怒伤肝，暴恐伤肾，过哀伤肺，过思伤脾，谓之五伤。

久视伤血，久卧伤气，久坐伤肉，久立伤骨，久行伤筋，谓之五劳所伤。

视过损明，语过损气，思过损神，欲过损精，谓之四损。

人有耳、目、口、鼻之欲，行、住、坐、卧之劳，虽有所伤，犹可治也。惟五志之发，其烈如火；七情之发，无能解于其怀，此神思之病，非自已乐天知命者，成败利钝，置之度外，不可治也。

喜伤心，恐胜喜，恐伤肾；思胜恐，思伤脾；怒胜思，怒伤肝；悲胜怒，悲伤肺；喜胜悲。所谓一脏不平，所胜平之，故五脏更相平也。

百病主于气也，恐则气上而呕血，喜则气缓而狂笑，悲则气消而息微，思则气结而神困，怒则气下而溲便遗。凡此类者，初得病也，积久不解，或乘其所胜，或所不胜者乘之，或所胜者反来侮之，所生者皆病也。故曰他日有难名之疫也。

凡此五志之病，《内经》有治法，但以五行相胜之理治之，故悲可以治怒，以怆恻苦楚之言感之；喜可以治悲，以谑浪亵狎[35]之言娱之；恐可以治喜，以迫蹙死亡之言怖之；怒可以治思，以污辱欺罔之言触之；思可以治恐，以虑彼忌此之言夺之。凡此五者，必诡诈谲怪，无所不至，然后可以动人之耳目，易人之视听。若胸中无材，负性使气，不能体此五法也。

人之怒者，必因其拂道，而心相背，受其污辱，而气相犯及，发则气急而上逆矣。其病也，为呕血、为飧泄、为煎厥、为薄厥、为温厥，为胸满胁痛；食则气逆而不下，为喘喝烦心、为消痺、为耳暴闭，筋纵；发于外，为痈疽，宜**四物平肝汤**主之。

白芍一钱　生黄二分　甘草一钱　人参五分　栀子仁炒，七分　香附米童便煮，炒焦黑，杵碎，七分　青皮五分　丹皮三分　陈皮五分　瓜蒌根五分　阿胶炒，一分

用水一盏，煎八分，食远服。

人之喜者，偶有非常之遇，乍得非常之福。乃发也，喜则志扬气盈，意不在人，而滋漫矣。其病也，为笑不休，为毛革焦，为阳气不收，甚则为狂，宜用**黄连安神丸**主之。

黄连一两　炙甘草五分　支子仁炒，五钱

共杵和丸，如弹子大，每服一九，麦冬汤下。

人之思者，谋望之事未成，探索之理未得，乃思也，思则心存不放，念久难释而气结不行矣。其病也，为不嗜食，口中无味，为嗜卧，为躁扰不得眠，为心下痞，为昏瞀，为白淫，女子不月，为长太息，为健忘，宜**加减二陈汤**主之。

陈皮去白，一钱　白茯苓一钱　半夏制，五分　甘草三分　香附制，一钱　贝母五分　苍术米泔水浸，四[36]分　抚芎　青皮各五分

水一盏，生姜三片，煎八分，食远服。

人之悲者，或执亲之丧，而惨切于中；或势位之败，而慨叹于背，乃悲也。悲则哽咽之声不息，涕泣之出不止，而气消矣。其病也，为目昏，为筋挛，为肉痹，为胸中痛，男子为阴缩，为溺血，女子为血崩，宜**加味四君子汤**主之。

人参五分　白术五分　白茯苓五分　炙甘草五分　黄芪炙，三分　麦冬七分　桔梗三分

水一盏，大枣三枚，煎七分，食后服。

人之恐者，死生之际，躯命所关，得丧之时，荣辱所系，为恐也。恐则神色俱变，便溺遗失，而气下矣。其病也，为心跳，为暴下绿水，为面热肤急，为阴痿，为目失明，为舌短，为声喑，为骨痠，破䐃脱肉，宜**远志丸**主之。

熟黄一两　人参三分　远志肉　白茯苓各七钱　酸枣仁　柏子仁去壳　桂心各三钱

共为末，炼蜜丸，如梧桐子大，每服三十丸。空心食前温酒下。

人之好动者，多起于意，遂于必，留于固，成于我。意之初，犹可慎也。至于必，则无所忌惮矣。故曰小人悖之凶者，小人而无忌惮也。

《古砚铭》云：笔之寿，以日计；墨之寿，以月计；砚之寿，以世计。岂非静者寿，而动者夭乎！《内经》曰：阴精所奉其人寿，阳精所降其人夭。抑亦动静之谓欤！

湍水无纵鳞，风林无宁翼，动也。动而不止，非聚福之道也。

地下有山兼天地，静也；山在地上，安于所止，而亦同归于静，故曰：谦谦者盈之。反也，山在地下，则为剥，过于盈也。故曰：天道恶盈而好谦，地道亏盈而流谦，鬼神祸盈而福谦。

震，动也；艮，止也。震艮者，动静之反也。震有虩虩[37]之象，慎也。笑言哑哑，不丧匕鬯[38]，损之，效也。艮，其背不获其身，行其迟，不见其人，动亦静也，所以能无咎也。

慎动者，匪真爱身，所以爱亲，身体发肤，父母全而生之，子全而归之，孝也。曾子曰：战战兢兢，如临深渊，如履薄冰。慎之至也。见其平日保身之难也，而今而后，吾知免，夫至于殁，而后弃其保之全焉。

慎动主静之用，主静慎动之体，动静不失其常，艮之义也。瞽者，天下之至明也；聋者，天下之至聪也，其心专一。故善视者，莫如瞽；善听者，莫如聋也。观此则知养生之道矣。

人之学养生，曰打坐，曰调息，正是主静功夫。但到打坐调息时，便思要不使其心妄动，则打坐调息，都只是搬弄如何成得事。孟子曰：夭寿不贰，修身以俟之。这便是长生秘诀。

打坐正是养生一件事。养生者，养其情性也。打坐者，收敛此心，不使放去也。岂是呆坐！昔达摩面壁九年，目无所视，耳无所闻，口无所语，此心常在腔子，无思无为，不尘不垢，所以得成正果，承光立雪不动，乃见善学达摩处。

古仙教人打坐，说其帘，塞其兑。人学打坐时，只说垂帘者，微暝其目，不可紧闭也。塞其兑者，闭口勿吐气，但令鼻呼吸而已！曾不知垂其帘者，教人勿视也；塞其兑者，教人勿语也。从打坐时做起，做得熟时，虽不打坐，此目常不妄视，此口不妄语，自然习与性成，此心自不妄动也。今之学长生者，到打坐时瞑目闭口，放下打坐，依旧妄视妄语，如何收得此心住。更有一等方士，静静打坐做科范，心下却东西南北走去了，只当弃下个死尸兀坐在这里。

人一身之间，目之于色，耳之于声，口之于味，心之于思，纷纷扰扰，那得一时休息，到得夜来，恩爱之缠，邪辟之私，岂无一念！自在古仙，照见世人。若被魔障，所以设法度人，教人打坐，可以长生。此心若是常清常静，虽日夜不眠也，当打坐若是，不能清静，亦似不能打坐。

吾常学打坐，内观其心是什么样子，只见火起来，收煞不住，乃学古人投豆之法，以黑白二豆分善恶，不问子后午前，但无事便静坐一时，只是心下不得清静凉快。又将一件事，或解悟经义，或思索诗文，把这心来拘束，才得少定，毕竟系着于物，不能脱洒，到今十年，稍觉得心下凉快一二分，虽不拘束，他自是收煞得住。

有一方士，尝教人以打坐法，坐定以目视脐，似一团规，霎时规中现出景象，如春光明媚，以鼻徐徐吸之，舌腭咽之，下于重楼，直下丹田，如一轮红日出北海，历尾闾、循脊，直上泥丸，自然神清气爽。此法子亦是守中做得熟时，也有受用但道无存，相存相是，妄无作为，作为是怪据，其存想景象，出入升降，如梦如幻，不特动其心，反把心来没死了。

学长生者，皆自调息，为入道之门。命门者，息之根本也；脉者，息之橐龠也；口鼻者，息之门户也；心者，息之主也。有呼吸之息，有流动之息，有止息之息，而皆统于肾焉。动则息出乎脉，静则息入于肾，一动一静，心实主之智者，动静皆调昧者，只调其静，至于动息，则乱矣。故曰：今夫蹶者趋者，是气也，而反动其心。

《易》曰：天行健，君子以自强不息。天健者，阳之德也。乾为天，纯阳之精，至大至刚，故一日二夜，行三百六十五度二百三十五分，强其可见者，日月之差，分四时之行，万物之生长收藏，如环无端，未尝一息少停。君子体之自强，以致其刚大之气，终日乾乾夕惕，若与天同运，一夕尚存，此志不宜少懈。《诗》曰：维天之命，于穆不已。盖曰天之所以为天也，于乎不显文王之德之纯，纯亦不已。纯亦不已者，缉熙敬止[39]。

《易》曰：何思何虑？《书》曰：思作齐君子，非不思也。思无邪，忠无斁[40]，故能至于虑。此缉熙敬止之功也。不识不知顺帝之则文王之德之纯也。

佛家善知识者，预知舍宇，只缘此心不妄动，养得心之本体，虚灵不昧，自然明豁，所照无所障碍。

今人静坐，正一件吃紧处，只怕外若静，而中未免搅扰者。六祖卢能既参五祖，受其衣钵，却又去从猎者逐兽，正是吃紧为人处。外若搅扰，其中却静。尝闻南岳昔有住山僧，每夜必秉烛造檀林。众僧打坐者，数百人必拈竹篦痛棰之，或袖中出饼果置其前，盖有火窥其中之静不静，而为之惩劝也。人能常自惩劝，则自能静，故曰心为严师。

《素问》、《道经》曰：至真之要，在乎天玄。天玄者，先天太玄之真息，浑沦渊默，何思何为，形既生矣，神发智矣，天玄之息泄于人，能忘嗜欲定喜怒，一念不动，如在母胎之时，凝神以养其气，闭气以固其精，使精气自结，名曰圣胎。天玄之息自归其间，故曰还元至真之要。

人一呼一吸为一息，一日一夜，凡百刻，计一万三千五百息；人身之脉，共捌百壹拾丈，一呼脉行三寸，一吸脉行三寸，一息共行陆寸，一日一夜，五十周于身。自子初刻，至巳终刻，行阳二十五度，自午初刻，至亥终刻，行阴贰拾伍度。此自然流动之息，与天地同运者也。故养生者，顺之则昌，逆之则亡，每刻至一百三十五息。

息者，气也。人物之生，莫不有窍为之出入也，惟口鼻之气有出有入，人皆知之。若目之气，泄于视；耳之气，泄于听；前后二阴之气，泄于便溺，玄府之气，泄于沛空，人则不知也。故俭其视听，节其饮食，避其风寒，此调气之要也，岂特调其呼吸而已哉！

善养生者，必知养气。能养气者，可以长生。故调气者，顺其气也；服其气者，纳其气也；伏其气者，闭其气也，皆曰养气。

今人服气者则不然，乃取童男童女，呵其气而咽之，此甚可笑：殊不知天地之气，从鼻而入；水谷之气，从口而入。利则养人，乖则害人。此等服气之法，乃是一团浊气，其养人乎？其害人乎？可以自喻矣。

养生之诀云：调息要调真息。息真息者，胎息也。儿在胎中无吸无呼，息自转运。养生者，呼吸绵绵，如儿在胎之时，故曰胎息。

人之空窍，元气之门户也，塞其窍则病，闭其窍则死。凡胎生卵生者，初在胎壳中，空窍闭塞，何以不死？曰：缘这团真气伏藏于中，长养形随，空窍未开不泄。及其生也，啼声一发，则真气泄而百窍开矣。

人之真气，伏藏于命门之中，即火也，听命于心，以行君火之令。故主安，则呼吸与天同运，不失其常；主危则相火衰，息逆贲而死至矣。故曰：

南山猛虎一声雷，撼动乾坤橐籥开；
惊起老龙眠不得，轰腾直上九霄来。

方士教人行打坐调息，二夫子前进阳火，午后退阴符，卯酉为沐浴，则不行此不知天地之化，阴阳之理，惑于旁门之教，以伪乱其真也。

《入药镜》云：一日内十二时，意所到，皆可为，何曾分子午卯酉也。《悟真篇》云：莫向天边寻子午，身中自有一阳生；一念动处便是居，子时何必夜半后。为子时即动处，便是阳火，意动过后便是阴符。阴阳者，动静之谓，时行则行进阳火也，时止则止退阴符也。然所谓进退者，即一时事，祖师不肯说破与人，要人自悟。今妄猜云：阴阳者，善恶之谓也。一念之善，此阳火发也，即其所癸而推广之，谓之阳火；一念之恶，此阴符动也，即其方动，而屏去之，谓之退阴符。阳火常进，则所存皆善，日进于高明，便是迁仙道。阴符不退，则所存皆恶，日陷于污下，便是入鬼遁。卯酉为沐浴，卯者，阳之中也；酉者，阴之中也。教人用工，无太过、无不及，至于中而止。日中则昃[41]，月盈则亏。古人养生，亦以日月沐浴之谓也。

目者，神之舍也，目宜常瞑，瞑则不昏；发者，血之余也，发宜常栉，栉则不结；齿者，骨之标也，齿宜数叩，叩则不龋；津者，心之液也，津宜常咽，咽则不燥；背者，五脏之附也，背欲常暖，暖则肺脏不伤；胃者，谷之仓廪也，腹欲常摩，摩则谷不盈；头者，清阳之会，行住坐卧，风雨不可犯也，犯则清邪中上窍，而头顶之疾作矣；足者，浊阴之聚，行住坐卧，水湿不可犯也，犯则浊邪中下窍，而腰足之疾作矣。养生者，宜致思焉。

卷之四 却疾第四

吾闻上工治未病，中工治将病，下工治已病。治未病者，十痊八九[42]；治将病者，十痊二三；治已病者，十不救一。

善治者治皮毛，不善治者治骨髓。盖病皮毛，其邪浅，正气未伤，可攻可刺；病至骨髓，则邪入益深，正气将惫，针药无所施其巧矣。噫！句萌[43]不折，至用斧柯；治涓不绝，流为江河。是谁之咎欤！

邵子曰：与其病后才服药，孰若病前能自防。即圣人所谓"不治已病治未病"之谓也。夫病已成而后药之，乱已成而后治之，譬[44]犹渴而穿井，乱而铸兵，不亦晚乎！

今人有病，不即求医，隐忍冀瘥；至于病深，犹且自讳，不以告人，诚所谓安其危，利其函也。一旦病极，然后求医，使医者亦难以施其治。诗云：既输尔载，将伯助予。斯之谓乎！

《心印经》云：生药三故，神与之精。夫大虚之谓神，生生之谓气，象形之谓精。今人之有身，由父母之媾精所生也。阳精随气以运动，阴精藏神而固守，内外交养，动静互根，神依气，气依精，精归气，气归神，故能神与形俱，与天地悠久也，此之谓上药。五谷为养，五畜为助，五菜为充，五果为益。精不足者，温之以气；形不足者，补之以味[45]。信精食气以荣色，形食味以生力。

味归气，气归精，精归神，故亦可以形体不敝，精神不散，益寿而以百数，此之谓中药。水、土、金、石、草木、昆虫，气味合而服之，可以攻邪。如辛凉之药以攻风邪，可使正复，此之谓下药。今人弃上药而不求，饵中药而不知，至于有病，以下药为良剂，舍尔灵龟，视我朵颐[46]，无怪乎斯民之不寿也。

善养生者，当知五失。不知保身，一失也；病不早治，二失也；治不择医，三失也；喜峻药攻，四失也；信巫不信医，五失也。

东坡尝曰：吾平生求医，盖于平时验其工拙，至于有疾，必先尽告其所患，而后诊视，使医者了然，知厥疾之所在，虚实冷热，先定于中，则脉[47]之疑似不能惑也。故虽中医疗疾常愈，盖吾求病愈而已，岂以困医为事哉！诚哉，斯言！奥警迷之砭剂也。

吾尝治病，以色为先，问次之。为问者，问其所好恶也，问其曾服何药也，而与血脉相参。制方之时，明以告人，某药治某病，某药为佐使，庶病者知吾使用之方，彼有疑忌者，又明以告之。有是病，必用是药，使之释然。所以偶中者多，惜乎！吾见自用自专日趋于下，无能继其志者，敢曰三世云乎哉！

治病之法，虚则补之，实则泻之。邪气盛则实，正气衰则虚。泻者，谓攻其邪也；攻者，汗、吐、下、针、灸五法也。假如外感风寒，不急汗之，何以得解？内伤饮食，不急吐下之，何以得解？惟虚怯之病，贵乎用补，不可攻也。故攻其邪气者，使邪气退而正气不伤，此攻中有补也；补其正气者，使正气复而邪气不入，此补中有攻也。用药如用兵，师不内御者胜，如知其医之良，即以其病咐之，用而不疑也。苟不相信，莫若不用，吾尝见病家自称知医，医欲用药，则曰某药何用，无以异于此。玉人雕琢玉者，幸而中则语人曰：是吾自治也。设有不效，则归罪于医矣。功则归己，罪则归人，存心如此，安望其医者之用心，而致其病之痊乎！

《内经》云：恶于针石者，不可语言至巧；惑于鬼神者，不可语言至德。吾见世人有病，专务祈祷，此虽胡貊[48]之俗，自少昊氏以来，民相惑以妖，相扇以侄，迄今久矣。况彼峦烟障雾之中，多魍魉狐惑之气，民惑于妖，性不嗜药，故以祷为主也。若五痨六欲之伤，七损八益之病，必有待于药饵，医家有龙术王、祝由科，乃移精变气之术，诚可以治中恶之病、传驻之气、疫疠之灾，不可废矣。

昔有人暑月深藏不出，因客至，坐于窗下，忽以倦怠力疲，自作补汤，服之反剧。医问其由，连进香叶汤，两服而安。

《宝鉴》云：谚云：无病服药，如壁里安柱，为害甚大。夫天之生物，五味备焉，食之以调五脏，过则生疾。至于五谷为养，五果为助，五畜为益，五菜为充，气味厚合而服之，以补精血气。倘用之不时，食之不节，犹或生疾。况药乃攻邪之物，无病岂可服哉！

《圣济经》云：修彼真者，蔽于补养，经饵金石补阳之剂，一旦阳剂刚胜，病起则天癸竭而荣涸，阴济柔胜，病起则真火微而卫散，一味偏胜则一脏偏伤，安得不病。

孙真人曰：药势有所偏助，则脏气不平。

唐裴济谏宪宗曰：落以攻疾，非朝夕常用之物，况金石酷烈有毒，又加炼有火气，非人脏腑所能经也。

唐张皋谏穆宗曰：神虑清则血气和，嗜欲多而疾病作。药以攻疾，不可用也。

韩昌黎铭孝子之墓曰：余不知服食说起自，世世杀人，不可数计，而世人慕之，至此甚惑也。

洁古云：无病服药，此无事生事。

张子和云：人之好补者，或咨诸庸医，或问诸游客，庸医以要和相求，故所论者轻，轻则草木，草木者苁蓉、牛膝、巴戟、菟丝之类；游客以好名自高，故所论者重，重则金石。金石者，丹砂、阳起石、硫黄之类。吾不知此为何补者？补何脏？子以为补心耶？心得热，则疮疡之病生矣；以为补肝耶？肝得热，则神眩之病生矣；以为补肺耶？肺得热，则病积郁矣；以为补脾耶？脾得热，则肿满矣；以为补肾耶？肾为癸水，其经则子火、君火也，补肾之火，火得热而益炽；补肾之水，水得热而益涸，百病交起，由无病而补无所得也。

全按：无阳则阴无以长，无阴则阳无以化，阴阳互用，如五色成文而不乱，五味相济得和也。凡养生祛邪之剂，必热无偏热，寒无偏寒；温无聚温，温多成热；凉无聚凉，凉多成寒。阴则奇之，阳则偶之，得其中和，此制方之大旨也。

治寒以热，治热以寒，中病则止，勿过其剂也。

王太仆云：攻寒令热，脉不变而热疾已生；制热令寒，脉如故而寒疾又起，欲求其适中，安可得乎？

《内经》曰：不远热则热至，不远寒则寒至。寒至则坚痞腹满，痛急下利之病生矣；热至则吐下霍乱，痈疽疮疡，瞀郁注下，瞤瘛肿胀，呕，衄血，头痛，骨变肉痛，血泄溢血，淋闭之病生矣。

论曰[49]：心肺损而色敝，肾肝损而形痿，谷不能化而损脾，感此病者，皆损之病也。渐溃之深，皆虚劳之疾也。夫禀中和之气而生身，曰元精、曰元气、曰元神者，本身之真精、真气、真脉也，心之合脉也，其神不可见，其机见于脉也，故曰神机。夫真精、真气、真脉也，其原皆出于肾，故曰原。《丹经》所诣水乡铅者是也。精者，五脏之真精也。经云：肾者，主受五脏六腑之精而藏之，故五脏盛，乃能泻。谓之天癸者，天一所生之水也。两肾之间，谓之命门。《难经》云：命门者，诸精神之所舍，原气之所系也。原气之出于肾者，如此脉之动也者，肾间之动气所发也。故人之脉，以尺为主，如树之根，此真脉之出于肾者如此。夫肾者，生之本，为阴阳之枢纽，荣卫之根柢，所以有补泻也，丹溪滋阴大补丸最佳。

按:滋阴大补丸,乃六味补肾地黄丸除去丹皮、泽泻,合六味煨肾散,除青盐,加牛膝、五味子、石菖蒲、甘州枸杞四味,共十三味为剂。盖精者,木之液也,其脏属肝,藏于金里。金者,水之母也,其液属肺,金木交媾,变化凝结而肾纳之,谓之元精,即真水也。又曰:《悟真篇》云"金公本是东家子,送在西邻寄体生,认得唤来归舍养,配将姹女作亲情"是也。气者,火之灵也,其脏属心,聚于膻中。膻中者,气之海也,其位在肺,肺调百脉,百脉游行三焦之中,归于命门,谓之元气,即真火也,又曰姹女。《悟真篇》云"姹女游方自有方,前行虽短后行长,归来却入黄婆舍,嫁个金公作老[50]"即是也。黄婆者,真土也。坎中有戊,离中有己。

故曰:只缘彼此怀真土,遂使金丹有返运也,神者,精气混合之名也,故人未生之前,精自神而生,既生之后,神资精气以存。《心印经》云:人各有精,精合其神,神合其气,气合体真。此之谓也。

滋阴大补丸

熟黄四两　川牛膝去芦,酒洗过　山药各一两五钱　杜仲姜汁炒去丝　巴戟去心　山茱萸去核　肉苁蓉酒洗,焙　五味子　白茯苓去皮　小茴香炒　远志去心,甘草同煮[51],各一两　石菖蒲一寸九节者　枸杞各五钱

上为细末,用红枣三十六枚,蒸去皮核,杵烂,和炼蜜入药末,杵千余下为丸,如梧桐子大,每服五十丸,淡盐汤或温酒空心送下。

此方以五味子补肺,滋其水之化源;山茱萸补肝,山药、红枣补肾脾,石菖蒲补心;又,熟地黄、枸杞、苁蓉、山茱萸、牛膝、杜仲,以补元精、固精;山药、红枣、五味、小茴以补元气;巴戟、远志、石菖蒲、白茯苓,以补神安神。其性味清而不寒,温而不热,温凉相济,阴阳适调,滋补之巧,岂金石所能及也。丹溪云:非深达造化之精微者,未足以议此也。

无极之真,二五之精,妙合而凝,以成男成女者,元气也。五谷为养,五果为助,五畜为益,五菜为充者,谷气也。肾为元气之根,脾胃为谷气之主,故修真之士,所谓先天之气、真水真火者,即此元气也。所谓真土为刀圭者,即此谷气也。圭者,戊己二土也;刀者,脾胃之形象也。澄心静虑,惜精爱气者,所以养此元气也。饮食必节,起居有时[52]者,所以养此谷气也。无元气则化灭,无谷气则神亡。二者当相交养也。古人制参苓白术散,谓补助脾胃,此药最妙。今作丸剂,与前滋阴大补相间服之,尤佳。

参苓白术散

人参　白术　白茯苓　山药　白扁豆去壳,姜汁炒,各两半　炙甘草　桔梗　薏苡仁　莲肉去皮心,各一两　加[53]陈皮去白,两半　砂仁一两

炼蜜为丸,如弹子大,约一钱重,每服二丸,枣汤化下。

此方以白术、甘草平肝,以人参、桔梗补肺,茯苓补心,山药补肾,乃四君子加山药、莲肉、白扁豆、薏苡仁,专补脾胃之虚弱,橘红、砂仁、桔梗以助糟粕,去滞壅也。

夫阴阳者,万物之父母也;水火者,阴阳之征兆也;坎离者,阴阳之定位也;心肾者,坎离之配合也。故水居坎位而肾配坎,为阴中之阳;火居离位而心配离为阳中之阴。心配离,离中虚,故心虚,斯能虚物;以肾配坎,坎居实,故肾则能全形矣。然心虽阳也,其中之阴,谓之真阴,乃水之源也;肾虽阴也,其中之阳,谓之真阳,乃火之主也。故水为精,精中有神,益精以全神者,谓之水府求玄;火为神,神中有精,存神以固精者[54],谓之离宫修定。此心肾之所宜养也。盖心为手少阴,君火;肾为足少阴,子水。少阴者,体也;水火者,用也。同体异用,古人制方,以滋阴大补丸补肾,天王补心丹补心,药类气味,其揆一也。

按:《易》云:先庚三日,后庚三日。庚者,更也。阳尽消而再长,月既魄而复明,月出庚

方,此之谓也。先庚三日,子也;后庚三日,癸也。丁者,心火也,阳之所生,谓之天根;癸者,肾水也,阴之所生,谓之月窟开,往来三十六宫都是春。此补心补肾之方,互为其用也。

天王补心丹

熟地　白茯苓　人参　远志去心　甘草水煮　石菖蒲　玄参　柏子仁去壳　天冬去心　麦冬去心　丹参　炙甘草　酸枣仁去壳,炒　归身酒洗,杜仲去皮,姜汁炒断取末　五味各一两,炒

上十五味[55],共为末,炼蜜杵为丸,如弹子大,每丸重一钱,金箔为衣,每服一丸,枣汤化下,临卧食远服。

此方熟黄、白茯、天冬、玄参、杜仲、五味,皆补肾之药也,其制方之法,以熟黄、当归、五味、杜仲,益血固精;以人参、白茯、柏子仁、远志、菖蒲、酸枣仁,宁心保神,除惊悸,止怔忡,令人不忘;以天门冬、麦门冬、丹参、玄参、甘草、清三焦,去烦热,疗咽干,此方可与二方相间服之。

早服滋阴大补丸,昼服参苓白术散,夜服天王补心丹,最妙。此三六延年之要也。

夫五脏各一,独肾有两者,以造化自然之理也。盖太极生两仪,一阴一阳之谓也。草木初生,皆有两办,谓之甲坼[56],左曰阳,右曰阴,故人受形之初,便生两肾,东方曰青龙,南方曰朱雀,西方曰白虎,都是一体。北方曰玄武,乃有二体,乃龟蛇二体也。蛇属阳,龟属阴,子半以前属阴,龟之体也;子半以后属阳,蛇之体也。肾者,水脏,上应北方,玄武之象,故有两枚也。人之初生,水火自平,阴阳和匀,无有差等,至于天癸之动,不知爱惜,始觉一多一少,故有阳有余,阴不足之论,而将一肾分为两体也,不知节欲,保守残阴,反服补阴益阳之剂,吾恐已伤之阴,夫能遽服。而幸存之阳,今又见伤也。阴阳俱伤,元气渐损,人能久存乎?!是以所取补肾之方,以滋阴大补丸为主也。

人有误服壮阳辛燥之剂,鼓动真阳之火,煎熬真阴之水,以致相火妄动,阴精渐涸者,其法以滋水为主,以制阳火。盖肾若燥,急急食辛以润之。滋水者,滋其水之化源,以御其辛燥之邪,燥邪既退,阴水自生,水生不已,则火有所制而不动矣,以**补阴丸**主之。

黄柏盐水拌,新瓦上炒至褐色,四两　知母去皮,酒拌,新瓦上炒,四两　淮庆熟地酒洗,焙,十六两　天冬去心,新瓦上焙,一两

共为末,炼蜜为丸,梧子大,每服五十丸,空心食前盐汤下,肾恶燥,用知母之辛以润之;肾欲坚,用黄柏之苦以坚之:虚则以熟地黄补之,盖虚则补其母。金体本燥,今用辛燥之药,恐肺益燥,故以天冬而补肺,使之润燥泻火,而滋肾之化源也。

昔中丞孙淮海公,年四十无嗣,尝闻予以广嗣之道,且语其故。予告曰:《易》云:男女媾精,万物化生。夫男子阳道之坚强,女子月事之时下,应期交接,妙合而凝,未有不成孕者矣。男子阳道不强者,由于肾肝之气不足也。肾者,作强之官;肝者,罢极之本。肝之罢极,生于肾之作强也。故阴痿而不起、不坚者,筋气未至也,肝主筋,肝虚则筋气不足矣;阴起而不坚、不振者,肾[57]气未至也,肾主骨,肾虚则骨气不足矣。又有交接之时,其精易泄,流而不射,散而不聚,冷而不热者,此神内乱,心气不足也。凡有此者,宜各随其脏气之不足而补之,在肝则益肝,如当归、牛膝、续断、巴戟之类;在肾则益其肾,如熟黄、苁蓉、杜仲之类;在心则益其心,如五味、益智,破故纸之类。用枸杞、菟丝、柏子仁以生其精,使不至于易乏;山茱萸、山药、芡实以固其精,使不至于易泄。修合而服,其药勿杂,其接以时,则兆罴熊[58]之梦、麒麟之子,可计日而待矣,命其方曰**螽斯丸**。

熟地二两　归身酒洗　牛膝酒洗　川续断酒洗　巴戟去心　苁蓉酒洗,焙　枸杞　菟丝子酒蒸　杜仲姜汁炒去丝　柏子仁去壳　山茱萸肉　芡实肉　山药各一两　破故纸炒　益智仁

五味各五钱

共为末，炼蜜为丸，梧子大，每服五十丸，空心温酒下。

公问：女子月事，或前或后无定期者，何以调之？全曰：此神思之病，无以治之。公曰：何故？全曰：宠多而爱不周，念深而事不至，是以神思乱也。况女子者，以身事人，而其性多傲；以色悦人，而其心多忌，故难调也。公曰：据此意制方，平其气，养其血，开其郁，宜无不可。全曰：谨如教。乃进**调经丸**。方用香附、川芎、陈皮以开郁顺气，白术补脾，当归养心，以治心脾之病。

香附米杵，净一斤，以醋浸，春五日，夏三日，秋冬十日，瓦罐煮干，取末　川芎　当归　白术　陈皮各五钱

为末，酒煮，面糊为丸，梧子大，每服五十丸，空心食前米汤下。

人有阳道常痿者，多致无子，不可不虑也。惟其求嗣之急，易为庸医之惑，或以附子、起石为内补；或以蟾酥、哑芙[59]蓉为外助，吾见阳事未兴，内热已作；玉茎虽举，顽木无用，终生无子，而夭殁者有之，深念此辈无辜而受医药之害，遍访诸方，无逾此者，出以示人，命之名曰**壮阳丹**。

熟黄四两　巴戟去心，二两　仙灵皮二两　破故纸炒，二两一钱　阳起石炒，另研水飞，一两　桑螵蛸真者，焙，一两

上为末，炼蜜为丸，如梧子大，每服三十丸，空心无灰酒下。不可持此自恣也，戒之！

按：秋石五补丸亦同紫河车之意。《丹经》云：可惜，可惜，真可惜！腰间有宝人不识，将钱卖与粉髑髅[60]，却到街头问秋石！可见秋石者，亦以人补人也。但炼者必以火，虽有滋补之功，不能无火性之毒，方土乃设为水炼之法、大阴炼法、火升之法以诳人，人喜其说耳，为所诳而不悟。谓水炼者，譬如海滨煮盐者，用水耶？用火耶？可以类推矣。虽有凝底污浊之渣，臭秽之气，其可服乎！设以水澄之，如盐入水消化，不复再聚矣。其有凝聚者，乃假他物在中，如取靛者之用，石灰靛化而灰存。闻彼谓大阴炼者，此日晒夜露之卤垢也，如年久粪缸之上所结人中白者，可代秋石乎？彼谓水升者，水曰润下，过颡在山，岂水之性哉！虽曰火酒烧成者，乃上升之气也，化而为液，复下而成酒也。惟朴硝与水银见火，则上升而成粉也。然则上升之秋石，乃朴硝、水银之属乎？方士之诳人者，巧如穿窬[61]。明哲之士，未有不为所惑者也。故谓其能除碱去臭，臭诚可去矣；润下作碱，碱者，水之性也。五味在物，各有自然，谓碱可去此，无根之言，而人乃信之何也？吾炼秋石之法，得于异人之传，可代盐食，又无火毒。

秋石碱平，水之精　补骨脂苦温，炒，火之精　五味酸温，焙，木之精　小茴辛温，炒，金之精[62]　巴戟甘温，去心，土之精[63]

各等分为末，山药作糊为丸，如梧子大，每日空心服五十丸，红枣煎汤送下。

炼秋石法：

取童男八岁以上，童女七岁以上，至精血未动者之小水[64]，不拘多少，各半，用大缸一口，作灶，放阴阳二水在中，文武火煮，将干，预置一铁铲，安柄似锹形，不停手，四边铲动；又用桑白皮二三斤，锉碎，放在内，以铲铲作一团，和匀，用武火烧令锅红，并桑白皮烧成灰为度，去火待冷定，然后铲起，秤多少重；再取小锅一只，用砖架，以便易取易放，将铲起秋石研，过筛，每秋石一斤，河水斤半，同入小锅中，用火再煮下，以小铁铲铲动，勿令粘锅，照前晓令锅红二次，去火取起，放铁锅中，乘热研细末，安置瓷盆中；又秤一斤半放里，以物盖定，勿令泄气，候冷；别用一瓷盆，在筲箕在上，下铺细布一层；再又绵纸一层，别用竹篦作一团圈，以

布漫定，如取鱼之笮，亦铺绵纸一层在内，倾水入里，放箕上，隔一物，滤过其滓，弃去，只用澄过清水；又用砖作一字长炉，约三四寸阔，安炭火勿紧勿慢，却以白磁盆置其上，一字排定，每盆中放水半杯，少倾凝结如冰，洁白可爱，秋石成矣，此为三炼。无中生有，渣滓之物，臭秽之类，尽绝矣。或欲铸锭送入，却以锭模子取之。

按：**补髓丹**，乃葛可久先生治痨瘵后之调养方也。此方滋补[65]之功甚大，无疾之人，可以长服，以免血枯气少，髓干精竭之病，一名十珍丸。

猪猪脊髓一条，完者　牯牛脊髓一条，完者　团鱼九肋者，一个　乌雄鸡白毛乌骨者一只，收[66]养笼中，以火麻子喂一七，勿令虫食

四味净制，去骨存肉，醇酒一大碗，于砂锅中煮熟，擂烂，再入大山药五条，莲肉去心皮，半斤，京枣一百枚，去皮节，柿饼有霜者，十枚

四味修制，用井花水一大瓶，于沙锅煮熟，擂烂，与前熟肉和一处，再用慢火熬之，却下鹿角胶四两、真黄蜡三两。

上二味，逐渐下，与前八味和一处，捣成膏子，和平胃散末、四君子末、知母、黄柏末各一两，共一十两，搜和成剂，十分硬，再入炼蜜，方石臼中杵千[67]余下，为丸，如梧子大，每服百丸，不拘时枣汤下。

人之梦泄，其候有三：年少气盛，鳏旷矜持，强制情欲，不自知觉而泄精者，如瓶注水，满而自溢也，人或有之，是为无病，不须服药；如邪克于阴，神不守舍，心有所感，不能主宰，或心受热，阳气不收，而泄精者，如瓶之侧而水出也，人多有之，其病尤轻，合用平和之剂；至若脏腑积弱，真元久亏，心不摄念，肾不摄精，夜梦魂交[68]而泄者，如瓶之罅而漏也，人少有之，此病最重，非固涩之剂，若静之心，必不能治也。或谓梦泄，盛于房劳者，盖阴阳交接，二气相应，真精虽泄，真气不走；若在梦中，则精气俱泄矣。又有一等人，念虑邪淫，神气消靡，游魂为变，邪气乘虚，往往与鬼魅交通，是又厄运之不可挽者，法药相助。诚哉，是言也！

治梦遗法

除满而自溢者，其情有所感，心有所慕，宜服前滋阴大补丸，并固精丸，更宜清心寡欲，一妄不生可也。否则，久亦成虚滑矣。若因酒色纵恣，下元虚损者，必用妙应丸，秘精固涩之药，以救其脱；用前药河车丸，滋补之药，以滋其阴，其阴清净，以安其神，戒惧以防其败，或有能济者矣。否则，虚损无补，其何能淑！更有睡法，夜只侧卧，或左或右，伸下足，屈其上足，以挽下足之膝脘中，上手掩脐，下手握固，枕其首，于攀起其茎，勿令挨肉，则通宵不泄矣。

固精丸　治心神不安，肾虚自泄精。

知母炒　黄柏酒炒，各一两　牡蛎方顾者，煅　白龙骨火煅　芡实去壳　莲芯无，薏苡仁代　白茯苓去筋膜　远志去心　山茱萸肉各三钱　朱砂水飞过，二钱为衣　山药二两，糊

上山茱萸以上九味，研为细末，水煮山药糊丸，梧桐子大，朱砂为衣，每服五十丸，枣汤送下。

妙应丸　治遗精白浊，乃固涩去脱之法也。

真龙骨　朱砂水飞　石菖蒲各二钱半　白茯苓一钱　苡仁　石莲肉　砂仁各一钱半　桑螵蛸焙　菟丝子酒浸一日，焙，各五钱　牡蛎用破草鞋包火煨，细研，一钱

上为细末，山药糊丸，梧桐子大，每服五十丸，粳米饮下。

金锁秘精丸　治男子嗜欲过度，精气不固，固涩去脱之剂。

莲肉去心　芡实肉各四两　白龙骨一两，煅　桑螵蛸焙，一两

共为细末，又以金樱子霜后半黄者，去刺劈两片，去子，水淘净，捣烂入锅中，水煎不住火，约水耗半，以布滤去渣，再煎如稀饧，和药末，杵千余下，为丸，梧桐子大，每服三十丸，空心盐汤送下，更以獍猪腰子二枚，煨熟压之，助其药力。

人之生也，水为命，火为性，土为形，故水火非土则无所载，性命非形则无所附。形者，性命之舍，犹果之仁有壳也。何谓土？戊己是也。何谓形，脾胃是也。胃为戊土，以司受纳；脾为己土，以司传化。胃阳主气，脾阴主血。荣卫平一身者也，故脾胃实则糟粕变化，津液流通，神安而性静，气盛而命立，则无病矣。脾胃若伤，则水谷入少，荣卫气衰，形敝而性命无所依附矣。此东垣《脾胃论》诚发千古不传之秘也。

人读东垣书，用补中益气汤，只说内伤是不足之病，不知其有余之为内伤伤也。盖不足者，脾胃之正气不足也；有余者，水谷之邪气有余。故诸补中益气方者，皆治其不足之病；诸导滞消积方者，皆治其有余之病也。

人有平日食少者，必无伤食之病，间或有之，只从不足一边论，补中益气内少加曲蘖以消导之可也。不可妄攻，致成虚损。人之善食者，脾胃素强。自持其强而倍之，即成伤矣，虽大吐大下，未为不可。

人之伤食者，未可便吐，下之恐伤胃气，如伤之轻者，损谷自愈，不必服药；若觉胸腹痞胀，当时自以指探而吐之可也。或服前加减二陈汤一二剂，或取保和丸服之，以快为度，不可遽下；惟觉腹中满痛，烦躁不安，不可下，当问其所伤之物，以前取积丸而去之。不可隐忍，便成损聚。

保和丸　消宿食，无留滞之积，助脾胃，成变化之功，尤宜小儿。

橘红一两　枳实麸炒　黄连姜汁炒，各五钱　白术两半　木香三钱　山楂肉　神曲炒，各七钱　麦芽　莱菔子炒，各五钱

为细末，汤浸，蒸饼为丸，白汤下。

脾胃素强，能食之人，宜常服**枳术平胃丸**，以免伤食之病。

白术　苍术米泔浸　陈皮各四两　厚朴姜汁炒　枳实麸炒　香附童便浸，各二两　砂仁　炙草各一两

为细末，荷叶包，粳米煮饭为丸，梧桐子大，每服五十，米饮下。

脾胃素弱，食少之人，宜常服**健脾散**，以助中和气，治脾泄尤妙。

人参　白术　白茯苓各二两　炙甘草　山药　连肉去心　薏苡仁　芡实去壳　白扁豆去壳，炒，各四两

上为细末，每服二钱，姜汤调服。

人有善饮者，当服**神仙醒酒方**，解酒毒，醒宿酒，饮酒不醉。

葛花五两　赤小豆花三两　家葛根澄粉，八两　白豆蔻去壳取末，七钱。

上为细末，用生藕汁和，如弹子大，每服一丸，嚼烂津咽下。

凡丈夫无子者，有二病焉：一曰禀赋不足，二曰色欲太过。所以阳道痿弱，精气衰冷，故无子者，天命之限，亦人事之尽，方无悔也，宜服**巴戟丸**。

巴戟酒浸，去心[69]　杜仲盐酒炒尽丝　益智仁　菟丝子酒浸，蒸杵　川续断　白茯苓　山药　远志去心，甘草水炙　蛇床子炒　牛膝去芦，酒浸，各一两　山茱萸去核　五味子各一钱　肉苁蓉酒浸，二两

为末，炼蜜为丸，梧子大，每服二、三十丸，空心温酒下。

凡妇人无子者,有三病:一曰血海虚冷,二曰神思困郁,三曰饮食减少,所以经候不调,朝夕[70]多病,故无子也,宜服**乌鸡丸**。

白毛乌骨鸡一只重二斤半许,关在笼中,以陈老米饭喂养一七,勿令食虫,闭死去毛肠净用,用参四两,锉细,放鸡肚中,以瓦罐一个,装鸡在内,再入醋酒,浸煮作薄饼,醮余汁,焙至于,研为末 香附米净,一斤,分四主,一主米泔[71]水浸,一主童便浸,一主醋浸,一主酒浸,春秋三日,夏一日,冬四日,捣碎,焙干 熟地黄四两 当归酒洗 白芍药 鳖甲九粒,炙 川芎三两半 人参三两 牛膝去芦,酒洗 白术 知母各二两 丹皮 贝母 柴胡各二两 地骨皮 干姜炒 玄胡 黄柏炒,各一两 秦艽两半 白茯 黄芪炙,各二两 生地黄酒洗,三两

为末,并鸡末和匀,酒浸各半,煮面糊丸,如梧子大,每服五十丸,温酒、米饮任下,忌煎炒、辛辣之物及苋菜。

男女之无子者,非情不洽,则神不交也。何谓情不洽?或男情已动,而女情未洽,则玉体方交,琼浆先吐,阳精先至,而阴不上从乎阳,谓之孤阳;或女情已[72]动,而男情未洽,则桃浪虽翻,玉露未滴,阴血虽至,而阳不下从乎阴,谓之孤阴。两者不和,若春无秋,若冬无夏,故不成胎也。若此者,服药何益!

腰者,肾之府,人身之大关节也。行则伛偻,肾将惫矣[73]。故腰痛之病,多属肾虚,曰风、曰湿、曰虚感之,人年四十以后,肾气始衰,宜常服煨肾散、青娥丸二方,庶免腰痛之疾。或以腰卒痛者,煨肾散服之,立止。

煨肾散

杜仲苁蓉巴戟天,茴香故纸及青盐,
猪羊腰子烧来服,八十公公似少年。

杜仲盐水炒去丝 肉苁蓉酒洗 巴戟去心 小茴炒 破故纸酒淘净,炒 青盐各等分

为末,和匀,用猿猪腰子竹刀劈开,内划成纵横路,入药一钱,湿纸包裹,火中煨热食之,温酒咽下,每日食一枚贴,羊腰子亦可。

青娥丸

昔赵进食从黄州太守得此方,久服大有神效,遂作诗以记其功,云:

十年辛苦走边隅,造化功夫信不虚;
夺得风光归掌内,倾城不笑白髭须。

破故纸十两,水淘净,待干,用黑芝麻同炒,去麻 杜仲去皮锉碎,以生姜自然汁拌,炒尽丝,取末,五钱

二味各等分,为细末,用胡桃肉五十个,以糯米粥相拌,臼内捣如泥,布滤去滓,只用此糊为丸,梧子大,每服三十丸,空心盐汤下。

人年四十,肾始衰,阴气自半,肾之荣发也,故发始斑者,宜服**何首乌丸**,填精补髓,发永不白。

何首乌新取赤白二种各半,用米泔水浸一夜,竹刀刮净,忌铁 牛膝去芦,半斤 黑豆三升,酒浸

用柳木甑一个,作平底箄,放高些,勿近水,铺黑豆一升在底,即铺何首乌片,六两一层,又铺牛膝二两七钱作一层;又如前铺黑豆、首乌、牛膝,以物盖定,慢火熬至豆烂为度,取出去豆,以竹刀锉碎,暴干,用石碾石臼取,勿[74]犯铜铁。

牛膝末,半斤 何首乌末,一斤 熟黄酒蒸,焙干取末,半斤,忌铁

三味和匀，炼蜜，放木臼内，杵千余下，为丸，梧子大，每服五十丸，用先蒸过黑豆晒干，为末收贮。每用七粒，煎酒吞药，忌羊血、萝葡、生葱并藕。

人年五十，肝叶焦，胆汁减，目始不明。夫目者，精明之府，肝之窍也；水者，木之母也。肾为水脏，其液藏于肝胆，上注乎目。自四十，肾衰，精少液干；故五十，肝叶焦，胆汁减者，皆肾气不足所致也。虚则补其母，宜用**育神夜光丸**。

熟地黄酒洗，蒸焙　生黄酒洗，焙，各二两，取末　当归酒洗　牛膝去芦，酒洗　远志去心，甘草水煮　地骨皮净　枸杞酒洗　甘菊花　五味子各一两　菟丝子酒洗，淘去灰仁，再以酒浸一夜，蒸捣为饼，晒干　枳壳

为末，炼蜜为丸，梧子大，每服五十丸，空心盐汤下，临睡茶汤下。

夫齿者，骨之余，肾之标也。故肾气盛，则发长齿坚；肾衰，则齿去发落，古人用搽牙散，如西岳华山方可用，切不可以苦参揩牙，昔有人用之病腰痛者，以肾受伤也。吾有一方，白牙固齿，去风除齲，屡用甚效。

熟黄二两　香附二两　嫩槐枝四十九寸长，新砌瓦上炒，成瓦存性，取起，择去灰　石膏煅，一两　旱莲草三两　升麻炒，一两半　细辛五钱　白芷五钱　羊胫骨烧灰，五钱　青皮炒，五钱

为末，用黑铅作盒盛之。

人年六十，法苦大便艰涩秘结，此气不调、血不润也。盖肾开窍于二阴，肾虚则津液不足，津液不足则大便干涩不通，切不可用攻下之剂，愈攻愈秘，转下转虚，虽取一时之快，迥贻终身之害，用苏麻粥以养老，丹溪以三子养亲汤事其母，皆美法也。吾制地黄四仁丸，治老人便秘之病。

地黄四仁丸

火麻仁净内，二两，另研　郁李仁去壳，另研，一两　桃仁去皮尖，四十九粒　杏仁制，数同　熟黄酒洗蒸焙，另研，二两

上五味，各研极烂，不筛，放舌上无油方好，炼蜜为丸，梧子大，每服五十丸，枣汤送下。此方以地黄补肾生汁液；麻仁、桃仁治血秘，又润血中之燥；郁李仁、杏仁治气秘，治气秘，治气中之燥，和之以蜜，亦以润燥也。

苏麻粥

用真苏子五钱，炒　火麻子一两

研烂，以熟绢袋盛之，用水二盏，于绢袋中煮之三沸，取出，挂当风处，令干，下次再煮，每药一袋，可煮三次，却以本水入粳米，煮糜粥食，自然大便润快，以麻仁润血，苏子行气也。

三子养亲汤

苏子炒　萝葡子炒　白芥子炒

各研为末，三处收，临时以一味为君，二味为臣，君者五两，臣者二两半，每药一钱，滚白水点服。如气盛，以苏子为君；痰盛，以芥子为君；食积，以萝葡子为君。

人中年以后，多脾泄之病，前健脾散乃圣药也，切不可用却涩之剂。

按：**永寿丸**方者，大梁郭子卿为尚书时常服之，年逾八十，精力倍加。此方大补元阳，益脾胃，顺气血，添补精髓。人年四十以后，当宜服之。

莲肉一斤，去心，先用酒浸一日后，装入雄猪肚内，缝紧，却将浸莲肉酒添水煮热，取出晒干，肚子不用　苍术刮净，一斤，分作四分，用酒，盐水、米泔、醋分浸，按时定日　白茯苓四两　熟黄四两　川楝肉炮，取肉　枸杞　山药　柏子仁炒，另研　破故纸用麻油同炒香，去麻，各二两　青盐炒，

五钱　沉香　木香一两　五味　小茴香炒，二两

十四味为末，酒和杵匀，为丸如梧子大，每服五十丸至七十丸，空心温酒下，盐汤送下。此方比草灵丹尤胜。

人之病者，有十病九痰之说，然则痰之为物也，乃肾之真水，五脏之真精，肠胃之精液。人之有痰，犹鱼之有涎，木之有液，苟无是痰，则死矣。惟人气失其平，则气逆，气逆则津液不行，不行则营卫不通，不通则水谷之气不能传化，并其糟粕之滓，凝聚而成痰矣。痰者，水谷之养所变也。古人治痰，以通气为主，意可见矣。肥人之痰从湿，瘦人之痰从火，不可不知。

肥人痰者，奉养太厚，躯脂塞壅，故荣卫之行少缓，水谷之化不齐，所以多痰，故治肥人者，补脾益气为主，宜用**益气化痰丸**。

南星去皮脐，二[75]两　半夏汤泡七次，三两

为细末，用姜汁捏作饼，勿太软，用楮叶包裹如盒酱样，待生黄衣取出，晒干，此须在三伏天作之。半夏曲亦如此作。加：

人参五钱　白术　白茯苓　陈皮各两半　苍术米泔浸　香附童便浸　枳实麸炒，各一两　苏子炒，另研　白芥子炒，另研　炙甘草各五钱　神曲炒，一两　桔梗炒，一两

为末，用姜汁浸，蒸饼为丸，梧子大，每服五十丸，白汤送下。

瘦人之痰，房劳太过，暴怒无常，冲任之火妄动，水谷之气不化，所以生痰。治瘦人者，以补肾降火为主，宜用**滋阴降火丸**。

熟黄姜汁拌，焙　天冬去心　白茯苓　知母　黄柏炒火色，各十两　贝母　陈皮去白，盐水炒　苏子炒，另研　栝蒌霜各五钱

为末，炼蜜为丸，梧子大，每服五十丸，空心淡姜汤下。

人之病痨者，曰火症，此虚损之病也，分五脏治之，不可误也。

病者憎寒壮热，自汗面白，目干口苦，精神不守，恐畏不能独卧，其病在肝，宜服柴胡四物汤、金匮肾气丸治之。

柴胡四物汤　即小柴胡、四物汤二方合也。

人参五分　黄芩一钱　半夏炮，三分　柴胡一钱　炙甘草五分　当归身七分　川芎五分　白芍五分　生黄酒洗，一钱

生姜三片，水煎。

金匮肾气丸，即六味地黄丸[76]，乃补肝之母也。

山药四两　山茱萸肉四两　泽泻　丹皮去末　白茯苓各三两　熟黄八两

为末，炼蜜为丸，每服五十丸，空心酒下。

病者寒热，面黑鼻烂，忽忽喜怒，大便苦难，或腹清泄，口疮，其病在心，宜服**加减八珍汤、天王补心丹**。

人参　白茯苓　炙甘草　归身　生黄　白芍　麦冬各五分　五味九粒　酸枣仁炒，三分　泽泻三分　黄连

水一盏半，灯心十二根，水煎八分，食后服天王补心丹方见前。

病者憎寒热，面青唇黄，舌本强，不能言，饮食无味，体重肌痛，口吐涎沫，其病泄脾，宜服补中益气汤、参苓白术丸。

补中益气汤

升麻五分　黄芪炙　炙甘草五分　人参一钱　白术五分　归身五分　柴胡五分　陈皮五分

水盏半，煎八分，食远服。

脾胃益虚，肺气先绝，用黄芪以益皮毛，而闭腠理，不令自汗，上喘气逆，短损其元气。用人参补之。心火乘脾，用炙甘草以泻火热，而补胃之元气。若脾胃急痛，腹中急缩者，宜多用之。此三味乃除温热、烦热之圣药也：白术甘温而苦，除胃热，利腰间血；升、柴苦平，味薄，能升胃中清气，又引黄芪、甘草甘温之气上升，能补胃气之散解，而实其表；用当归以和血脉；用陈皮以理胃气，又助阳气上升，以散滞气，而助甘辛之药力。如咽干，加干葛；心刺痛，倍加当归；精神短少，倍加人参，外加五味子；头痛，加蔓荆子，痛甚加川芎；咳嗽，夏加五味、麦冬，秋加莲节麻黄，春加佛耳草，款冬花；久病者，去人参；食不下者，或胸中有寒，或气滞，加青皮、木香、陈皮，寒月加益智仁、草豆蔻，夏月加芩、连，秋加槟榔、砂仁；心下痞，加芍药、黄连；腹胀，加枳实、木香、砂仁、厚朴，天寒加生姜、肉桂，夏加黄芩，干葛、白芍，冬加益智仁、草豆蔻、半夏；胁痛或缩急，加柴胡、甘草；膝下痛，加熟黄，不已是寒，加肉桂；大便秘结，加当归，外加大黄；脚弱或痛，加黄柏，不已加防风；气浮心乱，以朱砂安神丸镇之。

上此方加减之法，乃饮食、劳倦、喜怒不节之症，若症属热中者，宜用此方；若症属寒中者，则此方中黄芪、人参、甘草、五味，能益其病，不宜用此方。

参苓白术方方见前。

病者憎寒发热，面鼻干，口燥毛折，咳嗽喘急，时吐白沫，或有红血线，其病在肺，宜服加味紫菀散、大阿胶丸。

加味紫菀散　即海藏治虚劳咳中有血方[77]。

天冬　麦冬　人参各三分　紫菀二分　知母二分　贝母五分　桔梗三分　甘草三分　五味九分　白茯苓五分　阿胶炒成珠，五分　天冬去心　麦冬去心，各八分

水一盏，煎八分，临卧睡服。

大阿胶丸　凡咳血俱效。

真阿胶蛤粉炒成珠　生黄　天冬去心　白茯苓　五味子肥者　山药　款冬花　桔梗　桑白皮蜜制　杏仁炒去皮　人参　甘草各二分半

为末，炼蜜为丸，弹子大，每服一丸，薄荷汤下。

病者憎寒面黄，耳聋焦枯，骱骨痠痛，小便白浊，淋沥，其病在肾，宜服加味四物汤。

加味四物汤　此补肾虚之要药也。

熟黄二钱二分　川芎五分　归身五分　白芍一分　知母八分　黄柏炒褐色，八分　天冬去心，一分　五味十二粒　柏子仁五分

水二盏，煎一盏，空心服下。

又，宜服紫河车丸方见前。

此上三条，乃治虚劳之法也。

人有常病实热者，热久不退，元气受伤，所谓壮火食气也，宜生熟三补丸主之。

生熟三补丸　此方泻壮火，以去元气之贼；除客热，以滋肾水之源，水升火降，成既济之功，天清地宁，致交会之用。岂小补之乎哉！

黄芩　黄连　黄柏俱半生半炒　甘草半生半炙

各一两为末，炼蜜为丸，梧子大，每服五十丸，淡姜汤下。

人有脾虚生疮，宜**枳壳化痰丸**主之。

白术二两　枳实[78]面炒，二两　陈皮去白留红，各七钱半　半夏曲一两　香附童便浸，两半　神曲一两，炒　苍术米泔浸，两半

为末，荷叶包米煮饭为丸，梧子大，每服五十丸，淡姜汤下。

此方健脾胃，成传化之功；进饮食，无昏滞之积。开郁而气自顺，化痰而饮不畜。药品虽微，其功最大。

《内经》曰：大毒治病，十去其三；小毒治病，十去其五；无毒治病，十去其七。制为定数者，恐伤正气也。又曰：谷肉菜果，以食养尽之者，谓以谷肉菜果，去其未尽之邪也。可见谷肉菜果皆药也。

凡肝病者，宜食酸，麻子、犬肉、韭，皆酸，所谓以酸泻之也。

心病者，宜食苦，小麦、羊肉、杏、薤，皆苦，所谓以苦泻之也。

脾病者，宜食甘，粳米、牛肉、枣、葵，皆甘，所谓以甘泻之也。

肺病者，宜食辛，黄黍、鸡肉、桃、葱，皆辛，所谓以辛泻之也。

肾病者，宜食咸，大豆，猪肉、粟、藿，皆咸，所谓以咸泻之。

今人无事多喜服酒药者，谓其去风湿也。盖人身之中，阳主动、阴主静，阳常有余、阴常不足。治者，辛燥之物，助阳耗阴者也，加之辛燥之药，不已甚乎！辛则发散，燥则悍热，春夏饮之，则犯远温远热之禁；秋冬饮之，则失养收养藏之道。果有风温之疾，饮之可也；无风无湿，饮此辛散燥热之剂，则腠理开，血气乱，阳不能固，阴不能密，风湿之气，因而乘之，所谓启关纳寇也。吾平生不妄与人以古方，必有是病，可与酒助其药力者，则与以对症之药。而乌、附草药不敢用也。若夫常饮之酒，则有仙家可以调气，可以怡神，岂特却疾而已哉！

地黄酒法

每糯米一斗，用生黄三斤同蒸，以白面拌之，候熟，任意用之。

盖地黄味甘苦寒无毒，大补五脏内伤不足，通血脉，填骨髓，益气力、耳目。古诗云：床头一瓮地黄酒。

薯蓣酒

一用山药，生者佳，如无生者，取干山药蒸熟去皮，一斤，酥油三两无，以牛膝代之，同研，丸如鸡子大，每服一粒，用酒半斤烫热，以丸入酒中，化开饮之。

盖山药味甘性温，无毒，补虚病，充五脏，强阴，久服耳目聪明，轻身不饥。《书》云：薯蓣凉而能补，大有益于补养。

何首乌酒

新取用竹刀刮净，薄切，米泔浸一夜，取出日干，木石臼杵为末，磁器盛之，每日空心一钱酒调服。

何首乌味甘温，长筋骨，益精髓，壮气力，黑须发，久服令人有力，遇偶日服之为良。忌羊血。一赞曰：

神物着助，道在仙书；
雌雄相交，昼夜合之。
服之去谷，日居月诸，
返老还少，保安病躯。

天门冬酒

天门冬一二十斤，去皮心，阴干，捣罗为末，每服三钱，酒调下。

盖天门冬味苦甘寒，强骨髓，养肌肤，镇心补肾，润五脏，盗气力，杀三虫，去伏尸，久服延年，令人多子。此药在东岳[79]，名淫羊藿；在中岳，名天门冬；在西岳，名藿香、藿松；在北岳，名无不愈；在南岳，名百部；在京洛山阜，名颠棘，处处有之。其名虽异，其实一也。忌鲤鱼。

春寿酒方

常服益阴精而能延寿，强阳道而得多男，黑须发而不老，安神志以常清。盖取为此，春须以介眉寿之义而立名也。

天门冬去心　麦冬去心　生黄　熟黄　山药　莲肉去心　红枣去皮核，各等分

每一两，煮酒五碗，旋煮旋饮，其滓于石臼中杵极烂，为丸梧子大，每服五十丸，酒下。此方大有补益。

治诸风痰浮萍酒方

歌曰：

天生灵草无根干，不在山兮不在岸。
始因柳絮逐东风，点点飘来浮水面。
神仙一味去口口，要采之时七月半。
管甚瘫风与痪风，些小微风都不算。
豆淋酒内服一丸，铁幞头上也出汗。
其萍以紫皆为上，采回摊于竹节中。

下著水盆，曝之乃干，研末，炼蜜为丸，如弹子大，每服一丸，用黑豆煮酒化下，治左瘫右痪，三十六种风，偏正头风，手足不举，口眼㖞斜，癜风癞风，服过百粒，即为全人。

比天助阳补精膏

歌曰：

灵龟[80]衰弱最难痊，好把玄经仔细看，
补髓添精身体健，残躯栽接返童颜。

此方添精补髓，盖助元阳，润皮肤，壮节骨，理腰痛，下元虚冷、五痨七伤、半身不遂、脚膝酸弱、男子阳事不举、阴精易泄，贴之可以兴阳固精，行步康健，气力加添；治女子下元虚冷，经水不调，崩中带下[81]，无子者，贴之可以暖子宫，和血气，其功不可尽述。惟在至诚修炼，药力全讲火候温养，以二七为期，其功成矣。

真麻油二斤四两，用净锅一口，以砖架定三足，安好白炭三十斤，慢火煎炼，不可大急，恐损其药。

槐、柳、桃、榴、桩、杏、杨各二枝

第一下甘草去皮，二两，煎至不鸣　第二下天冬去心　生黄酒洗　熟黄酒洗　远志去心　麦门冬去心　蛇床子制　肉苁蓉酒洗，焙干　牛膝去芦，酒洗　鹿茸酥制　续断[82]　虎胫骨酥炙　紫稍花去稍　木鳖去壳　谷精草　大附子去皮　杏仁去皮尖　肉桂　菟丝子酒淘净，捣烂焙干　肉豆蔻面包煨　川楝子去核

上二十味，各钱半，锉碎，煎至成炭取起，以布滤去渣，要净，再上砖架定，取桑条如拇指大，约长一尺六寸者一根，搅油。

第三下黄丹水飞炒干，半斤，黄蜡鲜明者五两，烧油令滚，以茶匙抄丹，细细入油，桑枝不住手搅，滴水成珠，不散为度，又取起摊，候温，又上架。

第四下雄黄透明者　白龙骨　倭硫黄　赤石脂各一钱

研细末，勿令油大沸，只大温，微火煎，不住手搅，不摊起候温上架。

第五下乳香　没药　丁香　沉香　木香各一分

为细末，入膏内，不住手搅，微火温养。

第六下麝香当门子　蟾酥乳汁制　阳起石煅　肉苁蓉各一钱

为细末，入膏内，不住手搅，微火养炼，务要软硬得宜，贴不移而揭之，无迹为度，取起，收磁罐中，密封口，埋土中三日夜，去火毒。每用膏五钱，拥在厚细素缎绢上，贴脐下关元穴及背后肾俞二穴。每一个可贴六十日不换，其效如神。但不可持此，以伤其元也。

卷之五　养生总论

养生之道，只要不思声色，不思胜负，不思得失，不思荣辱，心无烦恼，形无劳倦，而兼之以导引，助之以服饵，未有不长生者也。服饵之物，谷物菜果为上，草木次之，金石为下。盖金石功速，而易生疾，不可轻饵，恐毒发难制也。近观服杏仁者，至二三年，或泄，或脐中出，皆不可治；服楮实者，辄成骨痿；服钟乳、阳起石、硫黄、丹砂、雄黄、附子、乌头之属，多为虚阳，发热作疾；服女子初经作红铅者亦然。悉宜屏之，勿轻信也。

方士惑人，自古有之。如秦始皇遣人入海求不死之药；汉武帝刻意求仙至，以爱女妻之。此可谓颠倒之极。末年乃悔悟曰：天下岂有仙人，惟节食服药，差可少病而已。此论甚确。刘潜夫诗云：

但闻方士腾空去，不见童男人海回。
无药能令炎帝在，有人鲁笑老聃来。

南史范云初为陈武帝属官，武帝九锡之命在旦夕，勿感寒疾，恐不获愈，预庆事召徐文伯诊视，以实恳之，曰：可得便愈乎？文伯曰：欲便差甚易，恐二年不复起耳。云曰：朝闻道，夕死可矣，况二年乎！文伯以火烧地，布桃叶，置云其上，顷刻汗解，裹以温松，易日疾瘳。云喜甚，文伯曰：不足喜也。越二年果卒。观此可为求速效者之戒！

病有坚痞，风结在皮肤肉膝者，可用针，分寸如法；在胸腹腰脊、近脏腑肠胃者，非是。上医勿使用针。按：《素》、《难》凡治脏腑之病，取手足并荥俞经合，以行补泻之法。故八法针天星十二穴者，上取下取，左取右取，合担则担，合截则截。吾有秘传，皆不离手足，了尽一身之疾。凡有疾者，头项胸腹、腰脊肋肠，戒勿用针。

凡头面胸腹脊膂诸穴，有宜灸者，不过三壮，不可多灸。有人灸丹田穴，动则五六十壮，谓之随年壮。伺其故，答曰：若要身体安，丹田、三里常不开。噫！此齐东野人语也。人能谨其嗜欲，节其饮食，避风寒，虽不灸丹田、三里，身自无病而常安也，否则正气一虚，邪气自攻，以灸补虚，是以油发火也，无益而反有害之。

凡用针灸后，常宜慎欲，至疾愈方可。不然，则无效矣。

---

[1]寡欲第一　原脱。校本同。据正文内容补。

[2]屋庐子　人名，即孟子弟子屋庐连。战国时人，曾著书言彭聃养生延年之法。

[3]枵(xiao，音消)腹之瘠　枵，空虚：言饥馑之病。

[4]少　原误作“妙”。据视履斋刻本改。

[5]归妹　《周易》六十四卦之一。兑下震上。

[6]巫觋(xi，音习)　指以祈祷求神骗取财物的人。巫，巫婆；觋，男巫。

[7]欻(xu，音虚)　忽然。

[8]心者　原脱。校本同。据文义及上下文例补。
[9]鸩　原误作"鹤"。校本同。据文义改。
[10]贶(kuang,音况)　赠送。
[11]罶(liu,音流)　止。
[12]女蜗(wā,音挖)　神话中的女帝王,传说她曾炼五色石补天、常以女蜗补天之典故,喻事后挽救之措施。
[13]九一采战　即九浅一深采夺妇女气之略。为古代房中家所言九浅一深之类的采战女气的养生方法。
[14]项羽喑哑叱咤,千人自废　《史记·淮阴侯列传》:"项羽喑呜叱咤,千人皆废。"司马贞索隐:"喑哑,怀怒气;叱咤,发怒声。"《汉书》作"意乌猝差",亦作"喑呜叱咤",按:喑哑叱咤与暗哑叱咤同义。
[15]病革(ji,音急)　通"亟"。危急。
[16]燕婉　亦作"嬿婉"。举止安闲和顺。后指男女和好。
[17]胕　原作"鲋"。校本同。据《素问·异法方宜沦》改。胕,同腐,在此指酵化食物,如豉、蚱、曲、酱之美。鲋,古文特指鲫鱼。
[18]辐辏(focou,音伏腠)　车辐聚于车毂,喻人、物聚集。
[19]法程　法则;程式。《汉书·贾谊传》:"立经陈纪,轻重同得,后可以为万世法程。"
[20]脾　校本同。《素问·痹论》作"肠"。本书下文亦言"肠"。姑存。
[21]恶　原误作"思"。校本同。据文义改。
[22]冰　原误作"水"。校本同。据文义改。
[23]怔仲　原作"症忡"。校本同。据文义改。
[24]昕(xin,音心)　太阳将升之时。
[25]旰(gān,音干)　晚。
[26]侑(you,音右)食　在筵席傍助兴,使人多食。
[27]餍(yan,音厌)足　饱足,吃饱。引申满足。
[28]之　原脱。校本同。据上下文例补。
[29]三　原误作"二"。校本同。据文义改.
[30]多　原脱。校本同。据上下文例补。
[31]钱五分　原脱。据校本补。
[32]子　原脱。据校本补。
[33]五臭(xìu,音袖)　指臊、臭、辛、焦、腐五种气味。臭,气味。
[34]臭(xiu,音袖)　音义同"嗅"。
[35]谑浪亵(xìe,音谢)狎　言谈举止不严肃、放荡。谑浪,《诗经·邶风·终风》:"谑浪笑傲。"毛传:"言戏谑不敬。"亵狎,《北史·韩麒麟传》:"诸宿卫内直者,宜令武官习弓矢,文官讽书传。而今给其蒱博之具,以成亵狎之容。"
[36]四　原脱。据视履斋刻本补。
[37]虩虩(xi,音细)　恐惧的样子。《周易·震》:"震来虩虩。"
[38]匕鬯(chang,音唱)　《周易·震》:"震惊万里,不丧匕鬯。"王弼注:"匕,所以载鼎实;鬯,香酒。"二者均为古代宗庙祭祀用物,后因以指宗庙的祭祀。
[39]缉熙敬止　光明貌。《诗·大雅·文王》:"穆穆文王,于缉熙敬止。"毛传:"缉熙,光明也。"止,语气词。
[40]斁(yi,音译)厌;厌弃。《诗·周南·葛覃》:"为絺为绤,服之无斁。"
[41](昃 ze,音仄)　太阳偏西。
[42]十痊八九　原作"上痊人九"。形近致误。校本同。据文义改。
[43]句萌　草木的芽苗,拳者为"句",直者为"萌"。
[44]譬　原作"辟"。据《素问》类文改。
[45]精不足者,温之以气;形不足者,补之以味　《素问·阴阳应象大论》作"形不足者,温之以气;精不足者,补之以味。"此恐为作者自误耳。姑存。
[46]朵颐　指饮食之事。《易·颐》:"观我朵颐。"孔颖达疏:"朵是动义,如手之捉物,谓之朵也。今动其颐,故知其嚼也。"

[47]赇(xiu,音休) 《尔雅·释言》:"赇,瘠也。"《集韵》:"腹脊间谓之脙?"此处据苏东坡《求医诊脉说》当为"脉"。故存。

[48]胡貊(mo,音末) 中国古代汉民族对北方、东北方少数民族的统称。

[49]曰 原作"四"。形近致误。据文义改。

[50]老 此下当缺一字。

[51]煮 原误作"者"。据文义改。

[52]起居有时 原作"起吾不时"。据文义改。

[53]加 此字衍文,或作者自误。按:该方源于《太平惠民和剂局方》,原有砂仁。又,《医方集解》所载参苓白术散多陈皮一味。姑存。

[54]精者 原作"情看"。形近致误。校本同。据文义改。

[55]味 原脱。据文义补。

[56]甲拆(che,音彻) 谓草木种子外皮开裂而萌芽。《易·解》:"雷雨作而百果皆甲拆。则以熟地黄补之,盖虚则补其母。金体本燥,今用辛燥之药,恐肺益燥,故以天冬而补肺,使之润燥泻火,而滋肾之化源也。"孔颖达疏:"雷雨既作,百果草木皆孚甲开拆,莫不解散也。"

[57]肾 原脱。据文义补。

[58]罴熊 一般文献作熊罴,义均通。视履斋刻本作"熊罢"。

[59]芙 原作"美"。形近致误。据文义改。

[60]髑髅(dulou,音毒娄) 死人骨头。此处暗咒女性。

[61]穿窬(yu,音鱼) 为"穿窬之盗"之略。指穿墙和爬墙之贼。今言窃贼。

[62]金之精 原脱。校本同。据文义补。

[63]去心,土之精 原作"去上心之精"。据文义补正。

[64]小水 为小便之雅称。

[65]补 原作"方"。据视履斋刻本改。

[66]收 原作"牧"。形近致误。据文义改。

[67]干 原作"余"。据视履斋刻本改。

[68]魂交 当为"鬼交"。姑存。

[69]心 原脱。校本同。据文义补。

[70]朝夕 即潮汐。此处指月经。《本草纲目》:"女子,阴类也,以血为主,其血上应太阴,下应海潮,约有盈亏,潮有朝夕。月事一月一行,与之相符,故谓之月信、月水、月经。"按:此处"朝夕"非早晚之谓,盖"经候不调,朝夕多病"为互文也。

[71]泔 原误作"非"。据文义改。

[72]已 原脱。据文义及上下文例补。

[73]行则伛偻,肾将惫矣 《素问·脉要精微论》:"腰者,肾之府,转摇不能,肾将惫矣;膝者,筋之府,屈伸不能,行将偻附,筋将惫也;骨者,髓之府,不能久立,行则振掉,骨将惫矣。"伛偻,驼背。

[74]勿 原脱。校本同。据文义补。

[75]二 原误作"上"。据视履斋刻本改。

[76]金匮肾气丸即六味地黄丸 按金匮肾气丸除本书所列六味之外,还有桂枝、附子二味。恐为作者自误。姑存。

[77]方 此下原衍"加"1字。今删。

[78]枳实 本方名"枳壳化痰丸"。此处则用"枳实",恐有误漏。姑存。

[79]此药在东岳 此下57字述天门冬因生长于中国东、西、南、北、中五岳之地有异名,而性味功效相等,不知源出何典。考唐·孙思邈《备急千金要方·卷二十七·养性》亦有此说。今人谓淫羊藿、天门冬、藿香(藿松)、无不愈、百部,颠棘为五种各自不同功效的中药。存疑待考。

[80]灵龟 指阴茎。为房中术术语。

[81]下 原作"不"。校本同。形近致误。据文义改。

[82]续断 原作"断续"。据文义乙正。

万氏家传广嗣纪要

明·万全

[说明]

《广嗣纪要》,亦称《万氏家传广嗣纪要》,明代医家万全撰于1549年(嘉靖二十八年),16卷。卷一至卷五从"修德篇"起至"协期篇",为房室养生与求嗣种子之论,卷六至卷十三为转女为男、妊娠杂证,卷十四为难产预防及七因,卷十五为育婴方论,卷十六为幼科医案。其中,寡欲、择配、调元、协期等篇较大范畴讨论了男性医学与生育问题,尤其是择配篇引用了《金丹节要》有关五不女、五不男的论述,为历代医家所重视。又,"协期篇"广引历代医家有关房室求子之论,并载录《素女论》、《种子歌》等今已失传之典。

本次以清康熙二年(1663)《万密斋医学全书·万氏家传广嗣纪要》为底本,汉阳忠信堂校正本为主校本进行整理。

卷之一

全尝著《广嗣纪要》,一曰修德,以积其庆;二曰寡欲,以全其真;三曰择配,以昌其后;四曰调元,以却其疾;五曰协期,以会其神。遵而行之,有子之道也。若山水之灵,祈祷之应,必有德无欲者,天地交感,志意潜通,可弗无子而获孔,释抱送之祥矣。否则,徼福于冥冥之中,其不为天地厌之者,几希。

修德篇第一

巢氏云:夫人无子者,盖有三焉:一者,坟墓不嗣;二者,夫妇年命相克;三者,夫疹[1]妇病,皆令无子。若夫疹妇病,可以服药而后能有子,余者皆不可治也。

密斋著《修德积庆之铭》曰:民之初生,宗祀攸系。不生不育,人道乃熄。天不弃人,惟人自弃。厥动匪彝,自求祸戾。无高不摧,无升不坠。盛衰相乘,四对之序。积善之家,庆流不匮。栽者培之,造化之秘。谨按人之乏嗣者,或气数将穷,脉络当[2]绝;或娇奢已极,福泽少减;或残忍太甚,罪孽难逃。苟非省躬悔过,积功崇德,则不能转祸为福也。故曰:君子修之吉。

太上感应第十种利益

一、收街市遗弃婴儿,请人看养。俟年十五,愿识认者,送归父母团圆。

二、每冬十一月初三为始,收六十以上、十五以下乞丐、贫人,入本家养济院,每日给米一升,钱十五文,至来年十一月初三日,满一年,令其自便求趁。

三、普绝汤药,应验救人病苦。

四、施棺木,周给无力津送之家。

五、使女长大,不计身钱,量给衣资,听其适人。

六、专一戒杀,救护众生,遇有飞走物命,买赎放生。

七、每遇荒歉之年,其粮贵粜贱粜,赈济贫民。

八、应有寺观损坏者,修理之;圣像剥落者,为装饰之;或桥梁道路沟渠不通者,咸为治焉。

九、有远乡士夫,客旅流落者,酌量远近,以助裹粮而周急还乡。

十、居权司,凡遇冤枉,必与辨明。

密斋云:十种利益,如收养乞丐、贫人一条,惟公侯宰相之家得为之,不如遇有饥寒者即周急之。如施棺木一条,所济有限,不如见路旁之死人,暴露之枯骨,即请人掩埋之。如放禽兽一条,不可为例,恐有捉捕来求利者,未免反伤其生也。如贵粜贱粜一条,不如丰歉平粜,勿论贵贱。如修理寺观,装饰神像,必亲监视之,恐被欺罔虚报也。

昔东京有一焦公,三世无嫡嗣,遂为商旅,游玩名山,寻访至人,问其因果。及至京都,见一老僧,声清而远,目视精光,数与谈论,语言甚异。故就席而坐,僧曰:有何所论?焦曰:贫家三世无嫡嗣,奈何?僧曰:无嗣者有三:一、宗祖无德,自己无行;二、夫妇年命,恐犯禁忌;三、精神不守舍,妻妾血寒。焦公曰:自己无行,夫妇年命皆可受持,若妻妾血寒[3],有何法术?焦再拜告曰:愿闻一言。僧曰:不难。先修德,后修身,三年之后,可到五台山,当授异方。说毕,忽不见。焦自遇老僧之后,时时行方便,种种积阴功。遇人临难者,效观音之救苦。见物垂死者,体太上之好生。行恩布德,如此三年,竟往五台山,寻访老僧。数日不见,乃忽见行童,手持一书言曰:老师传语,大夫功成行满,回宅合药,志诚服之,富贵子孙,随念降生。焦公曰:但得嫡子定矣,何望贵子乎!于是生焦员外。后员外养子不肖,叹曰:有何损德如是?忽遇一道人云:汝有忧色,何不往五台山见老僧?焦氏顿首,遂往五台山,决其因果。至五台山不见老僧,只见行童曰:老师昨日言员外今日到山,故令行童相接也。再三传语,何必来问,但依父行,愚者自贤尔,后必生贤德子孙。焦氏曰:岂愚者反贤乎?行童曰:昔窦氏五子皆不全形,后引恩布德,皆拜科第。焦氏拜谢而归。

密斋云:修德莫如悔过,过而不悔,则累其德矣。祷之于天,不若反求诸己,反身不诚,则获罪于天矣,此无子之报应也。

《良方》论云:分野异域,则所产有多寡之宜;吉事有祥,则所梦亦各达其类。是故荆扬多女,雍冀[4]多男。熊罴,男子之祥;虺蛇,女子之祥。是皆理之可推也。

卷之二

寡欲篇第二

经曰:丈夫二八肾气盛,天癸至,精血溢泄,阴阳和,故能有子。女子二七而天癸至,任脉通,太冲脉盛,月事以时下,故有子。

仓公云:男子精盛以思室,女子血盛以怀妊。

密斋云:男女配匹,所以广胤嗣,续纲常也。厥系匪轻。求子之方,不可不讲。夫男子以精为主,女子以血为主,阴精溢泻而不竭,阴血时下而不愆,阴阳交畅,精血合凝,胚胎结而生育蕃矣。不然,阳衰不能下应乎阴,阴亏不能上从乎阳,阴阳抵牾,精血乖离,是以无子。昧者曾不知此,乃拂自然之理,谬为求息之术,方且推生克于五行,蕲补养于药石,以伪胜真,以人夺天,虽有子孕而不育,育而不寿者众矣。

《褚氏遗书》云:男子二八而阳精溢,女子二七而阴血溢[5],阳精阴血,皆饮食五味之实秀也。男子精未通而御[6]女以通其精,则五体有不满之处,异日有难状之疾。阴以痿,而思色以降其精,则精不出,小便道涩而为淋。女子天癸既至,逾十年无男子合则不调,未逾十年,思男子合亦不调。不调则旧血不出,新血妄行,虽合而难子。

师云:古人男子三十而后娶,女子二十而后嫁。正如褚氏之论,恐伤其精血也。故求子之道,男子贵清心寡欲以养其精,女子贵平心定意以养其血。何也?盖男子之形乐者,气必盈;志乐者,神必荡。不知安调则神易散,不知全形则盈易亏,其精常不足,不能至于溢而泄也。此男子所以贵清心寡欲养其精也。女子之性,偏急而难容,情媚悦而易感,难容则多怒而气逆,易感则多交而沥枯。气逆不行,血少不荣,则月事不以时也。此女子所以贵平心定气养其血也。

抑又论之,孟子曰:养心莫善于寡欲。寡欲者,尤男子之至要也。盖肾藏精,肝之脉,环于阴器而出其挺末。心不妄动则精常溢泄,肝实而阳道奋发矣。苟心慕少艾,纵欲[7]无度则精竭,精竭则少而不多。精竭于内则阳衰于外,痿而不举,举而不坚,坚而不久。隐曲且不得,况欲输其精乎?是则肾肝俱损,不惟无子,而且有难状之疾矣。

《要略》曰:脉得诸芤动微紧,男子失精,女子梦交,桂枝龙骨牡蛎汤主之。

桂枝　芍药　生姜各三两　甘草二两　大枣十二枚　龙骨　牡蛎各三两

水七升,煮取三升[8]。

密斋云:此方乃固涩之剂,非镇心安神之药也。盖神者,精气之宅也。神以御气,气以摄精,故人寤则神栖于心,寐则神栖于肾。心肾,神之舍也。昼之所为,夜之所梦,男子梦交而精泄,女子梦交而精出,是皆不知清心寡欲之道者也。斯人也,神不守舍,从欲而动,昼有所感,夜梦随之,心不摄念,肾不摄精,久而不已,遂成虚损。或有神气萎靡,念虑猖狂,风邪乘其虚,鬼气干其正,与妖魅交通者,是又难状之疾也详见上卷。辟邪丹宜,**镇神镇精丹**主之:

人参一两　茯神一两　远志甘草水煮,去心,一两　柏子仁一两　酸枣仁去壳,一两　石菖蒲一两　白龙骨煅　牡蛎煅,各二两半　辰砂水飞,五钱,留一钱为衣

以上共为末,炼蜜为丸,如弹子大,每服一丸,枣汤下。

丹溪曰:人受天地之气以生。天之阳气为气,地之阴气为血,故气常有余,血常不足。何以言之?男子十六而精通,女子十四而经行。是有形之后,犹有待于乳哺。水谷之养,阴气始成,而可与阳气为配,以能成人。而为人父母,古今必待三十、二十而后嫁娶,可见阴气之难于成。而古人之善于保养,则伸阳于肾,有补无泄,正是此意。又,按《礼记》注曰:惟五十然后养阴者,有以加。

《内经》曰:人年至四十,阴气自半,而起居衰矣。又曰:男子六十四而精绝,女子四十九而经断。夫以阴气之成,止供给得三十年之用,已先病矣。人之情欲无涯,此难成易败之阴气,若之何而可以纵欲也。

或曰:人在气交之中,今欲顺阴阳之理,而为摄养之法,如之何则可?曰:主闭藏者,肾也;司疏泄者,肝也。二脏皆有相火,而其系上属于心。心,君火也,为物所感则易于动,心动则相火翕然而随,虽不交会亦暗流而渗漏矣。所以,圣贤只教人收心养性,其旨深矣。天地以五行更迭衰旺而成四时,人之五脏六腑亦应之而衰旺。四月属巳,五月属午,为火太旺,火为肺金之夫,火旺则金衰。六月属未,为土火旺,土为水之夫,土旺则水衰。况肾水尝借肺金为母,以辅助其不足。故《内经》谆谆然资其化源也。

古人以夏月必独宿而淡滋味,兢兢业业于爱护保养金水二脏,正嫌火土之旺耳。《内经》又曰:藏精者,春不病温。十月属亥,十一月属子,火气潜伏闭藏,以养其本然之真,而为来春升阳发生之本。若于此不恣欲以自戕,至春升之际,根本壮实,气不轻浮,焉有温热之病?夫夏月秋土之旺,冬月火气之伏,此论一年之虚耳。若上弦前、下弦后、月廓空,亦为一月之虚;大风大雾,虹霓飞雹,暴寒暴热,日月薄蚀,忧愁忿怒,惊恐悲哀,醉饱劳倦,谋虑勤勤[9],又皆为一日之虚。若病患初退,疮痍正作,尤不止一日之虚。今人多有春末夏初患头痛脚软,食少体弱。仲景论春夏剧,秋冬差而脉弦大者,正世俗所谓注夏病是也。若犯四者之虚,似难免此。夫当壮年,便有老态,仰事俯育,一切隳废[10],兴言至此,深可惊叹。古人谓不可晃[11]欲,使心不乱。夫以温柔之感于体,声音之感于耳,颜色之感于目,馨香之感于鼻,谁是铁心汉不为动扰[12]?善养生者,于此五个月出居于外,苟值一月之虚,一月之虚亦宜暂远帷幕,各自珍重,保全天和,庶可以滋助化源,水得所养,阴无亏欠,与阳相平。然后阳得所附而无损越之变,遂成天地相交之泰,何病之可言?按丹溪此论四者之虚,尤求子者之当谨也。

密斋云:男精女血,难成而易败。如此,夫以易败之阴,从以无穷之欲,败而又败,故男不待八八、女不待七七而早衰矣。尝见男子近女一宿数度,初则精,次则清水,其后则是血,败之甚矣!女子之血谓之七损,上为乳汁,下为月经,交合浸淫之水与夫漏浊、崩中、带下之物,皆身中之血也。加以生育之多,岂不败而又败哉?此求子之道,男子当益其精,女子当益其血,节之以礼,交之以时,不可纵也。

《色欲箴》云：

惟人之生，与天地参，乾道成男，坤道成女，
配为夫妇，生育攸寄。血气方刚，惟其时矣。
成之以礼，接之以时。父子之亲，其要在兹。
眷被昧者，徇情纵欲。惟恐不及，济以燥毒。
气阳血阴，人身之神，阴平阳秘，我体长春。
血气几何，而不自惜，我之所生，翻为我贼。
女之耽兮，其欲实多，闺房之肃，门庭之和。
士之耽兮，其家自废，既丧厥德，此身亦瘁。
远彼帷薄，放心乃收。饮食甘美，身安病瘳。

密斋作箴曰：

不孝之大，罪在无子。配匹之际，以续宗祀。
时操井臼，常待衽席。尤物移人，勿被所迷。
苟或贪恋，纵欲惟危。匪嗣之求，为身之厉，
火盛水衰，形槁色弊，膏肓既人，箕篓何袭？
覆宗殒命，悔之无及。

茭山云：形者，精神之舍宇也。气血者，精神之父母也。所以男子养其气以输其精，积精以全其神。人身赖以此为根蒂，盖欲恬澹怡养。古云毋耗我气，无劳我神，毋伤我血，毋摇我精，可以为守精神者矣。今人但知养其外，不知养其内。养其外者，养其口体也，但知以酒肉为滋补，以佚欲为舒情，绝不知守精神育子之法，似乎经云以酒为浆，以妄为常者矣。是故多病无子，或生而多夭。古人养其内者，养其心肾也。不妄作劳，年跻[13]百岁，故病少多寿也。今世无子者，多娶幼妾，或寒经而不凋，或沸腾而多病，所以未成先伤，未结先坏，精血愈耗，神气愈怯[14]，故无子，或生而多夭也。且人身精神有限，安得用度无穷？须当修省积精，以养天真；寡欲情而益眉寿。如此则惜精爱身，有子有寿，其妙何如耶？

《左传》晋平[15]有病，求医于秦，秦伯使医和视之。曰：疾不可为，是谓近女色[16]，疾如蛊，非鬼非食，或以丧志，良臣将死，天命不佑。公曰：女不可近乎？对曰：节之。淫生六疾。六气曰阴、阳、风、雨、晦、明也，分为四时，序为五节，过则为灾，阴淫寒疾，阳淫热疾，风淫末疾，雨淫湿疾，晦淫惑疾，明淫心疾。女，阴物而晦时，淫则生内热惑蛊之疾。今君不节不时，能无及此乎？按医和所谓不节不时，不能寡欲者也。

卷之三

择配篇第三

择配之道，莫善于卜。人谋鬼谋，再三则渎。文定厥祥，克昌姬篆。攘公之瑜，十年有臭。或有于姜，或丧其妇。筮短龟长，从长是福。《曲礼·昏义》，钦哉三复。

《要略》曰：男子脉浮弱而涩，为无子，精气清冷。

《脉经》曰：妇人少腹冷，恶寒久，年少者得之，为无子。

脉微而涩，此为居经，三月一来。年少得此，为无子；中年得此，为绝产。

肥人脉细，胞有寒，故令少子。

密斋云：按丈夫无子者，妻妾之多何益？妻之无子，必用妾也。人之娶妾，不可不择，观

其相，决之于卜。命不足信，盖有假装年月以欺人者。勿择其美，有美者必有恶。如叔向之母，论夏姬之女是也。勿择其族类，芝草无根，醴泉无源也。

《褚氏遗书》云：建平王妃姬等皆丽而无子，择良家女未笄者[17]入御，又无子。问曰：求男有道乎？澄对之曰：合男女必当其[18]年，男虽十六而精通，必三十而娶；女虽十四而天癸至，必二十而嫁。皆欲阴阳气血完实，而后交合，则交而有孕，孕而育，育而为子，坚壮强寿。今未笄之女，天癸始至，已近男色，阴气早泄，未完而伤，未实而动，是以交而不孕，孕而不育，育而子厄不寿，此王之所以无子也。妇人有所产皆女者，有所产皆男者，大王诚能访求多男妇人，谋置宫府，有男之道也。王曰：善。未再期生六男。夫老阳遇少阴，老阴遇少阳，亦有子之道也。

密斋按：《易》曰，枯杨生稊，老夫得其女妻。枯杨者，老阳之象也。老夫之年，虽过八八之数，受气独厚，天真不匮，故遇少阴，乃能有子，如枯杨之复生稊也。若云老阴遇少阳，此枯杨生华之象。故《易》曰：老妇士夫亦可丑也。

《左传》晋书向，欲娶于申公巫臣氏。其母曰：子灵之妻，杀三夫，一君一子而亡国两卿矣，可无惩乎？吾闻之甚美必有甚恶。是郑穆少妃姚子之子，子貉之妹也，子貉早死无后，而钟美于是，必将以是大有败也。昔有仍氏生女，发黑而甚美，先可以鉴，名曰玄妻，乐正后夔取之，生伯封，实有豕心，贪婪无餍，忿戾无期，谓之封豕，有穷后羿灭之，夔是以不祀，且三代之亡，共子之废[19]，皆是物也。汝何以为哉？夫有尤物，足以移人，苟非德义，则必有祸。

某按叔向之母云：甚美必有甚恶。又云：夫有尤物，足以移人，苟非德义，则必有祸。信哉言乎！尝见人有美妻妾者，胎孕未成，形体先坏，身且不保，安望子耶？昔密康公游于泾水，获三女以归。其母戒之曰：吾闻兽三为群，人三为众，女三为粲，汝小邦德微，不能享，当献与王。康公不听，竟以亡国。

密斋著箴曰：人有恒言，子生众母，宠人太多，恐非其福。夫也不良，贱黄贵绿。妻有倔心，终胡反目。妾婢失防，中篝之辱。设有遗孽，易姓乱族。究偕伉俪，自有嗣续。

梁鳣年三十未有子，欲出其妻。商瞿曰：吾恐子自晚年耳，未必妻之过。鳣从之，后二年果有子。

袁韶父为郡吏，夫妇俱近五十无子，其妻资遣之往临安买妾。既得妾，乃官家女也，即送还之。遂独归，妻问妾安在，告以故。且曰：吾思之，无子命也，找与汝夫妇年久，若有子，汝岂不育，必待他妇人乃育哉？妻亦喜曰：君设心苦此，必当有后。明年生韶，既长，为参政知事。

齐冯勤之父，自耻短陋，恐子孙类也，为子孙娶长大之妻。乡里有女长丽陋，相言其贵，娶之而生勤，长八尺，仕至尚书。

《金丹节要》云：骨肉莹光，精神纯实，有花堪用，五种不宜：

一曰螺，阴户外纹如螺蛳样旋入内。

二曰文，阴户小如箸[20]头大，只可通，难交合，名曰石女。

三曰鼓，花头绷急似无孔。

四曰角，花头尖削似角。

五曰脉，或经脉未及十四岁而先来，或[21]十五六而始至，或不调，或全无。

此五种无花之器，不能配合太阳，焉能结仙胎也哉。

男子亦有五种病：

一曰生，原身细小，曾不举发。

二曰犍，外肾只有一子，或全无者。

三曰变，未至十六其精自行，或中年多有白浊。

四曰半，二窍俱有，俗谓二仪子也。

五曰妒，妒者忌也，阴毒不良。

男有此五病，不能配合太阴，乏其后嗣也。

卷之四

调元篇第四

丹溪云：无子之因，多起于父气之不足，岂可归罪于母血之虚寒？况母血之病，奚止虚与寒而已哉？然古人治妇人无子，惟秦桂丸一方，其性热，其辞确，今之欲得子者，率皆朋之无疑。夫求子于阴血，何至轻用热剂耶。

刘宗厚云：妇人无子，多因经血不调，或阴虚血少，积聚、痰气、嗜欲等致种种不同，奚止虚与寒而已哉？然经寒者亦有之，但不可例为常法耳。是以先生论此，戒后人不得病机之的者，斯药勿妄行也。况无子之因，亦岂止于妇室哉[22]？如东垣云：李叔和自中年以来生一子，至一岁之后，身生红丝瘤不救，后三四子，三岁皆病瘤而死，何缘至此疾？翌日思之。谓曰：汝乃肾中伏火，精气中多有红丝，以气相传，生子故有此病，俗名胎瘤是也，汝试视之。果如其言。遂以滋肾丸数服，以泄肾中火邪，补真阴不足，忌酒辛热之物。其妻与六味地黄九以养其阴血，受胎五月之后，以条芩、白术二味作散，啖五七服。后生于至三岁，前症不复作，今已年壮。

密斋著《痘疹心要》论胎毒云：人之生也，受气于父，成形于母。胎毒之胎，父亦有之，未可专归于母也。观东垣论李叔和之子红丝瘤之病，丹溪论郑宪史之子得淋病，皆其父之胎毒也。故一治其父，一治其子，悉用泻火解毒之药以获元吉[23]。今之求嗣者，不知滋养真阴之旨，喜服辛燥之药，以致阳火蕴隆，阴水干涸，祸及其身，岂止胎毒胎于子也哉。郑宪史子淋病见前《调经论》。

东垣滋肾丸　治下焦伏火，阴虚脚痛无力，阴痿无子。

黄柏酒洗，焙　知母酒洗，焙，各一两　肉桂二钱

上末，水丸，如梧桐子大，每七八十丸至百丸，食前百沸汤下。褚氏云：凡子形肖父母者，以其精血尝于父母之身，无所不历也。是以父一肢之废，则子一肢亦肖其父；母一目亏，则子一目亦肖其母愚按男精女血，混合成胎，子形之肖于父母者，其原因有所自矣。然则求子者，男当益其精而节其欲，使阳道之常健；女当养其血而平其气，使月事以时下，交相培养，有子之道也。

又云：父少母老，产女必羸；母壮父衰，生男必弱，古之良工治病，首察乎此，补羸女则养血壮脾，补弱男则养脾绝色。羸女宜及时而嫁，弱男宜待壮而婚愚按此言弱男羸女补养之法，诚求子之所当讲求者也。盖男强女壮，精溢而盛，自然有子，何须补益？惟男之弱者，精常不足，当补肾以益其精；女之羸者，血常不足，当补脾以益其血。补肾宜六味地黄汤，精寒加五味子、熟附子；补脾宜参苓白术散，血少加归、芎。又著箴曰：男精充盈，阴血时行，阳变阴合，旺胎妙凝，男益其精，女调其经，乃能有子，螽斯振振。羸男亏阳，弱女亏阴，虽交不孕，虽孕不成。调养之法，上工所明，不遇其良，反成其疹。

茭山云：或有感而不生，或有感而孕，孕而多堕，其意何也？感而不生者，男子精盛之时，女子阴血不足，犹若老阴得其少阳，枯肠牛华，种子下硗田[24]之中，故不发生。又有男子精

冷如冰,精清如水,虽女阴血纵横,丽终身亦无子矣,感而易孕者,女子血盛,男子精虽不足,犹若老阳得其少阴,枯杨生稊,种子下于肥田之中,故生而秀实也。孕而多堕者,男子贪淫无度,女子好欲性偏,兼以喜食辛酸热物,暴损冲任,故有堕胎之患。

孙都宪准海公,年四十未有嫡嗣,尝问密斋广嗣之道,且语其故。密斋告曰:男女媾精,万物化生,夫男子阳道之坚强,女子月事之时下,应期交接,妙合而凝,未有不成孕育者矣:然男子阳道之不强者,由于肝肾之气不足也。肾者作强之官,肝者罢极之本。肝之罢极,由于肾之强作也,故阴痿而不起不固者,筋气未至也,肝主筋,肝虚则筋气不足矣;阴起而不坚不振者,骨气未至也,肾主骨,肾虚则骨气不足矣。又有交接之时,其精易泄,流而不射,散而不聚,冷而不热者,此神内乱,心气不足也。凡有此者,各随其脏气不足而补之。在肝则益其肝,如当归、牛膝、续断、巴戟之类;在肾则益其肾,如熟地黄、苁蓉、杜仲之类;在心则益其心,如五味、益智、破故纸之类。再用枸杞子、菟丝子、柏子仁以生其精,使不至于易亏;山茱萸、山药、芡实以固其精,使不至于易泄。修合而服之,其药勿杂,其交勿频,其动以正,其接以时。则熊罴之梦[25],麒麟之子,可计日而待矣。命其方曰**螽斯丸**。

当归　牛膝　续断　巴戟　苁蓉　杜仲姜丝炒　菟丝酒蒸　枸杞子　山萸肉　芡实　山药　柏子仁各一两　熟地黄二两　益智去壳　破故纸黑麻油炒　五味子各半两

上十六味,各制研末,秤定和匀,炼蜜为丸,如梧桐子大,每五十丸,空心食前酒下。

公又问:女子月事或前或后,或多或少无定期者,何以调之?

密斋曰:此神思之病,无以法治也。公曰:何故?曰:宠多而爱不周,念深而幸不到,足以神思不舒也。以身事人,而其性多傲;以色悦人,而其心多忌,故难调也。公曰:据此意思制方,平其气,养其血,开其郁,宜无不可?曰:谨如教。乃进调元丸方,用香附子、川芎、陈皮以开郁顺气,白术以补脾利滞血,当归以养心生新血。又以治其二阳发心脾之疾。

香附子醋浸,春五夏三冬十,捶极烂,研为细末,以十两醋作糊,一斤　当归　川芎　白术　陈皮各五两

五味各为极细末,浸药余醋煮面糊为丸,如梧桐子大,每五十丸,空心食前酒下。不饮酒,小茴汤下。

密斋尝见男子阴痿者,多致无子,不可不虑也。憔其求嗣之急,易为庸医之惑,或以附子、石床脂为内补,或以蟾酥、哈芙蓉为外助,阳事未兴,内热已作,玉茎虽劲,顽木无用,以致终身无子者,或有妖殁之惨者。吾见此辈无辜而受医药之害,乃遍访诸方,无越此者,出以示人,命曰**壮阳丹**。

熟地黄四两　巴戟去心　破故纸炒,各二两　仙灵脾一两　桑螵蛸真者,盐焙　阳起石煅,别研,水飞,各半两

上六味,合阴之数,研末,炼蜜丸,如梧桐子大,每三十丸,空心如一服,温酒下。不可持此自恣也,戒之。

有人误服壮阳辛燥之剂,鼓动命门之火,煎熬北海之水,以致邪火妄动,真水渐涸,失其养生之道,去死不远矣。治此之法,曰滋水之主,以制阳光。肾者,水之主也;肺者,水之化源也。肾苦燥,急食辛以润之,辛者,肺金之味也。滋其真水之化源,以制其邪火之亢甚,阳光既伏,真水自生,**补阴丸**主之。

黄柏盐水炒,四两　知母酒洗,四两　熟地黄酒蒸焙,六两　天门冬焙一两

各勿犯铁,各取末和匀炼蜜为丸,如梧桐子大,每五十丸,空心食前百沸汤下。

制方,古云:肾苦燥,知母之辛寒以润之;肾欲坚,黄柏之苦寒以坚之。熟地黄之苦甘寒,

以补肾之虚;天门冬之甘寒,以补肺、滋肾水之化源,所谓虚则补其母也。

丹溪曰:妇人无子者,多因血少不能摄精。俗医悉谓子宫虚冷,投以辛热之药,煎熬脏腑,血气沸腾,祸不旋踵。或服艾者,不知艾性至热,入火灸则下行,入服药则上行,多服则致毒,咎将准归?

若是肥盛妇人,禀赋甚厚,恣于酒食之人,经水不调,不能成胎,谓之躯脂满溢,闭塞子宫。宜行湿燥痰,用南星、半夏、苍术、台芎、防风、羌活、滑石,或导痰汤之类。

密斋云:肥盛妇人无子者,宜服**苍附导痰丸**。

苍术制,二两　香附童便浸,二两　陈皮去白,两半　南星炮,另制　枳壳麸炒　半夏各一两　川芎一两　滑石飞,四两　白茯一两半　神曲炒,一两

上十味,共末,姜汁浸蒸饼丸,梧桐子大,淡姜汤下。

若是怯瘦性急之人,经水不调,不能成胎,谓之子宫干涩无血,不能摄受精气,宜凉血降火,或四物汤加香附、柴胡、黄芩养血养阴等药。

东垣有六味地黄丸,以补妇人阴血之不足,无子服之,能有胎孕。

仁斋云:人之夫妇,犹天地然。天地阴阳和而后万物生。夫妇之道,阴阳和而后男女生,是故欲求嗣者,先须调其妇之经脉,经脉既调,则气血和平,气血和平则百病不生,而乐乎有子矣。

古庵云:妇人无子之因,或经不匀,或血不足,或有疾病,或交不时,四者而已。调其精而补其血,去其病而节其欲。夫如是,则经调血足,无病而交有时,岂有不妊娠者乎?虽然,人之后嗣系乎天命,抑或人事之未尽者,可不究其心欤?

愚按妇人无子,或经水不调,自有调经之方,血不足者,莫如六味地黄丸;素有疾病者,莫如补脾参苓白术散。若夫子宫虚寒者,不可不讲,苟执勿用热药之禁,所谓执中无权,犹执一也。今采韩飞霞女金丹、杨仁斋艾附暖宫丸二方于后,以备治虚寒者之用也。

韩飞霞女金丹　可代诜诜丸。

白术　当归　川芎　赤石脂　藁本　人参　白薇　丹皮　玄胡索　白芷　桂心　白芍　没药　白茯苓　甘草各一两

上十五味,除赤石脂、没药另研,余以醇酒浸三日,焙干为末,足数十五两;香附子十五两,以米醋浸三日,略炒,为细末,足十五两。共十六味,为末,重罗和匀,炼蜜为丸,如弹子大,磁银器封收。每取七丸,空心鸡未鸣时服一丸,以清茶灌漱咽喉后细嚼,以温酒或白汤下,咸物干果压之。服至四十九丸为一剂,以癸水调匀,受胎为度。胎中三日一丸,百日止。尽人事而不育者,天也。

仁斋艾附暖宫丸　兼治带下白浊。

香附俱要各时采者,用醋五升,以瓦罐煮一昼夜,捣烂,分作饼,慢火焙干,六两　艾叶去枝根,三两　吴茱萸去枝根　川芎　白芍炒　黄芪各二两　当归三两　续断一两半　生地黄一两　官桂五钱。

共为细末,上好米醋糊丸,梧桐子大。每五七十丸,淡醋汤食远下。修合宜壬子日,或天德合月德合日益后续断生气日,精选药材,至诚合造精用经验。

凡妇人服药,更戒恼怒,勿食生冷。男子亦要保养精神,戒夜酒,谨慎经期,循素女房中之论,无不效见《素女论·下》。

梁武平齐获侍儿十余,郄后愤恚成疾。左右曰:《山海经》云:鸧鹒为膳可疗,使不忌。郄茹之妒减半。

附:养肾种子方

枸杞子用好水酒浸,晒干,研细末,不用火炒,忌铁器,六两　菟丝子用好水酒浸,浸满日数毕,末,日七蒸七晒,如干了,少用酒拌湿,蒸之,研成饼则烂矣,忌铁器,六钱　熟地黄用好水酒浸,浸毕,用竹刀薄切,晒干研末,忌铁器,三两　干山药不必制,研碎,忌铁器,六两　白茯苓用好水酒浸,去粗皮,研细末,忌铁器,晒干,用竹刀切之,六两　当归用好水酒浸,竹刀切,晒干,研碎,忌铁器,三两　川芎去粗皮,好水酒浸,竹刀切,晒干,研碎,忌铁器,三两　苍术米泔水浸,用竹刀切,晒干;研碎,忌铁器,六两　肉苁蓉好水酒浸,去麟甲;竹刀切,晒干,研碎,忌铁器,六两　小茴香用盐一酒盅,拌抄黄色,去盐,细研,用瓦锅炒,六两　何首乌用黑豆二三升,将一半放罐底,置首乌于其中,仍将一半豆放其上,着水煮一日,去豆浸之,竹刀薄切,晒干,细研,忌铁器,六两　甘草去粗皮,研碎,用蜜,瓦锅炒,十二两　川椒去子,瓦锅炒黄色,先用黄土细捶,铺在地上,用纸二层置土上,将炒椒在纸上,以瓦盆盖着,去火毒,十二两

上十三味,冬天浸七日,秋天浸五日,夏天三日,俱用竹刀薄,切,晒干,研细,忌一切铁器,炼蜜为丸,如梧桐子大,不拘时,每服五六十丸,或酒,或滚白水,或盐汤送下。忌豆腐、鹿肉二事。年过六十者,加人参一两、沉香一两。

附:血余固本九阳丹

血余选黑者,不拘男女,用皂荚煎汤洗净,清水漂过,入口无油垢气为度,晒干,置大锅内,用红川椒去梗目,与发层铺上,用小锅盖定,盐泥秘塞上,锅底上用重石压之,先用武火煅炼一炷香,后用文火半柱香,以青烟去净,无气息为度,冷定取出,研末,双绢筛过,一斤　何首乌赤者、白者,先用米泔水浸,竹刀刮去皮,各八两　淮山药共何首乌去皮,竹刀切成片,用黑豆二升,上下铺盖,蒸熟晒干,八两　赤茯苓去皮,牛乳浸一日夜,八两　白茯苓人乳浸一日夜,四两　破故纸酒拌,砂锅炒,以香为度,四两　菟丝子人乳一碗,酒半碗,浸一夕,饭锅上隔布蒸熟,晒干,微炒,研为末,四两　枸杞子去蒂梗,酒拌,蒸熟,四两　生地黄酒蒸,半斤　苍术去皮,为末,半斤　熟地黄酒蒸,半斤　龟板酥油炙,半斤当归去尾酒浸,四两　牛膝酒浸,黑豆蒸,四两

以上各药,末,炼蜜为丸,如梧桐子大,每服五六十丸,药酒送下。

药酒方:

当归　生地黄　五加皮　川芎　芍药　枸杞子以上各二两　核桃肉一两　砂仁五钱　黄柏一两　小红枣二百个

用无灰白酒三十六斤,内分五斤入药装坛内密封,隔汤煮之,冷定去渣,入前酒密封用。

附:乌须种子方

八制茯苓丸治一切虚损,男子壮筋骨,生心血,乌须发,明目固精;女人滋颜色,暖子宫,调经气。

白茯苓须皮光结实者,去皮,打碎如枣核大,分为八制,二斤半　黄芪切片,水六盅,煎三盅,煮茯苓一分,干为度,六两　肉苁蓉酒洗,去筋,水六盅,煎三盅,煮茯苓如前,四两　人参水五盅,煎三盅,煮茯苓如前,六钱　甘枸杞水八盅,煎三盅,煮茯苓如前,六两　破故纸水八盅,煎三盅,煮茯苓如前,五两　何首乌用黑豆一斤,煎水三斤,浸首乌,春秋二日,夏一日,冬三日,将浸过首乌豆汁煮茯苓如前,半斤　秋石水三盅化开,煮茯苓如前,四两　人乳煮茯苓如前,半斤

将制过茯苓总入石臼内捣为细末,用米筛筛过,上甑蒸热,众手为丸,如梧桐子大。生子者,每日早晚一服,每服四十丸,汤送下,乌须明目用滚白汤送下。忌烧酒、犬肉。

一修合须用平定开成,生气续世,黄道吉日。先一日午时将诸药煎制,煮茯苓,捣末,待

次日子时完成，微火烘干，不见风日。忌孝服、妇人、鸡犬，并四废、六不成日。

以上三方，本集不载，系附入。

卷之五

协期篇第五

种子歌云：

三十时中两日半，二十八九君须算。
落红满地是佳期，经水过时空霍乱。
霍乱之后枉费功，树头树底觅残红。
但解开花能结子，何愁丹桂不成丛。

仁斋云：此盖妇人月经方绝，金[26]水才生，此时子宫正开，乃受精结胎之候，妙合太和之时，过此佳期，则子宫闭而不受胎矣。然男女之分，各有要妙存焉。如月候方绝，一日、三日、五日交会者，成男；二日、四日、六日交会者，成女，过此则不孕矣。

诀曰：

何为种子法？经里问缘由。
昨日红花谢，今朝是对周，
蓝田种白玉，子午叙绸缪。
三五成丹桂，二四白梅抽。

此言经水未行之时，血海正满，子宫未开，不能受精以成其娠。经水既行，则子宫开，血海净，斯能受其精矣。昨日，谓两日半后也。子午，谓阴阳初动之始，即复姤[27]二卦，非二时也。经止后，一日、三日、五日得奇数，是为阳，必生男，故曰丹桂成；二日、四日、六日得偶数，是为阴，必生女，故曰白梅抽。七日之后，子宫复闭，不成娠矣。

玉湖须浅泛，重载却成忧。
阴血先参聚，阳精向后流。
血开包玉露，平步到瀛洲。

浅泛者，即《素女论》所谓九浅一深之法也。盖男女交媾，浅则女美，深则女伤，故云重载即成忧也。阴血先聚，阳精后冲，则血开裹精而成男；阳精先至，阴血后参，则精开裹血而成女，即《断易天玄赋》所谓“阳包阴则桂庭添秀，阴包阳则桃洞得仙”也。

从斯相暂别，牛女隔河游。
二月花开发，方知喜气优。
好事当传与，谗言莫妄绸。

此言种子之后，男子别寝，不可再交。盖精血初凝，恐再冲击也。故古者，妇人有娠，即居侧室，以养其胎气也。二月，即次月也，前月经行，协期种玉，次月经断，真有娠矣。当此之时，胎教之法，不可不讲，故常使之听美言，见好事，闻诗书，操弓矢。淫声邪色，不可令其视闻也。

密斋箴曰：

月事初下，谓之红铅。
三十时足，佳期不愆。
旧污既去，新癸未生。
子宫正开，玉种蓝田[28]。
阳道刚健，交接勿烦。
勿令气忤，必使情欢。
阳偶阴和，雨顺风恬。
芳花结子，丹桂森森。

种子须得天月二德，天月德合，三合六合。益后续世。日吉：正月丁壬丙辛，建成收开闭；二月申巳甲己，建平定危成；三月丁壬，建执成收开；四月辛丙庚乙，建平满成开；五月亥寅丙辛，建成收除；六月甲己，建除满成闭；七月癸戊丁壬，建危成收；八月寅亥庚乙，建危成除；九月丙辛，建执破危成；十月乙庚甲己，建平成闭；十一月巳甲丁壬，建除执破成；十二月庚乙，建成开闭外建成开闭俱合天喜、六合益后续世在内。

《巢氏病源》云：三阳所会则生男，三阴所会则生女。

葛洪《肘后方》云：男从父气，女从母气。

《圣济经》云：天之德，地之气，阴阳之至，和相为流，薄于一体，因气而左动则属阳，阳资之则成男，因气而右动则属阴，阴资之则成女。乾道成男，坤道成女，此男女别也。

丹溪曰：成胎以精血之后先分男女者，褚澄之论，愚窃惑焉。复阅李东垣之方，有曰：经水断后一二日，血海始净，精胜其血，感者成男；四五日以后，血脉已旺，精不胜血，感者成女，此确论也。《易》曰：乾道成男，坤道成女。夫乾坤，阴阳之情性也；左右，阴阳之道路也；男女，阴阳之仪象也。父精母血，因感而会，精之施也，血能摄精，精成其孕，此万物资始于乾元也。成其胞，此万物资生于坤元也。阴阳交媾，胎孕乃凝，所藏之处，名曰子宫，一系在上，上有两岐，一达于左，一达于右。精胜其血，则阳为之主，受气于左子宫而男形成。精不胜血，则阴为之主，受气于右子宫而女形成矣。

或曰：分男分女，吾知之矣。男不可为父，女不可为母，与男女之兼形者，又何如分之耶？予曰：男不可为父，得阳气之亏者也；女不可为母，得阴气之塞者也。兼形者，由阴为驳气所乘而成，其类不一，以女函男有二：一则遇男为妻，遇女为夫；一则可妻而不可夫，其有具男之全者，此又驳[29]之甚者也。

或曰：驳气所乘，独见于阴，而所乘之形，又若是之不同何耶？予曰：阴体虚，驳气易于乘也。驳气所乘，阴阳相混，无所为主，不可属左，不可属右，受气于两岐间，随所得驳气之轻重而成形。故所兼之成形，有不可得而同也。

愚按男女居室，人之大伦，交感之道，虽夫妇之愚不肖，可以能知能行也。纪传所载方法甚明，求子之人，用之无效者，可以谓其人之不能行也。其道则迩，其事则易，不可谓其人之不能行也。然可语者法也，不可语者意也，两意不洽，故徒法不能行矣。因著论于左，惟高者取正焉。

谨按《易·系辞》曰：天地絪缊，万物化醇；男女媾精，万物化生。诚哉是言也。男女胥悦[30]，阴阳交通而胚胎结矣。尝观周颂之诗云：思媚其妇，有依其士。则夫妇亲爱之情，虽在田野，未之忘也。故于衽席之间，体虽未合，神已先交，阳施阴受，血开精合，所以有子。苟夫媚其妇，而女心未惬，则玉体才交，琼浆先吐，阳精虽施，而阴不受矣；妇依其夫，而士志或异，则桃浪徒翻，玉露[31]未滴，阴血虽开，而阳无人矣。阴阳乖离，成天地不交之否，如之何，其能化生万物哉！

或曰：种子论为富贵之人立法，若彼农民则不知此理，而生育偏多也。殊不知男女居室，虽愚不肖，可与能知能行焉，禽兽何知，而字尾[32]亦有期耶。但富贵之人，身安志乐，嗜欲纵而身体瘁，娇妻美妾，爱博而情不专，苟不立此种子之法，则纵恣[33]无度，空劳神思，终不成胎孕也。郊野之民，形苦志苦，取乐不暇，一夫一妻，情爱不夺，至如[34]交合之时，自然神思感动，情意绸缪，积久有余之气，交久未合之身，阳施阴受，此所以交则有孕而生育之多也。或曰：富贵无子者，信如所论，不孝有三，无后为大，不识如之何而可使生子也？曰：修德以求福，寡欲以养心，配必择良，药不妄饵，庶乎可矣。

帝问曰：若人无子，必欲求之，有法乎？素女答曰：求子之法，须察妇人经水毕，四旺日之后，子宫方开，可以交合而成其子。按四旺日：春，甲乙寅卯日；夏，丙丁巳午日；秋，庚辛申酉日；冬，壬癸亥子日；四季，戊巳辰戌丑未日。如不值其日，取四旺时行之。

帝曰：何以为交接则成男女乎？素女曰：男女交合，女人美快，不自知觉。若阴血先至，阳精后冲，纵气来乘，阴血开裹阳精，是阴包阳则成男；若阳精先至，阴血未参，横气傍来，阳精开裹阴血，是阳包阴则成女也。

帝曰：夫妇有不相和悦者，其故何如？素女曰：盖因女子不能察夫之情，不晓夫妇人伦之道，生育继嗣之理，但自纵，心性凶顽，常怀忿怨不足之意。或因夫背弃自妻，私淫外妇，至令自己夫妇交合之时，虽夫欲无休，而妻情意不向，反生怨恶而憎嫌也。以此夫妇不相和悦，虽交而情不美。

帝曰：交媾之间，情相悦而意相敬何如？素女曰：此皆男女通晓夫妇之道，阴阳交合之理，自然得其情意契合，故相敬也。

素女曰：男女交合，男有五伤：一者，男与女交合之时，泄精少者，为气伤；二者，交合之时，精出而勃者，为肉伤；三者，交合之时，泄精而多者，为筋伤；四者，交合之时，精出而不射者，为骨伤；五者，交合之时，玉茎不坚，虽坚而不久者，为肾伤。已上五者，皆因泄精过度，致伤身体，可不畏哉！

《养生经》云：精清者，肉伤；精血者，筋伤；精赤者，骨伤。如此伤者，病乃生焉。

又曰：女有五伤之候：一者，阴户尚闭不开，不可强刺，强则伤肺；二者，女兴已动欲男，男或不从，兴过始交则伤心，心伤则经水不调；三者，少阴而遇老阳，玉茎不坚，茎举而易软，虽入不得摇动，则女伤其目，必至于盲；四者，女经水未尽，男强逼合则伤其肾；五者，男子饮酒大醉，与女子交合，茎物坚硬，久刺之不止，女情已过，阳兴不休，则伤其腹。

愚按《素女论》男女五伤之候，欲求子者，夫妇交合之时，不可不慎也。其论交接之事，男有四至，女有九到之说，辞太近亵，故不收录，乃窃取其意而补之。虽云情欲之私，实为生民之始，万化之源也。

夫男女未交合之时，男有三至，女有五至。男女情动，彼此神交，然后行之，则阴阳和畅，精血合凝，有子之道也。若男情已至，而女情未动，则精早泄，谓之孤阳；女情已至，而男情未动，女兴已过，谓之寡阴。《玉函经》云：孤阳寡阴即不中，譬取[35]鳏夫及寡妇，谓不能生育也。

男有三至者，谓阳道奋昂而振者，肝气至也；壮大而热者，心气至也；坚劲而久者，肾气至也。三至俱足，女心之所悦也。若痿而不举者，肝气未至也，肝气未至而强合，则伤其筋，其精流滴而不射矣；壮而不热者，心气未至也，心气未至而强合，则伤其血，其精清冷而不暖也；坚而不久者，肾气未至也，肾气未至而强合，则伤其骨，其精不出，虽出亦少矣。此男子之所以求子者，贵清心寡欲，以养其肝、心、肾之气也。

女有五至者，面上赤起，媚靥乍生，心气至也；眼光涎沥，斜觑送情，肝气至也；低头不语，鼻中涕出，肺气至也；交颈相偎，其身自动，脾气至也；玉户开张，琼液浸[36]润，肾气至也。五气俱至，男子方与之合，而行九一之法，则情洽意美。其候亦有五也：娇吟低语，心也；合目不开，肝也；咽干气喘，肺也；两足或曲或伸，仰卧如尸，脾也；口鼻气冷，阴户沥出沾滞，肾也。有此五候，美快之极。男子识其情而采之，不惟有子，且有补益之助。

男有三至，女有五至者，精之动也。应至而未至者，神未至也。故欲人动者，必先移其神，其神若交，其精自洽，然神交之道，有天之所命者，如姜螈履巨人迹，歆歆然若有人道之感而生稷。汉薄姬梦苍龙据腹，高祖幸之而生文帝者是已。有梦之所感者，如斯于之。《诗》云："维熊维罴，男子之祥；维虺维蛇，女子之祥"是已。若杨国忠夫人之事，则未免天下后世之非笑也。《天宝遗事》：杨国忠出使于江浙，其妻思念至深，荏苒[37]成病，忽梦与国忠交，因有娠，后生男名朏泊。至国忠使归，其妻俱述梦中之事，国忠曰：此盖夫人相念情感所至。时人无不讥诮之。

素女曰：男女交媾之际，更有避忌，切须慎之。若使犯之，天地夺取寿，鬼神殃其身，又恐生子不肖不寿之类。谨守禁戒，可以长生。所忌之要，备述于后：天地震动，卒风暴雨，雷电交作，晦朔弦望，月煞日破，大寒大暑，日月薄蚀，神佛生辰，庚申甲子，本命之日，三元八节，五月五日。又有禁忌：名山大川，神祠社庙，僧宇道观，圣贤像前，井灶前后，火炎闹烘。以上类目，切须忌之，不可交合。犯之者，令人寿夭，小则生病。或若生男，令其丑貌怪相，形体不全，灾疾夭寿。又有交合禁忌：神力劳倦，愁闷恐惧，悲忧思怒，疾病走移，发赤面黄，酒醉食饱，病体方痊，女子行经。

以上所忌，不可交合，令人虚损，耗散元气。可不慎之？诸所禁忌，敷奏于前，复有五月十八日，自是天地牝年之日，阴阳交合之期，世人须避慎，不可行房。犯之重则夺命，轻则减寿。若于此时受胎孕，子母难保。

密斋云：夫妇交合之时，所当避忌者，素女之论颇详。然男女无疾，交会应期，三虚四忌，不可不讲。三虚者，谓冬至阳生，真火正伏，夏至阴生，真水尚微，此一年之虚也；上弦前，下弦后，月廓空，此一月之虚也；天地晦冥日月，此一日之虚也。遇此三虚，须谨避之。四忌者，一忌本命正冲，甲子、庚申、晦朔之日；二忌大寒、大暑、大醉、大饱之时；三忌日月星辰，寺观坛庙灶冢墓之处；四忌触忤恼怒、骂詈击搏之事。犯此三虚四忌者，非唯无子，令人夭寿。

上种子法，见于群书所载者如此，仿而行之，无不验者。愚窃有说焉，若彼四野之氓，邪淫之女，多致生育者，岂皆知此种子法耶？盖待其天癸动，子户开而媾精者，此鸟兽字尾之期，待其男三至、女五至而通体者，此阴阳交感之理，其机至微，非文字之能尽者。若夫田野之氓，则交疏而情意狎；邪淫之女，其思切而情先交，所以阴阳和而生育多也。

---

[1]疹　汉阳忠信堂校正本作"疾"。

[2]当　汉阳忠信堂校正本作"常"。

[3]焦公……若妻妾血寒　原脱。校本同。据《妇人大全良方》补。

[4]冀　原误作"异"。据汉阳忠信堂校正本改。

[5]滋　校本同。《褚氏遗书》作"溢"。

[6]御　原作"遇"。据汉阳忠信堂校正本改。

[7]欲　原作“恣”。据汉阳忠信堂校正本改。
[8]煮取三升　汉阳忠正本此下有“分三服”3字。
[9]勤勤　汉阳忠信堂校正本作“辛勤”。
[10]隳(huī,音灰)废　毁坏废用。
[11]晃　汉阳忠信堂校正本作“见”。
[12]扰　汉阳忠信堂校正本作“摇”。
[13]跻(jī,音肌)　登;升。
[14]怯　汉阳忠信堂校正本作“伤”。
[15]平　汉阳忠信堂校正本作“侯”。
[16]色　原作“室”。据汉阳忠信堂校正本改。
[17]者　原脱。校本同。据《褚氏遗书》补。
[18]其　原脱。校本同。据《褚氏遗书》补。
[19]亡　共子之废　汉阳忠信堂校正本作“亡其国”。
[20]箸　原作“筋”。校本同。据《医部全录》改。
[21]或　原作“五”。校本同。据《医部全录》改。
[22]哉　原作“者”。据汉阳忠信堂校正本改。
[23]元吉　汉阳忠信堂校正本作“安”。
[24]硗(qiāo,音敲)田　土地坚硬的瘠薄。硗,亦作“墝”。《孟子·告子上》:“则地有肥硗”。
[25]熊罴之梦　亦作“熊梦”,“熊罴入梦”。古时以此为祝人生男孩的吉祥语。《诗·小雅·斯干》:“吉梦维何?维熊维罴。”“维熊维罴,男子之祥。”
[26]金　原作“经”。校本同。据《医部全录》改。
[27]姤　原作“妒”。校本同。据《易经》类文改。
[28]玉种蓝田　亦作“玉生蓝田”、“蓝田种玉”、“蓝田生玉”。古时蓝田县出产美玉,旧时用以比喻生好儿子。《三国志·吴志·诸葛恪传》裴松之注引《江表传》:“恪少有才名。孙权谓其父瑾曰:‘蓝田生玉,真不虚也’”。
[29]驳　汉阳忠信堂校正本作“惑”。
[30]胥悦　皆为欢喜。胥,通“与”。相与,皆。
[31]霜　汉阳忠信堂校正本作“露”。
[32]字尾　交尾,性交。
[33]恣　汉阳忠信堂校正本作“欲”,
[34]如　汉阳忠信堂校正本作“于”。
[35]取　汉阳忠信堂校正本作“如”。
[36]浸　汉阳忠信堂校正本作“流”。
[37]荏苒(rěnrǎn,音忍染)　犹“渐冉”。时光渐渐过去。

古今医统大全

明·徐春甫[原著]

[说明]

《古今医统大全》,简称《古今医统》,100卷,明代著名医家徐春甫撰于嘉靖三十五年(1556)。徐氏习医于汪宦,曾供职太医院。该书系作者辑录明朝及其以远历代医籍及经史百家有关医药学、养生学百余种文献分类汇编而成。包括历代医家传略、《内经要旨》、各家医论、脉候、运气、经穴、针灸、内、外、妇、儿等临床各科证治方药、历代医案、验方、本草、制药、通用诸方、房事养生、求嗣等内容。其中卷八十四、九十九、一百,除引用先贤之说外,参以己见,对房中养生、炼精、养生全面而精辟的论述,对当今男科学—性医学研究与临床实践有重要的参考价值。

本次据明嘉靖古吴陈长卿刻本为底,以日本明历三年(1657)翻刻金陵唐氏本(简称金陵本)为主校本进行整理。

卷之五十八　腰痛门(下)

药　方

肾虚腰痛诸补剂

《局方》**青娥丸**　治肾虚腰痛,或風寒乘之,血气相搏为痛。

杜仲姜炒,一斤　破故纸炒,八两　胡桃肉二十两

上为末,蒜四两为膏,和丸,如梧桐子大。每服三十丸,空心温酒送下。一法酒糊丸不用蒜。

《局方》**煨肾丸**　治肾虚腰痛。

杜仲以姜汁炒断丝　花椒炒出汗　食盐少许

上为末,以猪腰子一只,薄批作五、七片,以椒盐淹去腥水,掺杜仲末三钱在肉,以荷叶包,外加湿纸二、三层,煨熟食之,酒下。

丹溪补肾丸　治肾虚腰痛。

《局方》**黄芪建中汤**　治男女诸虚不足,身重短气,腰背强痛。

《三因》**安肾丸**　治肾虚腰痛。

破故纸炒　胡芦巴炒　茴香炒　川楝子炒　续断炒,各三两　桃仁炒　杏仁　山药　茯苓各二两

上为末,炼蜜丸,梧桐子大。每服五十丸,空心盐汤下。

《百一》**补髓丸**　治老人虚弱,肾伤腰痛不可屈伸。

破故纸用芝麻五两同炒,以芝麻黑色无声为度,筛去芝麻不用,十两　杜仲十两,炒　鹿茸一两,燎去毛,浸炙

上为末,用胡桃肉三十个浸去皮,杵为膏,入面少许,煮糊为丸,梧桐子大。每服百丸,温酒盐汤任下。

二至丸　治老人虚弱,肾气虚损,腰痛不可屈伸。

附子炮,去皮脐　桂心　杜仲制　补骨脂炒,各一两　鹿角霜　鹿角镑　鹿茸酒炙　青盐另研,各半两

上为细末,酒煮糊丸,梧桐子大。每服七十丸,空心用胡桃肉细嚼,盐汤或盐酒送下。如恶热药者,去附子,加肉苁蓉。

立安散　治腰痛。

杜仲姜制　橘核仁炒,各等分

上为末,空心盐酒调服三钱。

腰痛风寒诸剂

《三因》**独活寄生汤** 治肾虚,卧冷寒湿当风所得。

独活一钱 桑寄生　杜仲炒　细辛　牛膝　秦艽　茯苓　芍药　桂心　川芎　防风　甘草炙 人参　当归　熟地黄各五分

上咀,水盏半,姜三片,煎七分,空心服。

《局方》**小续命汤、五积散** 并治感寒风湿腰痛。

东垣**川芎肉桂汤** 治冬月露卧，感寒湿腰痛，并行瘀血。

羌活钱半 柴胡 肉桂 桃仁 当归尾 苍术 甘草炙 川芎各八分 独活 神曲炒 防风 防己酒制，各三分

上酒三盏煎一盏，食前暖室温服。

麻黄苍术汤 治寒湿所客身体沉重，腰痛面色痿黄。

麻黄 泽泻 白茯苓 炒麯 陈皮各一钱 苍术二钱 杏仁十个 桂枝 草豆蔻 半夏 猪苓各五分 黄芪炙 甘草炙，各三分

疝气门

病 机

《内经》叙论

《内经》曰：任脉为病，男子内结七疝，女子带下瘕聚。又曰：肝脉大急沉，皆为疝。

又曰：小腹控睾引腰脊，上冲心，唾出清水，及为哕噫，甚则人心，善忘善悲。《甲乙经》曰：邪在小腹也，小肠病者，小腹痛引腰脊，贯肝肺。其经虚不足，则风冷乘间而入。邪气既入则上冲肝肺，客冷散于胸，结于脐，控引睾丸，上而不下，痛而入腹，甚则冲于心胸，盖其经络所系属也。启玄子曰：控，引也。睾丸，阴丸也。

《灵枢》经曰：邪在小肠，连睾系，属肾，贯肝络肺系心，气盛厥气上冲也。又曰：疝癞者，阴连小腹急痛也。

《巢氏病源》云：诸疝者，阴气积于内，复为寒气所加，使荣卫不调，气血虚弱，故风冷入其腹内而成疝也。疝者，痛也，或少腹痛，不得大小便，或手足厥冷，绕脐痛，自汗，或冷气逆上抢心腹，令心痛，或里急而腹痛。此诸候非一，故云诸疝也。

《难经》曰：任之为病，其内苦结，男子为七疝。

《原病式》曰：癞疝，少腹控卵，肿急绞痛也。寒主拘缩故也，寒极而土化制之，故钟肿满也。《经》言：丈夫癞疝，谓阴气连小腹急痛也，故言。妇人少腹肿，皆足厥阴之脉也。《经》注曰：寒气聚而为疝也。

疝病有寒有热

《经》曰：三阳为病发寒热，下为壅肿，及为痿厥腨痟，其传为索泽，其传为癞疝。夫热在外，寒在内，则累垂，此九夏之气也，寒在外，热在内，则卵缩，此三冬之气也。足太阳膀胱之脉逆上，迎手太阳小肠之脉下行，至足厥阴肝之脉不得伸，其任脉并厥阴之脉逆，则如巨川之水，致阳气下坠，是风寒湿热下出囊中，致而睾肿大谓之曰疝，大甚则为癞。足厥阴肝之木，与太阳膀胱寒水之脉同至前阴之末，伤寒家说足厥阴肝经为病，烦满囊缩，急下之，宜大承气汤，以泻大热。

《玉机微义》云：以平康不病之人论之，夏暑大热，囊卵累垂，冬天大寒，急缩收上。与前三说若不可也，乖耶？否耶？答曰：伤寒家囊卵缩，大热在内，宜承气汤急下之，与《经筋》说“囊卵缩大寒在外”亦是热在内，与伤寒家同，故再引平康之人以证之。冬天阳气在内，阴气

在外，人亦应之，故寒在外则皮急，皮急则囊缩。夏月阴气在内，阳气在外，人亦应之，故热在外则皮缓，皮缓则囊垂，此㿉疝之象也。三文殊，皆一理也。

《原病式》云：㿉疝，少腹控卵，肿急绞痛也，寒主拘缩故也。寒极而土化制之，故肿满也。《经》言丈夫㿉疝，谓阴器连少腹急痛也，故言妇人少腹肿，皆足厥阴肝之脉也。《经》注曰：寒气聚而为疝也。又，按经言五脏皆主疝，但脉急也。注言：脉急者，寒之象也。然寒则脉当短小而迟，今言急者，非急数而洪也，斯从寒也。

如疝脉紧急洪数，则为热痛，《经》言脾传之肾，病名曰疝瘕，少腹烦冤而痛，出白蛊。注言少腹痛，溲出白液也。一作客热内结，销烁脂肉，如蛊之食，故名曰蛊也。然《经》之复言热为疝瘕，则亦不止言为寒，当以脉证辨之。

南方疝气属湿热者多

丹溪曰：疝痛甚者，睾丸连小腹急痛也，或有形或无形，或有声或无声。自《素问》以下，皆以为寒，盖经络得寒，收引不行，所以作痛。世有得寒而无疝者，又必有说以通之可也，亦有踢冰涉河，不病疝者，以其素无热也。因而思之，疝病始于湿热在经遏至久，又感外寒，湿热收郁而作痛，若只作寒论，恐有未备。或曰：此证多客厥阴一经，湿热之积，何由而致？曰：夫劳则火起于筋，醉饱则火起于胃，房劳则火起于肾，大怒则火起于本经。火郁之久，湿气便成浊液，凝聚并入血隧，流于厥阴。肝属木，惟速急，火性暴，为寒束，宜其痛甚而暴也。古方以乌头、栀子等分作汤用，其效亦速，后因此方随形证加减，无有不应。又須分湿热多少而治之，但唾多为湿㿉是也。却有水气而肿，又有夹虚而发者，当以参术为君而佐以疏导，诊其脉沉紧而豁大是也。若不以补泻兼施，但行决裂之法，祸不旋踵。

《辨疑录》云：每见男子小肠疝气，痛不可忍，阴囊肿大，或偏坠一边。发作之时，小肠扪之声如青蛙，状如桃李木瓜，冲上则面黑，坠下则仆地。病者不胜痛苦，诸医治疗莫测其机。有云：疝本肝经，与肾经绝无相干。恐为未备之说。原夫疝气，肝经属本，心肾属标。疝者多湿热，怒气伤肝，房劳过伤，心肾胞络郁结，小肠皮裹膜外，气聚而无出，以致如斯。或曰：以心肾为标。今以房劳过伤，是独言其肾也，譬如小儿偏坠，无房劳，斯疾何由而作也？曰：小儿因禀父母湿热，气郁小肠而成偏坠，皆不作疼痛。至于中房劳过度伐其真气，胞络气虚，肾邪冲上，往来疼痛，故发作无度。今世俗作寒气，或作郁结而治，每用香燥，及用大黄、牵牛、巴霜利其大便，元气转伤而病愈甚。余考小肠，多气少血之经，心气郁结则腑受邪，肝气一盛则子亦盛矣，故二气攻入小肠、膀胱而痛病者，但手扪之可忍，殊不知皮膜溅宽，其气愈炽，服药不能避忌，年远根深，故难治救。每用五苓散内加行气之药获效者多，不利小便出邪，愈者鲜矣。按药性，猪苓、泽泻分理阴阳，以和心与小肠之气；白术调脾，并利脐腰间湿及死血；茯苓，淡利膀胱水；桂，能伐肝邪；茴香，善治小肠之气；金铃子、橘核，去膀胱之气；槟榔，下气；少加木通，以为导引小肠之火出也。屡用屡验。

疝有七疝五疝三因之不同

古有七疝，曰：厥、癥、寒、盘、气、附、狼也。其厥逆心痛，足寒，诸饮食吐不下，曰厥疝；腹中气乍满，心下尽痛，气积如肾，曰癥疝；因寒饮食，即胁下腹中尽痛曰寒疝；腹中乍满乍减而痛，曰气疝；其痛在脐傍，曰盘疝；腹中脐下有积聚曰附疝；小便与阴相引，大便难，曰狼疝；其证发时则可验。又有石疝、血疝、阴疝、气疝、妒疝，此五者有名而无形也。外有心疝、寒疝、肌疝、疝癖数者，其名不同，病则大同小异，世俗呼为小肠气、膀胱气、奔豚气、蟠肠气、横弦、竖弦、偏坠、木肾、肾余、阴肿，由疝之为病，其名别也。至于张子和论七疝，曰：寒、水、筋、血、气、狐、癞，七者是也。寒疝者，囊冷，结硬如石，阴茎不举，或不举，或控睾丸而痛，得之于坐卧湿地，或寒月涉水，或值雨雪，或坐卧风冷，内多房事，宜温剂下之，久则无子；水疝者，其状肾囊肿痛，阴汗时出，或囊肿，状如水晶，或囊痒，而搔出黄水，或小腹按之作水声，得之于饮水，醉酒使内，亦劳汗出，而遇风寒湿之气，聚于囊中，故水冷，令人为卒疝，宜以逐水之剂下之；筋疝者，其状阴茎肿胀，或溃脓，或痛而里急，筋缩，或茎中痛，痛极则痒，或挺纵不收，或有白物随溲而下，久而得于房室劳伤，及邪术所使，宜以降心之剂下之；血疝者，其状如黄瓜在少腹两傍、横骨两端约中，俗曰便痈。得于重感春夏大燠，劳于内，使气血流溢，渗入脬囊，留而不去，结成痈肿，脓少血多，宜以和血之剂下之。气疝者，其状上连肾区，下及阴囊，或因号哭忿怒则气郁胀，怒哭既罢，则气散者是也，有一治法，以针出气而愈者，然针有得失，宜以散气之药下之，或小儿亦有此疾，俗曰偏气，得于父已年老，或年少，病阴痿精怯，强力入房，因而有子，胎中病也，此疝不治，惟筑宾一穴灸之；狐疝者，其状如丸，卧则入小腹，行立则出小腹入囊中，狐则尽出穴而溺，夜则入穴而不溺，此疝出入上下往来正与狐相类也，亦与气疝大同小异，今人带钩铃是也，宜以逐经流气之药下之。癞疝者，其状阴囊大如升斗，不痒不痛者是也，得之地气卑湿所生，故江淮之间多有之，宜以去湿之剂下之。女子阴户突出，虽亦此类，乃热则不禁固也，不可便认为虚寒而温之补之，本名曰瘕，宜以苦药下之，以苦坚之。虽然，疝之名不同，大抵不过寒湿热之邪气，分三因尽之矣。禀生于胎气者，此不内外因也；冒寒涉湿而得者，外因也；酷好酒面内湿下著者，内因也。总不外此三因法也。

脉候

《内经》曰：肝脉急大沉，皆为疝；心脉滑搏急为心疝；肺脉沉搏急，为肺疝；三阳急为瘕疝；三阴急，为脾疝；三阴脾脉，则病脾风疝；阳明脉滑，则病心风疝；太阳脉浮，则病肾风疝；少阳脉浮，则病肝风疝；寸口脉弦而紧，弦紧相搏则为寒疝；趺阳脉虚迟；为寒疝，绕脐痛，若发则自汗出，手足厥冷。

治法

治疝不宜先补

许学士云：疝疾虽因虚而得之，不可以虚而骤补。经云：邪之所凑，其气必虚。留而不行，其病则实。故必先涤所蓄之邪，然后补益，斯其治也。

疝本肝经宜通勿塞

《灵枢经》治疝，必曰取厥阴以下之，言足厥阴肝经病则遗溺、癃闭。狐疝主肾与膀胱、小肠三经，则不言疝，是受疝之处，乃肝之部分。且《内经》男子宗筋为束骨之会，而肝主筋，睾者乃囊中之丸，虽主外肾，非厥阴，环而引之，与玉茎无由伸缩。在女子则为篡户，其内外为二，其一曰廷孔，其二曰窈漏，此是厥阴与冲任督之所会也。《灵枢》言足厥阴之经筋聚于阴器，其病疝，伤于寒则阴缩，伤于热则纵挺不收。治在行卧温阴器，故阳明与太阴、厥阴之筋皆会于阴器，惟厥阴主筋，故为疝者，必本诸厥阴。

丹溪曰：疝气者，睾丸连小腹急痛也。有痛在睾丸者，有痛在五枢穴边者，皆足厥阴之经也。有云肝为相火者，有泻无补，肝只有余，肾只不足，有以龙胆泻肝汤治疝而效甚速者，可知矣。或曰：自《素问》以下皆为寒治何也？大抵此证始于湿热在经，郁之既久，又得寒气外束，不得疏散，故所以作痛。若只作寒论，恐为未备。今世用乌头、栀子作汤服之甚效甚捷，是亦以乌头疏通寒邪，栀子利其湿热，亦通之之法，岂必用硝、黄、巴、牵之类，而方谓之通乎？夫寒也，热也，湿也，故皆宜于通也，疏散、分利、针灸者，皆通之法也，善医者宜扩充之。

丹溪云：凡七疝多用热药而获效者，则《内经》从治之法耳。须用寒凉药煎制之，不可纯用大热之剂，如用乌、附之类，令人久服多服，必变剧不可治矣。但宜以二陈汤加枳实、山楂、橘核、栀子等药煎，入姜汤汁热辣饮之。

诸疝发时，用海石、香附二味，为末，姜汁入汤调服。亦治心痛，因清痰而作痛者。

凡疝气夹虚者，必以参、术为君，佐以疏导之药，川楝子、小茴香、枳实、山楂、栀子之类。

诸疝定痛速效，枳实、山楂各炒；湿盛者，加荔枝核，炒为末，丸服或用長流水调末空心服一二钱。一本有川楝肉。

阳明经受湿热传入大肠，恶寒发热，小肠连毛际结核闷痛，不可忍，用山栀、枳实、桃仁、山楂等分，入姜汁煎，热服。

肥人疝肿作痛，恶寒发热，五苓散加茴香煎服，神验。

木肾，是湿热顽痹结硬如痰核之类，反不痛是也，治宜温散利逐之。

癞疝有四，一云不痛者是癞，《三因》论肠颓因房室过度，肾脏虚冷，肠边营系不收，坠入癞中上下，难治；气疝，因七情脏气下坠，阴癞，肿胀急痛，易治。卵癞，因劳役坐马，致卵核肿胀，或偏有大小，上下无常，此难治也；外有妇人阴门挺出，名曰癞病，但治不同耳。

凡癞，非断房事与厚味，不可用药。

癞不痛者，以苍术、神曲、白芷、山楂、川芎、枳实、半夏之属。

治七疝，须先灸三阴交、大敦穴，然后服药，无不愈者。

灸疝法

三阴交二穴，在内踝上三寸骨傍陷中。灸三壮，治七疝。

大敦二穴，在足大母指端去爪甲如韭叶，及三毛中，灸三壮，《千金》云：足大指聚毛中乃足厥阴肝经。

归来二穴。

关元一穴，在脐下三寸，名丹田，灸百壮，主阴卵偏大颓病。

气海一穴，在脐下一寸半。

中脘一穴。

章門二穴。

阑门二穴，在阴茎根两傍各开三寸。是穴针一寸半，灸二七壮，治偏坠、木肾肿。

一法治小儿偏坠。午时令儿坐土上，灸卵下偏坠处七壮，治诸气、心腹痛、小肠气、外肾痛。

一法治疝气，小腹急痛不可忍，足大拇指次指下中节横纹当中灸五壮，男左女右，效。

一法用细小绳一节量患人口角为一摺，如此三摺或一角如此样，以一角安脐心，两角在脐下两傍尽处,是穴灸二七壮,治一切狐疝,水声上下。

外陵二穴,在脐左右各去一寸半,灸疝立效,永不再发,屡用酸。

风市治疝气外肾肿,小肠气痛,腹内虚鸣。

治　案

丹溪治一人,旧有痞积,后因山行饥,甚遇橘芋食之,即右丸肿大,寒热。先服平胃剂一二帖,次早神思清,气至下焦,呕逆觉积动,复吐后,和胃气,疏通经络而愈。

一人虚损潮热偏坠小肠气,四物加小茴香、吴茱萸、胡芦巴各五分,枳实、青皮、山楂,渐愈。

滑伯仁治一妇,病寒致疝,自气下上,心皆胀攻痛,而胁尤甚,呕吐烦闷,不进饮食。诊其脉,二手沉结不调,曰:由此寒在下焦,急攻之,与灸章門、气海、中脘,服玄胡、桂、川楝、茴香、木香、青皮、白术、茯苓等,一日一服,温利丸药,聚而散之也。

一妇人病脐腹疞痛,医以温中散寒,无验。视之,脉两尺搏坚而沉者,曰:此大寒由外入也,寒在外,故为疝,治宜在下。加沉降之剂,引入下焦,数服而愈。

一人病气在脐下筑筑渐至心下,呕涌痛满,手足皆青,喉中淫淫而痒,眉末痠疼,口不欲食,头不欲举,神昏欲睡而不寐,恶食气,睾丸控痛,小便数而欠,年未三十,尪瘠尤甚,人劣劣不自持,脉沉弦而涩。曰:是得忧郁愤怒,寒湿风雨乘之为,肝疝也。张从正云:诸疝皆属肝经,且肝欲急,以辛散之,遂以吴茱萸佐以姜、桂及治气引药,兼以茴、楝等丸,每日一服,利之,三月安。

药　方

疝癞通用诸剂

《发明》**茴香四神散**　治诸疝痛。

小茴香　南木香　穿山甲炮　全蝎微炒,各等分

上为粗末,每服半两,酒水各半盏煎服。

丹溪**山楂橘核丸** 治诸疝痛。

山楂四两　橘核炒　茴香炒　山栀炒,各二两　柴胡　牡丹皮　桃仁炒　大茴香各二两　吴茱萸炮,半两

上为末,酒糊丸,梧桐子大,空心盐汤下十丸。

丹溪**肾气丸**　治前证。

小茴香炒　破故纸炒　吴茱萸盐炒,各半两　葫芦巴七钱半　木香三钱半

上为末,葡萄汁丸,梧桐子大,盐汤下五十丸。

丹溪**五叶汤**　治疝气肿痛极效。

枇杷叶　野苏叶　椒叶　苍耳叶　葡萄叶

上以水煎薰洗。

丹溪**积疝丸**　治诸疝。

山楂炒,一两　茴香炒,半两　牡丹皮　柴胡各三钱

上为末,酒糊丸,梧桐子大,每服五六十丸,盐汤下。

丹溪**苍术附子汤** 治疝作痛。

苍术盐水炒 香附子盐水炒 黄柏酒炒，各一钱 青皮 玄胡索 益智 桃仁各七分 茴香炒 附子盐炒 甘草各五分

上为末，作汤，服后一痛过更不再作。

《局方》**香谷散** 治小肠疝，腹疠痛，筋急阴股中痛，昏闷不省人事。

舶上茴香盐炒 枳壳麸炒，各一两 没药半两

上为末，每服一钱，温酒调下，不拘时并进二、三服效。

《宝鉴》**楝实丸** 治阴疝痛不可忍，及小肠气痛。

川楝子炒 茴香炒 山茱萸肉 食茱萸炒 吴茱萸 青皮 陈皮 芫花醋煮，减半 马蔺花各等分

上末，醋煮糊丸，梧桐子大，每服三十丸，温酒下。

《宝鉴》**天台乌药散** 治小肠疝气，卒引脐腹疼痛。

乌药 木香 茴香炒 青皮 良姜炒，各半两 槟榔二个 川楝子十个 巴豆七十粒

上先以巴豆微打破，用川楝子麸炒黑，去麸及巴豆不用，其余药同为细末。每服一钱，温酒下，甚者姜酒下。

《宝鉴》**川楝散** 治诸疝气、小肠气。

川楝子一两，用巴豆十五粒，打破同炒黄，去巴豆 南木香 小茴香盐炒，各一两

上为末，空心酒下二钱。

《集成》**苍陈紫苏饮** 治小肠气，肾核作痛。

苍朮 陈皮 紫苏叶 川楝子各二钱 葱白五根 甘草五分

上水盏半、姜五片煎八分，空心温服。

《局方》**聚香饮子** 治七疝，心腹及腰胁背胀疼痛皆效。

《局方》**蟠葱散** 治男子脾胃虚弱，气滞不行，攻刺心腹连腰背胁痛，膀胱小腹诸疝气，及妇人血气刺痛。

《局方》**五积散** 加盐炒吴茱萸、小茴香各一钱，姜五片，葱白五寸煎，空心热服。治一切肠疝气痛不可忍。

治疝气湿热清利诸剂

《元戎》**加味五苓散** 治湿热疝气及偏坠肿痛。

本方加川楝子一分为末，空心米饮调下二钱。

《和剂》**莪术丸** 治疝气腹内块痛、走痛、积气痛。

莪术 三棱 南星各一两 山楂 二两 香附子炒，各两钱 黄连同吴茱萸炒去茱萸不用，净连五钱 桃仁 山栀 橘核炒

上为末，姜汁浸饼为丸，如梧桐子大，每服五十丸，空心盐汤下。

《良方》**加味通心饮** 治诸疝胀痛，及小便不利。

木通 栀子去壳 黄芩 瞿麦 连翘 枳壳 川楝子 甘草各等分

上咀，每服五钱，水盏半，灯心二十根，车前草五茎，煎七分温服。

《济生》**葵子汤** 治膀胱实热，腹胀小便不通，口舌干燥。

葵子微炒 猪苓 赤茯苓 枳实 瞿麦 木通 黄芩 车前子 滑石各钱 甘草五分

上水盏半，姜葱煎空心服。

《集成》**苍术半夏丸**　治湿热疝痛。

苍术　半夏　南星　黄柏炒 山楂　白芷　神曲　昆布　滑石　吴茱萸各等分

上为末，酒糊丸，梧桐子大，每服七十丸，空心盐汤下。

守效丸 治㿗疝之要药，不痛。

苍术　南星　半夏　白芷　川芎　枳实　山楂各等分

上为末，姜汁糊丸，梧桐子大。每服七十丸，盐汤下。

《集成》**参术汤**　治虚疝，脉豁大者死。

人参　苍术　栀子　香附子　白术各等分

上㕮咀，每服半两，水盏半，煎八分，空心服。

寒疝诸剂

《金匮》**乌头桂枝汤**　治寒疝腹中痛，逆冷，手足不仁，及身疼痛，灸刺诸药不效者。

乌头大者，五枚，炮去皮尖，不㕮咀　桂枝煎汤，五合

以蜜一斤煎减半去渣，以桂枝汤五合解之，令得一升，每服二合。不知即服三合。其知者如醉状，得吐为中病，若自汗出、脉沉弦者，止用乌头煎。

《三因》**乌头桂枝汤**　治风寒疝气，腹中刺痛，手足不仁，身体拘急，不得转侧，或致阴缩。

大乌头五枚，去皮尖，蜜煎过，洗切　桂心　白芍药各三钱　甘草一钱

上㕮咀，每服四钱，加姜枣煎服。

《三因》**补肾汤**　治寒疝，大腹小腹疼痛，时复泄泻，胸膈痞满。

人参　黄芪　茯苓　白术　附子炮，各一钱　沉香四分　木瓜一钱 羌活五分　紫苏　川芎　甘草炙，各二分

上㕮咀，作一服，水盏半，加姜枣煎服。

《百选》**十补丸**　治小肠寒疝。

附子一大枚，用防风、挫黑豆一合同煮，附子去皮尖　胡芦巴　木香　巴戟天　川楝肉　玄胡索　官桂　荜澄茄　舶上茴香　破故纸炒，各一两

上末，糯米粉酒打糊丸，梧桐子大，朱砂为衣，空心酒下五十丸。

《百选》**葫芦巴丸**　治小肠气、蟠肠气、奔豚、疝气、偏坠阴肿，小腹有形，卵上下来去，痛不可忍，或绕脐攻刺呕吐者。

胡芦巴炒，半斤　巴戟天炒，三两　川楝子炒，九两　川乌炮，三两　茴香炒，十两　吴茱萸炮，五两，炒

上为末，酒糊为丸，梧桐子大。每服十五丸至二十丸，空心酒下。

《宝鉴》**沉香桂附丸**　治中气虚弱，脾胃虚寒，脏腑积冷，心腹疠痛手足厥逆，便利无度，七疝引痛不可忍，喜热熨少缓者。

沉香　附子炮　官桂　干姜炮　良姜　川乌炮　茴香炒　吴茱萸汤泡，各一两

上末，好醋糊丸，梧桐子大。空心米饮下五十丸，渐加七八十丸。

东垣**丁香陈实丸**　治寒疝气血留滞。

当归酒洗　附子炮　川楝肉　茴香各一两

上挫，好酒三升同煮，酒尽，焙干为末，入没药、丁香、木香各五分，全蝎十三枚，玄胡索半

两，为末，酒糊丸，酒下。

《集成》**神应散** 治寒疝，诸疝心腹痛不可忍，散气开郁。

玄胡索 胡椒 小茴香各等分

上为末，每服二钱，酒调下。

《集成》**牡丹丸** 治寒疝心腹气血刺痛。

牡丹皮四两，净 川乌炮去皮尖 桃仁同上 桂枝 青皮各等分

上末，炼蜜丸，梧桐子大，每服五十丸，空心酒下。

《集成》**橘核散** 治同前。

橘核 桃仁 栀子仁 川乌炮 吴茱萸炮，各一两

上水盏半，煎七分温服。

《集成》**硫黄丸** 治疝气甚至手足厥冷，上冲心腹欲死者，二、三服除根。

硫黄熔化即投水中去毒，研为末 陈皮 荔枝核为粗末，炒焦黄

等分为末，饭丸，梧桐子大，每服四五丸，酒下，立止。甚者只用六丸，不可多服。

《集成》**桃仁汤** 治㿗疝寒气凝结。

桃仁 吴茱萸 桂枝 白蒺藜 青皮 茯苓 槟榔各七分 木香三分，磨汁 海藻 枳壳 三棱 莪术各五分

上咀，作一服，水煎空心服。

《局方》**夺命丹** 治远年近日小肠疝气，偏坠搐痛脐下撮痛，以致闷乱，及生肾硬，日渐涩长，阴间湿痒成疮。

吴茱萸净，一斤四两，用酒、醋、汤、童便各浸一宿，焙干用 泽泻二两

上为细末，酒煮面糊丸，梧桐子大，每服五十丸，空心盐汤下。

《局方》**茱萸内消丸** 治肾经虚弱，膀胱为邪气所搏结，成寒疝，阴㿗偏大。

吴茱萸 山茱萸去核 肉桂 马蔺花 陈皮 木香 山药 川楝子 青皮 茴香炒。各等分

上为末，酒糊丸，梧桐子大。每服五十丸，空心温酒下。

《局方》**盐煎散** 治冷疝，寒气卒痛。

草果 砂仁 槟榔 厚朴姜制 羌活 苍术 陈皮 肉蔻煨 荜澄茄 枳壳 良姜 茯苓 茴香 川芎 麦芽 甘草各四分

上咀，作一服水煎，入盐少许，空心服。

《医林》**金铃散** 治疝气作痛时，先曲脚腰啼哭，唇干额汗，或外肾钓上，阴囊偏大。治小儿疝气极效。

金铃子半两 砂仁七钱半 荜澄茄 木香各半两

上为末，盐汤或酒调下二钱。

《医林》**四神丸** 治疝气胀痛不已。

吴茱萸净，一两半，酒浸、拌醋浸 香附子净，一两 荜澄茄 木香各半两

上为末，糊丸，梧桐子大，每服七十丸，空心盐汤、乳香、葱汤任下。

《医林》**金铃丸** 治膀胱肿痛并小肠阴囊肿，毛间出水。

金铃子五两 马蔺花炒 茴香炒 海蛤 破故纸 菟丝子制 海带各二两 木香 丁香各一两

上为末，糊丸，梧桐子大。每服三十丸，空心酒下。

《医林》**香蝎散** 治疝，膀胱小肠气，痛不可忍。

乳香 蝎梢各一钱 川乌去皮尖生用，三钱

上为末，每服一钱，盐汤少许，空心调下。

《三因》**葱白散** 治一切寒疝作痛。

当归 川芎 枳壳炒 厚朴制 官桂 青皮 干姜炮 茴香炒 茯苓 川楝肉 麦芽炒 神曲炒 三棱炮 莪术煨 熟地黄 白芍药 木香 人参各等分

上咀，每服五钱，葱白三茎、盐少许水煎，空心温服。

《良方》**蜀椒散** 治寒疝心痛如刺，绕脐腹中痛，自汗出，气欲绝。

川椒一钱，去目及合口者，微炒出汗 附子制 干姜炒 半夏制 桂心 甘草炙，各半两

上咀，每服五钱，水一盏、粳米半合、姜三片、枣三枚煎六分，温服。

《良方》**吴茱萸丸** 治寒疝心腹痛，面目青黄，不思饮食，纵食呕逆，肌体羸瘦。

吴茱萸汤泡 当归 赤茯苓 甘草炙，各半两 白术 干姜炮 半夏制 赤芍药 前胡 桂心 陈皮 川椒去目炒 附子制 人参 木香各一两

上为末，炼蜜丸，梧桐子大。每服二十丸，姜汤送下日三服。

《良方》**三增茴香丸** 治肾与膀胱俱虚，为邪气搏结，遂成寒疝。伏留不散，脐腹痛，阴核偏大，肤囊壅肿重坠，疮疡时出黄水，或长怪肉，累治不痊。致令肾经闭结，阴阳不通，外肾肿胀，冷硬如石渐大，皆由频服热药内攻，或因兜取以致如此。用药温导阳气，渐退寒邪，补虚消散疝气，能使复元。一应寒疝之疾，久新不过三料。

第一料药：用舶上茴香用盐半两同炒焦黄，和盐 川楝肉炒 沙参洗 木香各一两

上为细末，米糊为丸，梧桐子大，每服二十丸，空心温酒盐汤下，日三服。小病此一料可安，绞尽便可服第二料药。

第二料药：加下项药：荜拨一两 槟榔五钱

又加入前药内，通共六味，重五两半，为细末，如前丸服。若病未愈便服第三料药。

第三料药：又加下项药：白茯苓四两 黑附子半两，炮去皮脐

上共前药重十两，如前丸服，加至三十丸，新久大病三料愈。小肠气发频三十年者，寒疝气至如栲栳大者皆可消散，神效。

《良方》**木香导气丸** 治一切小肠疝气，腹下痛，气积，下元冷，脾胃不和并宜服之，神效。

木香 乳香 丁香 川楝子 大茴香 香附子 破故纸炒 葫芦巴炒 三棱 杜仲姜炒去丝 甘草各一两

上为细末，酒糊丸，梧桐子大，每服三十丸，加至五十丸，空心温酒或盐汤下，日进三服。

治疝攻下诸剂

《良方》**芫花丸** 治寒疝积聚动摇，大者如鳖，小者如杯，乍来乍去，在于小腹及肠胃间，或大腑不通，肠鸣，寒气上抢，胸胁满闷。

芫花二两，醋炒 川椒炒 川大黄炒 川乌头制 细辛 赤芍药 桂心 赤茯苓 木香各一两 吴茱萸汤泡，微炒 半夏泡 桔梗半两

上末，炼蜜丸，梧桐子大，酒送下七丸，日进三服，下物如泥。

《良方》**茴香楝实丸** 治诸疝痛。

小茴香 川楝子各两半 吴茱萸二两 海藻酒洗 青皮各一两 木香 泽泻各半两 青盐

三钱　三棱醋炒　莪术醋炒，各七钱半　黑牵牛七钱，半生半炒

上将川楝、茴香、茱萸用酒、醋、童便各浸半日，又用巴豆去皮、斑猫去翅足各二十五个，以川楝、茴香、青皮同炒得所，去豆、猫不用，余为细末，糊丸，梧桐子大，每服十丸加至十五丸，盐汤下。

《良方》**海藻丸**　治奔豚、疝气、膀胱小肠气　、㿉疝、木肾、小儿偏坠。

海藻洗焙　木香　槟榔　川椒去目炒　甘遂各半两　川乌半两　，炮，小儿不用，老人用一钱　吴茱萸四钱，炒　茴香炒　泽泻各二钱　猪苓去皮三钱　白牵牛　黑牵牛各取头末，半两

上为末，滴水丸，梧桐子大，空心温酒或盐汤下五十丸，加至百丸，利下黄涎为效。十五岁以下者，服二十五丸至五十丸。此药不特利大便，亦利小便。服药后忌甘草，相反。

《局方》**三白散**　治膀胱湿热相乘，阴囊肿大，小便不利。

白牵牛二两　桑白皮炒　白术炒　陈皮各半两

上为末，每服二钱，空心姜汤调下。

《局方》**复元通气散**　治前证。

舶上茴香　穿山甲　蛤粉炒，各二两　牵牛头末　玄胡索　陈皮　木香　甘草炙，各一两

上为细末，每服一钱，食前热酒调下。

子和禹功散　治同前。

黑牵牛头末，四两　茴香炒一两

为末，姜汁点汤，临睡调服二钱。

《本事》**立效散**　治同前。

川芎　川楝子　青皮　舶上茴香　牵牛炒　桃仁各一两

上为末，每服二钱，无灰酒一盏煎，食前温服。

《良方》**宣胞丸**　治外肾肿痛。

黑牵牛头末，半生半熟　青木香一两，斑猫七个同炒，去猫不用　川木通炒，各一两

上为末，酒糊丸，梧桐子大。每服三十丸，温酒或盐汤送下。

《良方》**神效丸**　治肾囊肿大。

黑牵牛一两，炒黄色香熟为度　舶上硫黄研为末，拌牵牛，五钱

上二味，和极匀，将牵牛纸衬于地上一宿，研末用，蒸饼糊为丸，梧桐子大，每服三十丸，空心盐汤下。

《良方》**川楝子丸**　治诸疝气，一切下部之疾，肿痛悉皆治之。

川楝子肉净，一斤，分作四分制：一分用麸一合，斑猫四十九个同炒，麸黄色去麸，猫不用。一分用麸一合、巴豆四十九粒同炒，麸黄色去麸、巴不用；一分用盐一两、茴香一合同炒，黄色为度去盐，茴香不用；一分用麸一合，巴戟一两同炒，麸黄色去麸，戟不用　木香　破故纸炒香，各一两

上为末，酒糊丸，梧桐子大，每服五十丸，盐汤下。甚者日进三次，食前服。

《医林》**青木香丸**　治寒湿疝气，结硬如石，或控睾丸而痛。得于坐卧湿地，房劳过度宜此温利，极效。

黑牵牛头末，一钱二分　破故纸炒香，各一两　毕澄茄　青木香各三钱　槟榔酸粟米饭裹之，纸包煨，令纸焦去饭，四钱

上共为细末，滴水丸，绿豆大。每服二十丸，白水下。

《医林》**荡疝丹**　治疝气痛，外肾肿坠。

川楝肉炒　小茴香炒　破故纸炒　牵牛头末各一两　青皮　陈皮各三钱　广术　木香各四

钱

上为末，酒糊丸，梧桐子大，每服五十丸，空心酒下。

《医林》**当归散** 治疝气大便秘，或因血气凝滞，引小腹撮痛。唇青者不治。

官桂 牵牛头末，各半两 当归 大黄 桃仁去皮尖焙，各两钱半 全蝎钱半

上咀，每服二钱，用蜜二匙煎，温服。以后药煎服，调和胃气。

陈皮 青皮 木香 砂仁 茯苓 甘草 生姜

上等分，水煎服。

《百选》**桃仁膏** 治气血凝滞，疝气、膀胱、小肠气，痛不可忍。

桃仁炒，去皮尖研 茴香炒，各一两

上为末，每服二钱，葱白二寸，煨熟，蘸药细嚼，空心热酒下。

《局方》**玉烛散** 治血疝。

四物汤加大黄、朴硝、枳实、厚朴，煎服。

敷熨法

牡蛎粉炒 良姜挫，各一两

为末津调敷偏处，须臾如火痛即安。

淋洗方 治阴疝肿痛不能忍，及阴肿大。

雄黄研 甘草各一两 白矾研，二两

为细末，每用一两，热汤五升，通手洗肿处，良久再暖洗之，候汗出瘥。

严氏盐熨法 用食盐半斤，炒极热，以故帛包熨痛处。

一法 用布帛扎圈置脐上，用盐填入一寸厚，用熨斗熨之，或上铺艾灼之，妙。

易简诸方

《经验》**苍术散** 治下元虚损，偏坠，肾茎痛楚。

茅山苍术六斤，一斤老米泔水浸二日夜；一斤酒浸三日夜，切作片晒干；一斤斗子青盐半斤，同炒黄色，不用盐；一斤小茴香四两同炒黄色，去茴不用；一斤桑椹二斤取汁，制过晒干。

上共为细末，每服三钱，空心酒下。

一方 丝瓜架上初结者，直待满架结尽，叶落方取下，烧灰存性，为末炼蜜调，临晚好酒调下一匙，如病右则右睡，病左则左睡。

一方 治小儿偏坠，用双蒂茄子悬于房门上，出入用目视之，茄淹其患亦淹，茄干亦干矣。又云：用双茄悬门上，每日抱儿视之二三次，铁钉于上，十余日消。

《太平圣惠方》 治小肠气，脐腹缓痛，阴中疼闷，不省人事。

小茴香盐炒 枳壳麸炒，各一两 没药半两

为末，每服一钱，热酒调下。

又方 治寒疝阴中引痛，汗出欲死，丹参一两，为散，热酒调服二钱。

又方 治寒疝心痛，四肢逆，全不思食，用桂枝二两去皮，捣罗为散，不计时候，每服一钱，热酒调下。

《肘后方》 治小肠气痛不可忍者，用乌药捣碎酒浸一宿，良姜、茴香、青皮各一两为末，每服二钱，发时熟酒调下。

又方 五灵脂、蒲黄炒，各等分为末，每服二钱，先以醋一盏将药熬为膏，水一盏煎服。

亦治妇人血痛。

《本事方》　治疝气痛，有盗汗，用延胡索、小茴、胡椒等分为末，炼蜜为丸，梧桐子大，每服二十丸，葱白煎酒食前下。

又方　茴香、乳香、猪苓、桔梗、木通、甘草等分，灯芯、淡竹叶各一握，水盏半，煎七分，食前服。

又方　用苦楝子炒黄为末，每服二钱，热酒下。

《外台秘要》　治多年疝气诸药不效者，用腊月八日活麻雀一个，肚中割一小孔，填白矾令满，用线缝合。以筒瓦合定盐泥固济，炭火内煅，存性，取出为末。每服二钱，空心酒调服，甚效。

一方　用芫荑捣，和盐末，二物等分，以绵裹如枣大，内下部，去恶水汁，并效。

导　引　法

一法　坐舒两脚，以两手捉大拇指，使足上头下极挽，五息上，引腹中气周行身体，去疝瘕病，利诸窍，往来易行，久行清爽，聪明修长。

一法　以两手合搓一二百回，以热掌捻大子，久久自消而痛亦止。

前阴十证

病　机

经脉所属有四

《内经·骨空论》云：督脉者，起于少腹以下骨中央，女子入系廷孔，其孔，溺孔之端也。其络循阴器，合篡间，绕篡后。男子循阴下至篡，与女子等，皆督脉所主也。

《灵枢·经脉篇》云：肝足厥阴脉循阴股，入毛中，过阴器。

《经筋篇》云：足太阴之筋，上循阴股，结于髀，聚于阴器。足少阴之筋，并足太阴之筋而上，循阴股，结于阴器。由是知前阴为四经属也。

阴缩阴纵

阴缩，谓前阴受寒，缩入腹内也；阴纵，谓前阴受热，挺长不收也。《灵枢》云：足厥阴之伤于寒，则阴缩入；伤于热，则纵挺不收。治在行水清阴气是也。又云：足厥阴之别，名曰蠡沟，去内踝五寸，别走少阳。其别者，经上睾，结于茎，其病气逆，则睾肿卒疝，实则挺长，虚则暴痒，取之所别也。

阴痿阴肿

《灵枢》云：足厥阴之筋，结于阴气，络诸筋，阴器不用，伤于内则不起是也。凡阴痿之疾，皆耗散太过，伤于肝、伤于内，则不起是也。凡阴痿之疾，皆耗散太过，伤于肝筋所致也。又云：肾脉太甚为阴痿。又云：太阴司天，湿气下临，肾气上从，阴痿，气大衰而不起是也。阴茎肿，或坚而痛，皆是湿热积注而然，亦有房事过多所致。针法取中极、太溪、三阴交、复溜。

阴痛阴痒

洁古云：男子阴头痛，女人阴中痛，宜灸刺大敦穴。阴中湿痒，外肾生疮，灸泻海底。在脬囊海底中。

阴湿阴寒

男子阴囊冷，女子阴中寒，归来穴灸之。东垣云：前阴湿痒，尽为酒色之过，补肝汤、温肾汤、固真汤之类选用。丹溪吴茱萸汤、《千金》大苏根汁皆妙。

阴臊阴吹

仲景云：阴吹，为胃气下泄，此谷气之实也，以膏发煎导之。东垣云：一人问前阴间常闷臊臭，又因连日饮酒，腹中不和。予曰：夫前阴者，足厥阴之脉，络阴器，出其挺末。夫臭者，心之所属，散属五方为五臭，入肝为臊臭，此其一也；当于肝经中泻其行间，是治其本；后于心经中泻少冲，乃治其标。如恶针，当用药除之，治法当求其本。连日饮酒，夫酒气味俱厚，能生裹湿热，是风湿热合于下焦为邪，故《经》云：下焦如渎。又云：在下焦者，引而竭之。酒者，是湿热之水，宜亦决前阴以去之，是合下焦二证之治。

十证诸方

仲景附子理中汤　治三阴寒证，腹痛阴缩。

承气汤　治厥阴烦满囊缩，毒气入腹，尺寸脉俱沉而短者，阴挺肿而痛，脉数而实者，俱用此方以下之。

正阳散　治阴缩囊缩，大小便俱通，地道不塞，不渴不饮，邪不在里，宜温之灸之，外相接以复阳气。

附子一两，炮去皮脐，治诸风寒，利九窍，疗腹满及囊结缩　干姜炒　甘草炙，各二钱半　皂角一两，酥炙，去皮核　麝香一钱，研极细

上为细末，每服二钱，水一盏煎五分，不拘时合渣温服。

八味丸　治阳事多痿不振，夏减桂附一半，春秋三分减一，痿去精通全减，只服六味地黄丸。

丹溪治一人年二十岁，玉茎挺长，肿而痿，疲塌常润，磨股不能行，两胁气上，手足倦弱。先以小柴胡加黄连大剂行其大热，次又略加黄柏降其逆上之气，其挺肿渐收渐减及半，但茎中有一坚块未消。遂以青皮一味为君，佐以散风之剂服之，外用丝瓜汁调五倍子抹之而愈。

龙胆泻肝汤　治溺黄臊臭淋沥，两丸如冰，汗浸两胯，阴头亦冷。值十二月天寒霜雪交集，寒之极矣。

龙胆草八分　升麻　柴胡各三分　羌活根　酒黄柏各一钱　防风根　麻黄根各二钱　苍术五分　猪苓　泽泻各三分　藁本　红花　当归各二分　黄芩五分　炙甘草三分

上㕮咀作一服,水二盏,煎稍热服,忌酒谷。

固真汤 治两丸冷,前阴痿弱,阴汗如水,小便后有余滴臊气,尻臀并前阴冷,恶寒而喜热,足膝亦冷。

温肾汤 治面色萎黄,身黄,脚软无力,阴汗,阴茎有火色。

麻黄六分 防风一钱半 白术 苍术各一钱 猪苓 泽泻 白茯苓 酒黄柏 升麻各八分 柴胡梢六分

上作二服,每服水二盏煎一盏,食前稍热服。

柴胡胜湿汤 治外肾冷,两髀阴汗,前阴痿弱,阴囊湿痒臊气。

柴胡 升麻 羌活 泽泻各一钱 甘草 龙胆草 酒黄柏各八分 麻黄根 当归尾 防己 茯苓各七分 红花少许 五味子十二粒

上水二盏,煎一盏,稍热服,食前,忌酒面房事。

清震汤 治阴部时常湿痒臊臭。

当归尾三钱 柴胡 木通 泽泻各五分 车前子一钱 草龙胆 生地黄各四分

上水二盏煎一盏,空心稍热服,以美膳压之。此药用当归滋肝血之不足;用柴胡入肝为引;车前、木通,淡渗小便之邪以去臊,是在"下者引而竭之"也;生地、胆草,以去湿热酒谷之邪毒。

椒粉散 治前阴两丸湿痒,秋冬尤甚,夏月减。

麻黄一钱 黑狗脊五分 斑猫二个 猪苓三分 肉桂一分 当归尾三分 轻粉少许 红花少许 蛇床子半两 小椒三分

上为末,干掺上。避风湿冷处坐卧。

丹溪吴茱萸煎 治肾囊湿痒。

吴茱萸半两 寒水石三钱 黄柏三钱 蛇床子半两 樟脑 硫黄 白矾 槟榔各三钱 轻粉一钱

上为末干掺。先用吴茱萸煎汤洗过,即用此掺。

秘方牡蛎散 治阴囊湿痒,搔之则汁水流珠,用此极效。

醋牡蛎一两 枯矾 硫黄各二钱 雄黄一钱 苦参二钱 蛇床子二钱

上为细末,先用苍术、椒、盐水煎汤洗过,后用此药掺上。

蒸洗法 治一切阴囊湿痒。

陈茶一撮 苍术二钱 花椒 蛇床子各一钱 苍耳草量入 煨盐半两 皮硝三钱 白矾一钱

上水四碗煎汁,去渣,入盐硝矾泡化,先蒸后洗,三、四次绝痒。

古今医统大全卷之七十

梦遗精滑门

病机叙论

《内经》曰:精者,身之本,生气之源,髓之化也。又曰;阴平阳秘,精神乃治,阴阳离决,精神乃竭。又曰:肾主受五藏六腑之精而藏之,阴阳之要会也。是精之藏制则在肾,精之主宰,又在于心。又曰:上古之人,其知道者,法于阴阳,和于术数,饮食有节,起居有常,不妄作劳,故能形与神俱，而尽终其天年。恬憺虚无，真气从之；精神内守，病安从来！

遗精梦泄惟究心肾二经

五脏六腑，皆有精气，而肾为都会，关司之所，而输泄者，又听命于心焉。心为君火，肾为相火，而相火奉行君火之命令，故其病虽在肾，而其责本在心。心主乎神，神有所动，则精泄。

遗精病机有五

一曰梦交而遗精者，乃心火炽而心神虚也；二曰下元虚败，精不禁而遗者，乃肾虚精滑故也；三曰壮年气盛，久节房欲，经络壅滞而遗者，乃旷夫满而溢物也；四曰情动于中，所愿不得而遗者，乃为情不遂欲而泄也；五曰湿热郁滞而梦遗者，如《纲目》用猪苓丸、青州白丸子之属是也。夫壮年气盛，情欲动中，只舒其情自愈，虽不药饵可也。至若梦中交泄，则当治其心肾虚，精滑，则当补其肾。此谓知本，此谓治之至也。

梦遗精滑专主乎热

《小学》云：梦遗精滑，湿热之乘。热则流通，因热伤气血，不能固守也。戴氏云：皆相火所动，久则虚，而亦无寒也。

脉　候

《金匮要略》云：虚劳为病，脉浮大，手足烦，阴寒精自出。又云：脉弦而大，名曰革，男子则遗精，女子则失血。

两尺脉洪数，主失精便浊。心脉短小，因心虚所致，必梦遗。

治　法

治遗精必先清热养心

丹溪云：梦遗精滑，专主乎热，热则流通，宜滋阴降火。劳神思者，安神养心；久而虚脱者，须兼补药及收涩之药，无不愈。

梦遗病，有郁滞壮实者，宜疏泻之。

《纲目》云：一壮年梦遗白浊，与涩精药益甚，知其郁滞，改用导赤散大剂服之，遗浊皆止。又一中年梦遗，与涩药弗效，改与神芎丸下之，下后与猪苓丸，遂愈。丹溪治一人，精滑便浊，与药不效，后行倒仓法而安。此皆有余，郁之证也。

梦遗自遗治法不同

梦遗　因心经有火，神思不宁，所以梦与人交而泄精，治当清心安神，温胆加黄连、生地、人参、远志、茯神、酸枣仁、羚羊角之类。

自遗　乃气血虚而下脱，有因热而流通，当分虚实，须得八物汤加龙骨、牡蛎、椿树根皮之类。

有小便后精出不可禁者，或不小便而自出，或茎中出而痒痛，常如欲小便者，并宜先服辰砂妙香散，或威喜丸，或分清饮，别以绵裹龙骨同煎，加五倍子、牡蛎、白茯苓、五味子之属煎服。

法药兼治医效通神

有神气消靡，怪异横生，风邪乘其虚，鬼气干其正，往往与妖魅交通，是有厄运之不可晓者也。法药兼治，诚有是言！

药　方

梦遗精滑诸剂

《医林》**金锁匙丹**　治男妇精滑，遗泄不禁，梦与鬼交。

茯苓　茯神各二钱　远志　龙骨煨，各三钱　左顾牡蛎四钱

上为末，酒糊丸，梧桐子大。每服四十丸，空心盐汤或酒下。

《直指》**茯苓丸**　治心虚梦泄。

白茯苓去皮

为末，山药作糊为丸，每服空心米汤，或酒，送下四钱，临卧又服，或只为末散，熟水调下四钱亦可。

《和剂》**茯菟丸**　治思虑太过，心肾虚损，真阳不固，梦遗精滑，小便白浊。

菟丝子饼五两　白茯苓三两　石莲子二两

上为末，酒糊丸，梧桐子大，每服五十丸，空心盐汤下。

《直指》**秘传龙骨锁精丹**

白龙骨煅，二两半　牡蛎煅，二两　黄柏六钱　知母　猪苓各半两　远志　甘草煮，半两　人参一两

上为末，酒糊丸，梧桐子大，每服五十丸，空心盐汤或酒下。

丹溪定志珍珠丸　治心虚梦泄。

人参　白茯苓　海蛤粉　黄柏炒焦黄，各三两　樗根皮二两　远志　石菖蒲　青黛各两半

上为末，面糊丸，青黛为衣，梧桐子大，每服五十丸，空心盐汤下。

河间秘真丸　治思想无穷，所愿不遂，意淫于外，入房太甚，梦与鬼交，精泄流浊并治。

白龙骨一两，另研　诃子五枚　砂仁半两　朱砂一两，另研一分为衣

上为末，糊丸，绿豆大，每服十丸，空心温酒下，多服大秘。

《良方》**固真散**　治才睡便梦遗。此药大能涩精，固真气，暖下元。

白龙骨一两　韭子一合

为末，每服二钱，空心酒调服。

牡蛎散　治虚劳梦泄，盗汗乏力。

牡蛎煅，二两　苍术炒　龙骨各三两　桑螵蛸微炒　白芍药　棘刺微炒　桂心　柏子仁　车前子　甘草炙，各一两

为末，每服二钱，食前粥饮调服。

桑螵蛸散　治虚劳梦泄。

桑螵蛸一两，微炒　韭子二两，微炒

为末，每服二钱，空心温酒调下。

珍珠丸　治虚劳梦泄，镇精。

珍珠六两，以牡蛎六两用水同煮一日，去牡蛎，取珍珠为末

上为细末，却入水于乳钵内研三、五日，后宽着水飞过，候干，用蒸饼和丸，梧桐子大，每服二十丸，食前温酒下。

玉缩丹　治梦遗并白浊。

败干荷叶二两　白茯苓　牡蛎左扇煅，各一两　龙骨五色者，另研，三钱

上为细末，研匀，白蜡溶和丸，梧桐子大，无白蜡以蜡糊代之，每服五十丸，空心麦门冬汤下，日进二服。

如觉阳道衰，小便清，梦遗止，即住服。忌酒热面。如欲阳道旺，即以麝香酒解之。

紫石英丸　治虚劳，梦与鬼交，心气虚弱。

紫石英细研，水飞　桑螵蛸微炒　人参　柏子仁　龙骨各二两　朱砂细研，水飞　肉苁蓉酒浸一宿，刮去皮，炙干，各一两　麝香半钱，另研

上为细末，别研药令匀，炼蜜共和捣三百杵，丸如梧桐子大，每服二十丸，食前温酒送下。

丹溪樗树根丸　治遗精。

樗根皮一钱半　良姜三钱　黄柏　芍药烧灰存性，各二钱

上为末，神曲糊丸，梧桐子大，每服三十丸，空心茶清送下。

小菟丝子丸　治肾气虚损，目眩耳鸣，四肢倦怠，夜梦遗精。

菟丝子制　石莲肉二两　白茯苓二两　山药二两，分一半作糊丸

上为末，山药糊丸，梧桐子大，每服五十丸，空心温酒、盐汤任下。如足膝无力，木瓜汤下。

《经验》**猪肚丸**　止梦遗泄精，进饮食，健肢体，甚有效。

白朮麸炒，五两　苦参白者，三两　牡蛎左扇者，另煅研，四两

上为末，用雄猪肚一具洗净，盛罐内煮极烂，石臼或木臼内捣成泥，和药，再加肚汁捣半日，丸如小豆大。每服四十丸，日进三次，米汤送下。久服自觉身肥，而梦遗永止。

五味膏　治梦遗极效。

北五味子一斤，净洗，水浸一宿，去核，再用温水将核洗取，余味通置砂锅内，以布滤过，入好蜜三斤，慢火熬成膏，待数日后，去火性。每服二一匙，空心白汤调服。火候难于适中，先将砂锅稳定，然后称膏汁，大约煮至二斤四两，成膏为度。

《纲目》**猪苓丸**　治湿郁热滞，梦遗精滑。

半夏一两　木猪苓末四两

上将半夏泡豆大，先将猪苓末一半炒半夏，色黄不令焦，地上去火毒半日，将半夏为末，糊为丸，梧桐子大。候干，更用前猪苓末一半微炒，同入砂罐贮之，空心温酒下四十丸，日晡再服。

葛玄真人百补交精丸　治梦泄精滑不禁。

熟地黄酒浸一宿，竹刀切，焙干，四两　山药二两　五味子六两　杜仲制　肉苁蓉酒洗，焙干　茯神　远志各二两　牛膝酒浸一宿，焙　泽泻　山茱萸肉　巴戟去心　石膏煅　赤石脂　柏子

仁微炒,另研,各一两

上为细末,炼蜜丸,梧桐子大,每服二十丸,空心酒下。男女可服。

心劳神虚梦泄诸方

《集验》**栢子养心丸** 治心劳太过,神不守舍,合眼则梦,遗泄不常。

柏子仁鲜白不油灼者,以纸包槌去油 白茯神 酸枣仁各二两 五味子半两 当归身 生地黄各二两 甘草 辰砂细研 犀角镑,各半两

上为末,炼蜜丸,如芡实子大,金箔为衣,午后临卧津嚼一丸。

《和剂》**王荆公妙香散** 安神秘精,定心气。

白茯苓 白茯神各二两 人参 远志各一两 益智仁 龙骨五色者,各九钱 甘草 辰砂另研,飞各半两

上为细末,每服二钱,空心临卧温酒调下。

《道藏》**天王补心丹**

《集验》**养心汤** 二方并治神虚梦泄。此为固本。

柏子仁丸 治虚劳梦泄。

柏子仁 枸杞子炒,各一两 新韭子三两,十月霜后收者极妙,酒浸晒干微炒 地肤子两半

上为细末,煮枣肉和捣百余杵,丸如梧桐子大,每服三十丸,空心及晚食前以粥饮下。

肾虚精滑诸剂

《录验》**水陆二仙丹** 治精脱肾虚,梦遗白浊等证。

金樱膏一斤 芡实粉一斤

二味和匀得所为丸,梧桐子大,每服七十丸,空心姜盐汤下。

丹溪九髓丸 治肾虚精滑。

枸杞子 金樱子 山茱萸肉 莲肉 佛座须 熟地黄 芡实子 白茯苓 当归各等分

为末,酒糊丸,梧桐子大,每服五十丸,酒或盐汤下。

锁精丸 治精滑不禁。

川续断 川独活 白茯苓 石莲子 干菱米 金樱子 谷精草 川楝子酥炙 莲花蕊 小茴香 干藕节 芡实子 木猪苓 锦龙骨各等分

上为细末,用鸡子清为丸,如梧桐子大,每服四十丸,空心盐汤下,食干物压之。

枸杞子丸 治肾虚精滑,补精气。

甘州枸杞子 黄精九蒸九晒,各等分

二味相和,捣作饼子,焙干为末,炼蜜为丸,梧桐子大,每服五十丸,空心温酒送下。

《良方》**子午丸** 治心肾俱虚,梦寐惊悸,体常自汗,面黄肌瘦,头晕耳鸣,梦遗精滑,赤白浊下皆治。

《直指》**固精丸** 治心神不安,肾虚精滑。

黄柏酒炒 知母酒炒,各一两 牡蛎煅 龙骨煅 莲花蕊 芡实子 茯苓 远志 山茱萸肉各三钱

上为末,山药糊为丸,梧桐子大,朱砂为衣,空心酒下五十丸。

《济生》**芡实丸** 治思虑伤心,疲劳伤肾,心肾不交,精元不固,面少颜色,惊悸健忘,遗精白浊,足胫痠疼,耳聋目暗,口干脚弱。

芡实子 莲花蕊各二两 茯神 山茱萸肉 龙骨生 五味子 熟地黄 肉苁蓉酒浸,韭子炒 紫石英煅七次 川牛膝酒浸 枸杞子各一两

上为末,酒煮山药糊丸,小豆大,每服七十丸,空心盐汤、酒任下。

仙方固真丹 专治精泄不禁。

禹余粮 石中黄 赤石脂 紫石英 石燕已上并以炭火煅红,醋三升淬干,为细末 人参各一两 白茯苓四两 青盐一两

上为细末,再研匀,用无灰酒煮糊为丸,芡实大,朱砂为衣,每服二、三丸,空心临卧温酒或盐汤送下。

玉露丸 助元阳,秘气补脑,固真不泄,与金锁丹相兼服。

紧白龙骨 菟丝子酒浸,焙干,另研 韭子新瓦上微炒,各三两

上为细末,炼蜜丸,梧桐子大。空心温酒或盐汤下。初服忌房事。

金镇丹

肉苁蓉五两,切作片,酒浸研为膏 巴戟去心,各二两 破故纸微炒,四两 胡桃肉三十个

上三味为末,同胡桃仁、苁蓉膏和匀,再入臼内杵七八百下,丸梧桐子大。每服十丸,温酒送下。

锁阳丹 治遗精。

桑螵蛸三两,瓦焙 龙骨一两,另研 白茯苓一两

上为末,糯米糊丸,梧桐子大,每服七十丸,空心茯苓汤下。

气虚精滑剂

《良方》**固气丸**治精滑自下。

天雄 菟丝子 五味子 龙骨各半两 桑螵蛸 山茱萸 干姜 巴戟各一两 韭子二两

上为末,炼蜜丸,梧桐子大,空心酒下三十丸。

三仙丸 治梦遗精滑。

益智仁二两,用盐二两同炒,去盐 乌药两半,炒 山药一两,炒

上为末,山药煮糊丸,梧桐子大,每服七十丸,空心茯苓汤送下。

《御药》**玉锁丹** 治精气虚滑,遗泄不禁。

龙骨 莲花蕊 鸡头子 乌梅肉各等分

秘精丸 治元气不固,遗精梦泄。

大附子制 龙骨煨 肉苁蓉油浸一宿 牛膝酒浸 巴戟去心,各一两

上为末,炼蜜丸,梧桐子大。每服三十丸,空心盐酒或盐汤任下。

《直指》**鹿角散** 治脏腑久虚梦泄。

鹿角霜 鹿茸去毛酥炙,各三两 白茯苓三分 人参 白茯神 桑螵蛸焙 芎䓖 当归 破故纸炒 龙骨另研 新韭子酒浸一宿,焙干,各半两 柏子仁 炙甘草各一分

上为末,每服三钱半,姜五片、枣三枚,粳米百粒,食前煎服。

《正传》**经验秘真丹** 治肾虚遗精,梦泄白浊等证。

菟丝子 韭子 柏子仁各一两 龙骨 牡蛎 山茱萸肉 赤石脂各半两 破故纸一两

远志　巴戟肉　覆盆子　枸杞子　黄柏盐酒炒黑色　山药各七钱半　芡实子　杜仲姜汁炒去丝，各一两　金樱子取黄者，去刺核净，以肉焙燥，二两　干姜炒黑，一两　鹿角胶半两，炒成珠

上为细末，炼蜜丸，梧桐子大。每服一百丸，空心姜盐汤任下。

博金散　治气虚精脱自遗。

人参一两　白茯苓　络石各二两　龙骨三两

上为末，每服二钱，空心米饮调服，临卧再服。

威喜丸　治精气不固，梦遗、精滑、白浊。

白茯苓去皮切作块，用猪苓一分同于砂锅内煮二三十沸，取出日干，四两，不用猪苓　黄蜡四两

上以茯苓为末，溶蜡搜和丸，如弹子大，每服一丸，空心细嚼，随津咽下，小便清为度，忌食醋。

丹溪珍珠粉丸　治精滑白浊。

黄柏　真蛤粉各一斤　珍珠二两　樗根白皮一斤

上为末，滴水丸，梧桐子大，每服一百丸，空心温酒下。

《经验》**金樱丸**　治梦遗精滑，小便后遗溺。

金樱子　芡实子各一两　白莲花蕊　龙骨煅，各半两

上为末，糊丸，梧桐子大，每服八十丸，空心盐酒下。

虚寒精脱剂

《良方》**内固丸**　涩精健阳。

天雄　龙骨　鹿茸　牡蛎　韭子各半两

上为细末，酒煮面糊为丸，梧桐子大，每服三十丸，空心温酒下。

《三因》**益智汤**　治肾经虚寒，遗精白浊，四肢倦怠，时发蒸热。

益智仁　巴戟肉　肉苁蓉酒洗　鹿茸去毛酥炙　熟地黄酒浸　附子制　桂心　山茱萸肉　白芍　防风　枸杞子　牛膝酒浸　甘草炙，各一钱

上水二盏，姜三片、盐一捻，煎一盏，空心服。

《三因》**安中散**　治三焦虚寒，短气烦闷，精滑便浊。

熟地黄　巴戟肉　龙骨各二两半　远志炒　茯苓各三两　蛇床子炒，两半　天雄制　五味子　山药各二两半　肉苁蓉酒浸　续断　菟丝子制，各四两

上为细末，每服二钱，温酒送下。

《济生》**固精丸**　治嗜欲太过，劳伤肾经，精元不固，遗精白浊。

肉苁蓉酒浸　阳起石煅细，研飞　鹿茸去毛酥炙　韭子炒　鹿角霜　赤石脂煅　巴戟肉　白茯苓　附子制　龙骨生，各等分

上为末，酒糊为丸，梧桐子大，每服七十丸，空心酒盐汤任下。

《简易》**心肾丸**　治水火不既济，心下怔忡，夜出盗汗，梦遗便赤。

牛膝酒浸　熟地黄　肉苁蓉二两，酒浸，去皮　菟丝子酒浸，三两　鹿茸去毛酥炙　附子炙　人参　黄芪蜜炙　五味子　茯神　山药炒　当归酒浸　龙骨煅　远志　甘草去心，姜汁炒，各一两

上为末，酒煮糊为丸，梧桐子大。每服七十丸，空心枣汤下。

《医林》**螵蛸丸**　治下焦虚冷，精滑不固，遗溺不断。

桑螵蛸七个，炒　附子炮去皮脐　五味子　龙骨各半两

上为细末，糯米糊为丸，梧桐子大，每服五十丸，空心盐酒下。

椒肾丸 治虚劳内伤，肾气衰冷，精气滑泄。

汉椒去目并合口者，微炒出汗 鹿茸去毛酥炙 芡实子生用 龙骨各一两 肉桂 桑螵蛸微炒 白矾煅 干姜炮 白术各两半 破故纸微炒，一两

上为末，入盐花二，两研匀，用獖猪肾十枚，切去脂膜研烂，以酒三升渐入熬成膏，次入药末和捣二三百杵，丸如梧桐子大，每服三十丸，食前温酒送下。

韭子丸 治虚劳寒脱漏精。

韭子炒 车前子 菟丝子另捣 天雄制 龙骨各一两 鹿茸去毛，酥炙 桑螵蛸炒 干姜炮，各三分

上为细末，炼蜜和丸，梧桐子大，每服二十丸，空心黄芪汤下。

万氏秘传金锁思仙丹 治男子嗜欲太过，精气不固，涩以去脱之剂。

莲花蕊十两 石莲子十两 芡实子十两 金樱子三斤，制见《备录》

上以金樱煎成膏如饧，入前三味药末和丸，梧桐子大，空心盐酒下三十丸，服久精神完固，能成地仙。平时忌葵菜、车前子。

易简诸方

《卫生方》治泄精。用未连晚蚕蛾，干之为末，空心温酒调服三钱。

又方 治失精、久虚、漏泄。用莲子心一撮，辰砂一分为末，每服二钱，空心白汤调下。

又方 治元气虚寒，精滑不禁，大便泻，手足冷。阳起石火煅，钟乳粉各一两为末，酒煮，附子末糊丸梧桐子大，空心米饮下五十丸。

又方 用车前草捣汁二合，服之甚效。

又方 用乳粉一块拇指大，临卧放口内细嚼含之，睡至三更咽下，服三、五次有效。

《太平圣惠方》治虚劳肾损，梦中遗精。用韭子二两，微炒为末，食前酒下二钱。陈藏器注云：取韭子生蚕二十粒，空心盐汤下，止梦遗白浊。

《外台秘要》治梦遗，以苏子一升炒为末，酒调方寸匕，日再服。

《百一方》治男女喜梦与鬼交，致恍惚者，方截鹿角屑三指一撮，酒调下，日三服。

《秘方》治精滑夜梦，以旱莲草焙干为末，空心米汤调下二钱，四服效。有以蜜酒调，久服黑髭发，固精，极效。

针 灸 法

命门一穴，在背脊中两肾俞之间，与脐相对。治遗精不禁者，灸五壮立效。

心俞不宜多灸。

肾俞 中极灸随年壮。

白环俞灸五十壮。

导 引 法

一法 半夜子时分，阳正兴时，仰卧瞑目闭口，舌顶上腭，将腰拱起，左手用中指顶住尾闾穴，在督脉下行尽处是穴。右手用大指顶住无名指根拳着。又将两腿俱伸，两脚十指俱

抠,提起一口气,心中存想脊背脑后上贯至顶门,慢慢直下至丹田,方将腰腿脚手从容放下,再照前行,阳则衰矣。如阳未衰,再行二、三次如初。行时阳未兴,勉强与之方可行。夫人之所以有虚疾者,因年少欲心太盛,房事过多,水火不能相济,以致此疾。能行此法,不惟速去泄精之病,久而肾气上升,心火下降,则水火既济,永无疾病矣。

一法　治遗精不禁,以床铺安短窄,卧如弓、弯二膝,并脐缩,或左或右侧卧,用手扎阴囊,一手伏丹田,切须宁心净卧,戒除房室思欲之事,固精不泄,可保身矣。

一法　侧身曲卧,戊亥之间,一手兜外肾,一手搓脐下,八十一次,然后换手,每手各九次,兜搓九日见效。

古今医统大全卷之七十一

淋证门

病机

淋证叙论

《内经》曰:饮食入胃,游溢精气,上输于脾,脾气散精,上归于肺,通调水道,下输膀胱,水精四布,五经并行,合于四时五脏阴阳,揆度以为常也。此见膀胱者,以肺金属为母而资其化也。肺金清肃,则水道通调而渗于下耳。然肺金又藉脾土健旺,以资化源,而清气得以上升,归于肺而运行也。故《经》又曰:清阳出上窍,浊阴出下窍。故清阳不升,则浊阴不降,而淋秘之患斯成矣。

《巢氏病源》云:诸淋者,由肾虚而膀胱热故也。膀胱与肾为表里,俱主水,水入小肠,行于胞,为溲便也。肾气通于阴,津液下流之道也。若饮食不节,喜怒不常,虚实不调,则脏腑不和,致肾虚而膀胱津液之腑热,则小水下涩而且数不利,故谓之淋。其状小便出少起数,小腹弦急,痛引于脐。

淋证皆属于热

《内经》曰:血泄淋秘,皆属于热。《原病式》曰:淋,小便涩痛也。热客膀胱,郁结不能渗泄故也。或曰小便涩而不通为热,遗尿不禁为冷,岂知热甚,客于肾部,于于足厥阴之经,郁结极甚,而气血不能宣通,则痿痹而神无所用,故液渗入膀胱而旋溺遗失,不能收禁也。淋为热证明矣。既曰冷淋,复用黄芩、黄柏、栀子、榆皮、瞿麦、茯苓、通草、滑石、车前子之类寒药治之而已,其说虽妄,其方则是。或曰有患淋而服茴香、益智、醇酒,温药而愈者,然则非冷欤?殊不知此皆利小便之要药也。盖醇酒、益智之性虽热,而茴香之性温,滑石之性寒,所以能开发郁结,使气液宣通,热散而愈也。

淋有三因

陈无择云:淋证,古谓之癃,名称不同也。癃者,罢也;淋者,浊也。古方皆云心肾气郁,致小肠膀胱不利,复有冷淋、热淋、湿淋,皆属外因。既言心肾气郁,与夫惊忧恐思,皆内所因,况食啖冷热,房劳致伤,及乘急忍溺,此皆不内外因也。

淋有五证

严氏曰:淋有五证,气、石、血、膏、劳是也。气淋为病,小便涩常有余溺是也;石淋,茎中痛,尿不得卒出;膏淋,尿似膏出;劳淋劳倦则发,痛引气冲;血淋,遇热则发,甚则溺血,候其鼻头黄赤色,小便难也。大抵此证多由心肾不交,积蕴热毒,或酒后房劳,嗜食燥热,七情郁结所致。癃闭、淋秘为一类也,用淡渗之药,以茯苓、泽泻、琥珀、灯心、通草、车前子、瞿麦、扁蓄之类,而清肺金之气,泻其火以滋水之上源也。不渴而小便不利者,热在下焦血分,肾与膀胱主之,宜用气味俱阴之药,知母、黄柏、滋肾丸是也,除其热,泄其闭塞,以滋膀胱、肾水之下元也。

治淋证要审新久虚实

淋证初作者,主于实热,当利之,八正散之属是也;既利之而不愈,久久而气下陷者,虚也,宜升其气,气升而水自下,升而不愈,必用吐法,吐之而气自升也。痰多者,用二陈汤;先服后吐,痰气闭塞者,二陈加木通、香附探吐。

丹溪治一男子,病小便不通,医用通利药而反剧。丹溪曰:此积痰也。痰积在肺,肺为上焦,膀胱为下焦,上焦闭则下焦塞,譬如滴水之器,必上窍通,而后下窍之水出焉。乃以吐法大吐之,吐已病如失然。此可见癃淋,又不独主于经病也。

治郑宪使之子,年十六。生七个月后得淋病,五、七日必一作,其发则大痛,水道下如漆如粟者,一盏方定。脉之轻则涩,重则弦,视其形瘦而长,色青而苍。意其必因其父服下部热药,热在胎,留于子之命门而然。遂以紫雪和黄柏末丸,梧桐子大,晒干,热汤下百丸,半日又下二百丸,食物压之。又半日痛大作,连腰腹,水道乃行,下漆如粟者碗许,痛减十之八。后与陈皮一两,桔梗、木通各半两,又下一合许而安。父得燥热,尚能病子,况母得之者乎?

治一年老人,因疝痛,多服乌附,患淋十余年,又服硝黄,诸淋药不效,项发一大疽,淋痛愈甚,叫号困惫。脉短涩,左微似弦,皆毒所致,凝积滞血满膀胱,脉涩为败血,短为血耗,忍痛伤血,叫号伤气,知其溺后有如败脓者,询验果然。多取土牛膝浓煎汤,并四物汤大剂与之,三日后痛愈。败脓渐减,淋止疮势亦定。盖四物能生阴血也。

治一产妇,因收生者不谨,损破尿胞,而致淋沥。因思肌肉伤破尚可补完,脉之虚甚,并难产,皆是气血虚,产后又虚,试与峻补,以参术为君,芎归为臣,桃仁、陈皮、黄芪、茯苓为佐,煎猪羊胞汤,令极饥饮之,一月而安。盖是气血骤长其胞,恐稍迟亦难成功。

一人年四十,口干溺数,春末得之,夏求治。脉俱涩,右略数而不弦,重取似大而稍有力,左稍沉略弱而不强,然涩却多于右,喜二尺皆不甚起,当作饮食厚味生热,此谓之痰热。禁其厚味,降火以清金,抑肝而补脾。三补丸二十一粒,玄明粉五粒,阿胶五粒,姜汤吞下,一日六次。又以四物汤加参术、陈皮、生甘草、五味、麦门冬煎服,一日三次,与丸药间服之,一、二日自觉清快,小便减三之二,口不干,止渴未消,头运眼花,久坐则腰疼,遂以摩腰丹治腰痛,仍以四物减川芎,加参、芪、白术、牛膝、五味、炒柏、麦门冬煎调六一散,反觉便多,遂去六一散,仍服丸药。

丹溪云:淋虽有五,皆属于热,小便滴沥涩痛者为淋,急胀不痛者谓之闭也。治宜解热利水,炒山栀子之类,不可发汗,汗之必便血。

便血不痛者，为血尿；尿血而痛者，为血淋也。

血淋一证，须看血色。若血鲜者，心与小肠实热；若色瘀，为积败之血也。《丹溪心法附录》云：色瘀者，乃肾与膀胱虚冷，误也。服汉椒根，意盖因瘀积，特用辛味，行其凝滞之瘀血耳。若谓虚冷而用热药，岂理也哉？此其热因热用之义也。丹溪既云五淋皆热，《附录》者何相戾焉？有瘀血作淋者，用牛膝膏，淋证有血，因火燥下焦，血气不得升降，而渗泄之令不行也，宜补阴降火，四物汤加知母、黄柏，或用四物汤下滋肾丸。

痰热隔滞中焦，淋涩不通，二陈汤煎顿服，探吐之，以提其气；小便热郁成淋不通，用赤茯苓、黄芩、泽泻、车前子、麦门冬、肉桂、木通、甘草梢；气虚者，加黄芪、木香；淋痛，加黄柏、生地黄，夏月，煎调益元散。

阴茎痛，乃厥阴气滞兼热，用甘草梢，盖欲缓其气耳。

有肾虚极而淋者，当补肾精而利小便，不可便用利水药。

老人气虚淋秘，参术中带木通、栀子之属。

淋证用诸通利药而不通者，用木香流气饮即通，或别用通气香剂才愈者，此乃气淋，出于冷热淋之外也。

热极成淋，服药不效者，宜减桂，五苓散加木通、滑石、灯心、瞿麦各少许为末，蜜水调服。

伤寒后脱阳，小便不通，用生姜自然汁调茴香末，敷小腹上，又服益智茴香丸调益元散送下。

药　方

通治五淋诸方

《局方》**石苇散**　治膀胱有热，水道不通，淋沥涩不出，脐腹急痛，有时或倦则发，或尿如豆汁，或出砂石。

芍药　白术　滑石　葵子　当归　瞿麦各三钱　石苇　木通各二钱　甘草　王不留行各一钱

上为末，每服二钱，空心小麦汤送下，或煎服亦可。

《济生》**地肤子散**　治诸病后体虚触热，热结下焦，遂成淋病，小便赤涩。

地肤子　猪苓　通草　瞿麦　知母　黄芩　海藻　枳实炒　升麻　葵子等分

上咀，每服五钱，水盏半、灯心十根、姜三片，煎八分，空心服。

《局方》**五淋散**　治膀胱有热，水道不行，淋沥不止，脐腹急痛，或尿如豆汁，或如沙石，膏淋尿血，并皆治之。

山茵陈　淡竹叶　木通　滑石　甘草炙，各一钱　山栀仁炒　赤芍药　赤茯苓各二钱

上咀，作一服，水二盏煎一盏，食前服。

车前子散　治诸淋小便痛不可忍。

车前子　淡竹叶　赤茯苓　荆芥穗各二钱

上以新汲水二盏，灯心二十茎，煎一盏，食前服。

车前滑石散　治诸淋秘涩不通，大抵诸淋由肾与膀胱热也。肾膀胱为表里，俱属于水，水入小肠下脬中，行于阴为小便也。肾气不通于阴，水液之道路不利，膀胱为津液之腑，津液内涸流于肾，水道不通，停积于脬，肾热而气涩，故水道不利，小便淋涩，故谓之淋。其状小便数而出，以小腹引脐中痛。又有气淋、石淋、血淋，形证殊异，治疗不同，今以治之。

车前子 滑石各一两

为末,每服一钱,食前米饮调,日三服。

通草汤 治诸淋。

通草 葵子 茅根 王不留行 蒲黄炒 桃胶 瞿麦 滑石各一钱 甘草炙,五分

上水二盏,煎一盏,食前服。

金沙五苓散 治五淋痛涩。

海金沙 肉桂 甘草炙,各二钱 赤茯苓 猪苓 白术 芍药各三钱 泽泻半两 滑石七钱 石苇一钱

上为细末,每服三钱,水一盏,灯心三十茎,煎七分,空心服。

葵子茯苓汤 治小便不通。

葵子 茯苓去皮,各一钱

水二盏,煎一盏,食前服。

葵子石苇散 能利小便。

葵子半斤 地榆三两 滑石二两 石苇去毛 石楠叶 通草各一两

为细末,饮调方寸匕,日三服。

清肺饮子 治渴而小便不利,邪热在上焦气分也。

茯苓 猪苓 泽泻各一钱半 车前子 琥珀 木通 瞿麦 扁蓄各一钱 通草 灯心各五分

水二盏,煎一盏,食远服。

木通汤 治小便不通,小腹痛不可忍。

木通 滑石各半两 牵牛头末二钱半

上作一服,水二盏,灯心二十茎、葱白一根,煎一盏,食前服。

二神散 治诸淋急痛。

海金沙七钱 滑石五钱

为细末,每服二钱半,用灯心、木通、麦门冬,用新汲水煎,入蜜少许,食前调服。

淡竹叶汤 治诸淋。

淡竹叶 车前子 大枣 乌豆炒,去壳 灯心 甘草各一钱

水二盏,煎七分,食前服。

《圣惠》**蒲黄散** 治心肾有热,小便不通。

蒲黄生用 木通 荆芥 车前子 桑白皮 滑石 灯心 赤芍药 赤茯苓 甘草炙,各等分,为细末

每服二钱,食前葱白汤调服。

瞑眩膏 治诸淋疼痛不可忍,及沙石淋皆治。

大萝卜,切一指厚四、五片,以好白蜜二两浸少时,安净铁铲上,慢火炙干,再蘸蜜再炙,番覆炙,令香软,勿令焦,待蜜尽为度,候温细嚼,以盐汤一盏送下效。

地髓汤 治五淋小便不利,茎中痛欲死。

牛膝,不拘多少浓煎汁,饮之效。酒煎亦可。

一方 以根煮服之。

一方 槌碎一两,用水二盏煎一盏,去渣,日三服。

一人患血淋,流下小便,盆内凝聚如药箸,久而有变如鼠,但无足耳,百治不瘥。遇一明

医言服此药,虽未愈而血色渐淡,久乃复旧。后十年,其病又作,又服此药即愈。后数人患淋血及茎中痛者,服之悉愈。及观《本草》载之治小便不利及茎中痛欲死,故附医案,表其神效云。

参苓琥珀汤　治小便淋沥,茎中痛不可忍,引胁下痛。

人参五分　茯苓四分　琥珀　当归身　柴胡　泽泻各二分　玄胡索各七分　川楝子去核炒　甘草各一钱

上长流水二盏,煎一盏,食前眼。

《博济方》治五淋。

赤芍药一两　槟榔一枚,面包煨

为末,每服一钱,水煎空心服。

透膈散　治诸淋。

硝石一两,细研末

劳淋劳倦,虚损则发,用葵子末煎汤调二钱;血淋热淋,井花水调服;气淋,木通汤调服,石淋研药末,入铫子内,隔纸炒至纸焦,再研细,同温水调下;小便不通,小麦汤调服;诸淋,并空心冷水调服亦可。

热淋诸方

《局方》**八正散**　治大人、小儿心经蕴热,脏腑闭结,小便赤涩,癃闭不通,及热淋血淋,并宜服之。

车前子　瞿麦　扁蓄　滑石另研飞　山栀子炒　木通　大黄煨　甘草各等分

上咀,每服五钱,水二盏,灯心二十茎,煎七分,食前温服。

导赤散　治心经蕴热淋证。

《和剂》**清心莲子饮**　治上盛下虚,心火炎上,口苦咽干,烦渴微热,小便赤涩,或欲成淋,并皆服之。

石莲子　人参　黄芪蜜炙　麦门冬　赤茯苓各一钱　车前子　黄芩　地骨皮　甘草各五分

水二盏,煎一盏,食前服。

《本事》**火腑丹**　治心经蕴热,五淋疼痛。

木通　黄芩各一两　生地黄二两

上为末,炼蜜丸,梧桐子大,每服五十丸,米汤下。

《秘方》**郁金黄连丸**　治心火上炎,肾水不升,使水火不得相济,火独炎上,水不既济,膀胱受火制而成诸淋,俱是热证,此药悉治之。

郁金　黄连各一两　黄芩　琥珀研　大黄酒蒸,各二两　白茯苓　滑石各四两　黑牵牛头末二两

上为末,水糊丸,梧桐子大,每服五十丸,空心沸汤下。

琥珀茯苓丸　治膀胱积热,以致小便癃闭淋沥。

琥珀　赤茯苓　川木通　知母　黄柏　蛤粉　赤芍药　当归　泽泻各二两　人参　桂府滑石　山栀子　黄连　大黄蒸　黄芩　白术　瞿麦　扁蓄　猪苓各一两　木香半两

上为细末,和匀滴水丸,梧桐子大,每服四十丸,早晨白汤下。

瞿麦汤 治心经蕴热，小便淋涩赤痛。

瞿麦穗三钱 冬瓜子 茅根各半两 黄芩六钱 木通一钱 竹叶一握 葵子二合 滑石二两，研末分四服

上除滑石外，粗捣分四剂，每服水二盏，煎一盏，食前服。

麦门冬饮 心热气滞成淋，脐下妨闷。

麦门冬去心 木通 赤芍药 葵子 滑石二两 芒硝两半

上每服四钱，水一盏，姜一片，葱白二茎，煎六分，食前服。

四汁饮 治热淋小便赤涩疼痛。

葡萄汁 生藕汁 生地黄汁 白蜜各五合

上和匀，每服七分，一盏银石器内慢火熬沸，食前服。

王不留行散 治热淋不止疼痛。即通草散。

螺泥膏 治热淋小便不通。

大田螺不拘多少

以净水器盛养，待螺吐出泥，澄去上面清水，以底下浓泥入腻粉五分，涂脐上，尿立通，将螺放生。

白茅煎 治热淋痛。

白茅根切，四斤

上水一斗五升，煮取五升，每服一升，日三服夜二服，尽剂而愈。

气淋诸方

沉香散 治气淋脐下妨闷，痛不可忍。

沉香 石苇去毛 滑石 当归 王不留行 瞿麦各半两 葵子 赤芍药 白术各三钱 甘草一钱

上为细末，每服二钱，食前大麦煎汤调服，以利为度。

槟榔散 治气淋小肠急痛。

槟榔 木香 当归炒，各半两 母丁香 桂心各一钱 冰片一钱，细研 猪苓去黑皮一两

上为细末，每服一钱，食前生姜葱汤调服。

沉香琥珀散 气淋。诸淋不通皆可服。

沉香不见火 琥珀各三钱 通草 忘忧草根 扁蓄 小茴香炒 木通 血竭 滑石 海金沙 木香不见火，各半两

上为粗散，每服十两，水二盏，灯心二十根，竹叶十个连根，葱白三茎，煎七分空心服。如硬块加大黄五钱；水道涩滞，加车前子半两；血淋，加生地黄一两，用长流水煎，极效。

木香汤 治冷气凝滞，小便淋沥作痛。

木香 槟榔 木通 舶上茴香焙 当归 青皮 泽泻 赤芍药 官桂 橘皮 甘草炙，各五分

上作一服，水二盏，姜三片，煎一盏，食前服。

瞿麦汤 治气淋滞涩。

瞿麦 黄连 大黄蒸 枳壳去穰炒 当归 羌活 木通 牵牛 延胡索 桔梗 大腹皮 射干各两半 桂心半两

上㕮咀，每服四钱，水盏半，姜三片，煎八分，食前服。

石苇散　治气壅不通，小便淋滞，脐下疼痛。

石苇去毛　赤芍药各半两　白茅根　木通　瞿麦　川芒硝　葵子　木香各一两　滑石二两

上㕮咀，每服四钱，水一盏煎六分，食前服。

泽泻散　治气淋小便涩痛胀满。

泽泻　鸡苏　石苇去毛炙　赤茯苓去皮　蒲黄　当归切焙　琥珀另研　槟榔　枳壳去穰，麸炒　桑螵蛸炒，各半两　官桂去粗皮，五分

上为细末，每服二钱，用冬葵子或木通煎汤调服。

茴香益元散　治气滞尿淋疼痛。

茴香二钱，微炒黄色　益元散三钱

为末，水盏半，煎八分，食前服。

血淋诸方

《济生》**小蓟饮子**　治下焦结热，尿血成淋。

小蓟根　蒲黄　生地黄　藕节　栀子仁　木通　滑石　甘草　当归　淡竹叶各㕮咀等分

每服半两，水煎空心服。

羚羊角饮　治血淋小便涩痛。

羚羊角屑　栀子仁　葵子各一两　青葙子　红蓝花炒　麦门冬去心　大青　大黄炒，各半两

上为粗末，每服三钱，水一盏，煎七分，食前服。

琥珀散　治五淋痛涩，小便脓血。

琥珀　海金沙　没药　蒲黄各等分

上为末，每服三钱，食前通草汤调服。

柿蒂散　治血淋。

以干柿蒂烧灰，存性为末，每服二钱，粮米饮空心调下。

鸡苏饮子　治血淋不绝。

鸡苏一握，切　石膏八分　竹叶一握　生地黄一升　蜀葵子四分为末

除葵子外，先将四味以水煮取二升，去渣，下葵子末和匀，作二服。如人行五、七里久，再进二服。忌芜荑。

黄金散　治小便血淋疼痛。

大黄煨　人参　蛤粉　黄蜀葵花焙

上各等分为细末，每服一钱，灯心煎汤调服，日三次。

生车前草饮　治小肠有热血淋急痛。

鲜车前草不拘多少

洗净捣烂，少入井水调搅取汁，食前饮一盏。若沙淋，加寒水石末一钱调。

发灰散　治血淋，若单单小便出如尿。

乱发烧灰

入麝香少许，每服一钱，用米泔温汤调下，治淋以葵子等分为末调。

犀角地黄汤 治小肠淋沥血出，疼痛难忍。及治心血妄行鲜血等症。

如神散 治心脏有热，乘于血分，血渗小肠，故尿血也。

阿胶 蛤粉炒，二两 山栀仁 车前子 黄芩 甘草各二钱

上为细末，每服一钱，井花水调下，日三次。

当归一汤 治小便血极效。

川当归四两，挫

上以酒三升，煮取一升，空心顿服，亦治小便涩。

鹿茸散 治小便血，尿日夜不止。

鹿茸酒洗，去毛酥黄 生地黄酒洗 当归酒洗 蒲黄一合 冬葵子炒，四两

上为极细末，每服三钱，空心温酒调服。

一方 炼蜜丸，如梧桐子大，每服二钱，食前盐汤下。

石淋诸方

神效琥珀散 治石淋水道涩痛，频下沙石。

琥珀 桂心 滑石 大黄微炒 葵子 腻粉 木通 木香磨汁 磁石煅，酒淬七次，细研水飞，各半两

为细末，每服二钱，食前灯心煎汤调服。

如圣散 治沙淋。

马蔺花 麦门冬去心 白茅根 车前子 甜葶苈 苦葶苈 檀香 连翘各等分

上为末，每服四钱，水煎服。如渴加黄芩，临热入盐少许。

石燕丸 治石淋，多因忧郁气滞，下焦结热，令人小便不通。

石燕烧红，水中淬二次，捣研极细，水飞焙 石苇去毛 瞿麦穗 滑石各一两

上为细末，面糊丸，梧桐子大，每服十丸，食前瞿麦汤送下，日三服。仍用石苇、瞿麦、木通各四钱，陈皮、茯苓各三钱为末，每服三钱，水一盏，煎七分服。

独圣散 治沙石淋。

蜀葵花子炒一两

为末，食前米饮调下一钱。

鳖甲散 治沙石淋。

九肋鳖甲一个，酥炙黄

为细末，每服一匙酒调下，以去沙石为效。

麻黄牵牛汤 治石淋，水道不通，头痛昏闷，先宜服此。

麻黄去节 羌活 射干 荆芥穗 紫菀茸 防风 知母 蔓荆子 牵牛各一钱 半夏二钱

为末，每服二钱，水一盏煎热服。

膏淋诸方

五淋二赤散 治诸淋，或如豆汁沙石，或血尿如膏。

赤芍药二钱 赤茯苓去皮 山栀子各半两 甘草 当归酒浸，各三钱二分

作二服,每服水盏半,灯心廿茎煎,空心服。

沉香丸　治膏淋。

沉香　肉苁蓉酒浸　荆芥穗　磁石火煅,醋淬七次　黄芪　滑石各一两

上为细末,炼蜜和丸,梧桐子大,每服三十丸,不拘时温酒送下。

鹿角霜丸　治淋秘,黄赤白黯如脂膏。

鹿角霜　白茯苓　秋石各等分

上为末,面糊丸,梧桐子大。每服五十丸,空心白汤下。

磁石丸　治膏淋小便如膏。

磁石煅,醋淬七次　泽泻　肉苁蓉汤洗,焙　滑石各一两

上为细末,炼蜜为丸,梧桐子大,每服三十丸,食前温酒下。

菟丝子丸　治膏淋。

菟丝子制　桑螵蛸炙,各半两　泽泻三钱

蜜为丸,如前服。

海金沙散　治膏淋。

上为细末,每服二钱,灯心汤空心调下。

劳淋诸方

补中益气汤　治劳淋伤损,元气下陷。

茯苓调血汤　治酒色过度伤损成淋。

赤茯苓　赤芍药　川芎　半夏各一钱　前胡　柴胡　青皮　桑白皮　枳壳炒　桔梗　甘草　白茅根　灯心各一钱二分

上作二服,水二盏,姜三片,煎八分,空心服。

鹿角胶丸　治房劳伤损,小便血尿。

鹿角胶半两　油发灰　没药另研,各三钱

上为末,茅根煎汁,打糊丸,梧桐子大,每服五十丸,空心盐汤下。

虚淋诸方

地黄丸　治肾气虚惫,膀胱淋涩。

生地黄焙　黄芪各半两　防风　远志制　茯神去木　鹿茸酥炙,去毛　黄芩　瓜蒌各一两　人参　石苇去毛　当归各半两　赤芍药四钱

上为细末,每服二钱,食前米饮调下。

肉苁蓉丸　治禀赋虚弱,小便淋数或不禁。

肉苁蓉八两　熟地黄四两　五味子四两　菟丝子捣饼,二两

上为细末,酒煮山药糊为丸,梧桐子大,每服七十丸,空心酒下。

《经验》琥珀散　治老人、虚人小便不通淋涩。

琥珀为末　人参煎汤

空心,以人参汤调服琥珀末一钱。

八味丸、六味地黄丸　俱治肾虚淋证。

易简诸方

五苓散合益元散 治一切淋证小便不利。

《道藏经》方 治淋，取土牛膝净洗一握，水五盏煎，一盏，去渣，入麝香、乳香各少许，空心和匀服。

一方 治淋，用黑豆二百粒，粉草二寸，锉，新水二盏，煎八分，去渣，乘热入滑石末一钱调，空心服。

《修真秘旨》 治淋，用赤小豆三合，慢火炒熟，为细末，每服二钱，葱花酒热调，空心服。

一方 治淋取鸡肶内黄皮五钱，取去沙石，阴干，烧存性，为末，作一服，白汤调立愈。

《肘后方》 治淋下血，用火麻根十根，咀，水三钟，煎一钟，空心服。

《外台秘要》 治淋，取生续断即马蓟根绞汁，每服空心半盏。

一方 治血尿。升麻一两锉，水二盏，煎一盏，空心温服。

《集验方》 治血淋，用竹茹五钱，水二盏煎一盏，空心温服。诸失血效。

一方 治血淋，以生地黄绞汁一盏，入生姜自然汁半杯，和匀服。不愈再服，必效。

一方 用虎杖根为末，每服一钱，米饮调下食前服。

一方 治石淋，用石首鱼头中石枕磨水服，或烧灰，米饮调下。

一方 治诸淋，老人小便不利，用核桃肉一升，细米煮浆粥一升相合，空心顿服，即瘥。

一方 治诸淋，小便赤涩，遗沥疼痛，用三叶酸浆草捣取自然汁一合，酒一合，和匀汤热，空心服立通。

一方 蜜少许同服。

一方 治五淋，用船底清苔一丸，如鸡卵大，水一盏，煎五分温服。

一方 治淋，用鲟鱼煮汁多饮之，愈。

养生导引法

一法 仰卧，令两足膝头，斜踵置尻，口内气，振腹，鼻出气，去淋数小便一法；蹲踞高一尺许，以两手从外屈膝内入，至足趺上，急手握足五指，极力一通，令内曲入，利腰髋治淋。

一法 仰卧，令两足膝头，斜踵置尻，口内气，振腹，鼻出气，去石淋茎中痛。

一法 以两足踵布膝，除癃气淋。

一法 仰卧，令两足布膝头取踵置尻下，以口内气，腹胀自极，以鼻出气七息，除气癃，小便数，茎中痛，阴以下湿，小腹痛，膝不随也。

古今医统大全卷之七十二

便 浊 门

病 机

便浊叙论

《内经》曰:诸转反戾,水液浑浊,皆属于热。脾胃湿热下流,渗入膀胱,故使便溲或白或赤,而浑浊不清。

《原病式》曰:小便浑浊,皆属于热。如夏月天气热,则水液浑浊,冬月天气寒,则水清洁,水体清而火体浊故也。如清水,火煎自浊。

戴氏曰:赤白二浊,俱是湿热,虽有赤白之异,终无寒热之分。

丹溪曰:便浊,皆是湿热,有痰有虚,湿痰流注,宜燥中宫之湿。《附录》云:人之五脏六腑,俱各有精,然肾为藏精之腑,而听命于心,贵乎水火升降,精气内持。若调摄失宜,思虑不节,嗜欲过度,水火不交,精元失守,由是而为赤白浊之患。赤浊是心虚有热,因思虑得之;白浊,肾虚有寒。白浊主气分有热,谓肾虚寒,恐误也。过于淫欲而得之,其状漩白如油,光彩不定。漩脚澄下,凝如膏糊。治法:赤者,当清心调气;白者,温补下元。又须清上,使水火既济,阴阳调和,精气自固矣。

便浊得于酒色太过

《仁斋直指》云:精之主宰在心,精之藏制在肾。

凡人思虑过情,酒色无度,心肾气虚,不能管摄阴阳,不能升降,上下乖违,是以清浊不分,而赤白浊证所由生也。

脉 候

两尺脉洪数,为膀胱、小肠有热,必便浊;洪大而涩按之无力,或微细或沉紧而涩,为元气不足;尺脉虚或浮者,急疾者皆难治,迟者易治。女人尺脉涩而弱者,或洪数而促者,皆为便浊、白带;心脉短小,因心虚所致,必遗精、白浊。

治 法

治赤白浊以疏湿热清痰为主

丹溪曰:浊证多是湿热湿痰,宜燥中宫之湿,用二陈汤加苍、白术;去热用黄柏、青黛、滑石、山栀;痰盛者,以二陈加南星、蛤粉、神曲糊丸,青黛为衣;虚劳者,不宜峻用寒凉,当用补阴滋肾气;胃弱者,兼用人参,以柴胡、升麻,升其胃中之气。

便浊与遗精治法异同

便浊,皆是小肠膀胱湿热,而或兼痰;遗精,多属心肾邪火,或主于虚,病机大有不同也。古人共方出治者,以其固涩之意无异。再若其固涩之药,庶可相同。若论病机,犹当推察,不可一途一治。今固分门立方,医者宜加详审。若论妇人白带、赤带,庶其病机同,而出治可以相参也。故丹溪云:浊主湿热,有痰有虚,赤属血,白属气。寒则坚凝,热则流通,與痢带同治可也。

治　　案

一人便浊经年,形瘦,作心虚,主治用珍珠粉丸和定志丸服。

一妇人年近六十,形肥,奉养膏粱,饮食厚味,中焦不清,浊气流入膀胱,下注白浊。白浊即湿痰也,用二陈去痰,加升麻、柴胡,升胃中清气,加苍术、白术,补胃去湿,服四帖。后浊减大半,却觉胸满,因升麻、柴胡升动胃气,痰壅满闷,又用本方加炒曲、白术、香附。素无痰者,虽升动不满也。

药　　方

丹溪方　治一切赤白浊,及妇人带下。

青黛　蛤粉　椿根白皮　滑石　干姜炮　黄柏炒褐色

上末神曲糊丸,食前空心饮汤下六七十丸。立方法以黄柏去湿热,青黛解郁热,蛤粉咸寒入肾,椿皮同固滑。

又方　治一切湿热浊流。

黄柏炒黑,一两　生柏一两　蛤粉三两　神曲一两

上为末,水糊丸,梧桐子大,每服五十丸,食前服。

二陈汤　治浊加升提之药,使大便利而小便长。

珍珠粉丸　治精滑白浊。

黄柏　真蛤粉各一斤　珍珠三两,一方有青黛无珍珠,亦效。

上为末,水糊丸,梧桐子大,每服一百丸,空心温酒下,或椿皮、滑石、青黛俱好。

定志丸　治心虚水火不济,遗精便浊。

远志去心　石菖蒲各一两　人参　白茯苓各三两

上为末,炼蜜丸,梧桐子大,朱砂为衣,每服七丸,空心米饮下。

半夏丸　治湿痰流注,白浊神效。

半夏燥湿　猪苓分水

肝脉弦者宜加青黛,神曲糊丸服。

清心莲子饮　治心虚有热,小便赤浊,或有沙淋。

补中益气汤　治胃气虚弱下陷,便浊久而不愈者效。

《局方》妙香散　治心虚遗精白浊。

麝香一钱,另研　人参五分　木香二钱　茯苓　茯神　黄芪　远志去心,各一两　桔梗　甘

草各半两　辰砂二钱，另研　山药二两，姜汁炒

上为细末，每服二钱，食前温酒调下。

河间**秘真丸**　治思想无穷，所欲不遂，意淫于外，入房太甚，宗筋弛纵，发为筋痿，及为白淫白浊，及白物随溲而下。

白龙骨一两，另研　诃子大者五枚　砂仁半两　朱砂一两，另研一分为衣

上为细末，每服十丸，糊丸，梧桐子大，空心温酒下。

水陆二仙丹　治赤白浊及遗精。

金樱子依制法熬膏　芡实子肉为末，各等分

上以金樱膏调芡实末，丸梧桐子大。每服三十丸，空心米饮下。

妙应丸　治赤白便浊通用。

真龙骨煅　辰砂另研　牡蛎煅研　石菖蒲各两钱半　川楝子蒸，去核，五钱　白茯苓　益智仁　石莲肉各三钱半　桑螵蛸瓦上烙干　菟丝子制

上末，山药作糊丸，梧桐子大，每服五十丸，空心人参酸枣汤下。

东垣**治浊固本丸**

莲花蕊　黄连炒　白茯苓　砂仁　益智　半夏　黄柏炒，各三钱　甘草炙，一两　猪苓二两半

为末，蒸饼为丸，空心温酒下五十丸。

子午丸　治心肾俱虚，梦寐惊悸，常有自汗，烦闷短气，悲忧不乐，消渴引饮，漩下赤白，停凝浊甚，四肢无力，面黄肌瘦，耳鸣头晕。

韭子去壳，二两　莲肉去心　枸杞子　白龙骨　川巴戟去心　破故纸炒　琥珀另研　苦楮实　白矾枯　赤茯苓　白茯苓　莲花蕊盐蒸　芡实　白牡蛎　文蛤各一两　朱砂两半，为衣

上末，用肉苁蓉一斤，酒蒸捣烂，研为膏和丸，梧桐子大，以朱砂为衣。每服五十丸，空心浓煎萆薢汤下。忌酒、面、房劳。

三白丸　治遗精白浊。

龙骨　牡蛎煅，各一两　鹿角霜二两

上末，神曲糊为丸，梧桐子大。每服五十丸，空心温酒送下。

《百一》**固真丹**　治元脏久虚便浊，妇人赤白带下，崩中下血并治。

苍术米泔浸咀净片，一斤四分，制，四两，用茴香、食盐各一两同炒，令术黄色为度；四两用川乌一两制切片；川楝子一两和皮核同炒，四两用花椒去目一两，故纸一两同炒；四两用好酒醋各一升同煮二、三沸，将术焙干，留酒

上以四制术为末，前煮酒醋打糊丸，如梧桐子大，每服三十丸，男子盐汤、妇人醋点汤空心下。

《经验》**桑螵峭散**　治男子小便日数十次，稠如米泔，或赤或白，心神恍惚，瘦弱少食。此病多因房劳过度，耗散真气得之。

桑螵蛸盐水煮　远志去心　甘草水煮　石菖蒲盐炒　龙骨煅研　人参　茯神　当归酒洗　鳖甲

上为末，每服二钱，临卧人参汤调下。

白浊诸方

杨氏**萆薢分清饮** 治真元不足，下焦虚寒，或服寒凉利药过多，小便白浊，频数无度，漩面如油，光彩不定，漩脚澄下，凝如膏糊。

益智仁 川萆薢 石菖蒲 乌药各等分

上每服四钱，水一盏，盐一捻，煎七分食前服。一方加茯苓、甘草。

《和剂》**茯菟丸** 治思虑太过，心肾虚损，真元不固，便溺余滴白浊，梦遗。

白茯苓三两 菟丝子五两制 石莲子二两，一方加五味子二两，名玄兔丹，亦效。

上末，酒糊丸，梧桐子大，每服三十丸，空心温酒下，盐汤亦可。

锁精丸 治白浊。

破故纸炒 青盐各四两 白茯苓 五倍子各一两

上细末，酒糊丸，梧桐子大，每服三十丸，空心温酒下。

《济生》**四精丸** 治白浊烦渴。

鹿茸制 肉苁蓉制 山药 白茯苓各等分

上细末，米糊丸，梧桐子大，每服三十丸，空心枣汤送下。

固精丸 治下元虚损，小便白浊，或如米泔凝脂，腰重少力并治。

牡蛎煅 白茯苓 桑螵蛸酒浸炙 白石脂 韭子炒 五味子 菟丝子制 龙骨各等分

上细末，酒糊丸，如梧桐子大，每服七十丸，空心盐汤下。

《仁斋》**炼盐散** 治漏精白浊。

雪白食盐不拘多少入瓷瓶，按盖密，煅红极透，取出，地上放一夜，盖密 白茯苓 山药各一两

为末，入煅盐一两同研匀，枣肉合蜜丸，梧桐子大，每服三十丸，空心枣汤下。

《澹寮》五子丸 治小便频数，时有白浊。

菟丝子制 韭子炒 益智仁 茴香 蛇床子炒，各等分

为末酒糊丸，梧桐子大每服七十丸，米饮下。

芡实丸 治劳伤心肾，水火不交，面如油光不定，小便白浊不禁。

芡实肉 莲花蕊各二两 茯神 山茱萸肉 龙骨 五味子 枸杞子 熟地黄酒浸 韭子炒 肉苁蓉酒浸 川牛膝酒浸 紫石英煅七次，各一两

上末，山药煮糊丸，梧桐子大，每服七十丸，空心酒或盐汤下。

八味丸 治肾虚白浊。

经验方 治小便白浊出髓条。

酸枣仁炒 白术 人参 白茯苓 破故纸炒 益智 大茴香 牡蛎左边者，煅 青盐各等分

上末，酒糊丸，梧桐子大，每服五十丸，空心酒下。

《经验》**加味十全汤** 十全大补汤加益智仁，空心煎服，治白浊久而不愈，诸药不效者，三服即愈。

心虚白浊歌

白浊皆因心气虚，不应只作肾虚医；
四君子汤加远志，一服之间见效奇。

赤浊诸方

《局方》**导赤散**　治心虚蕴热，小便赤涩，遂成赤浊。

香苓散　治男妇赤浊。

妙香散　**五苓散**

上二味和匀等分，每服三钱，麦门冬煎汤，空心调服。

三黄丸　治赤浊。

每服五十丸，五苓散煎汤，空心送下。

《仁斋》**莲子六一散**　治心经虚热，小便赤浊。

石莲子六两　甘草炙，一两

上末，每服三钱，灯心汤调下。

《济生》**瑞莲丸**　治思虑伤心，小便赤浊。

白茯苓　石莲肉去心　龙骨生　天门冬去心　麦门冬去心　柏子仁炒，另研　紫石英煅　远志制　当归酒浸　酸枣仁炒　龙齿各一两　乳香半两，另研

炼蜜丸，梧桐子大，朱砂为衣，每服七十丸，空心温酒或枣汤下。

远志丸　治小便赤浊如神。

远志半斤　甘草水煮去心　茯神　益智仁各二两

上细末，酒煮面糊丸，梧桐子大，每服五十丸，临卧枣汤下。

《集成》**伏暑汤**　治心经伏暑，小便赤浊。

人参　白术　赤茯苓　香薷　泽泻　猪苓　莲肉去心　麦门冬去心等分

上咀，每服半两，水煎服。

易简诸方

《道藏经》方　治白浊，小便频数，用陈冬瓜仁炒为末，空心米汤，调下三钱，多服见效。

一方　治小便白浊。白茯苓四两、猪苓二两，水二碗，煮一碗，去猪苓，用茯苓焙干为末，溶蜡丸，弹子大，每服一丸，早晨细嚼灯心，枣汤下。

《圣惠方》　治肾虚遗精白浊。韭子二两，微炒，为散，食前酒下二钱。

一方　治思虑伤脾，以致白浊。用厚朴姜制，二两，羊胫骨炭火煅红，闭杀，研如粉，一两，面糊丸，梧桐子大，每服百丸，空心饮下。

一方　治小便赤浊，用茺蔚子茎叶，捣取自然汁一小盏，空心通口服。若瘾疹者，或痒者，煎汤浴。

灸　法

气海一穴，在脐下一寸半，可灸五壮，治白浊便不禁。

关元一穴，在脐下三寸，治同上。

古今医统大全卷之七十三

便癃证即小水不通

病　机

便癃叙论

《内经》曰:胞移热于膀胱,则便癃溺血。膀胱不利则癃,不约为遗溺。注曰:膀胱为津液之府,水注由之。然足三焦脉实,约下焦而不通,则不得小便,足三焦脉虚,不约下注,则遗溺也。《灵枢经》曰:足三焦者,太阳之别也,并太阳之正,入络膀胱,约下焦,实则闭癃,虚则遗溺。

丹溪曰:小便闭,有气虚、有血虚、有痰、有实热、有湿、有气结,其有痰气闭塞　皆宜吐,以提其气,气升则水自降,盖气乘载其水也。譬如滴水之器,必上窍通而下窍之水出,气不利,故不通。《经》曰:膀胱者,州都之官,津液藏焉,气化则能出矣。又经小肠为气化,气不化,故不通也。

小便癃闭之病多因热邪

易老云:寒在胸中,遏塞不入;热在下焦,填塞不便,须用感北方寒水之化气味俱阴之药,以除其热,泄其闭塞。《内经》云:无阳则阴无以生,无阴则阳无以化。若服淡渗之药,其性乃阳中之阴.非纯阳之剂,阳无以化,何以补重阴之不足也?须用感地之水运而生火苦之味,感天之寒气而生大寒之药,此气味俱和,乃阴中之阴也。大寒之气,人感之生,膀胱寒水之运。此药能补肾与膀胱,受阳中之阳,热火之邪而闭其下焦,使小便不通也。夫用大苦寒之药,治法当寒因热用,必伏其所主,而先其所因,其始则同,其终则异。

脉　候

同"淋浊门"相参看。大抵小便不通,脉多涩数。

治　法

治小便不通须知理气

《丹溪附录》云:肾主水,膀胱为之府,水潴于膀胱,而泄于小肠,实相通也。然则小肠独应于心者,何哉?盖阴不可以无阳,水不可以无火,水火既济,上下相交。此荣卫所以流行,而水窦开阖所以不失其司耳。惟夫心肾不济,阴阳不调,故内外关格而水道涩,传送失度而水道滑。热则不通,冷则不禁,其热盛者,小便闭而绝无,其热微者,小便难而仅有。肾与膀胱俱虚,客热乘之,故不能制水。水挟热而行涩,是以数起而溺有余涩。肾与膀胱俱冷,内气不充,故胞中自滑,所出多而色白为是,以遇夜阴盛愈多矣。小便涩滑,又当调适其气欤!

便窿气闭当用吐法

气虚用升麻、参芪等,先服后吐,或参、芪药中探吐之;血虚用四物汤,先服后吐,或芎归汤中探吐之亦可;痰多用二陈,先服后吐。若痰气闭塞,二陈汤加木通、香附探吐之,以提其气;实热者,当利之先,砂糖汤调牵牛末二、三分,或山栀之类。有热有湿、有气结于下,宜清、宜燥、宜升。有妊之妇,多患小便不通,胞被胎压下故也。《转胞论》用四物汤加参、术、半夏、陈皮、甘草、姜、枣煎汤,空心服。

一妇人脾痛后,患大小便不通,此是痰隔中焦,气滞于下焦,以二陈汤加木通,初吃后煎渣服,即探吐。

《集成》云:实热者利之,宜用八正散,大便动则小便自通。因热郁不通者,用赤茯苓、黄芩、泽泻、车前子、麦门冬、滑石、木通、甘草梢,气加木香、黄芪,淋痛加黄柏、生地黄,夏月调益元散。气血两虚,八物汤加黄柏、知母。

东垣治一人,病小便不利,目睛突出,腹胀如鼓,膝以上坚硬,皮肤欲裂,饮食不下,服甘淡渗泄之药,皆不效。予曰:疾急矣!非精思不能虑。思半夜,曰:吾得之矣。《经》曰:膀胱者,津液之腑,必气化而能出焉。多服渗利之药,而痛益甚,是气不化也。启玄子云:无阳则阴无以生,无阴则阳无以化。甘淡气薄,皆阳药,独阳无阴,欲化得乎?遂以滋肾丸滋阴之制投之,再服愈。

丹溪治一妊妇,小便不通,脉细弱,乃气血虚弱,胎压膀胱下口,用补药升起。诚恐效迟,反加急满,令稳婆香油抹手,入产门托起其胎,溺出如注,却以参、芪、升麻大剂服之,或少有急满,如前再托。《纂要》云:将妊妇倒竖起,胎自运,其溺溅出,胜于手托远矣。

又,治大小便不通,医用利药反剧,脉右手弦滑,此积痰在肺。肺为上焦,膀胱为下焦,上焦闭则下焦塞,如滴水之器,上窍通而下窍之水出,以药大吐之,病如失。

一法治小便不通,诸药不效,或转至死危困,此法用之,小便自出而愈。用猪尿胞一个,底头出个小窍儿著翎筒通过,放在窍内,根底用细线扎定口,细杖子堵定,上用黄蜡封尿胞口头,吹满气七分系定了,再用手捻定翎筒根头,放了黄蜡,堵塞其翎筒,放在小便头,放开翎筒根头,手捻,其气透里,自然小便即出,大有神效。

药　方

清肺饮子　治渴而小便闭,热在气分也。

滋肾丸　治不渴而小便闭,热在血分也。

八正散　治实热小便不通。

东垣**导气除湿汤**　治小便癃闭不通,乃血涩致气不运而窍涩也。

茯苓　滑石各一钱　知母酒浸炒　泽泻各一钱半　黄柏二钱,酒炒

上水二盏,煎一盏,空心稍热服。

茯苓汤　治胃疸,阳明积热,食已辄饥,面色黄瘦,胸胁胀,小便涩。

赤茯苓　陈皮　泽泻　桑白皮各三分　赤芍药　白术　人参　官桂各二分　石膏八分　痛甚者,加大黄、朴硝各一钱

上水二盏,姜五片,煎一盏,食前温服。

河间倒换散 无问新久癃闭，大小便不通，小腹急痛，肛门肿。

大黄小便不通，减半用 荆芥穗大便不通，减半用。

上各等分，别研为细末，每服二钱，温水调下，临时加减服。

葵子散 治小便不通。

黄蜀葵子研细 赤茯苓各二钱

水一盏煎，五、七沸，食前服。

《局方》**牛膝膏** 治小便癃。

牛膝细切，一合

以新汲水，煎五碗煎，至一碗，入麝少许，空心服。

《外台》**广济鸡苏饮子** 治小便不通。

鸡苏一握 生地黄 白通草各四两 净滑石 杏仁去皮尖，各二两 冬葵子一两半 好石苇炙，去毛，一两

上咀，水六升，煎二升半，分三服，空心一服。过少时，又进一服，必通。

葵子茅根汤 治同前。

冬葵子 滑石各三两 通草 赤茯苓各一两 茅根二两半 芒硝一两半

每服半两，水煎空心服。

《集验方》**石苇散** 通治小便闭癃不利作痛。

葱白汤 治小便卒暴不通，小腹胀急，气上冲心，闷绝欲死。此由暴气乘膀胱，或惊忧无所伸，郁闭迫冲脬气致此。

陈皮三两 葵子一两

每服半两，葱白三茎，水煎服。

琥珀散 治气虚小便不通。

琥珀一味嚼末

用人参、萱草根，空心煎汤，调下二钱。

附子散 治小便不通，两尺脉俱沉微，乃阴虚故也。曾服通利之药，不效者宜服此。

附子制，一个 泽泻一两

上咀，分四服，每服水二盏，灯心二十茎，煎八分，食远服。

易简诸方

《道藏经》方治小便不通，用乌柏木皮煎汤调下。五苓散二钱，空心服，立通。如无药处，只以柏皮煎汤服可。

一方 笔头灰年久者，主治小便不通，小便数，阴肿中恶，脱肛淋沥，烧灰水调服。

一方 小便不通，车前草捣汁一盏，入蜜一杯和，空心服立效。

《经验方》治小便不通，朴硝为末，每服二钱，空心煎茴香汤下。

一方 以莴苣菜捣如泥，贴脐，或用盐填脐中灸。

一方 用蚯蚓杵，以凉水滤过，浓服半碗，立通，大解热疾，不知人事，欲死。服之甚效。

一方 治小腹胀满痛，不得小便，用雄黄细研，蜜丸如枣，放纳溺孔中，及疗天行时病。

一方 用酸草捣汁一盏，入砂糖水调服。

一方 用葱三斤，慢火炒香熟，熨脐下即通，或用盐炒热，帛包熨，冷即易之，须臾通。

一方 治卒不得小便，杏仁二、七枚，去皮尖，炒黄，米饮服之立效。

一方 治小便不通，鸡卵黄一枚，服之不过三次愈。

一方 治小便闭，用猪胆汁，纳热酒中服之。亦治大便秘。

一方 治小便不通，生煎象牙末，小便多，象牙末烧灰服，饮汤下。

一方 治小便难，腹胀满，不急疗之，即死。用秦艽一两，去苗，以水一大盏，煎七分服，食后分二服。

一方 治小便不通及胞转，取梁上尘二指撮，以水服之。

遗溺证附小便不禁

病　机

遗溺叙论

《内经》曰：膀胱不约为遗溺。又曰：督脉生病为遗溺。又云：肝脉生病亦遗溺。二经循阴器，系廷孔，病则荣卫不至，气血虚劳，不能约束水道之窍，故遗失不禁也。

《玉机微义》云：遗溺为病，本于经虚，亦有过服寒凉之剂而致者。如东垣曰：立夏前误服白虎汤过多，致遗溺者，宜温药升阳以解之是也。故用药者，当审诛罚无过之戒。

董氏云：人之漩溺，藉心肾二气之所传送，盖心与小肠为表里，肾与膀胱为表里，若心肾气衰，阳道不运，则传送失度，必有遗溺失禁之患。故《经》云：膀胱不利为癃，不约为遗溺是也。

遗溺为三焦不足之病

三焦气虚，皆足以致遗溺，肺从上焦，通调水道，下输膀胱，肾上连肺，故两脏更是子母脏也。母虚子亦虚，肺属金，肾与膀胱属水，所以金乃水之源，膀胱乃渗泄之腑，肾者主之，此型二焦不足可知矣。

遗溺与小便不禁略有分辨

遗者，如睡中遗出而不自知，日间遗出而方知也；不禁者，时常欲解，而不能自禁止也。由是皆为虚候。而病机莫不皆同，但不禁者，为少差，而遗溺者犹甚也。

脉　候

《伤寒论·脉法》曰：寸口脉微而涩。微者，胃气不行；涩者，荣气不足。荣卫不能调，则三焦无所伸而归其部。上焦不归，嗳气吞酸，中焦不归，不能消谷，下焦不归，则遗溺失禁也。左尺脉微涩主遗溺；尺脉悬绝者，不治。

治　法

治遗溺以补荣卫为主

遗溺不禁，为阴阳不调，水火不济，必先用补中益气，以治本调荣卫者，此也；后用秘元丹，以治标拾遗者，此也。若不先调荣卫，而俾其正气冲和运用，各行其道，据以涩药收之，而暂息随作，未见其能奏功也，故曰调和荣卫为主，治本之谓也。

补血泻火

节斋云：小便不禁或频数，古方多以为寒，而用温涩之药，殊不知属热者为多。盖膀胱火邪妄动，水不得事，故不能禁而频数来也，故老人多频数者，是膀胱血少，阳火偏旺也。治宜补膀胱阴血，泻火邪为主，而佐以收涩之剂，如牡蛎、山茱萸、五味之类，不可用温药也。病本属热，故宜泻火，因水不足，故火动而致小便多，小便多，水益虚矣。故宜补血泻火，治其本也；收之涩之，治其标也。

治遗溺要审虚热虚寒

或曰：小便不禁，有虚热、虚寒之分，虚寒自汗者，秘元丹、《三因》韭子丸、大菟丝子丸、猪胞煎汤下；内虚湿热者，六味地黄丸，或八味丸加杜仲、石脂、五味，减泽泻。大抵遗溺宜补下元，必是清心寡欲。又有产蓐不顺致伤膀胱，及小儿胞冷，皆有遗溺失禁，当随证施治。

药　方

缩泉丸　治脬气不足，小便频数。

天台乌药去木　益智仁各等分

上末，酒山药糊丸，梧桐子大，每服五十丸，空心盐汤或酒下。

《三因》**家韭子丸**　治少长遗尿不禁，白浊，遗梦精滑，补元气进饮食。

家韭子炒　鹿茸酥炙，四两半　肉苁蓉酒浸　牛膝酒浸　熟地黄　当归酒浸　菟丝子制，各二两　巴戟天去心　杜仲炒　石斛　桂心　干姜各一两

上末，酒糊丸，梧桐子大。每服五十丸，空心盐汤或酒下。

《御药》**秘元丹**　治肾虚脱气，小便不禁，自汗时出。

龙骨三两　诃子肉　砂仁各一两　灵砂三两

上为细末，煮糯米糊丸，梧桐子大。每服五十丸，空心盐汤下。

《三因》**二苓丸**　治心肾俱虚，神志不守，小便不禁。

赤茯苓　白茯苓另研　人参另研　丹参另研，各等分

上末，先将二茯苓以新汲水挼洗，澄去新沫，控干，复研末，取地黄汁，与好酒同于银石器内，熬成膏，搜和丸，弹子大，朱砂为衣，每服一丸，细嚼空心盐酒送下。

鸡肠散　治肾中膀胱虚损，不能约制，故遗尿失禁。

肉桂　龙骨各钱半　鸡肠烧存性　牡蛎粉　白茯苓　桑螵蛸各三钱

上咀，作二服，每服水二盏，姜三片、枣一枚，煎八分，空心温服。

鸡内金散 治遗尿失禁。

鸡肶胵一具，并肠洗净焙干，烧存性，男用雌鸡，女用雄鸡

为末作一服，空心温酒调下。

一方 用猪脬一个，烧存性，为末，加入前药内，服效。

桑螵蛸散 治遗尿失禁。

阿胶饮 治遗失不禁。

阿胶三两，炒 牡蛎炒，成灰 鹿茸酥炙，各四两

上咀，每服四钱，水一盏煎七分，空心服。或为细末，米饮调服二钱亦可。一方加桑螵蛸，作丸服，极效。

《集要》**四神丸** 治禀赋虚弱，小便频数不禁。

五味子四两 熟地黄六两 肉苁蓉一斤 菟丝子饼二两

上末，酒煮山药糊丸，梧桐子大。每服五十丸，空心盐汤下。

白芷丸 治夜多小便，老人虚人多有此症。

白芷一两 糯米半两，炒黑色

上末，糯米糊丸，梧桐子大，每服五十丸，用木馒头或根煎汤下。

《济生》**菟丝子丸** 治小便多，或致失禁。

菟丝子制，二两 牡蛎粉 附子制 五味子 鹿茸酒制各一钱 肉苁蓉酒浸一两 鸡肶胵炙 桑螵蛸酒炙，二两

上末，酒糊丸，如梧桐子大，每服七十丸，空心盐汤酒任下。

《和剂》**二气丹** 治虚寒积冷，小便不禁，老人虚人，尺脉微弱者有此。

硫黄炙，细研 肉桂各二钱半 干姜炮，为末 朱砂研，为衣，各二钱 附子制，半两

上以面糊丸，梧桐子大，每服二十丸，空心盐汤下。

固脬丸 治遗尿不觉，小便不禁。

菟丝子制 茴香一两 附子制 桑螵蛸炙，各半两 戎盐一钱

上末，酒煮面糊丸，每服三十丸。空心米饮下。

牡蛎丸 治小便不禁。

牡蛎三两，盛瓷器盒子内，更用盐末一两，盖头铺底，以炭火约五斤烧半日，取出研 赤石脂三两，捣碎醋拌匀湿，于生铁铫子内慢火炒，令干研如粉。

上同碾匀，酒煮糊丸，如梧桐子大，每服五十丸，空心盐汤下。

鸡肝丸 治小儿睡中遗尿不自觉。

雄鸡肝 桂心各等分

上以桂末同肝捣烂如泥，丸小豆大，每服十丸，酒送日三服。

暖肾丸 治肾虚多溺，不禁而浊。

葫芦巴 破故纸炒 川楝子用牡蛎拌同炒，去牡蛎 熟地黄 益智 鹿茸 山茱萸肉 代赭石醋淬七次 赤石脂各七钱半 龙骨 海螵蛸 熟艾醋糊拌 丁香 沉香 乳香各半两 禹余粮醋淬，八钱

上为末，糯米粥糊丸，梧桐子大，每服五十丸，空心菖蒲汤下。

小菟丝子丸 治小便多而不禁。

菟丝子五两 石莲子 白茯苓 山药 五味子各一两

上末，山药糊丸，梧桐子大，每服五十丸，酒下。凡人有大喜，致小便多无度，乃喜极伤心，心与小肠为表里，宜用分清饮、四七汤，各半煎服，仍以辰砂妙香散吞下菟丝子丸。

《心统》**茴香益智丸**　治老人阳虚失禁，及房劳伤肾遗溺。

小茴香盐炒　益智仁炒　故纸炒　乌药　川乌炮，各一两

上末，山药糊丸，梧桐子大，每服八十丸，盐汤下。

易简诸方

《千金方》治遗尿，用羊脬一个，盛水令满，系两头，煮熟开取两头，服之愈。

一方　治遗卧失禁，以茯苓四两为末，白面一斤，水和捏作饼烧熟，空心食之效。

一方　用小茴香净一钱，入花椒五、七粒，盐少许同炒为末，临晚炙，糯米果蘸药末食之，当晚饭吃温酒数杯送为妙。

一方　猪脬一个，以糯米浸洗白净，小椒盐于内煮烂切碎，食蘸茴香末吃，以好酒送下，空心临卧各吃一服，当饭为妙。

一方　用鹿角霜一味，酒糊丸，每服五十丸，空心酒下。肾虚不禁者，用之神效。

一方　治小便多或不禁，用鸡喉咙及肶胵内黄皮烧为末，大麦饮调服之效。

一方　治小儿睡遗尿不觉，用燕窝中草烧黑为末，水调方寸匕。

一方　用益智一两半，酒一盏煎七分，去滓服。

一方　用白纸一张铺在睡席下，待遗尿于上，日干，烧存性酒下。

一方　用乌药为末二钱，酒调下日二服。

一方　用蔷薇根细研，好酒调服。

附　转脬病

治　案

夫转脬病，多得于孕妇，及劳力负重，委曲作事之人。治法多用吐法，使其气正而后愈。

丹溪治一妇人转脬，小便闭不通，孕妇禀受弱忧闷多，性急躁、食味厚皆能致之。古方用清利疏导药解有效。因思胞为胎所压，展在一边，胞系了戾不通。若胎得疏，水道自行，以八珍汤加陈皮、半夏，加姜煎服探吐之遂通。此恐偶中，后治数人皆效。

药　方

一方　治孕妇转脬，小便不通，及男子转脬皆效。

冬葵子　山栀子各半两，炒研　木通三钱　滑石半两

上作一服，水盏半，煎八分温服，外以冬葵子滑石、栀子末调，用螺肉捣膏，或生葱汁调，贴脐中立通。

补脬饮　治妇人生产伤脬损破，不能小便，但漏湿不干宜服。

黄丝绢一尺剪碎　白牡丹皮　白芨末各一钱

上用水一碗，煮至绢烂如饴，空心顿服，一时不可作声。

发灰散　治妇人转脬不尿，及血淋茎衄。

乱发不拘多少，烧灰存性为末，每服二钱，醋点汤调下。

交肠病

交肠，为大小便易位而出，故曰交肠。或曰因气不循故道，所以清浊混淆，宜五苓散、调气散各一钱，阿胶五分汤下，或黄连、木香、阿胶末亦用前药送下。

调气散

白豆蔻　丁香　檀香　木香各一两　藿香　甘草各四两　桃仁二两

上为末二钱，汤下五苓散。

黄连阿胶丸　治二便交错。

阿胶二两　黄连三两　茯苓二两

上为末，阿胶丸，梧桐子大，米饮下二十丸。

丹溪治一人，嗜酒，痛饮不醉，忽糟粕出前窍，尿溺出后窍，脉沉涩，与四物汤加海金沙、木香、槟榔、木通、桃仁，八帖而安。

又，治一妇人患此，破漆帽烧灰，米饮下愈。

卷之八十四　螽斯广育

原始要终论

大矣哉，人之有生也，其阴阳造化之妙乎！夫阴阳生生不息之德，其在于物，则本乎乾坤；其在于人，则根乎精血。是故虽具道体之妙，而实遇修用之机。自其常而观之，虽愚夫愚妇，固亦可以知也；自其变而言之，虽志士仁人，亦有所不能焉。是故体则阴阳精血也，用则阴阳配合也。精血盈足，配合中时，此其常也。所谓愚夫愚妇之有知者，一自然之理也；精血亏欠，配合不时，此其变也，所谓智士仁人之不能者，一颠沛之势也。夫以处其常也，子固知其无待形于言矣。然而当其变也，岂可以弗辩哉！达道君子，安可不以用变之际而加之意焉者乎？是理也，先哲神之，而愚亦得以及其意矣，请详陈于左。

《易》曰：天地氤氲，万物化醇；男女媾精，万物化生。又曰：阴阳合德，而刚柔有体。正所谓独阳不生，独阴不成是也。盖为人之夫妇，犹天地然。天地之道，阴阳和而后万物育；夫妇之道，阴阳和而后男女生。苟或父精母血，一有不及，而谓有胎孕者，未之有也。是故欲求子者，必先审其妇之月经调否。经者，常也，如月月应期而来，按期止，无易常也，故曰月经。期有不调者，或先或后，或一月两至，或间月一来，有绝闭不通，有频来不止；或先痛而后行者，或先行而后痛者；有黑色者，有紫色者，有淡色者，有白带、白淫、白浊者，是皆血气不调者也。诸如此类，必按证以药而调治之。

及夫男子之病，亦在所当知也。其有不足者，有肾虚精滑，有精冷精清；或临事而不坚，坚即流而不射；有盗汗梦遗，有便浊淋涩，有腰疲不能转摇，有好色以致阴虚，有劳热者，有虚寒者，是皆精气不足者也。诸如此类，亦必按证施药而补益之。夫男而无以上诸病，然后可以独责乎妇。若此者，诚男子之责也，奈何归咎于妇哉？妇无恙，亦未如之何也已矣。妇之经脉既调，男之真精亦足，所谓阴阳和，气血平，则百病不生，而乐有子乎且寿矣，奚艰嗣之有哉！既和之以阴阳，且按之以方法，而人事亦不可不尽也。诀曰：

三十时中两日半，二十八九君须算；
落红满地是佳期，金水过期空霍乱。
霍乱之时枉费工，树头树底觅[1]残红。
但解开花能结子，何成丹桂不成丛。

此盖妇人月经方止，金水初生，此时子宫正开，乃受精结胎之候，妙合太和之时，宜以人事副之，庶不失造化之妙也。过此佳期，则子宫闭而不受胎矣。

然男女之别，各有要妙存焉。月经方过，一日、三日、五日交合者，此乾道成男；二日、四日、六日交合者，坤道成女。又云：阴血先至，阳精后冲，纵气来乘，血开裹精，阳内阴外，是则精胜其血，故阳为之主，男形所由以成也；若阳精先入，阴血后参，横气来助，精开裹血，阴内阳外，是则血胜其精，故阴为之主，女形所由以成也。欲嗣之广者，必由斯道而得之。诚由斯而求之，亦由斯而得也。其或不然者，而亦有之，特儌幸于偶然耳。然男女抱患而孕者，亦有之。夷尝考之，虽孕多堕也，虽产多难也，虽子多病也，何以知其然也？尝观赤子在襁褓之中，内无七情之牵扰，外无六气之相侵，宜无病之可生也，其患曰变蒸、曰惊悸、曰斑烂、曰风痼、曰月疮、曰发搐、曰痰喘、曰痘疹、曰火疹、曰赤瘤、曰解颅、曰龟胸、曰滞颐、曰内吊、曰鹅口、曰木舌重舌等证，岂不皆根父母精血之初，与夫妊妇虚弱，不能谨节之所致欤？又或未满百曰，遂与碱酸之味，未至[2]周期，则与肥甘之肴，百病由此而生也。其患曰丁奚、曰哺露、曰五疳、曰吐逆、曰黄疸、曰腹胀、曰浮肿、曰痞癖、曰疟痢、曰积聚、曰飧泻、曰洞泻等证，岂不皆由饮食过伤，调养失宜之所致欤！自是观之，大半胎病而小半伤食也。一本体弱，而禀受不厚。

至又[3]妊妇情欲动中，而胎气随炽，或好食煎炙，而多味辛酸；或喜怒暴寒而嗜欲无节。殊不知儿在胎内，一脉贯通，母饥亦饥，母饱亦饱，动复食息，而胎气随之，故皆足以令子受患也。胎目不前既如古者妇人之妊子，寝不侧，坐不偏，立不跸[4]；不食邪味，割不正不食，席不正不坐。

目不视邪色，耳不听淫声，夜则令瞽诵诗道正事。如此则生子形容端正，才过人矣。夫何今人受子无方，姑息太过，反致伤生，儿多枉死，正与严墙桎梏，不能尽其正命者何异焉？每见温良之妇，妊娠起居皆有节度，生子少病，痘疹亦稀，足可以为师法矣。有父母之责者，宁不于是而容心哉！由是观之，贤愚得失较然矣。

孟子曰：不孝有三，无后为大。然孝以事亲，人则知之，而孰知孝之大者，乃所以善继其后矣乎！慨其知此而不知求子之道也，良可惜哉！奈何委乎自弃者甘于命，过乎虑念者惑于巫。忍心害理，曷此甚也？大抵君子当造命，不当委命。愚为是论，亦理法之准者言之耳，岂曰无微而不信乎！

阴虚论

《格致余论》云：阳常有余，阴常不足；气常有余，血常不足。盖有余之阳气者，非直指心经之元阳也，诸火谓也。夫火有二：心为君火，五行正一之火也；三焦相火，诸动邪妄之火也。凡一有动，相火随之而燔，烧烁真阴，竭枯精髓。《经》云：壮火之主，以制阳光。此之谓也。又曰：形不足者，温之以气；精不足者，补之以味。温也者，温养其气而调和之，以静胜夫动也。《经》曰：劳者温之。是以味也者，药味也。《经》曰：阴之所生，本在五味。可见补阴一方，人人之所必用，自壮至老，而不可缺焉者也。丹溪曰：因火而成疾者，十有八九；不因火而成疾者，百无一二。故夫火乃无根之物，人之一身，五脏六腑，无所不有，惟阴盛可以制伏之。赵继宗谓：阴本不足，故不必补；补不足者，而至于有余，则反有太过之害。吁！赵亦未之思耳。助不给，补不足，理之自然；实其实，虚其虚，医之深弊。危而不持，颠而不扶，则将焉用彼相矣？经曰：诸寒之而热者取之阴。所以责其阴不足，则虚火乘之而起，精血津液皆为之枯涸，而梦遗淋浊，虚劳内热之证作矣。治法责其无水，当以补阴之剂，与夫养血调中，滋阴降火之属。又云：补肾者，不必齐以寒。强肾之阴，热之尤可。此固未尝胶于知柏之补阴，而当识其有为知柏之君者，斯可矣。不然，多见苦寒伤胃，执一无权，身且不保，而欲望其有子也，乌可得乎？是则滋阴之剂，故虽无恙，而亦可以常服矣，所谓缓则治其本也。兼夫澄心息虑，以温养之，多服健乾斑龙等剂。而于子也，殆必欲之则至，其如视诸掌乎。夫何人多不察，妄信轻侬，顿服辛热香燥助阳之药，适与[5]以火济火，援石拯溺，抱薪救焚斯可异矣？高明君子，幸其鉴之。

药　力

资生健乾圆　按：此诚种子之良方。寒热不偏，君佐不紊。滋补无过，丈夫少病而无子，悉宜服之，无不效者。或阳事痿弱，精冷精清，宜服巨胜丸之属，以扶阳也。若水不胜火，心旺肾衰，热烦精滑，宜服补阴丸之属，以益阴焉。

秋石四两，制法见《制法备考门》　鹿角霜四两，制见《备录》　人参要拣陈实者佳　甘州枸杞子　山茱萸肉　麦门冬去心　天门冬去心　杜仲姜汁炒断丝　怀庆生地黄　怀庆熟地黄各酒浸，二两

上为末，老面作糊为丸，如梧桐子大。每服五十丸，空心滚白汤下。一月后女子月经方过，金水正生之时，男子空心服车前子汤半盏，至夜交会，即有孕矣。

资生顺坤方

按：此方和气调经，养血清热。女人寒少热多，久无子孕，服之悉效。若血海多寒，子宫久冷，宜服螽斯丸之属以温暖之。若不甚寒，宜用墨附丸之属，以和养之也。

香附米一斤，四制，春秋三日　夏二日，冬七日，晒干为末，筛去头末，取中末半斤用　川当归三两，酒浸　白术土炒，二两　川芎雀脑者　白芍药　熟地黄　生地黄　白茯苓　牡丹皮　黄芩去朽炒　益母草　柴胡　臭椿根白皮各二两

上为末，醋糊丸，梧桐子大。空心淡醋汤下六十丸，食干物压之。

男子别类[6]经验诸方

巨胜子丸　左尺脉微而弱，阳虚不举宜服。

巨胜子　白茯苓　何首乌　川牛膝　熟地黄各四两　生地黄　肉苁蓉　菟丝子　天门冬　枸杞子　天雄制　柏子仁　酸枣仁　破故纸　北五味子　巴戟天去心　韭子　干山药　楮实子　川续断各一两　覆盆子　上实子　川椒去目及合口者　葫卢巴　莲花蕊各五钱　南木香二钱半

上为末，炼蜜丸，梧桐子大。每服七十丸，空心酒下，食物压之。

端效丸　元气不足，肾虚阳脱，易痿易泄，尺脉俱微，服之壮阳益气，补髓填精。

菟丝子酒制，如法研　枸杞子　破故纸酒洗微炒　韭子炒　茴香盐炒　川山甲炮　金墨烧烟尽　远志去心　莲花蕊　红花　莲肉去皮心　母丁香　芡实子　牛膝酒洗　木香各一两　巴戟酒浸去心　益智仁　川楝肉　青盐　沉香五钱

上为末，酒糊丸，梧桐子大。每服五十丸，空心酒下。不饮酒者，盐汤下，食干物压之。

还少丹　阳事痿弱，精气不射，尺脉微细，无子者宜服。

熟地黄　枸杞子各两半　川牛膝酒洗　远志肉　千山药　山茱萸肉　巴戟天去心　白茯苓　五味子　石菖蒲　楮实子　肉苁蓉酒洗去甲　杜仲姜汁炒　茴香炒，各一两

上为末，炼蜜和枣肉丸，梧桐子大。每服五十丸，食前温酒或盐汤送下，日三服。

大补阴丸　左尺脉洪，阴虚火动，服此降阴火，补肾水。

黄柏盐酒炒　知母同上，各四两　熟地黄酒洗，焙干研　龟板酥制，各六两

上为末，炼蜜和脊髓丸，梧桐子大。空心姜盐汤送下七十丸。

补阴丸　左尺脉浮洪大虚，此药固精元，滋阴降火。

黄柏盐酒炒半斤　知母同上　熟地黄各三两　白芍药炒　川牛夕酒洗　陈皮　锁阳　当归各两半　龟板四两，酥炙　虎胫骨两半，酥炙

上为末，酒煮羊肉烂丸，如梧桐子大。每服五十丸，空心盐汤下，冬加干姜半两。

加味虎潜丸　肾脉虚数，精神短少，腰膝无力。此药健筋骨，补肾壮精。

人参　黄芪蜜炙　白芍药煨　当归酒洗　山药各一两　锁阳酥炙　龟板酥炙　菟丝子制如法　破故纸炒　杜仲姜汁炒断丝　五味子各七钱半　牛膝酒浸二两

上为细末，炼蜜和猪脊髓丸，如梧桐子大。每服七十丸，空心盐点汤送下。

滋阴大补丸　肾脉微弱，阴阳两虚，与虎潜丸相间服之。所谓补阴和阳，生益精血，润泽肌肤，强筋骨。性味清而不寒，温而不热，非达造化之至者，未足与议于斯也。

川牛膝　山药各两半　杜仲酥制炒断丝　山茱萸肉　巴戟　肉苁蓉酒洗去甲，新瓦焙干　五味子　白茯苓　茴香炒　远志去心，甘草同煮，一两　石菖蒲　枸杞子各五钱　熟地黄二两

上为细末，炼蜜和红枣肉丸，如梧桐子大，每服七十丸，空心酒或盐汤送下。

秋石斑龙丸　滋阴补肾，益嗣延年，大有效验方见虚损门。

妇人别类经验方

螽斯丸　妇人月经不调，目昏头晕，子宫久冷。此药温中益气有孕，神效。

人参一两　杜仲姜汁炒断丝　桂枝　防风　秦艽　厚朴各五钱　附子制　白茯苓　细辛各一两　白蔷薇　干姜炮　沙参　牛膝酒洗　半夏各半两

上为细末，炼蜜丸，梧桐子大。每服五十丸，空心米饮或酒下。已觉有孕，便可止服。

滋血暖宫丸一名百子附归丸　阴阳不利，气血不足，服此药无不孕者。

香附米十二两，童便浸一宿　当归酒洗，二两　川芎　白芍药酒炒　熟地黄酒洗　真阿胶蛤粉炒成珠　艾叶醋煮晒干，各二两

上为末，醋糊丸，梧桐子大。每服百丸，空心醋点汤下，食物压。

济阴丸　治妇人血虚挟火，子宫干涩，不能摄精，久无子。服此滋阴养血有孕，极效。

当归　熟地黄　生地黄　川芎　芍药各一两　香附米八两　人参八钱　肉桂七钱　黄芩一两

上为末，炼蜜为丸，如梧桐子大。食前米饮或温酒送下五十丸。

妙应丸 治妇人气虚，痰盛满溢，子宫不能受精，肥胖妇人无子服此效。

苍术米泔水浸，酒炒 人参 黄芪蜜炙 白术土炒 地黄酒洗 陈皮去白 半夏制 当归酒洗 茯苓各一两 滑石 炙甘草各七钱

共为末，糊丸，梧桐子大。每服五十丸，空心姜汤下。

附录 广嗣方

五子衍宗丸 男子服此药，添精补髓，疏利肾气，不问下焦虚实寒热，服之自能平秘，独称古今第一名方，有世服此药，子孙蕃衍，遂成村落之说，故名衍宗。

甘州枸杞子 菟丝子各八两，酒煮，捣作饼，焙下 北五味子 车前子各二两，微炒，研 覆盆子四两，酒洗净

上为末，炼蜜为丸，如梧桐子大。空心服九十丸，临卧服五十丸，白沸汤送下。修合日：春取丙丁巳午，夏取戊己辰戌丑未，秋取壬癸亥子，冬取甲乙寅卯。

续嗣降生丹一名仙授方 凡妇人禀受气弱，胎脏虚寒，服之有子。

当归酒洗 桂心各一两 防风五钱 天台 乌药 秦艽 杜仲酒洗炒断丝 龙骨 吴茱萸 益智仁 茯神各一两 石菖蒲去毛净 细辛土炒 桔梗 半夏制 川牛膝酒浸 白芍药各五钱 干姜一两，半生半煨川椒一两，去目 附子一枚，重八钱，脐心取窍，如皂角子大，入朱砂一钱，湿纸包裹煨 牡蛎漳泉二州大片者，将童便浸四十九日，每五日一换，取出用硫黄一两为末，酒浸涂遍，却将皮质包，用米醋浸温，盐泥固济得厚，候干用炭五斤煅.每一方只用二两，余收贮再用

上为末，取附子中朱砂留为衣，酒米粉作糊，梧桐子大。每服三十丸，渐加至七十丸，空心淡醋汤下，或温酒盐汤皆可。

延年益嗣丹 滋补元气，益精黑发。

人参 天门冬酒浸去心焙干 麦门冬同上，各三两 熟地黄酒浸捣，二两 生地黄二两，焙干 白茯苓五两，酒浸晒干 地骨皮五两，酒洗净 何首乌鲜者，半斤

上将首乌以竹刀割去皮，切作片，干者用米泔水浸软割切。砂锅内用黑羊肉一斤，黑豆三合，量着水上加篦，篦上放首乌、羊肉，烂为度。锅盖密，勿令泄气，取起晒干为末，炼蜜为丸，如梧桐子大。每服五十丸，空心温酒送下。

壬子丸 此药要壬日修合。

白芍 白蔹 吴茱萸 白茯苓各一两 牛膝 细辛 菖蒲 白附子 桂心各五钱 厚朴 人参 当归各四两 乳香二两 没药三两

上为细末，炼蜜为丸，如豆大。每服十丸，空心温酒送下。

大造丸 治男子妇人一切虚弱，不问老幼，禀气素弱，或斫丧太过，阳萎面黄，倦言倦步，气血虚甚。女人月经不凋，艰于嗣育，服此极效。

紫河车一具，用米泔水洗净，新瓦二片，上下合定，炕下为末。生产初胎尤佳，但非初生者，妇人壮盛者亦妙：俗必产之初者以为贵，殊不知妇人虚弱，而气不足，其于初生，何益之有哉 龟板二两，童便浸三日，酥炙黄。能补肾，去骨蒸，健腰膝 黄柏两半，盐酒炒褐色，能补肾，泻下焦隐伏之火，除痿厥 生地黄二两半，肥大者，入砂仁六钱，白茯苓二两，稀绢盛入砂锅内蒸，用好酒约添三四次，煮干，去茯苓[7]、砂仁。用地黄一味，能活血凉血，除五心烦热 人参一两，能生津液，补中益气安神 天门冬去心，一两二钱：能保肺气，养肌肤，除燥热

夏月加五味子七钱，一方加麦门冬一两。妇人加当归去龟板。男子遗精，妇人带下，并

加牡蛎两半。

上以地黄酒浸烂，另用石臼捣如泥，余为末，入地黄泥捣匀，酒搅米糊为丸，如小豆大。每服八九十丸，空心盐汤下，冬月酒下。

还真二七丹 壮颜容，健筋骨，添精补髓，乌须黑发，久服通仙。

何首乌忌铁器 黑椹子 生地黄 旱莲草以上四味俱用鲜者，以石臼内捣，各取汁半斤 鹿角胶 生姜汁 白蜜各千斤 黄精九蒸九晒 人参 白茯苓 小茴香 枸杞子 鹿角霜各四两 秦艽一两，共为末用

上除蜜另炼外，以诸汁熬将成膏，方入蜜搅匀，然后下人参等六味末药，又和匀以新瓷瓶收贮，随时以温热酒调下二三匙，夏月以白汤调。

歌曰：

还真二七丹　传得神仙秘
气味补精元　造化弥天地
无德信难逢　有福方能饵
黑椹何首乌　鹿角胶和蜜
生地旱莲姜　皆须入两汁
黄精每半斤　服鲜飞升去
斑龙顶上珠　能补关中髓
参术小茴香　秦艽枸杞子
以上四两称　独椒一两许
和汁制成膏　贮以瓷瓶器
早晚各三匙　温酒调微醉
老当益壮哉　白发翻成漆
久服自通化　莫与非人识

加味养荣丸 此药能助妇人速孕，且无小产之患。

熟地黄 当归酒洗 白术各三两 白芍药 川芎 黄芩炒，各两半 人参 茯苓 香附子 陈皮去白 麦门冬 贝母各一两 阿胶炒成珠，七钱 炙甘草五钱 黑豆四十丸粒，炒去壳

上为末，炼蜜丸，如梧桐子大。每服八十丸，食前温酒或盐汤下。忌食诸血。

神效墨附丸 专治妇人久无孕育，月经不调及数堕胎产，甚效。

香附米一斤，分四制，酒，醋、童便、米泔，各浸一宿一日，捞起晒干用 绵艾叶去梗，四两，用醋二大碗，同香附一处煮干，捣烂，捻作饼钱大，新瓦上焙干研末 上品清烟墨一两，火煨烟尽，醋淬 熟地黄饭上蒸 当归 川芎 人参 白茯苓 南木香各一两

上为末，糊丸，如梧桐子大，每服五六十丸，空心温酒送下。

凤雏丸 用头窝乌骨鸡，雌雄一对，放置一处养之，勿与群鸡相混。候生子时，将初生子顶颠上画一圈，待子数多抱时，将初子照圈开窍，用辰砂三钱，当归、芍药、川芎、熟地黄各二钱为末，将子黄倾出，调和药末，仍入壳内，盛不尽时，另又装一壳，俱封之以厚纸，于众子内同抱，鸡出时，将药子取起去壳，用炼蜜和药丸。空心好酒送下三四十丸，药尽有孕。

何首乌丸

何首乌三斤，竹刀切作片 牛膝一斤，酒洗，锉

上以黑豆一斗，淘洗净，用甑一所，先以豆薄铺甑底，后薄铺何首乌，又铺豆，次铺牛膝，

重重铺盖,安于釜上蒸豆熟为度。去豆以药晒干,又换豆,依法蒸晒,晒二次去豆取药为米,蒸枣肉为丸,如梧桐子大。每服五十丸,食前温酒下,忌萝卜葱蒜。

四制香附丸 调经养血,顺气有孕。

香附米一斤,如前制 当归酒洗 熟地黄酒洗 白芍药酒炒 川芎各四两 泽兰叶 白术 陈皮各二两 黄柏酒炒 甘草酒炒,各一两

上为末,酒糊丸,如梧桐子大,每服七十丸,空心白汤送下。

《秘方》**神效百子丸**

明净硫黄一两,用铜铫甘草汤煮一日,取出,阴千研如面

上以糊丸,如梧桐子大,约二百粒,每遇妇人月经过后,空心酒下二十五丸,次日下三十五丸,三日下四十丸,一百丸尽,交合则受胎矣。次月当不行经,如复行经者,又如法服前药一百丸,必有孕。自后可服清热养血之剂,则胎固孕妇泰也。此方百发百中,不可以其简易而略之。原夫受胎者要血热,硫黄亦只暖血耳,或者云热而有小毒,先以甘草汤煮之,所以制其性也。孕后又服清热凉血之剂,得非清其源而为治之至也。制方如此,可谓知道。

《大典》**正心丸** 治妇人妒妾,误夫无子。美色入室,少妇妒之;正士入朝,小人忌之。常服此药,可以正心,并免妒忌之病也。

天门冬去心 益智仁各二两 赤黍米去壳微炒 薏苡仁炒,各四两 茯神去木 百合各一两

上为细末,炼蜜为丸,如梧桐子大。妇人常服,不妒有子。每服九十丸,食远白汤送下。

《大典》**胜金丸** 治妇人久虚无子,及产前产后一切疾患,兼治男子下虚无力。此药能安胎催生,妊娠临月服五七丸,产时减痛。妇人无孕,子宫冷,如服二十日,男女自至。又治经年气血,手足麻痹,半身不遂,赤白带下,血如山崩,及治产后腹中结痛,吐逆心疼,子死腹中,绕脐作痛,气满烦闷,汗不出,月水不通,四肢浮肿无力,血劳虚劳,小便不禁,中风不语,口噤,产后痢疾,消渴,迷晕,败血上冲,寒热头疼,面色萎黄,淋沥诸疾,血下无度,血痢不止,饮食无味,产后伤寒,虚烦劳闷,产后血癖,产后羸瘦,凡妇人诸疾,不问年深日近,并宜服之。又名不换金丸,又名女金丹。

当归酒洗 芍药 川芎 人参 白术炒 白茯苓 炙甘草 白薇酒洗 白芷 赤石脂 牡丹皮 玄胡索 桂心 藁本 没药各一两,除石脂,没药二味另研外,馀皆二处磨罗 香附子醋浸三口,炒香晒干为米,一十五两

上十六味为末,炼蜜为丸如弹子大,银器或瓷器封固收贮。每取七丸,空心温酒化下一丸,食干物压之。服至四十九丸为一剂,以癸水调平,受妊为度。妊中三五日服一丸,产后二三日服一丸,醋汤下尤妙。

《秘验》**鸡头粥** 多子神效方。

芡实肉一斗,净 白粱米二升 莲肉泡去皮心,焙干 薏苡仁鲜者 怀庆干山药为末,各一升

上为末,依分和匀,贮一处。夏天以芡实三升为主,诸末遍减,盖恐久贮失气故也。每早空心将米汤和匀,药粉一二合,用银锅凋匀,煮熟如糜粥,加白糖二匙在内。无银锅,砂锅亦可,只不用铜铁锅。或一二碗以代早粥,服后不可间断,半年后有验。草石之药,不须再服。专理脾胃,则土旺能生万物,精气神皆由脾土而生。未有脾土弱而精独盛也。土旺精盛,自然有子。此方看之殊觉平易,诸方俱不能及。尝试有验,虽至老服之,精神愈健。

《秘验》多男三炼法

西蜀邓士鲁遇异人所授者。士鲁，四川资县人。城东有临部庵，读书其中，一日见一道士，与之谈，因言士鲁当贵，某年于山西某驿中相会。后士鲁为行人出差山西，果于某驿会其人焉。士鲁询以生子之法，其人赠以此歌云，今士鲁已连生十子矣。交必胎男，生必成育，百发百中，真仙术也。末犹约于建业相会，不识士鲁后果会否？而六炼九炼，长生飞越之法，惜乎其未闻。

天地闭，万物匝。男女秘，百嗣发。闭秘之法不可传，传之匪人天必罚闭者，闭藏之义，在天地如冬寸气化，蓄藏不施；在人如固闭精气，一不妄泄，故万物百嗣，生育之多也。此二仪合闭之机，品物流行之妙，天人感通，先成一道。上达自能心悟，下士不可言传。

左右掌连心，心火暗能达，分主客，各相擦言手心与心脉相通，右手掌擦左掌心，则左为主，而右为客；左手掌擦右掌心，则右为主，而左为客，此巧运火与脐之术。心火归脐，与肾相接，合和而不走，则坎离交媾，真元自固，而谷神可灵矣。夫谷神者，虚而能应，感而遂通者也；谷神灵则剑气劲，谷神弱则剑气锋萎。此难女相感，气机发动，自然之妙。

数用重阴六十八，须知十减四七五此相擦之数也。如一遍六十八，二遍五十八，三遍四十八，四遍三十八，五遍二十八，是擦以十减，五遍递减四七之数也. 其遍至七八九遍，皆擦二十八遍而止。

莫教火候过离下离属心，离下则属肾矣。言不可使火太过，反动精也。

一擦一度伏脐间，九九老阳互相压，又知九息上增九，八十一息纯乾卦言擦一次即将手伏压脐中，令热气入脐中，鼻中呼吸每次九息，是息以九增，如一遍九息，二遍十八，三遍二十七，九遍渐增至八十一息也。乾数用九，九九则为纯乾之卦。心火属阴，故擦用重阴；肾气属阳，故息取老阳。其法于子后入室，盘坐良久，心定气平，以左手仰置左膝上，用右手心擦之六十八遍，即以左手心伏于其间，而以左手压于右手之上，鼻中呼吸增九息，成一十八息，亦用意存想，使息息归脐，此第二度。以后左右换手，上下伏压，存想俱同，但擦以十减，息以九增，共九度而足。如此四十丸日，祖气[8]足，方可取鼎。

春夏秋冬四名时，二十四气尸生化。三五七九夺气机，一夺一吸深取之，周而复始天不远此房中之术，言采夺女之气之机也。二五七九皆阳数，言与女交时，但至四数皆深入其中，上以鼻息，下以肋提，而夺取之，使女之气过我也。周而复始者，三五七九既毕，而又再从三起也。周天之数，三百六十；三五七九，共二一十四数，以合二十四气。交时先仰行六遍，每遍二十四，得数百四十有四。后合行九遍，每遍亦二十四，得二百一十有六，共成三百六十，以合周天之数。此妙理也，非仙莫悟，仰合即天地否泰，男女上下，互相迭施之道，非梦漫真人，不足以语此云。

饮水常胜离，离火易焚灭。仙草占仙春，得阳阴复结，浓煎湿注参仙诀。

离火才欲燃，满口莫入咽。漱无声，吐无决。暖席取溺壶，徐将肝火泻，心慵作曝螟，虚脊凡七跌。功成敌万人，真元莫浪泄离火易焚者，言男子之精易动，待其将动之时，即将浓浓温茗，满口含之，缓漱慢吐，不可使耳闻之，又取夜壶小便，以泻肝火；又作虾螟仰曝之状，以两手两足着床席，与脊向上跌，凡七次，则精即上升而不走矣。

要算坎水潮生月，信进我退投，信退我进接，一二炼法不可缺。更有一言只须说，左男右女肩间截言遇女癸水生时，必候其三日潮退，方与之交合：一二炼法，指夺气机之法而言；左男右女肩间截者，此生男之诀也：女人怀胎，在左为男，在右为女。男子将泄之精，必要向女子偏左射之，仍以手向女子左肩立砍一掌，即女子左边气即上缩，精随入左，必胎男矣。

此是多男三炼法，六炼可长生，九炼能飞越，约尔他年逢建业阴阳妙，二气之运，坎离八卦之门，天地之大，尽于是焉。天地生人，物之散殊，亦尽于是焉。故离火易燃，坎水易竭，阴阳动静，杂揉不齐，真元不固，谷神不灵矣。兹三炼法，《易》谓：天地氤氲，万物化醇。非耶？天人命一，余恐是法将若六炼九炼没没而无传也,故嘱之梓。威风山人书于三山海上。

卷之九十九　养生余录上

总论养生篇

夫人禀二仪之气,成四大之形。愚智贵贱则别,养生惜命皆同。贫乏者,力微而不逮;富贵者,侮傲而难持。性愚者,未悟而全生;知识者,或先于名利。自非至真之士,何能达保养之理哉!其有厚薄之伦,亦有矫情昌俗,口诵其事,行已违之。设能有行者,不逾晦朔,即希长寿,此亦难矣。

是以达人知富贵之娇傲,故屈迹而下人;知名利之败身,故割情而去欲;知酒色之伤命,故量事而撙节;知喜怒之损性,故豁情以宽心;知思虑之销神,故损情而自守;知语烦之侵气,故闭口而忘言;知哀乐之损寿,故抑之而不有;知情欲之窃命,故忍之而不为。若加之寒温适时,起居有节,滋味无爽,调息有方;精气补于泥丸,魂魄守于脏腑;和神保气,吐故纳新;嗜欲无以干其心,邪淫不能惑其性,此则持身之上品,安有不延年者哉?

形者,气之函也,气虚则形羸;神者,精之成也,精虚则神悴。形者,人也,为万物之最灵;神者,生也,是天地之大德。是灵者万物之首,大德者为天地之宗。万物以停育[9]为事[10],天地以清净是务。故君子养其形而爱其神,敬其人而重其生,莫不禀于自然,从于自本,不过劳其形,不妄役其神。夫人只知养形,不知养神;不知爱神,只知爱身。殊不知形者,载神之车也,神去则人死,车散则马奔,自然之至理也。五色重而天下爽,珠玉贵而天下劳,币帛通而天下倾。是故五色者,陷目之锥;五音者,塞耳之椎;五味者,截舌之斧。华佗善养生,弟子广陵吴普、彭城樊阿[11]受术于佗。佗语普曰:人体欲得劳动,但不当使极耳。人身常摇动,则各气消,血脉流通,病不生,譬犹户枢不朽是也。人所以得全其生命者,以元气属阳,阳为卫;以血脉属阴,阴为荣。荣卫常流,所以常生矣。又曰:荣卫即荣华气脉,如树木芳荣也。荣卫脏腑,爱护神气,得以经荣,保于生路。又云:清者为卫,浊者为荣。荣行脉中,卫行脉外,昼行于身,夜行于脏,一百刻五十周,至平旦大会两手寸关尺。阴阳相贯,常流如循其环,始终不绝,则人生。故当运用调理,爱惜保重,使荣卫周流,神气不竭,可与天地同寿矣。

树衰培土,阳衰阴补。含育元气,慎莫失度注云:无情。莫若[12]木至衰朽,即尘土培之,尚得再荣。又见嫩枝接续老树,亦得长生,却为芳嫩。用意推理,阳衰阴补,是以宜之。衰阳以少阴补而不失,取其元气津液引于我身,即颜复童矣。童女少女正气未散,元和才一,遇之修炼其百倍,切忌自己元气流奔也出《罗公三峰歌》。

人之情性为利欲之所败,如冰雪之曝日,草木之沾霜,皆不移时而消坏矣。冰雪以不消为体,而盛暑移其真;草木以不凋为质,而大寒夺其性。人有久视之命,而嗜欲减其寿。若能导引尽理,则长生罔极《保圣纂要》。

神者,魂也,降之于天;鬼者,魄也,经之于地。是以神能服气,形能食味。气清则神爽,形劳则魄浊。服气者绵绵而不死,身飞于天;食味者混混而往往,形归于地,理之自然也。

专精养神,不为物杂,谓之清;反神服气,安而不动,谓之静。割念以定志,静身以安神,保气以存精。思虑兼亡,瞑瞑内视,则身神并一,则近真矣。

有者因无而生,形者需神而立。故有为无之功。形者,神之宅,莫不全宅以安生,修形[13]以养神。若气散归空,游魂为变。火之于烛,烛靡则火不居;水之于堤,堤坏则水不存。魂劳神散,气竭命终矣。

我命在我，不在于天。但愚人不能知此道为生命之要。所以致百病风邪者，皆由恣意极情，不知自惜，故损生也。譬如枯朽之木，遇风则折；将崩之岸，值水先颓。今若不能服药，但知爱精节神，亦得一二百年寿也。

夫禀气含灵，惟人为贵。人所贵者，盖贵于生。生者神之本，形者神之具。神大用则竭，神大劳则毙。若能游心虚静，息虑无为，候元气于子时，道引于闲室，摄养无亏，兼服良药，则有年耆寿，是常分也。如恣意以耽声色，役智而图富贵，得丧荣于怀抱，躁挠未能自遗，不拘礼度，饮食无节，如斯之流，宁免夭伤之患也《养生延年录·序》。

人生而命有长短者，非自然也，皆由持身不谨，饮食过差，淫快无度，忤逆阴阳，魂神不守，精竭命衰，百病萌生，故不终其寿《养生延年录》。

五谷充饥，养[14]体而不能益寿；百药疗疾，延年而不能甘口。充饥甘口者，俗人之所珍；苦口延年者，道士之所宝。

百病横夭，多由饮食。饮食之患，莫过于声色。声色可绝而逾，饮食不可废一日，为益亦多，为患亦多。

体欲常劳，食欲常少。劳无过极，少无过虚。去肥浓，节咸酸，减思虑，损怒气，除驰逐，慎房事，武氏行之有效。

人受气，虽不知方术，但养之得理，常寿一百二十岁。不得此者，皆伤之也。少复晓道，可得二百四十岁；复微加药物，可得四百八十岁。养寿之法，但莫伤之而已。夫冬温夏凉，不失四时之和，所以适身也。重衣厚褥，体不堪苦，以致风寒之疾；厚味脯腊，醉饱厌饫[15]，以致聚结之疾；美色妖严，嫔妾盈房，以致虚损之祸；淫声哀音，怡心悦耳，以致荒耽之惑；驰骋游观，戈猎广野，以致狂荡之失；谋得战胜，兼弱取乱，以致骄逸之败。盖圣贤诚究其理也。然养生之具，譬如水火，不可缺，过反为害。

喜怒损志，哀戚损性，荣华惑德，阴阳竭精，皆学道之忌，仙法之所疾也。虽还精胎息，仅而补之，内虚已彻，犹非本真。《真诰》曰：善摄生者，卧起有四时早晚，与居有至和之常制。筋骨有偃仰之方，闲居有吞吐之术。流行荣卫有补泻之法，节宣劳逸有与夺之要。忍怒[16]以养阴气，抑喜以养阳气。然后先将草木以救亏缺，服金丹以定不穷。养性之道尽于此矣。

食能排邪而安脏腑，神能爽志以资血气。摄生者气正则味顺，味顺则神气清，神气清则含真之灵全，灵全则五邪百病不能干也。故曰：水浊鱼瘦，气昏人病。夫神者，生之本；本者，生之具。大用则神劳，大劳则神疲也。

食谷者，智惠聪明，食石者，肥泽不老，谓炼五色石也。食芝者，延年不死，食元气者，地不能埋，天不能杀。是故食药者，与天地相配，日月并例。

少不勤行，壮不竞时，长而安贫，老而寡欲。闲心缓形，养生之方也。或疑者云：始同起于无外，终受气于阴阳，载形魄于天地，资生长于食息，而有愚有智，有强有弱，有寿有夭，天耶？人耶？解者曰：夫形生愚智，天也；强弱寿夭，人也。天道自然，人道自己。始而胎气充实，生而乳食有余，长而滋味不过，壮而[17]声色有节者强而寿，始而胎气虚耗，生而乳食不足，长而滋味有余，壮耳声色自放者弱而夭。生长全足，加之导养，年未可量。

夫神者，生之本；形者，生之具也。神大明则竭，形大劳则敝。神形早衰，欲与天地长久，非所闻也。故人所以生者神也，神之所托者形也。神形离别则死，死者不可复生，离者不可复返，故乃圣人重之。

夫养之道，有都领大归。未能具其会者，但思悔，与俗返则暗，践胜辄获过半之功矣。有心之徒，可不察欤？

世人不终耆寿[18]，咸多夭殁者，皆由不自爱惜，忿争尽意，邀名射利。聚毒攻神，内伤骨髓，外乏筋肉，血气将无，经脉便壅。内裹空疏，惟招众疾，正气日衰，邪气日盛矣，不易[19]，举沧波以熄炷火，颓华岳以断涓流，语其易也，甚于兹矣。各医叙病，论尽无事者，张道人年几十旬，其翘壮也。云：养性之道，莫久行久坐，久卧久听，莫强饮食，莫大醉饱，莫大忧愁，莫大悲思。此所谓中和。能中和者，必久寿也。

天下莫吾知也，无谓幽冥；天知人情，无谓暗昧；神见人心，微言小语，鬼闻人声。犯禁满千，地收人形。人为阳善，正人报知；人为阴善，鬼神报知。人为阳恶，正人治之；人为阴恶，鬼神殁之。故天下不欺，人依以响《养生延命录》。

气者，身之根也。鱼离水必死，人失道岂存。是以保生者，必修于气；受气者，务保于精。精气两存，是名保真《延陵君修养大略》。

修身之法，保身之道，因气养精，因精养神，神不离身，乃常健《太上老君说内丹经》。

眼多视则贪资，口多言则犯难，身多动则淫贼，心多饰则奢侈。未有用此四多，而天下成治者也。五色令人目盲，五音令人耳聋，五味令人口爽。驰骋田猎，令人心发狂；难得之货，令人行妨。是以圣人为腹不为目，故去彼取此。然至道之精，窅窅冥冥[20]；至道之极，昏昏默默。无视无听，抱神以静，形将自正。无劳汝形，无摇汝精，乃可以长生。目无所见，耳无所闻，心无所知，汝神将守形，形乃长生《庄子》。

圣人休休焉，则平易矣，平易则恬恢矣。平易恬恢，则忧患不能入，邪气不能袭，故其德全而神不亏。养志者忘形，养形者忘利，致道者忘心矣。

目欲视色，耳欲听声，口欲蜜味，志气欲盈。人上寿百岁，中寿八十，下寿六十。除病哀死丧忧患，其中开口笑者，一月之中，不过四五日而已矣。天与地无穷，人死者有时。操有时之具，而托于无穷之间，忽然无异骐骥之驰过隙也。不能悦其志意，养其寿命者，皆非通道者也。

凝心虚形，内观洞房，抱玄念神，专守真一者，则头发不白。未有以百思缠胸，寒热破神，营此官务，当此风尘，口言吉凶之会，身排得失之门，众忧若是，万虑若此，虽有真心，为之不笃，抱道不行，握宝不用，而自然望头不白者，亦希闻也。眼者身之镜，耳者体之牖。视多则镜昏，听众则牖闭。面者神之庭，发者齿之华。心悲则面焦，脑减则发素，所以元神内丧，真精损极也。

礼年七十悬车[21]。悬车者，以年至虑渊，如日之昏[22]，体气就损，神候方落，不可复劳形体于风尘，役方寸[23]于外物矣。

夫学生之道，当先治病，不使体有虚邪，及血少脑减津液凝滞也。不先治病，虽服食行气，无益于身。心欲安静，虑欲深远。心安静则神策生，虑深远则计谋成。心不欲躁，虑不欲浅。心躁则精神华，虑浅则百务倾。

全汝形，抱汝生，无使汝思虑营营。若此绪年，；或可以及此言出《亢仓子》。注云：营营，动不息也。绪，终也。全形抱生，不运思虑，心气冥寂，道自居之，若此永年，故不得寿。

夫香美脆味，厚酒肥肉，甘口而疾形；曼理皓齿，悦情而损精。故云：去[24]甚去泰，身乃无害《韩非子》。

夫喜怒者，道之衰也；忧悲者，德[25]之失也；好憎者，心之过也；嗜欲者，生之累也。人大怒破阴，大喜坠阳[26]，暴气发喑[27]，惊怖为狂；忧悲焦心，疾病乃成。人能除此五者，即合神明。神明者得其内，得其内者五脏宁，思虑平，耳目聪明，筋骨劲强。学道之人，聊且均调喜怒之情。虽有喜，勿至荡动湛然之性；虽有怒，勿至结滞浩然之气。

遣妄情,如刀伐木,非一斧可倒;求真理,如食之充肠,非一口可饱。修道积功,大率如此。灌园所以养蔬也,驱禽所以养果也。养生之士,岂不如养蔬养果之人乎?较其理之轻重,何如哉?

养生大要,一曰啬神,二曰爱气,三曰养形,四曰导引,五曰言语,六曰饮食,七曰房室,八曰反俗,九曰医药,十曰禁忌。过此以往,义可略焉。

人不欲使乐,乐人不寿。但当勉强为力所不任。举重引强掘地,若此倦而不息,以致筋骨疲竭耳。然劳胜于逸乐也,能从朝至暮,常有所为,使之不息乃快。但觉极,当息。息复为之。此与导引无异也。夫流水不腐,户枢不朽者,以其劳动数故也。饱食不用与卧,欲得行步,务作以散之。不尔,使人得积聚不消之疾,及手足痹蹷,面目黧皱,必损年寿也。

先除欲以养情,后禁食以存命。是知食胎气,饮灵气,不死之道,返童还年。此盖圣人之所重也。我命在我,保精爱气,寿无极也。无劳尔形,无摇尔精,归心静默,可以长生。一阴一阳之谓道,三元二合谓之丹,逆流补脑谓之还,精化为气谓之转。一转一易一益,每转延一纪之二[28],九转延一百八岁。

阴阳之道,精液为宝,谨而守之,后天为老。子欲长生,当由所生之门,游处得中,进退得所,动静以法,去留以度,可以延年而愈疾矣。以金理金,是为真金;以人理人,是谓真人。人常失道,非道失人;人常去生,非生去人。要常养神,勿失生道,长使道与生相保,神与生相保,则形神俱久矣。故性命之根,诚有极也;嗜欲之性,固无穷也。以有极之性命,逐无穷之嗜欲,亦自毙之而已矣。德以[29]形为车,道以气为马,魂以精为根,魄以气为户。形劳则德散,气越则道叛。精消魂散,气功魄微。是以静形爱气,全精宝视,道德凝密,魂魄固守。

夫长生久视,未有不爱精保气能致之。阴丹内御之道,世莫得之。虽务于气,而不解绝情欲,亦未免殃矣。天地以生成为德,有生所甚重者身也。身以安乐为本,安乐所以致者,以保养为本。世之必本其本,则本必固。本必固,疾病何由而生?夭横何由而至?此摄生之道,无逮于此。夫草木无知,尤假灌溉,矧人为万物之灵,岂不资以保养?然保养之义,其理万计,约而言之,其术有三:一养神,二惜气,三堤疾。忘情去智,恬僋虚无,离事全真,内外无寄。如是则神不内耗,境不外惑,真一不杂,神自宁矣。此养神也。抱一元之本根,固归真之精气,三焦定位,六贼忘形,识介既空,大同斯契,则气自定矣。此惜气也。饮食适[30]时,温凉合度,出处无犯于人邪,寝寐不可以勉强,则身自安矣。此堤疾也。三者甚而行,然人自谓难行而不肯行。如此,虽有长生之法,人罕敦尚,迷至永谢。是以疾病交攻,天和顿失,圣人悯之。

夫安乐之道,在能保养者得之,况招来和气之药少,攻伐之药多,不可不察也。是知人之生须假保养,无犯和气,以资生命。才失养护,便致病生。苟或处治乖方,旋见颠越,防患须在闲日,故曰:安不忘危。此圣人之予戒也。

摄养之道,莫若守中,守中则无过于不及之害。经曰:春秋冬夏,四时阴阳,生病起于过用。盖不适其性而强云为,逐强处则病生。五脏受气,盖有常分,用之过耗,是以病生。善养生者既无过耗之毕,又能保守真元,保患乎外邪所害也?故善服药不若善保养。世有不善保养,又不善服药,仓卒病生,而归咎于神天。噫!是亦未尝思也。

夫未闻道者放逸其心,逆于生乐,以精神徇智巧,以忧畏徇得失,以劳苦徇理节,以身[31]世徇财利。四徇不去,心为之病矣。极力劳形,躁暴气逆,当风纵酒,食嗜辛咸,肝为之病矣。恣意生冷,温凉失度,久坐久卧,大饱大饥,脾为之病矣。呼叫过常,辩争陪答,冒犯寒暄,好食咸辛,肺为之病矣。久坐湿地,强力入水,纵欲劳形,三田漏溢,肾为之病矣。五病既作,故未老而羸,未羸而病,病至则重,重则必毙。呜呼!是皆弗思而自取之也。卫生之士,须谨此五者,可致终身无苦。经曰:不治已病治未病。正为此矣。

夫善养生者养内,不善养生者养外。养外者实外,以充快悦泽贪欲恣情为务,殊不知外实则内虚也。善养内者实内,使脏腑安和,三焦各守其位,饮食常适其宜。故庄周曰:人之可畏者,衽席饮食之间,而不知为戒者也。若能常如是畏谨,疾病何缘而起?寿考焉得不长?贤者造形而悟,愚者临病不知,诚可畏也。

黄帝问岐伯曰:余闻上古之人,春秋皆度百岁,而动作不衰;今时之人,年至半百而动作皆衰者,时世异邪?人将失之耶?岐伯对曰:上古之人,其知道者,法于阴阳,和于术数,饮食有节,起居有常,不妄作劳,故能形与神俱,而尽终其天年,度百岁乃去。今时之人不然也,以酒为浆,以妄为常,醉以入房,以欲竭其精,以耗散其真,不知持满,不时御神,务快其心,逆于生乐,起居无节,故半百而衰也。

夫四时五行,以生长化[32]收藏,以生寒暑燥湿风。人有五脏化为五气,以生喜怒悲忧恐,故喜怒伤气,寒暑伤形,暴怒伤阴,暴喜伤阳。厥气上行,满脉去形。喜怒不节,寒暑过度,生乃不固。故重阳亡阳,重阴亡阴。故曰:冬伤于寒,春必病温;春伤于风,夏必泄泻;夏伤于暑,秋必病痒;秋伤于湿,冬必咳嗽。

王充[33]年渐七十,乃作养生之书,凡十六篇。养气自守,闭明塞聪,受补自精,服药导引,庶几获道。

太上养神,其次养形。神清意平,百节皆宁,养生之本也。肥肌肤,充腹肠,开嗜欲,养生之末也。

凡生之长也,顺之也。使生不顺者,欲也。故圣人必先适欲适节也,室大则多阴,台高则多阳,多阴则蹷,多阳则痿。蹷者,逆寒疾也。痿蹷不能行,则阴阳不适之患也。是故先王不处大室,不

为高台,味不众珍,衣不燀[34]热,燀热[35]则理塞,脉则闭结。理塞则气不达。味众珍则胃充,胃充则中大鞔[36],中大鞔则气不达。以此求长生者其可得乎?

天生阴阳寒暑,四时之化,万物之变,莫不为利,莫不为害。圣人查之以便生,故精安乎形,而年寿长焉。长也者,非短而续之者也,毕其数也。毕数之物,在去乎害。何谓去害?大甘大酸大苦大咸,五者充形,则生害矣;大喜大怒大忧大恐大哀,五者接神,则生害矣;大寒大热、大燥大湿大风大雾,六者动精,则生害矣诸言大者,皆为过制。故凡养生,莫若知本[37],则疾无由至矣。

劳者,劳于神气,伤者,伤于形容。饥饱过度则伤脾,思虑过度则伤心,色欲过度则伤肾,起居过度则伤肝,喜怒悲愁过度则伤肺。又,风寒暑湿则伤于外,饥饱劳役则败于内,昼感之则病荣,夜感之则病卫。经行内外,交运而各从于昼夜,始劳于一,一起为二,二传于三,三通于四,四迁于五,五复返一。一至于五,邪乃深藏,真气大失,使人肌肉消,神气弱,饮食减,行步难。及其如此,则虽有命,亦不能生也。

夫人禀天地阴阳而生者,盖天有六气,人有三阴三阳而上奉之;地有五行,人有五脏六腑而下应之。于是资生皮肉筋骨、精髓血脉、四肢九窍、毛发齿牙唇舌,总而成体。外则气血循环,流注经络,喜伤六淫;内则精神魂魄志意思,喜伤七情。六淫者,寒暑燥湿风热是;七情者,喜怒悲思惊是[38]。若持护得宜,怡然安泰;役冒非理,百疴生焉。

物之最灵,唯其人也。身者,乃神化之本。精于人也,若水浮航;气[39]于人也,如风扬尘;神于人也,似野马聚空。水涸则航止,风息则尘静,野马散而火空。长有精能固,无气能

是了了尝知，言之不可及，故神而明之，存乎其人。倘居上而骄，为下而乱，在丑而争，思无不邪，言必纵欲，窃仲尼之冠佩，掩盗跖之忍残。苟侥幸而免于刑戮，则于灾危昏梦之间。游魂为变之际，意光业镜，心事阎王，不待六审三推，自然依款承伏，故沉而为地狱饿鬼，从而为胎卵湿化，恶趋将尽。次因缘再托人身，而又私计人我，残贼天真。极缘既尽，新业已成，复人轮回，备偿夙债，不失人身则辜矣。余尝有曰：天地熔金作一炉，鼎钟盂铿总由吾。他年要识方圆器，各自而今观造模。其有志趣不凡者，因而步入道际，则朝市山林，空手把锄头，步行骑水牛，而游戏三昧也。

天元之寿　精气不耗者得之

男女居室，人之大伦。独阳不生，独阴不成，人道有不可废者。庄周乃曰：人之可畏者，衽席[61]之间，不知戒者过也。盖此身与造化同流，左为肾，属水；右为命门，属火。阳生于子，火实藏之，犹北方之有龟蛇也。膀胱为左肾之府，三焦有脂膜如掌大，正与膀胱相对，有二百脉由中而出，夹脊而上，贯于脑。上焦在膻中，内应心；中焦在中脘，内应脾；下焦在脐下，即肾间动气，分布人身。方其湛寂，欲念不与，精气散于三焦，荣华百脉。及欲想一起，欲火炽然，翕撮三焦，精气流溢，并从命门输泻而去，可畏哉！

嗟夫！元气有限，人欲无涯，火生于木，火发必克。尾闾[62]不[63]禁，沧海已竭。少之时，血气未定，既不能守夫子在色之戒；及其老也，则当寡欲闲心，又不能明列子养生之方。吾不知其可也。麻衣道人曰：天地人等列三才。人得中道，可以学圣贤，可以学神仙，况人之数，多于天地万物之数。但人之不修人道，贪爱嗜欲，其消减只与物同也，所以有老病夭伤之患。铿乎此，必知所自重，而可以得天元之寿矣。

欲不可绝

黄帝曰：一阴一阳之谓道，偏阴偏阳之谓疾。又曰：两者不和，若春无秋，若冬无夏；因而和之，是谓圣度。圣人和合之道，但贵于闭密，以寄天真也。

素女曰：人年二十者，四日一泄；三十者，八日一泄；四十者，十六日一泄；五十者，二十日一泄。此法语也。所禀者厚，食饮多，精力健，或少过其度。譬之井焉，源深流长，虽随汲随满，不惧其竭也。若所禀者薄，元气本弱，又食减精耗，愿强而为之，是怯夫而试冯妇[64]之术也，适以投虎牙耳。道弱者亦须禁止，不可依此施泄。

素女曰：人年六十[65]者，当闭精勿泄。若气力尚壮盛者，亦不可强忍，久而不泄，致生痈疾。

彭祖曰：男不可无女，女不可无男。若念头真正无可思者，大佳，长年也。又曰：人能一月再泄精，一岁止二十四泄，得寿一百岁。

《名医论》曰：思欲无穷，所愿不得，意淫于外，为白淫而下。因是入房太甚，宗筋纵弛。

书云：男子以精为主，女人以血为主。故精盛则思室，血盛则怀胎。若孤阳绝阴，独阴无阳，欲心炽而不遂，则阴阳交争，乍寒乍热，久而为劳。

富贵家子唐靖，疮发于阴，至烂。道人周守真曰：病得之欲泄而不可泄也。

《史记》济北王诗人韩女病腰背寒热，仓公曰：病得之欲男子而不可得也。

欲不可早

齐大夫褚澄曰：羸女则养血，宜及时而嫁；弱男则饰色，宜待壮而婚。又云：男破阳太早，则伤其精气；女破阴太早，则伤其血脉。

又云：精未通而御女以通其精，则五髓[66]有不满之处，异日有难状之疾。又云：未笄之女，天癸始至，已近男色，阴气早泄，未完而伤。

又云：童男室女，积想在心，思虑过常，多致苛损。男则神色失败，女则月水先闭。

欲不可纵

《黄帝经》曰：长生至慎房中急，何为死作灵神位。

彭祖曰：上士易床，中士易被。又云：易被不如易床，易床不如易房。服药千钟，不如独卧。

老君曰：情欲出于五内，魂定魄静，生也；情欲出于胸臆，精散神惑，死也。

彭祖曰：美色妖艳，娇妾盈房，以致虚损之祸，乌可以长生？

《阴符经》曰：淫声美色，破骨之斧锯也。世之人若不能秉灵烛以照幽情，持惠剑以割爱欲，则流浪生死之海，害生于恩也。

全元起曰：乐色不节则精耗，轻用不止则精败。圣人爱精重施，髓满骨坚。

书云：年高之时，血气既弱，觉阳事轻盛，心慎而抑之，不可纵心竭意，一度不泄，一度火灭；一度火灭，一度增油。不制而纵情，则是膏火将灭，更去其油。

庄子曰：嗜欲深者，其天机浅。

《春秋》秦医和视晋侯之疾曰：是为近女室，非鬼非食，惑以丧志。公曰：女不可[67]近乎？对曰：节之。

《玄枢》曰：元气者，肾间动气也。右肾为命门，精神之所舍，爱惜保重，荣卫周流，神气不竭，可与天地同寿。

《元气论》曰：嗜欲之性，固无穷也。以有极之性命，逐无涯之嗜欲，神自毙之甚矣。《仙经》云：无劳而形，无摇尔精，归心静默，可以长生。

《理颂》云：道以精为宝，宝持宜秘密。施人则生人，留己则生己。结婴尚未可，何况空废弃。弃损不觉多，衰老而命坠。

《仙书》云：阴阳之道，精液为宝。谨而守之，后天而老。

书云：声色动荡于中，情爱牵缠，心有念动，昼想夜梦，驰逐于无涯之欲。百灵疲而消散，宅舍无宝而倾颓。恣意极情，不知自惜，虚损生也。譬如枯朽之木，遇风则折；将溃之涯，值水先颓。苟能爱惜节情，亦得长寿也。

肾阴内属于耳，膀胱脉出于目眦。目盲所视，耳闭厥听，斯乃房之为患。

人寿夭在于撙节[68]。若将息得所，长生不死；恣其情，则命同朝露。

欲多则损精。人可保者命，可惜者身，可重者精。肝精不固，目眩无光；肺精不交，肌肉消瘦；肾精不固，神气减少；脾精不固，齿发浮落。若耗散真精，疾病随生，死亡随至。

《神仙可惜许歌》曰：可惜许！可惜许！可惜元气宫无主。一点既随浓色妒，百神位送精光去。三尸喜，七魄怒，血败气衰将何补？赤宅丹田属别人，玉炉丹宠阿谁主？劝世人，休恋色,恋色贪淫神必败。精神一去百神离,百神去后人不知。几度待说说不得,临临下以泄天机。

欲不可强

《素问》曰:因而强力,肾气乃伤,高骨乃坏。注云:强力,入房也。强力入房则耗精,精耗则肾伤,肾伤则髓气内枯,腰痛不能俯仰。

《黄庭经》云:急守精室勿妄泄,闭而保之可长活。

书云:阴痿不能快欲,强服丹石以助阳,肾水枯竭,心火如焚。五脏干燥,消渴至近。讷曰:少水不能灭盛火,或为疮疡。

强勉房劳者,成精极体瘦,尫羸惊悸,梦遗便浊,阴痿里急,面黑耳聋。

真人曰:养性之道,莫强所不能堪尔。

抱朴子曰:才不逮,强思之;力不胜,强举之,伤也甚矣。强之一字,真戕生伐寿之本。夫饮食,所以养生者也。然使醉而强酒,饱而强食,未有不疾以害其身,况欲乎?欲而强,元精去,神气散,戒之!

欲有所忌

书曰:饱食过度,房室劳损,血气流溢,渗入大肠,时下清血腹痛,病名肠澼。

大醉入房,气竭肝伤。丈夫则精液衰少,阴痿不起;女子则月事衰微,恶血淹留,生恶疮。

燃灯烛行房,终生之忌。忿怒中尽力房事,精虚气损,发为痈疽。恐惧中入房,阴阳偏虚,发厥,自汗盗汗,积而成劳。

远行疲乏入房,为五劳虚损。月事未绝而交接,生白驳。又冷气入内,身面痿黄,不产。金疮未瘥而交会,动于血气,令疮败坏。忍小便入房者得淋,茎中痛,面失血色,或致胞转,脐下急痛死。

或新病可而行房,或少年而迷,或老年而不能节减,妙药不能顿服,因而致患。岁月将深,直待肉尽骨消,返冤神鬼,故曰:油尽灯灭,髓竭人已;添油补髓,勉强何干?鬼魅来侵,总是自招其祸。

交接输泻,必动三焦心脾肾也。动则热而欲火炽,因入水,致中焦热郁发黄,下焦气盛额黑,上焦血走随瘀,热行于大便黑溏。男女同室而浴者,多病此。

服脑麝入房者,关窍开通,真气走散。重则虚眩,轻则腹泻。

《本草》云:多食葫入房,伤肝,面黑无光葫,即蒜也。

书云:入房汗出,中以劳风。赤目当忌房事,免内障。时病未复,犯者舌出四寸,死。

《三国志》子献病已差。华佗视脉曰:尚虚未复,勿为劳事。色复即死,死当舌出数寸。其妻从百里外省之[69],止宿交接。三日病发,一如佗言。可畏哉!

欲有所避

孙真人云:大寒与大热,且莫贪色欲。

书云：凡大风大雨大雾、雷电霹雳、日月薄蚀、虹霓地动、天地昏冥，日月星辰之下，神庙寺观之中，井灶圊厕之侧，环墓尸柩之旁，皆所不可犯淫，淫则损人寿命。若此时受胎，非止百倍损于父母，生子不仁不孝，多疾不寿。

《保命诀》云：人勿犯长命，及诸神降日，犯淫者促寿。朔日减一纪，望日减十年，晦日减一年。初八日上弦，二十三日下弦，三元减五年。庚申甲子，本命减一年。正月初三日，万神皆会；十四、十六日，三宫降；二月二日万神会；四立日、二分日、二至日、二社日俱不可犯。三月初九日，牛鬼神降，犯者百日中恶。四月初四日，万神善化，犯之失音。初八日善恶童子降，犯者血死。五月三个五日、六日、七日，为九毒日，犯者不过三年。十月初一日夜，西天王降，犯之一年死。十一月二十五日，掠剥大夫降，犯之短命。十二月初七日夜，犯之恶病死。二十日，天河相交行道，犯之促寿。每月二十八日，人神在阴；四月十日，阴阳纯用事，已上日辰犯淫且不可，况婚姻乎？

按《庚申论》曰：古人多尽天数，今人不终天年，何则？以其罔知避慎，肆情恣色，暗犯禁忌，阴司减其令算，能及百岁者，几何人哉？蜀主孟昶纳张丽华于观侧，一夕迅雷电火，张氏殒。道士李若冲于上元夜，见殿上有朱履衣冠之士北面而立，廊下罗列罪人，有女人甚[70]，若白其师唐洞卿，师曰：此张丽华也。昔宠幸于此，亵渎高真所致。由是观之，天地间禁忌不可犯也。

---

[1]觅　原误作“觉”。形近致误。金陵本同。据文义改。

[2]至　原作“谷”。据金陵本改。

[3]至又　金陵本作“又有”。义同。

[4]跸(bí，音毕)　①古代帝王出行时开路清道，禁止他人通行。②偏立一脚站立。

[5]与　原作“所”。据金陵本改。

[6]别类　原作“类别”。金陵本同。据目录乙正。

[7]茯苓　原作“砂苓”。据金陵本改。

[8]祖气　元气。

[9]停育　亭育，养育。《老子·五十一章》：“长之育之，亭之毒之。”刘孝绰《谢给药启》：“一物之微，遂留停育。”

[10]事　原脱。据金陵补。

[11]阿　原误作“何”。金陵本同。据《三国志·华佗传》改。

[12]莫若　原误作“莫若”。金陵本作“若草”。义更近。姑存。

[13]形　原误作“神”。金陵本同。据文义改。

[14]神　原脱。金陵本同。据文义补。

[15]醉饱厌饫(yu，音育)　饱，饱足。《清波杂志》：“每食数斤，犹来厌饫。”

[16]怒　原误作“恕”。校本同。据文义改。

[17]而　原作“耳”。金陵本同。据上下文例及文义改。

[18]耆(qǐ，音奇)寿　长寿。者，老也。《诗经·鲁颂·閟宫》：“俾尔耆而艾。”

[19]不易　金陵本同。当有脱误。存疑。

[20]窅(yǎo，音咬)窅冥冥　即“窅冥”。亦作“窈窈冥冥”。形容精深微妙。

[21]悬车　亦作“县车”。①谓辞官家居。②古代计时的名称。指黄昏前的一段时间。《文选·陈太丘碑文序》：“时年已七十，遂隐丘山，悬车告老。”

[22]以年至虑渊，如日之昏　原作“以年蒲虞渊，如日之升”。金陵本同。文义不符。《淮南子·天文》：“至于虞渊，是谓黄昏。”虞渊，古代神话所说日入之处。据此改。

[23]方寸　①亦作“方寸地”。指心。白居易《赠元稹》：“所合在方寸，心源无异端。”②方一寸，喻其小。

[24]去　原误作“泰”。金陵本同。引文下溢而误。据文义改。出《老子·二十九章》“圣人去甚去泰。”
[25]德　原误作“得”。金陵本同。音同致误,据文义改。
[26]大怒破阴,大喜坠阳　破阴,伤肝阴;坠阳,损心阳,即喜伤心。
[27]噌　原误作“暗”。金陵本同。据《淮南子·原道训》改。
[28]二　校本同。疑作“寿”。
[29]以　原误作“之”。据日·明历本改。
[30]适　原误作“通”。据《本草衍义·序例上》改。
[31]身　原下衍“徇”字。据(本草衍义·序例上)删。
[32]生长化　原误作“长生”。金陵本同。据《素问·阴阳应象大论》类文改正。
[33]王充　原误作“王允”。金陵本同。形近致误。据《后汉书·王充传》改。
[34]烊　原误作“燥”。金陵本同。形近致误。据《吕氏春秋·重已》补。①(chěn,音产)火花飞迸貌。②(dān,音胆)厚。此处取厚也。
[35] 烊热　原脱。据《吕氏春秋·重已》改。
[36]鞔(mēn,音闷)　烦懑。
[37]知本　原脱。金陵本同。据《吕氏春秋·尽数》补。
[38]是　金陵本同。据上下文例及文义补。
[39]气　原作“然”。据日·明历本改。
[40]以　原误作“有”。金陵本同。据《太平御览·方术部》改。
[41]牝　原误作为“牡”。据文义改。
[42]搏　原误作为“传”。金陵本同。据文义改。
[43]难　原作“上”。金陵本同。据《太平御览·方术部》改。
[44]志　原误作“至”。金陵本同。据《淮南子·精神训》改。
[45]直　原误作“有”。金陵本同。据(淮南子·精神训)改。
[46]刑　原误作“形”。金陵本同。据《淮南子·精神训》改。
[47]夫不　原误作“妇之”。金陵本同。据《抱朴子·极言》改。
[48]之　原脱。金陵本同。据《抱朴子·极言》改。
[49]平　原误作“一”。金陵本同。据《抱朴子·极言》改。
[50]肩　原误作“扇”。金陵本同。形近致误。据《抱朴子·极言》改。
[51]毓真　培育元真之气。毓,同育。
[52]泏泏(zhu,音竹)　水流出貌。
[53]蕞(zuī,音最)尔　藐小貌。
[54]衷　原误作“哀”。金陵本同,据文义改。
[55]亡　原误作“忘”。据金陵本改。
[56]齿　岁数,年龄。柳宗元《捕蛇者说》:“退而甘食其土之有,以尽吾齿。”
[57]愤悱(fěi,音匪)　心中蕴积的忧虑。《论语·述而》:“不愤不启,不悱不发。”白居易《与元九书》:“既而愤悱之气,思有所泄。”愤,憋闷。悱,想说而说不出来。
[58]宙　原误作“定”。据金陵本改。
[59]霄壤　天地。喻差别之大。
[60]仰钻瞻忽之道　《论语·子罕》:“仰之尔高,钻之尔坚,瞻之在前,忽焉在后。”此谓习道。
[61]衽席　床席。暗喻性生活。
[62]尾闾　古代传说中海水所归之处。
[63]不　原误作“必”。据金陵本改。
[64]冯妇　人名。《孟子·尽心下》:“晋人有冯妇者,善搏虎,卒为善士,则之野,有众逐虎,虎负嵎,莫之敢撄;望见冯妇,趋而迎之;冯妇攘臂下车,众皆悦之,其为士者笑之。”后称重操旧业者为“冯妇”。
[65]六十　原误作“十六”。校本同。据《千金要方》、《医心方》类文乙正。
[66]髓　校本同。《褚氏遗书》作“体”。姑存。
[67]可　原脱。金陵本同。据《左传·昭公元年》补。
[68]撙(zhūn,音尊上)节　抑制。今多用作节省的意思。《礼记·曲礼上》:“撙节”孙希旦注:“有所抑而

不敢肆谓之撙,有所制而不敢过谓之节。”

[69]百里外省之　“百”原误作“月”;省,原脱。金陵本同。据《三国志·华佗传》类文补。

[70]甚　金陵本同。此下恐有脱误。存疑待考。

本草纲目

明·李时珍[原著]

[说明]

《本草纲目》,明代李时珍撰于万历六年(1578 年),52 卷。李时珍,字东璧,号濒湖,蕲州(今湖北蕲春)人。父李言闻曾为太医院吏目,时珍承继家学,弃儒从医,博通医籍,医术精良,名噪当时,官楚王府奉祠正。遍访名医宿儒,广搜民间验方,远涉深山旷野,观察和收集药物标本,参阅八百余种有关文献,以《证类本草》为底本,结合其自身经验,历经二十七年,三易其稿,终成《本草纲目》,为一部总结我国十六世纪前药学理论、丰富祖国医药学宝库的恢宏巨著。第52 卷《人部·人傀》收录了历代有关两性畸形等内容。

本次以万历三十一年(1603)夏良心刻的“江西本”为底本,万历二十四年(1596)金陵胡承龙刊本(简称“金陵本”)为主校本进行整理。

人部·五十二卷

人傀[1] 公回切，怪异也，《纲目》

李时珍曰：太初之时，天地絪组。一气生人，乃有男女。男女媾精，乃白化生。如草木之始生子，一气而后有根及子，为种相继也。人之变化，有出常理之外者。亦司命之师所当知，博雅之士所当识。故撰为人傀[2]，附之部末，以备多闻眚咎之征。

《易》曰：一阴一阳之谓道。男女媾精，万物化生。乾道成男，坤道成女。此盖言男女生生之机，亦惟阴阳造化之良能焉耳。齐司徒褚澄言：血先至裹精则生男，精先至裹血则生女。阴阳均至，非男非女之身；精血散分，骈胎品胎之兆。《道藏经》言：月水止后一、三、五日成男，二、四、六日成女。东垣李杲言：血海始净一、二日成男，三、四、五日成女。《圣济经》言：因气而左动，阳资之则成男；因气而右动，阴资之则成女。丹溪朱震亨乃非褚氏而是东垣，主《圣济》左右之说而立论，归于子宫左右之系。诸说可谓悉矣。时珍窃谓褚氏未可非也，东垣未尽是也。盖褚氏以精血之先后言，《道藏》以日数之奇偶言，东垣以女血之盈亏言，《圣济》、丹溪以子宫之左右言，各执一见；会而观之，理自得矣。夫独男独女之胎，则可以日数论；而骈胎品胎之感，亦可以日数论乎？稽之诸史，载一产三子、四子者甚多，其子有半男半女，或男多女少，男少女多。《西樵野记》载国朝天顺时，扬州民家一产五男，皆育成。观此，则一、三、五日为男，二、四、六日为女之说，岂其然哉？焉有一日受男而二日复受女之理乎？此则褚氏、《圣济》、丹溪主精血子宫左右之论为有见，而《道藏》、东垣日数之论为可疑矣。王叔和脉经，以脉之左右浮沉，辨猥生之男女；高阳生《脉诀》，以脉之纵横逆顺，别骈品之胎形。恐亦臆度，非确见也。王冰《玄珠密语》言：人生三子，主太平；人生三女，国淫失政；人生十子，诸侯竞位；人生肉块，天下饥荒。此乃就人事而论，则气化所感，又别有所关也。夫乾为父，坤为母，常理也。而有五种非男，不可为父；五种非女，不可为母，何也？岂非男得阳气之亏，而女得阴气之塞耶？五不女：螺、纹、鼓、角、脉也螺者，牝窍内旋，有物如螺也。纹者，窍小，即实女也。鼓者，无窍如鼓。角者，有物如角，古名阴挺是也。脉者，一生经水不调，及崩带之类是也。五不男：天、犍、漏、怯、变也天者，阳痿不用，古云天宦是也。犍者，阳势阉去，寺人是也。漏者，精寒不固，常自遗泄也。怯者，举而不强，或见敌不兴也。变者，体兼男女，俗名二形。《晋书》以为乱气所生，谓之人疴。其类有三：有值男即女、值女即男者，有半月阴、半月阳者，有可妻不可夫者。此皆具体而无用者也。

胎足十月而生，常理也；而有七月、八月生者，十二三月生者，十四五月生者。或云：气虚也。虞抟《医学正传》言，有十七八月至二十四五月而生；刘敬叔《异苑》言，太原温磐石母，孕三年乃生，岂亦气虚至于许久耶？今有孕七月而生子者，多可育；八月而生者，多难育，七变而八不变也。《魏略》云：黄牛羌人，孕六月而生。《博物志》云：獠人孕七月而生。《晋书》云：苻坚母，孕十二月生；刘捌母，孕十三月生。《汉书》云：尧及昭帝，皆以十四月生。《三十国春秋》云：刘聪母，孕十五月乃生。《搜神记》云：黄帝母名附宝，孕二十五月而生帝。

胞门子脏，为奇恒之府，所以为生人之产，常理也；而有自胁产、自额产、自背产、自髀产者，保也？岂子脏受气驳杂，而其系有不同，如《宋史》所证男阴生于脊，女阴生于头之类耶？《史记》云：陆终氏娶鬼方之女，孕而左胁出三人，右胁出三人、六人子孙，传国千年，天将兴之，必有尤物。如修巳背折而生禹，简狄胸折而生契也？《魏志》云：黄初六年，魏郡太守孔羡表言：汝南屈雍妻王氏，以去年十月十二日生男儿，从右腋下、小腹上而出。其母自若，无他畏痛，今疮已愈，母子全安。《异苑》云：晋时，魏兴李宣妻樊氏，义熙中怀孕不生，而额上有疮. 儿从疮出，长为军将，名胡儿。又云：晋时，常山赵宣母，妊身如常，而髀上作痒，搔之成疮，儿从疮出，母子平安。野史云：莆田尉舍之左，有市人妻生男，从股髀间出、疮合，母子无恙，可证屈雍之事。浮屠氏言释迦生于摩耶之右胁，亦此理也。《嵩山记》云：阳翟有妇人，妊三十月乃生子。从母背上出，五岁便入山学道。《琅琊漫[3]钞》云：我朝成化中，宿州一妇孕，胁肿如痈，及期，儿从痈出，疮痈随合，其子名佛记儿。时珍曰：我明隆庆五年二月，唐山县民妇有孕，左胁肿起。儿从胁生，俱无恙。

阳生阴长，孤阳不生，独阴不长，常理也；而有思士不妻而感，思女不夫而孕，妇女生须，丈夫出湩，男子产儿者，何也？岂其气脉时有变易，如女国自孕，雄鸡生卵之类耶？《史记》云：姜源[4]见巨人迹履之而生弃，有娀氏吞玄鸟卵而生契，皆不夫而孕也。《宣政录》云：宋宣和初，朱节妻年四十一，夕颔痒，至明须长尺余。《草木子》云：元至正间，京师一达妇，髭须长尺余也。谢承后[5]《汉书》云：济[6]阳李元，全家疫死，止一孙初生数旬；苍头南阳[7]李善自哺乳之，乳为生湩。《唐书》云：元德秀兄于襁褓丧亲，德秀自乳之，数日乳中湩流，能食乃止。《宋史》云：宣和六年，都城有卖青果男子，孕而生子，蓐母不能收，易七人，始免而逃去。《西樵野记》云：明嘉靖乙酉，横泾佣农孔方，忽患膨胀，愦愦几数月，自胁产一肉块，剖视之，一儿肢体毛发悉具也。

男生而覆，女生而仰，溺水亦然，阴阳秉赋，一定不移，常理也；而有男化女、女化男者，何也？岂乖气致妖，而变乱反常耶？京房《易占》云：男化为女，宫刑滥也；女化为男，妇政行也。《春秋·潜潭巴》云：男化为女，贤人去位；女化为男，贱人为王。此虽以人事言，而其脏腑经络变易之微，不可测也《汉书》云：哀帝建平中，豫章男子化为女子，嫁人生一子。《续汉书》云：献帝建安二十年，越寓男子化为女子。李时珍曰：我朝隆庆二十年，山西御史宋缍疏言：静乐县民李良雨，娶妻张氏已四载矣，后因贫出，其妻自佣于人，隆庆元年正月，偶得腹痛，时作时止，二年二月初九日，大痛不止，至四月内，肾囊不觉退缩入腹，变为女人阴户，次月经水亦行，始换女妆，时年二十八矣。《洪范·五行传》云：魏襄王十三年，有女子化为丈夫。《晋书》云：惠帝元康中，安丰女子周世宁，以渐化为男子，至十七，八而性气成。又，孝武皂帝宁康初，南郡女子唐氏，渐化为丈夫。《南史》云：刘宋文帝元嘉二年，燕有女子化男。《唐书》云：僖宗光启二年春，风翔郡县女子朱龀，化为丈夫，旬日而死。

人异于物，常理也；而有人化物、物化人者，何也？岂人亦太虚中一物，并囿于气交，得其灵则物化人，失其灵则人化物耶？抑谭子所谓至淫者化为妇人，至暴者化为猛虎，心之所变，不得不变。孔子所谓物老则群精附之，为五酉之怪者邪？谭子《化书》云：老枫化为羽人，自无情而之有情也。贤妇化为贞石，自有情而之无情也。《世说》：武昌贞妇，望夫化而为石。《宋史》云：昆山石工采石时，陷入石穴，三年掘出犹活，见风遂化为石。《幽冥录》云：阳羡小吏吴龛，于溪中拾一五色浮石，归置床头，至夜化为女子。《左传》云：尧殛鲧子于羽山，其神化为黄熊，入于渊。黄熊，龙类也。《续汉书》云：灵帝时，江夏黄氏母，浴水化为鼋，入于渊，《搜神记》云：魏文帝黄初中，清河宋士母，浴于室，化为鳖，入于水，寸复还家。《异苑》云：宋文帝元嘉中，高平黄秀，入山经门，遂化为熊。《淮南子》云：牛哀病七日，化而为虎，搏系其兄。《郡国志》云：藤州夷人，往往化抠。抠，小虎也，有五指。《博物志》云：江汉有抠人，能化为虎。《唐书》云：武后时，郴州左史，因病化虎，擒之乃止，而虎毛生矣。又，宪宗元和二年，商州役夫，将化为虎，众以水沃之，乃不果。顾微《广州记》云：浈阳县俚民，一儿年十五六，牧牛，牛忽[8]舐儿甚快，舐处悉白，俄而儿死[9]，系牛以供客。食此牛者，男女二十余人，悉化为虎？《隋书》云：文帝七年，相州一桑门，化为蛇，绕树自抽，长二丈许。《抱扑子》云：狐、狼、猴，玃[10]满三百岁，皆能变人。

《参同契》云：燕雀不生风，狐免不字马，常理也；而有人产虫兽神鬼、怪形异物者，何也？岂有神异凭之，或因有感媾而然耶？《博物志》云：徐偃王之母，产卵弃之，孤独老母取覆之，出一儿，后继徐国。《异苑》云：汉末有马生人，名曰马异，及长，亡入胡地。

人具四肢七窍，常理也；而荒裔之外，有三首、比肩、飞头、垂尾之民。此虽边缴余气所生，同于鸟兽，不可与吾同胞之民例论，然亦异矣《山海经》云：三首国，一身三首，在昆仑东，《尔雅》云：北方比肩民，半体相合，迭食而迭望。《南方异物志》云：岭南溪洞中，有飞头蛮，项有赤痕，至夜以耳为翼，飞去食虫物，将晓复还如故也。《搜神记》载：吴将军朱桓一婢，头能夜飞，即此种。《永昌志》云：西南徼外有濮人，生尾如龟，长三四寸，欲坐则先穿地作孔。若误折之，便死也。

是故天地之造化无穷,人物之变化亦无穷。贾谊《赋》所谓“天地为炉兮造化为工,阴阳为炭兮万物为铜。合散消息兮安有常则,千变万化兮未始有极。忽然为人兮何足控抟,化为异物兮又何足患。”此亦言变化皆由于一气也。肤学之士,岂可恃一隅之见,而概指古今六合无穷变化之事物为迂怪耶?

---

[1]傀　原作“魄”。据本书五十卷目录改。
[2]傀　原作“魄”。字书无。据金陵本改。
[3]漫　原脱。据本书卷一“经史百家书目”补。
[4]源　《史记·卷四·周本纪正》作“原”。《说文》、《毛诗》俱作“塬”。
[5]谢承后　原脱。据《太平御览·三七一·乳条》补。
[6]济　原作“南”。据《太平御览·三七一·乳条》改。
[7]南阳　原脱。据《太平御览·三七一·乳条》补。
[8]忽　原作“口”。据《太平御览·八八八·变化下》引文改。
[9]俄而儿死　原作“俄儿病死”。据上书同卷改。
[10]玃(jué,音觉)　大母猴。

东医宝鉴

[朝鲜]许　浚[原著]

[说明]

《东医宝鉴》,朝鲜许浚撰于公元1610年。二十三卷。许氏为朝鲜著名医家,对中医研究颇深,该书为作者选集80余种中医古籍,并参照朝鲜《医方类聚》、《乡药集成方》而整理成书。分内景、外形、杂病、汤液、针灸等五部分,较多篇章涉及泌尿男科学性医学内容,且所论扼要,条理清楚,可供临床参考。是朝鲜研究中国医学的一部重要著作,说明了中国医学对世界医学的重大影响。据悉,韩国政府近年已将其作为人类非物质文化遗产项目"申遗",足见其作用之重要。

本次据1955年人民卫生出版社影印本整理。

内景篇·卷一

身形　附修养,附养老[1]

先贤格言

真人《养生铭》曰:人欲劳于形,百病不能成,饮酒勿大醉,诸疾自不生,食了行百步,数以手摩肚,寅丑日剪甲,头发梳百度,饱即立小便,饥则坐漩尿,行处勿当风,居止无小隙,常夜濯足卧,饱食终无益,思虑最伤神,喜怒最伤气,每去鼻中毛,常习不唾地,平明欲起时,下床先左脚,一日无灾殃,去邪兼辟恶,如能七星步,令人长寿乐,酸味伤于筋,苦味伤于骨,甘即不益肉,辛多败正气,咸多促人寿,不得偏耽嗜,春夏少施泄,秋冬固阳事,独卧是守真,慎静最为贵,钱财生有分,知足将为利,强知是大患,少欲终无累,神静自常安,修道宜终始,书之屋壁中,将以传君子。

孙真人《枕上记》曰:侵晨一碗粥,晚饭莫教足,撞动景阳钟,叩卤三十六,大寒与大热,且莫贪色欲,醉饱莫行房,五脏皆翻覆,火艾漫烧身,争如独自宿,坐卧莫当风,频于暖处浴,食饱行百步,常以手摩腹,莫食无鳞鱼,渚般禽兽肉,自死禽与兽,食之多命促,土木为形象,求之有恩福,父精母生肉,那忍分南北,惜命惜身人,六白光如玉。

孙真人《养生铭》曰:怒甚偏伤气,思多太损神,神疲心易役,气弱病相因,勿使悲欢极,常令饮食匀,再三防夜醉,第一戒晨嗔,亥寝鸣天鼓,寅兴漱玉津,妖邪难犯己,精气自全身,若要无诸病,常须节五辛,安神宜悦乐,惜气保和纯,寿夭休论命,修行本在人,若能遵此理,平地可朝真。

常真子《养生文》曰:酒多血气皆乱,味薄神魂自安,夜漱却胜朝漱,暮食不若晨食,耳鸣直须补肾,目暗必当治肝,节饮自然脾健,少思必然神安,汗出莫当风立,腹空莫放茶穿。

东垣《省言箴》曰:气乃神之祖,精乃气之子。气者精神之根蒂也。大矣哉!积气以成精,积精以全神,必清必静,御之以道,可以为天人矣。有道者,能之予何人哉?切宜省言而已。

丹溪《饮食箴》曰:人身之贵,父母遗体,为口伤身,滔滔皆是,人有此身,饥渴洊[2]兴,乃作饮食,以遂其生,眷彼昧者,因纵口味,五味之过,疾病蜂起。病之生也,其机甚微,馋涎所牵,忽而不思,病之成也,饮食俱废,忧贻父母,医祷百计,山野贫贱,淡薄是谙,动作不衰,此身亦安,均气同体,我独多病,悔悟一萌,尘开镜净,日节饮食,易之象辞,养小失大,孟子所讥,口能致病,亦败尔德,守口如瓶,服之无斁[3]

丹溪《色欲箴》曰:惟人之生,与天地参,坤道成女,乾道成男。配为夫妇,生育攸寄,血气方刚,惟其时矣,成之以礼,接之以食,父子之亲,其要在兹,眷彼昧者,徇情纵欲,惟恐不及,济以燥毒,气阳血阴,人身之神,阴平阳秘,我体常春,血气几何?而不自惜,我之所生,翻为我贼。女之耽兮,其欲实多,闺房之肃,门庭之和;士之耽兮,其家自废,既丧厥德,此身亦悴,远彼帷薄,放心乃收,饮食甘味,身安病瘳。

养性延年药饵

琼玉膏,三精丸,延年益寿不老丹,五老还童丹,延龄固本丹,斑龙丸,二黄元玄菟固本丸,固本酒,皆能延年益寿。

琼玉膏 填精补髓，调真养性，返老还童，补百损，除百病，万神俱足，五脏盈溢，发白复黑，齿落更生，行如奔马，日进数服，终日不饥渴，功效不可尽述。一料分五剂，可救瘫痪五人；一料分十剂，可救劳瘵十人。若二十七岁服起，寿可至三百六十；若六十四岁服起，寿可至五百。

生地黄十六斤，捣，绞取汁 人参细末，二十四两 白茯苓细末，四十八两

白蜜炼去滓，十斤，上和匀入磁缸内，以油纸五重，厚布一重，紧封缸口，置铜锅内，水中悬胎，令缸口出水，上以桑柴火煮三昼夜，如锅内水减，则用暖水添之，日满取出，再用蜡纸紧封缸口，纳井中浸一昼夜取出，再入旧汤内煮一昼夜，以出水气乃取出，先用少许，祭天地神祇，然后每取一二匙，温酒调服，不饮酒，白汤下，日进二三服，如遇夏热，置阴凉处，或藏水中，或埋地中，须于不闻鸡犬声，幽静处，不令妇人、丧服人见之。制时终始勿犯铁器，服时忌食葱、蒜、萝卜、醋酸等物《入门》。

卫生方

生地黄八斤 人参三十二两 白茯苓二十四两 白蜜五斤

本朝永乐中太医院会议加天门冬、麦门冬、地骨皮各八两，进御服食，赐号益寿永真膏。

三精丸 久服轻身延年益寿，面如童子。

苍术天之精 地骨皮地之精，各净末，一斤 黑桑椹人之精，取二十斤揉烂，入绢袋内绞取汁，去滓

将两药末掺汁内，调匀入罐内密封口，阁于棚上，昼采日精，夜采月华。直待自然煎干方取，为末蜜丸，小豆大，每十丸酒汤任下《入门》。

延年益寿不老丹

何首乌赤色四两，白色四两，合八两米泔浸软，以竹刀刮去皮，切作片，黑豆煎汁浸透阴干，却用甘草汁拌，晒干捣末，不杵蒸熟 地骨皮酒洗，晒干 白茯苓酒洗，晒干，各五两 生干地黄酒浸一宿，晒干 熟地黄酒洗晒干 天门冬酒浸三寸，去心晒干 人参去芦，各三两

上细末，炼蜜和丸，梧子大，温酒下三五十丸。此药千益百补，服之十日或一月，自己知为别等，人常服功效难尽言，实吕祖之初梯《必用方》。

遐龄万寿丹

诗曰：

遐龄万寿丹，服食魂魄安，
养药鸡抱卵，日期要周全，
修合室深宜，一切人勿观，
甲子庚申夜，为丸不见天，
一还增六十，二还百二十年，
服药非凡骨，寿同天地间，
秘之深秘之，玄之又更玄。

茯神 赤石脂 川椒微炒，出汗，各一两 朱砂细研，水飞 乳香 灯心同研，各一两，别为末

用鸡卵二个去清黄，只将朱砂、乳香各装一卵内，用纸糊七重，以青绢袋盛之，令精壮妇人怀于肚上，常令温暖，朱砂怀三十五日，乳香怀四十九日，取出。再研前三味药亦为细末，和匀，以蒸枣肉和丸，绿豆大，每日空心温酒服下三十丸，或人参汤下，一月外加至四十九。以甲子庚申之夜，幽静处修合，忌妇人鸡犬见之《丹溪心法》。《回春》一名五老还童丹。

延龄固本丹 治诸虚百损、中年阳事不举、未至五十须发先白。服至半月，阳事雄壮；至一月颜如童子，目视十里；服三月，白发还黑；久服，神气不衰，身体轻健，要升仙位。

菟丝子酒制 肉苁蓉酒洗，各四两 天门冬 麦门冬 生地黄 熟地黄并酒制 山药 牛膝酒洗 杜仲姜汁炒 巴戟酒浸，去心 枸杞子 山茱萸酒蒸，去核 白茯苓 五味子 人参 木香 柏子仁各二两 覆盆子 车前子 地骨皮各一两半 石菖蒲 川椒 远志 甘草水浸，姜汁炒 泽泻各一两

上细末，酒煮，稀面糊和丸，梧子大，空心温酒八十丸，妇人加当归、赤石脂各一两，忌食萝卜、葱蒜、牛肉、醋酸物、饴糖、羊肉《回春》。

斑龙丸 常服延年益寿。

鹿角胶 鹿角霜 菟丝子 柏子仁 熟地黄各八两 白茯苓 破故纸各四两

上磨为细末，酒煮米糊和丸，或以鹿角胶入好酒烊化和丸，梧子大，姜盐汤下五十丸。昔蜀中有一老人，货此药于市，自云：寿三百八十岁矣，每歌曰：尾闾不禁沧海竭，九转金丹都漫说，惟有斑龙顶上珠，能补五堂关下血。有学其道者，传得此方，彼老人化为白鹤，飞去不知所终《正传》。

人参固本丸 一名二黄元。夫人心藏血，肾藏精，血充实则须发不白，颜貌不衰，延年益寿，药之滋补，无出于生熟二地黄。世人徒知服二地黄而不知服二门冬为引也。盖生地黄能生心血，用麦门冬引入所生之地，熟地黄能补肾精，用天门冬引入所补之地，四味互相为用，又以人参为通心气之主。

天门冬去心，姜汁浸二日，酒浸二日 麦门冬去心，酒浸二日，泔浸三日 生干地黄 熟地黄并酒浸，各二两

上以石磨磨如泥，或烂，捣以杏仁汤，化开漉净渣，又磨净尽如澄小粉之法，撇去上面水，取药粉晒干，乃入人参末一两，炼蜜和丸，梧子大，每取五七十丸，温酒盐汤任下。忌萝卜、葱、蒜《必用方》。

玄菟固本方 治同上。

菟丝子酒制 熟地黄 生地黄并酒浸，焙 天门冬 麦门冬并酒浸，去心 五味子 茯神各四两 山药微炒，三两 莲肉 人参 枸杞子各二两

上末蜜丸，梧子大，每取八九十丸，温酒或盐汤任下《心法》。

固本酒 治劳补虚，益寿延年，乌须发，美容颜。

生地黄 熟地黄 天门冬 麦门冬去心 白茯苓各二两 人参一两

上锉，用磁缸盛好酒十壶，浸药三日，文武火煮一二时，以酒黑色为度，空心服三五杯《卫生篇》。

乌须酒 治同上。

黄米三斗 麦门冬八两 生地黄 何首乌各四两 天门冬 熟地黄 枸杞子 牛膝 当归各二两 人参一两

上为末，入好面拌饭，如常酿法，待酒熟榨出取清，每日清晨饮一二杯，微醺为度，忌白酒、萝卜、葱、蒜、牛肉、黄米即粘黍米，色黄也。

单方 只取一味，或作丸，或作末，或煎汤服，或丸或末每服二钱，煎汤则每五钱。凡二十三种。

黄精 久服轻身，驻颜，不老不饥，根茎花实皆可服之。采根先用滚水绰去苦汁，九蒸九暴食之，或阴干捣末，每日净水调服，忌食梅实《本草》。

菖蒲 轻身、延年、不老，取根泔浸一宿，暴干捣末，以糯米粥入炼蜜，和丸梧子大，酒饮任下，朝服三十丸，夕服二十丸《本草》。菖蒲酒方：菖蒲根绞汁五斗，糯米五斗炒熟，细面五斤拌匀，如常酿法，酒熟澄清。久服通神明，延年益寿《入门》。

甘菊花 轻身、耐老、延年。苗叶花根皆可服。阴干捣末，酒调服，或蜜丸久服《本草》。菊花酒方：甘菊花、生地黄、枸杞根皮各五升，水一石，煮取汁五斗，糯米五斗，炒熟入细面和匀，入瓮。候熟澄清，温服。壮筋骨，补髓，延年益寿。白菊花尤佳《入门》。

天门冬 久服轻身，延年，不饥。取根去皮心捣末，和酒服。或生捣绞汁煎为膏，和酒服一二匙。汉甘始太原人，服天门冬在人间三百余年《本草》。天门冬酒方：取根捣绞汁二斗、糯米二斗拌细面，如常酿法，候熟取清饮，干者作末，酿之亦可，忌食鲤鱼《入门》。

地黄 久服轻身，不老。采根洗，捣绞汁，煎令稠。纳白蜜更煎作丸，如梧子，空心酒下三十丸，日三。忌葱、蒜、萝卜，勿犯铁器《本草》。地黄酒方：糯米一斗，百度洗，生地黄三斤细切，同蒸，拌白面酿之，候熟取清饮《入门》。

苍术[4] 煎饵久服，轻身延年。一名山精。《神农药经》曰：必欲长生，常服山精。采根泔浸去黑皮，炒，捣作末一斤，入蒸过茯苓八两 蜜丸服，或取汁煎，和酒服。或煎令稠作丸服。忌桃、李、雀、蛤、葱、蒜、萝卜《本草》。仙术汤：常服延年，明目驻颜，轻身不老。苍术十九两二钱，枣肉六升，杏仁二两四钱，干姜炮五钱，甘草炙五两，白盐炒，十两。上细末，每二钱沸汤点服，空心《局方》。

菟丝子 久服明目，轻身延年，酒浸曝干蒸之，如此九次，捣为末，每二钱，空心温酒调服，一日二次《本草》。

百草花 主百病，长生神仙。取百种草花，阴干捣末，和酒服。亦煮花汁酿酒服之《本草》。

何首乌 久服黑须发，益精髓，延年不老，忌葱、蒜、萝卜、无鳞鱼，勿犯铁器《本草》。取根米泔浸软，竹刀刮去皮，切作片，黑豆汁浸透阴干，却用甘草汁拌，晒干捣为末，酒服二钱，或蜜丸服之。何首乌丸：延年增寿，取一斤泔浸，晒干切片，以初男乳汁拌晒一二次，捣末，枣肉和丸，梧子大，初服二十丸，日加十丸，毋过百丸，空心温酒、盐汤下。此药非阳虚甚者，不可单服《入门》。

松脂 久服轻身，不老延年。炼法取松脂七斤，以桑灰汁一石，煮三沸，接置冷水中，凝，复煮之几十遍，色白矣。服法取炼脂捣下筛，以醇酒和白蜜如饧，日服一两《得效方》。服叶法，取叶细切，更研，酒下三钱。亦可粥饮和服，亦可以炒黑，大豆同捣作末，温水调服更佳《浴方》。

槐实 久服明目，黑须发，延年。槐者虚星之精，十月上巳日采子，服之去百病，长生《本草》、槐胆丸：明日黑发，固齿延年。十月上巳日采槐实，纳陶缸中，封口，盐泥固济，埋背阴墙下，掘三尺土中，至腊月初八日取出，去皮，取黑子装在牛胆内，高悬阴干，至次年清明日取出。每日空心白汤吞下一粒，二日二粒，渐加至十五粒，以后每日减一粒，周而复始《入门》。

柏叶 久服除百病，延年益寿。取叶阴干为末，蜜丸小豆大，酒下八十一丸，服一年延十年命，二年延二十年命，忌食杂肉五辛《本草》。柏叶茶：取东向柏叶置甑中，饭上蒸之。以水淋数过，阴干，每日煎服《入门》。

枸杞 久服轻身不老，耐寒暑，令人长寿。枸杞当用茎皮，地骨当用根皮，枸杞子当用其红实，子及叶同功。根茎叶子皆可服。嫩叶作羹作齑，可常服，皮及子作末，蜜丸，常服。亦可酒浸服。金髓煎：取红熟枸杞子，酒浸两月漉出，研烂，以布滤去滓，取汁，并前浸药酒于银器内熬成膏，每日温酒下二大匙，日二次，久服可以羽化《本草》。

茯苓　久服不饥，延年却老，取白茯苓，合白菊花，或合白术，丸散任意，皆可常服。又法，白茯苓去皮，酒浸十五日，漉出捣为末，每服三钱，水下，日三。久服延年耐老，面若童颜《本草》。

五加皮　久服轻身耐老。煮根茎，如常法，酿酒服，主补益。或煮汤，以代茶饮亦可。世有服五加皮酒散而获延年不死者，不可胜计《本草》。

桑椹　久眼变白不老，取黑熟者曝干捣末，蜜丸，长服。又多取酿酒服，主补益《本草》。

莲实　久服轻身耐老，不饥延年。去皮心捣为末，作粥。或磨作屑，作饭长服皆佳。又捣末酒饮，任下二钱，久服令人长生《本草》。

芡仁　即鸡头实也。久服轻身不饥，耐老神仙，仙方取此，并莲实合饵，取佳作粉，食之甚妙，是长生之药，服之延年。芡仁粥：粳米一合，鸡头末二合，煮粥空心服之。益精气，聪利耳目，能驻年《本草》。

海松子　久服轻身延年，不饥不老，作粥常服最佳《本草》。

胡麻　即黑脂麻也。久服轻身不老，耐饥渴，延年。一名巨胜，白蜜一升，巨胜一升合之，名曰静神丸。又服法，胡麻九蒸九曝，炒香杵末，蜜丸弹子大，酒下一丸。忌食毒鱼、生菜。久服长生。鲁女生服胡麻饵术，绝谷八十余年，甚少壮，日行三百里。胡麻、大豆、大枣同九蒸九曝，作团食，延年断谷《本草》。

蔓菁子　长服可断谷长生。九蒸九曝，捣为末，水服二钱，日二《本草》。

人乳汁　补五脏益年，令人肥白悦泽。取甘香乳汁入银器内顿滚，五更时热服，每一吸即以指塞鼻子，按唇贴齿而漱乳，与口津相和，然后以鼻引上吸，使气由明堂入脑，方可徐徐咽下。凡五七次为一度，久服甚佳。汉张苍常服人乳，故年过百余岁肥白如瓠《本草心法》。

白粥　凡晨起食粥，利膈养胃，生津液，令一日清爽，所补不小。晚粳米浓煮，令烂食之《入门》。

神枕法　昔泰山下有老翁，失其名字。汉武帝东巡，见老翁锄于道傍，背上有白光，高数尺。帝怪而问之有道术否？老翁对曰：臣昔年八十五时，衰老垂死，头白齿豁。有道士者教臣服枣饮水绝谷，并作神枕，法中有三十二物，其中二十四物善以当二十四气，其八物毒以应八风。臣行之转少，白发还黑，堕齿复生，日行三百里。臣今年一百八十矣，不能弃世入山，顾恋子孙，复还食谷已二十余年，犹得神枕之力，往不复老。武帝视其颜状，常如五十许人。验问邻人，皆云：信然。帝乃从受其方，作枕而不能随其绝谷饮水也。作枕方，用五月五日，七月七日取山林柏，以为枕，长一尺二寸，高四寸，空中容一斗二升，以柏心赤者为盖，厚二分，盖致之令密。又当使可开闭，又钻盖上为三行，行四十孔。凡一百二十孔，令容粟米大。用药川芎、当归、白芷、辛夷、杜蘅、白术、藁本、木兰、川椒、桂皮、干姜、防风、人参、桔梗、白茯苓、荆实、肉苁蓉、飞廉、柏实、薏苡、款冬花、白薇、秦艽、蘼芜，凡二十四物，以应二十四气，加毒者八物，以应八风。乌头、附子、藜芦，皂荚、茼草、矾石、半夏、细辛，凡三十二物，各一两，皆锉，以毒药上安之，满枕中，用布囊以衣枕，枕之百日，面有光泽。一年，体中诸疾一一皆愈，而身尽乔。四年，白发变黑，齿落复生，耳目聪明，神方验秘不传非其人也。武帝以问，东方朔答云：昔女廉以此方传玉青，玉青以传广成子，广成子以传黄帝。近有谷城道士淳于公枕此药枕，年百余岁而头发不白。夫病之来，皆从阳脉起，今枕药枕，风邪不侵，人宜矣。又虽以布囊衣枕上，当复以韦囊重包之，须欲卧枕时，乃脱去之。诏赐老翁匹帛，老翁不受。曰：臣之于君，犹子于父也。子之知道以上之于父，义不受赏。又，臣非卖道者，以陛下好善，故进此耳。帝止而更赐以诸药《云笈七签》。

炼脐法 即彭祖固阳固带长生延寿丹也[5]。

长生延寿丹 夫人之脐也，受生之初，父精母血，相受凝结，以成胞胎。在母腹中，母呼儿呼，母吸儿吸。是一身脐带，如花果在枝而通蒂也。既生之后，从口呼吸，脐门自闭。既长之后，外耗精神，内伤生冷，真气不得条畅，所以蒸脐固蒂，如水灌土，培草木，自茂壮也。人常依法熏蒸则荣卫调和，安魂定魄，寒暑不侵，身体轻健，其中有神妙也。

人参 附子 胡椒各七钱 夜明砂 没药 虎骨 蛇骨 龙骨 五灵脂 白附子 朱砂 麝香各五钱 青盐 茴香各四钱 丁香 雄黄 乳香 木香各三钱

上为末，另用白面作条圈于脐上，将前药一料分为三分，内取一分，先填麝香末五分入脐子内，乃将一分药入面圈内，按药令紧，中插数孔，外用槐皮一片盖于药上，以艾火灸之无时，损则易壮，其热气透身，患人必倦沉如醉，灸至五六十壮，遍身大汗。苟不汗则病未除，再于三五日后，又灸至汗出为度。慎风寒，戒生冷、油腻。保养一月，百病皆除，益寿延年。妇人腹冷无子尤宜此灸，去麝香加小脑一钱《入门》。

熏脐秘方 除百病，保命延年[6]。

小接命熏脐秘方 夫人赖精血而成形，其在胞胎，唯有脐带与母气相通，随母呼吸。十月脱胎，渐长成人，七情六欲，内外交侵，丧失真元，殒躯丧命，良可惜也。余哀闷世人，特传良方，壮固根蒂，保护形躯，熏蒸本源，除却百病，其效如神，每年中秋日熏蒸一次，却病延年。

乳香 没药煅 鼠粪 青盐 两头尖 续断各二钱 麝香一分

上为末，令人食饱仰卧，用荞麦面，水和，捏一团，径过寸余。脐大则径二寸；内入药末，安脐上，用槐皮一片，覆圈药之上，以豆许艾壮灸之。百脉和畅，冷汗如雨，不可令痛，痛则反泄真气，灸至行年岁数而止。无病者连日灸之，有病者三日一次。灸至腹内作声、作痛、大便有涎沫等物出为止。只服米汤，兼食白肉、黄酒以助药力。若患风气，有郁热在腠理者，加女子红铅伴药，则汗易出而疾随愈矣《回春》。

灸脐法 有人年老而颜如童子者，盖每岁以鼠粪灸脐中一壮故也《资生经》。本朝韩雍侍郎讨大藤峡，获一贼，年逾百岁而甚壮健。问其由，曰：少时多病，遇一异人，教令每岁灸脐中，自后康健云《汇言》。

附养老

老因血衰 夫人两肾中间，白膜之内，一点动气，大如筋头，鼓舞变化，大阖周身，熏蒸三焦，消化水谷，外御六淫，内当万虑，昼夜无停，年老精血俱耗，平居七窍反常，啼哭无泪，笑反有泪，鼻多浊涕，耳作蝉鸣，吃食口干，寐则涎溢，溲尿自遗，便燥或泄，昼则多睡，夜卧惺惺不眠。此老人之病也《入门》。

老人治病 年老之人虽有外感，切忌苦寒药及大汗、吐、下，宜以平和之药凋治。老人觉小水短少，即是病进，宜服却病延寿汤。病后虚弱，宜增损白术散。小便频数者，肾气丸去泽泻，加茯神、益智[7]。

肾气丸 治虚劳肾损，六味地黄元一剂加五味子四两，乃滋肺之源，以生肾水也《易老》。水泛为痰之圣药，血虚发热之神剂，又能补肝。盖肾肝之病同一治故也《回春》。大便干燥者，宜疏风顺气丸、苏麻粥[8]。疏风顺气丸：治肠胃积热，二便燥涩，诸风秘、气秘皆治之，老人秘结尤宜。

大黄酒蒸，晒七次，五两 车前子炒，二两半 郁李仁 槟榔 麻子仁微炒 菟丝子酒制 牛膝酒洗 山药 山茱萸各二两 枳壳 防风 独活各一两上为末，蜜丸，梧子大，每五七十丸，空心茶酒米饮任下。此药专治大便秘涩，真良方也。久服精神康健，百病不生，尤宜老人《得效》。

苏麻粥 顺气滑大便，治老人虚人风秘、血秘、大便艰涩，妇人产后便秘皆宜服之。

苏子、麻子不拘多少，等分同捣烂，和水滤取汁，粳米末少许同煮，作粥食之，久服尤佳《本事》。一老妇忽尔腹痛、头痛、恶心不食，正是老人风秘。脏腑壅滞，气聚胸中则腹胀、恶心不欲食，上至于巅则头痛，神不清，服此粥两啜而气泄，下结粪十余枚，脏腑流畅，诸疾自去矣《本事》。

痰病宜六君子汤[9] 治气虚痰盛。

半夏 白术各一钱半 陈皮 白茯苓 人参各一钱 甘草炙五分

上锉作一贴，姜三片，枣二枚，煎服《正传》。一方六味各一钱。等分。

三子养亲汤[10] 治咳嗽气急，养脾进食。

紫苏子 萝卜子 白芥子各一钱

纸上微炒研煮汤饮，勿煎太过，味苦《入门》。润下丸、二贤散[11]《入门》。

润下丸 治痰积气滞及痰嗽，降痰甚妙。

陈皮一斤去白，盐二两以水化，同煮烂焙燥 甘草二两，炙

上为末，汤浸蒸饼和丸，梧子大，白汤下三五十丸《必用》。

二贤散 清肺消痰，下气解酒毒。

桔红一斤 甘草四两 盐半两

水浸过一指许，锅内煮干焙为末，每日早晚各二匙，淡姜汤或白汤调下《纲目》《回春》。一名涤痰散，一名二贤汤《得效》。

老人保养 若一向疲乏之人，则当加温补，调停䭤粥以为养，宜补中益气汤、异功散[12]。

补中益气汤 治劳役太甚，或饮食失节，身热而烦，自汗倦怠。

黄芪一钱半 人参 白术 甘草各一钱 当归身 陈皮各五分 升麻 柴胡各三分

上锉作一贴，水煎服《东垣》。

一方：黄芪一钱半 人参 白术 陈皮 当归 甘草各一钱 升麻 柴胡各五分，加黄柏三分，以滋肾水，红花二分入心养血《医鉴》。

夫脾胃一虚，肺气先绝，故用黄芪以益皮毛而闭腠理，不令自汗、上喘、气短。损其元气用人参以补之，心火乘脾用炙甘草之甘温，以泻火热而补胃中元气。若脾胃急痛，腹中急缩者宜多用之。此三味除湿热、烦热之圣药也。白术苦甘温，除胃中热，利腰脐间血。升麻、柴胡苦平，味之薄者，升胃中之清气，又引黄芪、甘草甘温之气味上升，能补卫气散解而实其表。又缓带脉之缩急，当归以和血脉，橘红以理胸中之气，助阳气上升，以散滞气。此立方本旨也。凡脾胃不足之证，须用升麻、柴胡引脾胃中清气，行于阳道及诸经，生发阴阳之气，故凡治脾胃药，多以升阳补气名之者，此也。

异功散 治脾胃虚弱，饮食不进，未能消化，心胸痞闷。

人参 白术 白茯苓 橘皮 木香 甘草各一钱

上锉作一贴，入姜三、枣二、水煎服《纲目》。

卫生汤 卫生汤补虚劳，除烦热，顺血脉。

黄芪蜜炒，二钱 白芍药酒炒 当归身各一钱半 甘草炙七分

上锉作一贴，水一盏，酒少许，煎服。气弱者加人参一钱《易老》。

固真饮子[13] 治阴阳两虚，气血不足，饮食少思，五心烦热，潮热白汗，精气滑脱，行步

无力，时或泄泻，脉度沉弱，咳嗽痰多，将成劳瘵。

熟地黄一钱半 人参 山药 当归 黄芪蜜炒 黄柏盐酒炒，各一钱

陈皮 白茯苓各八分 杜仲炒 甘草炙，各七分 白术 泽泻 山茱萸 破故纸炒，各五分

五味子十粒

上锉作一贴，水煎服。麦门冬、熟地黄虽滋阴，久则滞胃、滞经致痈疽，金石桂附虽助阳，久则积温成热，耗损真阴。唯此方备五味合气，冲和养血，理脾胃，充腠理，补五脏，无寒热偏，并过不及之失。中年以上之人，可以常服《入门》。且于养性延年之药皆可选用，又人乳、牛乳常服最佳《入门》。

却病延寿汤 治老人小水短少。

人参 白术各一钱 牛膝 白芍药各七分 陈皮 白茯苓 山楂肉 当归 甘草各五分

上锉，姜三片，煎服，不拘时。春加川芎，夏加黄芩、麦门冬，秋冬倍当归、生姜。小水如旧乃止药。此老人养生之捷法也《入门》。

增损白术散 保养衰老。

人参 白术 白茯苓 陈皮 藿香 干葛各七分 木香 干生姜 甘草各三分

上锉水煎，不拘时温服《丹溪附余》。

服人乳法 无病妇人乳汁二盏，好清酒半盏，入银器或石器内同滚，顿服，每日五更时一服《种杏》。

牛乳粥 牛乳汁一升，人细米心少许，煮粥令熟，常服，最宜老人《种杏》。

精

精为身本 《灵枢》曰：两神相搏，合而成形，常先身生，是谓精。精者身之本也。又曰：五谷之津液，和合而为膏，内渗入于骨空，补益髓脑而下流于阴股，阴阳不合，则使液溢而下流于阴，下过度则虚，虚则腰背痛而胫酸。又曰：髓者骨之充，脑为髓海，髓海不足则脑转耳鸣，胫酸眩冒。

精为至宝 夫精者，极好之称。人之精，最贵而甚少，在身中通有一升六合。此男子二八未泄之成数，称得一斤。积而满者至三升，损而丧之者不及一升。精与气相养，气聚则精盈，精盈则气盛，日啖饮食之华美者为精，，故从米从青。人年十六则精泄，凡交一次则丧半合，有丧而无益则精竭身疲，故欲不节则精耗，精耗则气衰，气衰则病至，病至则身危噫，精之为物，其人身之至宝乎《养性》。《仙书》曰：阴阳之道，精液为宝，谨而守之，后天而老。

《经颂》云：道以精为宝，宝持宜秘密，施人即生人，留己则生己。结婴尚未可，何况空废弃，弃损不觉多，衰老而命堕。人之可宝者命，可惜者身，可重者精。肝精不固，目眩无光；肺精不足，肌肉消瘦；肾精不固，神气减少；脾精不坚，齿发浮落；若真精耗散，疾病即生，死亡虽至。象川翁曰：精能生气，气能生神，荣卫一身，莫大于此。养生之士，先宝其精，精满则气壮，气壮则神旺，神旺则身健，身健则少病。内则五脏敷华，外则肌肤润泽，容颜光泽，耳目聪明，老当益壮矣。《黄庭经》曰：急守精室，勿妄泄闭而宝之可长活。

五脏皆有精 《难经》曰：心盛精汁三合，脾有散膏半斤，胆。盛精汁三合。《内经》曰：肾者主水，受五脏六腑之精而藏之。注云：肾为都会关司之所，非肾一脏独有精也。五脏各有藏精，并无停泊于其所。盖人未交感，精涵于血中，未有形状；交感之后，欲火动极而周身流行之血至命门而变为精，以泄焉。故以人所泄之精贮于器，拌少盐酒，露一宿则复为血矣《真诠》。

脉法 《脉经》曰：男子脉微弱而涩，为无子，精气清冷也。《脉诀》曰：遗精白浊当验于

尺,结芤动紧二证之的。又曰:涩脉为精血不足之候,丈夫脉涩号伤精。又曰:涩为精竭血枯。《医鉴》曰:微涩伤精。

精宜秘密 《内经》曰:凡阴阳之要,阳密乃固,故曰:阳强不能密,阴气乃绝。注曰:阴阳交会之要,正在于阳气闭密而不妄泄尔。蜜不妄泄则生气强固而能久长,此圣人之道也。阳自强而不能闭密则阴泄泻,而精气竭绝矣。阴气和平,阳气闭密则精神之用日益治也。秘精宜服金锁思仙丹、大风髓丹、秘真丸、玉露丸、金锁丹。

金锁思仙丹 治精气不固。

莲花蕊 莲子 芡仁等分为末

金樱子煎膏,和丸梧子大,空心盐汤下三十丸,一月见效,即不走泄,久服精神完固,能成地仙《入门》。

大风髓丹 治心火旺盛,肾气不足,心有所欲,速于感动,疾于施泄。

黄柏炒,二两 缩砂一两 甘草五钱 半夏炒 猪苓 茯苓 红莲蕊 益智仁各二钱五分

上为末,盐水和丸梧子大,空心糯米饮吞下五十丸,或七十丸《海藏》。一名封髓丹。

秘真丸 一名秘元丹,治精气不固。

白龙骨一两,另研 大诃子皮五个 朱砂五钱,内一分为衣 缩砂五钱

上为末,糯米糊和丸,绿豆水,朱砂为衣,空心盐酒下二丸,临卧冷水下三丸,不可多服,太秘《河间》。

玉露丸

白龙骨九蒸九曝 菟丝子酒制 韭子瓦上微炒,各三两

上为末,蜜丸梧子大,空心盐汤吞下十丸,初服忌房事《活人心方》。

金锁丹

肉苁蓉五两,酒浸捣为膏 破故纸微炒,四两 巴戟去心 附子炮,各二两 胡桃肉二十个

上为末和苁蓉膏,如梧子大,每十丸盐汤或温酒下,食前玉露丸,食后金锁丹,服经月,虽老弱下元不衰,永闭精也。如欲泄精,车前子一合,煎汤服之妙《活人心方》。

节欲储精 《内经》以八八之数为精髓竭之年,是当节其欲矣。《千金方》载《素女论》六十者闭精勿泄,是俗当绝矣。宜节不知节,宜绝不能绝,坐此而丧生。盖自取之也《资生经》。人年四十以下多有放恣,四十以上即顿觉气力衰退,衰退既至,众病蜂起,久而不治,遂至不救,若年过六十,有数旬不得交合而意中平平者,自可闭固也。又曰:凡觉阳事辄盛,必谨而抑之,不可纵心竭意,以自戕也。若一度制得则一度火灭,一度增油。若不能制,纵欲施泻即是膏火将灭,更去其油,可不深自防也《养生书》。《仙书》曰:欲多则损精,苟能节精可得长寿也。静坐则肾水自升,独居则房色自绝《入门》。宜缩阳秘方。

缩阳秘方

水蛭寻起九条,入水碗养住,至七月七日取出阴干,秤有多少,入麝香、苏合香三味,一般细研为末,蜜少许为饼。遇阳兴寸,即将少许擦左脚心,即时痿缩,过日复兴,再擦《医鉴》。

炼精有诀 全在肾家下手,内肾一窍名玄关,外肾一窍名牝户。真精未泄,乾体未破,则外肾阳气至,子时而兴,人身之气与天地之气两相吻合,精泄体破则吾身阳生之候渐晚,有丑而生者,次则寅而生者,又次则卯而生者,有终不生者,始与天地不相应矣。炼之之诀,须半夜子时即披衣起坐,两手搓极热,以一手将外肾兜住,以一手掩脐而凝神于内肾,久久习之而精旺矣《真诠》、西蕃人多寿考,每夜卧,常以手掩外肾,令温暖,此亦一术也《汇言》。

补精以味 《内经》曰:精之生于谷。又曰:精不足者,补之以味。然醴郁之味,不能生

精；唯恬恢之味，乃能补精。《洪范》论味而曰：稼穑作甘。世间之物，唯五谷得味之正，但能淡食谷味，最能养精，凡煮粥饭而中聚也，食之最能生精，试之有效《真诠》。

遗泄精属心 丹溪曰：主闭藏者，肾也。司疏泄者，肝也。二脏皆有相火，而其系上属于心。心，君火也，为物所感则易动，心动则相火亦动，动则精自走，相火翕然而起，虽不交会亦暗流而疏泄矣。所以圣人只是教人收心养心，其旨微矣。精之主宰在心，精之藏制在肾，心肾气虚不能管摄，因小便而出者曰尿精，因见闻而出者曰漏精《直指》。初因君火不宁，久则相火擅权，精元一于走而不固，甚则夜失连连日，亦滑流不已，宜服坎离丸、黄连清心饮《入门》。

坎离丸

黄柏　知母等分　童便九蒸九晒九露

为末，地黄煎膏和丸梧子大，空心盐汤下三五十丸《入门》。

黄连清心饮

治君火既动而相火随之，而精泄。

黄连　生地黄　当归　甘草　茯神　酸枣仁　远志　人参　莲肉各等分

上锉五钱，水煎服《入门》。

梦泄属心 《直指》曰：邪客于阴，神不守舍，故心有所感，梦而后泄也。其候有三：年少气盛，鳏旷矜持，强制情欲，不自觉知。此泄如瓶之满而溢者，人或有之，勿药可也。心家气虚不能主宰，或心受热邪，阳气不收，此泄如瓶之侧而出者，人多有之。其病犹轻，合用和平之剂。脏腑积弱，真元久亏，心不摄念，肾不摄精。此泄如瓶之罅而出者，人少有之。其病最重，须当大作补汤。梦遗不可作虚冷，亦有经络热而得之。尝治一人，至夜脊心热、梦遗用珍珠粉丸、猪苓丸，遗止而终服紫雪，脊热始除。清心丸亦佳《本事》。梦遗全属心，盖交感之精，虽常有一点白膜裹藏于肾，而元精以为此精之本者实在乎心，日有所思，夜梦而失之矣。宜黄连清心饮《入门》。

梦与鬼交而泄精，名曰梦遗，专主于热，用黄柏、知母、牡蛎、蛤粉。若内伤气血，不能固守而梦遗者，当补以八物汤加减，吞樗根皮丸[14]。

八物汤 治虚劳气血两虚，能调和阴阳。

人参　白术　白茯苓　甘草　熟地黄　白芍药　川芎　当归各一钱二分

上锉作一贴，水煎服，不拘时《易老》，一名八珍汤《回春》。

《本事》曰：年少壮者节欲而遗泄，宜清心丸，珍珠粉丸。戴氏曰：梦遗精滑皆相火所动。久则有虚而无寒也。《正传》曰：一人梦遗形瘦，服定志珍珠粉丸而效。固真丹、鹿角散、保精汤、归元散，皆治梦交泄精。

固真丹 治遗精梦泄。

晚蚕蛾二两　肉苁蓉　白茯苓　益智各一两　龙骨五钱

上为末，鹿角胶酒浸化开，和丸梧子大，每服三十丸，空心温酒下干物压之罗谦甫。

鹿角散 治久虚梦泄。

鹿角屑　鹿茸酥炙，各一两　白茯苓七钱半　人参　白茯神　桑螵蛸　川芎　当归　破故纸　龙骨　韭子酒浸一宿焙，各五钱　柏子仁　甘草各二钱半

上为末，每五钱，姜五片，枣二枚，粳米百粒，同煎空心服《直指》。

保精汤 治阴虚火动，夜梦遗精。

当归　川芎　白芍药　生地黄姜汁炒　麦门冬　黄柏酒炒　知母蜜炒　黄连姜汁炒　栀子童便炒　干姜炒黑　牡蛎煅　山茱萸肉各五分

上锉水煎,空心服《医鉴》。

归元散 治梦遗日久,气下陷,宜升提肾气以归元。

人参 白术 白茯苓 远志 酸枣仁炒 麦门冬 黄柏 知母二味并童便炒 鸡头实 莲花蕊 枸杞子 陈皮 川芎各五分 升麻 甘草各二分半

上锉 莲肉三个枣子一枚。水煎,空心温服《回春》。

珍珠粉丸 治梦遗泄精及精滑。

黄柏新瓦上炒赤 真蛤粉各一斤 珍珠三两

上为末,滴水丸,梧子大,每取一百丸,空心温酒送下。法曰:阳盛乘阴,故精泄。黄柏降心丸,蛤粉咸而补肾阴,《易老方》无珍珠一味《正传》。

猪苓丸 治年壮气盛,情欲动中,所愿不得,意淫于外,以致梦遗。

半夏一两,破如豆大 猪苓末,二两

先将一半炒半夏,令色黄,不令焦,出火毒,只取半夏为末,糊丸梧子大,候干,更用前猪苓末一半同炒,微裂入砂瓶内养之,空心温酒,或盐汤下三五十丸。盖半夏有利性而猪苓导水,即肾闭导气使通之意。一名半苓丸也《本事》。

清心丸 治经络热而梦泄,心热恍惚。

厚黄柏一两,为末 龙脑一钱

上蜜丸,梧子大,每十五丸空心麦门汤吞下《本事》。

樗根皮丸 治房劳过伤,精滑梦遗。

樗根白皮炒,为末

酒糊和丸梧子大,然性凉而燥,不可单服,须以八物汤煎,水吞下为佳《入门》。

定志珍珠粉丸 治心虚梦泄。

蛤粉 黄柏炒 人参 白茯苓各三两 远志 菖蒲 青黛各二两 樗根白皮一两

上为末,面糊和丸梧子大,青黛为衣,空心姜盐汤下五十丸《正传》。

梦泄亦属郁 《本事》曰:肾气闭,即泄精。《素问》曰:肾者,作强之官,伎巧出焉。又曰:肾藏精。盖肾能摄精气以生育,人伦者也。或育或散皆主于肾,今肾气衰则一身之精气无所管摄,故妄行而出不时。猪苓丸一方正为此设。《纲目》曰:梦遗属郁滞者居太半,庸医不知其郁,但用涩剂固脱,殊不知愈涩愈郁,其病反甚。尝治一男子,梦遗白浊,小腹有气冲上,每日腰热,卯作酉凉,腰热杵则手足冷,前阴无气。腰热退则前阴气耕,手足温。又朝多下气,暮多噫气,一旬二旬必遗。脉且弦滑而大,午则洪大,子知其有郁滞,无用沉香和中丸下之[15],次用加减八味汤[16],吞滋肾丸[17]百丸,若与涩药则遗,与浊反甚,或一夜再遗,改用导赤散[18],大剂煎服,遗浊皆止。又一男子梦遗,医与涩药反甚,先与神芎丸[19],大下之,却服此猪苓丸亦痊,可见梦遗属郁滞者多矣。

木香和中丸 化痰涎,除湿热,利胸膈,和脾胃。

黑牵牛子头末二两三钱 滑石二两 大黄一两二钱 木香 黄芩 青礞石 枳壳 槟榔 青皮 陈皮各五钱 沉香二钱

上为末,水丸,梧子大,姜汤或茶清下五十丸《御药》。一方又名沉香和中丸,治湿热痰盛,胸膈烦满。

加减八味丸 专补肾水,兼补命门火。

熟地黄二两 山药微炒 山茱萸各一两 泽泻酒蒸 牡丹皮 白茯苓各八钱 五味子略炒,一两半 肉桂五钱上为末，蜜丸，梧子大。五更初未言语时，盐汤或温酒下五七十丸，又晚间空腹再服。或以此材细锉煎服，名曰加减八味汤。

滋肾丸 治不渴而小便闭

黄柏 知母并酒洗焙，各一两 肉桂半钱

上为末，水丸，梧子大，空心白汤下百丸东垣。一名泄肾丸。

一人病小便不通，腹胀脚肿，双睛凸出，昼夜不眠，苦痛不可言，且苦呕哕，众医无效。东垣曰：膀胱者津液之府，气化则能出矣。小便癃闭，是无阴而阳气不化者也。此人奉养太厚，膏粱积热，故膀胱者肾之府，久而干涸，小便不化，今内关外格之病悉具，死在朝夕。但治下焦，其疾自愈，遂处此方，服之须臾，尿出如涌泉，即差。

导赤散 治心脏实热，口舌生疮，惊悸烦渴。

黄连 黄芩 麦门冬 半夏 地骨皮 茯神 赤芍药 木通 生地黄 甘草各五分

上锉作一贴，姜五片，水煎服《活人书》。

神芎丸 神曲 川芎 白术 附子各等分

为末，面糊丸梧子大。每三五十丸，米饮下。治脏腑受风湿，泄泻不止及食积作痢，兼治飧泻。

精滑脱属虚 仲景曰：失精家小腹弦急，阴头寒，目眩发落，脉极虚芤迟，为清谷、亡血、失精。男子失精，女人梦交，桂枝龙骨牡蛎汤主之。《灵枢》曰：恐惧而不解则伤精，精伤则骨酸痿厥，精时自下。又曰：精脱者耳聋。《内经》曰：思想无穷，所愿不得，意淫于外，入房太甚，宗筋弛纵，发为筋痿，及为白淫。夫肾脏天一，以悭为事，志意内治则精全而涩，若思想外淫，房室太甚，则固有淫泆不守，辄随溲尿而下，然本于筋痿者，以宗筋弛纵也谦南。其不御女漏者，或闻淫事，或见美色，或思想无穷，所愿不得，或入房太甚，宗筋弛纵，发为筋痿而精自出者，谓之白淫。宜乎渗漏而不止也，宜加减珍珠粉丸[20]。又曰欲心一动，精随念去，凝滞久则茎中痒痛，常如欲小便，然或从小便而出，或不从便出而自流者，谓之遗精，比之梦遗尤甚。八物汤加减，吞珍珠粉丸方见上。少时欲过，阳脱而遗泄者，宜金锁正元丹方见《入门》、秘真丹《入门》。精滑专主湿热，用黄柏、知母、牡蛎、蛤粉丹溪。一人虚而泄精，脉弦大，服渚药不效，后用五倍子一两， 白茯苓二两为丸，服之良愈。五倍涩脱之功敏于龙骨、蛤粉也《纲目》。童男阳盛情动于中，志有所慕而不得，遂成夜梦而遗精，慎不可补，清心乃安，朝服清心莲子饮[21]，暮服定志丸[22]《医鉴》。戴氏曰：不因梦而自泄者，谓之精滑，皆相火所动也。精滑脱宜巴戟丸，补真玉露丸、固精丸、芡实丸、锁阳丹、玉锁丹、秘元丹、约精丸、九龙丹皆可选用。

加减珍珠粉丸 治赤白浊及白淫。

通用：黄柏半生半炒 蛤粉各三两 滑石二两 樗根白皮一两 青黛 干姜炒褐色，各五钱

上为末，炒神曲，打糊和丸梧子大，空心温酒下七十丸，或百丸：黄柏降阴火，除湿热，蛤粉咸补肾，滑石利窍，樗根白皮大燥湿热，青黛解郁，降火，干姜敛肺气下降，生阴血，盐制炒微黑用之《丹心》。

清心莲子饮 治心火上炎，口干烦渴，小便赤涩。

莲子二钱 赤茯苓 人参 黄芪各一钱 黄芩 车前子炒 麦门冬 地滑皮 甘草各七分

上锉作一贴，水煎服《得效》。

定志丸 治心气不足，忽忽喜望，神魂不安，惊悸恐怯，梦寐不祥。

人参　白茯苓　茯神各三两　石菖蒲　远志制，各二两　朱砂一两，内半为衣

上为末，蜜丸梧子大，米汤下五七十丸《得效》。

巴戟丸　治面色白而不泽，悲愁欲哭，脉按之空虚，是为脱精、脱神，宜峻补肝肾，收敛精气，补益元阳。

五味子　巴戟　肉苁蓉　菟丝子　人参　白术　熟地黄　骨碎补　茴香　牡蛎　龙骨　覆盆子　益智仁各等分

上为末，蜜丸，梧子大，每三十丸米饮吞下，日三服，虚甚八物汤吞下东垣。

补真玉露丸　治阳虚精脱不禁。

白茯苓　白龙骨水飞　韭子酒浸炒　菟丝子酒浸煮，各等分

上为末，蜜丸，梧子大，每五十丸，空心温酒或盐汤吞下，后以美膳压之，宜火日修合《宝鉴》。

桂枝龙骨牡蛎汤　治失精。

桂枝　白芍药　龙骨煅　牡蛎煅　生姜各三两　甘草二两　大枣十二枚

上锉，以水七升，煮至三升，分三服仲景。

固精丸　治肾虚精泄，能秘精收脱。

知母　黄柏并盐水炒，各一两　牡蛎煅　芡实　莲花蕊　白茯苓　远志各三钱　龙骨二钱　山茱萸五钱

上为末，山药糊和丸，梧子大，朱砂为衣，空心盐汤下五十丸《心法》。

芡实丸　治阳虚，未交先泄，及梦泄神效。

芡仁五百个　七夕莲花须　山茱萸各一两　白蒺藜五两　覆盆子二两　龙骨五钱

上为末，蜜丸，梧子大，空心莲肉煎汤下六七十丸《入门》。

锁阳丹　治脱精，滑泄不禁。

桑螵蛸炙，三两　龙骨　白茯苓各一两

上为末，糊丸梧子大，煎茯苓盐汤下七十丸《得效》。

玉锁丹　治精气虚滑，遗泄不禁。

龙骨　莲花蕊　芡仁　乌梅肉各等分

上为末，山药糊和丸，小豆大，空心米饮下三十丸《得效》。

秘元丹　治精不禁，危急者。

龙骨酒煮焙　灵砂水飞，各一两　缩砂　诃子刊者煨取肉，各五钱

上为末，糯米糊和丸，绿豆大，温水下十五丸，加至三十丸《丹心》。

约精丸　治小便中泄精不止。

新韭子霜后采者一斤，酒浸一宿，焙　白龙骨二两

上为末，酒调糯米粉为糊，和丸梧子大，空心盐汤下三十丸《直指》。

九龙丹　治精滑。

枸杞子　金樱子　山楂子　莲子　莲花蕊　熟地黄　芡仁　白茯苓　当归各等分

上为末，酒面糊和丸，梧子大，空心温酒或盐汤下五十丸。如精滑便浊者服二三日，尿清如水，饮食倍常，行步轻健《正传》。

治小便白浊出髓条方

酸枣仁炒　白术　人参　白茯苓　破故纸　益智仁　茴香　牡蛎煅，各等分

上为末，加青盐、酒糊和丸，梧子大，空心温酒或米饮下三十丸《心法》。

白淫 《内经》曰:思想无穷,所愿不得,或人房太甚,宗筋弛纵,发为筋痿,及为白淫。张子和曰:茎中作痛,痛极则痒,或阴茎挺纵不收,或出白物如精,随溲而下,得之于房室、劳伤及邪术所使。宜以降心火之剂下之,宜服泻心汤[23]、清心莲子饮方见上[24]。白淫宜珍珠粉丸方见上、金箔丸、白龙丸。白淫宜与精滑脱条同参治之。

泻心汤 治心热。黄连不拘多少,为极细末,每服二分半,或五分,或一钱,温水调下钱乙,一名黄连泻心汤。

金箔丸 治白淫,亦治梦泄。

晚蚕蛾炒 破故纸炒 韭子炒 牛膝酒浸 肉苁蓉酒浸 龙骨 山茱萸 桑螵蛸 炙菟丝子酒浸,各一两

上为末,蜜丸梧子大,空心酒下三十丸《宝鉴》。

白龙丸 治虚劳肾损,白淫滑泄。

鹿角霜 牡蛎煅,各二两 龙骨生一两

上为末,酒面糊和丸,梧子大,空心温酒盐汤下三五十丸。不唯治遗精,且能固精壮阳,神效《医鉴》。

湿痰渗为遗精 宜服加味二陈汤及樗根白皮丸《医鉴》。

加味二陈汤

半夏姜制 赤茯苓盐水炒 栀子炒黑,各一钱半 陈皮 白术 桔梗 升麻酒炒 柴胡酒炒 甘草各一钱 石菖蒲七分 黄柏 知母各三分

上锉作一服,姜三片,水煎,空心服。

樗根白皮丸 治湿热伤脾遗精。

韭子炒一两 白芍药炒五钱 黄柏 知母并盐水炒 牡蛎煅各三钱 白术 枳实 茯苓 柴胡 升麻各二钱

上为末,神曲糊和丸,梧子大,空心盐汤下五十丸。

补精药饵 宜服人参固本丸、琼玉膏、斑龙丸、地黄元、延年益寿不老丹、延龄固本丹、固真饮子。

人参固本丸 补精生血方见上[25]。

琼玉膏 生精补气方见上[26]。

斑龙丸 补精血方见上。

地黄元 即钱氏方六味地黄元也。专补肾水,能生精、补精,滋阴方见上。

延年益寿不老丹 能生精补肾方见上。

延龄固本丹 能补精益血气方见上。

固真饮子 治精气滑脱,将成劳证,能补肾精,滋阴方见上。

单方,或煎服,或丸服,或作末服,或酒浸服。凡二十一种。

地黄 浸汁洒酒,九蒸九曝,谓之熟地黄。不蒸曝而阴者,谓之生干地黄。熟者性温,能滋肾补血,益髓填精。生干者性平,亦能补精血,丸服、酒浸服皆佳《本草》。

菟丝子 添精益髓,治茎中寒,精自出,亦治鬼交泄精,为末服,作丸服皆佳《本草》。

肉苁蓉 益精髓,治男子泄精,又治精败,面黑,肉苁蓉四两,水煮令烂,细研入精羊肉,分为四度,和五味及米煮粥,空心服《本草》。

五味子 益男子精《本草》,五味子膏涩精气,治梦遗滑脱,五味子一斤洗净,水浸一宿,挼取汁去核,以布滤过入锅内,入冬蜜二斤,慢火熬成膏,每取一二匙,空心白汤调服《本草》。

何首乌 益精髓取根，米泔浸一宿，竹刀刮去皮，黑豆汁拌，曝干为末，和酒服，或蜜丸服，皆佳《入门》。

白茯苓 酒浸，与光明砂同用，能秘精东垣《汤液》治心虚梦泄，白茯苓细末，每四钱，米饮调下，日三《直指》。

枸杞子 补益精气作丸服，或浸酒服，皆佳《本草》。

金樱子 涩精气，止遗泄。和鸡头实作水陆丹方见《正传》，补真秘精甚佳《本草》。

山茱萸 添益精髓，能秘精，煎服，丸服并佳《本草》。

牡蛎 治鬼交泄精。又治精滑不固，火煅醋淬七次，为末，醋糊和丸梧子大，每五十丸空心盐汤下，名曰固真丸东垣。

桑螵蛸 益精气，又主漏精。蒸过捣末，和米饮服，或作丸服《本草》。

原蚕蛾 益精气，止泄精。炙为末，或散或丸服，皆佳《本草》。

蜻蛉 即蜻蜓也，止泄精。炒为末，或散，或丸服《本草》。

鸡头实 即芡仁也，益精气，能秘精气。为末，或散，或丸，或作粥服《本草》。

覆盆子 主肾精虚竭，酒浸蒸干，为末。或散，或丸服《本草》。

胡麻 即黑脂麻也，填精髓。酒蒸半日，晒干为末，或散，或丸服皆佳《本草》。

韭子 主梦泄，止泄精。得桑螵蛸、龙骨主漏精，微炒为末，或散，或丸服之《本草》。

龙骨 主梦泄精，又龙骨、韭子为泄精要药，火煅为末，或散，或丸服《纲目》。

鹿茸 主梦泄，止泄精。炙去毛为末，或散，或作丸服，皆佳《本草》。

黄狗肉 填精髓，和五味。煮熟空心食《本草》。

温肭脐 主精冷、精衰，炙为末，或散服，或丸服皆佳《本草》。

导引法 治遗精，以手兜托外肾，一手摩擦脐轮，左右轮换，久久擦之，不唯可以止精，且可以补下元。更擦肾俞、胸前、胁下、涌泉，但心窝忌擦《入门》。又法，止遗精用短床，或蒲萝内，侧身曲腿而卧，不许伸脚，病自安《回春》。又法，夜半子时分，阳正兴时仰卧，瞑目闭口，舌顶上腭，将腰拱起，用左手中指顶住尾闾穴，用右手大指顶住，无名指根拳着。又将两腿俱伸，两脚十指俱抠，提起一口气，心中存想，脊背脑后，上贯至顶门，慢慢直下至丹田，方将腰腿手脚从容放下。如再行，照前而阳衰矣。如阳未衰，再行两三遍。此法不唯速去泄精之疾，久则水火既济，永无疾病矣《回春》。

针灸法 遗精梦泄，心俞、白环俞、膏肓俞、肾俞、中极、关元等穴，或针、或灸《纲目》。失精、精溢，中极、大赫、然谷、太冲等穴皆主之《纲目》：虚劳失精宜取大赫、中封《纲目》。遗精，五脏虚竭，灸曲骨端一穴，四七壮，穴在前阴横骨中央，曲如月，中央是也《纲目》，便浊失精取肾俞，梦泄精取三阴交，各灸二七壮，神效《得效》。

外形篇卷之四

前 阴

前阴属宗筋 《内经》曰：前阴者，宗筋之所聚，太阴、阳明之所合也。注曰：宗筋夹脐下，合于阴器。太阴脾脉、阳明胃脉，皆辅近宗筋，故云合也。宗筋谓阴毛中横骨上下之竖筋也《内经》。

前阴诸疾 前阴诸疾皆由足厥阴与督脉。《经》曰：足厥阴之脉入毛中，过阴器，抵小腹，是肝脉所过也。又曰：督脉者起于小腹以下骨中央，女子入系挺孔，循阴器，男子循茎，下至篡，与女子等，是督脉所过也。足厥阴之脉，病为丈夫㿉疝、狐疝、妇人小腹肿《灵枢》督脉起于下极之俞，并于脊里，上至风府。任脉起于中极之下，以上毛际，循腹里，至咽喉，任脉为病，男子内结七疝，女子带下瘕聚《灵枢》：阴肿、阴痿、阴痒、阴挺、阴缩、木肾、阴蚀、肾脏风，皆前阴之疾也。

疝病之因 《内经》曰：病在小腹，腹痛不得大小便。病名曰：疝。得之寒。疝者，寒气结聚之所为也《内经》。疝者，睾丸连小腹急痛也睾阴丸也：有痛在睾丸者，有在五枢穴边者，皆足厥阴之经也。或有形，或无形，或有声如蛙，有形如瓜。自《素问》以下，皆以为寒，理固然也。予思之，此病始于湿热，在经郁而至久，又感寒气外束，所以作痛。若只作寒论，恐为未备。人有踢冰涉水，终身不病此者，无热故也，盖大怒则火起于肝，醉饱则火起于胃，房劳则火起于肾，火积之久，母能令子虚，湿气便盛，厥阴属木，系于肝，为将军之官，其性急速火性，又暴为寒所束，宜其痛之太暴也。有以乌头、栀子作汤服之，其效亦敏，然湿热又须分多少而治，湿者肿多㿗病是也《丹心》。

脉法 《内经》皆以滑脉为疝《入门》。心脉搏滑急为心疝；肺脉沉博为肺疝；肾脉、肝脉大急沉皆为疝《内经》。肝脉滑甚为瘤疝，心脉微滑为心疝，肾肝脉滑甚为癃瘕《内经》。肾脉大甚为阴痿《纲目》。脉急者曰疝瘕、小腹痛《内经》。三阳急为瘕，三阴急为疝。注曰：太阳受寒，血聚为瘕；太阴受寒，气聚为疝《内经》。肾脉小急，肝脉小急，心脉小急，不鼓皆为瘕。注曰：小急为寒甚，不鼓则血不流，故血内凝而为瘕《内经》：疝脉弦急，积聚在里，牢急者生，弱急者死。沉迟浮涩，疝瘕寒痛，痛甚则伏，或细，或动《脉诀》，寸口脉弦而紧，弦紧相搏则为寒疝《正传》：妇人少阴脉滑而数者，阴中生疮。少阴脉浮而动，浮则为虚，动则为痛，妇人则阴脱下《脉经》，疝瘕积聚，脉弦急者生，虚弱小者死并经。

疝专主肝 疝专主肝经，与肾经绝不相干《丹心》：疝痛属足厥阴肝经也，小腹亦肝经也。故疝痛与小腹痛同一治法《纲目》，局方多以为小肠气、膀胱气、肾气者亦自其标本而言，其实主于肝也。盖肝脉环阴器，而上入小肠。又肝肾皆属于下，与冲任督脉相附，肾与膀胱为脏腑，其气相通，运为外肾，系于睾丸，此三经相连相会。然肝主筋，睾丸虽名外肾，非厥阴环而引之，则与玉茎无由伸缩。在女子，则为篡户阴门也。《灵枢》云：邪在小肠，连睾系，属于肾，贯肝络肺，心系气盛，厥逆上冲，肠胃熏肝，散于肓，结于脐。唯取厥阴，以下之，亦以厥阴为主也《入门》。

疝病有七 疝名虽七，寒疝即疝之总名也。水疝即㿗疝之属，气疝即狐疝之属，血疝即痈疖之属，唯筋疝罕见之，盖下疳疮之属也《纲目》。七疝者，寒疝、水疝、筋疝、血疝、气疝、狐疝、㿗疝是也子和：曰疝、曰奔豚、曰小肠气、曰膀胱气、通谓之肾气《直指》。㿗有四种，曰肠㿗、曰卵㿗，曰气㿗、曰水㿗《千金》。㿗疝之中，有木肾者，有偏坠者《入门》。阴㿗属肝，系宗筋，胃阳明养之，世多不识，谓之外肾非也《三因》。又有七疝，一曰厥疝，二曰瘕疝，三曰寒疝，四曰气疝，五曰盘疝，六曰附疝，七曰狼疝《圣惠方·气证》。戴氏曰：疝本属厥阴一经，俗说小肠、膀胱、肾气者，皆妄言也《丹心》。

寒疝者，囊冷结硬如石，阴茎不举，或控睾丸而痛，得之坐卧湿地，或寒月涉冰，或值雨雪，或坐卧风冷，使内过房，宜以温剂下之，久而无子。

水疝者，肾囊肿痛，阴汗出，或囊肿状，如水晶，或㿗痒，出黄水，或小腹按之作水声，得之于饮水、醉酒，使内也，劳汗出而遇风寒湿之气，聚于囊中，故如冰冷，令人为卒疝，宜以逐水之剂下之子和。

筋疝者，阴茎肿胀，或溃而为脓，里急筋缩，或茎中作痛，痛极则痒，或挺纵不收，或出白物，如精随溲而下，得之于房室、劳伤及邪术所使，宜以降心火之剂下之子和。

血疝者，状如黄瓜，在小腹两傍，横骨两端约纹中，俗名便痈，得之于重感，春夏大燠劳于使内，气血流溢，渗入脬囊，留而不去，结成痈肿，脓小血多，或值情欲当泄不泄，亦成此疾，宜以和血之剂下之子和。

气疝者，其状上连肾俞，下及阴囊，多得于号哭，忿怒气郁而胀，号哭怒罢即气散者是也。有一治法，以针出气而愈，然针有得失，宜以散气之剂下之。或小儿亦有此疾，俗名偏坠，得之于父已年老，或年少多病，阴痿、精怯、强力入房，因而有子，禀胎病也。此证难治，唯筑宾一穴灸之而愈者子和。

狐疝者，其状如仰瓦，卧则入小腹，行立则出小腹，入囊中，如狐昼出穴而尿，夜入穴而不尿。此疝出入往来上下，正与狐同类也。与气疝大同小异，宜以逐气流经之剂下之子和。狐疝卧则入腹，立则出腹，偏入囊中者是也，狐夜伏而昼见，以见疝处厥阴之分，即人之阴篡隐奥之所，昼下而夜上，故以狐名焉《纲目》。

㿗疝者，其状阴囊大如升斗，不痒不痛是也，得之于地气卑湿，故江淮之间多有之。宜以去湿之剂下之。女子阴户凸出，亦是此类，不可温之补之，宜以苦药下之，以苦坚之《纲目》。㿗疝者睾囊肿大，如升如斗者是也《纲目》：㿗疝肿痛硬如石，妇人阴门挺出，亦称㿗病。小儿生来有此者，乃胎中宿疾也《三因》；㿗有四种，肠㿗、卵㿗难治，气㿗、水㿗针灸易治《千金》。肠㿗即小肠气也。吊外肾，偏坠肿痒。卵㿗，玉茎肿硬，引脐绞痛，甚则阴缩肢冷，囊上生疮，二证出水不止者，死。气㿗素有湿热，因怒激火，昏眩、手搐、面黑，睾丸能左右相过。水㿗，外肾肿大如升如斗，不痛不痒，俗呼膀胱气也《入门》。脐下㽲痛连腰脊，控睾丸而痛者，谓之小肠气。小腹牵囊茎痛者，名曰㿗《入门》。

疝病证候　《内经》曰：小腹控睾引腰脊，上冲心，唾出清水及为哕噫，邪在小肠也。《灵枢》曰：肾脉生病，从小腹上冲心而痛，不得前后为冲疝。小腹痛有三，肝病小腹引胁痛；小肠病小腹引睾丸、腰脊痛；膀胱病小腹痛肿不得小便《纲目》。疝之为病，外肾小腹作痛，或攻刺腰胁，或游走脊膂，或冷气抢心，或手足厥冷。有壮热恶寒者，有洒淅寒热者，有不得大小便者，有下泄者，有自汗者，有积聚如杯、如臂、如桃李、如盘大，其于阴间则卵有大小而上下不常，囊有肿胀，痛歇无定，夹冷触怒则块物上冲心胸，心平气和则块物归入囊中《直指》。

诸疝治法　疝痛属湿热痰积，流下作病，因寒郁而发也《丹心》。疝痛之证，古方用辛温之剂以散之，是治其标也。丹溪以为痰饮、食积、死血流注，归于厥阴肝经，用辛平之药，以豁痰消积破血是治其本也。夫疝痛有定处，是有形之积也，非痰饮与食积死血相聚而何哉？若是无形之气作痛，则走注满腹而流散于遍身矣方广，治法大要，以流行疏利为先，毋曰肾虚得病，不敢疏泄。盖肾为邪气所干，若不逐去病根，病何由愈？倘或姑息补住，使大小腑秘而不通，邪气入腹冲心，危殆必矣《直指》。凡疝痛走注，无形者属气也；痛有常处而有形，乃湿痰食积瘀血也《入门》。此疾虽因虚而得，不可以虚骤补。《经》云：邪之所凑，其气必虚。留而不去，其病即实，故必先涤去所蓄之邪，然后补之。诸药多借巴豆气者，盖为此也《本事》疝有夹虚而发者，其脉不甚沉紧而豁大无力者是也。其痛亦轻，唯觉重坠牵引耳。当以参术为君，疏导药佐之。疏导即桃仁、山楂、枳实、栀子、茱萸、川楝、玄胡索、丁香、木香之类是也《丹心》。诸疝以手按之大痛者为实，不痛者为虚《丹心》。

寒疝药　宜禹功散[27]，加味五苓散下青木香元，蟠葱散、当归四逆汤、羊肉汤、乌头桂枝汤、三因葱白散、四神丸。

禹功散　治寒疝。

黑丑头末，一钱　茴香二钱半　加木香一钱

上末，每二钱姜汤调下《医鉴》。

加味五苓散　治寒疝。本方[28]五苓散治太阳证入里，烦渴而小便不利。

泽泻二钱半　赤茯苓　白术　猪苓各一钱半　肉桂五分

上为末，每二钱，白汤凋下，或锉作一贴，水煎服。加木香、茴香、川栋子、槟榔、黑丑、破故纸、木通、青皮、三棱、蓬术煎，水吞下青木香元《医鉴》。

青木香元　治寒疝及膀胱疝气、肿气。

黑丑头末，三两　破故纸　毕澄茄　槟榔各二两　青木香一两

上为末，水丸梧子大，空心盐汤下五十丸《入门》。一法青木香元二百粒，斑猫七个同炒，令微香以磁器盖之，候冷去猫，每五十九茴香酒吞下。盖疝属肝，故借猫以治风《入门》。

蟠葱散　治脾胃虚冷，心腹攻刺，连胸胁、膀胱、小肠、肾气作痛。

苍术　甘草各一钱　三棱　蓬术　白茯苓　青皮各七分　缩砂　丁香皮　槟榔各五分　玄胡索　肉桂　干姜各三分

上粗末，作一贴，葱白一茎煎服《入门》。

当归四逆汤　治寒疝脐下冷痛。

当归一钱二分　附子　肉桂　茴香各一钱　白芍药　柴胡各几分　玄胡索　川楝子　茯苓各七分　泽泻五分

上锉作一帖，水煎，空心服《纲目》。

羊肉汤　治寒疝脐腹胀痛，手不敢近。

羊肉一斤　生姜五两　当归三两

上水八升，煮取三升，每服七合，日三服。一妇冬月解产，寒入产门，脐腹胀痛，手不敢近，服此汤二服即愈仲景。

乌头桂枝汤　治风寒疝气入腹，刺痛阴缩，手足逆冷。

大乌一个，用蜜一盏，同煎减半，取出细切　肉桂　白芍药各三钱二分　甘草二钱半

上锉分二帖，入姜三枣二，及前煎蜜半合，同煎服《入门》去乌头，代附子，名为蜜附汤《得效》。

三四葱白散　治寒冷气人膀胱作痛。

川芎　当归　熟地黄　白芍药　枳壳　厚朴　蓬术　三棱　赤茯苓　肉桂　干姜　人参　川楝肉　神曲　麦芽　青皮　茴香　木香各五分

上锉作一贴，葱白二茎，盐一匙，煎服《三因》。

四神丸　治冷疝胀痛。

吴茱萸一半酒浸，一半醋浸，焙干　毕澄茄　青木香各五钱　大香附一两

上为末，糊丸梧子大，盐汤下七八十丸《丹心》。

水疝药　宜禹功散、三花神佑丸[29]、腰子散、秘传茱萸内消元，外用牡矾丹擦之。

三花神佑丸　治一切水湿肿满。

黑丑头末二两　大黄一两　芫花　甘遂　大戟各五钱　轻粉一钱

上末，水丸小豆大，初服五丸，每服加五丸，以温水下《宣明》。

腰子散　治水疝肿痛。

黑丑　白丑等分并炒，取头末

上末三钱，取猪腰子一部，薄批入川椒五十粒，茴香百粒，以牵牛末遍糁之，湿纸包裹，以

线扎定，煨令香熟取出，空心温酒嚼下，取下恶物便愈《直指》。

秘传茱萸内消元 治疝气及阴囊偏大，或生疮，出黄水。

吴茱萸半酒半醋浸一宿，焙干 山茱萸 马蔺花醋浸焙 川楝肉 肉桂 黑丑头末 茴香盐炒 玄胡索炒 陈皮 青皮并去白 海藻洗之咸焙 桃仁炒 白蒺藜炒 木香各五钱

上为末，酒糊和丸，梧子大，盐汤或温酒下五七十丸《直指》。

牡矾丹 治阴囊生疮出水，其痒甚苦，搔之无足，后必自痛。

牡蛎粉 黄丹各二两 枯白矾四两，为末

遇夜用手捏药于痒处擦之，连擦三四次，自然平复《入门》。

筋疝药 宜泻心汤方见上[30]、加减柴苓汤、清心莲子饮方见上[31]、龙胆泻肝汤。

龙胆泻肝汤 治肝脏湿热，男子阴挺肿胀，妇人阴挺疮痒，或阴茎湿痒出脓水。此因酒得之。

龙胆草 柴胡 泽泻各一钱 木通 车前子 赤茯苓 生地黄 当归酒拌 山栀仁 黄芩 甘草各五分

上锉作一贴，水煎，空心服《入门》。

加减柴苓汤 治诸疝，因湿热肿痛出水。

柴胡 泽泻各一钱 半夏 赤茯苓 白术 猪苓 山楂 栀子 荔枝核各七分

上锉作一帖，水煎服，无荔枝核则代橘核《入门》。

血疝药 宜玉烛散[32]、桃仁承气汤[33]、复元通气散[34]、神圣代针散。

玉烛散 治月候凝滞不通，渐成瘦瘕。

当归 白芍药 川芎 熟地黄 大黄 芒硝 甘草各一钱

上锉作一贴，水煎服。大便泄者不可用《丹心》。

桃仁承气汤 治血结膀胱，小腹结急，便黑谵语，漱水，宜此攻之。

大黄三钱 桂心 芒硝各二钱 甘草一钱 桃仁留尖十枚

上锉作一贴，水煎，入芒硝，温服。以瘀血尽下为度《丹心》。

复元通气散 治气不宣通，周身走痛。

白丑头末二两 茴香 穿山甲煻火煨胖，各一两半 陈皮去白 玄胡索 甘草炙，各一两 木香五钱

上细末，每二钱姜汤或温酒调下《局方》。

神圣代针散 治血积疝痛，及诸疝刺痛，服之神效。

乳香 没药 当归 白芷 川芎 芫青制，各一钱

上为末，每服一字，甚者五分，先点好茶一盏，次糁药末在茶上，不得吹搅，立地细细呷之《正传》。

气疝药 宜荡疝丸、蟠葱散方见上，气疝饮、三茱丸、聚香饮子。

荡疝丸 治气疝。

黑丑头末 破故纸炒 茴香炒 川楝子炒，各一两 蓬术 木香各四钱 青皮 陈皮各三钱

上为末，酒糊和丸梧子大，空心酒下五七十丸《医鉴》。

气疝饮 治气疝。

黄连以吴茱萸煎水浸炒，二钱 人参 白术各一钱 白芍药 陈皮各七分 甘草三分

上锉作一贴，姜三片，水煎服《入门》。

三茱丸 治气疝肿痛。

山茱萸 吴茱萸 食茱萸各二两 破故纸炒，一两七钱 川楝肉一两，斑猫十四个同炒赤，去猫 黑丑头末炒，一两 青盐 青皮 茴香炒，各三钱

上为末，醋面糊和丸梧子大，先嚼桃仁十五粒，以温酒或盐汤下三五十丸《丹心》。

聚香饮子 治七情所伤，遂成疝气。

乳香 沉香 白檀香 木香 藿香 丁香各八分 玄胡索 姜黄 乌药 桔梗 桂心 甘草各四分

上锉作一贴，姜三枣二，水煎服《丹心》。

狐疝药 寒湿下注于囊中，名为狐疝。亦属痰病。二陈汤[35]加青皮、香附、苍术《入门》。宜服二香丸，又丁香楝实丸、四炒川楝丸、茴香楝实丸皆可选用三方见下：

二陈汤 通治痰饮诸疾，或呕吐恶心，或头眩心悸，或发寒热，或流注作痛。

半夏制二钱 橘皮 赤茯苓各一钱 甘草炙五分

上锉作一帖，姜三片，水煎服《正传》。方氏曰：半夏豁痰燥湿，橘红消痰利气，茯苓降气渗湿，甘草补脾和中，盖补脾则不生湿，燥湿渗湿则不生痰，利气降气则痰消解，可谓体用兼赅，标本两尽之药，用者随证加减《丹心》。

二香丸 治狐疝上下出入作痛，或疝痛作则腹内块痛止，疝痛止则腹内块痛复作。

木香 香附子各三两 山楂肉二两 三棱 蓬术并醋煮 神曲 姜黄 南星各一两 黄连与吴茱萸同炒 萝卜子 桃仁 栀子

饼和丸，梧子大，白汤下五七十丸《心》。

㿗疝药 大抵㿉疝属湿多《纲目》。㿉有四种，一曰肠㿉，一名小肠气，宜天台乌药散、救命通心散、去铃丸、加味通心饮、蠲痛元、消疝丸、立消散；二曰卵㿉，取水疝之类药亦同；三曰气㿉，即气疝药亦同；四曰水㿉，即膀胱气，宜青木香元方见上，三花神佑丸方见上[36]、神保元治膀胱气，胁下痛最妙[37]，三白散、四味茴香散、茱萸内消元、杨氏麝香元、金铃散、三疝汤。㿉疝中有偏坠、有木肾别立条。㿉疝通用橘核丸、橘核散。

神保元 治诸气注痛，又治心膈痛、腹胁痛、肾气痛。

全蝎全者七个 巴豆十个去皮为霜 木香 胡椒各二钱半 朱砂一钱，半内入，半为衣

上为末，蒸饼和丸，麻子大，朱砂为衣，每五七丸，姜汤温酒任下《局方》。

天台乌药散 治小肠气。

川楝子十个 巴豆十四粒，同麸炒黑色，去豆麸不用 乌药 木香 茴香炒 良姜 青皮各五钱 槟榔三钱

上细末，每一钱温酒调下。痛甚炒姜热酒下东垣。

救命通心散 治小肠气痛。

川乌一两，以青盐一钱，酒一盏浸一宿去皮尖焙干 川楝子肉一两，以巴豆肉二十一粒同炒黑色去豆 茴香五钱 石燕一对，火煅醋淬 土狗五枚 芥子一钱六分

上为末，第三钱入羊石子内，湿纸裹煨熟，夜半时，好酒半升，入盐细嚼，石子以酒咽下，不得作声，小便大利，其病即去《纲目》。

去铃丸 大治小肠疝气。

茴香一斤，以生姜一斤取自然汁，浸一宿，约姜汁尽入茴香，然后入青盐二两，同炒赤，取出焙燥为末

酒糊丸，梧子大，每三五十丸温酒、米饮任下。此药全实脾胃，且有盐能引入下部，有姜汁专一发散而无疏导之害，服之累效《入门》。

加味通心饮 治小肠疝气热痛，小便不通。

瞿麦 木通 栀子 黄芩 连翘 枳壳 川楝子 甘草各一钱

上锉作一贴，灯心二十茎、车前草五叶，同煎服《得效》。

蠲痛元 治小肠膀胱气痛。

玄胡索一两 川栋肉 茴香炒，各五钱 白丑头末炒 当归 良姜 青皮 木香 乌药各二钱半 全蝎焙，七个

上为末，姜汁浸蒸饼，和丸梧子大，烧绵灰调酒送下三五十丸《直指》。

消疝丸 治小肠疝气。

苍术一斤，泔浸切片，葱白一斤，切，和盐一两同炒黄，去葱 川椒微炒 白茯苓 茴香炒，各四两

上为末，酒糊和丸梧子大，空心温酒下五七十丸《集略》。

立效散 治小肠气痛。

全蝎七个 缩砂三七枚 茴香一钱

上为末，分三贴，热酒调下，空心即效《资生》。

茱萸内消丸 治膀胱肾虚结成寒疝，偏坠引痛及小肠奔豚、痃癖等证。

山茱萸 吴茱萸 川楝子 马蔺花 茴香 青皮 陈皮 山药 肉桂各二两 木香一两

上为末，酒糊和丸梧子大，酒下五十丸《入门》。

杨氏麝香元 能寻诸处痛。凡膀胱气、胁下痛最难治，此药主之。

木香 胡椒各一两 全蝎炒 巴豆霜各四钱 麝香一钱

上为末，蒸饼和丸麻子大，朱砂为衣，熟水下五七十丸《直指》。神保丸同，无麝香。

金铃散 治膀胱小肠气肿痛。

大川楝子三十枚，取肉切片 巴豆肉三十粒作片同炒，色焦去巴豆，上以茴香炒，与川楝肉等分并入 木香二钱半

上为末，每二钱，水酒各半煎，葱白汤调下，空心《直指》。

三疝汤 治膀胱气肿痛。

车前子二钱四分 茴香一钱六分 葱白一钱二分 沙参八分

上锉作一帖，水煎服《集成》。

橘核丸 治四种癞疝，卵核肿胀，偏有大小，或硬如石，或小腹绞痛，甚则囊肿溃烂，出黄水。

橘核炒 海藻盐酒炒 昆布盐酒炒 海带盐水洗 桃仁麸炒 川楝子炒，各一两 玄胡索炒 厚朴 枳实 桂心 木香 木通各五钱

上为末，酒糊和丸梧子大，温酒或盐汤下六七十丸《入门》。久不消加醋煮硇砂二钱《得效》。

橘核散 治四种瘙疝，久者用橘核丸，新者用橘核散。

橘核一钱半 桃仁十五枚 栀子仁三钱 川乌炮 吴茱萸各五分

上各炒为粗末，作一贴，水煎服《丹心》。橘核单止痛，乌头散寒郁，山栀除湿热，又引乌头速下，不令胃中停留，用之甚捷《入门》。

三白散 治膀胱气蕴热，阴囊肿胀，大小便不通。

白丑头末一两 桑白皮 白术 木通 陈皮各二钱半

上为末，每二钱姜汤或葱白汤调下《得效》。

四味茴香散 治囊茎抽痛不可忍，俗名小肠气。

乌药酒浸一宿焙 良姜 茴香 青皮各一两

上为末，每二钱，发时热酒凋下《入门》。

阴卵偏坠 阴卵一边肿大，偏坠牵引，或痛。古方谓之卵㿉，宜金铃子丸、茱萸内消丸、马蔺花丸、茴香安肾汤、加减香苓散。偏左多瘀血怒火，偏右多湿痰食积《入门》。

金铃子丸 治疝气偏坠，痛不可忍。

川楝子肉五两，锉作五分，一用斑猫十个同炒，去猫；二用茴香三钱、盐半钱同炒，去盐留茴香；三用黑丑三钱同炒，去黑丑；四用破故纸三钱同炒，留故纸；五用萝卜子一钱同炒，去萝卜子

上为末，酒糊和丸梧子大，温酒下三五十丸《澹寮》。

茱萸内消丸 治阴㿉偏大，肾囊肿胀，或生疮疡，时出黄水。

川楝肉一两半 大腹皮 五味子 玄胡索 海藻各一两二钱半 桔梗 青皮 山茱萸各一两 木香七钱 茴香 桂心 川乌炮 吴茱萸 食茱萸 桃仁各五钱

上为末，酒糊和丸，梧子大，温酒下三五十丸《得效》。

马蔺花丸 治㿉偏坠及妇人阴㿉，小儿偏坠，无有不效，即上橘核丸加马蔺花一两、槟榔五钱也，服法亦同《正传》。

茴香安肾汤 治左边偏坠，丸如鸡鸭子大。

人参 白术 白茯苓 茴香 破故纸 槟榔 乌药 便香附 缩砂 荔枝核各八分 黄柏 泽泻各六分 木香 玄胡索各四分 升麻 甘草各二分

上锉作一贴，煎服《医鉴》。

加减香苓散 治偏坠气初起，壮热憎寒，乃发表分利药也，一服而愈。

枳壳 陈皮 香附子 苍术 麻黄 猪苓 泽泻 木通 滑石 车前子 三棱 蓬术 川楝子 玄胡索 甘草各七分

上锉作一帖，入生姜三片，葱白二茎，水煎服《医鉴》。

木肾 木肾之证，胀大作痛，顽痹结硬，治法当温散、温利以内消之。又有坠堕跌伤，惊气与败血交攻，亦有木强胀痛之证。治法更为之消瘀，宜川楝散《直指》。

木肾者，阴茎坚硬顽痹不痛，乃心火不降，肾水不温，宜四制茱萸丸，四炒川楝丸一方见下，败血攻入者当消瘀血《入门》，木肾不痛，宜活肾丸《入门》。消渴木肾，一名强中，无治法详见消渴。

川楝散 治外肾胀大、麻木、痛硬，谓之木肾。又治奔豚、疝气、偏坠。

川楝子四十九个，先切七个取肉，以茴香二钱半同炒并留；又切七个，以破故纸二钱半同炒并留；又切七个，以黑丑二钱半同炒并留；又切七个，以盐一钱同炒并留；又切七个，以斑猫十四个同炒去猫；又切七个，以巴豆肉十四个同炒去巴；又切七个，以萝卜子二钱半同炒，去萝卜子乃入下药： 茴香炒 木香各五钱 辣桂二钱半

上为末，酒面糊和丸，梧子大，空心盐酒下三五十丸。瘀血木肾，以前方加玄胡索五钱，略炒，剂之以没药末和温酒吞下《直指》。

活肾丸 治木肾不通。

苍术盐炒一两 黄柏酒洗 枳实 滑石各七钱 南星炮 半夏制 山楂肉 神曲炒 白芷各五钱 昆布 吴茱萸各三钱

上为末，酒糊和丸梧子大，盐汤下七十丸，一方无枳实，有枸杞子。

奔豚疝气 脐下有动气，名曰肾气，亦曰奔豚。奔豚，肾之积名也。五积中，唯脐下奔豚

冲心最急。其人素有肾积,因伤寒之邪冲突下焦,致其发动,如江豚之奔冲也。大抵真气内虚,水结不散,气与之搏,即发奔豚。虽有发表攻里之证,汗之下之皆不可也。理中汤[38],加肉桂及赤茯苓去白术主之。盖桂能泄奔豚,茯苓能伐肾邪故也。白术助土克水,燥肾闭气,是以去之《丹心》。奔豚气冲心,宜夺命丹、胡芦巴元、一捏金散。

理中汤　治太阴腹痛,自利不渴。

人参　白术　干姜炮,各二钱　甘草炙,一钱

上锉作一贴,水煎服《入门》。

夺命丹　治奔豚疝气上冲,小腹引痛,神效。

吴茱萸一斤,内四两酒浸,四两醋浸,四两白汤浸,四两童便浸,并焙干　泽泻二两

上为末,酒面糊和丸,梧子大,空心盐汤下五七十丸《局方》。《入门》一名四制茱萸丸。

胡芦巴圆　治奔豚疝气上冲,痛不可忍。

茴香炒三两　白丑头末二两　川乌炮　巴戟　吴茱萸各一两半　川楝子　胡芦巴各一两

上为末,酒糊和丸梧子大,空心酒下二三十丸《直指》。

一捏金散　治奔豚疝气上冲,及小肠气,脐腹大痛。

玄胡索　川楝肉　全蝎炒　茴香炒

上为末,每一钱热酒调下,神验《正传》。

阴纵阴缩　《灵枢》曰:茎垂者,身中之机,阴精之候,津液之道也。阴纵,谓前阴受热,挺长不收也。阴缩,谓前阴受寒入腹内也。《经曰》:足厥阴之筋,伤于内则不起,伤于寒则阴缩入,伤于热则纵挺不收是也《纲目》。阴囊垂缩有寒有热,夫热在外,寒在内则囊垂。此九夏之气也。寒在外,热在内则囊缩,此三冬之气也。以不病人论之,夏暑大热,囊卵累垂,冬天大寒,急缩收上。盖冬天阳气在内,阴气在外,故寒在外则皮急,皮急则囊缩。夏月阴气在内,阳气在外,故热在外则皮缓,皮缓则囊垂。此癞疝之象,至于伤寒及热病,热入厥阴则囊卵缩者,热伤筋急故也。凡火灼则筋急,亦其类也《纲目》。阴缩,在女子则阴户急痛,引小腹疼《入门》,男子阴挺肿胀,阴茎诸疾,通用龙胆泻肝汤方见上。阴囊缩详见伤寒门及霍乱门可参考,一少年玉茎挺长,肿而痿,皮塌常润,磨股难行,两胁气逆上,手足倦弱,先以小柴胡汤加黄连,大剂行其湿热,少加黄柏,降其逆上之气,肿渐收,外以丝瓜汁调五倍子末,付之而愈《丹心》。

脱阳证[39]　见人因大吐大泻之后,元气不接,四肢逆冷,面黑气喘,冷汗自出,外肾缩搐,不省人事,须臾不救,与伤寒阴阳易同证,宜急服大固阳汤。又,桂枝二两,锉,好酒煎,取汁服。又,连须葱白三七茎,以酒浓煎服,阳气即回。又,生姜一两研,酒煎服亦效。又,葱、盐烂捣炒热,熨脐下气海即愈《得效》。

大固阳汤

大附子一枚炮,切作八片　白水干姜炮,各五钱　木香二钱半

上锉作一帖,水煎去滓,放冷,灌服。须臾又进一服,神效《得效》。

阴痿　阴痿,耗散过度,伤于肝筋所致。《经》云:足厥阴之经,其病伤于内则不起是也《纲目》。阴痿乃七伤之疾,虚劳门参考。阴痿宜还少丹、五精丸、上丹、腽肭补天丸、固本健阳丹。方见妇人、九仙灵应散。

还少丹　治下部脉微细,阴痿不起。

熟地黄　枸杞子各一两半　山药　牛膝　远志　山茱萸　巴戟　白茯苓　五味子　石菖蒲　肉苁蓉　楮实子　杜仲　茴香

上为末,蜜和枣肉为丸,梧子大,空心温酒或盐汤下三五十丸《集略》。

亦有郁火甚而致痿者，非还少丹所能起者，当服黄柏、知母清火坚肾之药。

五精丸 治肾虚阴痿。

秋石 鹿角霜 白茯苓 阳起石 山药各等分

上为末，酒糊和丸，梧子大，每服五十丸，常近火气，使干燥服之，无恋膈之患《丹心》。

上丹 治劳伤虚损，男子绝阳，庶事不兴。

五味子八两 蛇床子 菟丝子 百部根 杜仲 白茯苓 防风 巴戟 肉苁蓉 山药 远志 枸杞子 柏子仁各二两

上为末，蜜丸梧子大，空心温酒或盐汤下五七十丸《局方》。

腽肭补天丸 治虚损阴痿。

胡桃肉三两 白术二两半 白芍药 黄芪 熟地黄 杜仲 牛膝 破故纸 川楝肉 远志各二两 腽肭脐 人参 白茯苓 枸杞子 当归 川芎 茴香各一两半 木香 茯神 甘草蜜炙，各一两 沉香五钱

上为末，用腽肭制酒煮面糊和丸，如梧子大，空心温酒或盐汤下五七十丸《入门》。

九仙灵应散 治男子阴湿阳痿，每逢不举。

附子炮 蛇床子 紫梢花 远志 石菖蒲 海螵蛸 丁香 木鳖子各二钱 小脑一钱半

上粗末，每五钱，水三碗，煎至一碗半，温洗湿处并阴囊，日二次，留水再温洗，多洗尤好《回春》。

阴冷 下部阳虚，阴冷如冰，宜八味丸[40]、加减内固丸、十补丸、吴茱萸汤、清魂汤、回春散、助阳散。一僧病疝冷，气上贯齿，下贯肾，紧若绳挽，两睾时肿而冷。戴人诊两手脉细而弱，断之曰：秋脉也。此因金气在上，下伐肝木，木畏金抑而不伸，故病如是。肝气盘礴不能下荣于睾丸，故其寒实非寒也。木受金制，传之胃土。胃为阳明，故上贯齿。肝木者，心火之母也，母既不伸，子亦屈伏，故下冷而水化乘之。《经》曰：木郁则达之，土郁则泄之。令涌泄四次，果觉气和睾丸痒而暖。戴人曰：气已入睾中矣。以茴香、蓬术之药，使服之一月而愈子和。

八味丸 治命门火不足阳虚。

熟地黄八两 山药 山茱萸各四两 牡丹皮 白茯苓 泽泻各三两 肉桂 附子炮，各一两

上为末，蜜丸梧子大，空心温酒或盐汤下五七十丸。若加五味子名曰肾气丸仲景。又治老年水火俱亏，肾气虚乏，下元冷惫，腰痛脚软，夜多漩尿，面黑口干，耳焦枯《入门》。

加减内固丸 治命门火衰，肾寒阴痿，元阳虚惫。

巴戟 肉苁蓉 山茱萸 菟丝子各三两 破故纸二两半 石斛 胡芦巴各二两 茴香一两 附子五钱

上为末，蜜丸梧子大，温酒或盐汤下五七十丸《入门》。

十补丸 治寒疝阴冷及小肠膀胱奔豚等证。

附子一两 防风一两，锉如豆大 盐四两 黑豆一合，同炒附子裂，去诸药，只取附子 胡芦巴 木香 巴戟 川楝肉 肉桂 玄胡索 毕澄茄 茴香炒 破故纸炒，各一两

上为末，糯米粉酒打糊和丸，梧子大，朱砂为衣，酒下五七十丸《丹心》。

吴茱萸汤 治厥疝上逆，阴冷囊寒。

川乌 细辛各七分半 吴茱萸五分 良姜 当归 干姜 肉桂各二分半

上锉作一贴，水煎服《正传》。

清魂汤 治外肾冷，前阴痿，阴囊湿痒。

柴胡 酒黄柏 生甘草各一钱 升麻 泽泻各七分半 当归梢 羌活 麻黄根 防己 草龙胆 赤茯苓各五分 红花一分 五味子九粒

上锉作一帖，水煎服东垣。

回春散 治阴冷如神。歌曰：

一钱白矾八分丹黄丹也，二分胡椒细细研，
焰硝一分共四味，好醋调和手内摊。

又歌曰：

男左女右合阴处，浑身是汗湿衣衫，
此方用者如神效，不义之人不可传《医鉴》。

助阳散 治急阴冷。

干姜 牡蛎各一两

上为末，以烧酒调稠搽手上，用双手揉外肾，妇人揉两乳《医鉴》。

阴肿 阴囊肿大，或不痛，即水癞之类，新发者宜三白散、橘核散；久者宜橘核丸三方见上。阴肿宜五苓散方见上[41]、合三疝汤方见上，加青皮、槟榔、木通、空心煎服《入门》。阴肿偏大，或痛，牡蛎煅粉、干姜炮末一两，水调如糊，涂病处即愈《本草》。阴肿宜用蝉退散。小儿外肾肿大，茎物通明，牡蛎粉津唾调涂。又，地龙粪、薄荷汁调涂，葱白汁、甘草汁皆可《本草》。大人小儿阴肿硬痛，地龙不去土为末，蚯蚓粪等分，以鸡子清调，付患处，绵巾包裹，登时缩上，即洗去，如神《种杏》。

蝉退散 治阴囊忽肿大，多因坐地触风湿，或虫蚁吹着。

蝉蜕五钱

水煎，洗肿处，再三次服五苓散合三疝汤，如上法《得效》。

囊痈[42] 囊痈者，湿热下注也，有作脓者，此浊气顺下，将流入渗道，因阴道或亏，水道不利而然，脓尽自安，勿药可也。或有因腹肿渐流入囊肿，甚而囊自裂开，睾丸悬挂水出，以麸炭末付之，外以紫苏叶包裹，仰卧养之。痈疽人囊者曾治数人，悉以湿热入肝经处治而用补阴药佐之，虽脓溃皮脱，睾丸悬挂者皆不死。取紫苏叶焙干为末付之。如燥，香油润之。皮脱者，青荷叶包之，其皮自生《丹心》。

阴囊湿痒 阴囊湿痒谓之肾脏风，人之精血不足，内为嗜欲所耗，外为风冷所乘，风湿毒气，从虚而入，囊下湿痒，或生疮皮脱下注，则两脚生疮癣，或耳鸣眼昏，宜活血驱风散、蒺藜散、四生散、乳香龙骨散、乌龙丸、椒粉散《直指》。

活血驱风散 治肾脏风，囊下湿痒，脚生疮癣。

白蒺藜炒 当归 川芎 白芷 细辛 桃仁 半夏 槐花 白芍药 五灵脂 甘草生，各六分 苍术 杜仲 桂皮 薏苡仁 天麻 橘红 槟榔 厚朴 枳壳各二分

上锉作一贴，姜五枣二，水煎，入乳香末少许，空心服之，乳香以佐心气，使心肾相交也《直指》。

蒺藜散 治癌风上攻，耳鸣目眩，下注，阴湿疮痒。

草乌水浸三日，逐日换水，去白晒干 白蒺藜炒，各五钱 白芷 白附子 生苍术炒 荆芥穗各二钱半

上为末，米糊和丸梧子大，盐酒下三五十丸《直指》。

四生散 治肾脏风，脚下生疮癣，或两耳鸣痒。

白蒺藜 黄芪 独活 白附子各等分

上为末，每二钱薄荷酒调下。或以猪腰子批开入药末二钱，合定裹煨香熟，空心细嚼，以盐酒送下即差《局方》。

乳香龙骨散 治外肾湿痒，淫烂如癞。

龙骨 石膏 生五倍子各二钱半 白芨 乳香 黄丹各一钱二分半 麝香少许

上为末，先以苦参、大腹皮、紫苏叶煎汤温洗，后糁付东垣。

乌龙丸 治肾脏风，下注生疮癣。

川乌 草乌各一两，以黑豆半升煮透软去皮脐，切晒干 入白附子 天麻 地龙各五钱

上为末，酒糊和丸，梧子大，空心盐汤吞下三五十丸《本事》。

椒粉散 治阴囊湿痒。

麻黄根二钱 黑狗脊即贯众也 蛇床子各一钱 川椒 当归梢 猪苓各六分 斑猫四枚 轻粉 红花各少许

上为末，干糁避风冷东垣。

疝痛劫药 寒疝入腹刺痛，及小肠膀胱气痛剧，宜栀附汤。

劫疝痛药 乌头、栀子并切炒，擂细顺流水，入姜汁调服。栀子以降湿热，乌头以破寒郁，皆下焦之药，而乌头为栀子所引，其性急速，不容胃中停留也《正传》。

又方：桂枝 山栀炒 川乌细切，炒

上为末，姜汁糊和丸，姜汤下三四十丸，大能劫痛《纲目》。

栀附汤 能劫疝止痛。

山栀四十九枚，烧半过 大附子一个，炮熟

上锉取二钱，水一盏，酒半盏，煎至七分，去滓入盐一撮，温服。盖川乌治外束之寒，栀子治内郁之热也《纲目》。一名仓卒散。

神圣代针散 治诸疝极痛不可忍，服之神效方见上。

诸疝通治 治疝通用二陈汤，随证加减《入门》。四气七情疝，通用五苓散方见上[43]，猪苓泽泻分阴阳，以和心与小肠，白术利腰脐间湿与死血，茯苓利膀胱水，木得桂则枯，故用以伐肝木《入门》。通治宜故芦巴元方见上。又治小腹有形如卵，上下痛不可忍：马蔺花丸方见上、茱萸内消丸方见上、复元通气散方见上[44]。通治宜茴香楝实丸、木香金铃丸、丁香楝实丸、四炒川楝丸、五炒川楝丸、乌附通气汤、十味苍柏散、神消散。

茴香楝实丸 治男子七疝，妇人带下瘕聚、痛不可忍，皆任脉所主，治法同焉。

川楝子炒 茴香 山茱萸 吴茱萸 食茱萸 青皮 陈皮 马蔺花 芫花各一两

上为末，醋糊和丸，梧子大，温酒下五十丸《丹心》。

木香金铃丸 治诸般疝气及外肾肿胀痛，一服立应。

乳香 没药 木香 附子炮 茴香盐炒 川楝肉 玄胡索 全蝎炒 人参各等分

上为末，酒糊和丸梧子大，空心黄酒下百丸《医鉴》。

丁香楝实丸 治男子七疝，女子瘕聚带下。

当归 附子炮 川楝肉 茴香各一两

上锉，好酒三升，煮酒尽为度，焙作细末，每药末一两，入丁香、木香各二钱、全蝎十三个、玄胡索一两，上并为末，与前药拌匀，酒糊和丸梧子大，空心酒下百丸。凡疝气带下皆属于

风。全蝎治风之圣药。川楝、茴香皆入小肠经，当归、玄胡索和血止痛，疝气带下皆积寒邪于小肠之间，故以附子佐之。丁香、木香为引导也。有人患疝痛三年，服此三剂良愈《纲目》。

四炒川楝丸 治一切疝气，肿痛缩小，久服断根。

川楝肉一斤作四分，一分用麸一合、班猫四十九枚同炒；一分用麸一合、巴戟一两同炒；一分麸一合、巴豆四十九枚同炒，一分用盐一两 茴香一合同炒，并以麸黄色为度，拣去同炒药，只取川楝肉 再加木香 破故纸炒，各一两为末

酒糊和丸，梧子大，每五十丸盐汤下，日三服《入门》。

五炒川楝丸 治诸疝。

川楝肉五两，将一两斑猫三个同炒；一两茴香三钱、盐五分同炒；一两破故纸三钱同炒；一两黑丑三钱同炒，一两萝卜子一钱同炒；拣去同炒药，只留茴香，破故纸、川楝肉为末

酒糊和丸梧子大，温酒下五十丸《入门》。

乌附通气汤 治新久疝病，四气七情疝皆效。

乌药 香附子 当归 白芍药 山楂肉 橘皮各一钱 白术七分 赤茯苓 泽泻各五分 猪苓 木香 甘草各五分

上锉作一帖，水煎空心服《入门》。

十味苍柏散 通治湿热疝痛。

苍术 黄柏 香附子各一钱 青皮 玄胡索 益智仁 桃仁各七分 茴香炒 附子炮 甘草各五分

上锉作一帖，空心水煎服《入门》。

神消散 治诸般疝气，外肾胀痛。

山栀仁盐水，炒黑 橘核炒 茴香盐水炒，各一两 荔枝核八钱 益智仁炒，七钱 槟榔五钱 青皮油炒，三钱

上为末，每二钱烧酒调，空心服，不饮酒，盐汤服《医鉴》。

疝病危证 疝痛之证，或因风寒外袭，或因怒气上冲，小腹作痛，上连胁肋，甚则搐入反张，咬牙战掉，冷汗交流，须臾不救《丹心》。疝病虚甚上为呕吐，下有遗精者危《入门》。唯是逆气长嘘，中脘停酸，躁闷扰扰，甚而至于呕吐，最为恶候。盖脾土不济，肾水上乘，必为酸汁，或为痰涎，遂成暴吐，大小二便关格闭涩，而肾汁、胃汁皆自其口出也。如此者，大抵不救矣《直指》。

疝病禁忌 凡疝病非痛断房事与厚味，不可用药《丹心》。

阴囊病死候 《灵枢》曰：悲哀动中则伤魂，魂伤则阴缩而挛。伤寒及热病，肝气绝，则舌卷卵上缩而终矣。盖肝者筋之合也，筋者聚于阴器而脉络于舌本，故如是也《灵枢》。病入阴囊茎俱肿者死《扁鹊》。

导引法 坐，舒两脚，以两手捉大拇指，使足上头下极挽，五息止，引腹中气遍行身体，去疝瘕病《类聚》。

阴蚀疮下疳疮[45] 夫阴疮大概有三等，一曰湿阴疮，二曰妒精疮，三曰阴蚀疮，亦曰下疳疮也。湿阴疮者，由肾虚风湿邪气乘之，瘙痒成疮，浸淫汁出，状如疥癣；妒精疮者，由壮年久旷房室，思色动欲，以致败精流入茎内，阴上生疮，赤肿溃烂，作白痛痒妨闷；阴蚀疮者，由热结下焦，经络涩滞，或妇人子宫有败精停留，或月水未断，与之交合，房劳后又不洗浴，邪秽留滞，遂令阴茎连睾丸肿痛，小便如淋，经久溃烂，侵蚀肌肉，脓血不止，遂成下疳疮，久不愈，则必成杨梅疮，宜服仙遗粮汤[46]预防之。寒热尿涩，宜八正散[47]；湿热甚，则肿痛尿涩，茎中

痒痛，或出白津，宜龙胆泻肝汤方见前阴，肿溃后八物汤[48]加柴胡、栀子、知母，久服《入门》。下疳疮日久不愈，或成便毒，或损烂阳物，多致危笃。俗云：疳疮未已，便毒复来生也《医鉴》。阴头肿痛生疮，名为下疳，乃督任冲三脉之会，其疮一生则便毒厉风疮，次第而来，先宜升麻葛根汤[49]发出，继服凉血解毒丸即愈，不必服轻粉毒药《医鉴》。妒精疮，初发在阴头如粟，拂之即痛甚，出清脓作臼孔，蚀之大痛。妇人有生于玉门内，正似疳蚀疮，但不痛为异《医鉴》。治法以大豆甘草汤渍之，洗毒散煎汤浴之，磨风膏温润之《精义》。通用消疳败毒散、凉血解毒丸《回春》。

仙遗粮汤　治杨梅风毒，或误服轻粉，以致瘫痪、筋骨疼痛，毁肌伤骨者，服此除根，永绝后患。

土茯苓七钱，湿者一两　防风　木瓜　木通　薏苡仁　白鲜皮　金银花各五分　皂角刺四分

上锉作一贴，水煎，日三服《入门》。

八正散　治膀胱热积、小便癃闭不通。

大黄　木通　瞿麦　萹蓄　滑石　栀子　车前子　甘草各一钱

上锉作一帖，入灯心一钱，空心水煎服《局方》。

八物汤　治虚劳气血两虚，能调和阴阳。

人参　白术　白茯苓　甘草　熟地黄　白芍药　川芎　当归各一钱二分

上锉作一贴，水煎服，不拘时《易老》。一名八珍汤《回春》。

升麻葛根汤　治温病及时令感冒。

葛根二钱　白芍药　升麻　甘草各一钱

上锉作一帖，姜三葱二煎服《局方》。

凉血解毒丸　治下疳疮。

苦参四两　黄连二两　连翘一两半　大黄一两二钱半　恶实　生干地黄　白芷各一两　防风　石膏各五钱

上为末，荆芥煎汤，打糊和丸梧子大，空心温水下百丸《回春》。

消疳败毒散　专治下疳疮。

柴胡一钱半　黄柏　赤芍药　赤茯苓　木通　草龙胆各九分　连翘　荆芥　黄连　苍术　知母各七分　防风　独活各六分　甘草三分

上锉作一帖，灯心一团，水煎服《回春》。

洗疮药　凡下部诸疮，常须药物淋洗，以去脓汁恶水，宜洗疳汤、大豆甘草汤、洗毒散、洗下疳疮方《诸方》。

洗疳汤　治下疳疮。

川楝子　黄连　瓦松　川椒　葱根　艾叶

上等分煎水，以青皮蘸洗，立效《医鉴》。

大豆甘草汤　治阴蚀下疳疮。

甘草一两　赤皮葱三茎　黑豆一合　槐条一握

上浓煎取清，候温浸浴，日二《精义》。

洗毒散　治阴蚀疮及诸般恶疮。

蛇床子　地骨皮　大蓟　麻黄　荆芥　防风　枯白矾各三钱　葱白三茎

煎汤温洗《丹心》。

洗下疳疮方

黄柏　黄连　当归　白芷　独活　防风　朴硝　荆芥各三钱，入铜钱五十文　乌梅五个　盐一匙同煎

取汤日洗四五次，乃付糁药《入门》。

糁付药　药水淋洗后，乃用糁付之药，宜柏蛤散、津调散、风衣散、旱螺散、截疳散[50]、珍珠散、磨风膏，或糁或付《诸方》。

柏蛤散　治下疳湿疮。

黄柏以磁锋刮取末　蛤粉

上末等分，糁上即愈，盖黄柏去热，蛤粉燥湿也《入门》。

津调散　治妒精疮。

黄连　款冬花等分

上为末，先以地骨皮、蛇床子煎水洗，拭干，乃滓调付《入门》。

凤衣散　治下疳疮。

凤凰衣煅即鸡抱卵壳　黄丹各一钱　轻粉　片脑各少许

上为末，干糁或鸭子清调付《入门》。

旱螺散　治同上。

白田螺壳煅，入脑麝轻粉各少许

上为末，香油调搽《入门》，治妒精疮，溪港中陈久壳为妙《得效》。

珍珠散　治下疳疮。

黄连　黄柏　乳香　没香　孩儿茶　轻粉　铅粉　五倍子炒　真珠　象牙各等分为末

以米泔洗后糁上《医鉴》。

磨风膏　治阴蚀疮。

蛇床子五钱　大风子十四个　杏仁二十个　枯白矾　樟脑各二钱　川椒　轻粉　水银各三钱　雄黄一钱半　银朱一钱

上为末，生麻油和丸，弹子大，每用少许，呵烊遍擦之《入门》。

一方　治下疳疮并玉茎蚀了尽，用此药也。长出来如初，只小元首耳。黑铅五钱，化开投汞二钱半研，不见星，入寒水石三钱半，轻粉二钱半，硼砂一钱，上为极细末，先以葱艾椒煎水洗患处，干糁之。亦治舌被人咬断，有效如神《回春》。

又方　治年少阳道兴强，当泄不泄，不泄强泄，胀断嫩皮，初如针眼，畏疼不敢泄刮，日久连茎溃烂，痛楚日甚，用荆芥、黄柏、甘草、生葱、地骨皮煎水，洗去脓，靥以诃子烧灰，入麝香少许，干糁患处。仍断房事，临睡吃冷水，勿令阳道兴起，胀断，疮靥靥坚自安矣《得效》。

又方　茎头三五孔，小漏疮，出血微脓，油发灰，津唾调付，仍米饮调服一钱，甚妙《得效》。妒精疮、阴蚀疮，油发、青黛、麝香少许，上为末，或糁或津唾调付《精义》。阴茎上生疮，取月经布烧灰，蜜调涂即愈《入门》下疳疮，蜗牛焙干、枯白矾为末，湿则干糁，或油调付《回春》。

截疳散　治年深疳瘘疮。

白蔹　白芨　黄丹　密陀僧各二钱　黄连一钱　龙脑　麝香　轻粉各二分

上为末干糁，或纴之《东垣》。

不治证　下疳疮重者，心中疞痛闷绝，虚烦甚者不治《入门》。

妇人阴门诸疾　有阴挺、阴脱、阴肿、阴冷、阴痒、阴疮、交接出血。

阴挺阴脱　㿉疝在妇人则为阴中突出，名曰阴㿉，宜马蔺花丸方见上《正传》。阴户突出如

菌、如鸡冠,四围肿痛,乃肝郁脾虚下陷,先以补中益气汤[51]加栀子、茯苓、车前子、青皮清肝火,升脾气,更以归脾汤[52]加栀子、茯苓、川芎调理,外涂藜芦膏《入门》。阴挺出一条尺许,痛坠尿涩,朝服补中益气汤,晚服龙胆泻肝汤方见上,外涂藜芦膏《入门》。阴中生一物,渐大牵引腰腹膨痛。此因多服热药,或犯非理房事,兼意淫不遂,名曰阴挺,洗心散[53]末每二钱,生地黄汤调下,仍用黑狗脊、五倍子、白矾、水杨根、鱼腥草未详、黄连各一两为散,分四帖,以有嘴瓦罐煎熟,以罐嘴上贯挺上,先熏后洗,立效《得效》。阴挺,宜服一捻金元。阴挺突出有热,小柴胡汤合四物汤加龙胆、青皮《入门》。阴脱详见《妇人》。

补中益气汤 治劳役太甚,或饮食失节,身热而烦,自汗倦怠。

黄芪一钱半 人参 白术 甘草各一钱 当归身 陈皮各五分 升麻 柴胡各三分

上锉作一帖,水煎服东垣。

一方 黄芪一钱半 人参 白术 陈皮 当归 甘草各一钱 升麻 柴胡各五分 黄柏三分,以滋肾水 红花二分,入心养血《医鉴》。

归脾汤 治忧思劳伤心脾,健忘怔忡。

当归 龙眼肉 酸枣仁炒 远志制 人参 黄芪 白术 茯神各一钱 木香五分 甘草三分

上锉作一帖,姜五片,枣二枚,水煎服《入门》。

洗心散 治中焦有热,头目昏重,咽喉肿痛,口舌生疮,五心烦热,便尿秘涩。

麻黄 当归 大黄 荆芥穗 赤芍药 甘草各一钱 白术五分

上锉作一贴,入薄荷七叶,水煎服《直指》。

一捻金元 治妇人阴挺,诸药不效。

玄胡索 茴香 吴茱萸 川楝子 木香各二两

上为末,粳米糊和丸,梧子大,空心木通汤下三五十丸,仍用片脑五分,铁孕粉一钱,水调刷付阴挺上《得效》

藜芦膏 治诸努肉,如菌突出。

藜芦为末,猪脂调和涂之,一日一易,努肉自入《入门》。

阴肿、阴痒、阴疮、阴冷、交接出血 阴肿痛极,便秘欲死,枳橘熨之,四物汤加柴胡、栀子、牡丹皮、龙胆草煎服《入门》。阴户肿痛不闭,寒热尿涩,宜加味逍遥散[54]加知母、地骨皮、车前子《入门》。妇人阴户生疮,乃七情郁火损伤,肝脾湿热下注也《入门》。阴内下疳疮,因月后便行房,致成湛浊,伏流阴道,遂生疳疮,与男子妒精疮略同,黄丹、枯白矾、萹蓄、藁本各一两,硫黄、蛇床子、荆芥各五钱,蛇蜕一条,烧灰,上为末。别以荆芥、蛇床子煎汤温洗,拭干,以清油调药末糁之《得效》。妇人阴蚀疮,宜用洗溻汤、疳湿散《得效》。阴中生湿䘌疮,虫如小蛆,乃湿热郁滞也,宜服硫鲤丸,外用生艾汁,调雄黄末,烧烟熏之。更用雄黄锐散[55]纳阴中《入门》。阴中生细虫,痒不可忍,蚀人脏腑即死,令人发寒热,先以蛇床子煎汤洗净,拭干,铜绿散糁之《入门》。湿痒出水痛者,忧思过伤所致,归脾汤方见上[56]加柴胡、栀子、牡丹皮、赤芍药煎服。溃烂者,宜加味逍遥散《入门》。妇人阴畔生疱,以凉血饮[57]加凌霄花少许煎,空心服《得效》。阴冷宜麝香丸、回春散、助阳散方见上。交接出血而作痛,乃房室有伤,由肝火动脾而不能摄血,宜用归脾汤方见上[58]、补中益气汤方见上[59],外用熟艾绵裹入阴中,乱发、青皮烧灰为末糁之《入门》。

加味逍遥散 治血虚烦热,潮热盗汗,痰嗽似劳。

白芍药 白术各一钱二分 知母 地骨皮 当归各一钱 白茯苓 麦门冬 生地黄

各八分　栀子　黄柏各五分　桔梗　甘草各三分

上锉作一帖，水煎服《入门》。

雄黄锐散　治下部䘌疮。

雄黄　青葙子　苦参　黄连各二钱　桃仁一钱

上为末，以生艾汁和如枣核大，绵裹纳下部《得效》。

凉血饮　治痔漏，因风热燥归于大肠，故凉血为主。

人参　黄芪　黄连　生地黄　当归　川芎　槐角　条芩　枳壳　升麻各一钱

上锉作一贴，水煎，空心服或丸服《丹心》。

枳橘熨法　治妇人阴肿如石，痛不可忍，二便不利欲死。

橘皮　枳实各四两

炒令香熟，以绢袋盛分两包，遍身从上至下，及阴肿处频频熨之，冷则换温者，直至喉中有枳实气即效《入门》。

洗溻汤　疗妇人阴蚀疮。

龟甲五两　黄芩　干地黄　当归　芍药各二两　干膝　甘草各一两

上锉，水七升，煮取一半去滓，以绵帛蘸汤以溻疮处，日二度，溻后拭干，取疳湿散，掺付疮上《得效》。

疳湿散　治同上。

五月五日虾蟆　木香　硫黄　铁精等分为末

入麝香少许，糁付患处《得效》。

硫鲤丸　治阴门内疳疮生虫，下如柿汁，臭秽难近。

大鲤鱼一个，去头皮　硫黄一两，入鱼肚中，湿纸裹黄泥固济，火煅，烟尽为末

米糊和丸，梧子大，空心温酒下三十丸《入门》。

铜绿散　治男女阴湿疮、虫蚀疮。

五倍子五钱　白矾一钱　乳香　铜绿各五分　轻粉二分半

上为末，先以药水洗，后糁之《入门》。

麝香丸　治妇人阴中久冷无子，或下白带。

蛇床子　龙骨各五钱　吴茱萸　枯白矾　木香各三钱　不灰末　白芷各二钱半　零陵香　藿香各二钱　丁香　小脑各一钱半　麝香二分半

上为末，蜜和，两作三十丸，每取一丸，绵裹纳阴中《丹心》。

单方凡三十八种，有蜘蛛散、驿马丸

白矾　治阴生疮。白矾、麻仁等分，为末，槐白皮煎汤洗疮，猪脂调付。阴痒，白矾、蛇床子煎水，淋洗《本草》。

硫黄　治女人阴疮，硫黄为末，日三付。疮痒不可忍，硫黄、白矾煎汤洗之。杏仁烧灰，油调涂之《本草》

甘澜水　治奔豚，殊胜煎药用之《本草》。

牛膝　主阴痿，煎服或酿酒服之。妇人小产嫁痛，牛膝二两，酒煎服之《本草》。

蛇床子　温阴之主药，煎汤浴男女阴，去风冷，益阳事，去阴汗。又，为末，和米粉，绵裹纳阴中即温《本草》。

地肤子　治跳跃举重，卒得阴癞。地肤子二两半，白术一两半，桂心五钱。上为末，酒下二钱《千金》。

沙参 治诸疝痛欲死为末，酒服二钱，或锉一两煎服，亦佳《本草》。

淫羊藿 主阴痿，此兴阳之剂也。取一斤酒浸服之，或作丸，久服亦佳《本草》。

海藻 疗疝瘙核肿，常食消男子痒疾，入药服亦佳，海带、昆布同功《本草》。

茴香 治小肠疝痛，不省人事。茴香盐炒，枳壳各一两，没药五钱为末，酒下二钱。卒疝痛欲死，茴香茎叶捣取汁一合，和热酒一合服之《本草》。

玄胡索 治小肠疝痛。玄胡索盐炒三钱，全蝎一钱为末，酒下一钱，或与干姜等分，末服亦佳《入门》。

狼牙 妇人阴蚀疮溃烂臭秽。狼牙煎取浓汁，浸洗患处，或绵缠子蘸汁滴入阴户，日四五次《得效》。

桂皮 寒疝痛，四肢逆冷。桂心末一钱，热酒调下。外，肾肿痛，桂心末和酒涂之。桂能泄奔豚，故效《本草》。治偏坠大者，桂心、干姜各一两为末，绵一两，水三碗同煮，晒干，又浸煮，又晒水尽为度，用绵包阴丸，汗出数次便愈。亦治㿗疝不痛《纲目》。

槐白皮 主男子阴疝卵肿，妇人阴门痒痛，及下部湿痒，水煮取汤淋浴之《本草》。

黄柏 治下疳疮及阴茎上疮，黄柏、蛤粉等分为末，糁之即愈。盖黄柏去热，蛤粉燥湿故也《丹心》。

楮木叶 治木肾。取雄楮叶晒干为末，酒糊和丸梧子大，空心盐酒下三十丸。楮无实者雄也《纲目》。

枳实 主妇人阴肿痛。枳实多取炒令热，布裹熨之，冷即易《本草》。

川椒 凡肾气痛，须用川椒，水煎服。阴冷肿痛，生椒布裹着囊丸，热气通即差。奔豚气及内外肾牵痛，椒叶和艾及葱白同研烂，以醋汤拌署妙《本草》，秦椒亦可。

川楝子 治疝气、大小便不通，痛不可忍。川楝子肉四十九个，巴豆肉四十九个同炒，以楝子黄色为度，去巴豆，只取楝子为末，每二钱温酒调下《得效》。

乱发灰 治下疳疮及阴头疮。先以药水洗，取发灰付之，干则油调付，仍以米饮调发灰，空心服《直指》。

鳖甲 治阴蚀疮及阴头痈。取甲烧为末，鸡子白调付之《本草》。

乌贼鱼骨 主阴蚀疮，为末付之。又治小户嫁痛，烧为末，酒服二钱《本草》。

原蚕蛾 壮阳起阴痿，令交接不倦，焙为末，酒服一钱，或丸服亦佳《本草》。

鳗鲡鱼 起阳取鱼和五味煮熟，空心食甚补益。妇人阴蚀疮痒，取油涂，或烧烟熏《本草》。

地龙粪 治小儿阴囊肿痛，取粪甘草汁调付，薄荷汁尤好。干地龙为末，葱椒汤洗后，唾调付《纲目》。

蜘蛛 主大人、小儿㿗，及狐疝上下作痛。蜘蛛散主之。蜘蛛十四枚，熬，肉桂五钱为末，大人一钱，小儿五分，酒下空心，或蜜丸服之亦佳《本草》。

橘核 治膀胱肾气痛，微炒去壳为末，酒调下一钱《本草》。

覆盆子 主阴痿，能令坚长，作丸久服良。《本草》。

桃叶 主女人阴疮如虫咬，痒痛。生桃叶烂捣绵裹纳阴中，日三易。又桃枝五七枚，打头使散，以绵缠之，蘸涂硫黄末烧烟熏阴中。妇人阴肿、小儿瘙杵桃仁付之《本草》。

杏仁 治妇人阴蚀疮，痒不可忍，烧研如泥，绵裹纳阴中，能杀虫《本草》。

葱白 治奔豚疝气痛，浓煎汤饮之。又疒疝小腹痛，细切和盐炒熨之《本草》。

雀肉 壮阳强阴，取肉以蛇床子熬膏和丸服，谓之驿马丸。雀卵和天雄、菟丝子丸服，令阴强盛《本草》。

鹿肾 壮阳气，作酒及煮粥服。鹿头骨髓和蜜煮服，壮阳令有子《本草》。

牡狗阴茎 主阴痿，令强热，大生子，焙干为末，和酒服。黄狗肉壮阳道，和五味煮熟，空心食《本草》。

腽肭脐 主阴痿，助阳气，治疝冷，酥炙为末，空心酒下一钱，或丸服之《本草》。

牛外肾 治疝痛，牛阴茎炙干作末，温酒调服《俗方》。妇人阴痒痛闷，牛肝或猪肝炙热，纳阴中虫尽出《本草》。

貂鼠四足 主卒疝痛，烧为灰，酒调服。青鼠足、黄犷足亦同《俗方》。

弱阳诸物 水银不可近阴，令阴消元气《本草》。兔肉弱阳，不可食《本草》。蓼蕺蕨俱弱阳，勿食《本草》。

针灸法 诸疝取关元，灸三七壮。大敦灸七壮《得效》。大敦主七疝痛《纲目》。诸疝大法取大敦、行间、大冲、中封、蠡沟、关门、关元、水道、三阴交、足三里《纲目》。卒疝睾肿暴痛取蠡沟、大敦、阴市、照海、下巨虚、小肠俞《纲目》。阴缩痛灸中封《资生》、狐疝取大冲、商丘、大敦、蠡沟《纲目》。妇人疝瘕痛与狐疝同取天井、肘尖、气海、中极《纲目》。膀胱气取委中、委阳《纲目》。小肠气灸风市、气海。又灸独阴、取大冲。又灸脐左右各去一寸半，两穴各七壮，立效。名曰外陵穴《得效》。诸疝上冲气欲绝，灸独阴神效《得效》。㿗疝偏坠取大巨、地机、中极、中封、交信、涌泉《纲目》。又法以秆量患人口两角为一折断，如此则三折，成三角，如△样，以一角当脐心两角，在脐之下，两傍尽处是穴。左偏灸右，右偏灸左，左右灸亦无害，灸四十壮，神效《得效》。气冲专主㿗《资生》。水㿗偏坠取阑门三阴交《纲目》。小儿胎疝卵偏坠，囊缝后十字纹上灸三壮，春灸夏差，夏灸冬差《纲目》。举重物得㿗，灸关元两傍，相去各三寸，青脉上灸七壮即愈《资生》，木肾大如升，不痛取大敦、三阴交；木肾红肿痛取然谷、阑门《纲目》。肾脏风湿痒疮取血郄、三阴交《纲目》。《内经》刺㿗疝一节，即《灵枢》所谓铍针取睾囊中水液是也。此法今人亦多能之。囊大如斗者，中脏秽液必有数升，信知此法出于古也《纲目》。

---

[1]附修养，附养老 原脱。据目录及正文内容补。
[2]洊 音义同"荐"。再也，一次又一次。《易·坎》："水洊至"王弼注："相仍而至。"
[3]斁(yi，音译) 厌；厌弃。《诗·周南·葛覃》："为絺为绤，服之无斁。"
[4]苍术 原作"术"。据文义补"苍"。
[5]延寿丹也 此下原有"详见脐部"4字。今删。
[6]保命延年 此下原有"详见脐部"4字。今删。将"脐部"小接命熏脐秘方条全文移此。
[7]益智 此下原有"方见虚劳"4字。今删。将"虚劳部"肾气丸条全文移此。
[8]苏麻粥 此下原有"方并见大便部"6字。今删。将"大便部"疏风顺气丸、苏麻粥条此。
[9]六君子汤 此下原有"方见痰饮"4字。今删。将"痰饮部"六君子汤条全文移此。
[10]三子养亲汤 此下原有"方见咳嗽"4字。今删。将"咳嗽部"三子养亲汤条全文移此。
[11]二贤散 此下原有"方并见痰饮"5字。今删：将"痰饮部"润下丸、二贤散条全文移此。
[12]异功散 此下原有"方并见内伤部"6字。今删：将"内伤部"补中益气场、异功散条全文移此。
[13]固真饮子 此下原有"方并见虚劳"5字。。今删。
[14]樗根皮丸 此下原有"八物汤见虚劳"6字。今删。将"虚劳部"八物汤条全文移此。
[15]沉香和中丸下之 此下原有"方见痰饮"4字。今删。将"痰饮部"沉香和中丸条全文附后。
[16]加减八味汤 此下原有"方见五脏"4字。今删。将"五脏部"加减八味汤附后。
[17]滋肾丸 此下原有"方见小便"4字。今删。将"小便部"滋肾丸附后。
[18]导赤散 此下原有"方见五脏"4字。今删。将导赤散条全文附后。

[19]神芎丸　此下原有“方见入门”4字。今删。方附后。
[20]加减珍珠粉丸　此下原有“方见小便”4字。今删。将小便部加减珍珠粉九条全文附后。
[21]清心莲子饮　此下原有“方见消渴”4字。今删。将消渴部清心莲子饮条全文附后。
[22]定志丸　此下原有“方见神部”4字。今删。将神部定志丸条全文附后。
[23]泻心汤　此下原有“方见五脏”4字。。今删。将五脏部泻心汤条全文附后。
[24]方见上　原作“方见消渴”4字。据上文改。
[25]方见上　原作“方见身形”4字。据上文改。
[26]方见上　原作“方见虚劳”4字。据上文改。
[27]禹功散　此下原有“方见下门”4字。今删。将下部禹功散条全文附后。
[28]本方　此下原有“方见寒门”4字。今删。将寒门五苓散方剂组成及服法移此。
[29]三花神佑丸　此下原有“方并见下门”5字。今删。禹功散见上,三花神佑丸方附后。
[30]方见上　原作“方见五脏”4字。据上文改。
[31]清心莲子饮　原作“方见消渴”4字。据上文改。
[32]玉烛散　此下原有“方见胞门”4字。今删。将胞门玉烛散条全文附后。
[33]桃仁承汤　此下原有“方见寒门”4字。今删。将寒门桃仁承气汤条全文附后。
[34]复元通气散　此下原有“方见气门”4字。今删。将气门复元通气散条全文附后。
[35]二陈汤　此下原有“方见痰饮”4字。今删。将二陈汤条全文附后。
[36]方见上　原作“方见下门”4字。据上文改。
[37]妙　此下原有“方见气门”4字。今删。方附后。
[38]理中汤　此下原有“方见寒门”4字。今删。将寒门理中汤条全文附后。
[39]脱阳证　此下原有“详见救急”4字。今删。将救急部脱阳证及大固阳汤条全文移此。
[40]八味丸　此下原有“方见五脏”4字。今删。将五脏部八味丸条全文附后。
[41]方见上　原作“方见寒门”4字。据上文改。
[42]囊痈　此下原有“详见痈疽”4字。今删。将痈疽部囊痈条全文移此。
[43]方见上　原作“方见寒门”4字。据上文改。
[44]方见上　原作“方见气门”4字。据上文改。
[45]阴蚀疮下疳疮　此下原有“详见诸疮”4字。今删。将诸疮部阴蚀疮条全文移此。
[46]仙遗粮汤　此下原有“方见上”4字。今删。方附后。
[47]八正散　此下原有“方见小便”4字。今删。方附后。
[48]八物汤　此下原有“方见虚劳”4字。今删。方附后。
[49]升麻葛根汤　此下原有“方见寒门”4字。今删。方附后。
[50]截疳散　此下原有“方见后”4字。今删。方附后。
[51]补中益气汤　此下原有“方见内伤”4字。今删。方附后。
[52]归脾汤　此下原有“方见神门”4字。今删。方附后。
[53]洗心散　此下原有“方见火门”4字。今删。方附后。
[54]加味逍遥散　此下原有“方见妇人”4字。今删。方附后。
[55]雄黄锐散　此下原有“方见寒门”4字。今删。方附后。
[56]方见上　原作“方见神门”4字。据上文改。
[57]凉血饮　此下原有“方见后阴”4字。今删。方附后。
[58]方见上　原作“方见神门”4字。据上文改。
[59]方见上　原作“方见内伤”4字。据上文改。

外科正宗

明·陈实功[原著]

[说明]

《外科正宗》,明·陈实功撰于万历四十五年(1617)。4卷。为我国第一部外科学专著。其论病机,崇陈无择"三因学说",尝谓"外之证,必根于内";其论治述,强调"痈疽虽属外科,用药即同内伤"。全书内容弘富,论述精当,层次清楚,所创截肢、除死骨、切开引流、手法复位、三品一条枪、枯痔散等方法方药对后世影响巨大。在中医临床医学中,首创性强,实用性大。书中对男科学及性病学认识亦多有创新,如下疳、鱼口、便毒、囊痈等,靡不赅备。

本次据明崇祯四年刻本为底本,以清咸十年许湄校刊为校本进行整理。

下疳论第三十一

下疳者，邪淫欲火郁滞而成。其来有三：一由男子欲念萌动，阳物兴举[1]，淫火猖狂，而未经发泄者，以致败精浊血，流滞中途，结而为肿者，一也；二由妇人阴器瘀精浊气未净，接与交媾，以致淫精传袭而成者，二也；三由房术热药[2]，涂抹玉茎，洗搽阴器，兴助阳火，煽动阴精，侥幸不衰，久顿不泄，多致火郁未发而成者，三也。男子萌念火郁之症，初起先必涩淋，小便涩痛；次流黄浊败精[3]，阳物渐损，甚则肿痛腐烂，法当疏利肝肾邪火，如八正散、清肝导滞汤之类是也。妇人阴器不洁，初起先从皮肿光亮，甚如水晶，皮破流水，肿痛日生，痒麻时发，治当解毒消风，如龙胆泻肝汤兼平胃散合而用之。男妇房术所伤，蕴毒所致，初起阳物痒痛，坚硬紫色，疙瘩渐生，腐烂渐作，血水淋漓，不时兴举，治当泻火解毒，如黄连解毒汤、芦荟丸之类是也。外以银粉散、珍珠散、人中白散选用。又有先发时疮，误用熏条擦药结毒于此者，详注“结毒门”，不在此类推之。

下疳看法

初起不红不肿，睡不举阳，玉茎微损，小水自利者，轻；已成微热微肿，皮色光亮，小便赤色，更兼白浊者，平；已损肉色红活，焮无坚肿，小便不疼，大便不秘者，可；初起小便淋漓，次损阳物，坚硬作痛，腐烂渐开者，险；已成腐溃内攻，伤损玉茎，色紫无脓，疼如针刺者，重。

下疳治法

初起肿痛发热，小水[4]涩滞，肝经湿热也，宜泻肝渗湿；肿痛坚硬，焮发寒热，口燥咽干，大便秘者，通利二便；玉茎肿痛，小便如淋，自汗盗汗，时或尿血，清心补肾；茎窍作痒[5]，时出白浊，发热口干，津液少者，益肾清心；溃后肿痛，小便赤涩，昼则安静，夜则疼甚，滋阴泻火；溃烂不已，肿痛又作，疼痛日深，秽气不回，清肝解毒。

下疳治验

一童子十五岁，玉茎肿痛，外皮浮肿，比常粗大一倍。他医治之以解毒消肝等药，愈肿愈痛。予视之，亦用泻火清热渗湿等剂，俱不见效，诊之脉细数而无力，此中气中足，脾经湿水乘虚流注，停聚不散，当行从治法也。以四物汤合平胃散加木香、熟附子、人参各五分，一服肿痛顿退，又四五服而全消。

一男子肿痛发寒热，以荆防败毒散二服而退。又以龙胆泻肝汤，肿痛亦减；用四物加黄柏、知母而消。一男子年四十，色欲过度，小便涩痛，出如白浆[6]，结冻成块，此肾伤湿热为患。朝以八味丸，午用八珍汤加山萸、牡丹皮、黄柏、知母，服之月余而涩肿亦退，小便渐清，但窍中常有滑精，不时渗出，久致腰湾脚膝无力。偶以《三因》胜骏丸，服至月余，前症悉愈。

一男子茎头腐烂，小水涩痛。外以珍珠散，内服木通汤，四服涩痛亦止，更服四物汤加黄柏、花粉而痊。

一男子初婚玉茎损伤,出血疼甚。先以葱汤浸洗良久,随用珍珠散加冰片掺之,腐皮渐干,痛亦渐止;内服四物汤加木通、山栀,四服其肿痛渐止而愈。

一男子皮肿光亮,发热疼甚。外敷如意金黄散,内服龙胆泻肝汤加大黄,便痛稍愈,去大黄又服而消。

下疳主治方

清肝导滞汤

清肝导滞汤瞿麦,滑石甘草并扁蓄;
大便秘之加大黄,灯心为引空心服。

治肝经湿热,玉茎肿痛,小水涩滞作疼者服之。

萹蓄四钱　瞿麦三钱　滑石二钱　甘草一钱　大黄二钱,便秘加

水二钟,灯心二十根,煎八分,空心服。

龙胆泻肝汤

龙胆泻肝汤地黄,车前泽泻麦冬当;
黄芩栀子甘草等,湿用黄连秘大黄。

治肝经湿热,玉茎患疮,或便毒悬痈,小便赤涩,或久溃烂不愈;又治阴囊肿痛,红热甚者并效。

龙胆草　连翘　生地黄　泽泻各一钱　车前子　木通　归尾　山栀　甘草　黄连　黄芩各五分　大黄二钱,便秘加

水二钟,煎八分,食前服。

清肝渗湿汤

清肝渗湿汤二术,苓朴昆陈粉木通;
山栀泽泻川芎等,当归甘草木香同。

治阴囊玉茎湿肿如猪肚,小水不利,坠重作痛。

苍术　白术　茯苓　山栀　厚朴　泽泻　陈皮　木通　天花粉　昆布各一钱　甘草五分　木香三分　川芎　当归各六分

水二钟,煎八分,空心服。作热红色,加黄连、龙胆草各七分。

清心莲子饮

清心莲子饮黄芪,赤茯人参地骨皮;
黄芩甘草并泽泻,麦冬加上效堪题。

治心经蕴热,小便赤涩,玉茎肿痛,或茎窍作疼;及上盛下虚,心火炎上,口苦咽干,烦躁作渴。

治虚阳口干,小便白浊,夜则安静,昼则发热者。

石莲肉　黄芪　黄芩　赤茯苓　人参各一钱　炙甘草　泽泻　麦门冬　地骨皮各五分

水二钟,煎八分,空心并食前服。

八正散

八正散中用木通，车前瞿麦大黄同；
扁蓄山栀并滑石，加之甘草效无穷。

治肝经积热，小便淋秘不能，及一切淋病俱效。

大黄　车前子　瞿麦　扁蓄　山栀　木通　甘草各一钱　滑石二钱

水二钟，煎八分，食前服。

解毒木通汤

解毒木通汤柏连，胆草山栀芦荟全；
瞿麦滑石并甘草，还用灯心作引煎。

治男妇房术热药所伤，致玉茎、阴户痒痛，小水涩滞，白浊滑精，至夜阳物兴举，不得眠者服之。

木通　黄连　龙胆草　瞿麦　滑石　山栀　黄柏　知母各一钱　芦荟　甘草各五分

水二钟，灯心二十根，煎二分，食前服。

芦荟丸

芦荟丸中用二连，芜荑鹤虱共雷丸；
青皮麝木香同等，饼糊丸来共此全。

治下疳溃烂作痛，又治妇人阴蚀疮作痒，及小儿肝积发热，口鼻生疮，牙龈蚀烂等症。

胡黄连　黄连　芦荟　白芜荑　青皮　白雷丸　鹤虱草各一两　麝香一钱　木香三钱

上为末，蒸饼糊丸，如麻子大。每服一钱，空心清米汤送下。

银粉散

银粉散效真罕稀，锡炒朱砂效不微；
轻粉水银并煅粉，下疳结毒敢相违。

治下疳毋论新久，但腐烂作痛及杨梅疮熏后结毒，玉茎腐烂，或阳物半伤半全者，并宜用之。

好锡六钱化开，下朱砂末二钱搅炒，炒枯去砂，留锡再化开，搅水银一两，和匀倾出听用。杭粉一两研细，铺夹纸平山上，卷成一条，一头点火，煨至纸尽为度，吹去灰，用粉同煎末，锡加真轻粉一两，共成一家研细。凡遇前患，先用甘草汤淋洗，挹干，随用此药掺上，止痛生肌收敛，极妙。

珍珠散

珍珠散效实堪夸，轻粉还兼缸子花；
诸肿诸疮诸痛疾，用之一掺自无他。

治下疳皮损腐烂，痛极难忍，及诸疮新肉已满，不能生皮；又汤泼火烧，皮损肉烂，疼痛不止者。

青缸花五分，如无，用头刀靛花轻虚色翠代之，终不及缸花为妙　珍珠一钱，不论大小以新白为上，

入豆腐内煮数滚，研为极细无声方用　真轻粉一两

上三味，共研千转，细如飞面，方入罐收。凡下疳初起皮损，搽之即愈。腐烂疼痛者，甘草汤洗净，猪脊髓调搽；如诸疮不生皮者，用此干掺即可生皮。又，妇人阴蚀疮，或新嫁内伤痛甚者，亦可用此搽，极效。汤泼火烧痛甚者，用玉红膏调搽之。

疳疮简便方

用油透罗缎旧帽沿烧灰，杭粉瓦上煅黄色各等份，共研极细，磁罐收贮。先用红枣十五个、甘草三钱，煎汤温洗患上，挹干搽药即效。

太乙膏[7]

太乙膏中桂芷归，乳没丹参地芍魏；
将军木鳖兼轻粉，血余槐柳共称奇。

治发背、痈疽及一切恶疮，跌扑伤损，湿痰流毒，风湿风温，遍身筋骨走注作痛，内伤风郁，心腹胸背攻刺作痛，腿脚酸软，腰膝无力，汤泼火烧，刀伤棒毒，五损内痈，七伤外症，俱帖患处。又，男子遗精，妇人白带，俱贴脐下。脏毒肠痈，亦可丸服。诸般疮疖，血气癞痒，诸药不止痛痒者并效。

肉桂　白芷　当归　玄参　赤芍　生地　大黄　土木鳖各二两　真阿魏三钱　轻粉四钱　槐枝　柳枝各一百段　血余一两　东丹四十两　乳香末五钱　没药末三钱

上十味，并槐柳枝，用真麻油足称五斤，将药浸入油内，春五、夏三、秋七、冬十，候日数已毕，入洁净大锅内，慢火熬至药枯浮起为度。住火片时，用布袋滤净药渣，将油称准足数，将锅展净，复用细旧绢将油又滤入锅内，要清洁为美；将血余投下，慢火熬至血余浮起，以柳棒挑看似膏溶化之象，方算熬熟。净油一斤，将飞过黄丹六两五钱徐徐投入，火加大些，夏秋亢热，每油一斤加丹五钱，不住手搅，候锅内先发青烟，后至白烟叠叠旋起，气味香馥者，其膏已成。即便住火，将膏滴入水中，试软硬得中，如老加熟油，若稀加炒丹每各少许，渐渐加火，务要冬夏老嫩得所为佳。候烟尽，端下锅来，方下阿魏，切成薄片，散于膏面上化尽；次下乳没、轻粉搅匀倾入水内，以柳棍搂成一块，再换冷水浸片时，乘温每膏半斤扯拔百转成块，又换冷水投浸，随用时每取一块铜勺内复化，随便摊贴至炒。

治玉茎皮损疼痛不止者，用此贴之，其疼即止。

下疳应用方

四物汤[8]

八味丸[9]

八味丸中丹皮桂，山药山萸兼五味；
茯苓泽泻地黄同，生津止渴如甘霖。

治痈疽已发未发，口干作渴，舌干黄硬者宜服之。

茯苓　山药　丹皮各四两　山萸肉五两　泽泻三两，蒸　五味子三两，炒　肉桂六钱　熟地八两，捣膏酒煮

上共为末，炼蜜丸，如梧子大。每服二钱，空心服盐汤送下，寻常酒服亦可，此又渗湿润燥药也。

八珍汤[10]

八珍汤擅理阴阳，芎芍当归熟地黄；
还要相兼四君子，何愁虚弱不荣昌。

治溃疡诸症。调和荣卫，顺理阴阳，滋养气血，进美饮食，和表里，退虚热，为气血俱虚之大药也。

川芎　白芍　当归　熟地黄　人参　白术　茯苓各一钱　甘草五分，炙

水二钟，姜三片，枣二枚，煎八分，食前服。

《三因》胜骏丸[11]

三因胜骏膝附归，防麻枣熟木槟随；
麝乳戟甘羌没薢，苍蝎苁蓉故纸宜。

治元气不足，真气虚弱，及诸虚被寒，湿气侵袭，手足拳挛，脚趾连脚面拘急，走注疼痛，筋脉不伸，行步不随。常服益真气、壮筋骨、黑髭须、滑皮肤，一切足弱。鹤膝风症，膝愈大而腿愈细并治。

附子一枚，一两之外制之　当归　明天麻　牛膝　酸枣仁　熟地捣膏　防风各二两　木瓜四两　全蝎一两，净身　麝香一钱　乳香　木香　没药　羌活　甘草炙　各五钱　槟榔　川萆薢　肉苁蓉破故纸　巴戟去心　苍术各一两

上为细末，炼蜜丸，桐子大。每服七十丸，空心淡盐汤、温酒任下。病近者七日，年深者半月见效。

鱼口便毒论第三十二

夫鱼便者，左为鱼口，右为便毒。总皆精血交错，生于两胯合缝之间[12]结肿是也。近之生于小腹之下、阴毛之傍结肿，名曰横痃，又名外疝是也。得之入房忍精，强固不泄，或欲念已萌，停而不遂，以致精血走动凝滞，结而为肿。治当散滞行瘀、通利大小二便，九龙丹、山甲内消散是也。七日已后，服之根本坚固，恐其作脓，宜用火针法刺之亦妙；已出脓者，十全大补汤服之，庶易收敛。迟则恐生别症难愈。

鱼口便毒看法

初起结肿，不红微热，行走稍便，无寒热交作者，为轻；已成红赤肿痛，发热焮痛，举动艰辛，至夜尤甚者，易；已溃脓稠，肉色红活，肿消痛止，新肉易生，作痒者，顺；初起结肿，坚硬如石，牵强刺疼，起坐不便，寒热者，重；已溃腐烂，肿痛不减，脓水清稀，孔深口大不敛者，险。

鱼口便毒治法

初起漫漫，结肿疼痛，两胯牵强，身发寒热，宜散表邪；已成坚硬，发热疼痛，内热口干，大小便秘，宜通利之；发散疏利之后，肿痛仍作，欲其作脓，宜用托里消毒；焮肿发热；疼痛日久，急胀苦甚，内脓已成，宜急开之；已溃之后，脓水不干，新肉生迟不敛，宜健脾胃、补气血。

鱼口便毒治验

一男子左胯肿痛，身发寒热，脉弦而数。以人参败毒散一剂，表症悉退，次以山甲内消二剂而痊消。

一男子横痃，肿痛坚硬，二便涩滞，以九龙丹一服，通利大便，肿痛稍减；间日又用一服，二便通利而消。

一男子患此十余日，形势已成，肿痛日甚，因公事急出，不能行走。以火针法针之，出紫血钟许。外用膏贴拔出微脓，服托里消毒散而便可行，亦且速愈。

一男子溃而口大不敛，此先泄药之过也。以十全大补汤加泽泻。丹皮十余剂，外搽玉红膏月余而敛。

一男子先出疳疮，久而不愈，后发横痃，十余日始生肿痛。予欲托里溃脓以泄毒气，彼欲内消，自服槐花酒、蜈蚣、全蝎等药，肿未得消，元气已损，转致筋骨疼痛，举动艰辛，仍复请治，形体瘦弱，脉虚而数，此真元受伤，邪气从之，虽当补养，后必欲发时疮方愈。彼不为信，自仍服败毒消风等药，元气愈虚，饮食不进，筋骨疼甚，彻夜不睡。又复请治。先用补中益气汤倍参、芪，六服元气稍醒；又以八珍汤加麦门冬、五味子、远志、酸枣仁、牡丹皮，十余服夜间方睡，惟疼痛不能大减，此内虚疮毒下陷，故难取效。朝以六味丸。午以十全大补汤，又十余服，遍身方发红点。此疮毒欲出，仍服前药，红点渐高，始成疮样，彼时疮毒一出，疼痛顿减，元气渐复。更服八珍汤加苡仁、银花、土茯苓，服至半年，其疮方得渐渐痊。彼悔执方治病之尤，始信因病用方之妙。

鱼口便毒主治方

山甲内消散

山甲内消散大黄，加上姜蚕甘草当；
木鳖牵牛同协力，鱼口便毒自无妨。

治鱼口、便毒、骑马痈、横痃等症，初起末成脓者。

当归梢　甘草节　大黄各三钱　穿山甲炒，三大片　姜蚕　黑牵牛各一钱　土木鳖三个

水、酒各一碗，煎八分，空心服；渣再煎服。大便行三、四次，方吃稀粥，淡味饮食为妙。

九龙丹

九龙丹药真堪羡，血竭儿茶乳没炼；
木香巴豆等份同，鱼便横痃立消见。

治鱼口、便毒、骑马痈、横痃初起不成脓者服之。

儿茶　血竭　乳香　没药　巴豆不去油　木香

上各等份为末，生蜜调成一块，磁盒盛之，临时旋丸寒豆大。每服九丸，空心热酒一杯送下，行四五次，方吃稀粥；肿甚者，间日再用一服自消。

红花散瘀汤

红花散瘀汤苏木，翘贝姜蚕乳决明；
归尾大黄角针等，牵牛山甲酒煎行。

治入房忍精，强固不泄，以致瘀精浊血凝结两胯或小腹之傍，结成肿痛，小水涩滞者并服之。

当归尾　皂角针　红花　苏木　姜蚕　连翘　石决明　穿山甲　乳香　贝母各一钱　大黄三钱　牵牛二钱

水、酒各一碗，煎八分，空心服，行五六次，方吃稀粥补之。

黄芪内托散

黄芪内托散芎归，白术银花泽泻随；
花粉角针与甘草，鱼口便毒此能医。

治鱼口、便毒、横痃等症，已成不得内消者服之。

川芎　当归　黄芪各二钱　白术　金银花　天花粉　皂角针各一钱　甘草　泽泻各五分

水二钟，煎八分，食前服。

玉红膏[13]

生肌玉红膏更奇，其中淡味少人知；
芷草归身轻粉衄，白占紫草效堪推。

此膏专治痈疽、发背，诸般溃烂、棒毒等疮，用在已溃流脓时。先用甘草汤，甚者用猪蹄药汤淋洗患上，软绢挹净，用抿脚挑膏于掌中捺化，遍搽新腐肉上，外以太乙膏盖之。大疮早晚洗换二次，内兼服大补脾胃暖药，其腐肉易脱，新肉即生，疮口自敛。此乃外科收敛药中之神药也。

白芷五钱　甘草一两二钱　归身二两　瓜儿血衄　轻粉各四钱　白占二两　紫草二钱　麻油一斤

先用当归、甘草、紫草、白芷四味，入油内浸三日，大勺内慢火熬药微枯色，细绢滤清，将油复入勺内，煎滚下整血衄化尽，次下白占，微火亦化。先用茶钟四枚，预顿水中，将膏分作四处，倾入钟内，候片时方下研极细轻粉，每钟内投和一钱搅匀，候至一伏时取起，不得加减，致取不效。

治鱼口、便毒、横痃腐溃口不合者，用此搽之效。

火针法

火针之法由来异，胜如服药并奇治；
将针一点破皮囊，肿消痛止随游戏。

治鱼口、便毒、横痃等症，用行药不得内消者。

用粗线针二条，将竹筷一头劈开，将针离分半许夹在筷头内，以线扎紧，用桐油灯盏内贮之；灯草五根，排入油内，点着用针蘸油烧红，向患顶重手刺入五六分，随出或血或脓，以膏盖贴，即得轻便，以后渐愈。虚者，兼服十全大补汤完口。

托里消毒散[14]

托里消毒散人参，芎芍芪归术茯苓；
角针白芷银花等，桔梗甘草效如神。

治痈疽已成不得内消者，宜服此药以托之。未成者可消，已成者即溃，腐肉易去，新肉易生。此时不可用内消泄气、寒凉等药，致伤脾胃为要。

人参　川芎　白芍　黄芪　当归　白术　茯苓　金银花各一钱　白芷　甘草　皂角针　桔梗各五分

水二钟，煎八分，食远服。脾弱者，去白芷，倍人参。

十全大补汤[15]

十全大补参芪芍，肉桂川芎熟地黄；
归术茯苓甘草炙，枣姜加上号全方。

治溃疡发热，或恶寒，或作痛，或脓多，或清，或自汗、盗汗及遍身流注、瘰疬、便毒诸疮。久不作脓，或脓成不溃，溃而不敛，若气血不足之人，结肿未成脓者，宜加陈皮、香附、半夏、连翘，服之自消。

人参　黄芪　白芍　肉桂　川芎　熟地　当归　白术　茯苓各一钱　甘草五分，炙

水二钟，姜三片，枣二枚，煎八分，食前服。

补中益气汤[16]

补中益气汤甘草，黄芪人参白术归；
柴胡升麻三味少，还兼姜枣效堪推。

治疡疮元气不足，四肢倦怠，口干发热，饮食无味，或饮食失节，或劳倦身热，脉洪大而无力；或头痛而恶寒，或声高而喘，身热而烦，俱宜服此。

黄芪一钱五分　甘草炙　人参　当归　白术各一钱　升麻　柴胡　陈皮各三分　麦门冬六分　五味子五分，炒

水二钟，姜三片，枣二枚，煎一钟，空心热服。

八珍汤

八珍汤擅理阴阳，芎芍当归熟地黄；
还要相兼四君子，何愁虚弱不荣昌。

治溃疡诸症。调和荣卫，顺理阴阳，滋养气血，进美饮食，和表里，退虚热，为气血俱虚之大药也。

川芎　白芍　当归　熟地黄　人参　白术　茯苓各一钱　甘草五分，炙

水二钟，姜三片，枣二枚，煎八分，食前服。

六味地黄丸[17]

治肾气素虚，不交于心，津液不降，败浊为痰，至生咳逆。

干山药四两　山茱萸四两，去核，酒拌　泽泻蒸　牡丹皮白者佳　白茯苓各三两　熟地用生者，八两，酒拌铜器蒸半日，砂器亦可，捣膏

上为末，地黄煮烂，杵膏蜜丸如桐子大。每服七八十丸，空心滚汤、盐汤、温酒送下。

囊痈论第三十三

夫囊痈者，乃阴虚湿热流注于囊，结而为肿。至溃后睾丸悬挂者，犹不伤人，以其毒从外发，治当补阴、清利湿热，取效者十有八九。近时人误用疝家热药，多致热甚为脓，虑难收敛。初宜龙胆泻肝汤，稍久滋阴内托散，外敷如意金黄散，俱可内消。又一种水疝，皮色光亮，无热无红，肿痛有时，内有聚水，宜用针从便处引去水气则安。如肿痛日久，内脓已成胀痛者，可即针之；内服十全大补汤加山茱萸、牡丹皮、泽泻治之，间以六味地黄丸服之亦愈。

囊痈看法

初起不红微肿，肾子引痛，不作寒热，起坐自便者，轻；已成红肿发热，形色光亮，疼痛有时，饮食有味者，顺；已溃脓稠，肿消痛止，新肉渐生，不痛作痒，收敛者，吉；溃后腐烂，囊皮脱落，甚则睾丸突出，能食不痛者，可。

初起坚硬紫色，日夜痛甚，小便不利，大便秘结者，重；已成坚而不溃，头腐无脓，疼痛无时，常流血水者，重；溃后脓口开张，肿痛不减，身发寒热，睡卧不宁者，重。

囊痈治法

初起寒热交作，肾子肿痛，疼连小腹者，宜发散寒邪；已成红肿发热，口干焮痛，小水不利，大便秘者，利之；已溃疼痛不减，脓水清稀，朝寒暮热者，宜滋阴内托；溃后不能收敛，日晡发热，饮食减少者，宜养血健脾；溃后睾丸悬挂不能收敛者，当外用生肌，内加补托。

囊痈治验

一男子风寒未经发散，寒中肾囊，作肿痛甚。以万灵丹一服，洗浴发汗，寒邪顿退；又以四物汤加泽泻、苍术、山栀、天花粉，外敷如意金黄散数次而痊消。

一男子囊肿甚大，不热胀痛，按之软而即起。此湿水流注，聚而不散，以铍针导去黄水碗许，以导水消肾丸服月余而肿消；又以木香补肾丸服之不作。

一男子患此十余日，肿甚胀痛，内脓已成。针之出脓碗许，以十全大补汤加泽泻、丹皮十余剂而收敛。

一老年人素有疝气，因怒伤肝，举发疼痛。自服盘葱散热药，肿痛益甚，视之肾囊半边坚硬，皮损紫黑，此欲腐烂见睾丸候也。彼不为信，尚欲内消，请别医治之，内服龙胆泻肝汤，外敷四黄散寒凉等药物，坚硬果腐，饮食少进，虚热不睡，痛甚昏愦，又复请治。予曰：凡病有主末，治有权宜，初起以药治疝非疝也。凡疝为患，小腹作疼，牵引肾子，多寒少热，好饮热汤。

此症乃恼怒伤肝，阴虚湿热为患，其囊红肿发热，小便赤涩，内热口干，坠重作痛，此为囊痈之候。初宜清利湿热，而反用疝家热药；已成宜用补阴，况又用泻肝凉剂。此年老气血有亏，攻补机关已误，其疾岂有不致危亡者。即当养气血、固根本为主，而佐以安神定痛之药接补元气，死生在进退之间尚可转也。随以八珍汤加麦冬、五味子、远志、牡丹皮，外以甘草汤淋洗腐上，将已坏黑肉尽行剪落，其睾丸已露；数日后，其患得于补力，前症渐退，饮食渐进，外腐已尽，肾子已突大半。搽玉红膏，外以膏盖，长肌渐收，调理半年外而得始安。

一男子肿痛十余日，坚硬无脓，囊头肿上紫色作烂。此欲外腐，以蟾酥锭为末掺上膏盖，三日腐肉脱下，搽玉红膏、太乙膏掩之，内服补阴滋肾药而安。

一男子欲后受寒，致阴囊牵引小腹作痛，恶寒发热，诊之脉紧数而无力。以五积散一服，寒热乃退，痛亦稍止，更以八珍汤加肉桂、丹皮、泽泻，数服而愈。

囊痈主治方

清肝渗湿汤

清肝渗湿汤归地，芎芍柴通泽泻芩；
山栀胆草天花粉，灯心甘草效如神。

治囊痈，肝经湿热结肿，小水不利，发热焮痛者。

川芎　当归　白芍　生地　柴胡　龙胆草　山栀　天花粉　黄芩各一钱　泽泻　木通　甘草各五分

水二钟，灯心二十根，煎八分，食前服。

滋阴内托散

滋阴内托散芎归，白芍还兼熟地芪；
角针泽泻并山甲，囊痈日久服相宜。

治囊痈已成，肿痛发热，服之有脓即可穿溃也。

当归　川芎　白芍　熟地　黄芪各一钱半　皂角针　泽泻　穿山甲各五分

水二钏，煎八分，食前服。

导水消肾丸

导水消肾丸功捷，茅术牵牛与木通；
更加肉桂老米等，打糊丸成建大功。

治囊痈内伤生冷，外受风寒，以致寒湿侵入囊中，大者如升，小者若斗，皮肤顽厚，阳物短缩[18]，小水不利，不痛多冷，俗称沙疝是也。宜服此药引导水气，日久渐消，终身不为废疾也。此方常验。

茅山苍术一斤，米泔水浸，切片炒黄　木通半斤　肉桂一两，刮去粗皮　牵牛二两，微炒　木香一两

黄为细末，陈皮粉打糊丸，如桐子大。每服百丸，空心白滚汤、清米汤任下。忌生冷面食。此囊虽夏月炎天，亦以衣被覆之为妙。

灸偏坠法

偏坠灸法最多灵，晴日将来仰卧身；
木肾尽头为灸穴，安来七壮自然平。

候取天晴不犯人神日，患者平身仰卧，取木肾子根下硬根尽处，以墨点记，用豌豆大艾炷，三年之内灸七壮，年久者九壮、十一壮为止。内服木香补肾丸，戒食生冷，兼忌房事百日为妙。

木香补肾丸

木香补肾丸精地，枣膝蛇苁菟志归；
丁香茴香枸杞戟，人参青盐杜仲挥。

治偏坠一名木肾，不疼不痒，渐渐而大，最为顽疾，有妨行动，多致不便，但灸后宜服用此药，俱可内消。此药功效不独治疝，中年后宜服之，益寿延年，黑发、壮筋、填髓、明目、聪耳、补肾、助元阳、调饮食，其功不可尽述。妇人服之，颜如童女，肌肤莹洁如玉。又，精寒血冷，久无嗣息[19]者，服之更妙。

淮庆生地四两，酒煮，捣膏　菟丝子　肉苁蓉　黄精　黑枣肉　牛膝　蛇床子微炒　茯苓　远志各一两二钱　当归身二两四钱　丁香三钱　大茴香　木香各六钱　枸杞子一两五钱　巴戟　杜仲各一两　青盐五钱　人参五钱

上为细末，炼蜜丸，如梧桐子大。每服六七十丸，空心温酒送下。又，诸疝不常举发者，服之亦宜。

如意金黄散[20]

如意金黄散大黄，姜黄黄柏芷陈苍；
南星厚朴天花粉，敷之百肿自当安。

治痈疽，发背，诸般疔肿，跌打损伤，湿痰流毒，大头时肿，漆疮火丹，风热天泡，肌肤赤肿，干湿脚气，妇女乳痈，小儿丹毒，凡外科一切诸般顽恶肿毒，随手用之，无不应效，诚为疮家良便方也。

天花粉十斤，上白　黄柏色重者　大黄　姜黄各五斤　白芷五斤　紫厚朴　陈皮　甘草　苍术　天南星各二斤

以上共为咀片，晒极干燥，用大驴磨连磨三次，方用密娟罗厨筛出，磁器收贮，勿令泄气。凡遇红赤肿痛，发热未成脓者，用夏月火令时，俱用茶汤同蜜调敷；如微热微肿，发及大疮已成欲作脓者，俱用葱汤同蜜调敷；如温肿无头，皮色不变，湿痰流毒、附骨痈疽、鹤膝风症等病，俱用葱酒煎调；如风热恶毒所生，患必皮肤亢热，红色光亮，形状游走不定者，俱用蜜水调敷；如天泡火丹、赤游丹、黄水漆疮、恶血攻注等症，俱用大蓝根叶捣汁调敷，加蜜亦可；汤泼火烧，皮肤破烂，麻油调敷。具此诸引理取寒热温凉制之。又在临用之际，顺秴天时，洞窥病势，使引为当也。

治囊痈初起，红赤肿痛，发热坠重者，用葱汤同蜜调敷。夏月湿热红甚者，温茶汤同蜜调敷妙。

囊痈应用方

万灵丹[21]

保安万灵丹术蝎，天麻归斛草芎朱；
羌活荆防细辛等，麻雄黄二共三乌。

治痈疽疔毒，对口发颐，风温，湿痰流注，附骨阴疽，鹤膝风症，左瘫右痪，口眼㖞斜，半身不遂，气血凝滞，偏身走痛，步履艰辛，偏坠疝气，偏正头痛，破伤风牙关紧闭，截解风寒，无不应效。

茅术八两　全蝎　石斛　明天麻　当归　甘草炙　川芎　羌活　荆芥　防风　麻黄　北细辛　川乌汤泡，去皮　草乌汤泡，去皮　何首乌各一两　明雄黄六钱

上为细末，炼蜜丸，弹子大，每药一两，分作四丸，一两作六丸，一两作九丸，三等做下，以备年岁老壮、病势缓急取用，预用朱砂六钱，研细为衣，磁罐收贮。如恶疮初起二三日之间，或痈疽已成，至十朝前后，但未出脓者，状若伤寒，头疼烦渴，拘急恶寒，肢体疼痛，恶心呕吐，四肢沉重，恍惚闷乱，坐卧不宁，皮肤壮热。又治伤寒四时感冒，传变疫症，但恶寒身热表症未尽者，俱宜服之。用连须大葱白九枝，煎汤一茶钟，将药一丸，乘热化开，通口服尽，被盖出汗为效；如服后汗迟，再用葱白汤催之，后必汗如淋洗，渐渐退下覆盖衣物，其汗自收自敛，患者自然爽快，其病如失。但病未成者，随即消去；已成者，随即高肿溃脓。如诸疾无表症，不必发散者，只用热酒化服。此方原载于"诸风瘫痪门"，予每用之发散疮毒，其功甚捷，故移录于此。详观此方，治肿甚效者，何也？凡疮皆起于荣卫不调，气血凝滞，乃生痈肿。观此药性专发散，又能顺气搜风，通行经络，所结者开之，况疮毒又乃日积月累结聚所发，苟非甘温辛热发泄，以汗疏通，安能得效。所谓发散不远热，正合此方之意无谬也。服后避风，当食稀粥，忌冷物、房事，孕妇勿服。

蟾酥锭[22]

蟾酥丸效独称雄，乳没砂矾轻粉同；
铜绿蟾酥寒水麝，蜗牛又有用蜈蚣。

治疔疮发背、脑疽乳痈、附骨臀腿等疽，一切恶症歹疮不痛或麻木，或呕吐，病重者必多昏愦。此药服之不起发者即发，不痛者即痛，痛甚者即止，昏愦者即苏，呕吐者即解，未成者即消，已成者即溃。真有回生之功，乃恶症中至宝丹也。

蟾酥二钱，酒化　轻粉五分　枯矾　寒水石煅　铜绿　乳香　没药　胆矾　麝香　雄黄二钱　蜗牛二十一个　朱砂三钱

以上各为末，称准，于端午日午时，在净室中先将蜗牛研烂，再同蟾酥和研稠粘，方入各药共捣极匀，丸如绿豆大。第服三丸，用葱白五寸，患者自嚼烂，吐于男左女右手心，包药在内，用无灰热酒一茶钟送下。被盖如人行五六里，出汗为效，甚者再进一服。修合时，妇人、鸡犬等忌见。

太乙膏[23]。

玉红膏[24]。

十全大补汤[25]。

四物汤[26]。

五积散[27]。

五积散桂芎归桔，苍半麻陈芍茯苓；
枳壳干姜并厚朴，白芷甘草共姜行。

治风寒湿毒客于经络，致筋挛骨痛，或腰脚酸疼，或遍身拘急，或发热恶寒、头痛者，并宜服之。

苍术二钱　陈皮　桔梗　川芎　白芍各一钱　麻黄　枳壳　桂心　干姜　厚朴各六分　白芷　半夏　甘草　茯苓各四分

姜三片，水二钟，煎八分，有拘时服。头痛恶寒，加连须葱头三根，盖汗为效。下部，加木瓜、牛膝。

龙胆泻肝汤见下痔门。

悬痈论第三十四

夫悬痈者，乃三阴亏损，湿热结聚而成。此穴在于谷道之前，阴器之后，又谓海底穴也。初生状如莲子，少痒多痛，日久渐如桃李，赤肿焮痛，欲溃为脓，破后轻则成漏，重则沥尽气血，变为痨瘵不起者多矣。

初起时，元气壮实，宜用九龙丹泻去病根；稍虚者，内消沃雪汤利去湿热，亦可有消者，十中三四。如十余日后，肿势已成，不得内消，宜托里消毒散加山甲、皂角刺，服之自破。如肿高光亮，脓熟不破头者，用针急破之，秽脓一出，其患易安。如脓出之后，朝以六味地黄丸，午以十全大补汤加牡丹皮、泽泻，温补滋阴。又有厚味膏粱，气体壮实者，初服龙胆泻肝汤，溃服滋阴八味汤，以清蕴热。体瘦房劳，气血虚弱者，初服八珍汤加泽泻、炙甘草，溃后十全大补汤加牡丹皮、熟附子；脾弱者，补中益气汤以滋化源；日久成漏者，国老膏化汤吞服蜡矾丸。首尾误服寒凉，损胃伤脾，冰凝气血，以致患孔渐开，秽脓不止者，亦定变成虚羸痨瘵，终为难愈。

悬痈看法

初起如松子，渐大若梅李，红赤肿痛，光亮发热者，轻；已高肿作痛，根脚不散，皮薄易破，脓成胀痛者，易；已溃脓稠而黄，气味不臭，焮痛亦消，痛止作痒者，顺；初起色紫坚硬，根脚漫肿，痛连臀膝，二便不利者，重；已成脓肿如黄瓜，紫斑腐烂，秽水列脓，痛甚气急者，难；已溃秽脓不约，疮口开张，肉不红活，虚热少食者，逆。

悬痈治法

初起寒热如疟，喜覆衣被，口干好饮热汤，宜当发散；已马焮热作痛，内热口干喜冷，大便秘涩者，微利之；日久内脓已成，不破头而胀痛者，急针之，法当补托；溃后脓水清稀，虚热不退，肿痛不消者，宜滋阴健脾；疮口不敛，饮食减少，余肿不消，新肉不生，峻补脾胃。

一男子结肿四日，作痒微痛，以九龙丹一服，利五六次，其肿渐消；又经四物汤加花粉、黄柏、知母而愈。

一男子患此十余日，焮肿作痛，至晚发热尤甚，又兼小水不利，以龙胆泻肝汤二服，小水稍通，微痛不止，此欲作脓，以托里消毒散加穿山甲、皂角刺、泽泻，二服而脓出，又以十全大补汤服之月余而敛。

一男子患此肿甚胀痛，此内脓已成，即针之，出臭脓碗许，疼痛顿减；以十全大补汤十余服而饮食渐进，焮痛亦消，惟疮口原溃之甚，不易完合，间用制甘草吞蜡矾丸，外以附子饼灸之，调理三月而愈。

一男子素有痰火，久服降下之药，致此结肿疼痛，脉细而数，此阴虚湿热流注而成，溃后必难收敛，辞不治。后果出臭脓，不禁日渐大开，发热不止，饮食不进，强以温中健脾、补托气血药，终至不应而殁。

悬痈主治方

滋阴八物汤

滋阴八物汤生地，赤芍丹皮花粉归；
甘草川芎泽泻等，灯心为引效堪推。

治悬痈初起，状如莲子，红赤渐肿，悠悠作痛者。

川芎　当归　赤芍　生地　牡丹皮　天花粉　甘草节各一钱　泽泻五分　大黄一钱，便秘加，蜜炒

水二钟，灯心二十根，煎八分，食前服。

炙粉草膏

炙粉草膏药二般，当归甘草效常堪；
制度熬膏好酒服，悬痈肿痛尽成欢。

治悬痈已成，服药不得内消者服之，未成者即消，已成者即溃，既溃者即敛，此治悬痈良药也。

大粉草四两，用长流水浸透，炭火上炙干，再浸再炙，如此三度，切片　甘草三两　当归身三两

水三碗，慢火煎至稠膏，去渣再煎，稠厚为度。每日三钱，无灰好热酒一大杯，化膏空心服之最妙。

还元保真汤

还原保真汤四物，参苓丹皮并白术；
甘草黄芪枸杞同，附子肉桂泽泻入。

治悬痈已溃，疮口开张，脓水淋漓，不能收敛者。

当归　川芎　白芍　熟地　白术　茯苓　人参　黄芪各一钱　牡丹皮　枸杞子各八分　甘草炙　熟附子各五分　肉桂　泽泻各三分

水二钟，煨姜三片，大枣二枚，煎八分，食前服。

滋阴九宝饮

滋阴九宝饮芎归，白芍黄连生地随；
花粉知母并黄柏，大黄煎服效堪题。

治悬痈厚味膏粱，蕴热结肿，小水涩滞，大便秘结，内热口干，烦渴饮冷，及六脉沉实有力者服。

川芎　当归　白芍　生地　黄连　天花粉　知母　黄柏　大黄蜜水拌炒，各二钱

水二钟，煎八分，空心服。

悬痈应用方

托里消毒散

托里消毒散人参，芎芍芪归术茯苓；
角针白芷银花等，桔醒甘草效如神。

治痈疽已成，不得内消者，宜服此药以托之。未成者可消，已成者即溃，腐肉易去，新肉易生。此时不可用内消泄气、寒凉等药，致伤脾胃为要。

人参　川芎　白芍　黄芪　当归　白术　茯苓　金银花各一钱　白芷　甘草　皂角针　桔梗各五分

水二钟，煎八分，食远服以。脾弱者，去白芷，倍人参。

肾气丸[28]

治肾气素虚，不交于心，津液不降，败浊为痰，至生咳逆。

干山药四两　山茱萸四两，去核，酒拌　泽泻蒸　牡丹皮白者佳　白茯苓各三两　熟地用生者，八两，酒拌铜器蒸半日，砂器亦可，捣膏

上为末，地黄煮烂，杵膏蜜丸如桐子大。每服七八十丸，空心滚汤、盐汤、温酒送下。

十全大补汤[29]

八珍汤[30]

补中益气汤[31]

四物汤[32]

内消沃雪汤[33]

蜡矾丸[34]

琥珀蜡矾丸琥珀，明矾黄蜡与朱砂；
雄黄蜂蜜丸成就，护心护膜效堪夸。

治痈疽、发背已成未脓之际，恐毒气不得外出，必致内攻，预服此丸护膜护心，亦且散血解毒。

白矾一两二钱　黄蜡一两　雄黄一钱二分　琥珀一钱，另研极细　朱砂一钱二分　蜂蜜二钱，临入

上四味，先碾研极细，另将蜜蜡铜勺内溶化，离火片时，候蜡四边稍凝时方入上药，搅匀共成一块，以一人将药火上微烘，众手急丸小寒豆大，用朱砂为衣，磁罐收贮。每服二三十丸，白汤食后送下，病甚者，早晚日进二次，其功最效。

九龙丹 见鱼口门。

龙胆泻肝汤 见下疳门。

附子饼[35]。

臀痈论第三十五

臀痈生于小腹之后,位远僻奥,气亦罕到,血亦少来。凡生此者,热凝滞结聚乃成。得此毒必外发,庶不内攻。初起毒从五脏蕴积者,患必有头红热,坠重如石,内必口干发热,宜内消沃雪汤通利积热,外以膏贴疮顶,四边以如意金黄散敷之,拔出瘀脓紫血,内兼托药自愈。常有不知,内服败毒寒剂,外敷凉药,气血冰凝,毒气不得外发,反致内攻,其疮头软陷无脓,根脚平散不痛,内热口干,烦躁谵语,痰喘气粗,恍惚不宁者,俱为不治。但此多从毒积于内,自里至表者十有八九,而从风寒暑湿外至里者,百中一二,既出而复入里者,终为死候。

臀痈看法

初起有头,红赤肿痛,顶高发热,根脚高耸,为易治;已成焮热发肿,疼痛有时,皮薄光亮,色红易脓,为顺;已溃脓稠而黄,色如猪脑,肿消痛止,起坐自便者,易;初起粟米形或黄泡一点,平塌作痒,根脚散漫者,重;已成色紫坚硬,臀腿俱肿,小便涩滞,日久无脓者,险;溃后无稠脓,顶空根软塌,后按不知疼,神昏,无治法。

臀痈治法

初起恶寒体倦,喜复衣被,脉浮紧而在表者,微散之;已成内热口干,好饮冷物,小水涩而大便秘者,通之;项高色赤,焮痛发热,疼痛有时者,宜托里更兼解毒;肿已高而作疼,脓已熟而不破,胀痛难忍,宜即针之;溃后坚硬不消,脓水不止,饮食无味者,宜补虚健脾。

臀痈治验

一男子患此,四五日始生疼痛,至晚作寒,六脉浮而带数。以人参败毒散二剂,寒热顿退,疼痛稍止;彼值公务相关欲出,乃用针点入患顶五六分,流出紫血,用蟾酥条插入膏,益以活血散瘀汤二服,次日流出紫血,随便可行,更服托里药五、六服而安。

一男子患此六七日,焮痛发热,口干便燥。以托里消毒散加花粉、大黄,二服便通渴止;仍用前汤加角针、山甲,数服而脓溃;双以十全大补汤,半月而敛。

一男子患此,坚硬不溃,此先寒凉之过也。以十全大补汤加角针、苍术、丹皮四剂,坚硬渐软;又以透脓散二服,脓熟针之,以前汤倍参、芪、归、术,月余而敛。

一男子暑月患此,自为内毒。外老鸦藤捣烂敷之,每日续饮凉水什余碗,如此三日,疮毒内陷,患上平塌冰冷,口噤不言,六脉虚细如丝,辞不可治,至夜而死。又一人冬月患此,外用四黄散凉水调敷,内服败毒凉药,毒亦内陷,烦躁口干,鼻掀气急,患上平塌,原头存一孔,无水无脓。予曰:疮毒已陷,定不可治。复请别医,俱曰无事,予曰:臀居小腹之后,肌肉顽厚,毒既到此,必须内托为脓,溃后最易收敛;今已内外寒凉毒既内入,岂能再出。众医强投内消解毒、定躁除烦之药，终至不应，半月而死。

臀痈主治方

活血散瘀汤

活血散瘀汤枳壳，芎归苏木角红花；
连翘花粉防风等，大黄赤芍一齐加。

治臀初起，红赤肿痛，坠重如石及大便秘结涩。

川芎　当归　防风　赤芍　苏木　连翘　皂角针　红花　黄芩　枳壳各一钱　大黄二钱

水二钟，煎八分，入酒一杯，食前服。便通者，去大黄，加乳香。

黄芪内托散

黄芪内托散堪夸，山甲芎归皂刺加；
金银花与甘草节，臀痈诸肿乐无涯。

治臀痈已成，服前药势定者，欲其溃脓宜服之。

黄芪二钱　当归　川芎　金银花　皂角针　穿山甲　甘草节各一钱

水二钟，煎八分，入酒一杯，食前服。

臀痈应用方

内消沃雪汤[36]

如意金黄散[37]

加味败毒散[38]

加味败毒散人参，羌荆赤芍木通加；
茯苓枳壳同甘草，木瓜苍术此为能。

治足三阳经湿热、毒气流注脚踝，焮赤肿痛，寒热如疟。腌汗恶风，或无汗恶寒，或恶闻饮食者。

人参　羌活　独活　前胡　柴胡　川芎　桔梗　茯苓　枳壳　甘草　木瓜　苍术各八分

水二钟，姜三片，煎八分，食前服。便秘，加炒大黄。

托里消毒散[39]

透脓散[40]

透脓散内用黄芪，山甲芎归总得宜；
加上角针头自破，何妨脓毒隔千皮。

治痈疽诸毒，内脓已成不穿破者宜，服之即破。

黄芪四钱　山甲一钱，炒末　当归二钱　皂角针一钱五分

水二钟、煎一半，随病前后服，临入酒一杯亦好。

蟾酥条[41]

十全大补汤[42]

杨梅疮第三十六

夫杨梅疮者,以其形似杨梅;又名时疮,因时气乖变,邪气凑袭;又名绵花疮,自期绵绵难绝。有此三者之称,总由湿热邪火之化,但气化[43]传染者轻,精化[44]欲染者重。故气化,乃脾肺受毒,其患先从上部见之,皮肤作痒,筋骨不疼,其形小而干;精化,乃肝肾受毒,其患先从下部见之,筋骨多疼,小水涩淋,其形大而且硬。如气化者,毒在皮肤,未经入里,宜服万灵丹,洗浴发汗,解散皮肤之毒;精化者,毒在骨髓,未透肌肤,宜服九龙丹,通利大小二便,以泻骨中之毒,甚者二服皆可。行散之后,体实者,升麻解毒汤;体弱者,归灵内托散。服至筋骨不疼,疮根淡白,内毒已解,方用点药,轻者半年,重则一载,始方得愈。如患者不遵此法,欲其速愈,妄用熏条、擦药、哈吸等法,往往致成后患者多矣。患者熟思之。

杨梅疮看法

初起无头疼,筋骨不作痛,小水无涩淋,疮干细者,轻;已生头面稀少者口角无疮,项下胸背虽多谷道无,可初生疮发下疳,次生鱼口,复作筋骨疼痛,疮发,非祥;疮生红紫坚硬,手足多生,形如汤泼泡生,害非轻浅。

杨梅疮治法

初起先从涩淋,次传筋骨作疼,后发其疮,亦宜攻利;生此外无疳疮,内无筋骨作痛,时气所感者,微散之;疮从交媾不洁,乃生下疳,小水涩滞不通,当行导利;上部作痒疮多,消风清热;下部作疼痒甚,泻湿为先;红紫毒盛疮高,凉血解毒;淡白毒轻疮薄,攻利兼行;手足皮肤枯槁,鹅掌风生,柏叶、二矾煎汤熏洗即好。

头发眉毛脱,油风何须说,
神应养真丹,早服稀疏脱。
点点杨花癣,片片癞风疮,
宜服换肌丸,效应如同扫。

杨梅疮治验

一男子患此两月余。自服败毒凉剂不应,筋骨疼痛尚在,此表里寒凉、毒沉难出,必以辛热发之,用万灵丹葱、酒煎服,洗浴盖之;先出冷汗如雨,次出热汗,疼痛减其大半,以归灵汤服至月余,疮势始定。又以萆薢汤兼补中益气汤,又两月余而始痊愈。

一男子小便白浊作痛,次出疳疮,发肿作烂,筋骨微痛。予曰:欲发时疮。彼不为信,请他医以熏药照之,虽然疳疮稍愈,而筋骨更疼,头胀欲破,又复请治。其时红点满而,此火气郁遏难出,先用黄连解毒汤二服泻其火毒,次以蟾酥丸发汗,使毒透出肌表,已后红点渐渐为疮，筋骨头疼，从此渐减。以加味遗粮汤服至两月，疮始出尽，骨疼方止。又以解毒天浆散相兼服至百日，其疮始退，又百日而平。

一女人，丈夫生疮所袭，筋骨至疼，遇晚寒甚，以人参败毒散四剂，其寒乃退，疼尚不止，又以万灵丹发汗二次，方出点如豆大，头面乃背肉无余隙，此毒之盛也。以防风通圣散二剂，通利大小二便，去硝黄加皂角针、金银花，又十余剂，其疮渐大，小者如钱，大者若杯，气秽作烂，起坐不堪。外以石珍散掺烂上结疤，又烂又掺，内服加味遗粮汤，两月余疮始渐干，轻者收敛而脱，重者又半年方得痊愈矣。

一庠生患此月余，乃求速愈。予曰：此患非他恙所比，若速愈必遗毒于后日，辞不敢治。更医对曰：半月全愈，后亦无患。因喜胜，用水银、胆矾等药搽擦手足二心，半月内其疮果愈。随后骨疼，诸药不应；半年后，内毒方出作烂，疼不堪言，遍腿相串，并无一空；又二年腿脚曲而不直，竟成疲疾终身，又兼耳聋，全不相听。又一人嫖妓生疮，筋骨疼痛。予曰：升发方可。彼欲内消，请他医以丸药七丸，每用一丸，置炭上燃着，以口吸烟，至三丸，鼻流鲜血，至夜而死。又一妓者患此，欲其速愈，以照药熏之，三日后，吐鲜血数盆亦死。此求速愈，自取危亡者无怨。

杨梅疮主治方

加味遗粮汤

加味遗粮汤木瓜，芎归防苡术银花；
鲜皮皂子灵仙等，木通甘草共参夸。

治杨梅疮初起，筋骨疼痛，及已成数月，延绵不已，并杨梅风毒误服轻粉，瘫痪骨疼，不能动履。

川芎　当归　防风　薏苡仁　木瓜　金银花　木通　白鲜皮　苍术　威灵仙各一钱　甘草五分　皂荚子五个切片，微炒　仙遗粮二两　人参疮久气虚者加

水二碗，煎八分，量病上下，食前后服。腿脚之下，加牛膝一钱。病浅者，一月可退；病深者，百日可痊。忌牛肉、烧酒、海腥、煎炒。此疮发时多先起于下疳，若以此方预服之，可以止其不发梅疮也。

解毒天浆散

解毒天浆散角针，防风防已膝风藤；
芎归翘粉银花草，木瓜蝉蜕薏苡仁。

治杨梅疮不问新久，遍身溃烂及筋骨作疼者。

天花粉二钱　防风　防已　皂角针　白鲜皮　连翘　川芎　当归　风藤　木瓜　金银花　蝉蜕　薏苡仁各一钱　甘草五分　土茯苓二两　牛膝下部加

水二钟，煎八分，临服入酒一杯，量病上下服之。

升麻解毒汤

升麻解毒汤传易，去病应知却不难；
同煎皂刺加油服，那怕多年结毒顽。

治杨梅疮筋骨疼痛，久而不愈，及治远年近日流注结毒，皮肉破烂，咽喉损破者并宜服之。

川升麻　新鲜皂角针各四钱　上白土茯苓一斤

项之以上，加白芷；咽内，加桔梗；胸腹，加白芍；肩背，加羌活；下部，加牛膝。用水八碗，煎至四碗，作四次一日服尽，每次炖热加麻油三茶匙和匀，量病上下，食前后服之。疮甚者，不过十服。

归灵汤

归灵汤中四物宜，木瓜防己白鲜皮；
米仁参术银花粉，甘草白芷牛膝随。

治杨梅疮不论新久，但元气虚弱者，宜服此药。

川芎　当归　白芍　熟地　米仁　木瓜　防己　天花粉　金银花　白鲜皮　人参　白术各一钱　甘草五分　威灵仙六分　牛膝五分，下部加　土茯苓二两

水三钟，煎二钟，二次量病上下，食前后服之，渣再煎八分服。

防风必效散

防风必效散荆防，槐术翘藤鲜芷当；
角针木通番白草，银花花粉木瓜商。

治杨梅疮湿热太盛，疮高稠密，元气素实者服。

防风　防己　荆芥　白鲜皮　连翘　槐花　苍术　皂角针　风藤　木通　白芷　天花粉 木瓜　金银花　蕃白草各一钱　甘草五分　土茯苓四两　大黄三钱，初起加

水三碗，煎二碗，二次服。渣再煎一碗，服后饮酒一大杯，即静睡一时许更妙。

金蟾脱甲酒

治杨梅疮不拘新久、轻重皆效。好酒五斤，用大虾蟆一个浸酒封瓶口，煮香二枝，取起待次日随量之大小，以醉为度，冬夏盖暖出汗为效；存酒次日服量之一半，酒尽疮愈。又治杨梅结毒、筋骨疼痛，诸药不效者更妙。服酒七日后，不许见风为要。忌口及房事，百日绝根矣。

翠云散

翠云散中用铜绿，胆矾轻粉石膏加；
湿用胆调干末掺，梅疮一点便生疤。

治杨梅疮已服内药，根脚不红，疮势已退者用。

铜绿　胆矾各五钱　轻粉　石膏煅，各一两

共研极细，磁罐收贮。湿疮，干掺；干疮，公猪胆汗调点，三日点三次，其疮自干而愈。

点药方

点药方中用杏仁，雄黄轻粉共相称；
猪胆汗调疮上点，敢教三日自承平。

杏仁四十九粒，去皮尖　雄黄一钱　轻粉二钱

先将杏仁捣细，加雄黄、轻粉细末再研匀，猪胆调点。

鹅黄散

鹅黄散用真轻粉，石膏黄柏要称准；
等份为末掺烂疮，杨梅腐痛最安稳。

治杨梅疮溃烂成片，脓秽多而疼甚者宜用之。

石膏煅　轻粉　黄柏炒

以上各等份，为极细末。干掺烂上，即可生疤；再烂再掺，毒尽乃愈。此解毒、止痛、收干之效药也。

杨梅疮应用方

万灵丹[45]

黄连解毒汤[46]

黄连解毒汤黄柏，山栀甘草共连翘；
内热口干烦躁甚，更加牛子寂然消。

治疔毒入心，内热口干，烦闷恍惚，脉实者宜用。

黄连　黄芩　黄柏　山栀　连翘　甘草　牛蒡子各等份

水二钟，灯心二十根，煎八分，不拘时服。

人参败毒散[47]

防风通圣散[48]

防风通圣将军芍，薄荷芎归草朴硝；
桔梗栀翘芩白术，荆芥麻黄滑石膏。

治时毒恶寒发热，烦躁口干，表里脉症俱实者。

防风　白芍　薄荷　川芎　桔梗　山栀　黄芩　白术　当归　连翘　荆芥　麻黄　滑石　石膏各一钱　甘草五分　芒硝一钱五分　大黄二钱，酒炒

水二钟，煎八分，空心温服。

蟾酥丸[49]

补中益气汤[50]

九龙丹见鱼口门

神应养真丹[51]

神应养真丹木瓜，当归芎芍共天麻；
羌活熟地菟丝子，蜜丸酒服效堪夸。

治厥阴经为四气所袭，脚膝无力，左瘫右痪，半身不遂，手足顽麻，言语謇涩，气血凝滞，遍身疼痛者并服。

当归　川芎　白芍　天麻　羌活　熟地捣膏　木瓜　菟丝子各等份

上为细末，入地黄膏加蜜，丸如桐子大。每服百丸，空心温酒、盐汤任下。

祛风换肌散[52]

祛风换肌丸苍术，首乌牛膝石菖蒲；
苦参甘草灵仙等，芎归花粉共相和。

治白屑风及紫白癜风、顽风顽癣、湿热疮疥、一切诸疮，瘙痒无度，日久不绝，愈之又发，宜服之。

威灵仙　石菖蒲　何首乌　苦参　牛膝　苍术　大胡麻　天花粉各等份　甘草　川芎　当归减半

上为末，新安酒为丸，绿豆大。每服二钱，白汤送下。忌牛肉、火酒、鸡、鹅、羊等发物。

柏叶二矾汤[53]

二矾汤中白皂矾，儿茶柏叶在其间；
先熏后洗油烟照，鹅掌风顽愈不难。

治鹅掌风皮肤枯厚，破裂作痛，宜用此汤熏洗，轻则不宜，越重越效。

白矾　皂矾各四两　孩儿茶五钱　柏叶半斤

用水十碗，同上药四味煎数滚候用。先用桐油搽抹患上，以桐油蘸纸拈点着，以烟焰向患上熏之；片时方将前汤乘滚贮净桶内，手架上用布盖，以汤气熏之，勿令泄气，等微热倾入盆内，蘸洗良久，一次可愈。七日忌下汤水，永不再发。

结毒论第三十七

结毒者，熏火收遏疮毒而沉于骨髓也。又有未经熏擦，见功未久，服药不多，内毒未尽，便用点药收敛，郁遏毒气者，亦能致之。发则先从筋骨疼痛，日后渐渐肿起，发无定处，随便可生。发在关节中，则损筋伤骨，纵愈曲直不便，发于口鼻，则崩梁缺唇，虽痊破形理相；发于咽喉者，更变声音；发在手足者，妨于行走。原来苦楚一生，毒遗数代；情关一错，祸起百端。初起筋骨冷痛，金蟾脱甲酒发汗自愈。虚弱者，芎归二术汤；头疼欲破者，天麻饼子吹鼻碧云散；年余流窜筋骨不愈者，五宝散；虚弱溃烂，疼痛不敛者，十全大补汤同土茯苓煎服。初起筋骨痛甚者，雷火针法；已溃腐烂者，解毒紫金膏依法施治。年远毒盛者，玄武丹兼外拱灵药；年近毒浅者，只在百日，自然可愈。毋得再熏，为祸伤人耳。

已下看法治法，俱照本论。医治自有条款，未及重录。

结毒治验

一男子熏药之过，六年后两腿骨痛，半年始肿。以雷火针肿小者一处，肿大者三外，针之七日后，作脓腐溃，内服仙遗粮汤，两月余其疼渐止，肿亦渐消；又两月方得腐尽肌生，更十全大补汤，三月而敛。

一男子玉茎患此半年，阳物已损七八。遇一方士，以熏药照之，患上流血不止，人似鬼形。予曰：毒发已伤元气，再加熏火一逼，血得热而妄行，故去盆许，此有限之物也，恐其难保，先以四物汤兼黄连解毒汤合而服之，二剂其血乃止；更八珍汤加麦冬、五味子、黄柏、知母，十余服元气乃定。外以甘草汤浴洗患上，以银粉散搽之，如此月余，气血渐醒，红肉渐生，阳物复长大半，仍用前汤加土茯苓二两煎服，此不舍其根本，共约有四月之余，其疾乃愈。

一男子患此，头疼欲破，至夜尤甚，苦楚不睡。自以解毒药治之，俱不相应。诊之寸关脉细数而无力，此虚阳之火上攻，以补中益气汤加土茯苓一两，服至三剂，其疼渐止；又十余剂，其疾全安而不再发。

一男子患此,自膝以下腐烂无空,伏枕半年,内以芎归二术汤,外以甘草、白芷、归尾、葱白煎洗,三日一度,以解毒紫金膏搽之。如此三月余,渐渐而安。惟足不能步履,以史国公酒药加土茯苓一斤浸煮,又服半年,其足方能步履。又一料,行步依然如旧。

一妇人患此,头疼手腕俱痛。诊之脉滑而弦,此痰毒相兼之病也。以天麻饼子服之半月,头痛痊安,又以二陈兼四物加红花、升麻、黄芩,服至月余而愈。

一妇人咽间损坏半年,汤药难下几死。服结毒紫金丹,外吹结毒屡药,一月内其疾痊安。又一女人手膊、头背肿痛六、七年不溃,诸药不应,仍服前药而安。

一男子咽喉腐烂,予以遗粮汤内服,外用解毒生肌药治之。彼以为缓,仍用熏药照之,口烂几死,大便纯去黑血,及遍身浮肿,饮食不进,肌破三月而死。

结毒主治方

仙遗粮汤

仙遗粮汤荆芷防,银花花粉葛芎当;
蒺薏灵仙栀膝草,芩连翘共水煎尝。

治杨梅结毒,初起筋骨疼痛已破,肌肉溃烂者。

仙遗粮即俗称土茯苓,四两　防风　荆芥　川芎　当归　天花粉　金银花　白蒺藜　薏苡仁　威灵仙各一钱　山栀　黄连　连翘　干葛　白芷　甘草　黄芩各六分　牛膝下部加

水三碗,煎二碗,量症上下,食前后;渣再煎一碗,服后饮酒一杯。忌牛肉、火酒。房事等件更妙。

芎归二术汤

芎归二术汤防术,独活参苓薏苡仁;
木瓜皂刺精猪肉,草甲银通土茯苓。

治杨梅结毒,已成未成,筋骨疼痛,步履艰辛,及溃后腐肉臭败,不能生肌收敛者宜服之,并效。

白术　苍术　川芎　当归　人参　茯苓　薏苡仁　皂角针　厚朴　防风　甘草　木瓜　木通　穿山甲炒　独活各一钱　金银花二钱　精猪肉二两

水三碗,煎一半,量病上下服之,渣再煎服。

清风脱甲散

清风脱甲散红花,番白灵仙栀蜕瓜;
风子薄藤银皂刺,翘通苍术草齐加。

治杨梅结毒,筋骨疼痛,腐烂作臭,气血壮实者。

歌曰:十年十五半年五,二十年来三十补;
纵然臭烂不堪闻,管教逢人再不吐。

番白草　红花　甘草　威灵仙　山栀　蟾蜕　连翘　皂角　大风子肉　薄荷　风藤　金银花　冬瓜皮　木通　苍术各一钱　土茯苓四两

水三碗,煎二碗,二次服用,好酒一大杯过口。渣再煎服。

熏洗结毒方

熏洗结毒方堪效，苍术川椒共水煎；
任是腐痛多彻骨，将来一洗即时捐。

苍术一两　点红川椒三钱

水五碗，前至四碗，入罐内，将患上对罐口以热气熏之，半热倾药盆内淋洗患上，以洁净布挹干，搽后解毒紫金膏。

解毒紫金膏

解毒紫金膏最易，取功奏效识应难。
矾红只与松香等，去腐生新解笑颜。

治杨梅结毒，腐烂作臭，脓水淋漓，诸药不效者。

细块矾红　明净松香各一斤

共碾极细末，麻油调稠。先将患上用前汤熏洗净，搽上此药，油纸盖上，以软布条要扎至紧，毋令血行，三日一换。如无前汤熏洗，只煎葱、艾、甘草等汤，俱可洗换。又治诸毒顽臁等疮神效。愈后忌发物煎炒。

神仙碧玉膏

神仙碧玉膏朝脑，轻粉杭粉岂可饶；
乳香没药并白占，猪油调搽腐烂好。

治结溃烂臭秽，疼痛不敛，及风臁等疮俱效。

轻粉一两　杭粉一两　白占五钱　乳香　没药各三钱　章冰二钱

用公猪净熟油五两，同白占熬化，倾入碗内，入上药和匀，水内炖一时取起，临用抿脚挑膏手心中捺化，摊油纸上，用葱汤洗净疮，对患贴之。

五宝散

五宝散内用朱砂，琥珀珍珠冰片加；
飞罗而同滴乳石，饭团煎和效堪夸。

治结毒筋骨疼痛，腐烂口鼻，诸药不效者服之。

滴乳石如乳头下垂，敲破易碎，亮似蜻蜓者方真四钱　琥珀　珍珠　朱砂各二钱　冰片一钱

上各研极细，对准共为一处，再研数百转，磁罐密收。用药二钱，加飞罗而八钱，再研和匀，每用土茯苓一斤，水八碗，煎至五碗，滤清作五次，每次加五宝散一分和匀，量病上下服，一日服完，十服自愈。如鼻子腐烂，每日土茯苓内加辛夷二钱煎服，引药上下。忌食海腥。煎炒。房事等件。

结毒紫金丹

结毒紫金丹罕稀，此方原不欲人知；
决明龟板朱砂等，米饭为丸脱苦篱。

治远年近日杨梅结毒，筋骨疼痛，日久腐烂，臭败不堪闻者，或咽喉唇鼻破坏，诸药不效

者妙。

龟板放炭火上炙焦，用新安酒浆、浓笔蘸浆涂上，反复炙涂三次，以焦黄为末，二两　石决明九孔大者，煅红，童便内渍之一次　朱砂明亮者，各末二钱

共再碾极细，烂米饭为丸，麻子大。每服一钱，量病上下，食前后、筋骨疼痛酒下，腐烂者，土茯苓汤下；至重者四十日而愈。此功力胜于五宝散。

结毒灵药方

结毒灵药方水银，朱砂雄黄硫黄称；
加上轻粉共研成，掺于腐上效如神。

治杨梅结毒，腐烂作臭，或咽喉、唇、鼻腐坏日甚者并效。

水银一两　朱砂　雄黄　硫黄各三钱

共研细，入阳城罐内，泥固钱盏梁兜固紧封口，点三香度，用水擦盏内，火毕，次日取出盏底灵药，药有一两五六钱。治寻常腐烂之症，灵药五钱、轻粉五钱，和匀碾细，小罐盛贮，纱封罐口，临用甘草汤洗净患上，将罐倒悬，纱眼内筛药患上，用后单油膏盖之，一日一换自效。男子、妇人咽烂者，灵药一钱，加入中白二分研细吹之，晶用三次，内服不二散，其疼即止，随可饮食。

硫黄不二散

硫黄不二散功奇，止痛除危效不疑；
加是靛花研细末，服之犹自遇神医。

治杨梅结毒发于咽内，腐烂疼痛，汤水难入者。

硫黄一钱　靛花一分

共为细末，凉水一大酒杯调服，其疼即止，饮食可用。

铅回散

铅回散内药蹊跷，筋骨多疼功不饶；
加上硫黄为末服，敢教苦楚寂然消。

治杨梅结毒，筋骨疼痛，朝轻夜重，喜热手按揉者。

用铅半斤，铜勺内化开，倾入水内，将铅取起，再化再倾，如此百遍，铅尽为度。候半澄清，倾去用钵底内沉下铅灰，倾在三重纸上，下用灰收干水气，取起晒干，与硫黄等份研细罐收。每服一钱，温酒调服，至重者不过三次即效。

单油膏

单油党药用麻油，杭粉将来渐渐投；
熬化成膏倾水内，护肌护药不开流。

贴结毒掺药上。

用麻油二斤熬，滴水成珠，续下杭粉十三两，搅匀成膏，倾水内，片时取起摊用。

萆薢汤

萆薢汤蒲芷柏苍，灵仙龟板草红当；
胡麻羌活川椒等，结毒筋毒皆可尝。

川萆薢二钱　苦参　防风　何首乌各五钱　威灵仙　当归　白芷　苍术　石菖蒲　黄柏各六分　羌活　川椒各四分　龟板一钱五分　红花三分　甘草五分

水二钟，煎八分，临服入酒一杯，量病上下服之。

碧云散

吹鼻碧云散川芎，鹅不食草一般同；
青黛共研为细末，吹之鼻内有神功。

治结毒入于巅顶，以致头疼胀痛如破者，吹之。

鹅不食草一两　川芎一两　青黛一钱

共为细末。患者口噙凉水，以芦筒吹药于左右鼻内，取嚏为效。

结毒应用方

十全大补汤[54]

补中益气汤[55]

四物汤[56]

八珍汤[57]

金蟾脱甲酒见杨梅疮门

天麻饼子[58]

天麻饼子草川乌，芎芷甘防苍术呼；
薄荷细辛松白附，雄黄全蝎一相途。

治头痛，因风、火、湿、痰上攻，及杨梅疮毒所致。兼治头目昏眩，项背拘急，肢体烦痛，肌肉蠕动，耳哨蝉鸣，鼻塞多嚏，皮肤顽麻，瘙痒瘾疹。又治妇人头风作痛，眉棱骨疼，牙齿肿痛，痰逆恶心者，并皆治之。

天麻　草乌汤泡，去皮　川芎　细辛　苍术　甘草　川乌汤泡，去皮　薄荷　甘松　防风　白芷　白附子去皮，各五钱　雄黄　全蝎各三钱

上为细末，寒食面打糊捣稠，如寒豆大，捻作饼子。每服二三十饼，食后细嚼，葱头汤送下。属火热痰痛者，茶汤下。甚者日进二服。忌诸般发物。

雷火神针[59]

雷炎神针效罕稀，丁香蕲艾麝香随；
风寒湿毒艰难病，针之患上效堪推。

治风寒湿毒袭于经络为患，漫肿无头，皮色不变，筋骨疼痛，起从艰难，不得安卧者，用此针之、蕲艾三钱　丁香五分　麝香二分

药与蕲艾揉和，先将夹纸作筒如指粗大，用艾药叠，收用。

临用以肖山纸七层平放患上，将针点着一头对患者向纸捺实，等不痛方起针，病甚者再复一次，七日后，火疮大发，自取功效矣。

史国公酒药[60]

二陈汤[61]

芩连二陈汤半夏，甘桔连翘花粉苓；
木香牛子夏枯草，消痰散核效如神。

治瘰疬生于少阳部分、项侧结核，外皮漫肿，色红微热；或至缺盆高骨上下发肿，形长坚硬作痛，名曰马刀。初起并宜服此。已成气弱者，不宜。

黄芩　黄连　陈皮　茯苓　半夏　甘草　桔梗　连翘　牛蒡子　花粉各一钱　木香三分　夏枯草二钱

姜三片，水二钟，煎八分，食后服；渣再煎，临睡服。

黄连解毒汤[62]

黄连解毒汤黄柏，山栀甘草共连翘；
内热口干烦躁甚，更加牛子寂然消。

治疔毒入心，内热口干，烦闷恍惚，脉实者宜用。

黄连　黄芩　黄柏　山栀　连翘　甘草　牛蒡子各等份

水二钟，灯心二十根，煎八分，不拘时服。

银粉散，见下疳门。

附骨疽第二十七(附：鹤膝风)

又有鹤膝风，乃足三阴亏损之症。初起寒热交作时，亦五积散加牛膝、红花，或万灵丹发汗俱可；如汗后肿痛仍不消减，此阴寒深伏，以大防风汤温暖经络，重者兼灸膝眼二穴，敷以琥珀膏，亦可渐渐取效。又如以上之法俱不效者，终成痼疾，不必强药消之，只宜先天大造丸、史国公酒药每常服之，终年亦可转重就轻，移步行履，尚可图也。

肾囊风第七十二

肾囊风乃肝经风湿而成。其患作痒，喜裕热汤；甚者疙瘩顽麻，破流脂水，宜蛇床子汤熏洗二次即愈。

蛇床子汤

蛇床子汤当归尾，杏参毕竟用灵仙；
河水同煎熏患处，肾囊风痒得安然。

治肾囊风湿热为患，疙瘩作痒，搔之作疼，宜洗。

蛇床子　当归尾　威灵仙　苦参各五钱

水五碗，煎数滚入盆内，先熏，待温浸洗二次愈。

狼毒膏

狼毒膏内枫子肉，槟榔五倍子相同；
川椒床子硫猪胆，油沸投硝共此求。

治症同前。

狼毒　槟榔　硫黄　五倍子　川椒　枫子肉　蛇床子各三钱

上为末，用香油一大杯，煎滚入皮硝三钱，再煎滚；次下公猪胆汁一个，和匀调前药搽擦患上，此药诸痒疮用之并效。

小儿遗毒烂斑第一百七

遗毒乃未生前在于胞胎禀受，因父母扬梅疮后余毒未尽，精血孕成。故既生之后，热汤洗浴，烘熏衣物，外热触动，内毒必发于肌肤之表，先出红点，次成烂斑，甚者口角、谷道、眼眶、鼻、面皮肉俱坏，多妨乳哺，啼叫不安。初治宜早，内与土茯苓汤调人中黄末，每日数次，共饮四五分；外用解毒紫金丹磨涂患上，效者可保十中三四。迟延毒甚，烂斑遍身，不乳者，百中难活一二。此由根蒂受毒之深故也。

人中黄治小儿诸胎毒、痘疹，黑陷内收，唇焦口干，风热斑疹，赤游丹毒；兼治大人伤寒阳症发狂或恶疮毒气入里，口燥咽干，烦渴闷乱，中诸砒草河豚等毒，诸般急病，无有不效。用毛竹一段，两头留节，一头钻一小孔，用粉草磨为细末，从孔灌满，以木条塞紧孔眼，用砖扎之，沉入大粪池内；半年取起，长流水浸一日，带竹风干，磁罐收贮。大人每服二钱，小儿每服三四分，凉水调服。小儿胎毒烂斑，土袂芥汤调服；寻常热病，入应病药中调服即效。

真君妙贴散[63]

真君妙贴散奇功，荞面硫黄白面同；
诸般异症皆堪效，常取收功掌握中。

治痈疽、诸毒及异形异类，顽硬大恶歹疮，走散不作脓者，宜用此药。不痛者即痛，痛甚者即止。

明净硫黄为末，十斤　荞面　白面各五斤

共一处，用清水微拌，干湿得宜，木箱内晒成面片，单纸包裹，风中阴干收用。临时再研极细，用新汲水调敷；如皮破血流，湿烂疼苦等症，麻油调搽；天泡、火丹、肺风、酒刺，染布青汁调搽并效。

治小儿胎毒，皮肉腐烂，疼痛不安，用此敷即效。

解毒紫金丹[64]

太乙紫金丹大戟，慈菇文蛤共千金；
雄麝朱砂凡七品，诸疮百症总通神。

诸毒，疗诸疮，利关窍，通治百病。此药真能起死回生，制之济人，奇效不可尽述。凡居家出人，兴大工，动大兵，及闽、广、云、贵，仕宦者不可无之。

山慈菇洗去毛皮，净，焙，二两　川文蛤一名五倍子，捶破净焙，二两　麝香拣净毛皮，干者研净，三钱　千金子一名续随子，仁白者去油，一两　红芽大戟杭州紫大戟为上；江南土大戟次之，北方绵大戟色白者，性烈峻利，反伤元气，弱人服之，有致吐血，慎之勿用。取上品者，去芦，根洗净，焙干为末，一两五钱　整朱砂有神气者，研极细末，三钱　雄黄鲜红大块者，研细末，三钱

以上之药，各择精品于净室中制毕。候端午、七夕重阳或天月德天医黄道上吉之辰，凡

入室合药之人,三日前俱宜斋沐,更换新洁衣帽,临日方入室中,净手熏香,预立药王牌位,主人率众焚香拜祷事毕,各将前药七味称准入于大乳钵内。再研数百转,方入细石臼中,渐加糯米浓饮调和,软硬得中,方用杵捣千余下,至极光润为度。每锭一钱,每服一锭,病势重者,连服二锭,以取通利,后用温粥补之。修合时除合药洁净之人,余诸忌见,此药惟在精城洁净为效。

治一切饮食药毒。蛊毒、瘴气、恶菌、河豚中毒、自死牛、马、猪、羊六畜类之肉,人误食之,必昏乱卒倒,或生异形之症,并用水磨灌服,或吐或泻,其人必苏。

南方山峦瘴气,烟雾疫疠,最能伤人,感之才觉意思不快,恶寒恶热,欲呕不呕,即磨一锭,服之得吐利便愈。

痈疽、发背、对口、疔疮、天蛇、无名肿毒、蛀节、红丝等疔,及杨梅疮,诸风瘾修,新久痔疮,并用无灰淡酒磨服;外用水磨涂搽疮上,日夜数次,觉痒而消。

阴阳二毒,伤寒心闷,狂言乱语,胸膈塞滞,邪毒未出,瘟疫烦乱、发狂,喉闭,喉风,俱用薄荷汤待令磨服。

赤白痢疾,肚搊泻泄急痛,霍乱绞肠痧及诸痰喘,并用姜汤磨服。

男子妇人急中颠邪,喝叫奔走,鬼交、鬼胎、鬼气、鬼靥,失心狂乱,羊儿、猪颠等风,俱用石菖蒲煎汤磨服。

中风、中气,口眼歪斜,牙关紧急,言语謇涩 ,筋脉挛缩,骨节风肿,遍身疼痛,行步艰辛,诸风诸痫,并用酒磨炖热服下。

自缢、溺死、惊死、压死、鬼魅迷死,但心头微温未冷者,俱用生姜、续断酒煎磨服。

一切恶蛇、疯犬、毒蝎、溪涧诸恶等虫伤人,随即发肿,攻注遍身,甚者毒气入里,昏闷响叫,命在须臾,俱用酒磨灌下;再吃葱汤一碗,被盖出汗立苏。

新久痢疾,临发时东流水煎桃柳枝汤磨服。

小儿急慢惊风、五疳、五痢、脾病肿黄、瘾疹、疮瘤、牙关紧闭,并用薄荷浸水磨浓加蜜服之,仍搽肿上。年岁幼者,每锭分作数服,牙痛酒磨涂痛上,仍含少许,良久咽下。

小儿父母遗毒,生下百日内皮塌烂斑,谷道、眼眶损烂者,俱用清水磨涂。

打扑伤损,松节无灰酒研服。

年深月近,头胀头痛,太阳痛极,偏头风及时疮愈后,毒气攻注,脑门作胀者,俱用葱酒研服一锭,仍磨涂太阳穴上。

妇女经水不通,红花汤下。

凡遇天行疫症,延街及巷相传遍染者,用桃根汤磨浓搭入鼻孔,次服少许,任入病家再不传染。

又治传尸劳瘵,诸药不能禁忌,一方士指家服此,每早磨服一锭,至三次后逐下恶物、尸虫、异形怪类,后得脱利,以此相不传,活人不计其数。

一女子久患劳瘵,为尸虫所噬,磨服一锭,片时吐下小虫十余条,后服苏合香丸,其病顿失,调理月余而愈。真济世卫生之宝药也。

阴虱第一百二十四

阴虱又名八脚虫也,乃肝、肾二经浊气而成。生此不为清吉,银杏散津调擦之;内服六味地黄丸,每斤加蜜炒黄柏一两,芦荟五钱,以清化源,愈后不发。

银杏无忧散

银杏无忧散香麝，水银轻粉杏仁良；
雄黄狼毒并芦荟，一擦何须不笑颜。

水银铅制　杏仁去皮，捣膏　轻粉　雄黄　狼毒　芦荟各一钱　麝香一分

除水银、杏仁膏，余药共碾筛细，入上二味再研匀，先用土菖蒲煎汤洗之；用针挑去虱孔，随用津唾调擦，使药气入内，愈不复生。切忌牛、犬、鳖肉。

六味地黄丸[65]

取红铅法第一百四十三

女子十四岁而天癸至，此阴中之真阳，气血之元禀。遇此将行时，两腮先若桃花之状，阳献阴藏，其经只在半月之里必来。预用白绵绸一尺五寸，洗净，时常用绵带一条束脐下，绵绸两尖头前后系带上中间，常兜阴器。小便解，一头便罢，即系之。经至尽染绸上，取初至红铅一颗大，如鱼眼红色，明亮如珠此为接命至宝，随与好酒一杯，和服。一时后，如醉不醒，只以人乳饮之。一日后，自苏。已后能绝房事者，延寿一纪余。经换，绸兜取阴干，浸上白童便内，片时，其经自然脱下，取置磁盘内阴干，听用。如不升炼者，谓之粗红铅。亦可补益虚劳，接续命脉。如次经已后，但未破身者，俱可取聚阴干，磁盏升炼。色如紫霜一般，合入三元丹内，人乳服之，接命长年，却除百病。此方神秘，不宜轻泄，故不可传。但取红铅之女，生平爱惜，饱暖过时，无拘束为上。

---

[1]阳物兴举　谓阴茎勃起。
[2]房术热药　谓江湖术士为促进性欲、提高性功能所用燥烈辛热之品。
[3]黄浊败精　尿道口溢出黄脓样分泌物。
[4]小水　小便。
[5]茎窍作痒　尿道内瘙痒。
[6]白浆　白色分泌物。
[7]太乙膏　此下原作“见肿疡门”4字。今移此。
[8]四物汤　此下原作“俱见溃疡门”5字。考原著未见该方。仅设“十全大补汤”、“八珍汤”诸方。二方内皆有“四物汤”诸味。意者陈氏所指为此？姑存。
[9]八味丸　此下原作“俱见溃疡门”5字。今移此。
[10]八珍汤　此下原作“俱见溃疡门”5字。今移此。
[11]《三因》胜骏丸　此下原作“见附骨疽门”5字。今移此。
[12]两胯合缝之间　今谓腹股沟。
[13]玉红膏　此下原作“见溃疡门”4字。今移此。
[14]托里消毒散　此下原作“见肿疡门”4字。今移此。
[15]十全大补汤　此下原作“俱见溃疡门”5字。今移此。
[16]补中益气汤　此下原作“俱见溃疡门”5字。今移此。
[17]六味地黄丸　此下原作“见肺痈门”4字。考“肺痈门”所设名为“肾气丸”。今移此。
[18]阳物短缩　谓阴茎内缩之症。
[19]嗣息　儿子。
[20]如意金黄散　此下原作“见肿疡门”4字。今移此。
[21]万灵丹　此下原作“俱见肿疡门”5字。今移此。

[22]蟾酥锭　此下原作“俱见肿疡门”5字。查该门未置。今于“疔疮门”移此。
[23]太乙膏　此下原作“俱见肿疡门”5字。今详见前“下疳应用方”。
[24]玉红膏　此下原作“俱见肿疡门”5字。今详见前“下疳应用方”。
[25]十全大补汤　此下原作“俱见溃疡门”5字。今详见前“鱼口便毒应用方”。
[26]四物汤　此下原作“俱见溃疡门”5字。今详见“下疳应用方”。
[27]五积散　此下原作“附骨疽门”4字。今移此。
[28]肾气丸　上下原作“见肺痈门”4字。今移此。按:此方药组成,实为六味地黄丸。姑存。
[29]十全大补汤　此下原作“俱见溃疡门”5字。今见“鱼口便毒应用方”。
[30]八珍汤　此下原作“俱见溃疡门”5字。今见“鱼口便毒应用方”。
[31]补中益气汤　此下原作“俱见溃疡门”5字。今见“鱼口便毒应用方”。
[32]四物汤　此下原作“俱见溃疡门”5字。今见“下疳应用方”。
[33]内消沃雪汤　此下原作“见肿疡门”4字。今移此。
[34]蜡矾丸　此下原作“见肿疡门”4字。今移此。
[35]附子饼　此下原作“见附骨疽门”5字。未见方药。姑存。
[36]内消沃雪汤　此下原作“俱见肿疡门”5字。今详见“悬痈应用方”。
[37]如意金黄散　此下原作“俱见肿疡门”5字。今详见“囊痈主治方”。
[38]人参败毒散　此下原作“俱见肿疡门”5字。考诸本皆未见本方。仅“时毒门”内设“荆防败毒汤”,“附骨疽门”内设“加味败毒散”。此方即“人参败毒散”。今移此。
[39]托里消毒散　此下原作“俱见肿疡门”5字。今详见“鱼口便毒应用方”。
[40]透脓散　此下原作“俱见疡门”4字。今移此。
[41]蟾酥条　此下原作“见疔疮门”4字。今详见“囊痈应用方”。
[42]十全大补汤　此下原作“见溃疡门”4字。今详见“鱼口便毒应用方”。
[43]气化　谓非性交途径传染梅毒者。作者认为本病在空气中传播而得,故称。
[44]精化　谓由性交方式传染梅毒者。作者认为本病经媾精而致,故称。
[45]万灵丹　此下原作“见肿疡门”4字。今详见“囊痈应用方”。
[46]黄连解毒汤　此下原作“见肿疡门”4字。今移此。
[47]人参败毒散　此下原作“见时毒门”4字。今见“臀痈应用方”。
[48]防风通圣散　此下原作“见时毒门”4字。今移此。
[49]蟾酥丸　此下原作“见疔疮门”4字。今详见“囊痈应用方”。
[50]补中益气汤　此下原作“出溃疡门”4字。今详见“鱼口便毒应用方”。
[51]神应养真丹　此下原作“见鹤膝风门”5字。今移此。
[52]祛风换肌散　此下原作“见风癣门”4字。考诸本未见,今自“白屑风第八十四”移此。
[53]柏叶二矾汤　此下原作“见鹅掌风门”5字。今移此。
[54]十全大补汤　此下原作“俱见溃疡门”5字。今详见“鱼口便毒主治方”。
[55]补中益气汤　此下原作“俱见溃疡门”5字。今详见“鱼口便毒主治方”。
[56]四物汤　此下原作“俱见溃疡门”5字。今详见“下疳应用方”。
[57]八珍汤　此下原作“俱见溃疡门”5字。今详见“下疳应用方”。
[58]天麻饼子　此下原作“见头痛门”4字。今移此。
[59]雷火神针　此下原作“见附骨疽门”5字。今移此。
[60]史国公酒药　此下原作“见风湿门”4字。按诸本未设“风湿门”。于“附骨疽第二十七附鹤膝风”内仅见方名,未详药物。待考。
[61]二陈汤　此下原作“见瘰疬门”4字。今移此。
[62]黄连解毒汤　此下原作“见疔疮门”4字。
[63]真君妙贴散　此下原作“见肿疡门”4字。今移此。
[64]解毒紫金丹　此下原作“见疔疮门”4字。今移此。
[65]六味地黄　此下原作“见肺痈门”4字。今移此。

妙一斋医学正印种子编

明·岳甫嘉[原著]

[说明]

《妙一斋医学正印种子编》,2卷,明·岳甫嘉撰于崇祯九年(1636)。岳甫嘉,字仲仁,一号心翼,明季兰陵(今江苏武进)人,生卒欠详。岳氏祖上为书香世家,因年幼多病,更屡试不第,乃悉心医术数十载,晚年集数十年业医经验汇成是编。

本书一改前人将不育责之女性的观点,强调应该从男女双方的角度研究种子优生之理,尤其对于男性应该注意先天灵气、交合至理、交合有时、养精有道、练精有诀、胎始从乾、父精母血、脉息平和、服药节宣、取药要领等诸多方面。故作者有言“习保身之法,可以延年;得广嗣之意,可俾天下男无不父,女无不母。为当今圣天子,成一多福、多寿、多男世界,予与尔之心不更惬乎”。

本次以明崇祯九年刊本为底本、中医古籍出版社1988年铅印本为校本进行整理。

上卷 男科

先天灵气

盖人为万物之灵，乃人之中，又有灵与蠢之不同者，何欤？蠢者，愚夫愚妇，或又多男；灵者，聪明俊秀，或反艰嗣[1]者，何欤？又，愚夫愚妇，或偶诞俊秀之儿；聪明俊秀，或偶育痴愚之子者，又何欤？盖今之求子者，只言男女交媾，其所以凝结成胎者，不过父精母血，而不知此犹是后天滓质之物也。其胎之成否，子之有无、灵蠢，尚不可必也。乃一点先天真一之灵气，妙合在未始絪緼、未始交媾之先者。此正天得之以清，地得之以宁，人得之以生且灵者。可见转否为泰[2]，转蠢为灵，转无子为有子者，皆在是也。人能葆合先天之灵气，其于求子之道，思过半矣。寄问曰：葆合之道安在？曰：存仁。仁者，生生之理，万善之元，广嗣之本也。

交合至理

凡交合之期，必败血去净，新血初生，子宫正开。此时用驯虎工夫，乾施坤受，两情畅美，正所谓如炉点金，如浆点腐，决能成胎矣。其间为男为女，固有蕴含于先天，而妙合乎后天者。乃说者谓阴血先至，阳精后冲而成男，阳精先入，阴血后参而成女。世无有精先泄而生男，精后泄而生女者乎？又或谓子宫有二穴，男穴在左，女穴在右。施精时，偏于左则男，偏于右则女。彼奔偷私窃者，往往有男，仓卒交合，岂必其皆偏于左而无右乎？又谓微阳不能射阴，弱阴不能摄阳。世无有尫羸[3]之夫，怯弱之妇，屡屡受胎，虽欲止之不能；亦有血气方刚，精力过人，反限于嗣育者，何欤？至若所谓耐战采用，用霩霿霰霔霌[4]五字等法，则外道而非生育之正，并非夫妇之义矣。虽妾媵[5]亦不宜也。倘所谓单日成男，双日成女，庶几阴阳奇偶之理，而入房取奎壁，成定天月二德等日，或者趋吉避凶之道。然而新娶远归，何尝择吉，而愚夫愚妇又何知历日哉！则余所谓百脉齐到者近是耳。若三月后，尚可转女为男，则又诞妄不经之甚，而其方不必载矣。

交合有时

夫天地生物，必有絪緼之时；万物化生，必有乐育之时。如猫犬至微，将受妊也，其雌必狂呼而奔跳，以絪緼乐育之气，触之而不能自止耳。此天然之节候，生化之真机也。世人种子，有云"三十时辰两日半，二十八九君须算"，此物言其大概耳，非的论也。《丹经》云：一月止有一日，一日止有一时。凡妇人月经行一度，必有一日絪緼之候，于一时辰间，气蒸而热，昏而闷，有欲交接不可忍之状，此的候也。于此时逆而取之则成丹，顺而施之则成胎矣。其曰三日月出庚，又曰温温铅鼎，光透帘帏，皆言其景象也。当其欲情浓动之时，子宫内有如莲蕊初开，内人洗下体以手探之自知也，但含羞不肯言耳。男子预密告之，令其自言，一举即中，必多成男。何也？阳以静胜阴之动，阴动必先靡，阳静必后劲。此《易》坤求乎乾天地泰之义也。

养精有道

夫聚精之道，一曰寡欲，二曰节劳，三曰惩怒，四曰戒醉，五曰慎味。今之谈养生者，多言采阴补阳，久战不泄，此为大谬。肾为精之府，凡男女交接，必扰其肾，肾动则精血随之而流，外虽不泄，精已离宫。纵有能坚忍者，亦必有真精数点，随阳之痿而溢出，此其验也。如火之有烟焰，岂有复反于薪者哉！非但不能聚精，久将变为他症，是故贵寡欲。精成于血，不独房室之交损吾之精，凡日用损血之事，皆当深戒。如目劳于视，则血以视耗；耳劳于听，则血以听耗；心劳于思，则血以思耗。吾随事而节之，则血得其养，而与日俱积矣，其故贵节劳。主闭藏者，肾也；司疏泄者，肝也。二脏皆有相火，而其系上属于心。心，君火也。怒则伤肝，而相火一动，上煽君火，辗转炽盛，则疏泄者用事，而闭藏不得其职，虽不交合，亦暗流而潜耗矣，是故当惩怒。人身之血，各归其舍，则常凝，酒性烈，最能动血，人饮酒则面赤。手足俱红，是扰其血而奔驰之也。血气虚弱之人，数月无房事，精始厚而可用。然使一夜大醉，精随酒耗，且多热毒，是故宜戒醉。《内经》云：精不足者，补之以味。然浓郁煿炙[6]之味，不能生精，唯恬澹[7]之味，乃能补精耳。盖万物皆有真味，调和胜则真味衰。不论腥素淡，煮之得法，自有一段冲和恬澹之气，益人肠胃。《洪范》论味而曰：稼穑作甘。世间之物，唯五谷得味之正。若能淡食谷味，少佐以滋味，最能养精，是故当慎味。

炼精有诀

炼精之法，全在肾家下手。内肾一窍，名玄关；外肾一窍，名牝户[8]。真精未泄，乾体未破，则外肾[9]阳气至子时而兴，人身之气与天地之气，两相吻合。精泄体破，而吾身阳生之候渐晚。有丑而生者，次则寅而生者，又次则卯而生者，有终不生者，始与天地不相应矣。炼之之诀，须半夜子时，即披衣起坐，两手搓极热，以右手将外肾兜住，以左手掩脐，而凝神于内肾约半小时，久久习之，而精自旺矣。此诀虽非医旨，亦录以俟笑者。

胎始从乾

夫父母之生子，如天地之生物。《易》曰：坤道其顺乎承天而时行。夫知地之生物，不过顺承乎天，则知母之生子，亦不过顺承乎父而已。知母之顺承乎父，则种子者，果以妇人为主乎？以男人为主乎？然所谓主于男子者，不拘强弱，不拘康宁病患，不拘精易泄难泄，只以交感之时，百脉齐到为善耳。交感而百脉参差，虽少虽强，虽康宁，虽难泄，亦难成胎矣。妇人所构之血，固由乎百脉合聚，较之男子之精，不能无轻重之分也。孔子赞乾元资始曰大，赞坤元资生曰至，得无意乎？若男女之辨，又不以精血先后为拘，不以经尽几日为拘？不以夜半前后交感为拘，不以父强母弱，母强父弱为拘，只以精血各由百脉之齐到者，别胜负耳。是故精之百脉齐到，有以胜乎血，则成男矣；血之百脉齐到，有以胜乎精，则成女矣。至有既孕而小产者，有产而不育，有育而不寿者，有寿而黄耇无疆[10]者，则亦精血之坚脆分为修短耳。世人不察其精血之坚脆，已定于禀受之初，乃以小产专责之母，以不育专付之儿，以寿夭专诿之数，不谬乎！

夫百脉齐到者，乃一身神情气血，骨节毫窍，无不毕达之谓也。既交媾矣，何以云有齐到,有参差者哉?此其机又系于平日之培养。务使父精无淡,母血无枯,俾乾健坤柔,阳先处夫必胜之数,阴每从之,故孕无不成男也。乃若父母之七情六欲,痰凝气滞,饮食醉饱,俱能令气脉淤塞,精血清淡,则百脉乌能齐到?如此非唯不能成胎,即成胎,亦多损伤夭折,惊痫疮疹,弊有不可胜言者,则药饵调摄之功,决不可少。此又人之善承乎天者矣。

父精母血

按:生子之道,本之父精母血是矣。《易》曰:男女媾精。男有阳精,女独不有阴精乎?交感百脉到时,男子施精矣;女子面红唇赤,鼻尖微冷,声息微喘,是即女子施精时也。此精不论经前经后,交媾毕时俱有,但不若男精中有结块成形者,为少异耳。日浸月盛,乃成胎耳。否则,《易》何以止言男女媾精,不言男媾精,女媾血乎?但阳精元是气结之华,阴精仍是血凝之液。通此而生子之道,谓之父精母血也固宜。

脉息和平

生子之脉,专责于两肾,在脉为两尺。男子右尺偏旺者,相火易动,好色少子;左尺偏旺者,阴虚火动,精不固,少子。脉迟弱而涩者,精气清冷;若微弱而濡,则入房无力,俱令无子。妇人脉微弱而涩,少年得此为无子,中年得此为绝产。若肥人脉细而弱者,主胞有寒;浮而紧者,腹有疝瘕,俱令少子。男妇之脉,俱以沉滑和匀,乃为生子之脉。

人身气血,各有虚实寒热之异,唯察脉可知。脉有十二经,应十二时,一日一周,与天同运,循环无端。其至也,既不宜太过而数,数而热矣;又不宜不及而迟,迟则寒矣;不宜太有力而实,实非正气能自实也,正气虚而火邪来乘以实之也,治法行当散郁之伐其邪,邪去而后正可补也。不宜太无力而虚,虚乃正气正血虚也,治法唯当补其气血耳。亦有男妇上热下寒,表实里虚,而未得子者。法当临睡时服凉膈之药,以清其上;每晨食未入口时,服补药以温其下。暂进升散上药,以达其表;久服厚味之药,以实其里。又有女人气多血少,寒热不调,月水违期,或后或先,白带频下,而无子者,皆当诊脉而以活法治之。务欲使其夫妇之脉,皆和平沉滑,不热不寒。交合有期,不妄用精,必能生子,子不殇夭[11]。故欲得子者,必须按脉立方,因病用药。

服药节宜

男子以阳用事,从乎火而主动,动则诸阳生;女子以阴用事,从乎水而主静,静则诸阴集。故治男子,毋过热以助其阳;治女人,毋过寒以益其阴。古人以黄柏、知母之类,每用于男子;而干姜、艾叶之类,恒施于妇人,良有以也。男女阴阳自然之体,若六气迭侵于外,七情交战于中,饮食致伤其中州,房劳亏损其元气,发为诸病,又不可执一而治。况如近世,情欲太早,或男精未通而御女,或女经始至而近男。譬始荄[12]之木,质原柔脆,根本既薄,枝叶必衰,岂能蕃衍乎。故男女嗣续稍迟,虽无疾病,尤当保护。何者?男子阳动之体,唯虑合而易失,未获中其肯綮[13];女子多苦交而勿孕,不能其生成。故精清,流而不射,皆为精气不足;白淫白带,月信愆期,皆为血气不调。则预为调养,不可不得节宜之法。是以在男,则用中和之剂,收固真阴,以为持久之计;在女,则用温经之药,鼓作微阳,以为发育之基。间有男女虚寒而纯用热药，实热而纯用寒凉者，此又对症立方，节宣之所不可偏废者也。窃怪今之疗求子者，治妇人而寒热兼济者有之矣，至治男子而专用热药，徒取亢阳用事，快一时之乐，久之而精血耗散，祸乃叵测[14]。每见缙绅[15]中惑此，有尿血数升，不旬日而毙者；有发肾痈、囊毒而毙者；有发肺痈及翻胃、膈噎[16]而毙者，种种不可枚举，非徒无益，而又害之，不可不谨也。余特著经验良方，并斟酌温凉补泻之剂，对症之虚实寒热而考订之，庶为广嗣者之一助云。

服药要领

列方虽非一种，取效不在兼收。或良工察脉而虚心审证，或病者自知寒燠[17]而对证选方。得其一，修制虔服，自获神效。在昔忠武[18]用兵，贵精不贵多，得此道也。然犹望求嗣摄生君子三思，无后为大，又在保养元精，借资药力，若徒恃药力而浪费元精，炼石补天，其有济乎？婆心子更不胜怀倦祝。

成效举略

一友年壮力强，娶妇十四载从不成育，诸医皆咎其内之艰嗣也，计将置妾焉。予诊友脉，六部皆洪大，两尺虽洪大，但重按之则觉微细无力。因诊其内脉，颇无恙。予叹曰：须知萱是宜男草，何必千金买牡丹。但脉病在夫，心火炽盛，相火煽从，而肾水不足以制之也。此友性嗜酒喜博，每夜以继日，沉湎不休。又善御女，通宵不败。每自言内人苦此，许置妾以代。予笑曰：此血气为酒所使，亢阳用事，非摄生求嗣之道，一旦血耗气衰，犹之电光石火耳。友愕然惊顾曰：若是其甚乎，愿明以教我。予曰：若果真心求治，请断酒戒博，唯予药是治，期年之内，可望得子。友果猛然憬悟[19]，设誓闭关，摈麯糵[20]，远奕客，一意唯予药是情。予初进以柴葛解肌汤二剂。友曰：非其治也。予曰：非君所知。乃数月而此友形貌消瘦，神思困倦，因召予谓曰：吾今几毙矣！满口破碎，小便黄赤，阳事竟不举，吾今几毙矣！可奈何？予曰：君无患，乃今而君之真面目如睹。向非解肌以达其表，解毒以清其里，则向来之宿醒未散，热毒未消，骤施温补种子等剂，不犹闭门养寇，而豢之以膏粱，其有瘳乎？友更霍然憬悟曰：命之矣。于是进以清心滋肾等剂，半月之后，方服心肾种子丸一料。凡三月，又服中和种子丸一料。逾未载，乃以考事出关，遂以出关之夕，与正夫人成孕。匝十月，举一子，欢然相庆，始信予言之不谬。予书此者，非诩己之长，暴人之短。盖一以见凡人壮年无子者，逞己之强阳，有病苦不自知；一以见医者察病，自有标本，投药自有渐次。如解肌解毒等剂，岂种子药乎？倘施之无序，即大温大补，终难见效。此举一以例其余，病者医者，俱当触类而旁通之可也。故曰神而明之，存乎其人。

附方

凡方非种子，而用以成种子之功者，附查。盖武将之与文臣，功不相掩，其定太平一也。

柴葛解肌汤

柴胡二钱　黄芩炒，一钱　干葛粉三钱　芍药炒，一钱　羌活一钱　桔梗八分　石膏三钱　甘草三分

水二碗、姜三片煎服，取汗。如无汗，加苍术一钱，再一剂热服，效。

黄连解毒汤

黄连二钱　姜汁炒　，二钱　黄柏炒，二钱　山栀炒，二钱　柴胡二钱　连翘二钱

上锉剂，水二钟煎八分服。

清心滋肾汤

当归酒洗，一钱　白芍酒炒，八分　橘红一钱　白术土炒，一钱　白茯苓八分　远志甘草汤制，六分　酸枣仁炒，研末，一钱　麦冬去心，一钱二分　玄参一钱　枸杞子研碎，一钱三分　杜仲盐酒炒，一钱二分

水二钟，煎八分，空心临卧间服。

心肾种子丸　见后

中和种子丸　见后

一友自幼患羊痫之症，及其壮也，又患滑泄之症，而痫益频，无子。医者上驱其痰，则药必疏利，而精愈泄；下固其精，则药必补涩，而痫愈发；若疏利与补涩并用，则二病频仍，终不能愈，如何得子？诸医束手。一日召予往视，予诊其脉，上盛下虚。细简诸医之方，皆稳当而未能奏效。踌躕[21]半晌，因问痫状。曰：发时如羊鸣一、二声，猝然晕倒，手足牵搐，咬牙痰涌，不省人事，一饭时方醒。醒则一、二日身体微热，精滑不止，倦怠之甚。因问其精滑状，曰：清精不时溢出，淹滋不净。又问夫妇交感亦精多否？曰：甚少。予思痫乃自幼之沉疴，滑乃后来之添症。滑则断欲可荷其元，药饵可徐收其效。若痫症不去，则饮食皆化为痰，久之身且不保，安望得子。今身体尚虚，未可投药，请夫妇分处，断房事一月，然后予可得而施治矣。友果如予言。越一月，遇痫发时延予往，予预制三子散为末以待，将牛黄丸用竹沥化开，候其痫将止、痰将退时灌下。盖先则痰方涌盛，药力不入，后则痰归窠络，药攻无力也。灌下牛黄丸，苏醒时，随将三子散用河水三碗，煎一碗，如稀粥样，带热服下。计申时痫发用药，到初更时腹中连响，夜半大解，去积痰半桶。后痫不复发，滑亦渐止。戒以绝欲半年，常服安神丸，后服心肾种子丸，期年而得子。盖医者，意也，如三子之法，方书所不载，诸医狃[22]于固本则邪自退之说，而不知外来之邪，可扶正气以胜之。若自幼之顽痰，方且窃气血而操心肾之权，上能迷心而使之晕，下能走肾而使之滑，此正根本之病也。去病除其根，故能奏效而得子。此因奇症而特笔之，若止于精清、精滑、精寒、阳痿等症，治之特易易耳。是故医贵有识，尤贵有胆。

附方

三子散

真苏子微焙，一两　白芥子微焙，一两　韭菜子微焙，一两

上共研为末，用河水三碗，煎一碗，如稀粥样，带热服下，候腹中声响，大解去积痰宿滞为验。

安神丸

当归酒洗　人参去芦　白茯苓去皮　酸枣仁炒　生地黄酒洗　川黄连酒炒　橘红　真胆星　厚黄柏盐酒蜜炒黑色　麦门冬去心，以上各一两　朱砂另研，不飞过，五钱

上为极细末，炼蜜为丸，梧子大，朱砂为衣。每服五十丸，空心清米汤下，食远临卧灯心汤下。忌猪、鹅、牛、羊、犬、马肉等，胡椒、葱、蒜。

心肾种子方　见后

一新安友人来谒，求治病，并求种子方。予见其年逾四十，形体孱弱[23]，如不胜衣。诊其脉，六部俱微缓无力，两尺如丝轻漾，一似欲绝者。自言无医不投，无药不服，或以为瘦人

多火而服知柏,或以为虚寒之极而胜桂附,总皆不效。予问曰:饮食若何?曰:闻荤腥便欲呕吐,今且茹素矣。子又问曰:向服何药?曰:向服滋阴地黄丸,后服八味地黄丸,俱无效。予曰:据脉息,则诚虚寒也,所服药亦未为全误也。但须先理中州,然后议治幽北可耳。必须耐心守以岁月,不但病愈,可图得子。友喜曰:敬闻命。予投以补中益气汤,加砂仁、神曲,十余剂而脾胃稍起。又劝其去素茹荤,而少佐以肉味,脾胃愈起,始投以大剂补中汤,加枸杞子、杜仲各三钱。服二十余剂,脾胃始健,而腰膝渐强。后令其仍服八味地黄丸半料,兼服朱鹤山煎方日一剂,甚是得力。后服河车种子丸一料,果身体强健,逾年置妾遂得子。

附方

补中益气汤

人参一钱五分　黄芪蜜炙,一钱五分　白术一钱五分,土炒　当归酒洗,一钱　甘草炙,一钱或用五分　陈皮八分　软柴胡二分　升麻二分

上加神曲,炒,一钱;砂仁三分,研末,水二钟、姜三片、枣二枚、煎八分上午服。大剂补中汤,即前方倍之。

八味地黄丸

怀熟地如法制,八两,另捣　山萸肉四两　干山药四两　牡丹皮三两　白茯苓三两　泽泻三两　大附子一两,顶脐平正者,童便煮一日夜　肉桂童便浸晒三次,五钱

上为末,炼蜜为丸梧子大。每服百丸,空心淡盐汤下。朱鹤山煎方、河车种子方俱见后。

一友患肠风下血,每大解,鲜血四射,淋漓不止,如此者十余年。面色痿黄,腰痛腿痠,四肢乏力,阳事痿缩,数年不举,无子。自谓遇予之晚,求治于予,非求种子,求救残喘耳。予诊其脉,果虚弱之极。两尺重按,尚非绝脉。其阳事痿缩者,只因血枯气索,虽有微阳,不能振鼓耳。因问平日喜食何物?所服何药?曰:诸医皆云血热,多食凉物,凡四物、芩连、槐角、地榆之类,无年、无月、无日不服。且今尚服滋阴脏连丸,总皆不效。予曰:君果遇予晚,若早遇予,病愈已久,且生子矣。友不觉辗然[24]而笑,曰:救残喘足矣,何敢有望外之想?予曰:世智知心主血,肝藏血,脾统血。心与肝,固喜清凉,独不思脾喜温燥乎?且血热妄行,口鼻皆可出,何独注之于大肠?盖血属水,水性善下。脾属土,土不得其平,则水下流,理也。治宜温脾以摄血。且肺与大肠相表里,敛肺气,则金不能伤木,而血自归经矣。但予立方甚平常无奇,又,血症方,书所不载,不免为当世所嗤笑。且虑君见药品无奇,一似与血分绝不相关者,定掷之不服,虽求予无益也。友俯首叩求无已,遂为立一方,并制药二剂与之。友果如法处服,才下一剂而血减,下二剂而血止,制丸服之,而竟不复发。后令服五粉糕半载,兼服补中益气汤,加枸杞子、杜仲。又,后令服八珍汤加枸杞子、杜仲,最后令服聚精丸,两年竟得子。

附:丸方

大厚朴去粗皮,五两,用带皮生姜五两,捣烂取汁拌厚朴,仍用姜渣同厚朴炒,以姜渣黑色为度,不去姜　云白术一两　真神曲一两　大麦芽炒,一钱　北五味子一钱,微焙,研碎

上锉一剂,加陈黄米四十九粒,水二碗,煎八分,空心服。凡肠风下血者,多系脾胃虚寒,不能摄血,服之皆效,虽酒客湿热下注放血者,服之亦效,但纵酒每复发耳。

附:五粉糕方

芡实去壳　白茯苓去皮　干山药　莲肉去皮心　薏苡仁净,各四两

上加粳米一升,糯米一升,共磨为粉,入白糖霜,如平常蒸糕法蒸熟烘干。空心或饥时将滚汤泡服,或干服亦可。

附:八珍汤方

人参一钱　白术土炒,一钱　白茯苓一钱　当归酒洗,一钱　白芍药酒炒,八分　川芎六分　甘草炙,四分　枸杞子一钱　杜仲盐酒炒,一钱　熟地黄一钱

水二钟,煨黑姜一片,枣一枚,煎服。

聚精丸　见后

一澄江友,年过五十,久患痰火,无子。平时痰火不拘日夜常发,发则气塞喉闭,不能言语,几绝。不能待药,急取冷水冷茶,咽下稍苏。迨十日、半月一大发,发[25]则哮喘痰塞,昼夜不能睡卧,才着枕,即叫喊胸胁痛甚,痰塞喉间气不得出,冷汗如雨,唯令家丁日夜抱坐,待毙而死。有诸医用二陈、瓜蒌、枳实等汤者;有用滚痰丸者;有用温胆、酸枣仁等汤及安神等丸者,俱不效。延予往治,予诊其脉,上下俱盛,两尺更洪大。因问饮食若何?曰:痰稍退,则求食,食即易饥。问:阳事举否?曰:时举。连晚彻夜不寐,无可奈何,只求稍稍合眼,便谓神仙矣。予曰:理不难,但予所用之药,未免为诸医所笑,即病者闻之,亦决不肯服耳。众家丁皆曰:决不令诸医见,亦不使病者知,唯求速赐救耳。予果制一剂,令速熬竹沥以待。药报熬熟,令加姜汁五茶匙,竹沥一大杯服下。不半时,喊叫渐宁,胸胁痛亦渐减,便欲求睡。得睡一觉,求食,食后亦不易饥。至来日午余,又服一剂,夜间鼾睡,痰退气舒痛止,病不复发矣。举家欢甚,开筵称庆,求予方,方附后。盖此症因年老血衰,阴虚火炽,煽动胃火,胃火复识,煽克肺金。母子既不相生,则子母不能相顾。辗转相煽,一身尽为火宅,如何得睡。痰因火盛,如何不填塞胸膈,痛楚叫呼欲绝也。后立一擦牙漱津方,早晨用之,可免服煎药。又令其制滋阴地黄丸服之,以除病根。后令服滋阴种子丸,乃得子。

附:煎方

苏梗五钱　石膏一两,研末　人参三钱　真苏子五钱,研末　真黑牛胆南星陈久者良,三钱,得牛胆陈久则不燥　木香一钱,另研　黄柏五钱,盐水炒三次

水二碗,煎八分。入姜汁五匙、竹沥一杯服下,神效。盖血少阴虚,药喜润不喜燥,所以见效速。

擦牙漱口津方

石膏四两,煅过　青盐一两,炒　黄柏二两,盐酒炒黑色　川椒炒去汗,去目、去骨,取红末三钱　杜仲二两,

每清晨洗面时,取少许擦牙漱津,呷滚水再漱咽下。滋阴清火,永无痰火之患。

滋阴地黄丸

熟地黄八两,如法制　山茱萸肉四两　干山药四两　白茯苓三两　牡丹皮三两　泽泻三两　黄柏三两,盐酒蜜炒三次,黑色　知母三两,盐酒炒三次,茶合色

上为末,炼蜜丸,梧子大,空心淡盐汤下三钱。再加麦门冬三两,去心　辽五味子一两五钱　名加味滋阴丸。治痰火甚效,此治本之剂也。

滋阴种子丸　见后

一友于正夫人虽有子,后置一妾,宠甚,三年不能成孕,即正夫人熟腹亦不孕,求诊于予。予诊其脉,右关微弱,左尺虚滑,询甚病原,谓因劳碌受饥,遂得滑精之症。偶或饥劳、流滑不已。即同交感,亦软弱之甚,精薄而少。予曰:证果应脉。此乃脾虚不能制水,以致肾虚不能蓄精,艰子之由,正坐于此。治宜实脾滋肾,土旺而水自藏,肾充则精自厚,生子可必成。为

立一煎方，用四君子加山药、莲肉各三钱，文火煎如稀粥样，日进一剂。王道[26]无近功，服至三十剂，脾渐强，虽遇饥，精滑亦减。复为一丸方，服不及四两，虽遇饥，精亦不滑矣。盖此友欲验予方，故饥以试之，而果验也。病愈服生精种子丸一料，逾年宠妾生子。

附：煎方

人参去芦，二钱　白术土炒，二钱　白茯苓去皮，小二钱　粉草蜜炙，一钱　干山药焙黄色，三钱　莲肉留皮去心，炒，三钱

河水二碗，煎八分，空心服，渣再煎服。

附：丸方

白茯苓二两，乳汁晒七次　干山药二两，炒　莲肉二两　人参一两　厚黄柏二两，蜜水拌浸炒，再拌浸，再炒，如此五次，以紫金色为度　白术二两，饭上蒸，土焙　砂仁一两，微焙　粉草五钱，蜜炙

上为末，用沙苑蒺藜子四两，微炒为末，以二两入药，以二两煮成膏，和前药末舂千杵为丸，如梧子大。空心，或清米汤，或淡盐汤下百丸。

生精种子丸　见后

一仕宦者，患肾泄[27]无子，每五更辄腹痛，腹间有气撑下，直至肛门，作响一声，一泄如注。始之泄也，或黄或白，或沫或溏，久之而所泄皆黑沫，如泥浆水，此谓之肾败，非但不能得子，且有性命之忧。予为立一丸方，服至半月而泄渐减，服至三月而泄全愈。后服补骨脂丸，加五味子四两，砂仁二两。又服宝精丸，去当归，加补骨脂三两、五味子一两、杜仲三两，一料而生子。

附：丸方

肉豆蔻四两，粉裹煨　吴茱萸二两五钱，汤泡　补骨脂三两，盐酒炒　五味子三两　人参一两　木香六钱，不见火　砂仁八钱

上为细末，山药粉三两打糊丸，如梧子大，每服三钱，空腹白汤下。

补骨脂丸　见后

宝精丸　见后

一文学，性嗜读书，尤善属文，每读书至夜半，辄阳精流出。遇作文，两篇犹可，至三篇，未有不精下流者。即偶或不流，其夜未有不梦遗者。年已三十六，无子，求治于予。予诊其脉，心火炽盛，下部微弱。此用心太过，心肾不交之症也。予立一煎方，又立一丸方，次第服之。病愈后，服心肾种子丸，乃得子。

附：煎方

白茯神一钱，去木　麦门冬一钱，去心　远志肉五分，甘草汤制过　柏子仁两钱，去油研　干山药一钱　山萸肉一钱　怀生地一钱，酒洗　黄柏盐、酒、蜜三制，黑色，七分　砂仁末三分　甘草三分

水二碗，入圆眼肉五枚去核，灯心二十根，煎八分。调沙苑蒺藜子，微炒，研末一钱。空心临卧各一剂，效甚。

丸方

山萸肉三两　麦门冬四两　远志肉三两，甘草汤制过　北五味子三两　菟丝子四两，酒煮，如法制　干山药三两　怀生地四两，如法制熟，另捣　白茯苓三两　沙苑蒺藜子半斤，微焙，四两入药，四两打膏为丸　黄柏如法制，四两　砂仁二两　柏子仁二两，另捣

上为末，除另捣外入蒺藜膏和匀，如干，加炼蜜打千杵为丸，梧子大。每服，空心淡盐汤

下三钱，临卧灯心汤下二钱，服之病除，效甚。

心肾种子丸 见后

按：生子专责在肾，但一经之病易治，有病在别经而移疾于肾者，有一人而兼数病，因而无子者，其治法颇难，其立方不易。非医者有巧思、有慧眼、有识力，投药罔有不误者。故成方活用则灵，活方滞用则谬，予不能无三致意云。

附方

中和种子丸 凡少子者，皆因元禀虚弱，或因色欲过度，以致气血两亏，心肾不交，百病内蚀，不能成育。予立此方，参三焦上下心肾之平，酌五子、六味、十精之妙。不论人之老壮寒热，虔服百日，多至半载，决能成育。经验已多，真种子第一良方也。

菟丝子拣净水淘，舂去粗皮，用无灰酒煮烂，以丝出为度，捣如泥，为薄饼晒干，磨为末，四两 白茯苓三两 山茱萸酒拌蒸，取净肉四两 怀熟地取大生地五两，酒洗净，用砂仁末三钱，好酒半斤拌浸一宿，置瓷器坐砂锅内，隔汤炖黑烂为度，另捣 怀山药三两 枸杞子甘州者佳，四两 远志甘草汤泡，捶去骨取肉，再用甘草汤煮，晒干，二两 车前子净，用泔汤蒸，晒干，二两 覆盆子去蒂酒蒸，晒干，四两 麦门冬三两，去心 五味子二两，辽东与北来者佳 鱼鳔胶四两，用牡蛎粉炒成珠，去蛎粉 嫩鹿茸四两，酥油慢火炙透 当归身酒洗，晒干，三两 柏子仁去壳，取白净肉三两，另捣 人参三两 川牛膝盐酒炒，三两 沙苑蒺藜四两，微焙为末，入药，二者煮膏，同炼蜜为丸 川杜仲盐酒炒，三两

上药十九味，除另捣外，磨为极细末，隔汤炼真川蜜为丸。空心淡盐汤下三钱，临卧灯心汤下二钱。百日之后，效难尽述。

附对证加减法于后：阴虚火盛，加盐酒蜜三制炒黄柏、知母各二两；虚寒无火甚，加童便制熟附子、肉桂各一两，或去附桂，加肉苁蓉去鳞膜、巴戟肉、补骨脂盐酒炒，各三两；肥人有痰，加广橘红三两，减熟地二两；瘦人上焦有火，加姜汁炒黄连二两；梦遗滑精，加蜜炙黄柏四两、砂仁末二两、酸枣仁炒香三两。客有议砂仁非固精药者，不知砂仁配黄柏入肾，为封髓丹。盖相使而为用者也。种子之法，要在固精，而涩精之药，尤种子所忌，如龙骨、牡蛎等味，可入治虚损，不入种子方，以涩则施精不全，非求嗣者所宜也。立方之妙，全在加减考订得宜，谨述之以告知者。

河车种子丸 河车，即胎胞也，得男女交媾之气，赖命门之火，结以成形而育胎。火能生物，于种子尤为亲切。予定此方，凡男子气血两虚、阳衰精薄者，服之举子，屡有成效。方内用肉桂、白术、陈皮者，正取火土相生之义也。

当归酒洗，二两 山茱萸去核，四两 补骨脂盐酒浸炒，三两 天门冬去心，二两 麦门冬去心，三两 生地酒洗，三两 人参二两 山药三两 覆盆子酒蒸，三两 五味子一两 巴戟去心酒浸，二两 川牛膝盐酒炒，二两 川黄柏盐酒蜜三制炒，三制，一两五钱 白茯苓二两 锁阳酒洗酥炙，二两 白术土炒，二两 陈皮一两 杜仲去皮盐酒炒，去丝，二两五钱 肉桂童便制，五钱

上共为末。紫河车一具，头生男子者，水洗净挑去筋膜，挤去紫血，用米泔漂数次，仍以酒洗过。盛瓷瓶内入酒一小杯，封口，重汤煮烂捣如泥。须不生疮疾、洁净妇人者佳。入前药末共捣炼蜜丸桐子大，每服百丸，空心温酒或盐汤下。

斑龙种子丸 蜀中道人云：

尾闾不禁[28]沧海竭，九转神丹都慢说，
唯有斑龙顶上珠，能补玉堂关下血。

斑龙珠，即麋鹿角也。鹿性善交，多寿多子。予定此方，于中年以后无子者，最为得力，能理百病、养五脏、补精髓、壮筋骨、益心志、安魂魄、乌须鬓、驻颜色、益寿多男。

鹿角胶一斤　鹿角霜半斤　天门冬去心，四两　麦门冬去心，四两　黄柏盐酒炒褐色，三两　知母去毛盐酒炒，三两　虎胫骨酥炙，三两　龟板去裙，酥炙，三两　枸杞子甘州者，四两　干山药四两　肉苁蓉酒洗去浮甲、白膜，晒干，四两　茯苓去皮，四两　山茱萸净肉四两　破故纸盐酒炒，四两　生地酒洗，四两　当归酒洗，四两　菟丝子酒煮捣成饼，焙干，六两　熟地制如法，四两　白芍酒炒，三两　牛膝去芦，盐酒炒，三两　杜仲盐酒炒，去丝，三两　人参去芦，三两　白术土炒，三两　五味子一两　酸枣仁炒，一两　远志 甘草汤浸去骨皮，各二两　砂仁一两

共为末，炼蜜，化鹿角胶，丸桐子大。每服百丸，空心淡盐汤或酒下。

按龟板、龟胶不宜单用。盖龟性不交，与牝龟隔水相视而得孕。子语云：龟龟相顾，神交也；鹤鹤相唳，气交也。故龟板、龟胶，仙家修炼之药，种子家配虎胫、鹿胶得阴阳之义可用。若单用，能痿阳寒精，交不成孕，不可不知。

通真延龄种子丹　一名腽肭脐丸，阳痿无火，服之立起。

五味子二两　山茱萸四两　菟丝子四两　砂仁二两　车前子二两　巴戟天四两　甘菊花二两　枸杞子四两　生地黄五两　熟地黄五两　海狗内外肾各一副，如无，即本地黑狗或黄狗内外肾各一副，酥制　怀山药三两　天门冬二两　麦门冬三两　柏子仁二两　鹿角霜二两　鹿角胶四两　人参二两　黄柏一两半制　杜仲三两　肉苁蓉四两　覆盆子三两　没食子二两　紫河车二具　何首乌三两　牛膝三两　补骨脂二两　胡桃肉二两　鹿茸二两　沙苑蒺藜四两，二两炒磨入药，二两磨粉打糊

为末，同柏子仁、胡桃肉泥、蒺藜糊、酒化鹿角胶，炼蜜和丸如梧桐子大。每服四钱，空心饥时各一服，龙眼汤、淡盐汤，寒天好酒，任下三四钱。

心肾种子丸　种子者，贵乎肾水充足，尤贵乎心火安宁。乃今之难嗣者，皆责乎肾水之不足，而不咎乎心火之不宁，何也？肾精之妄泄，由乎心火所逼而然。盖心为君火，肾为相火，而相火奉行君火之命令焉。是以无子者，其病虽在于肾，而责本在于心。今定心肾一方，固本保元，生精养血，培复天真，大补虚损，益五脏而除骨蒸，壮元阳而多子嗣。充血脉，强健筋骸，美颜色，增延龄算[29]，聪明耳目，玄润发须。真王道之奇方，难尽述其功效之妙也。

何首乌赤白鲜者各半斤，米泔洗净，用竹刀切片，分四制，用砂锅柳木甑蒸黑芝麻、羊肉，酒，黑豆，各蒸一次晒干　怀生地酒洗　麦门冬去心　天门冬忌铁去心　怀熟地用生者酒洗净，砂仁拌、酒浸，隔汤煮黑烂　怀山药炒褐色　白茯苓人乳拌蒸　赤茯苓牛乳拌蒸　枸杞子　人参去芦　鹿角胶熔化，各四两　白芍药酒炒　锁阳酥制　酸枣仁炒　五味子　牛膝盐酒炒　牡丹皮　龟板去裙，酥制　当归酒洗　泽泻去毛　黄连酒炒金色　菟丝子酒煮　黄柏盐酒蜜拌，炒三次，金色以，各二两

上为末，隔汤炼蜜丸，如梧子大，空心淡盐汤下三四钱。按心藏血，肾藏精，精血充实，乃能育子。但心肾之药，最难配合。夫心恶热，肾恶燥，治宜清热润燥。予具此方，寒热不偏，君臣不紊，中和滋补之剂。欲广嗣者，宜修合常服之可也。阳痿无火者，去连柏加苁蓉、杜仲各二两。

广嗣既济丸　宁心神，养气血，益精髓、壮腰膝，润肌肤，悦颜色，清耳目，乌须发，通和脏腑，延年广嗣，大有神效。

人参八两　天门冬四两　麦门冬四两　柏子仁四两　酸枣仁四两　远志肉四两　菟丝子八两　白茯苓八两　甘枸杞八两　生地黄四两　熟地黄四两　牡丹皮四两　当归四两　五味子二两　沙苑蒺藜八两　山茱萸肉四两　山药四两　石斛二两　牛膝四两　虎胫骨二两　甘菊花

石菖蒲一两　杜仲四两　破故纸三两　肉苁蓉二两　鹿角胶八两　玄武胶八两

上二十七味，炮制如法，共为末。研入柏子仁、玄鹿二胶，用好酒熔化和炼蜜为丸，如梧桐子大。每晚用秋石白滚水送下三钱，好酒下亦可。

补心滚肾丸　此方和平简净，不拘老壮可服，有火者更宜。

麦门冬六两　鳖甲六两，醋炙透　五味子四两　怀生地八两，隔汤炖如法　山茱萸四两　牡丹皮三两　白茯苓三两，拌人乳晒至六两　天门冬四两　杜仲去皮切片，酥炙，六两　黄柏四两，三制如法　砂仁二两　甘草一两　怀山药四两　柏子仁拣净八两酒蒸，另研细如泥　车前子三两　菟丝子净末，八两　枸杞子去枯者，八两　远志肉三两　牛膝四两

炼蜜为丸。空心白汤服五钱。

滋阴壮阳丹　此方阴阳两补，种子神验。

熟地用淮生地酒蒸九次，晒九次，四两　石菖蒲五钱　远志甘草水浸去心，一两　淮山地二两　五味子七钱　肉苁蓉酒浸，洗去鳞甲白膜，二两　菟丝子酒浸炒，二两　牛膝酒浸，一两　巴戟去心，酒浸　续断酒浸洗　茯苓去皮　益智仁去皮　黄柏盐酒炒　知母酒炒，各一两五钱　破故纸盐酒炒　枸杞子　山茱萸净肉　杜仲去皮，盐酒炒断丝　沙苑蒺藜炒，各二两 人参　虎胫骨酥炙，各一两

上为末，炼蜜丸桐子大。每服百丸，空心盐汤下。

固本健阳种子丹　凡人无子，多是精血清冷，或禀赋薄弱。间有壮盛者，亦是房劳过甚，以致肾水欠旺，不能直射子宫，故令无子。此方培养元神，坚固精血，暖肾壮阳，虽老年服之，必连举子，经验神效。

菟丝子酒煮，三两　白茯神去皮木　山药酒蒸　牛膝去芦，酒洗　杜仲酒洗去皮，酥炙　当归身酒洗　肉苁蓉酒浸　五味子去梗　益智仁盐水炒　嫩鹿茸酥炙，各二两　熟苄[30]酒蒸　山茱萸酒蒸，去核，各六两　川巴戟酒浸去心，四两　续断酒浸　远志制　蛇床子炒去壳　人参各三两　枸杞子六两

上为末，炼蜜为丸，如梧桐子大。每服百丸，空心盐汤送下，酒亦可，临卧再进一服。若妇人月候已到，此是种子期也。一日服三次尤效，无火者更宜。

壮阳种子丹　治尺脉微弱，阳痿不举，虚寒无火者宜此。

熟地　枸杞子各两半　牛膝俱酒洗　远志肉甘草汤煮　怀山药炒　山茱萸　巴戟去骨，酒蒸　白茯苓　五味子　石菖蒲　楮实子　肉苁蓉酒洗去鳞甲，去心中白膜　杜仲盐酒炒　茴香水炒，各一两　冬加肉桂五钱，童便拌晒三次

上为末，炼蜜和枣肉，空心温酒淡盐汤任下。

补阴种子丸　治尺脉虚浮洪数，精元不固，虚人有火宜此。

黄柏半斤，盐酒蜜炒黑色　知母盐酒炒　熟地黄各三两　白芍药酒炒　牛膝酒洗　陈皮　锁阳酥制　当归酒洗，各二两　虎胫骨酥制，一对　龟板酥制四两　冬月加干姜五钱，炒黑

上为末，酒煮羊肉糊丸，空心盐汤任下。

滋阴种子丸　男子有精亏无子者，非此药不能填补，服至百日，大有奇效。阴虚有火者宜此。

知母二两，去毛皮为末，一两，乳汁浸透，一两，黄酒盐浸透，晒干　天门冬去心，二两　麦门冬去心，二两　黄柏二两，去粗皮为末。一两乳汁浸透，一两黄酒、盐浸透，晒干炒赤色　熟地黄黄酒煮，捣如泥，即和众药，二两　桑椹子二两　菟丝子酒煮，晒干，二两　生地黄黄酒洗过，与熟地黄总捣一处，二两　何首乌黑白二色均用，同黑豆煮二次，去皮晒干，二两　枸杞子一两五钱　干山药一两　牛膝去芦，二两 黄精二两，对节生者真，酒蒸熟，与熟地捣为一处　辽五味五钱　白茯苓去皮去红丝，一两　柏

子仁水浸一日，连壳水磨成浆，绢袋滤汁去壳，掠取水面浮油，去水，存结底者晒干，一两

以上十六味为细末，炼蜜丸桐子大。每早七八十丸淡盐汤下。

延龄护宝丹 补元气，壮筋骨，固精健阳。老年无子宜服，无火者最宜。

菟丝子酒煮捣，焙干为末，三两 苁蓉酒洗去甲膜，三两，再用酒二斤浸半时，取起焙干听用 韭子四两，用枣二两煮熟，去枣，将韭子再用酒浸一宿，焙干用，三两 木香半两 蛇床子三两，用枣二两煮熟，去枣用二两 白龙骨一两，用茅香一两同煮一日，去香，绵裹酒浸一宿 晚蚕蛾全者二两，炙 鹿茸一两，酥炙黄 桑螵蛸一两，炒脆 莲实炒 干莲蕊 葫芦巴各一两 乳香另研 丁香各半两 麝香一钱，另研

除乳香、麝香、菟丝子末外，十二味同为末。将前菟丝子末，用前浸药酒二斤，文武火熬至一斤，入荞面二匙搅匀。次下乳香、麝香等，不住手搅，熬如稠糊，放冷和药。如硬，再入酒少许，捣千余下，丸桐子大。每服五十丸，空心酒下单用龙骨，只此一方。

宝精丸 专能种子，添精补髓，滋阴壮阳，临炉坚久，健步，明目益年，其功不能尽述。无火者相宜。

白亮鱼胶八两，切作短块，用牡蛎八两，炭火锻过，研末同炒，须要炒得熟，不可焦黑，黄色为度，去末不用，将胶听磨 山药四两 人参二两，虚甚加一两 沙苑蒺藜八两，酒洗去衣，竹刀切开去白膜 白茯苓四两，去皮切片，人乳拌晒三次 牛膝三两，去芦，择粗壮者切碎，酒拌微炒 甘州枸杞四两，去蒂与枯者，乳汁拌晒干，如此者五次 鹿胶二两 菟丝子三两，水淘净，酒蒸熟，捣烂晒干 山茱萸肉四两，酒拌烘干 当归二两，去芦尾，取明亮者，酒洗切片晒干，微炒

以上十三味，共为末，炼蜜为丸，如梧桐子大。每服三钱，早晚淡盐汤送下。

生精种子奇方 凡梦遗滑泄，真精亏损者，服之神验。有火者相宜。

沙苑蒺藜八两，微焙，四两，为末入药，四两为膏入蜜 川续断酒蒸，二两 菟丝子三两，酒煮见丝 山茱萸肉生用 芡实粉生用 莲须各四两，生用 覆盆子生用 甘枸杞子各二两

上末，以蒺藜膏同炼蜜和丸，如梧桐子大，每服四五钱，空腹淡盐汤下。

补骨脂丸 凡精寒精清，及老年人阳虚无火者，服之举子神验。有火者忌之。

真合州补骨脂沉实者一斤，以食盐四两入滚汤乘热浸一宿，晒干 次用杜仲去皮，酒炒去丝，四两，煎浓汤浸一宿，晒干 次用厚黄柏去皮蜜炙，四两，煎浓汤浸一宿，晒干 后用鱼胶半斤，剪碎炒成珠

将补骨脂炒香，同鱼胶珠磨细末，将胡桃肉去皮半斤捣如泥，盛以锡盆蒸之。取油和末，置加炼蜜捣和，丸如梧子大。空心，用三钱白汤，或淡盐汤下，晚间或饥时更一服尤妙。

千金种子丹 此方服之，令人多子，并治虚损梦遗，白浊脱卸。

沙苑蒺藜出同州，形如羊肾，如蚕种，而细焙时香如天池茶者真。取末四两，再以重罗罗极细末，四两 莲须四两，极细末，金色者固精，红色者败精 山茱萸极细末，四两，须得一斤，用鲜红有肉者佳，去核取肉，制末 覆盆子南者佳，去蒂取细末，四两 金樱子去刺核，一斤，熬膏，约四两 鸡头实五百个，去壳，要大小不一者，取细末，四两

上用伏蜜一斤，炼，以纸粘去浮沫，数次无沫，滴水中成珠。先以金樱膏和匀前药末入炼蜜，石臼内捣千余下，丸如豌豆大。每服三十丸，空心盐汤下，忌欲事二十日，此药延年益寿，令人多子，不可尽述。

金锁思仙丹 治男子色欲过多，精气不固，梦遗、滑脱、无子。

莲花蕊十两，忌地黄，蒜 石莲子十两，沉水者佳，去内青心，取粉 鸡心实十两，晒干，捣取净粉

以上金樱子三斤，取霜后半黄者，木臼中杵却刺，擘为片，去子，水淘净捣烂。入砂锅水煎，不绝火，约水耗半，取出滤过，重煎如稀饧。入前药末，和丸桐子大。每服五十丸，空心盐

汤下。一月不走泄，候女人月信住，取车前子一合水煎，空心服之。一交感即孕，平时忌葵菜、车前子。按：牡蛎、龙骨，涩粘肠胃，多服久服，每酿成淤热之症。即当时交合，亦虑施精不全。此方气味虽涩，不粘肠胃，故用以固精。况交感之先，服车前子为利导，自无施精不全之患，立方之妙如此。

柏鹿种子仙方 凡心肾不交，阳虚精薄者，服之神验。

柏子仁去油者，好酒浸一宿，砂锅上蒸，捣烂如泥 鲜鹿茸火燎去毛，净酥炙透，如带血者，须慢火防其皮破血走也，切片为末

等分，和柏子仁泥捣极匀，加炼蜜丸如梧桐子大。每服空心三钱，淡盐汤下，服至一月后，敛虚汗，兴阳道，宁神益髓，攻难尽述，真仙方也。

巨胜子丸 治右尺命脉，虚微欲脱，阳痿不举，老年无火者宜服。

熟地酒蒸，四两 生地酒洗，四两 杜仲盐酒炒三两 赤白何首乌刮去皮，黑豆蒸，勿犯铁器，四两 牛膝去皮，同何首乌蒸，三两 天门冬去心，三两 枸杞子四两，研 苁蓉酒洗去甲膜，三两 小茴香盐酒浸炒，一两 巨胜子四两，酒蒸捣 菟丝子酒煮，捣成饼，晒土干，四两 白茯苓去皮，三两 柏子仁三两，捣 楮实三两，酒蒸 酸枣仁三两，炒 破故纸三两，盐酒炒 巴戟三两，去骨，酒蒸 北五味一两 覆盆子去蒂酒蒸，三两 山药三两 续断酒洗，三两 鸡头子三两 川椒炒去汗，三两 葫芦巴一两 莲花蕊二两 韭子一两 麦门冬去心，三两

上为末，炼蜜丸，桐子大。每服百丸，空心温酒下，或淡盐汤下原方有天雄、木香，无杜仲、麦门冬、小茴香。

五子衍宗丸 男服此药，添精补髓，疏利肾气。不问下焦虚实寒热，服之自能平秘，旧称古今第一种子方。有人世服此药，子孙蕃衍，遂成村落之说，后人用之殊验。

甘州枸杞子 菟丝子酒蒸，捣成饼，各八两 辽五味子二两 覆盆子四两，酒洗去目 车前子酒蒸，二两

上五品，俱择道地精新者，焙晒干，共为细末，炼蜜丸，如桐子大。每服空心九十丸，上床时五十丸，白沸汤或盐汤送下，冬月用温酒送下。修合日，春取丙、丁、巳、午，夏取戊、己、辰、丑、未，秋取壬、癸、亥、子，冬取甲、乙、寅、卯。忌师尼鳏寡之人，及鸡犬六畜见之。

十子丸 四明沈嘉则无子，七十外服之，连举子。

槐角子和何首乌蒸七次 覆盆子 枸杞子去枯者及蒂 桑椹子 冬青子四味共蒸，各四两 菟丝子制去壳，酒蒸 柏子仁酒浸蒸 没石子照雷公制 蛇床子蒸 北五味子去枯者，打碎蜜蒸，以上各二两

上为末，炼蜜丸，如梧桐子大。每服五六十丸，空心淡盐汤下，干点心压之。

加味七子丸

菟丝子淘洗，酒蒸 川牛膝去芦，酒蒸 麦门冬去心，酒蒸 山茱萸取肉 原蚕蛾 五味子各一两二钱 蛇床子酒蒸，一两六钱 车前子淘洗，一两七钱 大甘草炙，一两 沙苑蒺藜子马乳浸蒸 覆盆子各二两二钱 补骨脂子二两二钱，淘洗炒 肉苁蓉二两五钱，酒浸去鳞膜

肾虽属水，不宜太冷，精寒则难成孕。如天地寒凉，则草木必无萌芽也。此方极意斟酌，不寒不热，得中和之理。修合服之，如一阳初动，万物化生，二、三月后，必孕成矣。前药俱焙干锉碎为末，炼蜜丸，如桐子大。每服三十丸或四十丸，淡盐汤送下，早晚皆服。

聚精丸

黄鱼鳔胶白净者一斤，陈年者佳，切碎，用蛤粉炒成珠，以无声为度 沙苑蒺藜八两，马乳浸两宿，

隔汤蒸一炷香久,取起焙干

上为末,炼蜜丸,如梧子大。每服八十丸,空心温酒、白汤任下,忌食鱼及牛肉。一方加当归,酒洗晒干,四两

十精丸 精寒、阳痿、无子者,服此药效。

枸杞子 甘菊花 菟丝子酒煮,捣成饼,各二两 山茱萸去核 天门冬 白茯苓各三两 淮生地用生者,酒蒸九次,四两 肉苁蓉酒洗去鳞膜,浸一宿,两半 肉桂 汉椒去目,各一两

上为末,红铅丸,桐子大。每服三十丸,空心盐酒下。

青娥丸 治肾虚腰痛,不能成育。

破故纸盐酒浸炒 川萆薢童便浸一宿,炒 杜仲盐酒炒断丝 牛膝盐酒炒,各四两,共为末 胡桃肉去皮八两,另捣

上共捣,入炼蜜为丸、空心,酒或木香汤,或淡盐下三四钱。董廉宪五十无子,服此一年,联举二子。肾气虚寒者,服原方。腰者肾之府,水火之司,有生之根也。善调之,则根固而枝叶茂;不善调之,则根枯而枝萎。治腰必治肾,得生生之原也。故能种子。

肾虚有火者,加黄柏二两,盐酒炒黑色;知母盐酒炒,茶合色,二两

青娥丸加黄柏知母说 肾,坎象也,水火并焉。水衰则阳光独炽,而令肾热;火衰则阴翳袭之,而令肾寒;水火俱衰,则土气乘之,而邪实于肾,均令人腰痛无子。是方也,破故纸、杜仲、胡桃,味厚而温;黄柏、知母,能走下部;若萆薢者,苦燥之品,足以利水土之邪而平其气也。曰青娥者,涵阳之坎,明其全水火之真也。

仙茅酒 治男子虚损,阳痿不举。

仙茅四两,米泔浸去赤水,晒干 淫羊藿四两,洗净 五加皮四两 龙眼肉百枚,去核

上用无灰好酒十八斤,浸三七日取服,兼服葆真丸,殊有奇效。

葆真丸 专治九丑之疾。言茎弱而不振,振而不丰,丰而不循,循而不实,实而不坚,坚而不久,久而无精,精而无子,谓之九丑之疾。此药补十二经络,起阴发阳,能令阳气入胸,安魂定魄,开三焦积聚,消五谷,进食,强阳益精,安五脏,除心中伏热,强筋骨,轻身明目,去冷除风,无所不治。此药平补,多服常最妙,虽七十岁老人服之,尚能育子。

鹿角胶半斤,锉作豆大,就用鹿角霜拌炒成珠,研细 杜仲去粗皮切碎,用生姜汁一两,同蜜少许,拌炒断丝,三两 干山药 白茯苓去粗皮入乳拌,晒干凡五、七次 熟地黄各二两 菟丝子酒蒸捣焙 山茱萸肉各一两五钱 北五味子 川牛膝去芦,酒蒸 益智仁去壳 远志甘草煮去骨 小茴香青盐三钱,同炒 川楝子去皮核,取净肉酥炙 川巴戟酒浸去心,各一两 破故纸盐酒浸一宿,晒干 葫芦巴同故纸入羊肠内煮,焙干,各一两 柏子仁去壳,另研如泥,半两 川山甲切碎,土焙成珠 沉香各三钱 全蝎去毒,一钱半

上件各制为极细末,以好嫩肉苁蓉四两,酒洗净,去鳞甲皮垢,开心有黄白膜亦去之。取净二两,好酒煮成膏,同炼蜜,和前药末捣千余下,丸如桐子大。每服五十丸,淡秋石汤温酒任下,以干物压之,渐加至百丸。服七日,四肢光泽,唇脸赤色,手足温和,面目滋润。又能消食理脾,轻身和气,语言清亮是其效也。

种子延龄酒 和气血,养腑脏,助劳倦,补虚损,乌须发,清耳目,固齿牙。久服返老还童,延年种子。

生地黄二两 熟地黄二两 天门冬二两 麦门冬二两 当归二两 南芎一两 白芍药一两五钱,炒 人参五钱 白术二两,土炒 白茯苓二两 何首乌同黑豆蒸,干片二两 牛膝二两,盐酒炒 杜仲二两,盐酒炒 枸杞子二两,研碎 巴戟净肉蒸过,二两 肉苁蓉酒洗去甲膜,二两 远志

肉一两，甘草汤制过　石菖蒲五钱　破故纸一两，盐酒炒　山茱萸一两，去核净肉　石斛一两，盐酒蒸晒　甘菊花一两，去蒂净　砂仁五钱，研末　木香五钱，锉末　虎胫骨二两，酥炙　龟板二两，酥炙　陈皮一两　柏子仁去壳净肉，一两，研　酸枣仁炒，一两研　小茴香盐酒炒，一两　大枣肉二两　圆眼肉一两　青盐一两　胡桃肉一两　生姜一两　灯心一两

虚人有火，加盐酒炒黄柏、知母各二两。

上锉制如法，将药入坛内，用无灰酒四十斤，煮三炷香取起。坐水缸内，频频换水，浸三日夜，倾绢袋内滤清，滤干去渣不用，将酒合一处，埋土中三日，去火毒。每早晚，或饥时，量饮三、五杯，其功不能尽述。

清明后，霜降前，药不必煮，止将酒浸二十一日后取饮。其药渣晒干，焙燥为末，炼蜜为丸，将前酒下药甚妙。此方斟酌和平，无燥烈之味，较之刻载方书者不同，览之者自知其奇，服之自知其效。

补肾健脾益气种子煎方　种子方多矣，古人未立种子煎方，亦从未见有经验好方。兹方乃朱鹤山老年久患腰痛，日服一剂，强健，连生子，八十未艾。盖精神气血，皆脾土之所化生。此方得种子生息之元，生精最速，阳事易举。若能节欲，生子更易。真方之王道而神奇者，录以传世。

白茯苓三钱　甘枸杞子一两　怀生地二钱，酒洗　麦门冬二钱，去心　人参二钱　陈皮三钱　白术三钱，土焙

熏脐延龄种子方　此彭祖接命熏脐法也。凡小儿有胞胎时，四门皆闭，九窍不通，唯有其脐与母气相通，母呼则呼，母吸则吸。迨十月满足，然后与分离，前脐落地。犹恐脐窍不闭，有伤婴儿真气，随用艾火熏蒸，外以固其脐蒂，内以葆其元神，使真气不至逗泄。庶繈褓时，无脐风撮口、天吊、惊痫等证；及渐长成人，因七情六欲之牵诱，声色嗜味之感能通，元气渐乖，真精渐斫；至中年而气衰惫，疾病交侵，或艰于子嗣，或夭其天年，皆因丹田气海之受伤，无接养滋培之良法也。回思初生熏脐固蒂之功，可得却病摄生，种子延年之诀。予得上方，传自异人，与见之方书者迥别，非遇知音，未可轻授。

五灵脂二钱　川续断二钱　两头尖二钱　乳香二钱　没药二钱　青盐二钱　麝香一分　红铅一分

上为末听用。

熏蒸法　每年用中秋日，或开除疗病黄道吉日，令人食饱仰卧，用莜麦面汤和，搓成条，圈于脐上，径过寸许，如脐大者，再阔之。以前药末实其中，用槐树皮一块，削去粗皮，止用半分厚，覆圈药之上。如豆大艾壮灸之，但觉脐内微温好换新者。不可令痛，痛则反泄真气。灸至行年岁数为止，灸之觉饥再食再灸。或至冷汗如雨，或腹内作声作痛，大便有涎沫等物出为验。只服米汤稠粥，白肉好酒，以助药力。灸时能令百脉和畅，毛窍皆通。上至泥丸，下达涌泉，撤脏腑之停邪，驱三焦之宿疾。男子下元虚损，遗精腰软，阳事不举，中年无子者，其病悉除。女子月信不调，赤白带下，子宫寒冷，久不成胎者，决能成孕。诚回生济世之仙方，广嗣延龄之妙法也。

九品扶阳散　治男子阳痿，每逢不举，不能得子。

黑附子　蛇床子　紫梢花　远志　菖蒲　海螵蛸　木鳖子　丁香各二钱　潮脑一钱五分

上为末，用五钱，水三碗，煎至一碗半，温洗阴囊阳茎，日洗二三次，留水温洗更好。此外修之法，载以备用，亦治囊湿。

暖炉丹　治女人子宫寒冷，有能生育。

潮脑入碗升打三次如灰色，三钱　蛇床子五钱　牡蛎一钱　母丁香三钱　良姜一钱　紫梢花一钱

以上六味为细末，津唾为丸樱桃大。每次一丸，用丝绵裹纳子户中，留带在外，坐定片时便觉温热，一日一换。

此凡虽女人所用，然暖鼎温炉，亦熏脐扶阳之类，故特载此。其女科调经、固胎、护产有合刻。

妙一居士仲仁氏识

---

[1]艰嗣　为"艰于子嗣"之略。即生育障碍。

[2]转否为泰　否泰，为《周易》的两个卦名。泰，谓"天地交而万物通；否，天地不交而万物不通"。后常合用"否泰"言世道盛衰和人事通塞。转否为泰，既使坏事变成好事。

[3]尪羸（wānglél，音汪雷）　即身体瘦弱之甚。

[4]霘霿霰霳霌音欠详。任拱辰《房术奇书·房中炼已捷要》作闭吸抽缩存；紫金光耀大仙《修要演义·五字真言》简作存、缩、抽、吸、闭；洪基《种子秘剖·六字延生诀》较《修真演义》多一"展"法。具体内容可见本书各篇。

[5]妾媵（yīng，音映）　小老婆和随嫁女子。

[6]浓郁焯（bó，音博）炙　焯，本作"爆"。谓饮食肥厚味重。

[7]恬澹（tiāndàn，音田旦）　亦作"恬惔"。安静。在此引申为清平淡泊。

[8]牝（pìn，音聘）户　牝，阴。女子阴户。

[9]外肾　男性外生殖器。一说单指睾丸。

[10]黄耇（gōu，音枸）无疆　犹万寿无疆。《诗·小雅·南山有台》："乐只君子，遐不黄耇。"毛传："黄，黄发也；耇，老。"黄耇，长寿。

[11]殇（shāng，音伤）夭　未成年而死。

[12]始荄（gāi，音该）　草木刚发芽之状，喻柔嫩不坚。荄，草根。

[13]肯綮（qìng，音庆）　筋骨接合之处。比喻要害、最重要的地方。

[14]叵（pǒ，音颇）测　不可测度。

[15]缙绅　同搢"绅"。旧指官宦的装束。多亦作官宦的代称。

[16]膈噎　即噎膈。

[17]寒燠（yù，音玉；又，āo，音奥）　冷热。燠，暖。

[18]忠武　指岳飞。岳飞逝后，孝宗追封为鄂王，谥武穆，后改谥忠武。

[19]憬（jǐng，音景）悟　觉悟，醒悟。

[20]麯糵（niè，音聂）　酒母；也指酒。杜甫《归来》："凭谁给麯糵，细酌老江干。"糵，亦作"蘖"，酿酒用的发酵剂。

[21]踌躇（chōuchū，音筹厨）　①犹豫不决；②不行貌，住足；③自得貌。

[22]狃（niǔ，音纽）　①习以为常，习惯；②贪图；③任，充当。

[23]孱（chán，音缠；又，càn，音灿）弱　体质虚弱。

[24]冁（chǎn，音产）然　笑的样子。

[25]发　原脱。校本同。据文义改。盐酒炒断丝

[26]王道　古代儒者谓以"仁义"治天下，即"王道"。与"霸道"相对。中医学以"王道"喻扶正补益之法，而谓攻下消导之法为"霸道"；谓以补益气血精津之药为"王药"；而泻下攻伐之品为"霸药"。

[27]肾泄　肾虚而致泄泻，常在五更时发作，亦谓"五更泄"。

[28]尾闾（lú，音驴）不禁　尾闾，古代传说中海水所归之处。中医常以之喻肾之封藏。尾闾不禁，肾关不固，妄泄肾精。有中医文献称尾闾为"肛门"。

[29]增延龄算　延长寿命。算，数。

[30]熟苄（hù，音户）　熟地黄。苄，即地黄。《说文》："苄，地黄也。"

种杏仙方

明·龚廷贤[原著]

[说明]

《种杏仙方》,明代医学大家龚廷贤撰于万历九年(1581)。龚氏字子才,号云林,别号悟真子。生卒年欠详(约生活于嘉靖~崇祯年间)。江西金溪人。生于积世医家,官至太医院吏目。父龚信,精岐黄,曾供职于太医院,其弟、子、侄皆为医官。龚氏医承家传,幼经庭训,至中年而声名大噪,有"医林状元"、"回春国手"之誉,为理论与临床俱丰之大家。擅长于内科、妇科及儿科,其于养生延寿、男女不孕不育之研究尤深,有《种杏仙方》、《鲁府禁方》、《云林神彀》、《万病回春》、《寿世保元》、《济世全书》、《小儿推拿方脉活婴秘旨全书》,与其父及其子分别合著《古今医鉴》、《云林医圣普渡慈航》。其晚年弟子戴曼公于1653年赴日本长崎讲学并受日佛门戒(后圆寂于该国),将龚氏之作并传至东瀛,致使其学术著作和思想在日本广为流传。

《种杏仙方》,4卷,广涉内科、杂证、妇儿、外伤诸学科领域。其中,卷二设腰痛、疝气、浊证、遗精等内容,先以歌诀论证,次以简、便、廉之方药缀后,易于学习和临证。卷四设"附经验秘方"一章,其中,以桃源龟龄延寿丹、紫霞丹为养生、壮肾、填精、调经、种子之主方,值得进一步研究。

本次据小嶋左卫门所明万历金陵周庭槐本之复刻本(1650)为底本、中国中医科学院所藏之明刻本为主校本整理。

卷二

腰痛

腰痛岂止属肾虚，三因五种要推之；
或温或凉或汗下，更兼补肾是良规。

治腰痛，用鱼螺，炒成珠，好酒一碗，淬入内，温热通目连渣服。

一方　肾虚腰痛，用破故纸，酒炒为末。每三钱，空心，酒调服。

一方　用人脊骨，烧存性为末。每二钱，烧酒调，空心服。

一方　用杜仲去粗皮，酒和姜汁炒，一两，酒煎，空心温服。

一方　用破故纸、小茴香为末，猪腰子一对，劈开掺药，纸裹水湿，火煨令熟，去纸细嚼，好酒送下。

一方　治挫闪腰疼，甚者不过三服。用当归、肉桂、玄胡索等分为末。每二钱，酒调下。或锉，酒煎服，亦可。

一方　糯米一、二升，炒极热，盛长袋中，缚于痛处。细研八角茴香三钱，以盐酒调服。

一方　治一切腰痛，用生姜汁四两，同煎成膏，厚纸摊，贴腰眼，效。

疝气

疝气七种要推详，寒水筋血气狐癞；
湿热在内因寒裹，阴肿小腹痛如锥。

治小肠偏坠气，用生姜二两半，去皮一半，留一半，一处捣取汁，倾在热酒乱加盐少许，空心服。不过三服愈。

一方　用五倍子五、六个，烧存性，为末，用好酒调服，以醉为度。

一方　治下元虚冷，寒疝攻痛，用小茴香，盐水炒，为末，每服三钱，空心烧酒调下。

一方　治偏坠气，用蜈蚣一条，槐子一合，炒焦，淬入生酒，去渣温服。

一方　治小肠气痛，外肾肿硬，用橘核为末，每服二钱，空心，温酒或盐汤调下。

一方　治疝气危急，用玄胡索盐炒，五钱，全蝎去毒，一钱，为末，每一钱，空心盐酒下。

一方　治小肠气，用小茴香、白盐同炒，绢包，不住手熨之。

一方　治疝气肿痛，用楝子，去核取肉，焙干为末，每二钱，黄酒调下。

一方　用铁蒺寨一个，烧存性，为末，黄酒调服。

一方　治大人小儿疝气肿硬，用地龙不去土，为末，蚯蚓粪等分，以鸡子清调敷患处，松松包裹，登时缩上，即洗去，如神。

脚气

脚肿名为湿脚气，不肿干脚气之谓；
麻则因风痛是寒，肿乃是湿宜分利。

治腰脚骨骱痛不止，用威灵仙煎酒，空心温服。

一方　治脚气呕逆吐泻转筋，用宣木瓜四钱，水煎服。

一方 治筋挛搐，脚膝筋急疵，煮木瓜烂，裹痛处，冷则易，一夜四、五度热裹即瘥，入酒同煮。

一方 治腿转筋，用松节，锉，好酒煎服。一方加乳香少许。

一方 治寒湿气两腿痛，用艾二两，葱白一把，生姜块共捣，用布包，蘸极热烧酒擦患处，以痛止为度。

一方 治脚气，止痛，用草乌、大黄为末，以生姜汁调，贴痛处。

一方 治腰半以下湿热注痛，用黄柏，酒浸，为末，入汤药调服。

一方 治脚气冲心，用大槟榔一个，为末，童便、姜汁、温酒共半盏，调作一服。

痹痛

五痹手足痛不仁，不过风寒湿气侵；
发散风寒除湿气，管教疼痛不缠身。

治风寒湿痹，麻木不仁，用川乌头，生研为末，用糯米半碗，入药末四钱，同米煮作粥，入姜汁三匙，白蜜三匙，搅匀，空心温啜之。如湿胜，更以薏苡仁末二钱同煮。

一方 治诸风缓弱，及历节风，骨节酸痛，用虎胫骨，酒炙黄，槌碎如米，每骨一升，酒三升，浸五日，空心服一次。

一方 治筋骨疼及伤损疼，用草乌炮，去皮尖、苍术米泔浸制，各三两，为末，酒糊丸，每五十丸，酒下。

消渴

消渴要分上中下，上属肝经中胃者；
下消属肾共三消，能食不食分治也。

治三消渴如神，用缫丝汤如无缫丝汤，却以原蚕茧壳、丝绵煎汤，皆可代之，无时饮之。引阴水上潮于口而不渴也。

一方 用退雄鸡汤澄清饮之。

一方 治消渴心热，用天花粉水煎，当茶吃。

一方 治消渴饮水无度，身体瘦弱，用人参、天花粉等分为末，炼蜜丸，如梧桐子大，五十丸，食前，麦门冬汤送下。

一方 治消渴，用蚕砂，炒干为末，每服二钱，冷水调下。

一方 治三消，用黄芪六两，蜜炙，甘草一两，炙，水煎，无时服。

浊证

浊证白色属肾虚，赤者心虚有热随；
赤要清心白补肾，化痰燥湿要须知。

治白浊淋痛，因房欲不节或精未施泄，而将成下疳者，用绿豆，不拘多少，擂，井花水澄清，空心服。洗法：用花椒三钱，葱白七根，煎水，先熏后洗。

一方 治白浊，用枯矾二两，为末，早米糊为丸，如梧桐子大，每五十丸，空心米汤送下。

一方 用菟丝子一两，炒黑色，淬酒一大碗，去渣热服。

一方 治赤白浊，因思虑过度，下阳不固，溺有余沥，夜卧频频，心神恍惚者，用菟丝子五两，白茯苓一两，石莲子二两，为末，川山药打糊为丸，如梧桐子大，每五十丸，空心，温酒或盐汤送下。脚膝无力，木瓜汤下。

遗精

遗精证是心肾虚，补精养肾涩精宜；
湿热伤脾精亦泄，理脾除湿再无遗。

治遗精，用槐子四两，黑豆一钟，同炒，后入香白芷五分，胡椒一岁一粒，再微炒，淬入坛酒一壶，去渣温服。如时酒，加砂仁五分。

一方 用霜后韭菜子，炒为末，每二钱，食前酒调服。

一方 治失精漏泄久虚，用莲子心一撮，辰砂一分，为末，每服二钱，空心白汤调下。

一方 治失精，暂睡即泄，用白龙骨一两，韭子一合，为末，每二钱，空心酒调服。

一方 治梦遗精滑，用牡蛎，砂锅煅，醋淬七次，为末，醋糊为丸，如梧桐子大，每空心盐酒下。

一方 治男女梦与鬼交，心神恍惚者，刮鹿角屑一撮，酒调，一日二服。

淋证

五淋有热属膀胱，小便淋漓痛难当；
气砂血膏劳五淋，疏通清热是良方。

治血淋，血下升数，痛疼不可忍，用槐子，炒，去火毒为末，每服二两，好酒送下。

一方 治血淋，用干柿饼，烧存性，米饮调下。

一方 治房劳过伤，小便尿血，用自己头发一撮，洗净烧灰，作一服，酒调下。

一方 治小便尿血，用胡椒，一岁一粒，生捣细研，茶调，新汲水服。

一方 治小便淋血，或出砂膏如条，其痛如刀割，用真麝五分，葱白一根，捣取汁，孩儿茶三钱半，琥珀二分半，各为细末，用百沸汤调前药，入葱汁同服，空心如神。

一方 治砂淋，用竹叶煎水，澄去叶，下小米煮粥，将柿饼烧存性，为末，搅入粥内服之。外用酱瓜下粥。

一方 治五淋并小便不通，用硝石，生研为末，每服二钱。卒患诸淋，空心冷水送下；劳淋劳倦虚损即发，用葵子汤化下，通后须服补药；血淋、热淋，并花水化下；小便不通，小麦汤化下。

一方 治小便出血条，痛不可忍，淡豆豉一撮，煎汤温服，甚效。

小便闭

小便不通有五闭，气血痰热风者是；
悉宜用吐把气提，上窍既通下窍利。

治心肾有热，小便不通并血淋尿血，用车前草，不拘多少，连根带叶捣取自然汁，入蜜少许同煎服。

一方 治小便不通,用孩儿茶为末,每一钱,扁竹根煎汤调服。

一方 用田螺大者一、二枚,以盐一匕,连壳生捣搭脐中,以布缚住。

一方 以白矾末一匕安脐中,冷水滴之,冷透腹中即通。

一方 用猪胆连汁,笼住小便,少时汁入自通。

一方 治小便不出,胞转膨满欲死者,用发灰二钱,滑石末一钱,桃白皮煎汤调下。

一方 治小便不通,用葱白,切,炒熟,包帛内,更熨脐即通。

一方 治小便不通,百方不效,用琴弦半寸,打一疙瘩,慢慢送入小便内,直入里拔出,见脓血遂通。

卷四

附经验秘方

桃源龟龄延寿丹 魏都堂方

金笋即熟苄,生精补肾。粗而直者,酒浸一宿,瓦上焙干为末,五钱 玉枝即生苄,生血清心,细而长者,乳汁浸一宿,晒干为末,六钱 万年松即天门冬,润肺清火,酒浸半日,去心、皮,晒干为末,四钱 夷灵芝即川归,活血生精,肥而大者,酒浸一宿,晒干为末,五钱 镇番草即枸杞子,补髓生精,酒露净,晒干为末,五钱 碧水龙即肉苁蓉,补筋骨,滋肾水,红而咸者,河水浸一宿,麸炒干,为末,六钱三分 劈凌云即牛膝,生精助阳,去芦,酒浸、晒干为末,四钱 乱银丝即杜仲,强筋骨,补肾水,厚而实者,去皮,麸炒去丝,小便浸一宿,瓦上焙干为末,二钱半 补骨脂即破故纸,补虚助阳,酒浸一宿,瓦上焙干为末,一钱 寿柴即锁阳,补虚助阳益气,坚而实者,烧酒浸七次,为末,三钱半 沧骨即青盐,补骨髓,坚而正者,酥炒干为末,三钱 重英即甘菊花,明目生精,黄而小者,小便浸一宿,为末,一钱半 万岑精即白茯苓,生心血,润身体,乳汁炒干为末,五钱半 伏尘毯即地骨皮,补虚损,白而轻者,蜜浸一宿,晒干为末,四钱 天雄即大附子,补髓生精,重一两余者[1],蜜煮三炷香,水煮一炷香,去椒为末,二钱半 百里馨即小丁香,宽肠胃,黑色者,同川椒炒一炷香,去椒为末,二钱半 赛桂香即砂仁,和脾胃,坚而陈者,姜汁炒干为末,二钱半 海莲即莲肉,养脾胃,温水泡,去皮心为末,六钱 玉蕃丝即细辛,通心窍,细而辣者,醋浸一宿,晒干为末,一钱 油鳖子即芝麻,润肺,乳汁炒熟,为末,五钱 黑漆子即旱莲草,生血补髓,酒洗净,晒干为末,五钱半 槐胶即槐角子,明目,酒煮透,晒干为末,六钱半 乾坤髓即辰砂,安心神,补肾水,却风邪,四面墙光者,面用荞面,包住,蒸熟,去面为末,五钱 主人即甘草,和中降火,仍壮筋骨,坚而壮者,去皮,蜜炙黄色,为末,六钱 镇山威即鹿角,补心血,圆而实者,用砂锅以好醋添水煮三昼夜,土埋一宿,取出,晒干为末,一两 透石乌即穿山甲,补肺金,厚而大者,烧酒浸一宿,酥炙,研末,八钱 锁天蛾即石燕子,补肾,坚而圆者一对,醋浸一宿,姜汁浸一宿,晒干为末,七钱 昆山雪即小雀脑,助阳,补虚损,雄者十个,每个入硫黄[2]一分,或入硫黄一钱,摊纸上搅匀,晒干,三钱仙灵皮即淫羊藿,生精髓,乳汁拌,炒干为末,二钱 水雁即海马,补虚助阳,长而全者一对,酥黄色,为末,二钱 旱珍珠即凤仙子,透骨通阳,井花水浸一宿,瓦上焙干,为末,二钱半 大鹏即紫梢花,补虚助阳,鲜而无土者,河水浸一宿,焙干为末,五分

修制口诀

上将各药如法制毕,选甲子、庚申吉日良时,入净室,通修合一处。切忌鸡犬及孝子、妇人见之。装在磁器内,以盐泥封口,重汤煮三炷香为度,开口取出,夜露一宿,仍将前药捏作一处,却放入银打盒内,以盐泥封口,外再以纸筋泥将银盒团成圆球,放日晒极干,却用铁铸钟铃一个,仰口向上,却将泥盒球放其中,再用铁丝从鼻内十分拴紧。外用黑铅四五斤,以慢

火熔开成汁，倾铃内，以遮盖球盒为度。候冷定，仍入灰缸内，火行三方养之。每方用火一两六钱，至寅戌[3]时更换。换时以铃内滴水响为度，不可太热。温养至三十五日，却将铃内黑铅化倾在地，候冷定，却将银盒取开，看药以紫色为度。另用磁瓶收贮，去火毒，打银盒用八两重则可。若遇乘兴求药者，取药五厘，黄酒送下，浑身躁急，百窍通和，丹田微痒，痿阳立兴，时度数女而不泄，刻战百妓而弗溢。酒胜勿攻，食胜勿动。气血和平，缓行无禁，久久纯熟，不拘饥饱，七十老媪春色袅，八十衰翁精神长。行之日久，鼻口馨香，明目宽胃，资全仁寿。未及半年，羸弱变为婴稚体；若经一载，衰容改作玉朱颜。益精增髓，其功尤大。日久精益[4]气壮，血满神充。女侍之用，不可少间。阳举不败，恐扰人事，则未善矣。知道者，斟酌用之。

作金铃法

此药用五分，加麝香一分，如黄豆大，以绵裹住，用线扎之。以金三钱，打成薄片，将药居中，焊成圆弹。或用银亦可。常掩袖中。遇春而寻堤柳，逢夏则觅流莺，乘兴取药，暗索金弹，握之在手。须臾热气直透胸中，缓缓流行，归于肾海，败阳似铁锤，捼茎如钢钉，不惟己乐，红粉亦欣。两情恋恋，雎鸠[5]关情。诚人间之雅药，乃洞府之仙风。价值虽万金而莫传，惟有德而方授。后学幸获，谨守勿轻。

凡媾精，一度经停，二度胎成，三度孕成，不宜再行。若行四度，必产双生，恐伤母体，反[6]失人伦。其功如神，如兔见鹰，百发百中，万无一失。要泄，须食枣一枚，即解之。

咏制红枣诗

岘山一带假桑花，清节横挥镇月斜；
多少名园培正果，何分百姓帝王家。

红枣制法

琥珀精即小红枣，能泄气，核小而甜者，去核，一百个　练风霜即白砂糖，能回阳，细而白者，夜露一宿，日晒一朝，醋浸一宿，取稠膏二两用　蕃厘石即食盐，能泄肾水，同甘草二两炒，去甘草不用，盐用八钱

上三味，各如法制。共搅一处，装入猪肚内，用绵线缝合，放大米内蒸熟，取出，仍装磁器内，封口三、七日，将枣用酽茶洗净收之。若食一枚，兴阳立败而不举矣。

咏煮金铃铛法诗

一握浑身气遂通，欲上天梯树方灵；
这般理趣诚然少，举世何人解此风。

上用金铃铛一个，洗净，埋土中一宿。假如频使年久，用之不效，是为药力泄尽气也。仍以川椒汤再洗净，埋土中一宿，取出放磁器内，以醋贮满，重汤煮，缓听铃内有响声为度，取出收之。再用之时照前。神效莫测。

咏验药预知诗

臞仙曾赠白厘翁，夜放辉光照月明；
不是神功流肾海，粉猫走入黑笼丛。

此药合成，诚恐心疑，畏尚有毒，遂将药一分拌入饭中，与白猫食之，三日淫度无休，饮茶即止。旬日变黑，冬要当风，夏要入水，是其验也。妙不可言，秘当珍重。

邀月仙人捻桂花，尘笼不觉老春斜；
闲中笑取一杯饮，多少佳人极口夸。

先师曰：世间方术虽多，效应绝少。好事者往往酷求，未曾有得。吾非上获老龙授之，岂能知其详也！先师问曰：男子阳痿，女子绝产，何也？老龙答曰：男子未及二八，色心一动，精泄于外，以损乾阳，故致中年而阳搂也。女年未及二七，欲心一起，血溢于外，以伤坤水，故致中年绝产也。此中丞《宝秘录》论之。男幼损身，嗜欲贪淫，视如泛常，略无节制，日积月累，酿成疾患，百方弗痊，非赖此方，莫能救援。依法修治，瞬息见功。先师曰：诚确论也！丁宁反复，恐误后学，造法于后。

造酒法

照前制药，令成块，取纸包，装绢袋内，以线缯口，坠于瓶底。四下用无灰好酒百壶，醋和泥封口，昼以日晒而摄其精，夜以露敷而浥其液。如此五次，其香喷鼻。取服半盏，老翁变作少年郎，老妪化为青春女，败阳猖獗敌百妓，痿茎颠狂战千女。频攻频胜，越战越强。良久精凝，目明如电，浑身汁汗出。能消痔漏痈疽，化痰痞，治疥癣，去风邪，疗左瘫有痪；调血气而除胎前产后之疾；热淋、白浊，并皆治之；冷痛、赤白带下，时刻见功。百日，诸疾无侵，行如奔马，发白复黑，齿落更生；如此三年，长生不老，返本还元，乃号地仙。种子人间，驱赭使而成形，遗名天下；激将军而听令，随用随生，功效无穷矣。载酒载歌，乐有余焉。阐明不昧，以广其传，继业流行，有补于世。

靖和庚子八月下浣南溟山人蛟螭谨识。

总括药方

西江月

药共三十二味，各依品料炮蒸。
石燕海马辨雌雄，前后增减已定。
问君共得多少？一十四两五分。
井河乳便拌调匀，蜜酒酥油协用。

凡修此剂，精白虔诚，审药真正，辨阴阳奇偶。凡诸脑损阳而莫用，诸血败血而休餐。单日为阳，产男有准；双日为阴，生女无差。雄者，腰子可重；雌者，单胞可轻。赭使时驱，身气壮盛；咀嚼日久，蓬莱相迎；劳中有逸，怒处成欢。气归元海，服握千朝；我命在我，不在于天。

宋真宗皇帝御赞：

嫦娥喜窃月中砂，笑取斑龙顶上芽。
汉帝桃花敕特降，梁王竹叶诰曾加。
须臾度过真堪羡，衰老还童更可夸。
中有一般超绝处，能教霜雪黑如鸦。

先师秘言：为人乏嗣者有五：一曰精冷，二曰肾寒，三曰天骗，四曰皮漏，五曰阳痿。详究圣典，故有此说，乃从人而修之。以及五乏源，若后兹人必诚必敬，祝于天日之下，启于列星之前。或服或握，两途符节，验火种薪，犹粟造饭；入山求石，涉海求津；编篱为户，引水为池。夫岂难乎！谨志。

朱晦翁曰：世人阳疾有数：一曰幼摇太过，而损其神；二曰落草受风，而伤其真；三曰酒胜泄频，而耗其精；四曰食饱无度，而丧其气；五曰暴怒颠狂，而失其筋；六曰湿寒乘兴，而伤其髓；七曰悲泣过多，而叛其心；八曰欢乐甚极，而失其节；九曰当泄不泄，而亏其脾；十曰当行不行，而摇其胁；十一曰思虑太过，而悖其情；十二曰饥极使房，而患其性。似多端犯而致疾，万药千方，疗莫能效，非世乏此方，乃修合误而闭其门也。古人云“用药如用兵”，存亡以此，不可苟也。盖药之主，始各不同，然皆以肾气为主，理气调精，无不效耳。

春雪歌

兹药补丹田，清晨服一丸，坐笑松阴下，横琴大古弦。
目不视邪色，心不被尘牵，耕云并钓月，精气自周全。
世上少闲人，山头看碧泉，有缘获此诀，即是地行仙。
若有人求方，不与利相干，斯药金不换，休言浪里煎。
一切沉疴苦，服之便安然，左瘫与右痪，产后与胎前。
热嗽并冷嗽，黄痰与白痰，心疼与耳闭，腰痛并风颠。
干血与头闷，虫噎与惊痫，中风同不语，停痰并伤寒。
茶积兼酒积，酒疸与吐痰，食黄并疟痢，吐泻与脾寒。
骨蒸同浮肿，脚气与头眩，淋沥并手战，绞肠与心痫。
眼花同内瘴，疝气与口酸，喉闭并乳蛾，肿痛与胃翻。
血瘤同瘿滞，肺气并黑斑[7]，肠风与痔漏，牙痛并头旋。
夜哭与昼哭，重舌并气喘，腹胀同吐血，狗咬并蛇餐。
消渴与麻木，发热并狂言，泄精同遗溺，盗汗与疥癣。
冻疮同杖破，蝎蛰并崩难，经绝与劳瘵，翻胃并皮穿。
病在上食后，病在下食前，多无三两月，改变胜童颜。
自乐烟霞景，人间别洞天，嫦娥知我趣，褒封应失传。

遗文恐不信，联此各一篇。

英国公自咏金铃赋

形如雀卵，色似娥黄。外视轻如粪土，内论贵于清琅。
无边佳趣，丛绕吾旁。比金金易得，比玉玉何偿。
连城和氏璧，不换金铃挡。任尔腰金紫，任尔架高堂。
任尔跨裘马，任尔材栋梁。任尔随凤阙，任尔制八荒。
不如吾安乐，不如吾悠扬。何为如意丸，庭前栖凤凰。
蜀锦添花彩，秋月回辉光。此丸金弹子，千金不易方。
用之吾掌内，飘然入洞房。壶中春不老，心头岁月长。
玉山无胜败，金海有炎凉。愈战精神爽，久敌气血刚。
累握宽皮腹，连服和胃肠。九窍除沉疴，三尸尽伏降。
百日鬓毛黑，千期体健康。固齿且明目，消食并化痰。
万般尘世苦，一握入仙乡。侯门虚宠位，浮生空自忙。
不如予心乐，时侵月殿香。三春真富贵，惟我第一场。
半川风月景，几树橘花黄。兴懒沽春酒，如意怀袖藏。
琥珀吞入腹，收兵罢战场。阳媾生麟子，阴谐产女嫜。
快活真快活，石枕伴藤床。我今获此诀，不恋侯与王。
功名如浮云，富贵似粃糠。百子千孙茂，万载一名扬。
清隐林泉下，逍遥汾水旁。琴书共鹿鹤，相随滋味长。
天下奇男子，学此金铃法。

皮日休赞：

凤仪麟生世不常，积金难买骨精强。
将军英武无休止，赭使风行罢战场。

谷神子括曰：

驻世无真诀，探奇遇偓佺[8]。
一丸回造化，半点结良缘。
红尘成紫气，白发返青年。
云外谷神子，留方海内传。

万杯不醉丹中书李五山传

白葛根四两，青盐水浸一昼，取出晒干　白果芽白果内青芽，一两，蜜浸一盯砂锅内焙干　细芽茶四两　绿豆花四两，阴干　葛花一瓦童便浸七日焙干　陈皮四两，青盐水浸一日以上，青盐用一两化水　菊花蕊未开口菊青朵头，四两　莞豆花五钱　真牛黄一钱　青盐四两，盛入牛胆内，煮一柱香，同胆皮共用

上共为细末，用由答[9]胆为丸，如梧桐子大。饮酒半醉，吞一丸，其酒自解。再饮时再服。如此经年不醉。

紫霞丹徽府秘方

秋石阴炼者，五两　南薄荷五两　硼砂二两　诃子去，五钱　牛黄五分　冰片二钱　膊香一分　甘松五钱　排草一钱　腽肭脐一钱，酥炙　阿芙蓉二分　朱砂五钱，为衣

上共为细末，合和研匀。用甘草一斤，炙去皮，水煮成膏子，和为丸，如绿豆大，以朱砂为衣。每用一丸，时常啥化咽下。

诗曰：

秘传物外紫霞丹，安魂定魄驻少颜。
顺气宽胸能解渴，消痰止嗽更除烦。
平添牙颊香津满，善补元精气海完。
每服一丸噙化咽，延年益寿世间仙。

---

[1]者　原作“煮”。形近致误。据文义改。
[2]硫黄　原脱。据校本改。
[3]戌　原作“戊”。据校本改。
[4]益　校本“盈”。
[5]雎（jū，音居）鸠　鸟名，即鱼鹰。《诗·周南·关雎》：“关关雎鸠，在河之洲。”郭璞注：“雕类，今江东呼之为鹗，好在江渚山边食鱼。”
[6]反　原误作“返”。校本同。据文义改。
[7]斑　原作“班”。校本同。据文义改。
[8]偓佺（wò quán，音握全）　古仙人名。唐尧时人。见《史记·司马相如列传》。《搜神记》载：“偓佺者，槐山采药父也。好食松实，能飞行逮走马。”
[9]由答　校本作“蟒”。

万病回春

明·龚廷贤

［说明］

《万病回春》，明·龚廷贤撰于万历十五年(1587)。8卷，为综合性医书。龚氏生平，如前编所述。该编乃作者以“凡疾者，疗之沉疴顿起，如草木之逢春”，故以“回春”名之。作者“宜轩岐，宗仓、越，法刘、张、朱、李及历代名家，茹其英华，参以己见，详审精密，集成此书。其中，设补益、遗精、浊症、淋症、遗尿、癫疝、求嗣诸篇，广涉泌尿男科学和生殖医学内容。

本次据明万历三十年(1602)苏州叶龙溪刻本为底本，全陵周氏重刻本、主校本整理。

卷四

补益

脉:平脉弦大,劳损而虚。大而无力,阳衰易扶。数而无力,阴火难除。寸弱上损,浮大里枯;尺寸俱微,五劳之躯。血羸左濡,气怯右推,左右微小,血气无余。劳瘵脉数,或涩细如,潮汗咳血,肉脱者殂。

《内经》曰:久视伤血,久卧伤气,久坐伤肉,久立伤骨,久行伤筋。若夫七情五心之火飞越,男女声色之欲过淫,是皆虚损之所由也。《机要》曰:虚损之疾,寒热因虚而感也。感寒则损阳,阳虚则阴盛。凡损自上而下,一损损于肺,皮聚而毛落;二损损于心,血脉虚少,不能荣于脏腑,妇人则月水不通;三损损于胃,饮食不为肌肤。治宜以辛甘淡,过于胃则不可治矣。感热则损于阴,阴虚则阳盛。若损自下而上,一损损于肾,骨痿不能起于床;二损损于肝,筋缓不能自收持;三损损于脾,饮食不能消克。治宜以苦酸咸,过于脾则不可治矣。又曰:心肺损而色惫,肾肝损而形痿。《难经》曰:治损之法,损其肺者,益其气;损其心者,补其荣血;损其脾者,调其饮食,适其寒温;损其肝者,缓其中;损其肾者,益其精。皆是虚损病因治法之大要也。

四君子汤 治脾胃虚弱,饮食少思,或大便不实,体瘦而黄,或胸膈虚痞、痰嗽吞酸,或脾胃虚弱,善患疟痢等症。

人参去芦 白术去芦 茯苓去皮,各二钱 甘草炙,一钱

上锉一剂,生姜三片、枣一枚,水煎温服。加陈皮,名异功散。

六君子汤 治脾胃虚弱,饮食少思,或久患疟痢,若觉内热,或饮食难化作酸,属虚火,须加炮姜,其功甚速。即前方加半夏、陈皮。

香砂六君子汤 即六君子加香附、藿香、砂仁。

四物汤 治血虚发热,或来热往来,或日晡发热、头日不清,或烦躁不寐、胸膈作胀,或胁作痛,尤当服之。

当归酒浸 熟地黄各三钱 白芍二钱 川芎一钱五分

上锉一剂,水煎温服。

加味四物汤 即前方加山栀、柴胡、牡丹皮。

八珍汤 治肝脾伤损、血气虚弱,恶寒发热,或烦躁作渴,或寒热昏愦,或胸膈不利、大便不实,或饮食少思、小腹胀满等症。

人参 白术 茯苓 当归 川芎 白芍 熟地黄各一钱 甘草炙,五分

上锉一剂,姜枣煎服,加黄芪、肉桂各一钱,名十全大补汤。

十全大补汤 治气血俱虚,发加恶寒,自汗盗汗,肢体倦怠;或头痛眩晕,口干作渴。又治久病虚损,口干少食,咳而下利,惊悸发热;或寒热往来,盗汗自汗,哺热内热,遗精白浊;或二便见血,小腹作痛,小便短少,大便干涩;或大便滑泄,肛门下坠,小便频数,阴茎痒痛等症。

补中益气汤 治中气不足,或误服克伐,四肢倦怠,口干发热,饮食无味;或饮食失节,劳倦身热,脉洪大而无力;或头痛恶寒自汗;或气高而喘,身热而烦,脉微细软弱,自汗,体倦少食;或中气虚弱而不能摄血;或饮食劳倦而患疟痢等症,因脾胃虚而不能愈者;或元气虚弱,感冒风寒,不胜发表,宜用此代之;或入房而后,劳役感冒;或劳役感冒而后入房者,急加附子。愚谓人之一身,以脾胃为主。脾胃气实,则肺得其所养,肺气既盛,水自生焉。水升则火

降，水火既济而令天地交泰之会矣。脾胃既虚，四脏俱无生气。故东垣先生著《脾胃》、《内外伤》等论，谆谆然皆以固脾胃为本，所制补中益气汤又冠诸方之首。观其立方本旨可知矣。故曰“补肾不若补脾”，正此谓也。前所言治症概举其略，余当仿此而类推之。是方之妙，并注以表明之。

人参　黄芪蜜炒　白术炒　甘草炙，各一钱半　当归一钱　陈皮五分　柴胡　升麻各二分

上锉一剂，姜枣水煎，空心午前服。

六味丸一名地黄丸、一名肾气　治肾虚作渴、小便淋闭、气壅痰涎、头目眩晕、眼花耳聋、咽燥舌痛，腰腿痿软等症，及肾虚发热、自汗盗汗、便血诸血、失喑、水泛为痰之圣药，血虚发热之神剂。又治肾阴虚弱、津液不降、败浊为痰，或治咳逆。又治小便不禁。收精气之虚脱，为养血滋肾、制火导水，使机关利而脾土健实。

熟地黄八两，杵膏，忌铁器　山茱萸酒蒸，去核　山药各四两　牡丹皮　白茯苓去皮　泽泻各三两

上各另为末，和地黄膏加炼蜜为丸，如梧桐子大。每服一百丸，空心滚水送下。

八味丸　治命门火衰，不能生土，以致脾胃虚寒，饮食少思、大便不实，或下元冷惫，脐腹疼痛，夜多漩溺。即前方加肉桂、附子各一两。而《经》云“益火之源，以消阴翳”，即此药也。

加减八味丸　治肾水不足，盛火上炎，发热作渴，口舌生疮，或牙龈溃蚀，咽喉作痛，或身体憔悴，寝汗发汗，五脏齐损。即六味丸加肉桂一两、五味子四两。

加减金匮肾气丸　治脾肾虚腰重脚肿、小便不利，或肚腹胀痛、四肢浮肿，或喘急痰盛，已成蛊症，其效如神。此症多因脾胃虚弱，治失其宜，元气复伤而变症者，非此药不能救。

白茯苓三两　川牛膝酒洗，去芦　肉桂　泽泻　车前子　山莱萸酒蒸，去核　山药　牡丹皮　附子制，各[1]五钱　熟地黄四两，拍碎酒浸，杵膏

上为细末，和地黄加炼蜜为丸，如梧桐子大。每服七八十丸，空心米饮送下。

加味八珍丸　大补血气、壮脾胃、益虚损。

当归酒洗，二两　南芎一两二钱　白芍酒炒，一两半　熟地黄酒蒸，晒干，二两　人参去芦，二两　白术去芦，炒，二两　白茯苓去皮，二两粉草蜜炙，七钱　陈皮二两　惊悸怔忡，加远志甘草水泡去骨，二两　酸枣仁炒，一两　阴虚火动，属虚劳者去人参一两，加黄柏　知母俱酒炒，各一两

上为细末，用首男胎衣一具，长流水洗净，次入麝香二、三分，再揉洗，用布绞干，以好酒二升煮极烂如泥，和前药。如干，再入酒糊为丸，如梧桐子大。每服百丸，空心盐汤送下，或酒亦可，晚上米汤下。

天真丸　治一切虚损，形容枯槁，四肢羸弱，饮食不进，肠胃溏泻，津液枯竭。久服生血补气，暖胃和脾，驻颜延寿。

羊肉二斤五两四钱，去筋膜皮，用竹刀劈开　肉苁蓉三两四钱　鲜山药三两四钱　当归酒洗，四两　天门冬去心，三两四钱　无灰好酒十壶

上四味为末，入放羊肉内，裹定线缚，入酒内煮，令肉烂如泥取出，再入嫩黄芪蜜炒为末，一两六钱四分　人参末，一两　白术末，六钱四分　糯米炒熟为末，三两四钱。共一处捣匀为丸，如梧桐子大。每服百余丸，温酒送下，盐汤亦可，早晚各进一服。并治一切亡血过多、虚弱等疾，大有其功效。

补天大造丸　滋养元气，延年益寿，壮阳元，滋坎水，为天地交泰。若虚烦之人，房室过度，五心烦热，服之神效。平常之人，年过四十以来服之，接补以跻期颐仙地。紫河车一具，

此乃浑沌皮也。取男胎首生者佳，如无，得壮盛妇人产者亦好。先用米泔水将紫河车浸，轻轻摆开，换洗令净，不动筋膜，此乃初结之真气也。将竹器全盛，长流水浸一刻，以生气提回，以小瓦盆全盛木甑内蒸，文武火蒸极熟如糊取出，先倾自然汁在药末内，略和匀，此天元正气汁也。将河车放石臼内，木杵擂千余下如糊样，通将药汁同和匀捣千余杵，集众手为丸，此全天元真气，以人补人最妙，世所少知。医用火焙、酒煮及去筋膜，又入龟板，大误。故特出之。

怀生地黄酒浸，一两五钱　怀熟地黄酒蒸，二两　麦门冬泡去心，一两五钱　天门冬泡去心，一两五钱　牛膝去芦，一两五钱　枸杞子七钱　五味子七钱　当归酒洗，一两　杜仲去皮，酥炙，一两半　小茴香酒炒，一两　川黄柏去皮，酒炒，一两　白术去芦，炒，一两　陈皮去白，八钱　干姜泡，二钱　侧柏叶采向东嫩枝条，隔纸焙干，二两

如血虚加当归，地黄倍之；如气虚加人参、黄芪蜜炙，各一两如肾虚加覆盆子炒，小茴香、巴戟去心，山茱萸去核；如腰痛加苍术盐水炒，萆薢、琐阳酥炙，续断酒洗；如有骨蒸，加地骨皮、知母酒炒；如妇人去黄柏，加川芎、香附、条芩俱酒炒，各一两。

上为细末，用蒸紫河车汁并河车共捣为末，丸如梧桐子大。凡药必秤净末。忌铁器，俱用石臼椿杵，或石磨磨之，不耗散为妙，且远铁器。若河车肥大，量加些药末。不必用蜜。每日空心米汤送下一百丸，有病者一日二月服。

延龄固本丹　治五劳七伤，诸虚百损，颜色衰朽，形体羸瘦，中年阳事不举，精神短少，未至五旬须发先白，并左瘫右痪，步履艰辛，脚膝疼痛，小肠疝气，妇人久无子息，下元虚冷。

天门冬水泡，去心　麦门冬水泡，去心　生地黄酒洗　熟地黄酒蒸　山药　牛膝去芦，酒洗　杜仲去皮，姜酒炒　巴戟酒浸，去心　五味子　枸杞子　山茱萸酒蒸，去核　白茯苓去皮　人参　木香　柏子仁各二两　老川椒　石菖蒲　远志甘草水泡，去心　泽泻各一两　肉苁蓉酒洗，四两　覆盆子　车前子　菟丝子酒炒烂，捣成饼，焙干　地骨皮各一两半

妇人加当归酒洗　赤石脂煨，各一两。

上为细末，好酒打稀面糊为丸，如梧桐子大。每服八十丸，空心温酒送下。服至半月，阳事雄壮；至一月，颜如童子，目视十里，小便清滑；服至三月，白发返黑。久服，神气不衰，身轻体健，可升仙位。

秘传经验药酒方

八珍酒　和气血，养脏腑，调脾胃，解宿醒，强精神，悦颜色，助劳倦，补诸虚，久服百病消除，比他香燥药酒大不同也。

当归全用，酒洗，三两　南芎一两　白芍煨，二两　生地黄酒洗，四两　人参去芦，一两　白术去芦，炒，三两　白茯苓去皮，二两　粉草炙，一两半　五加皮酒洗晒干，八两　小肥红枣去核，四两　核桃肉四两

上药咀片，共装入绢袋内，用好糯米酒四十斤，煮二炷香，埋净土中五日夜，取出过三七日，每晨午夕温饮一、二小盏。

神仙延寿酒　治症同前。虚人有热者宜此。

生地黄二两　热地黄二两　天门冬去心，二两　麦门冬去心，二两　当归二两　牛膝去芦，酒洗，二两　杜仲去皮。酒和姜汁炒，二两　小茴盐酒炒，二两　巴戟水泡去心，二两　枸杞子二两　肉苁蓉二两　破故纸炒，一两　木香五钱　砂仁一两　南芎二两　白芍煨，二两　人参五钱　白术去芦油，一两　白茯苓去皮，二两　黄柏酒炒，三两　知母去毛，酒炒，二两　石菖蒲五钱　柏子仁五钱　远志甘草水泡去心，一两

上锉，用绢袋盛药入坛内，用酒六十斤，煮三炷香为度，取出埋土中三日夜，去火毒，每随

量饮之。

固本遐龄酒　治症同前。虚人无热者宜此。

当归酒洗　巴戟酒浸，去心　肉苁蓉酒洗　杜仲酒炒，去丝　人参去芦　沉香　小茴酒炒　放故纸酒炒　石菖蒲去毛　青盐　木通　山茱萸酒蒸，去核　石斛　天门冬去心　熟地黄　陈皮　狗脊　菟丝子酒浸，蒸　牛膝去芦　酸枣仁炒　覆盆子炒，各一两　枸杞子二两　川椒去子，七钱　神曲炒，二两　白豆蔻　木香各三钱　砂仁　大茴　益智去壳　乳香各五钱　虎胫骨酥炙，二两　淫羊藿四两，要新者　糯米一升　大枣一升　生姜二两，捣汁　远志甘草水泡去心，一两　新山药四两，捣汁　用小黄米明流烧酒七十斤

上各依制为末，糯米、枣肉、黏饭同姜汁、山药汁、炼蜜四两和成块，分为四块，四绢袋盛之，入酒坛内浸二十一日取出热服。时早晚各饮一、二盏，数日见效。

仙酒方　一用小麦六十四斤，一半炒熟，入新布口袋内悬井中浸七日，取出晒干，再入生麦一半，磨面听用；一用黄精，九蒸九晒，八两，为末听用；一用怀庆熟地黄八两、生地黄八两、枸杞子八两，同为末听用；一和淡秋石八两听用；一用红铅六钱四分为末听用；一用精壮女子乳汁十六碗，同面药末添长流水调合成块，或五月五日、六月六日用纸包裹紧密，另放在冷静空房阴干七日。造仙酒每用百花蕊一十六斤，即蜂蜜。同河水十六斤、井水十六斤，此阴阳水，一同入银锅内煎熟，好净铁锅亦可，待冷听用。亦用酒娘三斤，即新酒糟未入水者。同面二斤打烂。同入磁缸内，用香椿枝搅二、三遍，用纸封口，三、四日开口，用椿枝每日搅二、三通。前后十日，酒熟细袋滤过澄清，名为仙酒。

扶衰仙凤酒　治男妇小儿诸虚百损、五劳七伤，瘦怯无力及妇人赤白带下，神效。用肥线鸡一只，将绳吊死，退去毛屎不用，将鸡切四大块，再切入生姜西两、胶枣半斤，用好酒五、六壶，共三味装入一大坛内，将泥封固坛口，重汤煮一日，凉水拔出火毒。每服以空心将鸡酒连姜枣随意食之，其效如神。

徐国公仙酒方张尚书传于龚豫源

头酽好烧酒一坛，龙眼去壳二、三斤，入酒内浸之，日久则颜色娇红，滋味香美，专补心血，善壮元阳。疗怔忡惊悸不寐等症。早晚各随量饮数杯，悦颜色、助精神，大有补益，故名仙酒。

红颜酒一名不老汤

胡桃仁泡去皮，四两　小红枣四两　白蜜四两　酥油二两　杏仁泡去皮尖不用，又仁煮四五沸晒干，一两

上用自造好烧酒一金华坛，先以蜜油溶开入酒，随将三药入酒内浸三七日，每早服二、三杯甚妙。

仙茅酒

仙茅四两，出四川，用米泔水浸去赤水尽，日晒　淫羊藿洗尽，四两　南五加皮四两，酒洗净

上锉剂，用黄绢袋盛，悬入无灰酒一中坛内，三七日后取。早晚饮一、二杯殊效。

驻世珍馐常用补虚

当归酒洗　南芎　白芍酒炒　熟地黄　菟丝子酒制　巴戟酒浸，去心　肉苁蓉酒洗　益智仁酒炒　牛膝去芦，酒洗　杜仲姜酒炒，去丝　山药　青盐　大茴　山茱萸酒蒸，去核　枸杞子酒洗　川椒炒　干姜　甘草炙

上各等分，为细末，用豮猪肉不拘多少，切片酒炒熟，入药再炒，不可用水，磁器收贮。空心食之，好酒送下。忌生冷。

取龙虎水法 龙属水，虎属金，即童男童女。取之时谨择有五种不用。男五种者，生、逮、半、变、渎也。生者，外肾不举；逮者，声雄皮粗；变者，腥膻狐臭；半者，黄肥多病；渎者，疥癞疮疽。女五种者，罗、纹、服、交、脉也。罗者，阴户上有横骨；纹者，狐臭体气；服者，实女也；交者，声雄发粗，皮肤粗糙无颜色；脉者，疮痍，病患残疾。二鼎器务宜择眉清目秀，满月之相，三停相等，唇红齿白，发黑声清，肤肥细腻，年方十三四、十五六未破者，用黍稷稻粱，红豆、红枣、豮猪肉、鲫鱼等味，与彼食之。忌葱蒜韭薤、五荤三厌、秽汗二水，戒喧哗、手舞足蹈，耗散精华。未取之时，先调百日，十月起三月止，置磁缸坛子僻处收贮以盖之。积至二、三石听候炼用。

阴炼龙虎石 将前积二水置磁缸三四口或五六口于静僻通沟去处，每缸置于五六分龙虎水，加井水五分，下白矾、白术各二两，松柏叶各二两。取杨柳根三、四茎一扎，顺搅千余下盖之勿动，看待水澄清去盖，逼去清水，又加井水满缸，以绢滤去渣，又搅二三百转益之澄清，又尽逼去清水，仍加井水，又搅又逼又滤，如此十余次，直待水香为止。逼去尽，用米筛三四个，内铺白绵纸，将滓龙虎石取入筛内，候水干移在日色内处，以竹刀划成骨牌路晒干，如粉之白即是阴炼龙虎石。磁盒收贮，合药用。此药能补心生精，养血之至药也。

阳炼龙虎石 择露天空地砌灶二眼，坐东朝西，安三尺二寸、二尺四寸大锅两口、锅近处安缸四口，先积下龙虎水二缸或三缸，方洗净锅锈。先于大锅内入五瓢，慢火熬至起沫，以罩滤去滓，撤去油末，直待熬至不起沫方起锅于小锅内，细火熬。大锅内仍添二三瓢，又熬去沫，又起小锅内。如此少少渐添渐起，以尽为度。大锅住火，小锅慢慢火熬，用铲子不住手铲。待水干成膏，上用一小盆合住锅口，周围用泥封固严密，比留一孔出水气。看水气尽，孔内飞出金星青气，急以泥封孔眼，缸底用湿布一方，不可水大，多只以水润之，小火烧至锅底紫色退火，冷定至第二日。先去口上泥净揭开，升在缸上的已汞灵药红、黑、白各色，另收听候用。另打黄芽将锅底内黑膏子铲起，另入一小锅内，砖支起，大火烧。待黑烟尽，连锅通红，退火晾冷。酌量下井水或露水尤妙。烧滚，先置净缸一口于室内，上安竹筛，内铺绵纸，滤沥清水入缸筛内，黑滓不用，将滤下清水看如水清碧，就磁盆煎出净石来。如略有些黄色，还用前小锅煎干，再煅一火晾冷，仍下水煎滚，照前滤入缸内，直看滤下水如井水一般清碧，以磁盆用砖去支起，徐徐添炭火煎前淋沥的清水滚，以竹铲不住手铲，只待煎铲熔干，略待潮取出，倾在纸上，移于日色处晒干，似雪之白即是阳炼龙虎石。

取红铅法 择十三四岁美鼎，谨防他五种破败不用。五种者，罗、纹、服、空、脉也。罗者，阴户上有大横骨，不便采择，一也；纹者，体气发黄，癸水腥羶，不堪制用，二也；服者，实女无经，三也；交者，声雄皮粗，气血不清，四也；脉者，多病疮疽，经中带毒，五也。有此五种。非为补益之妙丹。务择眉清目秀，齿白唇红，髪黑面光，肌肤细腻，不瘦不肥，三停相等，好鼎。算他生年月日起，约至五千四十八日之先后，先看他两腮如桃红花，额上有光，身热气喘，腰膝酸痛，困倦呻吟，即是癸将降矣。先预备绢帛儿槌洗，或羊胞做橐龠，或用金银打就的偃月器，或候他花开，与他系合阴门，令他于椅凳上平坐，不可斜倚，如觉有红。取下再换一副，多余处用绢帛来展，更换收入磁盆内。待经尽，同制上法五千四十八日。近有十三岁而来，十六七而至何也？皆因禀受父精母血厚薄不同，亦有长成，因受乳食致令气血各有不平，故难以期定。惟在观他动静，察他形色是其期也。如得年月应期，乃是真正首经至宝，实为接命上品之药。如前后不等，只作首铅初至，金铅二次，红铅三次，以后皆属后天红铅。只堪制配合药不宜单作，服食既明，采取之法，听后制服。三腥五膻浊气，必须仔细修炼，方成至药者焉。

制红铅法　先将乌梅一斤，煎水一桶，去梅核冷定。如取得有红铅，或器或帛俱入梅缸内下。用乌梅水进，先看红铅，有一个止用梅水三碗，或多或少，随意加减，不可太过不及。梅水洗下来铅再加井水或河水，用大磁盆令满，以木棍搅数十转，用盖盖之勿动。待水清，轻轻逼去清水，将澄下铅仍加水，又打又搅又澄，如此七次或九次、数足逼去水尽、止剩得红浆一碗或半碗。取净灰用盆盛，贮中剐一孔，量容多少，以软绢铺纸，把铅浆倾入纸上，荫水尽方取于日色处晒干。此即制服腥膻、秽垢之法，方合入药配合服。专主助血养神，其功甚大。收贮听用。

制金乳粉法　择美鼎先看婴童肥白有精神者，即是气血盛而乳可用矣。亦用头坐二八、三七才可摘取，过期血弱不可用也。取下一碗或半碗，对露水均平，搅百遭过夜，其乳自分。逼去水，将乳入磁盆内，晒干，碾细成粉，渐取渐制，积得半斤四两，所候配红铅成丹也。

三元丹　治诸虚百损，补气生精，安魂定魏，益寿延年。

红铅　娇乳各一两　辰砂　乳香各一钱　虚无秋石一钱，用便盆或新砖自生者方可

上俱为细末，用鸡子一个，磕一孔将青黄倾出，用纸展浮装前药入内，纸糊严密，放群蛋内与鸡抱之三七，取出，乳和为丸，如梧桐子大。每服三丸，五更时人乳送下，稍有汗出，不可见风。

神仙小圣药

红铅半盏，真女首经更佳，二三次出者次之；其色红黄为上，纯红者为中，紫黑者不用　朱砂五钱，用辰州豆片者佳，有精神为最

先将红铅取来，拌入朱砂，放磁盆内，日晒月照四十九日毕，飞仙池文武火升三炷香，其药透蔑过一边冷定，开看与金箔相似，用鸡翎扫下约一分八厘为上等；其次一分二厘以乌金纸包，入小眼药罐内，以黄蜡封口，外尿胞皮通身包裹，仍放大瓶内，以绵絮塞紧，仍用竹叶尿脬紧扎，用络以长绳引入井中去火毒，四十九日取出，择吉日将药置于桌上南向，香纸供献俱南向。用好乳香末半分研细末，以人乳二三滴将圣药和匀作三丸。服者对天南向跪拜祝毕。举药入口，将人乳送下，即归室中静养三七日，然后方许出门动作。须发如银俱皆变黑。服药一度，可延寿一纪。

彭祖小接命熏脐秘方　夫人禀天地之灵气，赖精血而化生。阴阳交媾，胚胎始凝，如太极之未判，似混沌之未分。男子之左，肾先具外，精裹血而阴焉中处；女子之右，肾先具内，血裹精而阳焉内存。肾乃生脾，脾次生乎肝，肝乃生肺，肺复生乎其心。凡在其内，四门皆闭，九窍不通，唯有其脐则与母气相通。母呼则呼，母吸则吸。十月胎定，百神具备而与母分离。剪脐落地，犹恐脐窍不闭有伤婴儿之真气，随用艾火熏蒸，外固脐蒂之坚牢，内保真气而不漏。渐长成人，四门皆开，九窍俱启，因七情六欲之牵诱，五味五音之感通，真元丧失，真气破倾。人之幼年，血气衰败，精神羸弱，渐觉有患。或生冷厚味伤其六腑，喜怒哀乐损于五脏，致使心肾不交，阴阳偏盛，五劳七伤，渐进着体，七癥八瘕，陆续沾身，染患日久，殒躯丧命，良可叹也！譬诸草木，皆禀天地而生，根壮枝盛，本弱木衰；若水灌、土培，根润而复生矣。人至中年，气血渐衰，疾病易起，止知疗患，不知壮根固本之法，人生尘世反不如草木而能回生也。凡人生育之时，脐带一落，用艾火以熏蒸即得坚固。人之中年以后，患临其身，如草木复其浇培，以法熏蒸其脐，岂不去恶除疾而保生也。余哀悯后人不终天年而夭丧，特传济世之方，普授延年之妙药。壮固根蒂、保护形躯，熏蒸本原，却除百病，蠲五脏之痛患，保一身之康宁。其中药品禀性忠良，采阴阳之正气，配君臣之辅佐，其效如种，其应如响，复有回生济世之功，保命延年之妙。此方遇高尚贤士可传，勿示匪人，恐愁天谴，保而敬之。每年中秋日熏蒸一

次，却疾延年，彻上部之火邪，去心肠之宿疾，妇人月信不调，赤白带下，男子下元亏损，遗精白浊，阳事不举，并皆熏之。如熏蒸之时，令人饱食，舒身仰卧；用筱麦面水和捏一圈径过寸余，如脐大者三二寸，内入药末；用槐皮一块，去粗皮，止用半分厚覆圈药之上。如豆大艾壮灸之，百脉和畅，毛窍皆通，上至泥丸，下至涌泉，冷汗如雨，久之觉饥，再食再灸，不可令痛，痛则反泄真气。灸至行年数岁为止，无病者连日灸之，有病者三日一次，灸至腹内作声作痛，夫便有涎沫等物出为止。只服米汤，兼食白肉、黄酒，以助药力。若患风气，有郁热在腠理者，加女子红铅拌药，则易汗出而疾随愈。槐皮如觉焦色，即易新的。凡灸之后，容颜不同，效应可验。今将制药品味开列于后：

乳香　没药　豭鼠粪一头有尖者是　青盐　两头尖　川续断各一钱　麝香二分

上共为细末用。

益寿比天膏　此药最能添精补髓，保固真精不泄；善助元阳，滋润皮肤，壮筋骨、理腰膝；下元虚冷，五劳七伤，半身不遂，或下部虚冷，膀胱病症，脚膝酸麻，阳事不举。男子贴之，行步康健，气力倍添，奔走如飞；女子贴之，能除赤白带下、沙淋血崩，兼下生疮疖，能通二十四道血脉，坚固身体，返老还童。专治喘咳[2]，遇鼎气不泄真精，大臻灵验，非至仁不可轻泄，其妙如神。

鹿茸　附子去皮脐　牛膝去芦　虎胫骨酥炙　蛇床子　菟丝子　川续断　远志　肉苁蓉　天门冬去心　麦门冬去心　杏仁　生地　熟地　官桂　川楝子去核　山茱子去壳　巴戟去心　破故纸　杜仲去皮　木鳖子去壳　肉豆蔻　紫梢花　谷精草　穿山甲　大麻子去壳，各一两　甘草二两，净末，看众药焦枯方下　桑槐柳枝各七寸

上锉细，用真香油一斤四两浸一昼夜，慢火熬至黑色；用飞过好黄丹八两、黄香四两入内，柳棍不住手；再下雄黄、倭硫、龙骨、石脂各二两，将铜匙挑药滴水成珠不散为度；又下母丁香、沉香、木香、乳香、没药、阳起石、煅蟾酥、哑芙蓉各二钱、麝香一钱为末，共搅入内；又下黄蜡五钱。将膏贮磁罐内，封口严密，入水中浸五日去火毒。每一个重七钱。红绢摊开，贴脐上或两腰眼上，每一个贴六十日方换。其功不可尽述。

九天灵应散　治男子阴湿阳痿，每逢不举。

黑附子　蛇床子　紫梢花　远志　菖蒲　海螵蛸　木鳖子　丁香各二钱　朝脑一钱五分

上为末，每用五钱，水三碗煎至一碗半，温洗阴囊并湿处，日洗二次，留水温洗，多洗更好。

浊　证

脉：两尺脉洪数，必便浊遗精；心脉短小，因心虚所致，必遗精便浊。

浊者，小便去浊也。有赤浊、有白浊，其状漩面如油，光彩不定，漩脚澄下，凝如膏糊，小便如米泔者，如粉糊者，如赤脓者，皆是湿热内伤，又，肾经虚损而成浊也。瘦人是虚火，肥人是湿痰流下，渗入膀胱，犹如天气寒则水澄清，天气热则水混浊。浊之为病，湿热之本明矣。

赤浊者，心虚有热也。

清心莲子饮　治心中烦躁，思虑忧愁抑郁，小便赤浊，或有沙漠，夜梦遗精，遗沥涩痛，便赤，如或酒色过度，上盛下虚，心火上炎，肺金受克，故口苦咽干，渐成消渴，四肢倦怠，男子五淋，妇人带下赤白，五心烦热。此药温平，清火养神秘精，大有奇效。

石莲肉　人参各二钱半　黄芪蜜炙　赤茯苓各二钱　麦门冬去心　地骨皮　黄芩　车前

子各一钱半　甘草[3]　上盛下加酒炒黄柏、知母各一钱。

又方　治心经伏暑，小便赤浊。

人参去芦，减半　白术去芦　赤茯苓去皮　猪苓　泽泻　香薷　石莲肉　麦门冬去心，各等分

上锉一剂，水煎，空心温服。

白浊者，肾虚有寒也。

萆薢饮

川萆薢　益智仁　石菖蒲　乌药各等分

一方加茯苓、甘草。

上锉一剂，水煎，入盐一捻，空心服。

滋肾散　治白浊初起，或半月者极效。

川萆薢　麦门冬去心　远志去心　黄柏酒炒　菟丝子酒炒　五味子酒炒，各等分

上锉一剂，竹叶三个、灯草一团，水煎，空心服。

赤白浊者，水火之不分也。

水火分清饮　治赤白浊。

益智　萆薢　石菖蒲　赤茯苓　车前子　猪苓　泽泻　白术去芦　陈皮　枳壳麸炒　麻黄各等分　甘草三分

上锉一剂，半酒半水煎，空心温服。久病去麻黄，易升麻。

瘦人赤白浊者，是虚火也。

滋阴降火汤　治瘦人虚火，患赤白浊[4]，依本方加白术、萆薢、牛膝、山栀、萹蓄，去芍药。

肥人赤白浊者，是湿痰也。

二陈汤　治肥人湿痰赤白浊[5]，依本方加苍术、白术、人参、当归、坐地、麦冬、山栀、黄柏、萆薢、牛膝、萹蓄。

一，白浊，足三阴经主之。属厚味湿热所致者，用加味清胃散[6]；若肝肾虚热者，用六味丸为主[7]，佐以逍遥散[8]；若脾肾虚热者，用六味丸，佐以六君子汤[9]；脾肝郁滞者，六味丸佐以归脾汤[10]；脾肺气虚者，六味丸佐以补中益气汤[11]；湿痰下注者，补中益气汤佐以六味丸[12]。

汪少宰头晕白浊，余用补中益气加茯苓、半夏愈；而后患腰痛，用山药、山茱萸、五味、萆薢、远志，顿愈。又因心劳，盗汗白浊，以归脾汤加五味而愈。后不时眩晕，用八味丸痊愈。

遗　精

脉：遗精白浊，当验于尺，结芤动紧，二症之的。微涩精伤，洪数火逼，亦有心虚，左寸短小。脉迟可生，急疾便夭。

邪客于阴，神不守合，故心有所感，梦而后泄也。其后有三：年少气盛，鳏旷矜持，强制情欲，不自觉知，此泄如瓶之满溢者也，人或有之，是为无病，勿药可矣；心家气虚，不能主宰，或心受热，阳气不收，此泄如瓶之侧而出者也。人多有之，其病尤轻，合用和平之剂；脏腑积弱，真元久亏，心不摄念，肾不摄精，一泄如瓶之罅而漏者也，人少有之，其病最重，须当大作补汤。或谓梦泄尤甚于房劳，此世俗习闻其说也，独不观候之有轻重乎？外此又有一辈，神气消磨，怪异横生，风邪乘其虚，鬼气干其正，往往与鬼魅交通，是又厄运之不可晓者也。法药

相助，诚哉，是言！

久无色欲，而精神满者，不必虑也；心有所募，而梦遗者，君火动、相火随也。夜梦与人交感而精泄者，谓之梦遗，俱用后方。

清心汤

黄连　生地黄　当归　石莲肉　远志甘草水泡，去心　茯神去皮木　酸枣仁炒　人参去芦，各等分　甘草减半

上锉一剂，水煎服。

有不因梦而精自出者，此精道滑也。因心肾内虚，不能固守，皆相火动。

养心汤

辰砂另研末调入服　远志去心　酸枣仁　石莲肉　芡实　莲蕊　天门冬　桔梗去芦　车前子　龙骨各等分　甘草减半　麦门冬[13]去心

上锉一剂，灯心二十寸，水煎服。

治阴虚火动而遗精者，宜滋阴降火也。

保精汤　治阴虚火动，夜梦遗精，或虚劳发热。

当归酒洗　川芎　白芍酒炒　生地黄姜汁炒　黄柏酒炒　知母蜜炒　黄连姜汁炒　栀子童便炒　沙参　麦门冬去心　干姜炒黑，减半　牡蛎火煅　山茱萸酒蒸，去核，各等分

上锉一剂，水煎，空心温服。

有梦遗，日久气下陷者，宜升提肾气以归原也。

归元散

人参去芦　白术去芦　茯苓去皮　远志去心　酸枣仁炒　麦门冬去心　黄柏童便炒　知母童便炒　芡实　莲花须　枸杞子　陈皮　川芎各等分　升麻减半　甘草减半

上锉一剂，莲肉三个、枣子一枚，水煎，空心服。

固神丸

当归酒洗　熟地黄　山药炒　人参去芦　白术去芦　茯苓去皮　锁阳　牡蛎　蛤粉　黄柏酒炒　知母酒炒　杜仲酒和姜汁炒　椿根皮　破故纸酒炒，各一两

上为细末，炼蜜为丸，辰砂为衣，如梧桐子大，每服五十丸，空心酒吞下。

有湿热而遗精者，宜健脾除湿热也。

猪肚丸　治遗精梦泄，不思饮食，健肢体及治肌瘦，气弱咳嗽，渐成劳嗽，并宜服之。

白术去芦，炒，五两　苦参去红皮，色白者，三两　牡蛎左顾者，煅，另为末，四两

上为末，用猪猪肚一具，洗净，砂罐内煮得极烂，石臼内捣半日，丸如小豆大，每服四十丸，半汤送下，日进三次或四次。久服自觉身强体健，而梦遗立止。

虚弱人患梦遗精滑者，宜补心肾也。

辰砂既济丸　治元阳虚惫，精气不固，夜梦遗精，盗汗遗精者，服此药大补元气，涩精固阳，神效。

黄芪盐水炒　人参　当归酒洗　山药　枸杞子　锁阳　败龟板酥炙　牡蛎酒浸一宿，煅。各二两　熟地酒洗，四两　牛膝去芦，酒洗　知母酒炒，各一两半　破故纸盐水炒，一两二钱　黄柏酒炒，一两

上为末，用白术八两、水八碗，煎至一半，取渣再易水煎，漉净，合煎至二碗成膏，和丸如梧桐子大，辰砂为衣。空心盐汤下或酒下七十丸，用干物压之。

梦遗、精滑，属肝肾虚热者，用四物汤加柴胡、山栀、山茱萸、山药[14]；脾胃气虚者，用补

中益气汤加山茱萸、山药；思虑伤脾者，兼用归脾汤加山茱萸、山药；心肾不交者，用水火分清饮，方见浊症；心气虚热者，用清心莲子饮，方见浊症；气血虚损者，用十全大补汤加山茱、山药、五味、麦门[15]。

补遗方

止遗精盗汗法 用短床或蒲罗，内侧身曲腿而卧，不许伸脚，病自安。

保生丹 治夜梦遗精，旬无虚夕，或经宿而再者。

嫩乌药 益智仁 朱砂另研，水飞过，留一半为衣，以上各一两 干山药二两

上各另为末，将山药打糊为丸。如不成，再加些酒糊，丸如梧桐子大。每服百丸，空心淡盐汤送下。

倒阳法 夜半子时分，阳正兴时，仰卧瞑目闭口，舌顶上腭，将腰拱起，用左手中指顶住尾闾穴，用右手大指顶住无名指根拳着；又将两腿俱伸，两脚十趾俱抠，提起一口气，心中存想脊背脑后，上贯至顶门，慢慢直至丹田，方将腰腿手脚从容放下。如再行照前，而阳衰矣；如阳未衰，再行两三遍；如初行时，阳未兴，勉强兴之，方可行矣。夫人之所有虚实者，因年少欲心大盛，房事过多，水火不能相济，以致此疾。若能行此法，不唯速去泄精之病，久而肾水上升，心火下降，则水火既济，永无疾病矣。

陈桂林秀才，患夜梦遗精，每月一二次或三五次。遗后神思昏沉，身体困倦。予诊六脉微涩无力，此阴虚火动之症。以辰砂既济丸加紫河车、龙骨，服之数月奏效。奈其数患于不能谨守，因口占俚语一章以戒之，曰：

培养精元贵节房，更祛尘累最为良；
食唯半饱宜清淡，酒止三分勿过伤；
药饵随时应勉进，功名有分不须忙；
几行俚语君能味，便是长生不老方。

朱工部，劳则遗精，齿牙即痛，用补中益气加半夏、茯苓、芍药并六味地黄丸渐愈；更以十全大补加麦门、五味而痊[16]。

一男子遗精白浊、口干作渴、大便闭涩、午后热甚，用补中益气加芍药、玄参，并加减八味丸而愈[17]。

淋 证

脉：淋病之脉，细数何妨；少阴微者，气闭膀胱。女人见之，阴中生疮。大实易愈，虚涩其亡。

气淋者，小便涩，常有余沥也；沙淋者，茎中痛，努力如沙石也；血淋者，尿血结热，茎痛也；膏淋者，尿出似膏也；劳淋者，芳倦即发也；五淋者，皆膀胱蓄热也。

五淋散 治肺气不足，膀胱有热，水道不通，淋沥不出，或尿如豆汁，或如沙石，或冷淋如膏，或热淋尿血皆效。

赤茯苓六两 赤芍十两 山栀十两 当归去芦，五两 条芩三两 生甘草五两

上锉，水煎，空心服。一方有生地、泽泻、木通、滑石、车前子。

八正散 治心经蕴热，脏腑闭结，小便赤涩，癃闭不通，及热淋血淋。如酒后恣欲而得者，则小便将出而痛，既出而痛，以此药主之。

大黄 瞿麦 木通 滑石 萹蓄 栀子 车前子 甘草各等分

上锉一剂，灯心水煎，空心服。

五淋者，因酒色劳力伤肾，虚中有热也。

必效散 治一切淋症，随症加减。

当归 生地黄酒洗 赤茯苓去皮 滑石 牛膝去芦 山栀 麦门冬去心 枳壳 黄柏酒炒 知母酒炒 萹蓄 木通各等分 甘草减，生

上锉一剂，灯草一团，水煎，空心服。血淋，加菖蒲、茅根汁；膏淋，加萆薢；气淋，加青皮；劳淋，加人参；热淋，加黄连；肉淋，加连翘；石淋，加石韦；尿淋，加车前；死血淋，加桃仁、牡丹皮、玄胡索、琥珀，去黄柏、知母；老人气虚作淋，加人参、黄芪、升麻少许，去黄柏、知母、滑石、萹蓄。

海金沙散 治五淋，一服如神。

当归酒洗 大黄酒浸 川牛膝酒洗 木香 雄黄 海金沙各等分

上为细末，每服一钱半，临卧好酒调服，两服痊愈。

酒欲过伤而成淋者，宜升补真气也，补中益气汤治五淋有效。然淋症多是膀胱之气虚损，不能运用，水道固滞不通而成诸淋也。此方补元气，故有效焉[18]。

益元固真汤 治纵欲强留不泄，淫精渗下而作淋者。

人参 白茯苓 莲蕊 巴戟 升麻 益智仁 黄柏酒炒。各二钱 山药 泽泻各一钱半 甘草梢二钱

上锉一剂，水煎，空心服。

补 遗 方

治淋兼红淋

当归 生地黄 熟地黄各二钱 黄柏 知母 黄芩各一钱 黄连炒 木通 桑白皮各一钱半

上锉一剂，水煎，空心服。

治小便淋沥不通，用六味丸倍茯苓、泽泻[19]；若小便涩滞，或茎中作痛，属肝经湿热者，用龙胆泻肝汤，方见下疳。

李司马，茎中作痛，小便如淋，口干唾痰，此思色，精降而火败，用补中益气汤、六味地黄丸而愈[20]。

男子茎中痛，出白津，小便闭，时作痒，用小柴胡[21]加山栀、泽泻、炒黄连、木通、胆草、茯苓，又兼六味丸而痊[22]。

关 格

关格病者，膈中觉有所碍，欲升不升，欲降不降，升降不通，饮食不下，此因气之横格也，乃是痰格中焦，用枳缩二陈汤加减治之，痰出为要。此病多死，寒在上而热在下也。又曰：关者，不得小便；格者，吐逆，上下俱病者也。关者，甚热之气，无出之由也，热在下焦，填塞不便；格者，甚寒之气，无入之理也，寒在胸中，遏绝不入。

枳缩二陈汤 治关格，上下不通。

枳实麸炒，一钱 砂仁七分 白茯苓去皮 贝母去心 陈皮 苏子炒 瓜蒌仁 厚朴姜汁炒 香附童便炒。各七分 抚芎八分 八香五分 沉香五分 甘草三分

上锉一剂、生姜三片，水煎，入竹沥磨沉、木香服。

遗 溺

《经》云:膀胱不约为遗溺,小便不禁,常常出而觉也。

人之漩溺,赖心肾二气之所传送。盖心与小肠为表里,肾与膀胱为表里。若心肾气亏,传送失度,故有此症。小便自遗失禁者,溺出而不知也。遗溺失禁者,属气虚,用参芪汤加减;老人溺多者,是虚寒,用参附汤加减;壮人溺多者,是虚热,用滋阴降火汤加减;夏月因伏暑热,溺必遗也,用人参白虎汤加减;中风症,遗尿失禁者,难治也。

参芪汤 治气虚遗溺失禁。

人参去芦 黄芪蜜水炒 茯苓去皮 当归酒洗 熟地黄 白术去芦 陈皮各一钱 升麻 肉桂各五分 益智仁八分 甘草三分

上锉一剂,姜三片、枣一枚,水煎,空心服。年老之人,虚寒遗溺者多,加附子,名参附汤。

治身体虚瘦,夜啼,遗溺失禁。

人参八分 白术麸炒 山茱酒蒸,去核 黄芪蜜水炒 白芍酒炒,各一钱 山药炒 酸枣仁炒,各七分 甘草炙,四分

上锉一剂,水煎,温服。

治小水频数,此症皆下元气虚所致。

人参五钱 黄柏五钱,酒浸 益智仁六钱 甘草一钱

上为细末,炼蜜为丸,梧桐子大,五更、临卧每服五十丸,滚水下,酒亦可。

滋阴降火汤 治虚热尿多[23]。依本方加炒山栀,去五味子。

人参白虎汤 治夏月因伏暑热遗尿者[24]。依本方加黄柏、知母,去香薷。

若小便频数,或劳而益甚,属脾气虚弱,用补中益气汤加山药、五味子[25]。

若小便无度,或淋沥不禁,乃阴挺痿痹也,用六味丸去泽泻,易益智仁[26]。

小便闭

脉:小便不通,浮弦而涩;芤则便红,数则黄赤;便难为癃,实见左尺。

小便不通者,多是热结也。

猪苓汤 治热结小便不通也。

木通 猪苓 泽泻 滑石 枳壳炒 黄柏酒浸 牛膝去芦 麦门冬去心 瞿麦 车前子各等分 甘草梢减半 萹蓄叶十片

上锉一剂,灯心一团,水煎,空心服。

不渴而小便闭者,热在下焦血分也。

通关丸 治不渴而小便闭,热在下焦血分,兼治淋癃神效。

黄柏酒洗焙干 知母酒洗焙干,各一两 肉桂一钱

上俱为细末,熟水和丸,如梧桐子大,每服百丸,空心白滚汤下。服后须顿两足,令药易下行也。如小便已利,茎中如刀刺痛,当有恶物下为验。

若渴而小便闭者,热在上焦气分也。

清肺饮子 治渴而小便不利者,是热邪在上焦肺之分,故不利也。肺者,金也,金合生水。若肺中有热,不能生水,是绝其水源。治宜淡渗之剂,以清肺之气,泄其火邪,滋水之上

源也。

赤茯苓去皮，钱半　猪苓二钱　泽泻一钱　通草二钱　灯草一钱　车前子炒，另研，一钱　琥珀另研，五分　萹蓄七分　木通七分　瞿麦七分

上锉一剂，水煎，空心，稍热服。

虚寒小便不通者，是寒结也。

加味五苓散　治虚寒小便不通。

猪苓　泽泻　白术去芦　赤茯苓去皮　肉桂　当归　枳壳　牛膝去芦　木通各等分　甘草梢减半

上锉一剂，灯心一团，水煎，空心服。

虚热小便不通者，是热结也。

参归升麻汤　治虚人小便不通。

人参去芦　当归　生地黄　赤茯苓去皮　猪苓　泽泻　山栀　枳壳去穰　牛膝去芦，酒洗　黄柏酒炒　知母酒炒，各等分　升麻　甘草减半

上锉一剂，灯心一团，水煎，空心服。

年老之人，小便不通者，多是气短血虚也，四物汤加黄芪煎汤，送下通关丸，空心服。

咳喘，小便不通者，是痰气塞也。

二陈汤　治痰气闭塞，小便不通。

陈皮　半夏姜汁炒　茯苓　枳壳麸炒　牛膝　猪苓　木通　山栀　麦门冬去心　车前子　黄柏酒炒，各等分　甘草减半

上锉一剂，灯心一团，水煎，空心服。

元气虚而不能输化者，宜补中益气汤[27]。阴虚而小便不通者，是火盛也，滋阴降火汤，治虚法人阴虚火动，小便不通[28]。六味丸尤效，依本方加猪苓、泽泻、木通、牛膝。大抵小便不通，用利水药不效者，此积痰在肺。肺为上焦，膀胱为下焦，上焦闭则下焦塞，如滴水之器，上窍通而下窍之水出焉。若泻痢，小便不通者，因后去多而前去少，泻止后而尿自长也；若呕哕小便不通者，难治也；若中满膨胀，病小便不通者，亦难治也。

治老人下元虚冷，转胞不得小便，膨急切痛，四、五日困笃欲死者，六味丸倍泽泻效[29]。

补遗秘方

治小便不通　麝香、半夏末填脐中，上用葱白、螺蛳二味捣成饼封脐上，用布帛缚定；下用皂角烟入阴中，自通；女人用皂角煎汽洗阴户内。

导赤汤　治溺如米泔色，不过二服即愈。

木通　滑石　甘草梢　黄柏　茯苓　生地黄　枳壳　白术　栀子

水煎，空心服。

治小便下坠　好麻三两，扯碎火焙，用新盆一个盖在上，升作灰。黄酒调下，被盖出汗即愈。

治小便不通　用皮硝一合、连须葱一根，捣为一处，用青布摊衣上，似膏药样，用热瓦熨之即出。

大便闭

脉：据结之脉，沉伏勿疑；热结沉数；虚结沉迟；若是风燥，右尺浮肥。

身热烦渴，大便不通者，是热闭也；久病人虚，大便不通者，是虚闭也；因汗出多大便不通者，精液枯竭而闭也；风证大便不通者，是风闭也；老人大便不通者，是血气枯燥而闭也；虚弱并产妇及失血，大便不通者，血虚而闭也；多食辛热之物。大便不通者，实热也。并宜后方。

润肠汤 治大便闭结不通。

当归 熟地 生地 麻仁去壳 桃仁去皮 杏仁去皮 枳壳 厚朴去粗皮 黄芩 大黄各等分 甘草减半

上锉一剂，水煎，空心热服。大便通，即止药，不能多服，如修合润肠丸，将药加减，各为末，炼蜜为丸，如梧桐子大，每服五十丸，空心白汤吞下，切忌辛热之物。实热燥闭，依本方；发热，加柴胡；腹痛，加木香；血虚枯燥，加当归、熟地、桃仁、红花；风燥闭，加郁李仁、皂角、羌活；气虚而闭，加人参、郁李仁；气实而闭，加槟榔、木香；痰火而闭，加瓜蒌、竹沥；因汗多或小便去多，津液枯竭而闭加人参、麦门冬；老人气血枯燥而闭，加人参、锁阳、麦门冬、郁李仁，倍加当归、熟地、生地，少用桃仁；产妇去血多，枯燥而闭，加人参、红花，倍加当归、熟地，去黄芩、桃仁。此方加槟榔即通幽汤。

蜜导法 用火炼蜜稠厚黄色，倾入水中，急捻如指大，随用皂角末、麝香共为衣。将油涂抹大便润湿，放入谷道，大便即通。

猪胆汁导法 治自汗小便利，而大便燥硬，不可攻，以此法导之。猪胆一枚，倾去一小半，仍入醋在内，用竹管相接，套入谷道中，以手指捻之，令胆汁直射入内，少时即通。盖酸苦益阴，以润燥也。

香油导法 治大便不通，腹胀，死在须臾。用竹管蘸葱汁，深入大便内，以香油一半、温水一半同入猪尿胞内，捻入竹管，将病人倒放，脚向上半时，即顺立通。

一大便闭结，若大肠血虚火炽者，用四物汤送下润肠丸，或以猪胆汁导之；若肾虚火燥者，用六味丸；若肠胃气虚，用补中益气汤[30]。

一男子年六十七岁，因气恼，左边上中下有三块，时动而胀痛喜揉，揉即散去心痞作嘈，食下胃口觉涩，夜卧不宁，小便涩，大便八日不通。一医以大承气汤，一医以化滞丸，一用猪胆导法，一用蜜导法，俱不效。余诊六脉弦数有力，此血不足，气有余，积热壅实。以大黄末三钱、皮硝五钱，热烧酒调服。打下黑粪，其硬如石，数十条。如前又一服，又打下粪弹盆许，遂安。后以四物汤加桃仁、红花、酒蒸大黄、黄连、栀子、三棱、莪术、枳壳、青皮、木通、甘草，十数剂而愈。

大小便闭

大小便俱不通者，前后热结也。

颠倒散 治脏腑实热，或小便不通，或大便不通，或大小便俱不通。

大黄六钱 滑石三钱 皂角三钱

上为末，黄酒送下。如大便不通.依前分两服；如小便不通，大黄三钱、滑石六钱、皂角如前；如大小便俱不通，黄、石均分，皂角如前。

蜣螂散 治大小便不通。

六、七月间，寻牛粪中大蜣螂，不拘多少，用线串起阴干，收贮。用时取一个，要完全者，放净砖上，四面以灰火煨干，以刀从腰切断。如大便闭，用上半截；如小便闭，用下半截。各为末，新汲水调服。二便俱闭，则全用之。

八正散 方见淋症。

铁脚丸 治大小便不通。

皂角去皮子，炙，不拘多少

为末，酒搅面糊为丸，如梧桐子大，每服三十丸，酒下。

蜗牛膏 治大小便不通。

用蜗牛三枚，连壳研为泥，再加麝香少许，贴脐中，以手揉按之，立通。若用田螺捣烂填脐中，亦妙。余用此方治大小便不通及热闭者殊效。

掩脐法 治大小便不通。

连须葱一根，不洗带土，生姜一块、淡豆豉二十粒、盐二匙，同研烂捏饼，烘热掩脐，以帛扎定，良久透气自通，不然再易。

一方 治大小便不通。

用蜜一钟，入皮硝二钱、滚白汤一钟，空心调下。

大小便不通，木通为末，黄酒送下。大人多用，小人少用。

丁香散 治大小便不通如神。

苦丁香五钱 川乌炮 草乌 香白芷 牙皂炮 细辛各三钱 胡椒一钱 麝香少许

上为细末，用竹筒将药吹入肛门内即通。

卷五

癞疝

脉：疝脉弦急，积聚所酿；察其何部，肝为本脏；心滑肺沉，风疝易荡；关浮而迟，风虚之恙；阳急为瘕，阴急疝状；沉迟浮涩，疝瘕寒痛；痛甚则伏，或细或动；牢急者生，弱急者丧。

疝气者，疝本肝经，宜通勿塞，绝与肾经无干，或无形有声，或有形如瓜，有声似蛙，是疝病也。始初湿热在经，郁久后感寒气外束，不得疏散，所以作痛。不可执作寒论，须用寒热相兼，用神效扬加减。川乌以散寒气，山栀以清湿热，皆是下焦主药，其效速。

肠中走气作声，或痛者，是盘肠气也；小肠阴囊，手按作响声痛者，是膀胱气也；小肠脐旁一梗升上钓痛者，是小肠气也；小腹下注，上奔心腹急痛者，是肾虚也；阴子偏大偏小者，是偏坠也；阴子虽硬，大而不痛者，是木肾气也。一切疝气者，多因热郁于中而寒束于外也。以上俱宜后方。

神效汤 治一切疝气。

木香另磨 吴茱萸各七分 茴香酒炒 玄胡索 益智仁 苍术米泔浸 香附 当归 川乌炮去皮，减半 山栀炒，各一钱 砂仁七分 甘草三分

上锉一剂，姜三片，灯心一团，水磨广木香调服。胀闷如痛，加乳香、枳实；有瘀血胀痛，加桃仁、川芎，去益智、山栀；肾气注上，心痛闷欲绝者，加沉香、枳实，去益智、山栀。

乌苓通气散 治一切疝气，无问远近寒热，风湿寒气。

乌药 当归 芍药 香附 糖球 陈皮各一钱 茯苓 白术去芦 槟榔 玄胡索 泽泻各五分 木香 甘草各三分

上锉一剂，生姜三片，水煎服。如恶寒、脉沉细，加吴茱萸。

木香金铃丸 治疝气外肾肿痛，如神。

木香　乳香　没药　大附子炮去皮脐　小茴香盐水炒　全蝎去毒　玄胡索　川楝子去核　人参去芦，各等分

上为细末，好酒打糊为丸，如梧桐子大，每服百丸，空心黄酒送下，一服即止。

神妙丸　治小肠气、膀胱气、疝气、盘肠气、木肾气、偏坠。

硫黄熔化，倾入水中，捞起研细末，二分　荔枝核一钱五分，砍碎炒黄色　川芎盐水煮，捞起切片，五分　吴茱萸盐酒炒，一钱　大茴香一钱半　木香　沉香　乳香　橘核各一钱

上为末，酒糊为丸，每服五十丸，空心米汤下，酒亦可。

疝气因气恼而起者，宜顺气也。

行气香苏散　治偏坠气疼痛，初发憎寒壮热，甚效[31]。依本方加茴香、青木香、三棱、莪术、木通。

香楝酒　治偏坠气。

南木香　小茴香　大茴香　川楝肉各三钱

上合作一服，锅内炒至香，入葱白连须五根，用水一碗，淬入锅内，以碗罩住，候煎至半碗，取出去滓，加好酒半碗合和，入炒盐一茶匙，空心热服。极痛者，一服立愈。

疝气因劳役而发者，此夹虚也。每遇劳役即发，其脉沉紧，豁大无力，是夹虚也。其痛亦轻，但重坠牵引耳。

和气益荣汤　治夹虚疝痛。

人参五分　当归　川芎　青皮去瓤　茴香盐酒炒　玄胡索　苍术米泔浸，各一钱　木香另磨　沉香另磨　川乌炮，去皮，各五分　山栀　砂仁　吴茱萸各七分，炒　甘草二分

上锉一剂，姜一片，水煎，磨沉、木香调服。发热，加柴胡，去吴茱萸；腹痛，加枳实、沉香，去人参。

疝气发于寒月者，多是寒邪入膀胱也。

加减五积散[32]

疝气发于暑月者，多是暑入膀胱也。

加减香苓散　治偏坠气初起，憎寒壮热，发表药轻者，一服而愈。

枳壳　陈皮　香附　苍术　麻黄　香薷　猪苓　泽泻　木通　滑石　车前子　三棱　莪术　川楝子　玄胡索　甘草

上锉剂，姜葱煎，热服。

一切疝气，年久不愈者，宜攻补兼施也。

川楝汤　治一切疝气。

川楝子去核　小茴香　破故纸酒炒　青盐　三棱煨　山茱萸酒蒸，去核　莪术煨　通草　橘核　荔枝核各等分　甘草减半

上锉一剂，水煎，空心服。立效收功，加马蔺花、苍术；如夏秋之月，暑入膀胱，疝气作痛，加黄连、香薷、扁豆、木通、滑石、车前子。

大小茴香丸　治疝气如神。

大茴香　小茴香　吴茱萸　川楝子去核　川椒各一两

上共为末，连须葱白八两，同药捣饼，子晒干；用黏米半升，同药饼捣碎，微火炒黄为末，酒糊为丸，如梧桐子大，每服八九十丸，空心，盐汤或酒送下，忌发气物。

茱萸内消丸　治肾经虚弱，膀胱为邪气所袭，结成寒疝，阴囊偏坠痛，牵引脐腹，或生疮疡时出水。

吴茱萸半酒半醋浸一宿，焙干　山茱萸蒸，去核　马蔺花醋浸，焙　黑丑炒取顶末　玄胡索炒　川楝子蒸，去核　海藻盐水洗，焙　青皮　官桂　舶上茴香盐水炒　陈皮各一两　桃仁去皮尖　木香　白蒺藜炒，各五钱

上为末，酒煮稀糊为丸，如梧桐子大，每服四十丸，空心，温酒或盐汤下。

四炒楝实丸　治疝气，一切下部之疾，肿痛缩小，虽多年，服此除根。

川楝子肉一斤，净肉分作四份：一份用巴戟一两、麸一合，同炒黄色，去麸、巴戟不用；一份用斑蝥四十九个，同麸一合炒黄色，去麸、蝥不用；一份用巴豆仁四十九个，同麸炒黄色，去豆，麸不用；一份用茴香一合，盐一两，同炒黄色，去茴香、盐不用　木香　破故纸各一两

上为末，酒糊为丸，如梧桐子大，每服五十丸，空心，盐汤下。甚者，日进三服。

灸法　治偏坠气痛。

用蓖麻子，一岁一粒，去皮研烂，贴头顶囟门上，却令病人仰卧，将两脚掌相对，以带子绑住二中指，于两指合缝处，艾炷如麦粒大，灸七壮，即时止，立效。

补 遗 方

治疝气偏坠、肿痛不可忍　槐子一钱，炒褐色为末，入盐三分，空心黄酒送下。立效。

秘方　治偏坠疝气神效。

五去风即五倍子，用五六个，焙存性

为末，以好酒调服，以醉为度。

雄黄汤　治阴肿大如斗，核痛。

雄黄一两　白矾二两　甘草五分

共煎水洗。

治偏坠疝气小肠气　荔枝内子焙黄色，为细末，每服三分，黄酒调下。

治疝气方　用干丝瓜穰，火烧存性。每服二钱，热黄酒下。

治疝气及心痛方

荔枝核四十九粒　陈皮连白九钱　硫黄四钱

上为细末，盐面打糊为丸，如绿豆大。遇痛，黄酒下九丸，良久，再服九丸。遇痛则可长服。如冷气心痛可服，热心痛不可服。

治外肾着惊缩上者　麝香三钱，潮脑三钱，莴苣子一茶钟，用莴苣叶捣为膏，贴脐上下。

治气胞木肾水胞偏坠　净沙土炒红，待温时入花椒、小茴、艾叶拌匀，放一盆内，中按一窝，上盖布一片。将病胞坐在上，遍身汗出。胞内冷血、冷水、冷气尽化汗而出，将沙土湿透再炒，如此数遍除根。

一船家，患小肠疝气，肿痛不可忍。又病两眼肿痛，眵泪瘾涩，两寸脉洪数，两尺脉微，此上盛下虚之症。用凉药治眼，则疝痛愈增；用热药治疝，则眼痛愈盛。诸医措手，莫之能愈。予以木香金铃丸空心顿服，以治下焦之虚寒；以退血散卧时服，以治上焦之风热，各三服均愈。

赵雪山，患因房劳后，五更起早，忽感其寒，作疝气肿痛不可忍，憎寒战栗，予诊六脉微而无力，以五积散加吴茱萸、小茴香，又以蟠葱散俱不效。后以艾灸之，将患人两脚掌相对，以带子绑住，两中指合缝处以艾炷麦粒大，灸七壮完，痛止，神效。

卷六

求 嗣

脉:求嗣之脉,专责于尺。右尺偏旺,火动好色;左尺偏旺,阴虚非福。唯沉滑匀,易为生息;微涩精清,兼迟冷极;若见微涩,入房无力;女不好生,亦尺脉涩。

一气既分两仪,肇判万物之中,而唯人最灵。通天地之幽微,达圣贤之蕴奥,审神仙之法术,穷造化之根源,无所不知矣。自盘古及今,逮羲农[33]之为帝,分阴阳运会之源流,有夫妇人伦之道理,故普天率土之姓,贵贱穷达之人,无子复宗,绝嗣者宁不恻然而痛哉!则夫男女之生,本阳阳自然之奥理。若非智术,勉强之为也。但世情早立嗣者,以为常;不未立嗣者,以为变。祷告鬼神,斋僧布施,以求获嗣,其愚甚矣。其实,万户之侯,无能以继百亩之田,无后孰能与守,是诚可悲也。无嗣有不动心求者,寡矣。故孟子曰:不孝有三。无后为大,诚哉,是言也!求嗣者,不若求之于己,其理甚明,人所易晓。愚窃闻黄帝之论,验百家之仙方秘诀,虽乃不经之言,是或一种之道,唯取其生育立昭之理,胎月合配之妙,虚阴老阳之说,其道专生乎男,其诀不生乎疮疹,其子且寿而弗夭,胎连生女而转男。乏嗣者效之,每每经验,百无二谬。好事者,潜心于此,不唯得嗣子,凡兴阳采战,固精取药,养身之术,无不在其中矣,岂指专论事而已哉?人间大道,乃我众仙师之秘诀,诚不可轻泄而易露也。珍之!重之!

轩辕曰:妇人有彻老不生男女者,何也?多因房事,损动脏腑;或天癸不通,子宫挟寒;或男子事狂,阳弱精少,清寒不能射。又不能济而相胜,此所以不生长故也。或有正生产当年,便断六、七年,数岁不生,何也?亦由女人身有数疾,劳损身体,以致经脉不调,虽有亦微弱,亦难以容纳阳精。如主请客而无备,客来多而不管待,此宾主不能相欢,客何以久留?此又难以生长也。须要阳事举,经脉匀,子宫暖,精纯熟,且壮射而相济,然后可成。故足月生者,中道;不足月生者,贫薄;过月生者,其子贵重决矣。

交合月日时刻佳期论

凡女人生长,十三岁为始,至四十九岁为终。五十岁生者,四十九岁受胎来也。每年十二月,有生男生女之月不同。按妇岁数,有三十七图交合,可拣生男之月。以待妇人经水来时,有两日半净者,三日净者,亦有女人血旺气盛六、七日净者,不可拘定。但观宝田,看经水之颜色何如耳。乃以洁白之物,或绵或帛,夹之于户口,取而目之:金色者,乃佳期也;鲜红者未净,不及也;浅淡者,太过也。唯以败血去净,新血生如金者为佳期。此时交合,无不成矣。若先期而交者,纵便施精,则金水太盛,子宫淤塞,且无受精之处,胎亦难成;后期而交者,则子宫已闭,施精亦无门而入,胎岂有成也哉?所谓败血已净,子宫空虚,新血复生,正等阳时,乃是乾道之日。以此时施精,如炉炼金,如浆点腐,立胎个个成矣。又云:经水净后,单日下种则成男,双日下种则成女,四日以后不成矣。施精亦要在子时后方可也。盖子时后夜气清明,一阳发生。古语云"一阳动处外兴工"是也。此时施精,顺则成人也。此时修炼,逆则成丹也;此时再遇天晴月朗,风日清和,又是成定吉日,又逢天月二德,合日行房,不唯成子,而子且贵,神气清秀,聪明必过人矣。或拣生女月交合却生男、拣生男月交合却生女,何也?盖阴阳运会之差,以致胎气之错。如女胎当以男名唤,男胎当以女名唤。易名呼唤,可保长生矣。

结胎交合妙诀

美子要摘金丹,先要点穴动情。结胎若要都成,须明交合之道。要兴阳、要动情、要耐战、要采药、要顿挫、要斟酌、要谨慎、要用功,然后胎可成。未交之先,要种子,先将红印纸剪下烧灰,用无根水调,女人面东服之,然后交接。使夫妇各饮微醺,乃有兴趣,或以言语引戏、手足抚摩,挑挽皮面相偎,女人面赤,用手抱搂,可见欲动矣。如男子阳事未举,却取月华秀气以意运下兴阳,再战蟠桃,煨炉铸剑,走马抚琴,以招风至。然后交合,望风而进龟。第一要藏神,只可体交,不可神交。令鼎气端睡正卧,甚勿偏斜,如泄精,却用五字之诀:霈霮霳霥霌,以使神于利害怒恶之地,进退交合,以待女人乐生,果见目瞑身颤,两颊赤热,鼻口凉气。两手若紧抱,美子亦开弓,鼻口接吸女人真气,却用神交,着力深入,直撞风凰灵台,女人肢体不收,滑精流溢,此则女子快美之极,子宫正开之际,男子亦泄精。阳先至裹阴定生女,阴先降包阳定生男,此所谓阴阳固济相盛,一种一子,百种百男,胎皆成也。切记泄精之时,猛咬女人上唇,令其自惊,仍用男呼女吸,如忍大小便之状,则精始混融而成胎矣。殊不知子宫有一穴,男在左穴,女在右穴。入炉偏于左,施精亦在于左。交合毕,令女人稳睡勿动,屈左足而左侧卧者,男胎多成;若屈右足而右侧卧,而女胎多成。顿饮时节,不可动身。如交之时,令鼎器先去小便,交后不可小解,此胎定成无错矣。且若不用壮阳败阴之手段,假若阴盛之妇,而遇衰老之夫,将何以使阴精之先至,而必于生男哉?

胎成禁忌秘诀

胎既成矣,则阴阳之精且纯,浑融一气,已无杂气,脉精血蕊嫩而未老,动之易克而易化,第恐风邪感人,损伤胎气。切忌复后连交,挟待重物,过险超壑,深怒、大笑、大惊、高语是何也?盖以胎婴之结,一月如白露,二月如桃花,三月之后男女分,可当静以守之,逸以待之,故曰静而有常故也。且如连交一次,则胎息反被动摇,感受风邪入于子宫,譬如果木开花,若遇风寒雾露,花定不能结果。纵有结成,必定生虫风落。结胎后,若要连交,亦不能以成子耳;纵有一成,亦不能以结实完真,非小产,则脐风,非生虫落而何将产?若连交,则胎受毒秽,产后满头生疮之必然也。慎之!忌之!

东南桃枝作斧柄,亲夫张目自作成。
孕妇床下刀向上,无人见之男孕成。
若置抱鸡巢下安,满巢尽是鸡之雄。
雄黄一块坠骑当,真阳朝上产仙郎。
宜男萱草发左簪,此花珮带产儿童。
弓弦系腰百日间,转女成男有万千。
夫发手足指甲剪,身铺席下男即转。
雄鸡长尾扯二茎,插安床下男即定。
轩辕野云传至今,此诀种种皆曾应。
人伦大道是真诀,不遇明传莫与命。
父母之年上下举,坐胎之月为中主;
乾坎艮震定是男,巽离坤兑决是女。
算男却生女,三六九岁死;
算女却生男,终久鬼来缠。
若是正胎者,寿考不须言。

妇人之道,始于求子。求子之法,莫先调经。每见妇人无子者,其经必或前或后,或多或少,或将行作痛,或行后作痛,或紫或黑,或淡或凝而不调,不调则血气乖争,不能成矣。

妇人无子,多因血气俱虚,不能摄养精神故也。

肥人痰多,躯脂满溢,闭塞子宫,治宜消痰;养血顺气,四物汤加白术、茯苓、陈皮、枳实、半夏、砂仁、香附、甘草、竹沥;瘦人火多,子宫干燥无血,治宜清热补血,四物汤加人参、茯苓、黄芩、山栀、香附、生地、甘草、陈皮。

调经种玉汤 调经种子,百发百中。

当归酒洗 川芎各四钱 熟地黄六钱 香附炒,六钱 白芍酒炒,三钱 白茯苓去皮,三钱 陈皮三钱 吴茱萸炒,四钱 牡丹皮 玄胡索各三钱

若过期而经水色淡者,乃血虚有寒也,加官桂、炒干姜、熟艾各二钱;若先期三五日色紫者,加条芩三钱。

上锉作四剂,每一剂用生姜三片、水一碗半,煎至一碗,空心温服。渣再煎,临卧服。待经至之日服起,一日一服。药尽经止,则当交媾,即成孕矣。纵未成孕,经当对期,候经来再服四剂,必孕无疑矣。

种子济明丹 常服顺气养血,调经脉,益子宫,疗腹痛,除带下,种子屡验。

香附米四两,四制:一两醋、一两酒、一两米泔、一两童便,各浸三日,焙干为末 益母草二两 当归酒洗,一两半 川芎一两 白芍盐酒炒,一两三钱 熟地黄二两,姜汁炒 陈皮去白,一两 半夏姜汁浸,香油炒,一两 白术去芦,土炒,一两半 阿胶蛤粉炒成珠,一两 艾叶醋煮,一钱 条芩酒炒,一两 麦门冬去心,一两 没药五钱 牡丹皮酒洗,一两 川续断酒洗,一两 小茴盐酒炒,五钱 玄胡索四钱 吴茱萸泡,炒,五钱 炙甘草二钱 白茯苓去皮,一两

上为细末,酒糊为丸,如梧桐子大,每服百丸,空心米汤下。

螽斯胜宝丸 治妇人经水不调,脐腹冷痛,赤白带下,一切虚寒之疾,久无子嗣,服之即孕,屡用屡验。

黄芪蜜炙 人参去芦 白术去芦 白茯苓去皮 当归酒洗 川芎 白芍酒炒 肉桂 大附子面裹,火煨,去皮 干姜炒 胡椒 小茴香盐酒炒 破故纸酒炒 艾叶醋炒 乌药炒,以上各二两 吴茱萸三两,盐水炒 香附六两,醋炒 苍术四两,米泔浸,炒 甘草炙,一两

上锉作片,用白毛乌骨鸡一只,重一斤平或二斤者,吊死,水泡去毛、肠屎,并头脚、翼尖不用;将鸡放砂锅里,将前药片益上,入好酒煮烂为度;取去骨,同药在锅焙干为末,将煮鸡酒汁打稀米糊为丸,如梧桐子大,每服五十丸,空心好酒吞下。

女金丹

当归酒洗 川芎 白芍酒炒 人参去芦 白术去芦 白茯苓去皮 桂心 藁本 白薇 白芷 牡丹皮 赤石脂另研 玄胡索 没药另研 甘草各等分

上各等分,除石脂、没药另研,其余皆以醇酒浸三日,烘干,晒亦可,为末,足秤十五两。外用香附米去皮毛,以水、醋浸三日,略炒为末,足秤十五两。上共十二味,和合重罗筛过,炼蜜为丸,如弹子大,磁器收封,每取七丸,空心,鸡未鸣时服一丸,先以薄荷汤或茶灌漱咽喉,后细嚼,以温酒或白汤送下,咸物干果压之。服至四十九丸为一剂,以癸水调平,受孕为度。孕中三日一丸,产后二日一丸。百日上,尽人事而不孕焉,天矣。一方去没药,加沉香,治妇人久虚无子,及胎前产后一切病患,男子积年血气,手足麻痹,半身不遂,血崩带下,产后腹中结痛,吐逆心痛,并妇人诸虚不足,心腹疼痛并治。一方去桂,用熟地黄,丸如梧桐子大,每服五十丸,空心,温酒或白汤送下,干物压之。

百子理中丸 女人服此药,调经养血,安胎顺气,不问胎前产后,月事参差,有余不足诸症,悉皆治之。

真阿胶二两，蛤粉炒成珠　蕲艾叶二两，去筋梗，醋煮汁　香附米十二两，杵去皮毛，醋浸炒干　熟地黄姜汁浸焙，二两　南川芎二两　白芍药酒炒，二两　当归酒洗，二两

上为细末，炼蜜为丸，如梧桐子大。每服八十丸，空心白沸汤点醋少许下。内寒者，温酒下。

六味地黄丸[34]　治妇人久无孕育者，加香附二两，童便炒用，殊效。男子无嗣必用之药。

固本健阳丹　凡人无子，多是精血清冷，或禀赋薄弱，间有壮盛者，亦是房劳过甚，以致肾水欠旺，不能直射子宫，故令无子，岂可尽归咎于血之不足与虚寒耶？

菟丝子酒煮，一两半　白茯神去皮木　山药酒蒸　牛膝去芦酒洗　杜仲酒洗，去皮，酥炙　当归身酒洗　肉苁蓉酒浸　五味子去梗　益智仁盐水炒　嫩鹿茸酥炙，以上各一两　熟地酒蒸　山茱萸酒蒸去核，各三两　川巴戟酒浸，去心，二两　续断酒浸　远志制　蛇床子炒，去壳，各一两　加人参二两　枸杞子三两

上为细末，炼蜜为丸，如梧桐子大，每服五七十丸，空心盐汤送下，酒亦可，临卧再进一服。若妇人月候已尽，此是种子期也，一日可服三次无妨。如精不固，加龙骨、牡蛎火煅，盐酒淬三五次，各一两二钱，更加鹿茸五钱。

刘小亭公，年四十，无子嗣，阳事痿弱，精如冰冷，求治于予。曰：君留神调理，倘生子，愿当重极。因诊两寸脉洪，两尺脉沉微无力，此真元衰惫，乃斫丧过度所致也。以固本健阳丹加人参、附子、枸杞子、覆盆子各二两，制一料服尽，觉下元温暖如前；又制一料，服至半料而乃止，果孕。生一子，渠甚悦，遂成莫逆焉。后传之于刘伯亭、刘敏庵，俱服之，皆生子。

卷八

便毒

便毒，一名跨马痈。此奇经冲任为病，而痈见于厥阴经之分野。其经少血，又名血疝，或先有疳疮而发，或忽然起核，疼痛而发，皆热郁血聚而成也。初发，宜疏利之即散；脓后，如常用托里内补之药。

便毒是厥阴湿热，因劳倦而发，用射干三寸，以生姜煎，食前服。得行二三次立效。凡射干，用开紫花者是。

便毒者，生两腿合缝之间也。

归尾　白芍　金银花　天花粉　白芷梢各一钱　木鳖子十个　僵蚕二钱　大黄三钱　芒硝二钱　穿山甲三片，土炒

上锉一剂，好酒二碗，煎至一碗，次入硝黄，再煎二沸，连药罐露一宿，五更温服，厚盖出汗，利一二次即愈。

神奇散　治便毒鱼口。

穿山甲三片，土炒　木鳖子去壳三个　牡蛎　大黄各[35]三钱　黄连　黄芩　黄柏　金银花　连翘各一钱半　黄蜡三钱

上锉一剂，酒水各平煎，空心服。

斑白散

斑蝥去翅足，炒，一钱　白芷八分

上共为细末，每服六分，空心黄酒送下，即刻立效。

龙胆泻肝汤　治肝经湿热，或囊痈便毒，下疳悬痈，肿痛焮作，小便涩滞，或妇人阴癞痒痛，或男子阴挺肿胀，或出脓水。

龙服草酒洗，炒　泽泻各一钱半　车前子　木通　黄芩　生地黄酒拌　归尾酒洗　山栀[36]

上锉一剂，水煎，空心温服。

便毒溃破，即鱼口疮也。

大黄二钱　僵蚕　穿山甲炒成珠　五灵脂炒，各一钱　金银花二钱

上为细末，每服三钱，空心，黄酒送下。

立消散　治鱼口便毒。

大蛤蟆一个，剥去皮，连肠捣烂，入葱五钱再捣，敷肿处，却用皮覆贴其口。

下　疳

下疳者，阴头肿痛而生疮也，乃厥阴肝经主病，宜：

防风　独活各六分　连翘　荆芥　黄连　苍术　知母各七分　黄柏　赤芍　赤茯苓　木通　龙胆草各九分　柴胡一钱半　甘草梢三分

上锉一剂，灯草二十四根，水煎，空心热服。如有便毒，量人虚实，加大黄一二钱。

凉血解毒丸　先服升麻葛根汤发其毒，毒出后，服此丸即愈。不必服轻粉之类。

杏参八两　黄连四两　连翘　牛蒡子　生地黄　白芷各二两　防风　石膏各一两　大黄二两半

上为末，荆芥汤打糊为丸，如梧桐子大，每服百丸，空心温水送下。

下疳外治之药

珍珠散　治下疳疮如神。

枯白矾　雄黄　珍珠　黄柏　官粉煅过，各等分

上为末，以米泔水洗疮，令净后擦药。

治疳疮

蜗牛焙干，一钱　枯白矾一钱

上为细末，湿则干掺，干则以香油调，敷上即愈。

治下疳　并玉茎蚀了，也长出来如初，止少元首[37]。就是舌头被人咬去，抹上药，也长全，有效。

黑铅五钱，化开，即投汞二钱五分，研不见星，入寒水石三钱五分、真轻粉二钱五分，好硼砂一钱，共为极细末听用。如遇此患，用葱、艾、花椒熬水洗患处；若怕洗，将汤入瓶内，将龟头向瓶口熏之，止了痛再洗拭干，掺上此药。若治舌咬去，先以乳香、没药煎水噙，止痛后，上药即长也。

洗疳汤

川楝子　黄连　瓦松　花椒　艾叶　葱根

上锉，各等分，煎水倾入盆内，用青布展洗疮上，立效。

治下疳

用皮硝一碗，乳香、雄黄、孩儿茶各五分，入小坛内，外用干牛粪火煨热坛，其硝自化，熏之，晚上使心口凉为度。

下疳方　抱过鸡卵壳略炒为末，孩儿茶末各一饮，和匀，先用茶洗净，后搽药。

杨梅疮

杨梅天泡者，风湿热毒也。初起宜**消风散毒散**。

归尾　川芎　赤芍　生地黄　升麻　干葛　黄芩各一钱　黄连　黄柏　连翘　防风各八分　羌活　金银花　甘草各五分　蝉蜕二个　初服加大黄二钱　芒硝一钱，通利恶物去净后勿用。

上锉一剂，水煎热服。

毒发出，宜**二十四味风流饮**。

防风　荆芥　连翘　白芷梢　归尾　川芎上部疮，多宜焙用　赤芍　黄芩　黄连　栀子　地骨皮　五加皮　白鲜皮　木通下部疮，多宜焙用　木瓜　苦参　金银花　皂角刺　薏苡仁　蝉蜕　僵蚕　黄柏　白蒺藜　甘草　土茯苓白实者，三斤

疮痛，加羌活、独活；体弱，加人参，茯苓，去栀子。

上锉作五十剂，每日服二剂，水煎。忌牛肉、烧酒、盐，宜炒过，食则不生癣。

茯苓汤

土茯苓四两，捣汁　桔梗　防风各一两　乳香　没药各五分

上锉，水五碗，煎至三碗，温服。一日服尽。忌茶水诸物，五帖全除。忌铁器。

茯苓糕　治杨梅疮毒。

土茯苓去粗皮，为细末，一斤　白蜜一斤　糯米粉一斤

三味和匀，蒸糕食之。常以茯苓煎服当茶吃，不可饮茶水。

雄黄败毒丸

雄黄　朱砂　轻粉　孩儿茶各一钱　苦参一两，净末

上为细末，粳米饮为丸，如梧桐子大，每服二十丸，米汤送下，日进二服，口噙绿豆汤。

遗毒为患，宜**香螺汤**。治杨梅，筋骨疼痛，久不愈者，立效。

茜草　麻黄　乌药　细茶　鱼鳔三钱，用项麻同炒成珠　槐子炒　花椒各五钱　乳香一钱

上锉一剂，水二钟、姜五片、葱五根，煎至一钟，通口温服，二、三帖即愈，不发。

通仙五宝散　凡人病过杨梅、天泡、绵花等疮，致成一切难名状之疾。或杨梅疮烂见骨，经年不收口者；或筋骨疼痛，举发无时；或通身疙瘩不消；或手足皲破出血；或通身起皮发靥，好一层起一层；或赤癜，白癜，鹅掌风癣；或皮好骨烂，口臭难当，及年久臁疮不愈，一切顽疮恶毒并皆治之。

钟乳粉三分　大丹砂二分　琥珀五厘　冰片五厘　珍珠二厘半

上为细末，每服五厘。另入飞白霜二分半，炒过，合作一服，每一料分作十二帖，每一日用土茯苓一斤，水煎作十二碗，去渣，清晨只用一碗，入药一帖，搅匀温服。其茯苓汤须一日服尽，不可别用汤水并茶，日日如是。服尽一料，至十二日即愈。或有不终剂而愈者。如病重，须再服一料，无不愈也，百发百中。忌鸡鹅、牛肉、房事，服药完不忌。此方乃王范泉游广东传来，极真。治杨梅疮乃天下古今第一仙方也，幸宝之宝之！

西圣复煎丸　治杨梅疮后，肿块经年，破而难愈，以致垂危，百方不效，用此如神。此方乃扶沟宝林僧传，殊效。

乳香　没药　儿茶　丁香焙，各一两　阿魏　白花蛇　血竭各四钱，俱为末　白面炒，

一斤　蜂蜜炼熟，六两　香油四两，煎熟　枣肉水煎，去皮核

上共一处，为末，捣千余下，丸如弹子大，每用一丸，土芥菜四两，水四碗，煎至二破，入丸煎化，去渣温服。

茯苓饼　治远近顽疮，烂不敛口并治。

防风　人参　五加皮　白鲜皮　当归　川芎　丁皮　木瓜　皂角刺　海桐皮　乳香　没药　金银花　甘草各一钱　土茯苓半斤

上共为细末，将药末四两对面四两，水和一处作饼，焙干熟用，不拘时。外将细粗末煎作汤饮，以疮好为度。

杨梅天泡愈后，疤痕红黑，用大黄、白矾二味，等分同研，擦患处，其痕即去，色亦如旧。

玉脂膏　治杨梅愈后，发出鹅掌风癣，起白皮，去一层发一层，久不愈者。

牛油　香油　柏油　黄蜡各一两，化开待温入　银朱一两　官粉二钱　麝香五分

以上三味为细末，入油内搅匀，火烤癣令热，将药搽上，再烤再搽即效。

秘方　治杨梅疮。

官粉二钱，入一文钱豆腐，将粉掺于内，重汤煮食，立瘥。

灸法　治杨梅疮。

初起那一个，灸三五壮后不再发。

---

[1]各　原脱。校本同。据前后文义补。
[2]咳　原误作“户”。校本同。据文义改。
[3]甘草　剂量原脱。校本同。姑存。
[4]患赤白浊　此下原作“方见虚劳”4字。今删。
[5]赤白浊　此下原作“方见痰症”4字。今删。
[6]加味清胃散　此下原作“方见牙齿”4字。今删。
[7]用六味丸为主　此下原作“方见补益”4字。今删。
[8]逍遥散　此下原作“方见妇人虚劳”6字。今删。
[9]六君子汤　此下原作“方见补益”4字。今删。
[10]归脾汤　此下原作“方见健忘”4字。今删。
[11]补中益气汤　此下原作“方见补益”4字。今删。
[12]六味丸　此下原作“方见补益”4字。今删。
[13]麦门冬　剂量原脱。姑存。
[14]山药　此下原作“方见补益”4字。今删。下同。
[15]麦门　此下原作“方见补益”4字。今删。
[16]五味而痊　此下原作“方见补益”4字。今删。
[17]愈　此下原作“方见补益”4字。今删。
[18]故有效焉　此下原作“方见内伤”4字。今删。
[19]泽泻　此下原作“方见补益”4字。今删。
[20]愈　此下原作“方见补益”4字。今删。
[21]小柴胡　此下原作“方见伤寒”4字。今删。
[22]痊　此下原作“方见补益”4字。今删。
[23]尿多　此下原作“方见虚劳”4字。今删。
[24]遗尿者　此下原作“方见暑症”4字。今删。
[25]五味子　此下原作“方见补益”4字。今删。
[26]益智仁　此下原作“方见补益”4字。今删。
[27]补中益气汤　此下原作“方见补益”4字。今删。

[28]小便不通　此下原作“方见虚劳”4 字。今删。
[29]效　此下原作“方见补益”4 字。今删。
[30]补中益气汤　此下原作“二方俱见补益”6 字。今删。
[31]甚效　此下原作“方见伤食”4 字。今删。
[32]加减五积散　此下原作“方见中寒”4 字。今删。
[33]羲农　为伏羲、神农之略。
[34]六味地黄丸　此下原作“方见补益”4 字。今删。
[35]各　原脱，据文义补。
[36]车前子……山栀　诸药剂量原脱。又，方内原脱柴胡、甘草二味。校本同。姑存。
[37]元首　指龟头。即阴茎头。

寿世保元

明·龚廷贤[原著]

[说明]

《寿世保元》,明代著名医学大家龚廷贤(生平详见《种杏仙方》之“说明”)撰于万历四十三年(1651)。综合性医书,10卷。龚氏认为所著《万病回春》内容有欠完备,遂进一步结合个人临床经验而完成是编。本书在强调辨证论治的基础上,收集了较多的治法与方药,包括单方、急救、外治、灸疗等,并附医案以证之。全书内容弘富,方论契合,方药精当,便于实用,故流传甚广,版本众多(近80种),且韩、日诸国亦有自刻本。

本次据清·康熙六年(1667)刻本为底本、清·乾隆二十年(1775)广城福高堂刻本为主校本进行整理。

卷四

补　益

脉法：气虚，脉细或缓而无力，右手弱；血虚，脉大或数而无力，左手弱。阳虚，脉迟；阴虚，脉弦；真气虚，脉紧。男子久疾，气口脉弱则死，强则生；女人病久，人迎强则生，弱则死。

夫人之正气不足，曰虚；复纵嗜欲，曰损。致病之因，有六焉，一曰气，二曰血，三曰精，四曰神，五曰胃气，六曰七情忧郁。六气委和，则各司其职，曰无病；失养违和，阴阳偏胜克剥，则诸病生焉。夫气乃肺之主，血乃肝藏之，精乃肾之主，神乃心之主，饮食乃脾胃之主，七情则七神主之。凡应事太烦则伤神，喋谈朗诵、饥而言多则伤气，纵欲想思则伤精，久视郁怒则伤肝，饮食劳倦则伤脾，久行伤筋，久立伤骨，久坐伤肉，此五劳七伤之属也。其有禀赋素薄之人，又兼斫丧太早者，真阴根本受亏。肾水一亏，则火必胜，胜则克肺金，肺主皮毛，则腠理不密，鼻不闻香臭，火炎痰升，而致咳嗽，甚致肾水枯竭，肺子能令母虚是也。金水既病，则五脏六腑皆为火贼。此火乃内出之火，宜补精血，而火自退，当服五仁斑龙胶丸，培复精神之圣药也。夫鹿者，得先天气质之厚，又食灵苗之精，故曰寿牲，角乃众体之首，一身精华所聚者也。方各五仁者，黄精、参杞之类是也。男女虚弱之病，服之以复真元，非此不能。故斑龙胶丸为血肉上品之良剂，善斡旋心肾，资填五内，益精神，充气血，滋益于一身，兼以参杞、门冬、鲜地骨皮等为佐，配以八物汤。如干咳嗽，痰中见血者，加二门冬、牡丹、知母、五味、制柏，其却病延年之功，诚在斯矣。世俗补阴丸，以知母、黄柏为主者，但可施于壮盛人纵欲，相火之多者可矣；若虚损，精血不足之证已成者，及五十岁外人服之，则元阳精气，何由而生！又，人辄以人参肺热还伤肺之说，将人参为虚损人之忌物者。盖不究心于《本草经》耳。参，本味甘微寒，善补五脏，安精神，健脾胃，生津液，况《素问》言虚者治以甘温，乃万世不易之定论也，彼何期后学泥近书所注肺热还伤肺之句惑焉！则可说体壮人患内外感并积热固结于膈，宜清凉涤导言之，若概以虚损虚火痰嗽及气虚中满者妄议人参为不可用，是惑世诬人，陷于不寿甚矣！

一论元气亏损，脾胃虚弱，饮食少进，或肢体肿胀，或大便不实，体瘦而黄，或胸膈虚痞，痰嗽吞酸等症。

四君子汤

人参二钱　白术一钱五分　白茯苓去皮，二钱　甘草炙，一钱五分

上锉一剂，姜、枣煎服。加陈皮，名异功散；加半夏、陈皮，名六君子汤；去茯苓，加干姜，名理中汤。

一论心血亏损，肝脾肾血虚，发热，或哺热甚，头目不清，或烦躁不寐，胸膈作胀，或胁肋作痛等症。

四物汤

当归酒洗　怀热地黄各三钱　白芍酒炒，二钱　川芎一钱

上锉一剂，水煎温服。

一论气血虚弱，恶寒发热，烦躁作渴，或不时寒热，眩晕昏瞶，或大便不实，小便赤淋，或饮食少思，或小腹痛等症，宜用八物汤，又名八珍汤，即四君子汤合四物汤是也。

一论凡人元气素弱，或因起居失宜，或因用心太迂，或因饮食劳倦，致遗精白浊。盗汗自汗，或内热哺热，潮热发热，或口干作渴，喉痛舌裂，或胸乳膨胀，或胁肋作痛，或头颈时痛，眩晕眼花，或心神不宁，寤而不寐，或小便赤淋，茎中作病，或便溺余沥，脐腹阴冷，或形容不充，

肢体畏寒，或鼻气急促，或更有一切热症，皆是无根虚火，宜服后方。

十全大补汤

人参去芦，二钱　白术去芦，一钱五分　白茯苓去皮，三钱　当归酒洗，二钱　川芎一钱五分　白芍酒炒，二钱　熟地黄三钱　黄芪蜜炙，二钱　肉桂五分　麦门冬去心，二钱　五味子三分　甘草炙，八分

上锉一剂，生姜、枣子，水煎温服。

一论年老，房有少艾，致头痛发热，眩晕喘急，痰涎壅盛，小便频数，口干引饮，遍舌生刺，缩敛如荔枝然，下唇黑裂，面目俱赤，烦躁不寐，或时喉间如烟火上冲，急饮凉水少解，已濒于死，脉洪大而无伦且有力，扪其身烙手。此肾经虚火游行于外，投以十全大补汤，加山茱、泽泻、丹皮、山药、麦门冬、五味、附子，水煎服，热寐良久，脉证各减三四。再与八味丸，服之而愈。

一论中气不足，肢体倦怠，口干发热，饮食无味；或饮食失节，劳倦身热，脉洪大而虚；或头痛恶寒自汗；或气高而喘，身热而烦，或脉微细软弱，自汗体倦少食；或中气虚弱而不能摄血；或饮食劳偿而患疟痢；或疟痢，因脾胃虚而不能愈。或元气虚弱，感冒风寒，不胜发表，宜用此代之。或入房而后感冒，或感冒而后入房，亦用此汤，急加附子；或泻利腹痛，急用附子理中汤。此方能治一切诸症，误用攻击之药太过，以致元气脾胃虚损之极，病已垂殆，用之实有起死回生之效，宜此。

补中益气汤[1]

一论《经》云：壮水之主，以制阳光。夫人之生，以肾为主，人之病，多由肾虚而致者，此一方，天一生水之剂，无不可用，若肾虚发热作渴，小便淋闭，痰壅失音、咳嗽吐血，头目眩晕，眼花耳聋，咽喉燥痛，口舌疮裂，齿不坚固，腰腿痿软，五脏亏损，盗汗自汗，便血诸血。凡肝经不足之证，尤当用此，盖水能生木故也。此滋水化痰之圣药；血虚发热之神剂也。又治肝肾精血不足，虚热不能起床，加大附子、肉桂各二两，名八味丸；又治肾阴虚弱，津液不降，败浊为痰，能治咳逆；又治小便不禁，收精气之虚脱；为养气滋肾，制火导水，使机关利而脾土健，实宜此。

六味地黄丸　怀生地黄八两，要真怀庆生干地黄，酒洗净，入砂锅内，蒸黑为度。如病胃弱，畏滞，再加生姜汁，拌匀，再蒸半晌，取出，用手掐数，入后药，同捣成饼。今市卖熟地黄，皆是用铁锅煮者，不可用　山茱萸酒蒸，剥去核，取肉，晒干，四两　怀山药四两　白茯苓去皮，二两　牡丹皮去筋，三两　泽泻去毛，三两

上忌铁器，将药精制，称为一处，入石臼内，捣成饼，晒干，或微火焙干，或碓杵，或石磨，为细末，炼熟蜜一斤，加水一碗，和为丸，如梧桐子大，晒干，用磁器收贮，每服三钱，空心盐汤、酒任下。忌三白。肾水不能摄养脾土，多吐痰唾，姜汤下。加麦冬、五味，名八仙长寿丸；腰痛，加鹿茸、木瓜、续断。消渴，加五味子；诸淋沥，倍茯苓、泽泻；老人夜多小便，加益智仁，去泽泻，茯苓减半；老人下元虚冷，胞转不得小便，膨急切痛，四五日，困笃垂危者，倍泽泻；遗精，去泽泻；虚火耳聋，加黄柏、知母、远志、石菖蒲；小儿遗尿，加破故纸、益智仁、人参、肉桂；小儿鹤节，加鹿茸、牛膝、人参；小儿解颅，头缝开解不合也，加人参；小儿禀赋肾经虚热，耳内生疮，或肌肉消瘦，骨节皆露，名节疳，加鹿茸、牛膝各一两，五味子四两。若颅解不合，牙齿不生，眼睛不黑，腿软难行，最宜此药。

一论大补元气，培填虚损之圣药也，即六味地黄丸，依本方，再加五味是也。

五子益肾养心丸

甘枸杞子四两　柏子仁二两　覆盆子二两　楮实子炒，二两　沙苑蒺藜子微炒，二两

上共十一味[2]，为细末，用蜜八两，入斑龙胶先炼，次入浮小麦粉四两、芡实粉四两，水调，亦入胶、蜜，同炼熟，和药，再杵千余下，为丸，如梧桐子大，每日服百丸，淡盐汤下。

一论肾虚不能制火，六味地黄丸主之。肾非独水也，命门之火并焉，肾不虚，则水足以制火，肾水虚，则火无所制，而热证生矣，名曰阴虚火动，河间氏所谓肾虚则热是也，令人足心热，阴股热，腰脊痛，率是此证。老人得之为顺，少年得之为逆，乃咳血之渐也。地黄、茱萸，味厚者也，经曰味厚为阴中之阴，故能滋少阴；补肾水。泽泻，味甘咸，气寒，甘从土化，咸从水化，寒从阴化，故能入水脏而泻水中之火；丹皮，气寒，味苦辛，寒能胜热，苦能入血，辛能生水，故能益少阴，平虚热；山药、茯苓，味甘者也，甘从土化，土能防水，故用之以制水脏之邪，且益脾胃，而培万物之母也。

一论肾虚，移热于肺，咳嗽者，六味地黄丸主之。有足心热，内股热，腰痛，两尺脉虚大者，病原于肾虚也。地黄、茱萸，味厚者也，味厚为阴中之阴，故能益肾；肾者水脏，虚则水邪归之，故用山药、茯苓，以水邪；水邪归之，则生湿热，故用泽泻、丹皮，以导水中之热，滋其阴血，去其邪热。则精日生而肾不虚，病根既去，咳嗽自宁矣。

一论下消者，烦竭引饮，小便如膏，六味地黄丸主之。先用消渴善饮，而后小便如膏者，名曰下消。惧其燥热渐深，将无水矣，故用此方，以救肾水。地黄、茱萸，质润味厚，为阴中之阴，故可以滋少阴之肾水。丹皮、泽泻，取其咸寒，能制阳光；山药、茯苓，取其甘淡，能疗消渴。

一论渴而未消者，用八味丸主之，此即六味地黄丸加附子；肉桂是也。渴而未消，谓其人多渴，喜得茶饮，不若消渴之求饮无厌也。此为心肾不交，水不足以济火，故令液亡口干，乃是阴无阳而不升，阳无阴而不降，水下火上，不相既济耳，故用附子、肉桂之辛热，壮其少火；用六味丸，益其真阴。真阴益则阳可降，少火壮则阴自升，故灶底加薪，枯笼蒸溽，槁禾得雨，生意维新，惟明者知之，昧者鲜不以为迂也。昔汉武帝病渴，张仲景为处此方[3]，至圣玄开，今犹可想。

一论肾间水火既虚，小便不调者，八味丸主之。肾主水火，主二便，司开合，肾间之水竭，则火独治，能合而不能开，令人病小便不出。肾间之火熄，则水独治，能开不能合，令人小便不禁。是方也，以肉桂，附子之温热益其火，以地黄、茱萸之濡润壮其水。火欲实，则丹皮、泽泻之咸酸者可以收而泻之；水欲实，则茯苓，山药之甘淡者可以制而渗之。水火既济，则开合治矣。

一论肾间水火俱虚者，八味丸主之。君子观象于坎。而知肾具水火之道焉，故曰七节之旁，中有小心。小心，少火也。又曰肾有两枚，左为肾，右为命门。命门，相火也，相火即少火耳。夫一阳居于二阴为坎，水火并而为肾，此人生与天地相似也。今人入房甚而阳事愈举者，阴虚火动也，阳事先痿者，命门火衰也。真水竭则隆冬不寒，真火熄则盛夏不热，故人乐有善药饵焉。是方也，地黄、茱萸、丹皮、泽泻、山药、茯苓，六味丸也，所以益少阴肾水；附、桂，辛热物也，所以益命门相火，水火得其养，则二肾复其天矣。

一论阴虚于下，令人呕甚者，六味丸，以盐汤送下。诸阳气浮，无所依从，故呕咳，气上喘，此阴虚于下而令孤阳上浮耳。是方也，地黄、茱萸，质润味厚，可使滋阴；丹皮、泽泻，气味咸寒，可制旧光；山药、茯苓、味甘而淡，可使调下。

一论肾气热，则腰脊不举，骨枯而髓减，发为骨痿，宜六味丸加黄柏、知母主之。肾者水脏，无水则火独治，故令肾热。肾主督脉，督脉者，行于脊里，肾坏则督脉虚，故令腰脊不举。

骨枯髓减者，枯涸之极也。肾主骨，故曰骨痿。是方也，地黄、茱萸，味厚而能生阴；知、柏，苦寒而能泻火；泽泻、丹皮，能去坎中之热；山药、茯苓，能制肾间之邪。王冰曰：壮水之主，以制阳光。此方主之。

一论入房太甚，宗筋纵弛，发为阳痿，八味丸主之。肾，坎象也，一阳居于二阴为坎，故肾中有命门之火焉。凡人入房甚而阳事作强不已者，水衰而火独治也；阳事柔痿不举者，水衰而火亦败也。丹溪曰：天非此火不足以生万物，人非此火不能以有生，奈之何而可以无火乎？是方也，桂、附，味厚而辛热，味厚则能入阴，辛热则能益火，故能入少阴而益命门之火；地黄、茱萸，味厚而质润，味厚则能养阴，质润则能壮水，故能滋少阴而壮坎中之水。火欲实，则丹皮、泽泻之酸咸，可以引而泻之；水欲实，则山药、茯苓之甘淡，可以渗而制之。水火得其养，则肾宫不弱，命门下败，而作强之官，得其取矣。

一论肾劳，背难俛仰，小便不利有余沥，囊湿生疮，小腹里急，小便赤黄者，六味地黄丸加黄柏、知母主之。肾者，藏精之脏也，若人强力入房，以竭其精，久久则成肾劳。肾主精，精主封填骨髓，肾精以入房而竭，则骨髓已枯矣，故背难俛仰。前阴者，肾之窍。肾气足，则能管摄小便，而溲溺惟宜；肾气怯，则欲便而不利，既便而有余沥，斯之谓失开合之常度也。肾者水脏，传化失宜，则水气留之，而生湿热，水气留之，故令囊湿生疮也。小腹里急者，此乃是真水枯而真火无制。真水枯，则命门之相火无所畏，真火无制，故灼膀胱、小腹之筋膜而作里急也。便赤黄，亦皆火之所为。地黄、茱萸，味厚者也，味厚为阴中之阴，故足以补肾间之阴血；山药、茯苓，甘淡者也，甘能制湿，淡能渗湿，故足以去肾间之阴湿；泽泻、丹皮，咸寒者也，咸能润下寒能胜热，故足以去肾间之湿热；黄柏、知母，苦润者也，润能滋阴，苦能济火，故足伏龙雷之相火。夫去其灼阴之火，滋其济火之水。则肾间之精血自生矣。

一论气短有痰，小便赤涩，足根作痛，尺脉浮大，按之则涩，此肾虚而有痰饮也，用四物送六味丸而已。

一论六味地黄丸，专补左尺肾水之药；八味丸，既补左尺肾水，兼补右肾相火之药。少年水亏火旺，宜服六味丸；老年水火俱亏，宜服八味丸。况老年肾脏真水既虚，邪水乘之，而为湿热，以作腰痛足痿、痰唾消渴、小便不禁、淋闭等症，非附桂之温散而能治之者乎！

一论八味丸，治下元虚惫，心火上炎，渴欲饮水，或肾水不能摄养，多吐痰唾，及男子消渴，小便反多，妇人转胞，小便不通。

一《养生书》曰：立秋后，宜服张仲景八味丸，治男子虚羸百病，众所不疗者，久服轻身不老，加以摄养，则成地仙。

一论命门火衰，不能生土，以致脾胃虚寒，而患流注鹤膝等症，不能消溃收敛，或饮食少思，或食而不化，或脐腹疼痛，夜多漩溺，《经》云"益火之源，以消阴翳"，即此方也。又治妇人脬转，小便不通，殊效。

八味丸

怀生地黄用酒蒸黑，八两　山茱萸肉酒蒸，去核　山药各四两　白茯苓去皮　牡丹皮各三两　肉桂用三分厚者，去皮。方能补肾，引虚火归源　大附子一两半重者，切四片，童便浸，火焙干，各二两　泽泻三两

上忌铁器，共为细末，炼蜜为丸，如梧桐子大，每服八十丸，空心滚白水送下。

一治肾脏虚弱，面色黧黑，足冷足肿，耳鸣耳聋，肢体羸瘦，足膝软弱，小便不利，或多或少，腰脊疼痛，用八味丸加鹿茸、五味子，名十补丸。

一论凡有人不耐劳，不能食冷，或饮食胀，大便不实；或口苦，常破如疮，服凉药愈甚，或

盗汗不止，小便频数，腰腿无力；或咽津，或呼吸觉冷入腹，或阴囊湿痒，或手足冷，或面白，或黧黑，或畏寒短气，以上诸症，皆属虚甚，八味丸主之。此丸用附子有功。夫附子一物，大辛热，余三焦痼冷，六腑沉寒，气味劲悍，有回阳之功，命门火衰，非此不补。惟虽有毒，但炮制如法，或用防风、甘草同炒，或童便久浸，以去其毒，复以地黄等味同用，以制其热，润其燥，缓其急，假其克捷之功，而驾驭慓悍之势，则虽久服，亦有功而无害，惟在善用之而已。若执泥有毒，果有沉寒痼冷之疾，弃而不用，其能疗乎！观东垣八味丸论，则昭然矣。

一论诸虚百损，五劳七伤，滋肾水，降心火，补脾土，添精补髓，益气和血，壮筋骨，润肌肤，聪耳明目，开心定智，强阴壮阳，延年益寿，此药性味温而不热，清而不寒，久服则坎离既济，阴阳协和，火不炎而神自清，水不渗而精自固，平补之圣药也。

加减神仙既济丸尚书刘春冈方。

楝参去芦，二两　嫩鹿茸酥炙，二两　肉苁蓉酒洗，二两　甘枸杞子酒洗，二两　山茱萸酒蒸，去核取肉，二两　怀山药二两　辽五味子二两　石菖蒲去毛，二两　嫩黄芪蜜水炒，二两　川巴戟水泡，去心，二两　川黄柏酒炒，二两　知母去毛，二两　柏子仁二两　怀熟地黄酒蒸，二两　菟丝子酒蒸，捣饼，晒干，二两　天门冬去心，二两　当归身酒洗，二两　麦门冬去心，二两　远志甘草水泡，去心，二两　小茴香盐酒炒，二两　白茯苓去皮木，二两　怀生地黄酒洗，二两　川杜仲去皮，酒炒，二两　川牛膝去芦，酒洗，二两

上为细末，炼蜜和熟枣肉为丸，如梧桐子大，尽服百丸，空心盐汤送下，或酒任下，忌三白。

一论此方，主滋养肝肾，补益心血，利足膝，实肌肤，悦颜色，真卫生之良药也。

归茸丸

怀熟地黄酒蒸，四两　怀山药酒浸，二两　山茱萸酒蒸，去核，二两　白茯苓去皮，二两　牡丹皮一两　怀牛膝去芦，酒洗，二两　当归酒洗，二两　大附子炮，去皮脐，二两　嫩鹿茸酥炙，四两　泽泻一两　辽五味子四两　官桂二两

上为细末，鹿角胶半斤，酒打稀糊为丸，如梧桐子大，每服五十丸，空心盐汤、温酒送下。

一论五仁斑龙胶，专治真阳元精内乏，以致胃气弱，下焦虚惫，及梦泄自汗，头眩，四肢无力。此胶能生精养血，益智宁神，顺畅三焦，培填五脏，补肾精，美颜色，却病延年，乃虚损中之圣药也。

五仁斑龙胶法

鹿角，连脑盖骨者佳，自解者不用，去盖用生，净五十两，截作三寸段，新汲淡泉井水浸洗去垢，吹去角内血腥秽水尽，同人参五两、天门冬去心，五两、麦门冬去心，五两、甘枸杞子去蒂，八两、川牛膝去芦，五两，五品药以角入净坛内，注水至坛肩，用笋壳、油纸封固坛口，大锅内注水，用文武火密煮三昼夜足，时常加入沸汤于锅内，以补干耗，取出，滤去渣，将汁复入阔口砂锅内熬成胶，听用。和药末，其角去外精皮，净者为细末，名鹿角霜也。

仙传斑龙丸　滋补中之圣药。

鹿角霜　鹿角胶　柏子仁另研　菟丝子酒制　怀生地黄酒蒸一日至黑，各十两

上为末，先将鹿角胶磁器内慢火化开，却将胶酒煮糊和药，捣二千下，为丸，如梧桐子大，每服五十丸，淡盐汤下，酒亦可。

昔有一道人获此药，歌曰：

尾闾不禁沧海竭，九转神丹具慢说，
唯有斑龙顶上珠，能补玉堂关下血。

此药理百病，养五脏，补精髓，壮筋骨，益心智，安魂志，令人悦泽驻颜，轻身延年益寿，久服成地仙。

长生固本方

人参　甘枸杞子　怀山药　辽五味子　天门冬水润，去心　麦门冬水润，去心　怀生地黄　怀熟地黄各二两

上锉片，用生绢盛之，煮酒三十斤，以箸封坛口，放锅内，水煮，坛水不过坛口，以米百粒放著叶上，候气熏蒸米熟住火，埋土出火毒，饮之。此药甚平和，治劳疾，补虚弱，乌鬚髮，久服面如童子。忌萝卜、葱、蒜，食之与地黄相反，令人易白发。肉面不忌，亦忌绿豆饭。

一论仙家酒，大能益心气，补脑髓，治消渴劳怯，及风火证，老人尤宜。拣年幼壮盛、洁净无病妇人之乳，每用一吸，即以指塞鼻孔，按唇贴齿而漱，乳与口津相和，然后以鼻内引上吸，使气由明堂入脑，方可徐徐咽下。凡五、七次为一度。不漱而服者，何异饮酪于肠胃尔。

一论治诸虚百损，五劳七伤，用人乳两盏，好酒半盏，入银镟或锡镟器内荡滚，每五更服。又方，壮室人经血，或首经最佳，以棉帛收之，阴干，入乳香末少许，乳汁和丸，如樱桃大，每噙一粒，取女人气一口，乳汁送下。

一论主壮元阳，益真气，助胃润肺，宜**补精膏**。

牛髓捣烂，去粗　胡桃肉去皮　杏仁去皮　人参各四两　山药姜汁拌，蒸，去皮，八两　红枣去皮核，半斤

上将杏仁、胡桃肉、枣子、山药四味捣为膏，用蜜一斤，炼去白沫，与牛髓同和匀，入磁罐内，重汤煮一日，空心以一匙用酒或白汤化服。

吕祖洞宾补屋修墙养生诀：

少年豪气往前为，岂料中年力弱亏，
体将药饵调真息，自有元阳养气时。

君子小人，莫知阴阳相媾之妙；幼年之人，精强力壮，不顾身形，惟贪快乐，以泄为美，不知老之将至，百病来侵。盖因幼年骨脉未坚，父母愚蒙，早娶妻室；或因幼失父母，任意飘荡，醉饱行房，以致口苦舌干，虚热盗汗，诸证侵染，无药治疗。吕公传下秘诀，用人参，不拘多少，切碎，将米同煮，候热，取起阴干，选小雌鸡二三只，每日将米喂养，待鸡生卵，每日食三、五、七个，不过百日之内，大有功效，形容娇美，返本还元。若有乌鸡更好。如用雄鸡，同食此参，生抱小鸡，日往月来，其功不可具述。

一论治伤寒汗吐下后，及行倒仓法吐下后，与诸病症用攻击之过，以致元气耗惫，用此补之。韩飞霞曰：人参炼膏，回元气于无何有之乡，王道也！又，肺虚嗽，亦宜人参膏补之。如肺虚兼有火邪者，人参膏与天门冬膏对服之，最妙。

人参膏

人参，去芦，不拘多少，切片，入砂锅内，放净水，文武火熬干一半，倾入瓶内，将渣又煎，又如前，并之于瓶，凡熬三次，验参渣，嚼无味，乃止，却将三次所煎之汁滤去渣，仍入砂锅内，文武火慢慢熬成膏。如人参一斤，只好熬成一碗足矣。及成膏入碗，隔宿必有清水浮上，亦宜去之，只留稠膏。每服二三匙，清米汤一口漱下。

白术膏

白术，要好，雪白者，去芦油不用，净一斤，入砂锅内，水熬三次，取汁，滤去渣，再入砂锅内，文武火慢慢熬至三碗，入蜜四两，又熬成膏，入磁罐收贮，封固，土埋七日，出火毒取出，每服四五匙，不拘时，米汤调服。善补脾胃，进饮食，生肌肉，除湿化痰，止泄泻。

茯苓膏

大白茯苓，坚硬者，不拘多少，去黑皮，为细末，用水漂去浮者，漂时先令少用水，如和面之状，令药湿，方入水漂澄，取下沉者，用净布扭去水，晒干，复为细末，再漂再晒，反复三次，复为细末。每末一斤，拌好白蜜二斤，令匀，贮长磁瓶内，箬皮[4]封口，置锅内，桑柴火悬胎煮尽一日，抵晚连瓶坐埋五谷内，次早倒出，以旧在上者装瓶下，旧在下者装瓶上，再煮，再入五谷内，凡三日夜，次早取出，埋净土中七日，出火毒。每早晚用三四匙，噙嚼少时，以白汤下，补虚弱。治痰火，殊效。

延寿丹

用白茯苓十斤，净锅内煮一夜，晒一日，去皮，切片，拌蜂蜜二斤，蒸三炷香，晒干，再加蜂蜜，再蒸再晒，如是三次，为细末，炼蜜为丸，如梧桐子大，每服三五十丸，温水送下。久服大补，殊效。

地黄膏

真怀庆大生地黄一斤，酒洗令净，加麦门冬去心，四两，贮砂锅内，入水，熬干一半，倾入磁盆内，又入水，又熬凡三次，将汁滤去渣，用文武火慢慢熬至三碗，入蜜四两，又熬成膏，入磁罐内封固，入土埋，出火毒，取出，每服二三匙，空心白汤点服。能补肾水真阴，填随固精，生血乌发。

枸杞膏

甘枸杞子一斤，放砂锅内，入水熬十余沸，用细绢罗滤过，将渣滤取汁净，如前，再入水熬，滤取汁，三次，去渣不用，将汁再滤入砂锅内，再慢火熬成膏，入磁器内，不可泄气，不论男妇，每早晚用酒调服。能生精，补元气，益营卫，生血，悦颜色，大补诸虚百损，益寿延年。

一论此膏能镇玉池，存精固漏，通二十四道血脉，锁三十六道骨节，主一身之毛窍，贴之血脉充畅，龟健不衰，精髓充盈，养精聚神，有百战之功，壮阳助气，返老还童，固下元，通透三关，乃通行之道。老人贴之，夜不小便，大人精不泄，补益虚损，延年益寿，至珍至宝。又治男子下元虚冷，小肠疝气，痞疾，单腹胀满，并一切腰腿骨节疼痛，半身不遂，贴三日，神效。妇人子宫久冷，赤白带下，久不坐胎，产后战肠风，贴之三日，神效。

千金封脐膏内阁秘传

天门冬　生地黄　熟地黄　木鳖子　大附子　蛇床子　麦门冬　紫梢花　杏仁　远志　牛膝　肉苁蓉　官桂　肉豆蔻　菟丝子　虎骨　鹿茸各二钱

上为末，入油一斤四两，文武火熬黑色，去渣澄清，入黄丹半斤，水飞过，松香四两，熬，用槐柳条搅，滴水不散为度，再下硫黄、雄黄、朱砂、赤石脂、龙骨各三钱，为末入内，除此不用见火，将药微冷定，再下腽肭脐一副，阿芙蓉、蟾酥各三钱，麝香一钱，不见火，阳起石、沉香，木香各三钱，俱不见火，上为细末，入内，待药冷，下黄蜡六钱，磁器内盛之，封口，放水中浸三日，去火毒，取出，摊缎子上，或红绢上亦可，贴之。六十日，方无力，再换。一方，加乳香、没药、母丁香。此方其效如神，不可尽述。宜谨藏，宁将千金与人，灵膏不可轻授。歌曰：

灵龟衰弱最难痊，好把玄书仔细看。
助老精神还少貌，常时贴上返童颜。
金龟出入超凡圣，接补残躯越少年。
虽然不到天仙位，却向人间作地仙。

太和丸　饮食劳役，所关非细，饮食失节，损伤脾胃，劳役过度，耗散元气，脾胃损伤，元气衰剧，乃成内伤，诸病难治。保合太和，预防无虑，大补诸虚，专进饮食，清痰降火，解郁消滞，养气健脾，王道之剂，不问老幼，男女通治。

白术去油，土炒，四两　白茯苓去皮，二两　怀山药一两　莲子去心皮，二两　当归身酒炒，四两　白芍药酒炒，二两　陈皮一两　川黄连姜炒，一两　山楂去子，一两　枳实麸炒，一两　半夏汤泡，切片，姜炒，一两　神曲炒，一两　香附童便炒，一两　木香五钱　龙眼肉一两　炙甘草五钱　人参五钱　白豆蔻去壳，五钱　嫩黄芪蜜水炒，一两

上为细末，荷叶如掌大者煎汤，下陈仓米半钟，煮稀粥，和为丸，如梧桐子大，每服百丸，食后临卧米汤送下。年幼壮者，去参、芪。

坎离丸　治灯窗读书辛苦，学问易忘，士大夫勤政劳心，精神昏倦，妙不可言。思虑房欲，人为所累，思虑过度，心血耗散，房欲失节，肾水枯瘁，肾水一虚，心火即炽，酿成劳瘵，杂证难治。防其未然，坎离既济，补髓添精，调营养卫，聪耳明目，定神安志，滋阴降火，百病皆治，日诵千言，不忘所记。

龙骨火煅，五钱　远志甘草水泡，去骨，一两　白茯神去皮木，一两　石菖蒲去毛，五钱　龟甲炙酥，五钱　酸枣仁炒，一两　当归身酒洗，一两　人参五钱　麦门冬水润，去心，一两　天门冬水润，去心，一两　生地黄酒洗，二两　熟地黄酒蒸，二两　山茱萸酒蒸，去核，一两　川黄柏去皮，酒炒，一两　五味子一两　柏子仁一两　山药一两　甘枸杞子一两　知母去毛，酒炒，一两

上忌铁器，精制，令为一处，石臼内捣成饼，晒干，磨为细末，炼蜜滴水成珠，每蜜一斤，加水一碗，调和前药为丸，如梧桐子大，每服三钱，清晨空心盐汤或酒任下，节欲，忌三白。

长春不老仙丹　治诸虚百损，五劳七伤，滋肾水，养心血，添精髓，壮筋骨，扶元阳，润肌肤，聪耳明目，宁心益智，乌鬚黑发，固齿坚，返老还童，延年益寿，壮阳种子，却病轻身，长生不老，真陆地神仙。

仙茅酒浸洗，四两　山茱萸酒蒸，去核，二两　赤何首乌米泔浸洗，捶碎如枣核大，入黑豆同蒸三日，极黑　白何首乌同赤首乌制，各四两　川草薢酒洗，二两　补骨脂酒炒，二两　黄精酒蒸，四两　大怀生地黄酒洗净，掐断，晒干，二两　大怀熟地黄用生地黄，酒浸洗，碗盛，放砂锅内蒸一日，极黑，掐断，晒干，二两　巨胜子二两　怀山药二两　甘枸杞子二两　天门冬水润，去心，二两　麦门冬水润，去心，二两　白茯苓去皮，人乳浸晒三次，二两　辽五味子二两　小茴香盐酒炒，二两　覆盆子二两　楝参二两　嫩鹿茸酥炙，二两　怀牛膝去芦，酒洗，二两　柏子仁二两　青盐二两　川杜仲去皮，酒炒，二两　当归身酒洗，二两　川巴戟水泡，去心，一两　菟丝子酒洗净，入砂锅，酒煮烂，捣成饼，晒干，二两　肉苁蓉酒洗，二两　川椒去目，微炒，一两　远志甘草水泡，去心，二两　锁阳炙酥，三两

上忌铁器，黄道吉日精制，秤和一处，石臼内捣成饼，晒干，磨为细末，用炼蜜为丸，如梧桐子大，每服三钱，空心好酒送下。忌三白，阴虚火动，素有热者，加川黄柏酒炒，二两，知母酒炒，二两，紫河车一具，用壮盛妇人首生男胎，先以米泔水浸漫洗净，次入长流水中再先，新瓦上慢火焙干。如极虚，用后八仙斑龙胶化为丸，乃补益天下第一方也。

八仙斑龙胶

人参　天门冬去心　怀生地黄酒洗　怀熟地黄酒蒸　麦门冬去心　怀牛膝去芦。各五两　甘枸杞子　白何首乌　赤何首乌以上俱锉，咀片。各八两　老鹿茸燎去毛，截二寸长，劈两片，水洗净，二十两

上将药均入大砂锅，熬汁五次，将渣滤净，再熬至五碗，则成胶矣，每服银茶匙二三匙，好酒调化，空心服，可酒化胶为前丸，更佳。

万病无忧酒　常服能除百病，理风湿，乌鬓须，清心明目，利腰肾，健腿膝，补精髓，疗跌仆损伤筋骨，和五脏，平六腑，快脾胃，进饮食，补虚怯，养气血。

当归五钱　川芎五钱　白芷五钱　白芍一两　防风七钱五分　羌活一两　荆芥穗五钱　地骨皮五钱　牛膝五钱　杜仲炒，一两五钱　木瓜五钱　大茴香五钱　破故纸一两　五加皮一两五钱　威灵仙一两　钩藤一两五钱　石楠藤一两　乌药五钱　紫金皮一两五钱　自然铜火煅　木香　乳香　没药　甘草炙，各五钱　雄黑豆二两

上共二十五味，调匀，有缯布为裹盛之，无灰酒一大坛，入药在内，春秋五日、夏三日、冬十日，后取酒温饮之，或晨昏、午后随量饮之。能去风活血，养神理气，其味更佳，如饮一半，再加酒浸饮，极妙。

延寿瓮头春又名神仙寿酒，周宗正西亭传，真仙方也

天门冬去心，一两　破故纸一两　肉苁蓉麸炒，一两　大附子水煮，五钱　川椒去目，一两，以上八味，为末，入则内，同和糜　淫羊藿一斤，米泔水浸，仙灵脾，俗名　羯羊脂一斤，拌淫羊藿，同炒黑色　当归四两　头红花一斤，捣烂，晒干　白芍一两　生地黄二两　苍术米泔浸，炒，四两　熟地黄二两　白茯苓四两　甘菊花一两　五加皮四两　地骨皮四两，以上十二味，锉，咀片，绢袋盛贮，铺缸里　缩砂仁五钱　白豆蔻五钱　木香五钱　丁香五钱，以上四味，后用，煮酒为末用

上药二十四味，共五斤四两，用糯米二斗，淘净，浸一日夜，又淘一次，蒸作糜，取出，候冷，用细面末四斤，同天门冬等八味和匀，却将淫羊藿等十二味贮于粗绢袋，置缸底，将前糜拍实于其上，然后投上品烧酒四十斤，封固七日，榨出澄清，方入坛，加砂仁等四味，固封，重汤煮三炷香，埋土中三日，以出火毒，每日量饮数杯。一七日，百窍通杨，浑身壮热，丹田微痒，痿阳立兴。切忌醉酒饱食行房，只待气血和平，缓行无禁。久久纯熟，自然身轻为健，百病不生。若男妇俱服，精血和合，一度成胎。功效多端，未可名状，珍之，重之！

一论长春酒，大补气血，壮筋骨，和脾胃，宽胸膈，进饮食，祛痰涎，行滞气，消酒食，除寒湿等症。

长春酒方尚书刘三川传

黄芪蜜炙　人参　白术去芦　白茯苓去皮　当归　川芎　白芍　熟地黄　官桂　橘红　南星　半夏姜炒　苍术米泔水浸　厚朴姜炒　砂仁　草果仁　青皮去穰　槟榔　丁香　木香　沉香　五味子　藿香　木瓜　石斛　杜仲　白蔻壳　薏苡仁　枇杷叶　桑白皮蜜炙　神曲　麦芽　甘草炙

上各件制了，净秤三钱，等分，为二十包，每用一包，以生绢袋盛之，浸酒一斗，春七、夏三、秋五、冬十日，每日清晨一杯，甚有功效。

呼吸静功妙诀

人生以气为本，以息为元，以心为根，以肾为蒂。天地相去八万四千里，人心肾相去八寸四分。此肾是内肾，脐下一寸三分是也，中有一脉，以通元息之浮沉，息总百脉。一呼则百脉皆开，一吸则百脉皆合。天地化工流行，亦不出呼吸二字。人呼吸，常在于心肾之间，则血气自顺，元气自固，七情不炽，百骸之病自消矣。每子午卯酉时，于静室中，厚褥铺于榻上，盘脚大坐，瞑目不视，以绵塞耳，心绝念虑，以意随呼吸一往一来，上下于心肾之间，勿急勿徐，任其自然。坐一炷香后，觉得口鼻之气不粗，渐渐和柔，又一炷香后，觉得口鼻之气似无出入，然后缓缓伸脚开目，去耳塞，下榻行数步，又偃卧榻上，少睡片时，起来啜淡粥半碗，不可作劳恼怒，以损静功。每日能专心依法行之，两月之后，自见功效。

不炼金丹，且吞玉液，呼出脏腑之毒，吸采天地之清。太上玉轴六字气诀，《道藏》有《玉轴经》，言五脏六腑之气，因五味熏灼不和，又六欲七情，积久生疾，内伤脏腑，外攻九窍，以致百骸受病，轻则瘤癖，甚则盲废，又重则丧亡。故太上悯之，以六字气诀，治五脏六腑之病。

其法以呼字而自泻去脏腑之毒气，以吸字而自采天地之清气以补之，当日小验，旬日大验，年后万病不生，延年益寿，卫生之宝，非人勿传。呼有六，曰：呵、呼、呬、嘘、嘻、吹也，吸则一而已。呼有六者，以呵字治心气，以呼字治脾气，以呬字治肺气，以嘘字治肝气，以嘘字治胆气，以吹字治肾气，此六学气诀，分主五脏六腑也。凡天地之气，自子至巳为六阳时，自午至亥为六阴时。如阳时，则对东方，勿尽闭窗户，然忌风入，乃解带正坐，叩齿三十六以定神，先搅口中浊津，漱炼二三百下，候口中成清水，即低头向左而咽之，以意送下，候汩汩至腹间，低头开口，先念呵字，以吐心中毒气，念时耳不得闻呵字声，闻即气粗，乃膶心气也。念毕，仰头闭口，以鼻徐徐吸天地之清气，以补心气。吸时耳亦不得闻吸气，闻即气粗，亦损心气也。但呵时令短。吸时令长，即吐少纳多也。吸讫，即低头念呵字，耳复不得闻呵字声。呵讫，又仰头以鼻徐徐吸清气以补心，亦不得闻吸声。如此吸者六次，即心之毒气渐散，又将天地之清气补之，心之元气，亦渐复矣。再卫依此式念呼字，耳亦不得闻呼声，如此呼者六次，所以散脾毒，而补脾元也。次又念呬字，以泻肺毒，以吸而补肺元，亦须六次。次念嘘字，以泻肝毒，以吸而补肝元。嘻以泻胆毒，吸以补胆元。吹以泻肾毒，吸以补肾元。如此者并各六次，是谓小周。小周者，六六三十六也，三十六而六气遍，脏腑之毒气渐消，病根渐除，神气渐完矣。次看是何脏腑受病，如眼病，即又念嘘嘻二字各十八遍，仍每次以吸补之，总之三十六讫，是为中周。中周者，第二次三十六，通为七十二也。次又再依前呵、呼、呬、嘘、嘻、吹六字法，各为六次，并须呼以泻之，吸以补之，愈当精虔，不可怠废。此第三次三十六也，是为大周。即总之为一百单八次，是谓百八诀也。午时属阴时，有病即对南方为之，南方属火，所以却阴毒也。然又不若子后、巳前面东之为阳时也，如早起床上面东，将六字各为六次，是为小周，亦可治眼病也。凡眼中诸症，惟此诀能去之，他病亦然。神乎神，此太上慈旨也，略见于《玉轴真经》，而详则得之师授也。如病重者，每字作五十次，凡三百，而六腑周矣，乃漱炼、咽液、叩齿如初。如此者三，即通为九百次。无病不愈。秘之秘之，勿与人传。孙真人云：天阴雾，恶风猛寒，勿取气也，但闭之。

相国袁君八十八翁介溪记

正德戊寅岁二月中旬，一胡僧，貌黔而颀者，造门诣余。与之语，语不异常人，问其所长，自称善啖饭。余曰：啖饭何奇？僧曰：人皆啖饭，多啖则饱，僧且无饱；弗啖则饥，僧且无饥。余亦未深信，即呼从者，延之于别室，漫试之。为炊米三升，面如之，杂以幽菽菜蕈诸物，僧据案狼食，斯须殆尽。时余方治官，未暇叩所以。从者问以师饱乎？吾以复面主人翁耳。曰：吾安得饱！居两日，问以师饥乎？曰：吾安得饥！时遂去，去不可物色。久之，僧复来。踵门语余曰：余方欲为公营一切功德，乞十金，斋百僧，公诺之乎？余对曰：十金可办也。僧因复留，与之食，食如前。值有客从海上来者，顾余论金丹，僧摇手闭目曰：公劳矣，适所讲求者，遑论未成，成竟尔食乎？余以其言异，复悄悄即之。僧曰：天地间自有一种丹耳，非石非金，丹在灵台，金石无用也。时夜将半矣，僧手出一物示余，乃剃度谱也，以羊皮为之。字迹渐磨灭，犹依稀可观。僧指示余曰：此宋元以前人也。昔在五台山趺坐，时有一黄冠者，授我服食方，今不可记年矣。余得而服之。十年之后，不知其身轻于鸿也。公倘欲闻乎？则举以告，公慎毋学金丹，金丹不可学也。笔楮既具，僧口诵其诀，命余自书。书讫读之，卒无他奇也。僧知余易之，则起而执余手曰：公勿讶。然吾非赝于人者，其幸藏是也，再稔而试之可也。飘然而行，莫能留。余亦寝，置于箧笥中，不复措意焉。后余请告归，每意有不慊，辄闷闷废餐，又时而惄然[5]着饥也，方坐而自诊脉，制方以疗之。莱妇忽言曰：公不忆胡僧乎，公尝言渠大嚼弗饱，弗食弗饥也，今其方尚存，盍请试之。余笑曰：微汝言，吾且忘之。向固疑其鹿马而博十金也，今姑妄为之，不中，无损也。乃命童采取其所修制者，一惟其方是依，服后即诸疴如遗矣。未几而肌粟遍体生，生而复平，平若换皮骨焉。始信胡僧弗欺人，而不佞之自皮相也。当其时，彼岂无他奇术可摄生乎？美玉在门，余自失售耳。抑余服是方多年矣，即未能忘饥饱若胡僧、延寿算若胡僧，然使余得至耄耋，而余耳目聪明及人也，敢忘胡僧力哉！是方也，欲举而授他人也，安知不以余之疑胡僧者疑余乎？因志其颠末，俾子孙藏之，留俟知音者，携之同登寿域云。

扶桑至宝丹

扶桑扶桑高拂云，海东日出气氤氲，
沧海变田几亿载，此树移根今尚存，
结子如丹忽如漆，绿叶英英翠可扪。
真人采窃天地气，留于红霞共吐吞，
濯磨入鼎即灵药，芝木区区未许群。
餐松有人已仙去，我今朝夕从此君。
叶兮叶兮愿玉汝，绿阴里面有桃源。

胡僧曰：蚕食吐丝，结成锦绣；人食生脂，延年除咎。盖嫩桑之叶，性水和平，不冷不热。生于郊野之外者，俱为蛇蝎所沿，须择家园中嫩而存树者采数十斤，洗以长流之水，摘去其蒂，曝于日中，以干为度，复取巨胜子为臣，炼蜜为丸，如梧桐子大。卜吉日，择一诚实之人，面授修制之方，不可委诸童仆，仍宜在静室中，屏去妇人女子及鸡犬等物，修合既成，日服二次，约可百丸，白滚水下。三月之后，体生疹栗。此是药力所行，慎勿惊畏，旋则遍体光洁，如凝脂然。服至半年之后，精为转生，诸病不作。久服不已，自跻上寿，老人服之。步健眼明，须白返黑。又能消痰生津，补髓添精，功效不细。此是仙家服食上品，秘密难逢，传非其人，当有殃咎，戒之，宝之！

老　人

老者安之，不以筋力为礼，广筵端席，何当勉强支陪，衰年之戒，一也；戒之在得，举念浑无去取，家之成败，开怀尽付儿孙，优游自在，清心寡欲，二也；衣薄绵轻葛，不宜华丽粗重，慎于脱着，避风寒暑湿之侵，小心调摄，三也；饮温暖而戒寒凉，食细软而远生硬，务须减少，频频慢餐，不可贪多，慌慌大咽，四时宜制健脾理气补养之药，四也；莫为寻幽望远而早起，莫同少壮尽欢而晚归，惟适兴而止，五也；不问子孙贤否，衣衾棺椁，自当预备，身虽强健，譬如春寒秋热，可得久乎。常以“朝不保暮”四字介意，六也。老人持此六戒，虽不用药，庶乎且安矣。若家贫，子孙不能称意，只当安命持守，闭门端坐，颐养天年而已，不可贪饕责备，反生恼恨，自速其寿矣。

延年良箴

四时顺摄，晨昏护持，可以延年；
三光知敬，雷雨知畏，可以延年；
孝友无间，礼义自闲，可以延年；
谦和辞让，损己利人，可以延年；

物来顺应，事过心宁，可以延年；
人我两忘，勿竞炎热，可以延年；
口勿妄言，意勿妄想，可以延年；
勿为无益，常慎有损，可以延年；
行住量力，勿为劳形，可以延年；
坐卧顺时，勿令身怠，可以延年；
悲哀喜乐，勿令过情，可以延年；
爱憎得失，揆之以义，可以延年；
寒温适体，勿侈华艳，可以延年；
动止有常，言谈有节，可以延年；
呼吸清和，安神闺房，可以延年；
静习莲宗，礼敬古训，可以延年；
诗书悦心，山林逸兴，可以延年；
儿孙孝养，僮仆顺承，可以延年；
身心安逸，四大闲散，可以延年；
积有善功，常存阴德，可以延年；
救苦度厄，济困扶危，可以延年。

衰老论

夫二五之精，妙合而凝。两肾之间，白膜之内，一点动气，大如箸头[6]，鼓舞变化，开合周身，熏蒸三焦，消化水谷，外御六淫，内当万虑。所虑昼夜无停，八面受攻，由是神随物化，气逐神消，营卫告衰，七窍反常，啼号无泪，笑如雨流，鼻不嚏而涕，耳无声蝉鸣，吃食口干，寐则涎溢，溲不利而自遗，便不通而或泄，由是真阴妄行，脉络壅涩，昼则对人磕睡，夜则独卧惺惺，故使之导引按摩，以通壅滞，漱津咽液，以灌溉焦枯。虽于老者，非肉不饱，饱则生气；非帛不暖，暖则生淫。侥幸补药者，如油尽添油，灯焰高而速灭。老子云：以其厚生，所以伤生也。况有明修礼貌，暗伏奸雄，曲糵腐其肠胃，脂粉惑其清真，孤阳独盛，水谷易消，自恃饮啖过人，恣造欺天之罪，宿缘既尽，恶根临头，其或餍腴沉酣，身居勤俭，老益贪婪，方聚龟毛之毡，忽作女子之梦，倾天下之色，不足以止其欲；遍天下之财，不足御其贪。

一论年高之人，阴虚筋骨柔弱无力，面无光泽或暗淡，食少痰多，或喘或咳，或便溺数涩，阳痿，足膝无力者，并治形体瘦弱无力，多因肾气久虚，憔悴寝汗，发热作渴，并皆治之。

八仙长寿丸

大怀生地黄酒拌，入砂锅内蒸一日至黑，掐断，慢火焙干，八两　山茱萸酒拌蒸，去核，四两　白茯神去皮木筋膜　牡丹皮去骨，各三两　辽五味子去梗，二两　麦门冬水润，去心，二两　干山药四两　益智仁去壳，盐水炒，二两

上忌铁器，为细末，炼蜜为丸，如梧桐子大，空心温酒或炒盐汤送下，夏秋白滚汤下。腰痛，加木瓜、续断、鹿茸、当归；消渴，加五味子、麦门冬各一两；老人下元冷，胞转不得小便，膨急切痛四五日，困笃欲死者，用泽泻，去益智；诸淋沥，数起不通，倍茯苓，用泽泻，去益智；夜多小便，加益智一两，减茯苓一半；治虚火牙齿痛浮，治耳聩及肾虚耳鸣，另用全蝎四十九枚，炒微黄色，为末，每服三钱，酒调送下百丸，空心服。

一论此膏填精补髓，坚骨强筋，万神具足，五脏盈溢，髓实血满，发白变黑，返老还童，行如奔马，日进数服，终日不食亦不饥，开通强记，日诵万言，神识高迈，夜无梦想。人生二十七岁以前服此一料，可寿三百六十岁；四十五岁以前服者，可寿二百四十岁；五十四岁以前服者，可寿一百一十岁；六十三岁以上服之，可寿至百岁。服之十剂，绝其欲，修阴功，成地仙矣。一料分五处，可救五人瘫疾；分十处，可救十人痨瘵。修合之时，淋浴志心，勿轻示人。

琼玉膏

人参拣好者，去芦，十二两　真怀生地黄十斤，洗净，捣取汁　白茱苓坚白者，去皮及筋膜，二十五两　白砂蜜五斤

上将参、苓为细末，忌铁器，蜜用生绢滤过，地黄取自然汁，去渣，同药一处拌和匀，入磁器内封固，净纸二十余重密封，入重汤煮，用桑柴煮六日如连夜火即三日夜，取出，蜡纸数重包瓶口，入井内，去火毒，一伏时取出，再入旧汤内煮一日，出水气，取三匙，作三盏，祭天地百神，焚香设拜，至诚端心，每清晨以二匙温酒化服，不饮酒者白汤化下。忌鸡犬声及妇人、孝子见之。

臞仙曰：予所制此方，加沉香、琥珀各五钱，其功效异于世传之方。干咳嗽者，有声无痰之名也，火乘于肺，喉咙隐隐而痒，故令人咳。病原于脾者，有痰；病不由脾，故无痰也。《易》曰：燥万物者，莫熯乎火。相火一熯，则五液皆涸，此干咳嗽之由也。生地黄，能滋阴降火，蜜能润燥生津；损其肺者益其气，故用人参；虚则补其母，故用茯苓；又，地黄、白蜜皆润，铢两又多，茯苓甘而属土，用之以佐二物，此水位之下、土气承之之义，乃立方之道也。

一论阳春白雪膏[7]，凡年老之人，当以养元气、健脾胃为主，每日三餐，不可缺此糕也。王道之品，最益老人。

保生杂志

齐大夫褚澄曰：羸女则养血，宜及时而嫁；弱男则节色，宜待壮而婚。男子破阳太早，则伤其精气；女子破阴太早，则伤其血脉。

《书》云：精未通而御女以通其精，则五体有不满之处，异日有杂状之疾。《书》云：男子以精为主，女子以血为主。故精盛则思室，血盛则怀胎。若孤阳绝阴，独阴无阳，欲心炽而不遂，则阴阳交争，乍寒乍热，久则成劳。

彭祖曰：美色妖丽，娇姿盈房，以致虚损之祸，知此可以长生。《阴符经》云：淫声美色，破骨之斧锯也。世之人，若不能秉灵烛以照迷津，仗慧剑以割爱欲，则流浪生死之海，害生于恩也。

《书》云：年高之人，血气既弱，觉阳事辄盛，必慎而抑之，不可纵心恣意。一度一泄，一度火灭，一度增油；若不制而纵欲，火将灭，更去其油。

春秋秦医和视晋侯之疾，曰：是谓近女室，非鬼非食，惑以丧志。公曰：女不可近乎？曰：节之。

《女枢》曰：元气者，肾间动气也，右肾为命门，精神之所舍。爱惜保重，则营卫周流，神力不竭，与天地同寿。

《书》曰：恣意极精，不知惜，虚损身也。譬枯朽之木，遇风则折；将溃之岸，真水先颓。苟能爱惜节情，亦长寿也。

抱朴子曰：才不逮，强思之；力不胜，强举之，伤也甚矣。强之一字，真戕生伐寿之本。夫

饮食,可以养生也,然使醉而强酒,饱而强食,未有不疾而丧身,况欲乎!欲而强,元精去,元神离,元气散。戒之!

《书》云:饱食过饱,劳损血气,流溢渗入大肠,时便清血腹痛,病名肠澼。又云:大醉入房,气竭肝伤,丈夫则精液衰少,阳痿不举;女子则月事衰微,恶血淹留,生恶疮。

《书》云:忿怒中尽力行房事,精虚气竭,发为痈疽;恐惧中入房,阴阳偏虚,自汗盗汗,积而成劳;远行疲乏入房,为五劳;月事未绝而交接,生驳,又冷气入内,身面萎黄,不产。

一金疮未瘥而交会,动于气血,故令金疮败坏。忍小便而入房者,得淋疾,茎中疼,面失血色,致胞转,脐下急痛死。

《书》云:时疾未复犯房者,舌出数寸长而死。

摄　养

薄滋味,省思虑,节嗜欲,戒喜怒,借元气,简言事,轻得失,破忧沮[8],除妄想,远好恶,收视听。

惜气存精更养神,少思寡欲勿劳心。
食唯半饱无兼味,酒至三分莫过频。
每把戏言多取笑,常含乐意莫生嗔。
炎热变诈都休问,任我逍遥过百春。

附大学士高等题:今日伏闻圣躬益安,中外无不欢忻,乃臣等窃闻往哲有言:调理疾病,尤当慎于初愈之时。盖客火初退,不可犯触,当以惩忿为要。元气初还,不可有挠,当以寡欲为要。以此自持,日复一日,则客火益消,元气尽复,自壮盛矣。此真调摄之谓[9]也。皇上圣明,必然洞见,何待臣等言之。但犬马微忠,实有不能自已者。伏望平气宁神,倍加静养,勿以思虑劳心,勿以动作劳形,节慎起居,多进粥食,以保卫天和。不止今日如此,即大安之后,仍复如此。久之自然圣躬强固,精神倍增,万万年无疆之庆,端在是也。臣等下情,无任忠爱,倦恳仰望之至。奉圣旨:朕知道了。

痼　冷

丹溪曰:人之一身,贵乎阴阳升降,和平无偏,若有偏胜,即为之患。病冷之证,由人之一身真阳耗散,脾胃虚弱,加餐冷物,有伤脾胃,固结其寒于脏腑不散,以至手足厥冷,畏冷憎寒,饮食不化,呕吐涎沫,或大肠洞泄,或小便频数。治法宜暖下元,兼理脾胃。又有肺虚而畏寒者,令人咳嗽,尤当详而治之。

一论阴证,身静而重,言语无声,气少难以喘息,目睛不了了,口鼻冷气,水浆不入,大小便不禁,面上恶寒,有如刀刮,先用葱熨法,次用理中汤[10]。

加味理中汤

大附子面包炮,去皮脐　人参　白术去芦,炒　干姜炒　肉桂　陈皮　白茯苓去皮,各等分　甘草减半,炙

上锉,生姜三片、枣二枚,水煎热服。

一论阳证归阴,阴囊缩入,手足厥冷,腹痛胀满,冷汗大出,脉或洪弦。

固阳汤

黄芪蜜水炒　人参各一钱　白术去芦，炒，二两　白茯苓去皮，二钱　干姜一钱炒　白姜一钱，炒　良姜一钱，腹痛倍用　厚朴姜汁炒，一钱　大附子炮，一钱

上锉一剂，水煎热服。

一脱阳证，多因大吐大泻之后，四肢逆冷，元气不接，不省人事，或伤寒新瘥，误与妇人交，小腹肾痛，外肾缩入，面黑气喘，冷汗自出，须臾不救，先以葱白炒令热，熨脐下，次用：附子一枚去皮，重一两者　白术去皮，炒去油　干姜炮，各五钱　木香二钱五分

上锉，每剂五两，水煎服，须臾又一服。

一方，用葱白，连须，六七根，研烂，热酒调服，外用炒盐熨脐下气海，勿令气冷。

一治阴证腹痛，手足厥冷，急用**三仙散**。

大附子炮，去皮脐　官桂　干姜炒，各等分

上共为细末，每服三钱，滚酒调服。即愈。

一论阴证，腹痛身冷，宜**回阳散**。

硫黄四分　胡椒六分

上为细末，每服三分，烧酒调服。

一治阴证秘方。

硫黄，化开，倾入井水内，取出，为末，饭为丸，如梧桐子大，每服一钱，温酒送下。

一治阴证，用鱼鳔一个，烧存性，胡椒四十九粒，为末，热酒调下。

又方，用黑豆，不拘多少，锅内炒热，乘热以好酒淬之，就以盖住，勿令泄气，候温饮酒，大效。

一治阴证腹痛，手足厥冷，阴缩，用潮脑二钱或三钱，滚酒和服，用枯白矾，以水调涂于两手，相合于大腿内夹之，良久汗出，即愈。

一治阴毒，手足颇冷，脉息沉细，头痛腰重，兼治阴毒咳逆等疾，川乌头、干姜等分，为粗散，炒令转色，候冷，再捣为细末，每服一钱，水一盏，盐一撮，煎取半盏，温服。

一治阴证，用大艾炷灸脐中，预将蒜捣汁擦脐上，后放艾，多灸之，其脐上下左右各开一寸，用小艾炷灸之，五七炷为度。如玉茎缩入于内，速令人捉定，急将蕲艾丸如绿豆大，放在马口，灸二壮，其茎即出，仍用**加味理中汤**。

一论阴证，小便缩入腹内，用极肥母鸡一只，利刀将脊上急急劈破，用手扯开，连毛带屎合放病人腹脐上，令人用脚踩鸡上，须臾热透，小便即出。

一论因女色成阴证者，宜**回阳膏**。

白矾生三钱　黄丹二钱　干姜五钱　母丁香十个　胡椒十五六枚

上为末，用醋和调得所，以男左女右手握药搭脐上，被盖，出汗即愈。

一治阴证极效方。

芥菜子七钱　干姜三钱

上为末，水调作饼，贴脐上，手帕缚之，放些盐，以熨斗熨之数次，汗出为度。又将病人小便攀阴茎往上尽头处，用艾炷灸七壮，神效。

一治阴证不能服药，不得汗出者。

回阳散

丁香　干姜　乳香　没药　胡椒各三钱

上为末，每用三钱，以唾调，涂在两手掌心，按于两膝间，以手帕缚定，用绵被盖之，其汗

自出。

一紧阴[11]及大小便不通，小芥菜子半碗，为细末，黄丹一撮，蜡醋烧滚，调糊，摊脐上，以纸盖住，热如火不妨，以一炷香为度。将药去了，用青布沾水凉之。如忍得热，不用水更妙。

一紧阴，用胡椒、干姜各二钱，为细末，唾津调，涂自己手心，绵纸盖，按阴户上，侧卧，效。

卷五

癞　疝

《内经》曰：肝脉大急沉，皆为疝。心脉滑搏急，为心疝；肺脉沉搏，为肺疝。又，三阳急为瘕，三阴急为疝。

夫疝者，由营卫虚弱，寒湿不调，致令邪气乘虚入于心腹中，遂成诸疝。发则小腹疼痛，或绕脐逆上抢心，甚则手足厥冷，或大小便闭结。其诸疝，因邪气留滞，乃成积聚，令人羸瘦少气，洒淅寒热，嗜卧，饮食不养肌肤，或腹满呕泄，遇寒则痛。又有妇人小腹肿痛，攻及二腿者，亦疝气也。

一论疝气者，阴肿腹痛也。

川楝子　小茴香　破故纸　青盐　山茱萸酒蒸，去核　吴茱萸　三棱　莪术　通草　橘核　荔枝核　甘草各等分

上锉，水煎，空心服，立效。收功，加马兰花、苍术。如夏秋之月，暑入膀恍，疝气作痛，加黄连、香需、扁豆、木通、滑石、车前子。

一论疝气肿痛，或大便闭结，或小便赤涩，或有寒有热，兼治之神方也。

川楝子酒蒸，去核取肉　葫芦巴酒炒　小茴香盐酒炒　青盐　黑丑捣碎　木香　大黄　滑石　木通　吴茱萸炒　乌药　车前子各等分

上锉，水煎，空心服。

一治疝气、小肠气。南塘侄试效。

猪苓　泽泻　苍术　赤茯苓　陈皮　川木通　白芍　川楝子　乌药　玄胡索　青皮　紫苏　马蔺花　尖槟榔　甘草各等分　橘核仁三十个

上锉，生姜煎服。

一论治七疝，及奔豚、小肠气，脐腹大痛。

七疝汤知府刘水山传，二方

玄胡索　小茴香酒炒　川楝子　全蝎炒　人参　大附子炮　山栀子　木香各等分

上为细末，每服三钱，空心温酒调服。

秘方　治证同前。

青盐二钱　木通　甘草各一钱　川乌炮三钱　灯草一钱

上锉一剂，水煎温服。

一论治外肾肿痛，诸般疝气，不论新久，一服如神。予尝用此丸治患疝气偏坠已经十余年，服至一料除根。永不再发。

木香金铃丸严副使方

木香　乳香　没药　大附子面裹，火煨　小茴香盐酒炒　川楝肉　玄胡索　全蝎　人参各等分

上为细末，好酒打糊为丸，如梧桐子大，每服百丸，空心热酒送下，一服立止。

一论疝气发于寒月者，寒邪入膀恍也，加减五积散[12]。依本方，加玄胡索，专治醉饱后色欲不节，触伤下腹，致成疝气，其证自小腹连两胁下，心头吊痛，额出微汗宜之。

一论疝气，其证发于暑月者，暑气入膀胱也。

加减香积散

枳壳麸炒　陈皮　香附　苍术　麻黄　香薷　猪苓　泽泻　木通　滑石　车前子　三棱　莪术　川楝子　玄胡索　甘草

上锉，姜葱煎服。专治偏坠气，初起憎寒壮热。发表，轻者一服而愈。

一论疝气偏坠疼痛，属肾虚者，久服除根，六味地黄丸[13]。全料。内加人参三两　甘枸杞子二两　巴戟肉三两　怀生地黄六两，肉桂一两，酒二碗，煎一碗，拌地黄蒸之　破故纸二两，水三碗　大小茴香各一两　青盐三钱，煎至一碗半，同拌巴戟、故纸，其四味同炒，同用之。上为细末，酒打面糊为丸，如梧桐子大，每服百丸，淡盐汤下。

一论狐疝者，昼则气出，而肾囊肿大，令人不堪；夜则气入，而肿胀皆消。稍无疾苦，盖狐之为物也，昼则出穴而溺，夜则入穴而不溺，以斯证肖之，故曰狐疝。夫昼，阳也，夜，阴也，昼病而夜否者，气病而血不病也，补中益气汤[14]。依本方，加酒炒黄柏、知母。

一论㿗疝者，顽疝也，睾丸虽大而无疾苦也，此以父子相传，得于有生之初已然，非若有生之后三因所致之疾也，故不必主治。

一论诸疝疼痛太学生徐扩吾传

猪苓　泽泻　木通　赤茯苓　葫芦巴　川楝肉　海藻　牵牛　巴戟　桂心　竹茹

上锉，水煎，空心服。

一论治疝气许碧址传。

槟榔一两　木通一两五钱　橘核　川楝子　小茴香　白茯苓　白术　猪苓　泽泻各一两

上锉，水煎，空心服。

一治偏坠气痛，用江枳壳、橘核、角茴三味，同炒至褐色，去壳，将三味捣烂，头酒煎服，立愈。

一论治偏坠气，猪悬蹄，烧存性，为末，每服三钱，黄酒调服。

一论治小肠偏坠气，用猪毛，烧灰，每服二钱，空心热酒送下，立已。一方加小茴香炒。

一治疝气偏坠，肿痛不可忍，槐花一钱，炒，为末，入盐三分，空心热酒送下，立消而止。

一治阴囊风痒，浮萍煎水洗之。如成疮，用黄连、轻粉、鸡蛋壳，烧灰，将末擦之，即已。

一治阴囊痒，不可忍者，猪肉汤，加胡椒，煎汤洗之，立已

一治阴囊、肾茎、肛门瘙痒，抓破出血，好了又痒者，人言[15]，酽醋二碗，熬至一碗，洗患处，立已。

一治外肾肿大疼痛者，大黄末，酽醋调敷患处，立消。

一周少峰亲家患疝气，偏坠肿痛，不可忍者，遇一秀才传一方，用黄土，水和作干泥，拍作大饼，火炷架于火上烘热，熨痛处，冷则再易，立愈。

一外肾因仆损而伤，睾丸偏大，有时疼痛者，中有瘀血，名曰血疝。宜于夜分之时，自以一手托其下，一手按其上，由轻至重，玩弄百回，弥月之间，瘀血尽散，陈皮皆行，诚妙术也，虽年深日久，无不愈之。

一治外肾着惊缩上者。

麝香二钱　朝脑三钱　萵苣子一茶匙

上，用萵苣叶捣为膏，贴脐上。

一治疝气偏坠。车左原传。

苍术一斤，童便、人乳各浸三日，炒干　橘核一两

上为末，酒糊为丸，每服百丸，空心送下。

一治疝气。戴耕愚传。

荔枝核三钱，烧存性　小茴香炒，一钱　川楝肉一钱　橘核一钱

上为末，盐、酒调服。看时令，先要发散寒暑。

一治外肾肿大，麻木痛硬，及奔豚、疝气偏坠。

七制金铃丸

川楝子不蛀者，四十九个，去皮核，切片，分七制，各用七个：小茴香二钱五分，慢火同炒，并用茴香。破故纸二钱五分，同炒，并用故纸。黑牵牛二钱五分，同炒，并用牵牛。盐一钱，同炒，并用盐。斑蝥十四个，先去翅，同炒，去斑蝥不腹。巴豆肉十四个切作四段，同炒，去巴豆不用。萝卜子二钱五分，同炒，去萝卜子不用　外加大茴香炒　青木香　南木香　辣桂各二钱五分

上为细末，酒糊为丸，如梧桐子大，每服三十丸，食前盐、酒下，积日计功。打坠瘀血证，本方加玄胡索半两略炒、没药为末，酒调下。

一治肾大如斗，不过三服除根。

大小茴香　青皮　荔枝核各等分

上锉散，炒黄，出火毒，为细末，酒调下二钱，日进三服。

一治疝报导，外肾肿胀，神效：

四圣散

小茴香炒　川山甲炒　全蝎炒　南木香各等分

上为末，每服二钱，酒调服，一服立效。

浊　证

两尺脉洪数，必便浊失精。精之主宰在心，精之藏制在肾。凡人酒色无度，思虑过情，心肾气虚，不能管摄，往往小便频数，便浊之所由生也。因小便而出者，曰尿精；因见闻而出者，曰漏精。心不足而挟热者，为赤浊。心不足而肾冷者，为白浊；阴不升，阳不降，上下乖戾，是以有清浊不分之证。大率多是湿痰流注，直燥中宫之湿，兼降火升举之法，此为至要之语也。

一论便浊之证，因脾胃之湿热下流，渗入膀胱，故使便溺赤白，混浊不清也，宜燥中宫之湿，用升麻、柴胡提气，使大便润而小便长，不宜用寒凉伤血之药。

主方

陈皮八分　半夏八分　茯苓一钱　苍术米泔浸，炒，七分　黄柏酒炒，七分　柴胡七分　升麻三分　白术去炉五分　神曲炒五分　牡蛎五分　栀子炒一钱　蛤粉三分　滑石一钱　甘草三分

上锉一剂，生姜二片、白果九枚，水煎，空心服，渣再煎服。忌煎炒辛辣物。

一论心中烦躁，思虑忧愁抑郁，小便赤浊，或有砂膜，夜梦遗精，遗沥疼痛，便赤，或酒色过度，上盛下虚，心火上炎，肺金受克，故口苦咽干，渐成消渴，四肢倦怠，男子五淋，妇人带下赤白，五心烦躁，此药温平清心，养神秘精。

清心莲子饮

石莲肉　人参各二钱五分　黄芪蜜炙　赤茯苓各二钱　麦冬去心　地骨皮　黄芩一钱五分　车前子一钱五分　甘草三分

上锉一剂，灯草十根、生姜三片，水煎，空心服。上盛下虚，加酒炒黄柏、知母各一钱。热，加柴胡、薄荷各一钱五分。

一论心经伏暑，小便赤浊而有热也。

加味四苓散

人参减半　白术去芦　赤茯苓去皮　猪苓　泽泻　香需　石莲肉　麦冬去心，各等分

上锉，水煎，空心温服。

一论小便白浊，频数无度，漩白如油，光彩不定，漩脚澄下，凝如膏糊，此真元不足，下焦虚寒之所致也。

萆薢饮

益智仁　川萆薢　石菖蒲　乌药上各等分，一方加茯苓三钱、甘草八分

锉一剂，水煎，入盐一捻，空心温服。肾虚，加牛膝三钱、杜仲三钱、山药三钱；便赤，加泽泻二钱、麦冬二钱。

一论白浊初起，或半月者，下焦虚热之所致也。

滋肾散

川萆薢二钱　麦冬去心，二钱　远志去心，一钱　黄柏酒炒，二钱　菟丝子酒炒，三钱　五味子酒炒，四分

上锉一剂，竹叶三片、灯草一团水煎，空心服。

一论赤白浊，乃水火之不分也。

水火分清散

益智仁一钱五分　石菖蒲一钱　赤茯苓三钱　车前子三钱　猪苓三钱　泽泻二钱　白术去芦，一钱五分　枳壳麸炒，一钱　萆薢二钱　麻黄三分　甘草八分　陈皮二钱

上锉，半水半酒煎，空心服。久病，去麻黄，易升麻。

一治遗精白浊。

玉环丹弟云嵩传

五色龙骨　左顾牡蛎　莲花须　芡实　石菖蒲　五味子　黄柏酒炒，一方用石莲子，去石菖蒲

上为细末，用金樱子煎汤为糊，入臼内捣千余下，成剂为丸，如梧桐子大，每服五十丸，盐汤下，干物压之。

一治遗精白浊。

山药一两　黄柏酒炒，二两　牡蛎火煅，醋淬七次，五钱　白茯苓去皮，一两

上为细末，酒糊为丸，如梧桐子丸每服五十丸，空心水、酒下。

一论白浊，梦泄遗精，及滑出而不收者。

樗根丸

樗根白皮有荚者是　黄柏炒褐色　蛤粉炒　青袋　干姜炒黑　滑石各等分

上为细末，水和为丸，如梧桐子大，每服百丸，空心温酒送下，虚劳，四物汤下。

一论白浊，经年不愈，或时梦遗，形体瘦弱，当作心虚治之。

定志丸

远志甘草水浸，去心　石菖蒲各二两　人参一两　白茯神去木，二两　黄柏酒炒，二两，蛤粉炒一两

上为细末，炼蜜为丸，如梧桐子大，朱砂为衣，每服三十丸，空心米汤送下。

一治小便白浊，出髓条者。

人参　白术　白茯苓　青盐　破故纸　大茴香　益智仁　酸枣仁炒　左顾牡蛎煅各一两

上为末，酒调为丸，如梧桐子大，每服三十丸，温酒、米饮任下。

一论瘦人阴虚火动，患赤白浊下，清离滋坎汤[16]。依本方，加萆薢、牛膝、山橘、萹蓄、赤芍。

一论久患白浊不止，而作头昏者，以益气汤，加白茯苓、半夏。

一论发热口干，小便频浊，大便闭结，盗汗遗精，甚至废寝，用当归六黄汤二剂；盗汗顿止，用六味丸；二便调和，用十全大补汤，及前丸兼服，月余悉愈。

一论肥人湿痰，患赤白浊者，二陈汤[17]。依本方，加苍术、白术、人参、当归、生地、麦冬、山橘、黄柏、草藤、牛膝、萹蓄。

一论肝肾脾肺虚损，赤白浊，久不愈者，六味丸、补中益气汤，早晚兼服[18]。依本方，加白茯苓、半夏。

一人，久患白浊，发热体倦，用补中益气加炮姜四剂，白浊稍止，再用六味地黄丸兼服，诸症悉愈。

一人，患头晕白浊，余用补中益气汤，加茯苓、半夏，愈。而复患腰痛，用山药、山茱萸、五味、萆薢、远志，顿愈。又因劳心，盗汗白浊，以归脾汤加五味而愈。后不时晕眩，用八味丸而愈。

补　遗

一治遗精白浊。

木贼　小川芎各五钱　粉葛一两，居其中　蛇退一寸半，头向上者，挂壁显神通

上用酒炒，空心服。

一治赤白浊陈云岳传。

木通去节，七钱　滑石三钱　粉草四钱　黄荆子一勺

上锉水煎，空心服，立已。

遗　精

遗精白浊，当验于尺，结芤动紧，二证之的。

梦泄者，其候有三。年少壮盛，鳏旷逾越[19]，强制情欲，不自知觉，此泄如瓶之满而溢也，是以无病，不药可也。或心气虚，不能主事，此泄如瓶之侧而出也，人多有之，其疾犹轻，则以和平之剂治之；真元久虚，心不摄念，肾不摄精，此泄如虚瓶而漏者也，其病最重，须作大补汤丸治之，不可少缓。

一论心所慕而作梦遗，此君火既动而相火随之，治在心。

黄连淋心汤

黄连六分　生地黄三钱　当归三钱　人参二钱　远志去心一钱　白茯神三钱，去皮木　酸枣仁炒，一钱五分　石莲肉一钱　甘草八分

上锉，水煎服。加麦门冬去心，尤妙。

鲁藩泰兴王验方 治遗精。

人参二钱 石莲肉一钱 莲须二钱 芡实三钱 麦门冬二钱 白茯神三钱 远志一钱 甘草八分

上锉，水煎温服。一方加酸枣仁一钱、柏子仁二钱、石菖蒲一钱、黄柏酒炒，二钱。

一论心神宁静则精固，君相火熄则溺清，有是证者，始因挠乎心、摇乎精而然也。龙雷火动，其水浊而不精，尾闾不禁，即精关弛而不固，治宜补心宁神，滋阴固本。

益智固真汤

黄芪蜜炒，一钱五分 人参三钱 白术酒炒去芦，一钱 白芍酒炒，一钱 白茯神去皮木，一钱 五味子十二粒，夏用十六粒 当归身酒炒，一钱 麦门冬去心，一钱 巴戟肉三钱 益智仁去壳，一钱 酸枣仁炒，一钱 山药一钱 泽泻一钱 升麻五钱 黄连酒炒，一钱五分 黄芩一钱 黄柏酒炒，七分 知母一钱 莲花蕊一钱 生甘草梢一钱五分

上锉，分二剂，水煎，空心服。

一论心神不安，肾虚，每自泄精等症。

宁神固精丸

黄柏酒炒 知母酒炒，各一两 牡蛎煅 龙骨煅 芡实 莲蕊 白茯苓去皮 远志去心 山茱萸肉各三两

上为细末，煮山药糊为丸，如梧桐子大，朱砂为衣，每服五十丸，米汤送下。

一论夜梦遗精或滑精，虚损之极，久不能止者。

滋补丸

人参 白术去芦，炒 白茯苓去皮 当归酒洗 川芎 白芍酒炒 熟地黄酒蒸 甘枸杞子 杜仲酒炒 牛膝去芦，酒洗 天门冬去心 麦门冬去心 破故纸酒炒 远志 甘草水泡，去心 牡蛎煅 龙骨煅 金樱子去毛 莲蕊 甘草炙，各等分

上为细末，山药打糊为丸，如梧桐子大，每服百丸，空心酒下。

一论男子发热遗精，或小便不禁，俱属脾肾亏损，补中益气汤[20]合六味丸[21]，二方合作汤剂，水煎服。

一论嗜欲无度，梦遗精滑，日夜长流，百方罔效，病将垂危者。

玉堂丸扶沟何晴狱传

莲须色黄者佳，一斤 石莲肉净肉一斤 芡实净肉十二两 麦冬水润，去心，四两

上用公猪肚一个，入家莲肉带心皮，一斤，入砂锅内，水煮烂，去肚，将莲肉晒干，同前药为细末，炼蜜为丸，如梧桐子大，每服百丸，空心莲须煎汤送下，其效如神。

一男子，水脏虚惫，遗精盗汗，往往夜梦鬼交，豮猪腰子一枚，以刀开去筋膜，入大附子末一钱匕以湿纸包，煨熟，空心稍热服之，便饮酒一二钟，多亦甚妙，三五服效。

一论养元气，生心血，健脾胃，滋肾水，止盗汗，除遗精，降相火，壮元阳。

养心滋肾丸临川徐昭志传

人参一两 芡实去壳，一两 酸枣仁炒二两 天冬去心二两 远志甘草水泡，去心，一两 当归酒洗，一两 柏子仁去油，炒，一两 石菖蒲去毛，六钱 怀熟地黄酒蒸，一两 辽五味子一两 麦门冬去心二两 知母去毛酒炒，二两 白芍盐酒炒，一两五钱 白茯神去皮木，一两 莲肉去皮心，一两 牡蛎火煅，一两 怀山药炒，三两 怀生地黄酒洗，二两 黄柏去皮，盐水炒，二两

上为细末，炼蜜为丸，如梧桐子大，每服七十丸，空心盐汤下。

一论神者，精气之室也，神以御气，气以摄精，故人寤则神栖于心，寐则神栖于肾。心肾，

神之舍也。昼之所为，夜之所梦，男子梦交而精泄，女子梦交而精出，是皆不知清心寡欲之道者也。斯人也，神不守舍，从欲而动，昼有所感，夜梦随之，心不摄念，肾不摄精，久而不已，遂成虚损，或有神气萎靡，念虑猖狂，风邪乘其虚，鬼气干其正，与妖魅交通者，是又难状之疾也，以**镇神锁精丹**主之。

人参　白茯神　远志甘草水煮，去心　柏子仁　酸枣仁炒，各一两　石菖蒲去毛，一两　白龙骨煅　牡蛎煅，各一两五钱　辰砂水飞五钱，留一钱为衣

上共为末，炼蜜为丸，如弹子大，每服一丸，枣汤下。

一治精滑久不愈，牡蛎，砂锅内煅，醋淬七遍，为末，醋糊为丸，如梧桐子大，每服五十丸，空心盐汤下。

一治心虚梦泄，用白茯苓去皮，一味为末，空心米饮调下。

一治遗精虚漏，小便余滴，及夜多小便者，用益智仁十四个，水煎，入盐少许同服。

一梦泄不止，脉弦而大。

石莲肉六两　甘草二两

上为细末，每服二钱，食前灯心汤下。

一人劳则遗精，齿牙即痛，以补中益气加半夏、茯苓、芍药，并六味地黄丸渐愈，更以十全大补加麦门冬、五味而痊。

一人白浊梦遗，口干作渴，大便闭涩，午后热甚，用补中益气加芍药、玄参，并加减八味丸而愈。

一人茎中痛，出白津，小便闭，时作痒，用小柴胡加山栀、泽泻、炒连、木通、龙胆草、茯苓二剂，顿愈，又兼六味地黄而痊。

一人便血、精滑、发热；一男子，尿血发热；一男子，发热遗精，或小便不禁，俱属肾经亏损，用地黄丸、益气汤以滋化源，并皆得愈。

一人午后有热，遇劳遗精，其齿即痛，此脾肾虚热，先用益气汤送六味丸，更以十全大补汤而愈。

一人梦遗精滑，气血虚损，用十全大补汤，加山茱萸、山药、五味、麦冬[22]。

诸　淋

脉盛大而实者生，虚细而涩者死。

夫淋者，有五淋之别，气、砂、血、膏、劳是也。皆由膏粱之味、湿热之物、或烧酒炙肉之类过多，或用心太过，房劳无节，以致心肾不交，水火无制，而成五淋之证。名虽有五，大概属热者居多，故有新久虚实之不同耳。学者审证而变通焉，慎毋胶柱以调瑟也。

一论气、砂、膏、劳、血五淋，气淋为病，小便涩滞，常有余沥不尽也，砂淋为病，阴茎中有砂石而痛，溺不得卒出，砂出则痛止也，膏淋为病，溺浊如膏也，劳淋为病，遇房劳即发，痛引气冲也，血淋为病，遇热则发，甚则尿血，候其鼻准色黄者，知其为小便难也。

一论心经蕴热，脏腑闭结，小便赤涩，癃闭不通，及热淋尿淋，如酒后憋欲而得者，则小便将出而痛，既出而痒，以此药主之。

八正散

大黄三钱　瞿麦二钱　木通二钱　滑石三钱　萹蓄二钱　栀子二钱　车前子三钱　甘草八分

上锉一剂，灯心水煎，空心服。

按：上方治诸淋，属实热者宜之。

一治五淋神方。

海金沙散

当归酒洗，二钱　雄黄一钱　川牛膝三钱，去炉，酒浸　大黄酒浸，三钱　木香八分　海金沙三钱

上为末，每服一钱五分，临卧酒调服，两服见效。

按：上方治诸淋，不间虚实宜之。

一治淋沥疼痛，兼红淋。

滋阴清火散

当归二钱　生地黄三钱　熟地黄三钱　黄柏酒炒，二钱　知母酒炒，二钱　黄芩三钱　黄连八分　木通三钱　桑白皮三钱

上锉，水煎，空心温服。

一治诸淋久不止者。

加味滋阴散

当归二钱　川苔一钱五分　白芍二钱　熟地黄三钱　陈皮二钱　半夏姜炒，二钱　白茯苓去皮三钱　甘草八分　升麻三分　柴胡五分　牛膝去芦，二钱　黄柏酒炒，一钱五分　知母酒炒，一钱五分　白术去芦，一钱五分　苍术米泔浸，去炉，炒，一钱五分

上锉，水煎，露一宿，空心服。

一论诸淋，多属膀胱之气虚弱，不能运用水道，而成诸淋也，宜补中益气汤，殊效[23]。

一论下淋久不止，乃元气下陷故也，宜补中益气汤。方见内伤。依本方，参、芪减半，加川芎、白芍、熟地、半夏、茯苓、牛膝、黄柏、知母、苍术，水煎，露一宿，空心服。

一论纵欲强留不泄，淫精渗下，而作淋者。

益元固精汤

人参　白茯苓　莲蕊　巴戟　升麻　益智仁　黄柏酒炒，各二钱　山药　泽泻各一钱五分　甘草梢三钱

上锉，水煎，空心温服。

一治小便淋沥不通，又治老人虚寒者，患死血作淋，痛不可忍者，宜六味地黄丸[24]。依本方，倍茯苓、泽泻。又治小便频数不禁，去泽泻，用益智仁。

一治病苦淋沥，而茎中痛不可忍者，六君子汤，方见补益。加黄柏一钱五分、知母一钱五分、石韦三钱、滑石三钱、琥珀八分，水煎服。

一治冷淋，诸药不效者，四君子汤[25]，加猪苓、泽泻、木通，连进三服，又以菟丝子，研极细，用鸡翎管吹入小便孔内，极效。

一治心经积热，小便涩，及五淋。

火府丹

生地黄一两，捣膏　木通　黄芩炒，各一两

上为细末，炼蜜为丸，如梧桐子大，每服三十丸，木通煎汤送下。加甘草，名导赤散。学士云：一卒病渴，日饮水斗许，不食者三日，心中烦闷。时已十月，余谓心经有伏热，与火府丹数服，而渴止食进。此本治淋，用以治渴，可谓通变也。

一李司马，茎中作痛，小便如淋，口干唾痰。此思色精降而内败，用补中益气汤、六味地

黄丸而愈。

一儒者，发热无时，饮水不绝，每登厕，小便涩痛，大便牵痛。此精竭复耗所致，用六味丸加五味子，及补中益气，喜其谨守，得愈。若肢体畏寒，喜热饮食，用八味丸。

一老人，阴痿思色，精不出，内败小便，水道涩痛如淋，用八味丸，加车前、牛膝，立效。

一老人，精已竭而复耗之，大小便牵痛，愈痛愈便，愈便愈痛，服以八味丸，最有功效。

补　遗

一治血淋。

阿胶炒，二两　猪苓　泽泻　滑石　赤茯苓各一两　车前子五钱

上锉，水煎，空心服。

关　格

夫关格者，谓膈中觉有所碍，欲升不升，欲降不降，饮食不下，此为气之横格也。必用吐，其气之横格，必在吐出痰也。有痰，以二陈汤探吐之，吐中便有降。有气虚不运者，补气药中升降。

丹溪曰：此证多死，寒在上、热在下也。寒在胸中，遏绝不散，无入之理，故曰格。热在下焦，填塞不通，无出之由，故曰关。格则吐逆，关则不得小便。

《内经》云：人迎与气口俱盛四倍以上，为关格。关格之脉羸。不能极于天地之精气，则死矣。

一论关格，上焦痰壅，两手脉盛是也。

枳缩二陈汤

枳实麸炒，一钱　砂仁七分　白茯苓去皮　贝母去心　陈皮　苏子　瓜蒌仁各一钱　厚朴姜炒，七分　川芎八分　木香五分　沉香五分　香附童便炒，七分　甘草三分

上锉一剂，生姜三片，水煎，入竹沥，磨沉木香服。

一阴阳关格，前后不通，寻常通利大府，小水自行。中有转胞一证，诸药不效，失救则胀满闷乱而死，予尝以甘遂末，水调敷脐下，内以甘草节煎汤饮之，及药汁至脐，二药相反，胞自转矣，小水来如涌泉，此救急之良诀也。

遗　溺

夫尿者，赖心肾二气之所传送，膀胱为传送之府，心肾气虚，阳气衰冷，致令膀胱传送失度，则必有遗尿失禁之患矣，《经》云“膀胱不利为癃，不约为遗尿”也。大宜温补，清心寡欲。又有产后不顺，致伤膀胱，及小儿胞冷，俱能令人遗尿失禁，各须随证治之。

一论小便不禁，出而不觉者，是有热，不禁者，宜五苓散[26]，依本方去桂，加黄柏、黄芩、黄连、栀子、山茱萸肉、五味子，水煎空心服。

一治小便禁虚弱者，用五苓散[27]，依本方合四物汤[28]，加山茱萸肉、五味子，共十一味，水煎，空心服。

一治肾气不足，小便频数，日夜百余次。

缩泉散

乌药　益智仁各等分

上为细末，山药糊为丸，如梧桐子大，每服七十丸，空心盐汤下。

一治遗尿不禁。

鸡肶胵一具，并肠晒干，去秽净，不用水洗，男用雌鸡，女用雄鸡

上为细末，每服二钱，空心滚汤调下，二三服即愈。

一治遗尿失禁，益智仁七个、桑螵蛸七个，为末，酒调服，用熟白果七个送下。

一治夜多小便，用益智仁二十四个，研碎，入盐，同煎服。

一治小便多者，萆薢，夜煎服之，永不夜起。

一治夜多小便，用胡桃，灰火煨熟，临卧温酒嚼下。

一治小便内虚热者，频数不禁，用六味地黄丸服，效。

一气不足，脉微而涩，小便频数，用小茴香不拘多少，同盐炒为末，取糯米糕一片，炙软，热蘸药吃，立效。

一治小便频数，用猪尿胞，洗净，以糯米煮烂，入椒少许，同煮，去椒只用胞，切吃。

一治小便遗尿失禁，多气虚，以益气汤，去柴胡，加茯苓、熟地黄、益智仁、肉桂。

一治小便频数，或劳而益甚，属脾气虚弱，以益气汤，加山药、五味子。

一论身体虚瘦，夜常遗尿失禁。

人参八分　白术麸炒，一钱　山药一钱　益智仁七分　山茱萸去核，七分　当归一钱　白芍酒炒，一钱　黄芪蜜炙，一钱　酸枣仁炒，七分　甘草炙，四分

上锉作一剂，水煎服。

一论遗尿失禁，身体虚瘦，补中益气汤[29]依本方，去柴胡，加山药一钱、益智仁七分、山茱萸一钱。

一人因劳发热，小便自遗，或时不利。余作肝火阴挺，不能约制，午前用补中益气加山药、黄柏、知母，午后服地黄丸，月余诸症悉退。此证若服燥剂，而频数，或不利，用四物、麦冬、五味、甘草；若数而黄，用四物，加山茱萸、黄柏、知母、五味、麦冬；若肺虚而短少，用补中益气，加山药、麦冬；若阴挺痿痹而频数，用地黄丸而愈。

一论肾与膀胱俱虚，冷气乘之，不能约制，故遗尿不禁，或睡中自出。

加味地黄丸

怀生地黄酒蒸，四两　怀山药二两　牡丹皮一两五钱　白茯苓一两　山茱萸酒蒸，去核　破故纸炒，各二两　益智仁一两　人参一两　肉桂五钱

上为细末，炼蜜为丸，如梧桐子大，每服百丸，空心盐汤下。一小便桶内起泡盈桶，此肾水衰也，用红鸡冠花为末，每服三钱，空心，温酒调下。

小便闭

小便不通，由膀胱与肾俱有热故也。肾主水，膀胱为津液之府，此二经为表里，而水行于小肠，入胞者，为小便。肾与膀胱既热，热入于胞，热气大盛，故结涩，令小便不通，小腹胀满。气急甚者，水气上逆，令心急腹满，乃至于死。诊其脉紧而滑直者，不得下小便也。

一论膀胱有热，小便闭而不通也。

导水散

当归二钱　藿麦三钱　车前子二钱　滑石三钱　赤茯苓三钱　泽泻二钱　猪苓二钱　木通二钱　石莲子去壳,一钱　山栀子三钱　黄连六分　黄柏一钱五,酒炒　知母一钱五分　甘草八分

上锉,灯草煎,空心温服。

一论小便不通,百法不能奏效,服此无不愈。

禹功散

陈皮　半夏姜制　赤茯苓　猪苓　泽泻　白术炒　木通各一钱　条芩八分　升麻三分　甘草三分　山栀子炒,一钱

上锉一剂,水二钟,煎至一钟,不拘时服。少时,以鸡翎探吐之,得解而止。妙在吐,譬如滴水之器,闭其上窍则不通,拔之则水通流泄矣。

一论溲溺不通,非细故也。期朝不通,便令人呕,名曰关格,经曰不通而死矣。一见呕证,便不可救。经曰:出入废则神机化灭,升降息则气立孤危,此之谓也。

一论小便闭塞,用凉药过多而不通者,是元气虚而不能输化也,以补中益气汤主之。

一论小便淋沥不通,以六味丸,倍茯苓、泽泻。

一论小便不通,先将麝香半分填患人脐中,上用葱白、田螺,各捣烂成饼,封于脐上,用布带缚住,良久,下用皂荚烧烟熏入阴中,其水窦自通。妇人亦用皂荚煎汤熏洗便处,即通。

一论小便不通,膀胱发热者,朴硝,为细末,每服二钱,大茴香煎,酒调下。

一论小便不通,腹胀,土蒺藜,炒黄,为末,黄酒调下。

一论小便不通,用猪胆汁,投热酒中,服之立通。又方,用蚯蚓,研,以冷水滤浓汁,服半碗,立通,大解热疾,不知人事,欲死者,服之立效。

一论小便不通,脐下满闷者。

海金沙一两　腊茶五钱

上为细末,每服三钱,生姜、甘草梢煎汤调下。

一论小便不通,两尺脉俱沉微,乃阳虚故也,曾服通滑寒凉之药所致者,用大附子一枚,重一两者,炮,去皮脐,盐水浸、　泽泻一两,　二味锉,作四剂服,水二盏,灯心七根煎,食远服。

一论小便不通,体肿喘嗽,用补中益气汤、金匮肾气丸兼服。

一论小便不通,服凉药过多,胀满几死,以附子理中汤加琥珀末,一服,立通。

一妇人病,饮食如故,烦热不得卧,而反倚息,以脬系了戾,不得溺,故致此病,名曰转脬,但利小便则愈,八味丸主之。方见补益。

一治男子消渴,小便反多,妇人转胖,小便不通,宜服八味丸。又治妇人阴冷。

立斋云:治老人阴痿思色,精不出内败,小便道涩如痛如淋,八味丸加车前子、牛膝。若老人精已竭而复耗之,大便小便牵痛,愈痛愈欲便,愈便则愈痛,此药最效,八味丸主之。方见补益。

一治小便不通,用蝼蛄一个,焙熟,嚼吃,黄酒送下,立通。

一治小便不通,并伤寒杂证,而不可以药通利者,用此药立通,以皮硝,煎化,用青布蘸水搭脐上并小便上,热则易之。

一治小便不通,已经七八日,遍身手足肿满,诸医罔效,余以紫苏前汤,入大脚盆内,令病人坐上熏蒸,冷则添热滚汤,外用炒盐烫熨脐上、遍身肿处,良久便通肿消而愈。

一治小便不通,小腹胀满,不急治,即杀人,连根葱白一斤,捣烂,炒热,以布裹,分作二

处,更替熨脐下,即通。加些麝香,尤效。

一治小便不通,诸药无效,或转胞至死,此法用之,小便自出。猪尿胞一个,倾出尿,用鹅毛管,去头尾,插入窍孔内,线扎定,以口吹气,令满胞,甩线管下再扎住,将管口放在小便头上,向窍孔,解后下线,手搓,其气透里,自然小便即出。效。

卷七

求嗣

《易》曰:天地絪缊,万物化醇;男女媾精,万物化生。则絪缊者,升降凝聚之谓也;媾精者,配合交感之谓也。必二气合,则生且成矣,否则独阴不成,孤阳不生,理有必然者。知此则人之不成孕育者,岂无由哉!抑岂夫妇竟无一交媾之遇哉!遇而不适其会,是亦独阴孤阳之谓也。不知者,诿于天命,则泥矣。间虽有倡为资药饵以养经血,候月经以种孕育之说,又多峻补以求诡遇,则求嗣未得而害已随之,予之痛惜也久矣!

夫种子之道有四:一曰择地,二曰养种,三曰乘时,四曰投虚是也。盖地则母之血也,种则父之精也,时则精血交感之会也,虚则去旧生新之初也。予尝闻之吾师曰:母不受胎,气盛血衰故也。衰则伤于寒热,感于七情,气凝血滞,营卫不和,则经水先后不一,多寡不均,谓之阴失其道,何以能受!父不种子,气虚血弱故也,弱则原于色欲过度,伤损五脏。五脏皆有精,而藏于肾,精既弱,譬之射者力微矢弱,安能中的,谓之阳失其道,何以能施!究斯二者,皆由己之不能自实,以致元真耗散,阴涸阳枯,遂成不孕者多矣。动辄归咎天命,不亦误哉!故必地盛则种可投,又必时与虚俱得焉,则未有不成孕而生子者矣。虽然,至难养者,精与血;至难遇者,时与虚。苟不凭以药饵之力,示以调摄之宜,候以如期之法,则养与遇者意茫然矣。是知种子之法,以调经养精为首,而用药须审平和。夫妇尤必各相保守,旬日之间,可使精与血俱盛。所待者,时也,当夫月经初来,即记其时而算,以三十时辰,乃两日半也,至此积秽荡涤既尽,新血初生,所谓时与虚者俱会矣,当此时而有人道之感,虽平生不孕者,亦孕矣,尚何疑哉!是乃历试历验,百发百中者也。

呜呼!是说也,岂畔道云乎哉!盖培植元气,颐养天真,特资药力,以佐助之,所谓人定亦可以胜天者也。及其既孕,特欲要定生男女,先以父生年一爻在上,母生年一爻在下,以受胎月居中,是乾、坎、艮、震,阳象也;是巽、离、坤、兑,阴象也。可预立某年、某月,为生男,某年、某月,为生女,可预定焉。予敢统为图后嗣者告。

画卦算生男女歌:

父母之年上下举,坐胎之月为中主;
乾坎艮震定是男,巽离坤兑定是女。
算男却生女,三五九岁死。
算女却生男,终久鬼来缠;
若是正胎者,寿考不须言。

乾☰ 坎☵ 艮☶ 震☳ 以上是男胎。
巽☴ 离☲ 坤☷ 兑☱ 以上是女胎。

千金种子方

进火之时,至阴节间而止,不尔,则过子宫矣。盖深则少阴之分,肃杀之方,何以生化!浅则厥阴之分,融和之方,故能发生。所以受胎之处,在浅不在深也。非经后不可用事,经后一日男，二日女，三日男，此外皆不成胎。大风大雨，大寒大暑，阴晦，日月蚀，皆不可交接，生子瘖聋痴哑，四体不完，且自损寿。

一论凡妇人无子，多因七情所伤，致使血衰气盛，经水不调，或前或后，或多或少，或色淡如水，或紫如血块，或崩漏带下，或肚腹疼痛，或子宫虚冷，不能受孕，宜进此药，而效可通神。

调经种玉汤少参姚范川传

当归身酒洗，四钱　川芎四钱　白芍酒炒，三钱　熟地黄酒蒸，六钱　白茯苓去皮，三钱　陈皮三钱　香附米炒，六钱　吴茱萸炒，四钱　玄胡索三钱　牡丹皮三钱　若过期，经水色淡者，血虚有寒也，加官桂、干姜炒、艾叶醋炒，各三钱。

上锉作四剂，每一剂用生姜三片，水一碗半，煎至一碗，空心温服，渣再煎，临卧服。待经至之日服起，一日服一剂，药尽经止，则当交媾，即成孕矣。若未成孕，经当对期，俟经来再服四剂，必孕无疑矣，百发百中。若先期三五日色紫者，血虚有热也，加条芩三钱。

一论此方常服，顺气养血，调经脉，益子宫，疗腹痛，除带下，种子屡效，不可尽述。

种子济阴丹

香附米四两，一两醋浸，一两米泔浸，一两酒浸，一两童便浸，各浸三日烘干，为末　益母草二两，以上二味忌铁器　真阿胶蛤粉炒成珠，二两　艾叶醋浸，炒，一两　当归酒洗，一两五钱　白芍盐酒炒，一两二钱　怀熟地黄姜汁炒，二两　川芎一两　陈皮法制，一两　半夏汤泡，姜汁浸，香油炒，二两　白茯苓去皮，一两　白术去炉，土炒，一两半　条芩炒一两　牡丹皮酒洗，一两　吴茱萸汤泡，五钱　玄胡索四钱　小茴香盐酒炒，五钱　川续断酒洗，一两　没药五钱　麦门冬去心，一两　甘草炙，三钱

上为细末，酒糊为丸，如梧桐子大，每服百丸，空心米汤送下，温酒、滚水俱可。气虚，加人参一两。一方加山药、石斛各一两。

一论孕育子嗣，全在调经理脾，血气充旺，调其经候，去其妒忌，再服孕方，自然有子。

调经育子汤

当归酒洗，一钱　川芎七分　白芍酒炒，一钱　熟地黄姜汁炒，七分　陈皮八分　白术去炉，一钱　香附酒炒，一钱　砂仁三分　丹参五分　条芩酒炒，一钱　甘草炙，四分

水煎，空心服。先期者热，加黄连姜汁炒，七分，倍黄芩；后期者血虚，加黄芪蜜炙，一钱，倍芎、归。腹痛有块，加玄胡索炒、牡丹皮各一钱；发热，加软柴胡、地骨皮；赤白带下，加柴胡、升麻俱酒炒，各七分，半夏姜汁炒、白茯苓、苍术米汁炒、黄柏、知母俱酒炒、干姜炮，升阳除湿也。肥盛者，痰脂满子宫，加南星、半夏、苍术、茯苓；瘦怯者，血少不能摄精，倍芎、归；经血过多，加炮姜五分、荆芥穗炒，八分、地榆九分；经闭不通，加桃仁、红花、苏木；气盛善恼，加乌药、陈皮、香附、柴胡。

一治妇人阴血不足，久无子者，能使胎孕，六味地黄丸[30]。依本方全料，加童便炒香附二两，炼蜜为丸服。

一治妇人无子仙方。

乌鸡丸

香附米一斤四制，酒、醋、童便、米泔各浸四两，炒干　白茯苓去皮，四两　当归二两　吴茱萸五钱，水浸，去苦汁　川芎一两　白芍一两　黄芪蜜炙，五钱　黄柏一两　大附子一个，看虚实用　怀生地黄酒拌，砂锅内蒸黑，四两　陈皮去白，一两半　山药一两　白术去芦，陈土炒，一两　莲肉去心皮，二两　酸枣仁一两　知母一两　小茴香二两　阿胶蛤粉炒，五钱

上用雄乌骨鸡一只，吊死，去毛屎净，蒸熟，连骨捣烂，同前药为末，炼蜜为丸，每服二钱，

临经之曰，每日三服。半月见效，多服恐生双胎。

补天育嗣丹大方伯王如永传

怀生地黄去轻浮者不用，沉实者八两，好酒浸一宿，入砂锅内蒸一日至黑　嫩鹿茸酥炙，二两　虎胫骨酥炙，二两　白茯苓去皮，切片，乳汁浸晒干，再浸再晒三次，三两　败龟板酥炙，二两　淮山药四两　山茱萸酒蒸，去核，四两　牡丹皮去骨，三两　天门冬去心皮，二两　泽泻去毛，二两　当归身酒洗，四两　甘枸杞子四两　补骨脂盐水微炒，二两

上忌铁器，为细末，用紫河车一具，此乃混沌皮也，又名混元衣。取首男胎者佳，此乃初结之真气也，先用米泔水浸洗，再入长流水浸一刻，以取生气，取回入碗内，放砂锅内蒸一日，极烂如糊取出，先倾自然汁在药末内，略和匀，此天元真气汁也，将河车放石臼内，杵如泥，却将药末、汁同杵匀，为丸。如干，加些炼蜜，杵匀为丸，如梧桐子大，每服三钱，空心温酒送下。忌三白。此全天元真气，以人补人，玄妙不可言也。

续嗣壮元丹种子天下第一方

嫩鹿茸酥炙，一两　真沉香一两　肉苁蓉酒洗，去鳞，一两　天门冬去心一两　甘枸杞子一两　麦门冬去心一两　楝参一两　熟地黄酒蒸，一两　巴戟去心，一两　山药四两　柏子仁去壳，四两　白茯苓去皮，一两　辽五味一两　当归酒洗，一两　山茱萸酒蒸，去核，四两　川杜仲酒炒，一两　牛膝去芦，酒洗，一两　小茴香盐炒，一两　破故纸炒，一两　何首乌米泔浸，一两　石菖蒲去毛，一两　朱砂五钱　菟丝子陈酒洗，令净，酒炒干捣成饼，晒干，为末，一两　鳖甲酥炙，一两

上为细末，酒打面糊丸，如梧桐子大，每服四十丸，空心温盐汤下，临卧再进一服。忌烧酒、胡椒、干姜、煎炒之物。专治虚损，阳事不举，少弱多情，痼冷，心肾不交，难成子嗣，遗精白浊，五劳七伤，一切亏损之疾，无不应验。

鲁府遇仙传种子药酒方

白茯苓去皮，净一斤　大红枣煮，去皮核，取肉半斤　胡桃肉去壳，泡去粗皮，六两　白蜂蜜六斤，入锅熬滚，入前三味，搅匀，再用微火熬滚，倾入磁坛内，又加南烧酒二十斤、糯米白酒十斤，共入蜜坛内　绵黄芪蜜炙　人参　白术去芦　当归　川芎　白芍炒　生地黄　熟地黄　小茴　覆盆子　陈皮　沉香　木香　甘枸杞子　官桂　砂仁　甘草各五钱　乳香　没药　辽五味子各三钱

上为细末，共入蜜坛内，和匀，箬叶封口，面外固，入锅内，大柴火煮二炷香，取出，埋于土中三日，去火毒。每日早、午、晚三时，媾男女各饮数杯，勿令大醉。安魂定魄，改易容颜，添髓驻精，补虚益气，滋阴降火，保元调经，壮筋骨，润肌肤，发白再黑，齿落更生，目视有光，心力无倦，行步如飞，寒暑不侵，能除百病，交媾而后生子也。神秘不可传与非人，宝之！宝之！

一治妇人子宫虚冷，带下白淫，面色萎黄，四肢酸痛，倦怠无力，饮食减少，经脉不调，面无颜色，肚腹时痛，久无子息，服药更宜戒气恼，更忌生冷，其效如神。

艾附暖宫丸

香附米六两，醋浸　艾叶三两　当归酒浸，三两　川芎二两　白芍酒炒，二两　怀生地酒蒸黑，一两　黄芪蜜炙，三两　吴茱萸三两　官桂五钱　川续断一两半

上为细天，醋糊为丸，如梧子大，每服五十丸，空心淡盐下。

一论妇人气盛于血，变生诸症，所以无子，寻常头晕、膈满、怔忡，皆宜服。

抑气散

香附米童便浸，四两　白茯神去皮木，一两半　陈皮去白，二两　甘草炙，一两

上为末，每服二钱，空心滚水调下。

一论妇人妒，妾误夫无子，盖正士入朝，小人忌之；美色入室，少妇妒之。咸宜此，可免妒忌之病也。

去妒丸

天门冬去皮心　赤黍米去壳，微炒　薏苡仁去壳，炒，各等分

上为末，炼蜜为丸，每服进丸，食远白汤送下，妇人当服，则不妒人也。

卷八

小儿初生杂证论方

阴肿　疝气

一论小儿阴肿、疝气者，寒邪所郁也，五倍子，烧存性，为末，好酒调服，出汗而愈。

一治疝气偏坠，肿痛不可忍者，槐子，炒，为末，每服一钱，入盐三分，黄酒调下，立止。

一治小儿疝气，不腹痛，引腰脊，弯曲，身不能直京师传。

青皮　陈皮　三棱　莪术炮　木香　槟榔　川楝肉　芫花醋炒，各五钱　辣桂　牵牛生，取末，各三钱　巴豆肉不去油，一钱

上为细末，面糊为丸，如麻子大，每三丸，空心一服，午前一服，姜汤下。

一治小儿阴囊忽肿，或坐地多时，或风邪，或虫蚁咬者，蝉退半两，水一大碗煎汤，洗肿处，其痛立止。若不消，再煎再洗。内服五苓散，灯草煎服[31]。又方，用葱园内蚯蚓粪，用甘草汁调涂肿处，或薄荷汁调亦可。

盘肠气痛

一论小儿盘肠气者，则腰曲干啼，额上有汗，是小儿为冷气所搏而然。其口闭脚冷，或大便青色不实，上唇干者是也。

此多因生下洗迟，感受风冷而致也。急用葱汤淋洗其腹，揉葱熨脐腹间。良久，尿且涌出，其痛自止。

乳香散　治盘肠气痛。

乳香　没药各等分

共为细末，以木香煎汤调服。

脱　肛

一论小儿脱肛，皆因久患泻利所致，大肠头自粪门出而不收是也，用葱汤熏洗令软，送上，或以五倍子末敷，而频托入。又，以五倍子煎汤洗之亦可。

又方　以鳖头，烧存生，为末，香油调敷。一云：以此物烧烟熏之，久久自收。

又，以陈壁土泡汤，先熏后洗，亦效[32]。

遗 尿

一论小儿遗尿失禁者，膀胱冷弱也，益智仁七个、桑螵蛸七个，为末，酒调服用熟白果七个送下。

故纸散

用破故纸，炒，为末，每服一钱，热汤调下。

一治小儿遗尿，六味丸，加破故纸、益智仁、人参、肉桂。

一治小儿睡中遗尿，不自觉者，官桂为末，雄鸡肝一具，等分捣丸，如小豆大，温水送下，每日进三服。

一治小儿遗粪，用枯矾、牡蛎煅，等分为末，米汤调下。

尿 浊

一论小儿尿浊，澄之如米泔水也。

澄清饮

白术去芦　白茯苓去皮　白芍炒　黄连姜汁炒　泽泻　山楂去子，各一钱　青皮四分　生甘草五分

上锉一剂，水煎，空心服。

一治小儿尿浊，如米泔水，江南做酒小曲，炒为末，每服五分，酒调下，三服效。

便 血

一论便血者，热传心肺也。凡初生婴儿，七日之内，大小便有血出者，此由胎气热甚之所致也。因母食酒曲炙煿热毒等物，流入心肺，儿在胎内受之，热毒亦传于心肺，且女子热入于心，故小便有之；男子热入于肺，故大便有之。治法：生地黄，取自然汁，入蜜少许，和匀温服，男女皆效。

一方，用生蒲黄、油头发烧灰，各一钱，为末，生地黄汁或米饮、乳汁调服。

下 淋

一论小儿下淋，乃膀胱有热，水道不通，淋沥不出，或尿如豆汁，或如砂石，或冷淋如膏，如热淋尿血。

五淋散

赤茯苓去皮，六分　赤芍药去皮，二分　山栀子二分　条苓芬三分　当归　甘草各五分

上锉一剂，灯心一团，水煎温服。一方加生地、泽泻、木通、滑石、车前子各二分。

吐血 衄血

一论小儿吐血、衄血、下血，宜用黄金丸。

黄芩，不拘多少，为末，炼蜜为丸，如鸡头实大，三岁儿每一丸，盐汤化下。

一治小儿吐血不止，黄连末一钱、淡豆豉三十个，水一盏，煎六分，去渣，温服，量儿大小加减。

一治吐血、衄血。

柏枝散

柏枝晒干、藕节晒干，各等分，为末，三岁儿服半钱，藕汁和蜜一匙，白汤调下。

大小便闭

一小儿初生，大小便不通，腹胀欲死，急令人以温水漱口净，口吸咂儿前后心并脐下、手足心共七处，每一处凡三、五次，漱口吸咂，取红赤为度，须臾自通。不尔，则无生意。

一论少儿小便不通者，膀胱火盛也。

神通散

小便闭涩不堪言，为用儿茶末一钱，
萹蓄煎汤来送下，霎时溲便涌如泉。

一治小便不通，腹胀欲死，野地蒺藜子，不拘多少，焙黄色，为末，温酒调服，立通。

又方，用火麻仁，烧灰，酒调服。

一论小儿大便不通者，脏腑有毒也，小儿风与热滞，留蓄上焦，胸膈高起，大便不通。

没药散

没药　大黄　枳壳炒　桔梗各二钱　木香　甘草炙，各一钱

上锉，每二钱，姜三片，水煎服。

一治新生小儿两、三日不大小便，用葱汁、人乳各半，调匀，抹在口中，同乳带下，即通。

一掩脐法，治小儿大小便不通，取连根葱白一茎、生姜一块、淡豆豉二十粒、盐一小匙，同研烂，捏作饼子，贴脐中，烘热贴之，用绢帛扎定，良久气透，自通。不通，再易一饼。

二妙散

六、七月间，寻牛粪中有蜣螂，不拘多少，用线穿起，阴干，收贮，用时取一个，要全者，放净砖上，四面以灰火烘干，以刀从腰切断。如大便闭，用上半截；小便闭，用下半截；二便俱闭，全用，为细末，新汲水调服。

---

[1]补中益气汤　此下原作"方见内伤"4字。今删。
[2]十一味　本方仅有五子，未见其他。恐有脱漏。存疑待考。
[3]昔汉武帝……为处此方　诸本同。考汉武帝和张仲景非同一时代存世，当为作者自误。
[4]箨(tuò，音唾)皮　竹笋皮。
[5]惄(nì，音逆)然　忧思的样子。
[6]箸头　即筷子头。

[7]阳春白雪膏　此下原作“方见内伤”4字。今删。
[8]忧沮　忧愁沮伤之略。
[9]谓　原作“卫”。诸本同。音近致误。据文义改。
[10]理中汤　此下原作“葱熨法方见中寒”7字。今删。
[11]紧阴　为性器官内缩之证。即缩阳证。
[12]加减五积散　此下原作“方见中寒”4字。今删。
[13]六味地黄丸　此下原作“方见补益”4字。今删。
[14]补中益气汤　此下原作“方见内伤”4字。今删。
[15]人言　信石之别称。
[16]清离滋坎汤　此下原作“方见劳瘵”4字。今删。
[17]二陈汤　此下原作“方见痰饮”4字。今删。
[18]早晚兼服　此下原作“六味丸、方见补益。补中益气汤,方见内伤。”16字。今删。
[19]鳏旷逾越　鳏夫无妻、商旅在外,经久无性事者。越,原作“弱”。据校本改。
[20]补中益气汤　此下原作“方见内伤”4字。今删。
[21]六味丸　此下原作“方见补益”4字。今删。
[22]麦冬　以下原“补中益气汤方见内伤。六味丸、八味丸、十全大补汤俱见补益。”24字。今删。
[23]殊效　此下原作“方见内伤”4字。今删。
[24]六味地黄丸　此下原作“方见补益”4字。今删。
[25]四君子汤　此下原作“方见补益”4字。今删。
[26]五苓散　此下原作“方见中暑”4字。今删。
[27]五苓散　此下原作“方见中暑”4字。今删。
[28]四物汤　此下原作“方见补益”4字。今删。
[29]补中益气汤　此下原作“方见内伤”4字。今删。
[30]六味地黄丸　此下原作“方见虚劳”4字。今删。
[31]灯草煎服　此下原作“方见中暑”4字。今删。
[32]亦效　此下原作“提气散方见脱肛门治小儿肛门脱下极效”17字。今删。

济世全书

明·龚廷贤[原著]

[说明]

《济世全书》,明代医学家龚廷贤所撰。龚氏生平已详于《种杏仙方》之"说明"。本书为综合性医著,8卷。该书系作者晚期总结性临床著作,乃龚氏择其平生所见"奇异古怪之疾、寒暑虚实之症,分门别类",施以"简切精当"之方,"随试辄效"之验录。本次选辑了作者论治浊证、梦遗、淋闭尿血、遗尿诸症及"补益虚损百病"和神仙延寿丹、黄龙虎潜丸、二才大补膏、御制烧酒方、长春封脐膏、太乙真人熏脐法、补精膏、大刀圭等方治疗男科疾病首创之方。这些,皆发前人所未发,值得进一步研究。

本次以中国科学技术出版社1996年据日本宽永十三年(1636)村上平乐寺重刻之明·金陵万卷楼存义堂本所影印本整理。

艮集卷三

浊证

夫白浊者,因思虑过度,嗜欲不节,遂使水火不交,精元失所,由是为赤白浊之患。赤浊者,心虚有热,多因思虑而得之;白浊者,肾虚有寒,过于嗜欲而得之,旋脚澄下,凝如膏糊是也。用中和之药治之,使水火既济,脾土自坚,其流必清矣。

清心莲子饮主方 治心中发热,烦躁思虑,忧愁抑郁,小便白浊,或有沙膜,夜梦走泄,遗沥沙痛,便赤如膏,或酒色过度上盛下虚,心火炎上,肺金受克,故口干燥,渐成消渴,四肢倦怠,男子五淋,妇人带下赤白,五心烦热。此药温平,清心养神。

黄芪蜜炒,二钱 赤茯苓去皮,二钱 人参二钱半 石莲肉去心,二钱半 麦门冬去心 黄芩 地骨皮 车前子各一钱五分 甘草炙,一钱

上锉一剂,灯心五根,生姜三片,水煎服。上盛下虚,加酒炒黄柏、知母;热,加柴胡、薄荷各一钱半。

《内经》论便浊之症,因脾胃之湿热下流,渗入膀胱,故使便尿赤白,浑浊不清也,宜燥中宫之湿,用升麻、柴胡提气,使大便润而小便长,不宜纯用寒凉伤血之药。

主方

陈皮八分 半夏八分,姜炒 茯苓一钱 苍术七分,米泔浸 黄柏七分,酒炒 柴胡七分 升麻三分 白术五分,去芦,炒 神曲五分,炒 牡蛎煅,三分 栀子仁一钱 蛤粉三分 滑石一钱 甘草三分

上锉一剂,生姜三片,白果也[1]枚,水煎空心服,渣再煎服。忌煎炒、辛辣之物。

水火分清饮 治赤白浊。

益智仁五分 萆薢五分 石菖蒲五分 赤茯苓七分 车前子五分 猪苓五分 泽泻五分 白术五分 陈皮五分 枳壳五分 麻黄五分 甘草三分

上锉一剂,半水半酒煎,空心温服。久病,去麻黄,易升麻。

治赤白浊症。

木通去节,七钱 滑石三钱 粉草四钱 黄荆子一勺

上锉,水煎空心服。

治白浊淋沥痛,因房欲不节,或精未施泄而成,将成下疳者。绿豆不拘多少,擂井花水澄清,空心服。

洗法 用花椒三钱,葱白七根,水煎,先熏后洗。

清浊锁精丹 治白浊,大能化痰。

枯白矾二两 滑石二两

上为末,早米糊为丸,如梧子大,每五十丸,米饮空心下。

治白浊经年不愈,或时梦遗,形瘦,当作心虚治,用定志丸加黄柏酒炒,朱砂、蛤粉为衣。

梦泄

邪客于阴,神不守舍,故心有所感,梦而后泄也。其候有三:年少气盛,鳏旷矜持,制情欲不自觉知,此泄如瓶之满而溢者也,人或有之,是为无病,勿药可矣;心家气虚,不能主宰,或

心受热，阳气不收，此泄如瓶之侧而出者也，人多有之，其病犹轻，合用和平之剂；脏腑积弱，真元久亏，心不摄念，肾不摄精，此泄如瓶之罅而满者也，人少有之，其病最重，须当大作补汤。或为梦泄，尤甚于房劳，此世俗习闻其说也，独不观证候之有轻重乎！外此，又有一辈，神气消靡，横异横生，风邪乘其虚，鬼气干其正，往往与妖魅交通，是又厄运之不可晓者也，法药相助，诚哉，是言！

永[2]济汤 治男子失精，女人梦交，自汗盗汗，六脉芤动微紧。

桂枝 白芍酒炒 龙骨 牡蛎各三钱 甘草炙，二分

上锉，枣一枚，水煎，空心温服。

按：上方治遗精、盗汗两治之剂。

白浊、遗精，盖心神宁静则精固，君相火息则溺清。有是证者，始因扰乎心、摇乎精而然也。龙雷火动，其水浊而不澄；尾闾不禁，即精关弛而不固。治宜补心宁神，滋阴固本。

主方

黄芪蜜炒，一钱半 人参三钱 白术去芦，炒，一钱 白茯苓去皮木，一钱 当归身一钱 白芍酒炒，一钱 麦门冬去心，二钱 巴戟去心，三钱 五味子十二粒，夏月十六个 益智去壳，一钱 酸枣仁炒，一钱 山药一钱 泽泻一钱 升麻五分 黄连酒炒，一钱半 黄芩二钱 黄柏酒炒，七分 知母二钱 莲花须一钱 生甘草梢一钱半

上锉，水煎，空心温服。

按：上方治遗精，心肾亏损补益之剂。

玉环丹 治遗精、白浊。

五色龙骨煅 左顾牡蛎煅 莲花蕊 芡实去壳 石莲子去壳 五味子 川黄柏酒炒，各一两

上为细末，用金樱子煎为糊，入臼内捣千余下，成剂为丸，如梧子大。每三十丸，空心盐汤下。

固精安神丸 治心神不安，肾虚自泄精。

黄柏酒炒，一两 知母一两，炒 龙骨煅 牡蛎煅 芡实去壳 莲须 白茯苓 远志去心 山茱萸酒蒸，去核，各三钱

上为细末，煮山药糊为丸，如梧子大，朱砂为衣，每五十丸，空心盐汤下。

按：上方涩精之剂。

治男子水脏虚惫，遗精盗汗，往往夜梦鬼交。

公猪腰子一枚，以刀开去筋膜，入附子末一钱匕，以湿纸裹，煨熟，空心稍热服，即饮酒一二盏，多饮亦妙，三、五服效。

石莲散[3] 鲁藩王府方 治遗精。

石莲肉 莲须 芡实 人参 麦门冬 白茯神 远志 甘草

上锉，水煎空心服。

按：上方养心涩精之剂。

樗根丸 治白浊、梦泄、遗精及滑出而不收。

樗根白皮有荚者是 黄柏炒，褐色 蛤粉炒 青黛 干姜炒微黑 滑石

上为末，水和丸，如梧子大，每百丸，空心温酒下。虚劳者，四物汤吞下。

固本锁精丹 治元阳虚惫，精气不固，梦寐遗精，夜多盗汗，遗泄不禁并治之。此大补元气，涩精固阳，健脾胃，除湿热。

嫩黄芪蜜水炒,二两五钱　人参一两半　甘枸杞子二两　锁阳二两　辽五味子二两　百莲肉二两半　山药二两　海蛤粉二两　川黄柏去皮,酒拌,晒干,炒赤色,二两　知母去毛,酒拌,晒干,炒,二两

上为细末,用白术去芦油,六两,水五碗煎至二碗,倾出术汁另放,再用水四碗,煎至二碗,去渣,与前二碗汁同煎,熬至一碗如膏,搜和前药末为丸,梧子大,每五十丸,加至六七十丸,空心温酒或淡盐汤下。

按:上方治梦遗精滑,大补元阳之剂。

六味地黄丸　治精不固,加牡蛎,火煅,二两。

按:上方滋阴补肾,涩精平补之妙剂也。

固真丸　治精滑久不愈。

用好龙骨细研,水飞过,每服一钱,用好烧酒调服。

又方　牡蛎不拘多少,砂锅内煅,醋淬七遍,为末,醋糊为丸,如梧子大,每五十丸,空心盐汤下。一方加鹿角霜。

按:上方涩精专攻之剂。

珍宝玉堂丸　治梦遗精滑,昼夜长流,神效。

莲须色黄者佳,一斤　石莲肉净,半斤　芡实净肉,十二两　麦门冬去心,四两

用公猪肚一个,入家莲肉带心、皮一斤,砂锅内入水煮烂,去肚将莲肉晒干,同前药为细末,炼蜜为丸,如梧子大,每百丸,空心莲须煎汤送下。

秘精丹　治遗精用。

桑螵蛸　韭子各一两　芡实仁　白茯苓各二两　柏子仁　远志去骨,各一两半　人参二钱　甘草一钱半

上为末,炼蜜为丸,梧子大,每服七十丸,空心酒下。

淋　闭 附尿血

夫五淋者,气、石、血、膏、劳是也。气淋,为病小便涩,常有余滴;石淋,茎中痛,尿不得卒出;膏淋,尿似膏出;劳淋,劳倦即发,痛引气冲;血淋,遇热即发,甚则尿血。候其鼻头色黄者,小便难也。大抵此证多由心肾不足,积蕴热毒,或酒后房劳,服食热燥,七情郁结所致。

海金砂散主方　治五淋。服此小便内打下砂石子后,服六味地黄丸收功,或加车前子、牛膝去芦。

当归酒浸　雄黄　川牛膝去芦,酒浸　大黄酒浸　木香　海金砂各等分

上为细末,每服一钱半,临卧酒调服,立效。

按:上方治五淋皆效。

治淋浊妙方

牙皂　滑石　竹叶　灯心　皮硝少许

熬汤,露一宿,次早温服立效。

按:上方治淋、滑皆治之剂。

治久下滑不止,效。

当归　川芎　白芍　熟地　陈皮　半夏　升麻　柴胡　牛膝　黄柏　知母　白术　苍术　茯苓　甘草各一钱

水煎，露一宿，空心服。

按：上方治下淋属阴虚有湿者宜之。

补中益气汤[4] 治五淋。夫淋多是膀胱之气虚损，不能运行水道，故滞而不通而成诸淋也。此方补元气，故有大效。

按：上方补元气，则水道运行，而淋不作矣。

治血淋。

阿胶炒，二两 猪苓 泽泻 赤苓各一两 车前子五钱

水煎，空心服。

治苦病淋而茎中痛，不可忍者。

六君子汤加黄柏、知母、滑石、石韦、琥珀。

水煎服。

六味地黄丸[5] 治尿血，因心肾气结所致，或忧劳、房室过度而得之，实由精气滑脱，阴虚火动，荣血妄行耳。尿行则不痛，尿淋血行则痛。依本方加黄柏、知母、海金砂、琥珀作汤药服之，殊效。

八味丸[6] 若老人阴痿，思色精不出而内败，小便道涩痛如淋。依本方加车前子、牛膝；若老人精已竭而复耗之，大小道牵痛，愈痛愈欲便，愈便则愈痛，此药最效。

遗尿

夫尿者，赖心肾二气之所传送，膀胱为传送之腑。心肾气虚，阳气衰冷，致令膀胱传送失度，则必有遗尿、失禁之患矣，《经》云"膀胱不利为癃闭，不约为遗尿"也。大宜温补，清心寡欲。又有产后不顺，致伤膀胱，及小儿脬冷，俱能令人遗尿，各须随症照后方治之。

滋荣养卫汤主方 治身体虚瘦，夜常遗尿、失禁及小儿频数。

人参八分 白术去芦，麸炒，一钱 山药一钱 益智仁七分 山茱萸酒浸，去核，七分 当归酒洗，一钱 白芍酒炒，一钱 黄芪蜜炙，一钱 酸枣仁炒，七分 甘草炙，四分

水煎温服。

缩泉丸 治脬气不足，小便频数，日夜百余次。

益智仁 天台乌药大如臂者

上各等分为末，酒煮，山药打糊为丸，如梧子大，临卧时用盐酒送下五七十丸。

治小水频方此疾乃下元虚所致。

人参五钱 黄柏酒浸，五钱 益智仁六钱，如用后觉少，去此 甘草一钱

上各为末，炼蜜丸，梧子大，五更、临卧每五六十丸，白滚水下，用酒亦可。

治遗尿、失禁。遗尿者，枯矾、牡蛎煅，等分为末，米汤调下。

益智仁七个 桑螵蛸七个

上为末，酒调服，用熟白果七个送下。

治小便不禁有热者。

五苓散去桂，加黄连、黄柏、栀子、山茱萸、五味子。

水煎，空心服。

治小便虚弱不禁者。

五苓散合四物汤，加山茱萸、五味子。

水煎,空心服。

治老人气短,小便不禁。

四物汤加黄芪、人参煎汤送下通关丸。

加味地黄丸 治肾与膀胱俱虚,冷气乘之,不能约制,故遗尿不禁,或睡中自出。

怀生地黄酒蒸,四两 怀山药二两 牡丹皮一两半 泽泻一两 白茯苓一两 山茱萸酒蒸,去核,二两 破故纸酒炒,二两 益智仁炒,一两 人参一两 肉桂五钱

上为细末,炼蜜为丸,如梧子大,每服七十丸,淡盐汤送下。

治夜多小便,用胡桃慢火煨热,临卧温酒下嚼。

治夜多小便,用益智子二十四个,捶碎,入盐同煎服,有奇验。

治小便多者,夜煎萆薢一味服之,永不夜起。

治小便桶内起泡盈桶,此肾气衰也,用红鸡冠为末,每三钱,空心温酒调下。

小便闭 附转胞

导赤散 治小肠实热,小便秘赤。

怀生地黄 木通 甘草 淡竹叶水煎,空心服。

八正散 治心经蕴热,脏腑闭结,小便赤涩,癃闭不通,及热淋、血淋如浊,后恣欲而得者,则小便将出而痛,既出而痒,以此药主之。

大黄 瞿麦 木通 滑石 萹蓄 车前子 栀子仁 甘草各等分

上锉剂,灯心水煎服。

治小便不通,麝香少许,半夏末填脐中上用葱白、田螺捣成饼封脐,上用布带缚住,下用皂角烟熏入阴中,自通;女人用皂角煎汤洗阴户内;卒下得小便不通,炒盐内脐下,即通。

治小便不通,皮硝一合,连须葱一根捣为一处,用青布摊在上似膏药样,贴脐上,用热瓦熨之。

治小便不通,蚯蚓五、七条,研烂,投凉水一碗,搅匀澄清,去泥饮水,即时通。大解热疾,不知人事,欲死,服之立效。

又方 治小便不通,用猪胆投热酒中服之立通。

治小便不通,腹胀疼痛欲死,野地蒺藜子不拘多少,焙黄色为末,温黄酒调服。

治小便不通,登时见效,火麻烧灰,黄酒调服。

治小便不通,心肾有热,并治血淋尿血,车前子草、不拘多少,连根带叶捣自然汁,入蜜少许同服,立通。

治小便不通,大黄,酒煮干为末,酒丸用扁竹根煎水送下。

治小便不通,服凉药日久不通,胀满几死,附子理中汤加琥珀末同服,立通。

治小便不通,并伤寒杂症,而不可以通利之药者,用此即通,皮硝煎化,用青布蘸水搭脐上并小便上,热则易之。

治小便不通如神,用蝼蛄一个,焙熟嚼吃,黄酒送下。

治小便不通,两尺脉俱沉微,乃阴虚故也,曾服通滑之剂不效者,大附子一枚,重一两者,炮去皮脐,盐水浸, 泽泻一两, 二味锉作四剂,灯心七根,水煎,食远服。

治小便不通,小腹胀满,不急治即杀人,用连根葱白一斤,捣烂炒熟,以布裹,分作两处,更替熨脐下即通,加些麝更妙。

治小便不通，诸药无效，或转胞至死，此法用之小便自出，猪尿胞一个，倾出尿，用鹅毛筒去头尾，插入窍孔内，线系定，以口吹气令满胞，用线管下再扎住，将管口放在小便头上向窍孔，解后一线手搓，其气透里，自然小便即出。

一阴阳关格，前后不通，寻常通利，大腑、小水自行，中有转胞一证，诸药不效，失救则闷乱而死。予尝以甘遂末水调敷脐下，内以甘草节煎汤饮之，及药汁至脐，二药相反，胞自转矣，小便来如涌泉，此救急之良诀也。

八味丸 治小腹急痛，不得小便，不问男女，孕妇转胞，小便不利，命在反掌，此药一服，小便如涌而安[7]。

震集卷四

补 益 虚损百病

脉法

气虚，脉细或缓而无力，右手弱；血虚脉大或数而无力，左手弱；阳虚，脉迟；阴虚，脉弦；真气虚，脉紧。男子久病，气口脉弱则死，强则生；女人久病，人迎脉强则生，弱则死。

夫虚损者，因虚而致也。若能恬淡虚无，真气完实，病从何来？或大病未复，便合阴阳；或疲极筋骨，饥饱失节，尽神度量；或呼吸走气，荣卫虚损，百疴交作；或吐血，或衄血、便血、泻血，遗精白浊，洞泻，盗汗潮热，发热呕吐，咯血、痰饮涎沫等症，须用补气养血之药，亦当以益胃消痰药佐之。盖人以谷气为本，所谓积气，由谷气而生，古人以五味以养其病。凡男女寸脉弱而微者，上虚；尺弱滑而涩者，下虚也。尺滑而涩，疾为血虚，浮而里虚也。

四君子汤 治脾胃虚弱，饮食少进，或肢体肿胀，肚腹作痛，或大便不实，体瘦面黄，或胸膈虚痞，痰嗽吞酸。若因脾胃虚寒而致，宜香砂六君子；若因脾经郁结而致，宜归脾汤；若因肝木侮脾胃而致，宜用六君加木香、芍药；若命门火虚而致，宜用八味丸。

人参 白术去芦，炒 白茯苓去皮，各二钱 甘草炙，一钱

上锉剂，姜枣水煎服。

异功散 治久咳不已，或腹满少食，或面肿气逆。又治脾胃虚弱，饮食少思等症，即前方加陈皮。

六君子汤 治脾胃虚弱，饮食少思，或久患疟痢。若见内热或饮食难化作酸，乃属虚火，须加炮姜，其功甚速。即四君子加半夏、陈皮。

香砂六君子汤 即前方加香附、藿香、砂仁。

按：上方治诸病属气虚者宜之。

四物汤 治肝脾肾血虚发热，或日晡热甚，头目不清，或烦躁不寐，胸膈作胀，或胁作痛，宜用此汤。若脾气虚而不能生血，宜用四君子汤；若脾气郁而虚，宜用归脾汤；若肾水涸而不能生肝血，宜六味丸。

当归酒洗 怀生地黄酒拌，砂锅内蒸黑，各三钱 白芍酒炒，二钱 川芎一钱五分

上锉，水煎服。加味四物汤，即前方加白术、茯苓、柴胡、丹皮；芎归汤，即前方去白芍、地黄。

按：上方治诸病属血虚者宜之。

八珍汤 治气血虚弱，恶寒发热，烦躁作渴，或不时寒热，眩晕昏愦，或大便不实，小便赤淋，或饮食少思，小腹胀痛。即四君、四物合方。

按:上方治诸病属气血两虚者宜之。

十全大补汤 凡人元气虚弱,或因起居失宜,或因饮食劳倦,或因用心太过,致遗精白浊,盗汗自汗,或内热、晡热、潮热,发热或口干作渴,喉痛舌裂,或胸乳膨胀,胁肋作痛,或头颈眩晕,眼花,或心神不宁,寤而不寐,或小便赤涩,茎中作痛,或便溺余滴,脐腹阴冷,或形容不克,肢体畏寒,或鼻气急促,或更一切热症,皆是无根虚火,本方加麦门、五味,培其根本,诸症自息。

黄芪蜜水炒 人参 白术去油芦,炒 白茯苓去皮 当归身酒洗 川芎 白芍酒炒 熟地黄 肉桂 甘草炙

上锉,姜枣煎服。相火旺,加酒炒黄柏、知母;下焦虚寒,加大附子面裹煨,去皮脐,童便浸,焙、肉桂。

按:上方治诸病属气血两虚而挟寒者宜之。

补中益气汤 治中气不足,肢体倦怠,口干发热,或饮食无味,劳倦身热,脉洪大而虚;或头痛恶寒,自汗,或气高而喘,身热而烦;或脉微细软弱,自汗,体倦少食,或中气虚弱而不能摄血,或饮食劳倦而患疟痢,或疟痢,因脾胃虚而不能愈;或元气虚弱,感冒风寒不胜发表,宜用此代之;或入房而后感冒,或感冒而后入房,亦用此汤急加附子;或泻痢腹痛,急用附子理中汤。

嫩黄芪蜜水炒,一钱半 楝参一钱 甘草炙,一钱 陈皮二钱 白术去芦,微炒,一钱 当归身酒洗,二钱 柴胡五分 升麻五分。此两味能升提阳气下陷,柴胡,能使胃中之清气左旋而上达;升麻,能使胃中之清气从右而上迁。

上锉作一剂,生姜三片,枣一枚,水煎热服。少加酒炒黄柏以救肾水,泻阴中之伏火也,红花三分,入心养血。若元阳虚寒,加大附子面裹煨,去皮脐,或三分,重则五分、肉桂五分;若阴虚火动,加黄柏、知母俱酒炒,各五分;若口干作渴,加麦门冬、天花粉;若自汗盗汗,加麻黄根、浮小麦、酸枣仁炒;若五心烦热,加生地黄、麦门冬;若痰盛,加半夏、贝母;若咳嗽盛,加五味子、天门冬;若夜卧不寐,加酸枣仁炒;心下怔忡,恍惚,加远志肉、麦门冬、白茯神。

按:上方治诸病属内伤元气者宜之。

独参汤 治元气虚弱,恶寒发热,或作渴烦躁,痰喘气促,或气虚卒中,不语口噤,或痰涎上涌,手足逆冷,或妇人难产,产后不醒,喘急等症。

好人参一两至二两 炮姜五钱

作一剂,水煎,徐徐服。

盖人参性寒,故姜佐之,如不应,急加炮大附子去皮脐。

按:上方治元气虚惫者宜之。

归脾汤 治脾经失血少寐,发热盗汗,或思虑伤脾,不能摄血,以致妄行,或健忘怔忡,惊悸不寐,或心脾伤痛,嗜卧少食,或忧思伤脾,血虚发热,或肢体作痛,大便不调,或妇人经候不准,晡热内热,或瘰疬流注,不能消散溃敛。

黄芪蜜炒 人参 白术炒 白茯苓去皮 龙眼肉 当归 远志甘草水泡,去心 酸枣仁炒,各一钱 木香 甘草炙,各五分

上锉,姜枣煎服。加味归脾汤,即此方加柴胡、山栀。

按:上方治思虑损伤心脾者宜之。

当归补血汤 治男妇肌热,燥热,目赤面红,烦渴引饮,昼夜不息,其脉洪大而虚,重按全无。《内经》曰:脉虚血虚,脉实血实。又曰:血虚发热,证象白虎,惟脉之虚实为辨也。若误

服白虎必死，此病得之于饥饱劳役。

黄芪炙，一两　当归酒，二钱

上锉，水煎服。

人参养荣汤　治脾肺俱虚，发热恶寒，四肢倦怠，肌肉消瘦，面黄短气，食少作泻。若气血虚而变见诸症，莫能名状，勿论其脉，但用此汤，其病悉退。

白芍酒炒，一钱半　人参　黄芪蜜炒　白术去芦　当归　陈皮　桂心　甘草炙，各一钱　熟地黄自制　五味子　白茯苓各七分半　远志甘草水泡，去心，五分

上锉，姜枣水煎服。

按：上方治脾肺俱虚者宜之。

同真饮子　大补元气不足，阴阳两虚，饮食少，五心热，自汗，日晡潮热，精气滑脱，行步无力，腰胯疼痛，泄泻，脉沉弱；嗽少痰多，或干咳者，或气血精神不足，肢体倦怠，头目昏眩，食少，脉虚而数；时发潮热将成劳症者，或伤力气虚脉弱，腰背疼痛，动辄鼻衄或便血过多，而黄瘦憔悴，食少气促者；或妇人阴虚瘦悴，食少虚热，自汗腹痛，面浮腰痛，赤白带下者，并宜服之。此方药备五味，谷气冲和，无寒热偏并、太过不及之失，养血气，理脾胃，充益腠理、五脏之真精，益三焦之元气，生津液而荣卫克，利机关而饮食自倍矣。

嫩黄芪蜜水炒、人参　白术去油芦炒　白茯苓　陈皮　当归身酒洗　熟地黄　怀山药　山茱萸酒蒸，去核　泽泻　五味子　补骨脂酒炒　杜仲去皮，酒炒　黄柏酒炒　甘草炙

上锉剂，水煎空心温服。

按：上方治阴阳两虚，补元气，滋肾水之剂。

六味地黄丸　此壮水制火之剂。夫人之生，以肾为主；人之病，多由肾虚而致者，此方乃天一生水之剂，无不可用。若肾虚发热作渴，小便淋闭，痰壅失音，咳嗽吐血，头目眩晕，眼花耳聋，咽喉燥痛口舌疮裂，齿不坚固，腰腿痿弱，五脏亏损，自汗盗汗，便血诸血，凡肝经不足之症，尤当用之，益水能生木故也。此水泛为痰之圣药，血虚发热之神剂。又治肝肾精血不足，虚热不能起床。忌铁器，每白蜜一斤，慢火炼滴水成珠，方入白水一碗搅匀，和药一晒即干，凡用蜜丸，俱依此制。

大怀生地黄秤准八两，酒浸，入砂锅内蒸黑取出，入后药同捣　山茱萸酒蒸，去核取肉，四两　怀山药四两　白茯苓去皮，三两　牡丹皮去骨，三两　泽泻去毛，三两

上将诸药精制，秤为一处，入石臼内杵捣极烂成饼，用手搓开，晒干，或微火烘干亦可，磨为细末，炼蜜加水和为丸，如梧子大。每服百丸，空心白汤下，盐汤、酒俱可。忌三白。肾水不能摄养脾土，多吐痰唾，姜汤送下。加麦门冬、五味子，名八仙长寿丸；加大附子、肉桂各二两，名八味丸。腰痛，加鹿茸、当归、木瓜、续断；治渴，加五味子、麦门冬；诸淋沥，倍茯苓、泽泻；老人夜多小便，加益智仁，去泽泻，减茯苓一半；老人下元虚冷，胞转不得，腹胀急切，痛四五日，困笃垂危者，倍泽泻；遗精，去泽泻，加牡蛎；阴囊肿胀，属阴虚湿热壅滞，加车前子、牛膝。治脚气痛连腰胯，治虚壅牙齿疼痛，治耳馈及虚，治耳鸣，用全蝎四十九个，炒黄为末，每三钱，酒调送下地黄丸百丸；治阴虚火动，劳瘵百病，地黄丸用紫河车头生者，长流水洗净，砂锅内碗盛蒸一日极烂，和药末捣和为丸服，神效。

八味丸　治命门火衰，不能生土，以致脾胃虚寒而患流注、鹤膝等症，不能消溃收敛，或饮食少思，或食而不化，或脐腹疼痛，夜多游溺。《经》云"益火之源，以消阴翳"即此方也。又治妇人脬转小便不通，殊效。

怀生地黄酒蒸，八两　山茱萸酒蒸去，八两　怀山药四两　白茯苓　牡丹皮　泽泻各三两

肉桂用三分厚者去皮，方能补肾虚，引火归源　大附子要一两五钱重者，用面裹火煨，去皮脐，切，四片，童便浸透焙干，各二两

如六味地黄丸制法，为末，炼蜜，加水和为丸，如梧子大。每服八十丸，滚汤下，酒亦可。

一治肾脏虚弱，面色黧黑，足冷足肿，耳鸣耳聋，肢体羸瘦，足膝软弱，小便不利，或多或少，腰脊疼痛，用八味丸加鹿茸、五味子，名十补丸。

一治肾气虚寒，牙齿作痛，面色黧黑，精神憔悴，脚膝无力，饮食少思，或痰气上升，小便频数，齿不坚固，或口舌麻闷，畏饮冷水。

一治下元虚惫，心火上炎，渴欲饮水，或脾虚不能克制肾水，多吐痰唾而不咳者。

一治心肾不交，消渴引饮。有人病渴，用渴药累年不愈，用加减八味丸而愈。其病本于肾水枯竭，不能制火；心火上炎，是以生渴。此药降心火，生肾水。

《养生书》云：立秋后宜服八味丸，治男子虚羸百病，众所不疗者，久服轻身不老，加以摄养，则成地仙。

夏末秋初，热气酷烈，不可于中庭脱露身背，受风取凉，五脏俞穴并会于背，或令人扇风，或宣露手足，此中风之原。若染诸疾，便宜服八味丸，大能补理腑脏，驱御邪气，仍忌三白，恐冲克药性。

凡人久服加减八味丸，必肥健而多子，晚年服此，不生痈疽。

一患痈疽之人，虽云有热，皆因虚而得之，愈后发渴及先渴而后疽，非八味丸不能治。

人病痈疽，多有愈后发渴而不救者，治之惟八味丸最效。疽安而渴者，服此则渴止；疽安而未渴者，预服此丸，则永不生渴。气血如壮，或末疽而先发渴者，服此不惟渴止，疽亦不作。

加减八味丸　治肾水不足，虚火上炎，发热作渴，口舌生疮，或牙龈溃烂，咽喉作痛，或形体憔悴，寝汗发热，五脏齐损。即六味丸加肉桂、五味子各一两。

一滋养肝肾，补益心血，利足膝，实肌肤，悦颜色，真卫生之良药也。八味丸，依本方加鹿茸、当归、五味子各四两，牛膝二两，共十二味精制，用五仁斑龙胶酒化，加炼蜜为丸，如梧子大。每服百丸，空心盐汤、温酒任下，忌三白。

凡人有不耐劳，不能食冷，或饮食作胀，大便不实，或口舌常破如疮，服凉药愈盛，或盗汗不止，小便频数，腿腰无力，或咽津或呼吸觉冷气入腹，或阴囊湿痒，或手足冷，或面白，或黧黑，或畏寒短气，以上诸症皆属虚甚，八味丸主之。此丸用附子有功。夫附子一物，大辛热，除三焦痼冷、六腑沉寒，气味劲悍，有回阳之功，命门火衰，非此不补。惟虽有毒，但炮制如法，或甘草、防风同炒，或童便久浸，以去其毒，复与地黄等味同用，以制其热，润其燥，缓其急，假其克捷之功，而驾驭其慓悍之势，则虽久服，亦有功而无害，惟在善用之而已。若执泥有毒，果有沉寒痼冷之疾，弃而不用，其能疗乎？观东垣八味丸，则了然矣。

加味九仙丸　平补之圣药也。

人参　白术去芦炒　白茯苓去皮　当归身酒洗　大川芎　甘草炙　白芍酒炒　怀生地黄酒蒸黑　怀山药　山茱萸酒蒸去核　怀牛膝去芦酒洗，各三钱　甘枸杞子一斤

上为细末，炼蜜为丸，如梧子大，每服百丸，空心盐汤、温酒任下。忌三白。

养元固真丹　治诸虚百损，五劳七伤，水火不济，上盛下虚等症。

嫩黄芪蜜水炒，一两　人参一两　白术去芦微炒，一两　当归身酒洗，一两　麦门冬去心，一两　辽五味子五钱　大怀生地黄酒蒸，四两　怀山药炒，一两五钱　山茱萸酒蒸去核，一两五钱　白茯苓去皮，一两　牡丹皮一两　泽泻五钱

上为末，炼蜜为丸，如梧子大，每服七八十丸，空心淡盐汤送下。忌三白。

益肾保元丹 治年幼人被诱欲，二十根本受伤，及禀赋薄，又犯劳丧之过，隐讳不敢实言，以致元气虚败，或遗精盗汗，神疲力怯，饮食不生肌肉，面白，五心发热，夏先畏热，冬又怕寒，腰疼膝重头晕目眩，故曰：水一亏则火必胜，火动则肺金受克而痰嗽矣。或劳汗当风，面出粉刺，已上症见，虚损成矣。急服此药大补元气，培填虚损之圣药也，其功难以尽述。

生地黄八两，真怀庆者皮上有疙瘩，掐开内红紫色者佳，酒洗净，竹刀切片，用少壮妇人乳汁一钟，好酒一钟，拌匀浸一日，入砂锅内微炒，不住手拨，将半燥取起，日晒夜露干　白茯苓四两，坚白者，去皮，用地黄为末绢包之，藏于糯米饭内蒸一熟，如此配合，引地黄入黄庭宫　山茱萸红润者佳，温水洗净去核取肉，五两　泽泻白色不蛀者佳，去毛，三两，用山茱萸为末，绢包，饭上蒸一熟，配山茱萸入丹田则不为渗矣　干山药怀庆者佳，五两，为末　牡丹皮去骨，四两，温水洗净，乘湿拌山药末绢包，砂锅内白汤蒸一熟晒干为末，引山药入胞络而生精血也　菟丝子水淘净四两，用青盐三钱煎汤煮菟丝子，烘干　楮实子水淘净三两，炒研　洗净，二两，微炒，研　甘枸杞子去蒂，净末，四两　柏子仁二两，微炒，另研

上共为末，用蜜二十两，炼将熟，以浮小麦面四两，又芡实子粉四两，少壮妇人乳汁三盏，入水二钟打匀，复炼极熟，和药杵千余下，丸如梧子大，晒干。每服空心一百丸，淡盐汤送下，随即纳煮熟去心皮莲肉十余个，或圆眼之类，以助药力入肺与下元也。栗子亦好。

如少年子弟过伤于阴，致相火胜者，加酒炒之黄柏三两，盐水炒知母三两；如遇交夏令服者加北五味子二两，麦门冬去心，三两。以上加减服之，无不奏效。如以此丸药末，宜用五仁斑龙胶和药为丸更妙。是胶也，夺先天而补后天，生精血复元气之仙饵，久服却病延年。若能洗心改过，服之可脱死而全生，却天而获寿，倘恃斯而复纵欲不俊，不智甚矣。

滋阴补肾丸 滋阴补肾，平补之药，常人可服。

怀生地黄酒洗，四两　怀熟地黄酒蒸黑，四两　天门冬去心皮，六两　麦门冬去心，四两　石枣一斤，酒蒸，去核取肉　怀山药二两　甘枸杞子四两　辽五味子一两　怀牛膝去芦，酒洗，一两　川杜仲去皮，酒炒，二两　肉苁蓉酒浸，四两　当归身酒洗，四两　人参二两　川黄柏去皮，酒炒、盐水炒，二两半　知母盐水炒，二两　白茯苓去皮，二两　远志甘草水泡，去心，二两

上各精制，秤合一处，石臼内捣成饼，晒干磨为细末，炼熟蜜，加水和为丸，如梧子大。每服三钱，空心淡盐汤下。虚损遗精，加牡蛎左顾者，火煅二两。

养心滋肾丸 养元气，生心血，健脾胃，滋肾水，止盗汗，除遗精，降相火，壮元神。

人参一两　酸枣仁炒，一两　远志甘草水泡，去心，一两　柏子仁炒去油，一两　当归酒洗，一两　白芍酒炒，一两五钱　怀熟地黄酒蒸黑，二两　石菖蒲去毛，六钱　麦门冬去心，二两　天门冬去心，二两　怀生地黄酒洗，二两　牡蛎火煅，一两　辽五味子一两　怀山药一两　白茯苓去皮木，一两　莲肉去心，一两　芡实去壳，一两　莲蕊一两　黄柏盐水炒，一两　知母盐水炒，二两

上为细末，炼蜜为丸，如梧子大，每服三钱，空心盐汤送下。

却病延年丹 能养心滋肾，聪耳明目，乌须黑发，却病延年。

人参一两　天门冬水泡，去心　怀生地黄酒洗　怀熟地黄酒蒸黑　甘枸杞子　辽五味子　覆盆子　菟丝子酒爆烂，捣饼晒干　当归身酒洗　柏子仁　怀山药　白茯苓去皮　川巴戟泡，去骨　怀牛膝去芦，酒洗　川杜仲去皮，酒炒　山茱萸酒蒸，去核　远志甘草水泡，去心，各二两　肉苁蓉四两　赤石脂　石菖蒲　川椒去目　泽泻　车前子炒　地骨皮各一两　加麦门冬水润，去心，一两尤妙

上二十四味，共为末，炼蜜为丸，如梧子大。每服二三十丸，温酒或盐汤任下。

服至百日，颜色永不衰朽，发白返黑，虽是八十老人，阴阳强健，目视十里，气力不衰，常行远路不乏。

长春不老丹 此方经验，大补诸虚百损，五劳七伤，滋肾水，养心血，添精髓，壮筋骨，扶元阳，润肌肤，聪耳明目，宁心益智，乌须黑发，固齿牢牙，返老还童，延年益寿，长生不老，真陆地神仙。凡人年过四旬以后，方可服后二方，年幼慎服。

仙茅米泔浸一宿，黑豆拌蒸九次，四两 黄精米泔煮一沸，用旱莲汁、姜汁、酒熬膏，浸半日炒，四两 赤白何首乌各四两，槌碎如枣大，入黑豆同蒸一日，极黑，去豆 紫河车取初生男胎包衣一具，先以米泔水洗净，次入长流水再洗，新瓦上慢慢微火焙干 嫩鹿茸酥炙，二两 楝参二两 秋石阴炼者，乳汁拌晒一日，四两 巨胜子炒，二两 甘枸杞子二两 辽五味子二两 菟丝子洗净，酒煨，捣饼，焙干，二两 覆盆子二两 补骨脂酒炒，二两 白茯苓去皮，二两 怀生地黄酒洗，二两 怀熟地黄用生地酒蒸黑，二两 天门冬水浸，去心皮，二两 麦门冬水润，去心，二两 川杜仲去皮，酒炒，二两 怀牛膝去芦，酒洗，二两 当归身酒洗，二两 川巴戟水泡，去心，二两 肉苁蓉酒洗，二两 锁阳酥炙，二两 青盐二两 远志甘草水泡去心，二两 柏子仁二两 小茴盐酒炒，二两 川萆薢酒洗，二两 怀山药二两 石枣酒蒸，去核，二两 川椒去目，炒，二两

有虚火者，加黄柏酒炒、知母酒炒，各二两

上忌铁器，用黄道吉日精制秤和一处，石臼内捣成饼，晒干为末，用斑龙胶酒化开为丸，如梧子大。每服三钱，空心温酒送下。忌三白，戒房劳、燥焞之物。

神仙延寿丹 专补诸虚，除百病，填精髓，助元阳，暖丹田，壮筋骨，悦颜色，安五脏，和六腑，乌须发，牢牙齿，聪耳明目，轻身壮力，返老还童，延年益寿。

黄精制同前，四两 仙茅制同前，四两 赤白何首乌制同前，各四两 淫羊藿酒洗，四两 斑龙霜二两 嫩鹿茸酥炙，二两 虎胫骨酥炙，二两 大附子面包火煨去皮脐，二两 肉桂去皮，二两 嫩黄芪酒炒，二两 楝参一两 柏子仁二两 远志甘草水泡去心，二两 白茯神去皮木，二两 石菖蒲二两 怀山药二两 益智仁去壳，盐酒炒，二两 补骨脂酒炒，三两 川巴戟泡，去心，二两 怀牛膝去芦，酒洗，二两 川杜仲去皮，酒炒，二两 菟丝子酒焙，捣饼，焙干，二两 小茴盐酒炒，二两 川椒炒，二两 胡芦巴酒炒，二两 金铃子酒蒸，去核，二两 川萆薢酒蒸，去核，二两 青盐一两 赤石脂火煅，二两 沉香二两 乳香一两 辰砂一两

上忌铁器，为细末，酒化斑龙胶和为丸，如梧子大，每服百丸，空心酒下。阴阳人属虚寒者宜此方。

黄龙虎潜丸 大补诸虚，祛除百病，生精养元，壮阳种子，返老还童，延年益寿，补养第一仙方，效不能尽述。

当归身酒浸洗 大怀生地黄酒浸，砂锅内蒸黑，取出姜汁浸，焙干 山茱萸酒蒸，去核 怀牛膝去芦，酒洗，各一两 腽肭脐如无，以黄狗肾代之，终不如腽肭脐为妙 锁阳酥炙 牡蛎火煅，童便淬 何首乌米泔浸 川杜仲去皮，酥炙 嫩鹿茸去毛，酥炙 虎胫骨酥炙 干山药 菟丝子酒蒸，另研 天门冬去心 麦门冬去心 怀生地黄酒洗，各八钱

上忌铁器，为细末，以大附子一个，重一两者，用腊月雄雀二十个，去毛肠留肝，共附子一处煮熟杵烂，加面糊同前药共杵千余下，丸如梧子大，每服三十丸，空心温酒送下，日进二服。二月后药力方行，效不可尽述，再加枸杞子、五味子各八钱。龟头冷，加雄羊角、阳起石各八钱，羊角火煅成粉，水内飞过用；眼花，加羌活、甘菊花各五钱；阴虚，加黄柏、知母各一两，炼蜜，加猪脊髓三条为丸服。

琼玉膏

人参十二两 白茯苓去皮，水飞，去浮筋，二十五两 白沙蜜五斤，煎去沫 大怀生地黄去芦，净洗，十斤，石器内捣自然汁，不犯铁器

上以参、苓为细末，将地黄汁与蜜搅，用密绢滤去细渣，入药末搅匀，入好磁瓶或银瓶内，用绵于十数层外加箬叶包封扎瓶口，入砂锅内以长流水浸没瓶颈，用桑柴文武火煮二昼夜，取出，换蜡纸数重包扎，瓶浸没井中半日，以出火毒，提起仍入前锅内煮半日，以出水气，然后收藏。每日清晨及午前后取一二碗，用温酒一盏调服。不饮酒人，白汤亦可。忌鸡犬声及孝子、妇人见之。

臞仙曰：予所制此方加沉香、琥珀各五钱，其效异于世传之方，补百损，除百病，返老还童，发白复黑，劳瘵尤宜。若二十七岁服起，寿可至三百六十；若六十四岁服起，寿可至五百岁。国朝会议，加甘枸杞子半斤，天门冬去心，半斤，麦门冬去心，半斤。尝谓一料分五剂，可救瘫痪者五人；分十剂，可救劳瘵者十人。一方加白术去油芦，四两，蜜用生绢滤过，生地黄取自然汁，不犯铁器，白茯苓去皮，一斤半，捶碎为细末，水飞去浮筋，澄，晒干再为末，同前药制，服妙。

二才大补膏 补诸虚，却百病，乌须黑发，明目聪耳，固齿牢牙，延年益寿，不能尽述。

天门冬去心，四两 麦门冬去心，四两 人参四两 大怀生地黄一斤 大怀熟地黄一斤 怀牛膝去节，四两 甘枸杞子四两 何首乌八两

上㕮咀，不许犯铁器，同入大锅内，用水二十碗，煎至七碗，取汁，别贮药渣，如前再煎九次，共得汁七十碗，滤渣极净，别用中等砂锅入汁七碗，慢火煎熬，耗汁一碗，方添汁一碗，六十三碗皆添尽，则汁已浓矣。盖只得汁六碗，却用山白蜜去蜡，可一斤半，同前药汁入小砂锅内重汤煮至滴水不散，则成膏矣。磁罐贮之，埋土中七日取出，如前再煮一昼夜，再埋一宿，乃分贮小罂内封固，以次取用。自煎至煮俱用桑柴火，药本寻常，妙在火候。不拘时以淳酒调服，味美而功多。若惩忿窒欲[8]之人，又深居简出时服此膏，亦可以善其天年矣。七年之艾，不可不早为之计。

取人乳法 用无嘴锡壶重汤煮十滚，令壶热取出，将乳头入壶口内勿令出气，须臾，乳汁俱收壶中。

制人乳粉法 取人乳汁若干，即下铜锅内煎熬成膏，以大磁盘盛，于日下晒之，用水浸于盘下，乃未济之妙也，不然其乳久晒不干。

取红铅法 取室女经血或首经最佳，以布帛用烧酒洗过，晒干用之，以乌梅水澄之。

制五仁斑龙胶法：治真阳元精内乏，以致胃气弱，下焦虚惫及梦泄，自汗头眩，四肢无力。此胶能生精养血，益智宁神，顺畅三焦，培填五脏，补心肾，美颜色，却病延年，乃虚损中之圣药也。

鹿角连脑盖骨者佳，自解者不用，去盖至卸净，五十两，截作三寸段，新汲淡泉井水浸洗去垢，吹去角内血腥，秽水尽，用人参五两，天门冬去心皮，五两，麦门冬去心，五两，甘枸杞子八两，去蒂，川膝去芦，五两。五品药以角入净坛内，注水至坛肩，用笋壳、油纸封固坛口，大锅内注水，文武火密煮三昼夜足时，常加入沸汤于锅内以补干耗，取出滤去渣，将汁复入阔目砂锅内熬成胶，听用，和药末。其角去外粗皮，净者为末，名斑龙霜也。

家传阴炼秋石法 每童子小便一桶，用净水二桶，猪牙皂角一条煎汤，同投入大缸中，以竹棍旋打千余匝，待澄清了，轻轻倒掣去清水，留下自脚，又复用清水如前法九遍，澄下者，乃秋石也。用细绢滤过，置一灰钵搽一凹，于灰上铺白棉纸三层，将滤出秋石倾在纸上待渗干，日晒以太阳，夜露一太阴，以受日精月华也。收置宜谨密，合药时以少壮妇人乳汁和之，入鹿角胶内。夫斑龙、秋石，系仙家筑基之丹，非特去病而已也。敬之，慎之！亦可清晨空腹、隆冬醴酒调服二三匙，合斑龙胶大补功效。

四圣不老丹

松脂透明者，一斤四两，以无灰酒砂锅内桑柴火煮数沸，竹杖搅稠粘住火，以磁器盛水，倾入水内结块，又复以酒煮之九遍，一日煮讫，次日亦如是，如此者三日通计二十七遍，清莹然如玉，尝之不苦不涩乃止，为细末，净用十二两。凡煮脂不宜酒少，少则易干焦，煮至三分之一就可倾入水　白茯苓去皮，净，八两　黄菊花家种味甘者，净，八两　柏子仁去壳，纸裹捶去油，净，八两

上三味，俱为细末，共四味如法制炼，得宜炼蜜为丸，如梧子大。每服七十五丸，清晨好酒送下。修合时必择天医黄道吉星，毋令妇人、鸡犬见之。服药亦择吉日。此方郧阳壬都宪五一翁所传。云：渠方伯陕西时授之于一总戎，总戎年九十岁，自幼服此丸，精力倍加，胃气强健，饮食日增，寿考弥长，秘而不传。翁恳得之，如法制服，不问寒暑，今年八十有六矣，行步不笲[9]，逢人而谈论亹亹[10]，饮酒可百杯，食饮数碗许，而馐馔栗核尽其席，遍尝之不辍口，其有得于真传者乎！且室御数女，皆能有子，人以仙称，信不我欺。予舟往来两度诣翁，而翁始以是方授予。归笔此以识翁之善云。

千金还少散　补丈夫诸虚，不能尽述。

菟丝子　白茯苓　山药　牛膝去芦，酒洗　肉苁蓉　枸杞子　川续断　五味子　山茱萸酒蒸，去核　巴戟水泡，去心　蛇床子　杜仲去皮，酒炒

上十二味制，罗细末，酒调服方寸匕，日三夜一，惟禁醋蒜，此外无忌。

服后五夜知觉，十夜力壮。若多忘，加远志、茯神；体涩，加柏子仁。或炼蜜为丸，每服三五十丸，日二夜一，以头面、身体温暖为度。药性平和，调五脏，健力加远志、石菖蒲、熟地、小茴酒炒。

延寿瓮头春　理脾胃，生精血，暖丹田，助元阳，调气血之圣药也。

天门冬去心　怀牛膝去芦　川杜仲去皮，麸炒　肉苁蓉麸炒　补骨脂　川椒去目　粉草各一两　大附子炮去皮脐，五钱，以上八味为末，和糜入曲内，同和糜　羯羊脂一斤，切　淫羊藿米泔水洗净晒干，一斤　头红花捣烂晒，一斤　苍术米泔浸去皮，炒，四两　地骨皮四两　五加皮四两　白茯苓四两　当归四两　生地黄二两　熟地黄二两　白芍一两　甘菊花一两，以上十二味，锉片铺缸，绢袋盛贮　缩砂蜜五钱　白豆蔻五钱　木香五钱　丁香五钱，以上四味煮酒，为细末

上药二十四味，共五斤四两，糯米二斗，淘洗，浸一日夜，又淘一次，蒸作糜，取出候冷，用细曲末四斤，同天门冬等八味和匀，却将羊油等十二味，贮于粗绢袋，置缸底，将前糜拍实于其上，然后投上品烧酒四十斤，封固，一七日作出，澄清方入坛，加砂仁等四味封固，重汤煮三灶香，埋土中三日，出火毒，每日量饮数杯。一百日，百窍通畅，浑身发热，丹田微痒，痿阳立兴，切忌醉酒、饱食行房，只待气血和平，缓行无禁，久久纯熟，自然身轻力健，百病不生。若男女俱服，两精合和，一度成胎，功效多端，不可悉笔。

御制烧酒方　治男妇远近虚劳，痈痪疮疥，癫风脚气，痃气疝气，走气膈咽，羸瘦，腰膝痛、无力，聋痦，虚冷下淋，经脉不调，腹疼膨胀，黄瘦口苦饮水呕逆，惊悸盗汗，潮热，子宫冷，赤白带下。服药和脾胃，养丹田，调血气，壮筋骨，益精髓，安五脏，定魂魄，润肌肤，悦颜色，返老还童，延年益寿，效不可尽述。

人参去芦，五钱　白术去芦，三钱　白茯苓去皮，五钱　当归去头尾，酒洗，五钱　川芎三钱　白芍酒炒，三钱　生地黄酒洗，三钱　熟地黄酒蒸，三钱　天门冬去心皮，三钱　麦门冬去心，三钱　杏仁去皮，五钱　五味子三钱　甘枸杞子五钱　何首乌米泔浸，五钱　肉苁蓉酒浸，五钱　虎胫骨酥炙，三钱　牛膝去芦，酒洗，三钱　官桂二钱　小茴香酒炒，三钱　破故纸酒炒，一两　大附子面裹煨，去皮脐，三钱　干姜炮，二钱　川椒去目，五钱　川乌去皮脐，五钱　五加皮五钱　砂仁五钱　乌

药五钱　香附三钱　厚朴姜炒，三钱　陈皮去皮，三钱　半夏姜炒，三钱　南星姜炒，三钱　白附子三钱　防风三钱　麻黄三钱　细辛三钱　甘菊花三钱　荆芥三钱　枳壳麸炒，三钱　苍术米泔浸，一两　独活三钱　羌活三钱　草乌面裹煨，五钱　沉香三钱　木香三钱　甘草炙，五钱　白花蛇酒浸软，切开两片，酥慢火炙，一两　胡桃肉去皮　红枣蒸，去皮核　酥油各半斤　蜂蜜一斤

上锉，用好烧酒一大坛，将药绢袋盛，悬在坛内锅中重汤煮两时，掘坑埋三个月去火毒，取服不过三杯。病在上，食后服；病在下，食前服。药渣晒干，木石臼捣为末，酒煮，面糊为丸，如梧子大，每服三十丸，前酒下。忌莱菔、葱、蒜、猪羊血、桃、李、胡荽、鱼鲜、羊膻、醋、鲤鱼。

吕洞宾补屋修墙养生诀

少年豪气望前为，岂料中年力弱亏；
休将药饵调真息，自有元阳养气时。

君子、小人莫知阴阳相媾之妙，幼年之人，精强力壮，不顾身形，惟贪快乐，以泄为美，不知老之将至，百病来侵。盖因年幼，骨脉未坚，父母愚蒙，早取妻室，或因幼失父母，任意飘荡，醉饱行房，以致口苦舌干，虚热盗汗，诸症侵染，无药治疗。

吕公留下秘诀，用人参不拘多少，切碎，将米同煮，候熟取起，阴干，选小雌鸡二三只，每日将米喂养待鸡生卵，每日食三、五、七个，不过百日之内，大有功效，形容娇美，返本还元。若有乌鸡更妙。如用雄鸡同食此参，生抱小鸡，日往月来，其功不可尽述。

扶桑至宝丹歌

扶桑扶桑高拂云，海东日出气氤氲；
沧海变田几亿载，此树移根今尚存。
结子如丹忽如漆，绿叶英英翠可抑；
真人采窃天地气，留与红霞共吐吞。
濯磨入鼎即灵药，芝术区区未许群，
飧松有人已仙去，我今朝夕从此君，
叶兮叶兮愿玉汶，绿阴里面有桃源。

胡僧曰：蚕食吐丝，结成锦绣；人食生脂，延年除咎。盖嫩叶性本和平，不冷不热，生于郊野之外者，惧为蛇、蝎所沿，须择家园中嫩而存树者，采数十斤，沉以长流之水，摘去其蒂，暴于日中，以干为度，复取巨胜子为臣，炼蜜丸，如梧子大，择吉日，择一诚实之人，面授修炼之方，不可委诸童仆，仍宜在净室中，屏去妇人、女子及鸡犬等物。既成，日服二次，约可百丸，白滚汤下。三月之后，体生轸粟，此是药力所行，慎勿惊畏，旋则遍体光洁如凝脂然；半年之后，精力转生，诸病不作，久服不已，自跻上寿。老人服之，步健眼明，须白返黑，又能消痰生液，补髓添精，功效不细述，此仙家服食上品。秘之，不可转传非人。倘非其人，当有殃咎。戒之，宝之！

长春封脐膏　方上异人传　此药能镇玉池，存精固漏，通二十四骨节血脉，锁三十六道骨节，主一身之毫窍。贴之，血脉流畅，龟健不衰，致乳汁常盈，养精神气，有百战之功，壮阳助气，返老还童，固下元，通透三关，乃遂行之道。老人贴之，夜无小水，大小精不泄，补益虚损，延年益寿，至真至宝。又治男子下元虚冷，小肠疝气，痞疾，单腹胀满，并一切腰腿骨节疼痛，半身不遂，贴三日神效。妇人子宫久冷，赤白带下，不坐胎，产后战肠风，贴之三日，神效。

天门冬　生地黄　熟地黄　木鳖子　大附子　杏仁　蛇床子　远志　牛膝　肉苁蓉

官桂　龙骨　菟丝子　肉豆蔻　虎骨　鹿茸　麦门冬　紫梢花各二钱

上为细末，入香油一斤四两，文武火熬黑色，去渣澄清，大黄丹半斤，水飞过，松香四两，熬，用槐柳条搅，滴水不散为度，再下硫黄、雄黄、朱砂、赤石脂、龙骨各三钱，　为末入内，除此不用见火，将药微冷定，再下膃肭脐一副，阿芙蓉、蟾酥各三钱，　麝香一钱，不见火，　阳起石、沉香、木香各三钱，不见火。

上共为细末，入内，待药终，下黄蜡六钱，放磁器内盛之，封口，放水中浸三日，去火毒，取出摊缎子上，或红绢上亦可，贴脐上六十日方无力，再换。一方加乳香、没药、母丁香各三钱。

太乙真人熏脐法　治诸虚百损，劳瘵，男妇不足等症，及一切肚腹冷痛，小肠疝气，百药罔效，如神。

真麝香五分，为末入脐内，后用药末放麝香上，将面作一圈围住，上用槐皮灸一百二十壮，不时要换槐皮　龙骨　虎骨　蛇骨　大附子　南木香　雄黄　朱砂　乳香　没药　丁香　胡椒　夜明砂　五灵脂　小茴香　两头尖　青盐各等分

上共为细末，入脐中用艾灸。

夫肺为五脏之华盖，声音之所出入，皮毛以之滋润，肾水由之而生。腠理不密，则为风、寒、暑、湿乘虚而入矣。有七情当调，抑之有郁结，当解利之，或不审，而伤于辛燥之药，则气不散，留滞于肺中，多生痰疾，而喘急咳嗽，或伤于房劳、饮食不节，致使吐血咳血，作寒作潮，头晕体倦，精神怯弱，饮食不思等症。医者治之无益，则必用此亟治，其效可胜言哉！用麝香以引透诸药入五脏六腑之中，大无不入，小无不至；丁香，坚守其胃，启饮食之进；青盐，入肾以实其子，使肺无泄漏；夜明砂，以补其血，散内伤之有余，乃伏翼之粪，食蚊子，盖取其早食雨露，夜饮人血，而得天人之气，故能补五劳七伤之病，非此不能达也；乳香、没药、木香、小茴，升降其气，不致咳嗽；龙骨、虎骨、蛇骨、朱砂、雄黄，以削病根；两头尖，巡视各经络，有推前拽后之功；附子、胡椒，补其元气，使血行血室，气归气宅，痰散为津液；五灵脂，能运操其肺，削有余，补不足；用槐皮之浆闭押者，药之性使无走窜之患。脐[11]，艾灸之，有拔病、除毒、起死回生之功。使其患劳瘵，失血阴虚，遗精白浊，阳事不举，精神倦怠，痰火等症，妇赤白带下，子宫冷极，无子，凡百种病，无所不能疗者，用此灸法，则接人性命，夺造化之成功，延年益寿，得卢扁之妙术矣。其法先用面作一圈，将药一料，分作三份，先以麝香入脐，后以面圈置药在内，按紧，以槐皮盖上，以蕲艾灸至三十壮，但觉热气自上而下，或自下而上，一身热透，其人必倦怠，沉沉而睡矣；至六十壮，必大汗如淋，上至泥丸，下至涌泉，骨髓内风寒暑湿，脏腑中五劳七伤，尽皆拔除；至一百二十壮，则病鲜有不冰释者矣。灸时慎风寒，戒油腻、生冷、酒色，其效难以备述。世之养生君子，当珍藏之，慎毋轻泄千古秘诀也。

神仙接命秘诀　治诸虚百损，五劳七伤，延年益寿。不可妄藉非人，宝之，宝之！一阴一阳，道之体也；二弦之炁，道之用也。一毫之炁交感于神室之中而成丹也，万卷丹经俱言三家相会尽矣。二五合一[12]之妙，概学仙，者皆不知下手之处，神室、黄道，中央戊己之门，比喻中五即我也。真龙真虎，真铅真汞，金木水火土，此四象皆喻阴阳玄牝二物也。炼己筑基，得药温养沐浴，脱胎神化，尽在此二物运用，与己一毫不相干，即与天地运行日月无二也。《悟真》云：

先把乾坤为鼎器，次将乌兔[13]药来烹，
临驱二物归黄道，争得金丹不解生。

此一诗言尽三家矣！千言万语，俱讲三姓会合。虽语句不同，其理则一而已矣。但周天度数，分在六十四卦之内，以为筌蹄[14]。朝进阳火，暮退阴符，其数内暗合天机也。

诀曰：此乃先师日日相传之秘旨也。宝之，宝之！

一三二五与三七，四九行来五十一，
六十三兮七十五，八十七兮九返七，
若人知此阴阳数，便是神仙上天梯。

河图数

三五一都三个字，古今明者实然稀，
东三南二同成五，北一西方四共之，
戊己自居生数五，三家相见结婴儿，
婴儿是一含真气，十月胎完入圣机。

先天度数十、八、六、四、二　温养火

十一、九、七、五、三、一　朝屯暮蒙十月火也

暮退阴符

十六、十四、十二、十、八、六、四

戌时居右，自十六起至四止，炼己之度数，东升西降。诗云“河车周旋几千遭”，正谓此工夫也。

朝进阳火

十七、十五、十三、十一、九、七、五、三

寅时居左，自三至十七止，每圈一次吹嘘，此道尽之矣。塞兑垂帘默默窥。待先天气至，自十六起至四至止，就换于左起，三至十七止，即炉用鼎，在右自二、四、六、八、十吹嘘，不用上药，右边数尽即换于左，从一、三、五、七、九、十一行尽工夫，吐水而睡，其药周身无处不到，自然而然也，即沐浴也。《经》云“采药为野战，罢功为沐浴”此之谓也。自此得药之后，却行温养火候之功，十月共六百卦终，身外有身矣。却行演神仙出壳之功，一日十饭不觉饱，百日不食不显饥，尽矣！秘之，秘之！此二节工夫，待人道周全，方可行之。

于戌时退阴符，仍照前行十六至四止。

将病人仰面平枕，口噙热水，或乳香酒一口，然后令童女照数吹之。忌葱、蒜、酸辣之物。久久行之，则能接补天年。如觉内热，可服人乳，即解之。

取红铅，用未破身童女所行经脉，以夏布揉洗令净，或净花亦可，搌下晒干。如用时，将热童便洗下，晒干收起，临用时仍以童便化开，滴于橐籥小头口边，入窍内，将大头令童女口噙吹之，如上法。病人候吹气即吸入，取红铅，如用磁器自接尤妙。

太上老君丹　善补接天年。

红铅一两　娇乳一两，要头生男，二日不食者　辰砂三分　乳香一钱　秋石一钱，用童便入乌盆内，用扫净新砖数块入内，浸七日取出，冬天放阴地上，夏月埋入土窖内，要极深，日久自生白秋石，扫下用

上共为末，和一处，将鸡蛋磕一孔，将清黄倾去不用，纸搌干净，将药入内，封固严密，放群蛋内，抱三七取出，丸如梧子大，金箔为衣。如干，将乳汁和为丸。每服三丸，人乳送下。五更空心服，汗出至足为度，不可见风。（下图删除）

如腰痛，用净花一团，铺脐孔上，用童女寅时呵气三十六口，戌时呵气二十四口，立效。（下图删除）

此图器，专治红痰，昼夜不止，骨蒸劳热，声哑，肌瘦气弱。若吐血者，行七日愈。用呵，

两鼻孔入三分，要与鼻孔一般大，紧紧的，不可出气。治红痰，每次用小酒杯人乳，两个鸡蛋白放少许，新鲜猪胰子油切极细，入磁钟内蒸熟，每早吃，治七日，吃七次，每呵后方吃。（下图删除）

此器专治中满气蛊，用呵脐上。亦治女人经水不通，兼治梦遗。

脐上未呵之先，将麝香三厘，乳香一钱，孩儿茶、没药、黄檀香各一钱，共为细末，将蜜调作一饼贴脐上，用生姜一片，切如药饼，大半个铜钱厚，用蕲艾，丸如豆子大，不论丸数，烧得姜热，觉得脐内微热，即去药，就呵之，先一次用此药，以后不必用。（下图删除）

此器用在马口，内进二分，治流精昼夜不止。初开马口窍，先用黄蜡条如筷头透开。

三样器总论

每呵，论病者岁次为呵数，每岁一呵，要足三百六十下数。如病者十岁，每转十呵，要三十六呵。有零宁，可多呵几呵更好，不可缺数。

凡要去呵气的男女，俱要未呵之先五七日，用好酒肉、好白米饭与吃，补起他的气，方才气完，病者得效更速。

若男子病，用女人呵之；若女人病，用小孩一二岁者，若丈夫呵亦可。

老　人

夫二五之精，妙合而凝。两肾中间，白膜之内，一点动气，大如箸头，鼓舞变化，开阖周身，熏蒸三焦，消化水谷，外御六淫，内当万虑，昼夜无停，八面受攻。由是神随物化，气逐神消，荣卫告衰，七窍反常，啼号无泪，笑如雨流，鼻不嚏而涕，耳无声蝉鸣，吃食口干，寐则涎溢，溲不利而自遗，便不通而或泄。由是真阴妄行，脉络疏涩，昼则对人瞌睡，夜则独卧惺惺，故使之导引按摩，以通彻滞固；漱津咽液，以灌溉焦枯。虽云老者非肉不饱，肥则生风；非人不暖，暖则生淫。侥幸补药者，如油尽添油，灯焰高而速灭。老子云：以其厚生，所以伤生也。况有明修礼貌，暗伏奸雄，曲蘖腐其脾胃，脂粉惑其清贞，孤阳独盛，水谷易消，自恃饮啖过人，恣造欺天之罪，宿缘既尽，恶报临头，其或厌饫沉酣，身居勤俭，志益贪婪，方聚龟毛之毡，忽作女子之梦。倾天下之色，不足止其欲；遍天下之财，不足愈其贪。

一老年，房有少艾，致头痛发热，眩晕喘急，痰涎壅盛，小便频数，口干引饮，遍舌生刺，缩敛如荔枝，然反唇黑裂，面目俱赤，烦躁不寐，或时喉间如烟火上冲，急饮凉茶少解，已濒于死，脉洪大而无伦，且有力，扪其身体烙手，此肾经虚火游行于外，投以十全大补汤加山茱萸、泽泻、牡丹、山药、麦门、五味、附子，一服熟寐良久，脉证各减三四，再与八味丸，服之而愈。

却病延年汤　凡高年人，但觉小水短少，即是病进，宜进此汤。

人参一钱　白术去油，芦炒，一钱半　白茯苓一钱　当归身酒洗，七分　白芍酒炒，一钱　陈皮八分　牛膝酒洗，去芦，一钱　山楂肉蒸，去核，一钱　小甘草五分

上锉，生姜煎服。春加川芎；夏秋加黄芩、麦门冬；冬加当归，倍生姜。一日一剂或二剂。小水长若旧，止药。此丹溪养母之方也。

若老人阴痿思色，精不出内败，小便道涩痛如淋，加车前子、牛膝，入于八味丸内。

若老人精已竭而复耗之，大小便牵痛，愈痛愈欲便，愈便则愈痛，以前药不应，急加大附子。

若喘嗽吐痰，腿足冷肿，腰骨大痛，面目浮肿，太阳作痛，亦治以前药。若痛愈，若小便仍涩，宜用加减八味丸，以缓治之。

补精膏 主壮元阳，益真气，助胃润肺。

牛髓四两，烂捣，去柱 胡桃仁去皮壳，留嫩皮，四两 杏仁去皮尖，四两 山药姜汁拌蒸，八两 人参[15] 红枣肉煮去皮核，四两

上将杏仁、桃肉、山药、枣子，四味捣为膏，蜜一斤，炼去白沫，与牛髓同和匀，入磁罐内，重汤煮一日，空心，以一匕用酒或白汤化服。

清香乳酥饼 治老人五劳七伤，下焦虚冷，小便遗精。此药能暖腰膝，壮阳道。

菟丝子一两，酒浸三日，曝干 辽五味子一两 大附子一个，要一两重，炮去皮脐 桂心一两 干姜二两，炮制锉 肉苁蓉一两半，酒浸一宿，刮去皮，炙干 川椒去目，五钱，炒，去汗 大枣十枚，煮，去皮核 羊髓三两 酥一两 黄牛乳一升半 蜜四两 白面一斤 神曲三两

上为末，入面以酥、蜜、髓、乳相和，入枣瓤搜和，入盆中盖覆，勿令通风半日久。即将出，更搜令熟，捏作糊饼。火面上以箸子球之，即入炉 中，上下以火爀令熟，每日空腹食一饼。一方入酵和，更佳。

法制猪肚方 补老人虚羸乏力。

猪肚洗净，一个 人参五钱 干姜炮，二钱 川椒去目，二钱 葱白七茎

上捣为末，入糯米三合，和入肚内，经常水煮烂，空心服。

滋补飞白霜

白麦面二斤，炒黄色 糯米一升，炒熟为末 绿豆一升，煮熟阴干 莲肉去心，一斤 青盐三两 人参一两 花椒去目，三两 白茯苓去皮，二两 山药二两 小茴香炒，一两半 五味子一两 杏仁去皮尖，二两半 枸杞子二两

上为细末，每服三四匙，空心滚白汤调服。

调元云水煎 补滋虚弱。

干山药四两 大茴香二两 人参 当归酒洗 白芍煨 官桂去粗皮 天门冬去心 麦门冬去心 生地 熟地酒蒸，各一两 白茯苓去皮蒸，二两 冬月加干姜一两 白盐四两 核桃仁去皮，一斤 芝麻去皮炒，二碗

上各为细末，将桃、芝、盐捣为泥，再用炒熟重罗白面八斤，和匀为末，清晨滚白水调服。忌葱、蒜、醋。极补诸虚。

小刀圭

黄牛犊一只，用未知阴阳者，肥嫩纯黄色，先期办后开药料，至腊月初八日或本月戊巳日宰，取血，挦毛留皮，碎切脏腑，分寸不遗，用长流水，大锅煮至半熟，加后项药 人参以牛肉十斤用二两 陈皮留白，以牛肉十斤用一两半 黄芪以牛肉十斤用三两 茯苓去皮，以牛肉十斤用三两 良姜去梗 肉桂去皮，以牛肉十斤用各五钱 甘草以牛肉十斤用一两 花椒去目，以牛肉十斤用一两 白盐临时斟酌 醇酒二斤上下

上各件同牛肉煮，文武火旋添熟水，常以八分为节，牛肉烂如泥，槌骨内之髓，煎化入汁中，漉去渣，但存烂汁有如稀饧，待冷入瓮密封，掘黄土坑埋齐瓮口，封固。凡早食，不拘何样饮食，加此数匕调和，人事劳苦并房欲之后，以醇酒调服。造酒至春来之日，如此甚佳。

大刀圭 补虚固髓，安五脏，壮元气，健脾胃，生肌肉，服之令人肥健。

黄犍牛肉不拘多少，去筋膜，切棋子大，河水洗十五次，令血水尽，仍浸一宿，次日再洗一二遍，水清

为度，无灰酒入砂锅内，泥封固，用桑柴文武火煮一昼夕，取出焙干为末。黄色为度，焦黑无用　牛肉半斤入后药一斤为则　山药四两，用盐炒，去葱皮不用，另为末　白茯苓去皮为末，四两　莲肉去心皮，葱盐炒，四两　小茴香净，四两，酒炒

上为细末，用蒸熟枣肉入和为丸，如梧子大，晒干，空心每服五十丸，酒送下。

离集卷六

求　嗣

人之夫妇，犹天地也。天地之道，阴阳和而万物育；夫妇之道，阴阳和而后男女生，是以有夫妇而后有父子，而后有兄弟也。然不有夫妇同，无以为嗣续之本，有夫妇而不先和其阴阳，亦何以收其嗣续之功哉？是故欲求嗣者，先须调其妇之经，经调则气和，气和则百病不生而始可成，经既调须按其候。诀云"三十时中两日半"云云，盖女人月经方绝，金水才生，此时子宫正开，乃受精结胎之候，妙合而疑之时，过此佳期则子宫闭而不受胎矣。然男女之分，亦皆有说，月候方住一日、三日、五日交会者，成男；双日者，成女。若阴血先至，阳精后冲，纵气来乘，血开裹精，阴外阳内，则成坎卦而为男；若阳精先入，阴血后来，两旁横气来助，精开裹血，阴内阳外，则象离卦而为女。故脉诀云：夫乘妻兮纵气露，妻乘夫兮横气助，子乘母兮逆气参，母乘子兮顺气护。胎妇遣面南而行，忽从后呼之，左回首者为男，右回首者为女，或于厕所呼之亦同。又，胎妇其夫左乳有核者，生男；右乳有核者，生女。

启扁汤　治妇人百病，调经种子之仙方也。

八钱[16]　白术去芦，麸炒，一两　白茯苓去皮，一两　国老四钱　川归酒洗，一两二钱　脑芎一两　怀生地酒洗，一两　白芍酒炒，八钱　砂仁微炒，七钱　莎草根七钱　橘红六钱　川牛膝去芦，酒洗，八钱　牡丹皮七钱　半夏汤泡，七钱

上十四味，均作十剂，水二钟，姜三片，煎八分，空心服。渣，水一钟半，煎七分，临卧时服。经未行前服五剂，行后服五剂，服此药尽，即服后丸药。如无他病，只照本方；如有他病，宜照后加减服之。经调脉和，即当妊孕。

加减之法于后：

妇人子宫久冷不孕，加干姜、肉桂各五钱。何以知其冷？丈夫会合之际，当自觉之也。如冷甚，灸丹田七壮极效，在脐下三寸。

妇人子宫太热则伤胎，加黄柏、知母、柴胡六钱。何以知其热？亦丈夫自当觉之也。

白带、白淫、白浊时下，俗云"下寒非寒也"，乃是妇人素虚，浊气下陷故也。有痰者亦然，当加白芷一两，升麻五钱，或倍半夏。如不能服药，灸中极七壮极效，在脐下四寸。气不流通者，加木香三钱。

平素虚劳自汗，或恶寒，加黄芪、肉桂；咳嗽，加阿胶、贝母各四钱；劳热血枯，加柴胡、鳖甲；劳甚腰背痛者，灸膏肓二穴各七壮在背脊四柱下，近五柱两旁各开三寸。《明堂》云：主无所不疗，令有子甚效。

饮食减少，倍白术、陈皮，加厚朴姜汁炒，神曲炒，各五钱；肥白人痰盛，迷塞子宫，加南星、三棱各六钱。

经水将行，小腹作痛，有瘀血也，加桃仁、红花各四钱，蓬术五钱，玄胡索四钱。如应效，去人参，加五灵脂六钱，半生半炒，用乳香三钱。

腰腿酸疼者，加杜仲酒炒，一两一钱，羌活三钱，桃仁四钱。经行后作痛者，虚也加熟地六钱，

当归八钱，五味子三钱；腹胁有痞块者，去牛膝，加三棱、莪术各六钱，桃仁、枳实各五钱。前五剂加槟榔五钱，后五剂不加槟榔。腹有鬼胎者，状如怀胎非真胎，因气裹精而结，无血者也，用桃仁、干漆、肉桂、麝香、水银之类。凡服以去之，然后再服启扁汤，以俟经调，仍然有子。

经水前期而至者，加黄芩五钱，炒真蒲黄五钱。经水过期而至者，加干姜五钱，牡丹皮五钱。

经血崩漏不止者，加莲蓬壳灰五钱，白芷八钱，猪头骨灰六钱，熟艾三钱，黄芩五钱。

平日有风气寒湿疼痛者，加秦艽三钱，羌活七钱，乳香、没药各五钱，或加苍术；有热疼痛加酒炒黄柏；心腹膨胀者，加大腹皮三钱，木香三钱，槟榔五钱；小便涩少不通，加猪苓、泽泻，亦不宜多服，恐泄肾气。室女经脉涩滞不通者，谓之冲任不调也。前方内加刘寄奴六钱。不应，加卫矛三钱，神效即鬼箭羽。

按上方，先圣按卦推移制造，不可妄意加减，只可随症依此加减之法用之，其效如鼓应桴，如猫捕鼠。

鲁国王遇仙传种子药酒方

白茯苓去皮，净，一斤　大红枣煮，去皮核取肉，半斤　胡桃肉去壳，泡去粗皮，六两　黄芪蜜炙　白蜂蜜六斤，入锅熬滚，入前三味搅匀，再用微火熬滚倾入磁坛内，又加南烧酒二十斤，糯米白酒十斤，共入蜜坛内　人参　白术去芦　当归　川芎　白芍炒　生地各三钱　熟地　小茴　枸杞子　覆盆子　陈皮　沉香　木香　官桂　砂仁　甘草各五钱　乳香　没药　五味子各三钱

上为细末，共入密坛内和匀，笋叶封口，面外固，入锅内大柴火煮二炷香，取出埋入土中三日，去火气。每日早、午、晚三时，男女各饮数杯，勿令大醉，安魂定魄，改易容颜，添髓驻精，补虚益气，滋阴降火，保元调经，壮筋骨，润肌肤，发白再黑，齿落更生，目视有光，心力无倦，行步如飞，寒暑不侵，能除百病，交媾而后生子也。神秘！不可轻传与非人，宝之，宝之！

定胎丸黄景仙传，种子如神

诗曰：

抽将坎内中心火，逆与离宫去补阴；
十月圆蒲生贯子，此方端的若黄金。

鱼鳔八两，切一指长块，用面麸炒炮，再炒，再捣为末，筛鳔尽为度　白茯苓去皮，四两，为去水浮去筋膜　何首乌米泔浸一宿，以竹刀刮去皮，忌铁器　白蒺藜捣去尖，各三两　大附子一个，钻九孔，面包火煨，面熟为度，去皮　当归酒浸一宿，三两

上为细末，炼蜜为丸，如弹子大，每一丸，空心细嚼，好酒送下，以干物一口压之。男女同服，忌房事。

乌鸡丸鲁府经验方治妇人无子，又治百病，生血养血，服百日有效。

香附米一斤，分四制，酒、醋、童便、米泔各浸，四两，炒干　白茯苓去皮，四两　怀生地黄酒拌砂锅蒸黑，四两　当归酒洗，二两　川芎一两　白芍酒炒，一两　陈皮一两　白术去芦土，一两　山药一两　小茴盐酒炒，一两　吴茱萸五钱，水浸去苦汁　莲肉去心皮，二两　酸枣仁炒，一两　知母酒炒，一两　大附子一个，炮制看虚实　黄芪蜜炙，五钱　真阿胶蛤粉炒，五钱　黄柏去皮，酒炒，一两

上用乌骨白毛雄鸡一只，吊死，去毛、屎净，蒸熟连骨捣烂，同前为末，炼蜜为丸，如梧子大，每服二钱，临经之日，每日三服，服半月见效。

男子阴痿者，多致无子，不可不虑也。惟其救嗣之急，易庸医之惑，或以附子、蛇床、石脂为内补，或以蟾酥、哑芙蓉为外助，阳事未兴，内热已作；玉茎虽坚，顽木无

用，以致终身无子，或有夭折者。吾见此辈无辜而受医药之害，遍访诸方，无越此者，出以示人，命曰：**壮阳丹**。

怀生地黄酒拌，蒸黑，四两　巴戟去心　破故纸酒炒，各四两　仙灵脾一两　真阳起石煅，另研　桑螵蛸焙，各五钱

上六味，合阴之数，研末，炼蜜为丸，如梧子大，每三十丸，空心温酒下。不可恃此自恣也，戒之，戒之！

一男子服，治精冷遗精，举而不坚。

金莲种子仙方

仙茅四两，用米泔水浸一宿，去水，再用黑豆水浸蒸，如此三四次　何首乌赤白各四两，制如上法　当归酒洗　熟地黄　山药　甘枸杞子

白茯苓去皮　肉苁蓉　莲蕊各二两　人参一两半

若遗精，加白龙骨煅，一两半。

上为细末，炼蜜为丸，如梧子大，每服五六十丸，空心盐酒送下。其精固而坚。

一女人服，治赤白带下，子宫久冷不结胎，服之一服，子宫壮热如火，立孕。

仙茅种子方

仙茅　何首乌二味[17]，分两制法如前　当归酒洗　白芍酒炒　玄胡索　藁本　赤石脂　人参　条芩酒炒　陈皮　川芎　熟地黄　白术去芦　白茯苓去皮　白薇大者　沉香　牛膝去芦，酒炒，各二两　肉桂　甘草各五钱　香附四两，米泔、童便各浸三日，晒干用

上为末，炼蜜为丸，如梧子大，每服五六十丸，空心温送下。凡修合药要静室，勿令鸡犬及妇人见之，每料许一人服，不许二人服。秘之，秘之！

一少年断丧，中年无子，妇人血虚，不能孕育。此方一料，夫妇同服，服尽即孕，屡试屡验。

延龄育子丸

人参　白术去芦，陈土炒　白茯苓去皮，牛乳浸晒　白茯神去皮木，人乳浸晒　天门冬去心　麦门冬去心　生地黄酒洗　熟地黄酒蒸　菟丝子酒炒　巴戟泡去心　牛膝去芦酒洗　甘枸杞子　鹿角胶　鹿角霜二味[18]见杂方　柏子仁　山药　石枣酒蒸去核　肉苁蓉酒浸　连蕊　沙苑蒺藜各五两　酸枣仁炒，二两　远志甘草水泡去心　五味子　石斛各二两

上二十四味，合二十四气；一百单八两，合一年气候之成数，为生生不息之妙。各制为末，将鹿角胶以酒化开，和炼蜜为丸。如果丸大，每男服九十丸，女服八十丸，空心滚白汤送下。忌煎炙、葱蒜、黑白。

仙灵酒　治男子元阳虚损，不能直射子宫。

山公羊尾，连腰子及骨肉，砍下一具约二斤，用淫羊藿二两，共入好烧酒一金花坛，文武火煮化，埋土中一旦夕出火毒，滤去渣，每晨服一二钟，兴阳生子。

生子秘方　治妇女子宫寒，先生后久不生。

汤阴艾，好花椒。先将艾揉碎，花椒研末，铺艾撒椒，艾三层，椒二层，用细布一层，缎子一层，做兜肚，昼夜常穿汗出为度，二三日口内闻椒艾香，妙。

温肾散　治阴痿不起，精薄而冷。

钟乳粉　肉苁蓉酒洗，酥炙　远志甘草水泡，去心　蛇床子去壳炒　山药蒸　烟尘续断有模皱纹，酒洗　鹿茸酥炙

上为细末，每服二三匕，空心好酒调服。

赛金莲种子方

夜交藤三斤，竹刀切，米泔浸五次，即何首乌　淫羊藿二斤，切碎羊油炒，即仙灵脾　肉苁蓉一斤，细面包蒸，去面切碎　怀生地黄半斤，酒浸晒干　怀熟地黄即怀生地黄半斤，酒拌砂锅内蒸黑

上共合一处，装入绢袋内悬吊坛中，入酒五十壶，用笋叶扎口，细泥糊，入水锅煮五炷香，放一七后，日进三服，通神。

鲁府螽斯丸　夫妇同服，妙不可言。

巴戟去心，二两半　菟丝子酒制，二两　鹿茸酥炙，一两　吴茱萸　白及　白茯苓去皮，各一两　大附子童便浸三日，晒干，五钱　牛膝去芦，酒洗　细辛各五钱　石菖蒲　厚朴姜炒　桂心　人参　白蔹　没药各四钱　当归三钱　乳香二钱

上为细末，鹿髓为丸，梧子大，每五六十丸，空心温酒送下，盐汤亦可。壬子日修合，男女每日服之，无男子妇人勿服，亦不过服，恐成双胎。此传秘方，不可轻视，予亲见。

鲁国主珍重，每制此药以银盒封固，馈送缙绅无嗣者，有得嗣而谢书盈几，足征其效，如此之多也。

去妒方　治妇人妒妾，误夫无子。

天门冬去皮心　赤黍米去壳，微炒　薏苡仁去壳炒，各四两

上为细末，炼蜜为丸，每七八十丸，食远白汤送下。妇人常服不妒。正士入朝，小人忌之；美色入室，少妇妒之。咸服此，可免妒忌之病也。

---

[1]也　原文如此。恐作者自误。姑存。
[2]永　原蚀损。据其形义补正。
[3]石莲散　本方无剂量及炮制方法。可参前卷《寿世保元·卷五·遗精》之“鲁藩泰兴五验方”。
[4]补中益气汤　此下原作“方见内伤”4字。今删。
[5]六味地黄丸　此下原作“方见补益”4字。今删。
[6]八味丸　此下原作“方见补益”4字。今删。
[7]小便如涌而安　此下原作“方见补益”4字。今删。
[8]惩忿窒欲　控制情绪，压抑性欲之谓。
[9]行步不筇(qióng，音穷)　走路不用拄手杖。筇，一种竹子，因可作手杖，又指称手杖。
[10]亹亹(wěi，音伟)　勤勉不倦的样子。
[11]脐　原作“肺”。校本同。据文义改。
[12]二五合一　即“二五之精，妙合而凝”之略。
[13]乌兔　为金乌、玉兔之略。金乌，即太阳；玉兔，即月亮。乌兔指日月。
[14]筌(quán，音全)蹄　亦作“蹄筌”。①南朝士大夫讲经时手执的拂尘之类。②筌，亦作荃，捕鱼竹器；蹄，捕兔器。后以之比喻达到目的的手段。
[15]人参　剂量原脱，亦无制法。恐衍文。姑存。
[16]八钱　此前药名原脱。存疑。
[17]味　原作“珠”。形近致误。据文义改。
[18]味　原作“昧”。形近致误。据文义改。

遵生八笺

明·高　濂[原著]

[说明]

《遵生八笺》,8种19卷,明·高濂撰于万历十九年(1591)。本书为一部修身养性学著作,包括《清修妙论笺》2卷、《四时调摄笺》4卷、《起居安乐笺》2卷、《延年却病笺》2卷、《饮馔服食笺》3卷、《燕闲清赏笺》3卷、《灵秘丹药笺》2卷、《尘外遐举笺》1卷。全书从衣、食、住等多方面论述养性延生之法,内容涉及饮食、起居、调摄、气功、导引、按摩、八段锦、方药等内容。作者极力强调清心寡欲以养性,力贬当时滥用春方春药的社会风气,尤其是其《色欲当知所戒论》,反映了高氏房事养生思想重视戒欲的观点。

本次以万历十九年高雅尚斋刊本为底本,以巴蜀书社排印本为主校本整理。

饮馔服食笺　下卷

高子论房中药之害

高子曰：　自比觉泥水之说行，而房中之术横矣。因之药石毒人，其害可胜说哉？夫人之禀受父母精血，厚者其生壮，即多欲，尚可支；薄者有之，未有弱者恣欲而寿者矣。饮食男女，人之大欲也，不可已，亦不可纵。纵而无厌，疲困不胜，乃寻药石以强之，务快斯欲，因而方人术士得以投其好，而逞其技矣。构热毒之药，称海上奇方：人于耳者，有耳珠丹；人于鼻者，有助情香；人于口者，有沉香合；握于手者，有紫金铃；封于脐者，有保真膏一九、金蒸脐饼、火龙符；固于腰者，有蜘蛛膏、摩腰膏；含于龟[1]者，有先天一粒丹；抹其龟者，有三厘散、七日一新方；缚其龟根[2]者，有吕公绦、硫磺箍、蜈蚣带、宝带、良宵短、香罗帕；兜其小腹者，有顺风旗、玉蟾棍、龙虎衣；搓其龟[3]者，有长茎方、掌中金；纳其阴户者，有揾被香、暖炉散、窄阴膏、夜夜春；塞其肛门者，有金刚楔。此皆用于皮肤，以气感肾家相火，一时坚举，为助情逸乐。用不已，其毒或流为腰疽，聚为便痈；或腐其龟者，烂其肛门。害虫横焰，尚可解脱，内有一二得理，未必尽虎狼也。若服食之药，其名种种，如桃源秘宝丹、雄狗丸，不可救解，往往奇祸惨疾，溃肠裂肤。前车可鉴，此岂人不知也！欲胜于知，甘心蹈刃。观彼肥甘淳厚，三餐凋护，尚不能以月日起人瘫痪[4]，使精神充满；矧以些少丸末之药，顷刻间致痿阳可兴，疲力可敌，其功何神？不过仗彼热毒，如蛤蚧、海马、狗肾、地龙、麝脐、石燕、倭硫、阳起、蜂房、蚁子之类，譬之以烈火灼水，燔焰煎博，故肾脏一时感热而发，岂果仙丹神药，乃尔灵验效速也耶？保生者，可不惕惧以痛绝助长之念！客曰：某某者，每用某药，今以寿考，何子之泥也？余曰：是诚有之也。但外用者十全二三，内服者无一全于十百。若内若外，岂真无异术者哉！何能得其异传？况比觉为大道旁门，得阴阳之妙用，率归正脉，其说匪徒淫媾快欲之谓。人之一身，运用在于任督二脉。督为阳父，任为阴母。尾闾、夹脊，为督脉之关；中脘、膻中，为任脉之窍。任气聚于气海，督气聚于泥丸。故阴阳升降，吸即升也，起于脐；呼即降也，转于海。其行气交会，行之至肛门，深提则气会，行之至地户，紧闭则气交。真气一升，则各气出接于天根，逢土则息。此为阴阳之大窍，其理最显最密，所谓性与命相守，神与气相依者此耳。故《经》曰：神驭气，气留形，不须别药可长生。如此朝朝并暮暮，自然丹满谷神存。生死要关，须知穷此妙境，为吾生保命大药，乃于金石虎狼，求全造化神灵，其谬失不既多乎？吾重为死不知害者感也。

灵秘丹药笺　上卷

高子曰：食药者，可以长年，仙经论之矣。故羲皇嚅药制医，治人百疾，自华扁[5]诸家，复遗方书，以利天下后世，好生之德，何无量哉！今人天真散失，幻体空虚，不思补髓填精、斡旋[6]造化、长年将五日矣。悲欤！余幼病羸，复苦瞶眼，癖喜谈医。自家居客游，路逢方士，靡不稽首倾囊，以索奇方秘药，计今篇篇焉盈卷帙[7]矣。余自治羸疾顿壮，蒙疾顿明，用以治人，应于奏效。神哉，药之方欤！余宝有年计所征验，不可枚举。兹不自秘，并刻以助遵生一力。他若条分疾病，次备方药，当执之专科，无问是编。所冀智者厚病合方，心运妙用，宝以护命，兼以活人，则方寸即为寿域，岂不胜彼宝金玉而甘心泉壤者哉？录成笺曰《灵秘丹药》。

丹 药

秘传龙虎石炼小还丹

余生平酷嗜方药，屡药奇效，故信愈笃，而好益专。兹丹始焉得之终南三师，燕中复遇至人，参同秘诀。今不自私，录以济人，见者幸勿视以肉眼。

龙虎石丹序

夫龙虎石者，乃人元造化之至宝也。自轩辕皇帝所传制炼之丹方，后钟吕二仙再修接命之秘法，盖求延年之术。惟童真未破，不假他力，而径自还丹，已破河车，必得至药而复全性命。龙虎即男女之法象，男女乃阴阳之妙化也。阴阳未离，其体浑然，故能感召天地氤氲之气，盗夺日月磅礴之精。其气充塞五脏，遍历诸经，溢之于内，为气为血；渗之于外，为水为膏。圣人以法术而采取，用以施水火既济之功，运周天还返之妙，炼成黄芽白雪，玉液金英。饵阴炼则强壮元阳，返本还元，归根复命。单服散片，而顺络调经，扶衰救老；合服群丹，而祛除百病，起死回生。致真气而日益日盛；使诸阴而时剥时消，自然身轻体健，返老还童，百日成功，于期轻举，实大丹之根基，乃人元之上药也。凡人不问老少男女，五劳七伤、诸虚百损、遗精白浊、喘嗽风瘫、妇人崩漏、子宫久冷、不成胎孕、小儿诸疾，并皆服之，无有不治。然须缓缓服久自效。钦蒙御赐诗曰：采取须龙虎，烹炼合阴阳，服之三二载，肌肤自荣光。钦此。谨录成帙，珍藏世宝云。

取龙虎水法

龙属木，虎属金，即童男童女。取之时。谨择有五种不男[8]，五种者，生、逮、变、半、渎也。生者，外肾不举；逮者，声雄皮粗；变者，腥膻、狐臭；半者，黄瘦多病；渎者，疥癞疮疽。五种不女[9]，罗、纹、股、交、脉也。罗者，阴户上有横骨；纹者，狐臭体气；股者，实女也；交者，声雄皮粗，皮肤粗糙，无颜色；脉者，疮疾病患，残疾。二鼎器务择眉清目秀，满月之相、三停之相等，唇红齿白、发黑声清、肌肤细润，年方十二三岁至十五六未破者。用黍、稷、稻、粱、红豆、红枣、豮猪、鲫鱼等味，与彼食之，忌葱、蒜、韭、薤、五荤三厌、秽污二水。戒喧哗戏谑、手舞足蹈，恐耗散精华。取之时，先调百日，十月起，三月止，置磁缸，或磁坛，于静处收贮，以盖盖之，积至二三石，听候炼用。

阴炼二法

将前积取二水，置磁缸三四口或五六口，于静通沟去处。每缸止放五分龙虎水，加井水五分、下明矾二两、白术二两、松柏叶各二两，取杨柳棍三四茎一札，顺搅千余下，盖之勿动，勤看，待水澄清去，去盖，慢慢滗[10]去清水，又加井水满缸，以绢罗滤去渣滓，又搅三二百转，盖之，澄清，又尽滗去清水。仍加井水又滤、又搅、又滗，如此十余次，直待水香为止。候水尽，用米筛二三个，内铺薄棉纸。将浑龙虎石取人筛纸上，待水干，移在日色处，以竹刀画成骨牌路，晒干如粉之白，即是阴炼龙虎石，用磁盒收贮合药。此石能补心生精，养血之圣药也。

又一方

将积下的龙虎水，照前安半缸，加井水半缸，令九分满。另用皂角一斤，煎水一桶，加白矾四两在内，听用。取南桑、北榆、东槐、西柳、中松各一枝，扎成一握，搅前缸龙虎水千余转，点皂角、白矾水二三碗，勿动。待它澄清，滗去清水，再加井水令满。仍入皂角、白矾水二三碗，再搅四五百转。待澄清，滗去清水，再加井水令满，搅浑。用空缸一口，以瓢连忙淘入空缸内，剩泥脚二三碗不用，复搅百十转，澄清水，仍加清水，搅浑。乘浑连忙又淘入空缸内，又剩泥脚不用，又澄，又滗去清水，又加井水，又搅浑，又淘过，又剩脚。如此十余次，方滗水尽，用净灰半缸，按实，上铺一方绢，上铺纸，将浑秋石倾在纸上阴干。亦将竹刀画成骨牌路，晒干。即是阴炼，收用。

河炼法

将前积收二水，照前阴炼置器，一样炼法。只是置净器，积二水，不过夜，一日一炼，不用井水，取南流东流河水，依前法，多加河水，飞炼晒干，比阴炼上等洁白。此河炼石丹方，用乳膏丸眼，能消痰止嗽，大有功效。

阳炼二法

择露天空地，砌灶二眼，坐东朝西，安三尺二、二尺四锅二口。锅近处安缸四口，积下龙虎水二缸，或三缸。方洗净锅锈，先于大锅内，入五瓢，灶内慢火粗熬，至起沫，以笊篱[11]撇去油沫，直待熬至不起沫，方起过小锅内细熬。大锅内仍添渐起，直待前积二水熬尽。大锅住火，只在小锅内慢慢火熬，用铲刀不住手铲，待水干成膏。上用一小锅，小缸合住锅口，周围用泥封固严密。止留一孔出水气尽，孔内飞出金星青气，急以泥封孔眼。缸底用湿布一方，不可水大，但常以水润之。小火烧至锅底紫色，退火、冷定、过夜。第二日，先去口泥净，揭开，升缸上的已汞灵药、红黑白各色者，另收听用。另打黄芽，将锅内黑膏子铲起，另入小锅内，用砖架起大火烧，待黑烟尽，连锅连红退火，晾冷，酌量下井水，或露泉等水尤妙，烧滚。先将净缸一口于室内，止安竹筛内铺纸，滤滴清水入缸，筛内黑渣不用。将滤下清水，看如水清碧，就磁盘煎出净石来。如略有些黄色，还用前小锅煎干，再煅一火，晾冷。如下水煎滚，照前淋入缸内，直看淋下的水，如井水一般海碧，方以磁盘用砖支住。徐徐添炭火，煎前淋的水滚，以竹铲不住手铲，直待前煎铲焙干略带潮，取出，倾在纸上，晒干，似雪之白。此是阳炼之法。

又一方

锅煎，法同前。火用桑柴，直煎至水尽，铲焙成黑粉末。先用阳城罐十数，外用纸筋泥固了，阴干，将末袋入固济罐内。上用铁灯盏坐口，以铁丝缠纽，周围用盐泥封固严密，炭火炙干。于地下用钉三个钉地，离四指高，坐药罐于钉上，周围用砖砌成百眼炉。先下底火，徐徐添至平口，盏内徐徐添水，勿令干了，打火三炷香尽，退火，冷定，去铁线开看。升盏上的另收，打黄芽，罐内的秋石取出，碾为末，加露水煎。待末化，照前用筛子，置干磁盆上。筛内先铺生绢一方，次铺纸二层，将煎滚的水倾入筛纸内，滤滴入盆内，去黑渣不用。将淋下清水，用银锅煎干成白秋石。再添露水煎，直待石化了，仍换纸于筛内，再淋再煎，如此九次。《丹诀》云：九熬九打似去霜，去卤除膻为上药。将石收贮银器内，或磁罐内，用黄蜡封口坠入井中，去火毒，三日取出。每日空心白滚水服三五分。此石是人身五行化生，以法炼成三阳之气。服之能补肾中真水最壮丹田之元气，突人元之丹也。

乳炼秋石奇方

童便二桶，用皂角十二两，水九碗，煎至三碗，倾入便内。用桃柳枝搅打便水二千余下，淀清，倾去浊脚，次将杏仁十两打碎，煎汁之碗倒在便内，又如前搅打二千余下，去清留浊。又将猪脂油十二两熬成汁，去滓，倾入便内，又搅千余下，浮膜倾去，又淀清。将人乳汁用滚汤泡成块,倾入便内,再搅如前。又淀一日,倾去清水,下底浊粉浆水,用木杓盛起,倾桑皮纸上。先将毛灰一缸,作一沉窝,将桑皮纸放灰上,以渗便水,纸上千白腻,粉,即成秋石矣。不可动摇,晒一二日,磁瓶收起。每秋石一两,入柿霜三钱同和每用,白滚汤调服一二分起,至七八分止,空心时服。此粉益寿延年,返元还本,发白变黑,百疾不生。不必配药,谓之乳炼法也。

取秋石冰片法

将煎熬黑粉内打淋出的清碧秋石水,或十碗或五七碗,装入大白磁罐内,于冬至后数九天,埋露天地下,盖口严密,勿令撒土在内。冻七日后取出。扫土净,揭去盖,将秋石水倾出另器内。其淡秋石如冰,俱结在罐底,铲取出,放白磁盘内,晒干。其味甜淡。用银器收贮。早晚空心服之,能清痰降火、补气生津之妙药。

炼伏火黄芽法

用前积下的龙虎石三四斤,将露水再煮烹、再淋、再打火九次,直炼得如白玉相似,方用阳域罐盛量半斤大的,外用猪毛泥固谨,晒干,收抹净,罐内约装秋石半斤在内,坐入明炉内,风匣大火化开成清汁,方用前缸上收的已汞点上,以白点白,以红点红,以黑点黑,即成伏火黄芽。待汁清,取出冷定,成一白玉陀。其色难定,或如玉,或金色,或白中带红,或黑色。《丹书》云:其白容易得,一黑最难求。所以分为五色,以应五形,内滋五脏,实乃养生之至药也。郑思远诀曰:

淮南炼秋石,黄蒂发金花;
秋石原非石,金花不是花。
花从秋里得,石向春中花;
子母同一处,如住仙人家。
秋石是真铅,金花号黄芽;
黄芽非别物,内象取精华。

取秋石汞花法

将磁盘煎取龙虎石时,看煎至六分干时,滚起圆泡,急将银茶匙挑起,放白棉纸上晒干,银器收贮。此汞花最是轻清先天之药。服之令人肌肤莹光,身体壮健,其功无比。

炼黄芽法

将前初炼秋石,锅熬成黑膏时,缸合升取的已汞灵药,先拣置小白罐口如钱大者,用猪毛泥固济、阴干。将灵汞五钱或一两,装入罐内。口用白破碟底相成圆钱,坐口上。以铁线扎紧,盐泥封固缜密,用火炙干口。地下钉钉三个,离地二指高,将药罐坐上。用砖砌百眼炉,先用底火慢慢烧四寸香,渐渐加至小半肚火一炷香,口上用新笔深水湿盖,香尽去火,冷定,开出。其黄芽升在罐盖上,起下,如金色一饼。此乃是龙虎初弦至美之气,名曰金花,又曰黄芽。服之令人五脏化生先天精气元神,祛除百病,消化痰涎,自保长生也。

炼白雪法

亦将已汞灵药,照取黄芽法一样封固,打火。盖黄芽初阳之气,易走易飞,宜火小,火小色变轻黄,即黄芽。白雪乃二阳之气,比黄芽火候略加大些,其药自然变白。此黄白造化,乃天地阴阳之元自然变化,非人功火所为也。火是冷定,将下一饼如白玉之象,亦是龙虎至英之气,名曰白英,又号白雪。服之令人自然三田生气,五脏添华,百病不生,诸痰永息,精神壮，而病自安矣。

取冬水法

将炼龙虎石寸，取清碧之水，用茶盅十个，各盛半碗在内，于数九天，摆在露下。次日早，水面俱结冰，以小刀贴碗周围，轻轻画离碗边，挑取出轻放大水盘内，晒干，即如春饼样的圆冰花。清晨，将些须入口噙化，生津化痰，其功甚效。

至妙晒炼千秋石法此石乃人之精气结成，岂容见火烧炼以伤生气？惟此法乃得人元至妙大理，最上乘。

择僻静去筑一台，高三尺三寸，上置缸五口，积龙虎水五满缸，于三伏天露晒，遇风雨盖之。晒至半缸，并成三缸，仍晒仍露，至只得二三斗之数，方取不见水的新砖十二个，浸入水内一夜，第二日取出晒干，至晚又浸，如此直待水通干了为止。寻一幽阴静室，打扫洁净，地下喷水湿，以竹劈成篾片，稀铺湿地上。将浸的砖侧摆篾上，上用筐盖，周围泥封口缝，荫七日开看。其砖上生出秋石如白玉苗，一二寸长，轻扫下来收在银器内。将前砖照前仍照五七次，直待不生为止。此炼法不经水火，不泄元灵，惟仗日精月华煅炼，亦得助气添灵，如服此石，比水火煅者，加功效过半矣。

混元球制取甜秋石法

于僻静露天处，置缸三五口，积满龙虎水。于三伏天日晒夜露，遇风雨盖之，天晴去盖，直晒至水耗，只存至大半缸。将混元球十数个浸入内，盖之勿动，直过冬待至第二年三伏天，方取出球来，于日中晒。伏尽，剖破其球，内生白雪玉英。其味甘美，极能补心血，化老痰。浸球的缸底，亦结如冰相似，亦取出晒干，另合药用。功亦同前。

炼真土法

炼真土时，须于秋分后，取山东东三府地方的人中黄，拣择成颗粒方圆者为妙，成稀片者不用。采用四五担，就于本地方寻净地方下，做木榔头一个，翻打碎，晒极干，用火煨过成灰，略存性，方人蒲包，装载回来。取河水煎滚，先将煅过的人中黄，入缸内，将滚水冲泡搅打均匀。待冷，用筛子，内铺粗布，将水淋过，渣不用。将淋的人中黄水，用锅于露天砌灶，煎干，连锅煅紫色，待烟尽，退火冷定。仍入秋露水，再煎滚水，仍以筛子内铺棉纸一层，将水乘热淋滴过，方换净锅。再煎干，铲出真土，始装入固济阳城罐内，灯盏固口，盐泥封紧，入地炉内。大火打三炷香，香尽退火，冷定取开。将真土仍用露水再煎滚，再用纸隔过，再煎干，再入阳城罐。打三炷香，冷定取出，复碾复煎，复淋复打火，如此九次。取出真土如冰如雪，香甘味美。收贮存后，配合龙虎石养成丹丸。服之令人脾胃壮健，精神倍加，百病不生，诸疾永息。所谓“真土制真铅，真铅擒真汞，真汞归真土，身心寂不动。”即此义也。

制金乳粉法

制乳粉时，先择美。先看婴童肥白有精神者，此是气血盛，而乳可用。亦须头生。年方二八、三七才可。取下一碗或半碗，对露水匀平，搅百遭，过夜，其乳白分。滗去水，将乳入磁盘晒干，碾细成粉，积得半斤听用。

制乳酥法

取乳之法同前，看乳有一碗，下舶上硫半分，搅匀，在饭上蒸熟，取出晾冷，乳面上结一层，如豆腐皮，挑起晒干，即乳酥，配红丹、淡秋石作丸服。

炼乳膏法

取乳石拘多少，用银锅以砖支住，用灰火慢慢煎熬，用银茶匙不住手搅，将周围边上俱用茶匙刮下来,不然焦了,不中用。只宜慢火,若火大,其膏尽黑。熬至七分干时,以砖垫起,离火尺余高,将药烘干,只用九分干为止。色黄白为上,粉红次之,如黑不用。

制何首乌法

取天坛王屋山的何首乌,不拘多少,如有十斤,用黑豆一斗,先以盐水浸药与豆,半日捞起,共人蒸笼内蒸三炷香,取出晒干。如此三次,去水加酒浸透,照前蒸三次,后加密水拌之,蒸三次,共九次。每一次三炷香,数足晒干,去豆。将何首乌研成细末,收贮,听候配药用。盖何首乌得天地五行正气,包含五色,所以滋养五脏。外皮黑滋肾水,内红丝补心血,中心黄健脾胃,皮内青益肝气,内含白消肺痰。与常不同,草木中之至药也。

制茯苓法

择云南来的、外黄内白、结实好茯苓,不拘多少,用刀削去外面粗皮,嚼咀成豆,水浸一夜。第二日上磨磨粗皮,以罗筛滤去皮膜,多加水漂打,转澄清水,仍搅打三五次,滗去水尽。用洗净白包袱一个,吊起四角,将茯苓粉起在包袱内,滴水干,方取入盘内。加人乳拌匀晒干,再加乳,又晒,如此一月或半月,方捣为极细末,用磁器收贮,听候配药用。茯苓性温平,味苦,气清淡,能安魂魄,除惊悸,补肝气,益心血,利水道,通神明,大有奇功,为中焦之圣药也。

制莲粉法

取莲肉,不拘多少,先以水浸胀,洗去红皮,择去心,连水磨成浆。以绢袋扭去渣,将粉加水漂去涩,水待清,滗水尽,亦起在包袱内,滴水尽,方晒干,再捣成末,以磁器贮收听用,盖莲粉性温,味甜气薄,能补中益气,壮心神,消水谷,除惊悸,实肌肤,为补中之至药也。

制芡实法

取硬壳鸡头,打去壳,捣成粉,方着水漂,待清,滗去水。将粉入盘中晒干,再捣为末,收贮。芡实性平味薄,气微清,补中气,调胃气,益心血,壮元阳,乃助中之圣药也。

制熟地法

将淮庆熟地黄,不拘多少,先用酒洗净,入笼蒸一炷香,取出晒干。再捣酒拌润,仍入笼蒸一炷香。如此拌九次,取出,乘润捣千余下,分小饼晒干。再捣再晒,为末,收贮听用。熟地黄性温,味甜,气温,得酒制而补诸经之虚,益肝经之血,能润肺经之水,注心经之液,为补中血虚之圣药也。

制人参法

择好孩儿黄拣参结实者,用蜜水润软,绢袋盛贮,入酒米饭内,蒸三次,晒干,为细极末,听用。人参性微热,味苦,气微厚,能润肺生滓,补诸虚不足,生气生脉,乃药中之圣药也。

制川椒法

择鲜红开口者用,闭口者不用。将粗纸补锅底,微火炒脆,碾为细末,用纸铺地下去火毒,一夜方收,听用。极乃通气之物,去寒气,通滞气,清心明目,大有奇功也。

制小茴香法

将茴香择去梗末净,不拘多少,微火同盐炒令香熟,筛去盐,为末,亦用纸铺地下去火毒,一夜收起,听用。茴香乃下部之药,极能益肾水,和中气,助正蠲邪,其功甚大。

阳炼龙虎五精丸

阳炼龙虎石五两,金之精　茯苓二两,水之精　莲肉粉一两,水之精　椒末一两,火之精

小茴香一两，水之精

上将五味各拌匀，入大磁盘内，外加乳粉二两，人乳五钱，飞罗面打糊为丸，如梧桐子大。每日起更时分，无灰好酒吞服三十六粒，此药专补肾经，生精气，益真水。盖肾居北，属水，天一生水，为万物之先，故为人一身之根本。《医经》曰：万物有根则生，无根则息。先服河炼清痰火，次服阴炼滋心血，再服阳炼壮元阳，阳壮生阴精，精旺产真气，气盛育元神。精气神全，病从何生？《老子》云：神不外游精不泄，气不散兮别无诀。若还四象人中尖，不怕灵丹不自结。此谓至言也。既得复全之方，再服至药，长生不老在我矣。

益客仙丹

淡秋石五两，味淡，补先天之元气　白硼砂二两五钱，止嗽化痰，生津，益元气　片脑一钱一分，荡诸邪，明目通窍　薄荷五两，清润头目，消化老痰　柏子肉五钱，清和咽隔　牛黄五分，除邪去热，明目清心　哈芙蓉二分，温暖丹田除痰止嗽　甘松五钱，开胃和血，苏脾通气　腽肭脐五分。酥炙、补胃暖腰，回阳助精　朱砂一两五钱，水飞细末，穿衣，安魂除烦　粉草一斤，去皮，调和药性

熬膏，合药为丸，和诸药性，善解百毒。将前九味各为细末，粉草膏子为丸，如绿豆大，朱砂穿衣。每日不拘早晚，将一丸入口噙化，以致津液满口，咽下丹田，浇灌诸经各络。气到处，自然辅正除邪，能使肌肤光润，久服，则百病不生，万邪归正。

诗曰：

神仙留下济人丹，安魂定魄驻容颜。
宽胸顺气神凝静，化痰止嗽暖丹田。
生津消渴甘露降，透窍明目返本源。
每用一丸常噙化，益寿延年世上仙。

经验苍术片又名铅汞丸

苍术一斤半。取膏入药，四两，其性燥而辛烈，去内外之湿，引药行于表里。而蒸为膏者，所以变其质而成其用。用糯米泔浸日半，捞起刮去粗皮见白，晒干、又将童便浸日半，捞起，清水洗净，晒干。又黄酒浸日半，晒干。仍用糯米泔澄清煮术，以烂为度：然后于陈米饭上蒸，一层饭一层术，要取谷气为佳。饭上用荷叶盖定，不泄谷气为妙。晒干，研细末入药　黄柏刮去粗皮，八两，制炒为末，入药，六两，其性虽寒，非芩连之可比，黄柏能通肾，以泻膀胱之火，火动则水不宁，所以用之者，泻火而宁肾水也。锉碎，用酒浸三日，要反复浸，取出晒干。将拌黄柏，用荷叶铺扎棱起水面，上摊黄柏荷叶上蒸一次。仍将蜜拌，再蒸再晒，如此三次，用纸铺锅底，黄柏摊纸上烘茶褐色为度，研末入药　枳实四两。老年并虚弱之人，火最易动，津液受克而化为痰，或平日膏粱之积而成痰。盖枳实非他辈可比。且半夏化痰，其性燥烈，服之反温，温增则贪饮矣，愈饮愈理，受外邪而痰愈结也，贝母去四种痰，能表而能里。南星虽曰去痰，能上而不能下，因风可用。今枳实之功，不可胜计，锉碎。与麸皮同炒茶褐色，去麸皮，研末入药　白术四两。太能补脾，老年并虚之人，胃火必盛，而食善消，愈消愈食，则脾岂有不损？则食不能克化，而用庸之剂，则反伤脾，脾胃受伤，是无本矣，岂能安干？然必用此以补脾，似由修武备而御冠也。锉碎，用纸铺底，将麸皮拌白术，摊纸上，不住手拔焙，闻其药味无面气为度。研末入药　熟地四两。老年并虚弱之人，诸血最虚，皆由心之耗而肝之枯也，是以四肢懈怠，足不能履，手不能持，耳不能听，目不能视，肠不能通，而多结也。所以用此剂，以补一身血衰也。用酒洗，锉碎，研末入药　干山药四两。其性温平，主肠中补虚，除阴热邪气，益气力，长肌肉，治头风，止腰痛，补心肺不足，润皮毛，主治泄精健忘，锉碎，晒干，研末入药　白茯苓刮去粗皮，净三两。其性去湿，利小便，调胃气，伐胃邪，泻火。久服安魂养神，延年益寿，而无消渴之患。锉碎，晒干。将纸铺锅底，用麸皮拌药，摊纸上，不住手拔焙，焙药无味为度，研末入药　防风去芦，五两。老年并虚弱之人，血皆损少，则腠理不密，贼风易入，必用其驱出之。盖防风之性，威而不猛。锉碎，晒干，隔纸焙干燥，研末入药　真铅四

两。阴分之上药,即人乳,用少年妇人乳二碗。其乳者,血之化也。阴分之上则为乳,阴分之下则为血。所以用此者,以血补血。老年并虚弱之人,身血必衰,此药之正所谓布衣破而补以布也。将面入乳中调匀,打糊丸药用。真汞四两。即秋石也。其性咸,能入肾,而用童便煎者,盖因元气之未泄,而纯阳之未丧,煅炼而成,所以补元气,老弱之人,精气必损,须用此药滋补。研末入药。

将各药细末拌匀,用乳二碗入面,打糊拌药,杵匀,丸如桐子大,晒干收贮。日渐服之,每服五六丸,淡盐汤空心下。此药服之,专治诸虚百损,身体倦怠,气虚中满,不进饮食,遍体风湿麻痹,眼目昏花,腰痛头晕,手足欠顺,行履艰辛,虚怯痰火,遗精白浊,小便不利,胎前产后,赤白带下,有恶疾者,服此玄妙,无疾者服此,强筋胃,悦肌肤,驻颜色,健脾胃,进饮食,添精补髓,益寿延年,其功不可尽述。

度世丹 如有人抱一切危疾,及瘫痪痛楚,久在床枕,旦暮清心服之,戒其嗜欲,能安神志,定魂魄,顺五脏和六腑,添智慧,乌髭须,通脉络,除劳损,续绝补败。盖此药禀天地中和之气,不燥不热,可以长服。如有恶疾,肢体不安,行步艰辛,饮食少进,或寤寐不安,或痛连筋骨,或十生九死,服之,是疾皆除,驻悦颜色,滋润肌肤,聪明耳目,四肢强健,延年益智,功效不可具述。

枸杞子《仙经》云:此药是荧之精,益血海,足筋骨,补气安神 甘菊花是木之精,服之聪明耳目,去寒湿手软,利九窍,通三焦。去萼用 远志治胃膈痞闷,去忧邪,润肌肤,壮筋骨。将头捶破,取去心 车前子是镇星之精,益胃,安魂魄,驻颜,去惊妄想 生地黄用干者,去芦。《仙经》云:是太阴之精,开心神,去邪,养脾胃荣卫之神 巴戟《仙经》云:是黄金之精,去心痰,补血海,轻身延年 复盆子是神水之精,助阳轻身,安五脏之神 白术是太阳之精,能正气吐逆,消食,化痰湿,养荣卫 肉苁蓉择有肉者,其药一百年一生,入小肠,补下元,酒浸七日石菖蒲细小九节者,能升智慧,添神明,暖下元,补虚,减小便 菟丝子酒浸七昼夜,晒干,炒令黄色为度 牛膝治脚湿气,腰膝疼痛,去芦,用酒浸七日 细辛疗百病,顺气,益血海,去苗用 续断治五劳七伤 何首乌性温无毒 地骨皮去土

上各用本土所生,逐件择洗,各等分,捣为细末,炼蜜为丸如桐子大。每服三十丸。空心温酒送下。服一月百疾不生,服一年至二年,返老还童,颜貌若莲花,是病皆除。

神仙不老丸 养荣卫,润三焦,滑肌肤,去邪恶蛊等疾。《选奇方》云:予幼年勤瘁,衰不待方三十而白发生,自是时时摘去,四十九则不胜芟矣,乃听其自然,未几遭丧夭之惨,罹哭子之流,心感凋耗,白发益多,余者益黄。久之,忽遇金华山张先生,谓予曰:子今半百,容貌衰甚,何以为门户计,进补治气血以强色身之药乎?慨然传一方,会初得之异人,拜而受之,遂合服。逾百日,觉前时之白者黄者皆返黑矣,见者以为异,予遂名之曰神仙不老丸。其药品予概括为诗,曰:

不老神仙功效殊,驻颜全不费功夫。
人参牛膝川巴戟,蜀地当归杜仲扶。
一味地黄生熟用,菟丝柏子石菖蒲。
更添枸杞皮兼子,细末蜜丸桐子如。
早午临眠三次服,盐汤温酒任君哺。
忌餐三白并诸血,能使髭乌发亦乌。

用人参团结重实,上党者佳。去芦焙干,称二两 枸杞子色红润者,去蒂,酒浸一宿,焙干,二两 菟丝子以水漂去浮者,取沉者,酒蒸焙干,二两 石菖蒲去毛节,米泔浸一宿,节密者秤一两 柏子仁色红新者,去壳,取仁一两,细研,临时入和药内 川牛膝长而润者,去芦,酒浸一宿,焙干,一两半 地骨皮色黄者,刮皮浮净,秤一两 地黄以水浸,重者用以浮者捣取汁,浸汁者,蒸透焙干,如是三次。色黑者,味

甘熟，秤一两。又用生沉者一两，酒浸，各用竹刀切，忌铁器　川当归拣大者，去芦头，二两　川巴戟用黑色紫沉大穿心者，不用色黄细者，捶去心，酒浸，焙一两

上件拣选精制如法，勿晒，用慢火焙干，若太燥则失药味。待干，即干风前略吹，令冷热相激。燥净秤，碾为细末，炼蜜，择火日，搜和于大臼内，捣千余捶，丸如桐子大。每日空心午时临卧服，每服七十丸，温酒盐汤下。忌食葱白、韭白、芦服、真粉及藕，诸般血。盖诸血能破血，又能药力。若三白误食，亦无他说，止令人髭发不变黑耳，大能安养荣卫，补益五脏，调和六腑，滋充百脉，润泽三焦，活血助气添精实髓，最要节色欲，使药力效之速也。

松黄颐寿丹

松香一斤。嫩白莹净者，碾为末，筛过，去渣，用新汲水十余碗，砂锅内用桑柴火煮一炷香，不住手搅，冷定，倾出苦水，仍换新水，更煮更搅，如此十四五次，直待水煮不苦为度。再用白酒四五碗，亦煮一炷香，冷定，取出晒干，碾为细末　熟地黄半斤，淮庆肥大者，拣去不黄，不用浸，蒸烂捣成膏　乌梅肉六两，安吉者佳，焙干，碾为末

上三味，和成一处，捣和匀，如下散难丸，加酒打面糊少许和之，易丸为度。如桐子大。每服三五十丸，茶酒白汤任下，食前服。服药时，忌豆腐。制药不可犯铁器。

大补阴膏　安心神，健脾胃，滋肺金，补元气。

茯神二两，去皮心最能安神定志　远志二两，去梗，炒干用　人参五钱，去芦，能开心明目，养精通神，治脾胃，阳气充足　白术四两，切片，水洗去油，晒干，能除胃中湿热，健脾胃　茯苓二两，去皮补虚定悸　桔红一两五钱，姜汤煮过气宽中，消痰止嗽　贝母一两五钱，姜汤煮过。能止嗽，疗烦渴，安五脏，散胸中郁结甘草三钱。炙，去皮主补三焦元气，和消毒，养血补肾　紫苑一两，洗去土补虚，止温，安五脏　阿胶一两，蛤粉炒成珠，能养血除嗽　五味子五钱，能明目补肾，益肺金　当归身三两，酒洗，能和血补血　生地黄一两三钱，酒洗，能凉血补血，滋肾水　白芍药二两，炒，益津液　熟地黄一两五钱，酒洗蒸九次，晒九次，大补血，壮肾，善补须发　天门冬一两五钱，去心，能保肺气，令人肥健　菟丝子二两。水洗去土，晒干。能添精补髓　枸杞子三两，蒸焙干，能明目延年　黄柏二两，去皮盐水炒干。能补滋肾水　山茱萸二两，汤浸　知母一两，盐水炒干、能补肾水，凉心火。

原方内用有款花一两，桑皮一两，柴胡一两五钱，山药二两，后进呈许堂改除。上切片用井花水二十四碗，入鲜姜四两二钱，核桃肉、圆眼肉、枣肉、莲肉各二十四个，乌梅肉十二个，春浸半月，夏不浸，秋浸一日，冬浸一日夜。于静室内，用炭火煎至药汁五碗，去药渣用好蜂蜜二十四两，煎一滚，用纸渗去面上沫，入前药同煎，至滴水不散为度。用磁罐盛，白纸封口，放水盘中，露罐口，七日，去火毒，取出，每日空心服，白滚汤调下三茶匙，忌食羊肉。

益元七宝丹

何首乌赤白各一斤，用米泔水浸一日，竹刀刮去皮，打块如棋子大。另有制法具前　牛膝八两，同前何首乌。用黑豆五升，木甑沙锅蒸三次，晒三次，为末，加盐一二钱同浸　枸杞子八钱，酒浸洗净，晒干为末　菟丝子八两，酒浸三日，晒干为末　破故纸八两，炒干为末　当归八两，酒浸一宿，晒干为末

上七味，各不犯铁器，炼蜜为丸，如弹子大。日进三丸，早晨空心酒下，午后姜汤下，临卧盐汤下。初服三日，小便杂色，是去五脏中杂病。至二七日唇红，口生津液，再不夜起，三七日，体健身轻，两颧红润，至一月，鼻头酸，是诸风百病皆去。四十九日，目视光明，两手火热，精气通贯，发白返黑，齿落更生，阳事强健，丹田如火，行走如飞，气力加倍。

补胃瑶台雪方

莲肉二十两，去心为粉　土白术十两，麸炒去麸用　陈皮二两　白茯苓二两　薏仁八两　芡实

十两　山药八两　砂仁一两　川椒一两五，炒去汗，为末

以上同和，入白糖二斤，和匀，每早，白滚汤调服三二钱，开胃，进饮食，脾家圣药也。宝之！宝之！

紫霞丹

治痰涌咳嗽、伤酒解醒，或口有秽气，津苦舌干，凉嗝平胃，解愠安神，又为清喉要药。

朱砂四两，一半为衣　官硼砂五钱　沉香一钱　玄明粉二钱　桂花一钱　白豆仁一钱　青木香一钱　细芽茶二钱　诃子一钱　金钱薄荷四钱　冰片三分　百药煎一钱

上为细末，拣大甘草四两，煎汁为丸，如小豆大，朱砂为衣。入口一粒一次，噙化。

延龄聚宝酒

何首乌四两，去皮，赤白兼用　生地黄四两，鲜嫩肥者，勿犯铁器　天门冬二两，去心　槐角子四两，炒黄红，十月十一日采　石菖蒲二两　干菊花四两，只用花枝叶不用　五加皮二两　用真正的苍术二两，米泔浸一宿，竹刀去皮毛，山的好　枸杞二两，去蒂，研碎，甘州生者　黄精二两，用鲜的　细辛二两，洗净　白术二两，极白者，油黄者不用　防风二两，去芦　人参二两，去芦　茯苓四两，鲜嫩者　熟地四两，忌铁器　麦门冬二两，去心　莲蕊四两　桑椹子四两，黑紫者　苍耳子二两，炒，扬去刺　肉苁蓉二两，黄酒浸去鳞　沙苑白蒺藜二两，炒去刺　天麻二两，如牛角者　甘草二两，用大者，炙去皮　牛膝二两，姜汁浸一宿，炒去丝　当归二两，鲜嫩者

上各味，照方择净，秤定分两足，务要真正药材，切为咀片，装入生绢袋内。用无灰高黄酒一大坛，盛九斗十斗大坛方可，将药袋装入坛。春浸十日，夏浸七日，秋浸七日，冬浸十四日，将药酒每五更空心服三小盅，还卧片时，午间再服三盅，尤妙，用酒，忌生冷，生葱，生韭，腥，无益之事少干，无益之物少吃，白萝卜常忌。致减服者，自有功效，若服一日，歇二三日，不依前法，取效鲜矣。夜间还服二三次。子年三十九岁服起，于六十四岁，须发如漆，齿落更生，精神百倍，耳目聪明，比前大不同矣。此方养生至宝，仍将药渣干研末，炼蜜为丸，如桐子大，每服五十丸。空心无灰酒下。

延寿酒药仙方一名养寿丹　专治男妇远年近日诸虚百损，五劳七伤，左瘫右痪，偏正头风，口眼歪斜，半身不遂，语言蹇涩，筋脉拘挛，手足麻木，浑身疮疥，肠风痔漏，紫白癜风，寒湿脚气，膀胱疝气，十膈五噎，身体羸瘦，腰腿疼痛，四肢无力，皮肤生疮，耳聋眼昏，下部虚冷，口苦舌干，呕逆恶心，饮食无味，四肢倦怠，神鬼惊悸，夜多盗汗，时发潮热，月事或多或少，或前或后，心中闷塞不通，结成瘕块，时作刺痛，或子宫积冷，气毒虚败，赤白带下，渐成虚，并皆治之。此药方互相制服，其和暖香甘，能追百病。常服补脾，养丹田，和气血，壮筋骨，益精髓，身体轻健，明眼目，安五脏，定魂魄，润肌肤，返老还童，延年益寿，其功不可尽述。

当归去芦　人参去芦　白茯苓去皮　草乌去皮　乌药　杏仁去皮尖　何首乌去皮　川椒去皮　川乌去皮尖　五加皮　肉苁蓉去皮尖　枸杞子　砂仁以上各五钱，净　木香　牛膝去芦　枳壳去穰　干姜火炮　虎骨酥制黄色　川芎　香附炒去毛　香白芷　厚朴姜汁浸　陈皮去白　白术炒　独活羌活　麻黄去节　官桂去皮　白芍药　半夏姜汁浸　生地　熟地　天麦门冬去心　五味子　防风　细辛拣净，醋酒洗去芦　沉香　苍术米泔浸去皮　小茴香盐炒黄，以上各二钱　破故纸酒浸，微炒　核桃仁汤浸，去皮　甘草火炙。三味各一两　净红枣肉　酥油二味各半斤　白砂糖一斤

上将前药用细绢袋盛之，用烧酒一大坛，浸药三日，放在大锅内，用汤浸坛，煮两个时辰，取起，掘一坑，埋三日，出水毒，取出，每日用酒一小盅。病在上，食后服。病在下，空心服。饮酒毕后，将药渣晒干，碾为细末，用好花烧酒，打糊为丸，如梧桐子大。每服三十五丸，空心

好酒下。

罗真人延寿丹　治男子五劳七伤，诸虚不足，阳痿，气弱无力，心肾不交，精神欠爽，小便频数，腰膝疼痛，赤白带下，起居倦怠，脚冷麻痹，不能久立，胃气不和，脐腹疼痛，经水愆期，无孕。常服此药，阴阳升降无偏，充实肌肤，填精补髓，精神倍长，强壮筋骨，悦颜色，固真气，和百脉，正三焦，乌须发，坚齿牙，耳目聪明，老能轻健。斯药之效，何可尽述？至五日，体自轻健；至十日，精神倍爽；半月之后，气为壮雄；二十四日后，眼目清朗，语言响亮；一月之余，饮食大进，颜色红润，步履轻健，冬月手足常暖。此药不热不燥，老幼并皆可服，乃仙方也。

干山药一两，去皮　人参一两，去芦　白茯苓一两，去皮　牛膝一两，酒浸　杜仲一两，姜制去丝　龙骨一两　川续断一两，去芦　鹿茸一两　当归一两，酒浸洗　山药苗一两　北五味一两　熟地黄一两，酒浸　石菖蒲一两　楮实子一两，去穰　破故纸一两，炒　麦门冬一两，去心　辽枸杞五钱　如下元虚冷，加鹿茸五钱，附子五钱

上为极细末，择天气晴和，拣选好日，以酒糊为丸，如梧桐大。每服五十丸，或六七十丸。淡淡盐汤送下。日进二服，亦可大有功效也。

草还丹　夫草还丹者，不用金石，不加燥热，不伤五脏，只系草药为用，全在制度之妙。将水火无穷之术，夺丹砂烧炼之功，大壮脾胃，进美饮食，盖脾属中央之土及五脏之主，当先调养。五脏俱虚，百病由此而生。此药益精髓，固元阳，轻腰膝，安五脏，通九窍，令人耳目聪明。有一老人，年七十之上，服此药，悦颜色，乌须发，固齿牙，夜能书细字，延年益寿，乃仙家之良剂，平补大有神剂。

苍术四两，用酒、醋、米泔水，盐各浸一两　茴香一两，新者　破故纸一两，酒浸一宿　川楝子一两　木香　牛膝　葫芦巴　地龙　山药　枸杞　茯苓　川山甲各一两

上件，晒干为细末，好酒糊为丸，如桐子大。每服三十五丸，温酒送下盐汤亦可，空心服，以干物压之，使力行百步，日进二服。

草灵丹　此药延年益寿，添精补髓，乌须发，固齿牙，强筋骨，壮气血，返老还童，冬月服之，腮面如喋血，行步轻飞，七十老人，诚心服饵，健若少年，别有奇功，不行尽述。服之一月，乃见其效。如要试验，拌饭与白犬食之，一月变成黑犬，此其验也。老年人服之十日，便不起夜，服药者，不可赖此频行房事，忌黑羊肉、鸽、桃李果子，恐减药力。不热不燥，亦无飞走金石药味。过一月，耳目聪明，发白再黑，不可轻忽。

真川椒四两，去子炒出汗　白茯苓一两，去皮炒　川乌一两，去皮脐　甘草二两，粉者去皮炙　熟地三两，酒浸炙　山药三两

为细末，炼蜜为丸，如桐子大，每服三十丸至四十五丸，空心温酒下，以干物压之。

固真丹

同上方，加首乌一两　鹿茸草一两

壮阳无价至宝丹

川楝子取肉二两　川牛膝一两　熟地黄　蛇床子　川山甲　肉苁蓉　茯神　巴戟　五味子各一两　乳香三钱　沉檀香各三钱　鹿茸　仙灵皮　甘草各五钱　人参一两　破故纸五钱　大茴香一两　泽泻一两　乌药二两　菟丝子五钱　风眼草二钱　槟榔一两　葫芦巴　莲心各五钱

上为细末，炼蜜为丸，如桐子大。每服三十丸，空心好酒下。治五劳七伤，四肢无力，下元虚冷，夜梦遗精，阳痿等症。

神仙紫霞杯　昔宋英宗皇帝，朝暮思想，恳祷祝告上苍愿祈降子。忽一日，有一道者，身

穿草衣，头挽双髻，腰悬药葫芦，携一水火篮，手执龙虎首柱杖，偶至玉阶。群臣云：这道人不知从何入朝，冲入金门？奏道：吾乃蓬莱到此，因陛下祈子恳切，贫道闻知，奏奉蟠桃益年益寿九转紫霞杯，陛下饮服。帝曰：有何益于朕？道者曰：但令宫妃有子。帝闻甚喜，着光禄寿筵宴奉赏。道者曰：道人不用筵赏。传下酒杯去，化一道青光，灼然而去。帝稽首叩谢，故得子之多。

偈曰：

蓬莱仙赐紫霞杯，九转灵丹药更奇。
万病尽消身体健，还童返老似婴儿。

硫黄八两　雄黄五钱　乳香三钱　没药三钱　辰砂五钱　血结二钱　沉香二钱　麝香三两　人参　附子　川乌　川芎　当归　肉桂　破故纸　肉苁蓉　黄精　白芷　枸杞　芍药

上嚼咀，入油煎，先用油一斤，浸诸药三二日。熬煎药焦黑色，滤去渣，再复油锅化溶硫黄，再倾出上面清油，却将锅底硫黄，倾入盆内，洗去泥土砂石，仍将厚油化硫黄，周而复始，三次。又倾出上面油，存黄，另倾出秤，每硫黄一两，用铜杓化开，人前麝香末三分搅匀，先以小酒杯一个，用纸封口紧，中开一孔，将打开硫黄药，倾入酒杯内，一荡，做酒杯一个。如此倾做数个、冷定，酌酒。做法如浇响糖相似。

沉香内补丸　能除百病，补诸虚，健脾胃，进饮食，添精补髓，延年益寿，服之年余，身轻体健，妇人服之尤妙。

沉香五钱　广木香五钱　乳香　没药各三钱　人参五钱　母丁香五钱　石燕一对，烧红醋浸　海马一对，酥炙　鹿茸五钱，酥炙　仙灵皮五钱，酥炙　穿山甲五钱灰炒　韭子五钱　八角茴香五钱　木通一两炒　小茴香一两炒黄　甘菊花五钱，盐炒　川楝子酒浸一宿，去皮核，一两　蛇床子一两　白茯苓一两　大附子一个，泡去皮　川椒一两，去目　枸杞子一两　麝香少许　葫芦巴入羊肠内，酒煮，一两　丁香五钱

上为细末，酒糊丸，如梧桐子大。每服三十丸，空心温酒服下仍以下物压之。忌生冷、腐粉、鱼腥、诸血四十九日。又，洗药用紫梢花、松节、皮硝三味煎水，每日温洗之。

延年却病笺　下卷

色欲当知所戒论

高子《三知》论曰：人生孰不倚翠偎红、沉酣曲蘖[12]、明眸皓齿、溺快衾绸[13]？何知快乐之悦吾心，而祸害接踵矣。故庄生曰：人之大可畏者，衽席之间[14]。不知戒者过也。故养生之方，首先节欲。欲目当节，况欲其欲而不知所以壮吾欲也，宁无损害？夫肾为命门，为坎水，水热火害，则灵台之焰藉以灭也。使水先枯竭，则木无以主，而肝病矣；水病则火无所制，而心困矣；火焰则土燥，而脾败矣；脾败，则肺金无资，五行受伤，而大本以去。欲求长生，其可得乎？

嗟夫！元气有限，人欲无穷。欲念一起，炽若炎火。人能于欲念初萌，即便咬钉嚼铁，强制未然，思淫逸之所虎豹之墟也，幽冥之径也，身投爪牙，而形甘嚅啮，无云智者勿为，虽愚者亦知畏惧。故人于欲念起，心热之际，当思冰山在前，深渊将溺，即便他思、他涉，以遏其心，或行走治事，以避其险，庶忍能戒心，则欲亦可免。此为达者言也。平居当熟究养生之理、守静之方。秉慧剑，截断尘缘；举法眼，看破幻影。无为死可以夺吾身，清静恬淡，悉屏俗好，勿

令生反速就其死，定性存诚，务归正道，俾仙不误我，我不误身，久住长年，不为妄诞。

然余所论，人孰不曰"嚼过饭"也，余亦知为熟谈，但人知为嚼熟饭，而不知饭所当食。知此谈为熟，奈何熟此谈而不行？所以百日沉疴，经年枕席，芳华凋谢，早岁泉扃[15]，皆由厌常谈，而希平地可仙，薄浅近而务谈说高远，于尔身心果何益哉？徒云自哄自己，毕竟终无一成。吾岂欲人知予言有言耶？聊自信耳。因录经法诸言，觉彼色欲知戒，俾得天元之寿。

黄帝曰：一阴一阳之谓道，偏阴偏阳之谓疾。阴阳不和，若春无秋，若冬无夏；因而和之，是为圣度。圣人不绝和合一之道，贵于闭密，以守天真。

素女曰：人年六十，当秘精勿泄。若气力尚壮，不可强忍；久而不泄，致生痈疾。

老君曰：情欲出于五内，魂定魄静，生也；情欲出于胸臆，精散神惑，死也。

全元起曰：乐色不止则精耗，贪妒不止则精散。圣人爱精重视，则髓满骨坚。

《仙经》曰：无劳尔形，无摇尔精，归心寂静，可以长生。又曰：道以精为宝，宝持宜闭密。施人则生人，留己则生己。结婴尚未可，何况空废弃。弃损不竟多，衰老命已矣。故人肝精不固，目眩无光；肺精不交，肌肉消瘦；肾精不固，神气减少；脾精不固，齿发衰白，疾病随生，死亡随至。

书曰：服丹石以快欲，肾水枯燥，心火如焚，五脏干烈，大祸立至。勿大醉入房，勿燃烛入房，勿远行疲乏入房，勿忍小便入房，勿带疮毒、疾病入房。

孙真人曰：大寒大热、大风大雨、大雾大雷、日月薄蚀、星辰之下、神佛之前，更忌元旦、三元、五腊、每月朔望、庚申本命、春秋二分三社、五月九毒日、每月二十八日，人神在阴，四月、十月纯阴用事，皆不可犯，否则损神，不惟父母受伤，生子亦不仁不孝。戒之！

高子曰：寡欲者，无伺时日之戒，而自无欲。多欲者，多律以时日，而一日不能无欲。若尽如《太上王百戒》中，犯者减算除年[16]，则人寿尽夭亡矣。故立教太严，使人反不知信。然而立教之意，戒人节欲，借时日以惧之耳。余于多戒中仅取己以数条，此大不可犯者为戒。善养生者，当知所恐惧，而无犯此数者。

高子曰：色欲知戒者，延年之效有十：

阴阳好合，接御有度，可以延年；
入房有术，对景能忘，可以延年；
毋溺少艾[17]，毋困眚童[18]，可以延年；
妖艳莫贪，市妆莫近[19]，可以延年；
惜精如金，惜身如宝，可以延年；
勤服药物，补益下元，可以延年；
外色[20]莫贪，自心莫乱，可以延年；
勿作妄想，勿败梦交，可以延年；
少不贪欢，老能知戒，可以延年；
避色如仇，对欲知禁，可以延年。

---

[1]龟　此处特指阴茎龟头部，应与上下文所言之"龟"相别。
[2]龟根　意即阴茎根部。
[3]龟　此处包括男性阴茎的头、体各部。
[4]癯瘠（qújí，音渠吉）　同义复词。癯，瘦，清癯；瘠，瘦弱，清瘦。言消瘦　之病状。
[5]华扁　为华佗、扁鹊之略称。
[6]斡（wò，音卧）旋　居中调停。

[7]卷帙(zhì,音至)　言书卷。帙,包书的套子。

[8]五种不男　即五不男。关于五不男,据目前可考文献,大致还有以下二说:①唐·王冰《玄珠密语·卷十》:"五不男:天、犍,漏,怯、变也。"《本草纲目·人部》注:"天者,阳痿不用,古云天宦是也;犍者,阳势阉去,寺人是也;漏者,精寒不固,常自遗泄也;怯者,举而不强,或见敌不兴也;变者,体兼男女,俗名二形,《晋书》以为乱气所生,谓之人痾,其类有三:有值男即女,值女即男者;有半月阴,半月阳者;有可妻不可夫者;此皆具体而无用者也。"②明万密斋《广嗣纪要·择配》:"男子亦有五种病:一曰生,原身细小,曾不举发;二曰犍,外肾只有一只,或全无者;三曰变,未至十六,其精自行,或中年多有白浊;四曰半,二窍俱有,俗谓二仪子也;五曰妒,妒者忌也,阴毒不良。男有此五病,不能配合太阴,令其乏嗣也:"清康熙五十一年视履斋刻本,汉阳忠信堂刻本稍异:"……;二曰纵,外肾只有一子,……。"

[9]五种不女　即五不女。关于五不女,据目前可考文献,大致还有以下三说:①紫阳道人《言微曰心印·择鼎·五病》:"一曰螺,为阴旋;二曰石,为妒道紧;三曰角,为花头尖;四曰腋,谓腋有狐气;五曰脉,谓经期先后"②《三峰丹诀》:"罗者,阴有横骨,不便采药;纹者,体气发水,腥膻;鼓者,室女无阴,月经不来;交者,声雄皮粗,面黑发黄,性躁心毒,气血不清;脉者,多虐,月经不时:"③明万密斋《广嗣纪要》:"骨肉莹光,精神纯实,有花堪用,五种不宜:一曰螺,阴户外纹如螺蛳样旋入内;二曰文,阴户小如箸头大,只可通,难交合,名曰石女;三曰鼓,花头绷急似无孔;四曰角,花头尖削似角;五曰脉,或经脉未及十四岁而先来,或五十五六而始至,或不调,或全无。此五种无花之器,不能配合太阳,焉能结仙胎也哉!"《本草纲目·人部》所论与之大同小异。

[10]滗(bì,音必)　挡着渣滓或泡着的东西,把液体倒出。

[11]笊篱(zhàolì,音赵离)　用竹篾、柳条或铅丝等编成的一种用具,可以在汤水里捞东西。

[12]曲糵(niè,音聂)　酒曲。也指酒。糵,亦作"糱"。

[13]溺快衾绸　指沉湎于房事趣乐之中。溺,沉迷,迷恋。

[14]衽席之间　原指被褥床上,此处暗指性交。

[15]泉扃(jiōng,音州)　死于九泉之下。泉,黄泉,地下;扃,关闭;引申为死。

[16]减算除年　减少寿命。算,寿数。

[17]毋溺少艾　不要沉湎于年轻漂亮的女子。《孟子·万章上》:"知好色,则慕少艾。"

[18]毋困眚童　不要与童女性交。困,睡,引伸性交;眚,青之本字。

[19]市妆莫近　不要游狎妓女。市妆,市售之粉妆,喻妓女。

[20]外色　除自己妻子之外的女性。己妻曰内人,简称内;他人之妻为外。

景岳全书

明·张景岳[原著]

[说明]

《景岳全书》,明代医学大家张景岳撰于崇祯九年(1636)。张景岳(1563～1640),名介宾,字会卿,号景岳,别号通一子,浙江山阴(今绍兴)人。张氏"幼禀聪明",勤奋好学,"自六经以及诸子百家,无不考镜",未及弱冠即师从名医金英,受金氏"补元气"观点之影响,重视肾元,尊水重阳,是易水温补学派的主要人物之一。著《类经》、《类经图翼》、《类经附翼》、《质疑录》、《景岳全书》等书。本书64卷,为中医全书,系张氏学术思想和临床经验的代表性著作。全书涉及内、外、妇、儿、五官、皮肤、针灸各科及方药学。卷中收集有关遗精、淋浊、遗溺、阳痿、疝气、癃闭、带浊遗淋、杨梅疮、囊痈、悬痈等男科医学方面大量资料,并首次记述了运用鹅翎筒穿透法治疗急性尿潴留,是对孙思邈"葱管导尿术"的继承和发展,对现代泌尿—男科学的研究具有参考价值。

本次据岳峙楼藏本为底本;清·康熙四十九年聚锦堂藏本为主校本整理。

卷二十九　必集　遗精

经　义

《上古天真论》曰：上古有真人者，提挈天地，把握阴阳，呼吸精气，独立守神，肌肉若一，故能寿敝天地，无有终时；中古有至人者，淳德全道，和于阴阳，调于四时，去世离俗，积精全神，游行天地之间，视听八远[1]之外，此盖益其寿命而强者也，亦归于真人；其次有圣人者，处天地之和，从八风之理，适嗜欲于世俗之间，无恚嗔[2]之心，行不欲离于世，举不欲观于俗，外不劳形于事，内无思想之患，以恬愉为务，以自得为功，形体不敝，精神不散，亦可以百数。今时之人不然也，以酒为浆，以妄为常，醉以入房，以欲竭其精，以耗散其真，不知持满，不时御神，务快其心，逆于生乐，起居无节，故半百而衰也。夫上古圣人之教下也，皆谓之虚邪贼风，避之有时，恬惔虚无，真气从之，精神内守，病安从来。肾者主水，受五脏六腑之精而藏之，故五脏盛，乃能泻。

《生气通天论》曰：苍天之气，清净则志意治，顺之则阳气固，虽有贼邪，弗能害也，此因时之序。故圣人抟精神，服天气，而通神明。失之则内闭九窍，外壅肌肉，卫气解散，此谓自伤，气之削也。阴者，藏精而起亟也；阳者，卫外而为固也。凡阴阳之要，阳密乃固，两者不和，若春无秋，若冬无夏，因而和之，是谓圣度。故阳强不能密，阴气乃绝，阴平阳秘，精神乃治，阴阳离决，精气乃绝。阴之所生，本在五味；阴之五宫，伤在五味。味过于辛，筋脉阻弛，精神乃央。

《金匮真言论》曰：夫精者，身之本也。故藏于精者，春不病温。

《本神篇》曰：天之在我者德也，地之在我者气也，德流气薄而生者也。故生之来谓之精，两精相搏谓之神，随神往来谓之魂，并精而出入者谓之魄。是故怵惕思虑者则伤神，神伤则恐惧，流淫而不止。恐惧而不解则伤精，精伤则骨酸痿厥，精时自下。是故五脏主藏精者也，不可伤，伤则失守而阴虚，阴虚则无气，无气则死矣。

《本藏篇》曰：人之血气精神者，所以奉生而周于性命者也。志意者，所以御精神，收魂魄，适寒温，和喜怒者也。志意和则精神专直，魂魄不散，悔怒不起，五脏不受邪矣。

《经脉篇》曰：人始生，先成精，精成而脑髓生。

《邪客篇》曰：心者，五脏六腑之大主也，精神之所舍也，其脏坚固，邪弗能容也。容之则心伤，心伤则神去，神去则死矣。

《平人绝谷篇》曰：血脉和则精神乃居。故神者，水谷之精气也。

《调经》、《本神》等论曰：心藏神，肺藏气，肝藏血，脾藏肉，肾藏精，而成此形，志意通，内连骨髓，而成身形五脏。

《六节藏象论》曰：心者，生之本，神之变也。肾者主蛰，封藏之本，精之处也。

《痿论》曰：肺主身之皮毛，心主身之血脉，肝主身之筋膜，脾主身之肌肉，肾主身之骨髓。

《卫气篇》曰：五脏者，所以藏精神魂魄者也；六腑者，所以受水谷而行化物者也。其气内干五脏，而外络肢节，其浮气之不循经者为卫气，其精气之行于经者为营气，阴阳相随，外内相贯，如环之无端。

《疏五过论》曰：尝贵后贱，虽不中邪，病从内生，名曰脱营；尝富后贫，名曰失精，五气流连，病有所并。暴乐暴苦，始乐后苦，皆伤精神，精气竭绝，形体毁沮。故贵脱势，虽不中邪，精神内伤，身必败亡。

论证 共三条

梦遗、精滑，总皆失精之病，虽其证有不同，而所致之本则一。盖遗精之始，无不病由乎心，正以心为君火，肾为相火，心有所动，肾必应之。故凡以少年多欲之人，或心有妄思，或外有妄遇，以致君火摇于上，相火炽于下，则水不能藏，而精随以泄。初泄者，不以为意，至再至三，渐至不已，及其久而精道滑，则随触皆遗，欲遏不能矣。斯时也，精竭则阴虚，阴虚则无气，以致为劳为损，去死不远，可无畏乎！盖精之藏，制虽在肾，而精之主宰则在心，故精之蓄泄，无非听命于心。凡少年初省人事，精道未实者，苟知惜命，先须惜精，苟欲惜精，先宜净心。但见伶俐乖巧之人，多有此病，而田野愚鲁之夫，多无此病，其故何也？亦总由心之动静而已。此少年未病之前，所当知也。及其既病而求治，则尤当以持心为先，然后随证调理，自无不愈。使不知求本之道，全恃药饵，而欲望成功者，盖亦几希矣。

一、遗精之证有九：凡有所注恋而梦者，此精为神动也，其因在心；有欲事不遂而梦者，此精失其位也，其因在肾；有值劳倦即遗者，此筋力有不胜，肝脾之气弱也；有因用心思索过度辄遗者，此中气有不足，心脾之虚陷也；有因湿热下流，或相火妄动而遗者，此脾肾之火不清也；有无故滑而不禁者，此下元之虚，肺肾之不固也；有素禀不足而精易滑者，此先天元气之单薄也；有久服冷利等剂，以致元阳失守而滑泄者，此误药之所致也；有壮年气盛，久节房欲而遗者，此满而溢者也。凡此之类，是皆遗精之病。然心主神、肺主气、脾主湿、肝主疏泄、肾主闭藏，则凡此诸病，五脏皆有所主，故治此者，亦当各求所因也。至若盛满而溢者，则去者自去，生者自生，势出自然，固无足为意也。

一、因梦而出精者，谓之梦遗；不因梦而精自出者，谓之滑精。梦遗者，有情、有火、有虚、有溢，有因情动而梦者，有因精动而梦者，情动者当清其心，精动者当固其肾。滑精者，无非肾气不守而然，若暴滑而兼痛者，则当从赤白浊门论治。

论治 共八条

一、精道滑而常梦常遗者，此必始于欲念，成于不谨，积渐日深，以致肾气不固而然，惟苓术菟丝丸为最佳，其次则小菟丝子丸、金锁思仙丹之类，皆可择用。

一、君火不清，神摇于上，则精遗于下。火甚者，宜先以二阴煎之类清去心火；火不甚者，宜先以柏子养心丸、天王补心丹，或人参丸、远志丸之类收养心气，然后用苓术菟丝丸之类固之；相火易动，肝肾多热，而易于疏泄者，宜《经验》猪肚丸为最，或固精丸之类主之。然须察其火之微甚，宜清者，亦当先清其火。

一、凡思虑劳倦，每触即遗者，但当培补心脾，勿得误为清利，惟寿脾煎，或归脾汤减去木香，或用秘元煎主之，皆其宜也。其有气分稍滞，不堪芪术者，宜菟丝煎主之，或以人参汤吞苓术菟丝丸亦妙。

一、先天素禀不足，元阳不固，每多遗滑者，当以命门元气为主，如左归、右归，六味、八味等丸，或五福饮、固阴煎、菟丝煎之类随宜用之，或《经验》秘真丹亦可酌用。

一、湿热下流，火伏阴中而遗者，宜四苓散，或大小分清饮之类主之。过服寒凉冷利等药，以致阳气不固，精道滑而遗泄不止者，遗当温补脾肾，宜五君子煎、寿脾煎、或右归丸、八味地黄丸，家韭子丸之类主之。

一、治遗精之法，凡心火盛者，当清心降火；相火盛者，当壮水滋阴。气陷者，当升举；滑泄者，当固涩；湿热相乘者，当分利；虚寒冷利者，当温补；下元元阳不足，精气两虚者，当专培根本。今人之治遗泄，动以黄柏、知母为君，或专用固本丸、坎离丸之类，不知苦寒之性，极能沉降泻水，肾虚者尤非所宜。肾有补而无泻，此辈亦何裨于肾，而凡用治于非火滑泄者，适足为肾之害耳。

述古 五条

丹溪曰：梦遗精滑，专主乎热，热则流通，宜滋阴降火；劳神思者，安神养心；久而虚脱者，须兼补药及收涩之药，无有不愈。

薛立斋曰：按前证若肾气不足，用益志汤、金锁正元丹；肝肾虚热者，用六味丸、加味逍遥散；脾虚热者，用六味丸、补中益气汤。凡此悉属不足之证，宜用十全大补汤，或用萆薢分清饮送八味丸。又曰：按前证属足三阴亏损所致。若肝肾虚热者，用四物加柴胡、山栀、山茱萸、山药；脾胃气虚者，用补中益气加山茱萸、山药；思虑伤脾者，兼用归脾汤加山茱萸、山药；肝肾亏损者，六味丸；真阳虚败者，八味丸；心肾不交，用萆薢分清饮；心气虚热者，清心莲子饮。

楼全善《纲目》云：一壮年梦遗白浊，与涩精药益甚，知其郁滞，改用导赤散，大剂服之，遗浊皆止。又，一中年梦遗，与涩药勿效，改与神芎丸下之，下后与猪苓丸，遂愈。

徐东皋云：梦遗因心经有火，神思不宁，所以梦与人交而精泄，治当用清心、安神、温胆等剂，加黄连、生地、人参、远志、茯神、枣仁、羚羊角之类。有自遗者，乃气血虚而下脱，有因热而流通者，当分虚实，须用八物汤加龙骨、牡蛎、樗根皮之类。有小便后精出不可禁者，或不小便而自出者，或茎中出而痒痛，常如欲小便者，并宜先服辰砂妙香散，或威喜丸，或分清饮，别以绵裹龙骨同煎，或加五倍子、牡蛎、白茯苓、五味子之属煎服。

王宇泰曰：凡病精泄不禁，自汗头眩，虚极，或寒或热，用补涩之药不效，其脉浮软而散，盖非虚也，亦非房室过度，此无他，心有所睹，因有所慕，意有所乐，欲想方兴，不遂所欲，而致斯疾，既以药补且固，不效，将何以治之？缘心有爱则神不归，意有想则志不宁，当先和营卫，营卫和则心安；次调其脾，脾气和则志舍定，心肾交媾，精神内守，其病自愈。其法用人参三钱，当归一钱，洗焙为末，作三服，糯米饮调下，服毕自汗出而寒热退。若头眩未除，用川芎三钱，人参一钱，焙为末，作三服，沸汤调下。头眩瘥而精不禁者，用芍药半两，丁香三钱，木香三钱，剉散，每服用生姜五片，枣二枚，以水同煎，空心服，即心安神定，精固神悦。

遗精论 列方[3]

小菟丝丸　家韭子丸　五君子煎　归脾汤　人参丸　大分清饮　菟丝煎　寿脾煎　小分清饮　远志丸　固精丸　苓术菟丝丸　秘元煎　秘真丹　金锁思仙丹　固阴煎　二阴煎　金锁正元丹　左归丸　右归丸　补中益气汤　五福饮　八珍汤　六味丸　八味丸　天王补心丹　益智汤　《经验》猪肚丸　逍遥散　四物汤　辰砂妙香散　安神丸　温胆汤　柏子养心丸　威喜丸　导赤散　猪苓丸　四苓散　萆薢分清饮　神芎丸　还少丹　心肾丸　枸杞子丸　金樱膏　安肾丸　小安肾丸　玉锁丹　金锁丹　金锁匙丹

固真散　三仙丸　金樱丸　固真丸　九龙丸　水陆二仙丹　韭子丸　茯菟丸　王荆公妙香散

淋　浊

经　义

《至真要大论》曰：诸转反戾，水液浑浊，皆属于热。太阳之胜，阴中乃疡，隐曲不利，互引阴股。

《痿论》曰：思想无穷，所愿不得，意淫于外，入房太甚，宗筋弛纵，发为筋痿，及为白淫。

《口问篇》曰：中气不足，溲便为之变。

《五癃津液别篇》曰：阴阳不和，则使液溢而下流于阴，髓液皆减而下，下过度则虚，虚故腰背痛而胫痠。

《气厥论》曰：胞移热于膀胱，则癃溺血。

《评热病论》曰：小便黄者，少腹中有热也。

《玉机真藏论》曰：冬脉不及，则令人少腹满，小便变。

《经脉别论》曰：饮入于胃，游溢精气，上输于脾，脾气散精，上归于肺，通调水道，下输膀胱，水精四布，五经并行，合于四时五脏阴阳，揆度以为常也。

论证 共四条

便浊证有赤白之分，有精溺之辨。凡赤者多由于火，白者寒热俱有之。由精而为浊者，其动在心肾；由溺而为浊者，其病在膀胱、肝、脾。

一、赤浊之证，有溺之赤色者，有带血而赤者。若见鲜血，则当从《血证门·溺血条》下治之。若溺之黄赤者，此固多有火证，然必赤而痛涩，及别有火脉火证，方可以火证赤浊论治；若或以劳倦过伤，或以久病，或以酒色耗伤真阴，或以素服清凉等药，愈服愈赤，愈见短少，而且无痛涩等证者，此系水亏液涸，全非赤浊之比。《经》曰：中气不足，溲便为之变。即此类也。但当温补下元，使之气化，水必自清，切不可因小便黄赤，一概皆从火治。

一、白浊证，有浊在溺者，其色白如泔浆。凡肥甘酒醴，辛热炙煿之物，用之过当，皆能致浊，此湿热之由内生者也。又有炎热湿蒸，主客时令之气，侵及脏腑者，亦能致浊，此湿热之由外入者也。然自外而入者少，自内而生者多。总之必有热证热脉，方是火证，清去其火，则浊无不愈矣。有浊在精者，必由相火妄动，淫欲逆精，以致精离其位，不能闭藏，则源流相继，淫溢而下，移热膀胱，则溺孔涩痛，清浊并至，此皆白浊之因热证也。及其久也，则有脾气下陷，土不制湿，而水道不清者，有相火已杀，心肾不交，精滑不固，而遗浊不止者，此皆白浊之无热证也。有热者，当辨心肾而清之；无热者，当求脾肾而固之举之。治浊之法无出此矣。

淋之为病，小便痛涩滴沥，欲去不去，欲止不止者是也，是亦便浊之类，而实浊之甚者，但浊出于暂，而久而不已，则为淋证。其证则或有流如膏液者，或出如砂石而痛不可当者，或有如筋条者，或时为溺血条者，此淋之与浊诚有不同。故严氏有五淋之辨，曰气、石、血、膏、劳也。气淋为病，小便涩，常有余沥；石淋，茎中痛，溺如砂石，不得卒出；膏淋，溺如膏出；劳淋，劳倦即发，痛引气冲；血淋，遇热即发，其则溺血，候其鼻头色黄者，小便难也。大抵此证，多由心肾不交，积蕴热毒，或酒后房劳，服食燥热，七情郁结所致。此严氏之说，固已尽之，然淋之初病，则无不由乎热剧，无容辨矣。但有久服寒凉而不愈者，又有淋久不止，及痛涩皆去，而膏液不已，淋如白浊者，此惟中气下陷，及命门不固之证也。故必以脉以证，而察其为寒、为热、为虚，庶乎治不致误。

论治 共六条

一、热蓄膀胱，溺赤热甚，而或痛或涩者，必当专去其火，宜先用抽薪饮、大分清饮、七正散之类主之。若小水不利，而烦热难解者，惟绿豆饮为最妙；若兼大便燥结者，宜八正散主之；若微热不甚，或热势稍退者，宜加减一阴煎，或导赤散、火府丹、清心莲子饮之类主之；若小水不利者，宜清肺饮子主之。

一、溺白证，凡如泔如浆者，亦多属膀胱水道之热，宜导赤散、徙薪饮之类以清之。若无内热而溺白者，多由饮食湿滞，宜小分清饮，或苓术二陈汤减去干姜以燥之利之；大都湿在肠胃，或在膀胱者，宜二陈汤，或半夏丸，或固元丹之类，皆可择用；若胞气不固，而液浊不清者，此亦败精之属也，宜秘元煎或水陆二仙丹以固之。

一、浊在精分者，必因相火妄动，或逆精而然，以致精溺并至。若兼涩痛之甚者，亦宜抽薪饮，大分清饮之类，先去其火，然后再安精气。及其稍久，痛涩俱去，而惟精浊不止者，当用宁心固肾等剂，宜秘元煎、菟丝煎、或人参丸、定志丸、心虚白浊歌之类主之。

一、命门虚寒，阳气不固，则精浊时见，而久不能愈者，但当培补命门，宜右归丸、益志汤、石刻安肾丸、八味地黄丸之类主之。若虚本不甚，而胞气微寒不摄者，宜萆薢分清饮主之。

一、治淋之法，大都与治浊相同，凡热者宜清，涩者宜利，下陷者宜升提，虚者宜补，阳气不固者宜温补命门，但当以前法通用，无他技也。

一、血淋证，若在男子，则凡便血不痛者，即为溺血；血来而痛者，即曰血淋，然无非逆血证耳。治法具详“血证门”。惟妇人之血淋，则多由冲任经脉之病，大与男子者不同，“妇人门”另有正条。

述古 共六条

河间曰：小便浑浊，皆属于热，如夏月天气热，则水液浑浊；冬月天气寒，则水清洁，水体清而火体浊故也，如清水火煎自浊。

东垣曰：淋证当分在气在血而治之，以渴与不渴为辨。如渴而小便不利，热在上焦气分，肺金主之，宜用淡渗之药，以茯苓、泽泻、琥珀、灯心、通草、车前、瞿麦、萹蓄之类，而清肺金之气，泻其火，以滋水之上源也；不渴而小便不利者，热在下焦血分，肾与膀胱主之，宜用气味俱阴之药，如知母、黄柏、滋肾丸是也。除其热，泄其闭塞，以滋膀胱肾水之下元也。

丹溪曰：淋虽有五，皆属于热，治宜解热利水，以山栀子之类。不可发汗，汗之必便血。

又曰：浊主湿热。有痰，有虚，赤属血，白属气。大率皆是湿痰流注，宜燥中宫之湿，用二陈加苍术、白术，燥去其湿。去热宜黄柏、青黛、滑石、山栀。痰盛者，以二陈加南星、蛤粉、神曲糊丸，青黛为衣；虚劳者，不宜峻用寒凉，用补阴滋肾气；胃弱者，兼用人参，以柴胡、升麻升其胃中之气。

《附录》云：人之五脏六腑俱各有精，然肾为藏精之府，而听命乎心，贵乎水火升降，精气内持。若调摄失宜，思虑不节，嗜欲过度，水火不交，精元失守，由是而为赤白浊之患。赤浊是心虚有热,因思虑得之;白浊肾虚有寒,过于淫欲而得之。其状漩白如油,光彩不定,漩脚澄下,凝如膏糊。治法:赤者清心调气,白者温补下元,又须清上,使水火既济,阴阳协和,精气自固矣。

薛立斋曰:按:前证脾肺虚热者,用补中益气汤送六味丸;肺肾虚热者,用黄芩清肺饮送六味丸。肝肾虚热者,用加味逍遥散送六味丸;劳伤心肾者,清心莲子饮;郁结伤脾者,归脾汤;若郁怒伤肝脾者,加味逍遥散;若心肾虚弱者,小温金散;若思虑伤心肾者,茯菟丸;梦遗、精滑、赤白二浊,治法互参用之。

徐东皋曰:淋证初作者,主于实热,当利之,八正散之属是也。既利之而不愈,久久而气下陷者,虚也,宜升其气,气升而水自下。升而不愈,必用吐法,吐之而气自升也。痰多者,用二陈汤,先服后吐;痰闭塞者,用二陈汤加木通、香附探吐。

赵氏曰:肝主小便。若肝经血虚,用四物、山栀;若小便涩滞,或茎中作痛,属肝经湿热,用龙胆泻肝汤;若小便频数,或劳而益甚,属脾气虚弱,用补中益气汤加山药、五味;若小便无度,或淋沥不禁,乃阴挺痿也,用六味地黄丸;若小便涩滞,或补而益甚,乃膀胱结热也,用五淋散;若脾肺燥热,不能化生者,黄芩清肺汤;膀胱阴虚,阳无所生者,滋肾丸;膀胱阳虚,阴无所化者,六味丸;若阴痿思色,精不出,茎道涩痛如淋,用加减八味丸料加车前、牛膝;若老人精竭复耗,大小便牵痛如淋,亦用前法温之,如不应,急加附子,多有生者。

淋浊论列方

大分清饮　小分清饮　小温金散　抽薪饮　徙薪饮　加减一阴煎　七正散　八正散　清心莲子饮　导赤散　火府丹　绿豆饮　五淋散　水陆二仙丹　四物汤　清肺饮子　萆薢分清饮　二陈汤　滋肾丸　心虚白浊歌　六味丸　八味丸　黄芩清肺饮　右归丸　半夏丸　补中益气汤　归脾汤　益智汤　加减八味丸　人参丸　菟丝煎　加味逍遥散　定志丸　茯菟丸　石刻安肾丸　秘元煎　固元丹　龙胆泻肝汤　还少丹　金樱膏　人参固本丸　琥珀散　地髓汤　海金砂散　五淋散　牛膝汤　《直指》黄芩汤　秘真丹　五子丸　莲子六一散　锁精丸　威喜丸　家韭子丸　固精丸

遗　溺

经　义

《宣明五气篇》曰:膀胱不利为癃,不约为遗溺。

《五癃津液别篇》曰:天寒则腠理闭,气湿不行,水下留于膀胱,则为溺与气。阴阳不和,则使液溢而下流于阴,髓液皆减而下,下过度则虚,虚故腰背痛而胫痠。

《骨空论》曰:督脉为病,癃、痔、遗溺。

《经脉篇》曰:肝所生病者,遗溺、闭癃。

《痹论》曰:淫气遗溺,痹聚在肾。

《气厥论》曰:心移寒于肺,肺消。肺消者,饮一溲二,死不治。

《脉要精微论》曰:仓廪不藏者,是门户不要也;水泉不止者,是膀胱不藏也。得守者生,失守者死。

《本输篇》曰:三焦者,足少阴太阳之所将,实则闭癃,虚则遗溺。

论证 共二条

遗溺一证,有自遗者,以睡中而遗失也;有不禁者,以气门不固,而频数不能禁也。又有气脱于上,则下焦不约,而遗失不觉者,此虚极之候也。总之,三者皆属虚证,但有轻重之辨耳。若梦中自遗者,惟幼稚多有之,俟其气壮而固,或少加调理可愈,无足疑也。惟是水泉不止,膀胱不藏者,必以气虚而然。盖气为水母,水不能蓄,以气不能固也。此失守之兆,大非所宜。甚至气脱而遗,无所知觉,则尤其甚者也。此惟非风证及年衰气弱之人,或大病之后多有之。仲景曰:下焦竭则遗溺失禁。此之谓也。

一、古方书论小便不禁者,有属热、属虚之辨。不知不禁之谓,乃以小水太利者为言,皆属虚寒,何有热证?若因热而小水频数,其证则淋沥点滴,不能禁止,而小水必不利,且或多痛涩,方是热证。若然,则自有"淋浊门"正治之法,盖此非遗失之谓也。倘以虚寒误认为热,而妄投泻火之药,无不殆矣。

论治 共六条

凡治小便不禁者,古方多用固涩,此固宜然。然固涩之剂,不过固其门户,此亦治标之意,而非塞源之道也。盖小水虽利于肾,而肾上连肺,若肺气无权,则肾水终不能摄。故治水者必须治气;治肾者,必须治肺。宜以参、芪、归、朮、桂、附、干姜之属为之主,然后相机加以固涩之剂为之佐,庶得治本之道,而源流如度。否则,徒障狂澜,终无益也。余制有巩堤丸方,治无论心脾肺肾之属,皆宜以此为主。

一、治脾肺气虚,不能约束水道,而病为不禁者,此其咎在中上二焦,宜补中益气汤、理中汤、温胃饮、归脾汤,或四味回阳饮之类,加固涩等剂主之。如不见效,责之肾。

一、肝肾阳气亏败,则膀胱不藏,而水泉不止,此其咎在命门,宜右归饮、大补元煎、六味回阳饮,甚者以四维散之类主之,或加固涩为佐亦可;或用《集要》四神丸,或八味地丸去泽泻亦可用。

一、凡睡中遗溺者,此必下元虚寒,所以不固,宜大菟丝子丸、家韭子丸、五子丸、缩泉丸之类主之。其有小儿从幼不加检束,而纵肆常遗者,此惯而无惮,志意之病也,责其神,非药所及。或因纵以致不固者,亦治之如前,宜用猪羊溲脬炙脆煎汤,送下前药更妙。

一、凡因恐惧辄遗者,此心气不足,下连肝肾而然,宜大补元煎、归脾汤、五君子煎之类主之。

一、古方壮阳固涩等剂,如茴香益智丸、二气丹、固脬丸、秘元丹、牡蛎丸、《济生》菟丝子丸、固真散,皆可随宜择用。

述古

薛立斋曰:《经》云:膀胱不约为遗溺。小便不禁,常常出而不觉也。人之漩溺,赖心肾二气之所传送。盖心与小肠为表里,肾与膀胱为表里。若心肾气亏,传送失度,故有此证,治宜温暖下元,清心寡欲。又有产育不顺,致伤膀胱,若内虚寒者,秘元丹、韭子丸之类;若内虚湿热者，六味地黄丸，或加五味、杜仲、补骨脂。年老者，八味丸；产育收生不谨，损破尿胞者，参术补胞汤加猪羊胞煎之。窃谓肝主小便，若肝经血虚，用四物、山栀；若小便涩滞，或茎中作痛，属肝经湿热，用龙胆泻肝汤；若小便频数，或劳而益甚，属脾气虚弱，用补中益气汤加山药、五味子；若小便无度，或淋沥不禁，乃阴挺痿也，用六味地黄丸；若小便涩滞，或补而益甚，乃膀胱热结也，用五淋散。其脾肺燥，不能化生者，黄芩清肺饮；膀胱阴虚，阳无所生者，滋肾丸；膀胱阳虚，阴无所化者，六味丸。若阴痿思色，精不出，茎道涩痛如淋，用加减八味丸料加车前，牛膝；若老人精竭复耗，大小便牵痛如淋，亦用前药，不应，急加附子，多有生者。

遗溺论列方

理中汤　温胃饮　四味回阳饮　右归饮　八味丸　六味回阳饮　四维散　滋肾丸　固脬丸　归脾汤　大菟丝子丸　二气丹　五子丸　《济生》菟丝丸　缩泉丸　五淋散　参术补胞汤　秘元丹　牡蛎丸　茴香益智丸　固真散　大补元煎　加减八味丸　家韭子丸　五君子煎　黄芩清肺饮　龙胆泻肝汤　《集要》四神丸　巩堤丸　术附汤　鹿茸丸　小安肾丸　椒附丸　威喜丸　《局方》安肾丸　肾着汤　猪苓丸　石刻安肾丸　猪肚丸　肉苁蓉丸　锁精丸　鸡内金散

卷三十二 贯集

阳　痿

经　义

《阴阳别论》曰：二阳之病发心脾，有不得隐曲，女子不月。

《厥论》曰：厥阴之厥，则少腹肿痛，腹胀，泾溲不利，好卧屈膝，阴缩肿。

《痿论》曰：思想无穷，所愿不得，意淫于外，入房太甚，宗筋弛纵，发为筋痿，及为白淫。阳明虚则宗筋纵。

《邪气藏府病形篇》曰：肾脉大甚为阴痿，微涩为不月、沉痔。

《经筋篇》曰：足太阴之筋病，阴器纽痛，下引脐。足厥阴之筋病，阴器不用，伤于内，则不起；伤于寒，则阴缩入；伤于热，则纵挺不收。

《经脉篇》曰：足厥阴结于茎，气逆则睾肿卒疝，实则挺长，虚则暴痒。

《至真要大论》曰：太阳之胜，隐曲不利，互引阴股。

《本神篇》曰：肝，悲哀动中则伤魂，魂伤则狂忘不精，当人阴缩而挛筋，两胁不举。恐惧而不解则伤精，精伤则骨痠痿厥，精时自下。

《生气通天论》曰：湿热不攘，大筋緛短，小筋弛长，緛短为拘，弛长为痿。

《疏五过论》帝曰：凡未诊病者，必问尝贵后贱，虽不中邪，病从内生，名曰脱营；尝富后贫，名曰失精。身体日减，气虚无精，病深无气，洒洒然时惊。病深者，以其外耗于卫，内夺于营，良工所失，不知病情，此治之一过也。凡欲诊病者，必问饮食居处，暴乐暴苦，始乐后苦，皆伤精气，精气竭绝，形体毁沮。暴怒伤阴，暴喜伤阳，厥气上行，满脉去形。愚医治之，不知补泻，不知病情，精华日脱，邪气乃并，此治之二过也。

《阴阳应象大论》曰：北方生寒，在志为恐，恐伤肾，思胜恐。

《宣明五气篇》曰：精气并于肾则恐。

《调经论》曰：血有余则怒，不足则恐。

论 证 共三条

凡男子阳痿不起，多由命门火衰，精气虚冷，或以七情劳倦，损伤生阳之气，多致此证。亦有湿热炽盛，以致宗筋弛缓，而为痿弱者，譬以暑热之极，则诸物绵萎。《经》云"壮火食气"，亦此谓也。然有火无火，脉证可别，但火衰者十居七八，而火盛者仅有之耳。

一、凡思虑焦劳，忧郁太过者，多致阳痿。盖阴阳总宗筋之会，会于气街，而阳明为之长，此宗筋为精血之孔道，而精血实宗筋之化源，若以忧思太过，抑损心脾，则病及阳明冲脉，而水谷气血之海，必有所亏，气血亏而阳道斯不振矣。《经》曰"二阳之病发心脾，有不得隐曲，及女子不月"者，即此之谓。

一、凡惊恐不释者，亦致阳痿。《经》曰"恐伤肾"，即此谓也。故凡遇大惊卒恐，能令人遗失小便，即伤肾之验。又，或于阳旺之时，忽有惊恐，则阳道立痿，亦其验也。余尝治一强壮少年，遭酷吏之恐，病似胀非胀，似热非热，绝食而困。众谓痰火，宜清中焦。余诊之曰：此恐惧内伤，少阳气索，而病及心肾，大亏证也。遂峻加温补，兼治心脾，一月而起，愈后形气虽健如初，而阳寂不举。余告之曰：根蒂若斯，肾伤已甚，非少壮所宜之兆，速宜培养心肾，庶免他虞。彼反以恐吓为疑，全不知信。未及半载，竟复病而殁。可见恐惧之害，其不小者如此新按。

论 治 共三条

一、命门火衰，精气虚寒而阳痿者，宜右归丸、赞育丹、石刻安肾丸之类主之；若火不甚衰，而止因血气薄弱者，宜左归丸、斑龙丸、全鹿丸之类主之。

一、凡因思虑惊恐，以致脾肾亏损而阳道痿者，必须培养心脾，使胃气渐充，则冲任始振，而元可复也，宜七福饮、归脾汤之类主之。然必大释怀抱，以舒神气，庶能奏效。否则，徒资药力无益也。其有忧思恐惧太过者，每多损抑阳气，若不益火，终无生意，宜七福饮加桂、附、枸杞之类主之。

一、凡肝肾湿热，以致宗筋弛纵者，亦为阳痿，治宜清火以坚肾，然必有火证火脉，内外相符者，方是其证，宜滋阴八味丸，或丹溪大补阴丸、虎潜丸之类主之；火之甚者，如滋肾丸、大补丸之类俱可用。

述 古

薛立斋曰：按：阴茎属肝之经络。盖肝者木也，如木得湛露则森立，遇酷暑则萎悴。若因肝经湿热而患者，用龙胆泻肝汤以清肝火、导湿热；若因肝经燥热而患者，用六味丸以滋肾水，养肝血而自安。又曰：琼玉膏、固本丸、坎离丸，此辈俱是沉寒泻火之剂，非肠胃有燥热者不宜服。若足三阴经阴虚发热者，久而服之，令人无子，盖损其阳气，则阴血无所生故也。屡验。

简易方

一方治阳事不起，用蛇床子、五味子、菟丝子等分为末，蜜丸，梧子大，每服三五十丸，温酒下，日三服。

阳痿论列方

左归丸　右归丸　全鹿丸　赞育丹　七福饮　归脾汤　石刻安肾丸　虎潜丸　琼玉膏　滋阴八味丸　固本丸　六味丸　龙胆泻肝汤　坎离丸　滋肾丸　《丹溪》大补阴丸　斑龙丸　大补丸

卷之三十三　贯集　疝气

经　义

《骨空论》曰：任脉为病，男子内结七疝，女子带下瘕聚。督脉生病，从少腹上冲心而痛，不得前后，为冲疝。

《长刺节论》曰：病在少腹，腹病不得大小便，病名曰癞疝。得之寒，刺少腹两股间，刺腰髁骨间，刺而多之，尽炅病已。

《经脉篇》曰：足厥阴肝病，丈夫癞疝，妇人少腹肿。肝所生病，为飧泄、狐疝。足厥阴之别，循胫上睾，结于茎，其气逆则睾肿卒疝，实则挺长，虚则暴痒，取之所别也。

《缪刺论》曰：邪客于足厥阴之络，令人卒疝暴痛，刺足大指爪甲上，与肉交者各一痏，左取上，上取左。

《脉解篇》曰：厥阴所谓癞疝，妇人少腹肿也。阴亦盛而脉胀不通，故曰癞癃疝也。

《阴阳别论》曰：三阳为病，发寒热，其传为癞疝。

《经筋篇》曰：足阳明之筋，病瘄疝，腹筋急。足太阴之筋，病阴器纽痛，下引脐两胁痛。足厥阴之筋，病阴器不用，伤于内则不起，伤于寒则阴缩入，伤于热则纵挺不收。

《邪气藏府病形篇》曰：小肠病者，小腹痛，腰脊控睾而痛，时窘之后。

《四时气篇》曰：小腹控睾，引腰脊，上冲心，邪在小肠者，连睾系，属于脊，贯肝肺，络心系。气盛则厥逆，上冲肠胃，熏肝，散于肓，结于脐。

《玉机真藏论》曰：是故风者，百病之长也。弗治，脾传之肾，病名曰疝瘕，少腹冤热而痛，出白，一名曰蛊。

《本藏篇》曰：肾下则腰尻痛，不可以俯仰，为狐疝。

《平人气象论》曰：寸口脉沉而弱，曰寒热，及疝瘕少腹痛。脉急曰疝瘕少腹痛。

《脉要精微论》曰：诊得心脉而急，病名心疝，少腹当有形也。

《邪气藏府病形篇》曰：心脉微滑为心疝引脐，小腹鸣。肝脉滑甚为癞疝；脾脉微大为疝气，滑甚为癃癞，涩甚为肠癞；微涩为内癞，多下脓血；肾脉滑甚为癃癞。

《大奇论》曰：肾脉大急沉，肝脉大急沉，皆为疝。心脉搏滑急为心疝。肺脉沉搏为肺疝。三阳急为瘕，三阴急为疝。

《五脏生成论》曰：青脉之至也，长而左右弹，有积气在心下支胠，名曰肝痹，得之寒，与疝同法;黄脉之至也,大而虚,有积气在腹中,有厥气,名曰厥疝,女子同法。

《四时刺逆从论》曰:厥阴滑则病狐疝风,少阴滑则病肺风疝,太阴滑则病脾风疝,阳明滑则病心风疝,太阳滑则病肾风疝,少阳滑则病肝风疝。

《至真要大论》曰:阳明司天,丈夫㿗疝,妇人少腹肿。阳明之胜,外发㿗疝。太阳在泉,民病少腹控睾,引腰脊,上冲心病。太阳之复,少腹控睾,引腰脊,上冲心。太阴在泉,主胜,甚则为疝。

论 证 共三条

疝气病者,凡小腹睾丸为肿为痛,止作无时者,皆是也。但疝证不一,如《内经》所谓狐疝者,以其出入不常也;有言㿉疝者,以其顽肿不仁也;有冲疝者,以其自少腹上肿而痛也;有厥疝者,以结气在阴而气逆为疝也;有疝瘕者,以少腹冤热而痛出白,一名曰蛊也。有六经风疝者,如《四时刺逆从论》所言者是也。有小肠疝者,如《邪气脏腑病形篇》所言者是也。凡此七者,总皆疝之为义。然疝之为病,不独男子有之,而妇人亦有之,《经》曰:有积气在腹中,有厥气,名曰厥疝,女子同法。又曰:厥阴所谓㿗疝,妇人少腹肿也。至若冲疝,瘕之属,亦皆男妇之所同病者。然惟睾丸之病,独在男子,而他则均当详察也。观张子和曰:夫遗溺、闭癃、阴痿、脬痹、精滑、白淫,皆男子之病也。若血涸不月、腥腰膝上热,足躄、嗌干、癃闭、少腹有块或定或移、前阴突出、后阴痔核,皆女子之病也。但女子不谓七疝,而谓之瘕。若年少而得之,不计男子妇人,皆无子。此说诚非谬也。然今人但言男子之疝,而全不知妇人之疝,殊失之矣。

一、疝气所属,本非一经。如《内经》所云:任脉为病,男子内结七疝,女子带下瘕聚。督脉生病,从少腹上冲心而痛,不得前后,为冲疝。又曰:脾传之肾,病名曰疝瘕。又曰:三阳为病,发寒热,其传为㿗疝。又曰:邪在小肠者,连睾系,属于脊。又曰:邪客于足厥阴之络,令人卒疝暴痛。又如心、肝、脾、肺、肾五疝之脉,各有所辨,此《素问》言诸经之疝也。又,《经筋》等篇言足阳明之筋,病㿗疝腹筋急;足太阴之筋,病阴器纽痛,下引脐,两胁痛;足厥阴之筋,病阴器不用等义,此《灵枢》言诸经之疝也。自张子和云疝有七,前人论者甚多,其非《灵枢》、《素问》、《铜人》之言,予皆不取,乃引《灵枢》之论曰:足厥阴之筋,聚于阴器,故阳明与太阴之筋,皆会于阴器,惟厥阴主筋,故为疝者,必本之厥阴。此子和之意,以疝为筋病,而筋主于肝,故谓疝必厥阴,似亦有理,而实则不然。观《内经》诸论之如前者,谓非《灵》、《素》之言,而子和皆不可取乎?且筋虽主于厥阴,然散见诸经,即为诸经之筋矣。若病在诸经,固可因筋而废经乎?矧[4]如《厥论》曰:前阴者,宗筋之所聚,太阴阳明之合也。又,《痿论》曰:阴阳总宗筋之会,会于气街,而阳明为之长。此亦可以不取乎?然则小腹前阴之经,则厥阴、少阴、太阴、阳明、少阳、太阳,以至冲、任、督脉皆有所涉。今考《铜人经》治疝之法,则诸经皆有俞穴,若谓止属厥阴,则诸经皆可废矣。即子和亦历指诸经之穴,谓诸穴虽亦治疝,然终非受疝之地,此何说也?自后丹溪遂因子和之言,谓经有七疝,寒、水、筋、血、气、狐、㿗也,专主肝经,与肾经无相干。再至戴原礼,又因丹溪之说,云疝本属厥阴之一经,余尝见俗说小肠,膀胱下部气者,皆妄言也。呜呼!此等议论,皆后学逞臆之见[5],果堪信乎?果堪法乎?医失真传,类多如此,故非《灵》、《素》、《铜人》之言,余诚不敢取也。今录《铜人》治疝穴法,条列后章,以便后人用证。

一、疝气之病,有寒证,亦有热证,然必因先受寒湿,或犯生冷,以致邪聚阴分,此其肇端之始，则未有不因寒湿而致然者。及其病郁既久，则郁而成热者有之；或以阳脏之人，火因邪聚，而湿热相资者亦有之，故在《内经》言疝，则寒热皆有所论。如曰：病在少腹，腹痛，不得大小便，病名曰疝，得之寒。曰：阴亦盛而脉胀不通，故曰㿗疝也。曰：肝痹，得之寒湿，与疝同法。曰：太阳、太阴、阳明之胜复，皆有疝气，是皆言疝之寒也。又如曰：脾风传肾，名曰疝瘕，少腹冤热而痛，出白，一名曰蛊。曰：足厥阴之筋，病阴器不用，伤于寒则阴缩入，伤于热则纵挺不收，是皆言疝之热也。此《内经》之言寒言热，未尝偏废者如此。观丹溪曰：自《素问》而下，皆以为寒，盖寒主收引，经络得寒则引而不行，所以作痛者。然亦有踢冰涉水，终身不病此者，无热在内故也。大抵此证始于湿热在经，郁而至久，又得寒气外来，不得疏散，所以作痛，若只作寒论，恐未为备。此丹溪之论如此，故其治多从火而倍用山栀、黄柏之属，余则不能无言也。观《内经》之言疝者如前，原非只作寒论，第言寒者较多于热，亦自疝家之正理，不可易也。矧疝以寒邪入经，所以为痛，及其久也，方为郁热，使其始不受寒，何由致疝，此寒为本而热为标也。若谓始于湿热在经，又得邪气外来，所以作痛，则反以热为本，而寒为标矣，岂其然乎？至若踢冰涉水，终身不痛者，此虽有贵贱之分，久暂之异，然必以阳气内实，而寒不能犯者有之，若谓无热在内，故寒自不入，又岂其然乎？此致病之因，有不得不辨也。是以《内经》之论，凡至切至当者，胡可弗遵；后世之谈，其多凿多偏者，安庸尽信？再若治此之法，固不可必其为寒，又不可必其为热，但治初受之邪，必当以温经散寒，行气除湿为主，切不可早用寒凉，致留邪气，则遗害非浅。及其久也，则有始终以寒者，有因寒郁热者，有元阳受伤而虚陷日甚者，但当察其形气病气，因病制方。若果有热证热脉显然外见者，方可治以寒凉；如无热证可据，而执云大抵疝由湿热，则无者生之，有者甚之矣。此习俗之通弊，有不可不鉴也。

论治 共十一条

凡治疝之法，当察所由。此虽以受寒受湿，因而成疝，然或以色欲，或以劳损，或以郁怒，或以饮食酒湿之后，不知戒慎，致受寒邪，则以阴求阴，流结于冲任血气之海，而下归阴分，遂成诸疝。故其为病，则有遇寒而发者；有郁久成热，遇热而发者；有郁则气逆，遇郁怒而发者；有湿因寒滞，遇湿而发者；有疲极则伤筋，遇劳苦而发者，有虚邪在少阴、厥阴，遇色欲而发者，有饮食之湿在阳明、太阴，遇酒酪而发者，至其久也，则正气陷而不举，邪气留而不去，而为㿗为木，难于愈矣。故治此者，必当因其所因，辨而治之，则无不随手可愈，若茫然混然，徒执一偏之见，而至老不寤[6]者，即与之谈，终无益也。

一、治疝必先治气，故病名亦曰疝气，非无谓也。盖寒有寒气，热有热气，湿有湿气，逆有逆气，气在阳分则有气中之气，气在阴分则有血中之气。凡气实者，必须破气；气虚者，必须补气。故治疝者，必于诸证之中，俱当兼用气药。

一、疝之暴痛或痛甚者，必以气逆，宜先用荔香散；气实多滞者，宜《宝鉴》川楝散，或天台乌药散；非有实邪而寒胜者，宜暖肝煎主之。

一、寒疝最能作痛，多因触冒寒邪，或犯生冷所致，凡喜暖畏寒，脉弦细，鼻尖手足多冷，大小便无热之类，皆是也。寒微者，宜荔香散、暖肝煎、肾气丸、神应散、丁香楝实丸之类主之；寒甚者，宜《医林》四神丸、《百一选方》十补丸、胡芦巴丸、沉香桂附丸之类主之。一法以五积散加盐炒吴茱萸，小茴香各一钱，姜五片，葱白五寸，同煎，空心热服，大治气痛不可忍。

一、热疝大能作痛，凡火邪聚于阴分而为痛者，必有热证热脉，或大便秘结，或小水热闭不通，或为胀为满而烦热喜冷者是也，宜大分清饮，或茵陈饮加茴香、川楝子之类，或以加味通心饮，葵子汤之类主之。又有肾本不虚，而肝经湿热火旺，茎中作痛，筋急缩，或痛、或痒、或肿，或挺纵不收，白物如精，随溺而下者，此筋疝也，宜龙胆泻肝汤主之。

一、湿疝多为重坠胀满，然亦有痛者，宜以前寒热证参而治之。有不痛而久坠不愈者，是即㿗疝之属，单宜治湿理气，以加味五苓散，或《局方》守效丸，或苍术散，或三层茴香丸之属主之。一云凡治㿗疝，非断房事厚味，不能取效。

一、疝病遇酒而发者，多因湿热，当先去其湿。湿而热者，大分清饮加茴香、川楝之属；湿兼寒者，宜加味五苓散主之，或以葛花解酲汤加减用之。

一、血结少腹间者，是为血疝，但察其非气非食，小腹硬而有形，大便秘结而黑，小水利者，必血积、血疝之属，宜桃仁膏，或桃仁煎，或玉烛散之类下之。

一、疝遇色欲而发者，是必阴虚之属。若阴虚兼动相火者，宜以六味地黄汤加黄柏、知母、山栀、茴香、川楝之类主之。若阴虚无火，或兼寒痛精虚者，宜理阴煎，或八味地黄汤加茴香、枸杞之类，或用暖肝煎主之。

一、疝久者必多虚证，或以元气本虚而偶患者，亦有虚证，或不耐劳苦而微劳即发者，亦有虚证，当以脉证辨之。凡治虚疝，当察其虚在阴分，或在阳分。阴虚者，轻则暖肝煎、八味地黄汤，甚则理阴煎、补阴益气煎之类，酌而用之；阳虚者，宜温胃饮、归脾汤、补中益气汤之类主之；若阳虚至甚者，必用桂、附、椒、姜，或以六味回阳饮之类主之；若虚中挟滞者，宜以前法为主，而加以疏导之药，如川楝、茴香、枳实、山楂、栀子之属，酌其宜而佐用之。

一、疝有邪实当下者，详后条张子和论中。

述古 共八条

《巢氏病源》曰：诸疝者，阴气积于内，复为寒气所加，使营卫不调，气血虚弱，故风冷入其腹内而成疝也。疝者，痛也，或小腹痛，不得大小便；或手足厥冷，绕脐痛，自汗；或冷气逆上抢心腹，令心痛；或里急而腹痛，此诸候非一，故云诸疝也。

许学士云：大抵此疾虽因虚得之，不可以虚而骤补。《经》云：邪之所凑，其气必虚。留而不去，其病则实，故必先涤所蓄之热，然后补之。是以诸方多借巴豆气者，盖谓此也。

刘宗厚云：谨按疝证虽始为因虚而得，必邪实迫痛而未下者，故当先泻而后补也。至有虚甚迫痛，上为呕逆，或下有遗精者，此邪实正虚之甚矣，此欲不补可乎？但恐补之则无益，泻之则气转陷，幸而获生者鲜矣。

陈无择曰：经云七疝、诸疝等义，更不见名状，但有寒疝、㿗疝、狐疝而已，唯《大奇论》列五脏脉为五疝者如前。大抵血因寒泣则为瘕，气因寒聚则为疝，但五脏脉理不同，不可不辨。且肾脉本沉，心脉本滑，受寒则急，于理乃是。肝脉本弦，肺脉本涩，并谓之沉，未为了义。又，脾不出本脉，但云急为疝，亦文义之缺也。凡云急者，紧也，紧为寒，亦可类推。且贼风入腹亦为疝，冒暑履湿皆能为疝，当随四气改易急字，风则浮弦，暑则洪数，湿则缓细，于理始明。要知疝虽兼脏气，皆外所因也，寒泣、风散、暑郁、湿着，绞刺击搏，无有定处，仓卒之际，痛不堪忍，世人称为横弦、竖弦、膀胱小肠气、贼风入腹等，名义不同，证状则一。

张子和曰：《内经》曰：木郁则达之。达，谓吐也，令条达其气也。肝之积，本当吐者，然观其病之上下，以顺为贵，仲景所谓上宜吐，下宜泻者，此也。敢列七疝图于下，以示后之君子，庶几有所凭借者焉。

寒疝：其状囊冷，结硬如石，阴茎不举，或控睾丸而痛。得于坐卧湿地，或寒月涉水，或冒雨雪，或坐卧砖石，或风冷处使内过劳，宜以温剂下之。久而无子。

水疝：其状肾囊肿痛，阴汗时出，或囊肿而状如水晶，或囊痒而搔出黄水，或少腹中按之作水声。得于饮水，醉酒使内，过劳汗出而遇风寒湿之气，聚于囊中，故水多，令人为卒疝，宜以逐水之剂下之。有漏针去水者，人多不得其法。

筋疝：其状阴茎肿胀，或溃，或脓，或痛，而衰急筋缩，或茎中痛，痛极则痒，或挺缩不收，或白物如精，随溲而下。久而得于房室劳伤，及邪术所使，宜以降心之剂下之。

血疝：其状如黄瓜，在少腹两旁，横骨两端约中，俗云便痈。得于重感春夏大燠[7]，劳动使内，气血流溢，渗入脬囊，留而不去，结成痈肿，肿少血多，宜以和血之剂下之。

气疝：其状上连肾区，下及阴囊，或因号哭忿怒，则气郁之而胀，怒哭号罢，则气散者是也。有一治法：以针出气而愈者。然针有得失，宜以散气之药下之。或小儿亦有此疾，俗曰偏气。得于已年老，或年少多病，阴痿精怯，强力入房，因而有子，胎中病也。此疝不治，惟筑宾一穴灸之。

狐疝：其状如瓦，卧则入小腹，行立则出小腹入囊中。狐昼则出穴而溺，夜则入穴而不溺，此疝出入上下往来，正与狐相类也。亦与气疝大同小异，今人带钩钤是也。宜以逐气流经之药下之。

㿗疝：其状阴囊肿缒，如升如斗，不痒不痛者是也。得之地气卑湿所生，故江淮之间，湫塘之处，多感此疾，宜以去湿之药下之。女子阴户突出，虽以此类，乃热则不禁固也，不可便谓虚寒而涩之、燥之、补之。本名曰瘕，宜以苦下之，以苦坚之。王太仆曰：阳气下坠，阴气上争，上争则寒多，下坠则筋缓，故睾垂纵缓，因作㿗疝也。

已上七疝，下去其病之后，可调则调，可补则补，各量病势，勿拘俗法。《经》所谓"阴盛而腹胀不通者，㿗癃疝"也，不可不下。

刘宗厚曰：按子和所论，病本经络之原，至为详尽，但七疝名固不同，治法当异，然俱用攻下之法，愚切疑焉。虽钱仲阳亦曰：肝为相火，有泻无补；丹溪有曰：肝只是有余，肾只是不足。夫厥阴一经受疝，宜通勿塞固宜，亦当视其浅深而行之可也，况有邪气客于膀胱、小肠之经者；若干于少阴肾经，则宜通勿塞之法，可例用乎？

愚谓子和七疝之治，虽各有不同，然无非用下，则不能无偏。故刘宗厚、徐用诚皆疑而议之，亦谓其太过耳，非谓尽不可用也。再观丹溪之法，则曰治疝大不宜下，是又相左之甚矣。余因考子和治按，如治蔡参军，因坐湿地，疝痛不堪，用导水丸下之而愈。又治一人因疟渴，过饮浆水病疝，医进姜附，为燥热所壅，以致阴囊重坠，大如升斗，乃先以导水丸，后用猪肤散大下之而愈。又治一夫病卒疝，赤肿大痛，数日不止，诸药如石投水，遂以导水丸，次以通经散，大下之而愈。若此类者，岂皆不可下乎？故但宜酌其虚实缓急，如或为邪热所闭，或以少年暴疾，或以肿硬赤痛之极者，则如导水丸、三花神佑丸、禹功散之类，皆所当用。盖邪盛而急，势不可当，有非行气利水等剂所能及者，则不得不攻，此子和之法，亦自有必不可废者，是不可不察也。

《辨疑录》云：治疝者，每用五苓散内加行气之药，获效者多。按药性，猪苓、泽泻分理阴阳，以和心与小肠之气；白术调脾，并利脐腰间湿及死血；茯苓淡利膀胱水，桂能伐肝邪，茴香善治小肠之气；金铃子、橘核去膀胱之气，槟榔下气，少加木通以导引小肠之邪，屡用屡验。

诸经治疝灸法

足阳明经：气冲　归来　水道　阴市　大巨　陷谷

足太阴经：冲门　府舍　阴陵泉　三阴交

足少阴经：肓俞　四满　阴谷　筑宾治小儿胎病　交信　太溪　照海　然谷

足厥阴经：急脉　曲泉　中都　蠡沟　中封　太冲　行间　大敦

足太阳经：肝俞　次髎　合阳　承山　金门

足少阳经：五枢　肩井　丘墟

督脉：命门　长强

任脉：曲骨　中极　关元　石门　气海　阴交。

一法、于关元两旁相去各三寸青脉上，灸七壮即愈。左灸左，上灸上，用验。

一法、令病者合口，以草横量两口角为一折，照此再加二折，共为三折，屈成三角如△样，将上角安脐中心，两角安脐下两旁，当下两角处是穴，左患灸上，上患灸左，左上俱患，即两灸之。艾柱如麦粒，灸十四壮或二十一壮即安。

一、阑门穴：在阴茎根两旁各开三寸是穴，针一寸半，灸七壮，治木肾偏坠按：此即奇俞中泉阴穴。《千金翼》云：在横骨旁三寸，治卵偏大，灸百壮，三报之。

一、外陵穴：在脐左上各开一寸半，灸疝立效，永不再发，屡用屡验。

一、风市穴：在膝上七寸外侧两筋间。又取法：令正身平立，直垂两手着腿，当中指尽处陷中是穴。针五分，灸七壮，《千金》云：灸百壮，重者五六百壮。治疝气，外肾肿，小肠气痛，腹内虚鸣，此风痹疼痛之要穴。

熨治法

严氏云：用食盐半斤，炒极热，以故帛包熨痛处。

一法用泥、葱白一握，置脐中，上用熨斗熨之，或上置艾灼之，炒。或以葱白为一束，去须叶，切为寸厚葱饼，烘热置脐上，仍以熨斗熨之，尤便而妙。

疝气论列方

荔香散　川楝散　加味通心饮　暖肝煎　理阴煎　龙胆泻肝汤　六味丸　八味丸　葛花解酲汤　温胃饮　肾气丸　归脾汤　加味五苓散　玉烛散　五积散　丁香楝实丸　苍术散　葵子汤　天台乌药散　桃仁煎　桃仁膏　茵陈饮　神应散　《百选》十补丸　守效丸　《医林》四神丸　神佑丸　禹功散三层茴香丸　导水丸　胡芦巴丸　六味回阳饮　大分清饮　沉香桂附丸　补中益气汤　补阴益气煎　荔核散　降椒酒　木香导气丸　苦楝丸　加减柴苓汤　蟠葱散　羊肉汤　疝气神方　去铃丸　夺命丹　川楝子丸　当归羊肉汤　固元丹　湿疝阴丸作痛

卷三十四　天集　癃闭

经　义

《灵兰秘典论》曰：小肠者，受盛之官，化物出焉。三焦者，决渎之官，水道出焉。膀胱者，州都之官，津液藏焉，气化则能出矣。

《宣明五气篇》曰：膀胱不利为癃，不约为遗溺。

《生气通天论》曰：阳不胜其阴，则五脏气争，九窍不通。

《口问篇》曰：中气不足，溲便为之变。

《本输篇》曰：三焦者，足少阴太阳之所将，太阳之别也，并太阳之正，入络膀胱，约下焦。实则闭癃，虚则遗溺。

《奇病论》曰：有癃者，一日数十溲，此不足也详"死生门·八"。

《玉机真藏论》帝曰：夫子言脾为孤脏，中央土以灌四傍，其太过与不及，其病皆何如？岐伯曰：太过则令人四肢不举，其不及则令人九窍不通，名曰重强。

《气厥论》曰：胞移热于膀胱则癃、溺血；膀胱移热于小肠，膈肠不便，上为口糜。

《经脉篇》曰：肝所生病者，遗溺闭癃。足少阴之别，实则闭癃。

《骨空论》曰：督脉为病，癃、痔、遗溺。

《厥论》曰：厥阴之厥，则少腹肿痛，腹胀，泾溲不利，好卧屈膝，阴缩肿，胻内热。

《邪气藏府病形篇》曰：肾脉微急为沉厥，奔豚，足不收，不得前后。

《痹论》曰：肠痹者，数饮而出不得，中气喘争，时发飧泄。胞痹者，少腹膀胱按之内痛，若沃以汤，涩于小便，上为清涕。

《经脉篇》曰：足少阴之别，名曰大钟，实则闭癃，虚则腰痛。

《阴阳类论》曰：二阴一阳，病出于肾，阴气客游于心，脘下空窍，堤闭塞不通，四肢别离。

《至真要大论》曰：太阳之胜，隐曲不利，互引阴股。岁太阴在泉，少腹痛肿，不得小便。

《五常政大论》曰：涸流之纪，其病癃闭，邪伤肾也。

《六元正纪大论》曰：阳明司天之政，民病癃闭。

《标本病传》曰：大小不利者，治其标。

《热病篇》曰：癃，取之阴蹻及三毛上及血络出血。

《终始篇》曰：内闭不得溲，刺足少阴、太阳与骶上以长针。

论　证 共三条

一、小水不通，是为癃闭，此最危最急证也。水道不通，则上侵脾胃而为胀，外侵肌肉而为肿，泛及中焦则为呕，再及上焦则为喘，数日不通则奔迫难堪，必致危殆。今人一见此证，但知利水，或用田螺罨脐之法，而不辨其所致之本，无怪其多不治也。

凡癃闭之证，其因有四，最当辨其虚实。有因火邪结聚小肠、膀胱者，此以水泉干涸，而气门热闭不通也。有因热居肝肾者，则或以败精，或以槁血，阻塞水道而不通也；若此者，本非无水之证，不过壅闭而然，病因有余，可清可利，或用法以通之，是皆癃闭之轻证也。惟是气闭之证，则尤为危候。然气闭之义有二焉：有气实而闭者，有气虚而闭者。夫膀胱为藏水之腑，而水之入也，由气以化水，故有气斯有水；水之出也，由水以达气，故有水始有溺。《经》曰：气化则能出矣。盖有化而入，而后有化而出；无化而出，必其无化而入，是以其入其出，皆由气化，此即本经气化之义，非单以出者言气化也。然则水中有气，气即水；也气中有水，水即气也。今凡病气虚而闭者，必以真阳下竭，元海无根，水火不交，阴阳否隔，所以气自气；而气不化水，水自水，而水蓄不行。气不化水，则水腑枯竭者有之；水蓄不行，则浸渍腐败者有之。气既不能化，而欲强为通利，果能行乎？阴中已无阳，而再用苦寒之剂，能无甚乎？理本甚明，何知之者之不多见也？至若气实而闭者，不过肝强气逆，移碍膀胱，或破其气，或通其滞，或提其陷，而壅者自无不去。此治实者无难，而治虚者必得其化，为不易也，故凡临此证，不可不详辨其虚实。

一、仲景曰：在尺为关，在寸为格，关则不得小便，格则吐逆。此误认关格之义也，详见“关格门”。

论治 共七条

一、火在下焦，而膀胱热闭不通者，必有火证火脉，及溺管疼痛等证，宜大分清饮、抽薪饮、益元散、玉泉散，及绿豆饮之类以利之。若肝肾实火不清，或遗浊，或见血者，大都清去其火，水必自通，前法俱可通用。

一、气闭证，当分虚实寒热而治之。

凡气实者，气结于小肠膀胱之间而壅闭不通，多属肝强气逆之证，惟暴怒郁结者多有之，宜以破气行气为主，如香附、枳壳、乌药、沉香、茴香之属，兼四苓散而用之。若气陷于下，药力不能骤及者，当即以此药多服，探吐以提其气，使气升则水自降也。有痰气逆滞不通者，即以二陈汤、六安煎之类探吐之；有热闭气逆者，即以大分清饮探吐之；有气实血虚而闭者，用四物汤探吐之。凡气实等证，无如吐之妙者，譬之滴水之器，闭其上窍，则下窍不通，开其上窍，则下窍必利。盖有升则有降，无升则无降，此理势之使然也。

凡气虚而小便闭者，必以素多斫丧，或年衰气竭者，方有此证，正以气有不化，最为危候，不易治也。然凡病此者，必其有渐，但觉小便短少，或便时费力，便当留心速治，若待其剧，恐无及也。但治此者，亦当辨其脏气之寒热。若素无内热之气者，是必阳虚无疑也。或病未至甚，须常用左归、上归、六味、八味等汤丸，或壮水以分清，或益火以化气，随宜用之，自可渐杜其原；若病已至甚，则必用八味丸料，或加减《金匮》肾气汤大剂煎服，庶可挽回；或疑桂附辛热不敢轻用，岂知下元阳气亏甚，得寒则凝，得热则行。舍此二者，更有何物可以直达膀胱而使水因气化也？若气虚下陷，升降不利者，宜补中益气汤主之，或即用此汤探吐之，最妙；若素禀阳脏内热，不堪温补，而小便闭绝者，此必真阴败绝，无阴则阳无以化，水亏证也，治宜补阴抑阳，以化阴煎之类主之。或偏于阳亢而水不制火者，如东垣之用滋肾丸亦可，但此即火证之属耳。

一、大小便俱不通者，必先通其大便，则小便自通矣，宜八正散之类主之。

一、久服桂附之属，以致水亏阳亢，而小便不通者，宜解毒壮水，以化阴煎之类主之。甚者，以黄连解毒汤加分利滋阴等药亦可，然尤惟绿豆饮为解毒之神剂。其有因久服阳药，作用过多，火本不盛，单由水亏者，非六味地黄汤大剂滋之不可也。

一、服分利既多，而小水愈不通者，此必下竭之证。察其水亏者，必须大补真阴；火虚者，必须峻补阳气，气达水行，其便自调。不可见其假实，恣意疏通，此与榨干汁、沸[8]枯油者何异？致今竭者愈竭，鲜不危矣。

一、膀胱无水等证，有因泄泻，水归大肠而小水不通者，此当但治泄泻，泄泻止而水自利也。因大汗多汗，气从汗泄而小水不利者，此当调治营卫，表气收而小便自利也。有虚劳亡血伤精，水随液去，五内枯燥而小水不利者，此当调补真阴，血气渐充而小水渐利也。凡此数者，皆膀胱无水枯涸之证，水泉既涸，故不可再加分利；内惟泄泻证亦有可分利者，然亦不过十之三耳。诸如此者，当于各门详察治之，皆非有水不通而为癃闭之类也。

一、怀妊之妇，每有小便不通者，此以胎气下陷，溺孔被压而然，多以气虚不能举胎所致，宜八珍汤、补中益气汤之类主之。若临盆之际，胎压膀胱而小便不通者，宜以手指托起其胎，则小水自出。

通闭方法

凡治小水闭塞不通，危急之甚，诸药不效者，速寻白菊花根捣烂，用生白酒冲和，取酒汁温而饮之，神效。按：此方或白花者一时难得，即不拘何色，但以家菊根代之，亦必无不效。

一法、治膀胱有溺，或因气闭，或因结滞阻塞，不能通达，诸药不效，危困将死者，用猪溲胞一个，穿一底窍，两头俱用鹅翎筒穿透，以线扎定，并缚住下口根下出气者一头，乃将溲胞吹满，缚住上窍，却将鹅翎尖插入马口，解去根下所缚，手捻其胞，使气从尿管透入膀胱，气透则塞开，塞开则小水自出，大妙法也。

一、通塞法：凡败精干血，或溺孔结垢，阻塞水道，小便胀急不能出者，令病人仰卧，亦用鹅翎筒插入马口，乃以水银一二钱徐徐灌入，以手逐段轻轻导之，则诸塞皆通；路通而水自出，水出则水银亦从而喷出，毫无伤碍，亦最妙法也。

一、熏洗通便法：凡偶有气闭，小水不通，胀急危困之极者，速用皂角、葱头、王不留行各数两，煎汤一盆，令病者坐浸其中，熏洗小腹下体，久之热气内达，壅塞自开，便即通矣。若系妇人，亦可用数茎塞阴户中，外加熏洗，其通尤速。

述　古　共三条

易老云：寒在胞中，遏塞不入；热在下焦，填塞不便，须用感北方寒水之化，气味俱阴之药，以除其热，泄其闭塞。

东垣治一人，病小便不利，目睛突出，腹胀如鼓，膝已上坚硬，皮肤欲裂，饮食不下，服甘淡渗利之药皆不效。予曰：疾急矣，非精思不能处。思至半夜，曰：吾得之矣！《经》曰：膀胱者，津液之腑，必气化而能出焉。多服渗利之药而痛益甚，是气不化也。启玄子云：无阳则阴无以主，无阴则阳无以化。甘淡气薄者皆阳药，独阳无阴，欲化得乎？遂以滋肾丸群阴之剂投之，再服愈。

丹溪曰：小便不通，有气虚、有血虚、有实热、有痰、有湿、有气结下焦，血气干者死。

癃闭论列方

抽薪饮　四苓散　八正散　益元散　玉泉散　大分清饮　化阴煎　二陈汤　六味汤　滋肾丸　八味汤　补中益气汤　左归饮　右归饮　黄连解

毒汤　六安煎　四物汤　《金匮》肾气汤　绿豆饮　八味丸　地髓汤　疏凿饮　人参固本丸　五苓散　葱白汤　万全木通汤　导赤散　七正散　导水茯苓汤　葱熨法　清肺饮子　黄芩清肺饮　葵子汤　赤茯苓汤　《直指》黄芩汤　独蒜通便方　龙胆泻肝汤　十全大补汤　三味牛膝汤　加味龙胆泻肝汤　加味逍遥散　加味通心饮　《良方》龙胆泻肝汤　大连翘饮　小便不通方

---

[1]远　诸本同。《素问·上古天真论》作“达”。姑存。
[2]恚嗔(huichen,音会琛)　忿怒、恨怒。同义复词。
[3]列方　此下所列方药证治,本次整理径予删除,仅留方名备考,下文同。
[4]矧(shen,音审)　递进连词。况且,何况。
[5]逞臆之见　炫耀和卖弄自己的看法和观点。臆,主观的推测和想象。
[6]不寤　执迷不悟。“寤,睡醒”。
[7]大燠(yu,音育)大热。燠,暖热。《周书·王褒传》:“江南燠热,桔柚冬青。”
[8]泲(ji,音己)过滤。

证治准绳

明·王肯堂[原著]

［说明］

《证治准绳》，亦称《六科证治准绳》。明代医家王肯堂撰于万历三十年(1602)，共8卷。王肯堂(1546～1613)，字宇泰，一字损仲，又字损庵，号念西居士，又号郁冈斋主。著名医学家。明代金坛(今江苏省金坛县)人。王氏著书计70卷。包括《证治准绳》、《医镜》、《医辨》、《医论》、《灵兰要览》、《胤产全书》、《胎产证治》、《郁冈斋医学笔麈》、《医学穷源集》以及医论、医话、医案等。《证治准绳》为王氏代表作。包括杂病证治准绳、杂病证治类方、伤寒证治准绳、疡医证治准绳、幼科证治准绳、女科证治准绳等六类专集。本书详于理论，为集明以前临床之大成者。所论各科证治，博采众长，条分缕析，平正公允。所述病证皆以证治为主，涉及各科病种颇为广泛，每一病证先以综述历代医家治验，然而阐明自己见解，采录资料十分丰富，论述颇为精审，治法极为详备，选订诸方大多切于实用，故有“博而不杂，详而有要”的特点。对泌尿男科学临床，王氏经验颇丰，尤其作者首创以活血化瘀法治疗淋浊腹痛，疗效尤著，为后世医家所崇尚。

本次据明·万历三十年壬寅(1602)刻本为底本，明·崇祯十七年甲申(1644)聚锦堂刻本、日本宽文十年庚戌(1670)铜驼书林刻本为主校本整理。

闭癃遗尿总论

遗尿者，溺出不自知也；闭癃者，溺闭不通而淋沥滴点也。唯肝与督脉、三焦、膀胱主之。

肝脉、督脉主之者，《经》云：肝足厥阴之脉，过阴器，所生病者，遗溺闭癃。又云：督脉者，女子入系廷孔，其孔，溺孔之端也。其男子循茎下至篡，与女子等，其生病癃痔遗溺。故遗溺闭癃，皆取厥阴俞穴及督脉俞穴也。

三焦主之者，《经》云：三焦下腧在于足太阳之前，少阳之后，出于腘中外廉，名曰委阳，足太阳络也。三焦者，足太阳、少阳之所将，太阳之别也，上踝五寸，别入贯腨肠，出于委阳，并太阳之正，入络膀胱，约下焦，实则闭癃，虚则遗溺。遗溺则补之，闭癃则泻之是也。

膀胱主之者，《经》云：膀胱不利为癃，不约为遗溺是也。然遗溺闭癃，不取膀胱俞穴者，盖膀胱但藏溺，其出溺，皆从三焦及肝、督脉也。闭癃，合而言之，一病也；分而言之，有暴久之殊。盖闭者暴病，为溺闭，点滴不出，俗名小便不通是也；癃者久病，为溺癃淋沥点滴而出，一日数十次，或百次，名淋病是也。今分其病立为二门。

小便不通

丹溪大法：小便不通，有热、有湿、有气结于下，宜清、宜燥、宜升，有隔二、隔三之治。如因肺燥不能生水，则清金，此隔二；如不因肺燥，但膀胱有热，则宜泻膀胱，此正治也。如因脾湿不运而精不升，故肺不能生水，则当燥脾健胃，此隔三。车前子、茯苓、清肺也；黄柏、知母，泻膀胱也；苍术、白术，健胃燥脾也。

《宝鉴》小便不利有三，不可一概而论。若津液偏渗于肠胃，大便泄泻而小便涩少，一也，宜分利而已；若热搏下焦津液，则热湿而不行，二也，必渗泄则愈；若脾胃气涩，不能通调水道、下输膀胱而化者，三也，可顺气，令施化而出也。

东垣大法：小便不通，皆邪热为病，分在气在血而治之。以渴与不渴而辨之，如渴而不利者，热在上焦肺分故也。夫小便者，是足太阳膀胱经所主也。肺合生水，若肺热不能生水，是绝其水之源。

《经》云：虚则补其母。宜清肺而滋其化源，故当从肺之分，助其秋令，水自生焉。又如雨如雾如霜，皆从天而降下也。且药有气之薄者，乃阳中之阴，是感秋清肃杀之气而生，可以补肺之不足，淡味渗泄之药是也。茯苓、泽泻、琥珀、灯心、通草、车前子、木通、瞿麦、扁蓄之类，以清肺之气，泄其火，滋水之上源也。如不渴而小便不通者，热在下焦血分，故不渴而小便不通也。热闭于下焦者，肾也、膀胱也，乃阴中之阴，阴受热邪，闭塞其流。

易上老云：寒在胸中，遏塞不入，热在下焦，填塞不便，须用感北方寒水之化，气味俱阴之药，以除其热，泄其闭塞。

《内经》云：无阳则阴无以生，无阴则阳无以化。若服淡渗之药，其性乃阳中之阴，非纯阴之剂，阳无以化，何以补重阴之不足也。须用感地之水而生大苦之味，感天之寒气而生大寒之药，此气味俱阴，乃阴中之阴也。大寒之气，人感之生膀胱。寒水之运，人感之生肾。此药能补肾与膀胱。受阳中之阳热火之邪，而闭其下焦，使小便不通也。夫用大苦寒之药，治法当寒因热用。

又云：必伏其所主，而先其所因。其始则气同，其终则气异也。如热在上焦，以栀子、黄芩。热在中焦,以黄连、芍药;热在下焦,以黄柏。热在气分,渴而小便闭,清肺散、猪苓汤、五苓散、茯苓琥珀汤、红秫散。热在血分,不渴而小便闭,滋肾丸、黄连丸、导气除燥汤。

东垣治一人病小便不利,目睛突出,腹胀如鼓,膝以上坚硬,皮肤欲裂,饮食不下,服甘淡渗泄之药皆不效。曰:疾急矣。非精思不能处。思之半夜,曰:吾得之矣。

《经》云:膀胱者,津液之府,必气化而能出焉。多服淡渗之药而病益甚,是气不化也。启玄子云:无阳则阴无以生,无阴则阳无以化。甘淡气薄皆阳药,独阳无阴,欲化得乎?遂以滋肾丸群阴之剂投服,再服即愈。

渴而腹冷,水气也。《金匮》云:小便不利者,有水气,其人苦渴,栝蒌瞿麦丸主之。以小便利,腹中温为度。小便不通,腹下痛,状如覆碗,痛闷难忍者,乃肠胃干涸,膻中气不下。《经》云:膀胱者,州都之官,津液藏焉,气化则能出矣。膻中者,臣使之官,三焦相火,肾为气海也。王注曰:膀胱,津液之府,胞内居之,少腹处间毛内藏胞器,若得气海之气施化,则溲便注下。气海之气不及,则隐秘不通,故不得便利也。先用木香、沉香各三钱,酒调下,或八正散,甚则宜上涌之,令气通达,便自通利,《经》所谓病在下,上取之。王注曰:热攻于上,不利于下,气盛于上,则温辛散之,苦以利之。一方:煎橘红茯苓汤,调木香、沉香末服之,空心下。

丹溪云:小便不通,属气虚、血虚,有实热、痰气闭塞,皆宜吐之,以提其气,气升则水自降,盖气承载其水者也。气虚用参、术、升麻等,先服后吐,或就参、芪药中调理吐之。血虚用四物汤,先服后吐,或就芎归汤探吐之;痰多,二陈汤,先服后探吐之;痰气闭塞,二陈加香附、木通探吐之;实热当利之,或用八正散,盖大便动则小便自通矣。

或问:以吐法通小便,方论中未尝有之,理将安在?曰:取其气化而已。何则?《内经》谓三焦者,决渎之官,水道出焉。膀胱者,州都之官,津液藏焉,气化则能出矣。故上中下三焦之气,有一不化,则不得如决渎之水而出矣,岂独下焦膀胱气塞而已哉。上焦肺者,主行荣卫,通调水道,下输膀胱,而肾之合足三焦,下输又上连肺,此岂非小便从上焦之气化者乎!张仲景有言,卫气行则小便宣通,其义亦在是矣。

《内经》又谓脾病则九窍不通,小便不利,是其一也。此岂非小便从中焦之气化者乎。由是而言之,三焦所伤之邪不一,气之变化无穷,故当随处治邪行水,求其气化,亦无穷也。然而大要,在乎阴与阳无相偏负,然后气得以化。若《方盛衰论》曰:至阴虚,天气绝;至阳盛,地气不足。夫肾肝在下,地道也;心肺在上,天道也;脾胃居中,气交之分也。故天之阳绝而不交于地者,尚且白露不下,况人同乎天,其在上之阳不交于阴,则在下之阴无以为化,而水道其能出乎!

东垣引《八十一难经》谓有阴阳相乘,有覆有溢,而为内关不得小便者,有或在下之阴虚,在上之阳盛,不务其德而乘之,致肾气之不化者,必泻其阳而举之,则阴可得而平也。若此条所叙之证,皆用吐法,盖因气道闭塞,升降不前者而用耳,何尝舍众法而独施是哉!

丹溪尝曰:吾以吐通小便,譬如滴水之器,上窍闭则下窍无以自通,必上窍开而下窍之水出焉。予尝推是开窍之法,用之多验,姑书一二,证以明之。

甲午秋,治一妇人,年五十,初患小便涩,医以八正散等剂,展转小便不通,身如芒刺加于体。予以所感霖淫雨湿,邪尚在表,因用苍术为君,附子佐之,发其表,一服即汗,小便即时便通。

又,治马参政父,年八旬,初患小便短涩,因服药分利太过,遂致闭塞,涓滴不出。予以饮食太过,伤其胃气,陷于下焦,用补中益气汤,一服小便通。因先多利药,损其肾气,遂致通后遗尿,一夜不止,急补其肾,然后已。凡医之治是证,未有不用泄利之剂者,安能顾其肾气之虚哉？表而出之，以为世戒。有瘀血而小便闭者，宜多用牛膝。

《本事方》云：顷在毗陵，有一贵官妻妾，小便不通，脐腹胀痛不可忍，众医皆作淋治，如八正散之类数种，皆不通，病愈甚。予诊之曰，此血瘕也。非瞑眩药不可去。乃用桃仁煎，初服至日午，大痛不可忍，卧少顷，下血块如拳者数枚，小便如黑豆汁一二升，痛止得愈。此药猛峻，气虚血弱者，宜斟酌之。大抵小腹痛胀如覆碗者为实，亦分在气在血，气壅塞于下者，木香流气饮；血污[1]于下者，桃仁煎、代抵当丸、牛膝膏。

《经》云：肾合膀胱，膀胱者，津液之府也。小肠属肾，肾上连肺，故将两脏。三焦者，中渎之府也，水液出焉。是属膀胱，乃肾之府也。

又云：膀胱者，州都之官，津液藏焉，气化则能出矣。由是言之，膀胱藏水，三焦出水，治小便不利，故刺灸法但取三焦穴，不取膀胱也。小肠属肾、肺，故东垣用清肺饮子、滋肾丸利小便也。

《运气》：小便不利有三：其一属湿邪攻三焦。

《经》云：太阴在泉，湿淫所胜，病小腹痛肿，不得小便。又云：水不及曰涸流，涸流之纪，上宫与正宫同，其病癃闭是也。其二属风邪攻脾。《经》云：厥阴司天，风淫所胜，病溏瘕泄，水闭是也。其三，属燥热。《经》云：阳明司天之政，天气急，地气明，民病癃闭。初之气，其病小便黄赤，甚则淋。又云：少阴司天之政，地气肃，天气明。二之气，其病淋是也。良法治小便不通，诸药不效，或转胞至死危困，用猪尿胞一个，底头出一小眼子，翎筒通过，放在眼儿内，根底以细线系定，翎筒子口细杖子堵定，上用黄蜡封尿胞口，吹满气七分，系定了，再用手捻定翎筒根头，放了黄蜡，塞其翎筒在小便出里头，放开翎筒根头，手捻其气透于里，小便即出，神效。

妊娠小便不通

妊娠胎满逼胞，多致小便不利，若胞系了戾，小便不通，名曰转胞。丹溪以为多因胎妇虚弱，忧闷性躁，食味厚。古方用滑利疏导药鲜效。若脬为胎坠而不通，但升举其胎，胞系疏而小便自行。若脐腹作胀而小便淋秘，此脾胃气虚，胎压尿胞，四物、二陈、参术，空心服后，探吐数次自安。

薛氏云：前证亦有脾肺气虚，不能下输膀胱者；亦有气热郁结，膀胱津液不利者；亦有金为火燥，脾土湿热甚而不利者，更当详审施治。

《金匮要略》问曰：妇人病，饮食如故，烦热不得卧，而反倚息者，何也？师曰：此名转胞，不得溺也。以胞系了戾，故致此病。但利小便则愈，宜肾气丸主之。即八味丸，酒下十五丸至三十丸，日再服。

又云：妊娠有水气，身重[2]，小便不利，洒淅恶寒，起即头眩，葵子茯苓散主之。

又云：妊娠小便难，饮食如故，归母苦参丸主之。

丹溪治一妇转胞，小便闭，脉似涩，重取则弦，左稍和，此得之忧患。涩为血少气多，弦为有饮。血少则胞不举，气多有饮，中焦不清而溢，则胞知所避而就下，故坠。以四物汤加参、术、半夏、陈皮、甘草、生姜，空心饮，随以指探吐之，俟气定又与，至八帖而安。此恐偶中，后又治数人皆效。

又，一妇四十一岁，孕九月转胞，小便闭，脚肿形瘁，脉左稍和而右涩，此饱食气伤胎系，弱不能自举而下坠，压着膀胱，偏在一边，气急为其所闭，所以水窍不能出也。宜补血养气，气血既正，胎系自举，则不下坠，方有安之理。遂用人参、当归身尾、白芍药、白术、陈皮、炙甘草、半夏、生姜煎汤，浓与四帖，次早以渣煎，顿服探吐之，小便即通，皆黑水。后就此方加大腹皮、枳壳、青葱叶、砂仁二十帖与之，而得以安产。

一孕妇小便不通，脉细弱，乃气血俱虚，胎压膀胱下口，用补药升起恐迟，反加急满。令稳婆以香油抹手，入产户托起其胎，溺出如注。却以参、芪、升麻大剂服之。一法：将孕妇倒竖起，胎自运，溺自出，胜手托远矣。

产后小便不通

旧方：用陈皮去白为末，空心酒调二钱，外用盐填脐中，却以葱白剥去粗皮，十馀根作一缚，切作一指厚，安盐上，用大艾炷满葱饼上，以火灸之，觉热气入腹内，即时便通按：此唯气壅不得通者宜之。若气虚源涸与夫热结者，不可泥也。

淋 胞痹

淋之为病，尝观《病源候论》谓由肾虚而膀胱热也。膀胱与肾为表里，俱主水，水入小肠与胞，行于阴为溲便也。若饮食不节，喜怒不时，虚实不凋，脏腑不和，致肾虚而膀胱热，肾虚则小便数，膀胱热则水下涩，数而且涩，则淋沥不宣，故谓之淋。其状小腹弦急，痛引于脐，小便出少气数，及分石淋、劳淋、血淋、气淋、膏淋、冷淋。其石淋者，有如沙石；劳淋者，劳倦即发；血淋者，心主血，气通小肠，热甚则搏于血脉，血得热则流行，入胞中与溲俱下；膏淋者，肥液若脂膏，又名肉淋；气淋者，胞内气胀，小腹坚满，出少喜数，尿有余沥；冷淋者，冷气客于下焦，邪正交争，满于胞内，水道不宣，先寒战，然后便数成淋，可谓悉病情矣。考之《内经》，则淋病之因，又不止此。大纲有二：曰湿、曰热。谓太阴作初气，病中热胀，脾受积湿之气，小便黄赤，甚则淋。少阳作二气，风火郁于上而热，其病淋。盖五脏六腑十二经脉气皆相通移，是故足太阳主表，上行则统渚阳之气，下行则入膀胱。又，肺者，通调水道，下输膀胱。脾胃消化水谷。或在表、在上、在中，凡有热则水液皆热，转输下之，然后膀胱得之而热矣。且小肠是心之府，主热者也。其水必自小肠渗入膀胱，胞中诸热应于心者，其小肠必热，胞受其热，《经》谓胞移热于膀胱者，则癃溺血是也。由此而言，初起之热邪不一，其因皆得传于膀胱而成淋。若不先治其所起之本，止从未流胞中之热施治，未为善也。予尝思之，淋病必由热甚生湿，湿生则水液浑，凝结而为淋。不独此也，更有人服金石药者，入房太甚，败精流入胞中，及饮食痰积渗入者，则皆成淋。

丹溪尝治一小儿，在胎受久服金石药之余毒，病淋一十五年，以紫雪治愈。

凡治病不求其本，可乎？小便涩痛，常急欲溺，及去点滴，茎中痛不可忍者，此五淋病，生料五苓散加阿胶，或车前子末，或五苓散、益元散等分和服，并可吞火府丹，佐以导赤散、石韦散。若热极成淋，服药不效者，宜减桂五苓散，加木通、滑石、灯心、瞿麦少许，仍研麦门冬草、连根车前草、白龙草各自然汁，和蜜水调下。气淋，气壅不通，小便淋结，脐下妨闷疼痛，瞿麦汤、石韦散、榆枝汤、木香流气饮。气虚淋，八物加杜牛膝、黄芩汁煎服。老人气虚亦能淋，参、术中加木通、山栀。血受伤者，补血行血自愈，勿作淋治。死血作淋，牛膝膏妙。但虚人能损胃，不宜食。

《千金》云：用牛膝以酒煮服，治小便淋痛。

《肘后方》用牛膝根茎叶，亦以酒煮服，治小便不利，茎中痛欲死，及治妇人血结坚痛如神。盖牛膝治淋之圣药也，但虚人当用补剂监制之耳。血淋，用侧柏叶、生藕节、车前草等分捣汁，调益元散、立效散、瞿麦散、小蓟饮子、柿蒂散、当归汤、羚羊角饮、鸡苏饮子、金黄散、发灰散。戴氏云：血淋一证，须看血色分冷热。色鲜者，心、小肠实热。色瘀者，肾、膀胱虚冷。若的是冷淋及下元虚冷血色瘀者，并宜汉椒根锉碎，不以多少，白水煎，候冷进按：血多有热极兼水化而黑凝者，未可便以为冷也。膏淋，鹿角霜丸、沉香散、沉香丸、磁石丸、海金砂散、菟丝丸。

戴云：有似淋非淋，小便色如米泔，或便中有如鼻涕之状，此乃精溺俱出，精塞溺道，故便欲出不能而痛，宜大菟丝子丸、鹿茸丸之类。按：此即膏淋也。砂石淋，乃是膀胱蓄热而成，正如汤瓶久在火中，底结白碱而不能去，理宜清彻积热，使水道通则砂石出而可愈，宜神效琥珀散、如圣散、石燕丸、独圣散。

石首鱼脑骨十个，火煅　滑石二钱　琥珀三分

俱为细末，每服一钱，空心煎木通汤调下。

鳖甲九肋者一个，酥炙令脆

为细末，每服一匙，酒煎服，当下砂石。

雄鹊烧灰，淋取汁饮之，石即下。

石淋，小便时砂石下流，塞其水道，痛不可忍，经及时日，水道不通，其气上攻，头痛面肿，重则四肢八节俱肿。其石大者如梅核，坚硬如有棱角，其石小者，唯碎石相结，通下即碎。宜服此，取石方。

用冬葵子　滑石　射干　知母以上各一分　通草三分

为细末，每服二钱半，水一盏半，苦竹叶十片同煎，取一盏，去滓，食前热服。

又，大腑热头痛，若体气壮健，先进后方药两三盏，然后进取石方：

用麻黄去节　羌活　射干　荆芥穗　紫菀　防风　知母　蔓荆子　牵牛各一分　半夏二铢

为细末，每服二钱，水一盏，煎九分，去滓，食后热服。

石淋，导水用蝼蛄七枚以盐一两，同于新瓦上铺盖焙干，研为细末，每服一钱匕，温酒调服。

劳淋，地黄丸、黄芪汤、白芍药丸；冷淋，肉苁蓉丸、泽泻散、沉香散、槟榔散、生附散。

戴氏云：进冷剂愈甚者，此是冷淋，宜地髓汤下附子八味丸。有因服五苓散等药不效，用生料鹿茸丸却愈。此皆下元虚冷之故，乃刘河间则谓亦由热客膀胱，郁结不能渗泄，非真冷也。小便淋，茎中痛不可忍，相引胁下痛，宜参苓琥珀汤。有小便艰涩如淋，不痛而痒者，虚证也，宜八味丸、生料鹿茸丸之类。若因思虑过度致淋，宜归脾汤，或辰砂妙香散，吞威喜丸，或妙香散和五苓散。汗多而小便赤涩，暑月多有此证。盛暑所饮既多，小便反涩少而赤，缘上停为饮，外发为汗，津液不通，小肠涩闭，则水不运下。五苓散一名导逆，内有术、桂收汗，猪苓、泽泻、茯苓分水道，收其在外者使之内，又从而利导焉。发者敛之，壅者通之，义取于此。然有虚劳汗多而赤涩者，却是五内枯燥，滋腴既去，不能生津，故溺涩而赤，不宜过用通小便之剂竭其肾水，唯当温养润肺。十全大补汤、养荣汤之类，自足选用。汗者心液，心主血，血荣则心得所养，汗止津全，不待通而溺自清矣。诸失精血及患痈毒人，或有小便赤涩之证，此亦是枯竭不润之故，并宜前法。

胞痹

《痹论》云：少腹膀胱，按之内痛，若沃以汤，涩于小便，上为清涕。夫膀胱者，州都之官，津液藏焉，气化则能出矣。今风寒湿邪气客于胞中，则气不能化出，故胞满而水道不通。其证小腹膀胱按之内痛，若沃以汤，涩于小便，以足太阳经，其直行者，上交巅，入络脑，下灌鼻窍，则为清涕也，肾著汤、茯苓丸、巴戟丸、肾沥汤。

妊娠淋

乃肾与膀胱虚热，不能制水，然妊妇胞系于肾，肾间虚热而成斯证。甚者心烦闷乱，名曰子淋也。若颈项筋挛，语涩痰甚，用羚羊角散；若小便涩少淋沥，用安荣散；若肝经湿热，用龙胆泻肝汤；若肝经虚热，用加味逍遥散；腿足转筋，而小便不利，急用八味丸，缓则不救；若服燥剂而小便频数或不利，用生地、茯苓、牛膝、黄柏、知母、芎、归、甘草；若频数而色黄，用四物加黄柏、知母、五味、麦门、玄参；若肺气虚而短少，用补中益气加山药、麦门；若阴挺痿痹而频数，用地黄丸；若热结膀胱而不利，用五淋散；若脾肺燥不能化生，宜黄芩清肺饮。若膀胱阴虚，阳无所生，用滋肾丸；若膀胱阳虚，阴无所化，用肾气丸。

产后淋

因热客于脬，虚则频数，热则涩痛，气虚兼热，血入胞中，则血随小便出而为血淋也。若膀胱虚热，用六味丸。若阴虚而阳无以化，用滋阴肾气丸。盖土生金，金生水，当滋化源。

陈氏云：治产前后淋，其法不同。产前当安胎，产后当去血。瞿麦、蒲黄，最为产后要药。茅根汤，主治产后诸淋。

［诊］　肾脉滑实为癃。痹脉滑甚为癞癃。少阴脉数，妇人则阴中生疮，男子则气淋。盛大而实者生，虚小而涩者死。下焦气血干者死。鼻头色黄者，小便难。

《素问·奇病论》：病有癃者，一日数十溲，此不足也。身热如炭，颈膺如格，人迎躁盛，喘息气逆，此有馀也。太阴脉细微如发者，此不足也。其病安在？名为何病？岐伯曰：病在太阴，其盛在胃，颇在肺，病名曰厥。死不治。

小便数

《运气》：小便数，皆属火。

《经》云：少阳之复，便数憎风是也。小便数，唯二脏有之。一属肺。

《经》云：肺，手太阴之脉，气盛有余则肩背痛，风寒汗出中风，小便数而欠是也。以刺言之，泻手太阴则愈。一属肝。

《经》云：足厥阴之疟，令人如癃状而小便不利。又云：肝痹者，夜卧则惊，多饮数小便是也。视虚实补泻之则愈。数而少，茯苓琥珀汤利之；数而多，薯蓣、莲肉、益智仁之属收之。

生薯蓣半斤，刮去皮，以刀切碎，于铛中煮酒沸，下薯蓣，不得搅，待熟加盐、葱白，更添酒，空腹下二三盏妙　莲肉去皮，不以多少，用好酒浸一两宿，猪肚一个，将酒浸莲肉入肚中多半为度，水煮熟，取出莲肉切，焙干为细末，酒煮面糊为丸，如芡实大，每服五十丸，食前米饮汤下，名水芝丸。

夜多小便：益智二十四个为末　盐五分水一盏，煎八分，临卧温服。卫真汤并丸、桑螵蛸散。

戴氏云：小便多者，乃下元虚冷，肾不摄水，以致渗泄，宜菟丝子丸、八味丸、玄兔丹、生料鹿茸丸；有人每日从早至午前定尿四次，一日之间，又自无事，此肾虚所致，亦犹脾肾泄，早泄而晚愈，次日又复然者也；若小便常急，遍数虽多而所出常少，放了复急，不涩痛，却非淋证。亦有小便毕少顷，将谓已尽，忽再出些少者，多因自忍尿，或忍尿行房事而然，宜生料五苓散，减泽泻之半，加阿胶一钱，吞加减八味丸，此丸须用五味子者。有盛喜致小便多，日夜无度，乃喜极伤心，心与小肠为表里，宜分清饮、四七汤各半帖和煎，仍以辰砂妙香散，吞小菟丝子丸或玄兔丹。若频频欲去而溺不多，但不痛耳，此肾与膀胱俱虚，客热乘之，虚则不能制水，宜补肾丸、六味地黄丸。热入水道，涩而不利，八正散，或五苓散加黄柏、知母、麦门冬、木通；大便硬，小便数者，是谓脾约，脾约丸主之。

小便不禁

《原病式》云：热甚客于肾部，干于足厥阴之经，廷孔郁结极甚，而气血不能宣通，则痿痹，神无所用，故津液渗入膀胱而旋溺遗失，不能收禁也。考之《内经》，则谓督脉生病为遗溺，《灵枢》谓肝所生病为遗溺。盖因二经循阴器，系廷孔，病则荣卫不至，气血劳劣，莫能约束水道之窍，故遗失不禁。刘河间可谓得此旨矣。然《内经》复言膀胱不约为遗溺。《灵枢》言手太阴之别，名曰列缺，其病虚则欠怯，小便遗数。由此观之，则又不独病在阴器廷孔而已。夫如是者，内由三焦决渎之失常也。何则？手少阳之脉，从缺盆布膻中，下膈循属三焦。足太阳之脉，从肩髆内挟脊，抵腰中，入循膂，属膀胱。三焦虚则膀胱虚，故不约也。肺从上焦通调水道，下输膀胱，肾又上连肺，故将两脏，是子母也。母虚子亦虚，此上中下三焦气虚，皆足以致遗溺矣。由是而知三焦所部，五脏之淫气变而为五邪者，悉能干于下焦肾肝膀胱出水之窍，而为不禁之病，何止于热极郁结痿痹肾部而已乎！又，自《内经》所谓太阴在泉，客胜，湿客下焦，溲便不时，太阴之复，甚则入肾，窍泄无度者观之，则知湿主于痞，况是所胜之邪，其不为郁结痿痹者乎！从而思之，圣人之言，举一隅便当以三隅反，前所谓肝肾膀胱之病，不言其邪，可见诸邪尽能病之也。次言手太阴列缺虚者，为子母脏气之要也。可见所生、所胜、不胜之五邪，皆足以乘之也。其言太阴之胜复，则湿为所胜之重者也。其他风寒燥热，虽不及言，可知在其中矣。治法：上虚补气，下虚涩脱。

东垣云：小便遗失者，肺金虚也，宜安卧养气，禁劳役，以黄芪、人参之类补之。不愈，当责有热，加黄柏、生地。下虚谓膀胱下焦虚。

《经》云：水泉不止者，是膀胱不藏也。

仲景云：下焦竭则遗溺失便，其气不能自禁制，不须治，久则愈。

又云：下焦不归则遗溲，世用桑螵蛸、鸡肶胵之类是也。古方多燥热，如二气丹、家韭子丸、菟丝子丸、固脬丸、白茯苓散、鹿茸散、菟丝子散，内有桂、附，唯真虚寒者宜之。桑螵蛸散、鹿角霜丸、阿胶饮、鹿茸散，温补而不僭。小便不禁而淋沥涩滞者，泽泻散、茯苓丸；滑脱者，牡蛎丸。如白薇散、鸡肠散，内俱有寒药，内热者宜之。

楼全善治一男子遗溺不觉，脉洪大盛，以黄柏、知母、杜牛膝为君，青皮、甘草为臣，木香为佐，桂些少反佐，服数帖大效。此法与千金白薇散，皆河间所谓热甚，廷孔郁结，神无所用，不能收禁之意也。遗尿有实热者，用神芎导水丸，每服百丸，空心白汤下。若一服利，止后服。此谓淫气遗溺，痹聚在肾，痹谓气血不通宣也。

戴云：睡着遗尿者，此亦下元冷，小便无禁而然，宜大菟丝子丸，猪胞炙碎煎汤下；凡遗尿皆属虚。

通用方：

薏苡仁盐炒煎服。鸡肠一具，以水三升，煮取一升，分三服。

一方：

用雄鸡烧灰为末，用三指撮

温浆水调一钱，向北斗服之，更良。

雄鸡喉咙及矢白，肶胵里黄皮。

烧为末，麦粥清调服。

羊脬盛水贮令满，系两头煮熟，取开水顿服之。

鸡肶胵一具，并肠洗净烧灰

男用雌，女用雄，为细末，每服二钱，空心温酒调服。

一方加猪脬灰。燕蓐草主眠中遗尿不觉，烧令黑，研，水进方寸匕。膀胱咳者，咳而遗溺。

妊娠尿出不知

用白薇、芍药为末，酒调下。

或白矾、牡蛎为末，酒调二钱。

或鸡毛灰末，酒服一匕。

或炙桑螵蛸、益智仁为末，米饮下。

薛氏云：前证若脬中有热，宜加味逍遥散；若脾肺气虚，宜补中益气汤加益智；若肝肾阴虚，宜六味丸。

产后小便数

乃气血虚不能制故也。薛氏曰：若因稳婆不慎，以致胞损而小便淋沥者，用八珍汤以补气血，兼进补脬饮。若因膀胱气虚而小便频数，当补脾肺；若膀胱阴虚而小便淋沥，须补肺肾。

妇人产蓐，产理不顺，致伤膀胱，遗尿无时，宜补脬饮、桑螵蛸散、白薇散。

薛氏曰：前证若脾肺阳虚，用补中益气汤；若肝肾阴虚，用六味地黄丸；若肝肾之气虚寒，用八味地黄丸；若肝脾气血虚热，用加味逍遥散，佐以六味丸。

丹溪云：尝见尿胞因收生者不谨，以致破损而得淋沥病，遂为废疾。有妇年壮，难产得此，因思肌肉破伤在外者，可以补完。胞虽在腹，恐亦可治。诊其脉虚甚，遂与峻补，以参、芪为君，芎、归为臣，桃仁、陈皮、黄芪、茯苓为佐，煎以猪羊胞中汤，极饥时饮之。但剂小者，率用一两，至一月而安。盖令气血骤长，其胞自完，恐稍缓亦难成功矣。

小便黄赤

诸病水液浑浊，皆属于热。小便黄者，少腹中有热也。脏腑小便黄有四：一属肝热，《经》云：肝热病者，小便先黄是也。二属胃实，《经》云：胃足阳明之脉，气盛则身已前皆热，其有余于胃则消谷善饥，溺色黄是也。三属肺虚，《经》云：肺手太阴之脉，气虚则肩背痛寒，少气不足以息，溺色变是也。四属肾虚，《经》云：冬脉者，肾脉也，冬脉不及则令人月少清脊痛，小便变是也。《运气》小便黄有二：一属风，《经》云：厥阴之胜，胠胁气并，化而为热，小便黄赤是也。二属热，《经》云：少阴司天，热淫所胜，病溺色变。又云：少阳之胜，溺赤善惊。

又云：阳明司天，燥气下临，暴热至乃暑，阳气郁发，小便变是也。盖暴热谓地气少阴之热也。邪之所在，皆为不足。中气不足，溲便为之变，补足外踝下留之，用药则补中益气汤是已。小便黄，无如黄柏、知母效。

《脉经》云：尺涩，足胫逆冷，小便赤，宜服附子四逆汤，足太冲补之。

遗精

丹溪书分梦遗、精滑为二门。盖梦与鬼交为梦遗，不因梦感而自遗者为精滑，然总之为遗精也。其治法无二，故合之。

或问：精滑何因得之？曰：《金匮要略》谓虚劳之病，脉浮大，手足烦，阴寒精自出。又谓脉弦而大，此名革，亡血失精。又谓小腹弦急，阴头寒，脉动微紧，男失精，女子梦交通。《巢氏病源》以虚劳病分出五劳、七伤、六极、二十三蒸之名。于七伤中精连连，蒸病中玉房蒸，男则遗沥漏精，与尿精，闻见精出，及失精等候皆混同，仍类虚劳门，为肾主藏精，故尽作肾气衰弱之病，似若他脏无损焉，岂其然哉！

夫五脏皆藏精者也。尝考《灵枢·本神》篇，首谓“天之在我者德也，地之在我者气也，德流气薄而生者也，故生之来谓之精，两精相搏谓之神”。如是者，通言一身主宰之精神也。因心肾是水火之脏，法天地施化生成之道，故藏精神为五藏之宗主。其次言所以任物者谓之心，心有所忆谓之意，意有所存谓之志，因志而存变谓之思，因思而远慕谓之虑，因虑而处物谓之智。如是者，皆因心神随物所感，变而分之，是谓五志，遂有五神脏之名。五神既分，则于德化政令性味，各司其属者之用，于是心肾之水火，亦俯从五神之列。然而所主之精，神则并行，未始相离，而五神五变者分之如此，则精亦从神之所变，随处与之合矣。故五脏各得藏其精，神以行其用，是之谓藏真主，所以属本气生化者也。苟有一脏之真不得其正，则一脏之病作矣。苟一脏之精神伤之甚者，则必害其心肾之主精神者也。如所谓怵惕思虑则伤神，神伤则恐惧，流淫而不止。喜乐恐惧则伤精，精伤则骨酸痿厥而不举。喜乐者，惮散而不藏；恐惧者，荡殚而不收。是故主藏精者不可伤，伤则失守而阴虚，阴虚则无气，无气则死矣。如是者，精神之在五脏，伤之则淫邪立至。心之在志为喜，在气为火为热。肾之在志为恐，在气为水为寒。于是怵惕思虑伤其神，神伤则火动不止。火动不止，则肾水恐惧之志者并矣。恐甚不解，则动中而肾自伤。肾主藏精，与所受五脏六腑所输至之精，皆不得藏而时自下矣。此乃以心肾主宰精神者言也。

至若他脏之精，各得而泄，有所据乎？曰：《内经》所谓思想无穷，所愿不得，意淫于外，入房太甚，宗筋弛纵，发为白淫，其病筋痿。筋痿者，生于肝，使内。王注以白淫是白物淫衍，如精之状，因溲而下。虽云如精，殆非将化未成之精而径出者乎。何以言之？精有谓生来之精者，先身生之精也。有谓食气入胃，散精于五脏者；有谓水饮自脾肺输肾而四布，五经并行之精者，此水谷日生之精也。然饮食日生之精，皆从生来元精之所化，而后分布其脏，盈溢则输之于肾，肾乃元气之本，生成之根，以始终化之养之之道也。若饮食之精，遇一脏有邪，则其脏之食味化之不全，不得入与元精俱藏而竟泄出。与夫所谓脾移热于肾，少腹冤热而痛，出白者，义亦如之。王注虽谓消脂烁肉，无乃消其肾所藏之精欤。盖使二脏无病，则此白物其不为精乎！使二脏有病，则所藏之精，其不变为白物而出之乎！以此比例，则肺脾二脏之精，宁不有似肝脏之伤神动气，致精失守而走泄者乎！

然则治当何如？曰：独肾泄者，治其肾；由他脏而致肾之泄者，则两治之。在他脏自泄者，治其本脏，必察四属，以求其治。大抵精自心而泄，则血脉空虚，本纵不收；自肺而泄者，皮革毛焦，喘急不利；自脾而泄者，色黄肉消，四肢懈惰；自肝而泄者，色青而筋痿；自肾而泄者，色黄黑，髓空而骨惰。即脉亦可辨也。

或问：夜梦交接之理何如？曰：《内经》曰：肾者主水，受五脏六腑之精而藏之。又曰主蛰，封藏之本，精之处也。又曰：阴阳之要，阳密乃固，故阳强不能密，阴气乃绝。阴平阳秘，精神乃治。阴阳离决，精气乃绝。又曰：阴阳总宗筋之会，会于气街。

《灵枢·淫邪发梦》篇曰：厥气客于阴器则梦接内。盖阴器者，宗筋之所系也。而足太阴、阳明、少阴、厥阴之筋，皆结聚于阴器，与冲、任、督三脉之所会。然厥阴主筋，故诸筋皆统属于厥阴也。肾为阴，主藏精；肝为阳，主疏泄。阴器为泄精之窍，是故肾之阴虚则精不藏，肝之阳强则气不固。若遇阴邪客于其窍，与所强之阳相感，则精脱出而成梦矣。所谓阳强者，非脏之真阳强也，乃肝脏所寄之相火强耳。盖水为阴，火为阳，故通言火为阳，然分言之，则为二。若火盛不已，反消亡其脏之真阳也。肝乃魂之居，脏之真阳虚，则游魂为变，变则为梦，与肝虚病者多梦亡人无异。曰：如子所言，梦遗则从肝肾得之乎。曰：不然。病之初起，亦有不在肾肝，而在心肺脾胃之不足者，然必传于肝肾而后精方走也。盖有自然相传之理存焉。何则？宗筋者，上络胸腹，挟脐，下合横骨。故《内经》谓其总阴阳之会，会于气街，主束骨而利机关也。夫五脏俱有火，其相火之寄于肝者，善则发生，恶则为害，独甚于他火。故平人肝气之刚勇，充于筋而为罢极之本也。其阴器既宗筋之所聚，乃强于作用，皆相火充其力也。若遇接内，得阴气与合，则三焦上下内外之火，翕然而下从，百体玄府悉开，其滋生之精，尽趋会于阴器以跃出，岂止肾之所藏者而已哉。所谓厥气客于阴器则梦者，其厥气亦身中阴分所逆之气，与接内之气同是阴类。

故梦犹接内之精脱也。若思欲不已，精气已客于阴器，至卧故成梦而泄矣。但梦者，因真阳虚而得之，故精脱之后，其气未能卒复，未免形体衰惫，不比平人接内之气，一二时便可复也。曰：治法当何如？曰：病从他脏而起，则以初感病者为本，肾肝聚病处为标。若由肾肝二脏自得者，独治肾肝。由阴阳离决，水火不交通者，则既济之；阴阳不相抱负者，则因而和之。阳虚者，补其气；阴虚者，补其血；阳强者，泻其火。火有正治反治，从多从少，随其攸利。

《经》曰：思想无穷，所愿不得，意淫于外，入房太甚，宗筋弛纵，发为白淫梦遗等证。先贤治法有五：

其一，用辰砂、磁石、龙骨之类，镇坠神之浮游，河间秘真丸、本事八仙丹之属是也。

其二，思想结成痰饮，迷于心窍而遗者，许学士用猪苓丸之类，导利其痰是也。

其三，思想伤阴者，洁古珍珠粉丸、海藏大凤髓丹、《本事》清心丸，丹溪用海蛤粉、青黛、香附、黄柏、知母之类，降火补阴是也。

其四，思想伤阳者，谦甫鹿茸、苁蓉、菟丝子等补阳是也。

其五，阴阳俱虚者，丹溪治一形瘦人便浊梦遗，作心虚治，用珍珠粉丸、定志丸服之是也。

戴氏云：遗精得之有四。有用心过度，心不摄肾，以致失精者。有因思色欲不遂，致精失位输泻而出者；有色欲太过，滑泄不禁者；有年壮气盛，久无色欲，精气满泄者。然其状不一，或小便后出、多不可禁者；或不小便而自出；或茎中出而痒痛，常如欲小便者，并宜先用辰砂妙香散，吞玉华白丹，佐以威喜丸。或分清饮，别以绵裹龙骨同煎；或分清饮半帖，加五倍、牡蛎粉、白茯苓、五味子各半钱。失精梦泄，亦有经络热而得者，若以虚冷用热剂，则精愈失。《本事方》清心丸，用黄柏、脑子者最良。大智禅师云：梦遗不可全作虚冷，亦有经络热而得之者。

尝治一男子，至夜脊心热，梦遗，用珍珠粉丸、猪苓丸遗止。终服紫雪，脊热始除。

又，一男子，脉洪腰热遗精，用沉香和中丸下之，导赤散治其火而愈。

于此知身有热而遗者，皆热遗也。若是用心过度而得之，宜远志丸，用交感汤加莲肉、五味子吞下，仍佐以灵砂丹；若审是思色欲不遂得之，且以四七汤，吞白丸子。甚者耳闻目见，其精即出，名曰白淫，妙香散吞玉华白丹。初虞世方治清滑不禁，用青州白丸子，辰砂为衣，服之神效；若审是色欲过度，下元虚惫，泄滑无禁，宜正元饮，加牡蛎粉、肉苁蓉各半钱，吞养气丹或灵砂丹，仍佐以鹿茸丸、山药丸、大菟丝子丸、固阳丸之类按：此项药太僭燥，若妄用过剂，则阴水耗竭，壮火独炎，枯脂消肉，骨立筋痿，而成不救之疾矣，用者审之；　若审是壮盛满溢者，《本事方》清心丸。梦遗，俗谓之夜梦鬼交，宜温胆汤去竹茹，加人参、远志、莲肉、酸枣仁炒、茯苓各半钱，吞玉华白丹、固阳丸。梦遗亦备前四证，宜审其所感，用前药。楼全善云：愚壮年得梦遗症，每四五十日必一遗，累用凤髓丹、河间秘真丸，虽少效，终不除根。后改用菖蒲、远志、韭子、桑螵蛸、益智、酸枣仁、牡蛎、龙骨、琐阳等剂为丸，服之良愈。

又，一中年男子梦遗，以珍珠粉丸等药与服，了无一效，亦以远志、菖蒲等剂服之，随手而愈。

又云：王元硅虚而泄精，脉弦大，累与加减八物汤，吞河间秘真丸及珍珠粉丸，其泄不止。后用五倍子一两，茯苓二两，为丸。服之良愈。此则五倍子涩脱之功，敏于龙骨、牡蛎也。

又云：详古治梦遗方，属郁滞者居大半，庸医不知其郁，但用龙骨、牡蛎等涩剂固脱，殊不知愈涩愈郁，其病反甚。

尝治一壮年男子梦遗白浊，少腹有气冲上，每日腰热，卯作酉凉，腰热作则手足冷，前阴无气。腰热退则前阴气耕，手足温。又，旦多下气，暮多噫，时振，隔一旬二旬必遗，脉旦弦滑而大，午洪大，予知其有郁滞也。先用沉香和中丸大下之，次用加减八物汤，吞滋肾丸百粒。若稍与蛤粉等涩药，则遗与浊反甚，或一夜二遗。遂改用导赤散，大剂煎汤服之遗浊皆止，渐安。

又，一中年男子梦遗，医或与涩药反甚，连遗数夜。愚先与神芎丸大下之，却制猪苓丸服之，皆得痊安。

又，丹溪治镇守万户萧伯善，便浊精滑不禁，百药不效，与试倒仓法而安。于此见梦遗属郁滞者多矣。

叶氏云：遗滑之证，予累见人多作肾虚，而用补涩之药无效，殊不知此因脾胃湿热所乘，饮酒厚味痰火之人，多有此疾。肾虽藏精，其精本于脾胃，饮食生化而输于肾，若脾胃受伤，湿热内郁，使中气淆而不清，则所输皆浊气，邪火扰动，水不得而安静，故遗滑也，治以苍白二陈汤，加黄柏、升麻、柴胡，俾清气升，浊气降，而脾胃健运，则遗滑自止矣。其有欲心太炽，思想无穷而致者，当从心治，心清则神宁，而火不妄起，宜远志丸、茯神汤；房劳无度致肾虚者，必兼见怯弱等证，方可用补肾药，故治有多端，须当审察，不可偏作肾虚治也。

赵以德治郑叔鲁，二十余岁，攻举子业，读书夜至四鼓犹未已，遂发此病，卧间玉茎但着被与腿，便梦交接脱精，悬空则不梦，饮食日减，倦怠少气。此用心太过，二火俱起，夜不得睡，血不归肝，肾水不足，火乘阴虚入客下焦，鼓其精房，则精不得聚藏而欲走，因玉茎着物，犹厥气客之，故作接内之梦。于是上补心安神，中调脾胃升举其阳，下用益精生阴固阳之剂，不三月而病安矣。

一老人年六十患痎嗽，自服四兽饮，多积成湿热，乘于下焦，几致危困。诊其脉，尺部数而有力。与补中益气加凉剂，三日与黄柏丸。次早诊之，尺脉顿减。问之曰：夜来梦交接否？曰：然，幸不泄。曰：年老精衰，固无以泄，其火热结于精房者，得泄火益阴之药，其火散走于阴器之窍，病可减矣。再服二日又梦，其痎嗽全愈。

亦有鬼魅相感者，《大全良方》论妇人梦与鬼交者，由脏腑虚，神不守，故鬼气得为病也。其状不欲见人，如有对晤，时独言笑，或时悲泣是也。脉息乍大乍小，乍有乍无，皆鬼邪之脉。又，脉来绵绵，不知度数，而颜色不变，亦其候也。夫鬼本无形，感而遂通。盖因心念不正，感召其鬼，附邪气而入，体与相接，所以时见于梦。治之之法，则朱砂、雄黄、麝香、鬼箭、虎头骨，辟邪之属是也。

蒋右丞子，每夜有梦，招以德治之，连二日诊脉，观其动止，终不举头，但俯视，不正当人，知为阴邪相着，叩之不肯言其所交之鬼状。其父遂问随出之童仆，乃言一日至城隍庙，见侍女，以手于其身摩久之，三五日遂闻病此，即令法师入庙，毁其像，小腹泥土皆湿，其病即安。

试观张仲景治下焦真阳与精血两虚，病小腹弦急，脉芤动微紧，男子失精，女子梦交通，则用桂枝、龙骨之属，温之固之。若阳浮上而不降，作悸衄，手足烦热，咽干口燥，阴独居于内，而为里急，腹中痛，梦失精者，小建中汤和之，皆可取以为法也。医家大法曰：尝治脱真不止者，以涩剂收止之，则不能收不能止，不若泻心火；若泻心火不能止之，不若用升阳之剂，加风药之类止之。非此能止之也，举其气，上而不下也。

赤白浊

溺与精所出之道不同，淋病在溺道，故《纲目》列之“肝胆部”；浊病在精道，故《纲目》列之“肾膀胱”部。今患浊者，虽便时茎中如刀割火灼而溺自清，唯窍端时有秽物如疮脓目眵，淋漓不断，初与便溺不相混滥，犹河中之济焉，至易辨也。每见时医以淋法治之，五苓、八正杂投不已而增剧者，不可胜数。予每正之，而其余尚难以户说也。盖由精败而腐者什九，由湿热流注与虚者什一。

丹溪云：属湿热，有痰有虚。赤属血，由小肠属火故也；白属气，由大肠属金故也。或曰思虑过度，嗜欲无穷，俾心肾不交，精元失守，以为赤白二浊之患。赤浊者，为心虚有热，由思虑而得之；白浊者，为肾虚有寒，因嗜欲而得之。

叶氏曰：《原病式》以赤白浊均属于热，其辨甚明。然因于虚寒者，不可谓无，如上所言是也。但热多寒少耳。虚热者，清心莲子饮；虚寒者，萆薢分清饮。白浊，有湿痰流注，宜燥中宫之湿。赤者，湿伤血也。有胃中浊气下流，渗入膀胱而白浊者，苍白二陈汤加升提之剂；虚劳者，用补阴药；胃弱者，参、术加升麻、柴胡；心经伏暑赤浊者，四苓散加香薷、麦门冬、人参、石莲肉。

戴氏云：有白浊人服玄兔丹不愈，服附子八味丸即愈者，不可不知。有小便如常，停久才方淀浊，有小便出即如米泔，若小儿疳病者，宜分清饮加茯苓半钱，下小菟丝子丸。如服药未效，宜四七汤吞青州白丸子，及辰砂妙香散吞玄兔丹，及小菟丝子丸、山药丸；如白浊甚，下淀如泥，或稠粘如胶，频逆而涩痛异常，此非是热淋，此是精浊窒塞窍道而结，宜五苓妙香散，吞八味丸、小菟丝子丸，或萆薢分清饮。精者，血之所化，有浊去太多，精化不及，赤未变白，故成赤浊，此虚之甚也。何以知之？有人天癸未至，强力好色，所泄半精半血。若溺不赤，无他热症，纵虽赤浊，不可以赤为热，只宜以治白浊法治之。若溺赤，下浊亦赤，口渴，时发热者，辰砂妙香散吞灵砂丹，或清心莲子饮。发热不退，口燥舌干之甚者，此乃精亏内燥，肾枯不润，四物汤吞玄兔丹和加减八味丸，久服乃效按：既热燥如此，而用药无一凉补濡润之剂，非其治也。曷若以生地、麦门冬、五味、盐炒黄芪、淡竹叶、地骨皮、山药之类治之。

或问：丹溪云白浊之病因，何与前人所论不同？将古今异也。子能与我折衷乎？曰：辨古今之得失，必以《内经》证之，是病自巢氏《病源候论》曰：白浊者，由劳伤肾，肾气虚冷故也。由是历代方论宗其说，无异词，不唯白浊之理不明，所治之法亦误。不思《内经》本无白浊之名，唯言少阴在泉，客胜，溲便变；少阳在泉，客胜，则溲白。又言思想无穷，入房太甚，发为白淫，与脾移热于肾出白，二者皆随溲而下。夫如是，非白浊之源乎！《原病式》因举《内经》谓诸病水液浑浊，皆属于热，言天气热则水浑浊，寒则清洁。水体清，火体浊，又如清水为汤则自然白浊也。可谓发圣人之旨，以正千载之误矣。然不读其书者，世犹未尽知斯道也。予尝闻先生论白浊，多因湿热下流膀胱而成。赤白浊，即《灵枢》所谓中气不足，溲便为之变是也。必先补中气使升举之，而后分其脏腑气血赤白虚实以治，与夫其他邪热所伤者，固在泻热补虚，设肾气虚甚，或火热亢极者，则不宜峻用寒凉之剂，必以反佐治之，要在权衡轻重而已。

《痿论》曰：思想无穷，所愿不得，意淫于外，入房太甚，宗筋弛纵，发为筋痿，及为白淫。夫肾藏天一，以悭为事，志意内治则精全而涩，若思想外淫，房室太甚，则固有淫泆不守，辄随溲溺而下也。然本于筋痿者，以宗筋弛纵也，宜内补鹿茸丸、茯菟丸、金箔丸、珍珠粉丸。

［诊］ 脉洪大而涩，按之无力，或微细，或沉紧而涩，为元气不足。若尺脉虚，或浮者，急疾者，皆难治。迟者易治。

前阴诸疾

阴缩、阴纵、阴痿、阴汗臊臭、阴冷阴痒、阴肿痛、阴吹

前阴所过之脉有二：一曰肝脉，二曰督脉。

《经》云：足厥阴之脉，入毛中，过阴器，抵少腹，是肝脉所过也。

又云：督脉者，起于小腹以下骨中央，女子入系廷孔，循阴器，男子循茎下至篡，与女子等，是督脉所过也。

阴缩阴纵

阴缩，谓前阴受寒入腹内也；阴纵，谓前阴受热挺长不收也。

《经》曰：足厥阴之筋，伤于寒则阴缩入，伤于热则纵挺不收，治在行水清阴气是也。

丹溪治鲍兄，二十余岁，玉茎挺长，肿而痿，皮塌常润，磨股不能行，两胁气上，手足倦弱。

先以小柴胡加黄连，大剂行其湿热，略加黄柏，降其逆上之气，其挺肿渐收渐减及半，但茎中有坚块未消，遂以青皮为君，佐以散风之剂末服，外以丝瓜汁调五倍子末傅而愈。

平江王氏子年三十岁，忽阴挺长，肿而痛，脉数而实，用朴硝荆芥汤浸洗，又用三一承气汤大下之愈。

《内经》刺灸前阴挺长之法有一：

《经》云：足厥阴之别，名曰蠡沟，去内踝五寸，别走少阳，其病实则挺长，取之所别是也。《内经》诊阴缩而死者，皆属肝伤。

《经》云：肝，悲哀动中则伤魂，魂伤则狂妄不精，不精则不正，当阴缩而挛筋，两胁骨不举，毛悴色夭，死于秋。又云：厥阴终者，喜溺，舌卷，卵上缩是也。

阴痿

阴痿，皆耗散过度，伤于肝筋所致。

《经》云：足厥阴之经，其病伤于内，则不起是也。肾脉大甚为阴痿。

《运气》：阴痿皆属湿土制肾。

《经》云：太阴司天，湿气下临，肾气上从，阴痿，气衰而不举是也。仲景八味丸治阳事多痿不振。今依前方，夏减桂、附一半，春秋三停减一，疾去精足，全减桂、附，只依六味地黄丸。此法可治伤于内者。阴痿弱，两丸[3]冷，阴汗如水，小便后有馀滴臊气，尻臀并前阴冷，恶寒而喜热，膝亦冷。此肝经湿热，宜固真汤、柴胡胜湿汤。此法可治湿气制肾者。肾脉大，右尺尤甚，此相火盛而反痿，宜滋肾丸，或凤髓丹。

阴汗臊臭 阴冷 阴痒

阴汗湿痒

用大蒜煨，剥去皮，烂研同淡豆豉末搜和丸，桐子大，朱砂为衣。每服三十丸，枣二枚，灯心数茎，煎汤，空心送下。阴汗不止，内服青蛾丸，外用炉甘石一分，真蛤粉半分，干扑。或密陀僧和蛇床子研末扑之。

东垣治一富者，前阴间常闻臊臭，又因连日饮酒，腹中不和。夫前阴者，足厥阴之脉，络阴器，出其挺末。臭者，心之所走，散入于五方为臭，入肝为臊臭，此其一也。当于肝经中泻行间，是治其本，后于心经中泻少冲，以治其标。如恶针，当用药除之。治法当求其本。连日饮酒，夫酒者，气味俱能生湿热，是风湿热合于下焦为邪。

故《经》云：下焦如渎。又云：在下者引而竭之。酒者，是湿热之水，亦宜决前阴以去之，是合下焦二法治之，宜龙胆泻肝汤。柴胡入肝为引用，泽泻、车前子、木通，其淡渗之味，利小便亦除臊臭，是谓在下者引而竭之；生地黄、草龙胆之苦寒，泻酒湿热，更兼车前子之类，以彻肝中邪气，肝主血，用当归以滋肝中血不足也。面色萎黄，身黄，脚软弱无力，阴汗，阴茎有夭色，宜温肾汤；前阴如冰冷并冷汗，两脚痿弱无力，宜补肝汤；溺黄臊臭淋沥，两丸如冰，阴汗浸两股，阴头亦冷，正值十二月天寒凛冽，霜雪交集，寒之极矣，宜清震汤；两外肾冷，两髀枢阴汗，前阴痿弱，阴囊湿痒臊气，宜柴胡胜湿汤。

《千金方》：有人阴冷，渐渐冷气入阴囊肿满，恐死，日夜痛闷，不得眠，取生椒，择之洗净，以布帛裹着丸囊，令厚半寸，须臾热气大通，日再易之，取出瘥。

《本事方》：曾有人阴冷，渐次冷气入阴囊肿满，昼夜闷疼，不得眠，煮大蓟汁服立瘥。前阴两丸湿痒，秋冬尤甚，冬月减，宜椒粉散。肾囊湿痒，先以吴茱萸煎汤洗之，后用吴茱萸半两，寒水石三钱，黄柏二钱半，樟脑、蛇床子各半两，轻粉一钱，白矾三钱，硫黄二钱，槟榔三钱，白芷三钱，为末掺之。

阴肿痛

风热客于肾经，肾虚不能宣散而肿，发歇疼痛，**圣惠沉香散**。

沉香五钱　槟榔一两　丹参　赤芍药　白蒺藜去刺炒，制　枳壳　赤茯苓各七钱半

空心温服。

肿而有气，上下攻注胀闷，**圣惠木香散**。

木香半两　赤茯苓一两　牡丹皮　泽泻各七钱半　防风半两　槟榔一两　郁李仁一两

汤浸去皮，微炒为末，食前温酒服。

小蟠葱散。

五苓散生料，和，四两重　依方加槟榔半两　茴香炒，八钱　川楝肉半两

姜葱煎，空心服。

肿痛不可忍，雄黄二两，研，白矾二两，甘草二尺，煮水三升，稍热浴之。

又，鸡翅烧灰为末，空心粥饮调下二钱，患左取左翅，患右取右翅。

又，取伏龙肝，以鸡子白和傅之。

又，马齿苋捣汁，或桃仁去皮捣烂，或蛇床子末，鸡子黄和，三者各可傅之。痛用苦楝树向阳根、木香、吴茱萸、槟榔为末，醋糊丸，热酒不拘时服。

卒痛如刺，大汗出，小蒜一升，韭根一斤，杨柳根一斤，锉，酒三升煎沸，乘热熏之。

阴茎痛，是厥阴经气滞兼热，用甘草梢，盖欲缓其气耳。若病淋而作痛，似难一概论之。必须清肺气，而清浊自分矣。气虚六君，血虚四物等，各用黄柏、知母、滑石、石韦、琥珀之类。

妇人阴肿肾痛，枳实半斤，切碎，炒热，布裹包熨之，冷即易。

阴　吹

胃气下泄，阴吹而正喧，此谷气之实也，膏发煎导之。

疝

或问疝病，古方有以为小肠气者，有以为膀胱气者。唯子和、丹溪专主肝经而言，其说不同，何以辨之？曰：小肠气，小肠之病；膀胱气，膀胱之病；疝气，肝经之病。三者自是不一，昔人以小肠、膀胱气为疝者误也。殊不知足厥阴之经，环阴器，抵少腹，人之病此者，其发睾丸胀痛，连及少腹，则疝气之系于肝经可知矣；小肠气，俗谓之横弦、竖弦，绕脐走注，少腹攻刺；而膀胱气则在毛际之上、小腹之分作痛，与疝气之有形如瓜，有声如蛙，或上于腹，或下于囊者不同也。但小肠、膀胱因经络并于厥阴之经，所以受病连及于肝，则亦下控引睾丸为痛，然止是二经之病，不可以为疝也。赵以德曰：此条本为睾丸之症立名，然《内经》以疝者痛也，有腹中脏腑之痛，一以疝而名者，故通叙于此。其腹中五脏之疝，得以就此而考焉，有睾丸之

痛,《内经》谓任脉为病,男子内结七疝,女子带下瘕聚;冲脉为病,逆气里急。然称任脉有七疝名、无疝之状,及按诸篇以双字命其名者,曰癫疝者,以三阳为病,发寒热,痿厥,其传为癫疝。及阳明司天与之胜,肝是动病,足阳明筋病,皆为癫疝。谓厥疝者,面黄,脉之至,大而[4]虚,有积气在腹中,厥气,名曰厥疝;谓疝瘕,脾传之肾[5],病名疝瘕。少腹冤热而痛,出白,一名曰蛊;谓冲疝者,以冲、任、督生病,上冲心痛,不得前后;谓卒疝者,邪客厥阴之络,则卒疝暴痛,与厥阴别,蠡沟气逆,亦睾丸卒痛;为癞癃疝者,厥阴之阴盛而脉胀不通;谓狐疝者,肝所生病也,殆非及此双字之名者。由任脉行诸经之会,而有七疝者欤。此外独称一字疝者,则有太阴在泉,主胜寒气厥阳,甚则为疝;有太阳在泉,小腹控睾,上引心痛;有小腹痛,不得大小便,名曰疝,得之寒;有足太阴筋,病阴器纽痛,上引脐;有心疝脉急,小肠为使,小肠当有形。有肾脉大急深,皆为疝。心脉搏滑急为心疝;肺脉沉搏为肺疝;三阴急为疝。《灵枢》有谓心脉微滑为[6]心疝;肝脉甚滑为癞疝;脾脉微大为疝气,腹中裹大脓血在肠胃之外。甚滑为㿉癃。肾脉滑甚为癃㿉。诸脉之滑者,为阳气甚盛,微有热。夫如是者,名为七疝,中分邪气之寒热者也。

《内经》又云:少阳脉滑,病肺风疝;太阴脉滑,病脾风疝;阳明脉滑,病心风疝;太阳脉滑,病肾风疝;少阳脉滑,病肝风疝。所言风者,非外入之风,由肝木阳脏动之风也。

故《经》云:脉滑曰风。然连以疝称者,盖肾肝同居下焦,而足厥阴佐任脉之生化,因肝肾之气并逆,所以任之阴气为疝,肝之阳气为风,所以风疝连称也。李东垣谓脉滑者为丙丁火,热并于下,不胜壬癸,从寒水之化,故生癞疝,亦用热治。《内经》初不见于尺部而言也,岂不为外寒郁内热之故,乃曰热火从寒化,恐理未当。而《经》更有茎垂者,身中之机,阴阳之候,津液之道也。或饮食不节,喜怒不时,津液内溢,下流于睾,血道不通,日久不休,俯仰不便,趋翔不能,此病荥然有水,不上不下,若此者,亦㿉疝之一也。张仲景言疝,皆由寒邪得之,亦同《内经》之云,脉者当温散之。

或曰:《内经》言疝,似若各从诸经脉所生,今子何为尽属于任脉乎?曰:任脉是疝病之本源,各经是疝病之支流。何以言之?盖肾脏以四方分部者言,则属五行之寒水;以居在下位者言,则属地道之阴。阴形偶,故肾有两,两其形则地道刚柔立焉。胞居两形之间,出纳肾脏之精血,以行坤土之化,生成百骸万象,及夫生长壮老已之,天癸与作强伎巧之用悉在于斯。然而坤土居尊,不自司其职,司其职者乃冲任二脉,起于胞中者,行其化也。是故五脏六腑之经,皆受气于六脉,因以海名之。所以二脉贵乎流通,而恶闭塞。流通则天之阳气下降,与之从事,故施化之道行;闭塞则天之阳绝,故地之阴亦结,而百病作矣。疝者是其二也,所致任脉之病者,若刚柔自相胜负,与内外邪之感伤,皆得使其阴阳不和,阴偏胜则寒气冲击,阳偏胜则热气内入,阴反之外,悉致任脉为疝。纵其邪不自任脉而起,初由各经所受而得者,亦必与任脉相犯故也。所犯者何?或所胜之经脉相传,或受不以次所乘,或任脉过处与受邪之经相会,或六经受气之际,挟邪犯其海,则皆足以感动任脉,内舍结固不化之阴,上击脏腑,则为腹中之疝,下入厥阴,会于阴器,则为睾丸之疝。

盖疝自立名,独为任脉所职,在地之阴,特然起击者而命之也。若诸经受邪,不与任脉相干,则不名为疝矣。不然,何《内经·举痛篇》、《灵枢·百病始生篇》专为发明经脉腹中诸痛者,乃无一字名其疝也。始可见任脉者,是疝病之本源,诸经所云疝者,是其支流余裔耳。若夫巢氏所叙七疝者,曰:厥疝、癥疝、寒疝、气疝、盘疝、胕疝、狼疝也。其厥逆心痛,诸饮食吐不下,名曰厥疝;腹中气乍满,心下尽痛,气积如臂,名曰癥疝;寒饮食即胁下腹中尽痛,名曰寒疝;腹中乍满乍减而痛,名曰气疝;腹中痛在脐旁,名曰盘疝;腹中脐下有积聚,名曰胕疝;

小腹与阴相引而痛,大便难,名曰疝;及言诸疝之候,止以阴气积于内,为寒气所加,使荣卫不调,血气虚弱,故风冷入于腹内而成狼疝也。

小儿癞者,阴核肿大,由啼哭躯气[7]不止,动于阴气,结聚不散所致者也。观于五疝,皆是痛在心腹之疝也。独举胠疝属小儿病者耳。后人述其说,更举《内经》谓脾风传之于肾,名曰[8]疝瘕,少腹冤热[9]而痛,一名曰蛊者,谓之蛊病。又立阴疝条,即癞疝也,将以足七疝之数。此言五条为心腹痛者之治疗,则曰:若因七情所伤者,当调气安其五脏。外邪所干者,当温散之。治之不当,内外之气交入于肾者为肾气,入于膀胱者为膀胱气,入于小肠者为小肠气。肾与膀胱一脏一府,其气通于外肾,小肠系于睾丸,系会故也。

又谓阴疝,一名癞疝,其种有四积,肠癞、气癞、卵胀、水癞是也。若寒温之气,有连于小肠者,即小腹控睾丸而痛,阴丸上下,谓之肠癞;寒气客于经筋,足厥阴脉受邪,脉胀不通,邪结于睾卵,谓之卵胀;肾虚之人,因饮食不节,喜怒不时,津液内结,谓之水癞。

至张戴人非之曰:此俗工所立谬名也。盖环阴器上抵少腹,乃属足厥阴肝经之部分,是受疝之处也。或在泉寒胜,水气挛缩郁于此经;或司天燥胜,木气抑郁于此经;或忿怒悲哀,忧抑顿挫结于此经;或药淋外固,闭尾缩精,壅于此经。了不相干膀胱、肾、小肠之事,乃厥阴肝经之职也。凡疝者,非肝木受邪,则肝木自甚也。由是于阴疝中亦立七疝之名,曰寒疝、水疝、筋疝、血疝、气疝、狐疝、癞疝也。寒疝,其状囊冷结硬如石,阴茎不举,或连控睾丸而痛,得于坐卧湿地及砖石,或冬月涉水,或值雨雪,或风冷处使内过劳,宜以温剂下之,久而无子;水疝,其状肾囊肿痛,阴汗时出,或囊肿状如水晶,或囊痒搔出黄水,或小腹按之作水声,得之饮水醉酒,使内过劳,汗出而遇风,寒湿之气聚于囊中,故水多令人为卒疝,宜以逐水之剂下之;筋疝,其状阴茎肿胀,或溃、或脓、或痛,而里急筋缩,或茎中痛,痛极则痒,或挺纵不收,或白物如精随溲而下,得于房室劳伤,及邪术[10]所使,宜以降心火之药下之;血疝,其状如黄瓜,在小腹两旁,横骨两端约中,俗云便痈,得于春夏重感大燠,劳于使内,气血流溢,渗入脬囊,留而不去,结成痈肿,脓少血多,宜以和血之剂下之;气疝,其状上连肾区,下及阴囊,或因号哭忿怒,则气郁乏而胀,怒哭号罢[11],则气散者是也,宜以散气之剂下之;或小儿亦有此疾,俗曰偏气,得于父已年老,或年少多病,阴痿精怯,强力入房,因而有子,胎中病也,此病不治;狐疝,其状如瓦,卧则入小腹,行立则出小腹入囊中,狐则昼出穴而溺,夜入穴而不溺,此疝出入上下往来,正与狐相类,亦与气疝大同小异,令人带钩铃是也,宜以逐气流经之药下之;癞疝,其状阴囊肿缒,如升如斗,不痒不痛是也,得之地气卑湿所生,故江淮之间,湫塘之处,多感此疾,宜以去湿之药下之。诸疝下去之后,可调则调,可补则补,各量病势,勿拘俗法。

《经》所谓阴盛而腹胀不通者,癞癃疝也,不可不下,其论如此。戴人既曰用《内经·灵枢》、《明堂》之论,要穷疝病之源,而不及于任脉生病之源,何也?盖因力辨阴器与小肠、肾、膀胱了不相干,是属足厥阴部分受病之原立说,所以不及于任脉。然已三见于论中矣。其间引治疝之穴,多与任脉所会,一也;又称冲、任、督与厥阴会于曲骨,环阴器,二也。复言凡精滑白淫,皆男子之疝也。血涸不月[12]罢腰,膝上热,嗌干,少腹有块,女子之疝也。但女子不谓之疝而谓之瘕,即任脉内结之病尤明者,三也。凡戴人辩论之词,强直专主其一,则不复顾其二,在癞疝中有无六经外证之可辨,若果有膀胱、小肠之证者,又安得不从之;如《灵枢》谓小肠病者,小腹痛,腰脊控睾丸而痛之类,论治法亦然。因病在下必先下之,更不问虚弱之人于首尾,不可下者下之,有不旋踵之祸,岂待下后始补而可回其生乎!然而戴人之书,其词直,其义明,读之使人豁然以去胸中之茅塞,诚是诸医书之冠。及乎详玩之,则少温润反覆之意。且夫阴阳变化，生病于无穷，治法亦无穷，非一人所能究。学者当因其已明，益其未至，然后得为善用其书者。丹溪先生尝论睾丸连小腹急痛者，或有形，或无形，或有声，或无声，人皆以为经络得寒收引不行而作痛，不知此病始于湿热，郁遏至久，又感外寒，湿热被郁而作痛也。其初致湿热之故，盖大劳则火起于筋，醉饱则火起于胃，房劳则火起于肾，大怒则火起于肝。火郁之久，湿气便盛，浊液凝聚，并人血隧，流于厥阴。肝属木，性急速，火性又暴烈，为寒所束，宜其痛甚而暴也。此论亦就厥阴受病处发明戴人之未至者也，诚有功于后学。盖㿗疝不离此三者之邪，热则纵，寒则痛，湿则肿，须分三者多少而治之。两丸俱病固然也，设有偏于一者，予又不能无其说焉。肾有两，分左右，其左肾属水，水生肝木，木生心火，三部皆司血，统纳左之血者，肝木之职也。其右属火，火生脾土，土生肺金，三部皆司气，统纳右之气者，肺金之职也。是故诸寒收引则血泣，所以寒血从而归肝，下注于左丸；诸气愤郁则湿聚，所以气湿从而归肺，下注于右丸。且夫睾丸所络之筋，非尽由厥阴，而太阴、阳明之筋亦入络也。往往见人偏患于左丸者，则痛多肿少；偏于右丸者，则痛少肿多。此便可验也。姑书治效者一二症以明之。

予壮年啖柑橘过多，积成饮癖，在右胁下隐隐然，不敢复啖数年已。一日山行，大劳饥渴甚，遇橘芋食之，橘动旧积，芋复滞气，即时右丸肿大，寒热交作。因而思之，脾肺皆主右，故积饮滞气下陷，太阴、阳明之经筋俱伤，其邪从而入于囊中，著在睾丸筋膜而为肿胀。张戴人有言，病分上下治，虽是木郁为疝，在下则不可吐，亦当从下引而竭之。窃念病有不同，治可同乎？今犯饥劳伤脾，脾气下陷，必升举之，则胃气不复下陷而积可行；若用药下之，恐重陷胃气也。先服调胃剂一二帖，次早注神使气至下焦，呕逆而上，觉胁下积动到中焦，则吐而出之，吐后㿗肿减半，次早复吐，吐后和胃气，疏通经络，二三日愈。凡用此法治酒伤与饮水注右丸肿者皆效。

又治一人，病后饮水，患左丸痛甚，灸大敦，用摩腰膏，内用乌、附、丁、麝者，以摩其囊上，抵横骨端，炙温帛覆之，痛即止，一宿肿亦全消矣。

历代独治外束之寒，《发明》云：男子七疝，痛不可忍者，妇人瘕聚带下，皆任脉所主阴经也。乃肝肾受病，治法同归于一，宜丁香楝实丸。凡疝气带下，皆属于风，全蝎治风之圣药也；川楝、茴香皆入小肠经，当归、玄胡索活血止痛；疝气带下，皆姚寒邪入于小肠之间，故用附子佐之；丁香、木香为引导药也。

罗谦甫治火儿赤纽邻久病疝气，复因七月间饥饱劳役，过饮潼乳，所发甚如初，面色青黄不泽，脐腹阵痛，搐撮不可忍，腰曲不能伸，热物熨之稍缓，脉得细小而急。《难经》云：任之为病，男子内结七疝。皆积寒于小肠之间所致也，非大热之剂，即不能愈，遂制一方，名之曰沉香桂附丸；脐下撮急疼痛，并脐下周身一遭皆急痛，小便频数清，其五脉急洪缓涩沉，按之皆虚，独肾脉按之不急，皆虚无力，名曰肾疝，宜丁香疝气丸；男子妇女疝气，脐下冷痛，相引腰胯而痛，宜当归四逆汤。《发明》天台乌药散、川苦楝散、简易木香楝子散，皆用巴豆炒药。许学士云：大抵此疾因虚而得之，不可以虚骤补。邪之所凑，其气必虚，留而不去，其病则实。故必先涤去所蓄之邪热，然后补之。是以诸药多借巴豆气者，盖为此也。

《金匮方》：寒疝，腹中痛，逆冷，手足不仁，若身疼痛，灸刺诸药不能治，抵当乌头桂枝汤主之。用乌头一味，以蜜二升，煎减半去渣，以桂枝汤五合和之，令得一升后，初服二合；不知，再服三合；又不知，复加至五合。其知者，如醉状，得吐者为中病。

海藏以附子建中汤加蜜煎治疝，即此法也。腹痛，脉弦而紧，弦则卫气不行，即恶寒，紧则不欲食，弦紧相搏，即为寒疝。寒疝绕脐痛，若发则白汗出，手足厥冷，其脉沉弦者，大乌头煎主之。

《衍义》云：葫芦巴，《本经》云：得茴香、桃仁，治膀胱气甚效。尝合用桃仁麸炒各等分，半酒糊丸，半为散，每服五七十丸，空心食前盐酒下。散以热米饮调下，与丸子相间，空心各一二服效。《宝鉴》葫芦巴丸。

丹溪治内郁之湿热

煎方

枳实九粒，炒　桃仁十四个，炒　山栀仁九个，炒　吴茱萸七粒，炒　山楂四粒，炒　生姜如指大

上六味，同入擂盆擂细，取顺流水一盅，入瓶内煎至微沸，带渣服。如湿胜㿗疝者，加荔枝核；如痛甚者，加盐炒大茴香二钱；如痛处可按者，加薄桂少许。

丸方

山栀二两，炒　山楂四两，炒　枳实炒　茴香炒，各二两　柴胡　牡丹皮　八角茴香各一两，炒　桃仁　茱萸炒，各半两

末之，酒糊丸，空心盐汤下五六十丸。

阳明受湿热，传入大肠，发热恶寒，小腹连毛际间闷痛不可忍，用：

栀子仁炒　桃仁炒　枳实炒　山楂各等分

同研细，入生姜汁半合，用水一小盅，荡起煎令沸，热服之一方加茱萸。

寒热兼施

《灵枢》云：胃中热，肠中寒，则疾饥，小腹痛胀。

丹溪云：愚见有用川乌头、栀子等分，作汤用之，其效亦敏。后因此方随症与形加减用之，无有不效。盖川乌头治外束之寒，栀子仁治内郁之热也。

又云：诸疝痛处，用手按之不痛者属虚，必用桂枝、炒山栀细切、川乌头等分，为细末，生姜自然汁打糊为丸，如桐子大，每服三四十丸，空腹白汤下。

罗谦甫云：阴疝，足厥阴之脉，环阴器，抵少腹，或痛因肾虚寒、水涸竭，泻邪补肝，蒺藜汤主之。

补例

丹溪云：疝有挟虚而发者，其脉不甚沉紧，而大豁无力者是也。然其痛亦轻，唯觉重坠牵引耳。当以参术为君，疏导药佐之。盖疏导药即桃仁、山楂、枳实、栀仁、茱萸、川楝、玄胡索、丁香、木香之类是也。

海藏云：姬提领因疾服凉剂数日，遂病脐腹下大痛，几至于死，与姜附等剂，虽稍苏，痛不已，随本方内倍芍药服之愈。

《金匮方》：寒疝，腹中痛，及胁痛里急，当归生姜羊肉汤主之。

《衍义》云：张仲景治寒疝，用生姜羊肉汤服之，无不应验。

有一妇人，产当寒月，寒气入产门，腹脐以下胀满，手不欲犯，此寒疝也。师将治之以抵当汤，谓有瘀血。非其治也，可服仲景羊肉汤，二服遂愈。

肝气

肝足厥阴经之病，必小腹引胁而痛。

《经》云：厥阴之复，小腹坚满，里急暴痛，是风气助肝盛而然，治法当泻肝也。

又云：岁金太过，民病两胁下痛，小腹痛。

又云：岁木不及，燥乃大行，民病中清，胠胁痛，少腹痛。

又云:岁土不及,风乃大行,民病腹痛,复则胸胁暴痛,下引小腹者,是燥邪攻肝虚而然,治法当补肝泻金也。

又云:寒气客于厥阴之脉,则血泣脉急,故胁肋与小腹相引痛。

又云:肝病者,两胁下痛引小腹,取其经厥阴、小肠。

又云:邪客厥阴之络,令人卒疝暴痛,刺足大指爪甲上与肉交者各一痏,男子立已,女子有顷已。左取右,右取左。泻肝,山栀、川芎、桂、芍之属;补肝,当归、生姜、羊肉之属。

小肠气

小肠之病,小腹引睾丸,必连腰脊而痛。

《经》云:少阴之脉,心下热,善饥,脐下痛。又云:少阴之复,燠热内作,小腹绞痛者,是热助小肠盛而然,治法当泻小肠也。又,太阳在泉,寒淫所胜,与太阳之复,皆病小腹控睾,引腰脊,上冲心痛,及太阴司天,大寒且至,病小腹痛者,是寒邪攻小肠虚而然,治法当补小肠,泻寒邪也。

《宝鉴》引《至真大要论》云:小腹控睾,引腰脊,上冲心,唾出清水,及为哕噫,甚则入心,善悲善忘。

《甲乙经》曰:邪在小肠也,小肠病者,小腹痛引腰脊,贯肝肺,其经虚不足,则风冷乘间而入,邪气既入,则厥之证上冲肝肺,客冷散于胸,结于脐,控引睾丸,上而不下,痛而入腹,甚则冲心胸。盖其经络所属所系也,治之方:

茴香炒　楝实锉炒　食茱萸　陈皮　马蔺花醋炒,各一两　芫花醋炒,五钱

上为末,醋糊丸,如桐子大。每服十丸至二十丸,温酒送下。

又方

益智仁　蓬术各半两　茴香　山茱萸肉　牛膝　续断　川芎　葫芦巴　防风　牵牛炒熟　甘草各二钱半

为细末,每服三钱,水一盏二分,煎两三沸,空心连滓服,白汤调下二钱匕亦得。

膀胱气

膀胱之病,小腹痛肿,不得小便是也。

《经》云:太阴在泉,病小腹痛肿,不得小便,是湿邪攻膀胱虚而然,治法当补膀胱,泻湿土邪也。

又云:膀胱病者,小腹偏肿而痛,以手按之即欲小便而不得,取委中央。

又云:小腹痛肿,不得小便,邪在三阳,取之足太阳大络。即委阳穴。

许学士云:顷在岳城日,歙尉[13]宋荀甫膀胱气作疼不可忍,医者以刚剂与之,痛愈甚,小便不通三日矣,脐下虚胀心闷。予因候之,见其面赤黑,脉洪大。予曰:投热药太过,阴阳痞塞,气不得通。为之奈何。宋尚手持四神丹数粒云:医谓不止更服此。予曰:若服此定毙,后无悔。渠求治予,适有五苓散一两许,分三服,用连须葱一茎,茴香一撮,盐一钱,水一盏半,煎至七分,令接续三服,中夜下小便如墨汁者一二升,腰下宽得睡。翌日诊之,脉已平安矣。续用硇砂丸与之,数日瘥。楼全善治谢人妻,小腹疼痛,小便不通,先艾灸三阴交,以茴香、丁香、青皮、槟榔、桂、茱萸、玄胡索、山楂、枳实,又倍用黄柏,煎服愈。

心疝

心脉微滑为心疝。心脉搏滑急为心疝。

帝曰:诊得心脉而急,此为何病?岐伯曰:病名心疝,小腹当有形也。心为牡脏,小肠为之使,故曰少腹当有形也。木香散、广藏煮散。

癞疝

睾囊肿大，如升如斗是也。丹溪云：下部癞气不痛之方，细思非痛断房事与厚味不可，用药唯促其寿。若苍术、神曲、白芷、山楂、川芎、枳实、半夏皆要药。人视其药皆鄙贱之物，已启慢心，又不能断欲以爱护其根本，非惟无益，而反被其害者多矣。且其药宜随时月寒热，更按君臣佐使加减。

大抵癞疝属湿多，苍术、神曲、白芷散水、山楂、川芎、枳实、半夏、南星；有热，加山栀一两；坚硬，加朴硝半两。秋冬加吴茱萸二钱半，神曲糊丸。

又方

南星　山楂　苍术各二两　白芷　半夏　枳实　神曲各一两　海藻　昆布各半两　玄明粉　吴茱萸各二两

为末，酒糊丸。

又方　治木肾不痛

南星　半夏　黄柏酒洗　苍术盐炒　枳实　山楂　白芷　神曲炒　滑石炒　茱萸　昆布

酒糊丸，空心盐汤下。

治癞胀，用香附子不拘多少为末，每用酒一盏，海藻一钱，煎至半盏，先捞海藻细嚼，用所煎酒调末二钱服。楮叶雄者，晒干为末，酒糊丸，空心盐酒下。无实者为雄。

洁古海蛤丸　癞气痛者易治，荔核散、三层茴香丸、宣胞丸、地黄膏子丸、安息香丸、念珠丸，随宜选用。

阴囊肿胀，大小便不通，宜三白散。偏坠初生，用穿山甲、茴香二味为末，酒调下，干物压之。外用牡蛎煅、良姜各等分，为细末，津唾调敷大者一边，须臾，如火热痛即安。

丹溪治一人，因饮酒后饮水与水果，偏肾大，时作蛙声，或作痛。炒枳实一两，茴香盐炒，栀子炒，各三钱，研、煎，下保和丸。

一人膀胱气下坠如蛙声，臭橘子核炒十枚，桃仁二十枚，萝卜自然汁研，下保和丸。

一人左肾核肿痛，此饮食中湿坠下成热。以橘核五枚，桃仁七枚，细研，顺流水一盏，煎沸热，下保和丸。

木肾，以枇杷叶、野紫苏叶、苍耳叶、水晶葡萄叶，浓煎汤熏洗。

雄黄一两研，矾二两，生甘草半两，水五升煎洗。

荆芥穗一两，朴硝二两，为粗末，萝卜、葱同煎汤淋洗。

大黄末，醋和涂之，干即易。

马鞭草捣涂。

蔓菁根捣敷。

《经》云：阳明司天，燥淫所胜，丈夫癞疝，妇人小腹痛。又云：阳明之胜，外发癞疝，是燥邪攻肝气虚而然，治法当补肝泻燥金也。又云：厥阴所谓癞疝，妇人少腹肿者。厥阴者辰也，三月阳中之阴，邪在中，故曰癞疝少腹肿也。所谓㿗疝肤胀者，曰阴亦盛而脉胀不通，故曰癞㿗疝也。三阳为病，发寒热，下为痈肿，及为痿厥踹痛，其传为癞疝。

东垣曰：《阴阳别论》云：三阳为病，发寒热，下为痈肿，及为痿厥踹痛，其传为索泽，又传为癞疝。夫热在外、寒在内则累垂，此九夏之气也；寒在外，热在内，则卵缩，此三冬之气也。足太阳膀胱之脉，逆上迎手太阳小肠之脉，下行至足厥阴，肝之脉不得伸，其任脉并厥阴之脉，逆则如巨川之水，致阳气下坠，是风寒湿热下出囊中，致两睾肿大，谓之曰疝，太甚则为㿉。足厥阴之脉与太阳[14]膀胱寒水之脉，同至前阴之末。伤寒家说，足厥阴肝经为病，烦满囊缩，急下之，宜大承气汤以泻大热。

《灵枢经》云：足厥阴肝经，筋中为寒则筋挛、卵缩为大寒。前说囊缩为大热，此说为大寒；此说囊缩垂睾下引㿉疝、脚气为大寒，风湿盛下垂为寒，与上二说不同，何也？曰：以平康不病人论之，夏暑大热，囊卵累垂，冬天大寒，急缩收上，与前三说又不同，何也？是相乖耶？不相乖耶？答曰：伤寒家囊卵缩，大热在内，宜承气汤急下之，与经筋说囊卵缩，大寒在外，亦是热在内，与伤寒家同。故再引平康人以证之，冬天阳气在内，阴气在外，人亦应之，故寒在外则皮急，皮急则囊缩。夏月阴气在内，阳气在外，人亦应之，故热在外则皮缓，皮缓则囊垂，此㿉疝之象也。三说虽殊，其理一也。用药者宜详审之。以上三论，各有所主，兼此考订，则脉证阴阳寒热虚实之辨判然矣。

《内经》刺灸㿉疝有四法：其一铍石，取睾囊中水液。《经》云：腰肾者，身之大关节也。肢胫者，人之管以趋翔也。茎垂者，身中之机，阴精之候，津液之道也。故饮食不节，喜怒不时，津液内溢，乃下流于睾，血道不通，日久不休，俯仰不便，趋翔不能。此病荥，然有水，不上不下。铍石所取，形不可匿，常不得蔽，命曰去爪。其法今世人亦多能之。睾丸囊大如斗者，中藏秽液必有数升，信知此出古法也。

其二取肝。《经》云：足厥阴之脉，是动则病，丈夫㿉疝，妇人小腹肿是也。是于足厥阴肝经，视盛、虚、热、寒、陷下，而施补、泻、留、疾与灸也。

其三取肝之络。《经》云：足厥阴之别，名曰蠡沟，去内踝五寸，别走少阳，其别者，循胫上睾，结于茎。其病气逆则睾肿卒疝，取之所别是也。是于内踝上五寸，贴胫骨后近肉处，蠡沟取之也。

其四取足阳明筋。《经》云：足阳明之筋，聚于阴器，上腹。其病转筋，髀前肿，㿗疝，腹筋急。治在燔针劫刺，以知为数，以痛为输是也。是于转筋痛处用火针刺之也。

狐疝

卧则入腹，立则出腹，偏入囊中者是也。仲景方：阴狐疝气有大小，时时上下者，蜘蛛散主之。《内经》刺灸狐疝，但取足厥阴一经。

《经》云：肝足厥阴之脉，所生病者，狐疝是也。随其经盛虚、寒热陷下取之也。耳后陷者肾下，肾下则腰尻痛，不可俯仰，为狐疝。

通治

不问何证，皆可用生料五积散，每服一两，入盐炒吴茱萸、茴香各一钱，生姜三片，葱白五寸煎，空心热服。

服药未效，大痛攻刺不已，阴缩，手足厥冷，宜香附子，仍炒盐乘热，用绢裹熨脐下。

若大小腑不甚通者，五苓散加桂，下青木香丸。

初发或头疼身热，或憎寒壮热，并宜参苏饮加木香。

有逆上攻，心下不觉痛，而见心疼者，宜以生韭捣取自然汁，和五苓散为丸，茴香汤下。

有肾气才动，心气亦发，上下俱疼者，宜异功散吞吴萸内消丸。或且专治下，下痛定则上痛定矣。

《神方》治疝气上冲，如有物筑塞心胸欲死，手足冷者，二三服除根。

硫黄火中熔化，即投水中去毒，研细，荔核切片炒黄，陈皮各等分，上为末，饭丸桐子大。每服十四五丸，温酒下，其疼立止，患人自觉疼甚，不能支持，止与六丸，不可多也。

食积与瘀血作痛者，导积行血则愈。于“伤食”、“畜血”二门求之。

［诊］ 寸口弦紧为寒疝，弦则卫气不行，气不行则恶寒，紧则不欲饮[15]食。寸口迟缓，迟为寒，缓为气，气寒相搏，转绞而痛。沉紧豁大为虚。弦急搏皆疝，视在何部而知其脏，心脉微滑为心疝，肝脉滑为㿗疝，肾脉滑为癃㿉，大急沉为肾疝，肝脉大急沉为肝疝，心脉搏急为心疝，肺脉沉搏为肺疝，脾脉紧为脾疝，寸弦而紧，弦紧相搏为寒疝。趺阳虚迟为寒疝。肝脉滑甚为㿗疝，肾肝滑甚为癃㿉。

东垣曰：夫滑脉关以上见者为大热，盖阳与阳并也，故大热。滑脉尺部见为大寒，生㿗疝。滑脉者，命门包络之名也，为丙，丙丁热火并于下，盖丙丁不胜壬癸，从寒水之化也，故生㿗疝。

交肠

交肠之病，大小便易位而出。或因醉饱，或因大怒，遂致脏气乖乱，不循常道。法当宣吐以开提其气，使阑门清利，得司泌别之职则愈矣。宜五苓散、调气散各一钱，加阿胶末一钱，汤调服。或研黄连阿胶丸为末，加木香少许，再以煎药送下。

丹溪治马希圣，年五十馀，性嗜酒，常痛饮不醉，糟粕出前窍，便溺出后窍，六脉皆沉涩。与四物汤加海金沙、木香、槟榔、木通、桃仁服而愈。此人酒多气肆，酒升而不降，阳极虚；酒湿积久生热，煎熬血干，阴亦大虚。阴阳偏虚，皆可补接。此人中年后阴阳俱虚时暂可活者，以其形实，酒中谷气尚在。三月后，其人必死，后果然。

---

［1］血污 瘀血。污，停积不流之水。
［2］身重 原作“重身”。诸本同。据《金匮要略》改。
［3］两丸 双侧睾丸。
［4］而 原作“有”。据修敬堂本改。
［5］脾传之肾 原作“以脾传邪之间”。据《素问》改。
［6］心脉微滑为 原脱。诸本同。据《灵枢》补。
［7］㔾(yǎn，音眼)气 㔾，多意。①坠，陷。②身向前曲。《广韵·铣韵》：“㔾，身向前也。”③曲背。《集韵·阮韵》：“㔾，伛也。”㔾气，中医指气虚下陷致少腹睾丸下坠疼痛。
［8］曰 此下原衍“蛊”1字。诸本同。据《素问》删。
［9］热 原脱。诸本同。据《素问》补。
［10］邪术 指古代江湖术士、房中术之类的非医学正统方法。
［11］罢 通“疲”。
［12］不月 女子月经闭止不行，即闭经。
［13］歙(shé，音涉)尉 歙县县尉。歙县，现称属黄山市。今在安徽省东南部、新安江上游，毗邻浙江省。
［14］太阳 原作“大肠”。诸本同。据文义改。
［15］饮 诸本同。《金匮要略》作“欲”。姑存。

济阳纲目

明 · 武之望[原著]

[说明]

《济阳纲目》,武之望撰于明 · 天启六年(1626),108 卷。乃武氏继其《济阴纲目》之后总结明代以前内、外科杂病理论与实践经验而集成的一部大型综合性医学专著。编撰体例同《济阴纲目》,虽名为“济阳”,实非单一男科专著,包括中风、中寒、中暑、感冒、瘟疫、内伤等 84 种内科疾病和 24 种外科疾病,如破伤风、折伤,面、目、口、齿等疾病证治方药。其中,对遗精、赤白浊、溺血、虚损、劳瘵、不育、疝气、淋证、小便不通与不禁及前阴病等泌尿男科诸疾进行系统地研究。书中引载《男女论》,当为现代男科抑或性医学界所未见之散佚文献。又,作者针对妇科、儿科现状,首次提出“男子科”的学科名称。

本论以 1982 年广陵古籍刻印社所据清 · 咸丰六年(1856)泾阳姚锡山刻重本(简称姚本)为底本,1914 年上海锦章书局石印本为校本进行整理。

卷五十六　遗　精

论

林诚中曰：五脏皆有精，精者，人之本。然肾为藏精之都会，听命于心，能遣欲澄心[1]，精气内守，阴平阳秘，真元固密矣。或纵欲劳神，则心肾不交，关键不固，更兼少壮人情动于中，意淫于外，欲心炽而不遂，必有遗精便浊之患也。肾气不固，遗沥不收，初便下白，或如粉浆，或如鸡子清，或滑如油，或甜如蜜，或冷如冰，面色惨白，此漏脱也。若手足稍冰冷，口淡无味，腰疼重如石，脚弱气短，疲倦乏力。急宜滋补之，使水火既济，阴阳协和，然后火不上炎而神自清，水不下渗而精自固矣。又当节欲三五年，庶无复作之患，可以苟全性命也。

丹溪云：梦遗专主热，精滑主湿热，热则流通故也。大法用青黛、海石、黄柏；精滑用知母、黄柏降火，牡蛎、蛤粉燥湿，与白浊同治法。内伤气血虚，不能固守，常服八珍汤加减，吞樗木根丸。思想而得，其病在心，当治心安神带补。

戴氏曰：遗精得之有四，有用心过度。心不摄肾，以致失精者；有因思色不遂，精气失位，输泻而出者；有欲太过，滑泄不禁者；有年壮气盛，久无色欲，精满泄者。然其状不一，或小便后出，多不可禁者，或不小便而自出者，或茎中出而痛痒，常欲如小便者，并宜先用辰砂妙香散，吞玉华白丹，佐以分清饮；用心过度而得，宜远志丸，用莲肉、五味子煎汤下；思想不遂而得，甚者耳目见闻，其精自出，名曰白淫，宜清心丸、妙香散；色欲过度而得，宜金锁固精丹、固本锁精丸；遗沥比之遗精稍少，小便有数点稠粘，茎头微痛，或小便已停，片时方有一二滴沾裤，其病不出前所因，审用前药。梦遗者宜温胆汤，加人参、远志、莲肉、酸枣仁、茯神。又曰：因梦交而出精者，谓之梦遗；不因梦而自泄精者，谓之精滑。皆相火所动，久则有虚而无寒。

荫按：王节斋曰，梦遗精滑，世人多作肾虚治，而用补肾涩精之药不效。殊不知此证多属脾胃，饮酒厚味，痰火湿热之人多有之。盖肾藏精，精之所生，由脾胃饮食化生而输归于肾。今脾胃伤于浓厚，湿热内郁，中气浊而不清，则其所化生之精亦得浊气。肾主秘藏，阴静则安，今所输之精既有浊气，则邪火动于肾中，而水不得安静，故遗而滑也。此证与白浊同。丹溪论白浊为胃中浊气，下流渗入膀胱，而云无人知此也。其有色心太重，妄想过用而致遗滑者，曰从心肾治，但兼脾胃者多，当审察。

李氏曰：交感之精，虽常有一点白膜裹藏于肾，而曰元精以为此精之本者，实在乎心。日有所思，夜梦而失之矣。治宜黄连清心饮，或十味温胆汤、妙香散、定志丸。人身之精，贵于金宝，初因君火不安，久则相火擅权，精元一走而不固，甚则夜失连连，日亦滑溜不已，宜坎离丸。有火盛，精中多有红丝，令溺于桶，澄视之便见，后生子一岁身生红丝瘤不救，宜补阴丸，肾气丸。气宜降，精宜升，欲心一动，精随念去，凝滞久则茎中痒痛，常如欲小便，然或从小便而出，或不从便出而自流者，谓之遗精。比之梦遗犹甚，宜萆薢分清饮，或八物汤、真蛤粉丸。日久水亏火燥，有虚无寒，滋阴降火汤，君火失权，而相火乘脾，湿与热合，脾土全是死阴，少运饮食，易于侵犯，宜樗柏丸。脾虚弱者，三灰樗柏丸、猪肚丸。如原非心肾不交，果因饮酒厚味，乃湿热内郁，中气不清，所化之精亦皆浊气，归于肾中而水不安静，故遗而滑也，宜补阴药中加人参、升麻、柴胡，以升胃中清气，更宜节饮食以固命根也。

噫，精字从米从青，生于谷之清气也，养生者昧之。四十以后，劳伤气血，不能固守者，养荣汤加减，吞单樗皮丸，或小菟丝子丸。如早年欲过，至年高阳脱者，究源心肾丸、青娥丸、黑锡丹、缩泉丸、金锁正元丹。气陷者，神芎汤。有曰：年壮，久不御女，精满而溢者，深为可笑。

人之脏腑，惟气与血，神则主宰其中，而无形迹可见，精乃一时交感，二焦之火吸撮而成，岂先有蓄积于中耶？惟节色，气血积盛，而精不清薄，理也。其不御女涌漏者，或闻淫事，或见美色，或思想无穷，所愿不得，或曾入房太甚，宗筋弛纵，发为筋痿。而精自出者，谓之白淫。盖肾藏天一，以悭为事，志意内治，则精全而固，去思外淫，居室太甚，宜乎渗漏而不振也，单黄柏丸最妙。亦有清心静坐养精神者，但好色种子犹在，不免有时发露，或被盲人指示房中补益之说。以为可以止精不漏，然对景忘情，实际不复恋乎猥亵之事矣。故曰：学仙不断淫，蒸砂饭不成。养生者慎之。通用单五味子膏、金樱膏、水陆二仙丹，金锁思仙丹、芡实丸、秋石固真丸、固精丸、单韭子散、威喜丸、石莲散、金樱丸。

脉 法

两尺脉洪数，必便浊失精。心脉短小，因心虚所致，必遗精便浊。

《脉诀举要》曰：遗精白浊，当验于尺，结芤动紧，二证之的。

治心肾不交遗精方

辰砂妙香散 治心虚遗精白浊。

人参五钱 山药二两，姜汁炒 黄芪 远志去心，炒 茯苓各一两 茯神去木，一两 木香二钱半，煨 麝香一钱，另研 桔梗 甘草 辰砂另研，各二钱

上为细末，每服二钱，温酒调服。

茯神汤 治欲心太炽，思想太过，梦泄不禁，或夜卧不安，心虚跳动者。

茯神去木皮，一钱半 远志去心 酸枣仁炒，各一钱二分 人参 白茯苓 石菖蒲 当归酒洗，各一钱 生地黄各八分 黄连八分 甘草四分 连肉七枚，去心

上作一服。水煎服。

黄连清心饮 治心有所慕而梦遗者。此君火既动，而相火随之，治在心。

黄连 生地酒炒 当归 甘草 酸枣仁去油 茯神 人参 石莲肉 远志

上锉，水煎服。以下熟地砂仁炒，生地姜酒炒，酸枣仁、柏子仁俱去油。

十味温胆汤 治梦遗惊惕。

陈皮 半夏 枳实各九分 人参 白茯苓各五分 熟地黄 远志 酸枣仁去油 甘草各三分 五味子九个

上作一服。加生姜三片，水煎服。

叶氏定心汤 治心气不足，荣血衰少，精神恍惚，梦中失精。

人参 白茯苓 黄芪蜜炙 茯神去木，各三两 赤石脂研 厚朴姜制 川芎 白术各二两 甘草炙 防风 紫菀茸各一两 官桂半两 麦冬去心，一两半

上㕮咀，每服三钱，加赤小豆七十粒，水煎食后服。

远志丸

茯神去木皮 人参 白茯苓 龙齿煅，各一两 远志去骨 石菖蒲各一两

上为末，炼蜜为丸，如桐子大，以辰砂为衣，每服七十丸，空心盐汤下。

清心丸治 思想不遂，白淫自出。

黄柏一两为衣 生脑一钱，另研

上和匀，炼蜜为丸，如桐子大，每服十丸至十五丸，空心浓煎麦冬汤送下。

定志丸 治妄想太过，遗精。

人参 白术 茯苓枳实麸炒 石莲肉去心 陈皮 韭子炒，各一两 酸枣仁去油 半夏 牡蛎煅，三钱 远志去骨，各五钱 甘草炙，一钱半

上为末，神曲糊为丸，如桐子大，每服五十丸。空心盐汤下。久则加干姜炒黑，三钱，樗根白皮一钱。

固精丸 治心神不安，肾虚精自泄。

黄柏酒炒 知母酒炒，各一两 牡蛎煅 芡实 莲蕊 茯苓 远志去心 山茱萸各三钱

上为末，煮山药糊为丸，如桐子大，朱砂为衣，每服五十丸，空心盐汤下。一方有龙骨二钱。

秋石固真丸 治思虑色欲过度，损伤心气，遗精盗汗，小便频数。

白茯苓去皮 秋石各四两 石莲肉去壳，皮，炒 芡实各二两

上为末，枣肉为丸，如桐子大，每服三十丸，盐汤、温酒任下。

芡实丸 治思虑伤心，疲劳伤肾，心肾不交，精元不固，面少颜色，惊悸健忘，梦寐不安，小便赤涩，遗精白浊，足胫痠疼，耳聋目暗，口干脚弱。

芡实蒸去壳 莲花须各二两 茯神 山茱萸去核 五味子 龙骨 枸杞子 熟地黄酒蒸 韭子炒 肉苁蓉酒浸 紫石英煅七次 牛膝酒浸，各一两

上为末，酒煮山药糊丸，如桐子大，每服七十丸，空心盐汤下。

治元阳不固遗精方

九龙丹 治精滑。

枸杞子 金樱子 山楂肉 石莲肉 莲花须 熟地黄 白茯苓 芡实 当归各等分

上为末，酒糊丸如桐子大，每服五十丸，或酒或盐汤送下。如精滑便浊者，服二三日内，溺清如水，饮食倍常，行步轻健。

枸杞汤 治肾虚精滑如神。

枸杞子 肉苁蓉 茯苓各一钱 五味子 人参 山栀仁 熟地黄 石莲肉 黄芪 甘草炙，各五分

上作一服，加生姜一片，灯心草一握，水煎，空心温服。

神芎汤 治遗精经久，肾气下陷，玉门不闭，不时泄精，宜以此补之，引肾水归元。

升麻 川芎 人参 当归 远志 枸杞子 黄芪 白术 杜仲 甘草 地骨皮 破故纸各四两

上锉作一服，加生姜一片，莲肉七枚，水煎，温服。如无莲肉，用莲花须亦可。

辰砂既济丸 治梦遗。

人参 当归酒洗 黄芪盐水洗，炒 山药 牡蛎油浸一宿，煅 锁阳 甘枸杞蜜拌 败龟板酒浸一夕，炙，各二两 熟地黄酒洗，四两 知母酒洗，略炒 牛膝酒洗，各一两半 破故纸一两二钱 黄柏酒炒，六钱

上为细末，用白术八两，水八碗，煎至一半，取柤再用水煎，漉净，合煎至二碗为膏，和丸如桐子大，辰砂为衣，每服七十丸，空心淡盐汤或酒下。服后以干物压之。

金锁固精丹 治梦遗精滑，及交感不久者服，甚妙。

莲花蕊　芡实　沙苑蒺藜各二两　龙骨煅，一两

上为末，用莲肉作粉，打糊丸，如桐子大，每服七八十丸，空心淡盐汤下。不禁，加牡蛎煅一两。

金锁正元丹　治真气不足，元脏虚弱，饮食减少，恍惚多忘，气促喘乏，夜多异梦，心忪盗汗，小便滑数，遗精白浊，一切元脏虚冷之病，并皆治之。

五味子　茯苓各八两　紫巴戟去心　肉苁蓉洗，焙干　胡芦巴炒，各一斤　补骨脂酒炒，十两　朱砂另研　龙骨各三两

上为细末，酒糊为丸，如桐子大，每服十五丸至二十丸，空心温酒，盐汤任下。

固本锁粉丸　治元阳虚惫，精气不固，梦寐遗精，夜多盗汗，及遗泄不禁等证。此药大补元气，涩精固阳，累有神效。

山药　枸杞子　知母酒炒　黄柏酒炒　北五味　山茱萸去核　锁阳各二两　人参　石莲肉　黄芪　海蛤粉各二两半

上为细末，用白术六两，碎切，用水五碗，煎至二碗，将术捣烂，再用水五碗，去柤，与前汁同熬至一碗如膏，搜和前药为丸，如桐子大，每服六七十丸，空心温酒或盐汤下。

玉锁丹　治精气虚滑，遗泄不禁。

龙骨　莲花蕊　鸡头实　乌梅肉各等分

上为末，用熟山药去皮为膏，丸如小豆大，每服三十丸，空心米饮下。

小菟丝子丸　治肾气虚损，目眩耳鸣，四肢倦怠，夜梦遗精。

菟丝子酒煮，焙，五两　石莲肉二两　白茯苓　山药各一两，将半分打糊

上为末，用山药糊为丸，如桐子大，每服五十丸，空心，温酒盐汤任下。如脚膝无力，木瓜汤下。

补真玉露丸　治阳虚阴盛，精脱淫泺，胫痠。

白茯苓　白龙骨水飞　韭子酒浸，炒　菟丝子酒浸，各等分

上用火日修合为末，炼蜜丸，如桐子大，每服五十丸，温酒盐汤任下。空心食前服，少时以美膳压之。

《梅师方》用龙骨四分，韭子五合为散，空心酒调服方寸匕，治失精，暂睡即泄。《圣惠方》止用韭子微炒为散，食前酒下二钱匕，治梦中泄精。《外台》方用新韭子二升，十月霜后枯者，好酒八合，浸一宿，明日日色好，令童子向南捣一万杵杵，平旦温酒服方寸匕，治虚劳尿精，再服立瘥。此龙骨、韭子，治泄精要药也。

固真丹

晚蚕蛾二两　肉苁蓉　白茯苓　益智各一两　龙骨半两

上用鹿角胶酒浸化开，丸如桐子大，每服三粒，空心温酒下，干物压之。

秘真丸　治思想无穷，所愿不遂，意淫于外，入房太甚，宗筋弛纵，发为筋痿，及为白淫，随溲而下；或精气不固，梦与阴人通泄[2]。

龙骨另研　朱砂另研，各一两一分为衣　诃子皮大者五个　缩砂去壳，五钱

上为细末，面糊丸，如绿豆大，每服十五丸，渐加至二三十丸，空心温酒送下，熟水亦得。不可多服，大秘。

水陆二仙丹　治遗精白浊，梦泄脱精等证。

芡实二斤，为末　金樱子一斗，取黄熟者，蓝盛水中，去刺，石臼中杵碎，去核，捣取自然汁熬成膏

上和为丸，如桐子大，每服五七十丸，空心姜盐汤下。

金樱丸 治精滑梦遗，及小便后遗沥。

金樱子 鸡头实各一两 白莲蕊 龙骨煅，各半两

上为末，糊丸桐子大，每服七八十丸，空心盐酒下。

玉华白丹

白石脂净瓦阁起火煅红，研细水飞 左顾牡蛎用韭菜捣盐泥固济，火煅取白者各五钱 阳起石用干锅于大火中煅，令通红，取出酒淬，阴冷五钱 钟乳粉炼成者，一两

上为末，糯米粉煮糊丸，如鸡头实大，入地坑，出火毒一宿，每服一丸，空心浓煎人参汤，放冷送下。

五味子膏

北五味子一斤

上洗净，水浸一宿，以手挼去核，再用温水将核洗，取余味退用布滤过，入冬蜜二斤，慢火熬之，除砂锅斤两外，煮至二斤四两，成膏为度，待数日后略去火性，每服一、二匙，白滚汤调服。

金樱膏 养精益肾，活血驻颜。

金樱子经霜后取

上用竹夹夹摘，先杵去刺，勿令损，以竹刀切作两片，刮去腹内子毛，用水洗过，捣烂，置砂锅内，水煎至半耗。取出滤去租，仍以文武火熬似饴，每服一匙，酒调服。

治湿热下注遗精方

治浊固本丸 治胃中混热，渗入膀胱，浊下不禁。

莲花须 黄连炒，各二两 白茯苓 砂仁 益智 半夏 黄柏炒，各一两 猪苓二两半 甘草炙，三两

上为末，蒸饼为丸，如桐子大，每服五十丸，空心温酒下。

珍珠粉丸 治白淫梦遗，泄精及滑出不收。

黄柏一斤，新瓦上炒赤 真蛤粉一斤 珍珠三钱

上为细末，滴水丸，如桐子大，每服一百丸，空心温酒下。一方无珍珠，有青黛。

定志珍珠粉丸 治心虚梦泄。

人参 白茯苓 海蛤粉 黄柏炒焦色，各三两 远志 石菖蒲 樗根皮 青黛各二两

上为细末，面糊丸，如桐子大，青黛为衣，每服五十丸，空心姜盐汤下。

大凤髓丹 治心火狂，阳太盛，肾水真阴虚损，心有所欲，速于感动，应之于肾，疾于施泄。此方固真元，降心火，益肾水，大有神效。

黄柏炒，二两 缩砂一两 甘草五钱 半夏炒 茯苓 木猪苓 红莲蕊 益智仁各三钱半

上为末，水丸，如桐子大，每服五七十丸，白汤下。古人云泻心火，非也。乃泻相火，益肾水之剂。

威喜丸 治肾气不固，梦泄白浊。

黄蜡四两 白茯苓去皮，切块。用猪苓一分，于瓷器内同煮二十余沸，取出焙干，取末四两，不用猪苓

上将黄蜡溶化，入茯苓末，搜和为丸，如弹子大，每一丸空心细嚼咽下，以小便清为度，忌米醋。

张子元方　治气血两虚，有痰浊，阴火痛风。

人参　南星煨裂，各一两　龟板酥炙　黄柏炒褐色　熟地黄各二两　白术　山药　海石　锁阳　干姜

上为细末，酒曲糊为丸，如桐子大，每服一百丸，姜盐汤下。

猪肚丸　久服自觉身肥，而梦遗立止。

白术五两　苦参三两　牡蛎四两

上为末，用猪肚一具，煮烂，和药末捣匀，再加肚汁捣半日，为丸小豆大，每服四十丸，米饮下，日三次。

樗皮丸　治房劳内伤气血，精滑不时，或作梦遗。

樗根白皮炒

上为末，酒糊丸，如桐子大，每服五七十丸，空心盐汤下。或云：此药性温而燥，亦不可单服，或加青黛、海石、黄柏，煎八物汤下。

三灰樗柏丸

良姜三钱　芍药　黄柏各二钱，俱烧存性　樗根皮一两，为末

上用糊为丸如桐于大，每服三十丸，空心茶汤下。

徐氏硫苓丸　治上热下冷梦遗，神效。

硫磺白矾制，一两　白茯苓二两　知母童便浸　黄柏童便浸，各五钱

上为末，用黄醋一两半，溶化和丸，如桐子大，每服五十丸，盐汤下。

卷五十七　赤白浊

论

或曰：思虑过度，嗜欲无常，俾心肾不交，精元失守，以为赤白二浊之患。赤浊者，谓心虚有热，由思虑而得之；白浊者，为肾虚有寒，因嗜欲而得之。刘河间谓白浊亦属乎热，如清水作汤，则有白脚，夏热则水浑浊，冬寒则水澄清，此理亦或然也。

丹溪云：属湿热，有痰有虚。赤属血，由小肠属火故也；白属气，由大肠属金故也，滞痢同治。大率皆是湿痰流注，宜燥中宫之湿，用二陈汤加苍术、白术。赤者，乃湿伤血也，加白芍药，仍用珍珠粉丸，加臭椿根白皮、滑石、青黛，作丸药。胃中浊气下流，渗入膀胱，用青黛、蛤粉。肥白人必多痰，治宜燥湿降火。又有升提之法最妙，大法二陈汤加苍术，白术、升麻、柴胡。赤者加白芍药，煎服。丸药用樗皮、黄柏、青黛、干姜炒、滑石、蛤粉炒、神曲糊丸。二陈汤治浊，加升提之药，能使大便润而小便长。半苓丸治白浊，神曲，半夏燥湿，猪苓分水。燥湿痰，南星、半夏、蛤粉、神曲糊丸，青黛为衣。有热者，青黛、滑石、黄柏之类，水丸。肝脉弦者，用青黛以泻肝。虚劳者，用补阴药。胃弱者，兼用人参及升麻、柴胡，升胃中清气，大概不可用热药。一人便浊半年，或时梦遗形瘦，作心虚治，珍珠粉丸合定志丸服。

戴氏曰：便浊俱是湿热，虽有赤白之异，终无寒热之分。精者，血之所化。有浊去太多，精化不及，赤未变白，故成赤浊，此虚之甚也！何以知之？有天癸未至，强力好色，所泄半精半血有心火盛，亦见赤色。

《痹论》云：思想无穷，所愿不得，意淫于外，入房太甚，宗筋弛纵，发为筋痿，及为白淫。夫肾藏天一，以悭为事，志意内治则精全，思欲外劳则淫溢，有若白物淫衍，如精之状，男子则随溲溺而下，女子则阴器中绵绵而下也。宜内补鹿茸丸、小菟丝子丸、珍珠粉丸止之。

李氏曰：赤白浊，男女同治。皆因脾胃湿热，中焦不清，浊气渗入膀胱为浊，如夏月热天则万木流津。赤者，血分湿热甚，心与小肠主之，导赤散、四物二陈汤加樗白皮、青黛、滑石；白者，气分湿热微，肺与大肠主之，清心莲子饮，或五积散合四君子汤。肥人多湿痰，二陈汤加苍术、白术；赤浊加白芍药，气虚加参芪；伤暑，加泽泻、麦门冬、人参；伤风，加防风；挟寒，加姜桂，甚加附子；有热，加知母、黄柏、山栀，或星半蛤粉丸。因七情生痰者，四七汤。瘦人多湿火，加味逍遥散、四物汤加知母、黄柏，或珍珠粉丸、樗柏丸。虚挟痰火，肾气丸、补阴丸。不可纯寒药伤血，亦不可纯热药助火。盖寒则坚凝，热则流通，俱宜清上固下。思想劳心虚者，妙香散、十味温胆汤、金莲丸；房欲伤肾虚者，萆薢分清饮、小菟丝子丸、肾气丸、八味丸；心肾俱虚无火者，还少丹；虚冷小腹痛不可忍者，酒煮当归丸。土燥水清，思亦伤脾。精生于谷，故久则宜升胃补脾，二陈汤加升麻、柴胡，以升胃气。素有痰火，恐升动痰火胸满者，再加枳壳、香附、神曲、白术，或用此吐以提之。如虚劳者，补中益气汤；脾湿不敛者，苍术难名丹、四炒固真丹、白术膏、威喜丸。久甚，古龙蛎丸、石莲散、远志丸。

荫按：赤白浊，俱是湿热，不必分赤白之异。然其中有二，一由肾虚败精流注，一由湿热渗入膀胱。肾气虚，补肾之中必兼利水，盖肾有二窍，溺窍开，则精窍闭。湿热者，导湿之中必兼理脾，盖土旺则能胜湿，且土坚凝，水自澄清也。补肾，菟丝子丸主之；导湿，萆薢分清饮主之。又按：精由水也，静则位安，动则妄行。何以言之？左肾所藏者，精也，真水也；右肾所藏者，气也，相火也。故梦遗精滑之证，皆由人之思想过度，以动心火。心火者，君火也，君火动，则相火亦动，所以激搏真水而疏泄也，其为热证明矣。古方往往以为寒，而用热燥之药，犹抱薪救火，不死何待！况龙骨最能涸津液，若服之过多，晚年发燥热之所由也，慎之！或云：精泄已久，则为寒矣。此更差之毫厘，谬之千里[3]。夫精属阴也，火属阳也，阴精虚而阳火愈炽，况《经》云"阴虚生内热"，未云阴虚生内寒也。又有因诵读劳心而遗者，宜补益之，不可轻用凉药。大抵总须临证察脉，辨明虚寒湿热而施治之，不可执一而论，学者宜仔细详察焉。

脉　法

女人尺脉涩而弱者，或洪数而促者，皆为便浊白带。

治湿热便浊方

加味二陈汤　治胃中湿痰流下，渗入膀胱而成赤白浊。

陈皮　半夏　茯苓　甘草　苍术　白术　柴胡　升麻

上锉，加生姜煎服。肥白人属湿热，加苍术、白术、炒黄柏之类；或有挟寒者，加炒干姜、肉桂，甚者加附子；有心虚不能固守，及平素虚寒之人，加萆薢、石菖蒲、益智、炒干姜、牡蛎、龙骨之类；气虚者，加黄芪、人参、白术。赤者，多有血虚，瘦弱之人得之，宜四物汤加酒知母、酒炒黄柏，煎汤送下珍珠粉丸。赤白浊，小腹疼痛不忍者，宜作寒治，东垣酒煮当归丸最妙。

水火分清饮　治赤白浊。

益智　萆薢　石菖蒲　猪苓　赤茯苓　泽泻　车前子　白术　陈皮　枳壳麸炒　麻黄各一钱　甘草五分

上锉一剂，用水煎各半盏同煎，空心温服。久病去麻黄，易升麻。

治浊固本丸　治胃中湿热，渗入膀胱，浊下不禁。

莲花须　黄连炒，各二两　白茯苓　砂仁　益智　半夏　黄柏炒，各一两　甘草炙，三两　猪苓二两半

上为末，蒸饼丸，如桐子大。每服五十丸，空心温酒下。

樗柏丸　治湿热痰火浊证，兼治便毒及带下。

樗白皮一两　黄柏三两　青黛　干姜各三钱　滑石　蛤粉

上为末，神曲糊丸，桐子大，每服七十丸，空心白汤下。虚劳四物汤下，痰甚加南星、半夏。一方去滑石、干姜，加知母，牡蛎治遗精。

珍珠粉丸　治遗精白浊。

蛤粉　黄柏各等分

上为末，滴水丸，如桐子大，每服一百丸，空心温酒下。或加樗皮、青黛、滑石、知母尤妙。

半苓丸　治白浊。

神曲　半夏　猪苓

上为末，曲糊丸，如桐子大，每服六七十丸，空心灯心汤下。

星半蛤粉丸　治湿热白浊。

蛤粉二两　南星　半夏　苍术　青黛各一两

上为末。神曲糊为丸，如桐子大，每服六七十丸，姜汤下。

一方　炒黄柏　生黄柏　蛤粉各一两　神曲半两

上为末，滴水丸服。

治劳心便浊方

萆薢分清饮　治思虑过度，清浊相干，小便白浊。

益智　川萆薢　石菖蒲　乌药　赤茯苓各一钱　甘草五分

上作一服，用水一钟半，入盐少许，煎七分，食前服。

清心莲子饮　治心虚有热，小便赤浊。

石莲肉　赤茯苓　人参　黄芪各一钱二分　麦门冬去心　地骨皮　黄芩　车前子各五分　甘草炙，一钱　一方加远志、菖蒲各一钱

上作一服，水煎，空心服。热多，加柴胡、薄荷。

加味清心饮　治心中客热烦躁，赤浊肥脂。

白茯苓　石莲肉各一钱半　益智仁　远志去心，姜炒　麦冬去心　人参　石菖蒲　车前子　白术　泽泻　甘草炙，各一钱

上作一服，加灯心二十根。水煎，食前服。有热，加薄荷少许。

又方　初起半月，服之极验。

川萆薢　川黄柏酒洗　麦冬去心　菟丝子酒炒　北五味　远志去心，各等分

上每服八钱，加竹叶三片、灯心七茎、大黄少许，水煎，空心服。

远志丸　治赤浊因劳心者，神效。

远志八钱　茯神　益智各二两

上为末，酒煮而糊丸，如桐子大，每服五十丸。临卧枣汤下。

茯菟丸　治思虑太过，心肾虚损，溺有余沥，小便白浊　梦寐频泄。常服镇益心神，补虚

养血，清小便。

菟丝子酒浸，五两　石莲肉去壳，三两　白茯苓去皮，二两

上为细末，酒糊为丸，如桐子大，每服三十丸，空心盐汤下。

瑞莲丸　治思虑伤心，小便赤浊。

白茯苓　石莲肉去心，炒　龙骨生用　天冬去心　麦冬去心　柏子仁炒，另研　当归酒浸　酸枣仁去油　紫石英火煅七次　远志甘草煮，去心　龙齿各一两　乳香半两

上为细末，炼蜜丸，如桐子大，朱砂为衣，每服七十丸，空心温酒或枣汤下。

加减五苓散　治心经伏暑，小便赤浊。

人参　白术　赤茯苓　香薷　泽泻　猪苓　莲肉　麦冬去心，各等分

上㕮咀，每服四钱，水煎服。

桑螵蛸散　治男子小便日数十次，稠如米泔，或赤或白，心神恍惚，瘦瘁减食。此证多因房劳过度，耗伤真气得之。

桑螵蛸盐水煮　远志甘草水煮，去心　菖蒲盐炒　龙骨煨研　人参　茯神去木　当归酒洗，去芦　龟甲醋炙，各一两

上为末，每服二钱，临睡时人参汤下。

妙应丸　治赤白浊。

真龙骨　辰砂　石菖蒲各二钱半　川楝子取肉　桑螵蛸　菟丝子酒浸一宿，焙，各半两　白茯苓　益智仁　石莲肉　缩砂仁各一钱半　牡蛎[4]脚草鞋包，火煅，细研

上为末，以山药碎炒为糊，丸如桐子大，每服五十丸，间日煎人参、酸枣仁汤下，临卧粳米汤下。

龙齿补心汤　治诸虚潮热，心惊不寐，小便白浊。

龙齿煅　人参　熟地砂仁炒　当归酒洗　茯神　白茯苓　麦冬去心　黄芪　酸枣仁炒去油　远志甘草水煮，去骨　白术各一钱　甘草五分

上作一服，水煎，食远服。

治虚寒便浊方

内补鹿茸丸　治劳伤思虑，阴阳气虚。益精，止白淫。

鹿茸酥炙　菟丝子酒浸　沙苑蒺藜炒　紫菀　肉苁蓉酒浸　蛇床子酒浸　黄芪各一两　附子炮　官桂各五钱　阳起石水飞，三钱　一方有桑螵蛸。

上为末，炼蜜丸，如桐子大，每服三五十丸，空心温酒下。

益智汤　治肾经虚寒，遗精白浊，四肢烦倦，时发蒸热。

鹿茸去毛，酥炙　巴戟去心　肉苁蓉酒洗　益智仁　熟地黄酒浸　附子炮去皮脐　桂心　山茱萸去核　白芍药　防风　枸杞子　牛膝酒浸　甘草炙，各一钱

上㕮咀，作一服，加生姜三片、盐一捻，水煎，空心服。

金箔丸　治下焦虚，小便白淫，夜多异梦，遗泄。

蚕蛾　破故纸炒　韭子炒　牛膝酒浸　肉苁蓉　龙骨　山茱萸　桑螵蛸　菟丝子酒浸，各一两

上为细末，炼蜜丸，如桐子大。每服三十丸，温酒空心下。

秘精丸　治下虚胞寒，小便白浊，或如米泔，如疑月脂。

牡蛎煅　菟丝子酒蒸　龙骨生用　五味子　韭子炒　白茯苓　白石脂煅　桑螵蛸酒炙,各等分

上为末,酒糊丸,如桐子大,每服七十丸,空心盐汤下。

一方　治小便白浊,出髓条。

酸枣仁炒去油　白术　人参　破故纸　茯苓　益智　大茴香　左顾牡蛎童便煅,碎等分

上为末,用青盐酒为丸,如桐子大,每服三十丸,温酒米饮任下。

王瓜散　治小便自利,如泔色,此肾虚也。

王瓜根　桂心各一两　白石脂　菟丝子酒浸　牡蛎盐泥烧赤,候冷去泥,各二两

上为末,每服二钱,煎大麦粥汤调下,日三服,食前服。

附子八味丸　治肾气虚寒,下元冷惫,脐腹疼痛,脚膝缓弱,夜多漩溺,淋涩白浊。

熟地黄八两　泽泻　牡丹皮　白茯苓各三两　山药　山茱萸各四两　附子炮　桂心各一两

上为末,炼蜜丸,如桐子大,每服五十丸,温酒或淡盐汤下。有人白浊,服玄菟丹不愈,服附子八味丸即愈者。盖赤白浊虽多属湿热,然亦有老人因虚寒而致之者,不可不知。

苍术难名丹　治元阳气衰,遗精不禁,漏浊淋沥,腰痛力疲。

苍术半斤　茴香　川楝子各一两半　川乌头　破故纸　茯苓　龙骨各一两

上为末,酒曲糊丸,如桐子大,朱砂为衣,每服五十丸,砂仁煎汤,成糯米汤下。

四炒固真丹　治元脏久虚,遗精白浊,五淋七疝,妇人崩带下血,子宫血海虚冷等证。

苍术一斤分作四份,一份用茴香、青盐各一两炒,一份用川椒、破故子各一两炒,一份用酒醋炒,俱以术黄为度,去各炒药不用,一份用川乌、川楝各一两炒

上为末,用煮药酒打糊丸,如桐子大,每服三十丸。男子酒下,妇人淡醋汤下。

酒煮当归丸　治白浊下注,腰以下虚冷,小腹痛不可忍。

当归一两　茴香五钱　黑附子炒　炙甘草　良姜各七钱,上四味,细切,以好酒一升,煮至酒尽焙干　苦楝生用　丁香各半钱　木香　升麻各二钱　柴胡一钱　炒黄盐　全蝎各三钱　玄胡索四钱

上为细末,酒煮面糊丸,如桐子大,每服五七十丸,空心淡醋汤送下。忌油腻冷物及酒湿面等。

治遗精白浊奇方

山栀子三钱,炒黑焦,水二钟煎一大钟,用蚯蚓新瓦上炒成末,每服二钱。大病不过三次,一月保精,此后火痰化也。

卷六十二　溺　血

论

丹溪云:溺血属热,用栀子炒,水煎服之;或用小蓟、琥珀小蓟,治下焦结热血淋。因血虚者,四物汤加牛膝膏;实者,用承气汤下之。后以四物加山栀。小儿尿血,用甘草、升麻煎汤,调益元散服之。

荫按:叶氏曰:小便血,痛者为血淋,不痛者为溺血,属热,属血虚。又有因心肾气结所致,或忧劳房室过度,此得之虚寒,不可专以血得热而淖濡甚曰淖。二者皆致溺血,热用小蓟根散,或五苓散合四物煎服效。虚用四物汤,调牛膝膏;火动荣血妄行者,再加黄柏、知母;虚寒者,十全大补汤加炒蒲黄。

李氏曰:血从精窍中来,乃心移热小肠,四物汤加山栀、芩、连、单发灰散,入麝半厘,淡苦

酒汤下，单苦酒汤、单苦荬菜饮、单琥珀散。暴起热者，山栀一味，水煎服；实热者，承气汤加当归下之，或小蓟饮子，后以四物汤加山栀调之；心经热者，导赤散；暑热者，益元散，升麻煎汤下，或五苓散；久虚者，四物汤加山栀、牛膝，或单牛膝膏；房劳伤精，火动溺血者，胶艾四物汤、肾气丸、小菟丝子丸；虚甚病久者，鹿角胶丸、秋石固真丸、金樱膏；痛不可忍者，单豆豉一撮，煎汤温服，甚效。此病日久中干，非清心静养不可救也。

周氏曰：尿血，乃膀胱蕴热所致，法当清利膀胱，滋其化源，使血得归源。或云：不痛者为溺血，不可纯用寒凉药，必用辛温升药，如酒煮酒炒凉药之类。

治结热尿血方

栀子汤 治暴热溺血。

山栀子炒黑色

上为细末，每服三钱。水煎连租服。或用生地黄汁调尤妙。

小蓟饮子 治下焦结热，尿血成淋。

生地黄四两 小蓟 滑石 通草 淡竹叶 蒲黄炒 藕节 当归酒浸 栀子炒 甘草炙，各五钱

上锉，每服一两，水煎服。

许令公方 治尿血。

生地黄汁一合 生姜汁一合

上二物相合，顿服瘥。

当归承气汤 溺血实者，以此下之。

当归 厚朴 枳实 大黄 芒硝

上锉，水煎服。

当归散 治妇人小便出血，或时尿血。

当归 羚羊角屑 赤芍药各半两 生地黄酒洗，一两 刺苏叶七钱半

上㕮咀，每服八钱，水煎，食前服。

小蓟琥珀散 治血淋。

小蓟 琥珀各等分

上为末，每服三钱，水煎服。一方单用琥珀为末，每服二钱，灯心、薄荷煎汤下。

元胡索散 治阳邪陷入下焦，令人尿血。

元胡索一两 朴硝三分

上用水煎，分三次服。

一方 治尿血。

车前草捣取汁五合 ，空心服之。

治虚损尿血方

加味四物汤 治血虚尿血。

当归 川芎 芍药 生地黄 牛膝 栀子炒

上锉，水煎，空心服。一方加黄连、棕灰。

牛膝膏　治血淋。

牛膝三斤，去芦

上煎膏一斤，空心盐水化下四钱。

一方　治小便出血。

当归四两

上锉碎，以酒三升，煮一升，顿服。

玉屑膏　治尿血，并五淋砂石，疼痛不可忍受者。

黄芪　人参各等分

上为细末，用萝卜大者，切一指厚、三指大四五片，蜜淹少时，蘸蜜炙干，复蘸复炙尽蜜，二两为度，勿令焦，至熟，蘸黄芪、人参末吃，不以时，仍以盐汤送下。

鹿角胶丸　治房室劳伤，小便尿血。

鹿角胶五钱　没药另研　油头发灰各三钱

上为末，用茅根汁打糊丸，如桐子大，每服五十丸，盐汤送下。

发灰散　治小便尿血。

头发灰或用自己者佳，烧灰存性

上研，每服二钱，以米醋二合，汤少许调服，井花水调亦得。一法，茅草根、车前子煎汤调下尤妙。

荫按：本草云：发灰能消淤血，通关格，利水道，破痈疽，止血衄。又，丹溪云：发灰补阴甚捷，且兼治肺疽，心脉内崩，吐血一两口，或舌上出血如针孔。若鼻衄，吹内立已。

六味地黄丸　治老人尿血。方见“虚损门”。

杂　方

蒲黄散　治尿血劫剂，此方可服，法宜补之。

破故纸　蒲黄炒　千年石灰炒，各等分

为细末，每服三钱，空心热酒下。

一方　治小便血。

生地黄八两　黄芩　阿胶各二两　柏叶一把

上㕮咀，以水八升，煮取三升，去柤、下胶，分三服。一方加甘草二两。

一方　治房劳伤中尿血。

牡蛎　桂心　黄芩　车前子各等分

上为末，以米饮服方寸匕，稍加至二匕，日三服。

一方　治小便出血。

香附子炒成灰　蒲黄各等分

上为末，醋糊丸，如桐子大，每服二三十丸，盐汤下。效不可言。

一方　治尿血不止，属污血者。

郁金一两为末　葱白一握

上用水一盏，煎三合，去柤，温服，日三服。

姚氏方　治小便出血。此涩可去脱也。

龙骨为末，方寸匕

水调，温服，日三服瘥。

《肘后方》治淋下血。

麻根十枚

用水五升，煮取二升服。取血神效。

冬荣散　治小便出血及肠风下血。

夏枯草烧灰存性

为末，米饮下。一方用凉水下。

卷六十四　虚　损

治左肾真阴不足方

大补阴丸　降阴火，壮肾水之要药。如肾脉洪大，非惟不受峻补，虽枸杞、山茱补剂，亦未可受者，宜服。

黄柏炒褐色　知母酒炒，各四两　熟地黄酒洗，砂仁炒　龟板酥炙，各六两

上为末，猪脊髓和炼蜜为丸，如桐子大，每服七十丸，空心盐汤下。或去地黄，名三味补明丸，治酒色过伤少阴。

王节斋补阴丸　滋培肾水。

黄柏酒炒褐色　知母酒炒，各三两　败龟板酥炙透，三两　熟地黄酒蒸，五两　锁阳酥炙　枸杞子　天门冬　白芍药各二两　五味子　干姜炒且三钱，寒月加至五钱，或换肉桂引诸药入肾，为从治法也

上为细末，炼[6]蜜和猪脊髓为丸，如桐子大，每服八九十丸，空心盐汤下，寒月温酒下。肾虚，加覆盆子、菟丝子各二两；梦遗、精滑，加山栀子、黄连炒，各五钱；脚膝软弱无力，加牛膝二两、虎胫骨酥炙，一两、防己酒洗、木瓜各五钱；疝气，加苍术一两五钱、黄连姜汁炒、山栀子炒，各六钱、川芎一两、吴茱萸炒、青皮各五钱；脾胃虚弱，恶寒易泄，加白术二两、陈皮一两，炒、干姜七钱；眼目昏暗，加当归、川芎、菊花各一两，柴胡、黄连炒、乌犀角各五钱、蔓荆子、防风各三钱；气虚，加人参、黄芪蜜炙，各二两；左尺既虚，右尺亦微，命门火衰，阳事不举，加附子、肉桂各一两、沉香五钱。

六味地黄丸　治肾气虚损，久新憔悴，寝汗发热，五脏齐损，通精便血，消渴淋漓等证。此药不燥不寒，专补左尺肾水，兼理脾胃，少年水亏火旺，阴虚之证最宜服之。妇人血虚无子者，服之有效。

熟地黄八两，酒蒸，另捣为膏　干山药　山茱萸酒蒸，去核，各四两　牡丹皮　白茯苓各三两　泽泻二两

上为末，地黄膏和炼蜜为丸，如桐子大，每服百丸，空心白汤温酒任下。一方用生地黄。如心气不足及有瘀血，加牡丹皮至八两；如淋漓血肿，加泽泻至八两；如脾胃弱，加山药至八两；如遗精头昏，加山茱萸至八两；如痰火盛，小水不清，加茯苓至八两；如肾无邪火，有遗漏者，去泽泻、茯苓，加茯神三两，益智、五味子、麦冬各二两；如潮热多渴，加知母、黄柏；如中寒少食易泄者，加砂仁、炒黑干姜、北五味子。

方氏曰：肾恶燥而脾恶湿，诸补阴药中多是湿药，若只肾虚而脾胃壮实者宜服。苟脾肾两虚，则不可服也。惟此六味地黄丸及八味丸、八物肾气丸，虽专补肾虚，又兼理脾胃，不湿不燥，而于脾肾两虚者，故其宜也。

八味丸　治老年水火俱亏，肾气虚乏，下元冷惫，脐腹腰痛，夜多漩溺，脚软体倦，面黄或黑，及虚劳不足，渴欲饮水，小便不利，一切湿热等证。至命门火衰，不能生土，以致脾胃虚寒，饮食少思者，尤宜服之。

即六味地黄丸加附子、桂心各一两。

荫按：书曰：君子观象于坎，而知肾具水火之道焉。故曰：七节之旁，中有小心。小心，少火也。又曰：肾有两枚，左为肾，右为命门。命门，相火也，相火即少火耳。夫一阳居于二阴为坎水，火并而为肾，此人生与天地相似也。今人入房盛，而阳事愈举者，阴虚火动也。阳事先痿者，命门火衰也。真水竭则隆冬不寒，真火息则盛夏不热，故人乐有药饵焉。是方也，熟地、山萸、丹皮、泽泻、山药、茯苓，前之地黄丸也，所以益少阴肾水；肉桂、附子，辛热物也，所以益命门相火。水火得其养，则二肾复其天矣，理也。又按：方氏曰：六味地黄丸，专补左尺肾水之药；八味丸，既补左尺肾水，兼补右肾相火之药。少年水亏火旺，宜服六味地黄丸；年老水火俱亏，宜服八味丸。况老年肾脏真水既虚，邪水乘之而为湿热，以作眼痛，足痿，并痰唾，消渴，小便不禁，淋闭等证，非桂附之温散而能治之乎！

八物肾气丸　平补肾气，坚齿驻颜。

即六味地黄丸加五味子、桂各二两。

坎离丸　治阴虚火动，遗精盗汗，潮热咳嗽。

黄柏　知母各等分

上药用童便九蒸、九晒、九露，为末，地黄煎膏为丸。脾弱者，山药糊为丸，如桐子大，每服七八十丸，白汤下。

加味坎离丸　此药取天一生水，地二生火之意，药轻而功用大，久服生精益血，升水降火，先儒王道之药，无出于此。

当归酒洗　川芎水洗　白芍药酒浸，晒干　知母酒炒，各四两　熟地黄浸洗，八两　厚黄柏去皮，八两，内二两盐水浸，二两人乳浸，二两酒浸，二两蜜浸，俱晒干炒赤

上修制明白，合和一处，平铺三四分厚，夜露日晒三日三夜，以收天地之精、日月之华，为细末，用蜜一斤半，加水半碗，共炼至滴水成珠，和丸如桐子大。每服八九十丸，空心盐汤下，冬月温酒下。

荫按：知母、黄柏，滋阴降火，不知二味苦寒，非能滋阴，特能专制阴火，使不消铄肾水耳。若胃寒而肾无火邪者，服之反害。此方合四物汤，真降火滋阴之妙剂。

二宜丸　补肾益阴添髓。

当归身　生地黄各等分

上用酒蒸七次，和炼蜜为丸，如桐子大，每服七十丸，空心温酒下。

滋阴降火丸

熟地黄二两，酒炒　知母　黄柏　莲肉去心　茯神去木　人参　枸杞子各一两

上为末，将地黄捣膏和丸，如桐子大，每服百丸，空心白汤下。

虎潜丸　治痿，与补肾丸同。

黄柏酒炒，半斤　知母酒炒，三两　龟板酥炙，四两　熟地黄砂仁炒　白芍药酒炒　陈皮各四两　锁阳一两半　虎骨炙，一两　冬加干姜五钱

上为末，炼蜜为丸，如桐子大，每服六七十丸，空心淡盐汤下，以干物压之。遗精，加龙骨五钱，名龙虎济阴丹；懒言语，加山药。一方无干姜，加当归一两半，熟地黄比前多一两。一方用生地黄，一方加金箔一片。

加味虎潜丸 治诸虚不足，腰腿痿痛，行步无力。此药久服壮元阳，滋肾水，养气血。

人参 黄芪蜜炙 芍药炒 黄柏酒浸炒 山药 当归酒洗，各一两 甘枸杞 虎胫骨酥炙 龟板酥炙 菟丝子盐酒炒，各五钱 熟地黄四两，砂仁炒 牛膝酒洗，二两 破故纸炒 杜仲炒去丝 五味子各七钱半

上为细末，炼蜜和猪脊髓为丸，如桐子大，每服百丸，空心温酒或盐汤下。

滋阴大补丸 大补真气虚损，肌体瘦弱。即还少丹无楮实，而分两不同。

牛膝 山药各一两五钱 杜仲酒和姜汁浸，炙断丝 山茱萸去核 五味子 巴戟 肉苁蓉酒浸，焙干 茴香炒 白茯苓 远志去心，甘草同煮，各一两 石菖蒲 枸杞子各五钱 熟地黄酒洗，二两

上为末，红枣煮取肉，和炼蜜为丸，如桐子大，每服八十丸，淡盐汤或温酒空心下。

此方与上加味虎潜丸，乃草窗刘氏所定，相间服之佳。所谓补阴和阳，生血益精，润肌肤，强筋骨，性味清而不寒，温而不热，非达造化之精微者，未足与议于斯。

滋阴益肾丸 补元气，益肾水，降心火，生精补血；壮筋骨，悦颜色，益寿延年。久服大有功效。

熟地黄酒浸，焙，六两 黄柏酒浸，炒褐色 菟丝子酒蒸，焙，各四两 牛膝酒浸 败龟板酥炙黄 虎骨酥炙黄 知母 白芍药 白术 山药 当归酒浸 枸杞子各三两

上为细末，地黄膏和炼蜜为丸，如桐子大，每服七八十丸，空心淡盐汤送下。如腰腿无力，加牛膝一两，酒浸、败龟板一两五钱，酥炙。

滋补地黄丸 专治诸虚百损，肾经不足，腰膝无力。久服能乌髭发，补元气，生精养血，延年益寿。

熟地黄酒浸 白茯苓各一两 干山药 黄柏酒浸，炒 知母酒浸，炒 枸杞子各八两 牛膝酒洗，焙 牡丹皮 当归酒洗 山茱萸去核，各六两 泽泻 败龟板四两，酥炙

上为细末，炼蜜丸，如桐子大，每服五十丸，空心好酒或淡盐汤下。

补肾养脾丸 治肾经虚损，腰脚无力，脾土虚弱，饮食少进。常服补肾养脾，益气血，长精神。此药不寒不热，大有功效。

熟地黄四两，酒蒸 肉苁蓉三两 白术 当归 山药 白茯苓各二两 知母盐水炒 黄柏盐炒 芍药各一两 杜仲酥炙，去丝 牛膝酒洗 破故纸炒 五味子各一两半 沉香 肉桂七两半 甘草炙，五钱 人参 黄芪各二两

上为细末，炼蜜丸，如桐子大，每服六十丸，空心温酒或盐汤下。

补精丸 此药升降阴阳，既济水火，调和气血，平补心肾。

远志去心 白茯苓 青盐炒 菟丝子酒蒸，各二两 当归酒浸 牛膝酒洗 破故纸炒 益智仁各一两 石菖蒲 山茱萸去核，各五钱

上为细末，用獖猪腰子一双，去膜，合酒研烂，煮面糊为丸，如桐子大，每服五十丸，空心淡盐汤或好酒下。

固真丸 治肾经虚损，元阳不足者。

鹿角霜一斤 鹿角胶二两 白茯苓去皮，五两

上为细末，将胶水溶和为丸，每服五十丸，空心米汤酒任下。

草还丹 益元阳，补元气，固元精，壮元神。此延年续嗣之至药也。

山茱萸酒浸取肉，一斤 破故纸酒浸一日，焙干，半斤 当归四两 麝一钱

上为末，炼蜜丸，如桐子大，每服八十丸，临卧酒、盐汤任下。

加味补阴丸

黄柏　知母各四两　牛膝　杜仲　巴戟　熟地黄　山茱萸各三两　肉苁蓉　白茯苓　枸杞子　远志　山药　鹿茸　龟板各二两

上为末，炼蜜丸，如桐子大，每服八十丸，空心盐汤下。

还少丹　益精补髓，壮元阳，却病延年，发白返黑。

何首乌黑豆蒸，半斤　牛膝　生地黄酒蒸　肉苁蓉酒蒸，各六两　黄柏酒浸，炒褐色　补骨脂酒浸，水蒸　车前子微炒　柏子仁微炒　干山药微炒，三两五钱　秦当归二两五钱，酒洗　菟丝子水淘去砂，酒煮搖成饼，晒干，二两　人参　五味子各一两

俱勿犯铁器，为细末，蜜为丸，梧桐子大，每服六十丸，空心盐汤，白汤，酒任下。

固精明目菟丝子丸　治血气两虚，精神不足，无血养心，腰足痠软，四肢少力，或幼年亏损，或耳目失于聪明，并精少而寒，心动而精自出，中痿而无子，及痰火风湿，心劳少食，健忘，遗精梦泄，头目晕昏，耳鸣眼花。久服乌须黑发，倍长精神，自觉爽快。治久患白浊尤妙。

何首乌赤白各八两，用极大者，米泔水浸一宿，以瓷瓦片刮去粗皮，捶碎，如指顶大，取黑豆，牛膝酒洗，同入砂锅，木甑铺作数层，上多盖黑豆蒸之，待黑豆香熟取出晒干，务以九蒸九晒为度，凡制前药，必于静室。忌僧尼，道士，女人，鸡犬畜类见之　菟丝子八两，用无灰酒浸，砂锅煮制，入石臼中捣成饼晒干，焙干，杵碎，用人乳拌晒干　川当归八两，酒洗去头尾，用身　大贝母八两，圆白无油者，头心　川续断四两，折断有烟尘出者真，去芦　甘枸杞八两，用人乳拌晒，焙干　山茱萸八两，取鲜红润泽者，去核　川牛膝八两，去芦，以手折断不见铁　补骨脂四两，去浮子，以黑芝麻半斤，拌炒出火　芡实八两　莲肉八两，去心　白茯苓八两，用人乳晒干三次　赤茯苓八两，用黑牛乳拌，晒干三次　远志肉八两，用甘草水煮，去骨，晒干　辽参量其人可服几何，但不得过八两

上为极细末，须用石磨石碾，并不见铁，每药末一斤，用好蜜十二两，炼得滴水成珠，和药入石臼，木杵三千下，丸桐子大，每日空心白滚汤吞服二钱五分，晚用酒吞服二钱。大补气血，倍长精神，服久自知神妙。女人经水不调，气血枯竭，亦用此方，但减去远志，加益母草八两，醋煮香附米四两。求嗣者，加紫石英四两，亦用醋淬七次，服四斤，未有不怀孕者。忌萝卜，诸牲血、煎炒、胡椒、蒜等及糟腌之物。

神仙不老丹　安养荣卫，补益五脏，调和六腑，滋充百脉，泽润三焦，活水助气，添精实髓。

人参　枸杞子酒浸　菟丝子酒蒸焙干　川当归各二两　地黄生熟各一两　石菖蒲米泔浸一宿　柏子仁川牛膝酒浸一宿　杜仲生姜汁炒，断丝，各一两半　地骨皮　川巴戟黑色者去心，酒浸，焙，各一两

上为细末，择火日炼蜜捣千余槌，丸如桐子大，每日午时，空心临卧，各服七十丸，酒盐汤任下。忌食葱、韭、萝卜、真藕粉及诸血。

八仙添寿丹

何首乌六两　牛膝三两，同上味同黑豆蒸三次　山茱萸去核　柏子仁　知母酒炒　黄柏蜜炒　龟板醋炙　当归酒洗，各四两

上为末，蜜丸，桐子大，每服五七十丸，空心酒下。忌烧酒辛辣物。

青娥丸　专滋肾水，壮元阳，益筋肾，治腰膝足痛，久服无不验。

破故纸隔纸炒香，四两　萆薢真正者四两，分作四份，一份盐水，一份童便，一份米泔，一价无灰酒，各浸一宿，晒干　山茱萸去核，各二两　菟丝子酒浸蒸熟　肉苁蓉去角心，酒浸炙　牛膝酒浸一宿　枸杞子　骨碎补蒸　杜仲酒浸，炒去丝　五味子　虎胫骨酥炙　黄芪蜜炙　山药　陈皮去白

白茯苓　人参各一两，黑瘦者减半

上为细末，炼蜜丸，如桐子大，每服八十丸或百丸，盐汤酒任下。

斑龙二至丸

鹿角霜　鹿角胶各一斤　天门冬去心，酒浸　麦门冬去心，酒浸　生地黄酒浸，姜炒　熟地黄酒浸，各四两　黄柏酒炒　知母酒炒，各半斤　何首乌乳浸，蒸九次　当归　白茯苓各二两

一方有人参一两。阳痿，加鹿茸三钱。

上为细末，炼蜜丸桐子大，每服七八十丸、空心盐汤酒任下。

异类有情丸　鹿，阳也；龟、虎，阴也。血气有情，各从其类，非金石草木例也。如厚味善饮之人，可加猪胆汁一二合，以寓降火之意义。

鹿角霜　龟板各二两六钱　鹿茸　虎胫骨各二两四钱

上为末，雄猪脊髓九条同炼蜜捣丸，桐子大，每服七八十丸，空心盐汤下。

鹿角霜丸

黄柏八两，去粗皮，用人乳拌匀，晒干，又如此三次，炒重褐色，用之或六两或七两，随时用之　鹿角霜八两　天门冬去心　麦门冬　人参去芦，各二两　生地黄酒浸，一两　熟地黄三两，酒浸一宿，晒干

上为细末，炼蜜丸，桐子大，每服六七十丸，加至百丸，空心淡盐汤下，或酒尤佳。

龟鹿二仙胶　治精极者，梦泄遗精，瘦消少气，目视不明，此方主之。

鹿角血取者，十斤　龟板五斤　枸杞子三十两　人参十五两

上件用铅坛如法熬胶，初服晒化一钱半，渐加至三钱，空心服。

荫按：盖精气神，身之三宝也。精生气，气生神。是以精极则无以生气，故令瘦削少气，气少则无以生神，故令目视不明。龟、鹿，禀阴气之最完者，故取其胶以补阴精，所谓补以类也；人参，善于固气，气固则精不遗；枸杞，善于滋阴，阴滋则火不炽。此药行则精日生，气日壮，神日旺矣。

虎骨酒　治骨极，腰脊痠削，齿痛，手足烦疼，不欲行动，此方生之。

虎骨一具，通炙取黄焦汁，尽碎如雀脑　糯米三石

上二味，合一处，倍用曲如酿酒法酿之，酒熟封头，五十日开饮之。

吴氏曰：肾主骨，骨极者，骨内空虚之极也。以骨治骨，求其类也。以虎骨治骨，取其壮也。酿之以酒，取酒性善质渍，直彻于骨也。

天真丸　治脾肾俱虚，及一切亡血过多，形容枯槁，四肢羸弱，饮食不进，肠胃溏泄，津液枯竭。久服生血补气，暖胃驻颜。

肉苁蓉一两　山药十两　当归十二两　天门冬一斤　人参　黄芪蜜炙　锁阳酒浸，晒干　破故纸酒浸，焙　杜仲姜汁拌，炒断丝　陈皮各二两

上为细末，酒打面糊为丸，或蜜丸亦可，桐子大，每服七八十丸，空心淡盐汤，或温酒任下。

十味大补丸　治血气两虚，常服甚妙。

人参　白术米泔浸一日　黄芪蜜炙　白茯苓　枸杞子　当归　白芍药　熟地黄砂仁炒　山药炒　山茱萸去核，各四两

上为细末，炼蜜丸，如桐子大，每服七八十丸，空心淡盐汤或酒任下。

人参固本丸　此方常服，甚有补益，但因效迟而有痰者，往往泥膈，殊不知制药有法耳。

人参四两，另为细末　生地黄　熟地黄　天门冬去心　麦门冬去心，各一斤半

上除人参研为末，其生地黄、麦门冬二味同用酒浸一日，盐汤浸一日；其熟地黄、天门冬二味，同用生姜汤浸一日，酒浸一日，俱不犯铁器，浸足同磨，或擂以租尽为度，旋加水，如造酱粉之法。少加杏仁，共澄底药泥晒干，乳钵研成末如面，取净一斤，共人参末炼蜜为丸，如桐子大，每服百丸，空心酒下。

还元丹　此剂千益百补，服一月，自觉异常，功效不可尽状。

何首乌一斤，用竹刀刮去皮，干者米泔水浸软，刮皮四制，忌铁。用砂锅或瓦器盛酒，生脂蒸一次，晒干。羊肉一斤，蒸一次，晒干。酒拌蒸一次，晒干。黑豆蒸一次，晒干。一方，黑羊肉一斤，黑豆三合，量用水上加竹炊秕置药盖蒸熟透，晒干　生地黄　熟地黄各三两，酒浸焙干，各取末一两　天门冬　麦门冬各四两，米泔水浸，去心，各取末一两　人参一两，取末五钱　白茯苓去皮，二两，打成块晒干，取末一两　地骨皮三两，童便浸，晒干取末，俱忌铁。用一两

上取首生男孩乳汁六两，白蜜十两，炼同一器中，合前末为膏，瓷器贮，勿令泄气。不拘时，服一、二匙，沸汤温漱。

加味补阴丸

黄柏去粗皮，锉片，盐水炒褐色　知母去皮毛，盐水炒微黄色　龟板童便浸五日，洗净，酥炙黄色，去裙　甘枸杞拣净，各二两　人参去芦　黄芪去芦，蜜炙　当归酒洗　白芍药酒拌，炒微黄色　山茱萸取肉，各一两五钱　天门冬去心，另杵为膏　锁阳酒浸去盐气，竹刀劈作片子，酥炙　牛膝去芦，酒洗，饭上蒸熟　杜仲去粗皮，姜汁妙去丝，各二两　熟地黄五两，酒洗净，另用酒浸透，捣膏　破故纸一两，酒浸一宿微炒　沉香不见火，五钱，干姜炒紫色，三钱，寒月可用

上件各不犯铁器，为细末，炼蜜加猪脊髓三条，大枣三十枚，取熟，去皮核，同和为丸，如桐子大，每日清晨淡盐汤送下百丸，寒月酒下亦可。忌食生萝卜、牛肉、鲤鱼、生冷之物。

补肾丸　治阴虚有痰，膈不清者。

龟板酥炙　黄柏盐酒炒，各四两　牛膝　杜仲姜汁炒　陈皮各二两　夏加五味一两，炒　冬加干姜五钱

上为末，姜汁打糊丸，如桐子大，每服七八十丸，白汤酒任下。

黄柏、龟板、杜仲、牛膝，皆濡润味厚物也，故能降而补阴；复用陈皮，假以疏滞；夏加五味者，扶其不胜之金；冬加干姜，壮其无光之火。《经》曰：无伐天和。此之谓耳。

补天丸　治阴虚，骨蒸发热，形羸瘦者。

紫河车一具，酒蒸烂　前补肾丸药一料

上捣和为丸，如桐子大，每服七八十丸，热汤下。

天癸者，男之精，女之血，先天得之以成形，后天得之以有生者也。故曰：天癸，人胞者，亦精血之所融结，乃无极之极，未生之天也。已生之后，天癸虚损，补以草木，非其类也，卒难责效。人胞，名曰混饨皮，则亦天耳。以先天之天，补后天之天，所谓补以类也，故曰补天。

加味四制黄柏丸　此坎离丸、四物、四君子汤合料。

黄柏一斤，用盐、酒、米泔、童便各浸四两，夜露日晒　知母盐酒浸，晒干　白术　茯苓　当归酒浸　川芎　山茱萸酒浸取肉，各一两　白芍药　熟地黄酒拌蒸，各二两半　人参五钱　甘草三钱

上为末，炼蜜丸，如桐子大，每服五十丸，空心酒下。

神仙延寿丸　此药常服祛除百病，延年益寿。

远志去心　天门冬去心皮　干山药　巴戟去心，各二两　赤石脂煅　车前子　石菖蒲　柏

子仁 泽泻 川椒去目,炒 生地姜酒炒 熟地砂仁炒 枸杞子酒洗 茯苓去皮 覆盆子各一两五钱 川牛膝去苗酒洗 杜仲酥炙去丝,各三两 菟丝子酒煮,焙 肉苁蓉酒洗,各四两 当归酒洗 地骨皮洗净 五味子 人参 山茱萸去核,各二两

上为细末,炼蜜为丸,如桐子大,每服五六十丸,空心温酒,或淡盐汤下。

五福延寿丹 治一切元气虚弱,五劳七伤,身体羸瘦,膝痠疼。此药服之百病消除,功效不可尽述,常服延年耐老。

五味子 人参 远志 石草蒲 山萸去核 大茴香 生地姜酒炒 熟地黄 杜仲 白茯苓各二两 肉苁蓉酒浸,四两 枸杞子 菟丝子 山药各三两 牛膝酒浸 川椒去目炒,各七钱半 缩砂一两五钱 黄柏酒炒,八钱 知母酒炒 木瓜 覆盆子各一两

上为细末,炼蜜丸,如桐子大,每服四五十丸,空心好酒或淡盐汤下。

四圣朝元丹 治诸虚不足,下元亏损,腿脚无力,脾胃虚弱,头目昏眩,四肢倦怠。常服益精神,补元阳,清耳目,去下焦湿,神效。

人参 熟地砂仁炒 肉桂各一两 川椒去目炒 小茴香炒,各四两 茯苓 何首乌黑豆蒸 牛膝酒浸 干山药 杜仲酥炙 枸杞子 当归酒洗,各一两 沉香 木香不见火,各五钱 苍术一斤,酒、醋、盐水各浸四两,春五、夏三、秋七、冬十日,焙干

上各制为细末,用好酒糊为丸,如桐子大,每服五十丸,空心温酒下。如不饮酒,淡盐汤下。

三仁五子丸 治气血耗损,五脏不足,睡中惊悸,盗汗。常服养心益肾,生血补气。

五味子 菟丝子酒煮捣焙 覆盆子 枸杞子 车前子 酸枣仁 柏子仁 薏苡仁 肉苁蓉 茯苓 熟地砂仁炒 巴戟去心 当归 沉香 乳香 鹿茸酥炙,各二两

上为细末,炼蜜丸,如桐子大,每服六十丸,空心淡盐汤下。

打老儿丸 治阳虚不举,真气衰弱,精神短少,小便无度,眼目昏花,腰膝疼痛,两脚麻冷,不能行走。

菖蒲用桑枝同蒸 牛膝酒浸三日 巴戟用枸杞汤浸软,同酒浸一时,取出同菊花焙黄色 五味子蜜蒸 茯神 楮实水浸去浮者,酒蒸 熟地砂仁炒 枸杞子 肉苁蓉 小茴香 山药 远志去心 杜仲炒去丝 山萸去核 续断各等分

上为末,炼蜜枣肉为丸,如桐子大,每服三五十丸,温酒盐汤任下。即还少丹加续断。

苁蓉大补丸 治阴阳偏胜,上盛下虚。久服安心养肾,滋补气血,调和阴阳。

当归酒洗 熟地黄酒洗,各三两 人参 巴戟去心 鹿茸酥炙 石莲肉去心 菟丝子酒煮,各一两半 黄芪蜜炙 龙齿 茯苓 五味子 肉苁蓉各一两五钱 远志去心 酸枣仁 山药各一两

上为细末,炼蜜丸,桐子大,每服五十丸,空心温酒、盐汤任下。

神仙巨胜子丸 安魂定魄,改易容颜,通神仙,延寿命,添髓驻颜,补虚益气,壮筋骨,润肌肤,发白再黑,齿落再坐,目视有光,心力无倦,行步如飞,寒暑不侵,百病不生。

熟地黄四两 生地姜酒炒 何首乌 牛膝酒浸 天门冬去心 枸杞子 肉苁蓉 菟丝子 巨胜子 白茯苓 柏子仁 天雄炮 酸枣仁 破故纸 巴戟去心 覆盆子 山药 楮实 续断各一两 韭子 芡实 川椒 葫芦巴 莲花蕊各五钱 木香二钱半

上为细末,春夏炼蜜为丸,秋冬蒸枣肉,入胡桃肉十个,捣如泥,同药末和,更捣千余杵,丸如桐子大,每服七十丸,空心温酒或盐汤送下,日二服。如久服,去天雄,用鹿茸亦得。

八味丸 治下元冷惫,心火炎上,渴欲饮水,或肾水不能摄养,多吐痰唾,及男子消渴,小

便反多,妇人转胞,小便不通。

熟地黄八两,酒蒸　山药　山萸去核　泽泻　牡丹皮各四两　茯苓　附子炮去皮脐　桂心各三两

上为细末,炼蜜丸,如桐子大,每服五十丸,空心淡盐汤送下。

十精丸　此药能补五脏真气,益精神,养气血,延年耐老。

枸杞子酒蒸　茯苓　熟地黄酒洗　甘菊花去梗叶　肉桂去粗皮　天门冬去心　川椒去目及闭口者　菟丝子酒煮,焙　肉苁蓉酒洗,焙干　山萸去核,各二两

上为细末,酒糊为丸,如桐子大,每服四五十丸,空心盐汤送下。

鹿髓丸　壮阳补肾。

巴戟去心,二两半　肉苁蓉酒洗,去甲,酥炙　葫芦巴微炒　破故纸酒浸,炒,各二两　川牛膝酒洗,去芦　白茯神去木,各一两　菟丝子酒煮干　甘枸杞炒,各二两　山萸酒浸去核,二两半　龙骨五色者,其火煅,童便、醋、盐淬九次,井水浸三日,晒干,一两　败龟板去裙边,酥炙,一两　大附子童便入盐,共煮七次,去皮脐一两,或五钱,不用亦可

上为细末,用鹿髓同炼蜜为丸,如桐子大,每服六七十丸,空心温酒、米汤、炒盐汤任下。取鹿髓先将肉煮熟,而后敲碎取之。

当归膏　治五劳七伤,诸虚百损,脾胃虚弱。养血和中,滋荣筋骨,养阴抑阳,久服多获奇效。

当归十一两　生地姜、酒炒　白术各八两　熟地砂仁炒　甘草　贝母各一两半　薏苡仁四两,炒　芍药半斤,米粉炒　茯苓六两　莲肉　人参　地骨皮各二两　山药　麦门冬各二两半　枸杞子十两　天门冬去心,一两　五味子五钱　琥珀六钱

上锉,用水五升,微火煎之,再加水五升,如此者四次,滤去柤,文武火煎,每斤加熟蜜四两,春五两,夏六两,共熬成膏,每服二匙,空心白汤调下。吐血,加牡丹皮一两;骨蒸,加青蒿汁、童便各一碗;劳痰,加钟乳粉五钱。

三才大补膏

生地姜,酒炒,一斤　熟地黄一斤,砂仁炒　天门冬去心,四两　麦门冬去心,四两　人参去芦,四两　甘枸杞四两　牛膝去芦,四两　何首乌八两

上㕮咀,勿犯铁器,同入大砂锅内,用水二十碗煎至七碗,取汁别贮药柤,如前再煮九次,共得汁七十碗,滤柤极净,别用中等砂祸,入汁七碗,漫火煎熬,耗汁一碗,方添一碗,六十三碗皆添尽,则汁已浓矣。盖只得汁六碗,却用山白蜜去蜡,可一斤半。同前药入砂锅内重汤煮汁,油水不散,则膏成矣。瓷罐贮之,埋土中七日,取出,如前再煮一昼夜,再埋一宿,乃分贮小罐,封固,以次取用。自煎至煮,但用桑柴火。药本寻常,妙在火候。不拘时,以醇酒调服,味美而功多。若惩忿窒欲之人,又深居简出,时服此膏,亦可以擅其天年矣。七年之艾,不可不早为之所。

治右肾命门火衰方

还少丹　大补真气虚损,肌体瘦瘁,目暗耳鸣,气血凝滞,脾胃怯弱,饮食无味,并皆治之。

牛膝酒浸一宿,焙干　山药各一两半　白茯苓　山萸去核　远志去心　巴戟去心　小茴香　肉苁蓉酒洗,焙　杜仲姜汁和酒炙　楮实子　五味子各一两　石菖蒲　枸杞子　熟地黄

酒洗,焙,各五钱

上为细末,炼蜜同蒸枣肉,和捣三二百杵,丸如桐子大,每服五十丸,空心温酒盐汤任下。

腽肭补天丸 治男妇亡阳失阴,诸虚百损,阴痿遗精,健忘,白带,子宫虚冷。惟寡妇不宜。

腽肭脐 人参 茯苓姜汁煮 当归 川芎 枸杞子 小茴香各一两半 白术二两半 白芍药二两 粉草 木香 茯神去木,各一两 黄芪 熟地砂仁炒 杜仲 牛膝 破故纸 川楝子 远志去心,各二两 胡桃肉三两 沉香五钱

男加知母,女加附子。

上为末,用制腽肭酒煮糊丸,如桐子大,每服六十丸,空心盐汤下。

三一肾气丸 固本丸,胸满有痰者不宜;补阴丸,脾虚有湿者不宜。惟肾气丸补血滋阴,兼理痰湿,而无降火之剂。兹以三方合一,有黄柏、知母以降邪火,茯苓、泽泻以渗邪湿,诸药补心肾,诸脏精血,深得其宜。

生地姜,酒炒 熟地砂仁炒 山药 山萸去核,各四两 牡丹皮 赤茯苓 白茯苓 泽泻 锁阳 龟板各三两 牛膝 枸杞子 天门冬 麦门冬 人参各一两 知母 黄柏 肉桂 五味子各二两

虚甚加鹿茸、虎骨各一两。

上为末,炼蜜丸,如桐子大,每服七十丸,空心盐汤下。

明目益肾丸 治上热而下元虚,目昏极效。

枸杞子 当归 菟丝子 生地各一两,俱酒浸 五味子半两 知母 黄柏酒炒,各七钱 茯神一两 山药 巴戟去心 人参 甘菊花 天冬去心,各五钱

上为末,炼蜜丸,如桐子大,每服七八十丸,空心盐汤下。

三才封髓丹 降心火,益肾水。

天冬去心 熟地黄洗 人参各五钱 黄柏炒褐色,三两 砂仁一两半 甘草七钱半

上为末,水糊丸,桐子大,每服五十丸,用苁蓉半两,切作片子,酒一盏,浸一宿,次日煎三、四沸,空心送下。

沉香百补丸

熟地黄六两,砂仁炒 菟丝子四两 杜仲炒,三两 知母炒二两 黄柏酒炒,二两 人参一两 山药 当归 肉苁蓉各三两 沉香一两

上为末,酒糊丸服。

补肾丸 有效,无燥。

熟地黄八两,酒蒸 菟丝子酒浸,八两 归身三两半 肉苁蓉酒浸,一两 破故纸酒炒,半两 山萸去核,三两半 黄柏酒炒,一两 知母酒炒,一两

上为末,酒糊为丸,桐子大,每服五十丸,淡盐汤下。

冷补丸 治肾水燥少,不受峻补;或误服金石峻补药,口干多渴,目暗耳聋,腿弱腰痛,小便赤涩,大便或秘。

天冬去心 麦冬去心 熟地砂仁炒 生地黄姜酒炒 牛膝 白芍 地骨皮 石斛 玄参 沉香 磁石火焙七次,研,水飞过 蒺藜各等分

上为末,炼蜜丸,如桐子大,每服七十丸,空心淡盐汤下。

三味安肾丸 治下虚,肾气不得归元,变见杂证,诸药不效者,用此补肾,令其纳气。

破故纸 小茴香 乳香各等分

上为末，炼蜜丸，桐子大，每服三十丸，空心盐汤下，或煎药下。

养气丹 治诸虚百损，真阳不固，上实下虚，气不升降；或咳嗽喘促；一切体弱气虚，及妇人血海冷惫等证。

禹余粮 紫石英 磁石各半斤 赤石脂 代赭石各一斤，以上五味，各以水研，挹其清者，置纸上，以竹筛盛之，候干，各用瓦罐收贮，盐泥固济，阴干。以碳五十斤，分作五处煅此五药，以灰火盖之，火尽再煅，如此者三次，埋地内两日，去火毒，取出再研 肉苁蓉一两半 附子二两 茴香 丁香 木香 破故纸 肉桂 巴戟 山药 肉豆蔻 钟乳粉 鹿茸 当归 沉香 白茯苓 远志 没药 阳起石 五灵脂 乳香 朱砂各一两

上为末，和前药研匀，糯米糊调，每两作五十丸，阴干，入布袋内擦光。每二十丸，空心温酒、姜盐汤任下，妇人艾醋汤下。

续嗣丹

山茱萸 天门冬 麦门冬各五两 破故纸八两 菟丝子 枸杞子 覆盆子 蛇床子 巴戟 熟地砂仁炒 韭子各三两 龙骨 黄芪 牡蛎 山药 当归 锁阳各二两 人参 杜仲各一两半 陈皮 白术各一两 黄狗肾酥炙，二对

上为末，用紫河车一具，同麦冬、地黄炼蜜捣丸，如桐子大，每服百丸，空心临卧温酒盐汤任下。

壮阳丹

仙茅 蛇床子 五味子 白茯苓 肉苁蓉 山药 杜仲各一两 韭子 破故纸 巴戟 熟地砂仁炒 山萸 菟丝子各二两 海狗肾一枚 紫梢花一两

上为末，用雄鸡肝肾，雄鳖肝肾各一付，以盐、酒、花椒末蒸熟，捣烂，和入前药；再用酒煮山药糊为丸，如桐子大，每服百丸，空心能汤下。如阳痿精冷者，加桂、附、石燕。

雀卵丸

菟丝子一斤，酒煮捣烂，晒干为末

上于春二三月间，取麻雀卵五百个，去黄，用白和丸如梧子大，每服八十丸，空心盐汤或酒下。腹痛，加杜仲四分之一；下元冷，加附子六分之一。此药当预制成末，遇有雀卵，不拘多少而用。

秃鸡散 极能助阴，有房室人常服无绝，无房室人勿服。

蛇床子 菟丝子 远志 防风 五味子 巴戟 杜仲炒去丝，各一两 肉苁蓉二两

上为细末，每服一匕，好酒调下，日进二服。一方，八味各二两。

七宝至珍丹 治虚劳不足，精血耗竭。常服固精补元，利腰膝，壮筋骨，乌须发，强阳道，延年益寿。

何首乌赤白各一斤，浓米泔水浸一日，磁瓦刮去皮，打碎，用黑豆五升，与牛膝同入木甑内用砂锅蒸熟，去豆不用 牛膝川中肥大者，去芦，半斤，与何首乌同蒸，以黑透为度 茯苓赤一斤，打碎如圆眼大，用牛乳五升浸透。白一斤，用人乳五升浸透，各晒干，凡用乳，须作两三次浸则易透 菟丝子半斤，酒浸一日蒸二次，取出，石臼内椿去皮，晒扬去皮，净，复以好酒浸一日，晒干，捣烂为末 破故纸半斤，炒香为末 当归半斤，酒洗净 枸杞子半斤，酒洗晒干

本方加茯神半斤，名却老乌须健阳丹。一方加山药、山萸去核、肉苁蓉酒浸去甲各四两，名何首乌丸。

上皆勿犯铁器，为细末，炼蜜和匀，于石臼内木石杵捣千余下，丸如弹子大，每服一丸，日进三服，空心酒下，午间姜汤下，临卧淡盐汤下。忌葱蒜、白萝卜。或作小丸如桐子大亦可。

加味七宝丹 此药性极平和，不热不冷，服之固元气，耐饥劳，美容颜，乌须发，随服随验，久服愈验，真万金不传之神方也。

何首乌八两，赤白兼用，米泔水浸一宿，用竹刀刮去皮，切大片，用黑豆五升浸软，一层黑豆一层首乌，蜜盖，九蒸九晒 天冬酒洗，去心，焙干 麦冬酒洗，去心，焙干 生地黄酒洗，焙干 熟地黄酒浸一宿，捣膏 山萸去核 川牛膝酒洗 枸杞子微炒，各三两 白茯苓去皮 厚黄柏盐酒炒褐色，各五两 远志去心 莲蕊 益智去壳，各一两 山药二两 沉香 木香各五两

上为细末，炼蜜丸，桐子大，每服五十丸，空心酒下。

固精丸 此药益阴固精，壮阳补肾，可常服，久能生子。

莲蕊新者，四两 山萸去核，四两 芡实五百枚，去壳 菟丝子一两，酒煮烂 五味拣红润者 破故纸炒，各五钱 白蒺藜去角刺，炒，五钱 覆盆子酒浸，蒸，去穰，四两

上为细末，炼蜜丸，舂千余下，丸如桐子大，每服五十丸，空心温酒盐汤任下。

真传腽肭脐丸 补精益血，壮元阳，暖丹田，滋容颜，利腰膝，补药之最妙者也。

前服：当归酒洗 熟地砂仁、沉香炒 生地姜酒炒 肉苁蓉酒浸 栀子炒，各五钱 黄芩三钱 黄柏盐酒炒，二钱 木香 沉香各一两三钱 槟榔四钱 腽肭脐四钱 海牛一个 海马一对 蛤蚧一对，酥炙

后服：枸杞子 五味子 肉苁蓉酒洗 当归酒洗 生地黄酒洗 熟地黄酒蒸，各五钱 牛膝酒浸 白茯苓 沉香 木香各一两 天冬去心 麦冬去心，各五钱 甘草三钱 枳壳五钱 海马一对，酥炙 海牛一个，酥炙 蛤蚧一对，酥炙 腽肭脐四两，酥炙

上二料，俱为细末，酒糊为丸，如桐子大，每服六七十丸，空心温酒或盐汤下。

补天大造丸 治男女诸虚百损，补益之功极重，久服耳目聪明，须发皆黑，延年益寿，有合造化之功，故名大造。曰补天者，取天一生水义也。大抵男精女血构成，非金石草木可比，以人补人，全天元真气，世所少知。

紫河车一具，即产孩胞衣，所谓混沌皮也。古方不分男女，惟以初生及肥盛无病妇人者可用。先以米泔水摆净，不动筋膜，此乃初结真气也，以竹器盛于长流水中，浸一刻提回，以小磁盆全盛于木甑内，文武火蒸，自卯至申酉，极熟如糊，取出，先倾自然汁在药末内，此天元正气汁也。余用石臼木杵，擂千余下，如糊样，通入药为丸。医用火焙酒煮，及去筋膜，又入龟板大误，故特书之 生地黄酒浸，一两半 熟地黄酒蒸，二两 麦冬去心 天冬去心 牛膝 杜仲炙，去丝，各一两五钱 当归酒洗 黄柏酒炒 白术 五味子 枸杞子 小茴香各一两 侧柏叶焙干，二两 陈皮去白，七钱半 干姜炮，二钱

上为细末，用河车入炼蜜为丸，如桐子大，每服七十丸，空心盐汤下，有病者，日进二服。如血虚，倍当归、地黄；气虚，加人参、黄芪各一两；肾虚，加覆盆子、小茴香、巴戟、山茱萸；腰疼，加苍术、萆薢、锁阳、续断；骨蒸，加地骨皮、知母、牡丹皮；妇人，去黄柏，加川芎、香附、条芩。

荫按：女人月水不调，兼素惯小产难产，及多生女少生男，夫妇服之，可生男。盖缘紫河车者，天地之先，阴阳之祖，乾坤之橐钥，铅汞之匡廓，胚辉将兆，九九数足，我则载而乘之，故谓之车。但每验河车一制，后其子多不育，若却我之疾，损人之子。心亦忍矣，因注之，俟用者审焉。或云：水煮熟用不损子。此强辞也，然总以不用为是。

太乙神应丸 治一切虚损劳证。

人乳一碗，用锅煮干，去水不用，将干乳用磁碗焙干，听用 牛乳一碗，同上治造 白果汁一碗，同上 杜仲三两，姜汁炒，去丝 白鲜皮酒浸三日 破故纸大麦炒黄色 白茯苓 川牛膝酒浸三日 当归童便浸，各二两 黍米金丹一个，晒干，即初生小儿口中大血珠

上为细末，炼蜜丸，如桐子大，每服一丸，夜间入口噙化。如惊，加珍珠、琥珀，神效。

五精丸 治肾虚瘘弱，大补元气。

秋石刚硬者 鹿角霜 茯苓 阳起石 山药各等分

上为末，酒糊丸，如桐子大，每服五十丸。须要常近火边，使干燥，庶几服之，无恋膈之患。

三元丹 治诸虚百损，补气生精，安魂定魄，益寿延年。

红铅 娇乳各一两 辰砂 乳香各一钱 虚无秋石一钱，用便盆或新砖自生者方可

上俱为细末，用鸡子一个，磕一孔，将清黄倾出，用纸展净，装前药入内，纸糊严密，密放群蛋内，以鸡抱之，三七取出，乳和为丸，如桐子大，每服三九，五更时人乳送下。稍有汗出，不可见风。

神仙小圣丹

红铅半盏，贞女首经更佳，二、三次出者次之，其色红黄为上，纯红为中，紫黑者不用 朱砂五钱，辰州豆片者佳，有精神为最

上先将红铅取来，拌入朱砂，放磁盆内，日晒月照四十九日毕，飞仙池文武火升三炷香，其药透蔑一边，冷定开看，与金箔相似，用鸡翎扫下，约一分八厘为上等，其次一分二厘，以乌金纸包，入小眼药罐内，以黄蜡封口，外尿胞皮通身包裹。仍放大瓶内，以绵絮塞紧，仍用竹叶尿脬紧札，用络以长绳引入井中去火毒，四十九日足。取出，择吉日，将药置于桌[7]上，南向香纸供献，用好乳香末半分，研细末，以人乳二三滴。将圣药和匀，作三丸，服者对天南向，跪拜祝毕，举药入口，将人乳送下，即归室中静养三七日，然后方许出门动作。颜色返童，须发变黑，服药一度，可延寿一纪。

还元丹 补精神，益气血，视听言动不衰。

人乳粉 秋石丹 茯神 人参各四两

上为末，用好酒化鹿角胶二两，作糊丸，如桐子大，每服三十丸，空心温酒，或盐汤下。

还元秋石丸 治诸虚百损。

秋石丹 白茯苓各一斤 天冬去心 麦冬去心 生地酒炒 熟地黄 人参 枸杞子 人乳粉各四两

上为末，炼蜜丸，桐子大，每服三十丸，白汤或酒下。

阴阳二炼丹 世之炼秋石者，但得火炼一法，此药须兼阴阳二炼，方为至药。火炼乃阳中之阴，得火而凝，入水则释，归于无体，盖质去味存，此离中之虚也。水炼乃阴中之阳，得水而凝，遇曝而润，千岁不变，味去质留，此坎中之实也。二物皆出于心肾二脏，而流于小肠，水火腾蛇，玄武正气，外假天地之水火，凝而为体，服之还补。太阳相火二脏，主为养命之本，空心服阳炼，日午服阴炼。此法极省力，与常法功用不侔，久疾服之皆愈。有人得瘦疾且嗽，诸方不效，服此即瘳。有人病颠腹鼓，日久加喘满垂困，亦服此而安也。

阳炼法：用人尿十余石，各用桶盛，每石入皂荚汁一碗，竹杖急搅百千下，候澄，去清留竕[8]，并作一桶，如前搅，澄取浓汁一二斗，滤净，入锅熬干，刮下捣细，再以清汤煮化，筲箕铺纸七八层，淋过再熬。如此数次，直待色白如雪方止，用砂盒固济，火煅成质，倾出。如药未成，更煅一二次，候色如莹玉，细研，入砂盒内固济，顶火养七昼夜，取出摊土上去火毒，为末，枣膏丸如桐子大，每空心温酒下二十丸。

阴炼法：用人尿四五石，以大缸盛，入新水一半，搅千匝，澄定，去清留竕，又入新水搅澄，直候无臭气澄下如腻粉，方曝干，刮下再研，以男儿乳和如膏，烈日晒干，盖假太阳真气也。

如此九度为末，枣膏和丸如桐子大，每午后温酒下三十丸。

秋石四精丸 治思虑色欲过度，损伤心气，遗精，小便数。

秋石 白茯苓各四两 莲肉 芡实各二两

上为末，蒸枣肉和丸，如桐子大。每服三十丸。空心盐汤下。

秋石五精丸 常服补益。

秋石一两 莲肉六两 真川椒红五钱 小茴香五钱 白茯苓二两

上为细末，枣肉和丸，桐子大，每服三十丸，空心盐汤、温酒任下。

秋石法，用童男童女，洁净，无体气、疾病者，淋浴更衣，各聚一处，用洁净饮食及盐汤与之，忌葱韭蒜姜辛辣膻腥之物。待尿满缸，以水搅澄，取人中白，各用阳城瓦罐，盐泥固济，铁线札定，打火一炷香，连换铁线，打七次，然后以男女者秤匀，和作一处，研开，以河水化之，隔纸七层滤过，仍熬成秋石，其色雪白，用净香浓乳汁和成，日晒夜露，但干即添乳汁。取日精月华，四十九日数足，然后收贮配药此刘氏保寿堂经验方也。

琼玉膏 大能添精补髓，化肠胃，为筋骨，万神具足，五脏盈溢，发白转黑，返老还童，行如奔马，日进数服，终日不食，亦不饥渴，治瘫痪劳瘵尤妙。昔人尝谓一料分五剂，可救瘫痪者五人，分十剂，可救劳瘵者十人。

生地黄新鲜者十六斤，捣取膏 人参为末，取一斤半 白茯苓三斤，舂细水飞，去浮筋 冬蜜十斤

国朝太医院会议加甘枸杞、天冬去心、麦冬去心，各一斤。

上和匀，入瓷瓶内，用绵纸七重，厚布一重，紧封瓶口，置砂锅内，用桑柴火煮三昼夜，再用黄蜡纸二三重包扎瓶口，纳井中没一日夜，出火毒，次日再入旧汤内煮半日，出水气，然后收藏。每日空心及午前后，取一二匙，用温酒或白汤调服。修合时沐浴，忌鸡犬、孝子、妇人见之。

天门冬膏 清肺补肾，充旺元阳。昔有一王子，单服此膏，连生三十二子，寿至百岁，行步轻健，耳目聪明如童子。又能去积聚风痰，补肺，疗咳嗽血，失血。润五脏，杀三虫伏尸，除瘟疫，轻身益气，令人不饥。大抵此药冷而能补，最宜于酒色过度之人，常服极好，惟胃寒者不宜。

天门冬一味，拣去枯坏者，用温水润透，去皮心，每一斤用水五大碗，入铜砂锅内，慢火煮干三分之二，用布绞去汁，将柤捣烂，又用水三碗，再熬减大半，又以布绞净，如此三次，将汁通和一处，入好蜜，以甘苦得中为度，用文武火熬至滴水不散，似稀糊样，取起置冷地上一夜出火毒，以磁罐收贮。每日空心、午前后以白滚汤调服一、二匙，冬月温酒服。有痰，姜汤服。上焦热及有痰，食后多服一次。下焦热，小便赤涩，空心多服一次。每一斤加生地黄六两，尤妙。盖地黄为天门冬之使，若有君无使，是独行无功也。故张三丰与胡濙尚书长生不老方，用天门冬三斤，地黄一斤，乃有君而有臣也。亦可炼蜜作丸服。

地黄膏 治血虚生疮，肌肤燥痒，自汗遗精，便多，妇人乳少等证。

用生地黄酒洗净，每一斤用水五六碗，如熬天门冬法熬用之，或加当归等分。一方入鹿角胶十分之一，蜜酒生姜、苏子自然汁，量人煎膏。

无比山药丸 治诸虚百损，五劳七伤，肌体消瘦，目暗耳鸣，四肢倦怠。常服壮筋骨，益肾水。

山药二两 菟丝子酒煮，捣焙 杜仲姜汁炒，各三两 赤石脂煆 茯神去皮木 山萸去核 熟地黄酒焙 巴戟去心 牛膝去芦，酒浸 泽泻各一两 五味子六两 肉苁蓉四两，酒

浸

上为细末，炼蜜为丸，如桐子大，每服五十丸，空心温酒送下。

沉香大补丸 专治下焦虚弱，补益精血。久服身轻体健，五脏调和，百脉通泰，功效甚妙。

黄柏酒炒褐色 知母酒炒，一两半 熟地黄酒浸炒干 人参去芦 败龟板酥炙，各二两 沉香 芍药 陈皮 牛膝酒浸 锁阳酒浸 虎胫骨 当归酒浸 山萸去核 山药 茯苓去皮 牡丹皮 杜仲酥炙，去丝 泽泻 大茴香炒，各一两

上为细末，炼蜜丸，如桐子大，每服五六十丸，空心温酒、盐汤任下。

固真丹 治诸虚百损，五劳七伤，水火不能升降，下元虚冷，脐腹疼痛。

山药一两半 人参 黄芪蜜炙 黄柏酒炒 白术 杜仲炒断丝 补骨脂炒 白茯苓去皮 牡丹皮 山萸去核，各一两 五味子炒 泽泻各五钱 熟地黄四两，汤蒸烂，石臼内捣成膏 羊肉七斤

上四味为末，将羊肉洗去脂膜，扯开入药末，以麻缚之。用酒四瓶，煮令酒干，再添水二升，又煮，候肉烂如泥，又入黄芪末五两，人参末二两，白术末二两，糯米饭焙干为末，同捣丸如梧子大，每服百余丸，温酒盐汤任下，早晚各进一服。如觉难丸，入蒸饼五七枚，焙干为末同丸。

牛膝丸 治肝肾虚损，骨痿不能起于床，宜益精；筋缓不能自收持，宜缓中。

牛膝 萆薢 杜仲 苁蓉 菟丝子 防风 胡芦巴 补骨脂 沙苑蒺藜各一两 肉桂五钱

上为末，酒煮猪腰子为丸，如桐子大，每服五七十丸，空心酒下。

归茸丸 治精血枯竭，面色黧黑，耳聋目暗，口干多渴，腰痛脚软，小便白浊，上燥下寒，峻补不受等证。

鹿茸酒蒸 当归酒浸，各等分

上为细末，用乌梅水煮去核，和前末捣匀为丸，如桐子大，每服六七十丸，空心米饮送下。

壮阳丹 此药强壮阳道，固暖精血，宜二、三日用一服，或与固精丸间用。

肉苁蓉一两，酒浸一宿 五味子一两 蛇床子一两 菟丝子酒浸煮烂，晒干 杜仲姜汁炒去丝 牛膝去芦，酒洗净 黄柏蜜炙，各四两 知母蜜炒，三两 胡桃肉汤洗，去皮，八两 一方无知母

上为细末，春夏用粥，秋冬用炼蜜，其粥用糯米一碗煮之，将胡桃肉捣烂为膏，和匀，石臼内杵千余下为丸，如梧桐子大，每服五十丸至八十丸，空心盐汤或酒送下，以干物压之。

太极丸 人之五脏，配天之五行，一有不和，是以为病。药有五味，各主五脏，常欲适调，因配合诸味，使人精、气、神、心、肺、肾保和无遗，生化之源既清，邪不能入矣，故曰太极。

黄柏属水，滋肾，苦以坚精，去皮，盐酒浸三日，微炒褐色，取净末，三两六钱 知母属金，主润肺，苦以降火，佐黄柏为金水相生，去毛，酒浸一宿，微炒，净末，二两四钱 破故纸属火，收敛神明，能使心包之火与命门之火相通，故元阳坚固，骨髓充实，涩以治脱也，新瓦炒香火，净末，二两二钱 胡桃肉属木，润血，血属阴，阴恶燥，故油以润之，佐故纸为木火相生。故书谓黄柏无知母，故纸无胡桃，犹水母无虾也。去皮研，二两二钱 砂仁属土，醒脾开胃，引诸药归丹田，香而窜，和五脏中和之气，如天以土为中气也。去壳，一两分作二分，五钱生用，五钱同花椒一两炒香，去椒不用

上各制为细末，炼蜜丸，如桐子大，每服五七十丸，早夜沸汤、茶酒任下。服至三年。百病渐消，终身服之无间，可以为地仙矣。一方加橘红，盐水拌炒，半夏汤泡七次，锉片，姜汁拌

为饼，阴干，名加味太极丸。

玄菟丹 治肾气虚损，目眩耳鸣，四肢倦怠，遗精尿血，心腹胀满，脚膝痠痿，股内湿痒，小便滑数，水道涩痛，时有遗沥等证。

菟丝子五两 山药二两七钱 莲肉二两 白茯苓一两 五味子二两

上为末，山药留一半，打糊丸，桐子大，每服五十丸，空心盐汤下。脚无力，木瓜煎汤下。本方去五味子，名小菟丝子丸；更加枸杞子二两，合人参固本丸，名玄菟固本丸

斑龙丸 除百病，补百损，壮精神，养气血，大有奇效。老人虚人常服，延年益寿，久成地仙。昔蜀有道人，酣歌酒肆中，曰：尾闾不禁沧海竭，九转灵丹都漫说，谁有斑龙顶上珠，能补玉堂关下血。真人许仲原索方以传。

鹿角胶 鹿角霜 菟丝子酒浸，研细 柏子仁去壳 熟地黄各半斤 白茯苓 补骨脂各四两

上为细末，酒煮米糊为丸。或以鹿角胶入好酒烊化为丸，如梧桐子大。每服七八十丸，空心临卧，盐汤酒任下。

又，**斑龙丸**

歌曰：

肾命衰兮阳痿弱，临时子后不能捉。
皆因过度损精神，又被七情伤经络。
不思饮食体羸虚，每会阴时阳不作。
嗟叹斯人少谕机，履霜不戒坚冰合。
一朝幸得遇高明，再拜希求补髓药。
莫炼钟乳与丹砂，不用膃肭至简约。
采得斑龙顶上珠，更加数味研为末。
如法修合蜜和丸，日日常服形容乐。
向时劳瘵病痊瘳，命在呼吸彼此夺。
年老浑如少壮人，阴阳交际无穷乐。
梦寐不侵智镜明，保养元阳何药若。
目视千步咫尺间，趋走如飞百里过。
入室之人得遇斯，丹田愈补愈坚确。
不须服气与飡霞，何劳金丹九转多。
羊车转运已枉然，青蛇剑口徒开阔。
碧海蛟螭虽难比，久服自能万疾却。

鹿角胶半斤，细切，炒成珠 鹿角霜一斤 天门冬去心 麦门冬去心，各一两半 肉苁蓉酒洗，去甲蒸熟 生地姜酒炒 熟地砂仁、沉香炒 菟丝子淘净酒浸 黄柏盐水浸炒，各二两 柏子仁去壳，一两

上为细末，炼蜜入黄酒一半，将药搅匀，稍干些，入石臼内杵千余下，以粘为度。丸如桐子大，每服五十丸，渐加至百丸，空心黄酒或盐汤送下，以干物压之，不犯胃气。或晨昏各一服亦可。此药无间断服六七个月方见效，服至一年，七十老人浑如壮年。常服延年，可至仙位。

二至丸 常服补虚损，暖腰脐，壮筋骨，明眼目，调养元气，滋益子息，其效如神。名二至者，取冬至一阳生，夏至一阴生之义也。

熟地黄酒蒸　败龟板酒浸,酥炙　白术麸炒　黄柏酒浸,炒,各三两　知母酒浸,炒　当归酒洗　生地黄酒浸　白芍药酒炒　麦冬去心,各四两　天冬姜炒,二两

上为细末,枣肉同炼蜜和杵百余下,丸如桐子大,每空心午前服五十丸。忌莱菔、猪血、羊肉。服至百日,逢火日摘去白发,生出黑发,是其验也。犯所忌不效。

胡尚书壮阳丹　滋补元阳,美颜益算。

莲肉水浸,去皮心,八两　甘枸杞　芡实　干山药　白茯苓　山萸去核,各四两　老年人加辽参四两。

上为细末,用熟糯米一升,炒黄色为末,白糖五两,酥油五两拌匀,瓷器收贮,每早沸米汤酒任调下五六匙,干物压之。

秘传二仙糕　固齿黑发,壮阴,益肾水,养脾胃。

人参　山药　白茯苓　芡实　莲肉去皮心,各半斤　糯米一升　蜜半斤　白糖半斤　粳米三升半

上为细末和匀,将蜜糖溶化和末,掺挼得宜,小木笼炊蒸之上,以米一撮,成饭为度,取起尽作棋子块,漫火上烘干,作点心食之,白汤漱下,百日内见效,妙殊不尽。

何首乌丸　治男子元脏虚损,发白再黑,填精补髓。

何首乌半斤　肉苁蓉六两　牛膝四两

上将何首乌用枣一层甑内蒸,枣软,用竹刀切,焙,同为末,用枣肉为丸,如桐子大,每服五七丸,嚼马兰子服,酒下食前一服加一丸,日三服。至四十九丸即止,却减应数服,其效如神。修合不犯铁器。

加味斑龙丸　治真阴虚损,理百病,养五脏,补精髓,壮筋骨,益心志,安魂魄,悦泽驻颜,延年益寿。

鹿角霜　鹿角胶　鹿茸　阳起石　附子　酸枣仁　柏子仁　肉苁蓉　黄芪各一两　当归　熟地砂仁、沉香炒,各八钱　辰砂五钱

上为末,酒糊丸,如桐子大,每服五十丸,空心温酒,盐汤任下。一名茸珠丸。

加减内固丸　治命门火衰,肾寒阴痿,元阳虚惫,阴溺于下,阳浮于上,水火不能既济。

石斛　胡芦巴各二两　巴戟　肉苁蓉　山萸去核　菟丝子各三两　破故纸二两半　小茴香一两　附子五钱

上为末,炼蜜丸,桐子大,每服五十丸,空心盐汤、温酒任下。

补真丸　治饮食不进,屡用脾胃药不效者,乃房劳过度,真火衰弱,不能熏蒸脾土,致中州不运,饮食不进,胸膈痞塞,或不食胀满,或已食不消,大便溏泄。古人虽云"补肾不如补脾",其实补脾不如补肾也。

胡芦巴　香附子　阳起石　川乌　肉苁蓉　菟丝子　沉香　肉豆蔻　五味子各五钱　鹿茸　巴戟　钟乳粉各一两

上为末,用羊腰子两对,以葱椒酒煮烂,和酒糊捣丸,桐子大,每服七十丸,空心米饮、盐汤任下。

草还丹　益精髓,补肾经,固元阳,轻腰脚,安五脏,通九窍,令人耳目聪明,延年益寿,乃仙家之良剂。

苍术四两,酒浸一两,米泔浸一两,醋浸一两,盐水浸一两并炒　破故纸一两,酒浸一宿　胡芦巴酒浸　覆盆子二钱　川乌一两,盐炒　茴香一两,盐炒　川楝子一两　木香不见火,五钱　山药　穿山甲酥炙　地龙去土净　茯苓去皮　枸杞子　牛膝酒浸,各三钱

上为细末，酒糊丸，如桐子大，每服五十丸，空心温酒或盐汤下，干物压之。

治心肾两虚方

天王补心丹 治玩读著作，劳神过度，以致潮热盗汗，咳嗽失血，遗精，怔忡健忘，咽干口燥，肌体羸瘦，调和心肾，二经要药也。常服安心保神，益血固精，壮力强志，令人不忘。

熟地砂仁炒 白茯苓 人参 远志去心 石菖蒲 玄参 柏子仁 桔梗 天冬去心 丹参 酸枣仁炒去油 麦冬去心 甘草炙 百部 五味子 茯神 当归 杜仲姜汁炒断丝，各等分

上为细末，炼蜜丸，如弹子大，每两作十丸，金箔为衣。每服一丸，用灯心、枣汤化下，食远临卧服。或作小丸亦可。

柏子养心丸 安心保神，益血固精，祛烦热，除惊悸，长聪明，久服令人不忘。

柏子仁四两 枸杞子三两 玄参二两 生地黄 麦冬 白茯神 当归 石菖蒲 甘草 酸枣仁各五钱，水润去红皮

上为细末，除柏子、地黄，石臼捣如泥，加炼蜜丸，梧桐子大，每服四五十丸，临卧白汤下。

古庵心肾丸 年高之人，有患其无子者，有恶其发白者。然无子责乎肾，发白责乎心，何则？肾主精，精盛则孕成；心主血，血盛则发黑。然心恶热，肾恶燥，此方补精益血，清热润燥，治心肾之圣药也。不独施于发白无子二者，其惊悸怔忡，遗精盗汗，耳鸣腰痛，足痿诸证，无不治也。

熟地黄酒浸 生地黄酒浸 山药 茯神各三两 山萸酒浸，去核 枸杞子酒洗 龟板去裙，酥炙 牛膝去芦 牡丹皮去心 鹿茸火去毛，酥炙 黄连各一两 当归 泽泻 黄柏各一两半 生甘草五钱

上为末，炼蜜丸，如桐子大，辰砂为衣。每服五十丸，渐加至百丸，温酒或盐汤空心下。

究源心肾丸 理水火不既济，心怔盗汗，夜梦遗精，目暗耳鸣，腰膝缓弱。常服调阴阳，补心肾。

牛膝酒浸 熟地黄酒蒸 肉苁蓉各一两 鹿茸 附子炮去皮脐 人参 远志 茯神 黄芪蜜炙 山药炒 当归酒浸 龙骨 五味子各一两 菟丝子酒浸蒸成饼，三两

上为末，用浸药酒煮而糊为丸，如桐子大，每服七十丸，空心枣汤下。

荫按：此方补虚，温寒燥湿，盖为虚中有寒者设也。若虚中有热者，又当以古庵心肾丸治之。

瑞莲丸 定心暖肾，生血化痰。

苍术主脾，一斤，生用四两，酒、醋、米泔各浸四两 莲肉主心，一斤，去皮心，酒浸软去皮心，入猪肚内煮烂，焙干 枸杞子主肝，甘州者二两 五味子主脉，去梗，二两 熟地黄主血，酒浸蒸，二两 破故纸主肾，炒，二两

上为末，用前猪肚捣膏，同酒糊丸，如桐子大，每服四五十丸，空心温酒下。

二神交济丹 治心脾肾三经虚者。

茯神 薏苡仁各三两 酸枣仁去油 枸杞子 白术 神曲炒，各二两 柏子仁 芡实 生地酒炒 麦冬 当归 人参 陈皮 白芍药 白茯苓 砂仁各一两

以上十六味，每神字领八味，合八节，共二十四两，合二十四气，为一岁也。为末，用熟水四盏，调炼蜜四两，煮山药四两为丸，梧子大，每服三五十丸，米饮下。血虚甚，去芍药，加鹿

茸；脾亏甚，去地黄，加五味子。

琥珀散 治虚劳百病，除阴痿，清精力不足，大小便不利如淋状，脑门受寒气，结在关元，强行阴阳，精少余沥，腰脊痛，四肢重，咽干口燥，食无常味，乏气力，远视䀮䀮，惊悸不安，五脏虚劳，上气满喘。

琥珀研 芜青子 胡麻子 车前子 蛇床子 菟丝子 枸杞子 菴蕳子 橘皮 肉苁蓉 松脂 牡蛎各四两 麦门冬去心，一升 松子 柏子 荏子各三升 桂心 石韦 石斛 滑石 茯苓 芎䓖 人参 杜仲 续断 远志 当归 牛膝 牡丹皮各三两 通草十四两

上三十味，各治下筛，合捣二千杵，盛以韦囊，先食服方寸匕，日三夜一，用牛羊乳汁煎令熟。长服令人强性轻体，益气，消谷能食，耐寒暑，除百病，虽御十女不劳损，令精实如膏，服后七十日可得行房。久服，老而更少，发白反黑，齿落重生。

杜仲散 益气补虚，治男子羸瘦短气，五脏痿损，腰痛不能房室。

杜仲 蛇床子 五味子 干地黄各六分 苁蓉 远志各八分 木防已 巴戟天各七分 菟丝子十分

上为末，食前酒调服方寸匕，日二服。常服不绝佳。

常饵补方

枸杞子一斤 天雄三两 苁蓉 石斛 干姜各八两 菟丝子 远志 续断各五两 干地黄十两

上为末，酒服方寸匕，日二服，食无所忌。服药十日，候茎头紫色，乃可行房。

又方 五味子 蛇床子各二两 续断 牛膝各三两 车前子 肉苁蓉各四两

上为末，酒服方寸匕，日三服。

一方 治阴下湿痒坐疮，失精阴痿。

牡蒙 菟丝子 柏子仁 蛇床子 肉苁蓉各二两

上为末，酒服方寸匕，日三服，以知为度。

一方 蛇床子 菟丝子 杜仲各五分 肉苁蓉 五味子各三分

上为末，炼蜜丸，如桐子大，每酒下十四丸，日二夜一。

一方 菟丝子 蛇床子 五味子各等分

上为末，炼蜜丸，如桐子大，每服三丸，饮食服，日三。

降心丹 治心肾不交，盗汗遗精，及服热药过多，上盛下虚，小便赤白浊，常服镇心益血。

熟地黄酒浸，焙干 天冬去心，各三两 麦冬去心 人参 茯神去木 山药 茯苓 远志甘草煮去骨，各二两 当归去芦 肉桂去皮，各半两 朱砂半两，另研为衣

上为末，炼蜜丸，桐子大，每服三十丸，人参汤下。

平补镇心丹 治心血不足，时或怔忡，夜多异梦，如坠层崖。常服补心肾，益荣卫。

白茯苓 车前子 茯神去木 肉桂各一两 麦冬去心，一两二钱半 远志去心，甘草煮 天冬去心 山药洗，姜制 熟地黄酒蒸，各一两半 酸枣仁炒，二钱半 人参五钱 龙齿二两半 朱砂五钱，另研为衣

上为末，炼蜜丸，桐子大，每服二十丸，空心米饮、酒任下。

十四友丸 治心肾虚损，神志不安。

白茯苓　白茯神去木　酸枣仁炒　人参各一两　龙齿别研，二两　阿胶蛤粉炒　黄芪　远志去心　当归酒洗　熟地黄　柏子仁别研　肉桂　紫石英别研，各一两　辰砂另研，一钱

上为末，同别研四味细末，炼蜜丸，桐子大，每服三十丸，食后枣汤下。

安神补心定志益元固真丸　安心安神，固精益血，壮力强志.，令人善记不忘，除怔忡，定惊悸，清三焦，大化痰，祛烦热，疗咽干，滋肾水，健脾胃，悦颜色，生肌肤，不寒不热。

当归一两二钱，酒洗　天冬八钱，去心　麦冬一两，去心　柏子仁一两，炒　远志一两二钱，去皮，甘草浸　知母七钱，盐水炒　黄连一两，姜汁炒　百部五钱　酸枣仁一两，炒去油　白茯苓一两二钱　玄参七钱　生地黄二两，酒洗　石菖蒲一两，炒　熟地黄二两，酒洗　杜仲一两，去丝，姜汁炒　黄芪七钱，蜜炙　枸杞子一两，酒蒸　肉苁蓉一两，酒炒　白术八钱，土炒　川芎五钱　软柴胡五钱，去芦　加橘红一两　白茯神去皮木

上为细末，炼蜜为丸，如梧桐子大，每服六十丸，早晚不拘时服。忌萝卜、葱、蒜。

卷六十七　种　子

论

《求嗣全书》论曰：凡孕子，在男女之气血冲和，厚积而时发。其艰且晚者，由禀受虚弱，荣卫偏胜，故资药饵调摄，抑太过，助不及，俾就冲和已耳。庸医识谬，动投香燥辛热，消烁真阴，煽引诸火，心火得热而炽，怔忡恍惚，惊悸狂躁发焉；肝火得热而灼，掉眩强直，支痛软缩，昏瞀发焉；脾火得热而燥，呕吐暴注，胀鼓痈疹，衄衄淋秘发焉；肺火得热而燋，咳唾喘满，痿痹膹郁发焉；肾火得热而沸，水亏则火盛，化源枯涸，四脏之疾丛起焉。是本来无恙，因补药过骤，补而病，病而甚，犹不知刚剂之酷烈也。血虚，四物可矣；气虚，四君子可矣。王道虽无近功，亦无远祸。然所以称虚者，恣欲过度致之，果虚则虚中有火，未有不制火而能收补益之效也。盖火盛，则虽有补药，从邪而不从正，火益旺而气血愈耗矣，但调气清火而血自匀和。妇人性多偏怒，妾媵情鲜疏畅，偏则暴，暴则火性益腾。偏则郁，郁则伏火愈积。心不足则血不流，脾不足则味不化，加以毒食猛剂，安得冲和。此八制香附丸，性味极纯，气调则血调，血调则经顺，久服收功，百发百中，不敢自私，公之于人。

又曰：男子阳精微薄，虽通血海虚静，流而不能直射子宫，多不成胎。盖因平时嗜欲不节，施泻太多所致。宜补精元，兼用静功存养，无令妄动，候阳精充实，依时而合，一举而成矣。女人阴血衰弱，虽投真精，不能摄入子宫，虽交而不孕，虽孕而不育。是以男子配合，必当其年，未笄之女，阴气未完，欲盛之妇，所生多女。性行和者经调易，性行妒者月水不匀；相貌恶者刑重，颜容媚者福薄；太肥脂满，子宫不能受精；太瘦子宫无血，精不能聚，俱不宜子。男精女血，皆兼气血阴阳，总属肾与命门，精血充盛，别无杂病，宜交会得时，乃成胎孕。凡经尽一日至三日，新血未盛，精盛其血，男胎成矣；四日至六日，新血渐长，血胜其精，女胎成矣；六日至十日，鲜有成者，总成亦皆女胎。欲求子者，全在经尽三日以里，于夜半子时，生气泻精，受妊必男。斯时男女无暴怒，毋醉饱，毋食炙煿辛热，毋用他术赞益，阴阳和平，精血调畅，交而必孕，孕而必育，育而为子且寿。妊后宜内远七情，薄五味，大冷大热之物，皆在所禁。盖子食母气以成形，食母味以养精，苟无胎动、胎痛、漏血及风寒外邪，不可轻易服药，亦不得交合，触动欲火。生后摄养，一如胎前。盖母食热则乳热，母食寒则乳寒，母食膏粱熬烈之物则乳毒，有是数者，子受其害。寡欲则不妄交合，积气储时，待时而动，故能有子。

凡心有所动即是欲，心主血而藏神，肾主精而藏志，心神外驰，则肾志内乱，其于交会之际，殊无静一清和之气，所泻之物，同归腐浊而已，安能发育长养于其间哉！欲寡神完，不惟多子，抑且多寿。若见命门脉微细或绝，阳事坚举，法当补阳；若见命门脉洪大鼓击，阳事坚举，是为相火妄动，法当滋阴。若或肾脉浮大芤紧，遗精尿血，法当补阴；若带洪数，兼以泻火；若见肾脉微甚欲绝，别无相火为病，法当阴阳双补。阳脱痿弱，精冷而薄，或来慢，不能直射子宫，命门脉微细者，还少丹，打老儿丸；精清淡者，雀卵丸；阳痿不举，命门脉虚欲脱者，巨胜子丸、壮阳丹；肾气欠旺，来慢不能直射子宫者，续嗣丹、混肾丹；精漏无火者，金锁思仙丹；阴虚有火者，大造丸、肾气丸、补阴丸、虎潜丸。四十以后，纵有火动者，只宜小菟丝子丸、天门冬膏，忌用知柏、芍药寒凉。阴阳两虚者，八味丸、二神交济丹、通用种子大补丸、玄牝太极丸、五子衍宗丸、十子丸、加味苍术膏、何首乌丸。女宜鼓动微阳，女金丹、螽斯丸、大小乌鸡丸；调养经血，四制香附丸，十味香附丸、墨附丸、单醋附丸、百子附归丸、琥珀调经丸、加味养荣丸、加味益母膏、滋阴百补丸、火造丸、补阴丸，依证选用。不可过服热药以，遗子患。古云：父吞刚剂，子患热淋。且性燥多火，男女皆然，况造化之妙，岂可专恃药饵乎？

又曰：或问《千金方》有房中补益法，可用否？予应之曰：人之有生，心为火，居上；肾为水，居下。水能升而火能降，一升一降，无有穷已，故生意存焉。水之体静，火之体动，动易而静难。儒者曰：正心收心养心，皆所以防此火之动于妄也。道者曰：恬淡虚无，精神内守。亦所以遏此火之动于妄也。盖相火藏于肝肾阴分，君火不妄动，相火惟有禀命守位而已，焉有燔灼之虐焰，飞走之狂势也。易兑取象于少女，兑，说也，遇少男艮为咸。咸，无心之感也。艮，止也。房中之法，有艮止之义焉。若艮而不止，徒有戕贼，何益之有。为补益之说者，此可用于质壮心静、遇敌不动之人，苟无圣贤之心，神仙之骨，未易为也。女法水，男法火，水能制火，一乐于与，一乐于取。此自然之理也。若以房中为补，杀人多矣。

又曰：人受天地之气以生，天之阳气为气，地之阴气为血，故气常有余，血常不足。何以言之？天地，为万物父母。天大也，为阳；而运于地之外，地居天之中，为阴，天之天气举之。日，实也，亦属阳，而运于月之外；月，缺也，属阴，禀日之光以为光者也。人身阴气，其消长视月盈缺。故人之生也，男子十六岁而精通，女子十四岁而经行，是有形之后，犹有待于乳哺，水谷以养，阴气始成，而可与阳气为配。

《内经》曰：年至四十，阴气自半，而起居衰矣。人之情欲无涯，此难成易亏之阴气，若之何而可以供给也。主闭藏者，肾也；司疏泄者，肝也。二脏皆有相火，而其系上属于心。心，君火也，为物所感则易动，心动则相火亦动，动则精自走，相火翕然而起，虽不交会，亦暗流而疏泻也。所以圣贤只教人收心养心，其旨深矣。

《内经》曰：冬不藏精者，春必病温。十月属亥，十一月属子，正火气潜伏闭藏，以养天然之真，而为来春发生升动之本。若于此时纵欲戕贼，至春深之际，下无根本，阳气轻浮，必有温热之病。夫夏月火土之旺，冬月火气之浮，此论一年之虚耳；若上弦前，下弦后，月廓空，亦为一月之虚；大风大雾，虹霓飞电，暴寒暴热，日月薄蚀，忧愁忿怒，惊恐悲哀，醉饱劳倦，谋虑勤动，皆为一日之虚。若患病初退，疮痍正作，尤不止于一日之虚。今人多有春末夏初患头痛脚软，食少体热，仲景谓"春夏剧，秋冬瘥，而脉弦大者"，正世俗所谓注夏病。若犯此四者之虚，似难免此。夫当壮年，便有老态，仰事俯育，一切坠坏，与言及此，深可惊惧。古人谓不见所欲，使心不乱。夫以温柔之感于体，声音之感于耳，颜色之感于目，馨香之感于鼻，谁不为之动心也！善摄生者，于此五个月出居于外。苟值一月之虚，亦宜暂远帷幕，各自珍重，幸甚！

又曰:昔褚澄氏有言:男女交合,阴血先至,阳精后冲而男形成;阳精先入,阴血后参而女形成。信斯言也!人有精先泻而生男,精后泻而生女者,独何欤?东垣曰:经水才断一、二日,血海始净,感者成男,四、五日,血脉已旺,感者成女;至于六、七日后,则虽交感,亦不成胎。信斯言也!人有经始断,交合生女;经久断,交合生男者,亦有四、五日以前交合无孕,八、九日以后交合有孕者,独何欤?俞子木撰《广嗣要语》,著方列图,谓阳实能入虚阴,实阴不能受阳,即东垣之故见也。又谓微阳不能射阴,当补益精元;弱阴不能摄阳,当调养精血。信斯言也!世有尪羸之夫,怯懦之妇,屡屡受胎,虽欲止之而不能止者;亦有血气方刚,精力过人,顾乃艰于嗣续,而莫之救者,独何欤?他如巢氏坟墓手命之说,理或有之,盖圣人存而不论也。而集群医大成如丹溪者,亦谆谆以妇人月水为务,而阳施阴受之理,未之权焉。殊不知富贵之家,侍妾已多,其中岂无月水当期,而无先后之差者乎!有已经前夫频频生产,而娶此以图其易者,顾亦不能得胎,更遣于他人,转盼数年,复生男女已成行矣。岂不能受孕于此,而能受孕于彼乎。抑丹溪之论,犹有未尽乎。愚以为父母之生子,不拘老少,不拘强弱,不拘康泰。患病不拘精之易泻难泻,只以交感之时,百脉齐到者为善耳。盖子之于父,耳目鼻口,毛发骨爪,四肢百体,无不相肖者,以其禀于父母者,百脉具足也。是故交感而百脉齐到,则虽老,虽弱,虽病,患虽易泻,亦可以成胎矣;交感而百脉参差,则虽少,虽强,虽康泰,虽难泻,亦无以成胎矣。妇人所构之血,固由于百脉会聚,较之男子之精,不能无轻重之分也。若男女之辨,又不以精血先后为拘,不以经尽几日为拘,不以夜半前后交感为拘,不以父强母弱、母强父弱为拘,只以精血各由百脉之齐到者,别胜负焉。是故精之百脉齐到,有以胜乎血,则虽精先血后,虽经尽已久,虽夜半以前,虽母强父弱,亦可以成男。血之百脉齐到,有以胜乎精,则虽血先精后,虽经尽未久,虽夜半以后,虽父强母弱,亦可以成女。

至有既孕而小产者,有产而不育者,有育而不寿者,有寿而黄耇无疆者。则亦精血之坚脆,分为修短耳。世俗不察精血之坚脆,已定于禀受之初,乃以小产专责之母,以不育专付之儿,以寿夭专委之数,不亦谬乎!然同此人,则同此精血,同此精血,则同此百脉,而有齐到参差之异者,何欤?夫齐到者,常也;参差者,变也。或赋禀异质,或饮食失调,或劳役不时,或色欲过度,或六气为逆,而七情所感有见而为疾者,有不见而为疾者,其为经络之损伤则一也。由是交感之间,常变杂揉,轻则二八、三七、四六之分,重责倍半、什一、百一之分,均为不能齐到,以是而望胎之成,不亦难乎!故又假明医良药,伸缩百脉,使急者缓之,迟者速之,痿痹者动荡之,流滑者抑遏之,调济使得其平,必如乾坤之静专静翕。父精之施,有以会百脉之精而为精;母血之受,有以会百血之血而为血。常使精胜血负,勿使精负血胜,则交感必孕,生男而寿矣。周子曰:无极之真,二五之精,妙合而凝;乾道成男,坤道成女。夫真以理言,精以气言,理不可象,而气则可状也。何也?二者,阴阳也,夫妇之谓也;五者,水、火、木、金、土也,心、肝、脾、肺、肾之谓也。然心、肝、脾、肺、肾之中,又各有阴阳,其形质虽拘于一体,其脉络则通乎百骸,使交感而一脉不至,则五有不全而二不能不缺矣,乌能妙合而凝乎?夫惟齐到而无参差,由是精血之交,无两大之理,非精能胜血,则血能胜精,此乾道坤道之所由分,而成男、成女之所由判,乃嗣续之关键也。或者曰:世有残废之人,或瘸或瞽,或毁折,宜乎百脉之不齐到也。顾有能生子,与不能生之异,又有生子遂传父疾与克兑之异者,何哉?兑,易也,不若父疾也。予曰:人之脉络,因形质而残废者,固无生子之理,有形质残废,而脉络犹自若者,初不妨于嗣续之育也。其以疾相传者,是虽精血之遗殃,亦有受胎之后,夫妇同居密迩,内胎之形象,因外感而迁移,以故不能不系于世类也。知是则知克兑父疾者,故由精血之无恙,而调养敬慎之功,亦不可诬也。

古人受胎教，视正色，听正声，道正言，食正味，莫非使之熏陶感化，而生子无不正耳。观此则残废者之脉络，亦不能以尽同，而遂尽疑其不齐到耶！

又曰：种子之道有四：一曰择地，二曰养种，三曰乘时，四曰投虚。盖地则母之血也，种则父之精也，时则精血交感之会也，虚则去新之初也。予闻之师曰，母不受胎，气胜血衰故也。衰则伤于寒热，感于七情，气凝血滞，荣卫不和，则经水先后不一，多寡不均，谓之阴失其道，何以能受。父不种子，气胜精弱故也。弱则原于色欲过度，伤损五脏，五脏皆有精而藏于肾，精既弱，譬之射者力微，矢往安能中的。谓之阳失其道，何以能施。斯皆由已之不能自保，以至真元耗散，阴涸阳枯，不成孕矣。故必地盛则种可投，又必时与虚而俱得焉，未有不成育者。虽然药饵之力，调摄之宜，如期之候，尤不可不加之意也。故种子之法，以调经养精为首，而用药须审和平，夫妇各相保守，旬日之间，使精血俱盛，所待着时也，当月经一来，即记其时而算，以三十时辰两日半，则积秽荡尽，新血初生，所谓精与血俱会矣。及其既孕，将欲审定男女，先以父生年一爻在上，母生年一爻在下，后以受胎之月居中，果遇乾、坎、艮、震则为男，巽、离、坤、兑则为女，可预得而知者，单岁为阳爻一，双岁为阴爻一。

又曰：天以六气流行于四时，而寒止居其一；地以百物酝酿乎五味，而性味之寒者最少。然一经烹饪，则寒者亦热矣。人之七情所发，皆有火邪。《经》云：阳常有余，阴常不足[8]。气属阳，气常有余；血属阴，血常不足。故气有余谓之火。又曰：诸动属火。凡药品之燥热悍慓者入气分，人之一身气血，以冲和为贵。既云气有余为火矣，何又从而补之，补之则火炽而气益壮，所以壮火食气，销烁真阴，百脉沸腾，众疾蜂起。举世以恶攻喜补之情而忘其实，实太过之害，医者又不明"亢极承制"兼化之理，于男动谓下元虚冷，于女动谓子宫虚寒，投以乌、附、丁、桂，香燥种种刚剂，志心久服，以致热与热投。阳明容受之经也，毒先受之，引入肾经，次及心肺肝经，无不渐渍深入，如油入面，胶着固结而不可解，是医与患者，未究心于《素问玄机原病式》也。误天下之人，何啻千万！而天下之受误，以驯致于毙者，犹且诿之命数，而竟不知医之不刃而杀之也。四物、四君子，治气血，王道之剂也，用之失宜，犹能贻害，况辛燥诸品，毒厚性猛，药中之斧斤也，可轻试耶！或曰：天生五材，谁能去兵，热药固五材之兵，可尽去乎？曰：大毒治病，十去其九，岂容废乎！俱中病则止，可一而不可再，可少而不可多。以之治痈疽外证敷贴膏散，如《周礼》疡医五毒散之类则可，以之调和脏腑，补助羸弱，犹炽火于灶，而釜中之水，被其煎耗。每见服峻剂者，后来燔灼溃裂，不忍见闻，惜无预以此晓之耳。

或曰：少壮时服热药者，毒不辄发何也？曰：血气尚盛，足以降伏其邪。犹国家方泰，岂无奸狡宄，皆屏息潜藏，至其末造，投间窃发，遂不可支矣。

或曰：有服热药而亦孕且子者，何也？曰：气盛血余，容有之矣。在孕则多异证，生子亦有余毒。父吞热剂，子患热淋，昔人有是论矣。岂惟热药，凡饮啖醇酿厚味之人，未有生子而不惊痫、不疮疥者。

或曰：男子精寒，妇人中冷，亦有之乎？曰：男子纵欲过度，虚中无火者，间亦有之。妇人崩漏带下之久，其中必冷，第酌天之时，令验身之强弱，以四物、四君子，少加辛热升提之剂，愈即止服，不宜过治，过则燥耗阴血，孤阳独盛，为热，为嗽，为瘵，相因而致矣。小儿一科，脏腑脆弱，尤忌热剂，惟宜益元散，以葱汤调之则可汗，以灯心竹叶汤调之则可清，以车前调之则可分利，以谷芽汤调之则可消导，以辰砂麦冬汤调之则可镇惊。刘河间《直格论》中云：孕妇小儿，时时宜与服之。遵用已久，早有明效，至于理之曲尽其妙，发千古不传之秘，则张子和《补论》一篇，刘守真之《素问玄机原病式》具在。妇人科，八制香附丸；小儿科，抱龙丸，益元散；男子科，日以清气化痰，理脾抑火开郁之剂，自然康和安泰矣。奚必助火消阴，自贻伊感。古人于滋阴，则以黄柏、知母、三补丸。黄柏、黄连、黄芩数品，性味寒凉，非参术归地之温，非丁桂乌附之热，乃谓之补。何也？盖肾经之火既制，则水不至于枯涸；心肝脾肺之火既泻，则气血不至于燔灼，使清化之令，周浃于各经，平和之效，顺布于四体，所调谁识攻中有补存之理也。况有峻补热补如乌头、附子、吴茱萸、天雄、锁阳、干姜、肉桂、腽肭脐、巴戟、覆盆、菟丝、砂仁、鹿茸、豆蔻、菖蒲、故纸、杜仲、益智之类，温补如远志、归、芎、白术、苍术、龙齿、龙骨、五味、人参、黄芪、山茱萸、丹参、熟地、陈皮、紫菀、阿胶、小茴香之类，平补冷补有茯苓、茯神、天门、麦门、生地、黄柏、知母、芩、连、桑皮之类。天之生物，热性多而寒性少。人之用物，寒者少而热者多。况膏粱酒醴、鸡鱼、姜椒、醯酱、韭蒜，何品非热！虽有寒凉之味，杂以调和，经以烹煿，皆化为热矣。先辈云：补肾不如补脾，药补不如食补。今人日用饮食之物，皆补也。物之性味，皆热也。其生疾也，阳明经十居八九，自口而入，实有形味者也。饮食皆补物，性皆热，致病所由，则药之以寒凉，恐不能胜，又从而峻补之，热补之，是厝火而加之积薪之上，以火济火，如火益热，若之何而不剧也。且一杯之凉药，岂能胜一盂之酒醴；数药之寒凉，岂能解一箸之肥甘。日餐凉药，犹有杯水车薪之惧，又何以悍烈之剂而增其虐焰乎哉！或曰：西北高寒，非热药莫之祛也。曰：此东垣生于北方，其所著之书，流害至今未已。庸医杀人，藉为口实者也。益西北诚寒矣，寒其外之体肤，未必寒其中之脏腑也，其俗饮烧酒，啖蒜面枣韭，寝卧火炕，寒岂能伤。大抵内热盛而遇严寒以束之，遂至战慄，亦犹酒嚓火过极而兼水化也。尝谓京都人之日习酒炕而不皆病，每秋冬，瓜梨凑集，入夏冰水市卖，诸热赖以大解，故有冬服百梨之说。亦有上天阴骘斯民，产此佳宝，百姓日用而不知谁之为之者。岭南地热产饶，桂圆、砂仁、豆蔻、胡椒、蔗糖，饮食以此为常品，蕴毒积久，值火运司天，群染瘴疠，亦犹疫之沿门阖境，而病根实在于此。果能清心寡欲，节饮食起居，何瘴之能灾人也！愚亦伤于虎者，谈及补药而神色独变，敢为珍摄者告。

又曰：调摄之道，在心肾上。盖人之受胎也，先生肾，天一生水也；次生心，地二生火也。肾主藏精，心主藏神，仙家配以坎离二卦。善摄生者，行止坐卧，念念不放，固守丹田，养其精神，远女色，节饮食，慎起居，息思虑，少嗔怒，去烦恼，戒燥暴，则肾水上升，心火下降，坎离自然交媾，吾身之男女既合，在内之男女自成矣。又曰：气盛则生子。子者，滋也。即吾气之有余而滋息耳。《礼》云：三十而壮有室。盖自婴乳而三十气盛矣，精神完矣，至是而有室，不亦宜乎。今之人，童年斫丧，淫纵无节，以至气日消损，精神枯耗，安望其生子？又曰：寡欲多男子。所谓欲者，凡心有所动，即是欲。心主血而藏神，属手少阴。肾主精而藏志，属足少阴。心神外驰，则肾志内乱，其于交会之际，殊无静一清和之气，其所泻者，同归腐浊而已。

褚尚书曰：合男女必当其年，男虽十六而精通，必三十而娶；女虽十四而天癸至，必二十而嫁。皆欲阴阳完实，然后交而孕，孕而育，育而子，坚壮强寿。今未笄之女，天癸始至，已近男色，阴气早泻，未完而伤，未实而动，是以交而不孕，孕而不育，而子脆不寿也。

李氏曰：山无不草木，人无不生育。妇人要调经，男子要神足，然后交而必孕，孕而必育矣。

荫按：太初之时，天地絪缊，一气生人，乃有男女；男女媾精，乃自化生。《易》曰：一阴一阳之谓道。乾道成男，坤道成女。此盖言男女生生之机，亦惟阴阳造化之良能焉。齐司徒褚氏言：血先至，裹精则生男；精先至，裹血则生女。阴阳均至，非男非女之身；精血散分，骈胎品胎之兆。《道藏经》言：月水止后，一、三、五日成男，二、四、六日成女。东垣言：血海始净，一、二日成男，三、四、五日成女。《圣济经》言：因气而左动，阳资之则成男；因气而右动，阴资之则成女。丹溪先生乃非褚氏而是东垣，主《圣济》左右之说而立论，归于子宫左右之系，诸说可谓悉矣。而时珍先生谓褚氏未可非也，东垣未尽是也。盖褚氏以精血之先后言，《道藏》以日数之奇偶言，东垣以女血之盈亏言，《圣济》、丹溪以子宫之左右言，各执一见，会而观之，理自得矣。夫独男、独女之胎，则可以日数论；而骈胎、品胎之感，亦可以日数论乎？稽之诸史，一产三子、四子者甚多，其子或男多女少，男少女多，参差不同。《西樵野记》载明朝天顺时，扬州民家一产五男，皆育成，观此则一、三、五日为男，二、四、六日为女之说，岂其然哉！焉有一日受男，二日复受女之理乎？此则褚氏、《圣济》、丹溪主精血子宫左右之论，似为有见；而《道藏》、东垣日数之论，乃为可疑矣！荫以臆度之，男女之成，只以交感之际，百脉齐到者别胜负焉。若是精之百脉齐到者，有胜乎血，虽精先血后，虽右动乎阴，虽经尽已久，亦可以成男。血之百脉齐到者，有胜乎精，虽血先精后，虽左动乎阳，虽经尽未久，亦可以成女。故周子曰：无极之真，二五之精真以理言，精以气言，二者阴阳也，夫妇之谓也。五者金木水火土也，心肝脾肺肾之谓也，妙合而凝，乾道成男，坤道成女，非此之谓乎！又，方家载转女为男之法，有束弓弦者，有佩雄黄者，有暗藏雄鸡羽于席下者，种种诸法，有应有不应。其应者幸耳，终不若究其本源为合理也。求子者，果能清心寡欲朱子所谓禀于有生之初者是也，既孕再能绝欲，生子必聪明无疾，节戒饮食大冷大热，辛辣酒腻等物，夫妇俱各宜戒。益胎元先天之气，极宜清净，倘或不戒，则精本乎热，胎元混浊，其子他日胎毒、惊风、痘疹之证危而难治，养其强健之体，培其百脉之至，务令精胜血负，勿使精负血胜，纵经尽日久，所感必男。既或男女命运乖舛，速宜悔过自新，修德惜福，时时以济人利物为念，三年五载，勤勉不怠，天必佑之得男。更能放生戒杀，则所生男，不惟聪敏，益且长寿矣。况天有好生之德，人有回天之功，切不可委之于命运，更不可惑于风水，而归咎于先人之坟墓矣。倘惑于堪舆[9]之说，讲求风水，弃亲而求子嗣，东迁西葬，年久棺椁难免毁裂，其中尸骸暴露，遗发失骨，幽魂不安，不惟子嗣从此而斩，且灾祸必接踵而至矣。戒之戒之！

脉法

仲景云：男子脉浮弱而涩，为无子，精气清冷。

《脉经》曰：肾，沉滑，得北方之体，按之至骨，应如珠分明者，天元之气足，多孕嗣左疾为男，右疾为女，俱疾为生二子。太阴脉滑利有力，为女；太阳脉滑而有力流利，为男。太阴脉浮、太阳脉洪，俱是正脉应有之象；沉候不断，必是喜脉。

治方

延龄种子仙方 男妇同服。

当归身酒浸 川牛膝酒浸 生地黄酒浸 熟地黄酒浸 片芩酒浸 麦门冬去心，米泔水浸 天门冬去心，米泔水浸 山萸肉各四两 知母四两，盐酒各浸二两 黄柏去皮，九两，蜜水盐酒各浸三两 辽五味 川芎 山药 龟板酥炙 白芍药酒浸，各二两 人参六钱

上制作法，晒干，不犯铁器，为极细末，用白蜜三斤，不见火炼。将竹筒二节，凿一窍孔，去穰，入蜜在内，并入清水一小盏和匀，绵纸封固七层，竖立重汤锅内，柴火煮一昼夜。和药数千杵，丸如桐子大，每服百丸，清晨盐汤，晚酒送下，男妇皆然。以服药之日为始，忌房事一个月，愈久愈妙。延龄种子，其效如神。

延龄育子方

天门冬去心　麦门冬去心　川巴戟去心　肉苁蓉去心　人参　白术　白茯苓　川牛膝　莲须金色者　生地酒洗　熟地黄　枸杞子　菟丝子　白茯神去木　山药姜汁炒　山茱萸去核　柏子仁　鹿角胶　沙苑蒺藜炒　鹿角霜各五两　酸枣仁 远志去心　五味子　石斛各二两

上为细末，炼蜜丸，如桐子大，每服一百丸，早晨盐汤吞下。

荫按：盖男女媾精，乃能有孕。然精者，五脏之所生，而藏之肾者也。故欲藏精于肾者，必调五脏，五脏盛而精生矣。是方也，人参、五味、天麦门冬，补肺药也；茯神、远志、柏仁、枣仁、生地，补心药也；白术、茯苓、山药、石斛，补脾胃也；熟地、枸杞、菟丝子、巴戟、牛膝、茱萸、蒺藜，补肝肾也；鹿角胶，血气之属，用之所以生精；角霜、莲须，收涩之品，用之所以固脱。如是则五脏皆有养而精日生，乃能交媾而孕子矣，百脉齐到矣。

长春广嗣丹　男妇艰嗣者，此方主之。

人参去芦　天门冬去心　当归酒洗　山茱萸去核　泽泻去毛　石菖蒲炒　赤石脂　五味子去梗　覆盆子去蒂　白茯苓　车前子　广木香　柏子仁各一两　山药姜汁炒　川椒去目及闭口者炒出汗　川巴戟去心　川牛膝酒洗　生地酒洗　熟地黄　地骨皮　杜仲各二两　远志去心　肉苁蓉酒洗出心膜　枸杞子各三两　菟丝子酒洗去土，仍用酒蒸捣饼，晒干，四两

上为末，炼蜜丸，如桐子大，每服三十丸，盐汤酒任下，日三服。

五子衍宗丸　添精补髓，疏利肾气，不问下焦虚实寒热，服之自能单补。此药气味专精，功深效大。

枸杞子　菟丝子各八两　五味子一两　覆盆子四两　车前子二两

惯遗精者，去车前，加韭子。

上为末，炼蜜丸，如桐子大，每空心九十丸，临卧五十丸，淡盐汤下，冬月温酒下。

种子方　彭用光曰：男子欲儿，当益荣而补精。且人无子之因，起于父气之不充，岂可尽归咎于母血之不足与虚寒耶？或禀赋薄弱，或房劳太过，以致肾气欠旺，不能直射子宫，宜此温清之剂；古方热药，切不可用。

巴戟酒浸，去心，二两　益智仁盐水炒　杜仲去皮，酥炙　牛膝去芦，酒洗　白茯神去皮木　干山药蒸，各一两　菟丝子酒浸去泥，土炒　远志甘草水煮，去心　蛇床子去壳　川续断酒洗，各一两五钱　山茱萸酒浸，去核，三两　当归身酒洗，一两　熟地黄酒蒸，三两　鹿茸去毛酥炙，一两

上为细末，炼蜜为丸，如桐子大，每三五十丸，空心酒下，或炒盐汤下亦可，临时亦服。若妇人月候已尽，此是生子期也，一日可服三、五次，平时只一次，在外勿服。如精虚，加五味子一两；阳道衰，倍加续断一两五钱；精不固，加牡蛎、龙骨，火煅过七次，盐酒淬，井底浸三日，取起晒干，各一两三钱，更加鹿茸五钱。

温肾丸　治阴痿精薄而冷。

巴戟二两　当归　鹿茸　益智　杜仲　生地酒炒　茯神　山药　菟丝子　远志　蛇床子　续断各一两　山茱萸　熟地黄各三两

上为末，炼蜜丸，如桐子大，每三五十丸，空心温酒下。精虚，加钟乳粉、五味子；阳道虚，倍续断；不固，加龙骨、牡蛎，倍鹿茸；多房室者，倍加蛇床子；痿，倍加远志肉；欲刚，倍鹿茸。

玄牝太极丸　久服神清气爽，长颜色，温骨髓，倍进饮食，调和脏腑，精浓能施，生子有效。

苍术四两，用盐水、酒、醋、米泔各浸炒一两，补脾　当归　熟地黄各二两，补血　川芎一两　胡芦巴一两二钱，益气　芍药一两二钱　磁石一两三钱，补阳　黄柏盐水炒　知母盐水炒，治相火　巴

戟佐肾　五味子去痰，收肺气　白术补脾，各一两半　破故纸补肾　枸杞补肝　小茴香治小肠气　白茯苓盐酒蒸，补心，各二两半　木瓜用牛膝水浸　杜仲　苁蓉各二两　没药一两，治肾损，益心血　阳起石一两，用黄芩水浸，装入羊角内，以泥封固，火煅青烟起用出，以指研对日不坠为度，如坠复煅。

上为末，择壬子、庚申旺日，用鸡子六十个，打开一孔，去内拭干，以末入内，用纸糊住，令鸡抱子出为度，取药炼蜜为丸，如桐子大，每服八十一丸，空心盐汤下。

金锁思仙丹　治男子嗜欲过多，精气不固。

莲蕊　莲子　芡实各等分

上为末，金樱膏丸，如梧子大，每三十丸，空心盐汤下，一月见效。即不走泻，候女人月信住，取车前子，水煎服之，一交即孕。久服精神完固，能成地仙。平时忌葵莱、车前子。

千金种子方　一名芡实丸　治梦泻及阳虚，未交先泻者神效，久服令人多子。

沙苑蒺藜四两，微炒　莲花蕊四两，金色者佳　山茱萸去核，三两　覆盆子去蒂心，二两微炒　芡实去壳，四两　龙骨五花者佳，入砂罐内煅红，淬童便凡七次，挂井底出火毒，或埋地中半月亦可，五钱，一方无此味

上各为细末，炼蜜丸，如桐子大，每服六七十丸，空心盐汤或莲肉煎汤下，须忌房事三十日，愈久愈妙。如觉精气太秘，将交感之日，其早先以车煎子一合煎汤服之。此方不间阴虚阳虚，皆可通用。

种子大补丸

人参　麦门冬　生地酒炒　熟地砂仁炒　巴戟天　杜仲　沙苑潼蒺藜　天门冬　枸杞子　黄柏　白茯神　白茯苓　白术　白芍药各四两　牛膝　当归　黑桑葚　芡实　圆眼肉　鹿角胶各五两

上为末，用雄鹿血和，炼蜜为丸，如桐子大，每服五十丸，空心温酒盐汤任下。

十子丸　治五劳七伤，心神恍惚，梦遗鬼交，及五痔七疝等证。

槐子蒸七次　覆盆子　枸杞子　桑葚子　冬青二味共蒸，各八两　没石子　菟丝子　蛇床子　五味子　柏子仁各四两

上为末，炼蜜丸，如桐子大，每服五十丸，空心盐汤下，以干物压之。如女血不足，去柏子，加香附、川芎、当归、生地黄、熟地黄；如酒色过度，不能生育，加鹿角霜、巴戟、山茱萸、生地黄、枳壳、黄柏、何首乌。

聚精丸

鱼鳔半斤，切细，面炒成珠，再加酥油炒黄色　当归二两，油浸　沙苑蒺藜一两，炸黄色

上为细末，炼蜜为丸，如桐子大，每服五十丸，空心温酒，或盐汤下，忌鱼腥。

真精妙合丸　治虚弱，阴阳俱耗者，男女并可服。此以人补人之法，非草木之滋味可比。服一服，胜他药百服。苟能无间，可以长生，岂但生子而已。

紫河车一具，用男子初胎者佳，米泔水洗净，用竹刀挑去筋内紫血，以老酒洗过入瓶，重汤煮一日　秋石二两，择童男女洁净无体气者，与以精洁饮食及盐汤，忌葱、韭、肉、茶等，取便，熬成秋石　人乳干四两，取壮实妇人初胎香浓乳汁，置大瓷盘内烈日中速晒干　红铅五钱，择女子洁净无体气者，候天癸初至，以铅打血样合阴户上，随到随取，中有痒结如粟米珠子，或三或五，或七颗者，名曰梅子，尤妙。然北方女子多有，南方未易得，既取以澄过茯苓末收之

上为末，同河车和匀，炼蜜为丸，如桐子大，每服一二十丸，空心白沸汤下。

全鹿丸　又名延寿百子丹。大补元精，种子神效。

黄柏七斤，去粗皮，用青盐煮酒浸焙干，取净末五斤，又以鹿血拌焙　菟丝子七斤，水淘净，酒浸，蒸

净末五斤　枸杞子七斤，真甘州者，用牛乳净，焙干，取净末五斤

金樱子三斤，捣去刺剖开，取净末一斤　五味子三斤，去枝梗，酒洗净，晒干，净末一斤半　车前子三斤，水淘净，晒干，一斤　煮鹿时加桑白皮、楮实子各一斤半

上前六味，各不见铁，务另研为细末，用鹿一只，须极肥壮，角有神气者为佳，先以红枣、茶叶喂养七日方用，止去毛，连肉五脏，去其大肠秽物，熬膏滤出听用；其骨角，加桑皮、楮实子，另煮连昼夜，以极研如粉为度，绞和前汁，同药末内拌匀，加秋石七八斤，愈多愈妙，槌化如膏，内加炼蜜，共为丸，如桐子大。每空心临卧服七八十丸，或二钱，空心垃酒、或秋石汤、或盐汤送下，以干物压之，其效如神。煮鹿时，用砂锅二口，以鹿肉入于大坛内，以箬包紧，隔汤煮烂，然后滤出，内汁听用。如坛内汤干，另用一锅煮熟水，逐时添入，不用生水。其骨角亦如上隔汤煮数昼夜，连胶并前滤出肉汁和药，肉柤不用。工夫全在煮时，柴用桑柴为妙，须不断火，连日夜，更番制成，不可歇息，丸成药后，有秋石在内，恐发潮，切不可远火，时时烙者。食后步履轻便、加食，即其验也。合时以冬月为妙，恐肉浓汁味少变耳。

七子散　治丈夫精气衰少，无子。

牡荆子　五味子　菟丝子　车前子　菥蓂子　山药　石斛　熟地黄　杜仲　鹿茸　远志去心，各八分　附子炮　蛇床　川芎各六分　山茱萸　天雄各五分　桂心十分　白茯苓　牛膝　人参　黄芪各五分　巴戟十二分　苁蓉七分　钟乳粉八分

上为末，每服钱许，酒调日二服。一方加覆盆子二钱。

庆云散　治丈夫阳气不足，不能施化。

覆盆子　五味子各二升　菟丝子一升　白术炒　石斛各三两　麦门冬　天雄各九两　紫石英二两　桑寄生四两

上为末，食后酒调服钱许，日三服。或米饮调亦可。冷，去桑寄生，加细辛四两；阳事少，去石斛，加槟榔十五个。

加味六子丸　此方不寒不热，可以常服。男子阳痿，及妇人久不孕者均宜。

菟丝子酒浸　杜仲麸炒去丝，各一两半　覆盆子二两五钱　肉苁蓉二两三钱　车前子洗　白蒺藜子炒，去刺　破故纸　麦门冬去心　川牛膝　山茱萸去核　牡蛎盐泥同煅过，各二两　黄芪盐水浸　熟地黄忌铁铜，各一两　五味子　大甘草各五钱

夏月加黄柏二两，冬月加干姜五钱。

上为细末，捣饭丸，如桐子大，每服五七十丸，空心盐汤，午间临卧，用酒送下。

固本健阳丹　凡人无子，多是精血清冷，或禀赋薄弱，间有壮盛者，亦是房劳过甚，以致肾水欠旺，不能直射子宫，故令无子，不可尽归咎于母血之不足也。

菟丝子酒煮，一两半　白茯神去木　山药酒蒸　牛膝酒洗　杜仲酒洗，酥炙　当归酒洗　肉苁蓉酒浸　益智仁盐水炒　五味子　嫩鹿茸酥炙，各一两　熟地黄酒蒸　山茱萸酒蒸，去核，各三两　川巴戟酒浸，去心，二两　续断酒浸　远志去心　蛇床子炒去壳，各一两半

加人参二两、枸杞子三两，尤效。

上为细末，炼蜜丸，如桐子大，每服五七十丸，空心盐汤下，酒亦可，临晚再进一服。若妇人月候已尽，此是种子期也，一日可服三次。如精不固，加龙骨、牡蛎、火煅，盐酒淬三五次，各一两五钱，更加鹿茸五钱；如下元虚冷，加附子、覆盆子各二两。

卷六十八　延　年

论

彭氏《保调论》曰：尝得之闻人曰：夫养生者，卧起有四时之早晚，饮食有至和之常制。调利关节，有导引之方；流行荣卫，有吐纳之术。忍喜怒，以养阴阳之气；节嗜欲，以固真元之精。保形延命，可谓备矣。使禁忌之理，知有未周，虽云小节之常，亦为大道之累，故事有侵性，不可不慎者。古云：一日之忌，暮无远行；终身之忌，暮常护气。盖谓暮乃偃息之时，人若饱食，则腹中空虚之地少，而气之居内，以养形者寡，癥瘕壅滞之患作矣，故暮当忌饮食，盖日日慎之也。酒毒酷悍，饮至大醉，则毒气必坏真气，况暮醉而卧，气溢形止，肠胃由之腐烂，经络以之横解，一时不觉，久乃成疾。虽少壮之人，不可使一月之内，有次一醉，况中年以往之人乎。暮而远行，不惟有外触之虞，山川岚雾，夜阴郁发，冒之亦能损人真气，故皆宜忌之。以上三者不行，则真气常保无失，是终生能护真气矣。

又，久视伤血，久卧伤气，久立伤骨，久行伤筋，久坐伤肉。大抵人之形气，时动时静，其机运而不滞，久于动静，未免有伤也。睡不厌踧，觉不厌舒。踧者曲膝卷腹，以左右肋侧卧，修养家所谓狮子眠是也。如是则气海深满，丹田常暖，肾水易生，益人弘多，舒体而卧，则气直而寡蓄，散而不潜，故卧惟觉时可舒体耳。

凡人觉大小便即行，勿忍之。忍小便，则膝冷成痹；忍大便，则成气痔。小便勿努，努久令人两膝冷痛；大便勿努，努久令人腰痛目昏，气逆急故也，并宜任其自然。凡人太劳，则力乏绝；太饥，则脏腑脉络有竭；太饱，则腠理气溢；太渴，经脉厥乱；太醉，则精神散越；太热，则阴气解脱；太寒，则血脉凝结，并能致疾。凡心有爱，不用深爱；凡心有憎，不用深憎。凡喜至而心不荡，凡怒遏而情不留，并能养神益寿，学道之功至此，乃至人对景忘情之妙。圣人养心定性之学，修养之术，不足以尽之也。凡夜非调气之时，常习闭口而睡为佳。口开即失真气，且邪从口入。更牙齿为出入之气所触，后必病齿。凡睡而张口者，牙齿无不早落，可以验之。湿衣及汗衣，切不可着，久能伤人心肺之系，及发疮疡。十步直墙下，勿得顺卧，风峻利能令人发颠及体重。凡大汗后，及新浴出，勿赤体。勿即脱衣当风，风入腠理，则成半身不遂。夜卧当耳处，勿令有孔隙，令人风吹耳聋，头顶亦如之。夜卧勿覆其头得长寿，以常有天地之清气，入腹中也。潜溪曰：古之善摄生者，居命少思虑，忍嗜欲，平喜怒，寡忧乐，淡好恶，世之美丽贵重物事，俱不足以入其心。由是志意舒畅，形体安和，血气顺利，度百岁而长生矣。

又，《男女论》曰：天地氤氲，万物化醇；男女媾精，万物化生。此造化之本源，性命之根本也。故人之大欲，亦莫切于此。嗜而不知禁，则克伐年龄，蚕食精魄，暗然弗觉，而元神真气去矣，岂不可哀。惟知道之士，禁其太甚，不至杜绝，虽美色在前，不过悦目畅志而已，决不肯恣其情欲，以伐性命。或问抱朴子曰：伤生者，岂非色欲之间乎？曰：然。长生之要，其在房中。上士知之，可以延年却病，其次不以自伐，下愚纵欲损寿而已。是以古人于此，恒有节度，二十以前二日复，二十以后三日复，三十以后十日复，四十以后月复，五十以后三月复，六十以后七月复，又曰六十闭户。盖时加撙节[10]，保养真元，以为身之主命。不然，虽勤于吐纳导引药饵之术，而根本不固，亦终无益。《内经》曰：能知七损八益七者女子之血，八者男子之精，则血气、精血二者可调。不知用此，则早衰之渐也。故年四十，而阴气自半，起居衰矣；年五十，体重，耳目不聪明矣；年六十，阴痿，气血大衰，九窍不利，下虚上实，涕泣俱出。故曰：知之则强，不知则老。智者有余，自信而先行，故有余；愚者不足，察行而后学，故不足。有余则耳目聪明，身体轻强，老者益壮，壮者益治。盖谓男精女血，若能使之有余，则形气不衰而寿命可保矣。不然窍漏无度，中干以死，非精离人，人自离精也，可不戒哉！养生之士，忌其人者有九，或年高大，或唇薄鼻大，或齿疏发黄，或痼疾，或性情不和，或沙苗[11]强硬，或声雄，或肉涩，肢体不膏，或性悍妒忌，皆能损人，并不宜犯之。忌其时者十有一，醉久饱食，远行疲乏，喜怒未定，女人月潮，冲冒寒暑，疾患未平，小便讫、新沐浴后，及早出行，无情强为，皆能使人神气昏溃，心力不足，四体虚羸，肾脏怯弱，六情不均，万病乃作，特宜慎之。至于天地晦明，日月薄食，疾风甚雨，雷电震怒，此阴阳大变，六气失常之时，犯之不惟致疾，且亵污神明，倘成子女，形必不周，虽生而不育矣。呜呼！帷幕之情，易绾而难断，不可以不智慧决也。佛书曰：诸苦所因，贪欲为本，贪欲不灭，苦亦不灭，苦不灭，则生灭。养生者，恶可以不智需决哉！

高氏论房中药物之害曰：自比觉泥水之说行，而房中之说横矣。因之药石毒人，其害可胜道哉！夫人之禀受父母精血厚者，其生壮，即多欲尚可支；薄者，其生弱，虽寡欲犹不足。故壮者恣欲而不即毙者有之，未有弱者恣欲而寿者矣。饮食男女，人之大欲也，不可已，亦不可纵。纵而无厌，疲困不胜，乃寻药石以强之，务快斯欲。因而方人术士，得以投其好而逞其技矣。构热毒之药，称海上奇方，入于耳者，有耳珠丹；入于鼻者，有助情香；入于口者，有沉香合；握于手者，有紫金铃；封于脐者，有保真膏、一丸金、蒸脐饼、火龙符；固于腰者，有蜘蛛膏、摩腰膏；含于龟者，有先天一粒丹；抹其龟者，有三厘散，七日一新方；缚其龟根者，有吕公绦、硫黄箍，蜈蚣带、宝带、良宵短香罗帕；兜其小腹者，有顺风旗、玉蟾裈、龙虎衣；搓其龟者，有长茎方、掌中金；纳其阴户者，有揭被香、暖炉散、窄阴膏、夜夜春；塞其肛门者，有金刚楔。皆用于皮肤，以气感肾家相火，一时坚举，为助情逸乐，用之不已，其毒或流为腰疽，聚为便痈；或腐其龟首，烂其肛门。害虽横焰，尚可解脱，内有一二得理，未必尽虎狼也。若服食之药，其名种种，如桃源秘宝丹、雄狗丸、闭精符之类颇多。药毒误人，十服九毙，不可救解，往往奇祸惨疾，溃肠裂肤，前车可鉴，此岂人不知也。欲胜于知，甘心蹈刃。观彼肥甘醇厚，三餐调护，尚不能以月日起人瘵瘠。使精神充满，矧以些少丸末之药，顷刻间致痿阳可兴，疲力可敌，其功何神，不过仗彼热毒，如蛤蚧、海马、狗肾、地龙、麝脐、石燕、倭硫、阳起、蜂房、蚁子之类，譬之以烈火灼水，燔焰煎熯，故肾脏一时感热而发，岂果仙丹神药，乃尔灵脸速效也耶。保生者，可不惕惧以痛绝助长之念。客曰：某某者，每用其药，今以寿老，何子之疑也。余曰：是诚有之也。但外用者，十全二三；内服者，无一全于十百。若内若外，岂真无异术者哉！何能得其真传，况比觉为大道旁门，得阴阳之妙用，率归正脉，其说匪徒淫姤快欲之谓。人之一身，运用在于任督二脉，督为阳父，任为阴母。尾闾夹脊，为督脉之关，中腕膻中，为任脉之窍，任气聚于气海，督气聚于泥丸，故阴阳升降。吸，即升也，起于脐；呼，即降也，转于脑。其行气交会，行之至肛门，紧提则气会，行之至地户，紧闭则气交。真气一降，则天气入交于地根，得土则止；真气一升，则谷气出接于天根，逢土则息。此为阴阳大窍，其理最显最密，所谓性与命相守，神与气相依者此耳。故经曰：神驳气，气留形，不须别药可长生。如此朝朝并暮暮，自然精满谷神存，生死要关，须知穷此妙境，为吾身保命大药。乃于金石虎狼，求全造化神灵，其谬失不既多乎，吾重为死，不知害者感也。

《太上玄镜》曰：纯阳上升者，谓之气；纯阴下降者，谓之液。气液相交于骨脉之间，谓之髓；相交于膀胱之外者，谓之精。心气在肝，肝精不固，目眩无光；心气在肺，肺精不实，肌肉瘦弱，心气在肾，肾精不固，神气减少；心气在脾，脾气不坚，齿发浮落。五脏之中，肾为精枢，心为气馆。真精在肾，余精自还下田。真气在心，余气自归元腑其诠。

脉法

《太素》曰：

北方之脉本滑沉，
指下来兼润带深，
此是世间长寿客，
名题金榜位公卿。

又曰：

保合天元，寿基稳壮。

卷七十六　疝　气

论

虞氏论曰：《经》曰：肾脉大急沉，肝脉大急沉，皆为疝疝者，寒气结聚所为。脉急者，挟肝邪。脉沉者，在阴分。沉急而大，阴邪盛也。肝肾之脉，络小腹，结于阴器。寒邪居之，故当病疝。心脉搏滑急为心疝，肺脉沉搏为肺疝病疝而心脉搏滑急者，寒邪肝邪乘心也。肺脉沉搏者，寒挟肝邪乘肺也。三阳急为瘕，三阴急为疝太阳受寒，血凝为瘕。太阴受寒，气聚为疝。凡脉急者，皆邪盛也。又曰：任脉为病，男子内结七疝任脉自前阴上毛际，行腹里，故为病如此。夫所谓七疝者，寒、水、筋、血、气、狐、㿗者也。

子和曰：寒疝，其状囊冷，结硬如石，阴茎不举，或控睾丸而痛，得于坐卧湿地，或寒月涉水，或冒雨雪，或坐卧砖石，或风冷处使内过劳。宜以温剂下之，久而无子；水疝，其状肾囊肿痛，阴汗时出，或囊肿而状如水晶，或囊痒而搔出黄水，或少腹中按之作水声，得于饮水醉酒，使内过劳，汗出而遇风寒湿之气，聚于囊中，故水多，令人为卒疝，宜以逐水之剂下之；筋疝，其状阴茎肿胀，或溃、或脓、或痛、而里急筋缩，或茎中作痛，痛极则痒，或挺纵不收，或白物如精，随溲而下，得于房室劳伤及邪术所使，宜以降心之剂下之；血疝，其状如黄瓜在少腹两旁，横骨两端约中，俗名便痈。得之于重感春夏大燠，劳动使内，气血流溢，渗入脬囊，留而不去，结成痈肿‘肿少血多，宜以和血之剂下之；气疝，其状上连肾区，下及阴囊，或因号哭忿怒则气郁之而胀，号哭怒罢，则气散者是也。有一治法，以针出气而愈者。然针有得失，宜以散气之药下之。或小儿有此，名曰偏坠，得于父已年老，或年少多病，阴痿精怯，强力入房，因而有子，胎中病也，此疝不治。惟筑宾一穴，内踝上五寸，腨分肉中，灸五壮；狐疝，其状如瓦，卧则入小腹，行立则出小腹入囊中，狐昼则出穴而溺，夜则入穴而不溺，此疝出入往来上下，正与狐相类也，亦与气疝大同小异，宜以逐气流湿之剂下之；㿗疝，其状阴囊肿缒，如升如斗，不痒不痛者是也，得之地气卑湿所生，故江淮之间，湫塘之处多有之，宜以去湿之剂下之。女子阴户突出，虽亦此类，乃热则不禁固也。不可便认为虚寒，而涩之、燥之、补之。本名曰瘕，宜以苦下之，以苦坚之。

荫按：子和论七疝病源，至为详悉。但其处方，一以攻下之法为主治，不能使人无疑耳。既曰多由房劳致虚而作，岂可一例施以攻下之法乎？大抵七疝为病，若非房劳所致，即是远行辛苦，涉水履冰，热血得寒，而凝滞于小肠、膀胱之分；或湿热乘虚，而流入于足厥阴之经，古方一以为寒，而纯用乌、附等药为治，丹溪先生独断为湿热，此发古人之所未发者也。夫热郁于中，而寒束于外，宜其有非常之痛，故治法宜驱逐本经之湿热，消导下焦之痰血，而以寒因热用之法，立方处治，即邪易伏而病易退也。其攻下之法，愚未敢试而行之，以俟识者再详焉。况叶氏曰：气因寒聚为疝，其名有七，寒、水、筋、血、气、狐、癞是也。初发热，或头疼身热，或憎寒壮热；重者，逆上攻心，疼痛，呕吐，手足冷，脉沉急。必先以祛散寒邪，兼佐疏肝消疝之剂，使邪气伏而病易退也。若按以子和所立攻下之法，恐病未除而先虚元气，其不倾者鲜矣，学者宜致思焉。痛有定处，即有形之积，非湿热死血而何！若无形之气作痛，则走注满腹，而流散遍身矣。

丹溪曰：疝气，睾丸连小腹急痛也。有痛在睾丸者，有痛在五枢穴边者，皆足厥阴之经也。或无形无声，或有形如瓜，有声如蛙，自《素问》而下，皆以为寒。盖寒主收引经络，得寒则引而不行，所以作痛。然亦有踢冰涉水，终身不病此者，无热在内故也。大抵此证，始于湿热在经，郁而至久，又得寒气外束，不得疏散，所以作痛。若只作寒论，恐为未备。其初致湿热之故，盖太劳则火起于筋，醉饱则火起于胃，房劳则火起于肾，大怒则火起于肝，火郁之久，湿气便盛，浊液凝聚，并入血隧，流于厥阴。肝属木，性急速，火性又暴烈，为寒所束，宜其痛甚而暴也，有用川乌头、栀子等分作汤服之，其效亦敏。后因此方随形证加减与之，无不验。盖川乌头治外束之寒，栀子仁治内郁之热也。又有挟虚而发者，其脉不甚沉紧而豁大无力者是也。其痛亦轻，惟觉重坠牵引耳，当以参术为君，疏导药佐之。益疏导药即桃仁、山楂、枳实、栀仁、茱萸、川楝、元胡索、丁香、木香之类。宜灸大敦穴，在足大趾爪甲后，一韭叶聚毛间。食积与瘀血成痛者，栀子、桃仁、山楂、枳实、茱萸为末，川流水入姜汁，作汤调服。下部癞气不痛之方，细思非痛断房事与厚味不可，用药唯促其寿。若苍术、神曲、白芷、山楂、川芎、枳实、半夏皆要药，人视其药，皆鄙贱之物，已启慢心，又不能断欲，以爱护其根本，非惟无益，而反被其害者多矣。且其药宜随时月寒热，更按君臣佐使加减。大抵癞疝属湿多，苍术、神曲、白芷、山楂、川芎、枳实、半夏、南星。有热，加山栀一两，坚硬，加朴硝半两；秋冬，加吴茱萸二钱半，神曲糊丸。

叶氏曰：疝病，古方有以为小肠气者，有以为膀胱气者，惟子和、丹溪专主肝经而言，其理大同。盖小肠气，小肠之病；膀胱气，膀胱之病；疝气，肝经之病，三者自是不一。昔人以小肠、膀胱气为疝者，误也。殊不知足厥阴之经，环阴器，抵少腹，人之病此者，其发睾丸胀痛而连及小腹，则疝气之系于肝经也可知矣。且小肠气，俗谓之横弦、竖弦。绕脐走注，少腹攻刺，而膀胱气则在毛际之上，小腹之分作痛，与疝气之有形如瓜，有声如蛙，或上于腹，或下于囊者不同也。但小肠、膀胱因经络并于厥阴之经，所以受病连于肝，则亦下控引睾丸为痛。然只是二经之病，不可以为疝也。

李氏曰：疝气本属湿热，标则属寒。盖缘醉饱、劳役、房欲、忿怒动火，火郁久则生湿，津液凝为痰瘀，流入肝经，肝性急速又暴，为外寒所束，是以痛甚。有专言寒者，论其标耳。大要热者，遇热则发，二便赤涩，小便肛门俱热，外肾累垂，玉茎挺急；寒者，遇寒则发，二便皆利，胁腹清冷，外肾紧缩；又有冷热不调者，外肾、小腹或冷或热，二便或闭或利，《局方》多以为小肠气、膀胱气、肾气者，亦自其标末而言，其实主于肝也。盖肝环阴器而上入小肠，又肝肠所属于下，与冲任督相附，肾与膀胱为脏腑，其气相通，运为外肾，系于睾丸，此三经相连相会。然肝主经睾丸，虽名外肾，非厥阴环而引之。与玉茎无由伸缩，在女子则为篡户。《经》云：小腹控睾，引腰脊，上冲心，邪在小肠者，连睾系，属于脊，贯肝肺，络心系，气盛则厥逆，上冲肠胃，熏肝，散于肓、结于脐控，引也。睾，阴丸也。小肠连于小腹，若其邪盛则厥逆，自下上冲心肺，熏于肝胃，引于腰脊下及肓脐睾系之间也。肓者，凡腔腹肉理之间，上下空隙之处，皆谓之肓，及论三脏脉,皆以滑为疝。每云风疝者,非外风也,乃肝木阳脏气动之风。论三阳疝发寒热,言膀胱非受病之处,必传于肝而后为疝。

又,《明堂》穴法,治疝皆厥阴部分,可见疝主肝经。小肠多气少血之经,忿怒忧思起于肝,而心气因之郁结,心与小肠为表里,膜外气聚无出,攻及膀胱,肾纳气,房劳过度,败精蓄为邪水,气滞入里,包络真气,膀胱气胀。然皆肝所主也,所以发病不特外肾小腹作痛,或攻刺腰胁,或游走胸背,或抢心痛或绕脐痛,男子遗精,女子不月,令人羸瘦少气,洒淅寒热,食少呕吐吞酸,久则遂成暴吐,甚则角弓反张,咬牙战汗,冷汗流不止者,难治。知有睾丸痛者,有连小腹痛者,感冷触怒,则块气逆上囊根。心和气平,则块物自循臂系归入囊中。

疝有四种,肠癞,即小肠气吊,外肾偏坠肿痒;卵癞,玉茎肿硬,引脐绞痛,甚则阴缩肢冷,囊上生疮,或痈,二证出水不止者,死;气癞,素有湿热,因怒激起相火,昏眩手搐如狂,面黑,睾丸能左右相过,气疝饮,萸连栀石丸;寒冷者,五积散、蟠葱散、当归四逆汤、木香匀气散、青木香丸、茱萸内消丸、黑锡丸。水癞,外肾肿大如斗如升,不痛不痒,得于卑湿,五苓散加小茴韭汁丸、单竹叶汤。热者,三白散、橘核散;久者,橘核丸。癞疝之中又有木肾者、有偏坠者。木肾坚硬顽痹不痛,乃心火不降,肾水不温,活肾丸、四制茱萸丸、四妙川楝丸,或单用雄楮树叶,不结子者是,晒干为末,酒糊丸,如桐子大,每服五十丸,空心盐汤下。又有跌伤惊气,与败血攻入者,当消瘀血。偏坠肿有大小,偏左,多瘀血、怒火或肾气虚横;偏右,多湿痰食积。是知癞疝证兼七疝,治宜详审,故特细言之。外治摩腰膏;小儿偏坠,牡丹皮散;妇人子宫突出,有寒湿者,泽兰叶散、金液丹;有热则不固者,小柴胡汤合四物汤,加龙胆草、青皮。疝虽湿热,然生于阴,起于下四气,每先伤足三阴部分,所以遇外感而发。风证,小肠阴筋注痛,甚有汗身痛,乌头桂枝汤;有泄者,四君子汤加羌活,附子;寒证,心痛筋缩肢冷,食已则吐,古栀附汤,五积散加吴茱萸、小茴及食盐少许,四制茱萸丸、硫荔丸;暑证,小腹胀急,溺涩,香薷饮加瞿麦、木通;湿证,身重小便不利,大便或溏,五苓散最妙;湿热入里,暴痛难当者,加减柴苓汤、加减八正散;湿盛者,导水丸、三白散或复元通圣散加黑丑;虚者,十味苍柏散;在表有寒热者,柴胡桂枝汤。

七情疝,乍满乍减,湿热者,气疝饮、古萸连丸;寒冷者,蟠葱散、生料木香匀气散。通用五苓散,猪苓、泽泻,分阴阳以和心与小肠;白术,利腰脐间湿及死血;茯苓,利膀胱水,木得桂则枯,故用以伐肝木,风换桂枝,寒,加紫苏、生姜、盐少许;暑,加白芍药;湿,加白术;小肠气,加小茴香;膀胱气,加金铃子、橘核;肾气,加槟榔、木通少许。凡疝痛走注无形,属气痛。有常处有形,乃湿痰、食积、瘀血下聚而成。痰疝,海石、香附二味,姜汁调服;痰饮食积者,守效丸;食积瘀血者,栀桃枳楂散、失笑散;食积挟热者,积疝丸;食积挟虚者,八味茴香丸;虚疝暴痒,四君子汤加川楝子、茴香、枳实、山楂、山栀;按之不痛者,加肉桂、姜汁;按之不定者,用桂枝、乌头、山栀为末,姜汁糊丸,姜汤下,大能劫痛;久者,三萸内消丸。

凡虚疝,不宜预补。《经》云:邪之所凑,其气必虚。留而不去,其病则实,必泻其所蓄之热,而后补之。是以诸方多借巴豆气者,此也。虚甚,上为吐逆,下有遗精者危。要知湿热为病,俱宜泻南补北,不可妄用刚剂。久成癥瘕,腹满气积如臂者,白葱散,或理中汤加阿魏;腹痛有块如脐傍者,聚香饮子、葫芦巴丸;腹痛有块,附脐下者,金铃丸;欲作奔豚者,茯苓桂甘汤;奔豚疝痛者,大七气汤加炒牵牛,通用二陈汤加姜汁;积,加枳实、山楂;热,加山栀;痛,加橘核;瘀血,加元胡索、桃仁;郁,加木香、茴香、川楝子;痛甚,加乳香、没药、荔枝核;肾大如斗,加茴香、青皮、昆布、海藻为丸服。水疝,加猪苓、泽泻以逐水;筋疝加黄连、白术、茯苓以降火;血疝,合四物汤以调血,不愈,清肝益荣汤,或清暑益气汤;气疝加柴胡、青皮、香附行气;狐疝加青皮、香附、苍术逐水流经,更以蜘蛛十四枚,桂枝五钱为末,蜜丸,米饮下;㿗疝,加白术、苍术、猪苓、泽泻、煎调荔枝散;寒疝,加吴茱萸、姜、桂温散。常用辛平破血消痰积之剂,橘核散;辛温散气,温散之剂,五炒川楝丸、四炒川楝丸、金铃丸、四味茴香散、古元蝎散、辰砂一粒丹、神圣代针散选用。

脉 法

《内经》曰:肝脉大急沉皆为疝,心脉搏滑急为心疝,肺脉沉搏为肺疝。又,三阳急为瘕,三阴急为疝。又,太阴脉滑,则病脾风疝。阳明脉滑,则病心风疝;太阳脉滑,则病肾风疝;少阳脉滑,则病肝风疝。

《脉经》曰:寸口弦紧为寒疝,弦则卫气不行,卫气不行则恶寒,紧则不饮食。厥阳脉浮而迟,浮则为风,虚迟则为寒疝绕脐痛。发则自汗出,手足受寒,其脉沉。

《脉诀举要》曰:疝脉弦急,积聚在里,牢急者生,弱急者死。沉迟浮涩,疝瘕寒痛,痛甚则伏,或细或动。

治湿热疝方

丹溪加减二陈汤 凡治七疝,多用热药而获效者,即《内经》从治之法耳。须用寒凉药监制之,不可纯用大热之剂,如乌头、附子之类,久服多服,必变剧不可治矣,但宜以二陈汤为主,佐以诸药。

陈皮去白 半夏洗泡,七次 白茯苓 甘草炙 枳实麸炒 橘核 栀子炒 山楂各等分

上锉水煎,入生姜汁,热辣饮之。如有瘀血作痛者,加玄胡索、桃仁泥;如有气作痛者,加木香、茴香、楝实等药。如六脉沉细,手足厥冷者,加附子、干姜、肉桂之类以佐之;如睾丸痛甚者,加荔枝核、乳香、没药为细末,调入本方煎内,或另用顺流水调服亦可;如木肾肿大如升斗者,本方去甘草,加海藻、昆布、荔枝核、茴香,川楝等药,为顺流水调服。作丸子亦可。

十味苍柏散 治疝作急痛。

苍术盐炒 香附盐炒 黄柏酒炒,以上为君 青皮 玄胡索 益智 桃仁以上为臣 茴香为佐 附子盐炒 甘草以上为使

上锉,每服五钱,水煎,服后一痛,过则不再作矣。

橘核散 治疝,此方能分湿热寒郁多少,用之甚捷,但亦不可多服久服。

橘核 桃仁 栀子 吴茱萸各炒 川乌炮,各等分

上研,水煎服。

一方 治诸疝,定痛速效。

枳实十五个,一作橘核 山栀子炒 山楂炒 吴茱萸炒,各等分

上为末,酒糊丸服,或为末,生姜水煎服,或长流水,空心调下二钱。湿胜,加荔枝核,炮。

又方 治疝痛劫药。

川乌头细切 栀子仁炒,各等分

上为末,用顺流水入姜汁调服。或以白汤丸服,或水煎服亦可,此药神效。盖乌头治外

束之寒，栀仁治内郁之热也。

又方　治疝痛。

山楂炒，四两　橘核　茴香炒　山栀炒，各二两　柴胡　牡丹皮　桃仁炒，各一两　八角茴香炒　吴茱萸炒，各半两

上为末，酒糊丸，如桐子大，每服五十丸，空心盐汤下。

又方　治阳明受湿热，传入太阳，恶寒发热，小腹连毛际间闷痛不可忍者。

山栀　桃仁　枳核俱炒　山楂各等分

上入姜汁，用顺流水荡起，同煎沸，热服。一方加吴茱萸，治食积与瘀血成痛，及冷热不调，疝气。

一方　定疝痛，诸疝发时用。

海石　香附

上为末，生姜汁入汤调服，亦治心痛。

川楝散　治诸疝，定痛如神。

橘核炒　川楝肉　山楂各一钱半　香附炒　青皮醋炒　吴茱萸　玄胡索　小茴香炒　山栀子炒黑　苍术各一钱

湿胜加荔枝核炒一钱。

上锉，加生姜三片，水煎食前服。

立效散　治疝，因食积作痛。

青皮醋炒，一钱二分　山楂醋炒，一钱半　小茴香盐水炒　枳实麸炒　苍术米泔浸一宿，炒　香附子　吴茱萸　山栀炒黑　川楝肉各一钱

上锉，加生姜三片，水煎，食前服。

栀附汤　治寒疝入腹，心腹卒痛，及小肠膀胱气疞痛，脾肾气攻挛急，极痛不可忍，屈伸不能，腹中冷，重如石，自汗不止者宜。

山栀仁四两半　大附子一枚，炮熟，锉散

上每服二钱，水一盏，酒半盏，煎至七分，入盐一撮，温服即愈。

守效丸　治癞疝不痛者要药。

苍术　南星　白芷　山楂各一两　川芎　橘核一云枳实，炒　海石各五钱，一方半夏

上为末，神曲糊丸服。秋冬加吴茱萸，有热加山栀一两，坚硬加朴硝半两，又或加青皮，荔枝核。

活肾丸　治木肾不痛。

苍术　黄柏　枸杞子　滑石各七钱　南星　半夏　山楂　白芷　神曲各五钱　昆布　吴茱萸各三钱

上为末，酒糊丸，如桐子大，每服七十丸，空心盐汤下。如热，加山栀；寒，加附子；气，加香附、玄胡索、血加桃仁；气块，加姜黄，莪术。

栀桂丸　疝气，按之不痛者属虚。

桂枝　山栀子炒　乌头炮，细切

上为细末，姜汁打糊丸，如桐子大，每服四五十丸，白汤下，空心。

葵子汤　治膀胱有热，腹胀，阴囊肿疼，小便不通。

赤茯苓　木猪苓　葵子　枳实麸炒　滑石　瞿麦　木通各一钱　黄芩炒，七分　车前子八分　甘草炙，六分

上锉，加生姜三片，水煎食前服。

加减柴苓汤 治诸疝，和肝肾，顺气消疝，治湿热之剂。

柴胡 半夏 茯苓 甘草 白术 泽泻 猪苓 山楂 山栀 荔枝核各等分

上锉，每服八钱，加生姜，煎服。

治虚冷疝方

当归四逆汤 治男子妇人疝气，脐下冷痛，相引腰胯而疼。

当归梢七分 附子炒 官桂 茴香炒，各五分 芍药四分 玄胡索 川楝子 茯苓各三分 泽泻二分 柴胡五分

上锉，作一服，水煎空心服。

葱白散 治一切冷气，及膀胱气发，攻刺疼痛，及妇人产后血气刺痛，皆宜服之。

川芎 当归 枳壳炒 厚朴姜制 木香 官桂 青皮 干姜炮 茴香炒 人参 川楝炒 茯苓 麦芽炒 三棱炮 蓬术醋浸一宿，焙 熟地砂仁炒 神曲 芍药各等分

上㕮咀，每服五钱，加葱白二茎，水煎，入盐少许，空心热服。大便秘涩加大黄，溏利加诃子。

吴茱萸汤 治厥疝，腹中冷痛，积气上逆，致阴冷囊寒。

吴茱萸五分 川乌头炮，去皮 细辛各七分半 良姜 当归 干姜炮 官桂各二分半

上锉，作一服，水煎服，日进三服。

木香散 治心疝，小腹痛，闷绝不已。

木香 陈皮各五分 良姜 诃子皮 赤芍药 枳实炒，各二分半 草豆蔻 川芎 黑丑各一分

上锉，水煎温服。

乌头桂枝汤 治风寒疝气，腹中疼痛，手足逆冷；及贼风入腹，攻刺五脏，身体拘急，转侧叫呼，阴缩，悉皆治之。

大乌头一个，用蜜煮熟 肉桂 芍药各三钱三分 甘草二钱半

上㕮咀，分为二帖，每帖加生姜五片，枣二枚，入前煮乌头蜜半合同煎，食前服。一方，去乌头用附子，名蜜附汤。

益智仁汤 治疝气痛连小腹，呼叫不已，诊其脉沉紧，是肾积冷所致。

益智仁 干姜炮 甘草炙 茴香炒，各二钱 乌头炮，去皮 生姜各半两 青皮去白，二钱

上㕮咀，每服四钱，水煎，入盐少许，空心热服。

玄附汤 治七疝，心腹冷痛，肠鸣气走，身寒自汗，大便溏泄。

木香不见火，半两 玄胡索炒 附子炮，去皮脐，各一两

上㕮咀，每服四钱，加生姜七片，水煎温服。

沉附汤 治肾虚无阳，小肠气痛，小腹外肾时冷，兼治湿证。

附子生用 香附各二钱 沉香 荜澄茄 辣桂 甘草炙，各一钱

上作一服，加生姜七片，水煎，空心服。

桂姜汤 治无阳脐冷，疝气，兼治湿证。

辣桂 川白姜 吴茱萸用酒醋浸一宿，焙干，各一钱 良姜 茴香炒 荜澄茄 缩砂仁 木香 茯苓 益智仁 甘草炙，各八分

上作一服，水煎，食前服。

蟠葱散　治膀胱小肠，寒气攻痛。

玄胡索炒　甘草炙　茯苓各一钱　苍术一钱半　肉桂　丁皮各六分　干姜炮　槟榔各七分　砂仁　蓬术煨　三棱煨　青皮醋炒，去白，各八分

上作一服，加连根葱白一茎，水煎，空心服。

补肾汤　治寒疝入腹，小腹疠痛，时复泄泻，胸膈痞塞。

沉香五分　人参　茯苓　附子炮，去皮脐　黄芪　白术　木瓜各一钱半　羌活　芎䓖　紫苏　甘草各一钱

上作一服，加生姜三片，枣一枚，水煎，食前服。呕吐，加半夏一钱，生姜七片。

蒺藜汤　治阴疝，牵引小腹痛。诸厥疝，即阴疝也，喜欲房劳，痛不可忍。

蒺藜去刺，炒　附子炮，去皮脐　栀子仁各一钱

上细切，作一服，水煎，食前服，亦治前控睾痛。

香谷散　治小肠气，脐腹疼疠痛，筋急，阴股中痛，闷晕不省人事。

舶上茴香盐炒　枳壳麸炒，各一两　没药半两

上为细末，每服一钱，温酒调下，不拘时，并进二三服，效。

玄胡索苦楝汤　治脐下冷撮，阴冷大寒。

肉桂　附子各三分　熟地砂仁炒　黄柏引用，各一钱　甘草稍炙，五分　苦楝子　玄胡索各二分

上件都作一服，水四盏煎至一盏，食前服。

川楝散

木香一两　茴香一两，盐一匙，同炒黄色，去盐　川楝子一两，锉碎，用巴豆十粒，打破同炒

上研为细末，每服二钱，空心，食前服。

四味茴香散　治小肠气痛不可忍者。

乌药捣碎，酒浸二宿　高良姜锉　茴香各一两　青皮去白，二两

上研为末，每服二钱，遇发热酒调下。

天台乌药散　治小肠疝气，牵引脐腹疼痛。

乌药　木香　茴香炒　良姜炒　青皮各半两　槟榔三钱　川楝子十个　巴豆十四粒

上先以巴豆打碎，同川楝子用麸炒，候黑色，去巴豆不用，余药同为细末，每服一钱，温酒调下。

木香楝子散　治小肠疝气，膀胱偏坠，久药不效者，服此如神。

川楝子三十个，用巴豆二十个同炒黄色，去巴豆不用，将楝子研为末　萆薢半两　石菖蒲炒　青木香炒，各一两　荔枝核炒，二十枚

上研为末，每服二钱，入麝香少许，空心，炒茴香盐酒调下。

三茱内消丸　治疝气，肿胀如石，引脐疠痛，或因肾虚所致者。

吴茱萸汤泡七次　山茱萸去核　橘核炒　川楝肉各二两　食茱萸汤泡　益智仁　小茴香炒　胡芦巴各一两　玄胡索炒　川巴戟各一两五钱

上为末，酒糊丸，如桐子大，每服五六十丸，空心，温酒下。

三萸内消丸　治肾盛受邪，结成寒疝，阴囊偏坠，痛引脐腹，或生疮疡，时出黄水。

山茱萸　食茱萸　吴茱萸　桔梗　川乌　茴香　蒺藜　青皮　肉桂　川楝各二两　大腹皮　五味子　海藻　玄胡索各三两半　木香一两半　桃仁　枳实　陈皮各一两

上为末，酒糊丸，如桐子大，每服三十丸，空心，温酒下。

茱萸内消丸 治膀胱肾虚受邪，结成寒疝，阴囊偏坠，痛连脐腹，小肠气刺，奔豚痃癖等证。

山茱萸 吴茱萸 川楝 马蔺花 茴香 青皮 陈皮 山药 肉桂各二两 木香一两

上为末，酒糊丸，如桐子大，每服五十丸，温酒盐汤任下。

四制茱萸丸一名夺命丹 治远年近日疝气撮痛，偏坠肿硬，阴间湿痒，抓成疮癣。

吴茱萸一斤，用酒醋白汤童便各浸四两，过一宿，焙干 泽泻三两

上为末，酒糊丸，如桐子大，每服三十丸，空心盐汤下。

四炒川楝丸 治一切疝气肿痛，缩小，久者断根。

川楝肉一斤，分作四份，一份用麸一合，斑蝥四十九粒同炒麸黄，去麸、蝥；一份用麸同巴豆四十九粒；一份用麸同巴戟一两；一份用盐一两，茴香一合。各同炒黄色，去麸、盐、茴香不用，只用川楝肉 木香 破故纸各一两

上为末，酒糊丸，如桐子大，每服五十丸，盐汤下，日三服。

五炒川楝丸 治钓肾。

川楝肉五两，一两用斑蝥一个炒，一两用小茴香三钱，盐五分炒，一两用破故纸三钱炒，一两用黑丑三钱炒，一两用白罗卜子、破故纸各一钱同炒

上为末，酒糊丸，酒下。

沉香桂附丸 治中气虚弱甚，脾胃虚寒，脏腑积冷，心胁疼痛，手足厥逆，便利无度，七疝引痛，喜热物熨烫之证。

沉香 附子炮 川乌炮 干姜炮 良姜 官桂 吴茱萸汤泡 茴香炒，各一两

上为细末，醋煮面糊为丸，如桐子大，每服五十丸至七十丸，空心米饮下。

青木香丸 治肾冷，疝气胀疼。

吴茱萸一两，分作二分用，酒醋各浸一宿，焙干 香附子一两 荜拨 青木香各半两

上为末，米糊丸，如桐子大，每服七十丸，空心盐汤下。或乳香汤、葱白汤亦可。

丁香楝实丸 治男子七疝，痛不可忍，妇人瘕聚带下，皆任脉所主阴经也，乃肾肝受病，治法同归于一。

当归 附子炮，去皮脐 茴香炒 川楝子各一两

上四味锉碎，以好酒三升，同煮酒尽为度，焙作细末，每药末一两，再入下项药：

丁香 木香各二钱 玄胡索五钱 全蝎十三个，炒

上四味，同为细末，同前药拌匀，酒糊为丸，如桐子大，每服二十丸至百丸，空心温酒送下。

胡芦巴丸 治大人小儿，小肠盘肠，奔豚疝气，偏坠阴肿，小腹有形如卵，上下走痛不定。

胡芦巴炒，一斤 茴香炒，十二两 吴茱萸汤洗，炒，十两 川楝肉炒，十八两 大巴戟去心炒 川乌炮，去皮尖，各六两

上为末，酒煮面糊为丸，如梧桐子大，每服十五丸，空心温酒下。小儿五丸，茴香汤下。一方加黑牵牛。

丹溪胡芦巴丸 治肾气疝。

茴香 破故纸 吴茱萸盐炒，各半两 木香三钱 胡芦巴一两

上为细末，萝卜捣汁丸，盐汤下。

沉香内消丸 治小肠疝气，阴囊肿大，或左右偏，肾结核痛难忍，下元虚冷，久不愈者，并

宜服之。

沉香　木香各半两　胡芦巴酒浸　小茴香炒，各二两

上为细末，酒糊为丸，如桐子大，每服五七十丸，空心盐汤或酒任下。

金铃丸　治膀胱肿痛，及小肠气，阴囊肿，毛间水出。

金铃子肉五两，即川楝子　马蔺花炒　茴香炒　海蛤　海带　破故纸　菟丝子各三两　木香　丁香各一两

上为末，面糊丸，如桐子大，每服五十丸，温酒盐汤任下。

茴香楝实丸　治阴疝痛不可忍，及小肠气痛。

川楝子炒　茴香炒　山茱萸　食茱萸　青皮　陈皮　马蔺花醋炒　芫花各等分

上为细末，醋糊丸，如桐子大，每服三十丸，空心温酒送下。量人虚实加减丸数，以利为度。

大小茴香丸　治远年近日一切疝气。

吴茱萸　八角茴香　小茴香　川楝子　花椒各一两　青盐半两

上为细末，以连根葱头入酒，同药捣成饼，晒干，糯米半升，同药饼用文武火炒黄色，研为末，酒糊为丸，如桐子大，每服一百丸，空心温酒盐汤任下。忌发气之物。

八味茴香丸　治痛如神。

茯苓　白术　山楂　八角茴香　吴茱萸　荔枝核各一两　枳壳八钱　橘核三两

上为末，蜜丸，如弹子大，每细嚼一丸，姜汤下。

硫荔丸　治疝气上冲，筑塞心脏欲死，手足厥冷者，其效如神。

硫黄不拘多少，火中熔化，即投水中，出毒，研细　荔枝核炒焦黄　陈皮各等分

上为末，饭丸，如桐子大，每服十四五丸，酒下。其痛立止。如自觉痛甚不能支持，加用五六丸，再不可多。

四神丸　治肾冷，疝气胀不已。

吴茱萸拣净一斤，分二份，用老酒、米醋各浸一宿，焙干　荜澄茄　青木香各半两　大香附子杵净，一两

上为末，米糊丸，如桐子大，每眼七十丸，空心，盐汤下。或乳香葱白汤亦可。

四神丸　治疝气，食入则痛，食消则已，此脾肾两脏虚寒也。余族祖一人，年七十余，患此甚苦，每日只饮米汁，食少进则痛不可忍。余用此药，令日进二、三服，七、八日痛止，五月后全愈。

肉豆蔻　破故纸各四两　吴茱萸　木香各二两

上为末，用生姜煮枣肉为丸，如桐子大，每服七八十丸，空心，食前盐汤下。

辰砂一粒丹　治一切厥心痛，小肠膀胱痛不可止。

附子一两，炮　郁金　橘红等分

上为末，醋糊丸，如酸枣大，以朱砂为衣，每服一丸，男子酒下，妇人醋汤下。服罢，又服神圣代针散。

神圣代针散

乳香　没药　当归　香白芷　川芎各半两　蚖青一两，去翅足，即青红娘子

上为细末，更研，每服一字，病甚者半钱。先点好茶一盏，收撒药末在茶上，不得吹搅，立地细细急呷之。心惊欲死者，小肠气搐得如角弓，膀胱肿硬，一切气刺虚痛，并妇人血癖，血迷血晕，血刺冲心，胎衣不下，难产，但一切痛疾，服之有大神效，只见要详疾证用药。

元蝎散 治小肠疝气。

元胡索盐炒,五钱 全蝎一钱

上为末,每服一钱,酒调服。

荔核散 治肾大如斗,三剂除根。

荔枝核 茴香 青皮等分

上锉散,炒令黄色,勿焦,倾地上出火毒,为末,每服二钱,酒调服[12]。

马功散 治寒疝。

黑牵牛头末,一钱 小茴香二钱半 木香一钱

上共为末,每服三钱,姜汁调下。

青木香丸

黑牵牛炒取头末,二两 槟榔二两,粟米饭裹煨,去饭 青木香半两 破故纸炒 荜澄茄各二两

上为末,水煮稀糊丸,如桐子大,每服三十丸,熟水下。

荡疝丸

黑牵牛取头末 破故纸炒 小茴香炒 川楝子去核,炒,各一两 青皮 陈皮各三钱 莪术 木香各四钱

上为末,酒糊丸,如桐子大,每服五十丸,空心温酒下。

神妙丸 治疝气,小肠气,膀胱气,盘肠气,水肾气,偏坠。

硫黄溶化,倾入水中,捞起研细末,三分 荔枝核打碎,炒黄色,一钱半 川芎盐水煮,捞气切片,五分 大茴香一钱半 吴茱萸盐酒炒 木香 沉香 乳香 橘核各一钱

上为末,酒糊丸,如桐子大,每服五十丸,空心米汤下,酒亦可。

三香酒 治偏坠气极痛者,一服即愈。

南木香 小茴香 八角茴香 川楝肉各三钱

上合作一服,锅内炒至香,入连须葱白五根,用水一碗淬入锅内,以碗罩住,候煎至半碗取,去柤,加好酒半碗合和,入炒盐一茶匙,空心热服,神效。

猪脬丸 治诸疝,除根。

用黑雄猪腰子一对,不见水,去膜切碎,以大小茴香末各二两,同猪腰拌匀,再以前猪尿脬一个,入腰子于内,扎定,用酒三碗,于砂锅内悬煮至半碗,取起焙干为末,将余酒打糊丸,如桐子大,每服五十丸,温酒下。

竹茹汤 治交接劳复,卵肿腹痛欲绝。

用竹茹一两,水煎浓汁,服之。

治气疝方

聚香饮子 治七情所伤,遂成七疝,心腹胀痛,引腰连胁,不可俯仰。

檀香 木香 乳香 沉香 丁香 藿香各一钱 川乌炮 延胡索炒 桔梗炒 桂心 片姜黄 甘草各五分

上作一服,加生姜三片,枣一枚,水煎,食前服。

气疝饮

黄连用吴茱萸水浸,炒,一钱 人参 白术各七分 白芍药 陈皮各五分 甘草二分

上加生姜三片，水煎服。

木香导气丸　治男子小肠气肚痛，一切气积，以补下元虚冷，脾胃不和，并宜服之。

木香　八角茴香　乳香　川楝子　丁香　香附子　破故纸　胡芦巴　荆三棱　甘草各一两　杜仲二两

上为细末，酒糊丸，如桐子大，每服三十丸，加至五十丸，空心温酒或盐汤下，日进三服。

立效散　治疝气。

川芎　川楝子　青皮去皮　舶上茴香　黑牵牛炒　桃仁各一两

上为末，每服二钱，无灰酒一盏，煎七分，温服。

失笑散　治小肠气痛，及妇人血气痛欲死者。

五灵脂　蒲黄炒，各等分

上为末，每服二钱，先用醋一合，熬药成膏，水一盏，煎服。

治积疝方

积疝丸

山楂一两　茴香　柴胡各二钱　牡丹皮一钱

上为末，酒糊丸，如桐子大，每服五六十丸，盐汤下。

茴香散　治膀胱气痛。

茴香　金铃子肉　蓬术　三棱各一两　甘草炙，半两

上为细末，每服二钱，食前热酒调下。

丹溪方　一人疝痛作，腹内块痛止，疝痛止，块痛作。

三棱　蓬术醋煮　炒曲　姜黄　南星各一两　山楂二两　木香　沉香　香附各三两　黄连用茱萸炒，五钱　萝卜子　桃仁　山栀　枳核炒，各半两

上为末，姜汁蒸饼胃丸服。

十补丸　治小肠寒疝，膀胱伏梁奔豚，痃气等证。

附子一两，用防风一两，锉如黑豆大，盐四两，黑豆一合，炒附子裂，去诸药，留附子，去皮尖　胡芦巴　木香　巴戟去心　川楝子炮，去油　官桂去皮　延胡索　荜澄茄　舶上茴香炒　破故纸炒，各一两

上为末，用糯粉酒打糊丸，如桐子大，辰砂为衣，每服五十丸，空心酒下，妇人醋汤下，加益智子亦可。

狼毒丸　治七疝，久而不愈，发作无时，脐腹坚硬，刺痛不已。

芫花醋炒　狼毒炒　川乌炮，去皮脐，各一两　全蝎去毒，九枚　三棱　干姜炮　椒红炒　没药　鳖甲醋煮　干漆炮烟尽，各半两

上为末，醋糊丸，如桐子大，每服四十丸，空心，姜汤温酒任下，甚者以盐半斤炒极热，以故帛包熨痛处。

治㿗疝方

橘核丸　治四种㿗疝，卵核肿胀，偏有大小，或坚硬如石，或引脐腹绞痛，甚则肤囊肿胀，或成疮痈溃烂，轻则时出黄水。

橘核 海藻 昆布 海带 桃仁 川楝子各一两 厚朴 玄胡索 枳实 桂心 木香 木通各五钱

上为末，酒糊丸，如桐子大，每服六十丸，温酒盐汤任下。如虚寒加川乌；肿久不消，加硇砂少许；有热气滞，加黑丑、大黄。

海藻溃坚丸 治木肾如斗，结硬如石。

海藻洗 昆布洗 川楝子去核 吴茱萸汤泡七次，各一两 木香 荔枝核炒 青皮醋炒 玄胡索炒 肉桂炒，各五钱 小茴香五钱 海带洗 橘核炒 桃仁麸炒，去皮尖，各一两 木通七钱

上为末，酒糊丸，如桐子大，每服六七十丸，空心，盐汤酒任下。

马蔺花丸 治七疝癞气，及妇人阴癞坠下，小儿偏坠等证，无有不效者。

马蔺花醋炒 川楝子 橘核 海藻 海带 昆布以上俱用酒洗 桃仁麸炒，去皮尖，各一两 厚朴姜制 木通 枳实炒 玄胡索 肉桂 木香 槟榔各半两

上为细末，酒糊丸，如桐子大，每服五七十丸，或酒或姜盐汤下。如脉沉细，手足逆冷者，加川乌头五钱。

丹溪方 治癞疝。

南星 山楂 苍术各二两 白芷 半夏制 枳核 神曲各一两 海藻 昆布各半两 玄明粉 吴茱萸各二钱

上为末，酒糊丸服。

又方 治木肾不痛。

枸杞子 南星 半夏 黄柏酒炒 苍术盐炒 山楂 白芷 神曲炒 滑石炒 昆布 吴茱萸

上为末，酒糊丸，如桐子大，每服七十丸，空心，盐汤下。

又方 治木肾。

楮树叶，又云杨树雄者，晒干为末，酒糊丸，如桐子大，每服五十丸，空心盐汤下。

丹溪方 下部癞气不痛之方，细思非痛断房事与厚味不可、用药惟促其寿。若苍术、神曲、白芷、山楂、川芎、枳实、半夏皆要药，人视其药，皆鄙贱之物，以启慢心，又不能断欲，以爱护其根本，非徒无益，而反被其害者多矣。且其药宜随时月寒湿，更按君臣佐使加减。大抵癞疝属湿多。

苍术 神曲 白芷 山楂 川芎 枳实 半夏 南星

上为末，神曲糊为丸服。有热，加山栀一两；坚硬，加朴硝半两；秋冬，加吴茱萸二钱半。

海蛤丸 治癞疝。

海蛤醋淬三次 当归 海金砂 腻粉 硇砂各一钱 海藻 粉霜各五分 水蛭二十一条，炒 青黛 滑石 乳香各一钱 朱砂二钱，另为末 地龙二十一条，去头足

上为细末，盐水煮面糊为丸，如小豆大，朱砂为衣，每服十丸，空心煎灯心汤下之。小便下冷脓恶物乃效。却以黄连、紫河车、板蓝根各二钱，煎汤漱口，以固牙齿，去板蓝根，加管仲。

地黄膏子丸 治男子妇人脐下奔豚气块，小腹疼痛，卵痛即控睾相似，渐成肿明，阴痛，上冲心腹，不可忍者，宜服此药。

血竭 沉香 木香 莪术炮 玄胡索 蛤蚧 人参 当归 川芎 川楝 续断 白术 全蝎 茴香炒 柴胡 吴茱萸 没药以上分两不定，随证加减用之

气多者加青皮,血多者加肉桂。

上为细末,地黄膏子丸,如桐子大,每服二十丸,日加一丸,至三十丸。空心温酒下。

安息香丸 治阴气下坠,痛胀,卵核肿大,坚硬如石,痛不能忍者。

玄胡索炒 海藻洗 昆布洗 青皮去白 茴香炒 川楝子去核 马蔺花各一两半 木香半两,不见火 大戟酒浸三宿,切片,焙干,三钱半 没药一钱半,另研 麝香一钱,另研

上为细末,另将硇砂、真阿魏、真安息香三味各二钱半,用酒一盏,醋一盏,淘去砂石,另用酒醋合一盏,熬成膏子,和丸如绿豆大,每服十丸至十五丸,空心用绵子灰调酒下。

大戟丸 治阴㿉肿胀,或小肠气痛。

大戟去皮,锉碎,炒黄,半两 胡芦巴炒,四两 木香一两 川楝子五两 附子炮,去皮脐 茴香 诃子煨,去核 槟榔半两 麝香另研,半两

上为细末,独取川楝,以好酒二升,葱头七枚,长三四寸,煮川楝软,去皮核取肉,和上件药,杵丸,如桐子大,空心温酒下十丸。潮发疼痛,炒姜热酒下十五丸。

抵圣丸 治阴㿉肿满,赤肿,大便秘,欲饮水,按之脐腹痛者,下之。

续随子 薏苡仁 郁李仁 茵芋 白牵牛略炒,各一钱

上为末,滴水丸,如桐子大,每服五丸,用《博济方》香姜饮咽下,黄昏服,五更利,下恶物,效。

外治方

五叶散 洗疝痛立效。

枇杷叶 野紫苏叶 椒叶 苍耳叶 水晶蒲桃叶

上不拘多少,量水愈汤,浴洗。

绵包取汗法 治偏坠。

用干姜、桂各一两为末,以绵一两,水三大碗,同煮二十余沸,起,晒干。又煮,水尽为度,用于绵包阴丸,汗出数次,渐愈。

雄黄散 治阴肿大如斗,核痛,人所不能治。

雄黄一两,研 矾二两 甘草生,半两

上锉散,以水五升,煎洗。

失笑散 治肾肿。

荆芥穗一两 朴硝二两

上为粗末,萝卜、葱同煎汤,淋洗。

一方 治阴疝或偏坠,大小子痛欲死者。

木鳖子一斤,取肉,酽醋磨 黄柏末 芙蓉叶末

上调敷核上,痛即止。

一方 治外肾肿痛。

大黄末,醋和除之,干即易之。

一方 治男子阴肿大,如升核痛,人所不能治者。

捣马鞭草涂之。

一方 治男子阴肿,大如斗者,核痛,人所不能治者。

蔓菁根,捣,敷之。

伏龙肝撒法 土，足以防水；燥，足以胜湿。治水疝亦良。

即灶心土为细末，撒之肾囊。

一方 治肾囊湿疮。

密陀僧 干姜 滑石

上为末，擦囊上。

又方

吴茱萸 樟脑 蛇床子各半两 寒水石三钱 轻粉十盏 黄柏 硫黄 白矾 槟榔 白芷各二钱

上为末，先用吴茱萸煎汤洗，后以麻油调擦。

又方 治肾上风湿疮及两腿。

全蝎 槟榔 蛇床子 硫黄各一钱

上为细末，用麻油调入手心擦热，用手抱囊一顷，次擦药两腿上。

按摩法 治外肾因扑损而伤，睾丸偏大，有时疼痛者，中有瘀血，名曰血疝。

于夜分之时，自以一手托其下，一手按其上，由轻至重，丸弄百回，弥月之间，瘀血尽散，陈气皆行，诚妙术也。虽年深日久，无不愈之。

治女疝方

泽兰叶散 治妇人寒湿，或服水银以致子宫翻出，肿湿及风虚劳，冷气攻心，少腹疼痛，肢节拘急，体瘦无力，经候不调，饮食减少。

泽兰叶二两 牡丹皮 柏子仁 赤芍药 续断各五钱 当归 玄胡索 桂心 附子 牛膝 川芎 桃仁 干漆 琥珀 没药 木香各三分 麝香一分

上为末，每服二钱，温酒调服。

治小儿疝方

牡丹皮散 治小儿外肾偏坠。

牡丹皮 防风各等分

上为末，每服二钱，温酒或盐汤调服，外用盐汤洗之。

木香补肾丸

淮生地四两，酒煮捣膏 菟丝子 肉苁蓉 黄精 黑枣肉 牛膝 蛇床子微炒 茯苓 远志各一两二钱 当归身二两四钱 丁香三钱 大茴香 木香各六钱 枸杞子一两五钱 巴戟 杜仲各一两 青盐五钱 人参五钱

上为丸，如桐子大，空心服之效。

卷九十一 淋

论

虞氏曰：《经》曰：饮食入胃，上输于脾，脾气散精，上归于肺，通调水道，下输膀胱。夫膀胱者，主足太阳寒水之化，其体有下口而无上口者也。长生在申，是故西方肺金以为之母，而

资其化也，肺金清肃则水道通调，而渗营于下耳。然肺金又藉脾土健旺，以资化源，清气得以上升，而归于肺以运行也。故《经》又曰：清阳出上窍，浊阴出下窍。故清阳不升，则浊阴不降而成淋闭之患矣。先哲以滴水之器譬之，上窍闭则下窍不出，此理甚明。故东垣使灸百会穴，丹溪使吐以提其气之横格，皆开上窍之法也。原其为病之由，皆膏粱之味，湿热之物，或烧酒炙肉之类，郁遏成痰，以致脾土受害乏力，不能运化精微，清浊相混，故使肺金无助而水道不清，渐成淋闭之候。或谓用心太过，房劳无节，以致心肾不交，水火无制，清阳不升，浊阴不降，而成天地不交之否。皆先哲之法言也。

古方有五淋之别，气、砂、血、膏，劳是也。若夫气淋为病，小便涩滞，常有余沥不尽；砂淋为病，阴茎中有砂石而痛，溺不得卒出，砂出痛止；膏淋为病，溺浊如膏；劳淋为病，遇房劳即发，痛引气冲；血淋为病，遇热则发，甚则溺血。候其鼻准色黄者，知其为小便难也。东垣分在气、在血而治之，以渴与不渴而辨之耳。如渴而小便不利者，热在上焦气分，肺金主之，宜用淡渗之药，茯苓、泽泻、琥珀、灯心、通草、车前子、瞿麦、萹蓄之类，以清肺金之气，泻其火，以滋水之上源也；不渴而小便不利者，热在下焦血分，肾与膀胱主之，宜用气味俱阴之药，知母、黄柏之类，滋肾丸是也。除其热，泄其闭塞，以滋膀胱肾水之下源也。治淋之法，无越于此。

严氏曰：五淋，气、石、血、膏、劳是也。气淋为病，小便常有余沥；石淋，茎中痛，尿不得卒出；膏淋，尿如膏出；劳淋，劳倦即发，痛引气冲；血淋，遇热即发，甚则溺血。候其鼻头色黄者，小便难也。大抵此证多由心肾不交，内蕴热毒，或酒后房劳，服食燥热，七情郁结所致也。治法并用流行滞气，疏利小便，清解邪热，其于调平心火，又三者之纲领焉。心清则小便自利，心平则血不妄行，不可过用补剂，盖气得补而愈胀，血得补而愈涩，热得补而愈盛，水窦不行，加之谷道闭遏，未见其有能生者也。然而肾气虚弱，囊中受寒，亦有挟冷而小便淋涩者，其状失寒栗而后便数成淋，盖冷气与正气交争故也，治之当逐散寒邪，扶养正气，则自平矣。

叶氏曰：淋与闭不同，小便滴沥涩痛者，谓之淋；小便急满不通者，谓之闭，皆肾与膀胱之病也。然五淋之中，惟石淋、膏淋最难治。石淋，乃是膀胱蓄热而成，正如汤瓶，久在火中，底结白礁，而不能去，理宜清彻积热，使水道通，则砂石出而可愈；膏淋，为因肾脏虚寒，精溺俱出如膏，或如米泔，或如鼻涕，此必败精塞于窍道，故便欲出不能而痛，治当温养下元，俾精气固，则便自清如常矣。

丹溪曰：淋有五，皆属于热，解热利小便，山栀子之类；不可发汗，汗之必便血。老人气虚淋闭，参、术中带木通、山栀。有肾虚极而淋者，当补肾精而利小便，不可独用利药，亦有死血作淋者，用牛膝膏。淋用益元散加山栀、木通，或用栀子一合炒，白汤吞之。夏月以茴香煎汤，调益元散服之。痰热隔滞中焦，淋沥不通，用二陈汤煎，大碗顿服，探吐之，以提其气。

淋沥有血，因火燥下焦，血气不得降，而渗泄之令不行也，宜补阴降火，以四物汤加知母、黄柏，或用四物汤煎下滋肾丸；有因思虑用心过度致淋，辰砂妙香散；有小便难，涩如淋，不通不痒者，此亦属虚，宜八味丸；阴茎痛，乃厥阴气滞兼热，用甘草梢，盖欲缓其气耳。小便因热郁成淋不通，用赤茯苓、泽泻、黄芩、车前子、麦门冬、肉桂、滑石、木通、甘草梢；气虚者，加黄芪、木香；淋痛，加黄柏、生地黄，夏月煎调益元散。

叶氏曰：淋病多属于热，亦有因于寒者。盖肾与膀胱属北方寒水，惟寒则归之，故二经寒甚，刚气滞而不痛，有淋沥之状，其所出之溺，必清白而不黄赤，此其验也。或曰血淋一证，血色鲜者，心小肠实热；血色瘀者，肾膀胱虚冷。冷热之分，用药大不同矣。

《集略》云：大凡小肠有气，则小便胀；小肠有血，则小便涩；小肠有热，则小便痛；皆不可用补气之药。

李氏曰：淋者，小便涩痛，欲去不去，不去又来，滴滴不断，皆属于热也。五淋者，气、血、石、膏、劳也。气淋涩滞，余沥不尽，沉香散或益元散，加茴香、木香、槟榔。血淋涩痛，遇热则发，白薇、赤芍等分为末，酒调服二钱，或犀角地黄汤，单车前饮，四物汤加知母、黄柏选用，色鲜者，心与小肠实热也，导赤散去甘草，加黄芩；色如豆汁者，肾与膀胱火也，五淋散。又有一种小便见血而不痛者，为溺血，非淋也，四物汤加山栀、滑石、牛膝或单茭菜饮，单发灰散，单琥珀散。石淋，溺有砂石，茎强痛甚，单牛膝膏，单鳖甲为末，酒调服。膏淋，血凝如膏，用黑豆一百二十粒、甘草一寸，水煎，临熟入滑石末一钱，空心温服，或海金砂散。劳淋，痛引气冲，遇劳则发，痛坠及尻，透膈散。劳伤，四物汤加知柏、滑石、琥珀。虚甚者，鹿角霜丸。热淋暴淋痛甚，八正散，或五苓散合败毒散，加味石膏汤。急痛者，六一散二钱，加木香、槟榔、小茴香各一钱，为末服。冷淋，必先寒栗而后溲便涩数，窍中肿痛，生附散、二木散。淋皆属热，间有冷者，外因当风取凉，冒暑湿热，郁滞胞内，痿痹，神不应用；内因七情，心肾郁滞，小肠膀胱不利，或忿怒房劳忍溺，酒肉湿热，下流膀肾，干于肝经，廷孔郁结，初则热淋血淋，久则火烁为砂石淋，如汤壶煎久生碱。热在上焦气分，渴而小便不利者，肺中伏热，水不能降，宜气薄淡渗之药，清金泻火，以滋水之上源，清肺饮子；热在下焦血分，不渴而小便不利者，肾与膀胱无阴，而阳气不化，水枯火升，宜气味俱阴之药，除热泻闭，以滋水之下源，滋肾丸、肾气丸。前消渴以渴为主，而分气血，故血分亦有渴者。此以淋为主，而分气血，故血分有不渴者。但渴而多汗亡津，又未可以轻渗也。治暑淋、热淋、血淋、山栀仁一味足矣。

凡淋发汗则死。治膏淋、砂石淋，郁金、琥珀开郁，青皮、木香行气，蒲黄、牛膝破血，黄柏、生地黄滋阴。东垣用药凡例，小腹痛用青皮疏肝，黄柏滋肾，盖小腹小便，乃肝肾部位。小腹胀满甚者，泻肾汤，火府丹。凡小肠有气则胀，有血则涩，有热则痛。又土燥水浊，宜四君子汤加滑石、泽泻、麦门冬、淡竹叶。痛者，六君子汤加知柏、石韦、琥珀。肝经气滞有热者，用甘草梢五钱，青皮、黄柏、泽泻各一钱，水煎服，或三味葶苈散。茎痛引胁者，参苓琥珀汤。肠痛引腰背者，磁石汤。虚者，清肝解郁汤，清肝益荣汤。肾虚淋沥，茎中涩痛者，加减八味丸以补阴。小便频而黄者，四物汤加参、术、麦门冬、五味子以滋肺肾。小便短而黄者，补中益气汤加麦门冬、五味子，山药以滋脾肾。热结膀胱者，五淋散以清热。脾肺气燥者，芩栀二味以清肺。若膀胱阴虚，阳无以生者，滋阴丸。膀胱阳虚，阴无以化者，肾气丸。精败竭者，童男精未盛而御女，老人阴已痿而思色，以降其精，则精不出而内败。茎中痛涩为淋者，八味丸加车前子，牛膝煎服。若精已竭而复耗之，则大小便中牵疼，滋疼则愈欲大小便，愈便则愈疼，倍附子救之。凡此当滋化源，不可误用知柏，淡渗等剂，既泻真阳，复损真阴。中气既弱，不能运通水道，下输膀胱者，补中益气汤。凡汗多亡津，泻久胃干。诸疮失血，俱宜滋补，不可过利小便。积痰在肺，以致膀胱不通，譬之水壶上窍闭，则下窍不出，宜二陈汤探吐，或灸百会穴，皆以开上窍也。盖膀胱虽主水道，而肺金为水之化源也。脬系转戾，脐下并急而痛，小便不通，名日转脬。有因热逼或强忍小便，气逆脬转者，二石散加车前子、木通等分水煎，外用炒盐熨脐，冷即易之。因气者，先用良姜、葱白、苏叶煎汤，熏洗小腹外肾肛门，拭干伸脚仰卧，后用葵子、赤茯苓、赤芍药等分，入盐一字，煎调苏合香丸，服之。忍尿疾走及忍尿饱食者，二陈汤探吐。忍尿入房者，补中益气汤提之。阴虚两尺脉绝，服诸滑利药不效者，肾气丸。阳虚者，八味丸或附子、泽泻等分，灯心煎服。此危证也，体薄性急人多有之。

《痹论》云：胞痹者，小腹膀胱按之内痛，若沃以汤，涩于小便，上为清涕。夫膀胱为州都之官，津液藏焉，气化则能出矣。今风寒湿邪气客于胞中，则气不能化出，故胞满而水道不通，其证小腹膀胱按之内痛，若沃以汤，涩于小便。以足太阳经，其直行者，上交巅，入络脑，下灌声窍，则为清涕也。肾沥汤、肾着汤、千金茯苓丸选用。

脉　法

《脉经》曰：少阴脉数，妇人则阴中生疮，男子则为气淋。若脉盛大而实者生，虚小而涩者死。

治诸淋方

五淋散　治肾气不足，膀胱有热，水道不通，淋沥不出，或如膏、如砂石，或如豆汁，或尿血，并皆治之。

赤茯苓一钱二分　赤芍药　山栀仁各二钱　当归一钱　甘草生用，五分　条黄芩六分

上锉，水煎空心服。一方加生地黄、泽泻、木通、滑石、车前子各等分。

八正散　治大人小儿心经蕴热，脏腑秘结，小便赤涩，癃闭不通，热淋、血淋、膏淋、砂淋、石淋并皆治之。

车前子　瞿麦　萹蓄　滑石　山栀子　大黄　木通　甘草各等分

上㕮咀，每服五钱，入灯心十茎，水煎，食前温服。小便淋漓，频数无度，加牛膝。

加味四苓散　治诸淋。

茯苓　猪苓　泽泻　白术各五分　滑石　栀子各一钱　甘草一分　灯心三十茎

上锉，水煎，空心服。

加味益元散

滑石二钱　甘草五分　车前子一钱

上为末，水调服。一方益元散加阿胶末一钱。

石韦散　治肾气不足，膀胱有热，水道不通，淋沥不宣，出少起数，脐腹急痛，蓄作有时，劳役即发，或尿如豆汁，或出砂石，或茎中痛甚，神效。

石韦去毛　瞿麦　白术　芍药　木通　滑石　葵子各一钱　当归　甘草　王不留行各五分

上锉，水煎，食前服。或为末，每服三钱，空心，小麦汤调下。一方加山栀、赤茯苓、地肤草。

通草汤　治诸淋。

王不留行　葵子　通草　茅根　蒲黄　当归　桃胶　瞿麦　滑石各一两　甘草半两

上㕮咀，每服四钱，加生姜五片，水煎服。

清肺饮子　治渴而小便闭涩不利，邪热在上焦气分。

茯苓　猪苓　泽泻各一钱半　麦门冬去心　黄芩　山栀　瞿麦各一钱　萹蓄　车前子炒，另研　木通各七分　灯心草二十茎　琥珀另研，五分

上锉，水煎，空心服。一方无麦门冬、黄芩、山栀三味，有通草二分。

通关丸一名滋肾丸　治不渴而小便闭，热在下焦血分。

黄柏酒洗，焙干　知母酒洗，焙干，各一两　肉桂五分

上为细末，熟水丸如桐子大，每服一百丸，空心白汤下，须顿两足，令药易下行也。如小便已利，茎中如刀刺痛，当有恶物下为验。一方加滑石一两、木通五钱。

滋阴化气汤　治因服热药过多，小便不利，诸药不效，或脐下闷痛难忍。

黄柏盐水炒，三钱　知母盐水炒，二钱　黄连炒，一钱半　甘草梢一钱

上锉，水煎服，食前。

通滑散　治热结小便，赤涩不通，水道中痛，尿即号啼。

滑石一两　通草七钱半　冬葵子　赤茯苓　车前子　黄芩各半两

上为细末，每服五分或一钱，食前温水调下。

地肤子汤　治诸病后，体虚触热，热结下焦，遂成淋疾，小便赤涩，数起少出，茎痛如刺，或尿出血。

地肤子　猪苓各一钱半　知母　黄芩　海藻洗　通草　瞿麦　枳实麸炒　升麻　葵子各一钱

上㕮咀，作一服[13]，加生姜五片，水煎，温服。

车前子散　治诸淋，小便痛不可忍。

车前子生，半两　淡竹叶　赤茯苓　灯心草　荆芥穗能通窍，各二钱

上作二服，水煎，空心服。

立效散　治下焦结热，小便淋闭作痛，有时尿血。

甘草炙，三分　瞿麦穗一两　山栀子去皮，炒，半两

上㕮咀，每服五钱，加生姜三片、葱白三个、灯心三十茎，水煎，食前服。

榆皮散　治小便卒暴淋涩不通。

榆白皮洗　郁李仁去皮尖，炒　赤茯苓　鸡苏叶　瞿麦穗　栀子仁　木通各一钱

上㕮咀作一服，水煎，不拘时服。

海金沙散　治小便淋沥，及下焦湿热，气不施化，或五种淋疾，癃闭不通。

海金沙研　木通　滑石　瞿麦穗各一钱半　杏仁去皮尖，麸炒，二钱

上锉作一服，加灯心二十茎，水煎，食前服。

五淋散　治膀胱有热，水道不通，淋沥不止，脐腹急痛，或尿如豆汁，或如砂石，膏淋尿血，并宜服之。

山茵陈　淡竹叶各一钱　木香　滑石　甘草炙，各一钱半　山栀子炒　赤芍药　赤茯苓各二钱

上㕮咀作一服，水煎，食前服。

导赤散　治心虚蕴热，小便赤涩，或成淋痛。

生地黄四钱　木通三钱　甘草二钱

上作一服，加竹叶十片，水煎服。

火府丹　治心经蕴热，小便赤涩淋痛。

生地黄二两　木通　黄芩各一两　甘草五分

上为细末，炼蜜丸，如桐子大，每服五十丸，木通煎汤下。

海金沙散　治五淋，一服如神。

当归酒洗　大黄酒洗　川牛膝酒洗　木香　雄黄　海金沙各等分

上为细末，每服一钱半，临卧好酒调服，两服全愈。

透膈散 治五种淋疾，气淋、热淋、劳淋、石淋及小便不通至甚者。

硝石一两，不夹泥土，雪白者

上研为末，每服二钱，各依汤使。如热淋，溺赤淋沥，脐下急痛，冷水或黄芩煎汤下；血淋，山栀仁煎汤下；气淋，小腹胀满，尿后常有余沥，木通煎汤下；石淋，茎内割痛、尿中有砂石，令人闷绝，将药用钞纸隔，炒纸焦再研细，葵子三十粒捣碎，煎汤下；劳淋，劳碌劳倦，虚损则发，葵花煎汤下；小便不通，小麦汤下；卒患诸淋，并以冷水调下。并空心先调，使药消散如水即服之，更以汤使送下。诸药未效者，服此立愈。

加味凉膈散 治淋闭也。

大黄 朴硝 甘草各三两 连翘 滑石各四两 栀子仁 黄芩 薄荷 茯苓各一两

上为末，每服一两，加竹叶、蜜少许，水煎服。

八珍散 治大人小儿小便涩，去潮热。

大黄 木通去皮 滑石 粉草 瞿麦 山栀子 黄芩 荆芥各等分

上为末，每服一钱，薄荷煎汤调下，食前、小儿减服。

加味四物汤 丹溪云：诸淋皆属于热。余每用此，累效。

当归 川芎 赤芍药 生地黄 甘草梢 杜牛膝 木通 桃仁 滑石 木香

上锉，水煎汤，空心吞黄柏滋肾丸，兼灸三阴交，如鼓应桴，累试累效者。

经验秘方 治小便淋闭，茎中作痛，神效。

石韦 滑石 瞿麦 萹蓄 冬葵子 木通 王不留行 地肤草各等分

上为细末，每服三钱，白汤调下。

王不留行散 治热淋，痛不止。

王不留行 车前子 木通各一两 葵子 滑石各一两半 当归微炒 蒲黄 赤芍药 甘遂煨 桂心各半两

上为细末，每服一钱，食前用粥汤调服。

三味葶苈散 治小便急痛不利，茎中疼痛。

通草 茯苓各三两 葶苈二两

上为末，每服方寸匕，水调，日三服。

葵花散 治小便淋涩，经验。

葵花根洗净

上锉，水煎七沸，服之立效。

葛粉丸 治男女淋病疼痛，效速，勿轻忽之。

砂糖《本草》云：治心肺大肠热 葛粉

上和丸，如桐子大，每服一二丸，井花水化开服。

二神散 治诸淋急痛。

海金沙七钱半 滑石半两

上为末，每服一钱，煎木通、麦门冬、车前草汤，入蜜少许，送下。

一方 石燕子七个，捣如黍米大 新桑白皮三两，锉，同拌匀

上二物分作七帖，水煎，空心午前至夜各一服。

一方 治男子妇人淋证，及女人腹痛，并皆治之。

野葡萄根二分 葛根一分

上二味㕮咀，用水一钟煎至三分，入童子小便三分，温服。

一方 用苎根二茎，锉碎，水一碗煎至半碗，顿服即通。

一方 用车前子一两，以绢囊盛，水二钟煎，温服，立瘥。

一方 用地肤子或茎叶一两，水煎，温服即北方扫帚苗上子是也。

治气淋方

沉香散 治气淋，多因五内郁结，气不舒行，阴滞于阳，以致壅滞，小腹胀满，大便多泄，小便不通。

沉香 石韦 滑石 王不留行 当归各五钱 葵子 白芍药各七钱半 橘皮 甘草各二钱半

上为末，每服二钱，大麦煎汤调服。一方有木香、青皮。

木香散一名二木散 治冷气凝滞，小便淋沥作疼，身体冷。

木香 木通 当归 芍药 青皮 舶上茴香炒 槟榔 泽泻 陈皮各一钱 甘草五分 肉桂少许

上锉，水煎服。一方无肉桂。

加味益元散 治气滞，卒淋急痛。

益元散二钱 茴香一钱，微炒黄 木香 槟榔各二分半

上为末，水调服。

博济方 治五淋。

赤芍药一两 槟榔二个，面裹煨

上为末，每服二钱，水煎，空心服。

散滞茴香汤 治诸淋，并妇人赤白带下。

小茴香 当归 乌药 荆芥穗 黄连 木通 扁竹各一钱 砂仁 薄荷各八分 香附子五分

上锉，加淡竹叶十片，水煎，空心温服。

瞿麦汤 治气淋涩滞。

瞿麦穗 黄连 大黄蒸 枳壳去穰，麸炒 当归焙 羌活 木通 牵牛 元胡索 桔梗 大腹皮 射干各一两半 桂心半两

上㕮咀，每服四钱，加生姜七片，水煎温服。

治血淋方

小蓟饮子 治下焦结热，尿血成淋。

生地姜炒 小蓟根各一钱半 通草 滑石研 山栀仁 蒲黄炒 淡竹叶 当归梢各一钱 甘草五分，梢 生藕节一个

上锉作一服，水煎，空心服。

三生益元散 治血淋。

益元散三钱 生柏叶 生藕节 生车前各取汁一合

上调服。

阿胶散 治血淋。

阿胶面炒，二两　猪苓　赤茯苓　泽泻　滑石各一两　车前子半两

上㕮咀，每服三钱，水煎，空心服。

琥珀散　治血淋神方。

琥珀另研　蒲黄各二两　当归　生地黄　大蓟　小蓟各一两半　血余四两，烧灰　瞿麦　栀子各一两　甘草三钱　酸浆草取自然汁，五碗

上为细末，将酸浆草汁和诸药，晒干为末，每服三钱，空心米饮调下。

一方　治血淋，诸热淋。

山茵陈　淡竹叶　木通　山栀子　滑石　甘草　猪苓　瞿麦

上锉，每服五钱，加灯心少许，水煎，空心温服。如大便秘涩，加大黄同煎。

通秘散　治血淋，痛不可忍。

陈皮　香附　赤茯苓各等分

上锉，每服二钱，水煎，空心服。

白薇散　治热淋血淋，并治尿出不知。

白薇　赤芍药各等分

上为末，每服二钱，温酒调下，立效。或加槟榔。

牛膝膏　治死血作淋，但虚人能损胃，不宜食。

牛膝，锉一合，用水五钟煎其四，入麝香少许，空心服，只单以酒煮亦可。

牛膝膏　治死血作淋。

牛膝四两，去芦，酒浸一宿　桃仁一两，去皮尖，炒　当归尾二两，酒洗　赤芍药　生地黄酒洗，各一两半　川芎四钱

上锉碎，用甜水十钟，炭火慢慢煎至二钟，入麝香少许，分作四次，空心服。如夏月用凉水换，此膏不坏。

发灰散　治血淋，若单小便出血为茎衄，皆主之。

乱发，不拘多少烧灰，入麝香少许，每服用米醋泡汤调下。

一方　治小肠有热，血淋急痛。

车前子，连根带穗洗净，臼内捣烂，井花水调，滤清汁，空心凉服一碗。若是砂石淋，以煅寒水石为末，调服。

一方　治血淋热淋，效。

赤小豆不拘多少，炒微热

上为末，每服二钱，煨葱一根，温酒调服。

一方　治热淋血淋，效。

麻根十个，以水四碗，煎至一碗，空心服，甚效。

一方　治小便溺血，立效。

金陵草一名旱莲草　车前草各等分

上杵取自然汁，每服一茶钟，空腹服。

加味五苓散　治小便下血，多是湿热。

茯苓　猪苓　泽泻　白术　苍术　官桂

上锉，水煎服。

一方　治血淋。

干柿饼，烧存性，为末，每服二钱，空心米饮调下。

琥珀散 治五淋涩痛,小便有脓出血。

琥珀 海金沙 没药 黄各一四

上为末。每服三钱,浓煎通草汤调下,日二服。

鹿角胶丸 治房室劳伤,小便尿血。

鹿角胶半两 没药另研 油头发灰各一钱

上为末,用茅根汁打糊为丸,如桐子大,每服五十丸,空心盐汤下。

一方 治淋疾,或血或白,并皆治之。

苍术一斤,去皮净,分作四分,一分用无灰酒浸,一分用陈米醋浸,一分用童便浸,一分用二淘米泔水浸,各三日,取出晒干

上为细末,用蜂蜜一斤,放磁碗内,滚水锅中炖开,连碗坐在绿豆内待冷,再炖再坐,如此三次,入药和为丸,如弹子大,每服一丸,空心,白汤或盐汤细嚼送下,不过数服愈。

茄树散 治放尿有血,带血线。

茄树根,锉碎,用童子小便煎汁服之,效。

一方 治小便血不止。

用萵苣捣烂,贴脐立效。

治石淋方

石韦散 治砂淋痛甚。

石韦去毛 冬葵子各二两 瞿麦一两 滑石五两 车前子三两

上为细末,每服三钱,白汤调服,日二三服。

单琥珀散 治诸般砂石淋,皆效。

琥珀二钱

上研为细末,空心,葱白汤调下,一二服立效。

神效琥珀散 治石淋,水道涩痛,频下砂石。

琥珀 桂心 滑石 大黄微炒 葵子 腻粉 木通 木香不见火 磁石煅红,酒淬七次,细研,水飞过,各半两

上为细末,每服二钱,食前用灯心草、葱白煎汤调下。

琥珀散 治五淋,砂石淋。

滑石二钱 琥珀 木通 当归 木香 郁金 萹蓄各一钱

上为末,每服五钱,以芦苇叶煎汤,空心调服。如无芦苇叶,以竹叶煎汤送下。

秘方 治砂淋茎中痛。

石首鱼脑骨十个,火煆 滑石二钱半

上为细末,每服一钱,空心煎通汤调下,未愈再服,必待砂出尽乃安。一方有琥珀三分。

石燕丸 治石淋,多因忧郁,气注下焦,结所食咸气而成,令人小便碜痛不可忍,出砂石,而后小便。

石燕烧令通赤,水中淬三次,捣研,水飞,焙干 滑石 石韦去毛 瞿麦穗各一两

上为末,面糊丸,如桐子大,每服五十丸,瞿麦、灯心煎汤下,日三次。

一方 治小便淋沥赤涩,下沙石。

萱草根,一握,捣取汁服,或嫩苗煮食之亦可。

一方　治小便不通，淋沥砂石，痛不可忍。

玉蜀秫即薏苡仁，不拘多少，根、叶、子皆可用

上用水煎，稍热服，夏月冷服亦可。

一方　治石淋导水。

用蝼蛄一枚，盐二两，同于新瓦铺盖焙干，研为末，温料调下一钱匕，服之即愈。

加味调胃承气汤　治砂石淋。

大黄五钱　甘草三钱　芒硝一钱半　牵牛头末，二钱

上作一服，水煎，食前服。

张氏小儿年十四岁，病约一年半矣，得之夏秋，发则小便大痛，至握其腹，跳跃旋转，号呼不已，小便数日不得下，下则成砂石，大便秘涩，肛门脱出一、二寸，诸医不能治，求治于戴人。戴人曰：今日治，今日效，时日在辰巳间矣。以调胃承气仅一两，加牵牛头末二钱，汲河水煎之，令作三、五度咽之，又服苦末丸如芥子许六十九，日加晡，上涌下泄，一时齐出，有脓有血，涌泄既觉定，令饮新汲水一大盏，小便已利一、二次矣。是夜凡饮新水二三十遍，病去九分，止哭一次，明日困卧如醉，自晨至暮，猛然起走，索食于母，歌笑自得，顿释所苦。继以太白散、八正散等调理一日，大瘥。恐暑天失所养，留五日而归。戴人曰：此下焦结也，不吐不下，则下焦何以开；不令饮水，则小便何以利？大抵源清则流清也苦末丸，未详考。

治膏淋方

萆薢分清饮　治膏浊频数，漩白如油，光彩不足者，名曰膏淋。

川萆薢　石菖蒲　益智仁　乌药各二钱

上锉，水煎服。

鹿角霜丸　治膏淋，多因忧思失志，浊气干清，小便淋闭，黯如膏脂，疲剧筋力，或伤寒湿，多有此证。

鹿角霜　秋石　白茯苓各等分

上为末，面糊丸，如桐子大，每服五十丸，空心，米汤下。

菟丝丸　治膏淋。

菟丝子水淘酒浸，蒸捣，焙　桑螵蛸炙，各半两　泽泻一钱

上为细末，炼蜜丸，如桐子大，每服二十丸，空心米饮下。

琥珀郁金丸　治心火炎上，肾水不升，致使水火不得相济，故火独炎上，水流下淋，膀胱受心火所炽，而浮囊中积热，或癃闭不通，或遗泄不禁，或白浊如泔水，或膏淋如脓，或如栀子汁，或如砂石米粒，或如粉糊相似者，俱热证也，此药悉皆治之。

大黄酒浸　黑牵牛炒头末　黄芩　琥珀另研，各二两　黄连　郁金各一两　滑石　白茯苓各四两

上为末，水丸如桐子大，每服五十丸，空心沸汤下。如用消导饮食，降心火，可加沉香五钱。

沉香散　治膏淋，脐下妨闷，不得快利。

沉香　陈皮去白　黄芪各七钱半　瞿麦三两　榆皮　韭子　滑石各一两　黄芩　甘草炙，各半两

上为细末，每服二钱，食前，米饮调下。

海金沙散 治膏淋。

海金沙 滑石各五钱 甘草一钱

上为末,每服二钱,食前,麦门冬汤调服,灯心汤亦可。

治劳淋虚淋方

清心莲子饮 治劳淋及上盛下虚,心火炎上,口苦咽干,烦渴微热,小便赤涩,或欲成淋,并治之。

黄芪蜜炙 人参 白茯苓 石莲肉各一钱 车前子 麦门冬去心 黄芩 地骨皮各八分 甘草五分

上㕮咀,水煎服。心热烦躁,赤浊,去黄芪,加白术、泽泻各一钱;发热,加柴胡、薄荷。

一方 治气虚脾虚,消渴淋浊。

人参 滑石各一钱 白术一钱半 赤茯苓 泽泻各七分 麦门冬去心 甘草各五分 竹叶三十片

上锉作一服,加灯心二十茎,水煎,食前服。

补中益气汤 治膀胱气虚损,不能运用水道,故滞而不通,而成诸淋。

黄芪 人参 白术 甘草炙 当归 陈皮各一钱 升麻 柴胡各五分

上锉,水煎服。

加味八物汤 治气虚淋。

人参 白术 白茯苓 甘草 当归 川芎 地黄姜炒 芍药 杜牛膝 黄芪

上锉,水煎服。

一方 治老人气虚而淋,溺有余沥。

人参 白术 木通 山栀子各等分

上锉,水煎,空心服。

一方 治淋病,脉沉而大,此主劳苦伤血,下焦蕴结。

人参 归尾 白芍药 香附各五钱 条芩 木通各三钱 山栀子炒,三钱 黄芪 甘草生用,各五分

上锉,分六帖,牡牛膝汤二盏煎取一盏,食前热服。

滋阴降火汤 治火燥血少,气不得降而淋。

黄柏盐水炒 当归酒洗,各一钱半 白芍药煨,一钱二分 生地黄 知母 牛膝各一钱 木通 甘草梢各一钱

上锉,水煎,食前服。

一方 治小便淋痛,脉左大右涩,此为劳伤经血,勿作淋治,可补血,行肝经滞血自愈。

当归 生地黄 赤芍药各一钱 川芎 条芩 甘草梢各三分 陈皮 木通各五分 红花豆大 黄柏炒,二分 杜牛膝一钱

上桃仁泥研滑石同煎,待淋病退,去滑石、桃仁、牝牛膝、木通、入川牛膝代木通,分两倍之。

益元固真汤 治纵欲强留不泄,淫精渗下而作淋者。

人参 白茯苓 莲蕊 巴戟 升麻 益智仁 黄柏酒炒,各二钱 山药 泽泻各一钱半 甘草梢二钱

上锉，水煎，空心服。

地黄丸 治肾虚劳，膀胱结，淋涩。

生地姜炒 黄芪各一钱半 人参一两二钱半 防风 茯神 鹿茸酥炙，去毛 黄芩去黑心 远志去心 瓜蒌各一两 石韦去毛 当归各半两 赤芍药 戎盐研 蒲黄 甘草炙，各七钱半 车前子 滑石各二两

上为细末，炼蜜丸，如桐子大，每服二十丸，食前温酒下，或盐汤亦可。

大补丸 治淋证，遇房劳即发者。

黄柏炒褐色

上为末，水丸桐子大，每服五七十丸，白汤下。

治冷淋方

生附散 治冷淋，小便秘涩，数起不通，窍中疼痛，憎寒凛凛，多因饮水过度，或为寒泣，心成气耗，皆有此证。

附子生，去皮脐 滑石各半两 瞿麦 半夏汤洗七次 木通各七钱半

上为末，每服二钱，加生姜七片、灯心二十茎、蜜半匙，水煎，温服。

槟榔散 治冷淋，腹胁胀痛，小便急痛。

槟榔 木香不见火 当归炒，各半两 母丁香 桂心各二钱半 猪苓一两，去黑皮 龙脑一钱，另研

上为细末，每服一钱，生姜葱煎汤调服，不拘时。

泽泻散 治冷淋，小便涩痛胀满。

泽泻 鸡苏 石苇 赤茯苓 蒲黄 当归 琥珀另研 槟榔各一两 枳壳去穰，麸炒 桑螵蛸炒，各半两 官桂去粗皮，七钱半

上为细末，每服二钱，亦不拘时用冬葵子煎汤调服，或木通煎汤调亦可。

治茎中痛方

一方 治淋茎中痛，此是肝经气滞有热。

甘草梢半两 青皮 黄柏 泽泻各一钱

上作一服，水煎，空心服。

参苓琥珀汤 治小便淋沥，茎中痛不可忍。

人参 川楝子去核 柴胡 生甘草梢各一钱 茯苓一钱半 泽泻一钱二分 当归八分 元胡索七分 琥珀三分

上锉一服，水煎，空心服。一方加青皮、黄柏各三分。

加味六君子汤 治苦病淋，而茎中痛甚，不可忍者。

人参 白术 白茯苓 甘草 陈皮 半夏 黄柏 知母 滑石 石苇 琥珀

上锉，水煎服。

治胞痹方

肾沥汤 治胞痹，小腹急，小便不利。

桑白皮炒 犀角屑 杜仲炙，去丝 五加皮 麦门冬去心 木通 桔梗各一钱 赤芍药五分

上锉作一服，用水二钟，加羊肾一个，切破，入竹沥少许，同煎服。

肾着汤 治胞痹，小便不通。

赤茯苓 白术各四两 甘草炙，三两 干姜炮，一两

上为末，每服五钱，水煎，温服，日三服。

千金茯苓丸 治胞痹，小便内痛。

赤茯苓 防风 细辛 白术 泽泻各半两 天花粉 紫菀[14] 牛膝酒浸 黄芪 芍药煨 甘草炙，各三钱 附子炮 官桂各二钱 山茱萸肉 山药 独活 生地黄 半夏各一钱

上为末，炼蜜丸，如桐子大，每服五六十丸，空心温酒下。

巴戟丸 治胞痹，脐腹痛，小便不利。

巴戟去心，一两半 桑螵蛸麸炒 远志去心 生地黄 山药 附子炮 续断 肉苁蓉酒浸，各一两 杜仲炙 石斛 鹿茸酥炙 龙骨 菟丝子 五味子 山茱萸 官桂各三钱

上为细末，炼蜜丸，如桐子大，每服三十丸，空心食前温酒下。

治妇人淋方

一方 治妇人诸淋。

用苦杖根，俗呼土牛膝，洗净捶碎一握，水五碗煎至一碗，去柤，入麝香、乳香末各少许，调服，小便内当下砂石，剥剥有声，是其效也。

石韦散 治妇人小便卒淋涩。

石苇 黄芩 木通 白榆皮 葵子 瞿麦穗 甘草各等分

上㕮咀，每服八钱，加生姜三片，水煎，食前温服。

荫按：淋证，其感不一，或因房劳，或因忿怒，或因醇酒，或因厚味所致。夫房劳者，阴虚火动也；忿怒者，气动生火也。醇酒厚味者，酿成湿热也。积热既久，热结下焦，所以小便淋沥，欲去不去，不去又来，而痛不可忍者。初则热淋血淋，久则煎熬水液，稠浊如脂膏，如沙如石也。必须用散热开郁，行气破血，滋阴利小便之药可也。故东垣先生用药凡例，小服痛，用青皮疏肝，黄柏滋肾。盖小腹小便，乃肝肾部位，学者不可不知。又，子和先生云：凡大人、小儿痛沙石淋，及五种淋沥闭癃，并脐腹痛，益元散主之，以长流水调下，八正散、石韦散，依方服用。此三药皆可加减服之，但诸方中石韦散、琥珀散，名虽同而药不一，学者临证审确，加减可也。大抵此证皆由下焦热结也。下焦结，则清阳不升；上窍闭，下窍塞矣。故丹溪用吐法，子和用下法，不吐何以开，不下何以利，上窍开，下窍自利矣，此所谓源清则流清者是也。

卷九十二　小便不通

论

东垣曰：小便不通，皆邪热为病，分在气在血而治之，以渴与不渴辨之。如渴而不利者，热在上焦肺分故也。夫小便者，足太阳膀胱所主也，长生于申。申者，西方金也。金能生水，金者肺也，肺中伏热，水不能生，是绝小便之源也，肺气不能降，故用清燥金之正化，如雨如露，皆从天而降也，淡味渗泄之药，茯苓，猪苓、泽泻、琥珀、灯心、通草、车前子、木通、瞿麦、萹蓄之类，以泻肺火而清肺金，滋水之化源也。若不渴而不利者，热在下焦血分故也。下焦者，肾也，膀胱也。是绝其流而溺不出也。《经》曰：无阴则阳无以化。须用气味俱厚，阴中之阴之药治之。若用淡渗之剂，其性乃阳中之阴，非纯阴之剂，阳无以化也，治法当寒因热用。如热在上焦，栀子、黄芩；中焦黄连、白芍；下焦黄柏、知母之类。仲景云：小便不通，腹下痛，状如覆碗，痛闷难忍者，乃肠胃干涸，膻中气不下。

《经》云：膀胱者，州都之官，津液藏焉，气化则能出矣。膻中者，臣使之官，三焦相火，肾为气海也。王注云：膀胱，津液之腑，胞内居之，少腹处间毛内藏胞器，若得气海之气施化，则溲便注下，气海之气不及，则隐秘不通，故不得便利也。先用木香、沉香各三钱，酒调下，或八正散，甚则宜上涌之，令气通达，便自通利。《经》所谓"病在下，上取之"。王注曰：热攻于上，不利于下。气盛于上，则温辛散之，苦以利之。一方煎橘红茯苓汤，调木香、沉香末，空心服之。

丹溪曰：小便不通，有热有湿，有气结于下，宜清、宜燥、宜升，有隔二、隔三之治。如因肺燥，不能生水，则清金，此隔二。如不因肺燥，但膀胱有热，则宜泻膀胱，此正治。如因脾湿不运，而精不升，故肺不能生水，则当燥脾健胃，此隔三。清肺，用车前子、茯苓之类；泻膀胱，用黄柏、知母之类；燥脾健胃，用苍术、白术之类。又曰：小便不通，属气虚、血虚。有实热，痰气闭塞，皆宜吐之，以提其气，气升则水自降，盖气承载其水者也。气虚，用参、术、升麻等，先服后吐，或就参芪药中调理吐之；血虚，用四物汤，先服后吐，或芎归汤探吐之；痰多，二陈汤，先服后探吐之；痰气闭塞，二陈汤加木香，香附探吐之；实热当利之，或八正散。盖大便动则小便自然通矣。一人小便不通，医用利药益甚。脉右寸弦滑，此积痰在肺，肺为上焦，膀胱为下焦，上焦闭则下焦塞，如滴水之器，上窍闭，则下窍无以自通。必上窍开，而后下窍之水出焉，以药大吐之，病即安。

叶氏曰：气虚血虚，与痰气闭结于下者，虚实之情不同。丹溪皆用吐法，乃急则治其标也，至木之虚，岂参术四物之类顷刻下咽遂能补益之耶！吾恐病根犹在，不久必复作。愚意若果气虚血虚，必用大补，使其气盛而施化，血生而津润，其便自可以通，不必探吐。果宜吐者，必须先吐，候其溺通，继服补剂，庶可平复，非如痰气闭结者，但吐之而可已。此丹溪未尽之意，予表而出之。

戴氏曰：汗多而小便赤涩，夏月多有此证，盛暑所饮既多，小便反涩，缘上停为饮，外发于汗，津道不通，小肠涩闭，则水不运下，用五苓散。然有虚劳汗多而反涩者，乃是五内枯燥，滋腴既去，不能生津，当以温养润肺，十全大补汤，或养荣汤，不可过用利小便。盖汗者心液，心主血，养血则心得所养，汗止津生，不必通溺而自清矣。诸失精血，及患痈毒人，或有小便反涩之证，亦是枯竭不润之故也。

李氏曰：《经》曰：膀胱不利为癃。候其鼻头色黄者，小便必难。肾主水，潴于膀胱，泄于小肠，实相通也。然肾应于心，心火盛则小肠热结，热微则小便难而仅有，热甚则小便闭而绝无，宜清热生津为主，单朴硝散、五苓散。脐下胀者，加琥珀，或单琥珀为末，蜜丸，人参茯苓煎汤下。或捣生车前子自然汁，入蜜一匙调服。有利大便行而后小便利者，八正散加木香；热盛，茎中涩痛者，导赤散加山栀、大黄，或麻子仁丸，冷热熨法。虚损久病，自汗，五内枯燥，及诸疮失血过多者，人参养荣汤。有精竭不痛，茎痒者，八味丸；有胃弱不能通调水道，下输膀胱，及气虚者，四君子汤加黄芪、升麻；有脾枯亡血，及劳伤血虚者，四物汤；气血俱虚者，八物汤。痰涎阻滞，气道不通者，导痰汤加升麻；忿怒气结，闭遏不通者，二陈汤加木香、香附、木通。俱先服一盏，后煎柤探吐，以提其气，气升则水自降矣。实热，砂糖调牵牛末一、二钱，探吐。寻常小便赤涩，宜清心。上热者，导赤散加黄连、灯心；下虚者，滋肾丸；上盛下虚者，清心莲子饮。胞痹，即寒淋，小便痛引脐腹，上有清涕，肾着汤；热者，泻肾汤。肠痹，乃飧泄，小便闭涩，津液偏渗，便宜分利而已。

脉理

《脉诀举要》曰：鼻头色黄，小便必难，脉浮弦涩，为不小便。

治气分热小便不通方

清肺饮 治渴而小便闭，或黄或涩，邪热在气分也。

茯苓二钱 猪苓 泽泻各三钱 车前子一钱 木通 萹蓄各七分 琥珀 瞿麦 通草 灯心各二分

上为末，每服五钱，水煎，热服。

蒲黄汤 治心肾有热，小便不通。

赤茯苓 木通 车前子 桑白皮炒 荆芥 灯草 赤芍药 蒲黄 滑石 甘草各等分

上为末，每服二钱，葱白、紫苏煎汤调下，食前服。

葵子散 治小便不通。

黄蜀葵子 赤茯苓各二钱

上作一服，水煎，食前服。

葵子汤 治膀胱实热，小便不通。

赤茯苓去皮 木猪苓去皮 葵子 枳实麸炒 瞿麦 滑石 木通 黄芩 车前子 甘草炙，各等分

上㕮咀，每服四钱，加生姜五片，水煎服。

海金沙散 治小便淋沥，及下焦湿热，气不施化，或五种淋疾，癃闭不通。

海金沙研 木通 瞿麦穗 滑石 通草各半两 杏仁去皮尖，麸炒，一两

上㕮咀，每服一两，灯心二十茎，水煎温服。

宣气散 治小便不通，脐腹急痛。

木通 甘草各三钱 栀子二钱 葵子 滑石各一钱

上为末，每服半钱，灯心汤下，食前。

木通散 治小便不通，小腹痛不可忍。

木通 滑石各一两 黑牵牛头末，半两

上㕮咀，每服三钱，灯心十茎、葱白一茎，水煎食前服。

鸡苏饮子　治小便不通。

鸡苏二两　生地黄　通草各四两　滑石　杏仁去皮尖，各二两　冬葵子一两五钱　石韦炙，去毛，一两

上锉，以水六升，煎至二升半，去柤，分三服，空心进一服，如人行四、五里又进一服，必通。

又方　治小便不通。

冬葵子　滑石各三两　通草　赤茯苓各一两　茅根二两半　芒硝一两半

上细切，以水六升煎至二升，去柤，纳芒硝，分作三服，连进即通。

《集验方》　治小便淋沥不通。

滑石半斤　石苇三两　通草四两　榆荚　冬葵子各[15]半升

上细切，以水一斗，煎取三升，分作三服，顿饮。一方加黄芩二两。

一方　治男子小便不通，及孕妇转胞，小便不通。

冬葵子　山栀子炒　滑石研，各半两　木通三钱

上作一服，水煎，温服外以冬葵子、滑石、山栀子为末，田螺肉捣膏，或生葱汁调膏，贴脐中，立通。

八珍散　治大人、小儿小便不利，或不通。

大黄　木通去皮　滑石　粉草　瞿麦　山栀子　黄芩　荆芥各等分

上为末，每服一钱，薄荷汤调下，小儿减服，食前。

加味八正散　治膀胱不利为癃，癃者小便闭而不通。

车前子　瞿麦　萹蓄　滑石　甘草　山栀子　木通　大黄　木香各等分

上锉，每服三钱，入灯心十茎，水煎，食前服。

五苓散　治中暑脉浮，发热渴而小便不利。

白茯苓　猪苓　泽泻　白术　官桂各等分

上为末，每五钱，水煎服。

茯苓汤　治胃疸，阳明积热，食已辄饥，面色黄瘦，胃满胁胀，小便闭涩。

赤茯苓　陈皮去白　泽泻　桑白皮各三分　赤芍药　白术　人参　官桂各二分　石膏八分

上锉，作一服，加生姜五片，水煎温服。病甚者，加大黄、朴硝各一钱。

茯苓戎盐汤

茯苓半斤　白术二两　戎盐弹丸大，一枚

上三味为末，白汤调下。

草蜜汤　治心肾有热，小便不通。

生车前草捣，取自然汁半钟，入蜜一匙，调下。

一方　治小便不通。

车前子草一斤，水三升煎取一升半，分三服。

一方　治小便不通，脐下满闷。

海金沙一两　腊茶半两

上为末，每服三钱，生姜甘草汤调下。

白花散　治膀胱有热，小便不通。

用朴硝不拘多少，为细末，每服二钱，空心煎茴香汤调下。

琥珀散 治老人、虚人小便不通。

用琥珀为末，每服一钱，以人参、茯苓煎汤，空心调服；或炼蜜丸，如桐子大，每服十丸，赤茯苓汤下。

治血分热小便不通方

滋肾丸 治下焦阴虚，脚膝软无力，阴汗阴痿，足热不能履地，不渴而小便闭者，邪热在血分也。

黄柏酒洗，焙 知母酒洗，炒，各二两 肉桂二钱

上为细末，熟水丸，如桐子大，每服一百丸，加至二百丸，空心白汤下。

通关丸 治小便不通，热在下焦血分，兼治诸淋。

黄柏 知母各酒炒，二两 肉桂三钱 滑石二两 木通一两

上为末，水丸桐子大，每服百丸，白汤下。

导气除湿汤 治小便闭塞不通，乃血涩致气不通而窍涩也。

知母酒洗 泽泻各三钱 茯苓 滑石炒黄，各二钱 黄柏酒洗，四钱

上㕮咀，每服五钱，水煎，空心稍热服。

黄连丸 治因服热药过多，小便不利，诸药莫能效者，或脐下痛不可忍者。

黄连炒 黄粕炒 甘草各等分

上㕮咀，水煎，食前温服。如更不通，加知母。此药助气，使气得化则通矣。

治转胞小便不通方

二石散 治男妇脬转，八九日不得小便者。

滑石 寒水石 冬葵子各一盏

上用水十盏煎，至五盏，分作二服。

冷热熨法 治二便秘塞，或淋沥溺血，阴中疼痛，此热气所致

先以冷物熨小腹几次，后以热物熨之，又以冷物熨之自通，将理自愈。

治气郁小便不通方

加味二陈汤 治忿怒气结，闭遏不通。

陈皮 半夏 茯苓 甘草 香附 木通各等分

上锉，水煎服，后煎柤探吐，以提其气。

二香散 治气郁于下，小便隐秘不通。

木香 沉香各等分

上为末，煎陈皮茯苓汤调下，空心服。

治血郁小便不通方

蒲灰散　治瘀血，小便不利。

蒲灰七分，恐即蒲黄粉　滑石三分

上二味为末，饮服五分方寸匕，日三服。

滑石白鱼散

滑石　乱发烧　白鱼各二分，衣鱼也

上为末，饮服五分匕，日三服。

发灰散　治脐下急满，小便不通。

头发烧灰　葵子各等分

上研细，每用二钱，米饮调服讫，即炒黑豆叶盖脐上，即通。

桃仁煎　治妇人积血，小便不通。

桃仁　大黄　朴硝各二两　虻虫半两，炸黑

上为末，以醇醋二升半，银石器内慢火煎取一升五合，下大黄、桃仁、虻虫等，不住手搅，良久出之，丸如桐子大，前一日不晚食，五更初，温酒吞下五丸，日午取下如赤豆汁，或如鸡肝等状，未下再服，见鲜血即止，续以调血气药补之。

楼氏曰：一贵宦妻妾小便不通，脐腹胀痛不可忍，众医皆作淋治，如八正散之类，皆不效。予诊之曰：此血瘕也，非瞑眩药不可去。用此药至日午，大痛不可忍，卧少顷，下血块如拳者数枚，小便如黑豆汁一二升，痛止得愈。此药猛烈太峻，气虚血弱者，宜斟酌用之。

治痰塞小便不通方

二陈汤　治痰多，小便不通，用此探吐。

陈皮　半夏　茯苓　甘草各等分

上锉，水煎服。

升麻导痰汤　治痰涎阻滞气道，小便不通。

南星泡　橘红　赤茯苓　枳壳　甘草各一钱　半夏二钱　升麻五分

上锉，水煎服。

治水气小便不通方

瓜蒌瞿麦丸　治小便不利者，有水气，其人若渴，此方主之。

瓜蒌根二两　茯苓　薯蓣各三两　附子一枚，炮　瞿麦一两

上为末，炼蜜丸，如桐子大，每服三丸，服不知，增至七八丸。以小便利，腹中温，谓之知。

治虚损小便不通方

人参养荣汤　治久病自汗，五内枯燥，及诸疮失血过多，小便不利者。

人参　当归　黄芪　白术　陈皮　芍药各一钱　熟地黄　五味子　远志各七分　白茯苓

六分　桂心　甘草各五分

上锉，加生姜三片、枣二枚，水煎服。

加味四君子汤　治气虚及胃弱，不能通调水道，下输膀胱，致小便不通。

黄芪　升麻　人参　白术　茯苓　甘草炙，各一钱

上锉，水煎服。

六味地黄丸　治肾经虚损，小便淋沥不通。

熟地黄八两　干山药　山茱萸　茯苓　泽泻各四两　牡丹皮三两

上为末，炼蜜丸，如桐子大，每服百丸，空心白汤下。如精竭不痛，茎痒者，用八味丸，即本方加肉桂、附子各一两。

治小便不通杂方

一方　治小便不通。

用杏子仁二十一枚，研烂，水调，分作二服，效。一方鸡子中黄一枚，服之不过三。一方用麻烧灰存性，为末，黄酒调服，登时就通。

一方　治小便不通，腹胀疼痛欲死。

野地蒺藜子不拘多少，熔黄色为末，温酒调服。

一方　用蚯蚓五七条研烂，投凉水一碗，搅匀澄清，去泥滓饮水，即时通，大解热疾。不知人事，欲死者，服之立效。

一方　治小便不通，两尺脉俱沉微，乃阴虚也，曾服通利之药不效者。

用大附子一个，重一两者，炮去皮脐，盐水浸透，泽泻切，作四剂，每剂灯草七根煎服。

一方　治忍小便致胞转。

自取爪甲烧灰，米饮服之。

一方　治小便不通，数病而微肿。

取陈久笔头一枚，烧为灰，和水服之。

一方　用酸浆草捣汁，入蜜同服。

一方　用竹鸡草一两，洗净，车前草一两，同于砂盆内擂烂，加蜜少许，无蜜加盐少许，取汁，空心服，小便自通。竹鸡草，其叫如竹叶，花翠蓝色。

一方　治妇人卒不得小便。

用紫菀末，以井花水服三撮便通。小便血，五撮立止。

一方　治小便不通。

用炒盐热熨小腹，冷复易之。或以食盐炒热放温，填脐中，却以艾灸七壮，即时通，允妙。

一方　治小便閟。

用大田螺，生去壳，捣细封脐上，即通。

葱熨法　治小便难，小腹胀满，不急治，杀人。

用葱白一斤，细锉，炒令热，以帕子裹，分作两处，更递熨脐下，即通。

一方　治小便难，腹满闷，不急疗之，杀人。

用秦艽一两，去苗，以水一大盏煎取七分，去租，每于食前作两服，瘥。

一方　治阴阳关格，前后不通，利大便，小水自行，中有转胞之证，诸药不效，无救，则胀满闷乱而死。

用甘遂为末，水调敷脐下，内以甘草节煎汤饮之，药汁至脐，二药相反，而胞自转矣，小水来如涌泉，此救急之良法也。

一方　治伤寒后小便不通。

用生姜八九块，杵碎，水十余碗，麻布五六尺，同煎数沸，用桶盛，至候通，手以布频熨小腹，良久，恰用红豆末一匕，江茶二匕，井花水调服，神效，小便如注。

瓜蒌散　治腹胀，小便不通。

瓜蒌不拘多少，焙干为末，每服二钱，热酒米饮，频频服，以通为度。

一方　用葱白三寸，水煎热，不用葱，入阿胶一片，于汤内溶开，温服，食前服。

卷九十三　小便不禁

论

《原病式》曰：热甚客于肾部，干于足厥阴之经，廷孔郁结极甚，而气不能宣通，则痿痹而神无所用，故液渗于膀胱，而旋溺遗失，不能收禁也。

戴氏曰：小便多者，乃下元虚冷，肾不摄水，以致渗滞，宜生料鹿茸丸；睡着遗尿者，此亦下元虚冷，治如前法。有盛喜，致小便日夜无度，乃喜极伤心。心与小肠为表里，宜分清饮合四七汤煎服，再以辰砂妙香散，或小菟丝子丸间服。小便数者，频频欲去而溺不多，但不痛耳，此肾与膀胱俱虚，客热乘之，虚则不能制水，宜补肾丸、六味地黄丸。热，又水道涩而不利，八正散或五苓散加黄柏、知母、麦门冬、木通；大便硬，小便数者，是谓脾约病，脾约丸主之。

丹溪曰：小便不禁者，属热属虚。热者，五苓散加解毒；虚者，五苓散加四物。

王节斋曰：小便不禁，或频数，古方多以为寒，而用温涩之药，殊不知属热者多。盖膀胱火邪妄动，水不得安，故不能禁而频数来也。故年老人多频数，是膀胱血少，阳火偏旺也，治法当补膀胱阴血，泻火邪为主，而佐以收涩之剂，如牡蛎、山茱萸、五味之类，不可用温药也。病本属热，故宜泻火，因水不足，故火动而致小便多，小便既多，水益虚矣，故宜补血。补血泻火，治其本也；收之涩之，治其标也。

东垣云：小便遗失者，肺金虚也，宜安卧养气，禁劳役，以黄芪、人参之类补之。不愈，当责有热，加黄柏、生地黄。

楼氏曰：下焦虚脱者，涩之。《经》云：水泉不止者，是膀胱不藏也。仲景云：下焦竭，则遗溺失便，其气不能自禁制，不须治，久则愈。又云：下焦不归，则遗溲，世用桑螵蛸、鸡肶胵之类是也。

李氏曰：小便不禁，出而不觉，赤者有热，白者气虚。实热，乃膀胱火动，四苓散合三黄汤，加五味子、山茱萸少许；虚热，四苓散合四物汤，加山栀、升麻。虚，乃肾与膀胱气虚，十全大补汤加益智仁，或缩泉丸、大菟丝子丸、二苓丸。遇夜阴盛愈多，内虚自汗者，秘元丹；内虚湿热者，肾气丸、八味丸减泽泻、附子，加五味子、杜仲、破故纸、倍山茱萸；内虚寒冷者，古桂附汤、大菟丝子丸加肉桂；频数而少，轻于不禁，劳心者，妙香散、桑螵蛸散；劳役伤脾者，补中益气汤。脾约证见伤寒。下虚内损，则膀胱不约，便溺自遗，或尿后余沥，皆火盛水不得安，治宜补膀胱阴血，泻火邪为主，而佐以牡蛎、山茱萸、五味子之类，不可用温药，古方补阴丸最妙。妇人产后伤胞，小儿胞冷，鸡肶胵散主之。

治内热小便不禁方

茯苓琥珀汤 治膏粱湿热内蓄，不得施化，膀胱窍涩，小便频数而短少，脉沉缓，时时带数。

茯苓 猪苓 白术 琥珀各半两 泽泻一两 滑石七钱 甘草炙 桂去皮，各三钱

上为细末，每服五钱，煎长流水一盏，空心食前调下。待少时，以美膳压之。

解毒四苓汤 治有热小便不禁。

白术 茯苓 猪苓 泽泻 黄连 黄柏 栀子 山茱萸各一钱 五味子十五粒[16]

治内虚小便不禁方

四物合四苓汤 治虚弱不禁。

白术 茯苓 泽泻 猪苓 当归 川芎 芍药 生地黄 山茱萸各一钱 五味子十五粒

上锉，水煎，空心服。

参芪汤 治气虚，遗溺失禁。

人参 黄芪蜜水炒 茯苓 白术 当归 熟地黄 陈皮各一钱 益智仁八分 升麻 肉桂各五分 甘草三分

上锉，加生姜三片、枣一枚，水煎，空心服。年老之人，虚寒遗溺者，多加附子，名参附汤。补中益气汤加益智、五味子，亦可服。

参术汤 治身体虚瘦，遗溺失禁。

人参八分 白术麸炒 黄芪蜜水炒 山药炒 白芍药酒炒，各一钱 山茱萸酒蒸，去核 酸枣仁炒，各七分 甘草炙，四分

上锉一剂，水煎，空心服。

二苓丸 治心肾不足，精神恍惚，小便淋沥不禁。

赤茯苓 白茯苓各等分

上为末，以新汲水澄去新沫，控干别去，地黄汁与好酒同于银石器内熬成膏，搜和丸，如弹子大，每服一丸，空心盐酒嚼下。

桑螵蛸散 治劳伤心肾，小便频数，如米泔色。能安神定志，有服此药，不终剂而愈。

桑螵蛸盐炙 远志去心 龙骨 人参 菖蒲盐炙 茯神去木 鳖甲醋炙 当归各等分

上为末，每服二钱，临卧人参汤调服。

既济丸 治小便不禁。

菟丝子酒制 益智仁炒 茯苓 韭子炒 肉苁蓉酒洗 当归 熟地黄各五钱 黄柏盐酒炒 知母盐酒炒 牡蛎煅 石枣酒蒸，去核，各三钱 五味子一钱

上为末，面糊丸，如桐子大，每服五十丸，空心盐汤下。

水芝丸 治上焦真气虚弱，小便频数，日夜无度。

莲肉去皮，不拘多少，用好酒浸一、二宿，猪肚一个，将莲肉入肚中，多半为度，水煮熟取出，切，焙干

上为细末，酒煮面糊丸，如芡实大，每服五十丸，食前米饮下。

益智丸 治下元气虚，小便颇数。

人参 黄柏酒浸，各五钱 益智仁六钱 甘草一钱

上为细末，炼蜜丸，如桐子大，每服五十丸，五更临卧滚水酒任下。

加味地黄丸 治内虚热者，小便频数不禁。

熟地黄八两，杵膏 山茱萸酒蒸，去核 干山药各四两 牡丹皮 白茯苓 泽泻 牡蛎 五味子各三两

上为末，地黄膏和，炼蜜丸，如桐子大，每服百丸，空心滚汤下。一方，六味丸去泽泻，加益智仁。

小菟丝子丸

石莲肉二两 菟丝子酒浸，五两 白茯苓一两半 山药二两，内七钱打糊。

上为末，用山药粉打糊丸，如桐子大，每服五十丸，空心用酒盐汤任下。

一方 治小便遗失。

阿胶炒成珠 牡蛎 鹿茸酒浸 桑螵蛸酒炙，各等分

上为末，糯米糊丸，如桐子大，每服五十丸，空心盐酒任下。

鸡肶胵散 治通尿失禁。

鸡肶胵一具并肠，男用雌，女用雄，洗净烧灰

上为末，每服二钱，空心温酒调服，或加猪脬烧灰。

一方 治遗尿失禁。

破故纸为末，每服二三钱。空心熟水调下。又，宜气海穴灸之。

治虚寒小便不禁方

卫真汤 治男妇元气衰惫，荣卫怯弱，真阳不固，三焦不和，上盛下虚，夜梦鬼交，觉来盗汗，面无精光，唇口舌燥，耳内蝉鸣，腰痛背倦，心气虚乏，精神不安，惊悸健忘，饮食无味。日渐瘦悴，外肾湿痒，夜多小便，肿重冷痛，牵引小腹，足膝缓弱，行步艰难；妇人血海久冷，经候不调，或过期不止，或一月两来，赤白带下，漏分五色，子宫感寒，久不成孕，并皆治之。此药大能生气血，遇夜半子时肾水旺极之际，补肾实脏，男子摄血化精，诸病未萌之前，皆能制治，使不复为梗。

人参一两半 金钗石斛 白茯苓 木香 肉豆蔻 山药 熟地黄各三两 牛膝童便酒浸一宿 生地黄各二两 当归 青皮去白 丁香各一两

上为细末，每服三钱，酒调下，盐汤亦得，空心食前服，妇人诸病，童便同酒调，空心下。

大菟丝子丸 治内虚里寒，自汗不止，小便不禁。

菟丝子 肉苁蓉各二两 黑附子 五味子 鹿茸 鸡肶胵 桑螵蛸一两

上为末，酒糊丸，如桐子大，每服七十丸，空心盐汤酒任下。一方有牡蛎一两。

韭子丸 治老人下元虚冷，小便不禁，或成白浊。

韭子炒，六两 鹿茸酥炙，四两 苁蓉酒浸 牛膝酒浸 熟地黄 当归各二两 菟丝子酒浸 巴戟去心，各一两半 杜仲炒 石斛去芦 干姜炮 桂心各一两

上为末，酒糊丸，如桐子大，每服一百丸，空心盐汤温酒任下。老人又宜八味丸加益智仁，去泽泻。

鹿茸丸 治久虚冷，小便白浊，滑数不禁。

鹿茸酥炙 牛膝酒浸 五味子各二两 石斛 杜仲姜汁炒 巴戟去骨 山药 菟丝子酒煮，捣烂 川楝肉 泽泻各一两 附子炒 官桂 沉香各半两

上为末，酒糊丸，如桐子大，每服七十丸，空心盐酒下。

一方 治男子、妇人一切虚冷之疾，活血驻颜，减小便，除盗汗；治妇人久不生育，似带疾而非，时有遗沥，并皆治之，功效不可具述。

苍术切焙 川楝子 茴香 吴茱萸汤洗 破故纸 胡芦巴并炒，各一两 山药二两 川姜 川乌 草乌并炮，各半两

上为细末，醋糊丸，如桐子大，每服十五丸，空心温酒盐汤任下，妇人艾醋汤下，日二服。

秘元丹 治冷气攻心，腹痛泄泻，自汗遗溺，阳衰足冷，真气不足，一切内虚里寒等证。

白龙骨三两 诃子十枚 砂仁 辰砂各一两

上为末，糯米粥丸，如绿豆大，每服空心酒下二丸，临卧冷水下三丸。忌葱茶韭。

缩泉丸 治脬气不足，小便频数，一日夜百余次。

益智仁 天台乌药各等分

上为末，酒煮山药糊丸，如桐子大，每服五七十丸，临卧盐汤下。

一方 治夜多小便。

益智仁二十个，连皮 赤茯苓二钱

上锉，水煎，临卧热服。

一方 治小儿小便不禁，夜多遗尿。

益智仁一两，盐水浸一宿，炒干，去壳

上为末，每用二茶匙，米汤调下。

一方 治下焦虚冷，小便数损无力。

生薯蓣，半斤刮去皮，以刀切碎，于铛中煮酒沸，下薯蓣，不得搅，待熟加盐葱白，更添酒，空腹服二三盏妙。

卷九十八 前阴诸疾

论

娄氏曰：前阴所过之脉有二，一曰肝肺，二曰督脉。《经》云：足厥阴之脉入毛中，过阴器，抵少腹，是肝脉所过也。又云：督脉者，起于少腹以下骨中央，女子入系庭孔，循阴器，男子循茎下至篡，与女子等，是督脉所过也。阴缩者，谓前阴受寒，入腹内也；阴纵者，谓前阴受热，挺长不收也。《经》曰：足厥阴之经，伤于寒则阴缩入，伤于热则纵挺不收。治在行水清阴气故也。阴痿者，皆耗散过度，伤于肝经所致。《经》云：足厥阴之经，其病伤于内，则不起是也。

丹溪曰：胞兄二十余岁，玉茎挺长，肿而痿，皮塌常润，磨股不能行，两胁气上，手足倦弱。先以小柴胡、黄连大剂行其湿热，略加黄柏降其逆上之气，其挺肿渐收减及半，但茎中有坚块未消。遂以青皮一味为君，佐以散风之剂，末服，外以丝瓜汁、五倍子末敷而愈。平江王氏子，年三十余岁，忽阴挺长肿而痛，脉数而实，用朴硝荆芥汤浸洗，又用三一承气汤大下之愈。东垣阴痿阴汗及臊臭论云：一富者前阴间尝闻臊臭，又因连日饮酒，腹中不和，求予治之。予应之曰：夫前阴者，足厥阴肝之脉络，循阴器，出其挺末。凡臭者，心之所主，散入五方，为五臭，入肝为臊臭，此其一也。当于肝经中泻行间，是治其本；后于心经中泻少冲，以治其标。如恶针，当用药除之，治法当求其本。连日饮酒，夫酒者，气味俱能生湿，是风、湿、热合于下焦为邪，故《经》云：下焦如渎。又云：在下者，引而竭之。酒是湿热之水，亦宜决前阴以去之，

是合下焦二法治之。

治方

龙胆泻肝汤 治阴囊肿痛,或溃烂作痛,或睾丸悬挂,及一切湿痒臊臭等证。

柴胡梢 泽泻各一钱 车前子 木通各五分 当归梢 龙胆草 生地黄各三分

上锉,如麻豆大小,水煎,空心稍热服,便以美膳压之。此药柴胡入肝为引,用泽泻、车前子、木通淡渗之味,三味以除臊臭,是名在"下者引而竭之";生地黄、龙服草之苦寒,泻酒湿热,更兼车前子之类以彻肝中邪气,肝主血,用当归以滋肝中血不足也。一方去柴胡加黄芩、山栀子、甘草各五分,名加减龙胆泻肝汤。湿盛加黄连,便秘加大黄。

柴青泻肝汤 治男子肝火旺极,阴茎肿裂,健硬不休。

柴胡 半夏 黄芩 人参 甘草 黄连 青皮各等分

上锉,水煎服。此即小柴胡汤加黄连、青皮。盖玉茎万筋之总,小柴胡,肝胆正药,加黄连助柴胡泻肝火,青皮泻肝气。

三白散 治膀胱蕴热,风湿相乘,阴囊肿胀,大小便不利。

白牵牛二两 桑白皮炒 白术 木通 陈皮各五钱

上为细末,每服二钱,空心姜水调服,小儿服半钱。

固真汤 治两丸冷,前阴痿弱,阴汗如水,小便后有余滴、臊气,尻臀前阴冷,恶寒而喜热,膝亦冷,正月内定此方。

升麻 柴胡 羌活各一钱 甘草 泽泻各一钱半 龙胆草炒 知母 黄柏各二钱

上锉如麻豆大,水煎,空心热服,以美膳压之。

温肾汤 治面色萎黄,身黄,脚软弱无力,阴汗,阴茎有沃色,二月、定此方。

麻黄 柴胡梢各六分 泽泻二钱 防风 苍术各一钱半 白术 升麻各一钱 茯苓 猪苓各一钱五分 黄柏一钱

上锉,作分二服,水煎,食前稍热服,一时辰许方食。

补肝汤 治前阴如水冷,并冷汗,两脚痿弱无力。

黄芪七分 人参 葛根各三分 甘草炙,五分 升麻 猪苓各四分 白茯苓 柴胡 羌活 陈皮 连翘 当归身 黄柏炒 泽泻 苍术 曲末 知母 防风各二分

上锉,如麻豆大,都作一服,水二盏,煎至一盏,去柤,空心稍热服。忌酒湿面。

清震汤 治溺黄臊臭淋沥,两丸如水,阴汗浸两股,阴头亦冷。

羌活 黄柏酒炒,各一钱 升麻 柴胡 苍术 黄芩各五分 泽泻四分 麻黄根 猪苓 防风各三分 炙甘草 当归身 藁本各二分 红花一分

上锉,如麻豆大,作一服,水煎,临卧服。忌酒湿面。

柴胡胜湿汤 治两旁肾冷,两髀阴汗,前阴痿弱,阴囊湿痒臊气。

柴胡 甘草生 黄柏酒炒,各二钱 升麻 泽泻各一钱半 当归梢 羌活 麻黄根 汉防己 龙胆草 茯苓各一钱 红花少许 五味子二十个

上锉,如麻豆大,分作二服,水煎,食前稍热服。忌酒湿面房事。

仲景八味丸 治阳事多痿不振。

熟地黄八两 泽泻 牡丹皮 白茯苓各三两 茱萸肉 山药各四两 附子炮 桂心各一两

上为末,炼丸如桐子大,每服五十丸,空心温酒淡盐汤任下。夏减桂附一半,春秋三停减

一。瘀去精足,全减桂附,只依六味地黄丸。

椒粉散 治前阴两丸湿痒痛,秋冬甚,夏月减。

麻黄根一钱 黑狗脊 蛇床子各五分 小椒 当归梢 猪苓各三分 斑蝥二个 轻粉少许 肉桂二分 红花少许

上为末,干撒上。避风寒湿冷处坐卧。

丹溪方 治肾囊湿痒。

吴茱萸半两 寒水石三钱 黄柏二钱半 樟脑 蛇床子各五钱 轻粉 白矾 白芷 槟榔各三钱 硫黄二钱

上为末,先以吴茱萸煎汤洗之,后以此药撒上。

牡矾丹 治阴囊两旁生疮,或阴湿水出,其痒甚苦,夜则搔之无足,后必自痛。又,两腋及脚心汗湿,无可奈何者,亦宜。

牡蛎 黄丹各二两 枯矾四两

上为末,遇夜睡时用手捏药于痒处擦之,不一时又擦,三、四次后自然平复。

硫槟散 治阴囊上及两腿上风湿疮痒。

槟榔二个破开,以黄丹三钱合在内,湿纸包煨 蛇床子 硫黄各四两 全蝎六个 轻粉 青黛各五分 麝香少许

上各为末和匀,每用少许清油调抹两掌,擦热抱囊一顷,次擦两腿上。

柏蛤散 治下疳湿疮。

黄柏以磁锋刮末 蛤粉末,各等分

上研匀撒上,即愈。盖黄柏去热,蛤粉燥湿故也。

桐绿散 治男妇阴部湿淹疮。

五倍子五钱 白矾一钱 乳香五分 轻粉一字 铜绿少许

上为末,洗净撒之。

鹅管散 治病瘥且犯房,玉茎皮破肿痛。

黄连 大黄各一钱 鹅管石 赤石脂各五分 雄黄一分 片脑半分

上为末,津液调敷。

一方 治有人阴冷,渐渐冷气入阴囊,肿满恐死,日夜痛闷不得眠。

取生椒择洗净,以布囊裹着丸囊,令厚半寸,须臾热气大通,日再易之,取出瘥。

一方 煮大蓟汁服,立瘥。

蝉脱散 治阴囊忽肿,多坐地为风,或虫蚁吹着。

用蝉脱五钱,水煎,洗肿处,再温再洗,肿痛立消,洗后与五苓散加灯心。

洗药 洗下疳疮。

黄连 黄柏 当归 白芷 独活 防风 朴稍 荆芥各等分

上锉,入铜钱五十文、乌梅五个、盐一匙,水煎温汤。日洗五七次,洗后用敷药。

敷药

木香 槟榔 黄连 铜青 轻粉 枯矾 螵蛸各等分 麝香少许

上为末,至夜敷上。

---

[1]遣欲澄心 摒除杂望,清心寡欲。

[2]梦与阴人通泄 即梦交。

[3]差之毫厘,谬之千里　亦作“差若豪氂,缪以千里”。谓相差虽很微小,但造成的错误极大。豪,通毫。氂,通厘。缪,通谬,错误。
[4]牡蛎　原本缺剂量。姑存。
[5]方　原误作“法”。校本同。据文义改。
[6]炼　原误作“练”。校本同。据文义改。
[7]桌　原作“卓”。校本同。形近致误。据文义改。
[8]《经》云:阳常有余,阴常不足　恐非《内经》之论,当出元·朱丹溪《格致余论》。
[9]堪舆　即风水。旧指住宅基地或坟地的形势,亦指相宅、相墓之法。堪,高处;舆,下处。
[10]撙(zǔn,音尊)节　抑制现多作节省解。
[11]沙苗　亦作“莎苗”。即阴毛。
[12]调服　原脱。据上下文例、文义补。
[13]服　原作“钱”。校本同。据文义改。
[14]菀　原作“苑”。形近致误。据文义改。
[15]各　原脱。据文义补。
[16]粒　此下恐有脱漏。存疑。

摄生总要

明·洪基[原著]

[说明]

《摄生总要》,九卷。明人洪基撰辑于崇祯十一年(1638)。洪基,字九有,明末安徽新安县人,生平欠详。本书是一部综合性著作,囊括了诸家医籍中有关内、外、妇、儿、五官科及男科的方药、医论,尤其是对男科种子的研究具有较高的参考价值。《摄生总要》包括《摄生秘剖》四卷、《摄生种子秘剖》二卷、《种子方剖》一卷、《房术奇书》二卷。《摄生秘剖》,亦称《胞与堂丸散谱》,虽然仅仅收集80种有效方剂,却为洪氏二十余载中从上万种方剂里精选而出,其剂型不但包括丸、散、膏、酒,而且内容涵盖内、外、妇、儿、五官科及男科。书中多数方剂因为具有较好的临床效果,故为后世医家广泛应用(本次整理未收录)。《摄生种子秘剖》,上卷着重介绍养生、导引、种子,尤其对十月胎形的阐述,是从解剖学角度,对胎儿的形体加以描述,对胎养、产前都具有较高的指导意义(本次整理未收录)。下卷为房中之法术要旨,谓使男欢女畅而不伤身,存、缩、抽、吸、闭、展六字延生诀及壮阳益女延寿的方药。《种子方剖》,包括《继嗣珍宝》和《金精直指》。《继嗣珍宝》内含种子法、调经法、种子吉辰歌、种子吉凶歌及选择生男、生女的方法。是从种子的时间、方法、禁忌等多方面加以阐述,对胎儿的优生优育奠定了良好的基础。《金精直指》以周易学说阐述求嗣种子之理,文深理奥,但言简意赅,具有很好的临床参考价值。《房术奇书》,又称《陈希夷房术玄机中萃纂要》,传抄自任拱辰。陈希夷,名抟,字图南,号希夷先生,为五代至宋初真源人。书中通过筑基、铸剑、调神、聚财、结友、择地、择鼎等章节的论述,间接的否定了房事伤身殒命的观点,强调以性养生不但可以不损伤身体,而且可达到延年益寿的作用。附录了具有增进性欲,治疗阳痿、性欲低下作用的50余首效方。而"房中炼己捷要"篇的五字妙诀:“霁霾霜霰需”,是对道家房室养生理论的继承,故作者自誉之“乃延生之密旨,归真之根,还原之本,可参天地阴阳之造化”。

本次以崇祯十一年(1638)刊本为底本,以光绪三十一年(1905)刊本为主校本进行整理。

精订摄生种子秘剖·卷下

安置炉鼎篇

夫安置炉鼎者，乃广成子授黄帝补虚之法也。炉鼎者，可择阴人十五六岁以上，眉清目秀，齿白唇红，面貌光润，皮肤细腻，声音清亮，语言和畅者，乃良器也。若元气虚弱黄瘦，经水不调，及四十岁上下者不可用也。凡与之交，择风日暄和之候，定息调停，战之以不泄之法，待其情动昏荡之际，舌下有津而冷，阴液滑流，当此之时，女人大药出矣。上则紧咂其舌，以左手搠其右胁下，则神惊精气泄出，吸其气和液咽之，则玉茎亦能吸其阴精入宫，如水逆流直上，然后御剑，则神妙矣。夫上采舌者，谓之天池水；中采乳者，谓之先天酒；下采阴者，谓之后天酒。崔公云：先天气，后天气，得之者，常似醉。岂戏语哉？依法采其三次，若其阴实不过，候其情甚，快咂其舌，退龟少出，如忍大便状，则其阴精自泄矣。此法巧妙，功用极大，不可轻传，以汇天机。慎之！慎之。

歌曰：

采阴须采产芝田，十五才交二八年，
不瘦不肥颜似玉，能红能白脸如莲。
胎息有真都是汞，命门无路不生铅，
炼成铅汞归元海，大药能为陆地仙。

大锁方闭篇

夫大锁方闭者，乃撒手过黄河之法也。凡性急燥之人，须半月方可闭住。惟性缓者，数日便闭。若一月之后，金关水闭，玉户常扃，自然不泄一点。初下手，未便惯熟，倘或精泄，只是清水。行之五、七日后，清水亦不泄也。初交之际，用三浅一深，渐渐至九浅一深。往来扇鼓三百余次，但觉欲泄，急退玉茎，按阴额，以右手三指，于谷道前拦住，把一口气提上丹田，咽气一口，澄心定虑，不可动作。少顷，时玉茎复振，依前扇鼓。若动情，蹲身抽出玉茎，如忍大小便状，运气上升，自然不泄矣。夫精气乃一身之本，只图快乐，泄尽元阳，譬将珠玉投于渊海之中，安可再得？每遇交合之际，闭口定息，使气转运，化为津液，而归丹田，不得出气，但微微鼻中放出。如口不闭，则精气易泄也。若气流入膀胱等处，反成诸病，可不慎欤！至于交战，勿令大醉大饱，每于戌亥二时之间，乃阴盛阳生之候。去却里衣，正坐，右手握肾茎，紧兜左手于丹田上，搓摩九九之数，方向阴户，却照前扇鼓，三浅一深，次以九浅一深，往来扇鼓数百。欲泄，即抽身起，以灵柯按阴额，缩龟咽气。存思少时，扇鼓如法。觉动情，依前提出，澄心定息，扇鼓倍之，或至一千八百之数。如彼此不倦，依法为之。行之久久，自然不走泄一点矣。

歌曰：

欲习于中理，先知补玉柯；
玉柯既壮健，撒手过黄河。
灵柯按阴额，黄河水流逆；
闭思真气定，自可搭金额。

又曰：

空自明书穴下工，下工到处是真空；
真空穴下能施巧，直入长生大道中。

回躬御女篇

房中术，行至一次，身体不倦。至三五次，扇鼓一万二千八百之数，依前提身缩龟，咽气一口至丹田，急缩下部，不令走泄。第一上峰，始采女子口中津液咽之；第二中峰，复采女乳汁吞之；第三下峰，闭气蹲身如龟状，急缩下部，采其红铅，从尾间运上昆仑顶，散于四肢，返老还童，诸疾不生矣。真人曰，欲采下峰，且先学运气法，得玉茎巨壮，可塞阴户，然后随吸阴中之气，从玉茎管逆入丹田，此三峰法也。

歌曰：

永镇金关日，长扃玉户秋；
施功如到此，御女复何忧！

又曰：

欲解回躬秘，身形似缩龟；
三峰如累卵，二者觉先知。

又曰：

万千数毕至回躬，四大安然百脉通；
皱纹舒尽红颜美，存想凝神大有功。

从心求味篇

自初下手，须缓缓施功按擦，不可性急，已上运用，实天地交媾，夫妇和畅，全美之道也。既不损阴，又不亏阳。交感百日之后，阴亦不倦，是乃体不交而神自交，意不合而气自合。端然静坐，涣然舒畅，内外神气，自然翕合。每日有三十二般真味，是乃从心求味也。

歌曰：

大锁金关毕，回躬御女收；
精神如到此，真味称心求。
缓慢施工闭，精神夜夜修；
和鸣夫妇美，任意畅千秋。

又曰：

慎勿狂狞身又高，百千度了气雄豪；
果然静坐思真味，体不交而神自交。

又曰：

伺其真味来，炉中自交媾；
一宵能百度，黄河水逆流。

还精采气篇

若论成功，止其不泄，未足为奇。要在还精采气，斯为大道。或曰：何以还精采气？答曰:凡扇鼓至千百之数,女有阴交三穴:一,两乳;二,两胁;三,两肾是也。往来扇鼓之际,候其声娇色变、眼慢口合、手冷心烦,彼时急缩下部,蹲身如龟,其牝中津液自我灵柯吸入。故曰"饮海黑龙收"。一合自己元阳,二得混而为一,从尾闾夹脊透上泥丸宫,再降入丹田,滋养真气,岂小补哉?盖女子一身属阴,惟精液属阳,故曰水中铅,阳数也,又名为红娘子;男子一身属阳,惟精气属阴,故曰沙中汞,阴数也,又名白头翁。红乃为铅,白乃为汞,与真液相合,搬上泥丸宫,则发齿不落,而颜如童矣。

歌曰:

大锁回躬罢,施工其味周;
还精方采气,饮海黑龙收。

又曰:

还精仍补脑,采气复丹田;
此道行之熟,端然作地仙。

又曰:

阴里回身是属阳,肾宫红液起琼浆;
时方认得真铅汞,渐入长生不老乡。

赫赫金丹篇

采战时,先用绯线折回耳间,迷之鼻窍,然后又将绯线周围颈项,如不大一米未发也。研乳香半钱,调好酒一盏吞下;煮羊肉四两,令女先服。三五日一浴,或半月一浴,候天气晴明时行之。于此,一意诱合,候其情动,用雌鸡翎三寸三分,将绯线扎缚一处,温存搂定,缓入阴户,向前进一寸二分,其液自吾灵柯穴透至宝鼎,名曰返圣胎。产下婴儿,长生久寿,虽寒暑疾病,亦无害也。

歌曰:

欲识水中金,红娘二八阴;
温时经岁久,方可采其真。

又曰:

黄莱仙顶辨东西,不向阴宫路上迷;
灵雀两头千里羽,圣人三转九霄梯。

又曰:

龙降虎伏玄关启,虎动龙吟玉管齐;
风摆水中金液动,返回惟肯恋空枝。

炉中呼吸诀

凡采战,先须端坐,凝神定气,以鼻引清气,口内呵出浊气一口。即次叩齿,以舌搅华池,咽津最上导引法。然后,楼玉鼎,徐徐进步,候其情动。掐取彼右手,抱紧,咂住其舌,取他津液一口,仍吸其气咽下,存神定气,缓缓入炉。若要满炉,以聚气为法,次掐其第三中指之间,用九浅一深、二急八迟之法,进百余步,再依前法掐取之,咽下耳。复进百余步,又取之。如是数次,其妙不可言也。若要不漏,频频出炉,缩胁提呼,各吁气一口,再提再呼。倘若紧急,提呼不依,即于尾闾关用手抵住，自然不漏，玉茎金枪，通宵不倒矣。非独阳畅，抑且阴欢。凡采取，候其精动，阴户开张，津液流溢，他动我静，不可深入，咂住其舌，吮华池神水咽之，自然阳气壮盛。欲退，即掐第三□[1]，又吸取真气三四口，咽下，然后出炉。既退不可就眠，且端坐，吐纳三十余口，用黄河逆流法，运归四肢，待安静方眠。欲再战，依前法为之。若女子精泄，有损，罢战，还他五口，呵每口令彼三次咽之。如不还，则黄病夭丧。若不信，但行此法，十日半月之上，见面目痿黄，精神短少，是其验也。慎之慎之！

展龟秘诀

夫欲展龟，身长大者，于子时后、午时前，乃阴阳消长之时，静室中披衣端坐，凝神定气，腹中常令戴饥，空则气脉流通，饱则气窒不通，仍用中乘导引法，闭气咽津，送下丹田，运至玉茎。两手搓热如火，用一手兜托阴囊握茎，一手于丹田脐腹上摩九九之数，换手，依前法右转，再摩九九之数毕，就根捻住，于左右腿上敲打，不计其数。久久行之，自然长大矣。

进火还元诀

凡扇鼓情动，左手结印于玄关，用印指定，直到极乐，撮口含唇，胁腹提呼，微微吁气一口。此三花聚顶，五炁朝元也。

歌曰：

手提金印倒骑牛，一指黄河水逆流；
能用坎离颠倒法，直到昆仑顶上游。

又曰：

舌柱上腭眼观顶，手持金印提金井；
夹脊双关款款收，提呼直上昆仑顶。

玉泉无漏法

凡欲战，以手握玉茎，舌柱上腭，先调自己，神气均匀，进功时，鼻内微微出气，不可口中出气，恐心气不与肾气相接。况神不离目，气不离口，目乱则神去，气喘则精出。戒之戒之！虚心实腹，弱进强出，自然无漏矣。

歌曰：

在欲而无欲，居尘不染尘；
往来宜缓慢，百病不能侵。

运精填脑诀

凡交媾，觉情动，将三指紧扣玄关，歙腹缩颈，至极乐之地，用七返还阳法，运金精，以填脑髓也。

歌曰：

手指似钢钩，缩身皱眉头；
睁目紧歙腹，海水向东流。

又曰：

三指紧将玄关扣，歙腹缩头水逆流；
更将七返还阳药，运向昆仑顶上游。

搬运秘诀

凡行事毕，每平旦直伸两足，左右压定，开眼，用两手扳两足指九次，极忍闭气，将身摇动，止许鼻息微微出气，令匀。行三五次，面如黄炙，乃是真气上升泥丸矣。即以两手搓摩面皮，两耳自热，则放开为度也。

歌曰：

华池金液入丹田，配合须归造化原；
河车搬上昆仑顶，能教衰老变童颜。

取火煮海诀

凡行必戌亥时，乃阴盛阳衰血际之时。披衣正坐，右手兜外肾，左手于丹田上搓摩九九之数，换手右转，亦如前数。久久则纯熟，补益于身矣。

歌曰：

一兜二兜，左右换手；
九九之数，真阳不走。

子午流通诀

凡器具既成，则用黄河逆流之法而奈战。每与之交，则先行子午十次，使气脉通畅；入炉行九浅一深之法。进退迟速俱至，缩起腰身，闭气不出。卷舌拄腭，以睛上视。用手扳挈如钓钩，频频咽气，以候心定，自然不泄。若气轻轻，可出之。掩耳闭气，存想气从夹脊上脑后，入顶门，则散于四肢百脉。若数次不泄，则强矣，却用消息散气法。

消息散气法

精不可散，散者气出。凡以不泄之精，作未萌之先可也。闭口曰闭天门，舌拄上腭曰塞华池。以手摩两肾门，向上九次，复手转辘轳九次。以手摩天柱九次，掩耳鸣天鼓九次，两手左右上下摩天庭九次，二手搓热，摩熨两眼二七次，然后叩齿三十六，漱华池津液，吸东方清气，咽下，复以手摩足掌心二七次。久乃惯熟，掩闭双关，塞其精血，不致轻泄也。

六字延生诀　存、缩、抽、吸、闭、展

一曰存者，交媾之时，存心游于物外，须交合，不可着意体交而神不交。若着意，是神交，

而精易泄矣。若不着意，纵然走，亦是去浊留清。当此之际，急用缩胁提呼，存久不倦，则无漏矣。

两肾中间一是神，命门之处是精根；
莫令走失牢坚固，穷取生身死户门。

二曰缩者，交接时，缩气上行，不令顺下，气下则泄。又当如忍大小便状，灵柯渐退半步，口嘘气出，咂定女舌，取他津液咽之。搂定吸他气一口，送下丹田，直入灵柯。三五次，或七次，渐渐龟形森旺不泄矣。

元精欲走禁无由，手足须如钳与钩；
弩目掣提玉茎退，身如缩顶一猿猴。

三曰抽者，当缓缓进步，不可急燥。当抽半步，采接津液，以我鼻吸他鼻中取出之气，候其气喘，急吸咽之。不可用口吸，口吸则伤脑。抽吸数多，玉茎自固，神气壮实，愈久愈坚也。

入炉汤养意悬悬，一深九浅数为先；
进辞退数能夺取，益精补髓壮丹田。

四曰吸者，以我玉茎吸他津液，如受气之管。采取之时，上以鼻吸其气脉，下以玉茎吸其阴精，存想入我玉茎之中。上下齐吸，勿令颠倒。一抽一吸，如管吸水。仍接口内津液咽之。依此而行，颜色光泽，神气壮实也。

收取华池玉液津，情浓速将退灵根；
闪开直机徐徐出，吸夺归来贺万春。

五曰闭者，当动作之时，不可开口出气，口是元门也。下与命门相接。若封固不牢，则失神败气，其精易泄。且行功之时，则五字相连，缺一不可。若弃存缩而难以行其功，舍抽吸而难以得其物。四者难卫而不急于封固，则得而又失，不能保其命矣。须要闭而不开，则得五字之秘也。

精养灵根气养神，元阳不走得其直；
丹田养就千金宝，万两黄金莫与人。

六曰展者，乃操兵演马也。兵不操不惯，马不演不熟。男女相交，譬如两将相敌一般。女人自然有不战而胜，以静待动的手段。男子一见女人的牝户开张，先神魂不定，不待战有几分败势，又自己灵龟发作的头上如明镜一般，一入炉，行动不及数合，就便输了。盖不曾经传授操演过。若是有传授的灵龟，自然雄壮坚固，粗燥老喇，交合有何惧哉！

就炉铸剑法

凡与女交，随其炉鼎之大小，入炉之初，先取进大气一口咽下，次以子午气一口压之，则阳自内发，然后施龟御之，其功不浅矣。

附　录

吕公安乐歌

双托一度理三焦，左肝上脾如射雕。
东脾西肾须单托，元海华池内顾朝。
摇头摆手祛心病，手扳涌穴理胸腰。
每宵如法三度作，方才把火遍身烧。
请君子后午前行，管取延年百病消。

三峰采战房中妙术秘诀

夫一阴一阳之谓道。故好色之心,人皆有之。当其交战之际,必须玉茎雄壮,触满花心,通宵不倒,久战不泄,以致女心情欢意悦,方得妙处。若其将泄,即便用诀,急急提住,勿会泄之。此可以气补气,以人补人,一夫可度十女矣。

且入房抱鼎之时,先以甜言美语动其心,采三峰而调其精。所谓三峰者,上舌、中乳、下牝户是也。采取之时,待情动兴浓,户内滑津盈溢,此女子淫情动矣。当此之时,可以温存抱定,轻怜爱惜,闭口咬牙,驰心物外,思念别端,从容放龟入炉,行九浅一深之法。

诀曰:战不厌缓,采不厌频,使女子情动兴浓。或其气富而颤声不止,或其体软而不言,或其目涩而额赤,或其视听反复,耳舌尖冷,言语杂乱,鼻孔开彻,阴户张展,此其验也。当此之际,纵其玉茎,务要浅多深少可也。浅则益阳,深则益阴;浅则决胜,深则必输。戒之!交合之间,须要缓缓,进迟退速,不可躁急,勿令气喘。战攻时多,须要少歇,待其安静,再加抽添。若其将泄,速退灵根半步,或出户,不可急行。

诀曰:

闭口咬牙目视顶,鼻引清风提金井;
握手钩足似猿猴,玄珠自上昆仑顶。

行此诀久,其精自固,且须少歇。待其心定,再照前法,浅攻深送,慢进急退,依此交合,而玉茎自然坚硬,攻战无倦,纵有走失,不过一点清冷之水,亦不伤矣。

诗曰:

出入由从自有方,入时虚弱出宜强;
时须闭口神游外,进退何劳急急忙。

宽皮汤洗龟法

甘草　当归　官桂　地骨皮　大茴　木通　蛇床　露蜂房以上各五钱　莲衣　瓦松　砖末　青核桃皮　秋皮以上各一两　·蟾酥一分

上为粗末,用水六碗,煎至五碗,热洗一钟茶时,日洗三次,每次行气三十余口。行气之时,须要正身端坐,存神定气,咽津,纳气一口,以意使之下丹田,直至玉茎头上,如此三十余遍毕。将玉茎根下用手拿住,左右打腿。左打八十一,右打八十一毕。又将玉茎拿住头上,用手抚摩不计其数,大妙。

诀曰:

鼓来一气到中元,一涌先须至下关;
展腰缩背连身努,气裹龟头大似拳。

兴阳蜈蚣袋

蜈蚣一条,去头足,为末　甘草三分,为末　甘遂三分,末

共一处,用素白绢作成袋,扎于玉茎下方,行前功三七日,可成。此时观形势完备,舒展长大,粗不可言。其龟苍老,后不须用药,以固定元阳了,方可入炉采战,取胜无厌。

此诀为人不可不知也。知者乐一生,不但延年,而广后嗣矣。

武则天花心动房术[2]

天雄三钱　蛇床子一分　没石子一两,用雌雄　远志去心,三分　川椒三分

上为细末,每用一钱,临时以唾津手心内调,涂玉茎头上,入炉待时,行事双美,甚妙。

锦帐生春丹

黑雄狗胆一个,焙干 鳖鱼焙干,为末

上以鳖末入胆内,搅匀,麻素扎悬于当风处阴干,或麝香五分。行事时津调少许,入炉良久,阴炉涨满。欲泄,吃冷水便泄。

固本壮阳丹

乳香 丁香各二钱 木香一分 没药 辰砂各一钱 麝香 沉香 血竭各五分 柏子仁一两 阳起石一钱 穿山甲一两,火烧存性

上为末,面糊丸,如桐子大,随人年岁数服,麝香酒空心送下,灵龟壮硬非常,久战不衰。

延寿固精丸

菟丝子 肉苁蓉 熟地黄俱酒浸一宿 柏子仁 桂心 北五味 远志去心 青盐 川牛膝去心,酒浸一宿 蛇床子酒浸一宿,以上各一两

上为细末,炼蜜为丸,如梧桐子大,每服三十丸,空心温酒送下。行事昼夜不衰,十遍不困。服至十日,似铁不损;服一月,通宵不倒,长七寸。此药能添精补髓,常服延年益寿。

春方药性歌

药中何物最兴阳?石燕堪扶最健强,
至大至坚须蛤蚧,无休无歇赖羚羊,
固阳壮气川巴戟,补血生精蜀地黄,
硬熟茱萸并五味,最兴故纸与蛇床,
更有一般通水道,蚯蚓只奔到膀胱。

助阳丹歌

附子青新尖草芽,茴香没药共天麻,
海马麝香石燕子,蝎稍十个不须加,
丁香川椒菟丝子,临丸可碾好朱砂,
若是鼻中闻此药,不是黄瓜是菜瓜。

上分两、制法、吃法,俱载《素女交战诀》后。

滋阴壮阳丹

乳香 丁香 木香各二钱 麝香五分 没药 辰砂各一钱 川山甲三钱,烧存性 柏子仁 茴香各三钱 阳起石一钱五分

上为细末,酒糊为丸,梧桐子大,随人年数服,空心酒下,壮硬非常。

一度终身想

乌药 鹿茸酒浸一宿,瓦上焙干 紫梢花 槟榔各一两 红豆一两 牛膝一两,酒浸,瓦上焙干

上为末,加远志,不拘多少,煎至七分去渣,用汁,面糊丸,梧桐子大,每服三十丸,细嚼,茴香汤下。忌猪肉、鱼、鸡不可食,忌房事,七日后行。

一捻丹

黄芪 丁香 牡蛎 母丁香各三钱 海马一对 地龙去土,七条 麝香三分

上为末，每用三钱，摊于纸上固脐，然后酒调少许，涂玉茎上，以热为度。方其行动，大有神效。

神仙至妙诀 扶金龙，佐肾水，秘精不泄。

猪苓五钱 茴香炒 川山甲各三钱，酒泡 木香一两五钱 木通三两 酸枣仁 干姜 干山药 熟地黄 柏子仁各五钱 甘草五分，炙干 金樱子 胡芦巴 远志 半夏各一两

上为末，每服一钱五分，空心温酒吞下。扶阳固精，至妙要药。

兴战立阳丹

石燕炒七次，三钱 阳起石三钱 海马一对 全蝎一个，炒 蛤蚧酒浸黄色，三钱 鹿茸三钱 天麻子三钱，去油 肉苁蓉三钱，酒浸一宿，瓦上焙干 脑麝三分

上为细末，以甘草熬膏为丸，如梧桐子大，每服七丸，盐酒空心下。大能久战不败，至妙之药。

四时入门欢

石燕二个 阳起石 磁石 朱砂各等分

上为末，雀脑并糊为丸，梧桐子大，每服七丸，空心酒吞下。欲泄，水解。

固真膏贴脐法

甘遂 甘草 干姜 硇砂 龙骨 附子 白矾 海螵蛸 蛇床子 乳香 木别子去壳，炒

各等分，为细末，生蜜为饼子，临行事用油单纸贴脐中，绢带缚定。候药力到，方可行事。阴阳雄壮，二人快美。

相思锁

辰砂三钱 肉苁蓉酒浸，焙干，三钱 麝香五分 地龙七条，瓦上焙干

上为末，用龟血调为丸，麦子大，用一丸下于马口内，行事玉茎粗长，阴门胀满。不脱，吃水即脱。

鸳鸯扣

安息香 麝香 朱砂 乳香各一钱 红蜻蜓二个

上研细末，用活鲜鱼取血和药。如欲龟头大微长，加榛子肉，用新瓦器盛，封埋地下，七日取出，待九日后方用，以一粒塞耳，久不泄；欲泄，砂糖水解。

滋阳快活丹

硫黄 广木香 蛇床子各五钱 茱萸五钱 紫梢花 龙骨 细辛各二钱

上为细末，津调少许入阴户，妙不可言。

固本丹

龙骨一两 诃子五个，去皮 砂仁 朱砂各五钱

上为细末，糯米糊为丸，绿豆大，每服一丸，酒送下，可战十妇。不泄，葱茶一盏解。

一度十年想

良姜 枯矾 桂心 木别子 地龙去土泥，瓦上焙干

上各等分，为细末，炼蜜为丸，如梧桐子大，每服一丸。阴户内良久，行事妙不可言，女人十年思之。

始皇童女丹

石榴皮　青木香　茱萸去肉核　生明矾

各等分，为细末，津调入阴户，胜如童女。

鱼水相投散

山柰子　木香各二钱　全蝎三分

上为细末，炼蜜为丸，如梧桐子大，每次一丸。男津调入阴户，来往数次，两情相洽，自得鱼水之欢矣。

强龟益女丹

红豆　砂仁　良姜　五味子　晁脑

各等分，为细末，每次少许津调玉茎上，可度十女，女亦无损，房中要药也。

陶真人养生丹诀

世言服灵丹，饵仙药，白日而轻举者，但闻而未见也。至于运气之术甚近，养生之道，人禀血气而生。故《摄生论》云：摄生之要，在去其害生者。此名言也。予所编去病歌，盖采诸家养生之要而为言，能依而行之，则获安乐；若尽其妙，亦长生之可觊，今著其歌于后。

万物惟人为最贵，百岁光阴如旅寄，
自非留意修养中，未免病苦为心累。
何必餐霞饵火药，妄意延龄守龟鹤，
但于饮食嗜欲间，去其甚者将安乐。
食后徐徐行百步，两手摩胁并腹肚，
须臾两手摩肾堂，谓之运动水与土。
仰面仍呵三四呵，自然食毒气消磨，
醉眠饱卧俱无益，渴饮饥餐犹戒多。
食不欲粗并欲速，只可少餐相后续，
若教一饱顿充肠，损气伤脾非汝福。
生冷粘腻筋韧物，自欢牲牢皆勿食，
馒头闭气宜少餐，生脍偏招脾胃疾。
酢酱胎卵兼油腻，陈臭腌菹[3]尽阴类，
老衰暮欲更食之，是借寇兵无以异。
炙煿之物须冷吃，不然损齿伤血脉，
晚食常宜申酉前，向夜徒劳滞胸膈。
饮酒莫教令大醉，大醉伤神损心志，
渴来饮水并啜茶，腰脚自然成肿腿。
尝闻避风如避箭，坐卧须须预防患，
况因食后毛孔开，风才一入成瘫痪。
视听行坐不可久，五劳七伤从此有，
人体亦欲得小劳，譬如户枢终不朽。
卧不厌侧觉贵舒，饱则入浴饥则梳，

梳多浴少益心目，默寝暗眠神晏如。
四时惟夏难将摄，伏阴在内腹冷滑，
精肾汤药不可无，食物稍冷休哺啜。
心旺肾衰何所忌，特忌疏通泄精气，
寝处尤宜绵密间，宴居静虑和心气。
沐浴盥漱皆暖水，卧冷枕凉俱勿喜，
瓜茄生菜不宜食，不独秋来多疟痢。
伏阳在内三冬日，切忌汗多阳气泄，
不问四时俱热酒，大药不须难入口。
五味偏多不益人，恐随脏腑成殃咎，
阴雾之中无远行，暴雨震雷宜速避。
道家更有颐生旨，第一令人少嗔怒，
秋冬日出始求衣，春夏鸡鸣宜早起。
子后寅前寝觉来，冥目叩齿二七回，
吸新吐故无人悟，咽漱玉泉还养胎。
罡摩手心熨两眼，频频揩擦额与面，
两手时将摩鼻茎，左右耳根全数遍。
更能干络遍身间，拨□时须纽两肩，
纵有风劳诸冷禁，何忧腰膝复拘挛。
嘘呵呼嘻吹及□，行行之人分六字，
果能依用口诀中，新旧有痴皆可治。
女色虽云属少年，稍知撙节乃无愆，
关精息气宜闻早，莫使羽苞火中燃。
有能采履存方正，功名无贪利无竟，
纵向坎中未能行，百行周身亦无病。

种子方剖

继嗣珍宝

夫有人民，而后有夫妇；有夫妇，而后有父子。是故婚姻之后，必求嗣续，乃人伦之大本也。盖男女成夫妇之道，贵乎及时。男子二八而精通，则三十而娶；女子二七而天癸至，则二十而嫁。欲其阴气完备，阳气充实，然后交会，交而孕，孕而育，育而寿，此上古圣人之至教也。今世则不然，男女未及冠笄[4]，辄成夫妇，男则精气未充而早泄，女则天癸始至而有伤。所以交而不孕，孕而不育，育而不寿者多矣。故上古之人，春秋皆度百余岁而动作不衰，其知道欤！后世嫁娶太早，未及半[5]百而衰，年逾七十者几希矣。切夫无子者，贫则计不能得，无如之何？富且贵者，则千思万虑，终夜不眠，或供佛饭僧，封神祈悃，不然谋诸方药，计出百端，致妾媵[6]无数，始终有不能遂其志者。是皆心行有亏，非命也欤。苟能革心之非，所行向善，以阴骘[7]扶持，积德累功，施恩布德，则上天之报施，自然庆流后裔，故先贤立方垂训，以启后人此求嗣篇之所由作。

种子法

夫凡人乏嗣者，其故有三：一曰祖宗无德，自身无行，心地有亏；二曰丈夫阳气不足，不能施化；三曰妻妾血寒，不能受胎。曰：有何法而治之？曰：不难，但悔悟平生所为。过恶，尽去心中人我，一切不平，便当内治身心，外修功行，久之则自然获福，而上天报施。所谓功德者，非谓修盖寺观，看经念佛，须要广行阴骘，施恩布德，济困扶危，出无依之丧，嫁孤寒之女，常行方便，心存善念，如是三年之后，可以求嗣种子。所谓内治身心者，奋志勇猛，不与妇人同衾，戒禁房事，百日保养，神气壮盛，元气充实，方可待其种子。是以男子积精引气，女子调经对月，故曰以实投虚，是谓及时；以虚投实，是谓不时。所谓种子者，须择女子性行温良，慈裕无骄妒之态者，为之配合。不惟要得其嗣，抑亦生子形容端正，而有异乎人也。

调经法

岐伯曰：女子二七而天癸至，任脉通，太冲脉盛，月事应时而下。所以谓之月事者，平和之气，常以三旬一见，以象盈则亏也。若遇经脉行时，最宜谨于将理。将理失宜，似产后一般，受病轻为宿病，重则死矣，可不畏哉！经行之际，若被惊则血气错乱，经脉渐然不行，逆于上则从鼻口中出，逆于身则为血分劳瘵之疾。若恚怒则气逆，气逆则血逆，逆于腰腿心腹背胁之间，遇经行时，则疼痛不已，过期即安。凡此之时，中风则病风，感冷则病冷，久而不逾，变证百出。故妇人调经最宜谨慎，戒喜怒，少忧思，勿骄妒，和性情，常悦乐，调饮食，则自然血气和平，而百病不生。百病不生，而后孕育成矣。又，孝敬公姑，柔顺夫主，体古人三从四德之行，则上天庇佑，必得贵子。若遇天癸至时，急报郎君知之，应时种子，百无一失。

诀曰：

何为种子法？经里问因由；
昨日红花谢，今朝是对周。
对周种白玉，子午叙绸缪；
三五成丹桂，二四白梅抽。

大凡受胎，皆在妇人月经行过一日、三日、五日交合，则受胎成男；若月经绝后二日、四日、六日泻精者受胎，皆成女。过此六日外，皆不成胎。经绝一日，曰对周，久之元气起于子，胎气在巳，泊乎午，所以种子宜子午时，易于受胎也。

诀曰：

玉湖须浅泛，重载却成忧，
阴血先参聚，阳精向后流，
血开包玉露，平步到瀛洲。

男女会合，精血交感，浅则阴血先聚，深则阳精易耗，若阴血先聚，阳精后冲，血开裹精，阳内阴外，阴包阳，胎则男形成矣；若阳精先泻，阴血后参，精开裹血，阳外阴内，阳包阴，胎则女形成矣。

诀曰：

从斯相暂别，牛女隔河游，
二月花无发，方知喜气优，
好事常付与，谗言莫妄绸。

妇人经行过后，凡六日宜种子之时，行事既毕，须当禁止，不可恣其淫佚，恐有触伤胎气，故言牛女相别，不得相会也。花无发，谓有孕，则次月经水不朝也。且夫至精才化，一气方凝，始受胞胎，渐成形质。子在腹中，随母听闻，自此之后，则须行坐端严，性情和悦，常处静室，多听美言，令人讲读诗书，陈说礼乐，耳不听淫声[8]，目不观恶事。如此，则生子贤明忠孝，敦厚福寿。不然，则男女既生，多鄙贱愚顽，不得其寿，此因外象而内感也。昔太姒娠文王，目不视恶色，耳不听恶声，口不道恶言，生文王而明圣。此胎教之道也。

种子歌诀

三十时辰两日半，二十八九君须算，
落红将尽是佳期，金水过时徒霍乱，
徒霍乱兮枉用功，树头树尾觅残红，
解得花芳能结子，莫愁后代继前踪。

一日十二时，两日半总三十时辰。盖妇人月信来，止是有两日半。初一日子时月信来，数至初三日巳时是也，当此算之，落红将尽，乃是月信行至二十八九时也。佳期，指阴阳交媾也。盖此时子宫开而纳精也。金水，即月信，若过此时，子宫已闭而不纳精矣。洞里桃源何处寻，都来一寸三分深，交欢之际君须记，过却区区枉费心。洞里者，阴户也。桃源者，子宫也。在阴内一寸二分深。泄精之时，不可深入，深入则泄精他处，胎不结而子难成，是区区无益也。若值桃源，定生男产女。他虚我实效乾坤，以实投虚是的真，总是两家皆寡欲，佳期相值始相亲。男寡欲则实，女寡欲则虚。实阳能入虚阴，谓男子阳精充实，适值女人经后血海虚静，子宫正开，与之交合，是谓投虚，一举而成胎矣。前三日，新血未盛，精盛其血，血开裹精，必成男胎；后三日，新血渐长，血胜其精，精开裹血，多成女胎。

古今此法少人知，别是天机一段奇，寄语世间无嗣者，生男生女定无疑，要知产女生男法，似向家园下种时。

此法直白，诚为粗俗无状，实非矫揉不假药饵。庸夫孺子、农家市户，无意之所为者，偶合自然之要，盖巧窃天机之妙，孕嗣人伦之大端也。凡仕宦流俗中，如得其人而不传者，是失其人也。不得其人而反传之，是失其传也。但当敬授之，直指真源。论凡结胎者，男女精血也。男属阳而象乾。乾道资始，女属阴而象坤，坤道资生，阳主动故能施与，阴主静故能承受。夫动静相参，阴阳相会，必有其时，乃成胎孕。欲求子者，全在经尽三日以里交合，如俯首拾芥，万举万当。斯时男女无暴怒，毋醉饱，毋食炙煿辛热，毋用他术赞益，阴阳和平，精血调畅，交而必孕，孕而必育，育而为子，坚壮强寿，至真切要。在此数语，然源头一节，尤当研究。男子十六而精通，必三十而娶；女子十四而天癸至，必二十而嫁，皆欲阴阳二气完实。或精未通而御女，经始至而近男，未完而伤，未实而动，根本既薄，枝叶必衰，嗣续岂能藩衍！先儒尝言：寡欲则有子。盖寡欲，则不妄交合，积气储精，待时而动，故能有子。《书》曰：人心惟危，道心惟微。欲寡而神益完，不惟多子，亦多寿。盖养生尤贵于寡欲故也。

种子吉辰歌

种子须当择吉辰，要知旺相说原因，
冬求癸亥兼壬子，秋逢辛酉及庚金，
夏取丙午并丁巳，春宜乙卯甲连寅，
此宿若然同际会，何愁种子不生成。

种子凶忌歌

朔望弦晦及丙丁，本生甲子与庚申，
人神每月二十八，强风猛雨怒雷霆，
地震与天虹出现，日月无光蚀未明，
劝君此时休种子，免教子母祸胎生。

又

天地三光及火光，更嫌神佛在边傍，
井灶厕边坟墓侧，若然种子便罹殃。

男虚

男子气衰难有子，急宜早访补虚方，
七十庆云[9]皆可觅，酒和一剂便兴阳。

女补

血衰气旺定无孕，致令经来生百证，
趋前移后没调停，秦桂丹圆堪备整，
乌鸡丹法妙通灵，冷者宜尝热无应，
又言四妙固真圆，冷热不调皆可进。

当补过

奸谋切切好荣华，财利孜孜不放些，
暗里害人终损己，分明报应岂饶他，
机关使尽还虽拙，世今轮回似转车，
快积阴功生子息，当知救雀与埋蛇。

温隐居《求嗣篇》方论

昔东京有一焦公，因三世无嫡嗣，遂为商旅，游玩名山，遍访至人，问其因果。遂见一老僧，声清而远，目视精光，讲论谈诲，语言甚异，故就斋而坐。僧曰：有何所谕？焦公曰：贫家，三世无嫡嗣，虽得一庶子，且亦不肖，奈何？僧曰：乏嗣者，其故有三：一、祖宗无德，自身无行；二、夫妻年命恐犯禁忌；三、精神不守，妻妾血寒。焦公曰：自身无行，夫妇年命，皆有受持，若妻妾血寒，有何法治？再拜，愿闻一言指教。僧曰：不难，但先修其德，后修其身，三年之后，可到五台山，当授异方。言毕不见。焦公自遇老僧之后，时时行方便，种种作阴功，遇人临难者，效郭元振之行善[10]。见物垂死者，助上帝之好生，施恩布德。如此者三年，竟往五台山寻访老僧，数日不见，方欲回归。忽见行童手持一卷，对焦公言曰：老师传语大夫，功成行满，回家合乐，志诚服之，必有富贵子孙，随念降生。焦公曰：但得嫡子足矣，何望富贵乎？于是谨依其卷所著方药，修合而服之，遂生焦员外。后员外养子又不肖，是损德如是。忽遇一道人云：汝有忧色，何不往五台山见老僧？员外顿首谢，遂径行五台山，诀其因果。至五台山不见老僧，只见行童。曰：老师昨日言汝今日到，令行童接待[11]也。再三传语，何必来问，但依汝父所行，则愚者自贤，贫者得富矣。员外曰：贫者得富，自是命也。愚者性之本，然岂能反贤乎？行童曰：昔窦氏五子，皆不全形。自后行恩布德，悉皆安愈。况且积德报应，皆登科第。员外拜谢而归。奉依此事，刊板明施方书，又将五台老僧所授真方，合药修炼炮制，普送世人，名曰续嗣降生丹。服者无有不验，不及二十年，子孙皆贵显。后人收得此形状，及方受持行，用求药者护其子孙。皆有德行。余受此方，不敢缄默，以告诸贤，庶不致异方淹没耳。

续嗣降生丹 此方专治妇人五脏虚损，子宫冷惫，不能成孕，及寒热往来，诸虚百损，及治男子肾虚腰痛，阳事衰弱，并皆治之，服者则无不效矣。

当归二两二钱 桂心二两二钱 龙齿二两五钱 乌药二两五钱 益智二两五钱 杜仲二两五钱 石菖蒲二两五钱 吴茱萸二两五钱 茯神三钱 牛膝三钱 秦艽三钱 细辛三钱 桔梗三钱 半夏三钱 防风三钱 白芍药三钱 干姜二两，半生半炒 川椒二两焙 附子重一两，作一窍入朱砂一钱，湿面裹煨熟为末 牡蛎一两，童便浸四十九日，即用硫黄末一两，醋盐涂，用纸裹之，米醋盐泥润湿固脐，用炭炙赤

上为细末，用糯米糊丸，如桐子大，每服三十丸，渐加至七十丸，空心淡醋汤吞下。或温酒盐汤皆可下，日进二服。

此药及治男子精寒不固，阳事衰弱，白浊梦泄，及治妇人血虚带下，肌瘦寒热。但是男女诸虚百损，客热盗汗，气短力乏，面无颜色，饮食少味，并皆治之。更有奇效，难以具述。受持君子，宜预行善及方便于人，施恩布德，济利贫乏，然后即服此药，无不感应。

续嗣方 昔日庞丞相夫人，三旬有九无子，从服此药，半月之间有孕。后来果得九子。此药专服，大补男女虚损，皆曰可服。

茱萸 白芨 白蔹 白茯苓 陈皮各一两 细辛 桂心 五味子各四钱 白附子炒 川牛膝 厚朴姜制，各三钱 人参 当归 乳香各二钱

共为细末，宜用壬子日合，炼蜜为丸，如小红豆大，每服十五丸，空心黄酒送下。经尽后一日，连进三服，交合有孕。若见效，再不必服。

种子方

明净鱼膘胶一斤，切碎，炒成珠，或蚌粉，或陈壁土同炒　大附子一个，重一两的，顶平正，无傍枝者，作偏叉者不堪用，切作四块，童便浸烂，或姜中同好醋煮，亦可理片晒干　全身当归四两，要极大者，切碎酒洗　沙苑蒺藜四两，水洗净，酒炒，其色碧绿者佳，红色者不堪用，形似猪腰子，极细小，或用布袋盛贮，醋煮极烂

上四味，为末，炼蜜为丸，每服空心酒送下。数不拘多少。若不得成丸，切成作块，蒸熟即丸。得男妇同服，女要调经为主。

又　枸杞一斤　白果生熟每半斤　白茯苓粉半斤

捣烂，老米糊为丸，初服六七十丸。一月之后百丸，白滚汤送下，早服。

松柏道人百补丸　治男子妇人诸虚百损，滋补之药，诚无过也。

黄柏一两，酒炒　熟地黄一两，酒洗，忌铁器　人参五钱，去芦　枸杞子一两，净　五味子一两净　天门冬五钱，去心　麦门冬五钱，去心　白术三两，净　茯苓二两，净　白芍药五钱，酒洗　川芎五钱，净　当归一两，酒洗　陈皮五钱，去白　枳壳五钱，麸妙　甘草五钱，炙　桑白皮一两，面炒　黄连五钱，姜汁炒　生地黄四两，取汁，忌铁器

上为细末，将生地黄汁入好酒少许，打面糊为丸，如绿豆大，每服六七十丸，淡盐汤空心服，或温酒送下亦可。

神效咳嗽方　治男妇一切寒咳。

生姜不拘多少，切作薄片，晒干为末。

又，用糯米粉打糊为丸，如芥子大。空心米饮下，三十丸即愈。

摄生篇

夫所谓养生者，先知爱身，则可以修身，知修身；则可以治心，能治心；则可以养生。摄养之道，在乎戒暴怒，节嗜欲，时起居，省思虑，调饮食，则自然血气平和，而百病不生矣。故圣人治病先须治心。老子曰：心为神主。动静从心，心为根本，心为道宗，静则心君泰然，百脉宁谧。动则血气昏乱，百病相攻。故太白真人曰：欲治其疾，先治其心。必正其心，然后资于道，使病者尽去心中疑虑、思想一切妄念、一切不平、一切人我，悔悟平生所为过恶，便当放下身心，以我之天而合所事之天，久之遂凝于神，则自然心君泰宁，性地平和。知世间万事，皆是空虚；终日营为，皆是妄想。知我身，皆是虚幻。祸福，皆是无有。生死，皆是一梦。慨然领悟，顿然解释，心地自然清净，疾病自然安全。能如是，药未到口，病已忌矣。此真人以道治心，疗病之大法也。

黄鲁直曰：人生血气未定时，不如早服仲尼之戒，故其壮也，血气当刚而不刚，所以寒暑易浸耳。学道以身为本，不可不留意斯事也。韩魏公在相府，有李畋患疾，既瘳。请谒公曰：子于病曾得移心法否？对曰：未也。公曰：人能于病中移其心，如对君父，畏之谨之，静久自愈。

《洪范》曰：善养生者，以气而理形，以理而理气，理顺则气和，气和则形和，形和则天地万物无不和矣。不善养生者反是。理昏于气，气梏于形，耳目口鼻，徇而私欲，胜好恶，哀乐淫而天理亡。其能苟生者，禽兽而已矣。

临川吴氏曰：仁者寿。天地生物之心曰仁，惟天地之寿最久。圣人之仁如天地，亦惟上古圣人之寿最久。人所禀受，有万不齐，岂能人人如圣人之仁哉？予尝执此观天下之人，凡

气之温和者寿,质之慈良者寿,量之宽洪者寿,貌之重厚者寿,言之简默者寿。盖温和也,慈良也,宽洪也,重厚也,简默也,皆仁之一端。其寿之长,决非猛厉、残忍、偏狭、轻薄、浅躁者之所能及也。

轩辕黄帝简生后嗣论

一气既分,两仪肇判。万物之中,而惟人最灵,洞天地之幽微,达圣贤之蕴奥,审神仙之法术,穷造化之根源,无所不知矣。自盘古之及今,逮羲农之为帝,分阴阳运会之源流,有夫妇人伦之道理,故普天率土之姓,贵贱穷达之人,有家无子,覆宗绝嗣者,宁不恻然而痛哉!大凡生男女,皆由妇人,取其天医、福德、生气,自十三岁至四十九岁,何年到何月,阴阳有自然配合之道,男女有自然胎月之候。但人不知而误种者,故其母阴宫中胎月满足,必定生女。既生乳养,食母血脉,二三年间难有胎气。男子当观妇人行年在几岁,如拣生男的胎月相交,或生女的;选生女的胎月相交,却生男者,何也?盖是阴阳之差,胎气之错,皆不过三五岁命夭。然男女既错,及胎月下有状字生者,男小名做女唤,女小名做男呼,吉庆。彼男女之家,要视妻行年岁数,依期论中拣其生男胎月而行房室,定生男也。问曰:妇人自十三岁为始至,四十九岁为终,中间有五十岁生长者,何也?答曰:须是四十九岁受胎气,每年十二个月,分注男女胎月,宜拣胎月而交接矣。今将妇人生长年月,有三十七图面而载之其中。有润月受胎者何也?只依前月观之是也。问曰:男女有足月日生者,有不足月日生者,又有出月日生者,何也?答曰:有足数生者,中道不足数,生者贫薄;亦有足数外生者,其人尊重决矣。问曰:妇人有彻老不生男女者,何也?答曰:既是良人之妻,多因房事,损动脏腑,或天癸不通,子宫夹寒,所以不生长。又问:妇人正生产,又有数年便断产,不生长,何也?亦由上有故疾,为此不生长也。欲要生长,先服气和血经之药毕,再服还童丹,暖其子宫。如男子年老,亦堪服枸杞子、肉苁蓉、何首乌,乃兴阳快气、添精补髓之药。如种子之时,先令男子服药,并戒慎房事一个月,精脉调均,即于图中选生男之月,候癸水既绝之后,第一日下种,一日、三日男;四日六日女,除此外不可种也。下种有诀,即令妇人端睡正卧,慎勿偏斜,欲与交时,入则口内呵气,出则鼻内哼气,如此行三十六部,少刻再行九次。共行三百一十四部,方许发泄。欲泄之时,猛咬妇人上唇,令妇人猛惊,其胎自定。此法一种一子,百种百子。如交接已毕,令妇人平稳种卧一顿饭时,如断产,妇人服药毕,欲种子时,将有印处纸剪下,烧灰,井水调下,面东服之讫,然后交接。妇人后觉有孕之时,当用转女成男之法,以弓弦系腰,更将雄黄带之,生男不谬矣。此书始皇无道焚之,黄帝预先得知,故藏一篇,在衍数之后,秘至济南秀江师安道先生传之在世,望好事君子示女多男少之家,谨依斯论求嗣,则万代不乏后矣。今将受胎岁月,开具于后尔。

妇人

十三岁

正月男 二月女 三月男 四月女 五月男 六月女 七月男 八月女 九月男壮 十月男 十一月女 十二月男

十四岁

正月男 二月男 三月女 四月男 五月女 六月女 七月女 八月女 九月女 十月女 十一月男 十二月女

十五岁

正月男　二月女壮　三月男　四月女　五月男　六月女　七月男　八月女　九月女　十月女　十一月男壮　十二月男

十六岁

正月女　二月男　三月女壮　四月男　五月男　六月男　七月男　八月男　九月男　十月男壮　十一月女　十二月男

十七岁

正月男　二月女　三月男　四月女壮　五月女　六月女　七月女　八月女　九月女　十月女　十一月男　十二月女

十八岁

正月女　二月男　三月女　四月男　五月男壮　六月男　七月男　八月男　九月男　十月男　十一月男　十二月男

十九岁

正月男　二月女　三月男　四月女　五月女　六月男　七月女　八月女　九月女　十月女　十一月男　十二月男

二十岁

正月女　二月男　三月女　四月男　五月男　六月男　七月男　八月男　九月男　十月男　十一月男　十二月男

二十一岁

正月男　二月女　三月男　四月女　五月女　六月女　七月女　八月女壮　九月女　十月女　十一月女　十二月女

二十二岁

正月女　二月男　三月男　四月女　五月男　六月女　七月女　八月男　九月女　十月女　十一月女　十二月女

二十三岁

正月男　二月男　三月女　四月男　五月男　六月女　七月男　八月女　九月男　十月男壮　十一月男　十二月女

二十四岁

正月男　二月女　三月男　四月男　五月女　六月男　七月男　八月女　九月女　十月女　十一月女　十二月女

二十五岁

正月女　二月男　三月女　四月女　五月男　六月女　七月男　八月男　九月男　十月男　十一月男　十二月男

二十六岁

正月男　二月女　三月男　四月女　五月女　六月男　七月女　八月男　九月女　十月女　十一月女　十二月女

二十七岁

正月女　二月男　三月女　四月男　五月女　六月女　七月男　八月女　九月男　十月女　十一月男　十二月男

二十八岁

正月男　二月女　三月男　四月女　五月女　六月女　七月男　八月男　九月男　十

月男　十一月女　十二月男

二十九岁

正月女壮　二月男　三月女　四月男　五月男　六月男　七月男　八月男　九月男　十月女　十一月女　十二月女

三十岁

正月男　二月女　三月男　四月女　六月女　七月女　八月女　九月女壮　十月男　十一月女　十二月男

三十一岁

正月男　二月女　三月男　四月女　五月女　六月女　七月女　八月女　九月女　十月女　十一月男　十二月男

三十二岁

正月男　二月女　三月男　四月女　五月女　六月女　七月女　八月女　九月女　十月女　十一月男　十二月男

三十三岁

正月女　二月男　三月女　四月男　五月男　六月女　七月女　八月男　九月女　十月女　十一月女　十二月男

三十四岁

正月男　二月女　三月男　四月女　五月女　六月女　七月女　八月女　九月女　十月女　十一月男　十二月男

三十五岁

正月男壮　二月男　三月女　四月男　五月女　六月女　七月女壮　八月男　九月女　十月女　十一月女　十二月男

三十六岁

正月女　二月男　三月男　四月女　五月男　六月女　七月女　八月女壮　九月男　十月女　十一月男　十二月女

三十七岁

正月男　二月女　三月男壮　四月男　五月女　六月男　七月女　八月男　九月女壮　十月男　十一月女　十二月男

三十八岁

正月女　二月男　三月女　四月男壮　五月男　六月女　七月男壮　八月女　九月男　十月女壮　十一月男　十二月女

三十九岁

正月男　二月女　三月男　四月女　五月男壮　六月女壮　七月女　八月男　九月女　十月男　十一月女　十二月男

四十岁

正月女壮　二月男　三月女　四月男　五月女　六月男壮　七月男　八月女　九月男　十月女　十一月男　十二月壮女

四十一岁

正月男　二月女　三月男　四月女　五月男　六月女　七月男壮　八月男　九月女　十月男　十一月女　十二月男

四十二岁

正月女　二月男　三月女壮　四月男　五月女　六月男　七月女　八月男壮　九月男　十月女　十一月男　十二月女

四十三岁

正月男　二月女　三月男　四月女　五月男　六月女　七月男　八月女　九月男壮　十月男　十一月女　十二月男

四十四岁

正月男壮　二月男　三月女　四月男　五月男壮　六月男　七月女　八月男　九月女　十月男　十一月女　十二月女

四十五岁

正月女　二月男壮　三月男　四月女　五月男　六月女　七月男　八月女　九月男　十月女　十一月男　十二月男

四十六岁

正月男　二月女　三月男　四月男　五月女　六月男　七月女　八月男　九月女　十月男　十一月女　十二月男

四十七岁

正月女　二月男　三月女　四月女　五月男　六月女　七月男　八月女　九月男　十月女　十一月男　十二月女

四十八岁

正月男　二月女　三月男　四月女　五月男　六月男　七月女　八月女、九月女　十月男　十一月女　十二月男

四十九岁

正月男壮　二月男　三月女　四月男　五月女　六月男　七月男　八月女　九月女　十月女　十一月男　十二月女

跋《祈嗣种子篇》后

夫心者，妙万物而兆吉凶也。故上帝垂训曰：人能于颠覆流离之际，善用一言，上资祖考，下荫儿孙，岂不在心之所存乎？昔禹钧之为善，仲淹之恤孤，传之万世，后胤贤哲者不绝焉。玉介甫之所行，荼毒于世，故子孙生有项带肉枷者，敢望其贤而不致泯灭乎？是故人之一心，所存乎仁，为体而所有为。工夫为用，苟有其体而无用，则虚违天命，何所成功。今观松柏子之存心，则合天地之心为心，真仁人君子之所施也。得此书不自私于己用，广其传刊行天下，纳入于寿域而生生不已，则富贵功名，延年百岁，即可见矣。于是乎跋。

金精直指

☰乾为天，为父，为阳，为金，为精，乾健不息，资始万物。

☷坤为地，为母，为阴，为土，为血，坤顺而柔，资生万物。

乾坤二像，法则天地形器，表父母阴阳之造化，非坎离配合无以成胎，而化育万物也。

其一曰：

乾阳为父母为阴，伏羲画下至如今；

世人不解其中意，故画坎离相比论。

☵坎为水，为精，为魄，是云天一生水，阴中阳，月中兔，雌里雄。此夫之道，宜实不宜虚。

☲离为火，为坤，为魂，是名地二生火，阳中阴，日中乌，雄里雌。此妇之道，宜虚不宜实。

坎离者，水火精血是也。故坎藏天一真精之水，故宜实；离藏地二真阳之火，故宜虚。故曰：取将坎内中心实，来填离中腹内阴。

其二曰：

抽将坎内中心实，送入离宫去补阴；

十月胎完生贵子，此书端的若黄金。

阳虚所以冷，宜补养使其纯阳充实，方可施也，坤阴宜养其静。少阴者，旧积已去，新血初生；老阳者，旧积充实，冲射太虚。

其三曰：

阳虚清冷莫投阴，炼补纯阳似火温；

直待坤阴纯静后，少阴老阳自相亲。

夫人之一点元阳真精，无价明珠，岂可妄投于渊水之中！必候大静之际，以真阳强盛之精投虚阴，阴为主。故曰：天一生水也。以新血为主，其籍为客，包含真精。故曰：地二生火也。精血混融，结成胎婴，下月过期，经脉不行，是其候也。

其四曰：

一点真精无价宝，不过空虚莫妄施；

下月过期无血至，便知端的结婴儿。

且夫人身中，精气神三宝，虽曰人人俱足，个个完成，亦无欠缺，但患不知存养，一旦贪欢妄施，所以阴实阳虚而不结婴胎矣。若以阳之实，投阴之虚，则无不中。以实投实，是名不时；以虚投虚，是名无度。则精不凝、胎不结，斫丧元阳，败其本根，失其至宝，可不戒哉！

其五曰：

莫要枉用精神气，贪欢乐弃阴实里；

存养按时去投虚，管取儿孙传万世。

精气神，于此为三品上药。论曰：精实则气壮，气盛则神全。三合一，一分三，此为身中之至宝。虽金玉之宝，过于泰山，岂比养身之宝也。此宝者，上乘天然之真性，中结灵台之金丹，下传子孙之蕃衍。可以延年益寿，可以入妙升玄。若能深根固蒂，终身保受，毋令丧失，体健寿康。阴顺施，可以为人伦之大本，万世之规模。

阴宜虚，属坤☷

论曰：夫坤为地，为土。表离中之虚，则能承魄血之积，日满之盈，经血大泄，直候月信行过之后，旧积已去，新血方生，乘太虚会遇元阳一点真精交媾，射满太虚。以其新血方生，投以完实，强盛真精，精血混融，日就月将，结为婴胎。十月满足，产育为人，贤明端正，寿命永长。静虚之际，常以每月。但以前三日之中，一日大有准成，后三日少准，六日之后，子宫收闭，经血聚凝，阴实不容受精，则不结胎矣。

阳宜实，属乾☰

夫阳属乾，表坎中之实，乾则能施。但凡交精之后，借玉户为炉鼎，采佳妙之英华，更相别与他姿，交相混炼。初未结实，精滑难久，以少至多，以紧至慢，随心调摄，谨慎闭防，不可急燥。知正在此际，迟气转换，妙用难言，随宜采战，勿令太过，得意而退，随心量意均调，慎勿轻泄，务在完实。如此则自然下部温暖，九转丹成，阳精汹涌，神气充融，炼久则为金丹，身康健射虚，定为人伦，以传后世矣。

阴不宜实，属离☲

论曰：阴实不可承，但凡受精之后，复连交扰，有损前胎，感受风邪，致令落产脐风，疾厄命促。实由于此世之夫妇不知避忌，误交误合。产育一世，难存一二是也。果欲情爱，必待过月而后，并月过六日，阴实之交，只可空调，慎勿轻泄，闲养欢恋，必待丹成道备，气候完实，投阴射虚，便有子也。

阳不宜虚，属坎☵

论曰：阳虚不可施，从欲而泄，日复一日，岁月相仍，不知禁止，滑顺[12]如水，清冷如冰，流而不射，多不结胎。少或有成，精不完实，神气不全，胎终损落，或疾危命夭，错怨缘分，定迟无惑之甚矣。孰不知皆由己身虚损元阳，真气不足，且又不可久无姿色。若或离久，则劳思损神，年见而忽生爱欲，略交而心不奈久，少停而易走泄，亦且精气妄投无用之处，不若常合佳配，采取英华，闭精养气，以补完实，全此三实。验其虚实，以期而见效应，不期年而广后嗣矣。

用不应时

论曰：年少之时，不按虚实，不应时候，用时不到，到时不用，误交误合，不知存息，耗散太过，亏损元阳，不若采其英华，以补元阳，直待功愈深而精愈坚，炼愈久而阳愈实。见其效验，真气不足，多加几日。古者人生二三十[13]岁，五七日一泄；四十者，十日一泄；五十者，半月一泄；六十者，闭精养寿。大概自量己身，禀气厚薄，存养安息，何如耳？难同一例而比也。

不育女专生男

论曰：先下母年本然之数四十九，除去母之年，看当何月有。假若母年若干岁，将四十九除去若干，加上某月若干数，同前凑成零若干，是单则男，双则女，再倒除七遍。剩单是男，双是女，则无疑矣。欲要求男，专交单月投虚，万无一失矣。

杂忌录

脑麝之香，能害物命而熏虫，及诸异香，皆射透关窍而走真气，不可多用，令人乏嗣。

房术奇书序

余少时，由侍卫于武宗朝，岁在戊辰，驿行西蜀，同华阴令李公登华山，问古仙迹。一道士曰：山之所罕也，惟陈抟所遗丹法，刻之石，为山之显迹，天下所其闻，惟抟一书来传。陡开洞门，得洞中小石匣。折古遗封，取出一册，名曰：《玄机中萃》，乃希夷成道内丹、筑基、立身、安命大要也。公命抄之，乃书一册，送余西行。蜀藩缙绅取录者不胜。有以服其药，登堂而称其玄妙者；有登余门，告其深验者无虚。曰：缘其自伏气，乃立身安命之基。梅子，乃人元大品之丹药，服药，乃生血生精之妙，用无不可重之也。今[14]之世传希夷子进药之事，有自来矣。行道之人，多不知其妙在竹破还[15]须竹补，宜抱鸡须用卵为之之义。为性命者，当留心于此，乃入道之门，成道之捷径也。又曰：余亦得梅子金丹之效，补气之说，衰年之人，可以为法。或曰：是集无补于大乘，但伏气进药，梅子虽有形物，亦可接命延年，助道，世称为添油之法耳。余然之,将纂与诸经列刊,使明道者,便于采择焉。

嘉靖[16]岁在庚戌春正月吉坎宫道人东明任拱辰书。

陈希夷房术玄机中萃纂要

一、筑　基

筑基功夫,名曰炼己造丹。诚能采得药来,收得药起,择鼎取蟠桃酒,以进真铅。采药由下元,次中元,后上元。能进下元,是筑基;能进中元,是长生;能进上元药品,是为了道,虽不飞升,亦为蓬莱客。学者欲得筑基,先明橐籥;要知采药,须遇师传。师传口诀,则炼己造丹,功成无疑矣。得之者,当宜潜修。苟可明言,则人人可仙也。何谓内丹?则吾身与天地同体,得一阳真息,升降交感于吾身之中是也。二八童子,得而修之,故曰金丹;真精已泄,得而修之,故曰还丹。

二、铸　剑

养神功夫,名曰铸剑存真。择三五、二八[17]之眉清目秀之鼎,调养一年之余,候其癸水行、潮信准,将八卦安神丹自服一月,次用灵龟膏药封脐一旬,始阴阳交合,取其地魄养神下手功,行九一之法[18]。其法如是数次,少停,覆鼎上,提气九口。若神未曾动,再行九一之法,其法如当神功,急覆其上。闭住橐籥,勿动呼吸,恐漏真金,急提气三口,升上泥丸,缓提气六口,升上泥丸,名曰九还。乃至阳炁回丹田,正是归根复命,还本还元。就下近便处,运一点真汞以迎之。此采得药来,收得药起是也。得药即弃鼎,端坐叩齿三十六通,左右鸣天鼓二拾四后,以拇指节拭目九遍,次中指按鼻七通,两手磨面皮发际,闭口鼻,次将舌[19]拄上颚,外津液满,分作三口咽之,再漱再咽。如是三度,将手抱肚脐,名曰衮[20]丹田。此吾身之真炉,然后净定之中,行周天之火。《悟真篇》所谓"功夫容易药非遥,说破令人大笑",依法行之,不仙亦可延年矣。若爱欲心狂,漏泄真宝,是恩反为仇矣。保之!慎之!

三、调　神

调神功夫,名曰炼补火候。用先天神气清秀,颜色红白无疾,年十六七者,每月依后开日期气数,以银或锡造成橐籥,使之呵气入管。量到我即收上泥丸,下归丹田,行至六个月日,颜老还童,发白变黑。久久行之,乃见先天之神功妙用也。古语云,竹破还须竹补。宜以气补气,寿永天地,诸经之说同也。上补自鼻,中补自脐,下补自肾。依日期自下而上,曰返;自上而下,曰还。此补炁先天之妙,又曰接命。珍之重之!

四、聚　财

聚财者,非聚之以求五金八石为药,食前方丈之荣。盖欲求鼎器,以全长生之道;积财米,以和至珍之剂;置丹室,以存至净之体;具香帛,以告至尊之神。此数者,非财用,则无所措手足矣。故《经》云:欲求天上宝,须用世间财。吁!有法无财,难成矣哉!

五、结　友

结友者，非结谈笑游戏无益之友，必择道同心合，仁慈勤俭，不贪富贵，择有德行者，得以护卫助力，彼此进道行，无阻碍，能成就，以全至真。故曰：道心非难，久常为难。

六、择　地

择地者，非择名山洞府，奇峰幽壑也，或市廛[21]村郭，深隐僻处，古庙古坟，有甘泉善陵，大不出十亩，小则五亩，置丹室斯善矣。杏林嘱道光曰：即往通都大邑，依有力之家，以了大事为此。故曰：志士若能修炼，何妨在市居朝是矣。

七、择　鼎

鼎鼎原无鼎，药药原无药，乃先天最上一乘，无为妙道，接命延年。择眉清目秀，唇红齿白，五痛不犯，四体无亏，声清言减，必至情和意合，鱼水相投，然后可以临鼎用事，以求先天大药也。毫厘有差，则失中正。炼己者，自天癸始降，方可济用。然阴阳未判，太极未形，至净至真，含虚太一，一粒黍珠，时至自落，采而服之，号曰人元大丹，又曰先天梅子金丹。此乃至真妙道，非泥水之可比。必是用大法，财积德累，行坚心诚意，方克有济也。谨之！谨之！

希夷八卦安神延寿丹　能安五脏，返老还童，服之长生，得者宝之。

天门冬三斤，抽心去皮，长流水净洗，晒干，择明净者用之，能补虚　熟地黄一斤，去黑，酒洗晒干，能和血生津液，用之莫犯铁器　红花二两，能生颜　僵蚕二两，能补容　当归二两，去尾，酒浸[22]洗一宿，晒干，能生气血　真川椒二两，闭目者不用，能宽脾去风邪　石燕二对，能温血，补益丹田　海马一对，用酥油煮透，然后慢火焙干，用能助髓兴阳

上为细末，分两如数，炼蜜为丸，如梧桐子大，每服一钱，空心无灰酒或盐汤下。忌大醉大怒。

周天生精再造固本还元丹

蛇床子　肉苁蓉　枸杞子　地骨皮　麦门冬　广木香　大附子　生地黄　木鳖子　锁阳　巴戟　防风　人参　川乌　细辛　草乌　茯苓　丁香　桂皮　没药　豆蔻各五分　天门冬　苍术　当归各一两

其法，用真正麻油一斤四两，将药入油内，煎至五六滚，验药枯，将夏布滤净，滴油入冷水，成珠不散。再入后开细药末：

麝香　雄黄各二钱　阳起石一两，如无，用鸦毛代之　虎骨　海马各二两，用酥油煮透，慢火焙干　蟾酥　紫梢花　龙骨　石燕　云母石各一两

上为末，待前油成珠，退温，投入内，搅匀，收瓷罐内，冷水浸罐半肚。三昼夜，退火气。不拘颜色，用绢或原纸表开，摊其药，封脐，每六十日一换。此药能镇玉池，金精不泄，兴阳助气，通二十四脉，若欲种子，制去膏药，金精射入子宫，百发百中。又治下元虚冷，五劳七伤，膀胱气，风湿痛痒，两腿酸麻，阳事不举，妇人赤白带下，血山崩漏。能令老弱行路刚健，颜发转变。

每月行火用功日期

初八日，上弦，补气八口应八卦之数；初九日，补气九口谓之开通九窍；初十日，补气十二口谓之纯纪一年之数；十一日，补气十六口以全中原一斤之备；十二日，补气二十四口以宣二十四气；十三日，补气三十六口谓之疏通三十六骨之脉；十四日，补气六十四口谓之演六十四卦之周；十五日，补气七十二口以炼七十二候之运；十六日，补气八十一口谓之九转还丹之微者也。

兴阳丹

雄狗胆一个　麝香当门子，一钱

上将麝香入狗胆内搅匀，线悬于当风处阴干，每用少许津调涂茎头，行事耐久不泄，甚妙。

金枪不倒方

人龙[23]一条，瓦上焙干　丝瓜子十五个　乳香五分　没药五分　杏仁七个　麝香五分　晁脑五分

上为末，油胭脂和为丸，如麦子大，行事用一丸，放入马口，大能展龟，长大坚硬久，甚妙。

汉孙妃暖炉丹

青木香　枯矾　牡蛎各七分　川椒五分　麝香三分　木鳖子九个，去壳

上为细末，炼蜜为丸，莲子大，每用一丸，先纳阴户内，待药自化，阴户窄紧，男女美快。

乐安公主热炉

川椒　枯白矾　吴茱萸　蛇床子各等分

上为末，交接之时，用少许纳阴户，男子兴阳双美。

热炉双妙丹

细辛　川椒　甘松　丁香　山奈　蛇床子　肉桂　霍香　辛夷　羌活各等分

上为末，炼蜜丸，梧桐子大，用将一丸纳户内，觉自身热易兴双妙。

双美丹

五味子　远志　蛇床子[24]　朝脑　龙骨各等分

上为末，津调少许纳入阴户，男女欢洽，双美不倦。

贴脐膏

阳起石　蛇床子　香附子　韭子各一钱　土狗七个，去翅足，煅过　大枫子五分，去壳　麝香五分　硫黄五分

上为细末，炼蜜丸如指顶大，以油纸盖护贴脐上，用绢带子缚住，战十合女不泄，倦即去药，冷水一口解之。

金锁玉连环

雄狗胆一个　肉苁蓉二钱，酒浸，瓦上焙干　川椒五分　紫梢花一钱　硫黄五分　韭子十个

上为末，将胆汁流于钱内，将药搅匀，线扎吊当风处四十九日阴干。每用一分津调化，涂茎上，行事交锁不脱，冷水解。

窄阴方

没石子三个　干姜一钱　蛇床子一钱　桂心一钱　狗骨烧灰，一钱

上为末，蜜调为丸，桐子大，每一丸津调入阴户，待热行房，紧窄妙如童女。

长相思

淀粉　蛇床子　川椒去口　狗骨烧灰，等分

上为末，津调少许，涂茎上行事，初交一次，令妇朝思暮想不已。

浴炉吹

松香　甘松　青皮　荆芥　五味子　蛇床子　朴硝各等分

每用一服，水二钟，连根葱三枝，温洗阴户行事，兴阳佳妙。

四时双美散

龙骨　胡椒　僵蚕　樟[25]脑　枯矾各等分

上为末，每服五分，空心酒下，以干物压之，大兴阳，或少许津调涂。

又方

木香二钱　无明异一钱　胡椒五分　桂心一钱　五月蚕娥用公母三对　丁香一钱

上为细末，炼蜜丸，梧桐子大，每服十丸、十二丸，临睡姜汤送下，入阴中。巨大不可当，欲解，呵气一口。如不解，饮冷茶一口即解。

千金秘精方

旱莲蓬头粉　莲花蕊

上为末，每用少许，津调纳阴户，或涂龟头，入户内，两情甚浓。

铁钩丸

熟地　肉苁蓉　樟脑各二钱　海马一只　滑石　淮雀肉一个，去嘴，入盐酒浸，焙干

上为末，酒糊丸，桐子大，每服三十丸，空心乳香汤调酒送下，日进三服。玉茎渐长大，九日行事，久[26]战不衰。

立效丸

石燕一个，煅　海马一只，焙　南木香　丁香各三钱　莲子心三钱

上为末，炼蜜成丸，如鸡头子大一二丸，口噙化下，不泄。要泄，车前子擦手心便泄。

惹意牵裙散

牡丹花　天仙子　天茄花各等分

上为末，弹在茶酒内，与妇人食之，其女妇即有意也。

兰房秘诀采战春方药性歌

洞房何药可兴阳？海马相兼石燕强，
蛤蚧丁香共巴戟，熟地茱萸五味良，
坚强更有破故纸，能令快美姜蛇床，
硫黄性热宜轻用，木香麝香要参详，
人龙木鳖丝瓜子，乳香没药是奇方。
远志紫稍堪动兴，桂心晁脑白矾添，
柏子鹿茸香附子，洞房彻夜可追欢，

蜂房细辛地龙等，阴阳并美乃仙传。
狗骨干姜和淀粉，相思美妇不能忘，
花椒沉香菟丝子，杏仁蓖麻共茴香。
石灰胡椒乌骨胆，金樱苍术酸枣当，
人参茯苓能大补，干姜三柰菊花凉。
苁蓉青木香龙骨，石榴皮要用心煎，
全蝎红花兼山药，诃子砂仁与僵蚕，
狐心干葱阳起石，朱砂五倍瓦松全。
蚕娥藿香川牛膝，川芎甘遂白砂霜，
封脐红蜻蜓二个，更兼绝妙安息香，
此是洞房神妙药，春方配合若遇仙。

二益丹

发黑肌嫩眼目聪，仪容标格倍精神，
三杯酒后红颜润，采战先令动欲情。

凡采战不得其人，切勿轻用，无益而有损。

美女倒提金方

硫黄　吴茱萸　青木香　麝香各等分

上为细末，每用唾津调入阴户，极美。

灵龟展势方

人龙一条　乳香二分　没药二分　远志三分　金丝鳖子三分，去油丝瓜子七个　木鳖子五分

上为细末，油胭脂为丸，如枣粒大，临战时用一粒入马口[27]内，灵龟展大妙。

合欢散

紫稍花一钱　母丁香三钱　桂心二钱

上为细末，每用少许，津调入阴户，极美。

美女颤声娇

白矾三钱　晁脑一钱　蛇床子一钱　木香一钱

上为细末，炼蜜为丸，如黄豆大，每用一丸，入阴户内，男欢女悦，其妙不可言。

兴阳保肾丹

桂心三钱　附子三钱　柏子仁五钱　鹿茸□[28]钱

上为细末，春夏日炼蜜为丸，如梧桐子大，每服三十丸，傍晚温酒送下；秋冬月每服三钱，温酒调，早晚服。此药大助阳威，护肾，大能久战不衰。

杨妃夜夜娇

蛇床子　远志　蜂房　五味子　细辛　地龙各等分

上为细末，每用少许津调涂玉茎上，入阴户大能久战，男女欢畅[29]，其效非常。

快丸丹　歌曰：

仙翁配合快春方，狗骨桂心与蛇床，
更加淀粉相调治，美女思情誓不忘。

下方：

蛇床子二钱　狗骨烧灰，一钱　淀粉一锭　桂心一钱

上为细末，每用少许，津调护玉茎，上炉最快，女情虽暂离，亦不能舍也。

长相丸　歌曰：

木鳖干姜及桂枝，花椒狗骨两相宜，
津调一服安脐内，美女思情动苦思。

下方：

木鳖子五个　干姜一钱　桂枝三钱　花椒一钱　狗骨灰三钱

合匀为细末，炼蜜为丸，如梧桐子大，每服一丸，津调化，傅玉茎上，入炉，女人快乐，思恋不忘，夜行十度。

怡情固精丹

五味子　远志　木香　蛇床子各等分

上为细末，每用少许，津调敷玉茎，入阴户，大能怡神固精也。

壮阳益肾丹

沉香　乳香　木香　没药　菟丝子各五钱　大茴香一钱　破故纸五两，酒浸　核桃四十个，去壳

上为细末，炼蜜为丸，如梧桐子大，每服三十丸，空心温酒送下。服久能令玉茎长大，肾气充实，战必胜矣。

旱苗喜雨膏

杏仁　丁香　蓖麻子　白矾以上各五钱

上为细末，用蟾蜍并炼蜜为膏，调敷玉茎上，入阴户，女人如旱苗得雨，两情欢洽矣。

飞燕喜春散

丁香　香附子　石灰末　胡麻　乌鱼骨　鹿茸　金毛狗脊各五钱　蛇床子　紫梢花　菟丝子各一钱　麝香三分

上为细末，炼蜜为丸，如梧桐子大，每服一丸，津化涂玉茎上，入阴户。两情感动，女心欢洽，双喜不胜，二美相并也。

西施受宠丹

丁香　附子　良姜　官桂　蛤蚧各一钱　白矾飞　山茱萸　硫黄各七分

上为细末，炼蜜为丸，如梧桐子大，每服三丸，空心温酒送下，虽敌十女，人不衰，强壮坚大，女受其美如欢洽也。

真人保命丹

酸枣仁　人参　白茯苓　天门冬酒浸，新瓦焙干，各三钱

上为细末，每服三钱，温酒临卧调服，可敌百妇，大能保肾延年，真仙药也。

素女周每母

母丁香　蛇床子　白茯苓　甘松　白矾　山茱萸　肉苁蓉　紫梢花各五钱　细辛二钱半　麝香五分

上为细末，炼蜜为丸，如梧桐子大，每用一丸，津调涂玉茎上，凡遇交接，男女身体轻健畅

美,若遇仙矣。

美女一笑散

青木香　龙骨　山茱萸　蛇床子　远志　官桂　石榴皮各等分

上为细末,每次少许,男津调[30]入女户,行九浅一深之法,女情欢美,四肢困懈,情不能已矣。

金屋得春丹

石榴皮　菊花各等分

上为细末,水一碗,煎七分,温洗阴户,状如童女。真春宵一刻,千金之美。

绿珠进石崇延寿补益汤　夜有房事劳神,明早服此大有补益。

人参　黄芪蜜水拌炒　白术炒　杜仲炒去丝　牛膝　白芍炒,各一钱　甘草六分　当归酒浸焙干　陈皮七分　柴胡五分　知母八分　五味子十二粒　熟地酒浸焙干,二钱

上为一剂,水二钟,红枣一个,煎七分,空心服。大有补益。

安禄山御夜恣情散

蟾蜍二钱　胡椒二钱　干桂五分　麝香三分

上为细末,以二三厘用唾津子前午后调涂茎上,至晚临行洗去,一夜不泄。久久药自散,不必解。

隋炀帝幸群女遍宫春

阿芙蓉二钱　蟾蜍一钱　朱砂五分

上为细末,以二三厘津调如前法,妙极。

秦宫朱后浴盆双妙丹方

细辛　川椒　蛇床子　梨花　甘草　茱萸　附子各一两

上为末,水五碗煎浓,连根葱一握,槌碎投入,无风处添水,男女尽身并洗,大壮阳缩阴[31]。

太平公主万声娇

远志去心,二钱　蛇床子一钱　五倍子二钱

上为细末,以二三厘津调涂抹玉茎,壮阳久战双美。

臞仙秘妙方　歌曰:

七粒丁香八粒椒,细辛龙骨海螵蛸,
枯矾少许蜂蜜合,十八娇娘闪断腰。

上为末,炼蜜为丸,梧桐子大。行事纳一丸入阴户,快美甚妙。

高衙内秘录自送佳期求配方

藿香　三柰　川芎　丁香各一钱　麝香五分　腊月狐心二个,瓦上焙干存性

上为细末,少许弹在妇人身上即至。

元顺帝御制金枪不倒方

丁香　僵蚕　阳起石　木香　乳香各二钱　干葱一根

上为细末,酒糊为丸桐子大,每服三丸,温酒吞下。寅夜不泄,冷水解。

史国公广嗣方

蛇床子　木别子去壳　良姜各等分

上为细末，炼蜜为丸，梧桐子大。临交时，放一丸入阴户内，不过三次有孕。

秦始皇识嫔妃操守方

密陀僧　干胭脂　朱砂各等分

上为细末，蝙蝠血调，搽身上，远年不退，与人伦交，其色即退。妙验如神。

乐安公主如花夜夜香

木香　沉香　甘松　藿香　牡蛎　龙脑　龙骨　附子　飞矾　乌鱼骨各五钱　胡椒　百圭　零陵香　麝香各一钱

上为细末，炼蜜为丸，桐子大，每服一丸入户内，行房如室女。

薛敖曹进武则天皇后自美方

龙粉一钱二分　蛇床子一钱　白矾一钱五分　紫稍花一钱　木香五钱　川椒五分　吴茱萸一钱

上为细末，炼蜜为丸，如桐子大，每服一丸，入阴户，极美甚快。

汉武帝御制遍宫思

川芎　南木香　山栀　薄荷　细辛　天麻子　白芷　防风去壳　砂仁各等分

上为细末，炼蜜为丸，每一两分做十丸，每服一丸，空心温酒送下，连服七日，歇一日，再服。以绢袋包茎，慎不可行房，至七日、后任意行之，茎硬如铁。不倒，用红枣汤解。

妲姬润户方

石榴皮　菊花　白矾各等分

上三味，水二钟，煎一钟，洗阴户数次，极妙不可言。

林灵素进宋徽宗素女丹

没药　白矾　荜澄茄

上为末，蜜丸如樱桃大，一丸入户极美。

陶真人素娥丸　治肾虚腰痛，大益阳事。

破故纸一两，炒　杜仲锉碎，五钱，炒令黄色，加用核桃肉五十个，去皮

上为末，丸如梧桐子大，每服三十丸，空心炒米汤送下。

宋徽宗幸李师师命和剂局制龙骨珍珠方

芙蓉五钱　蟾蜍三分　麝香一分　母丁香二对　大附子五分　锁阳五分　紫梢花　淫阳藿　花蜘蛛各五分

共为细末，葱汁为丸，如绿豆大，每服或用三四厘，酒调搽龟头，日中上药，至晚温水洗过，入炉任行。

貂蝉对炉入户丸

诃子皮炒黄，一钱　枯矾一钱　川椒末三分　晁脑三分　桃毛三分　母丁香一个

上为细末，炼蜜为丸，如黄豆大，每夜一丸，入阴户内，亦美、亦紧、亦趣。

武三思进韦后快女丸

五味子不拘多少　柿子皮酒浸三宿，阴干

上为末,吐津为丸,如指顶大,送入阴户,令女极美。

南郡公主千金不易方

柏子仁五钱　附子　鹿茸各三钱

上为末,每服五分,温酒送下,日进三服。夏用蜜为丸,玉茎坚硬,妙不可言。

杨妃小浴盆

官桂　木别子各一钱　白矾七分

上用水五碗,煎三碗,男女洗茎户,双美不可尽述。

炼已捷要序

此一法,乃彭城篯铿延生之术也,实房帷搬运之法。是从生身祖炁上做出功夫,极能返老还童。余在辽海时,见医闾山中有一道者,约有四十岁。问之,乃宋理宗时人也。生于绍定壬辰至洪武二十七年,一百六十八岁矣。问其道,乃曰:竹破须教竹补。且药石皆外物也,非其类者不可。遂以五字之诀示余。乃西胡秘密之教,大概与娄金脊气等天诀颇同。余乃去其芒刺之字,易以纯美之名,直书以示摄生之士。能行之者可以完形,必用回阳之法以固之。其法有六,亦方便救济之道,后学宝之时。

永乐庚子人日涵虚子臞仙书

房中炼已捷要

五字妙诀:

雺霿霜霞雳

此五字之法,乃延年之密旨,归真之根,还源之本,可参天地阴阳之造化。故先贤不妄泄于凡辈,得之者,能为炼已之功,大亦甚矣。今有用器械于房中,吞精者,误人多矣。孰不知炼已养性之法,亦有其道。夫不知归根复命之源,何以固形?形既不固,岂可入道!本非形于笔舌,实师徒口口相传之妙,不得已而直书之。

雺者,夹脊之骨,前有二穴,右为命门,左为肾门,即在腰眼间也,汞气皆从此间出。若采取之时,觉汞欲出,急定心意,存想汞气自尾闾上入泥丸。良久,用抽缩法制之则止。纵走无害,能行此,则汞气自干,自然成宝。久而行之,命可延矣。

霿者,为采取之时,真汞欲来,便用力缩下,如急忍大小便状,兼存想命门,将灵柯移动浅土半寸,良久汞乃自止。然后正坐竖膝,抱玉山之顶,急拍山腰,口吞小龙,待山云气兴作。此是阴气上升,山炁发泄之候,云行雨施之功也。当此之际,感之于中,取之于外,急取山上华池之水,咽下丹田,三五十度至百度。如此,久而颜色光泽,面光如童,后用抽吸之法。

霜者,慢进徐退,待气之宜,进退上下相应,一退一吸。惟多为益,吸之不得开口,鼻引山炁入脑为妙。此为采气之妙道,行之龙气刚劲,形神壮威,进则呼,退则吸,可久视矣。

霞者,想灵柯为受气之门,鼻为天门,与之相应,肾为命门,亦与天门相应。一时齐吸,不得颠倒。如吸得彼腠理既和,此阴阳交感之候。想其赤黄气入灵柯,约为精室,入气海肾堂与阳气直透泥丸。其时鼻与灵根一齐吸。但一退一吸,使气如筒吸水样,自下而直上,妙在数多。如得彼赤黄炁,便觉气热如火。得其一度气者,可延至一纪,应天地一周之气也。如采取数多,感山色渐凋,即须易之。若得先天后天之气者,功超万劫,妙存师传。

以上言山者,指妇女子言序云浮雨,美名者此也。

霈者,当动作之时,不可开口出气,乃是天门下与命门相接,若封固不牢,汞必走失。必当封闭华池,以鼻引彼气,上升泥丸,下润元海,存泥丸,中有红日一轮,照耀光中,有仙子素衣黄裳,瞑目而坐,以舌柱上腭存之,使气逆流,则气归元海无失矣。

---

[1]□　原文欠祥。《房术秘诀》同。《福寿丹书》作“文”。
[2]武则天花心动房术　《房术秘诀》、校本同。《紫闺秘书》作“昆刀涂玉丹”,且药名、剂量、用法同。
[3]葅(zū,音租)　同“菹”。腌制肉酱。
[4]冠笄(ji,音鸡)　即冠礼、及笄之略。冠,冠礼,古代古代贵族男子成年(20岁)加冠的礼节。笄,及笄,笄年,特指女子可以盘发插笄的年龄,即成年。
[5]半　原作“牛”。校本同。据文义改。
[6]媵　原作“胜”。校本同。据文义改。
[7]阴骘(zhí,音质)　阴德。旧时所谓暗中有德于他人的行为。骘,定。
[8]淫声　原脱。校本同。据《大戴礼记》类文补。
[9]庆云　即《千金要方》之“庆云散”。功能温肾壮阳益精。
[10]郭元振之行善　《妇人大全良方》作“观音之救”。
[11]待　原误作“得”。据文义改。
[12]顺　原作“颁”。校本同。形近致误。据文义改。
[13]二三十　原作“二十三”。校本同。据文义改。
[14]今　原作“个”。校本同。据文义改。
[15]还　原作“连”。校本同。据文义改。
[16]靖　原作“精”。形近致误。校本同。据文义改。
[17]三五、二八　即十五(岁)、十六(岁)。
[18]九一之法　即九浅一深采补方法之略。
[19]舌　原作“吉”。形近致误。据文义改。
[20]炱(chúi,音垂)　火长久燃烧。
[21]市廛(chàn,音蝉)　犹市曹。街肆集中之处。
[22]浸　原本不清。据文义补。
[23]人龙　即蛔虫。
[24]床子　原脱。据文义补。
[25]樟　原作“獐”。形近致误。据文义改。
[26]久　原误作“古”。据文义改。
[27]马口　男性尿道口。以其形似故称。
[28]□　原本脱漏。
[29]畅　原作“阳”。据文义改。
[30]调　原误作“诚”。据文义改。
[31]壮阳缩阴　使男子阴茎增大,女子阴道紧缩。

福寿丹书

明·龚居中

［说明］

《福寿丹书》，七卷，明代医家龚居中撰于天启四年(1624)。龚居中(？～1646年)，字应圆，号如虚子、寿世主人。明代知名医家。豫章云林(今江西金溪)人。擅长内、外、妇、儿等科。著有《痰火点雪》、《外科活人定本》、《外科百效全书》、《女科百效全书》、《小儿痘疹医镜》、《幼科百效全书》等书。其中，《外科活人定本》、《福寿丹书》涉及泌尿男科内容较多，故本次均予以整理。《福寿丹书》是一部专门论述养生的著作，其内容为：一福《安养篇》、二福《延龄篇》、三福《服食篇》、四福《采补篇》、五福《玄修篇》、六寿《清乐篇》、《脏腑篇》。本书选取其中《安养篇》内的节欲、养老、戒忌诸部分。从医学及修生角度论述，多为经验之谈，符合医理及人身生理规律，值得参考。《延龄篇》，选其《修身秘旨》、《葛仙周天火候诀法》、《葛仙金液还丹诀》、《张三丰玄要篇摘锦》等部分，大抵系采录道书中的有关内容而成，为内丹男女双修之诀要。《采补篇》亦是摘录道书吕祖、张三丰等氏房中养生秘要以及其他道书中有关内丹修炼、采补的内容。《玄修篇》是专论内丹修养、气功等。

本次以明天启四年初刊为底本，以崇祯本、清·道光本为主校本整理。

采补篇引

余弱时尝戏为《十狐传》,以寓采补之功,不知者以为诲淫也。于是养圭食癸,展缩收放,一切泥水秽道,当世尚之甚。惟一三道人雅嫉之,辄诋其书,斥其人,坏其言。且曰:身中上药,精与气神,炼而服之,为道为仙,安有求之外乎是?虽然,一三道人真儒也,即言玄言道,不离其经,第如世人之不获已何。夫世人之不获已者,欲其至也;而有心于道,而必不能遽绝于所以为道害者,欲其至也。左师触龙说赵太后也,欲太后之不爱其子而说,以太后之无爱其子,反说太后以甚爱其子,夫说之以甚爱其子而后,得太后于无爱其子矣。引世人于道者,何亦必不如是也。夫世人之嗜色,亦犹太后之爱子也,使之恩,所以长嗜夫色而后得,其不徒然一嗜夫色而已,则莲池在火坑朽腐,即神奇之意也。特患世人之不知也,而又以为诲淫也。不惜秘文,惟知者用之。

云林虚虚子应圆题

新镌五福万寿丹书采补篇　四福

吕祖御敌既济真经[1]

吕祖采补延年秘录

吕祖曰:心属火,火气盛,则阳事举;心气弱,则阳事蕤,虽美女百态千娇,欲战而无奈也。总然入炉,不久即泄,反输精于女子。今此术可战代十女,犹然固闭,难以笔舌尽陈。侍中曰:精者,神炁[2]之聚也。散在四肢,为气为髓,聚为气海,为精为神,相气运用,使久而不泄,此化精之妙也。今人不知妙术,妄用针灸药敷,熏洗浃渫[3],苦楚百般,皆不足取。今受一术,俱非此类,而通仙道,其世可得闻,请试用之。

置鼎第一

夫安置鼎器者,乃中乘之法,阴阳交济之道也。择佳鼎十五、六以上,眉清目秀,唇红齿白,面貌光润,皮肤细腻,声音清亮,言语和畅者,良器也。若元气虚北,黄瘦粗肥,经候不调,赤白带下,四旬上下,不可用矣。凡与之交,择风雨暄和之候,定息调停,战之以不泄之法。先徐徐摇动,令女情动昏荡,男子手扣其阴户,待滑水溢出,方可刺入。上则紧咂其舌,以左手搠其右胁,令神惊精出,吸其气,和液而咽之。更玉茎亦吸其阴精入管,如水逆流直上,然后御剑,则神妙矣。

锁闭第二

夫大锁封闭者,乃撒手过黄河之法也。凡性急之人,须半月方可闭住。初下手时,未使惯熟,倘或精泄,只是清水。初交之际,用三浅一深,渐渐至九浅一深。往来扇鼓三百余次,但觉欲泄,急退玉茎,按阴额,以右手三指于谷道闸住。把一口气提上丹田,咽气一口,澄心定虑,不可动作。少顷将玉茎复振,依前扇鼓。若情动蹲身,抽出玉茎,如忍大小便状,运气上升,自然不泄矣。

一法左手掩右鼻孔，右手掩左鼻孔，闭目正坐，待少时引口中气，吹一口，吸三口咽之。以两手紧捏拳，抵腰腹，将身掇三掇。却以手紧抱头，将身摆三摆，依旧正坐。以两手擦腿三五十下，觉身热，匝舌抵上腭。少时，用津液三咽，气觉到腰，下地直立，以臀夹定谷道，又咽三口气则止。若便去行用，只依常法，到情浓时，急以舌抵上腭，咽津一口，亦将臀夹定谷道，其精不走。如此行数次，永不走泄。若初学时，只可一夜不走泄，一日门路闭遏。交感以手抵腰，虚迭三次，手抱昆仑摆三摆便了。欲交感，以左手中指，抵龟根三下，再入炉，依旧咽津一口。但要紧夹定一尾闾，由他如何，至三、五日不泄，亦不妨，左手龟头三下，顺气一口即泄。

御女第三

夫房中术，行至二次[4]，身体不倦，至三次，扇鼓至一万二千八百之数，依前提身缩龟咽气一口，至丹田，急缩下部，不令走泄。第一上峰，始采女子口中津液咽之；次中峰，复采乳汁吞之；三下峰，闭气蹲身如龟状，急缩下部，采其红铅，从尾闾运上昆仑顶，散于四肢，返老还少，不生诸疾矣。

一法，凡欲行时，隔夜先将大缩砂七个，白汤咽下。次早不得吃汤水，先用熏洗药，少时用绵带子系稍紧，候物微坚，阴青翻然，不可太过。须是择炉，令妇人仰卧，不用枕头，开两股，男子前手把磨，后膝着席，先定神默想，漱津，仰视眉尖。先开其口，似鼻管吸气，咽入丹田，想其气已到，方垂头刺入阴门。复昂头瞑目，闭气凝神，徐徐动摇，往来之间，妇人美畅。男子欲泄，一紧，以身凸向前，尽送茎物，以谷道吸七次，其精自然运化不泄。如此行持七次。但气弱者，先用好酒入盐调和，吞鹿茸丸五十丸，更加七次。盖欲伏少阴气，以助真阳。养在炉一茶时[5]，不得泄，自然胀满作热，勿得解带。苟释其缚，则泄阳气，无功矣。七日一次，行满七次，其功久久，则成饱健矣。

精气第四

凡人论成功，止其不泄，未足为奇。要在还精采气，斯为大道。凡扇鼓至千百之数，女有阴交三穴，一两乳，二两胁，三两肾也。往来扇鼓之际，候其声娇色变，眼慢口合，手冷心烦。彼时急缩下部，蹲身如龟，其牝中津液，自我灵柯吸入，合自己元阳，从尾闾夹脊透上泥丸宫，再降入丹田，滋养真气，岂小补哉！盖女一身属阴，惟津液属阳，故曰：水中铅，阳数也，又名为红娘子；男子一身属阳，惟精气属阴，故曰：沙中汞，阴数也，又名为白头翁。红乃为铅，白乃为汞，真液相合，搬上泥丸，则齿发不落，面颜如童矣。

金丹第五

凡采择时，先用绯线折回耳门，比之鼻窍，然后将绯线周围颈项，如不大一米未发也。研乳香半钱，调好酒一盏吞下，煮羊肉四两，令女先服。三、五日一浴，或半月一浴。候天气晴明行之。于此诱合，候其情动，温存抱定，缓入阴户，向前进一寸三分，其液自吾灵柯穴入腹内，宝名曰返圣胎。

呼吸第六

凡交战，先须端坐，定气凝神，以鼻引清气，口呵浊气一二口，节次叩齿，舌搅华池，咽液，行导引之法。然后将玉茎款款攻刺，候他情动，掐取彼右手子纹，咂住他舌，取他津液一口，仍吸其气咽下，把定神气不走，缓缓入炉。若欲长大满炉，以聚气为法，次掐其第三中指文[6]，用九浅一深法，行三十五次，或百次。再依前法，掐手指纹，取津液咽下，再进百次又取之，如此数次，妙不可言。如要不漏，频频出炉，缩胁提吸，或七九次，鼻内出气，或三五口。再若紧急，提吸不住，用手于尾闾穴关截，自然不泄。则玉茎常坚不软，非但阳欢，抑且女畅。

凡采取之际，候女人情动，阴门张开，津液流溢，男子以静待动，不可深入玉茎，上则咂住舌尖，华池津出急接吸咽之，如此采战，自然两情适矣。如欲退罢，即掐第三纹，吸虚空清气三口咽下，然后出炉，亦不可便睡，起而端坐，升身吐纳二三十口气，用黄河水逆流法，运归四肢，使安静方睡。如欲再战，复依前法。若要女子精气不损，行事时，还与他三五口气，令他接之。每一口气，分作三口咽之为妙，倘不还气，恐他黄瘦夭丧。但行此法，数日后，看精神如何，如不怀妊，但以种子之法，顺而行之，一战成功矣种子法见后。

展龟第七

夫欲展龟身长大者，常于子时后，午时前，静室中，披衣端坐，凝眸静虑，常令腹中饥空，空则气血流通。仍集中乘导引法。闭气咽津，送下丹田，存想运至玉茎。以两手搓热如火，用一手兜托外囊，并握玉茎，一手于丹田脐下腹上，左转摩八十一数致至。如前法，右转九九之数，乃咽津液，存至玉茎。用手将玉茎如搓索，不记其数，如此行之，久久自然长大也。

搬远第八

凡行事毕，每日平旦，直伸两脚，左右压定，闭目，用两手扳两足头九次。极力闭气，将身摇动，止许鼻中微微出气，令匀。凡行三五次，面如火热，乃是真气上升泥丸矣。即以两手搓摩面项耳目，手时热[7]，则放关矣。

一搬运毕，仍平身仰卧，直手舒脚，以头着枕上，脚根着床上，身体皆悬空，极力摇动，已身三五次，则精自然升上泥丸矣。噫，精为养命之本，悉宜知之。

流通第九

凡器既具，用黄河逆流之法而奈战，每与之交，进退迟速具至，行九浅一深之法，先行子午流通一次，使气脉通入炉。后缩起腰身，闭气不出，卷舌拄腭，以睛上视，用手扳拿如钩，频频咽气，以候心定。若气极，轻呵出之。掩耳闭气，存想气从夹脊上脑后，入顶门，散于四肢百脉。

子午流通　歌曰：

面南正坐潜衣床，呼吸调匀静取浆，
吐纳二句令四数，咽精一口至三阳。
轻嘘复搅华池水，鼻引清气入小肠，
晨起空心行九次，七朝功满达仙乡。

六字[8]第十

昔黄帝暗垂密旨，深达玄机，恐后代学道之人，急于色欲，伤其性命，则示阴丹之诀。夫阴丹者，御女采气之术也；阳丹者，服之而升仙也。知妇人之本意，补泄损茎者，当交接之时，定其身心。意不动，则女情自来；女若定其心意不兴，则男情自来也。神者，气也，神固则气完，气尽则神去，交接之气，心定则为一补，气泄则为一损，故男子百补而一损，此之谓也。经曰：保养灵柯不复枯，闭却命门守玉都。灵柯者，上舌下茎也；玉都者，上口下阴也。玉浆上下俱流液，故号玉泉。彭祖曰：以人补人，真得其真。老子曰：强入弱出，命当早卒；弱入强出，长生之术。是以夫妻有化生之道，阴阳有补益之机，且心为气主，意到即行。故男情不动，女意未来，阴户初开，别有消息，采其阴中之气，以助阳丹，则叮永保性命。却老延年法之要妙，在于六字之诀。此六字，各有次第，不得颠倒。言存便缩，既缩便吸，既吸便抽，既抽便闭，既闭便展，其序不乱，而功莫大焉。

一曰存者，交媾之时，存心物外，虽交合不可着意，要在体交而神不交，若着意，乃是神交，而精气易泄矣。惟不着意，纵然走失，亦不多矣，但当停浊去清耳。当此之时，急用缩胁提吸，此名曰存，能久而行之不倦，并无漏泄之事。

臞仙曰：夹脊之骨，前有二穴，右命门，左肾门，即腰眼间也。汞气从此出，采取之时，觉汞欲出，急定心意，存想汞气，自尾闾上入泥丸，良久用抽缩之法制之，纵走无害。能行此则炁汞自干，自然成宝矣。

二曰缩者，交接之时，缩胁提吸，运气上行，不令顺下，气下则泄。若泄之际，如忍大小便状，灵柯渐退半步，提吸，口微吁气，咂定女舌，取他津液咽之，搂定，又吸他气一口，送下丹田，直入灵柯，三五次，渐渐龟形状大，不泄矣。

臞仙曰：采取之时，真汞欲来，便用力缩下，如急忍人便状，兼存想命门，将灵柯移种浅土寸半，良久汞乃止。然后正坐竖膝，抱玉山之顶，急拍山腰，口含山龙，待山云气兴作，此是阴气上升，山气发泄之候。当此之际，感之于中，取之于外，急取山上华池之水，咽下丹田，三五十度至百度，后用抽吸之法。

三曰抽者，交接之时，缓缓进步，不可深，不可急，常抽退步，吸接津液。一抽一吸，以我鼻吸他鼻出气，候其气喘，急吸咽之。不可以口吸，口吸伤脑。抽吸数多，玉茎自坚，神气壮盛，快然乐矣。

臞仙曰：慢进徐退，待气至，宜进退，上下相应，一退一吸，惟多为益。吸不可开口，鼻引出炁入脑为妙，行之龙气风劲，进则吹，退则吸。

四曰吸者，吸他真气精液。想玉茎如受气之管，采取之时，上以口鼻吸其津气，下以青龙吸其液水，存想入我管中，上下一齐俱吸，勿令颠倒，一抽一吸，如管吸水之状。但能依此采取，则颜色光泽，精神自然清爽矣。

张仙曰：当吸之时，闭口咬牙，努目上视，吸气一口，重重尽力，提至泥丸，待时其精化气，反本归元也。

臞仙曰：想灵柯为受气之门，鼻为天门，与之相应，肾为命门，亦与天门相合，一时齐吸，不得颠倒。如吸得，彼此腠理既和，此阴阳感畅之候。想其赤黄气入灵柯，约至精室，入气海肾堂，与阳气直透泥丸，其时鼻与灵柯一齐吸，但一退一吸，使气如筒吸水样，自下而上，妙在数多。如得彼赤黄气，便觉气热如火，得其一度气者，可延一纪，应天地一周之气也。如采取数多，觉山色渐凋，即便易之。

五曰闭者，交媾[9]之时，须当紧闭命门。命门通天关，天关通命门肾府，若命门与天关不闭，则脑气下降，至命门肾宫，流入琼台，则易泄也，然后化为金精矣。若闭固而不降于琼台，则永无漏泄之患，精既不泄，自然坚硬，可御十女不倦。

张仙曰：动作时，不可开口出气。口是天门，下与命门相接，若封固不牢，则失神败气，其精易泄。且行功之时，五字相连，缺一不可。若弃存缩，而难以行其功；舍抽吸，而难以得其物。四者虽备，而不急于封固，则又得而复失矣。

臞仙曰：动作必闭口息气，封固华池，以鼻引彼气，上升泥丸，一润元海，存泥丸中。有红日一轮照耀光中，有仙子素衣黄裳，暝目而坐，以舌拄上腭存之，使气逆流归元海。

六曰展者，交媾之时，缓缓入炉，上采其津，搅漱我津液，吸他一口气送下，循至丹田，运入玉茎。三五次，或七九次，觉龟身森然长大，筑满阴户，号曰展龟。但觉阴户紧窄，乃其验也。既满宜缓，不可急躁，交之久远，使情欢意畅，美不可言。若采之既久，觉容颜销减，即换新鼎，不可强行也。

张仙曰：此操演法，男女相交，而两将相敌，女人自有不战而胜，静以待动的手段。男子一见的牝户开张，先神魂不定，不待战有几分败势。又目灵龟发作的头上如镜一般，一入炉，不数合便输了。盖不曾经传受操演过。若有传受,龟自然坚硬粗燥,有何惧哉?

碧霞采补长生秘要

碧霞真人曰:夫金银损坏,以金银补之;人之损坏,以人补之。今撮要之言,乃一生之受用,久而行之,却病延年,渐入仙家矣。秘诀仙传,非人勿示。

修真养气第一

凡修真养气者,省言语养内真,寡色欲,养精气;薄滋味,养血气;咽津液,养肺气;慎嗔怒,养肝气;节饮食,养胃气;少思虑,养心气。若学道之士,依此行之,可使气壮神完矣。

房中补益第二

《经》曰:以人补人,真得其真。老子曰:若欲长生,当须自生,房中之事,能生人,能杀人,故知而能用者,可以养命,况兼服药者乎。男不可无女,女不可无男,不可强而闭之,若强而闭之,则意不能不动,意动则神劳,神劳则损寿,若梦与鬼交,其精自泄,则一泄当十也。

择炉炼丹第三

夫鼎者,烹炼神丹之器,温养真气之炉也。须要不曾生产美妇,择取眉清目秀,面白唇红,发黑鼻正,肥无余肉,瘦不露骨,肌体细腻,语言清爽,无口气体气,崩带白浊者为妙。若鼎肥者,气脉不通;瘦者,骨乳精少。劳者,津液不足;病者,阴毒伤茎。切忌垢面蛇形,雄声雀步,马口[10]黄发,阴毛粗多而逆生者,交之则损矣。

戏弄女精第四

夫仙人玉女,阴阳配合,何曾漏泄!今人不务女情感动其真气,只求一时自己之快乐,玉茎才入阴户中,女情未动,男精先泄,自取衰败,终自不省,可不惜哉!凡与妇人交合,先须温存怀入抱,咬咂唇舌,玩弄两乳,将玉茎与女戏弄,男以手指深入妇人金炉,候有淫水流出,此乃妇人阴情动矣,方可对炉交感,依法行功。此乃阴家先输之验,慢慢功之,使气不喘,而神自定矣,岂不美哉。

男察四至第五

夫玉茎不强,血气未至;强而不振,振而不硬者,骨气未至;硬而不热,神气未至;心欲而兴不美者,意气[11]未至。凡男子与妇人交合,必待强而振,振而硬,硬而热,察其四气至行之,若一气未至,即不可交。

女审九到第六

夫女子未合之际,默咽津液者,意气到也;将身抱人者,骨气到也;强力动人者,筋气到也;两目尖频视者,肝气到也;握弄玉茎者,血气到也;摸男两胁者,肉气到也;两鼻气蒸者,肺气到也;身不动摇者,肾气到也;滑津出者,脾气到也。凡九到全,方可交感。

交合取胜第七

凡遇美色者,心虽爱恋,当自逆于心情,则与不爱者相似,必须按定心神,用玉茎插入炉内,慢慢浅深,往来行五七十次,以至百次,当可歇住。须要定心,再依前行五七十次,至二三十次,觉妇难禁温存,必先泄也。此时正好用功采取,须再依前法行之,若自己微觉情动,将玉茎抽出,如龟藏体,六物皆缩,闭口吸气,一把提起,自然不泄,还精补髓,乃阴输阳胜也。慎勿进之太深,若急速太深,则颠倒五脏。强忍情欲,则精流入肾胞,令人外肾冷痛,阴汗浸润,更生小肠奔豚气、膀胱气、疝气是也。诀曰:凡行功时,鼻内微微吸气,渐渐出气,但觉喘息,便宜歇住,俟气调匀,可再依前法行战。然战不厌缓,采不厌速,如此有益,慎而行之,不可忽也。

采炼太和第八

夫采炼太和者，只可以调马牧牛。若妇人先泄，目瞑身颤，面赤颊红，舌尖渐冷，鼻孔开张，口闭气粗，肢体不收，神思恍惚，阴穴脉动，滑津流溢，此其先泄之验也。男子当此之际，心定意静，上采舌津，中采蟠桃，下采月华，采而得之，行提运动，自尾闾穴两道，运气贯上夹脊，透至双关，上入泥丸宫，流转入口，化作琼浆，咽下重楼，入丹田，起火煅炼，此谓黄河水逆流也。老子曰：玄牝之门，为天地根。又曰：采得归来炉里炼，炼成温养作烹鲜。阳衰阴养，树衰土培，此法仙人口口相授，慎勿轻泄。

惜气养精第九

夫惜气养精者，人之大要也。天有三奇，日、月、星；地有三奇，乙、丙、丁；人有三奇，神、气、精，若人人存神固气保精，则百病不生。须要保惜，不可轻泄，若轻泄其精，如以珠玉投于深渊，岂能再得？可不慎乎？《经》曰：精养灵根气养神，此真之外更无真，丹田一粒菩提子，谁肯轻轻泄于人。盖男子以泄精为乐，不知精泄之后，玉茎衰怯，身体困倦，不能再举，有何乐也！若固济根蒂，闭而不泄，日夜交合数妇，采取其精，情畅神爽，爱慕之情，不能休息，又能补益朱颜，身轻骨健，延年益寿。以此观之，孰为乐乎？问罢，玉蟾子曰：房中有法炼阴丹，阳得阴兮大壮颜，补得脑实骨轻健，百年如此转轮环. 盖人之一身，本无储精之所，但脑气下降，即为精矣。

洗心全神第十

夫心者，神之舍也。心静则神安，心动则神疲。神者四肢之主，能少思虑，省嗜欲，扫除杂念，湛然不侵，则神自全，神全则身安，身安则寿永，是乃修身之大要矣。

三峰采战秘诀

上峰，名曰莲花峰。未交感时，以两手擦热，抱妇人腰，以口就妇人口，轻轻咂妇人舌尖，四十九咂，搅口中津液咽之，以左右手，揉自已胸三两下，仰卧，令妇人身在上，抱妇人腰背，以口咂妇人舌尖，如冷，尽力咂之。其妇人觉无意思，却令妇人仰卧，以茎物入炉，徐徐彻彻，却用舌抵上腭，目视天关，但用其功，只是不泄。

下峰，名曰玄门峰。此则巨富相敌，妇人情欲淫水荡漾，或遇阴候正来，交感时，觉妇女情兴正浓，却以手抵妇人腰眼一二抵，觉情尤正却徐彻之，看茎物上，有血丝带，名金丹药，当用金银篦子刮下，安在器中，或罐中，空心用温酒送下。又一法，淫水多者，用于蒸饼，挹其阴户，丸如梧桐子大，朱砂为衣，空心酒下三十丸。贵人多不用，不知此方，大有功效，却高如莲花峰法。盖阴极阳生，大补精髓，令人肺肝常清，精神不杂，久而行之，可以通神人仙。人多用玉乳峰，亦可延年不老。

臞仙曰：凡采战之法，采一女，益一人，十女者延年，百女长生不老。遇交接，玉茎欲泄，不可令妇抱腰，乃频接女人津液咽之，不可令其手触腋下[12]，则令人气散，皆是采阴之法。每交接以三五十六者，则止，令女呵浊气七口出之。次将口压定女人口边，再令女呵清气一口，用舌入女人舌下，接其气咽。海蟾云：若要长生不老，须定还精补脑。彭祖曰：数欲交接，则数愈多，功愈久，皆以不泄，又能御女，十二不泄为闭，则红颜悦色，凝神快意，若御九十三女而不泄，年跻百岁。精少则疾，精尽则死，可不慎欤。《子都经》曰：施[13]泄之法，切须忌弱出强入，纳玉茎于琴弦麦齿之间，如红大，便止。弱纳强出，长生之术；强入弱出，其命当卒，此之谓也。刘京道人云：春月三旦一泄，夏秋一日一泄，冬则当闭。盖天地终藏，一阳未复，盘结蕴固，冬月一泄，其忽诸乎。蒯道人云：人年六十，便当窒欲。若得术而御之，则可以自度，不辨，绝之为上，服药百种，舍此而永生也。

戒忌十段锦

大戒

忍尿行房要作淋，尿头行房大损神；
水火行时须且待，徐徐插入力须均。

防伤

莫令玉女抚腰堂，吞下田精忌女伤；
两手脉经休被起，拍郎双肾切须防。

戒急

女意未动休急欢，四肢皆硬内门干；
更兼悲喜忧惊后，犯者男伤女不安。

忌饥

肚饥交感百神悲，气出神昏五脏衰；
此是仙家名百福，一交胜似百交疲。

忌饱

大醉大饱俱独宿，免教五脏背反覆；
喘呕晨昏吐血涎，未免疮痍生手足。

忌交

休依瘦病生新疾，产后之炉损丈夫；
年少若教亲老妇，阳衰阴盛是危途。

交感

十分只可入三分，来往时时把乳吞；
出入往来将百步，急须着力送连根。

两伤

女垂男仰两相务，大怕浓精入肾肠；
女病成劳难救治，男伤渐渐觉痿黄。

指迷

意懒莫强战，强战生百损；
渴后食凉浆，温时切莫饮。

感华

战罢须当便养神，就床端坐咽津频；
瞑目看心耳听肾，自然神气复调匀。

素女论

语曰：一女可敌十男，一男难敌十女，何也？男情易动，则易灭，如渴得浆；女情难动，则难灭,如热得凉。且如男子兴来便上马,兴阑精走泄矣,岂知妇人情怀未畅,其心似炎,得凉风,则力健意浓,男子无力,岂能遂其乐哉?盖男子以妇人之乐为乐,妇人既不乐,男子有何乐?初交时,切不可性急,须抱搂着,澄心把定,如不经意,一般待他情动,方可用事。此时妇人如涸鱼得水,战力不乏,往来不可速,亦不可着体用力,如欲泄,出炉以易其心。如茎弱再战,一般出炉数番,妇人眼慢,四大不举,方是战力之功。交接之际,不可付舌尖津液。斯时,阳气奔盈于上,如与舌尖津液,则元阳气盗,不久尫羸。若妇人情急,气喘乏,语言娇细,方可采求津液,吮他舌尖,于舌上下,用力大吸阴气一口咽之,以补元阳。临美之际,不可深,深则津液太过,必至痨瘵。但遇交接,暗数往来,九浅一深。下马仰睡,用手于胸肚上,揉擦五脏还位,及均匀于气,亦不可缩脚而卧,免致下疾。次早起来,便以养神法助之。望东方取气三口,咽之,用手随气亦擦至丹田,三存三跳,伸缩提掇百骨;插手过头,坠手合掌,热索脸,出气三口,背手擦牙,井花水半口灌漱,以舌团搅作丸咽下,乃名神水。火能助阳,然后洗面漱浣。

投好得人

夫贪者,赠以财;淫者,调以言;滥者,益之以伟物;好俊,晓之以聪明;好丽,娱之以声色。凡五者,由基之杨叶[14]也。

阴中八遂

一寸琴弦,二寸麦齿,三寸婴鼠,四寸玄珠,五寸谷实,六寸愈鼠,七寸昆户,八寸北极。

交合九势

第一龙飞势。女人仰睡,男伏腹上,据股含舌,令女举其阴物,受男子玉茎,刺其谷实,和缓慢摇,行八浅六深之法,阴乃壮热,阳乃刚硬,男乐女欢,两情畅美,百疾消除。

第二虎行势。女子跪朝低头,男踏后抱腰,入玉茎,叩阴户之中,五浅六深之法,阴若开张,阳气出纳,男舒女悦,血脉流通,消除烦闷,益于身心,颜色奇异。

第三猿搏势。女开两股,男子腿坐其上,阴户开张,乃入玉茎,九浅五深之法,快乐尤甚,津液流通,百疾不生,神清气爽也。

第四蝉附势。妇人覆耳,直伸左股,曲右股,男跪后,玉茎刺入,叩其玄珠,行七八之教,女阴大张,快乐即止,阴阳顺通,自然和美。

第五龟腾势。女人伸卧,男子托起女子双腿过耳,入玉茎,刺其谷实,女情自动,男精施泄,阴壮热,自然身觉酥矣。

第六凤翔势。女人仰卧于床,自举两股,男子以两手按床,深入玉茎,刺其阴户,使玉茎坚硬,阴户壮热内动,女子自摇,九浅八深之数,男女深悦,乐情过加,诸疾不作,此得阴之妙也。

第七兔吮势。男子仰卧,直伸两股,女反坐男玉茎上,面向男足,两股在男腿边,按席低头,女握玉茎,入阴户之中,刺其琴弦,玉茎坚硬,行七浅八深之数,津液流入女户之中,女阴降接,徐徐抽动,自然美矣。

第八鱼游势。用二女子,令一女伏其上,使二女相合,亦效男子法,男子坐看女之行,使淫心兴起,玉茎硬大,二女自采执茎入内,男睡女坐,津液流通,自然美畅。

第九鹤交势。男倚于床,女手去挽男颈,女以左足履床,男以右手托女左股,女负男肩,两手紧贴,女执玉茎刺入表齿,中其谷实,轻摇慢动,九浅十深之数,阴阳交媾,流注津液,淫欲情性,自益男子,百病消除,颜色红满,自然快乐矣。

锁关十要

一、散精。行功毕,两手如弯弓,左右三次,手兜膝,则精自散四肢矣。

二、驾河车。以两手搭项颈,左右手搭谷道,挺身吸气三口,精自升降矣。

三、转运。平身吸气数口,令腹中有声,其精自入丹田,依法固守。

四、定想。平坐,吸气七口吞下,通诸窍矣。

五、辟合。九浅一深,一吸一嘘。

六、关琐。行功时,觉精动,两手握双拳,足如钩,背如龟,腹胁吸气一口,其精自逆上泥丸宫。

七、采取。上采舌津,中采蟠桃,下采月华,退灵柯半寸,缓缓吸气七口,如竹吸水。

八、拣点。每早未语时,呵气热手,揩三转九擦两脸,摩动腰间三十六次,其精自然远矣。

九、服药饵。十补丸:取枸杞天之精、熟地地之精、甘菊日之精、白苓月之精、天冬星之精、菟丝金之精、官桂木之精、苁蓉水之精、汉椒火之精、石枣土之精,各等分,遵法制,细末。酒糊丸梧子大,每服二十丸,空心盐汤下。

十、沐浴。九香汤,遇晚淋洗,上床助阳真气。

蛇床、地骨,紫稍、紫荆、防风、杨梅、甘松、藿香等分,㕮咀,煎水于盆内,热手不住洗。

男子六错

一、忌三元节,庚申甲子伏腊,本命元辰,朔望弦晦。

二、忌作干劳困,气力奔冲,远行无力,才下车马。

三、忌连日饮酒,久病初安,元气未完,忿怒惊恐。

四、忌言语过多,交接频数,行早卧迟,观玩劳倦。

五、忌神庙、迅雷、烈风、日月星辰之下。

六、忌大寒打颤、大热汗流,大饱伤心损气,大饥大醉,无力主张,心中好欲,久淫不止,津团不出。

以上皆不宜交欢,静而守之。须择日,必阳上半日,阴下半日,甲日为阳,乙日为阴,余仿此。专忌子前,乃阳生阴盛之时。

凡交,须饮酒一、二杯,或茶二盏,忌晚饭夜食,使气脉流通,精神精爽,然后两意相孚,战不衰矣。

女子五迷

一、皮粗肉燥,口大声雄,形容憔悴,体气发焦,崩漏带下。

二、痨瘦黄弱,白癞风疥,久病方愈,气脉不全。

三、肥胖笼东[15]，大瘦如此，服贼妒忌，狠毒不笑。

四、年及四旬，生育过多，皮宽乳慢，有似猪胞，阴户毛粗。

五、形质不全，跛足眇目，耳聋喑哑，弩臂突脐，龟背豺身，蛇行雀跳。

以上犯者，俱不可交，须知爱护精气，休亲恶炉，以致悮害也。

四季养性

春季朔日，面东平坐，啮三通，附气九息，吸震宫清气入口，九数吞之，以补虚损。烹青龙之凫，致二童子之馔，此养精之妙。

四、五月清旦，面南端坐，叩金梁九，漱玄泉三，清思注想，吸离宫赤气，入口三吞之，闭气三十以呼之，填其虚府。

六月朔，及四季末旭日，正坐，禁鼓五息，天鼓十二通，吸坤宫黄气十二咽，以补呼之损，敛玉液之休，以致神炁风之味，使补脾以佐神也。

七、八、九月朔望旭日，面西坐，鸣天鼓七，饮玉浆，瞑正心，吸兑宫白气，入口七年吞之，闭气七十息，补泻气之致也。

冬季面北，平坐，鸣金梁，饮玉泉，三吸玄宫，黑炁入口五吞之，以补呼之损。端居静思，吸黑三吞之，以益胆之精。

子午进火运火

每子后午前，及五更初阳盛时，就榻上，面东或南，握固盘坐，或仰卧高枕，伸足舒腰，澄心内顾五脏，仰面合口，鼻引清风，一吸莫令耳闻气，极伸腰，徐徐咽下，存气直下海门，开以双手，压缩谷道。一缩，次开目上视，口呵浊气一口，上升天谷，存气直上顶门，气即上，随待口中津液，聚玉泉关气，耳热，即闭口，仰面凝神，一咽中正，三咽而止，直到丹田，入海门关。再缩谷道一缩，将阴手擦龟身，如是十一次，是一周天也。

精妙要机

金鼎欲留珠里汞，玉池须下水中铅，口口气吸进玉茎，至阳跷穴，到阴跷穴，至尾间，河车搬运至夹脊双关，怒目上玉枕，至昆仑，下玉池，紧闭任督二脉，上鹊桥之呼，下鹊桥之吸，不可不知，漱津下重楼，纳丹田气海，此段工夫，须行走坐卧，不可间断，不止子午为然也。

玄关要言

昂头并仰气，鼻吸引清气，
觉下到腰间，徐徐咽真气。
一举行七番，将身直立地，
用手胸前摩，连呵七口气。
两手紧捏拳，抵腰却闭气，
一低一仰天，脚根硬踏地。

渐觉腹中满，蹲着以着地，
一口一身蹲，如此七番止。
用面仰其头，用肩掇其背，
如此行三番，用气送下脐。
虚送十数番，柜子须用者，
徐徐待少时，茎物坚竖起。
用手提衬具，入炉养刚气，
少刻硬如枪，有琛并结坠，
再行大如拳，铁杖应难比，
此是神仙法，不可乱传世。
事尽功已成，遇经亦无气；
功若未成时，未可便轻弃。
阴阳交媾浓，漫漫而已矣，
来往二百番，泄精无滓腻。
保养固丹田，饮食更有味，
种子射香丸，不要服弹头。
颜色如婴儿，行步疾如骥，
相劝愚痴人，千金莫乱施。
宝笈自收藏，传之勿容易。

刘海蟾玉泉无泄歌

阴抱阳兮是祖宗，洞房深处少施功，
泥丸顶上长生润即生光，气隔三关有理通。
不问自炉并别灶，作用行时事一同，
须是为宾须作主，缓行云雨意从容。
兴浓四体情将动，玉柱半插阴门中，
凝神止息闭思想，坚牢内外不通风。
运至泥丸先透顶，昆仑摇撼过天冲，
久久行之须见效，黄昏直至五更钟，
此是神仙无漏术，遇之极者是孩童。

秘旨·鹧鸪天

子午工夫养性天，龙吟虎啸送丹田，
阴阳颠倒灵苗透，会得神峰妙更传。
金锁柜，铁牛坚，黄河水逆好行船，
寿年更把金丹助，造化长生不老年。

种子之法

夫人生于世,一夫一妇,古之道也。有夫妇,则欲子嗣,养生送死,道之常也。《书》云:不孝有三,无后为大,世人须存夫妇之道,不知交合之情,种子之法,徒然交感,故不能成胎。凡无子者,皆交合不得其道,或男情动,而精气过泄,缘妇人情未动,而阴门未开,须阳精至而不纳,或妇人情先动,阴门开张,男子兴未动,而女人兴已过矣,纵然阳精至,阴门固闭不纳,亦无子也。故曰:欲要子者,以何术也?曰:男子须先补养丹田,真气壮盛,亦要妇人调燮身中血气均平,然后用功交合,要两情俱动,无不验也。若阴血先至,而阳精后冲,则血包精,精入骨而成男子;若阳精先至,而阴血后添,则精包血而成女子。若阴阳并至,则非男非女也。夫达者,深究此情,两情正美,觉精欲泄,然后纳玉茎于妇人极乐处,女则耸睡承接,收精入宫,男女各不可动,待片时同收毕,然后抽退玉茎,令女人正身仰卧,男子仍依前引法,黄河水逆流法,自己缩胁提腰四十九次方睡。凡要男用太阳时,要女用太阴时,又要女子经脉通净,然后三五日内,红脉未止,黄水收之际,阴门正开之时,下种尤妙。主生男,血气壮盛,必无疾病。越此三五日后,阴门闭矣,虚文交感,又曰日期不等。

汉钟离老祖阴阳二仙丹

此系无上道人,献于云南沐府者。不论虚损劳怯至危,用酒化开七粒,灌下立醒。老人朔望日,服之一粒,却病延年不死。

一、制硫法

好硫四两,用好醋四两煮干。再用黄蜡四两溶化,倾入水内,去醋,取净硫研碎。再用益母草汁煮过,再用金星草汁,煮三炷香,听用。

一、打灵药法

汞一两,制硫二钱半,同炒成青金头色,入罐打火三炷香,取出听用。

一、养砂法

每砂,先用好醋炒过,然后用铅母养。

一、熏铅法

将砂砍作三四分一块,每两用铅四两炼成。先将铅砍碎,铺底尽头,砂放中间,入土釜,养二七,取出入冷水浸二日夜,去火毒,听养过砂汞亦妙。

一、制生砂法

好砂三两,用米醋二两炒干,再用水煮干。

一、配阳法

生砂四钱　制砂二钱　芦荟四钱　沉香　木香各七分　灵药四钱　乳香　没药各五分

共为细末,红枣去皮核为丸,如梧子大,金箔为衣。

一、配阴法

生砂二钱　制砂五钱　灵药　芦荟各四钱　沉香　木香各五分　乳香　没药各三分半　麝香一分半

共为细末,炼蜜为丸,如梧子大,金箔为衣,二丹俱有芦荟煎酒下。

吕纯阳却病乌须延年仙茶方

此系洛阳了然禅师秘藏之方，有《西江月》云：

学得灵丹容易，仙传甘露参成。
滋阴降火壮神精，黑发乌须影应。
痰火疟痨立效，肺风积热难停。
固齿调胃眼光明，久服超凡人圣。

一、制茶法

上好牙茶一斤，用沉香　芸香　降香　甘草　白术　孩儿茶　百药煎　甘松　桂皮　当归　薄荷　活石　葛粉　琥珀　柿霜　细辛　寒水石　硼砂　砂仁　丁香　犀角　羚羊角　朱砂　赤小豆

上各三钱，锉碎，每各一钱，用水三碗，煎一碗，倾入磁盆内，将茶入汤浸湿，就捞起晒干，如此九浸九晒，共九日听用。但制此茶，务看天色好，方可下手。

一、阳火丸

用拳雄鸡肾子十枚，各以银簪脚钻孔，入麝香如米粒大二粒　黄狗脊髓一条　黄狗外肾一对，各入麝香、鹿茸一两，好酒浸一夜，蒸热，各阴干　大雄蛤蚧一个，鲜羊油炙　大雄海马一对，酥炙　大石燕一对，火煅，童便淬七次　阳起石二钱，制同　樟脑三钱　当门子一对，即麝香一大粒，面裹之煨热

以上俱为细末，蜜丸，如弹子大，用朱砂为衣，银盒盛之，勿泄灵气。每丸可用七八年，用时闭右鼻，将左鼻吸之，则沛然兴起。此药能壮气养血，返老还童，回生延命，固精种子，助阳扶阴，九战不倒，妙难尽述矣。

一、阴水丸　以阴药收阳药

钟乳粉　梅花冰片　沉香各三钱　雌鳖头火煅，五钱　雌蛤蚧有尾者一枚，醋炙入麝香一分

以上俱为细末，蜜丸如弹子大，好京墨为衣，照前收贮，不可安作一处。欲退阴时，闭左鼻，以右鼻吸之，则阴回转。二丹效，如响应，视世间一切洞房秘术，不啻天渊也，秘之秘之！

周天再造固本还真膏

蛇床子　肉苁蓉　巴戟　防风　人参　枸杞子　地骨皮　细辛　草乌　川乌　麦门冬　广木香　茯苓　丁香　大附子　生地黄　木鳖子　锁阳　乳香　桂皮　没药　豆蔻以上各五钱　天门冬　当归　熟地　苍术各一两

其法，用真正芝麻油一斤四两，将前药入油内，煎至五六滚，验药枯将夏布漉净，滴油入冷水中，成珠不散，再入后开药末。

麝香　雄黄各三钱　阳起石二两，如无，用鸦片代之　虎骨　海马各二两，用酥油煮透慢火焙干　蟾酥　紫梢花　龙骨各一两　石燕二对　云母石一两

上为末，待煎油成珠，退温投入内搅匀，收磁罐内，冷水浸灌半肚，三昼夜，退火气。不拘颜色好绢，或厚纸表开，摊其药封脐，每六十日一换。此药能镇玉池，金精不泄，兴阳助气，通二十四血脉。若欲种子，揭去膏药，金精射入子宫，百发百中。又治下元虚冷，五劳七伤，膀胱气，风湿痛痒，两腿酸麻，阳事不举，妇人赤白带下，血山崩漏。能令老弱行路刚健，颜发转变。

仙丹贴脐饼

大附子一个，要一两五钱者佳，二两重者更妙　甘遂　甘草各二钱五分　母丁香七个

将附子剐空一孔，入三味药于内，用上好细花烧酒半斤，将瓦罐贮入附子，用棉纸封罐口。以米数颗放纸上，米热为度，取出，去甘遂、甘草二味不用，捣杵如泥，入麝香五厘于内，做成一饼，贴脐上，用绢帛系住，不惟固精兴阳，兼能防寒御暑，妙难尽述。

---

[1]吕祖御敌既济真经　即《既济真经》。二者全文同。今删，存目。

[2]炁　音义同“气”。

[3]浃渫(jía dié，音夹碟)　水波连续貌。

[4]二次　《摄生总要》、《房术秘诀》类文均作“一次”。姑存。

[5]养在炉一茶时　将阴茎插入阴道内不抽送，约为一顿饮茶的时光。

[6]中指文　《摄生总要》类文作“指之间”。

[7]项耳目，手时热　《摄生总要》、《房术秘诀》均作“皮，两耳自热。”姑存。

[8]六字　《摄生总要》、《房术秘诀》均作：“六字延生诀”。从上下文例看，当为龚氏所略。然文中内容大同小异，当为龚氏辑录张三峰之论。

[9]媾　原误作“垢”。据文义改。

[10]马口　谓(女子)口角偏圆，如马口之状。

[11]意气　历代之论四至，未及“意气”，惟此首论。

[12]腋　原作“液”。形近致误。据文义改。

[13]施　原作“旋”。形近致误。据文义改。

[14]由基之杨叶　谓养由基之射杨柳树叶，百发百中。喻技术高明。由基，即养由基。春秋时楚国大夫，善射，能百步穿杨。楚晋交兵，晋将魏锜射中楚王眼，养回射，一箭毙魏，后连射连中，阻晋追兵。《战国策·西周策》：“楚有养由基者，善射，去柳叶者百步而射之，百发百中”。

[15]笼东　亦作“东笼”。颓败丧气貌。

外科活人定本

明·龚居中[原著]

[说明]

《外科活人定本》，四卷。明代龚居中（应圆）撰于崇祯三年（1630）。龚氏生平及著述已详于《福寿丹书·说明》。本书卷1为调治心法、秘传口诀；卷2～3列述疮疡诸症；卷4叙外伤、虫兽伤、中毒等，末附龚氏经验通用方。其中有"帏战"一篇，载房事保健、兴阳促欲方16首，对早泄、阳痿诸症治疗有一定的价值。

本次据典藏于中国中医科学院图书馆之顺治十八年（1661）醉畊堂刻本整理。

外科活人定本卷之四

帏战

铁柱保阳丹

丹鸡肾十对　黄犬肾一对　黄犬脊髓一条　射香一钱五分

共入前鸡犬肾髓,同捣烂阴干。海马一双,用鸡油炙为末。石燕一只童便煅七次,为末,仙灵皮末二钱,潮脑三钱,磁石末三钱,射香当门子一只,面包煨熟,共合以童鸡子、脑子,共捣千余杵为丸,如弹子大,朱砂为衣。以牛角盒收贮,勿令泄气。一丸可用五、七年。临用时,一丸与左鼻闻之,阳事即举,坚如铁柱,任意行房不泄。但合药之时,选天德、月德日,焚香。莫令妇人、鸡犬见之。

回解前药方

钟乳粉二钱　沉香三钱　鳖鱼头一个,烧灰存性

共研极细末,炼蜜为丸,如前药丸大,金箔为衣。不可同前药丸共一处放。但临要泄事,将一丸,与右鼻闻即泄。

遍宫春

母丁香八粒　鸦片　蟾酥各一钱　射香　白芨各九分

共为细末,火酒调丸,如梧桐子大。行时化开,搽玉茎上,不泄,不必解。

百声娇

远志肉　蛇床子　五倍子各一钱

共为细末,每用五厘津调,涂脐上,亦可久战。

倒提金方

吴茱萸　青木香　硫磺　射香各等分

为末,每少许,唾津,调入阴户,女必爱恋。

素女遇仙丹

母丁香　蛇床子　肉苁蓉　甘松　白矾　白茯苓　山茱萸　紫梢蛇各五钱　细辛二钱半

共为细末,炼蜜为丸,如梧桐子大。每用一丸,津调涂玉茎上,任交合,身轻物健。

助阳丹

蛇床子　地骨皮　紫金皮　紫稍花　甘松　防风肉　杨梅肉　藿香各等分

煎汤,放小盆内,临睡时浇洗,能助阳久战。

强龟益女丹

红豆　砂仁　良姜　五味　潮脑各等分

为细末,每次少许,津调敷玉茎上。

杨妃夜夜娇

蛇床子　远志肉　五味子　北细辛　蜂房　白颈[1]地龙各等分

为末,每用少许,津调涂玉茎,入阴户,能战,令男女欢畅。

小浴盆

官桂　木鳖各一钱　白矾七分

用水五碗，煎三碗，男洗玉茎女洗阴户。

悄悄紧

石榴皮　菊花等分，为末

水一碗，煎七分，温洗阴户，状如童女。若怕疼者，甚妙。

长思丹

公土狗一个　天龙一个，即马食虫　白颈地龙一条　人龙一条　潮脑一钱　金头蜈蚣一条

共为末，将蟾酥五钱和丸，如绿豆大。每用一丸，施于尘柄[2]上，自然坚大。

千金秘精方

旱莲蓬　芡实肉　莲花心各等分

为细末，炼蜜为丸，如芡实大。每噙化一丸，久久不泄。

益肾延年丹

人参　酸枣仁　门冬酒浸，新瓦焙干，各三钱

为末，临卧温水送下，亦可久战。

十补丸

枸杞　熟地黄　甘菊花　白茯苓　桂花　苁蓉酒浸一钱　菟丝子　山茱萸　天门冬　汉椒

上为细末，等分，用酒调为丸，如梧桐子大。每空心盐汤送下二十，阳事不痿。

苏妃暖炉丹

青木香五分　木鳖子九个，去油　射香三分

上为末，炼蜜为丸，入美人牝中，彼此大美。

---

[1]颈　原作误“头”。形近致误。据文义改。下“长思丹”方同。迳改。

[2]尘柄　阴茎茎干之隐语。

紫闺秘书

明·杏溪浣香主人　撰

［说明］

《紫闺秘书》,10卷,明代杏溪浣香主人撰于嘉靖二十九年(1550)。杏溪浣香主人,真实姓名与生平不详。该书系作者辑录明嘉靖年及其以远的房室医药著作汇编而成。文中收集了《吕纯阳房中秘术》、《汉武帝房中提要》、《孙真人房中长要记》、《三峰采战房中妙术》、《宁府秘传房中炼己提要》等房室养生及男科学文献。由于我国封建文化及女性学研究的缺如,故该书内仅有泌尿男科学之理、法、方、药。更因历史之故,该书传承的情况不详,当为孤本。

本次整理以1994年台湾刘研之校本为底本,傍参《吕纯阳房中秘术》、《摄生总要》类文重新整理。

刘氏校注本序(简介)

宫中奇绝《紫闺秘书》,录终古"海内异书奇术"于一集,系中华文化之一大瑰宝。此书出自于中国明朝嘉靖庚戌春(明世宗29年,公元1550年)。原书撰者为明朝嘉靖年间一位自称"杏溪浣香主人"的才子,其生前博览群书,素好异书奇术,经数十年,录成一集,将之分门别类,共十余卷。

除辑录真人、道士之养生术和种子秘诀(结腹复形、占男女诀、十月受胎)外,《紫闺秘书》大量的撰集了宫廷闺房中之采战采补之术、玩妃子的方法和公子勾引美女之秘诀,以及提高性功能,使"一男每夜可度十女"之补身养性术,如素女房中交战秘诀、汉武帝房中提要、洞房第一春方。因此,原撰者"杏溪浣香主人"在《序》中特别言道:在他撰集此书之后曾思之再三,因"恐遗散海内,流布匪人,不识玄功,唯图要利,不无饮水执剑之害,屡欲火之。"但又因"思此书集之不易,皆海内秘方,终古奇术","故聊存之,题曰紫闺秘书,取秘而不可发之意"。这就是《紫闺秘书》书名的由来(见《紫闺秘书》序)。

《紫闺秘书》并非淫书,书中有关修身练功之秘诀、种子延龄之秘诀神方、一至十月保胎定胎之方法及性能之补养提高、寻欢异性之妙方等,亦是人类医学上的一大宝藏。

《紫闺秘书》原本因政治的多种原因被烧毁,现藏为唯一之抄本,曾被称"天下第一大奇书"。从明嘉靖起到清廷覆灭,此书先后为两个朝代的黄道宫内院所珍藏和采用。秘传迄今已经有四百余年的历史了。中华唯此一本抄本。收藏者原意是想成立"紫闺研究院",将此书所集之瑰宝和医学宝藏,加以潜心研究,逐步开发,扬弃取精,有益社会实现"杏溪"原意而"造功于人"。现因种种因素,不让失传,并以正世间传闻,奉孝人类,决定将之公布于世,同时为了做到不可发之而又秘而传之,使之"不妄泄"。本书在出版时,除保持原著文字及风格而不作变动外,将其中一部分秘方、药方删除剂量和制备方法,则为的不使乱引滥用,以致误众,而还原撰者之意;二则为的加以深入研究,秘而传之,以制成药,造福人类。特此说明,希予见谅。原书无标点符号,出版时,吾等加之,以便于阅读,特此说明。总而言之,《紫闺秘书》实系人间罕见的奇书绝秘,无价之宝,就此研之,裨益非浅也。谨此奉孝诸有识之君,使共鉴赏详研之,是为出版者序。

刘君研之辛未年春书于香江书院。

《紫闺秘书》原序

杏溪生平,无所不览,素好异书奇术,得集此方,内外甲乙,区别分类,数十余年,盈然帐中一箧,暇取录之,遂成一集,都为十余卷,牙签锦轴,缩之方寸,置之中笥,不敢妄泄,然思牒云剑慧,终难隐灭,或恐遗散海内,流布匪人,不识玄功,唯图要利,不无饮水执剑之害,屡欲火之,终不忍,且思此书,集之不易,皆海内秘方,终古奇术,自黄帝相传,授受讫有分源,虽寸珠尺璧,不足与易,故聊存之,题曰《紫闺秘书》,取秘而不可发之意。何则?紫为间色,闺乃余分,虽非正声雅色,然可譬诸律吕,非闺位不成,文章无间色莫采,自古以来不可发也。爰自为序,中秋之夕书于浣春轩。

紫闺秘书　秘集各家房中养生术序

天下养生之说者曰:必弃人事,入深山,食苓朮,衣草木,友麋鹿,而后可以养生,是不然;若然,是苦生也,非养生也。养生者,生生皆可,不必有所择焉。夫人欲之中,亦可养生焉。动静方为道之中寄,不离于是。饮食男女,欲之所存,不过于非。若是,则我役物而不为物役,则闺房亦深山也,稻粱亦苓朮也,绮罗亦草木也,丽妻亦麋鹿也,奚必彼此抉离人性乎!《传》曰:食、色,性也。夫道,人将修心练性,而去其色,是去其性也。去其性,是为丹而去其汞也,焉可以养生?故善生者,善养欲者也。何则?欲近情,情近性,性近神,神生气,气生形,形生欲,欲生生,生则谓道,故道常在人之欲中。老子曰:常有欲,而观其窍;常无欲,以观其妙。窍妙之间,道之所介。有无之际,岂非道之所存,欲之所处乎!是以知道者,必不能去欲,去欲不成道。凡我所谓道,非鬼道,非神道,是人道,而云仙道者也。独阳道不存,独阴道不生。故黄帝与素女,不讳其术,著之竹帛,始有其书。要盖欲遵养性情,恬愉躯魄,而不绝生生之理,不伤性命之源。此虽有男女之迹,而其中不淫,寂然不动者,固不足摇我混然太极之精也,是以可贵。荡者不知,流入于淫,始有采阴补髓,运气骈势之说,便已误人。则又不得其求,乃多外附强制之事,流毒种种,博取一时眼前,不图身后。往往离奇诡异,以致终生绝理,不终其天年,并夭其子孙者,深可悲夫。呜呼!此非养生,是丧生也,则又奚取?故知此方者归诸正。

时岁次于逢摄提格之陶嘉丹杏溪浣香主人书于怡春轩

吕纯阳房中秘术卷之一

运用六则[1]

陈希夷房术玄机中萃纂要卷之二(二)[2]

素女房中交战秘诀卷二(二)目录

总　论

论曰:且如蜂儿,见花蕊妖嫩,恣意贪窃,人亦如之。蜂蝶采蕊,惠而且益;人采阴,伤而损气。一妇人可敌十男子,尚且未倦,一男子焉敌十妇人!男子有情易动,则易灭,如渴得浆;妇人情难动,则难灭,如热得凉。且如采花窟者,兴来,便跳上马;兴阑之后何可,及将精浆霎时走失。男子如猛火得水,御暴渴仰一般,岂知妇人情怀未畅,其心如炎蒸,得凉风力健则愈爽。他情欲正美,男子无力,岂能遂其意乎?男子之乐,以妇人之乐为乐;妇人既不乐,有何乐哉!初上马时,不可性急,须是将他抱搂,澄清,把息定,如不经意一般,休放精离开,待他心动情切,方可用事。此时如涸鱼得水,男子如饥鹰思肉,斯时上马,方得其意,战力不乏,往来之间,亦不可速,切不可着体用力,如将遇则出炉,以易其心。如茎弱再战,一般出炉数番,妇人眼餳,四肢不举,方是成为之功。交接之际,切不可付之舌尖津液。斯时用力,正遇阳气奔盈于上,如与舌尖津液,则元阳气盗,不久,体羸,易致风邪相侵,伤残性命。若妇人情急时,气喘,乏语言,声细娇嫩,方可采之。反求津液,吮他舌尖与舌上下,上下用力,大吸阴气一口,咽之,以补元阳。临美之际,亦不可深。深则津液太过,亦有痨瘵之患。但遇交搂,暗数往来;九浅一深,则无所损。世人不能谙晓,因畅一时欢会,不过元阳日衰,衰后将何以补?人如油灯一般,油烬则灯灭,气短则易亡,亡则不能复,岂可不明此理!下马仰卧,用手于胸腹上摻擦五脏还位,及均匀呼气,亦不可缩脚侧卧,免致下疾之患。次早起来,更以养神法助之,望东方取气三口,咽之。用手陈气,亦按至丹田。三存三跳,伸缩,提掇百骨,捭手过头,坠手合掌,热索出气三口,背手秘眼,井花水半口灌漱,以舌团围,和津液作丸咽之,乃名神火能取阳法。毕,然后洗面灌漱,每日更取子午正炁,以补元阳。邪魔不敢近,寒暑不能浸。此诀能近道兴阳。明此三者,虽曰非通仙,足可延年而益寿也。此特示诸贤士,不传于下愚鄙俗之夫。此文熟玩贯通,自有精神。若得少壮女采之,大能神助阳事,至老不衰,容颜如旧不改。的当之言,非谬语也。

吕纯阳修养诀

真人曰:男子如渴得浆,女子如热得凉。故十女能变度百夫,。一夫安能度十女。故曰:阴道常狎阳道者是也。愚人不知此理,勉强有为,至于损身丧命,是可哀也。

真人曰:可惜许,可惜许,可惜元阳宫无主。元阳尽脉人欲散,百种哭逐真阳去。七魄喜,三尸怒,我今慇懃说与汝。说破犹恐泄天机,略说些儿君记取。男子修成不漏精,女子修成不漏经。不漏精兮养圣胎,不漏经兮神炁凝。精调血理无走失,却作长生不老人。

真人曰:男子易动而易安,女子难动而难安。故审八到,以人补人,以气补气。银器破,补之以银,以铜铁补之非理也。人亦如之,油烬灯灭,精竭人亡,切宜慎之!或问曰:人以泄精为乐,今关而不泄,何为乐乎?答曰:子知阴动阳静之理乎?夫阴动阳静,是内虚外实也。一泄其精,则四肢不举。二次泄精,神昏气乱;十次泄精,性命反覆。号曰行尸,所乐安在?问者敬服。真人曰:一度之泄,一次火灭,是一次添油,君知之乎?其人再拜,受教而退,复以诗喻之。

诗曰:

精养根兮气养神,此真之外别无真;
丹田幸有菩提子,不与人间种子孙。

凡攻城破垒,必须坚固之锋;按马当关,尤戒奔驰之急。夺得阴中真化,方知花里有神仙。不解口中抽玉液,也知酒底作真人。昔齐大夫褚澄论曰:彭祖寿八百,易妻三百人,得子者七十二,皆强兵战神,知者鲜矣。曰种树必固其根,养生必原其本。未有不固本而得长生者也。兵法云:欺敌者亡。可不慎哉!

得者有五

夫贪者赠之以财，淫者调之以言，滥者益之以物，好俊者晓之以聪明，好丽者娱之以声色。凡此五者，养由基之狼牙也。发而不中，吾不信也。

每月禁忌：

初一日　初三日　初七日　十三日　十五日　十七日　念三日　念七日　念八日　庚申日　甲子日　本命日　大寒暑　大风雨　五月五日

男察四至[4]

男子玉茎不强，血气未至也；遇而不举，肌未至也；坚而不强，骨未至也；硬坚而不热，脉未至也。凡交合之际，当审四至而行。若一气未至，不宜交合。

阴中八遂[5]

一寸琴弦琶、二寸菱齿、三寸婴鼠、四寸玄珠、五寸谷实、六寸愈鼠、七寸昆户、八寸北极。

女审八到[6]

女默咽津者，脉未到也；身不粘近者，骨未到也；强力辞人者，筋未到也；懒提玉茎者，血气未到也；不美男乳也，肉气未到也；两眉皱颦者，肝气未到也；临合身不摇者，肾气未到也；滑津不出者，脾气未到也。但要女子八到俱全，乃可交合，则无损伤而快美也。

交合九势

第一、龙飞势　女子仰睡，男子伏其腹上，据股含舌。女人举其阴物，受男子玉茎刺其谷实，和缓慢摇，行八浅六深之法。阴乃壮热，阳乃刚硬。男乐女欢，两情畅美，百病消除。

第二、虎行势　女子跪朝低头，男跪后抱腰，入玉茎叩阴户之中。五浅六深之法，阴户张开，阳气出纳。男舒女悦，血脉流通，消除烦闷，益于身心，颜色奇异。

第三、猿搏势　女开两股，男子腿坐其上，阴户开张，乃入玉茎。九浅五深之法，快乐尤甚，女好其意，津液流通，男津坚固，百病不生，自然气爽也。

第四、蝉附势　妇女覆身直伸左股，曲右股，男跪后，玉茎刺入，叩其赤珠，行七八之数，女阴大张，快乐即止。阴阳顺道，自然和美。

第五、龟腾势　女子仰卧，男子托起女子双腿过乳，入玉茎刺其谷实。女情自动，男精施泄，盛身泻之，可除壮热，自然身觉酥矣。

第六、凤翔势　女子仰卧于床，自举两股，男子以两手按床，深入玉茎，刺其阴户，使玉茎坚硬，阴户壮热内动，女子自摇，九浅八深之数，男女深悦，乐情过加，诸疾不作，此得阴之妙。

第七、兔吮势　男子仰卧，直伸两股，女反坐男玉茎上，面向男足，两股在男子边，按席低头，女人握男玉茎入阴户中，刺其琴弦，玉茎坚硬，行七浅八深之数，津液流入女阴之中，女阴降接，徐徐摇动，自然美也。

第八、鱼游势　用二女之数，令一女伏其上，使二女相合，亦效男子法。男子坐看女之行，使淫兴起，玉茎硬大，二女自来，执茎入内。男睡女坐，津液流通，自然美乐。

第九、鹤交势　男倚于床，女手挽男颈，女以左足躧床[7]，男以上手托女左股，女负男肩，两手紧贴，玉茎刺入麦齿，中其谷实，轻摇慢动，九浅十深之数，阴阳交媾，流注津液，淫欲情性，自益男子，百病除消，颜色红满，自然快乐矣。

附　壮阳丹[8]

青新草　尖草　海马　没药　天麻　麝香　石燕　丁香　菟丝子　硃砂　川椒　附子　八角　茴香

上将前药十四味为末，用银器内炼蜜为丸，如梧桐子大。每服三十丸，好酒送下。保养丹田，助精补虚，大有神效。若过之时，仍加巴戟、川楝子、威灵仙。如此三味，同前药为末，硃砂为衣，捏饼子，令人闻息入鼻内，其阳便兴，坚硬如铁，能大七分。欲要解者，吃红枣一枚即解。服者保养能助阳甚久。仍取一时之乐也。

钟吕秘传问答房中采真篇卷之三[9]

采真问答玄机引

采真玄机一帙，世传为钟吕问答，得道之秘，历世珍藏，以为至室。其于物药、斤两、筑基、火候、温养、进退，了然明备。俾知房中亦有养生一术云。碧云道人识。

大地人民总总多，并无一个听弦歌；
家财抛弃深堪叹，气势颓危实可呵。
世事如萍休眷恋，时光似箭莫蹉跎；
劝君只把阴阳究，舍却阴阳更觅何。

答曰：天地之人，林总之多，要觅知音，普世并无一个把家财抛弃。若有气势，岂得颓危。世事如萍之荡，时光似箭之飞，要把阴阳穷究，阴阳既究，别无他外言词。此重在阴阳二字，但不知何谓阴阳。

阴阳二物隐中微，只为愚徒自不知；
实实认为男女是，真真说做坎离非。
要将此理深深究，莫把斯言浅浅析；
知了愈加宜谨慎，诉人必定被他讥。

答曰：阴阳之理，本微妙而难知；愚昧之徒，不容易得近。成事必在乎男女设言，故以为坎离认得真，自然知妙。此语要深深穷究，斯言莫浅浅求析。苟至于知，愈加谨慎；倘若轻泄，必被诮讥。此重在男女，但不知二者何谓阴阳？

道我为阳未可亲，说他阴物又非真；
阴虽女体男儿体，阳本男儿女子身。
莫怪客人确作主，须教自己暂为宾；
若能将此行颠倒，颠倒之中化圣神。

答曰：我本为阳，乃至阴之物；他为阴物，中藏至妙之真。把男身为女身，假[10]女身为男体。逆来化圣，逆去成人。须教我作他宾，莫怪他为我主。工夫只在乎颠倒造化，尽由乎作用。此重在宾主，但不知安在？

他如无我只平平，我若无他也不成；
彼此两般宜慕乐，阴阳二物莫留情。
逍遥静处当勤励，雅洁室中要至诚；
采得归来功为己，何须四海播声名。

答曰："他如无我"，乃独阳而不成；"我若无他"，亦孤阴而不就。"慕乐"，必厚乎彼此；"留情"，不谓之阴阳，自在守精，休怠惰优游，入穴要虔诚。"采得归来"，只是自家功本自家见效，何须四海声名。此重在静室二字，但不知何作为？

我静他空乃自然，自然之妙贵何处；
天虽在上播为地，坤本居卑歹作乾。
入户也知宜歉曲，进门须是要留连；
此情此际无危险，始得阴阳两物全。

答曰：我如守静，并能留其本钱；他若持空，则不失其至宝。我虽处上确居下，他本居卑暂处高。颠作倒，颠倒出去切，须休卒暴回来，制住万般危险，方能两物完全。此正是下手，但不知如何安排？

详问安排也不难，工夫只在片时间；
一身卧地一心想，两手齐胸两手扳。
丹露以通体使塞，河车运动莫令闲；
登天九九如无恙，这件东西转过弯。

答曰：安排之法，究来没甚艰难；次序之功，做去至为容易。心想一身方卧地，手扳双膝始捶胸；我先笑他他后唉，路通丹药休他杂，车运河泉莫等停。这样行时，正是大经大法。此般作用，非为小东小西。此已知东西转弯了，但不知此后如何？

转过弯来路更长，寂然端坐更坚强；
臂如忍屎[11]方才好，手又叉腰始是良。
鼻吸气为通夹脊，唇包齿内拔阴阳；
若非遍体咸施力，怎得珍羞到口尝。

答曰：转过弯来，途路愈加修阻[12]，疾忙端坐，形骸更要端仪，如忍便是好施为，叉腰为良作用，莫容坠下，但使升腾。欲通夹脊鼻中通，要拔阴阳唇上拔。鼻斯到口，挺身款歉轻提。得此临候，拍手呵呵大笑。此已得之矣，但不知作后又当如何？

始知我命我能擒，及有浇培更觅寻；
自后仍吹无孔笛，从今别鼓没弦琴。

孜孜汲汲藏于腹，战战兢兢守在心；
世上万般都不要，思量只此是黄金。

答曰：擒命之方，要用心意。养丹之法，还凭机括。就吹无孔笛非差，就鼓没弦琴更谬。因风吹火，顺水推船。藏于腹里，日孜孜；守在心中，时战战。其他事物皆为世上之尘，只这东西正是人间至宝。此通结上文采取之意，但不知节次择日之方？

南来北往走西东，骨骼人人总一同；
多向利名中挂意，少于性命上加工。
明知必有颓危日，暗想焉无败坏风；
不若把基牢筑起，待其时至配雌雄。

答曰：南来北往，个个相同；东走西行，人人一样。意挂利名偏不少，功加性命却无多。认假作真，将真作假。颓危之日应须有，败坏之风未免无。先且通其道路，次乃配其雌雄。此重在筑基，且在时至，但不知何谓筑基？

牢固阴精莫外游，巍然正坐十旬休；
幽明不在常存守，心肾不交立自由。
血气周流方是美，形神俱妙始为优；
筑基之法非惟此，更把尊眸后韵求。

答曰：牢固阴精，乃是一身之宝；巍然静坐，斯为百日之功。但令莫睡于幽明，不自知交于心肾。弟兄宾主、姊妹夫妇，其时血气周流，此际形神俱妙。中间意思，内面工夫。此工夫未尽，更于后又当如何？

水升火降不期然，神定形舒气血全；
玉枕泥丸空寄信，尾闾夹脊汗流全。
切须前学停其息，正要先求忍看便；
了得此身中事业，方宜下手采真铅。

答曰：水升火降，亦心肾之相交；神定形舒，尚血气之相运。先须提拔空通信，预要登扳汗汲泉。闭息在先，忍便居后。出神尤未为妙，脱体也未为奇。既了此诗，仍要识其真汞；果能斯道，方宜觅其真铅。此通上章皆筑基之意，又不知药物斤两之数？

二八元来重一斤，一斤之数两人身；
先于东舍留清酒，次向西邻饮白醇。
莫道无时而匹配，须知有日已成亲；
又言此药难凭秤，二八元来重一斤。

答曰：先留真汞，原来八两之多；次觅真铅，共合一斤之数。清酒既留于我舍，白醇尤饮于他家。月在西山，日居东畔。匹配无时休匹配，成亲有日乃成亲。二物齐来，共合一斤之数；两家分散，各为八两之多。此已知斤两，而不知首章所言时至？

月月红开月月今，今当昨日预擒金；
金花已谢何如玉，玉蕊初生乃自擒。
擒果味中无此妙，妙琴弦里没斯音；
音清恍若天心月，月月红开月月今。

答曰:月月红开,乃人人而一样;人人经至,乃月月而一般。莫攀已谢之金花,须采初生之玉蕊。其甘若醴,其凝如膏。世间之妙料无斯,天下之音应没此。知人经至,恍如明月初圆,俨似大经将至。此已知时至,又不知何如得东到西来否?

到此东来岂不知,知铅入似火珠驰;
驰归我体他忙去,去了他身我疾施。
施设有丹真做作,作为无物假扳提;
提腾先要知西到,到此东来岂不知!

答曰:东到西来,岂不知铅归汞舍,必无不觉入予我体。去他身施,我体无中之有,有中之无。有丹施设此真施,无物作为斯假作。虽然有物却无影而无影,本是无形又有知。而不觉此已知西到东来,又不知登天之后,几提到泥丸顶否?

西到东来小喜欢,登天之后膝忙蟠;
轻轻九九三三拔,重重三三九九搬。
先进尾闾经夹脊,次临玉枕到泥丸;
果然运上泥丸顶,将是仙家大喜欢。

答曰:邂逅之时,便是槌胸之锦;登拔之后,疾为蟠膝之方。轻轻九九拔于前,重重九九提于后。易行水面,难过山头。尾闾夹脊已能行,玉枕泥丸须欲到。泥丸既到,未能神舍之欢;重楼将经,方是仙家之喜。此已知提拔,但不知如何得下于重楼否?

欲下重楼至易哉,泥丸顶上降下来;
喉边吸涕频催坠,鼻内栽葱渐引开。
顷刻无为方到口,须臾不动自临腮;
滴流咽在丹田里,十月浇培结圣胎。

答曰:里到重楼,必自泥丸上下;欲寻丹府,自然孔窍中行。催采吸涕于喉边,引坠栽葱于鼻内。临歧到口,休为将切近腮,须莫教前头采取工夫止用一时;后面浇培,进退仍加十月。此结上文择日节次中间未尽者,杂集愿闻。

其一、

牢固阴精是筑基,筑基惟有守其雌;
其雌不动坚牢固,牢固阴精是筑基。

答曰:牢固者,谨守也;阴精者,真汞也。我能谨守其汞,谓之筑基。筑基贵乎守雌,而不守雄。苟能守雌而不守雄,谓之牢固守精,其基可指,曰而筑成。否,咦!知道么?

风生花必落,瓶正水还盈。

其二、

基址坚牢可学仙,学仙须是觅真铅;
真铅未采牢基址,基址坚牢可学仙。

答曰:基址者,丹田之总名也;坚牢者,真汞不耗,入丹田中。留得真汞方可学仙,故学仙不独留真汞,尤必觅真铅。未能采此真铅,先须筑基。诚能筑基,而后采铅。采铅而铅又得,则学仙之诀正此。否,咄!说与你:

有酒堪邀客,无钱怎作商。

其三、

生药时辰要得知,得知方可配东西;
东西未会知生药,生药时辰要得知。

答曰:生药者,生铅也;时辰者,时候也。要得知者,我必知生铅之时候也。然我既知生铅之时候,方可采来与汞相配。故曰:得之方可配东西。东西者,即铅汞也。当初未会之时,要知生药之候。苟或不知,则有疾生之患,岂非生药时候要得知。否,咦!俟候者:

潮动金光现,潮来水势慢。

其四、　　敲竹相通始鼓琴,鼓琴敲竹惹清音;
清音未至当敲竹,敲竹相通始鼓琴。

答曰:敲竹者,舞我之物也;鼓琴者,惹彼之物也。此言舞我物而惹彼物也。既舞我物又惹彼物,则清音自然动矣。咄!不是要:

弦宽休发矢,风动可行舟。

其五、　　争战须知让彼凶,彼凶我自莫容雄;
容雄不会相争战,争战须知让彼凶。

答曰:争战者,交媾之际也;让彼凶者,由他自动也。此言交媾之时,须让彼动。彼动,我却不动。我若也动,便战不胜。否,咦!休放肆:

欺人自欺己,输己自轮人。

其六、　　他到我家莫放他,放他走了这金花;
金花未放擒他到,他到吾家莫放他。

答曰:他到吾家者,乃西到东来之谓也;莫放他者,乃登天蟠膝之谓也。他得到我家死紧擒往,放他失去,不惟费了我许多前面工夫,抑又损了他后头这些药物。学者待其月桂将开,速下手攀到家中,便死也莫放他去。否,咄!擒住了。

未来难怪我,既至弗由渠。

其七、　　颠倒行持得倒颠,倒颠两物始完全;
完全还藉行颠倒,颠倒行持得倒颠。

答曰:颠倒者,地天也;倒颠者,逆行也。此乃前二诗之工夫,乃此一诗之功效。学者能作地天则逆行,逆行则异于常道,异于常道则两物完全,两物完全果自地天之取致。否,咦!要识此:

彼非居我上,西怎到东来。

其八、　　希望真铅要至诚,至诚尤用汞相迎;
相迎不犊徒希望,希望真铅要至诚。

答曰:希望者,心之所也;真铅者,先天真一炁也。我欲先天真一过我身来,实由至诚所致。既至诚矣,尤必予自己近便处,运一点真铅以迎之,迎时又要一个恰好。否,咦!小心些:

龙休寻白虎,虎自觅青龙。

其九、　　擒住阳精号得铅,得铅之后即登天;
登天九九能擒住,擒住阳精号得铅。

答曰：擒住者，不寄走泄也；阳精者，先天真一之炁的名也。我若不走先天真一之炁，号曰得铅。既得铅，疾登天，九九连数毕，则阳精始擒得住，擒得岂不以得铅为号乎。否，咦！没得说：

登天天必起，车水水方升。

其十、 连连河泉势挺然，挺然提拔自连连；
连连转动凭车运，车运河泉势挺然。

答曰：车由水而制水，凭车而升，势挺然若猛虎之势，故曰：车运河泉。势既挺然，物始连连。物之连凭车运，旋车之运，旋藉吾势之挺然。否，咄！这件物：

升腾难得见，冷暖自家知。

其十一、 头上明明有囟门，顖门信至好心存；
心存水火龙头上，头上明明有顖门。

答曰：头上者，头顶之上也；顖门者，通信之门也。龙者，我也。此言人头顶之上明明有个顖门。采得彼之信，必须运到此门，而后降于重楼。否，咦！那时节：

鼻中流玉柱，头上顶金珠。

其十二、 天地将来作地天，地天方始得神仙；
神仙寿永齐天地，天地将来作地天。

答曰：天地，否也；地天，泰也。否则成人，泰则成圣。故曰：天地将来作地天。既作地天，始得神仙；既得神仙，与天齐年。必作天而后得。否，咄！这一物：

逆来方作圣，顺去乃成人。

拾遗：

鹧鸪天一首

浇灌从来六百篇，百篇浑侣采真铅。
子起阳爻倒颠倒，午起阳爻颠倒颠。
才作地，便登天，仍腾吾后降吾前。
如斯十月工夫足，面壁巍巍坐九年。

附录：

三字诀 回道人

这个道，非常道。性命根，生死窍。
说羞丑，行着妙。人人憎，个个笑。
大关键，在颠倒。莫厌秽，莫计较。
得他来，立见效。地天泰，为朕兆。
口对口，窍对窍。吞入腹，自知道。
药苗新，先天兆。审看间，行逆道。
泽质物，自继兆。二者余，方绝妙。
若要行，持人叫。气要坚，神莫耗。
若不行，空老耄。认得真，老还少。
不知音，莫与告。些儿諗，合大道。

精气神，不老药。静同全，冥中报。
乘鸾凤，听天诏。

真空禅谈卷之三

平田野老辑

同寮邝子元，由翰林补外，十余年不得赐还。常诧俗无聊，遂成心疾。每疾作辄昏愦如梦，或发谵语，或曰真空。寺有老僧，不用符药，能治心疾，子元往叩之。其僧曰：相公贵恙起于烦恼。烦恼生于妄想。夫妄想之来，其几[13]有三：或追忆数十年前荣辱恩仇、悲欢离合，及种种闲情，此是过去妄想也。或是到眼前可以顺应，却又畏首畏尾，三番四复，犹豫不决，此是见在妄想也。或相望日后富贵荣华，皆如其愿；或相望功成名遂，告老归田；或期望子孙登庸，以继书香。与夫一切不可，必成不可必得之事，此是未来妄想也。三者妄想忽然而生，忽然而灭，禅家谓之幻心，能照见其妄，而斩断念头，禅家谓之觉心。故曰：不患念起，惟患觉迟。此心若同太虚，烦恼何处安脚。又曰：相公贵恙，亦原于水火不交。凡溺爱冶容而作色荒，禅家谓之外感之欲。夜深枕上思得冶容，或成宵寐之变，禅家谓之内生之欲。二者之欲绸缪染着，皆消耗元精。若能离之，则肾水自然滋生，可以上交于心。至若思索文字，忘其寝食，禅家谓之理障。经纶职业，不顾劬劳[14]，禅家谓之事障。二者之障，虽非人欲，亦损性灵。若能遣之，则心火不至上炎，可以下交于脊。故曰：尘不相缘，根无所偶；返流全一，六用不行。又曰：苦海无边，回头是岸。子元如其言，乃独处一室，扫空万缘，静坐月余，心疾如失。予在汴台，闻子元道其详。且曰：禅说可治心疾，因命笔以记之云。

种子秘诀神方卷之四[15]

汉武帝房中提要卷之五

金闺总要

汉武帝房中提要

按：《巫炎外传》云：元封三年，帝封泰山，銮舆过渭桥，忽见侍从臣之一人，头上紫炁万丈余。帝惊异，即召东方朔问，曰：此人有异术。即宣炎至。问曰：何术？对曰：臣不敢渎圣听。臣术乃养生保命之秘。臣先年六十时，劳喘百出，路借人扶。因游终南山，有隐士授臣此诀，按法行之，有验，后生数子，臣今寿一百二十岁矣。帝命倾囊，遇诚录进，依诀行之。帝大悦。明年七月，避暑甘泉宫。召巫炎。谓曰：朕依卿所进之术，果然应验。行步渐觉轻健，朕体忽然光泽，面上皱纹重舒，此卿之力也。钩弋夫人已有娠。可先赐卿关内侯。后乃生昭帝。载考两汉，惟汉帝寿至九十七岁。此术秘传，即金液还丹之道也。余游东海上，遇异人授此，遂提其要，与同志之志共之。

大历改元重阳日五石山人私识于木石居

汉武帝房中提要目录

目录终

男子六错

一所忌三元，即庚申、甲子、本命之辰，每月朔望之日。

二所忌作干劳困，气力奔冲，远行无力，并才下车马。

三所忌连日饮酒，久病方安，元气未完，忿怒惊恐。

四所忌言语过多，交接频数，行早睡迟，观玩劳倦。

五所忌神宫庙宇，迅雷烈风，日月簿蚀，星辰之下。

六所忌大寒打颤，大热流汗，大饱伤心损气，大饥大醉，无力主张，心中好欲，久淫不止，津闭不出。皆不宜交合，有损无益也。

女子五迷

一、皮粗肉糙，口大声雄[16]，形容憔悴，体气[17]，发焦，崩带。

二、痨弱黄瘦，白痴疯痞，久病方愈，气脉不全。

三、肥胖笼东，大瘦如柴，阴贼妒忌，处性不良，狠毒无笑。

四、年及四旬，生产过多，皮宽乳慢[18]，有似猪胞，阴房[19]毛粗。

五、形质不全，跛足眇目，耳聋喑哑，努臂突脐，龟背豺身，蛇行雀跃。

但男女犯此六错五迷，纵然成胎，愚鲁生病，皆因禀气不正而生成之。戒之！

丹补论要上

《经》曰：以人疗人，方得其真。夫欲求长生者，虽知房中之道，若知而未能行者，由其立志不坚，因循岁月；精弊命损，可不惜哉！

《老子》曰：欲得长生之道，虽能损人，多能生人。故能行者，必不绝命，保精养气，上则可以升仙，中则可以益寿，下则可以却病。此上古真仙秘传，不可妄受非人，祸及其身矣。

丹补论要中

广成子曰：天不可亏。夫人禀天地之气而生，阴阳不可有偏枯。故二气相交，而万物生焉。夫孤阴寡阳，则偏枯为害矣。今人不得心传，遇敌即败，阴胜阳衰故也。是故房术诚非妄谈，乃水火既济之法。运之为龙虎，修之为阴阳，以气补气，以精补精，保养精气，返老还童，斯为战胜之道。今人以声色迷其心，喜怒哀乐夺其志，难成功也。昔日轩辕与素女一论而升天,孙景华殊途而达道,广成子能托金石,鲍真人妙论铅汞,袁先生论衰补,鬼谷子论增减之法,列子立搬运之术,皆不出乎三峰采战之法。其法有三乘:上乘则存神见形,中乘则富国安民,下乘则强兵战胜。上乘者,则依周天八卦,合象五行,交会离坎,练成九转丹砂,道条飞升,乃上仙矣;中乘者,阴阳配合,龙虎交媾,五行相成,神炁内合,炼成金液,脱谷[20]功成亦上矣;下乘者,运精补体,固阳气漏,百脉调和,三峰巷翠,阴阳顺序,神气交合,功成果满,作地仙矣。凡欲采战,但依口诀,可以立马成功。盖人心属火,火气成则阳物刚,大气衰则阳物不兴,虽欲交战,入炉便倒,有何益哉!大抵此法,要在善于闭精,为第一入手工夫。今人既知闭经之术,又不知精塞归于何处,若久久不能转运,必有所损,为害非轻。若得真诀,交合之时,精固结成,如法咽气存想,令散四肢则为髓,入于海元则为精,使不能结聚而益我也。倘不知诀,留停于丹田气海之间,日久致腰肿肾大,诸疾作矣,损于身命,则曰采战之罪。所以真人传药,不传大方者。恐误后人,而泄天造也。

丹补论要下

老子曰:玄牝之门,是谓天地根。何谓也?采时先待阴家先泄,其目瞑身战,面色赤红,舌尖微冷,鼻孔开张,四肢不收,脉动津流,阴来之验也。此时正要心定神静,抱定鼎子,探其太和。提运成功,采其阴炁。自尾闾穴直透夹脊三关,次第入泥丸宫,此是黄河逆流之妙。行毕仰卧,直手舒腰,以头着枕,脚跟着床,以身极力悬虚五六次。然后垂帘塞囟,以鼻引清气,清气升上,此乃长生久视之道也,非寻常碌碌者比矣。学道之士,全在固精,精健则自秘矣。

四时养生秘诀

正月、二月、三月朔日,面东平坐,叩齿三通,附气九息,吸震宫清气入口,九数吞之,以补虚损,烹青龙为凫,致二童子之馔,则乐多忧少,此养精之妙也。

四月、五月清旦,面南端坐,叩金梁九,漱玄泉三,清思注想,吸离宫赤气入口,三吞之,闭气三十六息,以呼之。填其虚府,神平体安,众邪莫害,盖神之至灵也。

六月朔旦及四季之末旭日,正坐禁鼓五息,大鼓十二通,吸坤宫黄炁十二咽,以补呼之损,歛玉液之体,以致神炁风之味,使补脾以佐神也。

七月、八月、九月塑望旭旦,向西坐,鸣天鼓七,饮玉浆,瞑目正心,吸巽宫白炁入口,七吞之,闭气七十息,则重神强体,百邪莫向,延年益寿,盖补泻炁之所致也。

冬季、三月,面北平坐,鸣金梁七,饮玉泉三讫,吸玄宫黑气入口,五吞之,以补呼之损,味白鹿之词,设玉童之馔,脾肾气神和体安,群妖莫害。

冬月端居静思,吸玄宫黑炁,三吞之,以益胆之精,以食龟蛇之味,饮玉童之浆,则神冲体和,众邪不能干犯也。

又曰:若坐时,子午二时不可久坐,久则伤神。端坐盘膝,眼现准头,耳不听声,则神定矣。

汉武帝房中提要终

房中采补修身诀法目录

房中采补修身诀法十三诀卷之五

碧云道人　著

夫修真者，修其身也。人之一身，一精，二气，三神。气乃养精，精乃养神，精气聚然后神从之。夫人不能修真养气，炁衰则精耗，精耗则神散，神散则病生，可不戕伐。凡欲学者，修真养气，当闭精全神，则延年益寿，返老还童，百病不生，筋力壮健，以后谨身慎行，济物利人，功行完成，百子仙道，亦可济矣。今将秘术列为十三章，慎勿轻泄。如昧师传，必获阳诛阴谴，慎之秘之！

修真养气章 第一

凡修真养气者，慎娱，养肉气也；寡欲，养精气也；咽津液，养肺气也；养饮食，养脾气也；少思虑，养心气也。若有世人但能依此行之，当得气壮神全，得其道也。

宝神补益章 第二

房中之术，若能行者，可以延年益寿，升仙道矣。凡人年少，虽知，多不能行；老而行之，犹能延年，况少而行之，必得仙矣。一阴一阳，精髓为人之至宝也，谨而守之。房中之术，知而能用者，可以养生；不能用者，多夭寿矣。夫我命在我，不在乎天。修真养气，实得延年益寿，更行能者，此术获寿无穷矣。故有男不可无女，有女不可无男。若强而闭之则意动，意动则神劳，神劳则寿损，难得易失。若无女交，则不泄可矣。昔者皇帝、容成、炎帝，或彭祖，皆得房中之术。闭精引气，还精补髓，此法仙家之秘，不可传之非人，慎之慎之！

择鼎炼丹章 第三

夫鼎者，炼真丹缊真炁之炉也。须要不曾生产美妇，眉目清秀，发黑唇红，肌体细腻光泽，无口臭、体气、崩带、白浊者为佳，切忌口大、声雄、发黄、骨体粗硬，此等决不可与交，行功有损无益，而伤男子之阳气也。

戏弄女精章　第四

夫仙人玉女，阴阳配合之道，何曾泄漏真气！今之世人，不务女情之感动，男子只知自己之快乐，不晓戏女之道。玉茎纳入阴门，女情未动，男精先泄真气，自取衰败，终身不省，岂不误哉！凡与女人交合，先须温存相抱，轻怜痛惜，鸣谨吞舌，玩弄胸乳，令女人手弄玉茎，男人以手指探阴户，至琴弦微有滑津，此女人浮心动矣。方可交合行动，则不输矣。诀曰：缓缓施功，令气不泄，其精自定矣。

男察四至章　第五

夫玉茎不强者，和气未至也；强而不展者，肌气未至也；展而不硬者，骨气未至也；心欲而兴不美者，意气未至也。凡男女交合，当察四至而后行之。若一气不足，不可以交也。劝君临阵休轻敌，恐丧男家炁价珍。

女审九到章　第六

夫默咽津液者，意气到也；将身抱人者，骨气到也；强力动人者，筋气到也；握弄玉茎者，血气到也；身动摇者，肾气到也；摸男两胁者，肉气到也；两鼻气蒸者，肝气到也；津滑多出者，脾气到也；四肢不收者：淫情极到也。凡审女九到俱全，方可交合，百病不生也。

六凡取胜章　第七

凡遇美色姬人，心虽爱恋，按过身心，用玉茎于丹田，缓缓浅探，往来行动五七十次至百次，当而行汴，得其心定，再依前法五七十次，其妇人爱意难禁，温存先泄也，其时可依功取。若自微觉精动，自身如龟藏六物法，淹气一提，自然不泄，还精补髓，方为阴输阳胜也。慎勿急速太深。若进急速太深，或颠倒五脏，强忍欲情，败精入肾，令人外肾痛，阴汗津润，更有小肠气发、膀胱气诸般疝气是矣。诀曰：凡行功，鼻内微微引气为妙。但觉喘息急时，便可斟量歇住。候收气息，再依法行功。大凡战不厌缓，采不厌迟。如此则阴输阳胜矣。

采炼太和章　第八

道不可不论，人交气而生，阴阳皆一理，悟之得长龄。
世人自锁铄，大道炁经营，昼夜败其气，鸠毛炉中生。
全尔精气神，保命得长生。真诀先闭精，房中忌五返。
郎谨身自清，肥瘦劳病衰。津液无虚气，施为任交合。
华池饮津液，玉耗在真门。男子精既动，动气莫奔腾。
浅深三五展，以按腰门，吸嘘气莫返；和气停留，
习纳为欲久，出入莫邃邈[21]，草木莫衰折。含精融其春，
百液俱调畅。首尾莫龟身，头指如虎口，手足皆如钩。

胁腹缩其气，精液并皆收。玉茎按其上，胎息自钩留。
非为闭精液，黄河水逆流。此术莫轻传，秘之金玉求。
返老为童颜，百病永不生。若能行此术，寿美百余秋。

遇迎还流章 第九

凡男女交合，女人先泄者，目瞑、身颤、面红、舌尖微冷，鼻孔开张，四肢不举，神体恍惚，阴之脉动，滑津流溢。此其验也。男子当此际，应心宁神静，抱定女人，上采其舌津，中采其蟠桃，下采其月华。采而得之，提运行功，自尾闾穴两道，运气串上夹脊，透过双关，起升泥丸宫，流转入口，化作琼浆，咽下重楼，于丹田起大炼。此为黄河逆流也。此术盖寿延年，轻身壮骨，百病不生。老子曰玄牝门，是诏大地之根也。

惜气保真章 第十

夫惜气保真者，真也。天者三奇：日、月、星。地有三奇：乙、丙、丁。人有三奇：神、气、精。若能存神、定气、保精者，则百病不生。须要保守精气，不可等闲漏泄。术曰：保精惜气，如明珠碧玉无价，人之精岂可有价乎！若将精气等闲弃泄，如将珠玉投于污泥之中，岂能再得，可不慎乎！

诗曰：

精养灵根真气神，此真之外别无真；
且曰幸有菩提子，不可轻轻换子孙。

素女曰：男子以泄精为乐，若此闭精不泄，有何乐哉？

彭祖曰：泄精之后，玉茎衰弱，身体困倦，不能再举，何为乐哉？若能固济根蒂，受持功法，闭而不泄，则玉柱金枪，彻夜不倒，交接久长，一夜可战百女，亦不能倦也。女子爱色之情，不能少息，始终快美，至于不忘。此所谓之无穷也。

金锁玉关章 第十一

一、散精　行功毕，将两手如弯弓左右三次，手兜膝左右三次，则精自散于四肢矣。

二、驾河车　以两手搭颈项，左右手搭谷道，挺身吸气三口，则精自然升降矣。

三、转运　平身吸气数口，会腹中有声，其精自入丹田，宜依法固守。

四、定想　平坐吸气七口，吞下，诸窍通矣。

五、阖辟　九深一浅，一嘘一吸，如法心传。

六、关锁　行功时如觉精动，则两手握双拳，足如钩，背如龟，腹胁吸气一口，其精自运上泥丸宫矣。

七、采取　上采舌津，中采蟠桃，下采月华。退灵柯半寸，缓缓吸气七口，如竹筒吸水，无不采矣。

八、拣点　每日清晨未语时，呵气热手，揩三转九擦两脸，摩动腰间三十六次，其精自然运矣。此修养之要也。

九、服药饵十补丸，此药平安无忌又无毒，不问老少服之。

天之精枸杞子　地之精熟地黄　日之精甘菊花　月之精白茯苓　星之精天门冬　金之精菟丝子　木之精官桂皮　水之精肉苁蓉　火之精汉椒目　土之精山茱萸

上为细末，各等分，酒糊为丸，如梧桐子大。每服二十丸，空心盐汤下。

十、沐浴凡童汤　此药临晚上床，淋洗取阳之真气。

蛇床子　地骨皮　紫荆皮　紫梢花　杨梅肉　防风　甘松　藿香

上等分煎汤，放于小盆内，热手不住洗之。

与心隐秘章　第十二

夫人之根本，气为主。若不能保养性务，贪淫色，多服兴阳之药，百合百泄，强入弱出，精去气衰，诸病皆作，天命夭矣。如狂风吹树，枯枝先折；精败之人，遇病先死，世人不知。此求乃保养精气，能使体壮身肥，精满气聚，耳聪目明，行步轻快，返老还童，延年益寿，生生无穷，经日无劳，尔形无刊，尔神能壮，此术可得长生。彭祖云：崩墙颓岸，土能培之；老木朽树，异枝接之；破车漏舡，木能补之；折鼎穿釜，铁能补之。有人曰：竹破竹补，木破木补；以精补精，以气补气；以人疗人，乃其真术。术真可活衰男弱女，此系神仙延年之术，不可妄传轻薄不诚不实之人。若将容易得，便作等间看。有人来问者，说好也不难。谨之秘之。不是知心之人，莫传焉。交接之时，要心定不乱，不可不得之如金，得之如粪。

固守勿泄章　第十三

已精动时，勿令口动。少歇半时即定，闭口缓息泄气，慎勿言语，勿要强胁气力，勿令深入阴户，深则伤气。上吸口之气咽之，中吸乳之精咽之，下吸月华内黄津，入身中补之。阳胜也。缩身足俱如钩，胁腹首如龟缩头尾之状，吸急气一口，谷道一紧缩闭，少停一时，其精自逆矣。

诗曰：

房中有术采金丹，阳胜阴输大驻颜；
补得真精填骨体，二三百岁有何难。

房中采补修身诀终

孙真人房中长要记目录

孙真人房中长要记卷之六

永嘉自在庵道人　撰

夫太极生两像，两像生万物。孤阳不生，孤阴不成。大抵阴阳交会，男女情畅。有顺有逆，逆则阴阳错乱，欲真顺畅难矣哉。世有论阴阳相比之说，云男子如渴得浆，女子如热得凉。辞虽浅俗，诚切妙道。吁，一女子可御十夫，一夫难度十女。世之庸人，房欲无节制，阴胜阳衰，未战先弱，往往皆然。若得其传，刚柔势协，男女俱畅，虽度十女，又何有损。吾云真阳，此真人通仙之妙用也，岂曰小补哉！

岩皇宋乾道辛卯中秋节日书于白云道院

一、进火运水诀

每日子后午前，五更初阳盛时，就榻上面东或面南，握固盘坐，或仰卧高枕，伸足舒腰，澄心内顾五脏，仰面含口，鼻引清气一吸，其令耳闻，气极伸腰，徐徐咽下，存气直下海门关，以双手压谷道一缩，次开目上视，口呵浊气一口，上升天谷，存气直上顶门。气即上，随待口中津液，聚玉泉关，气耳热即闭口仰面，凝神一咽中正，三咽而上，直到丹田，入海门关，再缩谷道一缩，将阴手擦龟身，如是十二次，为一周天。

二、归根复命诀

凡用水火二诀毕，将右手中指提缩龟头，向上转撮，候五分兴至方止。后将右手紧趱龟身，却予囊后拴定勿动。用束龟身，从龟根趱入龟头。续续了如微痛，勿凝行。至六十四次，倦则三十六次，只要转换气均，功行了毕，仍固为之妙。

三、度量情意诀

凡阴人情动，亦有其法。对景生情，无不动者，有数十种：作声不止、手软不言、视听反侧、语言嘈杂、目瞑掌热、腮赤咽干、乳出腹冷、舌下津干、阴中水出，皆有情动之验。当此之时，当和自己神气，依诀攻战，则获益也。盖人受父母精血，所形自身有分量，若无阴养其阳，则孤败也。如能使巨器生精，不泄久战，则功不成也。

四、采取玄女诀

凡交战，先须仰卧，直伸两脚，如踏两石弩，令腰悬空一二寸。腰脊之下有窍门，曰命门，乃泄精之所。需要着意存想，为之关锁，吸谷道三两次毕，然后举龟，待情动时，方可交接。须直身，勿令低头气促。口含彼舌，取其津液咽下，柔入刚出，缓进急抽，及抚双峰吮之，待作声，以我耳吸其气，轻轻咽下。积至三五百口，一抽一吸，如觉欲泄，急缩谷道，即便抽身，将龟头安内，如小儿含乳状，缩如忍大便，闭口努目存想，气归命门，舌柱上腭。此诀能还精补脑,长生久视,面如童子,无力倍加,此得胜之验也。

五、回避入室诀

凡房事,切须上避天时,下避地道,如阴晦弦朔望、风雨、大寒暑,皆须避之。或甲子、庚申、三元、伏腊之日,静而守之。须择阳上半日,阴下半日。甲日为阳,乙日为阴,余仿此。专忌子时前,乃阴盛阳生之时。凡交媾须饮酒一杯,或茶一盏。忌晚饭晚食。使气脉通畅,精神清爽,然后两意相孚,战不衰矣。

六、补养长生诀

夫采阴者,体交而神不交;采阳者,神交而体自不交。阴丹就而升天,阳丹就而不老。欲知采取之法,须明根本之源。得其要,则须发黑润,面若童颜,超游物外。黄帝御女上升,彭祖寿八百,聚妻三百,生子百余,皆采得其要也。

举要歌十四首

上峰玉池

上峰玉液浸华池，玄妙真机君不知；
青龙摆尾银波涌，白虎先奔造化奇。

中峰神

细向中峰事合宜，胸中两粒是根基；
频频采取真阳实，岁月长生不老期。

下峰玄扉

一峰一窍扉门中，多少男儿错用功；
妄采花心为服饵，此回端的误春风。

搬运还元

采罢须当仰卧眠，切须谷缩与腰悬；
双肩紧束鸣天鼓，搬运真气得复元。

采战要旨

采花须采花中心，采得花心保此身；
会取花间消息意，从教不老得长生。

爱护精气

醉饱饥寒切莫亲，大劳荣卫损元精；
贪欢窃取一时乐，气耗精枯自误身。

休亲败炉

休亲瘦病生新疾，产后之炉损丈夫；
年少若教依老妇，阳衰阴胜是危途。

提防误害

女抱休教抚肾堂，命门要处怕侵伤；
无心对景须情畅，玉液真峰要待香。

待时行道

抚弄双峰待兴浓，灵根方种玉池中；
阴精动处炉中热，风月无边造化功。

黄河逆流

初从脐腹升腰脊，次想精真住玉山；
此号黄河逆流水，存精进气过三关。

无根妙药

未见开花结子处，因令补益我丹田；
此是无根真妙药，调匀铅汞作神仙。

采练真阳

采得真阳火里炎，炼成温养若烹煎；
阳衰阴补花移树，此术神仙口内传。

长子引导

子午披衣暖室中，凝神端坐面朝东；
澄心闭目鸣天鼓，三十六局声亦同。
两手向腮匀赤泽，七回摩掌熨双瞳；
须知吐纳二十四，舌搅华池三咽终。

孙真人房中长生要术终

三峰采战房中妙术目录

三峰采战房中妙术卷之六

张三丰　著

夫一阴一阳之谓道。故好色之心，人皆有之。当其交战之际，必须玉茎雄壮，触满花心，通宵不倒，久战不泄，以致女心情欢意悦，方得妙处。若其将泄，即便用诀，急急提住，勿会泄之。此可以气补气，以人补人，一夫可度十女矣。

且入房抱鼎之时，先以甜言美语动其心，采三峰而调其精。所谓三峰者，上舌、中乳、下牝户是也。采取之时，待情动兴浓，户内滑津盈溢，此女子淫情动矣。

当此之时，可以温存抱定，轻怜爱惜，闭口咬牙，驰心物外，思念别端，从容放龟入炉，行九浅一深之法。

诀曰：战不厌缓，采不厌频，使女子情动兴浓。或其气富而颤声不止，或其体软而不言，或其目涩而额赤，或其视听反复，耳舌尖冷，言语杂乱，鼻孔开彻，阴户张展，此其验也。当此之际，纵其玉茎，务要浅多深少可也。浅则益阳，深则益阴；浅则决胜，深则必输。戒之！交合之间，须要缓缓，进迟退速，不可躁急，勿令气喘。战攻时多，须要少歇，待其安静，再加抽添。若其将泄，速退灵根半步，或出户，不可急行。

诀曰：

闭口咬牙目视顶，鼻引清风提金井；
握手钩足似猿猴，玄珠自上昆仑顶。

行此诀久，其精自固，且须少歇。待其心定，再照前法，浅攻深送，慢进急退，依此交合，而玉茎自然坚硬,攻战无倦,纵有走失,不过一点清冷之水,亦不伤矣。

诗曰:

出入由从自有方,入时虚弱出宜强;
时须闭口神游外,进退何劳急急忙。

一曰存 守城

存者,当存之时,须存神物外,思念别端,使体交而神不交。假神交体交,其精易泄。存者可不贵哉。

诗曰:

两肾中间一是神,命门之处是精根;
莫令走失牢坚固,究取生身死户门。

二曰缩 知止

缩者,当缩之时,须握手钩足,坚肩夹腋,缩其下部,如忍大小便状,其精自固,归元反本矣。

诗曰:

元精欲走禁无由,手足如钳须用钩;
努目挈提玉茎退,身似悬顶一猿猴。

三曰抽 野战

抽者,当抽之时,须要浅攻深送,慢进急退,呆里撒奸,动中求静。若其将泄,急遇灵根半步,出户可也。

诗曰:

入炉温养意悬悬,一浅九深数为先;
进迟退速能奇取,益精补髓壮丹田。

四曰吸 采取

吸者,当吸之时,须闭口咬牙,努目上视,吸气一口,重重力尽,提至泥丸,待其精化气,反本归元也。

诗曰:

收取华池玉液精,情浓速将退灵根;
闪开真机徐徐出,吸夺归来贺百春。

五曰闭 持盈

闭者,当动作之时,不可开口出气。口是元门也,下与命门相接。若封固不牢,则失神气,其精易泄。且行动之时,则五字相连,缺一不可。若弃存缩,而难以行其功;舍抽吸,而难以得其物。四者虽备,而不急于封固,则得而又失,不能保其命矣。须要闭而不开,则得其五字之秘也。

诗曰:

精养灵根气养神,无阳不走得其真;
丹田养就千金宝,万两黄金莫与人。

六曰展 练习

展者,乃操兵演马也。兵不操不惯,马不演不熟。男女相交,譬如两将相敌一般。女人自然有不战而胜,以静待动的手段。男子一见女人的牝户开张,先神魂不定,不待战有几分败势,又自己灵龟发作的头上如明镜一般,一入炉,行动不及数合,就便输了。盖不曾经受操演过。若是有传授的，灵龟自然雄壮坚固，粗糙老喇，交合有何惧哉！

宽皮汤洗龟法

甘草　当归　官桂　地骨皮　大茴　木通　蛇床　露蜂房以上各五钱　莲衣　瓦松　砖末　青核桃皮[22]　秋皮以上各一两　蟾酥一分

上为粗末，用水六碗煎至五碗，热洗一钟茶时，日洗三次，每次行气三十余口。行气之时，须要正身端坐，存神定气，咽津纳气一口，以意使之下丹田，直至玉茎头上，如此三十余遍毕。将玉茎根下用手拿住，左右打腿。左打八十一，右打八十一毕。又将玉茎拿住头上，用手抚摩不计其数，大妙。

诀曰：

鼓来一气到中元，一涌先须下下关[23]；
展腰缩背连身努，气裹龟头大似拳。

兴阳蜈蚣袋

蜈蚣一条去头足，为末　甘草三分，为末　甘遂三分，末

共一处，用素白绢作成袋，扎于玉茎下方，行前功三七日，可成。此时观形势完备，舒展长大，粗不可言。其龟苍老，后不须用药，以固定元阳了，方可入炉采战，取胜无厌。

此诀为人不可不知也。知者乐一生，不但延年，而广后嗣矣。

昆刀涂玉丹[24]

天雄三钱　蛇床子一分　没石子一两，用雌雄　远志去心，三分　川椒三分

上为细末，每用一钱，临时以唾津手心内，调涂玉茎头上入炉待时，行事双美，甚妙。

锦帐生春丹

黑雄狗胆一个，焙干　鳖鱼焙干，为末

上以鳖末入胆内，搅匀，麻素扎悬于当风处阴干。或麝香五分，行事时津调少许入炉良久，阴炉涨满。欲泄，吃冷水便泄。

固本壮阳丹[25]

乳香　丁香　木香　麝香　没药　辰砂　茴香　血竭　柏子仁　阳起石　川山甲

上为末，面糊丸，如桐子大，随人年岁数服，麝香酒空心送下，灵龟壮硬非常，久战不衰。

延寿固精丸

菟丝子　肉苁蓉　熟地黄　柏子仁　青盐　桂心　北五味　远志肉　川牛膝　蛇床子

上为细末，炼蜜为丸，如桐子大。每服三十丸，空心温酒送下。行事昼夜不衰，十遍不困。服至十日，似铁不损；服一月通宵不倒，长七寸。此药能添精补髓，常服延年益寿。

三峰采战房术终

日用起居养生备用卷之七[26]

紫闺秘书内集卷之八

杏溪浣香主人篆

秘集采补玄机小引

采补之说，昉于古耶？昉于今耶？自古有之矣。余不深辨，且《汉书·艺文志》有黄帝房中术者何也？又，东方生得俸辄娶，人谓之狂生。《世传仙》云：自此以后，世不绝人。素女、老彭讲究于前，纯阳、希夷继述于后。鼎晟炉火，发觉自此。故《悟真篇》云，岂离于今赤肉团也。是辑采补书云。

秘集开先子采补玄机目录

紫闺秘书内集卷之八

杏溪浣香主人篆

虚　心

老子曰：虚其心，实其腹。夫虚心者，道之本也。心不静虚，则谷神不虚。真气无纯，凡行修炼皆无补益。今天练士不知虚心，便欲行气，遂使气郁不通，致生诸疾，非徒无盖，而反害之。经日能遣其欲，则心自静。能澄其心，则神自清，言虚心也。此为内练首务，似缓实切。欲行功时，须于密室盘膝端坐，四门外闭，两目内观，湛若止水，寂如虚室，未来不想，既往不思，默然久之，神与气会，情与景忘，不知身之为我，我之有心。心既不知安，安知有意。意既无所从，何者有欲。自然六根静空，三昧通灵。然后行运气之法门，关键洞开橐籥[27]，然后志至气，至气行乐。不然，心有不静，则外境入而意无所持。神有不清，则内境出而气无所主。真息失应，火符不准矣。

真　息

老子曰：天地之间，其犹橐籥乎？虚而不屈，动而愈出。夫人得天地之气，以生呼吸者，橐籥之机；而真息者，呼吸之主也。然此真息为受命之蒂，生气之原。呼吸升降，互根推兴，阳阴相应，刻漏相应。所谓周天息数微微数，玉漏寒声滴滴符。此之谓也。但人昼夜之间，坐卧言动,一呼一吸,随气出入者,皆非真息何也?息从心起,心静则息调;息以神行,神清则息定。人心常不得定,故息不调;人神不能清,故息不能定。虽有吸呼,乃常息耳。故庄子曰:常人之息以喉,真人之息以踵。学者欲求长生,须明真息,先识虚心,如首章所云:静坐良久,候其神清气和,含光内照,才着意到,其兆即萌,便觉一息,从规中起,混混续续,元元眷眷,氤氲开阖,上下旋转,不疾不徐,无出无入,乃真息也。此息既生,默加注想,呼不出喉,吸归于蒂,不闭不数,任其自如,如在母腹,勿令间断,以神驭气,以气定息,神即气凝,气即气住,绵绵不绝,固蒂深根,变化真精,以养灵汞,此长生久视之道也。此法不拘时候,亦无度数,多多益善耳。

开关

人身有任督二脉,分专阴阳,主通血气。在胎中其脉常连,未常间断。玄牝浑融,神气混合,暗注母气,以通先天。及其胞分蒂绝,其脉遂截而为二。盖任脉主阴,起于承浆,而终于长强。承浆者,口下宸;长强,即丹田也。督脉主阳气,起于会阴,而终于人中。会阴即谷道。人中,唇上宸也。阴阳不交,前后间隔,泥丸之处,不能与丹田下通;丹田之气,不得与尾闾直透。橐籥不开,化机无本,以禀气之浅深,为寿年之修短。自其生之时,已默定其死之日矣。古先道人,得跻长生者,盖有周天升降,河车运转之法,使二脉相接,循环无端,三关开通,周流不滞。纯阳翁曰:夹脊双关透顶门,终真迳路此为尊。又曰:常使气冲关节透,自然精满谷神存。开关一系,所系甚重。

盖还丹之正路,升立之要津也。其诀于子后午前,盘膝端坐,踵息良久,注想丹田,专气勿散。才觉丹田气动,即将鼻息紧闭,下腹微协,以意通过尾闾。尾闾气通,即将谷道轻提,舌柱上腭,用意升起,徐徐上泥丸。泥丸气达,即将舌放。自然开通会厌。会厌,小舌也。用意降下,轻轻送归元海,此为一度。如此三百六十,为一周天。三元上下,旋转如轮,前降后升,络绎不绝,行之日久,自然气机流转,骨节疏通,三关渐开,二脉寻续。泛曹溪之路,有感即通,入众妙之门,元精不足。故曰:外亦交时内亦交,三关通透不须劳;丹田直至泥丸顶,自在河车几百遭。了此一节,即可长生。至于脱胎神化,抱元升虚,虽别有妙,乘实从此权舆也。

铸剑

《悟真篇》曰:欧冶亲传铸剑方,莫邪金水配柔刚;炼成便会知人意,万里诛妖一电光。道光曰:修丹之士,若无此剑,犹取鱼兔而乏筌蹄[28]也。夫此剑者,有生之初,佩于吾身,乃天地之根,阴阳之骨,岂假金银铜铁为之哉。时当三五,神锋淬利,能曲能直,能刚能柔,出入化无,隐显莫测。所为一口飞虚剑两角,还丹只在锋头落也。交媾赖此,采取赖此,结胎赖此,烹炼赖此。或阴阳失度,神气销残,岁月过期,灵根萎脱,不能举动,昌鼓通灵。故有铸剑之法,入太乙神炉,用天然真火。资玉液以培其质,取金水以砺其峰。神气若足,旋复通灵,虽假旧基,实用再造。丹士七八十岁,或至百二十岁,皆可还丹,正此道也。真仙圣师,盟天口授,不敢轻传。盖下士闻之,视为房中诬道,杀身为害甚矣。故不垂竹帛,世鲜知之。其诀须择妙鼎,重十五两以上,二十两以下,有金气者三四具,或五六具,俟其三日出庚,二分可用。置鼎在室,仗剑入炉,配天地而合泰卦,鼓橐籥而起巽风。人我两忘,情景俱灭。心如春月,意若秋霜。秋霜,言杀机也。按:子午以运周天,气运随升随降,准乾坤而定息数,妙合阴阳,乾之策二百十六,坤之策一百四十有四,一呼一吸为一息,三百六十度为一周天,前开关随升随降,阴阳不分,此铸剑毕后,分升分降,分阴分阳,先用二百一十有六息,自尾闾运至泥丸,后用一百四十四息,自泥丸运至元海,共三百六十为一周天。此火候不垂竹帛,正道光所谓真人口口相传之妙也。气感神交,体虽常接,内动外静,精实不摇,所谓有用,用中无用;所谓[29]无功,功里施功也。才在金木气通,便觉光芒淬利,变化氤氲薰蒸,透彻煅练,既久神物复灵,出入应时,刚柔惟意,妙感通之,用而立玄牝之基,筌蹄已成,鱼兔在我矣。

选 器

《悟真篇》曰:先把乾坤为鼎器,次抟乌兔药来烹。

上阳子曰:鼎器者,灵父圣母也。药物者,灵父圣母之气也。以灵父圣母所媾之气,而变练于凡父凡母躯壳之中,以成灵丹。所谓鼎器者,男女之异名;药物者,神气之假托也。故曰:鼎原无鼎,药原无药。又曰:有人若问真炉鼎,岂离而今赤肉团。盖此气为主身之地,产药之乡,号曰太也。神炉内有天然真火,欲成炼铅实腹之功,金液还丹之道,非此不可。然此器虽家之皆有,生生不穷,但自禀气之初,有偏有正,有浅有深之不齐。及其受形之后,或厚或薄,或清或浊之顿异。是故有先天者,有后天者。水源清浊,金气有无,穷冥难辨,毫忽千里。非得真人口传,孰敢志自意度。某往遇至人,获闻秘诀,今尽指出,发露玄机。欲求妙鼎,须颜色红白,骨肉均停,四美俱拜。四美者,一贵语音清响,二贵腹脐深厚,三贵目睛黑白分明,四贵齿牙莹洁整齐。盖言乃金声,金气足则喉音清;脐为命蒂,元气深则脐轮厚;神之光会于目,肾之精萃于齿也。五病不犯。五病者,一曰螺,阴炉旋入;二曰石,谓炉道坚小;三曰角,谓花道口峭;四曰液,谓液气不清;五曰脉,谓经脉先期,未及十四者。潮汐有准,日月无差,识铅生于癸后,察阳产于铅中,有金气者,则癸生脉动,炉孔内上悬一珠如指头顶大,中含真一之脉,癸至金生,则其脉发动。无金气者,则脉息不生。无金气者,则水浊气寒;有金气者,水源至清,试之则剑锋温暖。无金者,惟铅水耳,剑试则寒,其气且浊。于见不见之间,有用不用之妙。欲练还丹,非先天不可,求上善于五千日中。女子十四,天癸至。至十四岁者之日,为五千四十日也。必应期而至,为间气所生,号曰先天。内含真一个,世不多有,还丹遂难得之者,成丹则仙,生子成圣,故曰圣母,又曰上书。若惟住世,虽后天亦堪觅真铅于三十时候,后天但十四岁以后,天癸至有金气者,皆可。其质亦清,其气亦灵,若能逆取,则可为陆地不死之仙。只以顺行,亦善其用,不体非若先天之一得永得耳,取其气不用其质。

上阳子曰:言铅言癸而不言水者,取其气也,得其心不失其心。

老子曰:其精甚真,其中有信,故曰月信。木藉金荣,情来归性,人最上乘,而仙胎立就,为天下母,而神化无穷,长生广嗣,特其续余尔也。

立 胎

帝德曰:生,天命为性,万物芸芸,各归其根,化机无息,生意不泯。是故有种必生,无机不继。草木且然,况人道乎?世有男女不生育者,是其阴阳之常理,赋予之本然哉!惟其交媾失时,发泄无度,精未通而御女,淫始动而近男,或虑合而易失,用他术以强制其精,或恐交而弗强服烈剂,以助长其物,未获中其肯綮,岂能遂其生成。故交而弗孕,孕而弗育,嗣续欲繁,不可得矣。盖阴阳合璧,适有其时,男女受形,各从其候。凡女子经后六日内交者,若阴血先至,阳精后冲,血开裹精,精入为骨,则成男胎;若阳精先至,阴血后恭,精开裹血,血人为本,则成女胎。其诀于交时,调息令匀,专气勿动,俟其金情就木,方将汞气归铅,玄钥暂开,尾闾不禁,宜神速以投其会,无强制以夺其真,精血恭冲先后察,疾徐之势,乾坤妙合,阴阳得虚实之常,阳不实则不能射,虚阴不实而不能受实。故曰:以实受实,是名不实;以虚投虚,是名无度。交必成孕,孕必生子,坚求强寿,英慧聪敏,此居室之大仑,生人之常道。炼士先必了此,使采嗣有承,孝理无废,乃可绝俗离尘,闭精养寿,行玉池无漏之法,金液大还之道也。

采　补

抱朴子曰:长生之要,在其房中。上士知之,可以延年,次其不以自伐,下愚纵欲损寿而已。

《阴符经》曰:君子得之固躬,小人得之倾命。盖生杀一门,顺逆两用也。

上阳子曰:作丹之要,与生人意同,但有顺逆之不同耳。顺则生人,逆则成丹。顺逆之间,天地悬隔。

又曰:金丹虽于房中得之,而非御女之术。今夫御女者,以久战为乐,以不失精为胜,以女人阴气泄为有补。殊不知精者气之化,气者神之生也。元神不固,则精气无统。虽助长于平日,强制于临时,不知以静制动,不能以逸待劳,纵其所存,亦滓质耳。久则终归臭腐,随溺化去。或精道秘涩,邪火妄奔,发为痈疽,滞成遗淋,况关窍未开,橐籥不应,不知逆取,不能转运,交未必得,得亦无补,非徒无益,而仅害斯烈矣。古仙达人,未练还丹,必先采补,使神气充足,脑髓盈满,筋骨坚致,凑理凝密,老者反壮,壮者不老,常用常补,愈多愈善。

张三峰曰:但得四五两铅,可延二三百岁。其用不休,则不可以岁计矣。

《参同契》曰:下德为之,其用不休,盖地仙不聚之道也。其诀于三日出庚之时,得二候得药之火,环曲视听,而心极静虚,开阖合同,而体不劳动,息分升降,数准乾坤。升则二百一十六息而上聚泥丸;降则一百四十息,而下归元海。乾之数二百一十有六,坤之数一百四十有四。橐籥鼓动,神明自来,乃制剑归房,去鼎离宝,默然良好,想息泰然,行火两周,以合四候一周三百六十度,一度两息,先一息自尾闾升起,直至泥丸;后一息自泥丸降下,直至丹田。随升随降,更不存此。得药候之火非著,采药之火先存,聚于泥丸,而后降下元海也。火虽一周,然每度两息,只七百二十息。数准两周,正合四候。所谓周天息数微微数,玉漏寒声滴滴符也。便觉心神渐醉,即是药气流通,百脉若虫行,四肢如火动。

《入药镜》曰:先火气,后天气,得之者,常如醉,不能言动,切勿惊疑,托仙侣以扶持仙侣,女伴也。服琼醪而默制琼醪乳汁也。须臾神凝气结,魄安魂空,满目春光,一身和畅,口中甘露不绝,鼻内异香常闻,百疾尽除,五内如换,勿轻动作,可行静功。即前四候之功,于子后午前各行一周。变化真精,培养灵汞,容色不老,齿发还童,妙簇阴阳,功夺造化,我命在我,不在天矣。此为采补,又谓栽我。现彼草木,足为效微,然此特后天延寿住世之术耳。若夫先天真一之气,则有结胎温养之功,脱胎神化之妙,可以冲举,未敢轻述也。

宁府秘传房中炼己提要卷之八

宁府臞仙著

五字妙诀：存缩抽吸闭

此五字之法，乃延年之密旨，归真之根，还源之本，可参天地阴阳之造化。故先贤不妄泄于凡辈，得之者能为炼己之功大亦甚矣。今有用器械于房中，吞精者，误人多矣。孰不知炼己养性之法，亦有其道。夫不知归根复命之源，何以固形？形既不固，岂可入道！本非形于笔舌，实师徒口口相传之妙，不得已而直书之。

存者，夹脊之骨，前有二穴，右为命门，左为肾门，即在腰眼间也，汞气皆从此间出。若采取之时，觉汞欲出，急定心意，存想汞气自尾闾上入泥丸。良久。用抽缩法制之则止。纵走无害，能行此则汞气自干，自然成宝。久而行之，命可延矣。

缩者，为采取之时，真汞欲来，便用力缩下，如急忍大小便状，兼存想命门，将灵柯移动[30]浅土半寸，良久汞乃自止。然后正坐竖膝，抱玉山之顶，急拍山腰，口吞小龙，待山云气兴作。此是阴气上升，山炁发泄之候，云行雨施之功也。当此之际，感之于中，取之于外，急取山上华池之水，咽下丹田，三五十度至百度。如此，久而颜色光泽，面光如童，后用抽吸之法。

抽者，慢进徐退，待气之宜，进退上下相应，一退一吸。惟多为益，吸之不得开口，鼻引山炁入脑为妙。此为采气之妙道，行之龙气刚劲，形神壮威，进则呼，退则吸，可久视矣。

吸者，想灵柯为受气之门，鼻为天门，与之相应，肾为命门，亦与天门相应。一时齐吸，不得颠倒。如吸得彼腠理[31]既和，此阴阳交感之候。想其赤黄气入灵柯，约为精室，入气海肾堂[32]与阳气直透泥丸。其时鼻与灵根一齐吸。但一退一吸，使气如筒吸水样，自下而直上，妙在数多。如得彼赤黄芜，便觉气热如火。得其一度气者，可延至一纪，应天地一周之气也。如采取数多，感山色渐凋，即须易之。若得先天后天之气者，功超百劫，妙存师传。

闭者，当动作之时，不可开口出气，乃是天门下与命门相接，若封固不牢，汞必走失。必当封闭华池，以鼻引彼气，上升泥丸，下润元海，存泥丸，中有红日一轮，照耀光中，有仙子素衣黄裳，瞑目而坐，以舌柱上腭存之，使气逆流，则气归元海无失矣。

回阳六诀

一、二气交感之时，池气发泄，阴气上腾，此阳气将降之候。乃急存泥丸，有大红日一轮，照耀光中，有一铅炁，金色见朗，存已之外肾。有一点金光，自尾闾上至泥丸，化一汞气，与铅气相合。须臾，混成一大金球，如日光满室。以鼻自泥丸吸下，过绛宫湜中，黄入丹田。便是行一周天火候。如此行之，即忘其交感之情，为存想所化。此法极妙，是形化而神不化也。

二、如常人为父母之道者，元炁已散，阳气必耗，神炁乃乱，便存泥丸中，有大红日一轮，极热，便有热炁灌顶，而下至元海，下及涌泉，有通身大热，炁自回矣。此回阳反神固元炁之法也。

三、存碧天空霁霄炁云，有白鹤盘旋而上，杳然入青冥之中，渐渐不见；若有到鹤不见处，彼此两忘炁自回矣。

四、存壬癸之方，有一火海，其水浩渺，无际之中，有玄龟，头举喷沫，口吐黑炁，乃以鼻吸黑炁下至丹田，务要使气存到，阳自回矣。黑炁者，肾炁也。

五、以舌柱上腭，目视泥丸，存尾闾前，白炁二道，自夹脊而上泥丸，下至丹田，使炁随念而回。

六、以右手作丁字诀，左手紧掐谷道，瞑目去身五七次，则元阳自尾闾回矣。夹脊上至泥丸，复入丹田气海矣。

臞仙炼己提要终

紫闺秘集内集卷之九

杏溪浣香主人纂

秘集采补奇书 小引

夫男卦中，虚为真阴，故男外阳而内阴；女卦中，满为真阳，故女外阴而内阳。坎离交媾，采真阳以补真阴，则金汤矣。道人篆道，既久茫然毋得。偶过洞庭，遇一仙师，盘桓数载，见其女色日亲，神气日旺，矢心拜恳。方知以人补人，为之真人。日出肘后秘书密传诀，豁然知道在于此。遂笺阐其妙，玄为后学之津梁云耳。

小红楼道人笺

引终

采补奇书目录

紫闺秘集内集卷之九

秘集采补奇书[33]

杏溪浣香主人纂

秘集采补奇书目录

紫闺秘集内集卷之九

杏溪浣香主人纂

秘集采补奇书序

人生行乐之事正多，而男女之交，大欲所击，彼渔色邪淫，直堕恶道。若美妾娇妻。温柔旖旎，其乐何似。然不得其诀，徒闷一生也。予得奇人所传，行之有验，乃演说其秘，分功定序，固序定功，固序不可紊乱，亦不可阙析之。不废无难，益寿延年，即施之种子，亦聪明易养，而男女行乐，其诀备矣。

序终

男有四忌[34]

心绪不宁，力弛神散；阴精虽露，吸收不起；远出初归，郁火积门；八节五腊，风雷三光；新疾初痊，惊恐之后，不可行事。

女有四达

滥淫难受，逢敌尽欢；老妇幼女，血气不完；少寡壱欲，火气郁结；身有毒疮，懒不好洁，俱不可近。

男察四至

玉茎不振，阳气不至；振而不展，饥气不至；展而不硬，骨气未至；硬而不热，神气未至。必察四至，而后可行。

女审八到

默咽津液，脉气到；将身附人，胃气到；以力动人，筋气到；美人双乳[35]，肉气到；眉兴频蹙，肝气到；握弄玉茎，血气到；咂人舌津，肺气到；滑津满户，肾气到，俱到可合矣。

玩弄消息

凡欲交合，先目神定性，抱住女人，温存玩戏，咂彼唇舌，捻彼乳，甜言浆诱，令其握玉茎，使之心动,后以手探阴户,微有滑津,方可入炉,依法施功,女心畅快。

鼓动心情

妇人之情,沉潜隐伏,何以使之动?何以知其动?欲使之动者,如嗜酒则欢之,饮以醇醪;多情则恬之甘语。贪财则诱金帛,好淫则欢以伟物。妇人之情,无所主能,见景生情,无不动也。欲知其动,或有气喘而声颤不止者,或目瞑鼻闭而不言者,有目涩而眸斜者,有耳红面赤而舌尖微冷者,有手热腹暖而言语嘈杂者,有神思慌急、四肢软而不收者,有舌下津干、将身迫近男子者,或阴户内动者,滑津盈溢等状,皆情动之验也。当此之际,男子不宜急躁,缓缓而攻,即得真阳矣。

淬养锋锐

交合之时,男若玉茎长大,填满阴户,女情必亦畅美。展茎盖有法焉。于每日子后午前,阴消阳长之时,静室中披衣向东端坐,凝神屏虑,腹不宜饱,饱则气滞,平腹运气,嗽津液咽送丹田,运入玉茎,运以七数为度,或二七,或三七,至七七,将两手搓热如火,右手托肾囊并握玉茎,左手于脐上右转摩八十一次,次换右手于脐上左摩八十一次,再将右手于尾闾玉茎根,提向上龙根捏住,以茎于左右腿上摆击不计数,后乃抱女,纳玉茎于阴户,采女津液,吸女鼻气,闭咽存送玉茎以养之。复以两手如搓索状,搓之不计其数,久久自然长大矣。若又将采战,先以绢带束围茎根,次以两手上下自肾囊搓起,嗽津吸气,咽送丹田,随提尾闾起接,使上下相思,助壮阳势,然后行事。

演练战兵

初下手时,务遏除欲念,先用宽丑之炉演习,庶兴不浓,浓情不甚,感于制御缓上功,柔入刚出,三浅一深,行九九八十一之数,为一局。倘情少动,即当停止,掣退,只留半。俟心火定息,仍用前法,乃五浅一深。切忌心急性躁,按行半月,则纯熟矣。

制胜妙术

凡得美鼎,心必爱恋,然交合时,须看作寻常,按定心神,以玉茎于炉中缓缓往来。或一局,或二三局,歇气定心,少倾依法再行。俟彼欢娱,以觉难禁,更加温存,女必先泄。如法来取,若自觉欲泄,速将玉茎掣退,行后锁闭之方,其势自息,气定调匀,依法再战。不厌缓迟,慎而行之可也。

锁闭玄机

锁闭者,撒手过黄河之法也。急躁之人,须二十余日工夫方得;性柔静者,十数日可闭。其诀有四:存、缩、提、嗡。存者,存想夹脊之中,内肾之关,紧闭牢锁不走失;缩者,自觉情急,随上缩其项,下缩其茎,如忍大小便状;提者,提出一气,双目上视,提起泥丸,不令下隔,吸气瞑目，缄口吸气，而不令出。噏者[36]，但以鼻微上导引，自不至喘，尤当闭住人门。盖人门通天门、命门、肾府。人门不固，而上泄元阳，则津液必从下泄也。若人门固闭，脑气下降，肾宫流入琼台，上下周流，精气化冷，永无漏失矣。

搬运有时

女子若泄，必有气喘声颤等状之验。此际当宁心息气，抱定女身，上采玉泉，中采蟠桃，下采月华，炼而得之，搬运尾闾，逆上两道白脉，串夹脊，游昆仑，入泥丸，流经于口，化为琼浆，咽下琼楼，直至丹田，名曰黄河逆流，能填精补髓，益寿延年。所为神到则气到，气到则精到也。

采炼有序

歌曰：女子兴无穷，先令情意浓，徐上方与战，上将必成功。盖欲交合，先将鼎握抱，摩弄双乳，吮咂唇舌，美语甜言，使彼兴动，方纳茎于阴，缓缓交合，行九九之数，合自缄口，频频提掣，金枪不使，此先采下峰也。下采既甜畅，女气发舒，而补两乳，则吮采其中峰。中峰既收，上透华池，乃炼上峰，补益岂小乎？至采炼之功，全在吸取女人之下峰。曰紫芝峰，又曰虎洞，又曰圆关。药名黑铅，又名月华，在女人阴宫，其津滑，其宫常闭而不开。凡交媾，女情姹媚，面赤声颤，其关始开，气乃泄，精乃溢。男子以玉茎掣退寸许，作交接之势，下吸滑津，上吸鼻气。盖鼻为天门，下为命门，当以鼻同吸天门也。上吸下吸，上下相应，如竹管引水，逆流而上。能熟此法，岂不大妙！

恩深情固

夫妇即人伦之始，匪媾合真情无以恰。然男居阳，易动而易安；女居阴，难动而难静。今人媾合，不知制御，姿意扇动，须臾即泄，往往不满女欲，以致乖违情意。若依前法待之，不特宜其炼合，亦且两情相孚，而恩爱永结矣。

回躬接朽

人之采补，犹木之接朽回荣。以人接人，以木接木，其理一也。其鼎须十五以上，三十以下。女人二七为少阴，三七为盛阴，四七为壮阴。少阴养身，盛阴益寿。女人五七为衰阴，六七为太阴，七七为竭阴。人家妻子，焉有三十之外，便不可近之理？但只可接欢，不可言采炼也。如采炼者，必取一二少阴之妾温养，待赤潮辐辏[37]，毋过不及，为吾利用。忌太肥者，脉难通；太瘦者，肌液少。劳者，神气不足；弱者，反伤阳。神惫者，太阴寒；病者，阴毒，皆为阴贼，必不可取。审乎宜取不宜取之鼎，依方法察证，候心神虚寂，念虑安闲，玩战徐徐，抽添缓缓，弱入强出于欲泄未泄之先，掣退存留于将动已动之际。运气炼采之士，以意之可也。

还元返本

离中真阳，无体不信，其火好飞，其性不静。惟谦惟逊，惟畏惟慎。顺则成人，逆则成圣。水升火降，交媾心肾，乃得大丹，药生固命，此采炼真诀也。盖人之一身，惟有坎离而已。夫坎离者，不必男女之谓，我身亦自有之，但能和我之坎离，则人之坎离，得而采炼成矣。此法于下马之后，平身仰卧，直手舒脚，头安枕上，脚跟着床，体皆悬空，极力闭气，动摇其身，三回五次，令鼻出气，若面觉热，精血散布，返老延年，大寿可期矣。

秘集采补奇书下卷终

修养十一诀目录

修养十一诀卷之十

平田野老篆

玄关一诀

天地相去八万四千里。自天以下，三万六千里，应三十六阳候；自地以上，三万六千里，应三十六阴候。所谓天上三十六，地下三十六，中间一万二千里，乃阴阳都会之处，天地之正中也。人身心肾，相去六寸四分，自心以下，三寸六分属阳；自肾以上，三寸六分属阴；中间一寸二分，乃水火交媾之处，人身之规中也。虚闭空洞内脏玄元之气，乃元神所居之穴，即所谓真土也。外则应两眼，所谓飞土人生，则此神在，故目光明；人死则去，故目光灭。百姓日用而不知此之一窍，乾坤不能喻其大，日月不能喻其明。倘能识此，搅黄河为酥酪，变大地作黄金。将见则神灵气清，则欲寡。欲寡则性正，性正则忘情，忘情则心死。故心闲[38]神方活，神全心自闲。

导引法

闭目暝心坐，握固静思神。
叩齿三十六，两手抱昆仑九息。
左右鸣天鼓，二十四度闻。
微摆撼天柱其四，赤龙搅水浑。
嗽津三十六，神水满口匀。
一口分三咽，龙行虎自奔。

闭门搓手热，背摩后精门三十六。

尽此一口气，相火烧脐轮。

左右俯肩辘轳转三十六行气至项，两脚放舒伸。

叉手双虚托把空接顶各九次，低头摩足频十三次收足坐。

以候逆水上，再嗽再吞津。

如此三度毕，神水九次吞。

咽下汩汩响，百脉自调匀河车搬运讫。

撼天转辘轳各平四次，发火遍烧身相火自下而上。

邪风不敢近，梦寐不能昏。

寒暑不能入，灾病不能进。

子后午前作，造化合乾坤。

循环次第转，八卦是艮因天随子。

生死从坎离

龙从火里出，虎向水中生。东坡云：人生死自坎离者，坎离交则生，分则死。离为心，坎为肾。龙者汞也，精者血也，藏于肾肝，主坎之物也；虎者铅也，气者力也，出于心肺，主离之物也。不学道者，龙常出于水，龙飞而汞轻；虎常出于穴，虎走而铅枯。故真人曰：龙从火里出，虎向水中生。人龙正坐，瞑目调息，以久则丹田温。而水主行，渝然如云，蒸于泥丸。火为水飞，势必从之。所谓龙从火里出也。龙出于火，则龙不飞，而水不干，旬日内脐满而腰足轻。常卷舌上至腮腭，久则汞下，入口咽送，直至丹田，化为铅，所谓虎向水中生也。

暖外肾

刘几，洛阳人，年七十余，精神不衰，体干清健，犹剧饮[39]。广素闻其善养生，因问之。几曰：我有房中补导之术，欲授予。广曰：方困小官，家有一妇，何地施此。然见几每一饮酒，辄一漱口，虽醉不忘，因此可以无齿疾，脯食后少许物辄止。几有子婿陈令，颇知其术，曰暖外肾而已。其法以两手掬而焕之，端坐调息，至十息，两肾融，液如泥沧，叉腰间，此术至妙杂志。

又，本朝回回教门善保养者，无他法，惟暖外肾，便不着寒。见南人着夏布袴者，甚以为非，恐凉伤外肾也。去夜卧，当以手握之令暖。谓此乃生人性命之根本，不可不保护。此说最有理。

导引小诀

陈书林云：余司药市仓部轮差诸君请米受筹，乡人张成之为司麓丞，监史同坐，时冬严寒，余一二刻间，两起便溺。问曰：何频数若此？答曰：天寒自应如是。张曰：某不问冬夏，只早晚两次。余念之曰：有导引之术乎？曰：然。余曰：旦夕当北面因暇叩请荷。其口授曰：某，先为李文定公家婿，妻弟少年，遇人有所得，遂教小诀。卧时坐于床，垂足解衣闭气，口柱上腭目视顶,仍提缩谷道,以手摩擦两肾脐穴,各一百二十数,以多为妙。毕即卧。如是三十年,极得力。归禀老人。老人行之旬日,云:真是奇妙。亦与亲旧中笃者数人言之,皆得效,令以告修炼之士云亦老书。

搬运捷法

东坡云:扬州有武官侍真者于两广,十余年,终不染瘴,面色红腻,腰足轻快,初不吸药,唯每日五更起坐,两足相热,摩涌泉穴无数,以汗出为度。欧公平生不信仙佛,笑人行气。晚年云:数年来,足疮一点,痛不可忍。有人传一法,用之三日,不觉失去。其法垂足坐,闲自握固缩谷道,招贴为之,两足如气球状,气极即体,气平复为之。日七八,得暇即为,乃搬运捷法也。文忠痛己即废,若不废,常有益。又于王定国书云:摩脚心法。定国自己行之,更请加工不废。每日饮少酒调节饮食,常令胃气壮健。

饱生众疾

世言眉毫不如耳毫,耳毫不如老饕。此言老人饕餮[40]嗜饮食,是年老之相也。此言未必然,某见数老人皆饮食。至少其说亦有理。内侍张茂,则每食不过粗饭一斤许,浓腻之物,绝不向口。老而安宁,年八十余卒。茂则每劝人必曰:且少食,勿太饱。王晰龙造食物,必至精细,食不尽一器,包子不过一二枚耳,年八十卒。临老犹康强,精神不衰。王为余言食取补气不饥,而饱生众疾。至用药物消化,尤伤和也。刘几秘盐,食物尤薄,仅饱即止,亦年八十而卒。刘监尤喜饮酒,每饮酒,更不食物,食少果实而已。循州苏侍郎,每见某即劝令节食,言食少即脏气流通而少疾。苏公贬瘴乡累年,近六十亦康健无疾,盖得此力也。苏公饮酒不饮药,每与食,未饱已舍其箸。

善摄生

柳公度善摄生,年八十余有强力。常云:吾初无术,但未常以气海暖冷物,熟生物,不以元气佐喜怒耳。

饮食三养

东坡在黄冈,所饮食不过一爵一肉。有召饮者,预以此告乃止。一曰安分以养福,二曰宽胃以养气,三曰省费以养财。

情欲伤生

将受情欲,先敛五关者,情欲乃嗜好之府也。目爱彩色,命曰伐性之斧;耳乐淫声,命曰攻心之鼓;口贪滋味,命曰腐肠之乐;鼻悦芳馨,命曰糜喉之烟;身安舆驷[41],命曰召蹷之机[42]。此五者所以养生,亦以伤生。

修养十一诀终

秘集洞房第一春方目录

秘集洞房第一春方卷之十

杏溪浣香主人纂

药性歌[43]

洞房何物可兴阳？海马相并石燕强。
蛤蚧丁香共巴戟，熟地茱萸五味良。
坚强更有破故子，能令快美羡蛇床。
硫黄性热宜轻用，木香麝子要参详。
人龙[44]木鳖丝瓜子，乳香没药是奇方。
远志紫稍堪助兴，桂心晁脑白矾添。
柏子鹿茸香附子，洞房彻夜可追欢。
蜂房细辛地龙兮，阴阳并美乃仙传。
狗骨干姜和淀粉，相思美妇不能忘。
花椒沉香菟丝子，杏仁蓖麻共茴香。
石灰胡椒乌鱼骨，金狗脊背酸枣当。
人参茯苓能大补，甘菊三柰菊花凉。
苁蓉青木香龙骨，石榴皮要用心煎。
全蝎红豆干山药，诃子砂仁与姜蚕。
狐心干葱阳起石，朱砂五倍瓦松全。
蚕娥藿香川牛膝，川芎遂白砂霜一。
封脐红晴蜓二个，更兼绝妙安息香。
此是洞房神妙药，春方配合若通仙。

三[45]益丹

发黑肌丰眼目聪，仪容标格倍精神。
三杯酒后红颜润，采战先令动欲情。

凡采战不得其人切须情之，直无益而有损也。

美女倒提金方

硫黄　吴萸　青木香　麝香各等分

上细末。每用少许，津调入阴户，极美。

灵龟展势方

人龙　木鳖子　丝瓜子　金丝鳖子　乳香　没药　远志

制作如枣粒大。临战时用一粒入男口[46]内，灵龟粗大，妙不可言。

合欢散

紫稍花二钱　桂心二钱　母丁香三钱

上为细末。每用少许津调入阴户，极美。

美女颤声娇

白矾三钱　晁脑一钱　蛇床子二钱　木香一钱

上为细末，炼蜜为丸，如黄豆大。每用一丸入阴户内，男欢女悦，妙不可言也。

兴阳保肾丹

柏子仁　鹿茸　桂心　附子等份[47]

上为细末，春夏月炼蜜为丸，如梧桐子大。每服三十丸，早晚温酒送下；秋冬月每服三钱，温酒调下，早晚服此药，大展阳威，保护肾经，大能久战不衰。

杨贵妃夜夜娇

蛇床子　远志　蜂房　五味子　细辛　地龙各等分

上细末，每用涂玉茎上入阴户，大能久战，男欢女畅，其效不可尽述。

快女丹

歌曰：

仙翁配合快情方，狗骨桂心与蛇床；
更加淀粉相调治，美女思情誓不忘。

蛇床子　狗骨　定粉　桂心

每用少许护玉茎上，入炉，美快不可言。

长相思方

木鳖子　干姜　桂皮　花椒　狗骨灰

炼为丸，如桐子大。每用一丸津调化，敷玉茎上入炉，女人快乐，思恋不忘，夜行十度，甚妙。

歌曰：

木鳖干姜及桂皮，花椒狗骨两相宜；
津调二粒安茎上，美女恩情动苦思。

壮阳益肾丹

沉香　乳香　木香　没药　菟丝子　大茴　破故纸　核桃

炼制为丸，如梧桐子大。每服三十丸，空心温酒送下。服久能令玉茎长大，肾气充实，战必胜矣。

旱苗喜雨膏

杏仁　丁香　蓖麻子　白矾　蟾酥

炼制为膏，调敷玉茎上，入阴户，女人如旱苗得雨，两情欢洽矣。

飞燕喜春散

丁香　香附子　石灰末　胡椒　乌鱼骨　鹿茸　金毛狗脊　蛇床子　紫梢花　菟丝子　麝香

炼制为丸，如梧桐子大。每用一丸，津化，涂玉茎上，入阴户中，两情感动，女心款洽，欣喜不胜，二美相并也。

西施受宠丹

丁香　附子　良姜　官桂　蛤蚧　白矾　山茱萸　硫黄

炼制为丸，如桐子大。每服三丸，空心温酒送下。虽敌十女，自然强壮坚久，女受其美，如护宠也。

真人保命丹

酸枣仁　人参　白茯苓　天门冬

每服三钱，温酒临卧调服，可敌百妇，大能保肾延年，真仙药也。

素女遇仙丹

母丁香　蛇床子　白茯苓　甘松　白矾　山茱萸　肉苁蓉　紫稍花　细辛　麝香

炼制为丸，如桐子大。每用二丸，津调玉茎上，凡遇交接，男女身体轻健畅美，若遇仙矣。

美女一笑散

青木香　龙骨　远志　山茱萸　官桂　蛇床子　石榴皮等制成散

每用少许，津调入女户，行九浅一深之法，女情欢美，四肢困懈，情不能已矣。

金屋得春丹

石榴皮　菊花各等分

上为细末，水二碗，煎七分，温洗阴户，状如童女，真得春宵一刻千金之美矣。

始皇童女丹

石榴皮　青木香　山茱萸　蛇床子以上各等份

上为细末，津调入阴户，胜如童女。

鱼水相投散

山柰子　木香　全蝎

炼制为丸，如梧桐子大。每次一丸，男津调入女户，来往数次，两情相洽，自得鱼水之欢矣。

强龟益女丹

红豆　砂仁　良姜　五味子　晁脑

每用少许，津调敷玉茎上，可度十妇，女无损，房中要药也。

秘集洞房第一春方终

---

[1]运用六则　所载安置炉鼎篇、大锁方闭篇、回躬御女篇、从心求味篇、还精采气篇、赫赫金丹篇（炉中呼吸诀、展龟秘诀、进火还元诀、玉泉无漏诀、运精填脏诀、搬运秘诀、取火煮海诀、子午流通诀、消息散气法、六字延生诀）等文与《吕纯阳房中秘术》同，今删，存目。

[2]陈希夷房术玄机中萃序略卷之二（二）　所载：筑基、铸剑、调神、聚财、结友、择地、择鼎等文与《摄生总要·陈希夷房术玄机中萃纂要》同，今删，存目。

[3]附　原脱。据正文补。

[4]四至　此谓血气、肌、骨、脉四气之至也。《天下至道谈》谓肌肤、筋、气三气之至也。后世亦有同类论述。可互参。
[5]八遂　此言女阴八部。与《天下至道谈》十二部有异。可互参。
[6]八到　此说与邓希贤《修真演义》之"八到"有异。可互参。
[7]躧(xi,音喜)床　踩于床上。躧,同蹝、屣。鞋。
[8]壮阳丹　原方中之剂量及配制法,刘研之整理本删除。
[9]卷之三　此下目录原脱。据正文补。
[10]假　借。
[11]臀如忍屎　气功修炼方法。今作提肛运动。行为医学谓耻－尾肌锻炼。
[12]修阻　谓(路途)长而险阻。
[13]几　同"机"。原因。
[14]劬勚(quyi,音渠义)　同义复词。即劳苦。
[15]种子秘诀神方卷之四　此下正文为产科和胎教内容,今删,存目。
[16]声雄　(女子)声音洪亮,如男人之状。
[17]体气　身体泛溢异味。多为狐臭者。
[18]乳慢　乳房松弛。
[19]阴房　阴阜部。
[20]脱谷　气功术语。谓可不进食而生者。亦称辟谷。
[21]邃邈(sùimiáo,音岁秒)　同义复词。深远。
[22]青核桃皮　《房术秘诀》同。《摄生总要》作:"青木香、桃皮"。姑存。
[23]下关　《摄生总要》同。《房术秘诀》作:"下点"。姑存。
[24]昆刀涂玉丹　《摄生总要》、《房术秘诀》俱作:"武则天花心动房术"。三书所列药物、剂量、主治、用法俱同。
[25]固本壮阳丹　原书方中之剂量及配制法,刘研之整理本删除。下方处理法同。可参《摄生总要》。
[26]日用起居养生备用卷之七　原文所载与本书内容无涉。今删,存目。
[27]橐籥(tuóyué,音驼月)　古代冶炼鼓风用的器具。橐,鼓风器,即鞴囊;籥,送风的管子
[28]筌蹄　①筌,竹制捕鱼具;蹄,指打猎所乘之马。②南朝士大夫讲经时手执的拂尘之类。此处义取前者。
[29]所谓　原脱。据文义及上下文例补。
[30]移动　《摄生总要》作"后种"。
[31]腠理　原作"联处"。据《摄生总要》改。
[32]堂　原作"一"。据《摄生总要》改。
[33]秘集采补奇书　全文同《既济真经》。今删,存目。
[34]男有四忌　按正文有"五忌"。姑存。
[35]美人双乳　女子以男子双侧乳房为美者。意指女方情动,喜爱男子乳房。美,意动用法,"以……为美"。人,此处特指男性伴侣。本书卷之二"女审八至:……不美男乳者,肉气未到也"。可互参。
[36]噏者　原脱。据文义补。
[37]辐辏(fúcòu,音浮凑)　亦作"辐凑"。车辐辏集于毂上。喻人或事物积聚一处。
[38]闲　原脱。据文义补。
[39]剧饮　暴饮酒类。
[40]饕餮(tāotìe,音涛帖)　古代传说中的一种贪食的恶兽。喻贪婪。
[41]舆驷(yùsì,音与四)　车马。
[42]召躄(bì,音壁)之机　是导致瘸腿的原因。
[43]药性歌　所载药物与《摄生总要》大同小异,但内容显多于《房术秘诀》。可互参。
[44]人龙　即蛔虫。
[45]三　《摄生总要》作"二"。当为"二"。恐作者自误。
[46]男口　《摄生总要》作"马口"。马口,男性尿道外口。义更确切。姑存。
[47]等份　该方所用之药名与《摄生总要》同。剂量有异。

广嗣要语

明·俞桥[原著]

[说明]

《广嗣要语》,1卷。明·俞桥撰,生卒年欠详。俞氏字子木,别号溯回道人,浙江海宁人,少业儒,兼精岐黄之术,嘉靖间官居太医院判。另著《医学太原》(已佚)。本书重点为优生优育之法,强调摄养之术,以延续后嗣。包括调理精血、直指真源、男女服药之论,并涉及调元、调精、安胎、便产之法,更附经验方药,及论童壮、论衰论,均切实用。本次以《珍本医书集成》1936年上海世界书局铅印本为底本,1986年上海科技出版社铅印本为主校本进行整理。

总 论

尽万物而观之，山无不草木，地无不黍稷，人无不生育，要之得其养耳。得其养，则硗者肥，瘠者沃，草木何惧乎不蕃，黍稷何惧乎不秀？夫人亦由是也。苟形质强壮，而嗜欲无节，人之不免虚衰，赋禀怯薄，而摄养有道，终焉亦能完实，不特少健而老衰，早壮而晚惫，滋悟保护之间，固可以视秋冬而复春夏也。昔者名医罗天益，其年戊午春，桃李始华，雨雪厚寸，一园叟令举家击闷堕雪，焚草于下，是年他果萧然，而此园大熟，然则天地之气，苟可以力转移，于人之身，岂无所用其术哉？桥乃不惭愚昧，积以平日所闻，缙绅方士之说，质诸古今名家论议。著为调理精血，直指真源，男女服药三论，阴阳虚实四图，合用方法，三十五道，附录经验秘方，号曰《广嗣要语》。精切晓明，纤芥非隐，信此以行，将见天下无不可父之男，无不可母之女，而螽斯之应，比屋皆然矣。

调理精血论

求嗣之要，在乎男精女血充满而无病也。苟或病焉，必资明医而证调之。夫精者，血也，水也，阴也。盖以有形言之也。有形而能时者，则又为气为火，为阳所使然也。论曰：孤阳不生，独阴不成。无阴则阳无所附，无阳则阴无所依。是精兼气，血兼水，火兼阴阳，总属肾与命门二脉，以沉静为平。若见命门脉微细或绝，阴事痿弱，是为阳虚，法当补阳；若见命门脉洪大鼓击，阳事坚举，是谓相火妄动，法当滋阴制火。启玄子云：壮水之主，以制阳光。正此谓也。若见肾脉洪大或数，遗精尿血，是为阴虚，法当补阴；若见肾脉虚微太甚，别无相火为病，法当阴阳双补。又如经者，血也，水也，阴也，假火色而为赤也，随气而行，依阳而运，亦若精之兼气血、兼水火、兼阴阳者也。其候以一月为期，上应月之盈缺，故名月水。应其期则平，失其期则病。先期者，血热也；过期者，血虚也。过期而色淡者，有痰也，或曰虚也；经行而成块者，血之凝也，或曰风冷乘之也；将行而作疼者，气之滞也；行后而疼者，气血俱虚也；经水紫黑色者，气血俱热也：虽然，又当察其时之寒暄，脉之迟数，证之冷热，平而调之，以复常候，不可一途而取。夫男女精血既充，别无他疾，惟守投虚之法，是为知要。

直指真源论

结胎者，男女精血也。男属阳而象乾，乾道资始；女属阴而象坤，坤道资生。阳主动，故能施与；阴主静，故能承受。夫动静相参，阴阳相会，必有其时，乃成胎孕。凡经尽一日至三日，新血未盛，精胜其血，血开裹精，精入为骨，男胎成矣；四日至九日，新血渐长，血胜其精，精开裹血，血入居本，女胎成矣。六日至七日鲜有成者，纵成亦皆女胎。欲求子者，全在经静三日以里交合，如俯首拾芥，万举万当。斯时，男女无暴怒，毋醉饱，毋炙煿辛热，毋用他术赞益[1]，阴阳和平，精血调畅，交而必孕，孕而必育，育而为子，坚壮强寿，至真切要。在此数语，受妊之后，宜令镇静，血气安和，则胎孕长养。又须内远七情，外薄五味，大冷大热之物，皆在所禁。苟无胎痛、胎动、漏血、泻利及风寒外邪，不可轻易服药，亦不得交合阴阳，触动欲火，未产则胎动不常，既产则胎毒不已，降生之后，摄养一如胎前。盖母食热则乳热，母食寒则乳寒，母食膏粱衅烈之物，则乳毒。有是数者，子受其害矣。求嗣之道，诚不出此。然源头一切，尤当研究。男子十六而精通，必三十而娶；女子十四而天癸至，必二十而嫁，皆欲阴阳二气完实。或精未通而御女，经始至而近男，未完而伤，未实而动，根本既薄，枝叶必衰，嗣续岂能蕃衍？先儒尝言：寡欲则有子。盖寡欲则不妄交合，积气储精，待时而动，故能有子。愚谓不止此为寡欲，凡心有所动，即是欲。心主血而藏神，属手少阴；肾主精，而藏志，属足少阴。心神外驰，则肾志内乱，其于交会之际，殊无静一清宁之气；所泄之物，同归腐浊而已，安能发育长养于其间哉？《书》曰：人心惟危，道心惟微。夫能精一道心，俾常为一身之主，则邪思妄念，自尔退听，欲寡益完，不惟多子，抑且多寿。盖养生尤贵于寡欲故也。

男女服药论

男子以阳用事，从乎火而主动，动则诸阳生；女子以阴用事，从乎水而主静，静则众阴集。故治男子，毋过温热以助其阳；治女子，无过寒凉以益其阴。古人黄柏、知母之药，每用于男子；而干姜、艾叶之剂，慎施于妇人。男女阴阳自然之体，固有不得而同者。至于七情内伤，六淫外浸，发为诸病。治热以寒，制寒以热。随证推移，安能执此？但男女嗣续稍迟，虽无疾病，当加调护。男子阳动之体，惟虑合而易失，未获中其肯綮；妇人阴静之质，多苦交而弗孕，不能遂其生成，由是培养之术，若不可废。在男子则用思仙丹，收固真阴，以为持久之计；在女子则用启荣丸，鼓作微阳，以为发育之基。窃观古今种子诸方，不偏于寒，即偏于热，务张其功以矜世，不析其理以示人。往往服之反致求全之毁，故述贰方，以为世之求嗣者助焉。

交会宜忌日

宜旺相吉日，春甲乙寅卯，夏丙丁巳午，秋庚辛申酉，冬壬癸亥子。忌弦望晦朔，大风大雨，虹霓雷电，云雾昏暝，日月薄蚀，三光[2]之下，及春秋冬丙丁日。本命乃砌劳[3]之日，亦不可行也。上宜谨之慎之！

实阳能入虚阴之图（图略）

实阳能入虚阴，谓男子阳精充实，适值女人经后，血海虚静，子宫正开，与之交合，是谓投虚，一举而成胎矣。经净[4]一日交会者成男，二日者成女，三日成男，四日成女，五日成男，六日成女，取奇阳偶阴之义，六日无用矣。大抵前三日，新血未盛，精胜其血，血开裹精。必成男胎。后三日，新血渐长，血胜其精，精开裹血，多成女胎。交合得夜半后生气时，有子皆男而寿。

实阴不能受阳之图（图略）

实阴不能受阳，谓女人经尽六日之后，新血方盛，血海充满，若与交合，以实投实，多不成胎。又有妇人素禀怯弱，虽经后旬日，血海未满，亦复成胎。然皆女子，亦血胜其精故也。

弱阴不能摄阳之图（图略）

弱阴不能摄阳，谓女人阴血衰弱，虽投真阳强盛之精，不能摄入子宫，是以交而不孕，孕而不育。或因病后产后经后，将理失宜，劳动过节，亏损阴血所致。治宜调经养血。

微阳不能射阴之图（图略）

微阳不能射阴，谓男子阳精微薄，虽遇女人血海虚静之日，流而不射，多不成胎。盖因平时嗜欲不节，施泄太多所致。法当补益精元，兼用工夫存养，无令妄动，候阳精充实，才授投虚之法，一举而成矣。两尺脉洪大或数，小便常赤，未交易兴，既交易泄，或自遗梦遗，真精不固，治在补阴；两尺脉微或迟，小便常清，阳事不举，勉力入房，未竟先痿，或所泄清冷微薄，治在补阳。

诊妇人有妊歌

肝为血兮肺为气，血为荣兮气为卫，
阴阳配偶不参差，两脏通和皆类例，
血衰气旺定无娠，血旺气衰应有体，
尺微关滑尺带数，流利往来并雀啄，
小儿之脉已见形，数月怀胎犹未觉，
左疾为男右为女，流利相通速来去，
两手关脉大相应，已形亦在通前语，
左手带纵两个男，右手带横一双女，
左手脉逆生三男，右手脉顺还三女，
寸关寸部皆相应，一男一女分形证，
有时子死母身存，或即母亡存子命，
往来三部通流利，滑数相参皆替替，
阳实阴虚脉得明，遍满胸堂皆逆气，
左手太阳浮大男，右手太阴沉细女，
诸阳为男诸阴女，指下分明长记取，
三部沉正等无疑，尺内不止真胎妇，
母乘子兮纵气露，妻乘夫兮横气助，
子乘母兮逆夫参，夫乘妻兮顺气护，
小儿日足胎成聚，身热脉乱无所苦，
汗出不食吐逆时，精神结备其中住，
滑疾不散胎三月，但疾不散五月母，
弦紧劳强滑者安，沉细而微归泉路。

妊娠杂病并产生死二歌余不能尽录也

血下如同月水来，漏极胎干主杀胎，
亦损妊母还须虑，争遣神丹救得回。
欲产之时脉离经，沉细而滑也同名，
夜半觉痛应分诞，来日日午定生口。

此歌与前歌皆出《脉诀》也。

调 元

阳虚，右尺命门脉微细，阳痿精清，还少丹，巨胜子丸；阴虚，左尺肾脉洪大或数，遗精尿血淋涩等症，丹溪大补阴丸、补阴丸、加味虎潜丸；相火妄动，阳事数举，右尺命门脉洪大。此为水不胜火，与阴虚同治法，补阴则火自降也，阴阳俱虚，两尺脉微弱无力，真精清薄，用八味丸、补天丸。

调 经

先期者，血热，四物加芩、连之类；过期者，血虚，四物加参、芪、白术、陈皮之类；经水紫黑色及有块者，血热，四物加黄芩、黄连、香附之类；若见肾肝脉迟微，小腹冷痛者，属寒，四物加炒干姜之类；将行而作疼者，血实气滞，四物加醋炒莪术、玄胡索、木香；挟热和黄连、柴胡，或四物加桃仁、红花、香附之类;后行而作疼者,气血俱虚,八物汤;经行不止,四物加阿胶、地榆、荆芥穗之类。

安 胎

胎痛乃血少,四物加童便制香附,共为末,紫苏汤调下;有所激触而痛者,芎归汤探之,胎动属火,四物加条芩之类。胎动不安及下血,《集验方》秦艽汤。胎动下血,或因房室不节,有所触动,四物加胶艾、条芩、白术之类。妊娠恶阻,肥人有痰,瘦人有热,胃气不安,人参橘皮汤,保生汤、《集验》青竹茹汤。怀胎不问几个月日,但觉胎气不安,腰腹微痛,饮食不美,用安胎饮。

便 产

妊娠七八个月,恐胎气展大难产,宜服束胎丸;妊娠八九个月,肥厚膏粱之人,胎气壅隘,宜服枳壳散,间二三日一服,或达生散、救生散,临月用神寝丸,三合济生汤。难产用催生丹、遇仙丹、如圣膏、猪肝蜜酒法。胎衣不下,或血干、或血冷凝涩,当用夺命丹、牛膝汤,或前方如圣膏。一方用红花一两,酒煮浓汁服。一法令产妇自衔发尾在口,呕哕即下。

转女为男法

受妊之后,用弓弦一条,绛囊盛,带妇人左臂近肩,垂系腰下,满百日去之。雄黄一两,绛囊盛,带左边,斧一把,置产妇床头,仍置刃床下,勿令人知,鸡抱卵时,置斧窠下,皆雄鸡也。

附 方

秘传金锁思仙丹 治男子过多嗜欲,精气不固,涩以去脱之剂也。

莲花蕊十两,暖,无毒,镇心,忌地黄、蒜 石莲子十两,味甘平,温,无毒,经秋正黑沉水者是也、本功益气安心止汗,治腰痛泄精,入药内去青慧取净粉 鸡头实十两,味甘平无毒,益精气强志,取其实并中子捣烂曝干,再捣筛取净粉

上以金樱子三斤,取霜后半黄者,木臼中转杵,却刺勿损,擘为两片,去子水淘净,捣烂入大锅内,以水煎不绝火,约水耗半,取出滤过,重煎如稀饧,市肆干者倍之,用水浸软,去子煎,令如法,入前药末和丸,桐子大,每服三十丸,空心盐汤下。一月见效,即不走泄,候女人月信住,取车前子一合水煎,空心服之,一交即孕。依法服至多日,精神完固,能成地仙,平时忌葵菜、车前子。

按:《本草》:金樱子味酸涩、平、无毒,疗脾泄,涩精气。精气滑脱者,服之自固,或言其性涩,乃因无是病而用是药,且无配制而作煎单服者。吁!涩可去脱,十剂之一法,良工不能更其道也。夫鸡头实,味甘平、无毒,补中益精。石莲子,味甘寒无毒,安心神,养气力,治泄精。莲花蕊,暖,无毒,镇心益颜色,服饵家取鸡头实,熬金樱,煎和丸,补下益,名水陆丹,仙方取鸡头实,并莲实合饵食之,能驻年,昔人得其一二,功效若此。思仙合众妙而有之,信可尚矣。

玉钥启荣丸 治女子无他疾,经事调匀,容颜不损,但久无胎孕。先师云:妇人者,众阴之所集,常与温居,今失所养,则子宫有阴无阳,不能生发,用此丸平调气血,鼓作微阳,生育之要药也。

人参 白术 甘草 当归 赤石脂 川芎 茯苓 芍药俱要白者 熟地 牡丹皮 没药 白芷 藁本 白薇 玄胡索上各一两,除石脂、没药另研外,其余用醇酒浸三日,焙晒干为细末,足一十五两 香附去皮毛,水醋浸三日,炒干,为细末,一十五两

上药一十六味,重罗极细末,炼蜜丸,如梧桐子,磁器中封固,每服五十丸,空心温酒或白

汤送下,以干物压之,待月事调匀,受娠为度。

还少丹 治右尺命门脉微细,阳事痿弱,精气不足,阳虚之证。

山药 牛膝去芦,酒浸 远志去心 巴戟去心 山茱萸去核 茯苓五味 苁蓉 杜仲炒去丝 石菖蒲 茴香各一两 枸杞 熟地各一两半 楮实子一两

上为末,炼蜜和枣泥丸,如梧桐子大,每服三五十丸,温酒或盐汤送下,日三服,食前。

巨胜子丸 治右尺命门脉虚欲脱,阳痿不举,阳脱之证。

熟地四两 生地 牛膝酒洗,川的 枸杞甘州 何首乌 茯苓白的 天雄炮 天门冬去心 柏子仁 巴戟去心 五味北者 山药 楮实 酸枣仁 续断各一两 韭子 川椒 莲芯各五钱 覆盆子一两 木香三钱半 苁蓉一两 芡实五钱 巨胜子 菟丝子 破故纸炒,各一两 葫芦巴五钱

上为末,炼蜜丸,桐子大,每服七十丸。甚虚者,百丸,空心温酒下。

大补阴丸 治左尺肾脉洪大或数,遗精水血,壮水之要药。

黄柏盐酒炒 知母各四两,制同 龟板酥炙 熟地各六两

上为末,炼蜜和猪脊髓丸,如桐子大,每服七十丸,空心盐白汤下。

补阴丸 治左尺肾脉洪大或数,精元不固,补阴制火之药也。

黄柏半斤,盐酒炒 知母同上制 熟地各三两 芍药炒白 川牛膝酒洗 陈皮 锁阳 当归各一两半 龟板四两,酒浸,酥炙 虎颈骨一两,制同

上为末,酒煮羊肉丸,如桐子大,每服五十丸,空心盐白汤下,冬加干姜半两。

加味虎潜丸 治左尺肾脉虚数,精神短少,腰膝无力,补肾养血气之剂。

人参 黄芪蜜炙 芍药炒,白的 黄柏酒炒,各一两 菟丝子酒炒,五钱 当归酒洗 山药各一两 锁阳酥炙 龟板酒浸,酥炙 虎颈骨制同 枸杞甘州,各五钱 杜仲酥炙,去丝 五味各七钱半 牛膝酒洗,二两 破故纸七钱半 熟地四两

上为末,炼蜜和猪脊髓丸,如桐子大,每服百丸,空心温酒或盐汤送下。

八味丸 治两尺脉微弱,阴阳俱虚,双补之剂。

熟地半斤 泽泻 茯苓白 牡丹皮各三两 山药四两 附子炮去皮脐 桂心各一两 山茱萸四两

上为末,炼蜜丸,如桐子大,每服十五丸,温酒送下,日再服。

补天丸 治六脉虚微,气血衰弱,虚劳证。具补天一以生水之剂。

紫河车一具,即胞衣,男用女胎,女用男胎,俱以初胎为主,若不可得即壮盛妇人者亦可 龟板炙,各三两 杜仲酥炙 牛膝酒浸 陈皮各一两 冬加干姜五钱,夏加五味子一两

上共为细末,先以河车水洗净,布绞干,或用酒煨熟,入诸药末,共捣匀焙燥,再为末,酒糊丸,如桐子大,每服百丸,空心温酒或白沸汤送下。

四物汤 治女子血分,或寒或热,经事或前或后,或多或少,以至崩带积块诸症,用此加减。

当归 川芎 芍药 熟地

上等分,水煎。

芎归汤一名佛手散 补血治血,生新逐败,妇人胎前产后,可皆服也。

当归酒浸 川芎各等分

上锉,每服四五钱。入酒一钟煎,令欲干,加水一钟,再煎二三沸,去渣温服。

安胎饮 治妇人怀娠,不问几个月日,但觉胎气不安,腰腹微痛,饮食不美,此汤主之。

白术　芍药白　熟地　当归各一钱　广陈皮五分　人参　川芎　黄芩各五分　甘草　缩砂仁　紫苏各二分

上锉作一服，加生姜一片，水煎温服。

集验方　治妇人胎动不安及下血。

艾叶　阿胶　川芎　当归各三钱　甘草一钱

上锉，水四钟，煎取二钟，去滓纳胶令化，分三服，一日用。

秦艽汤　治证同前。

秦艽　阿胶蛤粉炒　艾叶醋炒

上等分，为粗末，每服五钱，水二盏，糯米百粒，煎至一盏，去滓温服。

人参橘皮汤　治始妊娠恶心阻食，和中安胃之药也。

白术　人参去芦　橘红　门冬去心，各二两　白茯苓二两　厚朴姜制，二两　甘草三钱

上为粗末，每服四钱，水钟半，淡竹茹弹子大一枚，姜三片，煎七分，去滓澄清，温服，空心，食前。

保生汤　治妇人恶阻，养胃调气之要药也。

人参八分　甘草五分　白术　乌药　香附各一钱　橘红一钱二分　呕吐加丁香

水一钟半，姜五片，煎七分，去渣温服无时。

《集验》青竹茹汤　治妇人恶阻，清痰止呕气之要药也。

竹茹弹大一枚　橘皮一钱五分　生姜二钱　茯苓一钱五分　半夏二钱，汤泡七次

水二钟，煎七分，去渣温服，忌羊肉饧鲊等物。

束胎丸　治妇人妊娠七八个月，恐胎气展大难产，用此扶助母气，紧束儿胎。

白术三两　陈皮二两，忌火　茯苓七钱半　条芩酒炒，夏一两，春秋七钱五分，冬五钱

上为末，粥糊丸，桐子大，每服五六十丸，白汤米饮，食前任下。

枳壳丸　治妇人妊娠八九个月，禀质肥厚，胎气壅隘。服此以宽和母气，令儿易产。

香附一两，炒　粉草炙，一两半　商州枳壳五两，麸皮炒赤

上为末，每服二钱，空心沸汤点服，日三次。

一方加炒糯米，同为末，白汤点服，令儿易产，初生微黑，百日肥白，此为古方之冠。若妊娠稍弱，恐胎寒腹痛，胎弱多惊，于内可加当归一两、木香五钱。不见火则阳不致强，阴不致弱，二气调和，有益胎嗣。

达生散　治妇人妊娠八九个月，服此以扶正气，散滞气，妊妇稍虚者，得此尤佳。

白术　芍药　当归　陈皮　大腹皮姜制　人参各五分　甘草一钱半　紫苏茎叶五分

上作一剂，水煎服，夏加黄芩或黄连、五味子；春加川芎、防风；秋加泽泻；冬加缩砂，或通加枳实、缩砂；胎动加苎根、金银花；上气加紫苏、地黄；性急加柴胡；多怒加黄芩；食少加缩砂、神曲；渴加麦门冬、黄芩；能食加黄杨脑；有痰加半夏、黄芩。

救生散　治妊娠妇禀受瘦怯，不宜服枳壳散破气之药。此方安胎益气，令子紧小易产。

人参　神曲炒　麦芽炒　白术麸炒　橘红炒　诃子煨，去核

上六味，各等分，为细末，每服三钱。水二钟，煎至七分，空心食前温服。议者谓今时八月，合进瘦胎易产之药，多用枳壳散非为不是，但妊妇肥实者可也。若本瘦怯，不宜服此药，惟救生散安胎益气，令子紧小，无病易产，最为稳当。

神寝丸　治妊妇临产月日，破滞气，瘦胎易产。

商州枳壳一两，麸炒　通明乳香五钱，另研

上为末，炼蜜丸，如桐子大，空心温酒或米饮送下，临月用之瘦胎易产，极有功效。

二合济生汤 以枳壳芎归达生三方，抽其精粹而合成此汤，治临产艰难。虽一二日不下者，服此自然转动下生。

枳壳二钱，麸炒 香附一钱半，炒 粉草七分 川芎三钱 大腹皮姜汁洗，一钱五分 当归三钱 苏叶八分

上水二钟，煎八分，待腰腹痛甚，服之即产。

催生丹 疗产妇生理不顺，产育艰难，或横或逆，大有神效，宜天医日合。

腊月兔脑去膜研如泥，即十二月 母丁香一钱，为末 通明乳香一钱，研细末 麝香一钱，研细

上以乳麝丁香拌匀，人兔脑髓和丸，如芡实，阴干油纸蜜封固，临产服一丸，温水送下立产。男左女右，手中握药出，神验。

催生不传遇仙方 治妇人坐草艰难。

朱砂 雄黄各一钱半 蛇退煅 蓖麻子十四颗，去壳

上为细末，粥糊丸，弹子大，临产时先用川椒汤淋洗脐下，纳药一丸脐中，仍以蜡纸数重覆药上，软帛拴系，产则急取药去，一丸可用三次。

如圣膏 治证同前。

用蓖麻七粒，去壳，细研去膏，涂脚心立产，急洗药去，迟则肠出，却以此膏涂顶上，肠自缩入。

一方用蓖麻子百粒，雄黄末一钱。同研用如前法。

猪肝蜜酒方 治妇人胞水早行，胎涩不下。

猪肝 白蜜 醇酒各一升

上三味，共煎至二升，分作二三服，不能服者随多缓少，渐渐服之。

夺命丹 治妇人血冷凝滞，胎衣不下。

大黄酽醋煎膏 牡丹皮各四钱 干漆一钱，炒烟尽 黑附子炮，二钱，去皮

上为末，以大黄膏同鸡子白捣匀，桐子大，温酒急吞五七丸。如未下，再用后方。

牛膝汤 治妇人生理不顺，用此滑利水道，令儿易产。

牛膝酒洗 木通 瞿麦 当归酒洗，各一钱 滑石二钱 葵菜子一钱二分半，如无，用黄蜀葵花

上锉，分三服，水二钟，煎八分温服，须先合预备。

广嗣附方

五子衍宗丸 男服此药，添精补髓，疏利肾气，不问下焦虚实寒热，服之自能平秘。旧称古今第一种子方，有人世世服此药，子孙蕃衍，遂成村落之说。嘉靖丁亥于广信郑中丞宅得之，张神仙四世孙，予及数人，用之殊验。

枸杞子甘州 菟丝子各八两，酒蒸捣饼 车前子二两，扬净 五味子辽东，二两，研碎 覆盆子四两，酒洗，去目

上药俱择道地精新者，焙晒干，共为细末，炼蜜丸，桐子大，每服空心九十丸。上床时五十丸，白沸汤或盐汤送下。冬月用温酒下，修合日春取丙丁巳午；夏取戊已辰戌丑未；秋取壬癸亥子；冬取甲乙寅卯。忌师尼鳏寡之人及鸡犬六畜见。

百子附归丸 女服此药，调经养血，安胎顺气，不问胎前产后，月事参差，有余不足诸证，

悉皆治之，殊益胎嗣。比太仆史鲍壁，台州人，其妻年三十不生育，忽经事不至者十月，腹鼓大，无病容，皆谓妊娠。一日，忽产恶物盈裤。视之皆败痰精血，后服此丸，不期年，生一子。张云：彼尝以此二方与诸人服，无不应者。

阿胶真的，蛤粉炒成珠　川芎去芦　当归肥大者，酒洗，去芦　蕲艾去筋梗，醋煮下　芍药肥长白者　熟地怀庆者，去脑，取沉水者，各二两　香附赤心者，去毛，杵成米，水醋各浸一宿，晒，焙干，一十二两

上为极细末，用大陈榴一枚，连皮捣碎，东流水三升熬去滓，打面糊为丸，桐子大，每服百丸，空心陈米醋点沸汤下，日一服。上二方亦俞子木所别传者。

大造丸　治男子女人一切虚弱，不问老幼，或禀气素弱，或斫丧太过，阳事早痿，面色痿黄，形体尪羸，口不能呼，足不能任地，或老年虚惫，气血俱衰，或女人月水不调，或常小产，或多生女少生男。凡是气血虚损不足之症，艰于嗣育者，并宜服此，当有奇效。

紫河车一用米泔水洗净，新瓦上焙干为末，须初生男女为妙，又法用银器加淡酒水内蒸化入药　败龟板年久者良，童便浸三日，酥炙黄，二两，除腰背痠疼，骨中寒热　生地黄怀庆肥大者，二两五钱，入砂仁六钱、白茯苓二两，稀绢包，入银罐内，好酒煮干，添酒七次，去茯苓、砂仁，只用地黄凉心火血热，除五心热　天门冬去心，一两二钱，去热养肌肤，生津保肺气　牛膝去苗，酒浸晒干，一两二钱，壮阳益精，主腰脊疼痛，除四肢拘挛　杜仲酥炙去丝，一两五钱，强肾壮筋骨，益气主腰疼　人参去芦，一两，止渴生滓，和中益气，安神止惊悸　夏月加五味子七钱；一方加麦门冬去心，一两二钱。　男子遗精，妇人带下，并加牡蛎一两五钱；妇人加当归二两，去龟板。

上药除地黄，另用木石杵臼内舂一日，余药各为末，和地黄膏捣极匀，酒米糊为丸，如小豆大，每服八九十丸，空心盐汤进一服，寒月以好酒进亦妙。

神效墨附丸　专治妇人久无子，有经事不调，及数堕胎者服之，可立致效。

香附一斤，要北方香附米，去毛四分，浸，一分好酒浸，一分童便浸，一分米泔浸，一分醋浸，各七日七夜　艾绵四两，要洁净尤尘梗者，用醋二大碗，同香附一处煮干，石臼内约杵三千下，以烂为度，捻如饼广，只钱样厚，用新瓦炭火焙干，捣为细末　茯苓净白者　人参去芦　当归酒浸一宿　川芎去土，大实者　上徽墨火煅醋淬　木香五钱，要广南者为真　熟地黄用酒浸去十，又以酒浸一宿，饭上蒸过，各一两

上九味，各为细末，醋糊为丸，如桐子大，每服五十丸，空心好酒下，此方乃闻人道长所传。

何首乌丸　乔白岩服。

牛膝去苗，梗生一斤　何首乌三斤，用铜刀或竹刀切作片

上药以黑豆一斗淘净，用甑一斨，先以豆薄铺甑底，后薄铺何首乌，又铺牛膝。重重铺尽，安于釜上蒸之，令豆熟为度，去豆取药曝干，又换豆蒸之。如此三次，去豆取药为末，蒸枣肉为丸，如桐子大，每服三五十丸，食前温酒下，忌萝卜、葱蒜。何首乌干者，米泔水浸，稍软切之。

又方　萧东之传，云蒋敬所服此。

何首乌雌雄各半斤，铜刀刮去粗皮为片，米泔水浸，夏一宿，春秋二宿，冬三宿，取出晒干为末，无火病以枣肉为丸，否则蜜；丸，清晨盐汤下，或酒下尤佳。本草服何首乌用茯苓煎汤，似胜盐汤。

上二方，杨后江掌科传，后江自服此连孕，及人传服者皆验。

延年益嗣丹　男子服。

生地黄酒浸二宿，取出晒干　天门冬酒浸一二时取出，去心，晒干　熟地黄酒洗净，晒干　麦门冬酒浸一二宿取出，去心，晒干，各三两　地骨皮五两，酒洗净，晒干　白茯苓五两，取粗皮切作片，酒浸

过，取出晒干　人参去芦，三两，上好者方用

何首乌半斤，鲜者用竹刀刮去皮，切作片；干者用米泔水浸软，刮去皮，切作片，用砂锅内下用乌羊肉一斤，乌豆三合，量着水上，用竹篦放此药后，覆盖蒸一二时辰，取出晒干，共为细末，炼蜜为丸，如桐子大，每服三五十丸，用酒送下，清晨服之。崇德县韩主薄传。

加味益母丸　妇人服。

川芎　木香广　芍药赤的　当归各一两　益母草半斤

上为末，炼蜜丸，如桐大，每服五十丸，用好酒或童便酒送下，其妙如神，服百丸有孕。

上二方，余与荆妻亲眼有验者。

加味养荣丸　妇人服之有孕，且无小产之患。

当归酒浸洗　白术各二两　芍药煨　黄芩炒　香附子炒，各一两五钱　贝母　陈皮去白　茯苓白　人参　麦门冬去心，各一两　阿胶炒，七钱　甘草炙，五钱　川芎一两半　熟地酒浸，二两　黑豆大者，炒去皮，四十九粒

上为细末，炼蜜丸如桐子大，每服七八十丸，食前空心盐汤或温酒任下，忌食诸血。

四制香附丸

当归酒浸　芍药酒炒　熟地姜汁炒　川芎各四两　泽兰叶　白术　陈皮各二两　黄柏酒炒　甘草酒炒，各一两　香附一斤，四两醋，四两酒，四两盐汤，四两童便，各浸二日炒

上为末，酒糊丸桐子大，每服七十丸，空心白汤下，调经养血，顺气健脾，信服有妊。

壬子丸　依方修合此药服之，不过半月一月有孕，试之屡见效，故附录。

乳香三两　白芨　白敛　茯苓白净　吴茱萸各一两　牛膝　细辛各五钱　菖蒲　当归　白附子各少许　厚朴　桂心　没药　人参各四两

上为细末，炼蜜丸，用壬子日修合，如红豆大，每服十丸有效。若男子服，补益；若孕妇服之，即生双胎。空心好酒送下，无夫妇者不可服。

琥珀调经丸　治妇人无子，能令经正。

香附一斤，一半童便、一半醋各浸七日　蕲艾四两，拣去枝梗，加入香附搅匀，再加好醋五碗，入砂锅内，同煮干为度，日中晒干，磨为细末，另加末药　当归酒洗　川芎　芍药煨，各三两　琥珀一两，另研　熟地酒蒸，另杵入糊　生地酒浸，各二两，另杵入糊

上为细末，共一处捣极细，同为丸，用醋糊丸，如桐子大，每服一百丸，空心艾醋汤送下。

济阴丹

当归　川芎各四两　香附一斤　生干地黄四两，去苗　好大艾叶一斤，左梗，蕲艾尤妙　赤芍药四两

上分为四分，一分醋浸，一分童便浸，一分盐水浸，一分酒浸，俱各过一宿，用醋三壶拌匀，以砂锅煮干醋为度，取出晒干为末，醋打面糊为丸，如桐子大，一日三食，食前每服五六十丸，令人体壮经调有孕，且服久诸病不作。

雏凤丸

用头窠乌骨鸡雌雄各一只，置放一处，不可与群鸡相混，候生卵时，初生头卵记放，待生卵数足，将初生卵头巅开一窍，用辰砂三钱，当归、芍药、川芎、熟地黄各二钱，为细末，将卵黄倾出，和药末仍入壳内，以厚纸封之，众卵内覆之，待群鸡生，将药卵去壳，以蜜丸之，涂心好酒服三四十丸。此极见效，药尽干有孕。此方宣府镇守总兵马仪都督所传。

香附丸又名煮附丸　专宜妾婢。盖妾婢多郁，情不宣畅，经多不调，故难孕。此方最妙，不须更服他药。

以香附不拘多少，去毛并粗皮，米泔水浸一宿，晒干，用上好米醋，砂锅内同煮之，旋干旋添，以煮透极烂为度，取出焙干为末，仍用醋糊为丸，如桐子大，每服五七十丸，经不调者即调，久不孕者亦孕。

温脐种子方

白芷　青盐各二钱　麝香一分　五灵芝二钱

上各为末，以荞麦面汤和搓成条，圈子脐上，以前药实于其条，以艾灸之，但脐内微温即好，不过二三度。

兜肚方

升麻　丁皮　甘松各七钱　白檀一两　零陵香五钱　麝香九分　白芷五钱　木鳖八钱　兜苓　马蹄香　血竭各五钱　羚羊角一两

分作三个兜肚内。

已上共十二味，用蕲艾绵絮装于白绫兜肚内，初服者用三日后一解，至第五日复服，至一月后常服。专治痞积遗精，白浊，妇人赤白带下，及妇人经脉不调，久不受孕者，惟孕妇不可服。

益母草丸

只一味为末，不犯铁器，炼蜜丸如弹子大，每服一丸，久服亦令人有子。此先祖兰窗公所常施而有验者，其妇人胎前产后诸疾，治不无效。服法备载于积堂方中，在前册。

妊娠五忌　昆山顾状元刊施二法。

勿睡热炕[5]，南方火厢亦固。

勿饮烧酒，黄酒有药者，亦不宜饮。

勿食煎炒炙焫之物。

勿食葱、韭、蒜、胡椒、茱萸。

勿于星月下仰卧，及当风洗浴坐卧。

小儿五宜

小儿初生，先煎浓黄连甘草汤，急用软绢或丝绵，包指蘸药，抠出口中恶血，倘或不及，即以药汤灌之，待吐出恶末，方与乳吃，令出痘稀。

初生三五月，宜绷缚令卧，勿竖头抱出，免致惊痫。

乳与食，不宜一时混吃，儿生疳癖痞积。

宜用七八十岁老人旧裙裤，改小儿衣衫，令儿有寿。虽富贵之家，切不可新制毡丝、绫罗、毡绒与小儿穿，不惟生病，抑且折福。愚意满月受贺宴宾，宰杀亦恐不宜。

儿生四五个月，止与乳吃；六个月以后，方与稀粥哺之。周岁已前，切不可吃荤腥，并生冷之物，令儿多疾。若待二三岁后，腑脏稍壮，才与荤腥，最好最好。

延生第一方　镇江钱医官传。

小儿初生，脐带脱落后，取置新瓦上，用炭火四围烧至烟将尽，放土地上，用瓦盏之类盖之，存性研末，预将朱砂透明者，为极细末水飞过，脐带有五分重，朱砂用二分五厘，生地黄、当归身煎浓汁，一二蚬壳调和前两味，抹儿上腭间及乳母乳头上，一日之内，晚至尽。次日大便遗下秽污之物，终身永无疮疹及诸疾。生一子，得一子，十分妙法也。脐与朱砂，重轻对半放。

神功消毒保婴丹　凡小儿未出痘疮者,每遇交春分、秋分时服一丸,其痘毒能渐消化。若只服一二次者,亦得减少;若服三年六次,其毒尽能消化,必保无虞。此方神秘,本不欲轻传,但慈幼之心,自不能已,愿与四方好生君子共之。

缠豆滕一两五钱,其藤八月间收取,毛豆梗上缠绕红丝者便是,采取阴干,此药为主,妙在此药　黑豆三十粒　赤豆七十粒　荆芥　防风　川独活各五钱　黄连　桔梗　甘草　当归酒洗　赤芍药各五钱　山楂取肉　辰砂水飞另研　生地各一两　连翘　新升麻各七钱半　牛蒡子一两,纸炒过　苦丝瓜二个,长五寸,隔年经霜方妙,可烧灰存性,为极细末

上各为细末,和匀,净砂糖拌丸,李核大,每服一丸,浓煎甘草汤化下。

其前项药,须预办精料,遇春分秋分,或正月十五日、七月十五日修合,务在精诚。忌妇人,猫狗见,合时向太阳祝药曰:神仙真药,体令自然,婴儿吞服,天地齐年。吾奉太上老君,急急如律令敕。一气七遍。

凡治初生小儿口内并牙龈生白点者,名马牙,不能食乳,此与鹅口疮不同,少缓即不能救,多致夭伤,急用针缚筋上,将白点挑破出血,用好京墨薄荷汤,以手指碾母油发蘸墨遍口内擦之,勿令食乳,待睡一时醒,方与乳,再擦之即愈。

牛黄抱龙丸　此屡服屡验方,治一切急慢惊风,及风热风痫,用薄荷煎汤,磨服一丸。儿小作二三次服。

茯苓　雄黄　人参各一钱半　姜蚕三分　胆南星八钱　钩藤一两半　辰砂一钱二分　天竺黄二钱五分

另将牛黄二分、麝香五分同研极细,入前药末内,又精研,俟将甘草四两锉碎,用水二大碗,煎成膏一盏,入药末内,丸如芡实大,金箔为衣,阴干藏之,勿令泄气,每近微火边。

上附方乃自验及人所服验,皆秘方也。兹其阐录以广前方之所未备。盖人之禀养不齐,病亦随异,故方各有宜,择而用之,则罔不效矣。其保婴数方,后嗣之道也,因并附篇。

去胎毒仙方　怀孕后,值夏秋天暖,吞生绿豆每日七粒,石菖蒲汤送下,并能去胎疯,每日七粒,以四十九粒为度,愈多愈好。

四精膏　除赤障热痛。

蜂蜜花之精　人乳人之精　青鱼胆水之精　羯羊胆草之精

上等分,用磁盏盛贮,在饭上蒸熟,入磁瓶中,将黄蜡油纸封固,悬挂井中,七日取起,点眼甚妙,以匙挑出少许咽下亦可。

又,海上方　昔日一官,往扬州府到任,双目不明,屡医无效,偶尔一道人传一仙方,要择于冬至日,摘桑叶一百四十叶,若树上无叶,有落在地下者检起,收用亦好,照依后开日期,每日用叶十片,水一碗,煎至八分,澄清温洗,洗目之日,戒酒除荤,忌房事。如不忌不效。洗至一年,明如童目,经验屡效。续将此方传于四方,患眼之士,仍候冬至日,取摘桑叶,照依前法制造,救了六七百人,有九十老者,洗眼一年,亦如童子。刊刻传施,万千阴阵,莫大之功行也。

洗眼日期　正月初八　二月初十　三月初五　四月初八　五月初五　六月初六　七月初七　八月初三　九月初三　十月十九、二十　十一月初十　十二月二十一、二十二

绝妙乌须方　非他方可比,乐庵道人传。

用乌骨白雄鸡一只,取血入磁瓶内,然后取蚂蝗一百条入水中,养二十七日取出,俱要活的,又用京墨一两,打碎放盏内,少放水,坐水锅中,煮化开,倾入鸡血内,随将蚂蝗同入,封固

瓶中一个月后，再入水银三钱，硼砂三钱，再封固一月，其色如漆。用时先将皂角水洗净须，次用猪胆皮套二指，蘸药捻须，稍直黑到根。

神仙通气散 至真至妙，非他方可比。

蛤蚧一对，要全者，炙 母丁香二钱 沉香二钱 胡椒五钱 大茴香五钱 广木香三钱 麝香一钱

共为细末，用大淡虾米一斤，净取半斤，用好烧酒半杓浸透，滚药末在上，入磁罐盛之，再加好酒烧酒入罐浸之，慢火煮六七个时辰，候冷定取出，晒干收贮，勿令出气，行房时用好酒送下二三枚，后用淡醋汤解之。

鸾镜法

朱砂 硇砂 硼砂 雌黄 雄黄 硫黄 铜绿 无名异

上八味，各等分，硫黄减半，同研极腻，用龟尿，无则好醋，调研。描画人物诗句在镜上，即用稻草火烧镜背，有水珠为度，埋藏土中去火气，冷定取出磨净，如有人物模样古镜，不可。

百病紫霞丹 清气化痰，宽胸除秽，止呕吐，安五脏，其功不可尽述。

沉香 丁香 甘松 广木香各三钱 薄荷一两 砂仁 檀香白 豆蔻白 百药煎 硼砂各五钱

共为细末，粉草半斤，切碎，用水十余碗，浸一宿，次日入锅内，煎五七沸，滤去滓，止用汁，熬用膏，取出碗内，入桂花膏一两，冰片一钱调匀，将前药末和匀，如黍米大，入口噙化一丸。

治牙疼方

用冰片半分，朱砂半分，擂匀擦患处。

治喉痛方

取牛膝白根，同米泔水捣汁，以口嗽之即吐，久之其痛自止，根赤者不用。

治肿毒 在上食远，在下空心服。

软石膏 硬石膏 紫河车各五钱，金线重楼者便是

上三味，如男生诸肿，女人手一顺同酒擂之，以醉为度。女人生肿，男子擂服。顺擂，再不可逆，妙全在此。河车价亦不贵，酒宜热服。

治小肠疝气方 升上疼者，服此即止。

取龟毛草，焙干，煅灰存性，如何首乌叶亦煅灰，二味一大撮，煮酒空心送下，甚者不过二三服。

治肿毒方

如肿毒初起，见其势凶，即将鸡子敲入一钟井花水内，搅匀食之，甚者五六次，即内消矣。

治脏毒方

人参一钱五分 台术微炒 枳壳炒 黄连炒 地榆 芍药白者 陈皮炒 槐花炒末，各一钱 甘草五分 乌梅七个，捣碎 扁柏头七枝 椿树根皮朝东南者一撮，共作一服

上水二大钟，煎八分，空心与食前服，渣再煎。

清气化痰丸

南星 半夏各五两 生姜 皂角 白矾亦各五两，用河水煮一昼夜，拣去姜矾皂荚，只用南星、半夏，切片阴干后，加枳实炒，江西的 橘红五两 黄连炒 黄芩炒，各五两 茯苓白，二两 甘草生，

二两　瓜蒌仁去壳，研去油如泥，去油夹草纸打　杏仁汤泡去皮尖，去油，研如泥，亦前法，各二两

上为细末，用蒸饼打薄，薄糊丸，如绿豆大，每服一钱五分，食远与睡时，白滚汤下，清茶亦可。

十全大补汤，能治诸虚。

人参　黄芪　白术炒　茯苓各一钱　生地　当归　黄连炒，各七分　甘草五分　肉桂三分　川芎五分

上㕮咀，水二钟，煎八分，食前服。

白浊方　下共四方，紫泉兄传于盛九有验者也。

破故纸五钱　罂粟米二钱五分

倘不愈，倒数目服之。

上二味，炒为细末，空心白滚汤下，好酒亦可。

治心痛方　亦春丸方，分两不可差。

防风　羌活　藁本　细辛　软柴胡各八分　黄芩酒炒　白芷　天麻各一钱　川芎一钱五分　白芍药酒浸，炒，一钱　半夏姜汁制，七分　姜三片

上水二钟，煎八分，食远服，不拘远近，服之即愈。

治癣方

川槿皮君　白芨臣　剪草佐　巴豆使

为末擦之。

又方　先用川山甲扒去盖，然后取水搽上。

甘草　川槿皮各一两

上二味，用梅水浸于瓶中，五六日筋头扎布擦之。

药蝇方斗嵎传

梨芦　剪草

用白酒同饭浸一宿，去酒留饭，蝇食即死。

治猪瘟方

川乌　草乌　白芷　苍术　猪牙皂角

上药等分，为细末，用芦吹入鼻中，嚏之即愈。

附篇一篇

论童壮

未弱冠为童，过三十为壮。夫寿夭贫富，天也。去邪就正人也，共叔段以母偏爱，而失身于不法；孟母三迁，而孟子终为亚圣。今夫少者甜处着嘴，稳处着脚，不趋过庭之训[6]，复厌舞雩之风，谗师佞友，左右瞰亡，萧墙夹壁，沽酒市脯，困极告医，惟务速效，怨天怵人，莫知反躬。孟子曰：学问之道无他，收其放心而已。心神守舍，则饥渴寒温之外，自不多事也。孔子曰：人之少也，血气未定，戒之在色。古法以男三十而婚，女二十而嫁，又当观其血色强弱，而抑扬之；察其禀性淳漓，而权变之，则无旷夫怨女之瘵也。孔子曰：及其壮也，血气方刚，戒之在斗。夫斗者，非特斗狠，相持为斗，胸中才有胜心，即自伤和，学未明而傲，养未成而骄，志不成则郁而病矣。自暴自弃，言不及意而狂矣。孟子曰：由仁义行，非行仁义也。如欲行仁

义以求安乐者,吾见其不安乐也。

此少壮摄养之道,弃此大道,而别求旁蹊曲径,以资分外者,必致废事荡家,而怪诞无耻也。大抵血气盛壮之时,难以制抑,凡事当先知心,是吾之灵明,主人一切好欲,欺侮凌夺肆恣,皆是血气所使。倘犯刑名灾害,明是主人自取苦辱也。常作此想者,自然渐成。古今修性养命之术,恐名利之事难行,并不抄人。凡除夏日之外,五日一浴,若频浴,则外觉调畅,而内实散气泄真也。年二十者,必不得已,则五日一施泄;三十者,十日一施泄;四十者,一月一施泄。其人弱者,更宜慎之,毋恣生乐,以贻父母之忧,而自取枉夭之祸。能保始终者,却疾延年,老当益壮,名陆地行仙,虽有贫富之异,而荣卫冲融,四时若春,比之抱病而富且贵,则已霄壤之间矣。况能进进不已,则非常人所可知也,但于名利场中,得失任命,知止知足,则渐人道乡也。道者,非特寂寂枯槁之谓也,如所谓素富贵,则行此道于富贵;素贫贱,则行此道于贫贱尔。关尹子曰:圆尔道,方尔德,平尔行,锐尔事。孔子曰:志于道,据于德,依于仁,游于艺。故内外三圣之言,未尝不契。盖艺为应世之术,故曰锐利乃事;仁为泛爱之常,故日平尔行。德方则不移,而有所得于心,有所据于事;道圆则通而不执,故无所不容,而德行广大,志无不在也,何尝尽废诸事,然后谓之摄养哉!特消息否泰而行之藏之,量其才能而负之荷之,以不流于物,故谓之摄。以安其分,故谓之养。抱朴子云:若才不逮而强思,力不胜而强举,深忧重恚,悲哀憔悴,喜乐过度,汲汲所欲,戚戚所患,谈笑不节,兴寝失时,挽弓引弩,沉醉呕吐,饱食即卧,跳走喘乏,欢呼哭泣,皆为过伤,此古人所戒之文。况夫风前月下,竹径花边,府仰伤怀,杯余疏散,进退失度,或冲烟冒瘴以求荣,呼吸杂邪,停留宠辱,饮食共味,荏苒暴患,各有治条。当斯之时,即回光返照,少驻元神,以行药力,毋复纵聪明以凌烁粗工,而自取多事也。

呜呼!三皇大圣,日总万机,而又能拳拳于天下民瘼,下礼折节于方外士,而讲道论医以广其传。今之学者一身未知所以自治,而以人治之,则孰为多乎!而况又欲为治人者,难矣哉!余尝作《返朴论》,其辞有云:倏与忽欲报混沌之德,而相与谋,曰:人皆有七窍,以为食息,而混沌独无。尝试凿一窍,七日而混沌死;有客对余曰:吾有术,以起混沌之死,但一年修一窍,七年而混沌复生。余曰:固哉之学也,何以为夸尚乎!吾能以一息回混沌之生,而息息与之俱生,故视斯明,听斯聪,言斯辩,而余未尝以有视聪与言,而人亦未尝以余为聪明与辩,固不补其凿而混吨自全。夫是之谓聪明之辩,高明之士,能于此处具眼,同养生必有主也。不摄之方,并类其次。

论衰老

少年既往,岁不我与。孔子曰:及其老也,血气既衰,戒之在得。盖因马念车,因车念盖,未得则虑,得之亦虑,失之趑趄,嗫嚅未决,寤寐惊悸而不安。夫二五之精,妙合而凝。两肾中间,白膜之内,壹点气动,大如箸头,鼓舞变化,开合周身,薰蒸三焦,消化水谷,外御六淫,内当万虑,昼夜无停,八面受攻,由是神随物化,气逐神消,荣卫告衰,七窍反常,啼号无泪,笑如雨流,鼻不嚏而涕出,耳无声而蝉鸣,吃食口干,寐则涎溢,溲不利而自遗,便不通而或泄。由是真阴妄行,脉络疏涩,昼则对人瞌睡,夜则独卧惺惺,故使之导引擦摩,以通彻滞固;嗽滓咽液,以灌溉焦枯。若叩齿集神而不能敛念,一曝十寒,而徒延岁月,虽云老者非肉不饱,肥则生风;非帛不暖,暖则多淫。侥幸补药者,如油尽添油,灯焰高而速灭。老子云:以其厚生,所以伤生也。况有明修礼貌,暗伏奸雄,曲糵腐其肠胃,脂粉惑其清真,孤阳独盛,水谷易消,自恃饮啖过人，恣天欺天之罪，宿缘既尽，恶报临头，其或厌饫沉酣，身居勤俭，志益贪婪，方聚龟毛之坛，忽作女子之梦。宋《齐丘化书》云：悭吝者化为狗，暴勇者化为虎。虽然身未迁谢，业已成行矣。

先贤诗云：　克己工夫未肯加，吝骄封闭缩如蝎，
试于静夜深思省，剖破藩篱即大家。

先贤戒曰：积金以遗子孙，子孙未必能守；积书以遗子孙，子孙未必能读。不如多积阴陷于冥冥之中，以为子孙长久之计。

庞居士诗云：　北宅南庄不足夸，好儿好女眼前花，
忽朝身没一丘土，又属张三李四家。

张紫阳诗云：　人生虽有百年期，寿夭穷通莫预知，
昨日街头方走马，今朝棺内已眠尸，
妻财遗下非君有，罪业将行难自欺，
大药不求难得遇，遇之不炼更迷痴。

盖年老养生之道，不贵求奇，先当以前贤破幻之诗，洗涤胸中忧结，而名利不苟求，喜怒不妄发，声色不因循，滋味不耽嗜，神虑不邪思，无益之书莫读，不急之务莫劳。三纲五常，见成规模，贫富安危，且据见定。邵康节云：美酒饮教微醉后，好花须看半开时。又云：爽口物多终作疾，快心事过必为殃；与其病后求良药，孰若病前能自防。

又，诗云：　虑少梦自少，言稀过亦稀，
帘垂知日永，柳静觉风微，
但看花开谢，不言人是非，
何须寻洞府，度世也应迟。

庞居士云：但愿空者所有，慎勿实诸所无。

余有诗云：　世人用尽机关，只为贪生怕死，
我有安乐法门，直须颠到于此。

晋有祁孔宾，夜间读书，忽闻窗外云：祁孔宾隐去来修饰，人间事甚苦不堪偕，所得未毫铢，所丧如山崖。晁文元公《法藏碎金》云：众所好者，虚名客气，宄[7]其羡财；予所好者，天机道眼，法要度门。又云：观身无物，从幻化缘生；观心无物，从颠倒想生。又云：身有安全败坏者，事之报也；即世而可见，性有超升沦坠者，行之报也。异世而不知，譬如形声之有影响，必然之理也。又云：人有疾苦，或多偶尔非因所作，无如之何，历观幻化之躯，而有甚于此者，能推此理，足以自宽。又云：仕宦之间，暗触祸机；衽席之上，密涉畏途；轮回之中，枉入诸趣。古人云：心死形方活，心强身即亡。《金刚经》云：云何降伏其心。川老子须云：你喜我不喜，君悲我不悲，雁飞思塞北，莺忆旧巢归，秋月春花无限意，个中只许自家知。虚静天师云：灵岩皎洁似冰壶，只许元神里面居，若向此中留一物，平生便是不清虚。老子云：虚其心，实其腹。是皆融智慧黜聪明，而宅天和以却百邪者也。岂比夫三千六百傍门小法，加之于万境煎熬之心，而头上安头。又以金石草木刚烈之剂，饵之于丧津枯涸之体，而求补益哉！历观前人以仁成家，以仁而保家者有之矣。如以不仁而得，复以不仁而守者，祸不旋踵也。《晋书传》云：石季龙僭称帝号，发近郡男女十六万，车十万乘，运土筑华林园，扬州送黄鹄雏五，颈长一丈，声闻十余里，泛舟于玄武池，命子石宣祈于山川，因而游猎，乘大辂，羽葆华盖，建天子旌旗十有六，军戎卒十八万，出自金明门。季龙从其后宫，升凌霄观望之，我家父子如是，自非天崩地陷，当复何愁？但抱子弄孙，日为乐耳，宣所过三州十五郡资储，靡有孑遗。季龙

复命子石韬亦如之，出自并州，游于秦晋，宣所恶韬宠。是行也，嫉之弥甚，于是相图之计起矣。俄而宣使刺客杀韬于佛舍。又欲谋不轨，事发，季龙杀之。季龙既死，其后歼焉。呜呼！季龙之富贵而不足恃，而今之碌碌者，十百之帑，又奚足以作威福而造业因哉！今虽枯槁幽栖，而衣冠出处，未尝用饺馅故事，以孔子之性与天道，不可得而闻也。故能托佛以言性耳。佛云：一切山河天地，皆从如来性中流出。然则佛之一字，乃一切有情之觉灵也，实为大罗空劫，先天之祖气，即元始天尊是也。人人皆抱此灵而不自觉。故《佛经》云：一切众生，本来成佛，以不觉，故名曰众生，以觉故名佛。今之地狱变相，乃唐太宗以人冥境界，命宰相阎立本图画，以示世人。

余少年滑稽之时，未尝不在谈笑之下，一日在外，因病困极，恍惚所见，与吾家骨肉所梦同日，境界因缘，无有少异，遂绝口不敢戏谑，后读史传语录文字，始知近代以来，王公卿士，于佛书中获大安乐者，不可枚举。故韩昌黎排之至甚，而终得法于大颠；欧阳文忠公恶之如雠敌[8]，而亦号为六一居上，岂非自有所得，翻然而改者欤！悲夫！世人不明佛心，而溺于佛事，故梁武帝之祸，侯景至而不知；秦始皇欲仙，徐福去而不返。况夫琐琐胜事，而能胜其业障乎！夫业障之心，以酒为浆，以妄为常，念念迁谢。昼夜呼吸，共一万三千五百息，一息脉行三十，元气周身，脉行八百一十丈，寒来暑往，知诱物迷，神明流之远矣。养生之士，以此为主，则是认贼为子，岂不谬哉？故岐伯曰：出入废则神机化灭，升降息则气立孤危。《易》曰：精气为物，游魂为变是也。昔有二人，就余以辨生死事大者。一曰：人之有生也，赋性于天，养命于地，百年之身，仁义而已。及其终也，清魂归天，魄归地。夫复何疑？二曰：人之生也，以身为我，以得为强，以妄为常，虫秽之仓，愁虑之囊，或为之让，或为之攘，均为孳孳。一名残忍，一名忠良。拘之则心目外寇，纵之则血气内戕，欲持其要，莫之所长，业识茫茫，一息不来，乌知其何往，余各以一诗遣之。

其一曰：

原始要终理不讹，四非庄敬怕蹉跎，
平生不践中庸地，一曲阳关没奈何。

其二曰：

超凡一句绝商量，说破教君笑断肠，
一切顺违生死事，莫令厌恋作心王。

有人能如此，便见养生王。大抵桑榆之景，劳逸不同。盖劳心者，甚于劳力者耳。盖为心王者，劳亦如是，逸亦如是。如鱼饮水，冷暖自知也。其余扶衰润槁之方，各类于后。

上夫扶衰润槁之方，与前所云不摄之方，备见《养生主论》，兹不具录。

---

[1]他术赞益　用其它邪术帮助。他术，为当时中医界对“房中采补”之术的贬称。

[2]三光　即日光、月光、灯光之合称。

[3]劬(qú，音渠)劳　同义复词。即劳累、劳苦。《诗·小雅，鸿雁》：“之子于征，劬劳在野。”又，《蓼莪》：“哀哀公母，生我劬劳。”后专指父母养育子女的劳苦。

[4]净　原作“静”。据文义改。

[5]炕　原作“亢”。据文义改。

[6]过庭之训　即庭训。即父亲严加教导。

[7]宄(guǐ，音鬼)　坏人。

[8]雠(chóu，音愁)敌　雠，音义同“仇”。即仇敌。

素女妙论

佚名[原著]

[说明]

《素女妙论》,作者佚名。约成书于明季。原本散佚。荷兰汉学家高罗佩《秘戏图考》称:高氏曾在日本时见到两种版本:一为1592~1596年间日本改编本,并附“秘戏”图;一为1880年前后的日本抄本。《秘戏图考》称,该书正文前编者自署“洪都全天真校”,序题“摘洪楼主人”,文末题识“丙寅十一月西园主人予暖香阁中”。从文中内容来看,当为明季房室养生类著作。作者据当时流行的《素女经》、《洞房子》等名典辑录,并参以已见编纂而成。书中托黄帝、素女之名,以问答形式讨论了男女房室养生、修炼、求嗣、疗疾等内容,与当今存世《长沙马王堆汉墓医书》、《医心方》、《双梅景闇阁》所载相关文献具有同等重要医学价值,值得进一步研究。

本次据高罗佩《秘戏图考》所载整理。

序

采补修炼之术，假之以素女。夫素者，不染之称也。以不染之质，而说染污之言，夫诚其言也。九转丹方，以龙虎配阴阳，以铅汞拟牝牡，其所指示，非男欢女悦之道也。人身中自有阴阳；有气血，自有表里。若能静思默坐而修炼己身之丹药，则牝牡[1]和合，水火既济，心肾交感。此乃三清[2]要旨，金匮秘蕴也。惟求之独悟自得，而审黄白之理，则必攀龙髯于鼎湖，听鸡犬于云中矣。只其素也，难写易污，故能谨其素而不失朴，则志学而及邹鲁[3]之门墙[4]，修道则至神仙之净域矣。此书不知何人所著，或云传自茅山道士。其"九势"、"浅深"二篇，悉说吐纳采补之状，不可以猥亵论焉，然非无虚惫劳之益者也。若以之为红粉帐中颠鸾倒凤之秘要，则必有添薪减油之患矣。

丙寅仲冬摘红楼主人

一、原始篇

在昔轩辕问素女曰：朕闻上古圣人，寿有千岁，或八百岁，又有二百岁；中古圣人有百二十岁；今时人寿或三十，或二十二亡，又五七岁而亡，又二三岁而亡，安逸者少，抱疾者多矣，其故何哉？幸谕开悟，愿勿吝其要。素女答曰：凡人之生，感父精母血而受胎，合地水火风而成形。盖寿夭之际，其因不一，或二三岁，五七岁，至十二三岁而亡者，皆由父母受胎而无禁忌，故生子不寿；或二三十岁而亡者，其人四大[5]本虚，初无坚固之质，不能学养生之术，年及少壮，血气方刚，而迷恋欲情，使精气耗散，疾病多生，而不识治疗之方，是乃自丧其本源，岂得望延年益寿乎！

帝问曰：太极剖判，阴阳肇分，轻清为天，混浊为地，乾道成男，坤道成女，惟人处其中，万物生焉，何者而无阴阳矣哉！天无阴阳，则日月不明；地无阴阳，则万物不生；人无阴阳，则伦道绝矣。阴阳交感，不可一日而无焉也。卿之斯言，朕有未悟，男女交合之要，疾病治疗之方，幸望备道其详，以济人寿。素女答曰：甚哉，甚哉！凡男女交合，乃一阴一阳之道也。是以阴中有阳，阳中有阴。阴阳男女，天地之道也。然失其要，则疾病起矣。又曰：抱阴而负阳，阳极则阴生，阴极则阳萌矣。凡女子阴中自具阴阳，其间刚健柔顺，各有快美之趣。

帝问曰：夫妇交感之道，既已闻之，未达其旨，而夫妇交媾之时，亲之不得其美情，愿为是说。素女答曰：凡男女交合之道，及补精采气之法，按摩导引之义，返本还元，深根固蒂，得其长久之情。若非采阴之法，徒劳交合，不得其畅美，终为杳冥而不能通美快之意，此因人不能慕其道也。若行此法，实为养生之秘要也。凡男女交合，其女子阴中自有美快之秘，而知其趣者少焉矣。故只多感其情，遂以致两情不乐，虚劳交合，而不美快。且夫女子精液未发，而阴中干涩，若男子勉强行之，玉茎钻刺空亏，只劳神思，而无适用也；或女子欲火已动，男子玉茎不刚坚，精津离形，而意未舒畅，女子心中不快不满，终生憎恶之心。

二、九势[6]篇

帝问曰：男女者，人道大欲，而万物化生之源也。而今忽之者，未得其要之故也乎？素女答曰：其言慎微，愚者以为亵，而非诲淫导欲之说，实乃养生之妙术，交媾之秘诀。其发有九名,具以提之:一曰龙飞势、二曰虎步势、三曰猿搏势、四曰蝉附势、五曰龟腾势、六曰凤翔势、七曰兔吮势、八曰鱼唼势、九曰鹤交势。

帝问曰:九势已闻其目,而行之有法哉?素女答曰:每一势有一法,只拟其物状而为势,故目云曰九势。

一,龙飞势 令女人仰卧其体,两足朝天,男子伏其上,据其股,含其舌,女人自举起牝户,而受玉茎,刺入玄牝之门,抽出扣其户,举身动摇,行八深六浅之法,则阴中壮势,阳物刚强,男欢女悦,两情娱快,百疾消除,其法如蛟龙发蛰攀云之状。

二,虎步势 令女人胡跪低头,男子踞其后,抱其腰,而插入玉茎于牝门,行五浅六深之法,抽出百回,玉钳[7]开张,精涎涌出,水火既济,尽丹鼎之妙,烦懑已除,血脉流通,补心益智,其法如虎豹出林啸风之状。

三,猿搏势 令女人开起两股,坐在男子于两腿上,牝门开张滑滑,插玉槌,数扣阴户,次行九浅五深之法,女子哝哝不休,津液溢流,男子固济,阳匮而不泄,百疴忽除,益气长生,不饥,其发如猿狖[8]傅枝取果实之状,最以快捷为妙。

四,蝉附势 令女人直舒左股,而屈右股,男子踞其后,曳玉如意,叩其赤珠,行七深八浅之法,红球[9]大张,快活泼泼,极活动之妙,能利关脉,久久利人,其法如金蝉抱树,吸露清吟之状,只含蓄不吐。

五,龟腾势 令女人仰卧,澹然虚无,如忘其情,男子以两手指托两腿,抬起过乳房,伸出其头,忽入红门,深撞谷实,忽缩忽伸,如龟头伸缩,能除余热,遂五脏邪气,其法如玄龟游腾之状,坚甲自守,曳尾泥中,而全其真。

六,凤翔势 令女人横身仰卧床上,手自举两股,男子以两手紧抱搂女腰,将金槌插玉门,左右奔突,至阴中壮热,女体软动,行九浅八深之法,则女悦微喘,滑液沸出,能补诸虚,填精髓,轻身,延年不老,其法如丹山瑞凤,搏扶摇而翱翔寰中之状。

七,兔吮势 先男子仰卧床上,直伸两股,令女子反骑跨男子股上,手握郎中[10]探房门,直穿琴弦,觉玉条坚硬,而后行浅深之法,则养血行气,除四股痠疼,其法如玉兔跳跃之状,忽蹲忽跳,出没不定,只不失其真,则能捉蟾魄于九霄。

八,鱼唼势 令二女子一仰一俯,互搂抱,以为交接之状,牝户相合自摩擦,则其鱼口自开,犹游鱼唼萍之形,男子箕坐其侧,俟红潮湍发,先以手探两口相合处,将茎安其中间,上下乘便插入,两方交欢,大坚筋骨,倍气力,温中,补五劳七伤,其法如游鱼戏藻之状,只以唼清吐浊为要。

九,鹤交势 令女子搂男子之颈,以右足负床上,男以右手提女之左股而担肩上,两体紧贴,微抽玉茎,窥其麦[11]齿,徐徐撞谷实,摇摆轻漫,行九浅一深之法,花心忽开,芳液浸润,保中守神,消食开胃,疗百病,长生不饥,其法如丹鹤回旋之状,张翎不收,自至妙境。

二、浅深篇

帝问曰:火候浅深,炼丹之要旨也。然调停不得法,各有所损哉。素女答曰:浅而不足者,戾意[12];深而太过者,懊人。又有三十六种、七十二般之法,能合甜情,益快意,然其理深邃。

帝问曰:男女交媾之道,妄行深浅之法,则多损伤,而补益者少焉矣。尝闻有采补秘奥,以济人寿,愿示其详。素女答曰:男子须察女子情态,亦要固守自身之宝物,勿令轻漏泄。先将两手掌摩热坚，把握玉茎，次用浅抽深入之法，耐久战，益美快。不可太急，不可太慢，又勿尽意深入，深着有所损焉。刺之琴弦，攻其麦齿，若至其美快之极，女子不觉噤齿，香汗喘吁，目合面热，芳蕊大开，滑液溢流，此快活之极也。又，女子阴中有八名，又名八谷：一曰琴弦，其深一寸；二曰麦齿，其深二寸；三曰妥溪，其深三寸；四曰玄珠，其深四寸；五曰谷实，其深五寸；六曰愈阙，其深六寸；七曰昆石[13]，其深七寸；八曰北极，其深八寸。

帝问曰：交合所伤，亦生何病？素女答曰：交会之要，切忌太深，深则伤于五脏；若至谷实则伤肝，其眼病昏眵泪，四肢不遂；至愈阙则伤肺，其病恶心哕逆，痰喘昏晕；至昆石则伤脾，面黄腹胀，烦懑冷痢；至北极则伤肾，腰脚痿软，骨蒸潮热；忽浅忽深则伤心，其人面热虚嗽，梦魇遗精。所以，交合不可太深。女子丹穴在脐下三寸，勿令伤之。又不可太速，不可太慢。太速则伤血，太慢则损气，并有损而无益焉矣。

帝问曰：火候调度、浅深之要，既审领之；损害之理，亦不可忽之。尚有禁忌之功者，冀无吝之！素女答曰：炼丹避忌，若误犯之，大者天地夺其寿算，鬼神央其身，三彭[14]窥其隙，抱疾罹厄，其生儿夭促[15]，不慧不肖，或顽劣凶恶，遗害于父母，可不谨哉！夫天地晦冥震动之时，迅雷烈风暴雨之日，及晦朔弦望、大寒酷暑、日月薄蚀、神圣诞辰、庚申甲子、自己本命之辰、三元八节、五月五日、月煞月破、披麻红煞，皆不可犯焉。又，天地五岳、川渎祠坛之近侧，神圣祠宇及诸神鬼像前，井灶畲[16]厕之傍，各有害，多令人夭亡，或生怪形奇状之子也。交媾之际，亦有避忌：大饥勿犯、大饱勿犯、大醉勿犯、神劳力倦勿犯、忧愁悲恐勿犯、病新瘥勿犯、丧服勿犯、女子经中勿犯。

四、五欲五伤篇

帝问曰：少壮努力，则有衰败之患，欢乐之极，必多衰伤。至人节之以道，故曰御百女，寿比天地；而今人不至半百，筋痿肉脱，火盛水枯，终为败物者何乎？素女答曰：凡人有五欲、五伤、十动之候，若得其宜，则意满欲足；不得其宜，则各有所伤。

五欲之候　第一，面上潮红者，其意有所思欲，先刺入玉茎，徐徐摇动，慢慢抽出，多在户外，探其情；第二，鼻孔吐气者，欲火微动，先以玉茎穿阴户，刺其谷实，不可太深，宜俟火候之至；第三，咽喉干嘎者，情动火炽，抽玉茎，俟其眼闭舌吐，喘气为声，出入任意，渐至佳境；第四，红球浸润者，心火大盛，刺之则滑泽外溢，轻及麦齿，一左一右，一缓一急，随便如法；第五，金莲挚抱者，火候既足焉，必以足缠腰上，两手搂肩背，舌吐不缩，宜刺愈阙，其时四肢通快。

五伤之候　第一，阴户尚闭未开者，不可刺之，刺之伤肺，肺伤则痰喘声竭；第二，情兴已至，金茎软痿，其兴过而后渐交者伤心，心伤则经水不调；第三，以少阴合老阳，欲火空燃，而不得所欲者伤肝，肝伤则心眩目昏；第四，欲足情满，阳兴未休者伤肾，肾伤则带下崩漏；第五，月厄未尽，遇逼合者伤脾，脾伤则颜色萎黄。

十动之候　一，玉手抱男背，下体自动摇[17]，吐舌相偎者，令男子动情兴之候也；二，芳体仰卧，直伸手足而不动，鼻中微发喘急者，欲刺抽之候也；三，伸腕开掌，握睡汉之玉槌而动转者，垂涎之候也；四，言语戏喋，眼来眉去，时发懊懈之声者，春情极到之候也；五，自以两手抱金莲，露张玄牝之门者，情熟意快之候也；六，口含玉如意，如醉如睡，阴中隐痒者，欲浅深奔突之候也；七，长伸金莲，勾挽玉槌，如进如退，低发呻吟者，隐潮涌来之候也；八，忽得所欲，而微微转腰，香汗未彻，时带笑容者，恐阳气发泄，兴情已尽之候也；九，甜情已到，美快渐多,精液发泄,尚抱搂紧紧着,意未满之候也;十,身热汗洽,足缓手慢者,情极愿足之候也。

五、大伦篇

帝问曰:人之大伦,有夫妇而后有子孙,妇德妇貌,不可不撰乎?素女答曰:妇德,内美也;妇貌,外美也。先相其皮,而后相内。若妇人发焦黑、骨大肉粗、肥瘦失度、长短非常、年岁不合者,子孙不育;言语雄壮、举动暴忽、阴内干涩、子宫不暖,及淋露、赤白浊沥、胡臭者,大损阳气。

帝问曰:损伤阳气之说已闻之,或以药饵为补导者如何?素女答曰:男女交合,非为淫乐也。今时之人,不晓修养,勉强临事,故多损精败气,疾病依生焉。或误饮食服饵,而损性丧命,良可哀哉!

帝问曰:夫妇之道,为子孙之计,而今无子者何乎?素女答曰:求子之法,按阴合阳合之数,用黄纱、黄绫、黄绢之属,造衣被帐褥之类,以黄道吉日,取桃枝书年庚,放之卧内。又,九月三日,取东引桃枝,书姓名,插之床上,须察妇人月经已止,过三四日,各沐浴炷香,祈天地鬼神,入帐中而为交合,其时子宫未合闭,故有子也。御法:进退如法,洗心涤虑,勿戏调戏弄,勿借春药,勿见春宫册。若犯之,损父母,不利生子。

帝问曰:阴阳之道,名之为交接者何乎?素女答曰:阴阳交合,男施女接,故名之为交接也。女人阴中自有明兆焉,先刺琴弦而及麦齿,美快之极,放露真宝。阴血包阳精则生男,阳精包阴血则生女,谓之阴阳交接之道矣。

帝问曰:交接,人伦之原也,而有不相和悦者,何故也乎?素女答曰:盖因女子不能察丈夫之意,男子亦不晓妇人之性,此不达人伦之道,生育继嗣之理也。各顽劣多淫,各怀不足,互填愤怨,或弃自己妻妾而通外妇;又,欺丈夫而野合奸淫;又,男子痿软,不满情欲,或强阳剽悍,无休无息,后终生厌恶。

帝问曰:夫妻亲睦相敬爱者,人伦之常也。而敬爱之情,因何乎生焉?素女答曰:既济者,顺也;未济者,逆也。八庚相合,少壮应时者,顺也;八字不协,老幼不遇者,逆也。才貌两全,意气相合者,顺也;蠢丑相背,狠戾反目者,逆也。但恩爱契合,则生敬恭。敬恭则富贵长命,而子孙蕃育。

六、大小长短篇

帝问曰:男子宝物,有大小、长短、硬软之别者,何也?素女答曰:赋形不同,各如人面,其大小、长短、硬软之别,共在禀赋,故人短而物雄,人壮而物短,瘦弱而肥硬,胖大而软缩,或者专车者,有抱负者,有肉怒筋胀者,而无害交会之要也。

帝问曰:郎中有大小、长短、硬软之不同,而取交接快美之道,亦不同乎?素女答曰:赋形不同,大小长短异形者,外观也;取交接快美者,内情也。先以爱敬系之,以真情按之,何论大小长短哉!

帝问曰:硬软亦有别乎?素女答曰:长大而痿软,不及短小而坚硬也;坚硬而粗暴,不如软弱而温籍也。能得中庸者,可谓尽美尽善焉矣。

帝问曰:方外之士,能用药物,短小者,令其长大;软弱者,令其紧硬,恐遗后患乎?将有补导之益乎?素女答曰:两情相合,气运贯通,则短小者自长大,软弱者自坚硬也。有道之士能之,故御百女而不痿。得修养之术,则以阴助阳,呼吸吐纳,借水救火,固济真宝,终夜不泄。久久行之,则益寿除疾。若用五石壮阳之药,腽肭增火之剂,虚炎独烧,真阳涸渴,其害不少。

帝问曰:有修养之术者,亦不禁乎?素女答曰:气运巡环,临事而合,应时而止,只量力而施,其余勉强迷惑,则修养之士,亦至枯败焉。服药三朝,不如独宿一宵,前哲之诫也!

七、养生篇

帝问曰:养生之道,以何为本?素女答曰:养生之道,以气为本。气能运血,血能化精,精能美神,神在则生,神散则死也。气者,神之本也。能炼气者,入火不焦,入水不溺,固守其精而不散,故终夜御女而不泄。若不能保守精神,而狂妄任意者,必失神丧气,名之为夺命之斧。

帝问曰:若人专守养生之道,而不行夫妇房帏之礼,则人化已绝,后继将断。素女答曰:凡人年少之时,血气未充足,戒之在色,不可过欲暴泄;年已及壮,精气满溢,固精压欲,则生奇病,故不可不泄,但不可太过,亦不可不及。

帝问曰:时泄而遣其兴,能闭其精而养神乎?素女答曰:不然也。若常泄而偶不漏,反生疮痈;常秘而偶汇,则患暴虚,各害养生之道。

帝问曰:男子精血盈满,神气充足,何以知之乎?素女答曰:男子二八,天癸至,而血气不足,精神未定,故戒之也;年至二十,血气渐盛,而精聚肠胃,三日而一泄焉;三十而血气壮盛,而精在两股,五日一泄焉;年四十,精聚腰脊,七日一泄焉;五十而血气将衰,精聚背膂,半月一泄;年至六十四岁,天癸尽,卦数满,血气衰,精液竭矣;六十以上,能保全余气,兴壮者尚可泄;至七十,不可妄动思欲动情。

帝问曰:有无知无赖之子,自赖强壮,一日三泄或五泄者,何乎?素女答曰:暴泄,者暴虚,后必痿躄。若泄而不休,自招夭亡。

帝问曰:人阴器夜间勃然起立,腾然兴发者何?素女答曰:晨昼暮夜,此一日中之四时也。故阳气生子时,于卦为复;至丑时,而二阳生下,于卦为临;寅时,三阳已全,于卦为泰。若人半夜暴泄,则阳精枯损,年未五十,必发头晕腑痛,目昏耳塞。又有五伤:其一,男女交会,精泄而少者,为气伤;其二,精出而浡[18]者,为肉伤;其三,泄而疼者,为筋伤;其四,精出而涩者,为骨伤;其五,临门忽痿垂涎者,为血伤。各泄精过度,精液渴乏所致,何可不谨哉!

八、四至九到篇

帝问曰:男女好逑[19],未发言语而知其情,机微慎密,以何术测[20]之趣之?素女答曰:凡男子欲探女子私情,先以言语戏谐挑其意,以手足扭捏趣其情。男子有四至,女子有九到,若四不至、九不到而交合者,必有后患。

帝问曰:男子四至者若何?素女答曰:玉茎不强者,阳气未至也;刚强而不动者,肌气未至也;振摇而不怒者,骨气未至也;怒张而不久者,肾气未至也。若一不至而犯之,必有损伤。

帝问曰:女人九到者若何?素女答曰:倦伸欠息,而睡觉朦胧,肺气未到也;门户不润,屈股不开,心气未到也;目不流视,举止不忻,脾气未到也;手扪玉茎,而情意不悦,血气未到也;手软足缓,横卧不动,筋气未到也;举身向人,桃颊不经,肾气未到也;玉关仅润,口中不渴,液气未到也。九候已到，而后行九浅一深之法，则阴阳调和，情思缠绵，能助阳气，补虚之劳损。

帝问曰：何为九浅一深之法？素女答曰：浅插九回，深刺一回，每回以呼吸定息为度，谓之九浅一深之法也。自琴弦至玄珠为浅，自妥溪至谷实为深。凡太浅不美快，太深有所伤。

帝问曰：丹鼎调度，火候慎微，水火既济之妙，既详闻之；尚有余蕴，愿尽其理；博施救世之仁，令成世无夭亡之患，亦无虚羸绝嗣之忧。素女答曰：天地交泰，阴阳会施，先察其情兴，审辨其气候到不到极。

抽出插入，添炭之妙，固济自己阳匮。香吻相偎，吸阴精而补阳气，引鼻气以填髓，含津液以养丹田，令泥丸热气透彻，贯通四支，补益气血，驻颜不老。

帝问曰：采补修养，炼内丹第一妙义也，含灵之者，不可不达其理焉。素女答曰：然矣，如帝命，此延龄益寿之妙要也。夫天不足西北，故男子阳光有余，阴血不足；地不满东南，故女子阴血充实，阳气不足。能达玄微者，以有余补不足，虽至期颐[21]，不改其乐，快活娱乐，无穷极之时，长生久视，寿俦天地。宜录之金石，长传后世，则普济德泽，亦不少也矣。

帝斋戒沐浴，以其法炼内丹八十一日，寿至一百二十岁。而丹药已成，铸鼎于湖边，神龙迎降，共素女白日升天。

---

[1]牝牡　此处言男女两性。
[2]三清　此指道家。道家以玉清、上清、太清为三清，皆为仙人所居之府。故习俗以之喻道家。
[3]邹鲁　为邹国、鲁国之并称。昔孟轲生于邹国，孔丘生于鲁国。因用“邹鲁”为“文教兴盛”之地的代称。
[4]门墙　①旧指师长之门。犹“师门”。②家门，家门口。
[5]四大　①道家之谓道、天、地、王（亦作人）为“四大”。②佛教名词。古代印度哲学认为地、水、火、风为构成一切物质得基本四种元素。佛教认为人身也由此“四大”所构成。中国成语多以以之人身之代称，如“四大皆空”。③中国古代之称大功、大名、大德、大权为“四大”。此处义取第二项。
[6]九势　此处所言交媾九种姿势与《医心方·卷二十八》之九法基本相当。可互参。
[7]玉钳　房中术语。当指小阴唇。
[8]猿狖（yòu，音又）　猿猴。狖，①黑色的长尾猿。②一种形体如狸的兽。
[9]红球　房中术语。当指阴蒂。
[10]郎中　此处指阴茎。
[11]麦　原误作“菱”。形近致误。据文义改。下同。不另作注。
[12]戾意　违反愿望。
[13]石　原误作“户”。据文义改。下同。不另作注。
[14]三彭　即三尸。彭者，三尸之姓。道家谓身中之神，一居脑，二居明堂，三居腹胃，皆可害人。
[15]夭促　短命。夭，夭横；促，生命短促。
[16]霤（liù，音溜）　①屋檐下接水的长槽。②滴下的水。③屋檐。本文义取第三项。
[17]摇　原作“援”。行近致误。据文义改。
[18]浡（bó，音勃）　①兴起；②涌出；③茶上的浮沫。
[19]逑（qiú，音求）原作“述”。形近致误。据文义改。逑，配偶。《诗经·周南·关雎》：“窈窕淑女，君子好逑”。
[20]测　原作“恻”。音形近致误。据文义改。
[21]期颐（jī yí，音机夷）　《礼记·曲礼·上》：“百年曰期颐。”后世称百岁为期颐。

既济真经

佚名 ［原著］

［说明］

《既济真经》,1卷。著者佚名。原题“纯阳演正孚佑帝君”“门人紫金光耀大仙邓希贤笺注”。该书为一部托名“纯阳”的道家房室修炼之作。笔者邓希贤生平欠详。全文以军事术语完成,作者巧妙地将房室交媾、气功修炼内容暗喻隐于军事术语之中而成篇章。是目前已知房中养生的唯一之作。明·龚居中《福寿丹书》、《紫闺秘书》均收有此书,说明本篇在历史上的影响重大。高罗佩《秘戏图考》亦收载本文,并言常见上海某氏收藏之刻本,亦谓其在日本见过活字翻印本。高氏认为本篇是明人之作。

本次据《秘戏图考》载文为底本,并参考《紫闺秘书》、《福寿丹书》类文为校本进行整理。

序

既济者，易卦名，为上坎下离。离，男也，卦中虚为真阴三，故男为外阳而内阴；坎，女卦，满为真阳三，故女外阴而内阳。坎离交媾，采真阴以补真阳，则纯阳矣。故以既济名篇。

希贤慕道既久，茫然无得，偶遇仙师吕纯阳翁，矢心信从。盘桓数载，见其女色日亲，神气日旺，窃骇骇焉。谓修真者，养精炼气归根，不谓有此也。吕师笑曰：以人补人，谓之真人。于此未谙道乎？因出肘后《既济经》，密示口诀。余方豁然，知道在迩也。经百句，援东说西。因妄笺阐其渊邃[1]，俟修者宝之。

上将御敌，工挹[2]吮吸，游心委形，瞑目丧失。

上将，喻修真人也。御，行事也。敌者，女人也。初入房时，男以手挹女阴户，舌吮女舌，手挹女乳，鼻吸女鼻中清气，以动彼心。我宜强制而游心太清之上，委形无有之乡。瞑目勿视，自丧自失，不动其心。

欲击不击，退兵避敌。修我戈矛[3]，似战复畏，待彼之劳，养我之逸。

欲击，彼欲动也，待彼手来摩弄也，似战我也。彼欲动矣，我反不动，而退身以避之，彼不来摩弄我阳物，我即示以似战之状，而复诈为畏怯之形，待彼之劳，以养我之逸也。

盗兴凭陵，魔兵猬臻[4]。吾方徐起，旗钲出营。交戈不斗，思入冥冥。彼欲操兵，破我坚城。深沟高垒，闭困不惊。时复挑战，敌兵来迎。如不应者，退兵缓行。

盗者，彼也。彼之情兴已浓，其势如魔兵猬起，我当徐徐应之，但交而不斗。斗，谓动也。思入冥冥者，静以待之，心不为之动也：致彼欲斗而不得，必自下动，以撼吾上，吾当瞑目闭气，如忍大小便，吸缩不为惊动，良久复一挑之。挑，亦动也，彼必大发兴而应，即当退却，止留寸许于内也。

敌势纵横，逼吾进兵。吾人遂走外，敌必来凌。吾谓敌人，我今居下，汝处居上，上亦了了，彼扰我专，无不胜者。

胜者，我甚彼也。敌兴已发，必逼我进兵，不可不答。遂入坤户[5]，即复退于外，翻走仰卧，如僵仆之形，彼之欲心张往，复求攻我。我遂居下，令彼在上，而诱之自动，则我专而必胜也。

敌既居高，以高临下。我兵戒严，遂控我马[6]。龟蟠龙翕，蛇吞虎怕。撼彼两军，令彼勿罢。我觉兵惊，使之高往，勿下勿斗，候其风雨，须臾之间，具化为水。敌方难降，我善为理，俾其心服，翻为予美，亦戢兵藏高垒。

此至要心诀，重在“龟蟠龙翕，蛇吞虎怕”八字：瞑目闭口，缩手蜷足，撮住谷道，凝定心志，龟之蟠也；逆吸其水，自尾闾上，连络不已，直入泥九，龙之翕也；蛇之吞物，微微衔噬，候物之困，复吞而入，必不肯放；虎之捕兽，怕先知觉，潜身默视，必待必得。用此四法，则彼必疲，乃以手撼彼两军。撼，捻也。两军，乳也，使之兴浓，不杀又戒之，腾身高起，勿动勿下，候彼真精降下，则彼心息，我尽善言挑战，彼既心服，而我得其美，则收敛而退藏于密矣。

再吮其食，再挹其粒，吮粒挹密，短兵复入。

再，第二次行事也。食者，舌也。粒者，乳也。密者，阴户也。短兵，缩则短也。复入，复入阴户以动之也。

敌兵再战，其气必炽，吾又僵仰，候兵之至，以挺阖彼。风雨愈下，如无能者，敌人愈奋，予戒之止。两军相对，不离咫尺，与敌通言，勿战勿弃，坐延岁月，待其气止。心愈如灰，言温如醴，以缓自处，缓以视彼。

愈奋者，彼动不止也。予乃戒之，止而勿动。彼上我下，两军也。不离咫尺者，留一寸在内，余在外也。又与之言，勿动亦勿弃，坐延者，令女复以手足支起，待其气精未降，又必我愈如死灰，而言语须甜温，使彼兴浓，而我缓以待之也。

我缓彼急，势复大起，兵亦既接，入而复退，又吮其食，挹其粒，龟虎蛇龙，蟠怕吞翕，彼以弃兵，我收风雨，是曰既济，延寿一纪。收战罢兵，空悬仰息，还之武库升上极。

大起，兴浓也。彼兴既济，我当复入，深浅如法，间复少退，又必吮其舌，挹其乳，依行前番功夫，则彼其精尽泄，而我收翕之矣。既济者，既得其阳也。一纪，十二年也。一御既得真阳，则可延寿一纪。武库，髓海也。上极，泥丸也。战罢下马，当仰身平息，悬腰动摇，上升泥丸，以还本元，则不生疾病，可得长生。

为山九仞[7]，功始一篑[8]。匪德不传，全神悟入。

为山九仞，为九天仙也。一篑，一采真阳也。一采延寿一纪，是长生始于一采也。然此道非有德不传。盖有德则全，神全则心静，故能悟入而行之也。

---

[1]渊遂 深远，深。
[2]挹（yi，音义） 抒，舀。
[3]戈矛 喻男子阴茎。
[4]猬臻（wèizhēn，音谓真） 犹“猬集”。比喻众多，如猬毛丛集。臻，至，达到。
[5]坤户 女子阴户。
[6]马 男子阴茎。
[7]仞（rèn，音认） 古代以八尺或七尺为一仞。
[8]篑（kùi，音愧） 古代盛土的筐子。

修真演义

邓希贤[原著]

[说明]

《修真演义》,1卷,原题"紫金光耀大仙(邓希贤)著"。该书分20章,6000余字,为一部纯粹房室养生专著,分弃忌当知、神气宜养、房内灵丹、炉中宝鼎、男察四致、女审八到、玩弄消息、鼓舞心情、淬锋养锐、演战练兵、制胜妙术、锁闭玄机、三锋大药、五字真言、采练有序、搬运有时、全义尽伦、回荣接朽、还元返本、种子安胎。是为房室养生、男性补益之集大成者。

本书早已散佚,本次整理据东瀛手抄本为底本,旁参荷兰高罗佩《秘戏图考》整理而成。

《修真演义》目录

紫金光耀大仙《修真演义》序

汉元封三年,巫咸进《修真语录》于武帝,帝不能用,惜哉!书传后世,微谙其术[1]者,亦得肢体强健,益寿延年;施之种之,聪明易养。然有当弃,有当忌。先知弃忌,方可行第行功。余演其义,为二十章。分功定序,因序定功。序因不可紊,功亦不可缺也。修真之士,当自得之。邓希贤识。

一、弃忌当知

凡御女人,先明五弃:声雄皮粗,发黄性悍,阴毒妒忌,此一弃也;貌恶面青,头秃腋气[2],背陀胸凸,雀跃蛇行,二弃也;黄瘦羸弱,体寒气虚,经脉不调,三弃也;癫聋音哑,跛足眇目,癣疥瘢风,大肥大瘦,阴毛粗密,四弃也;年四十以上,产多阴衰,皮宽乳慢[3],有损无益,五弃也。

交合有期,五忌须知:三元甲子、本命庚申、天地交合、日月薄蚀、晦朔弦望、大风大雨、雷鸣电掣、三光之下,此一忌也;山林园沼、道堂佛殿、宝塔神祠、江淮河济,二忌也;大寒大热、大饥大饱、大喜大醉、大小便急、鼎器无情,三忌也;连日醉酒、久病方痊、远归疲倦,四忌也;妇人产后未满七七,秽污尚存,五忌也。

推此五弃五忌,当知避之,犯者不惟自损,即种子亦多残疾不良,盖由禀赋不正也。

二、神气宜养

摄生之道,贵审其方。夫寡色欲,所以养精气也;薄滋味,所以养血气也;咽津液,所以养肺气也;慎嗔怒,所以养肝也;节饮食,所以养胃气也;少思虑,所以养心气也;自省悟,所以养内气也。遵之而行,则气壮神余矣。人于戌亥阴消阳散之时,不宜醉饱酣寐,以致百脉塞滞,关节停毒,此际当先导四脉,次展手足,斡运气机,动摇百体,俾关节开通,荣卫流畅,阴阳和合，精固神全，邪气不入，寒暑不侵，斯为摄养之道也。

三、房内灵丹

诀曰：以人补人，自得其真。阴阳之道，精髓为宝，搬而运之，后天而老。房中之事，多能杀人，亦能养人。能用之者，可以养生；不能用者，则以殒命。人能善吾房中之术，通关引气，运精补髓，故能长生也。

四、炉中宝鼎

鼎者，锻炼神丹之具，温真养气之炉也。须未生产美妇，清俊洁白，无口体之气者，为真鼎，用之大能补益。此外，如前五弃者，不可用也。

五、男察四至

男子玉茎不振，阳气未至也；振而不展，肌气未至也；展而不硬，骨气未至也；硬而不热，神气未至也。凡交合，先察四至，而后行之。

六、女审八到

女人默咽津液，脉气到也；将身附人，胃气到也；以力动人，筋气到也；弄人双乳，肉气到也；眉尖频蹙，肝气到也；握弄玉茎，血气到也；咂人舌津，肺气到也；滑津流出，脾气到也。俱到则可交合矣。

七、玩弄消息

凡欲交合，先自凝神定性，抱定女人，温存玩戏，咂彼唇舌，捻彼双乳，令女握弄玉茎，使他心动，后以手探阴户，若微有滑津，方可入炉。依法缓缓施功，女必畅快而先败矣。

八、鼓舞心情

妇人心情，沈潜隐伏，何以使之动？何以知其动？欲使之动者，如嗜酒则饮以香醪，多情则餂[4]以甜语，贪财则赠以钱帛，奸淫则欢以伟物[5]。妇人之心，终无所主，能见景生情，无不动也。欲其动也，或有气喘，而声颤不止者；或有目瞑鼻开，而不能言者；或有目涩，而定眸者；或有耳红面赤，而舌尖微冷者；或有手热腹暖，而语言嘈杂者；或有神思恍惚，而体软四肢不收者；或有舌下津干，将身迫近男子；或阴穴脉动[6]，滑津盈溢等状，皆情动之验也。当此之时，男子不宜急躁，缓缓采取，则得真阳矣。

九、淬锋养锐

交合之时，男若玉茎长大，填满阴户者，女情必易畅美，展茎亦有法焉。《语》曰：工欲善其事，必先利其器。不可不知也。当于每日午后午前，阴消阳长之时，静室中披衣，向东端坐，凝神展虑。腹不宜饱，饱则气漱血滞；惟俾无饥，饥则血气流行。口嘘浊气，随口鼻吸清气，漱津液，闭咽，送下丹田，运入玉茎，以七数为度，或二七、三七，至七七止。将两手搓热如火，右手托阴囊，并摅玉茎，左手于脐下左转摩八十一次，次换右手，脐下右转摩八十一次，再伸右手于尾闾，玉茎根提起向上，就根捏住，以茎于左右腿上摆击，不计其数。乃后抱女，缓缓内玉茎于阴户，采女津液，吸女鼻气，闭咽存送玉茎以养之。后复以两手如搓索状，搓之不计其数，久久自觉长大矣。若行采战，先用绢带束固茎根，次以两手上下同肾囊捧起，漱津吸气，咽送丹田，随提尾闾起接，使上下相思，助壮阳势，然后行事。

十、演战练兵

初下手时，务遏除欲念，先用宽丑之炉演习，庶兴不甚感，亦不至于欢浓，尤易制御也。须缓缓用功，柔入刚出，三浅一深，行九九之数为一局。倘精少动，即当停住制退，上留寸许，俟心火定息，复仍用前法，次行五浅一深，后九浅一深，切忌心急性躁，按行半月则纯熟矣。

十一、制胜妙术

凡得真美之鼎，心必爱恋。然交合时，须强为憎恶，按定心神，以玉茎于炉中缓缓往来，或一局，或二三局。歇气定心，少顷依法再行，俟彼欢浓，依觉难禁，更加温存，女必先泄也。其时可如法攻取。若自觉欲泄，速将玉茎掣退，行后锁闭之法，其势自息。气定调匀，依法再攻，战不厌缓，采不厌迟，谨而行之可也。

十二、锁闭玄机

锁闭者，撒手过黄河之法也。急躁之人，须下二十余日工夫，方能得闭。性柔静者，十数日可闭也。用功一月，金关永固，玉户常扃，自在施为，无漏泄者，此法中妙用也。且如交合时，玉茎缓缓进退，三浅一深，瞑目缄口，但鼻中微引气，则不喘急。稍觉欲泄，速将腰身一提，掣退玉茎寸许，不动，吸气一口，提上丹田，上向脊胁，起尾闾夹缩下部，如忍大小便急甚之状，按定心神，存想夹脊之下，尾闾之穴，有我精气为至宝，不可走失。随吸清气一口咽之，少顷势定。仍前缓缓用功，稍觉情美，又复掣退，吸气定神，夹缩存想，方得不泄也。且人身气脉，上下周流，先不豫制，直至快乐时，欲炽难遏，致使气导精出，以取自损。欲强闭之，则败精必泥入膀胱、肾囊，致生小肠膀胱气，及肾冷肿痛之疾。大概欲未萌时，豫为提掣，频频定性，庶玉茎不倒，筋力有余。扇鼓五千之数，方许一泄败精，而元阳真气常住丹田，以养精神。果能久行，一宵可敌十女，故曰锁闭玄机。

十三、三峰大药

上曰红莲峰，药名玉泉，又曰玉液，曰醴泉，在女人舌下两窍中出，其色碧，为唾精。男子以舌舐之，其泉涌出华池。咂之咽下重楼，纳于丹田，能灌溉五脏，左填玄关，右补丹田，生气生血也。中曰双荠峰，药名蟠桃，又曰白雪，曰琼浆，在女人两乳中出，其色白，其味甘美，男子咂而饮之，纳于丹田，能养脾胃，益精神，吸之能令女经脉相通，身心舒畅，上透华池，下应玄关，使津气盈溢。三采之中，此为先务。若未生产女人，无乳汁者，采之更有补益。下曰紫芝峰，号曰虎洞，又曰玄关，药名黑铅，又名月华，在女人阴宫，其精滑，其关常闭而不开。凡媾合会，女情妩媚，面赤声颤，其关始开，气乃泄，津乃溢。男子以玉茎掣退寸许，作交接之势，受气吸津，以益元阳、养精神，此三峰大药也。惟知道者，对景忘情，在欲无欲，必能得之。所以发白再黑，返老还童，长生不老也。

十四、五字真言

曰存、曰缩、曰抽、曰吸、曰闭。

存者，想也。交媾之时，觉精欲动，速将玉茎掣退，缄口瞑目，存想夹脊之下尾闾穴有我命门精气所在，为我至宝，不可走失，但体交而神不交，不可着意也。依法存想，纵泄亦不多，力亦不倦。久能行之，则无泄漏矣。此存字之义也。

缩者，畏缩不敢进也。精气欲泄，速缩胁掣退玉茎，提吸气一口，直上丹田，胁起尾闾，夹缩下部，不令气下，如忍大小便之状。定息存想，不得动作。少顷势歇，口吁出气，两手抱女，咂女舌，取津咽五六次，送下丹田，可以再御不倦。盖初下手时，切忌骤入径进。大势一发，难于制御。设或强闭，恐败精不散，反生他疾。大概频提频制，不至纵欲，则易制御。此缩字之义也。存、缩二字，工夫并行，无先无后，乃男子闭精法也。

抽者，采取也。交媾之时，女若欢娱，气喘声颤，男子当缄口，缓缓柔进刚退，不可躁进令深，止进半步，以鼻引女鼻气，吸之入腹。不可口吸，口吸则伤脑。一吸一抽，所谓上吸其气，下吸其津也。少顷，其气上下相应，阳物自然坚硬，稍觉难禁，宜速掣退，依存想之法，庶无走泄。此抽字之义也。

吸者，翕入也。女人既泄，男子当掣退玉茎寸许，作半交接之势，上吸鼻气，下吸滑津。盖鼻为天门，下为命门，天门居上元，命门居下元，灵柯吸取，一时水火不相到，当以鼻同吸天门也。一抽一吸，上下相应，如竹管引水，逆流而上。能依此术，大益精补阳，精神自固。然久行则损，女人待将息数时，方可再御。此抽吸之义也。抽吸出入，上下贯通，抽中有吸，二字并行，乃女人既泄，男采其津之法也。

闭者，缄口也。交战之时，当瞑目缄口，而不令出。但以鼻渐渐导引相应，自不致喘，若不缄闭，则人门通天门，天门通命门肾府，天门不固而上走，元阳精液必纵下而泄也。若入门固闭，脑气下降肾宫，流入琼台，上下固流，精气化洽，永无泄矣。此闭字之义也。闭字置于四者中，初交便宜爱身缄气，至终不可放失。则闭之一定，久而四字工夫并行也。

十五、采炼有序[7]

仙歌曰：

女子兴无穷，先令情意浓；
徐徐方与战，上将必成功。

盖欲交合，先将鼎握抱，摩弄双乳，咂唇舌，使彼兴动后，方纳阳物于阴，缓缓交合，行九九之数，合目缄口，频频捉制，金枪不倒。此先采下峰也。

下采既浓，女气发舒，而上应中峰也。吾款抱之，左右吸咂其汁而咽之，其美既得乃止。此次采中峰也。

中采既浓，女气又发扬，适于上峰。吾纵舌于彼舌下，搅其两窍，吸其津而咽者再三。此三采上峰也。

上采既已，女必欢极，阴中真气方泄，乃以灵柯掣退少许，耸身如龟，提气一口，直上丹田，容彼气而吸其津，搬运周流，然后三采全矣。而女人亦上下通快，气脉顺畅矣。后一吁气一二口，令女吸而咽之，以安其神气。盖此术已通，取彼既泄之真，还我不泄之精，在彼不甚损，在我大有益。阴阳相得，水火既济，御女之妙用也。

十六、搬运有时

女人若泄，必有气喘、声颤等状之验。此际当宁心思气，抱定女子，上采玉泉，中采蟠桃，下采月华，炼而得之。搬运从尾闾逆上两道白脉，串夹脊，透昆仑，入泥丸，流注于口，化为琼浆，咽下重楼，直至丹田，名曰黄河逆流。能填精补脑，益寿延年。其诀在提起咽气，存想穴道，所谓神到则气到，气到则精到是也。

十七、全义尽伦

夫人之生，有男女而后有夫妇。夫妇为人伦之始，匪媾合，则无以洽思浃义，是乖伦也。然男属阳，阳易动即易静；女属阴，阴虽动而难静。今人媾合，不知制御，姿意扇鼓，须臾即泄，往往不满女欲。若依采战之法，入炉时缓缓按纳，不可急躁。缓者易制，躁者难遏，且不可令女人拍动我腰眼。进退悠久，依法采战。不惟有补于身，且使女爱恋，男畅女美，彼此均益，乃夫妇全义之道，尽伦之事也。

十八、回荣接朽

人之修真养命，犹木之接朽回荣。以人补人，以枝接木，其理一也。仙歌曰：世人不识长生理，但看桑间接梨树。凡欲施工，须得十全宝鼎，数在十五之上，三十之下。女人二七为少阴，三七为盛阴，四七为壮阴。少阴养身，盛阴益寿，宜取温养之。须赤潮辐凑[8]，勿使太过，无不及，是吾利用。久久采炼，则留形住世。女至五七为衰阴，六七为太阴，七七为竭阴，当知远之。尤忌肥者，脉难通；太瘦者，肌液少。劳者，神气不足；弱者，反伤阳神。惫者，阴寒；病者，阴毒。皆谓阴贼，皆在所避也。且采补在吾方寸，须心神虚寂，念虑安闲，识避忌，察证候,抽添缓缓,玩戏徐徐,弱入强出,审于欲泄未泄之先,掣退存留,明于将动已动之际。远舟在尺木,发弩由寸机。明知之士,以意逆之可也。

十九、还元返本

还元者,挽回之法也。离中真阴,无体有信。其水好飞腾,顺用则孕体成人,逆用则结珠成宝,所谓黄河翻浪,挽回依旧返天门也。采炼时,即用存缩以闭之矣,又用抽吸以取之矣。然下马无法,何以返还而散布哉?事毕,须平身仰卧,直手舒脚,头安枕上,脚跟着床,体皆悬空,极力闭气,动摇其身三五次,令鼻出气,匀匀行之。若面觉热,乃是精气已升泥丸,即用两手搓擦面皮,使热以放过散开。随又合唇止息,舌搅华池神水,咽下丹田,方得精气周流,为我有用之物。如此日就月将,可以逍遥云汉,游宴黄庭矣。

二十、种子安胎

男女交媾,采取则益寿延年,施泄则安胎种子。《传》云:不孝有三,无后为大。则种子又人生之要务也。男子先须补精益肾,使阳气壮盛;女人宜调经养血,使子宫和暖。再候月事已过,红脉方尽,子宫正开,正宜交合。一日成男,二日成女,阳奇阴偶之义也。依法则生子禀厚德明,无疾病而易养。越五日后,为阴户闭,为虚交矣。交合必两情具感,乃有应验。倘男情先动而精至,女尚未动,精虽至而不纳;或女情先动而兴过,男兴未已,精后至而亦不纳也。惟两情具美,男深纳玉茎施泄,女耸腰收接入宫,合止片时然后退。令女正身仰卧,百试百效也。又,子午为太阳时,交合则生男;卯酉为太阴时,交合则生女。又,阴血先至,阳精后冲,则血开裹精[9],精入为骨而成男;阳精先至,阴血后参,则精开裹血,血在内而成女。精血齐至为双胎,理或然也。

---

[1]微谙其术　略知房室养生的方法。
[2]腋气　腋下异味。犹今所谓狐臭。
[3]皮宽乳慢　皮肤松弛、乳房瘪塌。
[4]餂(tian,音舔)　探取;诱取。《聊斋志异·红玉》:"诚恐宋人餂我。"
[5]伟物　雄壮硕大的阴茎。
[6]阴穴脉动　指阴道内血管搏动明显。
[7]采炼有序　文中所言先下峰、次中峰、后上峰之顺序与传统所言"采三峰"次第相反。可互参。
[8]辐凑(fúcòu,音福腠)　亦作"辐辏"。车辐辏集于毂上。喻人或物集聚于一处。
[9]血开裹精　原误作"血干闭经"。据《褚氏遗书》类文及文义改。

张 氏 医 通

清·张 璐 〔原著〕

［说明］

《张氏医通》十六卷，刊于清·康熙十四年，是一部以杂病为主的综合性医籍，也是张氏学术思想的代表性著作。张璐(1617～1699)，字路玉，号石顽老人，江南长洲(今江苏苏州)人。与喻嘉言、吴谦并称清初三大医家。张氏年少聪颖，通晓儒学，尤精研《伤寒论》，业医六十余载，"勤求古训，博采众长"，以致"千古明贤至论，统叙一堂；八方风气之疾，汇通一脉"。一生著述颇丰，编著《张氏医通》、《本经逢原》、《伤寒缵论》、《伤寒绪论》、《伤寒舌鉴》、《千金方衍义》、《伤寒兼证析义》和《诊宗三昧》。

本书包括内、外、妇、儿、五官、皮肤等科各种疾病的证治及临床验案。卷起涉淋、小便不禁、小便黄赤、遗精、赤浊白浊、前阴诸疾、疝及交肠诸章节讨论了泌尿—男科诸疾，卷十四据前论处方施药。其于男科学理法方药齐备，值得进一步研究。

本次据清·恩德堂藏本为底本，1925年锦章书局石印本为主校本整理。

卷七　大小腑门

小便不通 闭癃

《经》云：三焦者，决渎之官，水道出焉。膀胱者，州都之官，津液藏焉，气化则能出矣。下焦者，别回肠，注于膀胱而渗入焉。故水谷者，常并居于胃中，成糟粕，俱下于大肠，而成下焦，渗而俱下，济泌别汁，循下焦而渗入膀胱焉。膀胱之胞薄以濡，得酸则缩蜷，约而不通，水道不行，故癃。阴者，积筋之所终也，故酸入而走筋矣。饮食入胃，游溢精气，上输于脾，脾气散精，上归于肺，通调水道，下输膀胱。

《经》云：至阴虚，天气绝；至阳盛，地气不足。夫肾肝在下，地道也；心肺在上，天道也。脾胃居中，气交之分也。故天之阳绝而不安于地者，则白露不下。在上之阳不交于阴，则在下之阴无以为化，水道其能出乎？此上焦之气化也。仲景曰：卫气行，则小便宣通。又曰：脾病则九窍不通，此中焦之气化也。东垣云：在下之阴虚，在上之阳盛，致肾气不化，必宣其阳而举之，则阴可得而平也。故丹溪云：以吐法通小便，上窍通而下窍之水出焉。然升提只可施于涓滴不通者，若尿涩短少，或淋漓作痛者，非所宜也。由经言及诸论观之，未有不主于气化者。不审乎此，转行疏利之剂求功，多见其不知量也。

东垣云：小便不通，皆邪热为病，分在气在血而治之，以渴与不渴而辨之。渴而不利，或黄或涩者，热在上焦气分也。小便者，膀胱所主，若肺热不能生水，是绝其寒水生化之源，宜清肺而滋化源，故当从肺分助其秋令，宜茯苓、泽泻、车前、木通之类淡味渗泄之药，水自生焉；如不渴而小便不通者，热在下焦血分，肾与膀胱受热，闭塞其流，须知、柏之类苦寒气味俱阴之药以除其热，稍兼肉桂辛温散结之阳药以泄其闭。若服淡渗之味，则阳无以化，而阴愈闭塞不通矣。气分热，渴而小便闭，或黄或涩者，黄芩清肺饮；血分热，小便闭而不渴者，滋肾丸。不应，并中焦亦有热也，加连、柏、甘草，等分煎服。阴虚血热人，渴而小便不通，或涩痛淋沥者，切禁五苓燥剂，宜导赤散。津液偏渗于大肠，大便泄泻，小便涩少，或水停心下，不能下输膀胱者，五苓散渗泄之。若六腑客热转于下焦而不通者，用益元散以清之。若气迫闭塞，升降不通者，二陈汤去半夏，加木通、滑石、柴胡、升麻以提之。汗出过多，小便赤涩，此五内枯燥，慎勿用利水之剂，生脉散加黄芪、当归。若右寸独数大，小便点滴而下者，此金燥不能生水，气化不及州都，生脉散去五味子，易大剂紫菀，可一服而愈。小便不通，腹下痛闷难忍如覆碗者为实，亦分在气在血。气壅于下者，四磨、六磨选用；血污于下者，代抵当丸。有火虚者，非与温补之剂，则水不能行，如《金匮》肾气丸；元气下陷而水道不通者，补中益气汤加木通、车前，升清以降浊也。小便不利，审是气虚，独参汤少加广皮如神。凡小便不通，用独蒜涂脐法。以独蒜一枚，栀子三枚，盐少许，捣烂，摊纸贴脐，良久即通，未通，涂阴囊上立效。或用食盐半斤，炒热布包熨之。天行热病，小便不通，用蚯蚓泥升许，以水浸澄清，渴即与饮。不应，用地龙数枚，同芦根，捣汁饮之。

闭癃　闭癃者，尿闭不通，淋沥点滴也，惟肝与督脉、三焦、膀胱主之。《经》云：膀胱之胞薄以濡，得酸则缩蜷，约而不通，水道不行，故癃。又云：膀胱不利为癃，不约为遗尿。盖实则闭癃，虚则遗尿。遗尿则补之，闭癃则泻之。然遗尿闭癃，不取膀胱俞者，盖膀胱但藏尿，其主出尿者，皆从三焦及肝与督脉也。闭癃者，合而言之，一病也，分而言之，有暴久之殊。盖闭者，暴病，为尿点滴不出，俗名小便不通是也，可用疏通利窍之剂，甚则用吐法以提其气自通，若补中益气、二陈、五苓，俱可探吐也；癃者，久病，为尿癃淋沥，点滴而出，一日数十次，名淋病是也，惟宜滋养真阴，兼资气化，如六味、生脉之类，亦可合用，若疏泄利气之药，皆为戈戟矣。夏秋热伤癃闭，以滑石调水饮之即通，但阴虚泉竭者禁用。

淋

《金匮》云：淋之为病，小便如粟状[1]，小腹弦急[2]，痛引脐中。

小便不利，趺阳脉数，胃中有热，即消谷引食，大便必坚，小便即数。

小便不利者，有水气，其人苦渴，栝蒌瞿麦圆主之。

蒲灰散主之，滑石白鱼散、茯苓戎盐汤并主之。

渴欲饮水，口干舌燥者，白虎加人参汤主之。

脉浮发热，渴欲饮水，小便不利者，猪苓汤主之。

淋家不可发汗，发汗则便血[3]。

《金匮》论淋证四条：一曰小便如粟状，小腹弦急，痛引脐中，此肝移热于膀胱，因肝热甚，失其疏泄之令而然也；一曰胃中有热，消谷引食，大便坚，小便数，此因胃热炽甚，消烁津液，肠胃膀胱之源俱涸也；一曰有水气，其人苦渴，此膀胱气化不行，水积胞中为患也；一曰小便不利，用蒲灰散等治，此因膀胱血病，血属阴，阴病则阳亦不能施化也。其用栝蒌瞿麦圆者，盖缘肺气不化，膀胱不通致水渍，则津液不行，而胃中燥渴，故用栝蒌根以生津，薯蓣以补肺，茯苓疏肺气下行，瞿麦逐膀胱癃结；然欲散下焦之结，又需阳药始得开通，故少加附子为使，必水积而腹中冷者，方可用之。若虽有水气而腹中不冷，即当效五苓之法，以桂易附；或因积热闭癃，又当改附子为知、柏也。其蒲灰散等三方，悉治膀胱血滞、气不化而小便不利之证。蒲灰、滑石者，蒲灰治瘀血，滑石利窍也。乱发、滑石、白鱼者，发灰消瘀血，白鱼去水气也。茯苓、戎盐者，咸润走血，佐茯苓淡渗利小水，白术兼利腰脐间血也。三方亦有轻重，乱发为重，蒲灰次之，戎盐又次之。至于渴欲饮水口干舌燥，明系热在上焦，故用白虎以荡涤膈上之热，加人参以救津液也。渴欲饮水，小便不利，乃热结膀胱，津液涸结之候，而见脉浮发热，太阳热邪循经发外也，故用猪苓汤以导热滋燥，慎勿因其发热而与发汗，重伤其阴，必致便血，故为切戒。

诸淋所发，皆肾虚而膀胱生热也，水火不交，心肾气郁，遂使阴阳乖舛，清浊相干，蓄在下焦，故膀胱里急，膏血砂石，从水道出焉，于是有淋沥不断之状，甚者窒塞其间，令人闷绝。凡小肠有气则小便胀，小肠有血则小便涩，小肠有热则小便痛，制剂之法，并宜流行滞气，疏利小水，清解热邪。其于平调心火，又三者之纲领焉，心清则小便自利，血不妄行，最不可用补气之药，气得补而愈胀，血得补而愈涩，热得补而愈盛，水窦不行，加之谷道闭遏，未见其有能生者也。虽然，肾气虚弱，囊中受寒而成淋涩者有之，其证先寒慄而后溲血，盖冷气与正气交急故也。又有胞系转戾不通者，其证脐下急痛，小便不通，凡强忍小便，疾行走马，或忍尿入房，使水气逆上，气迫于胞，故屈戾而不得舒张也，胞落则殂[4]。

石淋者，脐腹隐痛，小便难，痛不可忍，溲如砂石，或黄赤，或浑浊，色泽不定。正如汤瓶，久受煎熬，底结白碱。宜清其积热，涤其砂石，如麦冬、葶苈、木通、葵子、滑石、车前、连翘、瞿麦、知母；涩痛甚者，为膀胱蓄血，加琥珀、肉桂、大黄辛温以散之；加味葵子茯苓散，专治石淋之圣药，紫雪亦佳。劳淋者，遇劳即发，小便淋沥不绝，如水滴沥而不断，有脾劳肾劳之分。

劳于脾者，补中益气加车前、泽泻；劳于肾者，六味丸加麦冬、五味。

血淋者，虽主实主血，而与小肠为表里，然须看血色分冷热。色鲜紫者，为小肠实热，小肠热甚而血渗胞中，与溲俱下，大剂生牛膝为主，兼车前、山栀、生地、紫苑、犀角、桃仁、芦根汁、生藕节汁；血虚而热，用生地黄三两，黄芩、阿胶各半两，柏叶少许，水煎服之，此《千金》法也；

若色瘀淡者，属肾与膀胱虚冷，生料六味丸加肉桂，芦根捣水煎，候冷服；若两尺脉沉弦而数，必有瘀血停蓄，犀角地黄汤加紫菀、牛膝。若琥珀、麝香、当归、川芎、萆薢、木通、白术、木香香燥破血、利水耗气之类切禁。

气淋者，气化不及州都，胞中气胀，小腹满坚，尿有余沥，宜沉香、肉桂、茯苓、泽泻，佐以木通、瞿麦、葵子、山栀、石韦之类；实则气滞不通，脐下妨闷，加香附、木香，不应，加硝、黄；尿后疼痛，去石韦、木通、瞿麦、葵子、山栀，加秋石、生甘草梢、藕汁。气淋服利水药不能通者，沉香降气、四磨汤选用。

膏淋者，俨若脂膏，或便中有如蜒蚰之状，此名肉淋，乃精尿俱出，精塞尿道，故便欲出不能而痛，宜茯苓、秋石、沉香、海金沙、泽泻、滑石；如不甚痛者，须固涩其精，慎勿误与通利，鹿角霜、肉苁蓉、菟丝子、莲须、芡实、山药之类，或桑螵蛸、菟丝子等分，泽泻减半，蜜丸服，后以六味丸合聚精丸调补之。

冷淋者，寒气客于下焦，水道不宣，满于胞内，淋涩而白，先发寒栗，而后便数成淋，宜《金匮》肾气丸加鹿茸、沉香。戴氏云：进冷剂愈甚者，此是冷淋，牛膝半两煎汤，加麝少许，下八味丸。冷淋小便闭涩，数起不通，窍中苦痛，憎寒凛凛，或因烦渴饮水过多，水积胞中不行，生附子散，不应，用栝蒌瞿麦汤。

热淋者，心肺蕴热，不能滋其化源，小便赤涩如血而少，烦渴引饮者，导赤散加黄芩；躁热不渴者，滋肾丸，或淡竹叶煎汤调辰砂益元散。凡人服金石大毒，以助入房，败精流入胞中，及饮食痰积渗入者，则皆成淋，或忍精不泄，停凝作痛而致淋者，木通、车前、牛膝、泽泻、茯苓、滑石、甘草，或汤或丸俱效；有膏粱太过，食积成痰，流注为淋，宜尿浸山楂、川连、丹皮、海石、玄明粉之类；小便艰涩如淋，短而不作痛者，虚也，六味丸加鹿茸、肉苁蓉；如茎中不痛而痒者，此属精虚，八味丸；小便淋沥，茎中痛不可忍，相引胁下痛，参苓琥珀散。有服五苓散不效，用生料鹿茸丸却愈，此皆下元虚冷之故。胞痹小便淋沥涩痛，肾虚膀胱积热也，肾沥汤；胞痹不得小便，小腹痛，若沃以汤，则小便虽涩而略通者，此膀胱虚寒也，茯苓丸；虚寒甚者，巴戟丸；老人精气已衰，犹不绝欲，小便淋沥，小腹胀闭而牵引谷道，或尿血梗痛，肾气丸加牛膝；热极成淋，茎中痛，五苓散减桂大半，加滑石、木通、生甘草梢；口苦咽干，小便赤涩，或欲成淋，清心莲子饮；伏暑成淋，五苓和益元散，虚人，生脉散，不时服之；小便自清，后有几点血者，五苓散加牛膝、熟地、紫菀；有因怒而致淋者，非青皮、沉香、山栀、木通不能已也；有因思虑成淋者，归脾汤和五苓散并进；汗多而小便痛，暑月常有之，盛暑冷饮既多，上停为饮，外发为汗，津液不通，小肠闭塞，五苓散加人参、甘草，名春泽汤，最为合剂；老人气虚下陷成淋者，补中益气加木通、泽泻，以升麻、柴胡升九地之阴，木通、泽泻降九天之阳，服之殊验；心脾血虚，归脾汤、辰砂妙香散选用。淡秋石治血淋茎中热痛，降火最捷，但元气下陷，小便多者禁用；血淋服诸药不效，一味薏苡根捣汁服之；血淋每日用黄茧丝二两，煮汤饮之，七日必效，留丝煅灰存性，蜜丸服之，并主妇人血崩；又，生鸡子黄，每日清晨沸汤调服二枚，其血自清；牛膝三两，煮成，入麝少许顿服，名地髓汤，此治血淋要剂，但淋久不止，元气下陷者，又为切禁；且虚人能损胃气，及崩淋下血蠹不止者，皆不宜服，以其滑精故也；朴硝雪白者，治痛淋殊效，每服二钱，血淋，用冷水下；气淋，木通汤下；石淋，炒研用温水下。石膏火煅，同琥珀、滑石，乃石淋之要药，然须质壮初起者宜之。老人绝欲太早成淋，生绿豆水浸，擂汁服之，然不若淡秋石擂水饮之，其效如神。一切淋浊属实热者，应手获效，稍涉阴虚，甚于砒鸩[5]，不可不慎！

［诊］ 少阴脉数，妇人则阴中生疮，男子则气淋，盛大而实者生，虚小而涩者死。

薛立斋治一人，素膏粱，小便赤数口干，吐痰稠粘，右寸关数而有力，此脾肺积热移于膀胱，先用黄芩清肺饮清理脾肺，次用滋肾丸、六味丸以滋肾水而安。

又治一儒者，发热饮水不绝，每如厕，小便涩痛，大便牵痛，此精竭复耗所致，用补中益气送都气丸而安。

石顽治内阁文湛持，夏月热淋，香薷饮、益元散，五日不应，淋涩转甚，反加心烦不寐，乃弟广文彦可，相邀往诊。见其唇赤齿燥，多汗喘促，不时引饮，脉见左手微细，右手虚数，知为热伤元气之候，遂疏生脉散方，频进代茶，至夜稍安。明日复苦溲便涩数，然其脉已向和，仍用前方不时煎服，调理五日而痊。

又治太史沈韩倬，患膏淋，小便频数，昼夜百余次，昼则滴沥不通，时如欲解，痛如火烧，夜虽频进，而所解倍常溲中如脂如涕者甚多，先曾服清热利水药半月余，其势转剧，面色萎黄，饮食艰进，延石顽诊之。脉得弦细而数，两尺按之益坚，而右关涩大少力，此肾水素亏，加以劳心思虑，肝木乘脾所致。法当先实中土，使能堤水，则阴火不致下溜，清阳得以上升，气化通而疼涩瘳矣。或云：邪火亢极，反用参、芪补之，得无助长之患乎？曷知阴火乘虚下陷，非开提清阳不应。譬诸水注，塞其上孔，倾之涓滴不出，所谓病在下，取之上。若用清热利水，则气愈陷，精愈脱，而尿愈不通矣。遂疏补中益气方，用人参三钱，服二剂，痛虽稍减，而病者求其速效，或进四苓散加知母、门冬、沙参、花粉，甫一服，彻夜痛楚倍甚，于是专服补中益气，兼六味丸，用紫河车熬膏代蜜，调理补中，原方，服至五十剂，参尽斤余而安。

小便不禁 小便频数 遗尿

王节斋曰：小便不禁，或频数，古方多以为寒，而用温涩之药，殊不知阴虚属热者多，盖火邪妄动，水不得宁，故不能禁而频数也。是以老年人多频数者，是膀胱血少，阳火偏旺也，治法宜滋肾水真阴，补膀胱津液为主，而佐以收涩之剂，六味丸加麦冬、五味之类，不可用温药也。

戴氏云：小便多者，乃下元虚冷，肾不摄水，以致渗泄，宜八味丸、生料鹿茸丸；若小便常急偏数，虽多而所出常少，放了复急，不涩痛，却非淋证；亦有小便毕，少顷将谓已尽，忽再出些少者，多因从忍尿行房事而然，宜生料五苓散加阿胶，吞加减八味丸；小便不禁而淋沥涩痛者，此真阳不固而下渗也；固脬丸，不应，用加减桑螵蛸散；昼甚者，为阳虚，补中益气加熟附子；夜甚者，为阴虚，八味丸；脬气不足，小便频数，昼甚于夜者，缩泉丸；或时清利过多，或时频数赤涩者，旧用萆薢分清饮，多不应，改用加减八味丸效；若夜起小便多者，八味丸加五味子。数而少为实热，宜渗之，五苓减桂加滑石、甘草；数而色黄，虚热也，宜滋阴六味丸；数而多，色白体羸，为真阳虚，升气少而降气多，须补右肾相火，八味丸加补骨脂、鹿茸。病后服苦寒泄利药太过，小水不禁，或如稠泔色者，加减八味丸；小便频数，劳而益甚者，属脾气虚弱，补中益气汤加山药、五味。若小便涩滞，补之益甚者，乃膀胱热结也，赤芍、赤茯苓、黑山栀、生甘草、木通、滑石、淡竹叶。目白睛黄，加茵陈；有血，加当归、延胡索；脉滑数盛，加大黄二钱、芒硝一钱，大便通，小便亦利也。其脾肺气燥不能化生者，黄芩清肺饮；膀胱阴虚，阳无以生者，滋肾丸；肾与膀胱俱虚，或肺气不化，水泉涩数者，六味丸加麦冬、五味。若小便涩滞，或茎中痛，属肝肾湿热，龙胆泻肝汤。

遗尿 《经》云：督脉生病为遗尿。肝所生病为遗尿。膀胱不约为遗尿。仲景云：下焦不归则遗尿。天寒则腠理闭，气湿不行，水下流于膀胱，则为尿与气，故多尿而寒也。至于不禁，虚寒之甚，非八味丸、固脬丸、加减桑螵蛸散不效。然亦有热客肾部而遗尿者。

《经》曰：淫气遗尿，痹聚在肾。此系热证，其证发热作渴，或时闭涩，或时自遗，或阴挺不能约制，午前小剂补中益气加黑山栀，午后大剂生料六味丸加五味子，常服自效。夏月暑病遗尿者，白虎加人参汤，一服即应。有先因病淋，服利药太多，致尿不禁者，补中益气少佐熟附子。有所伤损，污血蓄于胞中，亦令遗失，鹿角屑炙黄为末，和桃仁泥等分，酒调三钱。咳而遗尿属膀胱，茯苓甘草汤。不应，五苓散。小儿胎中受冷遗尿，一味补骨脂炒研，临卧红酒调服，即不遗。孕妇及产后遗尿，见"妇人门"。

石顽治吴兴闵少江，年高体丰，患胞痹一十三年，历治罔效。一日偶述其证于张涵高，涵高曰：此病隐曲难明，非请正于石顽张子不能测识也。少江素忝[6]交知，因是延余，备陈所患。凡遇劳心嗔恚，或饮食失宜，则小便频数滴沥，涩痛不已，至夜略得交睫，尿即渗漉而遗，觉则阻滞如前。十三年来，服人参、鹿茸、紫河车无算，然皆平稳无碍，独犯牡丹、白术，即胀痛不禁，五犯五剧，究竟此属何疾？余曰：病名胞痹，惟见之于《内经》，其他方书不载，是以医不加察，并未闻其病名。此皆膏粱积热于上，作强伤精于下，湿热乘虚，结聚于膀胱之内胞也。《素问》云：胞痹者，小腹膀胱按之内痛，若沃以汤，涩于小便，上为清涕。详此节经文，则知膀胱虚滞，不能上吸肺气，肺气不清，不能下通水道，所以涩滞不利，得汤热之助，则小便涩涩微通；其气循经蒸发，肺气暂开，则清涕得以上泄也。因举肾沥汤方，服之其效颇捷。但原其不得宁寝，寝则遗尿，知肝虚火扰，而致魂梦不宁，疏泄失职，所以服牡丹疏肝之药则胀者，不胜其气之窜，以击动阴火也。服白术补脾之药亦胀者，不胜其味之浊，以壅滞湿热也；服人参、鹿茸、河车温补之药，平稳无碍者，虚能受热，但补而不切于治也。更拟加减桑螵蛸散，用羊肾汤泛丸服，庶有合于病情。然八秩[7]年高，犹恃体丰，不远房室，药虽中窍，难保前证不复也。

又，治徽友黄元吉，年六十余，因丧明[8]蓄妾，而患小便淋涩。春间因颠仆，昏愦遗尿，此后进不时遗尿，或发或止。至一阳[9]后，其证大剧，昼日苦于尿涩不通，非坐于热汤，则涓滴不出，交睫便遗之不禁，因求治于石顽。其脉或时虚大，或时细数，而左关尺必显弦象。此肾气大亏，而为下脱之兆也。乃与地黄饮子数服，尿涩稍可，遗亦少间，后与八味丸去丹皮、泽泻，加鹿茸、五味、巴戟、远志，调理而痊。

又，治陕客亢仁轩，年壮色苍，体丰善啖，患胞痹十余年，诸省名医，俱药之不应，亦未有识其病名者。癸丑夏，泊吴求治。其脉软大而涩涩不调，不时蹲踞于地，以手揉其茎囊，则溲从谷道点滴而渗，必以热汤沃之周始得稍通，寐则有时而遗。其最苦者，中有结块如橘核之状，外裹红丝，内包黄水，杂于脂腻之中，与向所治高参议田孟先无异。此因恣饮不禁，酒湿乘虚袭人髓窍，故有是患。因令坚戒烟草火酒，湿面椒蒜，糟醋鸡豕，炙煿等味，与半夏、茯苓、猪苓、泽泻、萆薢、犀角、竹茹作汤，四剂不应。省其故，以西北人惯食等味，不能戒口，所以不效。乃令其坚守勿犯，方与调治，仍用前药四剂，势减二三，次与肾沥汤加萆薢数服，水道遂通，溲亦不痛，但觉食不甘美，后以补中益气加车前、木通，调之而安。此与高参议田孟先证虽同而治稍异，高则因远游，恣乐妓馆致病，故用肾沥汤、加减八味丸收功；因由阴虚多火，故用肾沥汤、生脉散合六味丸收功，若萆薢分清渗水伤精之味，成为切禁。此则肥盛多湿，故先与清胃豁痰之药，然后理肾调脾为治，不得不异耳。

又，治御前侍卫金汉光，年逾花甲，初夏误饮新酒致病。前有淋沥涩痛，后有四痔肿突。此阴虚热陷膀胱也，先与导赤散，次进补中益气，势渐向安，惟庭孔涩痛未除，或令服益元散三服，遂致遗尿，不能自主。投剂不应，直至新秋，脉渐软弱，因采肾沥之义，以羯羊肾制补骨脂、羊脬制菟丝子、浓煎桑根皮汁制螵蛸，甫进三日，得终夜安寝，涓滴靡遗矣。

小便黄赤

《内经》曰：诸病水液浑浊，皆属于热。夫小便黄赤有四：一属肝热，经曰肝热病者，小便先黄是也；二属胃热，经曰：胃足阳明之脉，气盛则身以前皆热，消谷善饥，尿色黄是也；三属肺虚，经曰：肺手太阴之脉，气虚则肩背痛，寒则少气不足以息，尿色变是也；四属肾虚，经曰：冬脉者肾也，冬脉不及，则令人眇[10]中清，脊中痛，少腹满，小便变是也。汗多而小便赤涩，夏月多有此证，盛暑汗既多，膀胱闭涩，则水不运下，四君子合五苓散，或五苓合生脉，或生脉合保元，或消暑丸、清燥汤选用；有小便赤短，体倦食少，缺盆痛，此脾肺肾俱虚也，补中益气下六味丸，滋其化源自愈，误用渗利必危；已经分利，或病后有此，属脾肺气虚，不能施化，补中益气加麦冬、五味；尺脉数大，阴火上炎，而小便赤少者，六味丸加麦冬、五味。肝热者，频欲解而赤涩梗痛，时觉凛凛，或发寒热，六味丸多加牛膝；脉盛气实者，龙荟丸。胃热者，口中干淡引饮，肌肤壮热，竹叶石膏汤；膀胱热甚者，滋肾丸。

遗精

《经》曰：怵惕[11]思虑则伤神，神伤则恐惧，流淫而不止。肾者主蛰，封藏之本，精之处也。五脏主藏精者也，伤则失守。谓一脏之真不得其正，则一脏之病作矣。厥气客于阴器，则梦接内[12]。厥阴主筋，故诸筋统系于肝也。肾为阴，主藏精；肝为阳，主疏泄。故肾之阴虚，则精不藏，肝之阳强，则气不固，若遇阴邪客于其窍，与所强之阳相感，则精脱而成梦矣。所谓阳强者，乃肝脏所寄之相火强耳，故治以肾肝为主。亦有不在肾肝，而在心肺脾胃之不足者，然必传于肾肝而后精方走也。治法若从他脏而起，则以初感病者为本，肾肝聚病者为标；若由肾肝二脏自得者，独治肾肝。阴阳离决，水火不交通者，则既济之；阴阳不相抱负者，则调和之。阳虚者补其气，阴虚者补其血，阳强者泻其火。有正治反治，从少从多，随其攸利。梦与人交接为梦遗，相火之强为患；不因梦感而自遗者，为精滑，心肾之伤居多。

因思想无穷，所愿不得而为白淫者，治法有五：神气浮游，宜补中益气汤加菖蒲，下朱砂安神丸；思久成痰，迷于心窍，宜先服四七汤以豁其痰，后用猪苓丸、威喜丸调之；思想伤阴，八味丸去附子，加酒黄柏以滋养之；用心太过，心不摄肾以致失精者，远志丸；因思欲不遂，则耳闻目见，其精即出，名曰白淫，辰砂妙香散。色欲过度，下元虚惫，滑泄不禁，六味丸加鹿茸、五味、龙骨。

失精梦泄，亦有因郁火而得，故壮年火盛，多有流溢者，若以虚冷用热剂，则精愈失，滋肾丸加生地、茯神、枣仁、菖蒲。梦遗为肝热胆寒，以肝热则火淫于外，魂不内守，故多淫梦失精，或时心悸，肥人多此，宜清肝，不必补肾，温胆汤加人参、茯神、枣仁、莲肉。遗精腰疼，六味丸加杜仲、五味、菟丝、苁蓉；中年已后，还少丹。精气不足，吸吸短气，遗精盗汗，济生鹿茸丸；斫丧太过，滑泄不禁，兼心脾气虚，饮食少进者，金锁玉关丸加参、芪；脾肾俱虚，败精失道，精滑不固者，九龙丹去当归，加萆薢、五味，然不若萃仙丸尤妙。

所谓败精失道者，非败精不泄而有所蓄滞也，以精窍屡开，不能闭密，失其常度而流溢不止，故宜止涩之剂。小便过多，而便后常有滑精者，补中益气汤下缩泉丸；痛而小便频数者，禁用缩泉，以益智壮火，乌药耗气，非阴虚多火人所宜。遗精茎中痒而水道不禁，是阳虚有火，加减八味丸；脾虚不能堤水，水亏不能制火者，聚精丸加参、术、芡实、莲须、五味，常服有效。

大抵梦遗，多是阴虚火气用事，苟非确系阳虚，桂、附、鹿茸等助阳之药，慎勿轻用；非确系气虚，参、术、远志辈益气之味，不可漫施。试观梦遗，必在黎明阳气发动之时，其为阴虚阳扰可知矣。凡身有热而脉洪滑，皆因于热，犀角、山栀、麦冬、茯神、竹叶、木通、猪苓、生地、莲肉。凡属郁滞积热等证，贵在疏泄，医者不知，但用固涩，反增其疾矣，宜滋肾丸、猪苓丸清利之。肥盛之人遗浊，滚痰丸下之最妙；脾胃湿热之人，及饮食厚味太过，与酒客辈痰火为殃，多致不梦而遗泄，宜二陈、二术，加厚朴、黄柏、升、柴，使清升浊降，脾胃健，而遗滑止矣。仲景治失精梦交，少腹弦急，脉虚迟，或芤动微紧，用桂枝龙骨牡蛎汤；及手足烦热，咽干口燥，或悸或衄，此阳上升而不降，阴独居内而为梦，用小建中汤和之，此世俗所昧也。

陆丽京曰：遗精之源有三：有斫丧太过，肾气不藏，无梦而遗者，当益精以壮火，如鹿茸丸、安肾丸、聚精丸、九龙丹、金锁玉关丸之类；有劳心太过，心肾不交，酣卧而遗者，当实上以堤水，如归脾汤、妙香散、远志丸，补中益气汤、朱砂安神丸之类；有思想无穷，所愿不得，妄梦而遗者，当泻火以宁水，如滋肾丸、威喜丸、《本事》猪苓丸、清心莲子饮之类。三者其源各异，若当清利而反补涩，滋患愈甚；当补涩而反清利，阳气愈微；当升补而反滋阴，元气愈陷。不可不求其故，而为施治也。

丹溪治一人，二十余岁，攻举子业，四鼓犹未就枕，于卧间，玉茎但著被与股，便梦交接脱精，饮食日减，倦怠少气。此用心太过，二火俱起，夜不得睡，血不归肝，肾水不足，火乘阴虚，入客下焦，鼓其精房，则精不得聚藏而欲走，因玉茎著物，犹厥气客之，故作接内之梦。于是上则补心安神，中则调理脾胃，升举其阳，下则益精生阴固阳，不三月而瘥。

沈朗仲治王雨泉，壮年气弱，尿后精水淋漓不断，服六味丸不应，易八味丸，反加涩痛，两尺脉数而气口虚大，此土虚不能堤水也，与补中益气加麦冬、五味，十剂而痊。

宗伯学士韩慕庐三公郎祖昭，素禀清癯，宿有精滑不禁之恙，邀石顽诊之。脉得微弦而数，尺中略有不续之象。此不但肾气不充，抑且气秘不调，愈不能司封藏之令耳，为疏六味丸去泽泻加鳔胶、五味，略兼沉香于补中寓宣，法虽如此，但久滑窍疏，难期速应，毋怪药之不力也。

赤浊白浊　白淫　筋疝

浊之为证，茎中热痛，如火灼刀割，溲尿自清，惟窍端时流秽浊如脓，淋沥不断，初与溲尿不相混滥，时医不知其故，多以利水之剂，杂投不已，因而增剧者，往往有之。盖由败积瘀腐者十中六七；由湿热下注与脾虚下陷者，十常三四。必先补中气，兼升举之，而后分其脏腑气血，赤白虚实以治，与夫他邪所伤者，固在泻热补虚。设肾气虚甚，或火热亢极者，则不宜纯用寒凉,必反佐治之,在达人观变耳。色白如泔,或如腐花腐浆,而马口不干结者为湿。色黄赤而马口干靥者为火,此皆为浊,胃中湿热下流也。又,浊而清者为湿,痛者湿兼热也。有尿时结块阻滞作痛,块中内蓄水泡者,此必醉酒,使内酒湿乘虚袭入精窍也。粘腻如胶,或心动辄遗,或尿后遗下者,皆精病,与浊无干。肥人白浊白带,多是胃中湿热,浊痰下流,渗入膀胱,谓之便浊,与肾绝不相干,虽尿后便出浊块,却不粘腻,用二陈加川萆、泽泻、姜汁炒黄柏;浊物中有水泡者,二陈倍半夏加猪苓、泽泻、滑石、麝香、赤小豆、竹沥、姜汁之类;赤者,去半夏加琥珀、延胡索、赤芍药、椿根皮。若肾虚淫火易动,精离其位而成精浊者,其精粘腻如膏,虽不便溺,亦常有之,用九龙丹收摄之。若忍精不泄,流入窍隧而患白浊,用五苓散;赤浊,用猪苓汤,并加麝少许;小便频数,茎中痛,调下益元散;赤者,少加朱砂。昼甚者,属上焦燥热,气化不行,益智、乌药,皆不可用,宜清心莲子饮,虚者妙香散二方选用。心经伏暑而赤浊者,五苓散减桂合生脉散。肥人湿痰成浊,二陈加二术、黄柏、神曲;黑瘦人脉洪数,五心烦热,颊赤唇干,小便赤浊,龙胆泻肝汤。曾见白浊人,服凉药不效,一味生白果即愈者,以其专祛湿浊污垢故也。脾虚下陷者,补中益气加半夏、茯苓。有小便如常,放流浊物,两尺脉沉弱,足膝痿弱,白浊频数,凝白如油,光彩不定,漩脚澄下如膏糊,六味丸加萆薢、麦冬。茎中大痛,便赤口渴,脉来滑数者,宜与清热利水,津液自行,四苓散加生地、麦冬、芩、栀、知、柏之类。丹方。治白浊,用枸杞一钱五分,菟丝、车前、韭子各一钱,莲子去心二十一粒,入獖[13]猪尿脬内,煮一伏时,加葱酒啜汁,并食猪脬、莲子,连服二三次效。

白淫者,一时流放白水,火郁故也,加味逍遥散;小腹急痛,便溺失精,溲出白液,桂枝加龙骨牡蛎汤;脾风传肾,小腹痛,冤热出白液,名曰蛊,《左传》以丧志名为蛊病,乃真元不守也,当归内补建中汤加黄芪。

筋疝者,茎中作痛,筋急缩,或作痒,或肿,或筋缓不收,白物如精,随尿而下,此肾不虚,而肝经湿热火旺也,龙胆泻肝汤。

[诊] 浊证脉大而涩,按之无力,或微细,或沉紧而涩为虚,动滑为实,尺脉虚浮急疾者,皆难治,迟者易治。

前阴诸疾 阴缩 阴纵 阴痿 阴冷 阴肿痛 阴中痒

前阴所过之脉有二,一曰肝脉,二日督脉。《经》云:足厥阴之脉,入毛中,过阴器,抵少腹,是肝脉之所过也。又云:督脉者,起于少腹以下骨中央,女子入系廷孔,循阴器,男子循茎下至篡,与女子等,是督脉之所过也。

阴缩 阴纵 《经》曰:足厥阴之筋,伤于寒则阴缩入,伤于热则挺纵不收,治在行水清阴器。阴缩,谓前阴受寒入腹内也。本虚,四逆汤加人参、肉桂;挟表邪发热,黄芪建中加熟附三五分;挟食,枳实理中汤加熟附五七分;发热面赤,戴阳,稍加黄连三四分。阴纵者,谓前阴受热,挺纵不收也,小柴胡汤加酒黄柏;湿热,龙胆泻肝汤。强中,有肝火盛强,有金石性发,其证茎盛不衰,精出不止,多发消渴痈疽。若因下焦伏火,宜用知母、生地、麦冬、黄芩、黑参、甜桔梗、黄连、栝蒌根、地骨皮、石膏、生甘草、大豆、猪肾之类,以解毒为主;若因肾虚肝热,宜用熟地、龟板、丹皮、茯苓、黑参、沙参、天冬、麦冬、泽泻、五味之类,以补阴为主;夏子由奇方治玉茎长硬不痿,精出,捏之则脆痒如刺针,方用补骨脂、家韭子各一两为末,每服三钱,水煎日三。

阴痿 当责之精衰,斫丧太过所致。《经》云:足厥阴之经,伤于内则不起是也。仲景八味丸特妙，甚者加人参、鹿茸，或加巴戟、苁蓉、锁阳、枸杞。然亦有郁火甚而致痿者，经云：壮火食气。譬人在夏暑而倦怠，遇冬寒而坚强。予尝治肾经郁火，令服滋肾丸而效，故须审察，不可偏认火衰也。薛立斋云：按阴茎属肝之经络，若因肝经湿热而患者，用龙胆泻肝汤，以清肝火，导湿热；若因肝经燥热而患者，用六味丸，以滋肾水，养肝血，而痿自起。阴痿弱而两丸冷，阴汗如水，小便后有余滴臊气，尻臀并前阴冷，恶寒而喜热，膝亦冷，此肝经湿热，宜龙胆泻肝汤、柴胡胜湿汤选用。肾脉强盛，右尺尤甚，此相火盛而反痿，宜滋肾丸、六味丸。

妇人阴冷　肥盛者，多是湿痰下流所致，二陈加二术、羌、防。男子外肾冷，两髀枢阴汗，前阴痿弱，阴囊湿痒臊气，柴胡胜湿汤。

阴肿痛　乃风热客于阴经，肾虚不能宣散而肿，发歇疼痛，宜桂枝汤加羌、防、荆芥、当归、细辛、通草；但肿而不痛者，是湿热，防己茯苓汤加羌活、泽泻；但痛而不肿者，瘀积火滞，舒筋三圣散加归尾、赤芍、生甘草梢。妇人产后受风，多有此证，芎、归、羌、防、荆芥、乳香、没药，煎汤熏洗之。

阴中痒　亦是肝家湿热，小柴胡汤下滋肾丸。瘦人燥痒，属阴虚，六味丸三钱，滋肾丸一钱和服，外用蛇床子煎汤洗之。丹方治妇人阴痒，甘蔗渣烧灰，入冰片擦之立止。尺脉数，妇人阴中生疮，下部䘌，久之有虫，用猪肝煮熟，切长条，蘸鹤虱末即名天精子，纳阴中，引虫出，乃杀虫要药。妇人瘕聚，阴中肿痛不可忍，有物如茄突出，与男子之疝无异，因湿热者，柴胡清肝散、龙胆泻肝汤选用，外以枳实切碎炒热，帛包熨之，冷再易。但是阴痛俱效。

疝

《经》云：任脉为病，男子内结七疝，女子带下瘕聚。从少腹上冲心而痛，不得前后为冲疝。邪客原阴之络，则卒疝。厥阴之阴盛，脉胀不通，为㿉癃疝。肝所生病为狐疝。肾脉大急沉，肝脉大急沉，皆为疝。心疝，心痛而引少腹，上下无定，溲便难者，取厥阴。

《金匮》云：腹痛，脉弦而紧，弦则卫气不行，即恶寒，紧则不欲食，邪正相搏，即为寒疝，寒疝绕脐痛，若发则自汗，手足厥冷，其脉沉紧者，大乌头煎主之。寒疝绕脐痛，其脉阳弦阴紧。阳弦，故卫气不行而恶寒；阴紧，故胃中寒盛不杀谷。今寒入营中，与卫相搏，则绕脐腹痛，自汗出，手足厥冷，阳微阴盛，其候危矣。故用乌头之温，合蜜之甘，入胃以建其中，而缓其痛，使营中之阳旺，则卫中之邪，自不能留，亦不使虚寒自下上之微旨也。

寒疝，腹中痛，及胁痛里急者，当归生姜羊肉汤主之。寒积迫于厥阴冲脉，故用当归以通冲脉之急，生姜以散中外之寒，羊肉以补精血之虚也。

寒疝，腹中痛，逆冷，手足不仁，若身疼痛，灸刺诸药不能治，抵当乌头桂枝汤主之。腹中痛，乃少阴与任脉寒证。逆冷手足不仁，身疼痛，营卫之气亦不调矣。灸刺诸药不效者，邪不在经而在肾与任脉也，故用乌头蜜煎以温少阴任脉之经，合桂枝以调营卫之气。方后有云，知者如醉状，营卫得温而气行也，得吐者为中病，阳气内复，则阴邪无容息之地而上出矣。

巢氏所叙厥疝、癥疝、寒疝、气疝、盘疝、跗疝、狼疝，戴人又立寒疝、水疝、筋疝、血疝、气疝、狐疝、㿗疝之名各七，然皆谬立多名，殊非切要。大抵疝之为证，受热则缓纵不收，受寒则牵引作痛，受湿则肿胀累垂，虚者亦然。三者之间，分其孰多孰少而为施治。在血分者不移，在气分者多动，往往有左丸偏胀而移于右丸者，亦有右丸偏胀而移于左丸者，皆是气分之病；若积年痛发，不胀大而不能动移者，方是血分之病。屡发屡更其处者，当是厥阴风木为患。肿极而不甚痛者，当是太阴湿土为患。又，上引者，宜用桂枝、吴茱萸、茴香等辛热治之；下坠者，宜用川楝、黄柏、苍术、香附苦燥治之。又，痛处热而不欲人按者，湿热也；痛处寒而喜人按摩者，寒积也。以此明辨，万无差误矣。

丹溪云：睾丸连小腹急痛，或有形，或无形；或有声，或无声，皆以为经络有寒，收引则痛，不知始于湿热壅遏在经。又感外寒，湿热被郁，不得疏散，故作痛。若只作寒论，恐为未备。盖大劳则火起于筋，醉饱火起于胃，房劳火起于肾，大怒火起于肝，火郁之久，湿气便盛，浊液凝聚，并入血隧，流入厥阴，肝性急速，为寒所束，宜其痛甚，当用枳实、桃仁、山栀、吴茱萸、山楂、生姜；湿胜成痛疝，加荔枝核；痛甚，加盐炒大茴香；痛处可按者，加桂。此亦前人未备之旨也。

古方治疝，多用温剂，丹溪独用凉剂、然更有寒热兼者，如乌头栀子汤治疝瘕、少腹缓急，痛处按之则减，因其人素有湿热，外束寒邪，故用黑山栀、川乌头等分为末，姜汁糊丸，川乌治外束之寒，栀子治内郁之热，殊有奇效。元气衰弱者，加人参、白术，佐以木香、砂仁。脐下撮急，周身皆痛，小便数而清，诸脉洪缓，独肾脉弦急无力，此邪客于肾，名曰肾疝，酒煮当归丸。凡疝气带下，皆厥阴风木之病，全蝎，治风之要药；川楝、茴香，皆入小肠；当归、延胡，活血止痛。疝气带下皆寒邪积聚于小肠，总郁化为热，非附子不能开之，丁香、木香为引导也。若有瘀血结滞作痛，又当以桃仁、赤芍导之。

冲疝者，气上冲心下，二便不通，乃寒湿之邪，固结于内，郁积为热，加以客寒触之而发，天台乌药散加铁锈水调服，甚则禹功散加炮姜、枳实、青皮之下。冲疝岁久不除，渐成冲心疝气，证与蛊胀无异，误用攻伐，胀必转剧，惟辛温健运，庶为合宜，然亦取效良难，至于调理，尤宜详慎。每见食填中脘，浊阴之气上逆，顷刻告变，业尝见之，此与冲心脚气不殊也。

狐疝者，卧则入腹，立则出腹。仲景云：阴狐疝气，偏有小大，时时上下，蜘蛛散主之。若寒束热邪，疝瘕攻痛，酒煮当归丸。

㿗疝者，少腹控卵，肿急绞痛，《灵枢·刺节篇》所谓去爪是也。睾囊肿大，如斗如栲栳[14]，甚者与身齐等，而不作痛，中藏秽液甚多，此湿邪也，最为难治；但觉微痛者可治，桂苓丸加苍术、厚朴、黄柏、川乌。

水疝，肾囊肿痛，阴汗如流，囊如水晶，小腹内按之作声。得之饮酒使内，更感风寒，湿留囊所致。五苓散换苍术，加楝实、柏皮。

木肾，则阴丸肿大作痛，顽痹结硬，皆嗜欲内戕，肾经虚惫，湿热凝滞其间，故顽痹结硬，肿大作痛。二妙散加肉桂、吴茱萸、半夏、枳实、生姜。荆芥穗一两，朴硝、萝卜各二两，葱七茎，煎汤淋洗。

厥疝者，厥气上冲心腹，肝经素有火邪，加以寒气外郁，《宝鉴》当归四逆汤。若阴疝牵引小腹痛，房劳痛不可忍者，此肝经素虚挟热，而外挟风寒也。乌头栀子汤加葱白二三茎，煎成入红酒调服。痛定，用八味丸加茴香。

瘕疝，脾传之肾，少腹冤热而痛，出白，即巢氏之癥疝，子和之筋疝也。丹溪所谓内郁湿热者，与此疝相似。龙胆泻肝汤去生地，加橘核、桃仁、吴茱萸。

偏坠，初起香橘散加穿山甲，或穿山甲、茴香二味为末，酒调下，干物压之；患久药之不效，或一核缩入少腹，痛不可忍，用手按捺，方得还旧者，木香楝子散，外用牡蛎灰、良姜等分为末，唾津调涂肿大一边，须臾如火热，痛即安。阴虚偏坠，一味败龟板为末，茴香汤或温酒调服；不应，风入厥阴也，加醋炒蝎梢三分。

小肠气者，小肠经为病，小腹引睾丸连腰脊而痛。盖小肠虚则风冷乘间而入，厥而上冲肝脉，控引睾丸，上而不下，痛冲心肺，病名控睾，天台乌药散。小肠气及肾虚腰痛者，喝起丸。著湿热内郁，小便不通，为膀胱实热，加味通心散。

膀胱气者，膀胱经为病，小腹肿痛，不得小便是也，宜五苓散加川楝子、葱白、茴香，煎成入盐少许，热服。疝因食积为患者，必因饮食而发，痛处有块梗起，宜立效散。疝因瘀血为患者，必因奔驰受寒而发，痛处手不可拊，按之刺痛如锥，宜酒煮当归丸去丁香加桃仁。疝因风与湿热而发者，必连阴囊肿痛，九味蟠葱散。疝急作痛者，用黄柏酒炒为君，醋炒青皮、延胡索、益智、桃仁为臣，苍术、香附、茴香，俱盐水炒，为佐，附子、甘草为使，研末作汤，服后一痛过，更不再作。

七疝痛不可忍，灸大敦穴，穴在足大拇指聚毛处，去甲一韭叶，灸七壮，属厥阴井也，须用厚蒜瓣衬，不可贴肉，贴肉则伤指甲。一种因肺气不化，膀胱为热邪所滞，而小便不通，小腹与睾胀痛，一味沙参，大剂煎服，肺气化而小便通，一服即愈，但小便不闭者不可服。

寒疝用茴香一斤，生姜二斤，捣绞自然汁浸一夜，收尽，入青盐二两，炒燥为末，酒丸，空心酒或葱汤下二钱。

小肠疝气，用四制香附、盐炒茴香等分为末，空心酒下三钱。

妇人阴肿坚硬，青橘皮一斤，炒燥为末，分二分，绢包焙热熨，频频易之。

寒疝引急，痛连小腹，及睾丸偏缩者，以胡椒十余粒为细末，掺黑膏上烘热，贴阴囊片时，其痛即止；若睾丸偏缩者，贴偏小半边，盖缩即寒，而坠则热也。

患疝之人，每浴时，忍小便不去，入汤揉令肠中和畅，出浴即去小便，使所郁寒湿，乘热发泄。又有疝气入汤，致逼上升者，此奔豚证也。人常有之，而俗医不能辨耳。

小儿啼哭不止，动于阴器，结聚不散，则阴核肿大而成疝，用桂枝汤加细辛、当归、木香、蝎尾。小儿啼哭，阴囊肿大，丹方用全蝎一分，连皮核桃肉十分，蜜丸弹子大，日服一丸，米汤化下屡效。

石顽曰：疝证多用辛散苦降，以解寒热错综之邪，然厥阴一经，内藏龙火，稍涉辛温，如乌头、桂枝、肉桂、茴香之类，每致湿热郁发，而为囊痈肿溃者多矣。因此拈出，以警将来。

[诊]　脉数而弦者，当下其寒。脉紧大而迟者，必心下坚。脉大而紧，阳中有阴也，可下之。脉弦急搏皆疝。弦数宜清热，弦紧宜温经，兼浮宜兼汗，兼实宜兼下，弦细为寒湿，弦濡为湿热也。

交　肠

交肠之病，大小便易位而出，或因醉饱，或因大怒，遂致脏气乖乱，不循故道，法当宣吐，以升提其气，宜五苓散加木香以探之。肥盛多痰者，二陈汤加枳实、木香以探之，使阑门清利，得司泌别之职则愈矣。

石顽曰：交肠证，虽见于方书，而世罕见。绿石山詹石匠之妇，产后五六日，恶露不行，腹胀喘满，大便从前阴而出，省其故，缘平昔酷嗜烟酒，所产之儿，身软无骨，因而惊骇，遂患此证。余以芎归汤加莪术、肉桂、炒黑山楂一服，恶露通而二便如常。又，陆圣祥之女，方四岁，新秋患血痢，而稀粪出于前阴，作冷热不调，食积，与五苓散服香连丸，二剂而愈。又，钱吉甫女，年十三，体肥痰盛，因邻居被盗，发热头痛，呕逆面青，六脉弦促，而便溺易位。此因惊气乱，痰袭窍端所致也，与四七汤下礞石滚痰丸，开通痰气而安。

[1]小便如粟状　小便时排出结石，大小如粟米状。
[2]弦急　拘急疼痛。
[3]便血　此处言尿血。
[4]殂(cú，音促)　死亡。《三国志·蜀书·诸葛亮传》："先帝创业未半，而中道崩殂。"
[5]砒鸩　砒霜鸩毒之略。比喻烈性毒药。
[6]忝(tiǎn，音舔)　谦词。辱，愧于。
[7]八秩　八十岁。秩，十年为一秩。白居易《思归》："已开第七秩。"苏轼《无题》："六秩行当启。"
[8]丧明　眼睛失明。
[9]一阳　冬至。昔有云："冬至一阳生。"
[10]胁(miǎo，音秒)　人体胁肋下虚软处。《素问·刺腰痛论》："腰痛引少腹控胁，不可以仰。"
[11]怵(chu，音处)惕　怵，恐惧，害怕；惕，惊恐不安。怵惕，惶恐畏惧。杜甫《北征》："拜辞诣阙下，怵惕久未出。"
[12]接内　性交。内，此指内人、妻子。
[13]豮(fén，音坟)　猪，阉割的雄猪。
[14]栲栳(kǎolǎo，音考老)　亦名笆斗，用柳条所编之容器，其形如斗。

外科症治全生集

清·王洪绪〔原著〕

［说明］

《外科症治全生集》，清·王洪绪撰于1666年。全四卷，系外科学专著，卷一论痈疽疮毒，卷二为临证医案，卷三为诸药法制及药性，卷四为方剂类。其中，卷一设阴症门、阳症门及卷二所设临证诸内容，对男科之子痈、囊脱、结毒、绣球风诸疾皆有论述，且立足临床实用，为后世医家所推崇。

本次据清·同治十二年槐荫山房刻本为底本，以光绪三十三年校经山房刻本为主校本进行整理。

卷 一

阴症门

横痃

生于小腹两旁,大腿界中,形如腰子,皮色不异,硬如结核,按之微痛者是也,日取角刺粥时饮,三四日全消。或以子龙丸,每服三分,淡姜汤日送三次,痊愈乃止。大忌开刀,开则刀口无脓,惟出白腻浆,三百日内必死。自溃者亦然。

马曰:横痃之症,乃败精湿痰凝结而成,角刺及子龙丸似非宜用。

乳岩

初起乳中生一小块,不痛不痒,症与瘰疬恶核相若,此因哀哭忧愁,患难惊恐所致。其初起以犀黄丸,每服三钱,酒送,十服痊愈。或以阳和汤加土贝五钱煎服,数日可消。倘误以膏贴药敷,定主日见肿大,内作一抽之痛,已觉迟治,若皮色变异,难以挽回。勉以阳和汤日服,或以犀黄丸日服,或二药每日早晚轮服,服至自溃而痛者[1],用大蟾六只,每日早晚取蟾破腹连杂,以蟾身刺孔,贴于患处,连贴三日,内服千金托里散,三日后接服犀黄丸。十人之中,可救三四。溃后不痛而痒极者,断难挽回。大忌开刀,开则翻花最惨,万无一活。男女皆有此症。

马曰:乳岩乃心肝两经,气火郁结,七情内伤之病,非阴寒结痰,阳和汤断不可服,服之是速其溃也,溃则百无一生。惟逍遥散最为稳妥,且犀黄丸内有乳香、没药、麝香,辛苦温燥,更当忌投。

阳症门

子痈

肾子作痛而不升上,外现红色者是也。迟则生患,溃烂致命。其为成脓者,用枸橘汤一服即愈。

马曰:子痈与囊痈有别。子痈则睾丸硬痛,睾丸不肿而囊肿者为囊痈。枸橘等品,正治子痈之法。

囊脱

阴囊生毒烂破,肾子落出。外用紫苏汤,取紫苏叶、梗为末,日敷,用青荷叶包裹,内服泻热汤。

马曰:泻热汤治囊脱,颇效,可用。

杨梅结毒

杨梅疮,又谓棉花、广豆、广疮,因形而名。然其感毒无二,以化毒为贵,熏罨为忌,罨定复发难治。初发以三黄丸，每日五鼓取四钱，热陈酒送服，醉盖取汗。或以泻肝汤，每日早晚轮服。昔书所载升药为丸，雄黄为衣，粥饮送服，或点药条一根，口含冷水之法。后学万不可因此不费药资，致伤人命，自召天诛。

如有因服升药并药条熏罨复发，在五日之内，日服三黄丸，再取紫银茶时饮。如溃，以渣煎汤，患处日洗两度，接服圣灵丹，可祛毒尽，色转红活，用洞天膏贴收功。

即如下疳、蜡烛笑等毒，总不离此前治之诸法。倘疼痛难忍，以圣灵丹五分，数服奏功。如溃烂，俟毒退痛止，色转红活，当以药撒生肌。如阳物[2]硬而不痿，白精流出，此乃妒精。用破故纸、韭菜子各一两为末，每服六钱，水一碗煎半碗服。如见愈，宜以药剩，倘毒重，服圣灵丹，无不痊愈。

马曰：此即江湖术士之隐药[3]，万不可用。

马曰：升药用水银炼成，误服，毒收入骨，须用青铅、川椒，方能解之。

癞疥　绣球风

遇此二症，用合掌散二钱，可敷数次痊愈。临用以右手中指罗门，粘满香油，再在包内粘药，涂入左手心，合掌数摩。俟药止有气而不见形，将两掌擦疮，每日早晚擦二次，三日扫光，再擦三四日不发。

马曰：此治癞疥之主方，用之得宜，效如影响。惟肾囊上不可用。

卷二

调经种子汤　归身　川芎　吴茱萸各一钱　熟地　制香附各半钱　白芍　茯苓　丹皮各八分　元胡索　陈皮各七分

若经水先期者，色必紫，加条芩八分。过期者，色必淡，加官桂、干姜、熟艾各五分。不落先期、落后，每服加生姜三片，水一碗半，煎八分，俟经水至日，空心服起。以渣再煎，临卧服。一日一剂，服至经止两三日，交媾即孕。

经期准而不孕者，以续断、沙参、杜仲、当归、益母草各二分[4]，川芎一钱，砂仁炒研五分，制香附二钱，橘红一钱，种子红花三分。至期服四剂，下期再服而孕。

求嗣得孕说

昔褚澄言：男精泄于先，而女精后至，则阴裹阳，主男孕；如女精泄于先，而男精后至，则阳裹阴，主女孕。又言：月信初尽，其浊气未清而交媾，即女。务待经止两足日，则女体虚而浊气尽，再男人保养月余，阳胜于阴，定成男孕。又论子宫左右，如男精泄于妇人之左生男，右则生女，此男清女浊，男左女右，阳壮阴衰之至论也。凡疾风暴雨，或醉饱，或服药石而受胎者多夭。必俟天气晴明，日暖风和，明星亮月而受胎者多富贵。倘时令不正，或迷雾气怒而受胎者，多愚蠢贫贱；或雷电之后而受胎者，定生怪物。求嗣者慎诸！

小便闭

此症乃气闭，非大小便不分也。医家每以泽泻、木通、车前、猪苓等药，全无一效。余遇此症，以归身一两，川芎五钱，柴胡、升麻各二钱半，水二碗，煎八分，一服即通。曾救多人，或孕妇及老年之人，加人参一钱。

马曰：方极妥善。

尿血头裂

当归一两，以陈酒一升煎之，一次服下即愈。

白浊

牛舌头草根，即野甜菜，又名秃菜根，近水池处最多。取根煎汤当茶饮，或以汤煮粥食，至愈乃止。或用生白果三枚，捣烂，滚豆腐浆冲服。

梦遗

六味汤内减去泽泻，增龙骨三钱，研细水飞，莲须一两，芡实二两，线胶四两，用牡蛎粉炒成珠，共研为末，蜜丸。每日早晚各取四钱，鹿含草煎汤送服。

---

[1]而痛者　原脱。据校本补。
[2]阳物　阴茎。
[3]隐药　谓用水银类药使梅毒症状消除而邪毒隐伏于内者。
[4]二分　校经山房本作“二钱”。

杂病源流犀烛

清·沈金鳌[原著]

[说明]

《杂病源流犀烛》,30 卷,清·沈金鳌撰于乾隆三十八年(1775)。综合性医书,为丛书《沈氏尊生书》的重要组成部分。全书以介绍杂病为主,包括脏腑门、奇经八脉门、六经门、内伤外感门、面疔门、身形门等,且每门又分为若干病证,每病述源流一篇,详述病证原委,据其形证,考其主治,方药化机,缕析昭然。另外附导引之法,至为完备。内容涉及内、外、妇、儿、针灸、养生,引用书目达82种之多,在杂病学临床中占有极为重要的地位。其中,小肠病、膀胱病、小便闭癃、肾病、虚损劳瘵、遗泄、五淋二浊、冲任督带病、七疝、色欲伤、前阴后阴病原流诸篇章,几乎囊括现代中医临床泌尿男科学病证的全部,为当代中医男科学的构建具有重要的参考价值。

本次据乾隆三十九年甲午刻本为底本,以同治十三年湖北崇文书局刻本为校本进行整理。

小肠病源流

小肠气　小肠痛

手太阳小肠脉，起于小指之端，循手外侧上腕出踝中，直上循臂骨下廉，出肘内侧两筋之间，上循臑外后廉，出肩膊绕肩胛，交肩上，入缺盆，络心，循咽，抵膈，至胃，到小肠。其支者，从缺盆循颈上颊，至目锐眦，却入耳中；其支者，别颊，上䪼抵鼻，至目内眦，斜络于颧，次注足太阳膀胱经。每日未时，气血至小肠，手太阳小肠经，少气多血。

经曰：小肠者，受盛之官，化物出焉。其为器，亦止为胃役使，特以与心络并行隧道，又与足太阳膀胱连经，故亦以三阳归之，非谓其职能与足太阳并列也，倘一拈太阳，即以小肠膀胱并举，不知要矣。所以小肠之职任，与大肠相仿。大肠之腑无灵，小肠亦无灵。大肠之经，非当阳之用，小肠亦非有巨阳之用。《经》故俱以器目之也。惟小肠与大肠，皆为胃化物之器，故其病亦与胃同。惟本经与心络并行隧道，故本经病亦延及于心，然亦止在经络而已，无与于心之脏也。其为病，实则嗌痛，颔肿不可以顾，肩似拔，臑似折，节驰肘废[1]，小水不利及赤，或涩痛尿血；虚则遗尿，面白苦寒，耳前热；小肠气生疣，小者患指痂疥。虚实之病，各有别矣。至遗溺闭癃，更有由肝所生病，及膀胱不约者，固不尽由小肠也，各详本症。

小肠形质

《灵枢》曰：唇厚，人中长，以候小肠。又曰：心应脉。皮厚者脉厚，小肠亦厚。皮薄者脉薄，小肠亦薄；皮缓者脉缓，小肠大而长；皮薄而脉小者，小肠小而短。诸阳经脉皆多纡曲者，小肠结。《入门》曰：凡胃中腐熟水谷，其滓秽自胃之下口，传入于小肠上口，自小肠下口，分别清浊，水液入膀胱上口，滓秽入大肠上口。《难经》以大、小二肠之会为阑门，言关阑分隔也。

小肠症治

《灵枢》曰：中气不足，肠为之苦鸣。又曰：小肠病者，小腹痛，腰脊控睾而痛，时窘之后，当耳前热。《内经》曰：小肠为泄。《入门》曰：小肠有气，则小腹痛；小肠有血，则小便涩；小腹有热，则茎中痛。又曰：小肠者，心之府也，有病宜通利。

小肠绝候

《脉经》曰：小肠绝，六日死，何以知之？发直如干麻，不得屈伸，自汗不止。

小肠气

小肠经病也。小腹引睾丸，连腰脊而痛，小肠虚，风冷乘间而入，邪气既实，则厥而上冲肝肺，控引睾丸，上而不下也宜楝实丸、葫芦巴散。《千金方》以为㿗疝有四种，其一肠㿗，即小肠气吊，外肾偏坠肿痒，故《纲目》等书多因其说，并云得之于地气卑湿，亦当备参。而其为症，有甚而热痛，小便不通者，宜加味通心饮；有年久不愈者，宜橘核丸；有茎囊抽痛，不可忍耐者，宜立效散、杨氏麝香元、四味茴香散。各宜详究。

脉法　《正传》曰：肝脉滑甚，为㿗疝，小肠气痛。

小肠气症治

《纲目》曰：大抵小肠气属湿多，故江淮间多有之，宜以去湿之剂下之，以苦坚之，不可温之、补之。

小肠痈

小肠火热病也。或因七情饮食,或因经行、产后瘀血留积,其症发热恶寒,脉芤而数,肤皮错纵[2],腹急渐肿,按之内痛,大便重坠,小便涩滞若淋,或小腹隐痛坚硬,如掌而热,肉色如故,亦或焮赤微肿,甚者脐突腹胀,转侧有水声,宜大黄汤。如瘀血去尽,则安矣。若体虚脉散,不敢轻下,用轻剂可也,宜活血散瘀汤;痈已成,则腹痛腹满不食,便淋刺痛,宜苡仁汤;腹濡痛,小腹急,必时时下脓,宜丹皮散;溃后疼痛淋沥不已,必见诸虚症,宜参芪地黄汤。此病亦不可惊,防肠断,坐卧转侧,皆宜徐缓,尝少进稀粥,静养调理为要。但古方书但载肠痈,无大小之别,故其治法,亦约略相仿,参考可也。

脉法

《脉诀》曰:关内逢芤肠里痈。

小肠痈症治

《疡科选粹》曰:若小腹硬痛,脉迟紧者,未有脓也,用大黄汤下之;不敢下者,用败毒散加秦艽、连翘;脉芤涩者,四物汤加桃仁、红花、延胡索、木香;小腹软痛,脉洪数者,已有脓也,用薏苡仁汤排之,或三仁汤、神效瓜蒌汤;小腹疼痛,小便不利,脓壅滞也,牡丹皮散主之;若大便或脐间出脓者,不治。

治小肠病诸药要品及方二

小肠实 宜渗利 茯苓 甘草 知母 黄连 麦冬 童便 木通 黄柏 牛膝 黄芩 生地 灯心 琥珀 瞿麦 石膏 滑石 山栀 紫菀 陈皮 车前 赤豆 扁豆 海金沙

小肠虚 宜补气 人参 黄芪 山萸 麦冬 金樱子肉 五味 牡蛎 茯苓 茴香 益智仁肉 白芍 粳米 溲而便脓血,加赤石脂。

导赤散 小肠热。

生地 木通 甘草各一钱 竹叶七片

此治小肠热而小便不利者。

赤茯苓汤 又。

赤苓 木通 生地 槟榔 黄芩 赤芍 麦冬 甘草各一钱 姜五片

附载:仲景分别标本方药

标 茯苓 石膏

本 导赤散 淡竹叶 木通 甘草

治小肠气方七

楝实丸 总治。

川楝子 茴香 吴萸 陈皮 马兰花 芫花

醋糊丸，每服一钱，渐加至二钱，温酒送下。如不用酒，淡姜汤下。

胡芦巴散 又。

胡芦巴 益智仁 大茴 蓬术 牵牛子 山萸肉 酒牛膝 川断 川芎 防风 甘草

共为末，每二钱酒下。

加味通心饮 热痛。

瞿麦 木通 山栀 黄芩 连翘 枳壳 甘草 川楝子各一钱 灯心二十茎 车前草五叶

橘核丸 久痛。

炒橘核 盐酒炒海藻 盐酒炒昆布 盐水洗海带 麸炒桃仁 炒川楝子各一两 酒炒延胡索 厚朴 枳实 肉桂 木香 木通各五钱

酒糊丸，或酒或盐汤下六七十丸。如久不消，加醋煮硼砂二钱。此方总治一切㿉疝，卵核肿胀，偏有大小，或硬如石，或小腹绞痛，甚则囊肿溃烂出黄水，无不效。

如小肠气新发者，不必此方，只用橘核一钱半，桃仁十五个，山栀一钱，炮川乌、吴茱萸各五分，各炒为粗末，水煎。此名橘核散。橘核单止痛，川乌散寒郁，山栀除湿热，又引川乌速下，不令胃中停留，用之甚捷。

立效散 抽痛。

全蝎七个 砂仁三七枚 茴香一钱

共为末，分三服，热酒调下，空心即效。

杨氏麝香元 又。

木香 胡椒各一两 炒全蝎 巴霜各四钱 麝香一钱

蒸饼丸，麻子大，朱砂为衣，热水下五七丸。

此方能寻诸处痛，凡小肠气及膀胱气胁下痛，最难治，此药主之。

四味茴香散 又。

乌药酒浸一宿，焙 高良姜 青皮 茴香各一两

共为末，每二钱，发时酒下。

治小肠痈方十

大黄汤 初起。

熟大黄 芒硝各一钱 丹皮 白芥子 桃仁各二钱

活血散瘀汤 又。

川芎 当归 赤芍 苏木 丹皮 枳壳 木瓜 桃仁各一钱 槟榔六分 炒大黄二钱

苡仁汤 已成。

苡仁 瓜篓仁各三钱 丹皮 桃仁各二钱 白芍一钱

丹皮散 下脓。

人参 丹皮 白芍 茯苓 苡仁 黄芪 桃仁 白芷 当归 川芎各一钱 肉桂 甘草各五钱 木香三分

参芪地黄汤 补益。

人参 黄芪 茯苓 熟地 山药 丹皮 山萸 姜 枣

败毒散 下毒。

四物汤　下瘀。

川芎　当归　白芍　地黄

三仁汤　下脓。

苡仁二半钱　冬瓜仁　桃仁　丹皮各一钱半

神效瓜蒌汤　又。

瓜蒌一个　当归　甘草各五钱　乳香　没药各一钱

此是重剂,勿轻用。

牡丹皮散　又。

丹皮　人参　天麻　茯苓　薏苡仁　黄芪　桃仁　白芷　酒当归　川芎各一钱　炙甘草七分

膀胱病源流

膀胱气　转胞症

足太阳膀胱脉,起于目内眦,上额交巅。其支者,从巅至耳上角;其直者,从巅入络脑,还出别下项,循肩髆内挟脊,抵腰中,入循膂,络肾,属膀胱;其支者,从腰中挟脊贯臀,入腘中;其支者,从髆内左右别下贯胛,挟脊内,过髀枢,循髀外从后廉,下合腘中,以下贯踹内,出外踝之后,循京骨至小指外侧,次注足少阴肾经。每日申时,周身气血俱注于膀胱。足太阳膀胱经,少气而多血。

膀胱,本州都之官,藏津液。州都者,下邑也,远于京师,且津液必待气化而后能出,则其为器,有不得与诸阳并者,乃其经反纳太阳,何也?以太阳起于少阴,今归之以阳,故借纳于此也。其实太阳为三阳之主,膀胱乃必待气化而后能出,则太阳岂膀胱能为之耶?后人不明经旨,此谓膀胱为太阳寒水,以主寒令,不知六气之寒水,惟肾能主之,人身太阳之经,既非寒令,而膀胱之水,亦非寒水。固不可混也,则膀胱之所以为腑,有可识矣。试进详之:人身太阳之经,起于足,上于巅脑及额颅内,下干膺中包心肺,皆太阳经所贯。太阳居六经之盛,故为巨阳,而为诸阳主气。然以同卫气起于少阴,乃以其阳借纳膀胱,而膀胱虽居卑贱,所以得称太阳也。膺中为心肺所居,肺主皮毛,心主血脉,太阳之经,既下膺中则皆与太阳合,是以寒邪一犯太阳,遂伤肺及心,以犯皮毛血脉,为心肺之所合,如皮毛懔懔,鼻塞声重,畏寒无汗,以及心烦,皆太阳病,而肺与心皆为之变也。

仲景治太阳伤寒,设麻黄汤,发汗以疏肺;设桂枝汤,和表止烦以宁心。岂非治太阳即以治太阴少阴,且治太阴、少阴正所以治太阳乎!是太阳一经,实兼摄手二阴矣。故其为病,实则鼻窒,头痛,目似脱,泪出,项似拔,腰似折,髀不可以曲,腘如结,腨如裂,是为踝厥,痔、疟、癫、狂,脐反出,下肿,便脓血,肌肉痿,少腹胀痛,按之欲小便不得;若虚则鼽衄[3],小便不禁,遗尿,膀胱气,皆其候也。古人谓太阳病并有时连及阳明,《经》曰:肝胆同归津府。所以太阳厥阴,同为一治。又曰:膀胱、肾,合为津液。肾所以主二便之难,引膀胱所以连及诸经而为病也。故膀胱病,小便秘,不得任用热。

《经》又曰:胞移热于膀胱,则为遗溺、闭癃。又曰:小腹膀胱,按之内痛,若沃以汤,涩于小便,上为清涕,则为胞痹。注云:胞内居之,则知胞居膀胱之内也。其胞痹之症,由风寒湿邪客于胞中,气不能化出,故胞满而水道不通,以致小腹膀胱俱痛,而涩于小便也,宜肾着汤、肾沥汤、巴戟丸。而胞与膀胱,皆有上口,无下口。至胞之为患,有转胞症,另详于后。然转胞为胞本病，而患之所及，又能令目病。如能远视，不能近视，有其火无其水也，当补肾，宜地芝丸、六味地黄丸；能近视，不能远视，有其水，无其火也，当补心，宜定志丸加茯苓；通及心肾，而近视不能远视，宜空心服四物汤加泽泻、茯苓、牡蛎，临卧服远志丸加甘菊、密蒙花，皆胞所致病也。总之，凡目病，血胜则痛，血胜则痒，又能致头风，宜川芎、瓜蒂，又能致头汗，亦皆胞所致病也。

膀胱形质

《内经》曰：水液自小肠泌，则汁渗入膀胱之中，胞气化之，而为尿以泄出也。东垣曰：膀胱虽为津液之府，至于受盛津液，则又有胞居膀胱之中。《类纂》云：膀胱者，胞之室也。《灵枢》曰：鼻孔在外，膀胱泄漏。又曰：肾应骨，密理厚皮者，三焦膀胱厚；粗理薄皮者，三焦膀胱薄；疏腠理者，三焦膀胱缓；皮急而无毫毛者，三焦膀胱急；毫毛多而粗者，三焦膀胱直；稀毫者，三焦膀胱结。

膀胱症治

《内经》曰：膀胱不利为癃，不约为遗尿。《入门》曰：膀胱病者，热结下焦，小腹苦满，胞转，小便不利，令人发狂，冷则湿痰上溢，而为多唾，小便淋沥，故遗尿。

鳌按：小便不禁，由膀胱气虚，加减八味丸倍山萸，加乌药、益智仁、补骨脂，是主药也；小便不通，由膀胱邪热，五苓散、益元散是主药也。

膀胱绝候

《内经》曰：遗尿狂言，目反直视，此膀胱绝也。又曰：膀胱绝者，戴眼、反折、瘈疭，其色白，绝汗乃出，绝汗出，则死矣。

膀胱气

膀胱经病也。其症小腹肿痛，必小便涩，宜五苓散加茴香、葱白、盐。服药后，若下小便如墨汁，膀胱之邪去矣，邪去而便通痛止矣，宜随用硼砂丸。

《入门》以㿗疝有四种，其一种水㿗，外肾肿大如升如斗，不痛不痒，为即膀胱气，宜备参究，而其为症，有由膀胱肾虚，结成肿痛者，宜茱萸内消丸；有膀胱气连胁下痛者，宜杨氏麝香丸；有由蕴热，阴囊肿胀，大小便不通者，宜三白散；有膀胱气痛不可忍者，宜蠲痛丸、金铃散、三疝汤，有年久不愈者，宜橘核丸。

膀胱气症治

《纲目》曰：小腹痛者三：肝病，小腹引胁痛；小肠病，小腹引睾丸腰脊痛；膀胱病，小腹肿痛，不得小便。又曰：神保丸治膀胱气下痛，最妙。通用橘核丸、橘核散。

导引

《保生秘要》曰：用手紧鼎幽阙，纳气数口，而紧紧顶闭纳之，立效。

运动

《保生秘要》曰：因欲火积滞，外肾复感冷气，故作胀痛，不可胜言，注意从外肾提气至内肾，右运二七遍，即从内肾想一火，提至顶门，略凝，而后行吹吸之法。

转胞症

水逆气迫病也，亦作转脬症。《直指》曰：此症皆由强忍小便，或尿急疾走，或饱食走马，或忍尿入房,使水气上逆,气迫于脬,故屈戾而不得舒张也,脬落即殂。又曰:此症孕多有之,患在忍缩小便,或醉饱入房,使小肠之气逆而不通,大肠之气与之俱滞,外水不得入膀胱,内水不得出膀胱,淋沥急数,每欲尿时如不可言,大便亦里急频并,似痢非痢,必以手按脐下,庶可立出,小便甚者,因此腹胀浮肿。

治法,用凉药疏利肠中热,仍与通泄大肠,迨其腹中搅痛,大便下,则尿脬随即归正,小便自然顺流。丹溪曰:胎妇转脬之症,禀受弱者,忧闷多者,性急躁者,食厚味者,大率有之,古方用滑利疏导无效,因思脬为胎所堕,展在一边,脬系了戾不通尔。胎若举起,悬在中央,脬系得疏,水导自行。一妇患此,诊之两手似涩,重取则弦,此得之忧患,涩为血少气多,弦为有饮,遂以参术饮空心煎服,遂以指探喉中,吐出药汁,俟少顷,又与一帖,次早亦然,如是与八帖而安。此法恐偶中,后历用数人皆验。据此二说,一用泻,一用吐,皆所以疏通其气,而使之流注也。至转脬之候,必脐下急痛,小使不通,此所以与寻常溺闭有异。若老人有脬转,困笃欲死者,又与少年不同治,宜六味丸倍泽泻;盖少年不须补益,只与利导足矣,宜蒲黄散、滑石散。又有惊忧暴怒,气乘膀胱郁闭,而脬系不正,遂至小便卒暴不通,小腹膨胀,气上冲心,闷绝欲死者,此其治法,必当兼气分,宜葱白汤;即如孕妇转脬,治法虽不同,要必兼补气血,宜参术饮、参术汤。此皆胞之为病,所当从胞而治者也。

胞为尿器

东垣曰:膀胱虽为津液之府,至于受盛津液,则又有脬而居膀胱之中焉。故《内经》云:脬移热于膀胱。《灵枢》云:膀胱之脬薄以濡。《类纂》云:膀胱者,脬之室。夫脬之居于膀胱也,有上口而无下口,津液既盛于脬,无由自出,必因乎气化,而后能渐渍浸润于胞外,积于胞下之空处,遂为尿以出于前阴。若使脬下无空处,则人尿急时,至厕安能即出乎?失惟积满脬下之空处,而不可再容,故急,急则至厕即出矣。

治膀胱病诸药要品及方十

膀胱实 宜润渗 黄柏 知母 滑石 木通 瞿麦 车前子 旋覆花 茯苓 猪苓 泽泻

膀胱虚 宜补气 人参 山萸 天冬 麦冬 牛膝 益智仁 金樱子 五味 杞子 柏子仁 虚加牡蛎、鹿茸、桔梗、桑螵蛸、鸡肫皮

既济丸 膀胱虚。

菟丝子 益智仁 肉苁蓉 茯苓 韭子 当归 熟地各五钱 牡蛎 盐黄柏 盐知母 酒山萸去核,各三钱 五味子一钱

面糊丸,空心盐汤下百丸,治小便不禁。

葵子丸 膀胱实热。

冬葵子 赤苓 猪苓 枳实 瞿麦 滑石 木通 黄芩 甘草 车前子各一钱 姜五片

治小便不通。

巴戟丸 胞痹。

巴戟两半 桑螵蛸麸炒 姜远志 酒生地 山药 附子 酒川断 酒苁蓉 杜仲 金石斛 鹿茸 龙骨 菟丝子 五味子 山萸 官桂各三钱

蜜丸,空心酒下五七十丸。治胞痹,小便涩而不通。

肾着汤 又。

炒干姜 茯苓 炙甘草 白术各二两

共为末,每服用四钱,水一盅,煎七分,空心温服。此方兼治肾虚伤湿,腰极重,极冷而痛,不渴,小便自利,此名肾着症。

肾沥汤 又。

麦冬去心 五加皮 犀角镑,各一钱半 姜汁炒杜仲 桔梗 煨赤芍 木通各一钱 桑螵蛸一个

水二盅,入羊肾少许,煎八分,食前服。

地芝丸 补肾。

熟地 天冬各四两 枳壳 甘菊各二两

蜜丸。

六味地黄丸 又。

熟地 山药 山萸 丹皮 茯苓 泽泻

蜜丸。

定志丸 补心。

茯苓 茯神各三两 石菖蒲 远志各二两 朱砂一两,内半为衣

蜜丸。

四物汤 近视。

川芎 当归 白芍 生地

远志丸 又。

麦冬 石菖蒲 甘菊 远志各五钱 杞子 熟地各四钱

蜜丸。

附载:仲景分别标本方药

标 麻黄 桂枝 黄芪 白术 防风 防己 制苍术 羌活

本 五苓散 白术 肉桂 茯苓 猪苓 泽泻 加滑石

治膀胱气方十

五苓散 溺闭。

肉桂 白术 茯苓 猪苓 泽泻

硼砂丸 药后。

木香 沉香 巴霜 青皮 铜青 硼砂

茱萸内消丸 肾虚。

山萸 吴萸 川楝子 马兰花 茴香 青皮 陈皮 山药 肉桂各二两 木香一两

酒糊丸。此方兼治膀胱肾虚,致成寒疝,偏坠引痛,及小肠奔豚、痃癖等症。

杨氏麝香丸 胁痛。

木香 胡椒各一两 全蝎 巴霜各四钱 麝香一钱

蒸饼丸,麻子大,朱砂为衣,汤下五七丸,能寻诸处痛。凡膀胱气胁下痛,最难治,此方主

之。神保丸，即此方无麝香，亦是治膀胱气痛要药。

三白散 蕴热。

白丑头末，一两 桑白皮 白术 木通 陈皮各二钱半

共为末，每一钱，姜汤下。

蠲痛丸 痛甚。

延胡索一两 川楝肉 茴香各五钱 白丑头末 当归 高良姜 青皮 木香 乌药各二钱半 全蝎七个

姜汁浸，蒸饼糊丸，烧绵灰调酒，送下三五十丸。

三疝汤 又。

车前子二钱四分 茴香一钱六分 葱白一钱二分 沙参八分

橘核散 新病。

橘核钱半 桃仁十五粒 山栀一钱 川乌 吴萸各五分

各炒为粗末，水煎。

金铃散 又。

金铃子三十枚 巴豆肉三十枚

各切片，同炒焦色，去巴豆，以茴香炒，与金铃肉等分，并入木香一钱半，共为末，每二钱，水酒各半，煎葱白汤调下。

橘核丸 久病。

橘核炒 盐酒炒海藻 盐酒炒昆布 盐水洗海带 麸炒桃仁 炒川楝肉各一两 酒炒延胡索 厚朴 枳实 肉桂 木香 木通各五钱

酒糊丸，温酒或盐汤下。

治转胞症方六

六味丸 老人。

熟地 山萸 山药 丹皮 泽泻 茯苓

蒲黄散 总治。

蒲黄 滑石等分

为末，每三钱，鸡子清调下。

滑石散 又。

寒水石二两 滑石 乱发灰 车前 木通各一两 冬葵子一合

葱白汤 惊忧。

陈皮三两 冬葵子一两 葱白三茎

水五升，煎三升，分三服。

参术饮 孕妇。

川芎 当归 白芍 地黄 人参 白术 半夏 陈皮 甘草 姜三 枣二

服后探吐。

参术汤 又。

人参 白术 当归 白芍 半夏 陈皮 甘草

服后探吐。

小便闭癃源流

小便黄赤　遗溺　饮后即便　交肠症

小便闭癃，肝与三焦及督脉病也。言三经而不及膀胱者，以膀胱但主藏溺，而不主出溺也。《经》云：肝脉过阴器，病闭癃。又云：女子督脉，入系廷孔廷孔，正中直孔，即溺窍也，男子循茎下至篡，阴茎之端也，病不得前后。又云：三焦下腧并太阳正脉，入络膀胱，约下焦，实则闭癃，虚则遗溺。

据经观之，闭癃之症，舍三经何属哉？虽然，其致病之由，实各有异，膀胱藏溺，气化则出，而主气化者，肺也，若燥则不能生水，气化不及膀胱，法当清金润肺，宜紫菀、麦冬、车前、丹皮、茯苓；如脾湿不运，水谷不精，不能上输于肺，使肺得行其津液以生水，法当燥湿健胃，宜茯苓、半夏、白术、苍术；如肾水燥热，以致膀胱不利，法当滋肾涤热，宜知母、黄柏、茯苓、通草、泽泻。又或水液只渗大肠，小肠因而燥竭，宜以淡渗之品分利之，宜茯苓、猪苓、通草、泽泻；又或气滞，不能通调水道，下输膀胱，必以顺气为急，宜枳壳、木通、橘红、苏子；又或心火盛，以致小肠多热，急当清心，宜黄连、犀角、天冬、麦冬；又或由乎大虚，须与温补以行其水，宜金匮肾气丸；又或忿怒气结，闭遏不通，须开郁破气，宜郁金、槟榔、桔梗、枳实。至若三焦实热，则惟用纯阴之品，以化其阳而已：上焦热，宜山栀、黄芩；中焦热，宜黄连、黄芩；下焦热，宜知母、黄连。

此治闭癃之大法也。乃丹溪独以吐法通小便，盖亦犹滴水之器，上窍通，下窍自出之意，其旨微妙，有可参用。其法，气虚者，先服药，宜补中益气汤，后用吐；血虚者，亦先服药，后用吐，宜芎归汤；痰多者，亦先服药，宜二陈汤，后吐；气闭者，用药为探吐，宜香附、木通；血瘀小便闭者，则以牛膝、桃仁为要药。尝采其法，用之颇效。

虽然，闭癃之异，究何如哉？新病为溺病闭，点滴难通也；久病为溺癃，屡出而短少，《纲目》谓即癃病也。此二症之实也。若夫溺有余沥，全由于肾之虚，须当补益为要，宜覆盆子、菟丝子、五味子、沙蒺藜、益智仁、莲须、山萸、牡蛎、龙骨、芡实。

脉法

仲景曰：肾脉滑实为癃闭。《脉诀》曰：便血则芤，数则赤黄，实脉癃闭，热在膀胱。《医鉴》曰：少阴微者，气闭膀胱。《纲目》曰：癃病脉细，不治。

小便不利

仲景曰：阴虚，则小便难。丹溪曰：小便涩者，血因火烁，下焦无血，气不得降，而渗泄之令不行也，宜补阴降火。《入门》曰：小便难者，出不快也。《经》曰：阳入阴分，则膀胱热而小便难。《直指》曰：肾虚，小便数而沥，如欲渗之状，宜温补。《纲目》曰：小便数而不利者有三：若大便泄泻，而津液涩少，一也，宜利而已；热搏下焦，津液不能行者，二也，必渗泻乃愈；若脾胃气涩，不能通调水道，下输膀胱而化者，三也，可咽气令施化而出，如茯苓琥珀散，用泽泻、滑石、赤苓、白术、猪苓、琥珀、肉桂、炙草者是也，不得混治。

小便不通

《内经》曰：胞移热于膀胱，则癃、血尿。元素曰：热在下焦，填塞不通，其症小便闭塞而不渴，时见躁者是也。东垣曰：小便不通，有气血之异，如渴而小便不通者，热在上焦气分，宜清肺；如不渴而小便不通者，热在下焦血分，宜滋肾。又曰：血涩致气不通而窍塞，宜导气除燥。《纲目》曰：小便不通，脐下状如覆碗，痛闭难忍，治法有二：如气不能化而不通，则用陈皮茯苓汤调木香、沉香末二钱，空心服，兼用吐法以提之；如血瘀于下而不通，则用桃仁承气汤之类。《回春》曰：呕哕而小便不通者，难治；中满鼓胀，病小便不通者，难治。《正传》曰：老人气虚短，作小便不通，为下焦血气干者死；鼻头色黄者，小便必难。

闭癃宜吐泻

丹溪曰：水道不通，属气虚、血虚，有实热，有痰气闭塞，皆宜吐之，以提其气，气升则水自降，盖气承载其水也。又曰：实热癃闭，用八正散，盖大便动，则小便自通矣。《直指》曰：水道不行，其本在肾，合用牵牛、泽泻；其末在肺，合用葶苈、桑皮，更以木通、滑石佐之，又能透达。虽然，大便小便，脉络相贯，人有多日小便不通，但使大泻数行，则小便自通。

尿色

《内经》曰：水液浑浊，皆属于热。《资生》曰：小便有五色，惟赤白色者多，赤色多因酒得之，白色乃下元虚冷。

导引

《保生秘要》曰：搓小纸捻入鼻中，俟打喷嚏，小水自通，此治闭塞。若迟塞，多搓掌心及涌泉穴，退火安静，或再行运功法，自效。

运动

《保生秘要》曰：及小肠症同法，从归元法旋运，而下旋至病处，多运数十回，复绕而上，撤而散之，周而复始，如法渐行谷道，去浊，提回守静。

小便黄赤

实热病也。凡脏腑皆能为之，而下焦更甚。经曰：肝热病者，小便先黄，宜火府丹。又曰：胃气盛，则身以前皆热，消谷善饥，溺色黄，宜凉胃汤。此二条，言肝胃有实热，故黄赤也。又曰：肺气虚，则肩背痛寒，少气不足以息，溺色变，宜加味补中益气汤。

又曰：冬脉不及，令人眇清脊痛，小便变，宜温肾汤。此二条，言肺肾虚寒，故黄赤也。

又曰：厥阴之胜，胁气并，化而为热，小便黄赤，宜青皮、赤芍、防风、柴胡。此一条言气运之属风而黄赤者也。

又曰：少阴司天，热淫胜，病溺色变，宜黄柏、山栀。又曰：少阳之胜，溺赤，善惊，宜山栀、黄芩。

又曰：阳明司天，燥气下临，暴热至，阳气郁发，小便变，宜黄芩、石膏。此三条，言运气之属热而黄赤者也。

又曰：中气不足，溲便为之变，宜加味补中益气汤。此一条言脾家虚，故黄赤也。

又曰：小便黄者，小腹中有热也。此则言下焦之热，不可不清之利之者，宜四苓散。然下焦之热，岂但是哉，或由肾虚有火，宜补阴丸；或由膀胱蓄热，宜葵子汤；亦或由小肠燥结，宜赤茯苓汤，固当分别治之。

小便黄赤形症

《得效》曰：上盛下虚，小便赤涩，必致成淋。

尿色

《内经》曰：足阳明之脉病，气盛则尿色黄。仲景曰：疸症小便如黄柏汁。《正传》曰：下焦无血，小便涩数而黄色。

遗溺

肾、小肠、膀胱三经气虚病也。而《经》又推及肺、肝、督脉，缘肺主气，以下降生水，输于膀胱，肺虚则不能为气化之主，故溺不禁也，宜补中益气汤。不愈，当以黄柏、生地、麦冬清其热。肝督二经之脉，并循阴器，系廷孔，病则营卫不至，气血失常，莫能约束水道之窍，故遗溺不止也。肝病，宜川芎、归身、泽泻、白芍；督脉病，宜荆芥、黄连、防风。若夫肾上应于肺，为子母，母虚子亦虚，其遗数宜也，宜菟丝子散。小肠主传送，故其气虚，亦患遗溺也，宜茯苓、泽泻、赤石脂、白芍、生地。膀胱者，水泉所藏，虚则不能收摄，而溺自遗也，宜菟丝子散、固脬丸。如挟寒，宜家韭子丸；挟热，白薇散；滑脱，牡蛎丸。

以上皆小便不禁之由于诸经者也，至如小儿睡中遗尿，多由于实热，而间或因寒，宜沈氏濬[4]泉丸；挟寒，去山栀，加萸肉、巴戟、干姜。老人淋漓不禁，多由于虚寒，而间亦有热，宜大菟丝子丸为主，酌其寒热以为治，不可不审也。妊妇尿出不知，或由脬热，宜加味逍遥散；或由脾肺气虚，宜补中益气汤；或由肝肾阴虚，宜六味地黄丸，不可不审也。产后小便不禁，或由脬损，宜沈氏固胞汤，或用八珍汤、补脬饮；或由膀胱气虚，宜加味补中益气汤；或由膀胱阴虚，宜补肺肾，不可不审也。果如是，遗溺之病，亦何足虑哉！

遗溺原由症治

《内经》曰：膀胱不约为遗尿。又曰：水泉不止者，是膀胱不藏也。《直指》曰：肾与膀胱俱虚，内气不充，故脬中自滑，所出多而色白，上以遇夜而阴虚愈多。又曰：下焦蓄血，与虚劳内损，则便尿自遗而不知。又曰：下焦虚寒，不能温制水液，则尿出不禁。又曰：经云水之本在肾，其末在肺，则知一之水自上而下，相为贯通也。丹溪曰：小便不禁，属热、属虚，热者五苓散合黄连解毒汤，虚者五苓散合四物汤加山萸、五味子。又曰：下虚内损而不禁，宜补膀胱阴血，泻火邪为主。《入门》曰：伤寒热病，及风温狂言直视遗尿者，不治。

尿色

丹溪曰：小便不禁，赤者有热，白者气虚。

饮后即便

精气耗散病也。《内经》曰：饮入于胃，游溢精气，上输于脾，脾气散精，上归于肺。《灵枢》曰：人饮酒，酒入胃，谷未熟而小便独先下。盖酒者，熟谷之液，其气悍以清，故后谷而入，先谷而液出焉。以是知饮入胃而遽沉至脐下，即欲小便者，皆精气衰耗，不能输于脾、归于肺也。东垣以为不输脾归肺，心火必上攻，使口燥而咽干，旨哉言矣！宜补中益气汤。

便溺原委

东垣曰：溲尿者，水也，水之下流，其性则然也。饮入于办，其精气虽上升，其本体固不能上升，则岂可谓小便独为气化所成哉？

交肠症

阴阳失度病。此症惟妇人多有之,或因病后,或因嗜酒,血枯气耗,阴阳失于传送,故大小肠错乱,往往小便中出大便,亦大便中出小便,而成此症也,宜五苓散。如不愈,以旧襆头烧灰酒服。

交肠症治

丹溪曰:一妇人嗜酒,常痛饮,忽糟粕出前窍,溲尿出后窍,六脉皆沉涩,与四物汤加海金沙、木香、槟榔、桃仁、木通,服之而愈。此从酒多,气升不降,阳极虚,又酒湿积久生热,煎熬其血,阴液大虚,阴阳俱虚,而暂时活者,以其形实,而酒中谷气尚在故也,三月后必死,果然。《回春》曰:一妇人病愈后小便出屎,先服五苓散二剂,又用补中益气汤而愈。

治闭癃方六

金匮肾气丸 大虚。

熟地 山萸 山药 丹皮 茯苓 泽泻 附子 肉桂 牛膝 车前子

补中益气汤 气虚。

人参 黄芪 当归 白术 升麻 柴胡 炙草 陈皮 姜 枣

芎归汤 血虚。

川芎 当归

二陈汤 痰多。

茯苓 甘草 半夏 陈皮

桃仁承气汤 血瘀。

八正散 实热。

大黄 木通 瞿麦 萹蓄 滑石 山栀 甘草 车前灯心各一钱

治小便黄赤方七

火府丹 肝热。

黄芩钱半 生地三钱 木通四钱

空心服。

凉胃汤 胃热。

黄连 甘草 陈皮 茯苓

食远服。

加味补中益气汤 肺寒。

人参 黄芪 当归 白术 升麻 柴胡 甘草 陈皮 茯苓 车前 姜 枣

温肾汤 肾寒。

附子 肉桂 熟地 牛膝 茯苓 生姜

空心服。

补阴丸 肾火。

黄柏　知母　龟板　杞子　杜仲　侧柏叶　砂仁　五味子　甘草

猪脊髓，地黄膏为丸。

四苓散　下热。

茯苓　猪苓　泽泻　白术

葵子汤　膀胱热。

冬葵子　赤茯苓　猪苓　枳实　瞿麦　滑石　木通　黄芩　车前子　甘草各一钱　姜五片

治遗溺方十七

补中益气汤　肺虚。

方详上。

加味补中益气汤　膀胱虚。

方详上。

菟丝子散　肾虚。

菟丝子　五味子　肉苁蓉　杜仲　牡蛎　鸡肶去黄皮，微炒

共为末，每服二钱。

固脬丸　膀胱虚。

茴香　附子　戎盐　桑螵蛸　菟丝子

酒糊丸。

家韭子丸　挟寒。

韭子　鹿茸　牛膝　熟地　归身　肉苁蓉　菟丝子　金石斛　巴戟　杜仲　肉桂　干姜

酒糊丸。

白薇散　挟热。

白薇　白蔹　白芍等分

牡蛎丸　滑脱。

牡蛎　赤石脂

酒糊丸。

沈氏溷泉丸　小儿。

益智仁　茯苓　白术　白蔹　黑山栀　白芍

此余自制方也，用之颇效。

大菟丝子丸　老人。

菟丝子　泽泻　鹿茸　石龙芮　肉桂　附子　金石斛　熟地　茯苓　牛膝　山萸　川断　肉苁蓉　杜仲　防风　补骨脂　荜澄茄　沉香　巴戟　茴香　川芎　五味子　桑螵蛸　覆盆子

加味逍遥散　脬热。

六味丸　肝肾虚。

沈氏固胞汤　脬损。

酒炒桑螵蛸二钱　酒黄芪五钱　沙苑子　萸肉各三钱　酒炒全当归　茯神　茺蔚子各二

钱　生白芍钱半　升麻二钱

羊小腊[5]净，煎汤代水煎药。此余自制方也，屡用神效。

八珍汤　又。

人参　茯苓　白术　甘草　生地黄　川芎　当归　白芍

补脬饮　又。

生黄绢一尺，剪碎　白牡丹根皮一钱　白及一钱

将二味为末，水一碗，煮至绢烂如饴，空心顿服。服时不得作声，如作声，即不效。

五苓散　因热。

肉桂　白术　茯苓　猪苓　泽泻

黄连解毒汤　又。

黄连　黄柏　黄芩　山栀等分

四物汤　因虚。

川芎　当归　白芍　地黄

治饮后即便方一

补中益气汤　总治。

方详上。

治交肠症方三

五苓散　总治。

方详上。

补中益气汤　又。

方详上。

四物汤　又。

方详上。

杂病源流犀烛　卷八

肾病源流

奔豚　肾痛　肾俞发　土龙疽

足少阴肾脉，起于足小指之下，斜趋足心，至然谷之下，循内踝之后，别入跟中以上踹内，又出腘内廉，上股内后廉，贯脊，到肾，络膀胱。其支者，从肾上贯肝膈，入肺中，循喉咙，挟舌本；支者，从肺出络心，注胸中，次注手厥阴心包络经。每日酉时，周身气血俱注于肾。足少阴肾经，多气而少血。

少阴者，阳气初转，阴气乍生之谓。太阳寒水司气，独归于肾，故肾为阳初转、阴乍生之少阴，盖以肾之气，主蛰伏，主归藏，天地敛藏之气，必归于此，是以肾得主寒水也，是以为先天根柢与心相对待也。然肾虽主寒水，而与心火南北对待，而先天有真火亦涵于此。是火

也,乃命门真阳之火,安身立命之主,即坎中一画乾阳,以运化生长收藏之原也。是肾固以寒为位,以水为体,以火为本,故其坚滑者,水之体也;其流行者,火之本也,所以诸脏各一,独肾有水火两具,而命门之火,与蛰藏真水两相并见。然坎中一阳,要即藏于两阴之中,故命门之火,亦即涵于真水之内,初非火是火,水是水,截分为二者,殆如天地之阴阳动静然,静极而动,阳生阴中,遂能升阴精以上奉心主,此升坎填离,水火既济,皆先天之神妙,不可思议者也。

先辈云:肾之脏,水犹海,火犹龙,水暖则龙潜,水寒则龙起,是肾火炎炽为患,皆由肾水虚寒。而肾既虚寒,益为脾土所克,其病自日生矣。此言水火不能相济,因为致病之由也,而不但已也。肾家本有水火两病,火病者,龙火腾炽,上烁为害也,其症有口热咽干,烦心,心如悬,喝喝而喘,面如漆柴,咳唾有血等类;水病者,寒湿之淫,所胜为灾也,其症有附肿骨痛阴痹,时眩清厥,腹大胫肿,喘咳身重,寝汗,头项痛,饥不欲食,寒气自伤,意不乐等类,是则肾之病有可指数者。虽然,水由地中行,克水者固为土,而为水所藏者,亦即土也。试观江湖河海,未有不载于土上,行于土中者,故其水得土之冲气,而足为蛟龙之所潜藏。若涧壑之水,非不清澈,要皆寒冷沁骨,故虽鱼虾之细,亦不能养,明乎此,亦可知肾之蛰藏,必藉土封之力,《内经》所以谓肾合精,其主脾,不曰克而反曰主也。罗淡生亦云:水藏土中,此前人补肾用六味,当知其入茯苓、山药之妙是已。但脾药甚多,而必用此二味者,实因补水故补土,水本湿土,又易生湿,故必须此二味,能渗土中之湿,则土既无湿淫之患。而水之藏土中者,亦自若其性,而不至湿与湿并,多溃溢之病矣,此六味不用其他脾药,而必用茯苓、山药者,其旨更自深微不可不知也。况乎先哲之言曰:肾家水不足,勿补其火,须滋阴之真源以配火;肾家火不足,勿伤其水,须益火之源以配水。果能知其所以然以治瘳之,肾家水火两病,吾知免矣。

脉法

《脉经》曰:男子脉微[6]弱而涩,为无子,肾经不足,精气清冷也。《脉诀》曰:遗精白浊,当验于尺,结芤动紧,二症之的。又曰:涩脉为精血不足之候,丈夫脉涩号伤精。

两肾同归一腑

《入门》曰:小便清利,脉沉迟,是冷气归肾;小便赤涩,脉沉数,是热气归命门。是肾与命门脉同者,谓其所受之病,同归于膀胱腑也。

肾病症治

《灵枢》曰:有所用力举重,若入房过度,汗出浴水则伤肾。又曰:邪在肾,则病骨痛阴痹。阴痹者,按之而不得,腹胀腰痛,大便难,肩背颈项痛,时眩。《内经》曰:脾传之肾,病名曰疝瘕,少腹冤热而痛,出白,一名曰蛊。注云:出白,溲出白液也。又曰:肾热者,色黑而齿枯。又曰:大骨枯,大肉陷,肩髓内消,动作益衰,真脏见肾脏也,期一岁死。又曰:肾苦燥,急食辛以润之。开腠理,致津液,通气也。肾欲坚,急食苦以坚之,用苦补之,咸泻之。又曰:肾病禁焠㶸[7],热食,温炙衣。《难经》曰:久坐湿地,强力入水,则伤于肾。又曰:外症善恐,数欠,面黑;内证脐下有动气,按之牢若痛,其病逆气,少腹急痛,泄痢下重,足胫寒而逆。

肾气间甚

《内经》曰:肾病者,夜半慧,四季甚,下晡静。

肾绝候

《灵枢》曰:足少阴气绝,则骨枯。少阴者,冬脉也,伏行而濡骨髓者也。故骨不濡,则肉不能着也。骨肉不相亲,则肉软却。肉软却,故齿长而垢,发无泽。发无泽者,骨先死,戊日笃,已日死。《脉经》曰:肾绝四日死,何以知之?齿为暴枯,面为正黑,目中黄色,腰中欲折,自汗如流水。一云:人中平,十日死。仲景曰:溲便遗矢,狂言,目反直视者,此为肾绝也。脉浮而洪,身汗如油,喘不休,水浆不下,形体不仁,乍静乍乱者,此为命门绝也。

肾气滞涩保养法

《保生秘要》曰:凡人气旺,则血荣而润泽;气绝,则血枯而灭形。故气虚弱,则滞涩而成病。如涩于肾,诸寒收引,皆属肾水气弱,或作腰疼,水枯瞳人昏暗,两耳难察律音。冬月水旺,宜吐纳按节,吹气调和,会意掌心。所忌须避寒冷,最宜早卧迟升。大抵冬月敛藏气闭,至阴已极,宜节欲,养一阳之初生。盖阴阳交精,子南合壁,万物气微,在下不可动摇,守此则保寿无疆。

肾之积,曰奔豚,发小腹,上至心,如豚奔走状,上下无时,久则喘逆,骨痿,少气,脉沉而滑,宜奔豚丸、增损五积丸。皆由肾虚,脾家湿邪下传客肾所致,治法宜补气健脾,辛温散结。

脉法

《脉诀》曰:五积属阴,沉伏附骨,肝弦心芤,肾沉急滑,脾实且长,肺浮喘卒。《医鉴》曰:腹中有积,脉忌虚弱。《纲目》曰:内有积不见脉,难治;见一脉相应,为易治。

肾积证治

《永类钤方》曰:经云:治积聚,有化积、消积,挨积、磨积,而无下积之说。盖不可直便取下,以伤胃气也。《得效》曰:治肾积,有奔豚丸,又有奔豚汤。

肾痈

肾气衰败也。其发处正与内肾相对。大抵突起皮赤者易安,陷入皮黑者难愈,宜加减八味丸、加味十奇散、十六味流气饮,托里散加山栀、黄芩、杏仁、连翘,盖不可视为轻症也。而肾痈之外,又有肾俞发,亦为肾脏虚证。其疮起于脊骨十四椎肾俞,及肾俞下之腰俞穴,此两处,皆属至虚地位,不拘痈疽,但发此两处者,皆宜防毒气内攻,急当补益内气令实,方可开破。以内气实,则毒气不能内攻,且易得溃,此皆治于未成之前者也。若已成溃破,犹宜峻补,已未成补药俱宜参、芪、归、术。勿使淹滞,久不收口,至成漏管,此则治于已成之后者也。大约补益之药,以补肾为主,补脾次之,补气补血又次之。而尤不可犯者,是房欲,若犯,必至不救,男女皆然。又有一症,名土龙疽,亦发肾俞及胃俞两处。其发也,必寒热大作数十日,大汗展颈,身热如火。陈文治云:九日可刺,其上下亦黑,二十日死。亦言其症之重且急,医者所当详察而理之也,宜消毒散,防风通圣散去大黄、麻黄、芒硝。

肾痈等症治

《灵枢》曰:京门穴名隐隐而痛者,肾疽;上肉微起者,肾痈也。《内经》曰:肾痈,胠下至小腹满。《入门》曰:五脏痈疽,俱宜十六味流气饮、仙方活命饮。肾俞发,宜千金内消散、仙传化毒汤、连翘败毒散。

治肾病诸药要品及方六

肾无实,故无泻法,因不列肾实之药。

肾虚宜滋阴除热生精补血　地黄　杞子　牛膝　人乳　胡麻　杜仲　天冬　麦冬　肉苁蓉　黄柏　知母　五味　川断　山药　丹皮　柏子仁　山萸　车前　龟甲　青蒿　童便

干漆　沙蒺藜　朱砂　磁石　莲须　甘草　砂仁　龙骨　金石斛　鱼鳔　莲肉　牡蛎　远志　韭子　薤白　菟丝子　阿胶　茅根　戎盐　蒲黄　茯苓　萆薢　地骨皮　苡仁　桃仁　红花　白胶　桑椹　鹿茸　胡黄连　侧柏　枣仁　苏子　降香　通草　益智　覆盆子　人参　沉香　郁金　陈皮　木香　黄芪　鹿角霜　橘核　巴戟　仙茅　白术　河车　雀卵　鹿角胶　木瓜　茴香　附子　肉桂　蚕蛾　肉蔻　川楝子　补骨脂　蛇床子　狗阴茎　桑螵蛸　金樱子　荔枝核

六味地黄丸　肾水不足阴虚。

地黄　山药　山萸　丹皮　茯苓　泽泻

此方如血虚阴衰,熟地黄为君;滑精,山萸为君;小便或多或少,或赤或白,茯苓为君;小便淋涩,泽泻为君;心气不足,丹皮为君;皮肤干涩,淮山药为君。按:此《纲目》所载法也,可知此方之妙,四通八达,随用皆宜,固不必拘于地八、山山四、丹苓泽泻三之说,以为止宜于血虚阴衰之人矣。

补肾丸　又。

酒龟板四两　酒黄柏　酒知母各三两　干姜一两

糊丸,空心盐汤下。

滋阴降火汤　肾水不足,阴虚火动。

白芍钱三分　当归钱二分　熟地　白术　天冬　麦冬各一钱　生地八分　陈皮七分　蜜知母　蜜黄柏　炙甘草各五分　姜三　枣二

八味丸　命门火不足阳痿。

即六味丸加肉桂、附子各一两。再加车前子,名金匮肾气丸[8]。

加减八味丸　水火兼补。

熟地二两　山药　山萸各一两　酒蒸泽泻　丹皮　茯苓各八钱　五味子一两半　肉桂五钱

蜜丸,五更未言语时,酒或盐汤下,晚间空腹再服。

温肾散　肾命虚寒,腰脊重痛。

熟地钱半　肉苁蓉　牛膝　巴戟　麦冬　五味子　炙甘草各八分　茯神　干姜　杜仲各五分

煎服,为末酒下二钱亦可。

附载:仲景大法及分别标本方药

有余为寒

气　天雄　附子　山萸　补骨脂　阳起石

血　熟地　肉桂　巴戟　肉苁蓉

不足为热

气　山药　远志　五味子

血　牡砺　生地　蛤粉

肾温则实　猪苓　车前　泽泻　滑石

肾虚则寒动于中　肉苁蓉　补骨脂

盛则寒　附子　肉桂

虚则燥　天冬　当归　益智仁　生地　砂仁

咽痛

咽物无妨,不肿为寒,炙甘草汤、半夏干橘汤、肉桂、苦酒;咽物有妨,肿痹为热,紫河车散、矾石散、尤重者速下之,下迟即咽闭也。《内经》曰:喉气通于天,咽气通于地。伤于风,上先受之;伤于湿,下先受之。

消渴　益火之源,使溺有余,乌附;壮水之主,使渴不想饮,蛤蚧。

消中　调中,人参、五子、茯苓、枸杞子。

消肾　益火消阴,八味丸加五味子;壮水制阳,八味丸加五味子、地黄。

干寒　人参、菖蒲、茯苓、朱砂;热,山萸、芡实、苁蓉、补骨脂。

精滑　黄连　远志　牡蛎　益智仁　黄柏　地黄　蛤粉　缩砂仁。

涩脉　男子失血亡精,女子半产漏下。因寒,天麻;因热,远志。

命门

有余　生地　朱砂　黄柏　知母　寒水石

不足[9]　天雄　附子　肉桂　川乌　硫黄　阳起石

实　车前子　天冬　元参　黄柏　知母　麦冬　生地黄　丹皮　木通　泽泻　甘草　黄芩　白茯苓　牛膝　童便

虚　紫河车　人参　鹿茸　白胶　杞子　苁蓉　菟丝子　巴戟　五味　山萸　附子　仙茅　覆盆子　蚕蛾　雀卵　山药　莲肉　肉蔻　阳起石　砂仁　木香　吴萸　故纸　肉桂　蛇床子　狗阴茎　白马阴茎

阴囊湿痒　黄芪、羌活、白蒺藜、白附子共为末,汤酒任调,空心服,即将四味加吴萸、盘龙子煎汤洗。

一法,郁则折之,谓抑之制其冲逆也;过者折之,则以其畏也过,太过也,太过者,以其味泻之,以咸泻肾,酸泻肝,辛泻肺,苦泻心,甘泻脾,泻故畏,谓泻为畏也。

标　麻黄附子细辛汤　麻黄附子甘草汤　细辛味辛温,热以润肉,寒主头痛脑痛,百节拘挛,风湿痹痛,汗不出,血不行,所以主足少阴连及足厥阴也。

标之本　猪苓汤。

本　寒　四逆汤;热,大承气汤。厚朴、枳实,虽治大实大满,本治伤寒头痛,大风在皮,与大黄、芒硝同用,白膏而下无所通,与酒浸大黄同为节使。仲景之法,可谓极矣。

本之标　白虎汤、姜附汤、通脉四逆汤。

本之本　承气汤、抵当汤、抵当丸。

治奔豚方三

奔豚丸　总治。

厚朴七钱　黄连五钱　川楝子三钱　茯苓　泽泻　菖蒲各二钱　延胡索一钱半　全蝎　附子　独活各一钱　川乌　丁香　巴霜各五分　肉桂二分

蜜丸,盐汤下[10],服法照息贲丸。

奔豚汤　又　。

半夏二钱　川芎　当归各钱半　甘李根皮　干葛各一钱　黄芩　白芍　甘草各七分　姜三　枣二

增损五积丸　又。

黄连　厚朴　川乌　干姜　人参　茯苓[11]

治肾痈方五

加减八味丸　总治。

加味十奇散　又。

当归　肉桂　人参　黄芪　川芎　白芷　防风　桔梗　厚朴　甘草　乳香　没药等分

为末,酒服三钱,不饮酒,麦冬汤下。一名固垒元戎,即十宣散加乳香、没药也。

十六味流气饮　又。

人参　当归　黄芪　桔梗　防风　木香　川芎　枳壳　白芍　白芷　肉桂　槟榔　厚朴　苏叶乌药　甘草各六分

托里散　又。

人参　黄芪　陈皮　白术　熟地　当归　茯苓　白芍各钱半　甘草一钱

此方治痈疽溃后,久未敛,以此补托。另有神效托里散,是治痈疽肿毒,能托里排脓者,其方用黄芪、忍冬藤各三钱,当归二钱,甘草一钱,水酒煎服。

仙方活命饮　又。

大黄五钱　金银花三钱　归尾　皂角刺　陈皮各钱半　乳香　贝母　花粉　白芷　甘草节　赤芍各一钱　防风七分　没药五分　穿山甲三片,烧,另研

好酒入瓦罐内,封口煎熟,随疮上下饮之,服后再饮酒二三杯,侧卧而睡,忌酸物锡器。如在背角皂知刺为君,在腹白芷为君,在四肢金银花为君。

此方通治一切痈疽毒肿,未成者内消,已成者即溃,排脓、止痛、消毒之圣药也。

治肾俞发方三

《千金》内消散　总治。

大黄三钱　金银花二钱　酒归尾钱半　木鳖子去壳　赤芍　白芷　乳香　没药　皂角刺　僵蚕　瓜蒌仁　花粉各一钱　甘草节五分　穿山甲三片　蛤粉炒

酒水煎服。此方通治一切痈疽,及肠痈、肚痈、便毒,初起即消,已肿即溃,血从大便中出也。此方与仙方活命饮略同。

仙传化毒汤　又。

金银花　花粉各钱二分　甘草节　防风　黄芩　白芍　赤芍　贝母　连翘　白芷各一钱　半夏七分　乳香　没药各五分

酒水煎。

此方通治一切痈疽,发背、乳痈、无名肿毒,未成立消,已成立溃。

连翘败毒散　又。

羌活　独活　柴胡　前胡　金银花　桔梗　川芎　赤苓　枳壳　连翘　薄荷　防风　荆芥　甘草各七分　姜三片

水煎。

此方治一切痈疽初发,憎寒壮热,甚者头痛拘急,状似伤寒,四五日前二三服,轻者自消。若不消,宜服仙方活命饮。

治土龙疽方二

消毒散 总治。

皂角刺 金银花 防风 当归 瓜蒌实 甘草节 大黄等分

水酒煎，食前温服，仍提掣顶中发，立效。

此方症发三四日者可消。

防风通圣散 又。

赤芍 芒硝 滑石 川芎 大黄 桔梗 石膏 荆芥 麻黄各四分半 山栀 白术 连翘 当归 薄荷 甘草 防风 黄芩各八分

此方非表里俱实，大小便秘者，未可轻用。

杂病源流犀烛 卷九

遗泄源流

遗泄，肾虚有火病也。肾元虚，虚火流行，以致精海脱滑。遗于夜而不遗于昼者，昼阳夜阴，惟阴虚，故遗于阴分也。昼亦有遗者，阳亦虚也。求其所属，则由心、肝、肾之火相挟而成。盖心藏神，肝藏魂，肾藏精。梦中所主之心，即心之神也；梦中所见之形，即肝之魂也；梦中所泄之精，即肾之精也。要之，心为君，肝肾为相，未有君火动而相火不随之者，故寐时神游于外，欲为云雨，则魂化为形，从而行焉，精亦不容不泄矣。治法当先治其心火，而后及其余，宜黄连清心饮、茯神汤加减。此遗泄之大旨也。而其实五脏皆能致病，五脏所致之病，亦各有异。如心病而遗，必血脉空虚，本纵不收；肺病而遗，必皮革毛焦，喘急不利；脾病而遗，必色黄内消，四肢倦怠；肾病而遗，必色黑髓空；肝病而遗，必色青筋痿。各有所见之症，参以六脉，自然无误。

至于病之所因，更可历举：有因思想无穷，神气浮游者，宜朱砂、龙骨、磁石镇之；有因思久成痰，迷于心窍者，宜猪苓丸；有因思想伤阴者，宜大凤髓丹；有因思想伤阳者，宜鹿茸益精丸；有阴阳俱虚者，宜茯神远志丸；有因用心过度者，宜远志、莲肉、龙齿、茯神、山药；有因思欲不遂者，宜妙香散；有因色欲过度，下元虚惫，滑泄不禁者，宜六味丸加鹿茸、牡蛎、肉苁蓉、龙齿、五味、菟丝子；有因壮年盛满流溢者，宜生地、黄柏、知母、莲子、黄连、茯神、石菖、远志；有因脾胃热，气化不清，而分注膀胱者，亦混稠厚，阴火一动，精随而出，此则不待梦而自遗者，宜二陈汤加二术、知、柏；有因饮酒厚味太过，痰火为殃者，宜二陈汤加二术、升、柴；有因细络热而得之，至夜必脊心热而遗者，宜猪苓丸、清心饮；有因真有鬼魅相感者，由正气本虚，欲心妄动之故，脉息必乍大乍小，乍有乍无，或两手如出两，或寸尺各为一等，或绵绵无度数，而颜色不变，宜人参、茯神、远志以养其正，生地、当归、枣仁以安其神，朱砂、雄黄、沉香、麝香、安息香、鬼箭羽、虎头骨以辟其邪，移房子向阳处，令多人伴之，此为正治。

以上种种，所因既各不同，其为遗为泄亦早，或小便后出，多不可禁，或不小便而自出，或茎中痒痛，常如欲小便状，或梦与女交，皆当分别施治。大约阳虚者，急补气，宜增损乐令汤、鹿茸大补汤；阴虚者，急益精，宜大补阴丸、大造丸、补天大造丸；阳强者，急泄火而已，宜补阴泻火汤、滋阴降火汤。至仲景治手足烦热，咽干口燥，或悸衄而遗者，此阳上升而不降，阴独居内而为梦失，用小建中汤和之，此世俗所不易知也。

总而言之,大凡精滑易泄,宜涩之;涩之无功,当泻心火清理之;而又无功,宜以补中益气为主,兼用升、柴、羌、独以升举之,甘草、枣肉以缓之,山萸、五味、乌梅、枣仁以收之。

脉法

《脉决》曰:遗精白浊,当验于尺,结芤动紧,二症之的。《正传》曰:两尺洪数,必便浊遗精。

遗泄属心

丹溪曰:主闭藏者肾,主疏泄者肝,二脏皆有相火,而其系上属于心。心,君火也,为物感则动,心动则火亦动,动则精自走,虽不交会,亦暗流而疏泄矣。《直指》曰:精之主宰在心,精之藏制在肾,心肾气虚,不能管摄,因小便而出者,曰尿精;因闻而出者,曰漏精。《入门》曰:初因君火不宁,久则相火擅权,精元一于走而不固,甚则夜失连连,日亦滑流不已,黄连清心饮治之。《千金》曰:邪客于心,神不守舍,故心有所感,梦而后泄也。

遗泄属郁

《纲目》曰:梦遗,属郁滞者居大半,若但用涩剂固脱,必愈涩而愈郁,其病反甚,必先以神芎丸,可沉香和中丸大下之,然后以加减八味丸吞滋肾丸百丸自愈,或以导赤散煎服之亦可。

遗泄导引

《保生秘要》曰:用出头葫芦一个,口上安带得法,套行具而如意睡法,如阳物每夜觉起时,勿失其候,急起暖衣,提运三十六足数,运胸散四肢,照此勤心行之,永无患矣。

运功

《保生秘要》曰:常要守静,存心念脐,勿令弛放,后意想一条水下膀胱,绦尾闾,分行二路,上两肾,分左右运收脐轮,临卧时摩擦足心,及肾俞穴,曲一足而侧卧,精自固矣。

治遗泄方二十三

茯神汤　总治。

茯神　远志　枣仁　人参　菖蒲　茯苓　黄连　生地　当归　甘草　莲子

猪苓丸　痰迷。

半夏一两　猪苓一两

同炒黄色而退去火气,单取半夏糊丸,候干,另用猪苓一两同炒微裂,盐汤下。

大凤髓丹　伤阴。

川柏二两　砂仁一两　炙草五钱　半夏　猪苓　茯苓　莲须　益智仁各二钱半

芡实糊丸。

鹿茸益精丸　伤阳。

鹿茸　肉苁蓉　桑螵蛸　巴戟肉　杜仲　菟丝子　益智仁　禹余粮　川楝子　当归各二两　韭子　补骨脂　山萸　赤石脂　龙骨各五钱　乳香

酒煮糯米糊丸,食前茯苓汤下五七十丸。

茯苓远志丸　两虚。

人参　龙齿　茯神　远志　菖蒲　知母　黄柏

妙香散　思欲。

山药　茯神　远志　黄芪各一两　人参　炙草　桔梗各五钱　木香二钱半　朱砂三钱　麝香一钱

熔黄蜡四两，茯苓四两，作块同煎。

六味丸 色欲。

熟地 山药 山萸 丹皮 茯苓 泽泻

二陈汤 湿痰。

陈皮 半夏 茯苓 甘草

小建中汤 仲景法。

白芍二钱 桂枝 生姜 甘草 饴糖各一钱

补中益气汤 总治。

人参 黄芪 当归 白术 陈皮 甘草 升麻 柴胡

黄连清心饮 精滑。

黄连 生地 甘草 当归 人参 茯神 枣仁 远志 莲子

神芎丸 郁滞。

沉香和中丸 又。

黑牵牛头末，二两三钱 滑石二两 大黄一两二钱 木香 黄芩 槟榔 枳壳 青礞石 青皮 陈皮各五钱 沉香二钱

水丸，茶清下。

加减八味汤 又。

熟地二钱 山萸 山药各一钱 酒泽泻 茯苓 丹皮各八分 五味子钱半 肉桂五分

此方用蜜丸，名加减八味丸。

滋肾丸 又。

黄柏 知母并酒炒，各一两 肉桂五分

水丸，空心下。一名泄肾丸。

导赤散 又。

生地 木通 甘草各一钱 竹叶七片

增损乐令汤 阳虚。

半夏钱半 人参 黄芪 陈皮 茯苓 当归 肉桂 细辛 前胡 麦冬 白芍 甘草各七分 附子 熟地各三分半 远志二分 姜三 枣二

鹿茸大补汤 又。

肉苁蓉 杜仲各一钱 白芍 白术 附子 肉桂 人参 五味子 金石斛 半夏各七分 鹿茸 黄芪 茯苓 当归 熟地各五分 甘草二分半 姜三 枣二

大补阴丸 阴虚。

酒黄柏 酒知母各四两 熟地 龟板各六两

猪脊髓和，炼蜜丸。此方乃降阴火，滋肾水之要药。

大造丸 又。

紫河车一具，如法洗净，盛竹器，长流水中浸一刻，以回生气，盛小瓦盆，于木甑或瓦甑内蒸极熟如糊，先倾取自然汁，将河车于石臼中捣千下，同汁和匀，生地四两，龟板、杜仲、天冬、黄柏各两半，牛膝、麦冬、归身各两二钱，人参一两，五味子五钱，河车泥加米糊丸，盐酒温酒任下，日再服。

补天大造丸 又。

河车一具，照前法制 熟地 酒当归 酒茴香 酒黄柏 白术各二两 生地酒炒 酒牛膝

天冬　麦冬　杜仲各两半　五味子　杞子各七钱　陈皮　干姜各二钱　侧柏叶向东枝者，焙，二两

河车泥丸，米饮温酒任下百丸，日再服。

鳌按：前大造丸能治六脉虚微，血气衰弱，乃滋阴补阳之圣药也。此补天大造丸专能壮元阳、滋肾水，有天地交泰之妙。如房室过度，五心烦热者，服之神效，虽至虚痨亦宜。久久服之，并能延年益寿。

补阴泻火汤　阳强。

白芍　白术　当归各一钱三分　熟地　川芎　蜜知母　天冬各一钱　蜜炒黄柏　陈皮各七分　酒生地　炙草各五分　炒干姜三分　生姜三片

滋阴降火汤　又。

白芍钱三分　当归钱二分　熟地黄　麦冬　白术各一钱　酒生地八分　陈皮七分　盐黄柏　盐知母　炙甘草各五分　姜三片　枣二枚

五淋二浊源流

胞痹　尿血　白淫

五淋二浊，皆肾病也。淋者，滴沥涩痛；浊者，小便混浊而不清。凡人肾有二窍，一出溺，一出精。淋病则由溺窍，浊病则由精窍，二者绝不可以相蒙。近医不能分辨，淋病以浊药治之，浊病以淋药治之，宜其难愈。古方书列五淋之名，曰热、曰气、曰虚、曰膏、曰沙石，以揭其概。宋元后，又分石、劳、血、气、膏、冷六症，至为详尽。而究其原，则皆由阴阳乖舛，清浊相干，或膀胱蓄热，由水道瘀塞，所以欲通不通，滴沥涩痛，为溺窍病也。丹溪以赤浊属血，白浊属气。或又以赤为心虚有热，由思虑而得，白为肾虚有寒，因嗜欲而得，皆非定论。盖皆出于精窍，其白者为败精流溢，其赤则由虚滑，精化不及，赤未变白，此虚之极也。兹分列而款举之：淋病之原，大约由肾虚，膀胱有湿热，盖膀胱与肾为表里，俱主水，水入小肠与胞，行于阴为溲便，若肾虚而膀胱有湿热，则因肾虚致小便涩数，因膀胱湿热致小便涩，数而且涩，则淋沥不宣，小腹弦急，痛引于脐，此石劳、血气、痼冷所由成也。

盖石淋者，膀胱蓄热积成，如汤在瓶中，日久结成白碱也，治须清积热，涤去沙石，则水道自利，宜如圣散、神效琥珀散；劳淋者，多思虑，负重远行，劳于脾也，宜补中益气汤与五苓散分进；专由思虑者，亦伤脾，宜归脾汤；若强力入房，施泄无度，劳于肾也，宜生地黄丸、黄芪汤；亦有纵欲，强留不泄，淫精渗下而作淋者，宜益无固真汤。

血淋者，小腹硬，茎中痛欲死，血瘀也，以一味牛膝煎膏，大妙；但虚人恐损胃耳，宜四物汤加桃仁、牛膝、通草、红花、丹皮；而亦有因血虚者，应以养荣为主，宜六味丸加侧柏、车前，或八珍汤送益元散；如血色鲜红，脉数而有力，心与小肠实热也，宜柿蒂汤；血色黑黯，面色枯白，尺脉沉迟，下元虚冷也，宜金匮肾气丸；亦有血热过极，反兼水化而色黑者，非冷也，宜赤豆、绿豆、麻仁、干柿、黄连、侧柏、竹叶、葛根、藕汁、黄柏、生地、丹皮，当以脉症辨之。

气淋者，气实则滞而不通，脐下妨闷而痛也，宜沉香散、瞿麦汤。或由气虚，急须补益，宜八珍汤倍茯苓，加牛膝、杜仲。

膏淋者，似淋非淋，小便如米泔，如鼻涕，此精溺俱出，精塞溺道，故欲出不快而痛也，宜鹿角霜丸、沉香丸、大沉香散、海金沙散。

冷淋者，必先寒战，小便涩数，窍中肿痛，盖冷气与正气交争，冷气胜，则寒战成淋；正气

胜，则寒战解而得便也，大约多由肾虚，宜金匮肾气丸、肉苁蓉丸。

沙淋者，茎中有沙涩痛，尿卒不易出，有细沙沉在缸底，乃膀胱阴火煎熬，津液凝结也，轻则为沙，重则为石，宜二神丸。

以上诸证治法，悉本古人，最不易。此外，又有过服金石，入房太甚，败精强闭，流入胞中而成淋病者，宜渗湿汤加减；又有淋而小腹胀甚者，宜泻肾汤；又有妇人产后成诸淋者，宜白茅汤。不论膏石淋皆治，皆当分治。

另有一症，名胞痹。风寒湿邪客胞中，气不能化出，故胞满而水道不通，小腹膀胱皆痛，且痛而涩于小便也。详在“膀胱篇”。

浊病之原，大抵由精败而腐者居半，由湿热流注者居半，其症茎中皆如刀割火灼，而溺自清利。惟窍端时有秽物，如米泔，如粉糊，如疮脓，如目眵，淋沥不断，与便溺毫不相混，故曰是精病，非溺病。而脏腑所主，则各有异，大约血虚而热甚者，为赤浊，此属火，心与小肠主病；气虚而热微者，为白浊，此属金，肺与大肠主病。其致浊之由，有因思虑过度，心虚有热者，宜地骨皮汤、金莲丸、辰砂妙香散；有由心经伏暑者，宜四苓散加香薷、麦冬、人参、莲肉，以上皆赤浊症所由。有因嗜欲过度，肾有寒者，宜清心莲子饮；有因脾精不敛者，宜苍术难名丹；有因湿痰流注者，宜补中益气汤；有上便如常，少顷即澄浊物，或如米泔色者，宜萆薢分清饮；有稠粘如膏，茎中涩痛，为精塞窍道，而非热淋者，宜加味清心饮；有茎中不痛，脉来无力，为下元虚冷者，宜鹿茸补涩丸；有茎中大痛，便赤口渴，脉来滑数者，宜二苓清利饮；有挟寒者，小便必清白，宜萆薢分清饮、内补鹿茸丸；有挟热者，便必黄赤，宜清心莲子饮、香苓散。以上皆白浊症所因。有赤白浊，小腹痛不可忍者，当作寒治，宜东垣酒煮当归丸。

脉法

《脉诀》曰：遗精白浊，当验于尺，结芤动紧，二症之的。又曰：便血则芤，数则赤黄，实脉癃闭，热在膀胱。《正传》曰：两尺洪数，必便浊遗精。《脉经》曰：淋，脉盛大而实者生，虚细而涩者死。《医鉴》曰：淋病之脉，细数何妨！少阴微者，气闭膀胱。女人见之，阴中生疮。大实易愈，细涩则亡。

淋病原由症治

丹溪曰：淋症所感不一，或由房劳，阴虚火动也；或由忿怒，气动火生也；或由醇酒厚味，酿成湿热也。积热既久，热结下焦，所以淋沥作痛，初则热淋血淋，久则煎熬水液稠浊，如膏如沙如石也。夫散热利小便，只治热淋血淋而已，其膏沙石淋，必须开郁行气，破血滋阴方可也。古方用琥珀、郁金开郁也，木香、青皮行气也，蒲黄、牛膝破血也，黄柏、生地滋阴也。东垣治小腹痛，用黄柏、青皮。夫青皮疏肝，黄柏滋肾，小腹乃肝肾部位也。

浊病原由症治

《得效》曰：先正有言，夏则土燥而水浊，冬则土坚而水清，此其理也。水火既济，则土自坚，其流清矣。小便白浊，盖脾有虚热而肾不足，土邪于水也。《入门》曰：赤白浊，皆因脾胃湿热，中焦不清，浊气渗入膀胱也。丹溪曰：小便浊，主湿热，有痰有虚，赤属血，白属气，与痢疾带下同治。又曰：凡便浊治法，大概宜燥湿降火，兼升举之，如二陈汤加二术、升、柴、白芍。《医旨》曰：赤白浊，肥人多湿痰，瘦人又多虚火。又曰：凡便蚀，必兼服加减珍珠粉丸。《回春》曰：赤白浊，其状漩面如油，光彩不定，漩脚澄下，凝如膏糊，或如米泔赤脓，皆湿热所伤也。

淋浊导引

《保生秘要》曰：于肾俞、照海、气海掐之九九，擦亦九九，兼用后功。

运功

《保生秘要》曰:用双手抱两膝,吹吸,念脐下,绦尾闾,升气降回,吸而咽之。

尿血

溺窍病也。其原由于肾虚,非若血淋之由于温热,其分辨处,则以痛、不痛为断:盖痛则血淋,不痛则为尿血也,而以尿血亦为有火者非,宜太极丸、无比山药丸。

尿血分辨

《直指》曰:大凡小肠有气则小便胀,小肠有血则小便涩,小肠有热则小便痛,痛者血淋,不痛者尿血。

白淫

热郁病也。一名蛊。《内经》曰:脾传之肾,病名曰疝瘕,小腹冤热而痛,出白,一名曰蛊。注云:肾脉贯脊,属肾,络膀胱,故小腹冤热而痛,溲出白液也。据此,则脾受风邪而传于肾,风能煽热,故邪热内结,真精不守,而白物游淫而出,此所以名白淫。又,邪热既结,则火能消烁脂肉,如蚕之蚀物然,此所以又名蛊病,白淫也。《经》又曰:思想无穷,所愿不得,意淫于外,入房太甚,宗筋弛纵,发为筋痿,及为白淫。据此,则为淫欲过度,肾伤所致,即子和所谓茎中作痛,痛极则痒,或阴茎挺纵不收,或出白物如精,随溲而下,得之于房劳及邪术者是也,治以降心火为要,宜半苓丸、清心莲子饮。此外,又有精伤白浊,名白度,盖由房失节,以致伤精流出,一似白浊,宜清心莲子饮,甚且小便中推出髓条也,宜治小便白浊流出髓条方。凡诸白淫,总治宜金箔丸、白龙丸,非皆精窍病乎,故附于此。

白淫所属

戴人曰:遗尿闭癃,阴痿脬痹,精消白淫,皆男子之疝也。血涸不月,腰膝上热,足躄,嗌干闭癃,小腹有块,或定或移,前阴突出,后阴痔核,皆女子之疝也,但女子不谓之疝而谓之瘕也。

鳌按:尿血,淋病之属;白淫,溺病之属,不得相混。

治淋病方二十六

神效琥珀散 石淋。

琥珀 桂心 滑石 大黄 腻粉 磁石 木通 木香 冬葵子等分

为末,每二钱,灯心、葱白汤下。

如圣散 又。

马兰花 白茅根 甜葶苈 车前子 麦冬 檀香 连翘等分

渴加黄芩。

补中益气汤 劳淋。

人参 黄芪 归身 白术 升麻 柴胡 陈皮 甘草

五苓散 又。

肉桂心 猪苓 茯苓 白术 泽泻

归脾汤 又。

圆眼肉 黄芪 白术 枣仁 茯神各一两 木香五钱 炙草二钱半

咀片,每用五钱煎,加姜枣。

生地黄丸 又。

生地 黄芪各两半 防风 鹿茸 茯神 远志 瓜蒌仁 黄芩各一两 人参一两二钱半 当归五钱 赤芍 蒲黄 戎盐各七钱半 炙草七钱 车前子 滑石末各二两

蜜丸。

益元固真汤 又。

甘草稍二钱 山药 泽泻各钱半 人参 茯苓 莲须 巴戟 升麻 益智仁 酒黄柏各一钱

黄芪汤 又。

人参 黄芪 茯苓 磁石 旱莲草 五味子 滑石末各一两 桑皮七钱半 枳壳 黄芩各五钱

四物汤 血淋。

川芎 当归 白芍 地黄

六味丸 又。

地黄 山药 山萸 丹皮 泽泻 茯苓

八珍汤 又。

人参 茯苓 白术 甘草 川芎 当归 白芍 生地

益元散 又。

甘草 滑石

柿蒂汤 又。

柿蒂 黄柏 黄莲 生地 侧柏叶 丹皮 白芍 木通 茯苓 泽泻

金匮肾气丸[12] 冷淋。

熟地 山萸 山药 丹皮 茯苓 泽泻 附子 肉桂 牛膝 车前子

沉香散 气淋。

沉香 石苇 滑石 当归 瞿麦 赤芍 白术 甘草 冬葵子 王不留行

瞿麦汤 又。

瞿麦穗 木通 大黄 黄连 桔梗 当归 枳壳 羌活 肉桂 射干 腹皮 延胡索 牵牛子

鹿角霜丸 膏淋。

鹿角霜 茯苓 秋石

糊丸。

大沉香散 又。

沉香 陈皮 黄芪 榆白皮 韭子 瞿麦 滑石 黄芩 甘草

沉香丸 又。

肉苁蓉 沉香 滑石 荆芥 黄芪 磁石

海金沙丸 又。

海金沙 滑石各一两 甘草二钱半

每末二钱,麦冬、灯心汤下。

肉苁蓉丸 冷淋。

肉苁蓉 熟地 山药 牛膝 金石斛 官桂 槟榔 甘草 附子 细辛 黄芪 黄连

二神散 沙石。

海金沙七钱半 滑石五钱

共为末,每二钱入蜜少许,以木通、麦冬、车前子汤下。

琥珀散 又。

琥珀 滑石各二钱 木通 木香 郁金 当归 萹蓄各一钱

共为末,每次三钱,竹叶汤下,芦叶汤更妙。

渗湿汤 湿痰。

苍术 白术 茯苓 猪苓 陈皮 泽泻 川芎 香附 厚朴 砂仁 甘草 生姜 灯心

泻肾汤 胀满。

大黄二钱,切片水浸一宿 磁石钱六分 石菖 生地各一钱 元参 细辛各八分 芒硝 赤苓 黄芩各六分 甘草四分

煎至半,入大黄,煎好去渣,人硝搅匀,空心服。

白茅汤 产后。

白茅根五钱 瞿麦 茯苓各钱半 冬葵子 人参各钱二分半 蒲黄 桃胶 滑石各七分 甘草五分 紫贝二个,煅 江鱼牙四个,煅

分二帖,加姜三片、灯心二十茎煎服。或为末,木通汤下二钱。

治浊病方十六

地骨皮汤 心虚热。

生地 麦冬 黄芪 山药 五味子 地骨皮 淡竹叶

四苓散 伏暑。

茯苓 猪芩 白术 泽泻

金莲丸 思虑。

石莲肉 茯苓 龙骨 天冬 柏子仁 麦冬 当归 枣仁 远志 紫石英 乳香 龙齿等分

蜜丸,朱砂为衣。

辰砂妙香散 又。

山药 茯苓 茯神 黄芪 姜远志各一两 人参 桔梗 甘草各五钱 朱砂三钱 木香二钱半 麝香一钱

每末二钱,莲肉汤下。

苍术难名丹 脾不敛。

制苍术四两 金铃子 茴香各七钱半 破故纸 川乌 茯苓 龙骨各一两

酒糊丸,朱砂为衣。

东垣酒煮当归丸 小腹痛。

清心莲子饮 肾虚寒。

黄芪 麦冬 甘草 车前子 地骨皮 莲肉 茯苓 人参 黄芩 远志 菖蒲

苍术二陈汤　湿痰。

苍术　白术　茯苓　陈皮　甘草　半夏

补中益气汤　肾虚陷。

人参　黄芪　归身　白术　陈皮　甘草　升麻　柴胡

萆薢分清饮　泔浊。

萆薢　乌药　菖蒲　益智仁

入盐少许。一方加茯苓、甘草。

加味清心饮　窍塞。

石莲　茯苓　菖蒲　人参　远志　车前子　麦冬　白术　益智仁　泽泻　甘草

有热,加薄荷少许。

鹿茸补涩丸　下虚冷。

人参　黄芪　菟丝子　桑螵蛸　莲肉　茯苓　肉桂　山药　附子　鹿茸　桑皮　龙骨　补骨脂　五味子

二苓清利饮　茎痛。

生地　麦冬　茯苓　牡蛎　泽泻　甘草　猪苓　黄芪　黄柏　车前子

内补鹿茸丸　挟寒。

鹿茸　刺蒺藜　沙蒺藜　肉苁蓉　菟丝子　蛇床子　桑螵蛸　阳起石　肉桂心　嫩黄芪　炮附子　紫菀

香苓散　挟热。

茯苓　茯神　远志　山药　人参　黄芪　桔梗　甘草　木香　白术　朱砂　麝香　猪苓　泽泻　肉桂

加减珍珠粉丸　通治。

黄柏半生半炒　蛤粉各三两　滑石二两　樗皮一两　青黛　干姜各五钱

炒神曲打糊丸,空心酒下五七十丸。

黄柏,降阴火除湿热;蛤粉,咸补肾;滑石,利窍;樗皮,大燥湿热;青黛,解郁火;干姜,敛肺气下降,生阴血,盐炒微黑用之。

治尿血诸药要品及方二

总治尿血药

阿胶　茅根　地黄　床子　戎盐　蒲黄　牛膝　人乳　苁蓉　胡麻　杜仲　川断　天冬　麦冬　五味　山萸　山药　丹皮　车前　知母　黄柏　鳖甲　青蒿　白芷　人参　当归　苎根　鹿茸　荷叶　乌梅　郁金　香附　地榆　韭子　泽泻　棕灰　竹茹　琥珀　山栀　槐花　乳香　荆刺　陈墨　侧柏叶　延胡索　菟丝子　旱莲草　龙胆草　鹿角胶　鹿角霜　毛鹿角　杞子　沙苑子　柏子仁　地骨皮　益母草　淡豆豉　专治小便血条。

太极丸　总治。

黄柏二两六钱,属木　知母一两四钱,属水　补骨脂二两八钱,属火　胡桃肉一两二钱,属金　砂仁五钱,属土

蜜丸,空心盐汤下三五十丸。

无比山药丸　又。

五味子六两　肉苁蓉四两　菟丝子　杜仲各三两　山药二两　赤石脂　茯神　山萸　巴戟　牛膝　泽泻　熟地各一两

蜜丸，酒或米汤下。

治白淫诸药要品及方六

房劳过度

鹿茸　附子　官桂　紫菀　地黄　黄芪　杞子　牛膝　杜仲　川断　山萸　天冬　麦冬　山药　丹皮　知母　黄柏　车前　菟丝子　蛇床子　刺蒺藜　沙苑子　桑螵蛸　肉苁蓉　阳起石　五味子　地骨皮

思想无穷

黄连　麦冬　茯苓　远志　石莲　当归　龙骨　枣仁　龙齿　天冬　乳香　茯神　菟丝子　柏子仁　紫石英

肉苁蓉丸　蛊淫。

苁蓉　茯苓　黄芪　泽泻　牡蛎　龙骨　当归　五味子等分

蜜丸，酒下。

半苓丸　肾伤。

半夏一两，破如豆大，猪苓末二两，先将一半炒半夏，令色黄，不令焦，出火毒，只取半夏为末，糊丸，候干，更用前猪苓末一半同炒微裂，入砂瓶养之，空心，酒、盐汤任下三五十丸。

清心莲子饮　精伤。

黄芪　麦冬　甘草　车前子　地骨皮　莲肉　茯苓　黄芩　人参　远志肉　菖蒲

白浊流出髓条方　髓条。

枣仁　白术　人参　茯苓　茴香　补骨脂　益智仁　煅牡蛎等分

青盐酒糊丸，空心，酒或米汤下三十丸。

金箔丸　总治。

晚蚕蛾炒　补骨脂　韭子　酒浸牛膝　酒浸肉苁蓉　酒炙桑螵蛸　酒浸菟丝子　山萸　龙骨各一两

蜜丸，空心酒下三十丸。此方亦治梦泄。

白龙丸　又。

鹿角霜　牡蛎各二两　生龙骨一两

酒糊丸，空心，酒或盐汤下三十丸。

此方不但白淫，且能固精壮阳。

杂病源流犀烛　卷十一　奇经八脉门

冲脉病源流

冲脉起于会阴，夹脐而行，直冲于上。为诸脉之冲要，故曰十二经脉之海。此与任脉主身前之阴。

《经》曰：冲脉为病，气逆而里急。又曰：上冲作躁热。又曰：咳唾，手足厥逆，气从少腹上冲胸咽，面翕然热如醉，下流阴股，小便难持。又曰：暑月病甚，则传肾肝为痿厥，四肢如火,或如冰,心烦。仲景曰:寒气客脉不通,气因鸣动应手,起关元,随腹直上,疝瘕遗溺,胁支满烦,女子绝孕,动气在上下左右,不可发汗与下。合此数条观之,冲脉既为十二经之海,而下为血海,又与督脉为十二经之道路,及与任脉、阳明脉会于气街,则督任二脉皆可谓之冲,故古人不分冲、任、督,而总名曰太冲。如《经》云:广明之后,即为大冲是也。盖太冲云者,以一身之精气上升言之,不止为血海言之也。然冲、任、督虽同起下极,毕竟三脉分行。故冲则独主血海,而其所以主血海,以其为先天精气之主,能上灌诸阳,下渗诸阴,以至足跗,故其治常在血海也。若阴阳和而精气足,则阳和之精,升运于一身之间,自然无病,稍有不调,必逆而上僭。而其为病,一曰寒逆,阳不足也,脉来中央实坚,径至关,尺寸俱牢,直上直下,症见胸中寒,少腹痛,中满暴胀,疝瘕遗溺,胁支满烦,女子绝孕,宜理中汤去白术,或加肉桂。一曰火逆,阴不足也,脉来阴阳俱盛,两手脉浮之俱有阳,沉之俱有阴,症见咳唾,躁热上抢心,眩仆,四肢如火,心烦,恍惚痴狂,宜加味补阴丸。此等脉症,皆冲之病。仲景以动气在上下左右,俱不可发汗与下者,凡以冲气逆,则阴精虚;阴精虚,则阳气竭,故不可汗下也。况乎发汗与下,必右犯肺,左犯肝,上犯心,下犯肾,诸经皆受害矣。犯肺则奈何?汗之气躁而逆,故衄渴,苦烦,气隔,饮水即吐;下之津液内竭而不下,故咽燥鼻干,头眩心悸,皆冲气犯肺,肺受其害所见之症也,宜五苓散;犯肝则奈何?汗之伤血,而引肝上逆,故头眩,汗不出,筋惕肉瞤,下之伤气,故腹内拘急,食下动气反剧,身虽有热,卧则欲蜷,皆冲气犯肝,肝受其害所见之症也,宜防风白术牡蛎汤;犯心则奈何?汗之气逆上冲,正在心端,下之掌握热烦,身上浮冷,热汗自泄,欲得水自灌,皆冲气犯心,心受其害,且汗下则心液泄,故见如是等症也,宜甘李根汤;犯肾则奈何?汗之必寒起,无汗,心中大烦,骨节苦疼,目晕恶寒,食则反吐,谷不能进,下之腹胀满,卒起头晕,食则清谷不化,心下痞,皆冲气犯肾,肾受其害,肾主五液,汗下则五液耗,故见如是等症也,宜大橘皮汤。以是知冲治则血海治,脐之上下左右皆无犯,而病自愈也。此则仲景之微旨、仲景之良法也。然其气实起于少阴,发于厥阴,若三阴之开合失职,则本原之真水真火两虚,而为患种种,必犯于冲。《经》言冲病传肝肾而为痿厥者,三阴之患犯冲,则又不止于痿厥二症,为冲之自致矣。

奇经八脉总说

濒湖曰:凡人身有经脉络脉,直行曰经,旁支曰络。经凡十二,手三阳、三阴,足三阳、三阴是也。络凡十五,十二经各有别络,而脾又有大络,并任督二络,为十五也。共二十七气,相随上下,如泉之流,不得休息,故阳脉营于五脏,阴脉营于六腑,阴阳相贯,莫知其纪,终而复始。其流溢之气,入于奇经,转相灌输,内温脏腑,外濡腠理。奇经凡八脉,不拘制于十二正经,无表里配合,故谓之奇。盖正经犹沟渠,奇经犹湖泽,正经之脉隆盛,则溢于奇经。故秦越人比之天雨降,下沟渠溢,流湖泽。此发《灵》、《素》未发之秘也。八脉散在群书者,可考而悉也。

冲脉经行诸穴

《内经》曰:冲为经脉之海,又名血海,其脉与任脉皆起于少腹之内胞中,其浮而外者,起于气冲一名气街,在少腹毛中两旁各二寸,横骨两端动脉宛宛中,足阳明穴也,并足阳明、少阴经之间,循腹上行,至横骨足阳明去腹中行二寸,少阴去腹中行五分,冲脉行于二经间,横骨在阴上横骨中,宛如半月,去腹中行一寸半,夹脐左右,各五分,上行历太赫横骨上一寸、气穴即胞门,太赫上一寸,少阴冲脉之会、四海气穴上一寸、中注气穴上一寸,肓俞中注上一寸、商曲肓俞上一寸、石关商曲上一寸、阴都石关上一寸、通谷阴都上一寸、幽门通谷上一寸,凡二十四穴。

脉法

《脉经》曰：两手脉浮之俱有阳，沉之俱有阴，阴阳皆盛，此冲督之脉也。冲督之脉，为十二经之道路也，冲督用事，则十二经不复朝于寸口，其人苦恍惚狂痴。又曰：脉来中央坚实，径至关者，冲脉也。又曰：尺寸俱牢，直上直下，此乃冲脉，胸中有寒疝也。

冲脉经行原委

《灵枢》曰：冲任皆起胞中，上循背里，为经络之海。其浮而外者，循腹右上行，会于咽喉，别而络唇口。血气盛则充肤热肉，血独盛则渗灌皮肤，生毫毛。妇人有余于气，不足于血。月下数脱血，任冲并伤，脉不荣其唇口，故髭须不生。宦者去其宗筋，伤其冲脉，血泻不复，皮肤内结，唇口不荣，故须亦不生。天宦不脱于血，而任冲不盛，宗筋不强，有气无血，唇口不荣，故须亦不生。又曰：冲脉者，五脏六腑之海也。其上者出于颃颡，渗诸阳，灌诸精；其下者，注于少阴之大络，起于肾下，出于气街，循阴股内廉斜入腘中，伏行胻骨廉，并少阴之经，下入内踝之后，入足下。其别者，并于少阴，渗三阴，斜入踝，伏行出属附，下循附上入大指之间，渗诸络而温足胫肌肉，故其脉常动。别络结，则跗上不动，不动则厥，厥则寒矣。《内经》曰：三阴之所交结于脚也，踝上各一行者，此肾脉之下行也，名曰太冲。王启玄曰：肾脉与冲脉并下行，循足行而盛大，故曰太冲。一云：冲脉起于气街，街直而通，故谓之冲。又曰：心脏在南，故前曰广明。冲脉在北，故后曰太冲。足少阴肾与冲脉合而盛大，故曰太冲。两脉相合为表里也。冲脉在脾之下，故曰其冲在下，名曰太阴。

冲脉相通诸经

王海藏曰：手少阴三焦相火为一腑，右肾命门为相火，心包主亦名相火，其脉同诊，肾为生气之门，出而治脐下，分三岐，上冲夹脐过天枢，上至膻中两乳间，元气所系焉。又，足三焦太阳之别，并足太阳正路入络膀胱约下焉。三焦者，从头至心，心至脐，脐至足，为上、中、下三焦，其实真元一气也，故曰有脏无腑。《脉诀》云：三焦无状空有名，寄在胸中隔相应。一云：其腑在气街中，上焦在胃上口，治在膻中；中焦在胃管，治在脐旁；下焦在脐下膀胱上口，治在脐。《经》曰：原气者，三焦之别使也。肾间动气者，真原一气，分为三路，人之生命也，十二经之根本也。濒湖曰：三焦即命门之用，与冲任督相通者。

人身四海

《内经》曰：海有东西南北，人亦有四海以应之。胃者水谷之海，其输上在气街，下至三里。冲脉者，为十二经之海，其输上在于大杼，下出于巨虚之上下廉。膻中者，为气之海，其输巨在于柱骨之上下，前在人迎。脑为髓之海，其输上在于盖，下在风府。气海有余，气满胸中，悗息面赤；气海不足，则气少不足以言。血海有余，则常想其身大，怫然不知其所病；血海不足，常想其身小，狭然不知其所病。水谷之海有余，则腹满；水谷之海不足，则饥不受食。髓海有余，则轻劲多力，自过其度；髓海不足，则脑转耳鸣，胫酸眩冒，目无所见，懈怠安卧。

冲病症治

《内经》曰：治痿独取阳明者，何也？曰：阳明者，五脏六腑之海也，主宗筋，宗筋主束骨而利机关。冲脉者，经脉之海，主渗灌溪谷，与阳明于宗筋，会于气街。而阳明为之长，皆属于带脉，络于督脉。故阳明虚，则宗筋纵，带脉不引，故足痿不用。治之当各补其营，而通其俞，调其虚实，和其逆顺。筋脉骨肉，各以其时受月，则病已谓肝甲乙，心丙丁，脾戊己，王气法时月也。李东垣曰：秋冬之月，胃脉四道，为冲脉所逆，胁下少阳脉二道，而反上行，名曰厥逆，其症气上冲咽，不得息，而喘息有音，不得卧，宜调中益气汤加吴萸五分，随气多少用之。夏月有此乃，大热之症，用黄连、黄柏、知母各等分，酒洗，炒为末，白汤和丸，每服一二百丸，空心，白汤下，即以美膳压之，不令停留胃中，直至下元，以泻冲脉之邪也。盖此病随四时寒热温凉治之。又曰：凡逆气上冲，或兼里急，或作躁热，皆冲脉逆也。若内伤病此，宜补中益气汤加炒黄连、黄柏、知母，以泄冲脉。又曰：凡肾火旺，及任、督、冲三脉盛者，宜用酒炒黄柏、知母，亦不可久服，恐妨胃也。又曰：或腹中刺痛，或里急，宜多用甘草。或虚坐而大便不得者，皆属血虚，血虚则里急，宜用当归。又曰：气逆里急，膈咽不通，大便不行者，宜升阳泻热汤主之。又曰：麻木，厥气上冲，逆气上行，妄闻妄见者，宜神功丸主之。又曰：暑月病甚，则传肾肝为痿厥。痿乃四肢痿软，厥乃四肢如火，或如冰，心烦，冲脉气逆上，甚则火逆，名曰厥逆。故痿厥二病，多相须也。《经》曰：下气不足，则痿厥心悗，宜以清燥去湿热之药，或生脉散合四苓散，加酒洗知柏，以泄其湿热。李濒湖曰：湿热成痿，乃不足中有余也，宜渗泻之药。若精血枯涸成痿，乃不足中之不足也，全要峻补之药。《千金方》曰：咳唾，手足厥逆，气从小腹上冲胸咽，其面翕热如醉，因复下流阴股，小便难，时复冒者，寸脉沉，尺脉微，宜茯苓五味子汤，以治其气冲，胸满者去桂。

治冲病诸药要品及方十三

冲逆宜降气泄热

陈皮　当归　沉香　木香　吴朱萸　黄芪　地黄　槟榔　白术　川黄连　黄芩　黄柏　知母

理中汤　寒逆。

加味补阴丸　火逆。

黄柏　知母各四两　牛膝　杜仲　巴戟　熟地　山萸　苁蓉　茯苓　杞子　远志　山药　鹿茸　龟板各二两

蜜丸，盐汤下八九十丸。此方补阴虚泻阴火。

五苓散　右动。

防风白术牡蛎汤　左动。

防风　白术　牡蛎粉等分

每末二钱，酒或米饮下，日二三服。

此方专治气误发汗，筋惕肉瞤者。

甘李根汤　上动。

李根皮五钱　桂枝钱半　当归　白芍　茯苓　黄芩各一钱　半夏　甘草各五分　姜三片

大橘皮汤　下动。

陈皮三钱　竹茹二钱　人参　甘草各一钱　姜五片　枣三枚

调中益气汤　厥逆。

黄芪二钱　人参　苍术　炙甘草各一钱　陈皮　升麻　柴胡各四分　木香二分

水煎服。

补中益气汤　内伤。

黄芪　人参　当归　白术　陈皮　甘草　升麻　柴胡

升阳泻热汤　气冲。

柴胡　陈皮　升麻　赤苓　枳壳　香附　甘草　白芍

神功丸　又。

生脉散 燥热。

人参 麦冬 五味子

四苓散 又。

茯苓 猪苓 白术 泽泻

茯苓五味子汤 气逆。

茯苓 五味子各二钱 肉桂 甘草各一钱

任脉病源流

任脉起于中极之下,以上毛际,循腹里,上关元,至咽喉,上颐,循面,入目。此与冲脉主身前之阴。

古人以任脉为阴沉之海,以其起于中极之下会阴也。按:其脉之所到,既上中极,即与足厥阴、太阴、少阴之脉并行,循关元,历石门、气海,又会足少阳冲脉于阴交,历建里。再会手太阳、少阳、足阳明之脉于中脘,以上喉咙,再会阴维之脉于天突、廉泉,至目下之中央承泣而终。是任脉固起于真阴,而阴无阳不生,犹地之统于天,而地气之上通,必由天气之下降,两相济而后能通。不然,窍阴冱塞[13],必至成痞闭也。人身之有天癸,乃天之元气。降则为精气以充于地,则真阴自生,既生而渐至于充,然后地气通,太冲脉由是始旺,月事以时下,而易于有子。若无子者,必其任脉虚,以致冲衰血竭,地气不通故也。然而真阴最难充满,非年岁既至,谷气充实,天元必不坚定,故天癸亦不至,然则真阴之盛,有不由于真阳之实者乎?《经》曰:年四十,而阴气自半。言乎阳极而衰,为阴所袭,故曰阴半。盖此阴已为窍阴,非真阴也。此虽真阴衰,实真阳衰也。故任脉为病,非阴之自病,实由于阴中无阳,如《经》云:男子内结七疝,女子带下瘕聚。皆原结阴之故耳。若《经》又云:脉来丸丸,横于寸口者,为任脉。此脉已为阴气所袭,故动苦少腹绕脐下,引横骨,阴中切痛,宜夺命丹、一捏金散。又,苦腹中有气如指,上抢心,拘急不得俯仰也,宜木香顺气散、和气汤。则此虽为无阴之症,何莫非无阳之症乎?所谓真阴之盛,必由于真阳之实,益可见矣。

任脉经行诸穴

《脉经》曰:任为阴脉之海,其脉起于中极之下,少腹之内,会阴之分在两阴之间,上行而外出循曲骨横骨上毛际陷中,上毛际,至中极脐下四寸,膀胱之募,同足厥阴、太阴、少阴并行腹里,循关元脐下三寸,小肠之募,三阴为任脉之会,历石门即丹田,一名命门,在脐下二寸,三焦之募、气海脐下一寸半宛宛中,男子生气之海,会足少阳、冲脉于阴交脐下一寸,当膀胱上口,三焦之募,循神阙脐中央、水分脐上一寸,当小肠下口,会足太阴于下脘脐上二寸,当胃下口,历建里脐上三寸,会手太阴、少阳、足阳明于中脘脐上四寸,胃之募也,上上脘脐上五寸、巨阙鸠尾下一寸,心之募也、鸠尾蔽骨下五分、中庭膻中下一寸六分陷中、膻中玉堂下一寸六分、玉堂紫宫下一寸六分、紫宫华盖下一寸六分、华盖璇玑下一寸、璇玑天突下一寸,上喉咙,会阴维于天突、廉泉天突在结喉下四寸宛宛中,廉泉在结喉上,舌下中央,上颐,循承浆,与手足阳明、督脉会唇下陷中,环唇,上至下龈交复出,分行,循面,系两目下之中央,至承泣而终目下七分,直瞳子陷中二穴。凡二十七穴。按:《难经》、《甲乙经》却无循面以下之说。

脉法

《脉经》曰:寸口脉来,紧细实长至关者,任脉也。又曰:横寸口边脉丸丸者,任脉也。

任病原由症治

杨氏曰:任者,妊也。此是人生养之本,故曰任脉起中极之下。《内经》曰:女子二七而天癸至,任脉通,太冲脉盛,月事以时下。七七任脉虚,太冲脉衰,天癸竭,地道不通,故形坏而无子。又曰:上气有音者,治其缺盆中。

鳌按:此言治,谓针灸之也,与《脉经》言动苦少腹绕脐下,引横骨,阴中切痛,取关元穴治之之治同。

《灵枢》曰:缺盆之中,任脉也,名曰天突。其侧动脉人迎,足阳明也。濒湖曰:任冲之别络,名曰尾翳。下鸠尾,散于腹,实则腹皮痛,虚则痒瘙。

治任病方四

夺命丹　阴袭。

吴萸一斤,一分酒浸,一分醋浸,一分童便浸,一分白汤浸,并焙干　泽泻二两

酒面糊丸,空山,盐汤下。

此方兼治奔豚,疝气上冲,小腹引痛。

一捏金散　又。

延胡索　川楝肉　全蝎　茴香

每末二钱,酒下。

此方亦治奔豚、疝气上冲及小肠气、脐腹大痛。

木香顺气散　气痛。

木香　香附　槟榔　青皮　陈皮　厚朴　苍术　枳壳　砂仁　炙草

和气汤　又。

木香　紫苏　槟榔　陈皮　半夏　香附　青皮　甘草　乳香　没药

七疝源流

七疝,任脉病也。《经》曰:任脉为病,男子内结七疝,女子带下瘕聚。七疝者,狐、冲、癫、厥、瘕、癫癃、癞是也。凡内外邪所感。皆能使阴阳不和,阴偏胜则寒气冲击,阳偏胜则热气内壅,皆致任脉为疝。而肝则佐任脉以生化者,故疝病原于任,必及于肝。若专主肝而不及任,背《内经》矣,非也;专主任而不及肝,昧乎病之源流矣,亦非也。盖疝病在中极之中,少腹之间,总诸阴之会,而上于关元,无不由任脉为之,以任总诸阴之所聚也。乃其症或由于热,或由于寒,或由于劳,或由于虚,而犯阴伤筋则同,故其病皆在阴,其伤皆在筋,其动为风,其聚如山,所以有病之名也。

《经》又曰:少阴脉滑,病肺风疝;太阴脉滑,病脾风疝;阳明脉滑,病心风疝;太阳脉滑,病肾风疝;少阳脉滑,病肝风疝。历观《经》旨,虽各经皆病,非俱从任脉起,然各经所受之邪,必与任脉相犯,故心肝脾肺肾五经,皆统系之曰疝,言风者,肝之阳气为风,任之阴气为疝,肝既佐任以生化,故病必相及,而以风与疝并称也。惟肝佐任,故其病曰少阳有余,病筋痹。肝风疝者,此少阳之相火,犯阴伤筋,而动肝木之风,因聚肝而为疝也。太阳与肾,风寒合邪,伤阴而聚于肾,故肾亦有疝。又,厥阴位下焦,总诸筋,其气壅而不升,则亦病疝。故《经》有"厥阴有余,病阴痹,滑则病狐风疝"之语。总之,内外邪所感,攻于脏腑,则为腹中之疝;会于阴

器,则为睾丸之疝,正自有辨。士材云:疝之为病,受热则挺纵不收,受寒则腹内牵引作痛,受湿则肿胀累垂,虚亦肿坠,血分不移,气分多动。睾丸有两,左属水,生肝木,木生心火,三者皆司血,统纳左之血者,肝也;右属火,火生脾土,土生肺金,三都皆司气,统纳右之气者,肺也。是故诸寒收引,则泣而归肝,下注于左丸;诸气愤郁,则湿聚而归肺,下注于右丸。且睾丸所络之筋,非尽为厥阴、太阴、阳明之筋,亦入络也。故患左丸者,痛多肿少;患右丸者,痛少肿多。其论甚确,可据而依也。

试祥七疝之症。《经》曰;从少腹上冲心而痛,不得前后,为冲疝。盖既上冲心,又二便不通,能上而不能下也,宜木香散。

《经》又曰:肝所生病为狐疝。盖上抵少腹,下环阴器,皆肝部分,受疝之处。一切疝病,非肝木受邪,即肝自病,狐疝乃其自病,曰狐者,以出入不常也,宜二香丸、蜘蛛散。

《经》又曰:三阳为病,发寒热,其传癞疝。盖三阳者,小肠、膀胱、胆也。小肠、膀胱皆在下体,胆与肝为表里,故皆能致疝。曰癞者,丸肿大如升如斗,顽癞不仁也,宜蠲痛丸、杨氏麝香元、茱萸内消丸、金铃散。若木肾则不痛,另详"前阴条"。

《内经》又曰:黄脉之至也,大而虚,积气在腹中,有厥气名曰厥疝。盖肝木乘脾,故大而虚,肝木主上升,怒则气上逆。曰厥者,脾受肝邪,气逆有积也,宜蟠葱散、乌头桂枝汤、四神丸。

《经》又曰:脾传之肾,病名疝瘕,少腹冤热而痛,出白。盖脾受肝邪,又传于肾,则脾失运化之常,入遇寒水之脏,则留而成形。曰瘕者,状如黄瓜是也,气不得申曰冤,宜二香丸、加味通心饮。丹溪云:阳明受湿热,传入太阳,发热恶寒,小腹闷痛,此亦疝瘕之属,宜沈氏散瘕汤。

《经》又曰:足阳明之筋,病癞疝,腹筋急。又曰:肝脉滑甚为癞疝。盖以肝木乘胃,故既曰阳明之病,又曰肝之病也。曰癞者,以必裹脓血,甚则下脓血也,宜橘核丸、橘核散、荔枝橘核汤。

《经》又曰:脾脉微大为疝气,滑甚为癞癃,又曰:肾脉滑甚为癞癃。盖以内裹脓血,外小便秘,由脾邪传肾之故也宜加味通心散、加味通心饮。此《内经》七疝,有可考而得之者也。

后张氏又立寒、筋、血、气、狐、水、癞名,内惟狐疝一名与《内经》同,然其言症,则主寒湿下注囊中,宜丁香楝实丸、四炒川楝丸;亦或由于痰饮下注,宜二陈汤加青皮、香附、苍术,名虽同,而实与《内经》肝自为病之旨有异;至其曰寒疝,则囊冷结硬如石,阴茎不举,或控睾丸而痛,此盖得之坐卧湿地,或寒月涉水,或值雨雪,或坐卧风冷也,宜青木香丸、当归四逆汤;其曰水疝,则囊肿痛,或肿如水晶,或湿痒出黄水,或按小腹有水声,此盖得之于饮水醉酒入内,适遇风寒之气,聚于囊中也,宜腰子散、秘传茱萸内消散;其曰筋疝,则阴茎肿胀,或下脓,里急筋缩,或茎中痛,痛极则痒,或挺纵不收,或随溲下白物如精,此盖得之于房劳及邪术所使也,宜加减柴苓汤、龙胆泻肝汤;其曰癞血疝,则状如黄瓜,在小腹两旁,横骨两端,约纹中,俗名便痈者,此盖得之盛暑入房,气血渗入脬囊,留而不去,结成痈肿,脓少血多,或情欲太浓,当泄不泄所致也,宜复元通气散、神圣代针散;其曰气疝,则上连肾俞,下及阴囊,偏坠而痛,或不痛,此盖得之忿怒号哭,气郁而胀,号怒罢,气即散者是也,宜气疝饮,聚香饮子;其曰癞疝,则阴囊如升斗,不痒不痛者是,此盖得之地气卑湿,故江淮间多有之,女人阴户凸出,亦名癞疝,小儿亦有生成如此者,乃胎中宿疾,然而癞疝不一,有玉茎肿硬引脐纹痛,甚则阴缩肢冷,囊上生疮,名曰卵癞,出水不止者死。有素多湿热,因怒激火,昏眩,手搐,面黑,睾丸能左右相过,名曰气癞者,而膀胱气名曰水癞,小肠气名曰肠癞,此四者皆癞疝也,治之之法同,宜橘核丸、橘核散、天台乌药散。总之，后世之人，嗜欲纷而病日多，即疝气一症，有不止于《内经》名目者，故张氏增立七疝，实足《内经》之未备，兹因按其名而详参症治，庶医者不至临时束手。若巢氏强分厥、癥、寒、气、盘、胕、狼，自附《内经》之七疝，则适见其支离矣，曾何益于《经》旨乎？

且《经》以疝症属肝任，理固然已。而犹有未尽者，必其人肾虚寒，湿邪乘虚客之，遂成疝病。丹溪谓与肾经绝无相干者，误也。设使精气充实，安得有疝？故有此病者，必宜补气，通肾气，除湿宜人参、黄芪、橘核、合欢子、荔枝核、川楝子、牛膝、木瓜、杜仲、萆薢、巴戟。若阴虚有热，兼宜清热宜生地、石斛；虚寒而痛，必温肾，宜小茴、仙茅、补骨脂；虚热而痛，必清火，宜黄柏、车前子；湿盛，必除湿宜茯苓、苍术。

若夫先因湿邪为病，后成湿热者，用药亦宜分寒热、先后二途。疝由于肾，又所宜知也。丹溪又云：睾丸连小腹急痛，或有形或无形，或有声或无声。人皆以为经络得寒，收引而痛，不知其始于湿热壅遏，又因此感，湿热被郁，故作痛也，宜枳实、桃仁、山栀、吴萸、山楂、生姜以治之。湿胜成㿗疝，加荔枝；痛甚，加盐炒大茴香；痛处可按，加桂枝。丹溪此言，更足备前人未备之旨。

此外，又有奔豚疝气，少腹控睾而痛，上冲心腹者，夫奔豚，本肾之积也，今曰奔豚疝气，乃其人素有肾积，复因伤寒之邪，冲突下焦，致其发动，如江豚之奔冲，皆由真气内虚，水结不散，气与之搏，故发奔豚，虽有当表当攻之症，然切不可汗下，丹溪谓宜用理中汤加肉桂、赤茯苓，去白术主之。又，谓桂能泄奔豚，茯苓能伐肾邪。若白术助土克水，燥肾闭气，是以去之，言诚是也，宜夺命丹、胡芦巴丸、一捏金散。有受寒重，腹痛里急者，宜当归羊肉汤；有因虚而成疝病，按之少减者，宜乌头栀子汤加桂枝，姜糊丸，以川乌治外束之寒，山栀子治内郁之热也；有疝气久不愈者，宜木香楝子散。种种诸疝病，其由来既各不同，而其为症，亦自有异，能依法治之，曷弗瘳欤？

脉法

《内经》曰：心脉搏滑急，为心疝；肺脉沉搏，为肺病；肾脉肝脉大急沉，皆为疝。又曰：肝脉滑甚，为㿗疝；心脉微滑，为心疝；肾肝滑甚，为癃㿗。又曰：脉急者，曰疝瘕，小腹痛。又曰：三阳结为癃，三阴急为疝。注云：太阳受寒，血聚为瘕；太阴受寒，气聚为疝。《脉诀》曰：疝脉弦急，积聚在里，牢急者生，弱急者死，沉迟浮涩，疝瘕寒痛，痛甚则伏，或细或动。《正传》曰：寸口脉弦而紧，弦紧相搏，则为寒疝。《入门》曰：《内经》皆以滑脉为疝。《脉经》曰：疝瘕积聚，脉弦急者生，虚弦小者死。

疝病原由症治

《灵枢》曰：疝者，寒气结聚之所为也。《内经》曰：病在小腹，腹痛，不得大小便，名曰疝，得之寒。又曰：小腹控睾引腰脊，上冲心，甚出清水，及为哕噫，邪在小肠也。丹溪曰：疝者，睾丸连小腹急痛也，有痛在睾丸者，有在五枢穴边者，皆足厥阴之经也。自《素问》以下，皆谓之寒，予思之，此病始于湿热在经，郁而至久，又感寒气外束，故痛。若只作寒论，恐为未备。人有踢冰涉水，终身不病此者，无热故也。盖大怒则火起于肝，醉饱则火起于胃，房劳则火起于肾，火积久，母能生子虚，湿气便盛。厥阴肝木，其性急速，火性又暴，为寒所束，宜其痛之太暴也，有以乌头栀子汤服之，其效亦敏。然湿热又须分多少而治，湿甚肿多，㿗病是也。又曰：疝痛，属湿热痰积注下作病，因寒郁而发也。又曰：疝痛之症，或因风寒外袭，或因怒气上冲，小腹作痛，上连胁肋，甚则搐搦反张，咬牙战掉，冷汗交流，须臾不救。《纲目》曰：疝名虽七，寒疝即疝之总名也，水疝即㿗疝之属，气疝即狐疝之属，血疝即痈疖之属，惟筋疝罕见之，亦下恶疮之属也。又曰:小腹痛有三,肝病小腹引胁痛,小肠病小腹引睾丸腰脊痛,膀胱病小腹痛肿,不得小便。《直指》曰:疝之为病,外肾小腹作痛,或攻刺腰胁,或走游背膂,或冷气抢心,或手足厥冷,有壮热恶寒者,有洒淅寒热者,有小得大小便者,有下泄者,有自汗者,有积聚如杯、如臂、如盘、如桃李。其于阴间,则卵有大小,而上下不常,囊有肿胀,而痛止无定。挟冷触怒,则块物上冲心胸,心平气和,则块物归入囊中。又曰:治法大要,以流行疏利为先,毋曰肾虚得病,不敢疏泄。盖肾为邪气所干,若不逐去病根,病何由愈?倘或姑息补住,使大小便秘而不通,邪气入腹冲心,危殆必矣。又曰:甚或挟虚而发,脉不甚沉紧,而豁大无力者是也。其痛亦轻,惟觉重坠牵引耳,当以参术为君,疏导药佐之。疏导即桃仁、山楂、枳实、栀子、茱萸、川楝、延胡索、丁香、木香之类是也。又曰:诸疝以手按之,大痛者为实,不痛者为虚。又曰:惟是逆气长嘘,中脘停酸,躁闷烦扰,甚至呕吐,最为恶候。盖脾土不济,肾水上乘,必为酸汁,或为痰涎,遂成暴吐,大小二便关格闭塞,而肾汁、胃汁,皆自其口出也。如此者,大抵不救。方广曰:疝症,古方用辛温以散之,是治其标也。丹溪以为痰饮、食积、死血流注,归于肝经,用辛平以豁痰,消积去瘀,是治其本也。夫疝痛有定处,是有形之积也,非痰食血相聚而何?若无形之气,积也,非痰食血相聚而何?若无形之气,则走注满腹,流散遍体矣。《本事》曰:此疾虽因虚而得,不可以虚骤补。《经》云:邪之所凑,其气必虚。留而不去,其病即实。故必先涤云所蓄之邪,然后补之,诸药多借巴豆气者,盖谓此也。《入门》曰:四气七情疝,通用五苓散。盖猪苓、泽泻,分阴阳以和心、小肠;白术,利脐间湿与死血;茯苓,利膀胱水;木得桂则枯,用以伐肝木。又曰:通治宜葫芦巴丸。又曰:疝病虚甚,上为呕吐,下有遗精者危。《正传》曰:劫疝痛药,乌头、栀子并炒,研细,顺流水入姜汁调服。栀子以降湿热,乌头以破寒郁,皆下焦之药,而乌头为栀子所引,其性急速,不容胃中停留也。又方,桂枝、山栀炒、川乌姜炒,姜汁糊丸,姜汤下三四十丸,大能劫痛。《三因》曰:凡疝病,非痛断房事与厚味,不可用药。

疝痛导引法

《类聚》曰:坐舒两脚。以两手捉大拇指,使足上头下,极挽五息止,引腹中气遍行身体。去疝瘕病。

又,导引

《保生秘要》曰:用手紧鼎幽阙,纳气数口,而紧紧顶闭纳之,立效。

运功

《保生秘要》曰:因欲火积滞,外肾复感冷气,故作胀痛,不可胜言,注意从外肾提气至内肾,右运二七遍,即从内肾想一火提至顶门外,略凝,而后行吹吸之法。

治七疝方三十七

木香散 冲疝。

木香 陈皮 干姜 良姜 诃子 枳实 川芎 草蔻仁 黑牵牛

蜘蛛散 狐疝。

蜘蛛十四枚,微炒 肉桂五分

每服用末一钱。

二香丸 又。

木香 香附各三两 楂肉二两 三棱醋炒 蓬术醋炒 姜黄 南星各一两 黄连与吴萸同

炒　萝卜子　橘核　桃仁　山栀各五钱

姜汁糊丸。

蠲痛丸　癞疝。

延胡索一两　川楝肉　茴香各五钱　白丑头末　当归　良姜　青皮　木香　乌药各二钱半　全蝎七个

姜汁糊丸，烧棉灰调酒，送下三五十丸。

此方兼治小肠气，膀胱气，一切疝痛。

杨氏麝香丸　又。

木香　胡椒各一两　全蝎　巴霜各四钱　麝香一钱

蒸饼丸，麻子大，朱砂为衣，熟水下五七丸。

此方无麝香即神保丸。

此方能寻诸处痛。凡膀胱气胁下痛最难治，此药主之。

茱萸内消丸　又。

山萸　吴萸　川楝子　马兰花　大茴香　青皮　陈皮　山药　肉桂各二两　木香一两

酒糊丸，酒下五十丸。

此方治肾虚寒病，偏坠引痛，奔豚痃癖等症。

金铃散　又。

川楝肉三十枚，切片，巴豆肉三十枚切片，同炒色焦，去巴豆　茴香炒等分，

再入木香一钱半，每末二钱，水酒各半煎，葱白汤冲服。

此方兼治膀胱小肠气肿痛。

蟠葱散　厥疝。

苍术　甘草各一钱　三棱　蓬术　茯苓　青皮各七分　丁香皮　砂仁　槟榔各五分　延胡索　肉桂　干姜各三分

共为粗末，加葱白一茎煎。

此方专治脾胃虚冷，心腹攻刺，连胸胁膀胱小腹，肾气作痛。

乌头桂枝汤　又。

大川乌一个，蜜一盏，同煎减半，取出，炒肉桂、白芍各三钱三分，甘草二钱半，分作二帖，入姜三片、枣二枚，及前蜜煎。去乌头，代附子，名蜜附汤。

此方专治风寒疝气，入腹刺痛，阴缩，手足逆冷。

四神丸　又。

吴萸醋酒各半分，浸焙　荜澄茄　青木香各五钱　香附一两

糊丸，盐汤下。

加味通心饮　疝瘕。

瞿麦　木通　栀子　黄芩　连翘　枳壳　甘草　川楝子各一钱　灯心二十枝茎　车前草五叶

此方兼治小肠疝气热痛，小便不通。

沈氏散瘕汤　又。

桃仁　枳实　山栀　山楂　泽泻　木通　赤苓

此余自制方也，用治疝瘕及小肠膀胱气痛，不得小便者，无不效。

荔枝橘核汤　癞疝。

荔枝　橘核　桃仁　甘草　茯苓　白术　枳壳　山楂　延胡索

橘核丸　又。

炒橘核　盐酒炒海藻　盐酒炒昆布　盐水洗海带　麸炒桃仁　炒川楝子各一两　酒炒延胡索　厚朴　枳实　肉桂　木香　木通各五钱

酒糊丸，酒或盐汤下六七十丸。久不消，加醋炒硼砂二钱。

此方专治四种㿗疝，卵核肿胀，偏有大小，或硬如石，或少腹绞痛，甚则囊肿，溃烂出黄水。

此方治四种㿗疝之久者。

橘核散　又。

橘核一钱半　桃仁十五枚　山栀子一钱　川乌　吴萸各五分

各炒为粗末，煎，橘核单止痛，乌头散寒郁，山栀除湿热，又引乌头速下，不令胃中停留，用之甚捷。

此方亦治四种㿗疝肿痛。

此方治四种㿗疝之新者，二方各别。

加味通心散　㿗癃。

木通　山栀　连翘　黄芩　甘草　瞿麦　枳壳　归尾　桃仁　山楂　川楝　灯心　车前草

丁香楝实丸　狐疝。

当归　附子　川楝肉　茴香各一两

上锉，好酒三升，煮干，焙为末。每药末一两，入丁香、木香各二钱，全蝎十三个，延胡索一两。上并为末，与前末拌匀，酒糊丸，空心酒下百丸。凡男子七疝，女子带下，皆属于风。全蝎，治风圣药；川楝、茴香，皆入小肠经；当归、延胡，和血止痛。疝气带下，皆积寒邪在小肠之间，故以附子佐之，丁香、木香为引导也。

四炒川楝丸　又。

川楝肉一斤，作四分：一用麸一合，斑蝥四十九枚，炒黄：一用麸皮一合，巴戟一两，炒；一用麸皮一合，巴豆四十九粒，炒：一用盐一两，茴香一合，炒，并以麸皮黄色为度。只取川楝肉，再加木香、破故纸各一两。酒糊丸，每五十丸，盐汤下，日三服。

此方兼治一切疝气肿痛、缩小，久服断根。

二陈汤　又。

茯苓　陈皮　半夏　甘草

青木香丸　寒疝。

黑丑头末，三两　补骨脂　荜澄茄　槟榔各二两　青木香一两

水丸，盐汤下。

当归四逆汤　又。

当归一钱二分　附子　肉桂　茴香各一钱　白芍　柴胡各九分　延胡索　川楝子　茯苓各七分　泽泻五分

腰子散　水疝。

黑丑、白丑并炒，等分，取头末，猪腰子批开，入药末三钱，川椒五十粒，小茴香百粒，以牵牛末遍掺之，湿纸包扎好，煨令香熟，空心，温酒嚼下，取下恶物便愈。

秘传茱萸内消散　又。

吴萸半酒半醋浸一宿，焙　山萸　马兰花醋浸，焙　川楝肉　肉桂　黑丑头末　盐炒茴香　延胡索　去白青皮　去白陈皮　海藻　白蒺藜　桃仁　木香各五钱

酒糊丸，盐汤或酒下。

此方专治阴癞偏大，或生疮出黄水。

加减柴苓汤　筋疝。

柴胡　泽泻各一钱　半夏　赤苓　猪苓　白术　山楂　山栀　荔枝核各七分

无荔枝核，以橘核代之。

此方兼治诸疝因湿热，肿痛出水。

龙胆泻肝汤　又。

龙胆草　柴胡　泽泻各一钱　车前子　木通　赤苓　酒洗生地　酒拌当归　山栀　黄芩　甘草各五分

复元通气散　血疝。

白丑头末，二两　茴香　穿山甲各两半　去白陈皮　延胡索　炙甘草各一两　木香五钱

每末二钱，酒或姜汤下。

神圣代针散　又。

乳香　没药　当归　白芷　川芎　制芫青各一钱

共为末，每服一分，甚者五分，先点好茶一盏，次糁药末在茶上，不得吹搅，立地细细呷之。

此方兼治诸疝刺痛。

气疝饮　气疝。

黄连以吴萸煎水浸炒，二钱　人参　白术各一钱　白芍　陈皮各七分　甘草三分　姜三片

聚香饮子　又。

乳香　沉香　檀香　木香　藿香　丁香各八分　姜黄　乌药　桔梗　肉桂　甘草　延胡索各四分　姜三　枣二

此方专治七情所伤，结成疝气。

天台乌药散　癞疝。

川楝子十个，将巴豆十四粒同麸炒黑色，去麸、豆　乌药　木香　茴香　良姜　青皮各五钱　槟榔三钱

每末一钱，酒下。痛甚，炒姜、热酒下。

理中汤　奔豚。

夺命丹　又。

吴萸一斤，作四分，一酒浸，一醋浸，一白汤浸，一童便浸，并焙干　泽泻二两

酒糊丸，盐汤空心下。一名四制茱萸丸。

胡芦巴丸　又。

白丑头末　茴香各二两　川乌　巴戟肉　吴萸各两半　川楝子　胡芦巴各一两

酒糊丸，空心，酒下二三十丸。

一捏金散　又。

延胡索　川楝肉　全蝎　茴香

每末二钱，热酒下神效。

此方兼治小肠气脐腹痛。

当归羊肉汤 寒痛。

羊肉一斤 生姜五两 当归二两

水八升,煮三升,每服七合,日三服。

乌头栀子汤 因虚。

川乌头末 山栀子

木香楝子散 久疝。

石菖蒲 青木香 荔枝核 萆薢 川楝子

每末二钱,入麝少许,茴香炒盐,用热酒冲调下。

督脉病源流

督脉起于会阴,循背而行于身之后,为阳脉之总督,故曰阳脉之海,其别与厥阴脉同会于巅。此主身后之阳。

人身阴阳原气,皆起于下。《经》曰:广明之后,即为太冲。太冲之地,属之少阴,少阴之前,乃为厥阴。其部有血海,尝与太冲腾精气而上,灌渗阴阳。可知元气固起于下,精气亦起于下矣。尝按精气之自下而上也,实分三道:其阳者,起胞中,从少阴之后,行太阳夹脊之中道上巅,历百会、都庭,以统宗诸阳,共名曰督。其阴者,起中极之下胞中,由前阴地道而上行阳明之表,中循关元,历承浆,上与督脉会,以统宗诸阴,其名曰任。其中央一道,起胞中,循血海,腾精气而上,上行伏脐,积于胸中,为宗气以司呼吸,会于咽喉,其名曰冲。是三脉者,同起于胞中,一源而三歧。故古人统三者而总名之曰太冲。且三者之气,与阳明胃气同住中州,亦与营俱行于十二经,故三者之气,能贯于一身也。而督之所以为督,从可识矣。杨氏曰:督之言邮也,是人阳脉之都纲。吕氏亦曰:阳脉之海下极者,长强也。长强乃督脉之别名。下极者,尾骶骨也。以其循脊上项散头,故实则脊强而厥,虚则头重。夫脊强者,五痓之总名,其症卒口噤,背反强而瘈疭也。而督之所以为病,又从可识矣。

督脉经行诸穴

《内经》曰:督乃阳脉之海。其脉起于肾下胞中,至于少腹,乃下行于腰横骨围之中央,系溺孔之端,男子循茎下至篡,女子络阴器合篡间,俱绕篡后屏黝翳穴前阴后阴之间也,别绕臀,至少阴与太阳中络者,合少阴上股内兼,由会阳在阴尾尻骨而旁,凡二穴贯脊,会于长强,穴在骶骨端,与少阴会,并脊里上行,历腰俞二十一椎下、阳关十六椎下、命门十四椎下、悬枢十三椎下、脊中十一椎下、中枢十椎下、筋缩九椎下、至阳七椎下、灵台六椎下、神道五椎下、身柱三椎下、陶道大椎下、大椎一椎下,与手足三阳会合,上哑门项后入发际五分,会阳维,入系舌本,上至风府项后入发际一寸,大筋内宛宛中,会足太阳、阳维,入脑中,循脑户枕骨上、强间百会后三寸、后顶百会后一寸半,上巅,历百会在头中央旋毛中、前顶百会前一寸半、囟会百会前三寸,即囟门、上星囟会前一寸,至神庭囟会前二寸,直鼻上,入发际五分,为足太阳督脉之会,循额中,至鼻柱,经素髎鼻准头也、水沟人中也,会手足阳明,至兑端唇上端,入龈交上齿缝中,与任脉足阳明交会而终,凡三十一穴。督脉别络,自长强走任脉者,由小腹直上贯脐中央,上贯心,入喉,上颐,环唇,上系两目之下中央,会太阳于目内眦睛明穴见阴蹻下,上额,与足厥阴同会于巅,入络于脑,又别自脑下项,循肩胛,与手足太阳、少阳会于大杼,第一椎下两旁,去脊中一寸五分陷中。内挟脊抵腰中,入循膂,络肾。

脉法

《脉经》曰:尺寸俱浮,直上直下,此为督脉,腰脊强痛,不得俯仰,大人癫病,小儿风痫。又曰:脉来中央浮,直上下动者,督脉也,动苦腰背膝寒。

督病原由症治

《灵枢》曰:头中央之脉,督脉也,名曰风府。《内经》曰:风气循风府而上,则为癫痫。风入脑户,则为风目眼寒。注云:脑户乃督脉、足太阳之会故也。又曰:督脉生疾,从小腹上冲心而痛,不得前后,为冲疝。女子不孕,癃闭遗溺,嗌干,治在骨上谓横上毛际中,曲骨穴也,甚者在脐下营脐下一寸阴交穴。注云:此乃任冲二脉之病,不知何以属之督脉。李厥明云:督脉虽行于背,而别络自长强走任脉者,则由小腹直上贯脐中,贯心入喉,上颐环唇,而入于目之内眦,故显此诸症。王注:盖未深考尔。又曰:督脉实则脊强反折,虚则头重。《难经》曰:督脉为病,脊强而厥。海藏云:此病宜用羌活、独活、防风、荆芥、细辛、藁本、黄连、大黄、乌头、附子、苍耳子之类。张洁古曰:督者,都也,为阳脉之都纲;任者,妊也,为阴脉之妊养。王海藏曰:阴跷、阳跷,同起跟中,乃气并而相连;任脉、督脉,同起中极之下,乃水沟而相接。滑伯仁曰:任督二脉,一原而二歧,一行于身之前、一行于身之后,人身之有任督,犹天地之有子午,可以分、可以合,分之见阴阳之不离,合之见浑沦之无间,一而二,二而一者也。李濒湖曰:任督二脉,人身之子午也,乃丹家阳火阴符升降之道,坎水离火交媾之乡。魏伯阳《参同契》云:上闭则称有,下闭则称无,无者以奉上,上有神德居,此两孔穴法以,金气亦相须。崔希范《天元人药镜》云:上鹊桥,下鹊桥,天应星,地应潮,归根窍,复命关,贯尾闾,通泥丸。《大道三章直指》云:修丹之士,身中一窍,名曰玄牝,正在乾之下,坤之上,专震之西,兑之东,坎离交媾之地,在人身天地之正中,八脉九窍,十二经,十五络联辏,虚间一穴,空悬黍珠,医书谓之任督二脉,此元气之所由生,真息之所由起。修丹之士,不明此窍,则真息不生,神化无基也。俞琰注《参同契》云:人身血气,往来循环,旦暮不停,繫有任督二脉,人能通此二脉,则百脉皆通。《黄庭经》言:皆在心内运天经,昼夜存之自长生。天经,乃吾身之黄道,呼吸往来于此也。鹿运尾闾,能通督脉。龟纳鼻息,能通任脉;故二物皆长春。此数说,皆丹家河车妙旨也。

治督脉病诸药要品及方四

总治　羌活　荆芥　秦艽　细辛　黄连　附子

苏合丸　强厥。

白术　犀角　香附　朱砂　诃子　荜拨　冰片　木香　檀香　沉香　麝香　丁香　安息香　薰陆香　苏合香油

藿香正气散　又。

大腹皮　茯苓　白芷　紫苏　厚朴　白术　陈皮　藿香　桔梗　甘草

川芎茶调散　头重。

薄荷　川芎　荆芥　羌活　白芷　甘草　防风　细辛

每末二钱,食后,茶清下。

白芷丸　又。

白芷二两,萝卜汁浸,晒干为衣末,蜜丸,弹子大。每一丸,细嚼,茶清或荆芥汤下。

带脉病源流

带脉横围于腰，状如束带，所以总约十二经脉，及奇经中七脉者也。

按《内经》冲、任二脉，与阳明合于宗筋，会于气街，皆属于带脉，而络于督脉。则太冲所以能上养心肺者，须赖带脉之侍之。一身二十七气之上下流行，亦赖带脉为之关锁。且其气整齐坚固，有以牢持于上下之间。而一身之强力，亦赖带脉以出。盖力出于膂，膂在季胁之下，即带脉所在也。故经云：身半以上，天气主之，身半以下，地气主之，中为天枢，天枢在气交之分，正指带脉而言也。故人苟上而心脾抑郁。气不运行，下而肝肾虚败，真阴不荣，必致停湿为热，下注于小肠血海之间，其病自作矣。何言之？中分不运，必病腹满。阴阳两虚，中分弱而不能镇定，必病腰溶溶如坐水中。心脾上郁，肝肾下虚，邪热留连而为滞淫，必病赤白带。阳不能胜，不能固守于天枢，阴气得以袭之，必病左右绕脐腰脊痛冲心腹，邪客于太阴之络，必病腰痛引小腹控胁季胁下空软处，不可以养息。此皆带脉所生病也。是知一身上下，机关全在于带，带不能自持其气，其症皆陷下而不上矣，可不知带之为病，求其源而升降补泻哉。

带脉经行诸穴

《内经》曰：带脉者，起于季胁厥阴之章门穴在季胁骨端肋尖尽处，为足厥阴、足少阳二经之会，同足少阳循带脉穴在季胁下一寸八分陷中，属足少阳经，围身一周，如束带然，又与足少阳会于五枢带脉下三寸、维道章门下五寸三分，凡四穴。

脉法

《脉经》曰：脉来关部左右弹者，带脉也。

带病原由症治

《灵枢》曰：足少阳之正，至腘中，别走火阳而合，上至肾，当十四椎，出属带脉。注云：带脉总束诸脉，使不妄行，如人束带而前垂，故名。妇人恶露，随带脉而下，故谓之带下。张洁古曰：带脉之病，大阳主之，可灸章门三壮。仲景曰：大病瘥后，腰以下有水气，牡砺泽泻散主之，若不已，灸章门穴。海藏曰：小儿癞疝，可灸章门三壮而愈，以其与带脉行于厥阴之分，而太阳主之也。子和曰：十二经与奇经七脉，皆上下周流，惟带脉起少服之侧，季胁之下，环身一周，络腰而过，如束带状。而冲任二脉，循腹胁夹脐旁，传流于气冲，属于带脉，络于督脉。冲任督三脉，同起而异行，一源而三岐，皆络带脉。因诸经上下往来，遗热于带脉之间，客热郁抑，白物随溲下，绵绵不绝，是为白带，皆从湿热治之，与痢同法。赤白痢乃邪热传于大肠，赤白带乃邪热传于小肠也。刘宗厚曰：带下多本于阴虚阳竭，营气不升，经脉凝涩，卫气下陷，精气积滞于下焦奇经之分，酝酿而成，以带脉为病得名，亦以病形而名。白者属气，赤者属血，多因醉饱入房，服食燥热所致。亦有湿痰流注下焦者，肾肝阴淫湿胜者，或惊恐而木乘土位，浊液下流，或思慕无穷，发为白淫。所谓二阳之病发心脾也。或余经湿热，屈滞于少腹之下，或下元虚冷，子宫湿淫，治之之法，或下或吐，或发中兼补，补中兼利，燥兼升发，润兼温养，或收涩，或温补，诸例不同，亦病机之活法也。巢元方曰：肾着病，腰痛冷如水，身重腰如带五千钱，小便利，因劳汗出，衣里冷湿而得，久则变为水也，《千金方》用肾着汤，《三因方》用渗湿汤，东垣用独活汤主之。

附载:仲景大法诸药要品及方九

血崩久而成枯 四物汤。

崩者涩剂收 白芍 白垩 艾叶 黄芩

血闭久而成竭 四物汤。

闭者破剂通 三棱 牛膝 桃仁 红花 黄芪 鲮鲤甲炙 肉桂

破血三法:初治四物汤加红蓝花调肉桂、黄芪;次治四物汤加红蓝花调鲮鲤甲、桃仁、肉桂、童便、酒煮尤佳;三治四物汤加红蓝花调没药散。

四物汤 春加川芎,风胜也;夏加白芍,火胜也;秋加当归,金胜也;冬旺水胜,又加熟地以益之。若血旺,必无服四物之理,以其血衰而烦,以此补之,故加熟地也。既可服四物,知其血衰之甚也,故用加之耳。

丁香脾积丸 腹满。

三棱 蓬术 青皮 丁香 木香 醋煮高良姜 巴霜 皂荚烧存性 百草霜少许

糊丸,麻子大,白汤下二三十丸。

壮本丹 腰冷。

酒杜仲 盐补骨脂 茴香各一两 酒苁蓉 酒巴戟 青盐各五钱

每用猪腰子二个,批开,入药末五钱,扎好,纸包煨熟,以黄酒一顿送下。

秘传带下方 带下。

青箱子 菟丝子各二钱 棉子肉炒令烟尽,四钱

共为细末,分作十服。清晨将壮生鸭蛋一个,挖一小孔入在内,搅和黄白中,将纸封孔,饭上蒸熟,以黄酒食之,轻者八九服,重者一二十服,无不效。如赤带,每料加熟石膏一钱。愈后再服丸药以补之。

加味龙虎散 阴袭。

苍术一两 全蝎三钱 草乌 附子各二钱 天麻三钱

每末一钱,空心,豆酒调下。

此方兼治风寒腰痛,筋骨拳挛。

速效散 邪客。

川楝肉巴豆五粒同炒,去豆 盐炒茴香 蜜炒补肾脂各一两

每末一钱,热酒下。

牡砺泽泻散 水气。

肾着汤 肾着。

白术二钱半 炮姜 赤等各钱半 炙草五分

渗湿汤 腰重。

茯苓 猪苓 白术 泽泻 苍术 陈皮 黄连 山栀 秦艽 防己 葛根

独活汤 又。

当归 连翘各钱半 羌活 独活 防风 泽泻 肉桂各一钱 防己 黄柏 大黄 甘草各五分 桃仁留尖,九粒

酒、水各半煎。

此方兼治闪挫劳役,腰痛如折。

卷十八　内伤外感门

色欲伤源流

色欲伤，精、气、神病也。盖以三者相因，不能离贰，尝考养生家言，精能生气，气能生神，荣卫一身，莫在于此。养生之士，先宝其精，精满则气壮，气壮则神旺，神旺则身健，身健而少病，内则五脏敷华，外则肌肤润泽，容颜光彩，耳目聪明，老当益壮矣。此养生者以精、气、神为主，而尤以精为宝也。又，按医家言，气者神之祖，精乃气之子，气者精神之根蒂也。又言，凡阴阳之要，阳密乃固，故曰：阳强不能密，阴气乃绝。阴平阳秘，精神乃治；阴阳离决，精气乃约。此医者亦以精、气、神为主，而尤以精为宝也。然则欲神之旺，必先使气之充；欲气之充，必先使精之固。男女居室，虽生人之大欲所存，为圣王所不能禁，然使行之有节，保之有方，阴阳交接之间，亦何至受伤，何至受伤而成病？其所以受伤者，乃淫欲无充之故也。

《灵枢经》曰：五谷之津液，和合而为膏，内渗入于骨空，补益髓脑，而下流于阴股。阴阳不和，则使液溢而下流于阴下，过度则虚，虚则腰背痛而胫痠。《真诠》云：五脏各有藏精，并无停泊于其所。盖人未交感，精涵于血中，未有形状。交感之后，欲火动极，而周身流行之血至命门，布变为精以泄焉。故以人所泄之精，贮于器，拌少盐酒，露一宿，则复为血矣。据此，则知血者，五谷之津液所充。而精者，又人身之血所由以化。精顾不甚重欤，而犹谓可或伤欤。且夫欲之不可纵也，良非无故。《养生书》曰：凡觉阳事辄盛，若一度制得，由一度火灭，一度增油。若不能制，纵欲施泻，即是膏火将灭，更去其油，不可不谨自防也。观于添油灭火之论，人苟精伤无度，而其为病，且有不可胜言者。讵第如《灵枢经》云“胫痠腰痛”而已乎？

若梦遗，若滑泄，若尿精，若白淫，若漏精，种种名状，不可指屈，而其后必至尪然羸瘦，渐成痨瘵。若水流下，不可收挽。若火燎原，不可救灭。此无他，精伤则气馁，气馁则神散，合精气神而皆为病，故即精气神而不能葆也。即精气神而不能葆，故极精气神所主之病，益复戕其精气神而无不委顿，以至于死也。嗟乎！色欲之为害，一至于此。而其详有可得而言者，其或心火旺，肾水衰，心有所欲，速于感动，疾于施泄欤，宜大凤髓丹、金锁思仙丹；其或君火偶动，相炎随之，而妄思淫泄欤，宜黄连清心饮；其或阴虚火动，夜必成梦，梦则多泄，泄则愈虚，虚则愈梦欤，宜保精汤、鹿角散；其或少壮气盛，情欲动中，所愿不遂，意淫于外，致成梦泄欤，宜猪苓丸；其或经络热而焚燎，心经热而恍惚，闭目即若有见，无夜不梦，无构不泄欤，宜清心丸；其或始由房劳太甚，精伤窍滑，无论梦与不梦，合目即遗欤，宜樗根皮丸；其或肝肾两伤，精气衰弱，脉象空虚，悲愁欲哭，而色夭白，为脱精脱神欤，宜巴戟丸、固精丸；其或阳虚精脱，不交先泄，或乍交即泄，滑泄不禁欤，宜芡实丸，锁阳丹；其或无故精流不止，日夜皆然，其属危急欤，宜秘元丹、约精丸；其或房劳邪术，损伤肾气，茎中时痛时痒，白物随溲而下，或阴茎挺纵不收，名为白淫欤，宜先服泻心汤以降心火，次服白龙丸以补肾元；其或湿热伤脾，脾多痰积，下渗而遗泄欤，宜樗根白皮丸；其可肾阳虚微，精关滑泄，自汗盗汗，夜多梦与鬼交欤，宜猪肾丸；其或元气虚寒，精滑不禁，大腑溏泄，手足厥冷欤，宜阳起石丸；其可茎强不痿，精流不住，常如针刺，捏之则痛，病名强中，为肾滞漏疾欤，宜韭子煎；其可大吐大泄后，四肢厥冷，不省人事，或交接后小腹肾痛，外肾搐缩，冷汗出，均为脱阳危症，须臾则不救欤，宜先以葱白炒热熨脐，后服葱白酒；邪而传或肾脏精气亏，相火易动难制，致梦遗精浊，烦劳即发，频年不愈欤，宜潜阳填髓丸；其可肾中不火，精得热而妄行，频频精泄，不寐心嘈，久必成肾消之症欤，宜清肾汤；其可阴气走泄，湿热乘虚下陷，坠自腰中，至囊环跳膝盖诸外，可见久遗，八脉皆伤欤，宜先服猪苓汤以清湿热，后服湖莲丸以固真元；其或伤于上，精败于下，心肾不交，久伤精气不复欤，宜先服参术膏，接服寇氏桑螵蛸散以宁神固精，收摄散亡，乃涩以治脱之法；其或暑湿热郁，脾胃受伤，色黄，神倦气馁，致成遗泄症欤，宜归脾汤去黄芪、桂圆，加龙骨、益智仁；其或阴精走泄，阳不内依，欲寐即醒心动震悸，气因精夺欤，宜青花龙骨汤；其可读书夜坐，阳气上升，充塞上窍，痰多鼻塞，能食，上盛下衰，寐则阳直降而精下注，有梦而泄欤，宜补心丹；其或真阴损伤，而寺志中阳火，上燔为喉咙痛，下坠为遗，精髓日耗，骨痿无力，日延枯槁欤，宜早服补心丹，晚服桑螵蛸散；其可知识太早，精血未满而泄，必关键不摄，始而精腐变浊，久则无精滑溢，口咸气胀欤，宜六子丸；其或屡因嗔怒，肝阳升则上涌，气冲心热，呛咳失血，坠则遗精，暮热晨汗，脉象虚数，为阴阳枢纽失固欤，宜摄真汤；其或肾气失纳，阳浮不肯潜伏，致诸气皆升，络血随气上溢，肉瞤心悸，头而热，四末汗，两足跗肿冷，走动吸短欲喘，多梦而遗，由精伤以及神离气怯欤，宜葆真止泄丸。

凡若此者，固皆色欲过度，少阴受伤，甚而连及各脏腑所生病也。虽然，色欲之伤，虽先及肾，而其原实由于心与肝，何言之？丹溪曰：主闭藏者，肾也；司疏泄者，肝也。二脏皆有相火，而其系上属于心。心，君火也，为物所感，则易动，心动则相火亦动矣。丹溪此言，直窥乎好淫者之隐而言之也。盖人当交接之先，未尝不由心动者，心一动，相火遂翕然而起，相火起，精气之涵蓄于中者，亦一时暗动，迨至交接，则倾倒而出之。而精藏之少减者，亦已充满，虽交无伤。若不知节，日日行，甚或日几度行之，则精之涵蓄于内者，有去无来，而精藏空虚矣。如是而肾有不伤者乎？肾既伤，则水之涸者火益盛，肾家龙火会合，肝家雷火燔灼，真阴煎熬血液，由是而潮热而骨蒸，而枯槁，而羸瘦，而尪怯，变生种种，年寿日促矣。且不特此也。初因君火不宁，久则相火擅权，精元一于走而不固，精藏中容或有留剩，及日夜所息，谷食所滋者，虽不交会，亦暗流而疏泄。或因梦寐而遗，或因小便而出，或因闻见而流，即精之受伤，益致精病，所谓伤者是也。盖至此，精遂涸而不能复，气遂馁而不能充，神遂涣而不能聚矣。

吁，其可慨哉！是故知命惜身者，必当知精为一身之宝，而节欲以储之。经颂曰：道以精为宝，宝时宜秘密，施人即生人，留己则生己，结婴尚未可，何况空废弃，弃损不觉多，衰老而命坠。此言精之不可妄去也。欲不妄去其精，舍节欲何由哉？且夫欲之当节，自少至老，莫不皆然，而尤要者，则惟幼少与衰晚二候。孔子曰：少之时，血气未定，戒之在色。盖以人当十五六时，情窦乍开，欲火萌动，若有所遇，而此心之勃不能已者，乘其血气之初旺，往往有溺而不返之忧，由是而纵情逞意，日丧其宝，将初旺之血气，不但无极旺之时，且于是而日耗，而百疾生矣。故《养生书》曰：男子二八，未泄之时，其一身之精，通有一升六合，此其时成数也，称得一升，积而满者至三升，损而丧之者不及一升。精与气相养，气聚则精盈则气盛，精盈气盛则神足。人年十六后精泄，凡交一次，则丧半合，有丧而无益，则精竭身惫。故欲不节则精耗，精耗则气衰神悴而病至，病至则身危。

噫，精之为物，其人身之至宝乎！观于此言，益可知二八精通之后，即宜谨守其身矣。况于未至二八，精气尚涩，而可逞心淫荡乎？夫壮盛之年，其当谨慎色欲，不必言矣。《内经》曰：人生八八数，精髓竭，当节其欲。盖以人至五十始衰，六下则更衰，定当闭精勿泄，以养天和，由是生气强固而能长久，此至人之道也。倘宜节而不知节，当绝而不能约，肾精不固，以至神气减少者，五脏皆有精，势必连及他脏。而肝精不守，目眩无光矣；肺精不足，肌肉瘦削矣；心精不充，昏冒恍惚矣；脾精不坚，齿发脱落矣。岂非以肾脏主水，受诸脏之精而藏之，为都会关司之所。故肾精耗，则诸脏之精亦耗。肾精竭，则诸脏之精亦竭欤。故《养生书》曰：

人年四十以下,多有放恣;四十以上,即顿觉气力衰退,衰退既至,众病蜂起;久而不治,遂至不救。若年过六十,有数旬不得交合,而意中平平者,自可闭固也。观于此言,益可知年近衰晚,即当秘密其精而勿失矣,况推之七十、八十,而可弗慎惜其身命乎!虽然,精之具足于身者,固贵节欲以保之矣。而所以保之之要,又当审乎炼精之诀,补精之味。

《真诠》曰:炼精者,全在肾家下手,内肾一窍名玄关,外肾一窍名牡户,真精未泄,乾体未破,则外肾阳气至子时而兴。人身之身,与天地之气相吻合,精泄体破,则吾身阳生之候渐晚。有丑而生者,次则寅而生者,又次则卯而生者,有终不生者,始与天地不相应矣。炼之之诀,须半夜子时,即披衣起坐,两手搓极热,以一手将外肾兜住,以一手掩脐,而凝神于内肾,久久习之,而精旺矣。又曰:《内经》言"精生于谷",又言"精不足者,补之以味",然醲郁之味,不能生精;惟恬澹之味,乃能补精。《洪范》论味,而曰"稼穑作甘",世间之味,惟五谷得味之正,但能淡食谷味,最能养精。凡煮粥饭,而中有厚汁滚作一团者,此米之精液所聚也,食之最能生精,试之有效。《真诠》之言炼精补精是殆于节欲保精而外,又得所以养精生精之妙矣。人果遵而行之,亦何患精之不充乎?精之既充,更何患气之不壮,神之不固乎?然此皆艳冶当前,姣娆在侧,情投意治,顿起淫心,因而云雨绸缪,真精施泄,虽此身殆毙,有所勿顾。即不然,或蓬婆相对,村丑相临,未免有情,因谐鱼水,以至为妻为妾,居室缠绵,衾枕言欢,匪朝伊夕。甚而捐兹闺阁,恋彼龙阳,有美婉童,心如胶漆。要皆有其事,确有其人,兴之所到,情之所钟,所谓一旦相依,谁能遣此者?独可异者,即无彼美,终鲜狂且,形不必其相遇,目不必其相接,忽然而心动,忽然而火炽,独居无耦,宛如有女同衾,握手为欢,不啻伊人在御直身顿足,筋脉者摇,而且火则屏而上炎,精则罄而就下,其为伤损,较之实有其事,确有其人者,为尤甚焉矣。则其精气神有不归于竭者哉。故所治之病,与色欲伤者同,而治之之方药,亦与色欲伤者同。此篇当与"遗泄"、"淋浊"、"虚痨"等篇参看。

脉法

《脉诀》曰:遗精白浊,当验于尺,结芤动紧,二症之的。《脉经》曰:涩脉为精血不足之候,丈夫脉涩,号曰伤精。《医鉴》曰:微涩伤精。

色欲伤原由症治

《灵枢》曰:恐惧而不解则伤精,精伤则骨废痿厥,精时自下。又曰:精脱者耳聋。《内经》释曰:肾藏天一,以慳为事,志意内治,则精全而涩。若思想外淫,房室太甚,则固有淫佚不守,辄随溲尿而下。仲景曰:失精家,小腹弦急,阴头寒,目眩发落,脉极虚芤迟,为亡血失精,男子失精,女子梦交,桂枝龙骨牡蛎汤主之。《黄庭经》曰:急守精室勿妄泄,闭而宝之可长活。《集要》曰:西番人多寿考,每夜卧,常以手掩外肾令温暖,此亦一术也。《直指》曰:邪容于阴,神不守舍,故心有所感,梦而后泄也。《本事》曰:梦遗不可作虚冷,亦有经络热而不得之。尝治一人,至夜脊心热,梦遗,用珍珠粉丸、猪苓丸,遗止,而终服紫雪,脊热始除,清心丸亦佳。又曰:肾藏精。盖肾能摄精气以育人伦者也。或育或散,皆主于肾,今肾气衰,则一身之精气,无所管摄,故妄行而出不时,猪苓丸一方,正为此设。

《入门》曰:梦遗全属心。盖交感之精,虽常有一点白膜裹藏于肾,而元素以为精之本者,实在乎心,日有所思,夜梦而失之矣,宜黄连清心饮。又曰:梦与鬼交而泄精,亦曰梦遗,专主于热,用知、柏、牡蛎、蛤粉。若损伤气血,不能固守而梦遗者,当补以八物汤、樗根皮丸。又曰:其不御女漏者,或闻淫事,或见美色,或思想不遂,或入房太甚,宗筋弛纵,发为筋痿而精自出者,谓之白淫,宜乎渗漏而不止也,宜加减珍珠粉丸。又曰:欲心一动,精随念去,茎中痒痛,常如欲小便然,或从小便而出,或不从便出而自流者,谓之遗精,比之梦遗尤甚,八物汤加吞珍珠粉丸。又曰:少时欲过,阳脱而遗泄者,宜金锁正元丹。戴氏曰:梦遗精滑,皆相火所动,久则有虚而无寒也。又曰:不因梦而自泄者,谓之精滑,皆相火之所动也,宜巴戟丸、补真玉露丸、固精丸、锁阳丹。

《正理》曰:日啖饮食之精熟者益气,此生于谷,故气从米。人身之中,全具天地阴阳造化之气,人年三十而气壮,节欲少劳,则气长而缓。多欲劳倦,则气少而短。气少则身弱,身弱则病生,病生则命危。

《纲目》曰:梦遗属郁滞者居大半,庸工不知其郁,但有涩剂固脱,殊不知愈涩愈郁,其病反甚。尝有一男子梦遗,医与涩药反甚,先与神芎丸大下之,却服猪苓丸遂痊,可见梦遗属郁滞者为多也。又曰:一人虚而泄精脉弦大,服诸药不效,后用五倍子一两、白茯苓二两为丸,服之而愈。五倍涩泄之功,敏于龙骨、蛤粉等类也。

《医鉴》曰:童男阳盛,情动于中,志有所慕而不得遂,成夜梦而遗精,慎不可补,清心乃安,朝服清心莲子饮,暮服定志丸,无不愈者。

治色欲伤方四十一

大凤髓丹 心火。

炒黄柏二两 砂仁盐水炒,一两 甘草五钱 半夏 猪苓 茯苓 红莲须 益智仁各二钱五分

上为极细末,用盐水和丸,梧子大,空心,糯米饮吞五十丸,或七十丸效。一名封髓丹。

金锁思仙丸 又。

莲须 莲子 芡仁等分

金樱子膏丸,空心,盐汤下三十丸,月后见效,即不走泄。如久服,精神完固,能成地仙。

黄连清心饮 君相火。

黄连 生地 当归 甘草 酸枣仁 茯神 远志 人参 莲肉等分

每粗末五钱,水煎。

保精汤 阴虚。

川芎 当归 白芍 地黄姜汁炒 麦冬 酒黄柏 蜜 知母 姜黄连 童便炒山栀 姜炭 熟牡蛎 萸肉各五分

鹿角散 又。

鹿角屑 鹿茸各一两 茯苓七钱半 人参 茯苓 川芎 当归 桑螵蛸 补骨脂 煅龙骨 韭子酒浸一宿,焙,各五钱 柏子仁 甘草各二钱半

每服五钱,加姜五片,枣二枚,粳米百粒,水煎,空心服。

猪苓丸 少壮。

半夏一两,猪苓末二两,先将一半炒半夏令色黄,不令焦,出火毒,只取半夏为末糊丸,候干,再用前猪苓一半同炒微裂,入砂锅内养之,空心,温酒或盐汤下三五十丸。盖半夏有利性,而猪苓导水,即肾闭导气使通之意。一名半苓丸。半夏用生而大者,矾水浸三宿,晒干,破如豆大。

清心丸 经络热。

黄柏一两,为末 冰片一钱

蜜丸,每十五丸,空心麦冬汤下。

樗根皮丸 窍滑。

樗根白皮炒为末，酒糊丸，然此性凉而燥，不可单服，以八物汤送下为佳。

八物汤 又。

人参 白术 茯苓 甘草 川芎 当归 白芍 熟地各一钱二分

一名八珍汤。

巴戟丸 肝肾。

巴戟 肉苁蓉 五味子 菟丝子 人参 白术 熟地 补骨脂 茴香 覆盆子 龙骨 牡蛎 益智仁等分

蜜丸，每三十丸，米饮下，日二服。虚甚，八物汤下。

固精丸 又。

黄柏 知母各一两 牡蛎 芡实 连须 茯苓 远志各三钱 龙骨二钱 山萸五钱

山药糊丸，朱砂为衣，空心盐汤下五十丸。

芡实丸 阳虚。

芡实五百个 七夕莲花须 萸肉各一两 沙蒺藜五两 覆盆子二两 龙骨五钱

蜜丸，空心，莲肉汤下六七十丸。

锁阳丹 又。

桑螵蛸三两 龙骨 茯苓各一两

糊丸，茯苓盐汤下七十丸。

秘元丹 精流。

龙骨酒煮，焙 灵砂水飞，各一两 砂仁 诃子小者煨，取肉，各五分

糯米糊丸，温水下十五丸，加至三十丸。

约精丸 又。

韭子霜后采者，一斤，酒浸，焙 龙骨二两

酒调糯米丸，空心，盐汤下三十丸。

泻心汤 房劳。

黄芩二两 黄连 生地 知母各一两 甘草五钱

每粗末五钱，水煎服。一名黄连泻心汤。

白龙丸 又。

鹿角 牡蛎各二两 生龙骨一两

酒糊丸，空心，温酒或盐汤下三五十丸，大能固精。

樗根白皮丸 湿热。

炒韭子一两，炒 白芍五钱 盐黄柏 盐知母 煅牡蛎各三钱 白术 枳实 茯苓 升麻 柴胡各二钱

神曲糊丸，空心，盐汤下五十丸。

猪肾丸 阳虚。

猪肾一枚，去膜，入附子末一钱，湿纸包煨熟，空心食之，饮酒一杯，不过三五服效。

阳起石丸 虚寒。

阳起石煅 钟乳石各等分 酒煮附子末

面糊丸，空心，米饮下五十丸，以愈为度。

韭子煎 茎强。

家韭子　破故纸各一两

每末三钱，水煎服，日三即住。

葱白酒　脱阳。

葱白三七茎，打烂用酒煮灌之，阳气即回。

潜阳填髓丸　烦劳。

熟地八两　川斛膏　线胶各四两　湖莲　芡实各三两　麦冬　茯神　五味　沙苑子各二两　远志一两

金樱膏丸。

清肾汤　肾火。

焦黄柏　生地　天门冬　茯苓　煅牡蛎　炒山药

湖莲丸　固真。

熟地　五味　芡实　茯苓　湖莲　山药

参术膏　心肾。

人参　白术

熬膏，米饮送下。

桑螵蛸散　又。

有参　茯神　远志　菖蒲　桑螵蛸　龙骨　龟板　当归

归脾汤　暑湿热。

人参　白术　茯神　枣仁　龙眼肉　黄芪　当归　远志　木香　炙草　生姜　大枣

青花龙骨汤　气夺。

龟板云墙，削光，一两　桑螵蛸壳　青花龙骨飞，各三钱　枹木茯神三钱二分　人参　当归各一钱

补心丹　读书。

人参　丹参　元参　天冬　麦冬　生地　茯神　远志　枣仁　当归　朱砂　菖蒲　桔梗　柏子仁　五味子

六子丸　识早。

生菟丝子粉　蛇床子　覆盆子　沙苑子　家韭子　五味子　鳇鱼胶丸

摄真汤　嗔怒。

鱼鳔　生龙骨　桑螵蛸　芡实　茯苓　五味子

秋石冲服。

葆真止泄丸　阳浮。

水煮熟地　人参秋石拌　龙骨　杞子　五味子　山药　茯神　牛膝炭

桂枝龙骨牡蛎汤　失精。

桂枝　龙骨　牡蛎　白芍　生姜各三两　甘草二两　大枣十二枚

水七升，煮三升，分三服。

珍珠粉丸　梦遗。

黄柏新瓦上炒赤　真蛤粉各一斤　珍珠三两

水丸，空心，温酒下百丸。法曰：阳盛乘阴故精泄，黄柏降心火，蛤粉涩而补肾阴。易老方无珍珠。

紫雪　又。

黄金　寒水石　石膏　滑石　磁石　升麻　元参　甘草　沉香　木香　丁香　朴硝　硝石　朱砂　麝香　膝角　羚羊角

加减珍珠粉丸　又。

黄柏半生半炒　蛤粉各三两　滑石二两　樗根皮一两　干姜炒褐色　青黛各五钱

神曲糊丸，空心酒下七十丸。

此方黄柏降心火除湿热，蛤粉咸补肾，滑石利窍，樗皮大燥湿热，青黛解郁降火，干姜敛肺气，下降生阴血，盐制，炒微黑用之。

金锁正元丹　少时。

补真玉露丸　阳虚。

茯苓　龙骨　韭子酒炒　菟丝子酒浸煮，等分

蜜丸，空心，酒或盐汤下五十丸，后以美膳压之，宜火日修合。

神芎丸　下药。

定志丸　虚泄。

人参　茯苓　茯神各三两　菖蒲　远志各二两　朱砂一两半

为衣，蜜丸，米汤五七十丸。

前阴后阴病源流

前阴诸疾，肝、任、督三经病也。《内经》曰：足厥阴之脉，入毛中，过阴器，抵少腹。是前阴为肝脉所过也。又曰：督脉者，起于少腹以下骨中央，女子入系廷孔，循阴器，男子循茎下至篡，与女子等。是前阴又为督脉所过也。又曰：任脉起于中极之下，以上毛际，循腹里。是前阴又为任脉所过也。惟为三脉所过，故夫前阴之病皆系于三经，而以三经为主焉。

夫前阴之病，最重者莫如诸疝，已另立篇于任脉病后，兹不必赘，兹故但详前阴外见之疾。一曰阴痿，凡人色欲过度，精髓耗败，伤于肾元，遂致阴痿不起，宜五精丸。又有精出非法，或强忍房事，有伤宗筋，亦致阴痿不起，宜上丹、还少丹。又有阴湿伤阳，阳气不能伸局举，亦致阴痿不起，宜九仙灵应散；又有失志之人，抑郁伤肝，肝木不能疏达，亦致阴痿不起，宜达郁汤加菖蒲、远志、杞子、菟丝子。一曰阴冷，大约下部阳虚，阴寒之气，凝结于肾，致成此疾，宜金匮肾气丸加鹿茸；又有命门火衰，元阳虚惫，常痿不起，亦成此疾，宜加减内固丸；又有因寒疝厥冷，及小肠膀胱奔豚等症，亦成此疾，宜十补丸；又有因厥疝上逆，囊寒卵缩，亦成此疾，宜吴茱黄汤；又有阳气怫郁，卒然阴结，亦成此疾，宜助阳散、回春散。一曰阴肿，多因坐地，触风受湿，或虫蚁吹呵，遂令外肾肿大，茎物通明，或痛或不痛，小儿患此者尤多，宜蝉退散；又有囊肿茎不肿，不痛，如水㿗之类，当别新久新发，宜三白散、橘核散，久者，宜橘核丸。一曰阴纵，亦名阴挺，由前阴受热，则玉茎挺长不收，或肿胀而痿，或与股相磨难行，甚至两胁气逆上，手足倦弱，宜柴胡清肝汤，或小柴胡汤加黄连，作大剂行其湿热，少加黄柏降其逆上之气，当渐收，外以丝瓜汁调五倍子末敷之，即愈。妇女阴挺，则阴中突出一物，如菌、如鸡冠，四围肿痛，由肝郁脾虚下陷所致，宜先以补中益气汤加山栀、茯苓、车前、青皮以清肝火升脾气，更以归脾汤加山栀、茯苓、川芎调理，外涂藜芦膏。或阴中挺出一条，长尺许，痛坠，且尿涩，宜早服补中益气汤，晚服龙胆泻肝汤，外涂藜芦膏。或阴中生一物渐大，牵引腰腹膨痛，由多服热药，或犯非理房事，或意淫不遂所致，宜一捻金丸，或洗心散二钱、地黄汤下。一曰阴缩，凡人一身之筋，皆以宗筋为主，宗筋在毛际，系阴器，寒邪乘之，则宗筋急而阴必缩，

《经》故曰:足厥阴之筋,伤于内则不起,伤于寒则阴缩也,宜茱萸内消散。阴囊之缩,亦由于寒,与伤寒病之热入厥阴囊卵缩者有异,盖彼由于热,此由于寒也。夫知阴囊之缩亦由寒,则可知阴囊之纵亦由热矣。妇人亦有阴缩之病则阴户急,痛引入小腹是也,宜加味逍遥散加知母、地骨皮、车前子。妇人一切阴户诸疾,详后“疮疡”条中,当参看,兹不赘。一曰脱阳症,凡人大吐大泻之后,元气不接,四肢逆冷,面黑气喘,冷汗自出,外肾缩搐,不省人事,须臾不救,与伤寒阴阳易证同,急服药救之,宜大固阳汤。此急症也,不得缓图。

脉法

《纲目》曰:肾脉大甚为阴痿。

前阴属宗筋

《内经》曰:前阴者,宗筋之所聚,太阴阳明之所合也。注云:宗筋挟脐下合于阴器,太阴脾脉,阳明胃脉,皆辅近宗筋故云合也。又曰:宗筋,谓阴毛中横骨上下之竖筋也。

后阴诸疾,大小肠病也。后阴,即肛门,亦为谷道,而其病之最重而难愈者,惟肠风及痔两大端。如脱肛、肛门痒痛、肠澼等,亦皆后阴病。而肠风脏毒已详“诸血”篇,肠澼已详“痢疾”篇,脱肛、肛门痒痛已详“大肠”篇,皆可勿赘,试专举痔病言之。仲景曰:大肠有热,必便血;小肠有热,必痔。故痔非外邪成病,乃由脏内湿、热、风、燥四气相合而成,故《入门》云:肠头成块者,湿也;肠头坠肿者,湿兼热也;出脓血水者,热胜血也;作大痛者,火热也;痒者,风热也;大便秘者、燥热也;小便涩者,肝脏湿热也。其分别原由,至为详细。仲淳又谓疮头向上硬者,热多;疮头向下软者,湿多。无非本于肝、脾、肾三经之虚。又曰:大便作痛者,则润燥除湿;肛门坠痛者,则泻火除湿;小便涩滞者,则清肝导湿;已成漏者,则补精养血。其言治法大概,亦颇精当。

虽然,痔之病不同,而痔之名亦不一。有五痔,牡痔、牝痔、肠痔、脉痔、血痔是也,俱宜五痔散、神应散;有九痔,牛奶、鼠奶、鸡心、鸡冠、莲花、翻花、蜂窝、穿肠、外痔是也,俱宜槐角丸、神应黑玉丹。此皆古人随症而定之名。《三因》又即五痔而增气痔、酒痔、瘘痔之名,共有八痔。痔之病虽多,大约可以此八者概之矣。且古人定名之义,莫不各因其症之大小形似以为断,而要之毒深者其形大,毒浅者其形小,形虽异而实则同,固非别有所感也。故治痔之法,总以凉血为主,槐花、槐角、生地、地榆所必用也。又必和血生血,故阿胶、川芎、当归、桃仁所宜用也;又必宽肠行气,故枳实、枳壳,蒺藜、木香所宜用也。凡必清热,故丹皮、山栀、黄芩、连翘所宜用也;又必逐湿,故黄柏、防己、茯苓、泽泻所宜用也;又必润燥,故麻仁、大黄、瓜蒌、当归所宜用也;又必疏风,故防风、荆芥、秦艽、羌活所宜用也;又必止痛,故乳香、没药,雄黄、黄连所宜用也。虽应病之药正多,而治之之法,不外是矣。然而痔不分于大小,要当别其内外,八痔之名,已足概痔之病。而八痔之为内为外,则有所当知者。大约肠痔、脉痔、气痔、血痔、酒痔,此五者皆属内;牡痔、牝痔、瘘痔三者皆属外。何以见其然也?肠痔,结核肛内,发则寒热往来,登厕肛即脱下血出,宜独虎散、缩砂散。脉痔,肠口瘖发颗颗,且痒且痛,下血淋漓,宜神应黑玉丹,或钓肠丸、皂角刺丸。气痔忧愁毒怒,适临乎前,立时肿痛,气散即愈,宜加味香苏散;血痔,每大便,有清血随下如线而射出,宜凉血地黄汤、柏叶汤、黄连汤;酒痔每过饮酒辄发,痛肿或下血,宜干葛汤、槐角丸;所谓内痔五种也。牡痔,肛边发露肉珠,状如鼠奶,时溃脓血,宜加味槐角丸、秦艽苍术汤、五痔散;牝痔,肛边一枚,生疮陷入,宜良方、五痔散、痔疮方;瘘痔,浸淫湿烂,岁积月累,虫生其间,蚀肠穿穴,与痔漏约略相同,宜大偻丸、骨碎朴丸。所谓外痔三种也。即此八法以为治,痔其无弗瘳乎。

虽然,更有杂治之法。如内痔流血不止也,宜猪脏丸;如不拘内外痔出血,里急疼痛,将欲成漏也,宜猬皮丸;如湿热内甚,饱食肠澼,发为诸痔,久而成瘘也,宜加味连壳丸;或痔由血热蕴结,壅滞不通,或一身尽热,或日哺肌热,或夜发热也,宜四顺清凉饮;如并无酒色之害,平时但饱食久坐而成痔也,宜三神丸;如不拘内外痔,下血不止也,宜川归丸;如患痔而痛甚便燥也,宜止痛丸;如肠痔生核,且肿且痛寒热不休也,宜皂角煎丸;如由气滞而发痔也,宜荆芷汤;如痔头向上,是大肠热甚,收缩而上也,宜四物解毒场;如痔发疼痛,坐卧不得,叫喊难忍也,宜椒子散;如痔中生虫,蚀啮疼痒也,宜独叶丹;如富贵人酒色过度,喜怒不常,生痔如鼠奶连珠,或肛门肠肿脓血,痛如刀割也,宜神效散,或外痔如莲实鼠奶,痛极之际,扫上此药即愈也,宜茄柯汤;如痔溃,腐如烂桃,多脓血也,宜去毒散;如翻花侍,肿溃不堪也,宜荆芥汤、木鳖子散;如痔发破溃,其状如鸡冠也,宜黄连、赤小豆末敷;如风痔肿痛,发歇不定也,宜僵蚕炒为末,乌梅丸,每五丸,姜、蜜汤空心下;如诸痔有时发痒彻心,爬搔不得,极难忍也,宜全蝎炒烟熏,治痔之法,亦既详且备矣而又有痔漏者,酒色之徒,其所患痔疮,绵延不愈,湿热郁久,乃败坏肌肉,销损骨髓,甚者穿肠透穴而成漏管,久则内如槁白,外如黑腐,涓涓流水,清而带黄,初则湿热,久则湿寒矣,此与瘘痔相似而不同,以瘘痔乃痔中一种,痔漏乃不拘何痔,皆能成漏也。故丹溪谓痔轻而漏重,痔实而漏虚。

治痔之法,不过凉血清热。治漏之法,则初宜凉血清热,宜凉血饮,久宜涩窍杀虫,宜莲花蕊散、猥皮丸、辰砂膏,兼乎温散宜苦参丸。盖初则肠胃气实而为热,久则肠胃气虚而为寒也。据此,则方书有云,痔漏专以凉血为主者,固非。有云痔漏即瘘痔者,亦非矣。故患此症者与诸毒成漏者,总宜大补气血,佐以凉血清热燥湿,方为正治,宜加味槐角丸、脏头丸,久则黑玉丹、钓肠丸、若参丸、蜡矾丸。若久而成管,必用毒药腐烂,而后新肉可生,此其大略也。若夫无痔人,肛门左右,别生一窍,流出脓血,名为草漏,与本有痔漏,肛边别生一块,作脓,穿痔孔而出,乃食积注下也,宜连槐散。此二种与痔漏,其为患又依约相似。夫东垣以痔疾为本于肝脾肾三经之虚,丹溪又以为风热燥归于大肠,故不列于疡科,而归于内病也,医者其知之。

脉法

《脉经》曰:匶蚀肛阴,其脉虚小者生,急者死。《正传》曰:凡痔脉沉小实者易治,浮洪而软弱者难愈。

痔病原由症治

《内经》曰:因而醉饱[14]筋脉横解,肠澼为痔。《三因》曰:肠澼为痔,如大泽中有小山突出为痔。又九窍中,凡有小肉痔出,皆曰痔,不特于肛门边者。有牙痔、眼痔、鼻痔等类,其状不一。故曰:痔者,峙也。汉避吕后讳,号痔疾为野鸡病。《医鉴》曰:凡痔因酒、色、气、食五事过度,而变成二十四症。歌曰:

痔症分三八,凭名仔细看,
莫教年月久,见者胆心寒,
菱角看形怪,莲花不可观,
穿肠井鼠奶,酒色两相干,
莫愿翻花怨,蜂窠亦不宽,
雌雄同气血,子母汉肠盘,
元珠尤可怪,钓肠痛苦钻,
核桃与流气,见者便心酸,
栗子于中大,鸡心在外安,

珊瑚形可恶，那更脱肛难，
内痔红不出，搭肠里内蟠，
垂珠更难治，日久有鸡冠，
切莫轻刀火，令君性命残，
用功无半月，去病更除根。

东垣曰：痔核已破，谓之痔漏。《本草》曰：瘘痔亦谓虫痔，日久虫蚀其闻，痛痒不堪，或肛门间射血如线，乃虫痔也。虫痔宜熏猬皮艾。《入门》曰：痔疾有兼下疳疮者，有茎中出白津者，有兼疝者，皆肝肾不足变出，勿单用寒凉。《正传》曰：书治法以苦寒泻火，芩、连、栀子、槐花之类。以辛温和血，当归、川芎之类。风邪在下，秦艽、防风、升麻之类提之。燥热怫郁，大黄、枳壳、麻仁之类润之。又曰：初发便服槐角丸，热实服汤药疏利脏腑，及浴洗熏熨以取内消。若变成痔漏，须用寸金锭子三五次。全愈。《甲乙经》曰：久痔与阴相通者死，病漏成穴，大小便相通者亦死。《纲目》曰：痔根本是冷，慎冷饮食及房事，鸡肉最毒，而房事尤甚，荞麦面亦须忌。

前阴后阴近处，所发疮疡有七种。一曰便痈，生小腹腿胯上下合缝之间。《直指》所谓上不在腹，下不在腿，介乎其中是也。发于左名鱼口，发于右名便毒，总名曰便痈，又名曰骑马痈。此冲任脉之坠道，故为三经之病。又，其处为厥阴肝经之络所在，厥阴经少气多血，故此实为血疝。有一边发者症轻，有两边发者症重，皆由房欲不节，或淫心不遂，败精搏血，留聚精隧所致。亦有交合不洁，淫火冲动，肤腠开通，一时受毒而成者。其来也不同，其发也则一。初起时，寒热交作，结核肿块，四边浮肿，相并伏硬，青黑，或卒然而起，或先患下疳疮而发。一两日内，当先辨其有表里症与否。如有表，肿痛发热，急散之，宜荆防败毒散、双解散。如有肝家湿热，急清之，宜八正散，甚者仙方活命饮。如在里，焮痛，大小便秘，脉洪实有力，急泻之，宜龙胆泻肝汤；如有小便不利，肝脉数，急解之，宜加味龙胆泻肝汤加山栀、黄柏；或服克伐药而致大便不利，急培之，宜十全大补汤。如表里俱无，但气血虚弱，急补托，宜参、芪、归、术，兼用排脓，清肝火，宜白芷、角刺、柴胡、泽泻、山栀、甘草节。溃后，更须补养，宜十全大补汤；若不但气血虚，并遗精滑精，大便不利，腰脚沉重，此并下元虚矣，急须温补，宜先用六君子汤加补骨脂、肉豆蔻数帖，再用十全大补汤。此大概必用之法。妇人亦患便毒，于两拗肿痛，腹内有块，不时上攻，小便不利，属肝脾气滞，宜四君子汤加芎、归、柴胡、山栀或间以龙胆泻肝汤、加味逍遥散。识此而便毒无难治矣。

二曰下疳，生阴茎上，属肝经湿热，或阴虚火燥，或交接过度，或受不洁妇人污秽之毒，均能致此。而斯症之发，又当以阴虚火燥为本，肿痛寒热为标。试详其治：肿痛发热者，挟有表也，宜四物汤加柴胡、山栀。肿痛寒热者，肝经湿热也，宜小柴胡汤加黄连、泽泻、木通、茯苓、龙胆草；肿痛便涩者，湿热壅滞也，宜龙胆泻肝汤；肿痛腐溃者，气血虚而有火也，宜小柴胡汤加参，术、芎、归；日晡倦怠者，阳气虚而下陷也，宜补中益气汤；经久不愈者，肾水不能生肝木也，宜六味丸；筋纵痒痛出白津者，此即筋疝也，宜龙胆泻肝汤，或间服清心莲子饮；脾虚，补中益气汤加山栀、龙胆草；有肉突出，久不愈者，必成广疮也，宜荆防败毒散以防之；有二便俱秘者，火热胜也，宜八正散。至外治法，不过用药水净洗，宜甘草大豆汤，再用药或敷或掺之，宜博金散、丁泥散、护甘石散、黄柏散、香珠散。若至腐溃绵延，痛在茎之窍，或在茎之标，则由小肠膀胱不利，热毒传入肝经，故色变紫黑，多溃蚀也。若蚀尽玉茎，则死。刘涓子谓如遇此等症，须用张子和泄水丸导其湿毒，先泄其根，次治其标，用葱白、黑豆汁渫洗拭干，外以药敷掺，宜服泄水丸，后用敷药。或内溃，脓不出，用追脓散，仍用子和泄水丸。按：涓子此法甚善,不可不遵。

三曰囊痈。丹溪云:囊痈,但以湿热入肝施治,而佐以补阴,虽溃脱,可愈。盖此症之生,属厥阴肝经,不但湿热下注,亦由阴虚所致也,故法宜消毒为主,兼用补剂,若专攻其疮,致阴道愈虚,必生他患,此囊痈所以为治,大概然也。若其详悉为治,又有可得举者:初起时,但觉赤肿胀痛,小便涩滞,寒热作渴,当即清肝火分,消湿热,宜以黑龙汤吞滋肾丸;如因入房太甚,或淫邪不轨,囊肿如斗,小腹胀急,小便结涩,寒热大作,口渴痰壅,则危同反掌,治之急,急宜肾气丸料煎吞滋肾丸;渗利湿热,肿痛仍在者,宜补阴托里,以速其脓针之;若至便秘,乃热毒壅滞也,宜托里消毒饮;或不减,是热毒未解也,宜清肝益荣汤;若脓已成,急托脓解毒,宜仙方活命饮;或溃后皮脱,并睾丸悬挂,甚至脱出,其玉茎半腐,亦无害,惟宜大补气血,大补脾胃宜托里散加黄芪、故纸、五味子、菟丝子,或四物汤如参、术,吞肾气丸,外仍涂药宜白蜡膏,自然平复。切不可专用寒凉攻伐,及渗利损阴,乃促之死矣。如皮脱者,以鲜荷叶包之,其皮自生。

四曰阴头痈。生阴头上,属厥阴肝经湿热,兼注肾经之病,法与囊痈相似,宜加味泻肝汤、清肝益荣汤,外以鳖甲烧灰,鸡子白敷之,自然痊愈。切不可用攻伐损肾伤肝之药。

五曰悬痈。阴囊之后,谷道之前,为任脉别络,督冲二脉之会,其地肉理如缕,毒生其间,往往易溃难合。若三阴亏损之人,又挟湿热壅滞其地,便生悬痈。悬痈云者,痈形倒垂如悬物也,初觉肿痛,或小便涩滞,可药以散之,宜仙方活命饮、龙胆泻肝汤并加制甘草;即或不散,虽成亦轻,虽溃亦浅,其不脓不溃者,可药以补之,宜八物汤;其脓成者,急为针刺。如不能收敛,或因肾虚,宜肾气丸,或因血虚,宜四物汤加参、术;或因气虚,宜四君子汤加芎、归;或因脾虚,宜补中益气汤。各随其虚而补之,自然毒散肌生。久成漏者,亦当药以补塞,宜十全大补汤、蜡矾丸,始终宜服国老膏。若误用寒凉消毒之剂,必致不能收口,沥尽气血而死,重则肉溃即殒,最轻亦成漏管。

六曰痔痈。生谷道左右,初起急宜发穴,宜发穴散;破后急用排脓宜抽脓膏,脓尽急当收口,宜《精义》桃花散、平肌散。始终服药以大补脾脏为主,亦不可迁延时日,使成瘘管。

七曰肛内痈,俗名盘肛痈。生肛门口,乃蕴积热毒于大肠之间,或多食煎煿毒物,或湿热流注日深,皆致此症。初起亦可消散,宜仙方活命饮;若既溃破,恐腐烂难堪,必致殒命也。大约此症必以驱毒为急,宜肛内痈方;清热次之,宜槐花散,毋轻视也。

阴疮,此疮有四种。一,湿阴疮,其原由肾虚风湿,邪气乘之,搔痒成疮,生于隐处,浸淫汁出,状如疥癣,宜活血驱风散、蒺藜散。二,妒精疮,由壮年久旷房室,大欲不遂,败精流入茎内,阴上生疮,赤肿溃烂,作臼,痛痒妨闷,初发则如粟粒,拂之即痛,或流清汁,并有生于玉门内,极似疳蚀疮,但不痛为异,宜凉血解毒丸。三,阴蚀疮,由热结下焦。经络涩滞,或妇人子宫有败精停留,或月水未断,即与交合,交合后,又不洗沐,污秽沾滞,遂令阴茎连睾丸肿痛,小便如淋,此所以成是疮也,宜消疳败毒散、凉血解毒丸,并以大豆甘草汤洗。若不早治,经久溃烂,侵蚀肌肉,脓血不止,即为下疳,又不愈,必为杨梅疮,宜服药预防,宜仙遗粮汤或荆防败毒散。而下疳治法,已详于前,今不另赘。然则下疳固有不由于阴蚀疮始者,而阴蚀疮既久,未有不成下疳者也。四,肾脏风疮,由肾虚有火,血燥所成,初起两足时热,脚根作痛,多于内胫,或臁上,生疮如癣,大痒,搔破成疮,失治渐延腿股,并遍身者有之,其症或兼晡热盗汗,口燥明干,吐痰体瘦,腰脚倦怠,总以补肾为主,宜肾气丸为主,佐以四生散。脾胃虚者,必须补脾养胃,宜补中益气汤为主,佐以肾气丸、四生散,外用敷药,宜白胶香散。迨至疮生遍身,脓水淋漓,必两腿更甚,体倦,作痒难熬,或至经年不愈,乃肾中虚火炎炽也,宜八味丸，外敷猪秽散、白胶香散。患此症者，每兼耳鸣目痒，鼻赤脉浮，指缝白色等恙，宜补泻丸。另有下疰疮，与肾脏风疮相类，生于脚胫，或打扑而成，其疮口小，皮内痍得极宽，皮之薄却如竹膜，极痒而痛，黄水时流，经年不愈，又易染他人，须忌房欲，宜活血驱风散，外敷槟榔散。

妇人血风疮，亦与肾脏风疮相类，乃三阴经风热郁火，血燥所致，瘙痒不常，脓水淋沥，潮热盗汗，宜当归拈痛汤，外涂大马齿膏。世俗竟以阴囊湿痒为肾脏风，真属大谬。盖阴囊湿痒者，由于精血不足，内为色欲所耗，外为风冷所乘，风湿毒气乘虚而入，囊下湿痒，或生疮皮脱，下注则两脚亦生疮癣，或耳鸣眼昏，宜沐浴长春散，外涂牡矾丹、乌龙丸、椒粉散，不可不知分别。

至妇女亦有患阴疮者，其为类亦不一。大约阴户生疮，皆七情郁火损伤肝脾，又兼湿热下注也，故妇人阴内，亦有下疳疮，以月后便行房事，秽浊伏流阴道，遂生疳疮，与男子妒精疮略同，用黄丹、枯矾、萹蓄、藁本各一两，硫黄、荆芥、蛇床子各五钱，蛇壳一条煅，共为末，别煎荆芥、蛇床子汤拭，香油调涂之。

妇人又有阴中䘌疮，少阴脉滑而数，阴中或痛或痒，如虫行状，脓水淋沥，亦有阴蚀几尽者，皆由心神烦郁，脾胃虚弱，致血气留滞耳，当补心养胃，宜补心汤，藿香养胃汤、阴内生疮方，外以药洗之，宜塌肿汤塞之，宜雄黄锐散，甚或生虫，痒不可忍，发寒热。若蚀入脏腑即死，急用蛇床子汤洗拭，外以药掺之，宜铜绿散，或用梓树皮焙作末，枯矾四分之一，麝香少许敷之，立效。

妇人又有阴蚀疮，肿痛湿疮，常出汁水，宜洗溻汤、疳湿散。

妇人又有阴肿，因胞络素虚，风邪客之，乘于阴部。血气相搏之故。若气血虚弱，则补之，宜补中益气汤。若肝经湿热则清之，宜龙胆泻肝汤；或阴肿痛极，便秘欲死，宜加味逍遥散，外用枳橘熨法。或肿痛，阴户不闭，寒热尿涩，宜加味逍遥散，外用枳橘熨法；或肿已消而阴户仍不闭，宜补中益气汤；或时常阴中作痛，宜四物汤加防风、藁本。或但肿作痛，宜四物汤加柴胡、山栀、丹皮、龙胆草。或不闭而小水淋沥，腹中如有一物攻动而胀痛，宜逍遥散加柴胡、山栀、车前子；或肿痛而至溃烂，宜逍遥散；或忧思过度肿痛，而又湿痒出水，宜归脾汤加柴胡、山栀，丹皮、白芍、甘草；或阴户两膀肿痛，手足不能舒伸，宜四物汤料，入乳香末，同捣成饼纳阴中，立效。总之，阴户肿痛，薛氏谓即妇人便毒，方书谓之疣痃，俗名暗子。故其肿痛，有在两拗小腹者，由肝经湿热壅滞，宜龙胆泻肝汤。有在玉门内外肿胀者，由肝火血虚，宜龙胆泻肝汤加木香，及加味逍遥散。阴肿之为病，为治不同如此，若概投散血攻毒之药，其可乎？

妇人又有阴痒。《大全》云：妇女阴痒者，是虫蚀所为，三虫在肠胃之间，因脏虚，三虫动作，蚀于阴内，其虫作，微则痒，重乃痛。按：此阴痒之虫，当属肝风内煽所化，与阴疮之虫有异。故治法亦必以清肝为主，以清其内，宜柴胡清肝汤、逍遥散；外用药纳阴中，以制其虫，宜桃仁泥，或雄黄末，或鸡肝纳阴中。且阴痒而有虫，止是一端。有痒而竟无虫者，或由郁怒伤于肝脾，致阴中闷痒，必兼胸膈不快，内热作渴，饮食无味，肢体倦怠，小水赤涩，宜归脾汤加山栀，逍遥散加山栀；或由肝脾气虚，湿热下注，致阴内痛痒，不时出水，食少体倦，宜归脾汤加丹皮、山栀、白芍、甘草；或由肝脾郁怒，元气亏损，兼有湿热，致阴中痒痛，内热倦怠，饮食少思，宜参、苓、归、芍、芪、术、升、柴、丹皮、山栀、车前、陈皮，此皆但痒而无虫者也。亦有下疽，痛痒难当，腐烂生蛆，所下如柿汁臭秽，及心中疞痛，闷绝虚烦，甚者则不治。

妇人又有阴冷，由肝经有湿热，风冷又外乘之也；如冷而小腹痞痛，小便赤涩，宜龙胆泻肝汤；如冷而内热寒热，经候不调，宜加味逍遥散；如冷而寒热体倦，饮食少思，宜加味四君子汤;如冷而郁怒发热,少寐懒食,宜加味归脾汤;如冷而口苦胁胀寒热,小便黄涩,必先祛利湿热,宜龙胆汤,再调补气血,宜加味逍遥散;如冷而寒热,胁胀,呕吐苦水,两股肿痛,小便赤涩,宜先用小柴胡汤加山栀,次用龙胆泻肝汤,即效。如冷而小便澄清,腹中亦冷,饮食少思,下元虚冷,大便溏泄,宜八味丸,服一两月,自愈;或又谓阴冷之症,因劳伤子脏,风冷客之之故,此亦有然也。

妇人又有阴癞,硬肿如卵状,极痛难忍,皆由湿凝血结之故,宜用攻散之剂,宜随症之左右,取穿山甲之左右边炒为末,酒下二钱。

妇人又有阴吹,由胃虚,其浊气下泄,注于阴中甚喧,若放屁连声不绝者,宜乱发洗净,鸡子大三团,猪油四两熬膏,每三钱,开水下。

妇人又有交接出血,阴痛,乃房事有伤,肝火动脾而不能摄血也,宜补中益气汤。若血出过多而见他症,只当调补肝脾。或交接时,阳道违理,及他物所伤犯,血流沥不止,宜釜底墨纳之;或童女交接,阳道违理,血出不止,宜发灰、青布灰涂之。

妇人又有阴痔,凡人九窍有肉突出者,皆名为痔。今阴中有肉突出,故即名阴痔,俗谓之茄子疾,往往心躁,如连绵黄水出者易治,白水出者难治,宜枳壳末煎汤熏洗,将帛包渣入阴中,即日溅消。

妇人产后又有阴脱,由努力太过,如脱肛状,逼迫肿痛,清水续续,小便淋露,急用补托,宜当归黄芪饮,外以药敷,宜硫黄、乌贼骨各五钱,五倍子二钱半,为末敷患处,即效。妇人又有阴挺,已详“前阴后阴病”篇中。不赘。

至于臀痈,臀居少腹之后,属膀胱分野,阴中之阴也。道则远,位则僻,虽膀胱经本属多血,然气运不到,血亦罕至,比之他处,尤为吃紧。中年以后,最忌此处生痈,若参之脉症,见有虚弱,便当大补气血,方可保全。若用寻常疡科家驱热解毒之药。恐担延事势,虚虚之祸不免。故初起未成脓者,用隔蒜灸法,庶乎可散;若欲作脓,则必溃矣,宜内托羌活汤,痛甚者,宜仙方活命饮。若肿硬作痛,形气虚,邪气实也,宜托里消毒散、仙方活命饮。若至溃后,尤宜补养,宜加味十全汤、人参养荣汤,以固其根本。倘失补养,其患尤在结痂之后,设使变症多端,则成恶候。其或胃气脱陷,肠鸣腹痛,神昏便溏,所谓寒变内陷,缓则不治者有之,宜托里温中汤;其或脾胃虚寒,手足厥冷,饮食不入,呕逆吐泻者有之,宜附子理中汤;其或真阳亏损,或误下,或脓血过多,失于补托,致上气喘急,自汗盗汗,气短头晕者有之,宜姜附汤;其或气血虚,胃火盛而发渴者有之,宜竹叶黄芪汤;其或命门火衰,不能生土,致脾胃应寒,不思食,食不化,脐腹疼痛,夜多漩溺者有之,宜加减八味丸;其或中气虚,诸药不应,或用药失宜,耗伤元气,虚症峰起,但用此补中气,诸症自退者有之,宜参术膏;其或元气本弱。又因凉药伤胃。饮食少思。或作呕泻等恙者有之,宜托里健中汤;其或脾土素虚,且寒水反侮土,致饮食少思,呕吐泄泻者有之,宜托里益黄汤;其或一切不足之症,不脓不溃,溃后发热恶寒,肌肉消瘦,饮食少思,睡卧不宁,盗汗不止者有之,宜托里养荣汤;其或六郁内伤,脾胃受制,饮食不进,倦怠不安者有之,宜托里越鞠汤;其或毒邪深固,色变紫黑者有之,宜回毒金银花汤;其或肾水竭。口燥舌干者有之,宜五味子汤;其或热毒上攻,致咽喉口舌生疮者有之,宜犀角膏;其或溃破后,毒热未退,大疼不止,日夜坐卧不安者有之,宜止痛神功散。以上种种,皆属恶候,其方药亦随症施治,无不各当者。但种种恶候,一切痈疽肿毒,皆能变生至此,不独臀痈为然也,虽详于此,固贵当局之通变耳。总之臀痈一症,必旬日收敛,方保无虞,若不慎房室,不节饮食,绵延成漏,则为终身之患。至臀痈之属,有骑马坠,生垂珠左右两处,此处微实,皮薄而纹紧,口亦难合,易成偏管,初起急宜消散,宜散毒饮子。有腆脉[15],近骨难愈,防成混管。有锐疽,生臀尖上,疡科书所谓发于尻者是也,其状赤而且坚,不急治。三十日死;有穿裆发,生背脊尽处,亦易成漏,当急治;有挽疽,俗名秤钩疮,生骶骨上,初发如小豆,后大亦不过如樱桃,酸疼之甚,身便弯折,不能直立,宜用围药移逼偏旁处,方可刺脓。以上臀痈所属五症,皆为要害吃紧,皆防成漏,甚则杀人,其治法于初起时,总当急为消散,俱宜仙方活命饮加羌活、黄柏或金线重楼;或肿痛甚,尺脉紧,按之无力,用内托法,宜内托羌活汤。其壮实人,或汗,宜胜命丹;或下,宜一粒牡金丹;老弱用补,宜十全大补汤。各随所宜,不可拘执。不幸而竟至脓溃,其治法总与臀痈相仿,是在医者神而明之也。

脉法

疮疡脉论曰:脉沉实,发热烦躁,外不焮肿赤痛,其邪乃深伏在里,宜先疏通;浮大以数,焮肿在外,当先托里,恐邪入内;脉不沉不浮,内外症,宜审其经,当和荣卫;脉数,身不热,为内有痈脓,脉数应发热,而反恶寒者,若有痛处,即此处发痈。若脉数不时见,当生恶疮。

鳌按:此段脉论,凡一身疮疡之脉皆然,不特指前阴后、阴外症言也,医者知之。

治前阴后阴病方七十三

五精丸　阴痿。

秋石　茯苓　山药　阳起石　鹿角霜等分

酒糊丸。

上丹　又。

五味子八两　菟丝子　蛇床子　百部根　杜仲　茯苓　防风　巴戟　肉苁蓉　山药　远志　杞子　柏子仁各二两

蜜丸,空心,盐汤下五七十丸。

还少丹　又。

熟地　杞子各两半　山药　牛膝　远志　山萸　巴戟　茯苓　五味子　菖蒲　肉苁蓉　楮实子　杜仲　茴香各一两

枣肉丸,空心,盐汤下三五十丸。亦有郁火甚而致痿者,非还少丹所能起,当服黄柏、知母清火坚肾药。

九仙灵应散　又。

炮附子　蛇床子　紫梢花　石菖蒲　远志　海螵蛸　丁香　木鳖子各二钱　小茴钱半

每粗末五钱,水三碗,煎碗半,温洗,并阴囊,日二次,留水再温洗,多洗尤妙。

达郁汤　又。

升麻　柴胡　川芎　香附　刺蒺藜　桑皮　橘叶

金匮肾气丸[16]　阴冷。

熟地　山药　山萸　丹皮　茯苓　泽泻　附子　肉桂　牛膝　车前子

加减内固丸　又。

肉苁蓉　巴戟　山药　山萸　菟丝子各三两　破故纸二两半　金石斛　胡芦巴各二两　小茴一两　附子五钱

蜜丸,盐汤下。

十补丸　又。

附子一两,切如豆大,用防风一两,盐四两,黑豆一合,同炒,以附子裂为度,去诸药,只取附子　胡芦

巴　木香　巴戟　肉桂　川楝子肉　延胡索　荜澄茄　茴香　破故纸各一两

酒、糯米粉糊丸，朱砂为衣，酒下三五十丸。

吴茱萸汤　又。

川乌　细辛各七分半　吴萸五分　良姜　当归　肉桂　干姜各二分半

回春散　又。

歌曰：一钱白矾八分丹，二分胡椒细细研，焰硝一分共四味，好醋调匀手内摊，男左女右合阴处，浑身是汗湿衣衫，此方用者如神效，不义之人不可传。

助阳散　又。

干姜　牡蛎各一两为末，火酒调稠，搽手上，用双手揉外肾，妇人揉两乳。

蝉退散　阴肿。

蝉退五钱，水煎，洗肿处，日三次，内服五苓散合三疝汤，加青槟榔、木通，空心，煎服。

五苓散　又。

白术　肉桂　茯苓　猪苓　泽泻

三疝汤　又。

车前子二钱四分　茴香钱六分　葱白钱二分　砂仁八分

三白散　又。

白丑头末，二两　桑白皮　白术　陈皮　木通各二钱半

每末二钱，葱白或姜汤下。

橘核散　又。

橘核钱半　桃仁十五粒　山栀一钱　川乌　吴萸各五分，各炒

橘核单止痛，乌头散寒郁，山栀除湿热，又引乌头速下，不令胃中停留，用之甚捷。

橘核丸　又。

橘核炒　海藻盐、酒炒　昆布盐、酒炒　海带盐水洗　桃仁麸炒　川楝子炒黄，各一两　延胡索酒炒　厚朴姜汁炒　枳实　肉桂　木香　木通各五钱

酒糊丸，酒或盐汤下。久不消，加醋煮硇砂二钱，此指㿗疝卵肿不消言。

柴胡清肝汤　阴纵。

柴胡　山栀各钱半　人参　黄芩　川芎各一钱　连翘　桔梗各八分　甘草五分

食后，温服。

小柴胡汤　又。

柴胡　黄芩　人参　半夏　甘草

补中益气汤　妇人阴挺。

人参　黄芪　当归　白术　柴胡　升麻　陈皮　炙草　姜　枣

归脾汤　又。

人参　黄芪　当归　白术　茯神　远志　枣仁　圆眼　木香　甘草　姜　枣

龙胆泻肝汤　又。

柴胡　青皮　山栀　龙胆草　大黄　白芍　木通　连翘　黄连　滑石等分

藜芦膏　又。

藜芦为末，猪油调涂，一日一易。

此方专消一切胬肉，如菌突出。

一捻金丸　又。

延胡索　茴香　吴萸　木香　川楝子各二两

粳米糊丸,空心,木通汤下,仍用片脑五分,铁胤粉一钱,水调刷,傅阴挺上。

洗心散　又。

麻黄　当归　大黄　赤芍　甘草　荆芥穗　白术五分　薄荷七叶

吴萸内消散　阴缩。

山萸　吴萸　马兰花　小茴香　青皮　木香　山药　肉桂

加味逍遥散　妇人阴缩。

白术　白芍　知母　当归　茯苓　麦冬　生地　山栀　黄柏　桔梗　甘草

大固阳汤　脱阳症。

炮附子一个,切八片　白术　炮姜各五钱　木香二钱半

冷灌一服,须臾又进一服,神效。

五痔散　诸痔。

猪左急蹄甲露峰房　鳖甲　猥皮各五钱　蛇退一条

各烧存性为末,每二钱,入麝香少许,空心,井水调下。一名五灰散,五味各等分。按:蹄甲主肠痔,鳖甲主牝痔,猥皮主牡痔,蜂房主脉痔,蛇退主气痔。

神应散　又。

黄牛角鰓一枚,捶碎　蛇壳一条　猪牙皂角七个　穿山甲七片　猥皮一两

各挫,入缸内,黄泥固济,火煅通红,候冷,研细。临卧细嚼胡桃一个,同酒一盏咽下,便睡,五更以酒调下药末三钱,辰时更进一服,虽久病,不过三服立效。

槐角丸　又。

槐角四钱　地榆　黄芩　防风　当归　枳壳各二两

酒糊丸,空心,米饮下。

神应黑玉丹　又。

猥皮四两　猪悬蹄二十五只　牛角鰓三两　乱发　败棕各二两　槐花两半　苦楝根两二钱半　脂麻　雷丸各一两

各锉,置缸内,火煅存性,为末,入乳香五钱,麝香二钱,酒糊丸,先嚼胡桃一枚,以酒吞下三五十丸,日三服,除根。

独虎散　肠痔。

五倍子五钱,水三碗,煎半,入焰硝、荆芥各一钱,乘热熏洗,另以五倍子末掺。

独虎散　又。

砂仁　黄连　木贼等分

每末二钱,米饮下。

钓肠丸　脉痔。

猥皮　瓜蒌各一个　胡桃肉七个,俱烧存性　鸡冠花二两半　生白附子　生南星　生半夏　诃子皮　枳壳各一两　生附子　煅绿矾　枯矾各五钱

醋糊丸,酒下。

皂角刺丸　又。

皂角刺二两,烧存性　防风　槐花各七钱　蛇床子　枯矾　白蒺藜　槐角子各三钱　羌活五钱　蜂房炒焦　五倍子　枳壳炒,各五分

醋煮绿豆粉糊丸,苦楝根汤空心下五十丸,仍用热童便入白矾浇洗肛门。

此二方均治脉痔痛且痒，时有脓血。

加味香苏散 气痔。

陈皮 枳壳 川芎 槐花各一钱 苏梗 槟榔 木香 桃仁 香附 甘草各五分 姜三 枣二

一名橘皮汤。

凉血地黄汤 血痔。

知母 黄柏各钱半 熟地 当归 槐花 青皮各七分

柏叶汤 又。

侧柏叶 当归 生地 黄连 枳壳 荆芥穗 地榆各一钱 炙草五分 姜三 乌梅一

黄连汤 又。

黄连 当归各二钱 甘草一钱

干葛汤 酒痔。

葛根 枳壳 半夏 赤苓 杏仁 生地各一钱 黄芩 甘草各五分 黑豆百粒 姜三片 白梅一个

加味槐角丸 牡痔。

槐角 生地各二两 当归 黄芪 黄连 黄芩 枳壳 秦艽 连翘 防风 地榆 升麻各一两 阿胶 川芎 白芷各五钱

酒糊丸，米饮下。

秦艽苍术汤 又。

皂角仁烧存性 秦艽 桃仁泥各一钱 苍术 防风各七分 酒黄柏五分 酒当归 泽泻 槟榔各三分 大黄二分

上除槟榔、桃仁、皂角三味为末，余作一帖，煎好去渣，入三味末，再煎四五十沸，空心热服，以美膳压之，一服即愈。

良方 牝痔。

当归 生地 枳壳 连翘 槐角黑牛胆制 升麻 黄芩 黄柏 黄连 陈皮 荆芥穗 防风 地榆

共十三味，前五味多用，中六味减些，后二味少用。三黄冬用五分，夏用钱半，秋用七分。

痔疮方 又。

人参 黄芪 生地 川芎 当归 升麻 黄芩 枳壳 黄连等分

水煎或为丸，俱可。

此方有凉血、和血、生血、凉大肠之功。

大偻丸 瘘痔。

羌活 防风 细辛 附子 甘草 川芎 续断 白芍 白术 当归 麻黄 肉桂 熟地 黄芪等分

蜜丸，空心，盐汤下，与骨碎补丸间服。

骨碎补丸 又。

骨碎补 补骨脂 熟地 当归 菟丝子 川断 石南 金石斛 牛膝 杜仲 萆薢 附子 白芍 川芎 沙参 羌活 防风 独活 黄芪 火麻仁等分

蜜丸，空心，盐汤下，与大偻丸间服。

猪脏丸 流血。

槐子一两　牙皂七分　黄连四两　糯米半升

共为末，用猪大肠一条，洗净，将药入内，两头扎住，砂罐内煮烂捣丸，米饮下。此即脏头丸。

猥皮丸　将成漏。

艾叶炒黄　槐花　枳壳　地榆　当归　川芎　黄芪　白芍　贯众　枯矾各五钱　猬皮一两　发灰三钱　雄猪蹄甲炙焦，十个　皂角一个，醋炙

蜜丸，米饮下。

加味连壳丸　湿热。

黄连一两　枳壳　厚朴各五钱　当归四钱　木香　黄柏各三钱　荆芥二钱　猬皮一个

糊丸，每三十丸，温水下。

四顺清凉饮　血热。

当归　白芍　甘草　大黄等分

三神丸　饱饮。

枳壳　皂角煅　五倍子炒，等分

蜜丸，每三十丸，温水下。

川归丸　下血。

川芎　当归　黄芪　神曲　地榆　槐花各五钱　阿胶　荆芥　发灰　木贼草各一钱

蜜丸，米饮下。

止痛丸　便秘。

羌活一两　大黄八钱　槟榔　木香　肉桂　川芎各五钱　郁李仁两半

蜜丸。

皂角煎丸　肠痔。

满尺皂角三枚，去弦、核，醋煮　猥皮一两，炙　枯矾一两　雄猪后悬蹄甲十个，烧存性　桃仁去皮，炒　川芎　甜葶苈炒　桔梗各五钱　苡仁　白芷各一钱

蜜丸，桑皮汤下五十丸。

荆芷汤　气滞。

荆芥穗　枳壳　槐花　紫苏　炙甘草　香附等分

每末二钱，空心，米汤下。

四物解毒汤　大肠热。

枳壳　白术　槐角　秦艽等分

水煎服。

椒子散　痛甚。

川椒子为末，掺少许棉花片上，放患处坐，可止痛。

独叶丹　虫蚀。

桃叶二十片，杵烂，塞粪门即愈。

神效散　富贵人。

苦参　川椒　槐花　枳壳　苦葫芦　荆芥　白芷　连翘　独活　金银花　小茴　麻黄　椿树皮　煅牡蛎　芫荽子　威灵仙各一钱　葱白三茎

水五碗，煎五七沸，去渣，以盆盛之，坐上熏洗，大效。一方加大黄茄，打碎，二个。

茄柯汤　外痔。

陈茄柯　陈槐花　冬瓜皮　枳壳等分

煎汤熏洗，洗后以新水调熊胆末。

去毒散　烂痔。

血余灰三分儿茶　黄连　血竭　乳香各五钱　蜂房三分胆矾分半　黄丹四分　没药五分　鸡内金烧灰，一分

共为末，先将葱、盐热汤洗净，敷患处，三五次愈。

荆芥汤　翻花痔。

荆芥　防风　朴硝

先将此三味煎汤洗，次用下木鳖子散调敷。

木鳖子散　又。

木鳖子　郁金。

共研末，入冰片少许，水调敷之。若有熊胆和入，尤妙。

凉血饮　痔漏。

人参　黄芪　黄连　生地　川芎　当归　槐角　黄芩升麻　枳壳各一钱

莲花蕊散　痔漏。

莲花蕊　黑丑头末，各两半　当归五钱　矾红二钱

先忌食肉六七日，然后空心食肉一顿，将温酒下药末三钱，取下脓血或虫是效。

辰砂膏　又。

制砒一钱　白矾二钱　辰砂　密陀僧各五钱

先研砒铺锅底，次用矾末铺砒上，火煅烟尽为度，次将僧、砂二末，白糕和作挺子，如小麦大，取一粒塞漏孔内，去败肉尽，贴生肌散。

生肌散　又。

龙骨煅，五钱　寒水石煅　轻粉各一钱　干胭脂四分半

为末，干掺之。

加味槐角丸　又。

槐角　生地各二两　当归　黄芪各一两　阿胶　川芎各五钱　黄连　黄芩　秦艽　枳壳　防风　连翘　地榆　升麻各一两　白芷各五钱

蜜丸，每五十丸，渐至七十丸，酒下。

黑玉丹　又。

猥皮　牛角䚡各八两　雄猪蹄甲一百枚　雷丸　芝麻各二两　槐角三两　乱发灰　败棕灰各四两　苦楝根二两五钱

俱入罐内烧存性，取出，入乳香一两，麝香四钱，酒糊丸，先嚼胡桃一枚，酒下十五丸，日二服，甚者三服，忌别药。与前神应黑玉丹相仿。

苦参丸　又。

苦参二两　防风　荆芥　川乌　白芷　赤芍　首乌　川芎　独活　山栀　赤苓　皂角　山药　蔓荆　蒺藜　黄芪　羌活　白附子各五钱　草乌钱半

蜡矾丸　又。

黄蜡　生白矾等分

连槐散　又。

黄连　阿胶　山楂　神曲　桃仁　连翘　槐角　犀角等分

为末,以少许放掌中,时时舔之,津液咽下。如三分消二,即止不服。

治前阴后阴疮疡方八十九

荆防败毒散 便痈。

荆芥 防风 羌活 独活 柴胡 前胡 人参 赤苓 桔梗 枳壳 川芎各一钱 甘草五分

双解散 又。

辣桂 甘草各一钱 大黄三钱 牵牛子炒 白芍 泽泻 桃仁各二钱 姜五片

八正散 又。

大黄 瞿麦 萹蓄 山栀 木通 车前子各二钱 滑石二两 甘草一钱

水煎。

仙方活命饮 又。

穿山甲 白芷 防风 甘草 赤芍 归尾 花粉 贝母 角刺各一钱 陈皮 金银花各三钱 乳香 没药各一钱

二味另研末,水、酒煎,送下二末。

龙胆泻肝汤 又。

龙胆草 柴胡 青皮 山栀 大黄 白芍 木通 连翘 黄连 滑石等分

十全大补汤 又。

人参 茯苓 白术 炙草 川芎 当归 白芍 熟地 肉桂 黄芪

六君子汤 又。

人参 茯苓 白术 炙草 半夏 陈皮

四君子汤 又。

人参 茯苓 白术 炙草

加味逍遥散 又。

白芍 白术各钱二分 知母 当归 地骨皮各一钱 茯苓 生地 麦冬各八分 山栀 黄柏各五分 桔梗 甘草各三分

四物汤 下疳。

川芎 当归 白芍 熟地

小柴胡汤 又。

柴胡 黄芩 人参 半夏 甘草

补中益气汤 又。

六味丸 又。

熟地 山萸 山药 丹皮 茯苓 泽泻

清心莲子饮 又。

黄芩 黄芪 赤苓 人参 麦冬 甘草 地骨皮 车前子 石莲肉

甘草大豆汤 又。

甘草三两 赤皮葱三根 大豆一合

水三升,槐条一把同煮,豆熟为度,滤清汁热淋,如冷再热,淋一二时,大效。

博金散 又。

密陀僧另研，去渣，沙锅内火炮　白矾各五钱　白垩二钱　黄丹淘　乳香各五钱　麝香二分半

共研末，先用槐枝、葱白、盐、甘草煎汤，淋洗一二时，拭干掺此药，不过三五次，但用时须沐浴，以免生疮。

此方专治下疳烂臭。

丁泥散　又。

孩儿茶钱半　珍珠五分　乳香　没药各二分　冰片一分　丝线烧，存性，七分

炉甘石散　又。

轻粉　黄柏各一钱　黄连　韶粉　炉甘石煅，黄连汤淬五次，各二钱　冰片三分

苦茶洗干，掺。一方加龙骨、人中白、血竭、二茶。

黄柏散　又。

黄柏三钱　猪胆炙　橄榄核烧，存性　陈螺蛳烧，存性，各二钱　儿茶　轻粉各钱半　甘草洗净

掺之。

香珠散　又。

血竭　轻粉各五分　珍珠　冰片　麝香各一分

洗净，麻油调搽，或加飞丹少许。

子和泄水丸　又。

大戟　芫花　甘遂　海带　海藻　郁李仁　千金子各五钱　樟柳根一两

枣肉丸，每五七十丸熟水下。此丸泻药太峻，虚弱人切忌，不可用。

服泄水丸后敷药　又。

黄连　滑石各五钱　定粉三钱　轻粉五分　乳香一钱　密陀僧二钱

干掺。

黑龙汤　囊痈。

龙胆草炒黑　柴胡　木通　当归　甘草节　金银花　皂角　赤芍　吴萸水拌炒　防风　黄连等分

水煎一服，肿痛止后，加川芎、茯苓。

滋肾丸　又。

黄柏盐酒炒　知母酒浸，各一两　肉桂五钱

蜜丸，盐汤下。

金匮肾气丸　又。

熟地　山药　山萸　丹皮　茯苓　泽泻　肉桂　附子　牛膝　车前子

托里消毒饮　又。

人参　盐黄芪　酒当归　炒白芍　川芎　白术　茯苓各一钱　金银花　白芷各七分　炙草　连翘各五分

清肝益荣汤　又。

白术一钱　熟地钱半　当归　山栀　木瓜　茯苓各一钱　龙肝草　川芎　白芍　柴胡各七分　甘草五分

托里散　又。

人参　黄芪各二钱　白术　陈皮　当归　熟地　茯苓　白芍酒炒，各钱半

白蜡膏　又。

生地　当归各一两　麻油一两

煎药枯黑，去渣，入白蜡一两，熔化搅匀，冷即成膏。

此方兼治一切痈疽、发背、汤火等症，去腐生肌，止痛补血，续筋又与新肉相直，其效如神。加乳香、没药、龙骨、血竭、儿茶、轻粉，尤妙。

加味泻肝汤　阴头痈。

龙胆草　车前子　当归　泽泻　生地　黄柏　知母　白芍　黄连　防风各一钱　甘草梢五分

食前服，外敷乌金散。

乌金散　又。

麸炭　紫苏叶等分

为末，香油调涂。

八物汤　悬痈。

峭矾丸　又　方详上。

发穴散　痔痈

抽脓散　又。

黄芪　当归　金银花　白芷　连翘　防风　甘草

《精义》**桃花散**　又。

滑石四两　寒水石炒，二两　小豆粉一两　乳香　轻粉各一钱

干掺。若血不止，和灯草贴疮口上，以膏药封之。

平肌散　又。

密陀僧煅赤色　花蕊石煅赤色　白龙骨各一两　黄丹　乳香另研　黄连各二钱半　轻粉一钱

干掺。

肛内痈方　肛内痈。

穿山甲　血余灰　血管鹅毛　新鹿角

俱煅存性研，每五钱酒下。

槐花散　又。

当归　地榆各一钱　槐花　阿胶　枳壳各八分　生地　白芍　黄芩　升麻各七分　防风　侧柏叶各五分

活血驱风散　阴疮。

白蒺藜　当归　川芎　白芷　细辛　槐角　桃仁　半夏　白芍　五灵脂　生甘草各六分　苍术　杜仲　肉桂　苡仁　天麻　橘红　槟榔　厚朴　枳壳各二分　姜五片　枣二枚

煎好，人乳香末一分，空心服。

蒺藜散　又。

制草乌　白蒺藜各五钱　白芷　白附子生　苍术　荆芥各二钱半

米糊丸，酒下。

凉血解毒丸　又。

苦参四两　黄连二两　连翘一两半　大黄两二钱半　恶实　生地　白芷各一两　防风　石膏各五钱

荆芥汤打糊丸，空心水下。

消痞败毒散　又。

柴胡钱半 黄柏 赤芍 赤苓 龙胆草 木通各九分 连翘 荆芥 黄连 知母 苍术各七分 防风 独活各六分 甘草三分 灯心五根

仙遗粮汤 又。

土茯苓七钱,湿者一两 防风 木瓜 木通 苡仁 白藓皮 金银花各五分 角刺四分

日三服。

四生散 又。

白附子 白蒺藜去刺 黄芪 羌活等分

每末二钱,盐酒下。一方用独活。

白胶香散 又。

白胶香 赤石脂 枯矾各五钱 黄丹淘 乳香 没药 轻粉各二钱

如有脓水,再加轻粉一钱,湿疮干掺,干疮香油调敷。

八味丸 又。

熟地 山药 山萸 丹皮 茯苓 泽泻 附子 肉桂

猪秽散 又。

猪粪煅 槟榔各五钱 冰片五分 花椒 龙骨各一分

如有脓水,加轻粉一钱。

补泻丸 又。

黄芪一两 木通 甘草 黑丑各五钱 斑蝥七个,去翅,同炒焦黑,去斑蝥

蒸饼糊丸。

槟榔散 又。

槟榔二枚,劈开,用黄丹三钱合定,湿纸包煨 全蝎六枚 蛇床子 硫黄各四钱 麝香少许 轻粉 青黛各五分

清油调搽,一名硫槟散。

当归拈痛汤 血风疮。

防风 羌活 升麻 葛根 茯苓 猪苓 知母 甘草 泽泻 茵陈 人参 苦参 白术 苍术 当归

大马齿膏 又。

沐浴长春散 囊湿。

牡蛎 蛇床子 破故纸 紫梢花 干荷叶 官桂等分

每二两,水煎,入葱白三茎再煎,去渣,先煎后洗,再用后药。

枯矾一两 黄丹 蛤粉各五钱

为沫,搽患处。

牡矾丹 又。

牡蛎 炒黄丹各二两 枯矾四两

临卧,即以此末擦,一夜三四次,二三日即愈。

此方治阴囊两边生疮,湿水浸淫,痒入骨髓,无可奈何,兼治脚汗、腋汗。脚汗先擦透,再装药于鞋底,脚板上涂药扎之。

乌龙丸 又。

川乌 草乌各一两

将二味以黑豆半升煮透软,去皮脐切,晒干,入白附子、天麻、地龙各五钱,酒糊丸,空心

盐汤下。

椒粉散　又。

麻黄根二钱　贯众　蛇床子各一钱　川椒　归梢　猪苓各六分　斑蝥四枚　轻粉　红花各少许

干掺，避风冷。

补心汤　妇人阴疮。

人参　茯苓　前胡　半夏　川芎各三分　陈皮　枳壳　桔梗　紫苏　甘草　干姜各五钱　当归　白芍各一两　熟地一两半

每粗末四钱，如姜、枣煎服。

藿香养胃汤　又。

藿香　苡仁　乌药　神曲　半夏　砂仁　茯苓　白术　人参各五分　荜澄茄　甘草各三分半

加姜、枣煎。

阴内生疮方　又。

升麻　白芷　黄连　木通　当归　川芎　茯苓　白术

更用塌肿汤洗之。

塌肿汤　又。

甘草　干漆各三钱　黄芩　生地　当归　川芎各二钱　炙鳖甲五分

雄黄锐散　又。

桃仁一钱　雄黄　苦参　青箱子　黄连各二钱半

生艾汁和，如小指尖大，绵裹塞。

洗溻汤　又。

龟甲五两　黄芩　生地　当归　白芍各二两　干漆　甘草各一两

水七升，煎一半，以帛洗拭，干掺疳湿散。

疳湿散　又。

五月五日蛤蟆炙，一个　青木香　硫黄　铁精　麝香各如蛤蟆分量相等

干掺。

枳橘熨法　妇人阴肿。

枳实、陈皮各四两，妙极热，绢袋盛，周身从上至下及阴肿处，频熨，冷即换，直至喉中觉枳实气，则痛止、肿消、便利矣。

逍遥散　又。

白术　白芍　茯苓　柴胡　当归　麦冬各一钱　甘草　薄荷各五分　姜三片

归脾汤　又。

柴胡清肝汤　妇人阴痒。

柴胡　山栀各钱半　人参　黄芩　川芎各一钱　连翘　桔梗各八分　甘草五分

食后温服。

加味归脾汤　妇人阴冷。

当归黄芪饮　阴脱。

酒黄芪三钱　人参　当归　升麻各二钱　甘草一钱

水煎，日三服。

加味羌活汤 臀痈。

羌活 黄柏 陈皮 防风 藁本 肉桂 连翘 炙草 苍术

加味十全汤 又。

黄芪 地黄 当归 川芎 人参 茯苓 白芍 白术 陈皮各一两 甘草 肉桂 五味各五钱 乌药七钱

每粗末一两,加姜、枣煎。

此方须视年之老少,质之壮弱,症之缓急,时令之寒暖,加减用之。

人参养荣汤 又。

人参 肉桂 白术 陈皮 黄芪 炙草 当归各一钱 远志五分 白芍钱半 熟地 茯苓 五味各八分

此方多服,不变他症。

托里温中汤 胃陷。

附子 羌活 干姜 炙草 丁香 沉香 木香 茴香 陈皮 益智仁各一钱

附子理中汤 脾寒 茯苓 白芍 人参 附子各三钱 白术四钱

姜附汤 阳损。

人参 附子各五钱 炮姜 白术各二钱半

竹叶黄芪汤 胃火。

竹叶五分 黄芪 麦冬 当归 川芎 黄芩 炙草 人参 白芍 半夏 石膏煅,各七分半 生地二钱

加喊八味丸 命门衰。

熟地八两 丹皮 茯苓 泽泻各三两 肉桂 五味子各一两 山萸 山药各四两

蜜丸,盐汤下。

参术膏 中虚。

人参 白术各八两

新汲水煎膏,白蜜三两收,每三四匙,开水调服,日三次。

托里健中汤 元弱。

半夏 炮姜各一钱 炙草五分 黄芪钱半 肉桂三分 人参 白术 茯苓各二钱

加姜、枣。

托里益黄汤 脾虚。

人参 白术 茯苓 陈皮 半夏各一钱 炮姜 丁香 炙草各五分 姜 枣

托里养荣汤 不足。

人参 黄芪 酒当归 白芍 白术 川芎各一钱 麦冬 生地酒拌,蒸半日 甘草 五味子各五分 姜 枣

托里越鞠汤 六郁伤。

人参 白术各二钱 陈皮 半夏各一钱 山栀 川芎 香附 苍术各七分 炙甘草五分 姜 枣

回毒金银花汤 毒邪。

金银花连梗,二两 黄芪四两 炙草一两

酒三碗,重汤煮三个时辰服。

五味子汤 水亏。

五味子　生黄芪　麦冬　人参　炙甘草各一钱

水煎，昼二服，夜五服，温饮。

犀角膏　热毒。

犀角　琥珀各一钱　人参　茯神　辰砂　枣仁各二钱　冰片二分，另研

共研末，炼蜜调成膏，磁瓶收贮，每服一弹子大，麦冬汤化下，日五服。溃后不宜用。

止痛神功散　溃后痛。

大黄三钱　没药五钱　甘草节四钱　绿豆粉　苏木　乳香各二钱

每末一钱，白汤下。

散毒饮子　骑马坠。

黄芪二两　炙草　天罗　山药　鬼系腰石上者用，木上者不用，各五钱

每末三钱，水煎七分，入酒三杯，再煎三沸，去渣服。

胜金丹　取汗。

制白砒　麝香各五分　蟾酥一钱　雄黄　辰砂　乳香　没药　血竭各钱半　全蝎　天龙去头、足、炙　穿山甲炙，各三钱　炒僵蚕五钱

每末三钱。砂糖调葱头酒下。

一粒金丹　取下。

沉香　乳香　木香各五分　巴霜钱半

枣肉丸，如芡实大，每服一丸，量人虚实，先呷水一口，行一次，胃实人只可呷三四口，后用水一口，送下药一丸，行数次，即以米汤补之。

附录：前阴后阴疮疡杂方

敷便毒肿毒方

雄黄　乳香各二钱　黄柏一钱

研末，新汲水调敷。

丹溪治便毒方

紫花射干二寸　生姜指大一块

同捣，取顺流水煎一沸即服，以泻为度。又用牛皮胶醋煮化，涂患处。

肾脏风痒方

吴萸　蛇床子等分

煎汤洗。

肾脏阴汗方

苋菜根茎叶，烧存性，研末，抓破敷之，再以蛇床子、苍耳草煎汤洗。

阴囊湿疮方

密陀僧　干姜　滑石等分

研末擦之。

菖蒲散

菖蒲　当归各二钱　秦艽七钱半　吴萸五钱

每末三钱，空心葱汤下，更以枳实炒热频熨。若阴内脓水淋滴，或痒或痛，则以升麻、白芷、黄连、木通、当归、川芎、白术、茯苓煎服，仍用塌肿汤洗。

此方专治妇人阴户肿痛，月水涩滞。

阴毛际生虫作痒方

桃仁，捣烂搽之。

女人阴疮方

蛇床子研末，和白粉少许，绵裹枣大，纳阴中。

下疳小便肿胀方

冰片分半　大黄一钱　黄柏二钱二分　轻粉一钱

研田螺肉，捣膏涂之。

制甘草方

连节大粉草四两，取山涧东流水一碗，以甘草浸而炙，炙而浸，水完止，研末，入皂角灰少许，分四服，汤调下，大有神效，或酒煎服，久自消。

此方专治谷道前后生痈。

偷粪老鼠方

瓦上晒白猫屎，炙研，酒下。

加味地黄丸

熟地　黄芪各两半　槐花　黄柏　杜仲　白芷各一两　山萸　独活　山药　丹皮　茯苓　泽泻各六钱　白附子二钱

蜜丸，空心米汤下五十丸。

此方为五痔滋阴必用之药。

---

[1]节驰肘废　关节弛无力，肘部运动失常。

[2]肤皮错纵　犹“肌肤甲错”。言皮肤枯燥如鳞甲。

[3]鼽(qiú，音求)衄　鼻出血。

[4]漻　(liāo，音辽)　清抄本作“開”。下同。漻　，清澈貌。

[5]睹　音义同“肚”。

[6]微　《金匮要略》作“浮”。

[7]焠烪　(cuìāi，音翠哀)　烧燥之物。烪，热也。

[8]金匮肾气丸　即前文之所八味丸，“即六味丸加肉桂、附子”。八味丸加车前子，不知何谓，恐作者自误。按：八味丸加车前子，川牛膝名济生肾气丸。姑存。

[9]不足　清抄本“不足”二字在“天雄”后。

[10]盐汤下　此下原有“服法照息贲丸”6字。今删。

[11]茯苓　此下原有“增损法详息贲条”7字，今删。

[12]金匮肾气丸　此下所缀药物，已如前注。原方如此，只得仍之。

[13]冱(hu，音互)塞　冻结，阻塞。冱，冻结。

[14]醉饱　《素问·生气通天论》作“因而饱食”。

[15]腆脉(qiū，音秋)　(臀痈)股胫肥厚。腆，厚；脉，股胫间。

[16]金匮肾气丸　此下所列药物当为济生肾气丸。今言金匮肾气丸，恐作者自误。姑存。下同。

冯氏锦囊秘录

清·冯兆张

［说明］

《冯氏锦囊秘录》，清代医家冯光张撰于康熙三十三年(1694)。冯兆张，字楚瞻，浙江海盐人，清代医家。冯氏自十三岁习医，"行游浙东西间，所全活无算。浙东西士以医名者，咸俯首出齐下。""祖轩岐，宗仓越，发刘张李朱及前后各家言，博综其义，断以己见"。历时三十余载，遂完成本书。全书47卷。为一部综合性医籍，是冯氏学术思想的集大成之作。全书包括内、外、妇、儿各科病症并加以民间验、效方。卷十四列淋症、小便不通、儿科遗尿白浊、梦遗、滑精、白浊、阴窍漏气、阳痿、疝症等男科学病证的证治方药，既有对前贤所论之继承，亦有自己的理论与实践之总结，值得深入研究。

本次以清·康熙四十一年(1702)刻本为底本，康熙活字本、嘉庆十八年(1813)会成堂本和民国上海千顷堂石印本为主校本整理。

卷十四　淋症大小总论合参　附茎衄　尿血

淋者，小便淋沥，欲去不去，不去又来。《经》曰：脾受积湿之气，小便黄赤，甚则淋。此言湿传膀胱而成淋也。又曰：风火郁于上而热，其病淋。此言热传膀胱而成淋也。《内经》言：淋无非湿与热而已。然有因忿怒，有因醇酒，有因厚味，大人则更有因房劳者。忿怒者，气动生火也；醇酒厚味者，酿成湿热者；房劳者，阴虚火动也。故诸淋，皆肾虚为本，而膀胱生热也。盖肾与膀胱为表里，凡水入小肠，则通于胞，行于阴而为溲。若肾气不足，热入膀胱，故水道涩而不利，欲出不出，淋沥不断，脐腹急痛，蕴作有时，或如豆汁膏血，甚有窒塞其间，令人闷绝者。凡小肠有气，则小便胀；有血，则小便涩；有热，则小便痛。更有肾虚气弱，囊中受寒夹冷，而小便淋沥者，其候必先寒战，而后溲便。盖冷气与正气交争，冷气胜，则寒战而成淋；正气胜，则战解而得便矣。

然淋有五，石、膏、劳、热、血是也。石淋者，盖肾主水，为热所乘则化为石，正如汤瓶久在火中，底结白碱也。若遇小便，则茎中痛，不能流利，痛引膀胱，里急，其砂石乃从小便而出，甚有痛急昏闷，遍身有汗而后醒者。膏淋者，小便有肥脂如膏，浮于小便之上，此因肾虚不能制其肥液，而下行也。劳淋者，所因有二，若因劳倦而作者，属于脾虚也。强力入房者，属于肾虚也；热淋者，三焦有热，热气传肾，流入于胞，溺黄而涩，间有鲜红同来者。血淋者，热之极也。盖心主血，外行经络，内行脏腑，若热盛搏血则失其常道，心与小肠，为表里，乃下流而入于胞，与便齐出，则为血淋，脉必数而有力，若血色黑黯，面色枯白，尺脉沉迟，此属下元虚冷也。若小腹硬满，茎中作痛欲死者，此血瘀也。然尿血而痛者为血淋，若尿血而不痛者，则又为溺血也。

五淋之外，更有气淋、冷淋、虚淋、肉淋之别，实同候而异名，总不外乎水火不交，心肾气郁，遂使阴阳乖舛，清浊相干，自清而浊，自柔而坚，自无形而有形，要皆一火之化，犹水煮为盐，岂真有砂石出于水脏之内哉！

治法并宜开郁行滞，破血滋阴，疏利小便，清解邪热，调平心火，心清则小便自利，心平则血不妄行，切弗误加补剂姑息。盖气得补则愈胀，血得下则愈涩，热得补则愈盛，源泉欲遏，厥溃更深矣。然通淋者，更宜清肺，盖肺为生水之源也。其药加郁金、琥珀，开郁药也；青皮、木香，行气药也；蒲黄、牛膝，破血药也；黄柏、生地，滋阴药也。若内痛腰曲，无泪干哭，上唇焦干，脚冷额汗者，此小肠气痛也，当用疝门之药，如橘核、青皮、茴香之类；若小便尿血而不痛者，此为茎衄也，当用清利膀胱溺血之药，如山栀、小蓟、琥珀、归尾、生地、牛膝之类，务使脏腑和平，其血不治自愈。一加止遏，即为痛为淋矣。淋证无出于热，大法流行滞气，疏利小便，清解邪热，调于心火，然有隔二、隔三之分，如膀胱有热不渴，则宜泻膀胱火，乃正治也；如口渴而肺燥，不能生水，宜清金，此隔二也；如脾湿不运，而清气不升，故肺不能生水，则当燥脾渗湿，宜扬胃气，此隔三也。大忌发汗，以阴虚故耳；亦忌补气，以胀满故耳。又当分在气在血；渴者，在上焦气分，宜黄芩、茯苓、泽泻、灯心、瞿麦、扁蓄淡渗之剂，以降肺金之火，以清膀胱之源；不渴，在下焦血分，宜知母、黄柏、牛膝、发灰、茅根行血之剂，以补肾水之源。色欲过度，或体瘦之人，日久不愈，属虚火，坎离丸主之。色白气虚，小水不通，宜吐，病在下，取之上也，清心莲子散主之。一老人气虚，不能施化，补中益气汤。加淡渗。有虚劳汗多而赤涩者，却是五内枯燥，滋腴既去，不能生津，不宜过通小便，竭其肾水，惟当温养润肺，并诸失精血，及患痈毒人，或有便赤之证，亦是枯竭不润之故，并宜前法。

至于不通为闭，《经》云：肝足厥阴之脉过阴器，所生病者闭癃。又云：督脉者，女子入系廷孔廷，正也，直也，言正中之直孔，即溺窍也。其孔，溺孔之端也女人溺孔在前阴中横骨之下也。孔之上际，谓之端，乃督脉外起之所，此虽以女人为言。然男子溺孔亦在横骨下中央。其男人循茎下至篡，与女子等，此生病不得前后茎，阴茎也。不得前后，二便俱闭也。此虽督脉所生而实亦冲任之病，盖此三脉皆由阴中而上行，故为病如此。又云：膀胱不利为癃，不约为遗溺不约者，不能约束收摄也。又曰：实则闭癃，虚则遗溺。夫闭与癃二证也。新病为溺闭，盖点滴难通也。久病为溺癃，盖屡出而短少也，然太阳膀胱，但主藏溺，其主出者，皆肝经及督脉及三焦也。故曰：气化则能出。夫气化者，太阴肺也。以肺为气之主，而能生水也。若肺燥不能生水，气化不及州都矣。脾为肺之母，湿不运而精不升，不能生水之源，要皆热盛，而气不能通调也。夫肾肝在下，地道也；心肺在上，天道也；脾胃居中，气分之交也。故天之阳绝，而不交于地者，白露不下，人同乎天，其在上之阳，不交于阴，则在下之阴，无以为化，小便其能出乎？史国信曰：若欲便清，先分肝火，以其失疏泄之职也。然肝火之旺，更由于癸水之失养也。故有实热者，非与纯阴之剂，则阳无以化，有大虚者，非与温补之剂，则水不能行。《别录》云：小便不利，审是气虚，独参汤如神。《集验》云：中焦气不升降，为寒所隔，惟服附子，小便自通. 丹溪以吐法通小便，如滴水之器，使上窍开，而下窍之水自出焉。然病源霄壤不同[1]，治法亦贵揆情处变，岂可概以清热疏肝导水为事乎？

脉盛而大实者，生；虚小而涩者，死；下焦气血干者，死。

车前子散　治诸淋，小便痛不可忍。

车前子半两　淡竹叶　赤茯苓　荆芥穗　灯草各二钱

作二服，水煎服。

一方　治血淋，诸热淋。

山茵陈　淡竹叶　木通　山栀子　滑石　甘草　猪苓　瞿麦　灯心

水煎。如大便闭结，加大黄。

琥珀散　治五淋，沙石淋。

滑石　琥珀各一两　木通　当归　木香　郁金　萹竹各五钱

为末，每服五钱，空心竹叶煎汤下。

琥珀散　治五淋涩痛，小便有脓出血。

琥珀　海金沙　没药　生蒲黄各一两

为末，每三钱，浓煎，通草汤下，日二服。

一方　用蝼蛄七枚，盐二两，同于新瓦上，焙干，研细，温酒调服一钱即愈。

又方　用苎根二茎，剉碎，水一碗，煎半碗顿服，即通。

又方　用车前子一两，以绢袋盛，水煎温服，立瘥。

又方　用地肤子，或茎叶一两，水煎温服，即北方扫帚秧上子是也。

又方　用萱草根一握，捣取汁服，或嫩苗煮食之。

一方　治赤白沙淋。

白枯矾　乌梅肉

二味丸，赤用甘草汤，用白酒下。

参苓琥珀汤　治淋，茎中痛不可忍，相引胁下痛。

人参五分　茯苓四分　川楝一钱　生甘草一钱　玄胡索七分　琥珀　泽泻　柴胡　当归梢　青皮　黄柏各三分

水煎，空心温服。

一方 治尿血，用益元散，以甘草升麻煎汤，调服。

又方 用琥珀为末，每服一钱，灯心薄荷调下。

萆薢分清饮 治膏浊频数，漩白如清，名曰膏淋。

萆薢 石菖蒲 乌药 益智等分 甘草梢减半

水煎服。水性就下，故淋沥不已。燥可去湿，故用菖蒲、乌药，以平湿土之敦阜；益智入肾，可纳气归源，肾水得令则自能闭藏，而小便有节。至于使水道转入大肠，分清渗浊者，独萆薢之力也，故曰萆薢分清饮。

小蓟饮子 治下焦结热血淋。

小蓟 生苄[2] 滑石 通草 淡竹叶 蒲黄 藕节 当归 栀子 甘草

水煎，空心服。

丹溪治溺血，用夏枯草，烧存性，研细，空心米饮调服。以此草活血行气，有补养厥阴血气之功，盖前阴属厥阴也。

当归散 治妇人小便出血，或时尿血。

当归 羚羊角屑 赤芍药各半两 生地黄一两 刺蓟叶七钱五分

每服八钱，水煎，食前通口服。

鹿角胶丸 治房室劳伤小便尿血。

鹿角胶五钱 没药另研 油头发灰各三钱

为末，用茅根汁打糊丸，桐子大，每服五十丸，盐汤送下。

八正散 治大人小儿，心经蕴热，脏腑闭结，小便赤涩，癃闭不通。五淋并皆治之。

车前子 瞿麦 扁蓄 滑石 大黄面裹煨 山栀 甘草 木通各一斤

每服灯心汤下。一方加木香。

五淋散 治肾气不足，膀胱有热，沙石诸淋。

赤茯苓六两 赤芍药 山栀子仁各十两 当归 甘草生用，各五两 条芩三两

每服四钱 水煎，空心服。

牛膝膏 以牛膝合许，清水浓煎，入麝少许，神。治小便不利，茎中痛欲死，及妇人血结坚痛，故牛膝为治淋之圣药。但虚人当兼以补剂。

方脉小便不通合参

小便不通，有气虚、气秘、血虚、有痰、有热，宜各随症用药。气虚则升麻、参芪；血虚则四物；痰则二陈汤；热则八正散；气秘则陈皮、香附之类，各煎与服，后煎渣探吐之，则清升浊自降也。若阳气虚，而患小便短少，及癃闭者，宜大补元气，其便自调，不必通利，盖元阳衰弱，不能运化，以送出小便，故用独参汤以取效耳。大便亦然，老年病后，常多犯此。若因痰隔中焦，气滞于下而然者，用二陈汤，加木香乌药以运之。

溲溺不通，非细故也。小腹急痛，状如覆碗，奔迫难禁，期朝不通，便令人呕，名曰关格，又自不通而毙矣。今人一见此症，却用五苓散之外，束手待毙，至于盐熨丹田、蝼蛄田螺罨脐之法，抑末也。若津液偏渗于肠胃，大便泄泻而小便不通者，宜五苓分利之；若水停心下，不能下输膀胱者，亦用五苓渗泄之；若六腑客热，转于下焦而不通者，用益元散以清之；若痰气闭塞，升降不通者，是气乘载其水也，宜二陈加升麻、木通、香附，先服后探吐以提之，气升则

水自降下，譬如水注之器，上窍开而下窍通也；若遇肾经阴虚，阳无所附，或肾经阳虚，阴无所化而不通者，倘误用渗利，复伤真阳真阴，多致不救。

幼龄精未通而欲窦早开，老年精已竭而复耗，俱致精不出而内损，二阴枯涩，大小便道牵痛，愈疼则愈便，愈便则愈疼，治须补养，法同劳淋，若再攻下立危。

《经》曰：膀胱者，州都之官，津液藏焉，气化则能出矣。又曰：三焦者，决渎之官，水液出焉。可见膀胱，但能藏水，必待三焦之气化，方能出水。有服附子热药太过，消尽肺阴，气所不化，用黄连解毒而通者；有皮焦气不升降，为寒所隔，服附子而小便自通者；有用茯苓陈皮甘草汤，送下木香、沉香末而通者，此皆气化之验也。已上治法，皆有余之症，谓膀胱中原有水，或为热结，或气秘，有水可通而通之也。至于不足之症，乃虚劳汗多，五内枯燥，脂腴既去不能生津，膀胱中原无水积而欲通之，如向乞人而求食，已穷而益穷矣。故东垣分在气在血而治之，以渴与不渴为辨，如渴而小便不利，此属上焦气分，水生于金，肺热则清化之源绝矣。当于肺分助其秋令，水自生焉。如天令至秋，白露始降，须用清金之药，肺得清肃，则水道通调，如生脉散之类为当。又有脾虚者，盖因饮食失节，伤其胃气陷于下焦，《经》所谓脾胃一虚，令人九窍不通，况肺金又籍脾土健旺，以资化源，则清气得以上升，使归于肺而输下也。用补中益气汤，以参芪甘温之品，先调其胃气，以升柴从九原之下而提之，则清升而浊自降矣。清肺者，隔二之治也；补脾者，隔三之治也。东垣虚则补母之妙用，此皆滋后天之化原者如此。如不渴而小便不利，此属下焦血分，下焦者，肾与膀胱也。乃阴中之阴，阴受热闭，塞其下流。

《经》曰：无阳则阴无以生，无阴则阳无以化。若淡渗之药，乃阳中之阴，非纯阴之剂，阳何以化？须用滋肾丸，此气味俱阴，乃阴中之阴也。东垣先生治一人目睛突出，腹胀如鼓，膝已上坚硬，皮肤欲裂，饮食不下，便秘危急者。精思半夜而得之，以知柏为君，肉桂为引，投之须臾，前阴如刀刺火烧，溺如瀑泉，肿胀遂消即愈，此是阴虚阳无以化也。至于真阳真阴虚者，东垣未之论，如真阴虚者，惟六味地黄，以补肾水；滋肾丸，又所当禁，恐黄柏知母，苦寒泄水，复伤肾元也。又忌淡味渗泄之药，恐益涸其津液也。如真阳虚者，须八味丸。褚氏曰：阴痿而思色以降其精，则精不出而内败，小便道涩如淋；精已耗而复竭之，则大小便道牵痛，愈痛则愈便，愈便则愈痛。戴氏云：有似淋非淋，便中有如鼻涕之状，此乃精溺俱出，精塞溺道，故欲出不能而痛，宜大菟丝子丸、鹿茸丸。戴氏亦得褚氏之法也。至于便秘转筋，喘急欲死，不问男女，孕妇产后，急用八味丸料煎饮，缓则不救。或疑桂附辛热，不敢轻用，岂知肾气虚寒，如水寒冰冻之义，惟得阳和一至，而阴凝便可流通，舍此更有何物，能以直达膀胱，而使雪消春水来耶；更有肠胃之中，中气馁弱，以致大小便欲行而止。二阴重滞不畅者，此气虚不能传送也，惟服独参汤，气得充畅，自能宣行二便矣。有强忍房事，致胞转不通，非沉香不治，盖性沉下达，味辛性温，故多功于下部耳。有孕之妇，多患小便不通，因胞被胎压下故耳，宜升举其气，或服补中益气汤，探吐之。仲景用八味丸酒服，或有令孕妇卧于榻上，将榻倒竖起，则胎不压而溺通。通后虚者，随即补之。妇人久吐，小便不通，头汗出，乃气脱也，即死。

五苓散　治暑毒人心，发热大渴，烦躁便秘，邪在上焦而治在下焦者，使浊阴出下窍而清阳之上焦者，自能宣化矣。心邪不从心泻，盖脏无泻法，脏实而泻其腑也。通治诸湿，腹满水饮水肿，呕逆泄泻，水寒射肺，或喘或咳，中暑烦渴，身热头痛，膀胱积热，便秘而渴，霍乱吐泻，痰饮湿疟，身痛身重，此皆伤湿之见症也。湿胜则脾不运土，不能治水，溢于皮肤则肿胀，并于大肠则泄泻，水停心下则呕逆，水寒射肺则喘咳，暑先入心故烦渴，肺病则金不能生水，膀胱热则阳不化阴，故便秘而渴，阴阳不利则霍乱吐泻，湿胜则身痛身重。总之，下不通利，则阴阳不能升降而变症多矣，且功专荡热滋燥，导饮生津，故亦为消痞良方。

猪苓　白茯苓　白术炒　泽泻　桂

为末，每服三钱，服后多饮热水，汗出而愈。

此足太阳药也。太阳之热，传入膀胱，故口渴而便不通。《经》曰：淡味渗泄为阳。故用二苓甘淡入肺，而通膀胱为君。水无当于五味，故淡能利水，茯苓走气分，猪苓走血分，然必上行入肺而后能下降入膀胱也。咸味涌泄为阴，泽泻甘咸入肾，同利水道为臣。益土所以制水，故以白术苦温，健脾去湿为佐。然膀胱虽藏津液，必由气化而始能出，故用肉桂辛热为使。热因热用，引入膀胱，以化其气，使湿热之气，皆从小便而出也。若汗下之后，内亡津液而便不利者，不可用之，恐重亡津液而益亏其阴也。然治秘之道有三：一曰肺燥不能化气，故用二苓泽泻之甘淡，以泻肺而降气；一曰脾湿不能升精渗浊，故用白术之苦温，以燥脾而升精；一曰膀胱无阳不能化气，故用肉桂之辛热，以温膀胱而化阴，使水道通利，则上可以止渴，中可以去湿，下可以泻邪热也。然五苓利水，何以复能止渴生津？盖湿热壅于中焦，则气不得施化，故津竭而小便不通也。用五苓以利去湿热，则浊降清升，而脾能为胃行其津液，故津回而渴止矣。

蒲黄汤　治心肾有热，小便不通。

赤茯苓　木通　车前子　桑白皮炒　荆芥　灯草　赤芍药，　甘草微炒

蒲黄生　滑石各等分

为末，每服二钱，葱白紫苏煎汤，食前调下。

东垣滋肾丸　治肾虚蒸热，下焦邪热，口不渴，而小便秘。

黄柏酒炒，二两　知母酒炒，一两　桂一钱

蜜丸。

葱熨法　治小便闭，小肠胀，不急治杀人。

用葱白三斤，切细炒熟，绢包分两袋，更替熨脐下，气透即通。又法，炒盐半斤，囊盛熨小腹。又法，以自爪甲烧灰米饮下。

涂脐方　治小便不通。

大蒜独颗者一枚　栀子七枚　盐花少许

上捣烂，绵纸上贴脐，良久即通。未通，涂阴囊上立通。

八珍散　治大人小儿，小便不利或不通。

大黄　木通去皮　滑石　粉草　瞿麦　山栀　荆芥各等分

为末，每一钱，薄荷汤调，食前服。

方脉小便不禁合参

小便不禁频数，古方多以为寒，而用温涩之药，殊不知属热者多。盖膀胱火邪妄动，水不得宁，故不能禁而频数来也。故年老人多频数，是膀胱血少，阳火偏旺也。治法当补膀胱阴血，泻火邪为主，佐以收涩之剂，如牡蛎、山茱、五味之类，不可用温药也。盖病本属热，故宜泻火，因水不足故火动，而致小便多，小便既多，水益虚矣。故宜补血泻火以治本，收之涩之以治标。至于小便不禁，出而不觉者，属虚属寒，赤者是阴不足，白者是气虚，而元阳亏极。

丹溪治一老人，患小便不利，因服分利之药太过，遂致闭塞，点滴不出，此因分降，而清阳之胃气下陷也，用补中益气汤，一服而通。但因先多用利药，损其肾气，遂致通后遗尿，一夜

不止，复急温补其肾而后已。凡医之治是证者，未有不用渗利之剂，谁能固其肾气之虚哉！若有善法丹溪者，已明知其肺虚也，乃以补中益气汤，送肾气丸，岂不上下相须，子母并益耶！

《灵枢》言：手太阴之别，名曰列缺，其病虚则欠缺，小便遗失。肺为上焦，通调水道，下输膀胱，而肾又上连于肺，为子母也。母虚子亦虚，自然之理。东垣云：小便遗失，肺金虚也。宜禁劳役，安卧养气，以黄芪、人参之类大补之。不愈，当责之肾。

《经》曰：膀胱不约为遗溺。仲景云：下焦渴则遗溺失便。又云：下焦不归则遗溲。盖下焦在膀胱上口，主分别清浊溲便，下焦不归其部，不能约制溲便，故遗溺；如天暖衣厚则多汗，天冷衣薄则多溺，多溺者寒也。至于不禁，虚寒之甚，非八味丸不效。古方如菟丝子丸、鹿茸散、二气丸俱可选用。戴氏云：睡着遗尿者，此亦下元虚冷，小便无禁而然，宜大菟丝子丸，猪胞炙碎煎汤下。凡遗尿皆属虚，刘河间为热甚客于肾部，干于足厥阴之经，挺孔郁结，甚而气血不能宣通，则痿痹，神无所用，故津液渗入膀胱，而漩溺遗失，不能收禁也。即《内经》"淫气遗溺，痹聚在肾"，此系热症，不可不知。考之薛按：有因劳发热作渴，小便自遗，或时闭涩者，作肝火血虚，阴挺不能约制为治，午前补中益气汤，加山药、山茱；午后六味丸，月余悉退。故不禁之病，虽有热症，亦虚火多而实热少，倘以虚症误投泻火，顷刻危殆，慎之！大抵频数，尚有虚热，不禁纯属虚寒也。世治遗失，但知补涩，不知荣卫不调，而使其正气冲和，连用各行其道，遽以敛剂投之，虽暂止而必复作。要知肺者，主气以下降，生水以下输；膀胱者，津液藏焉，气化则能出；水泉不止者，膀胱不能约束也。此两经者，实为总司，肺虚者为上虚，当补气，惟补中益气而已，此治肺虚而救其上源也。不愈，当分以治之。若膀胱虚，则为下虚，当涩脱；挟寒者，当温补。滑脱者，当收涩。挟热者，当清利。有因病淋，多服利药太过，致溺不禁者，大剂参芪少佐熟附。妇人生产，因稳婆损胞，而致小便不禁者，须以参芪为君，芎归为臣，桃仁、陈皮、茯苓为佐，煎以猪羊胞中汤，极饥时饮之，大剂连服，切不可缓，须令气血骤长，迟则难以成功矣。妊妇尿出不知，用炙桑螵蛸、益智仁为末，米饮二钱。若脾肺气虚，补中益气汤加益智仁；肝肾阴虚，六味丸；若脬中有热者，加味逍遥散。在老人，多由下元不足；婴儿多由阳气尚微，不能约束，并宜温补。

有妇人病后，小便出屎者，此阴阳失于传送，名大小肠交也。先调阴阳，次为补中益气。

茯苓丸 治心肾俱虚，神志不守，小便淋沥不禁。

赤茯苓 白茯苓各等分

为末，以新汲水，先澄去筋膜控干，别取地黄汁，与好酒同于银石器内熬成膏，搜和丸，如弹子大，空心盐酒嚼下一丸。

水芝丸 治下焦真阳虚弱，小便频数，日夜无度。

莲肉去皮，不拘多少，用好酒浸一宿 猪肚一个，入酒，莲肉在内，水煮熟，取莲肉，焙干

为末，酒糊丸，芡实大，每服五十丸，空心米饮下。

补脬饮 治产时伤脬，小便漏出。

生黄丝绢一尺，剪碎 白牡丹根、皮用千叶者 白芨各一钱

为末，水煮至绢烂如饧，空心顿服。服时不得作声，作声即不效。

桑螵蛸散 治阳气虚弱，小便不禁。

桑螵蛸三十个，炒 鹿茸酥炙 黄芪各三两 牡蛎煨 人参 赤石脂各二两

为末，每服二钱，空心粥饮调服。

又方 桑螵蛸同桑皮炒 远志 石菖蒲 龙骨煅 人参 茯苓 当归酒炒 龟甲醋炙，各一两

为细末,参汤调服二钱。

家韭子丸 治大人小儿,下元虚寒,小便不禁,或成白浊。

家韭子炒,六两 鹿茸酥炙,四两 苁蓉酒浸 牛膝酒浸 熟地黄 当归各二两 杜仲 石斛 干姜泡 桂心各一两 菟丝子酒浸 巴戟去心,各一两五钱

为末,酒糊丸,桐子大,每服百丸,空心盐汤温酒任下。

儿科遗尿白浊

小儿遗尿者,乃肾与膀胱俱虚,而冷气乘之。是以传送无度,亦有禀受阳气不足,而胞冷不能约制,其水出而不禁。亦有内虚湿热,是以不禁遗沥者有焉。色赤者为血热,白者气虚也。更有睡中自出者,谓之尿床。此亦肾虚与膀胱虚冷,至夜属阴,故小便不禁,睡中自出也。

白浊者,其尿白如米泔,由乳哺失节,有伤于脾,致使清浊不分,久则成疳。先赤后白者,心热也;便下纯白者,疳症也。若小儿长大,而有赤白二浊者,其色虽殊,总归于火。赤浊者,湿热乘于血分也;白浊者,湿痰流下所致也。又有肾气虚寒,不能收摄精华,以是尿白如油,光彩不定,凝如膏糊者,久则肾败成痨。虚而挟热者,先行分利;虚而挟寒者,惟宜温补,当以脉候详之。

鸡肠散 治遗尿。

鸡肠一具,男用雌鸡,女用雄鸡,烧存性 牡蛎 茯苓 桑螵蛸炒,五钱 桂去皮 龙骨各二钱五分

为末,仍以鸡肶胵一具,鸡肠一具,烧存性,研细末,每用前药末一钱,温酒调化食。

方脉梦遗精滑白浊合参

丹溪专主乎热,以热则流通也,故用知柏、蛤粉、青黛。若内伤气血两虚,不能固守者,当大补气血以涩之。若思想成病,其病在心,宜安神丸带补药。精滑主乎湿热,黄柏、知母降火,牡蛎、蛤粉燥湿。凡两尺洪数者,则火动而水不自安,必便浊精遗。若心脉短小者,乃心血虚损,心不能摄肾也。数旬一遗,清之不止,为虚寒;遗不满旬,涩之反甚,为郁滞。因梦交而精出者,谓之梦遗;不因梦而自泄者,谓之精滑;耳闻目见,其精自出,名曰白淫。皆相火所动,久则有虚而无寒也。总之,遗精、淋浊,皆心虚而有热,心火妄动,则不能下交于肾,故元精失守也。有肝火强盛,以致茎盛不衰,精出不止,名曰强中,多发消渴、痈疽。

左肾所藏者,精也,真水也;右肾所藏者,气也,相火也。梦遗精滑之症,由人思想过度,以动心火。心火,君火也。君火出,则相火翕然而动,所以激搏真水而疏泄,倘再用燥热之药,犹积薪救火矣。惟宜安神养气,使精与神气相依,而自固也。至于收涩滑脱之味,亦谓劫剂,中病则已,不可过投,况龙骨最能涸津,若过服之,晚年发燥热之所由也。或曰精泄已久,则为寒矣,殊不知精属阴也,火属阳也,阴精虚而阳火愈炽。《经》云:阴虚生内热。未云阴虚生内寒也。且详古治梦遗方按,属郁滞者居大半。庸医不知其郁,但用涩剂固脱,愈涩愈郁,其病反甚矣。故治法曰:梦遗者治其心,精滑者固其真,满而溢者疏其情,浊而赤者调其经,养其神,心安神宁,火来坎户,水到离宫,水火交养,遗浊皆清。慕欲不遂,而伤元阴,以致梦遗者,此神思间之火暗动故也。则当从其所欲,与清神中之火,梦遗自止。亦须看人之元气

强弱何如，若元阳衰弱，而精神不固，致使精滑自遗者，加鹿角霜、牡蛎、鹿茸、锁阳，多加参芪、附子以固之。

梦遗、精滑，多作肾虚，而用补涩之药不效，盖有属脾胃，饮酒厚味，痰火湿热者。夫肾藏精，精之所生，由脾胃饮食化生而输归于肾，今脾胃伤于湿热，内郁中气，浊而不清，则所化生之精，亦得浊气，肾主闭藏，阴静则宁，所输之精即有浊气，则邪火扰动，肾中水不得宁静，故遗而滑，此症与白浊同。丹溪论白浊为胃中浊气，下流渗入膀胱也。其有色心太重，妄想过用而遗滑者，自从心肾治之。

梦遗者，治以肾肝为主。《准绳》曰：病之初起，亦有不在肝肾，而在心肺脾胃之不足者，然必传于肝肾，而精乃走也。故心肾为水火之脏，法天生施化地成之道，藏精藏神，为五脏之宗主，若由他脏而致肾之泄者，必察四属，以求其治。《经》曰：阴阳之要，阳密乃固。阳强不能密，阴气乃绝；阴平阳秘，精神乃治；阴阳离决，精神乃绝。所谓阳强者，肝肾所寄之相火强也；阴绝者，肾中所藏之真阴绝也。肾为阴，主藏；肝为阳，主泄。肾之阴虚，则精不藏；肝之阳强，则火不秘。以不秘之火，加临不藏之精，有不梦，梦即泄矣。何故不为他梦，而偏多淫梦耶？《经》云：厥气客于阴器，则梦接内。盖阴器者，泄精之窍，主宗筋，足太阴、阳明、少阴、厥阴之筋，与夫冲任督三脉之所会，诸筋皆结聚于阴器，其中有相火寄焉。凡平人入房，强于作用者，皆此火充其力，于是三焦上下内外之火，翕然下从，百体玄府悉开，其滋生之精，尽趋于阴器以泄，岂止肾之所藏者而已哉！若人元精坚固者，淫气不能摇，久度不泄，况于梦乎！纵相火动，而成宵梦，梦亦不遗，此谓阴平阳秘，无病人也。今人禀赋原虚，色欲过度，肾阴衰惫，君火感物而动，动则相火翕然而随，虽不交会，其精已离其位而不固矣。当卧之时，壮者阴平阳秘，无是病也；弱者阴不强而阳不秘，故卧而即梦，梦而即遗也。由于肝火旺而妄行疏泄，肾气弱而不以闭藏，即肝火之旺，亦肾阴之虚，故治以肾肝为主。或问曰：阴虚火动而梦遗，服丹溪补阴丸，以滋阴降火而不效，何也？此未得滋阴之本意也。盖丹溪原以肾气丸，为滋阴之要药，今人不会其意，以知柏为君，概用坎离、固本之类，俱是沉寒泻火之剂，苦寒极能泻水，肾有补而无泻，焉能有裨于阴哉！独立斋发明丹溪之未发，专用六味补肾，而治屡效，纵有相火，水能滋木，水升而木火自息矣。倘脾胃不足，湿热下流者，以前丸为主，煎服补中益气以升提之。有用心过度，心虚不能主令，而相火夺权太过者，亦以前丸为主，而兼归脾汤。命门火衰，元精脱陷，玉关不闭者，用八味丸，或金锁正元丹，以壮真阳，使之涵摄阴精而不泄，此其治也。

夫精生气，气生神。精伤则无以生气，故瘦弱少气，气弱则不能生神，故曰旺不明精；气不内固，水不能济火，故遗泄而精愈耗也。然百病皆生于心，百病皆根于肾，天一生水，地二生火，肾水不上升，心火不下降，梦遗所由来也。夫肾水不上，则气不固而阴虚，心火不下则妄动，而相火从之，以阳旺，阳旺阴虚，则水火不交，《经》曰"阴阳离决，精气乃绝"，此也。梦遗本心火为病，然肝肾二经之火，相挟以成之。盖心藏神，肝藏魂，肾藏精，梦中所生，即心之神；梦中所见，即肝之魂；梦中所泄，即肾之精也。心为君主，肝肾为相，梦中神游，则魂化为形，相火翕然鼓之，此精之所以泄，总由心气虚，不能入肾阴以藏，肾气虚，不能延心气以纳，心失拱默，君主之德，肾失封蛰闭藏之功，而为不交不固之患矣。有梦而遗者，由思想所致，心虚不足，而不能摄肾也；无梦而遗者，多欲所致肾精滑泄而不能禁固，相火妄动所致也。有醉饱劳倦，清气不升，脾精不运而遗者。有肾水不足，淫火熏蒸，精离其位而遗者；有相火旺，而脾胃有伤水谷日生之精，不得入，与元精俱藏而遗者；有火炎上，而水下趋，心肾不交而滑者；有年壮气盛，久五色欲，精满而溢者；有脾虚下陷者；有痰火湿热扰动精府者，然治惟宜保心滋肾，因湿因热因寒而治之，更补中气，以使元阳升举，久服自愈，不可轻服涩药，盖人身气血，周流乃畅，岂可涩之使滞耶！

若夫白浊者，其原在于脾胃之虚，其标在于膀胱之寒，初浊则属湿热，久浊则为气脱，气脱则下焦无火，而水不温。暴病非阴，久病非阳，大抵白浊伤于气，赤浊伤于血也。但阴窍有二，一窍通精，属肾；一窍通溺，属膀胱。两窍不并开者，入房则精窍开，而溺窍闭；溲溺则溺窍开，而精窍闭。故凡梦遗滑精，均从精窍而出，为肾经相火虚热之病。凡白浊五淋，均主溺窍而出，为膀胱湿热下流之病。然玩《经》曰：思想无穷，所愿不得，意淫于外，入房太甚，宗筋驰纵，发为筋痿，及为白淫。又考前哲诸论，则知浊病即精病，仍在精窍，与淋病之在溺窍者不同也。每见时医治浊，多以淋法治之，五苓、八正，不惟不效，反增沉困矣。

五脏皆有精，精者人之本，然肾为藏精之都会，听命于心君，若能遗欲澄心，精气内守，阴平阳秘，精元固密矣。或纵欲劳神，则心肾不交，关键不固。《经》曰：怵惕思虑则伤神，神伤则恐惧，流淫而不止。又曰：恐惧不解则伤精，精伤则骨痠痿厥，精时自下。又曰：五脏主藏精，伤则失守。又曰：肾者主水，受五脏六腑之精而藏之。又曰：厥气客于阴器，则梦接内。奈古今方论皆以遗精为肾气衰弱之病，若与他脏不相干涉，不知《内经》言五脏六腑各有精，肾则受而藏之，以不梦而自遗者，心肾之伤居多，梦而后遗者，相火之强为害。若五脏各得其职，则精藏而治，苟一脏不得其正，甚则必移害心肾之主精者焉。治之之法，独因肾病而遗者，治其肾；由他脏而致者，则以他脏与肾两治之，当以六脉参详，昭然可辨矣。

壮年未偶，时时梦遗者，为精气溢泄，不必过治。盖心有所思，夜见于梦，乃心火动，而相火随之也。过为补益，则助其火，过为敛涩，则增其郁。

大智禅师云：梦遗不可全作虚冷治，亦有经络热而得之者。尝治一男子，至夜脊心热，梦遗，用珍珠粉丸、猪苓丸而遗止，脊热始除。又一男子，脉洪腰热，遗精，沉香和中丸下之，导赤散治其火而愈，故精滑多因寒，梦遗多因热也。

赵以德云：予治郑鲁叔，二十余岁，攻举子业，四鼓犹未卧，遂成此病，卧间玉茎但着被与腿，便梦交接脱精，悬空则不梦，饮食日减，倦怠少气。此用心太过，二火俱起，夜不得睡，血不归肝，肾水不足，火乘阴虚，入客下焦，鼓其精房，则精不得聚藏而欲走，因玉茎着物，犹厥气客之，故作接内之梦。于是上补心安神，中调脾胃、升其阳，下用益精生阴固阳之剂，不三月而安。

心肾为水火之脏，心神伤则火动，火动不已，则肾水受伤。肾主藏精，所受五脏六腑输至之精，皆不得藏，而时下矣，故为遗精梦泄。昔吴茭山有治遗精得法论，治一男子因病后用心过度，遂成梦遗之患，多痰瘦削，诸医以清心莲子饮，久服无效，诊其脉紧涩，知冷药利水之剂太过，致使肾气独降，服此愈剧矣。以升提之法，升坎水而济离火，降阳气而滋阴血，次用鹿角胶、人乳，填补精血，不逾月而愈。因思梦遗多端，难作一途而治，有因用心积热而泄者。有因多服冷利之药而泄者，有久泄玉关不闭而泄者，治疗之法，积热者，当清心降火；冷利者，温补下元；肾气独降者，当升提，使水火自交，而坎离定位矣。

已上二按，皆以肾为主，而兼治心脾者，独有一等，肾不虚而肝经湿热火旺者，茎中作痛，筋急缩，或作痒，或肿，或挺纵不收，白物如精，随溺而下，此筋疝也，用龙胆泻肝汤主之。张子和曰：遗溺、闭癃、阴痿、脬痹、精滑、白淫，皆男子之疝也。若血涸不月，腰膝上热，足躄、嗌干、癃闭、小腹有块、或定或移、前阴突出、后阴痔漏，皆女子疝也，惟女子不曰疝而曰瘕。

浊病在精窍，与淋病之在溺窍者不同，故患浊者，茎中如刀割火灼，而溺白清，惟窍端时有秽物如疮之脓，淋漓不断，与溺道绝不相混。大抵由精败而腐者，十之七八；由湿热流注与虚者，十之二三，其伤精耗血，总属一也。然有赤白之分者，盖精为血之所化，浊去太多，精化不及,赤未变白,名曰赤浊,此虚之甚者也。譬如少年天癸未足,强力行房,所泄半精半血,壮年施泄无度,亦多精血杂出耳。有分赤白为气血,又以心虚有热,因思虑而得为赤;肾虚有寒,由嗜欲而得为白。然当以脉之滑数,而口渴便赤为热,脉之沉迟,而便清白为寒。总之,心动于欲,肾伤于色,强忍房事,多服淫方,败精流溢,湿热郁滞而为患也。亦有胃中湿痰流注者,有属虚劳者,有因伏暑者,有思想太过,心动烦扰而精败下焦也。总五脏之伤,六淫之变,难以言尽,脉候凿详,自无遁情矣。

张每见咳嗽肺虚之人,梦魂怪异,甚至户外之事,皆能闻见者何与?盖魄强者魂安,夫木性虽浮,肝则藏血藏魂,而隶于下焦;金性虽沉,肺则主气藏魄,而居乎至高,若肺燥而失其相传治节之权,则肝为将军之官,无所畏制,遂飞扬而上越,不能自藏其魂耳。魄强魂安,今魄弱而魂不肯退藏,乃逐虚阳而放荡,此名离魂。魂既离矣,则出入无时,故户外事,皆能闻且见也。当急救肺之燥,则肝木有所制,而魂魄俱宁,且金能生水,肾更得有闭藏禁固之义。由此观之,肺弱肝强为遗者,亦比比矣。然肝之强,必由于肾水之水足;肺之弱,必由于心火之有余。

更有久旷之人,与女交合,泄而不止,谓之走阳。其女须抱定,勿使阴茎出户,急呵热气于口中,以指捻住尾闾即救矣。若女人惊而脱去者,十有九死。亟令童女,以口对口,补接其气,再灌以大剂独参汤,亦有活者。

阴窍漏气

阴窍漏气,属肾元大虚,盖肾主纳气,今虚则不能藏纳矣。治宜大补肾气,兼为敛纳,敛纳之后,佐以补中升提。

固精丸　治心神不安,肾虚泄精。

知母炒　黄柏酒炒,各一两　牡蛎二钱,煅　龙骨二钱　茯苓　芡实　莲蕊　远志去心、皮,三钱

一方有茱萸肉三钱,为末者,山药糊丸,桐子大,朱砂为衣,莲子煎汤,服五十丸。

菟丝子丸　治肾气虚损,目眩耳鸣,倦怠梦遗。

石莲肉二两　菟丝子酒焙,五两　白茯苓焙,一两　山药三两,内将一半打糊

为末,山药糊和丸,桐子大,每服五十丸,空心温酒盐汤任下。

威喜丸　治丈夫元阳虚惫,精神不固,小便白浊,余淋常流,梦寐多惊,频频遗泄;妇人白浊白带,并臻神效。

黄蜡四两　白茯苓去皮,切块,四两,用猪苓一两,同煮三十余沸,取出日晒,不用猪苓

上以茯苓末,溶黄蜡丸,如弹子大,每一丸,空心细嚼,津液咽下,以小便清为度,忌米醋,只吃糠醋。

瑞莲丸　治思虑伤心,赤白二浊。

白茯苓　石莲肉去心、炒　龙骨生用　天门冬去心　柏子仁炒、另研　紫石英火煅、研细　远志去心,甘草水煮　当归酒浸　酸枣仁炒　龙齿各一两　乳香五钱,另研

为末,蜜丸,桐子大,朱砂为衣,每服七十丸,空心温酒或枣汤送下。

水陆二仙丹　治赤白浊。

金樱子去皮及毛,净,蒸熟,慢火熬成膏　芡实肉研为细粉,各等分

煎膏,同酒糊为丸,桐子大,每服三十丸,食前温酒下。一方,用乳汁丸,盐汤下。

赤脚道人龙骨丸 治白浊。

龙骨 牡蛎各五钱

为末，入鲫鱼腹内，湿纸裹入火内炮熟，取出去纸，将药同鱼肉丸，如桐子大，每服三十丸，空心米饮下。鲫鱼不拘大小，只以着尽上件药为度，更加茯苓、远志各五钱，尤佳。

芡实丸 治思虑伤心，疲劳伤肾，心肾不交，精元不固，惊悸健忘，遗精白浊，耳聋目暗。

芡实蒸 莲花须一两 茯神 山茱肉 龙骨生用 五味子 拘杞子 熟地黄酒蒸 韭子炒 肉苁蓉酒浸 川牛膝酒浸 紫石英煅七次，各一两

为末，酒煮山药糊丸，桐子大，每服七十丸，空心盐汤下。

金樱丸 治精滑梦遗，及小便后遗沥。

金樱子 鸡头实各一两 白莲花蕊 龙骨煅，各五钱

为末，糊丸，桐子大，每服七八十丸，空心盐酒下。

一方 治梦遗白浊，初起半月，服之极验。

川萆薢去皮 川黄柏酒炒 麦门冬去心 菟丝子酒炒 北五味酒炒 远志去心，等分

加竹叶三片，灯心七茎，大黄少许，水煎。

定志丸 治心气虚损，白浊梦遗。

远志去心 石菖蒲各一两 人参 白茯苓各三两

为末，蜜丸，梧子大，朱砂为衣，每服七丸，加至二十丸，空心米汤下。

白羊肝丸 治遗精。

大半夏八两，剉片 猪苓四两

为末，拌炒黄色，去猪苓，却将半夏为末，用白羊肾两对，去筋膜，无灰好酒，煮熟捣烂，和半夏末为丸，桐子大，晒干，将猪苓末炒热，拌和药丸，安于磁器，密封养药，每服三十丸，猪苓煎汤下。

炼盐丸[3] 治漏精白浊。

白盐不拘多少，入磁石器内，按实，黄泥封固，火煅一日取出，铺阴地一宿 白茯苓 山药炒，各一两

为末，入盐一两，研匀，枣肉和蜜丸，桐子大，每服三十丸，空心枣汤下。

鹿茸丸 治精滑无度，阴窍漏气。

熟地酒煨，五两 山茱肉去核，三两，酒拌蒸炒 鹿[4]茸一具，去毛、骨，酥炙 山药三两，炒黄 五味子二两，蜜酒拌蒸，晒干，炒

为末，蜜丸，每早晚食前，白汤各服四五钱。

玉华白丹 清上实下，助养本元，最治二便不固，梦遗精滑等证。

钟乳粉炼成者，一两 白石脂净瓦上煅通红，研细水飞 阳起石磁罐中煅令通红，取出酒淬，放阴地上令干，各半两 左顾牡蛎七钱，洗用韭菜捣汁，盐泥固，济火煅取白者

上四味，各研令极细，拌和作一处，研一二日，以糯米粉煮糊为丸，如芡实大，入地坑出火毒一宿，每服一粒，空心浓煎人参汤，待冷送下，不僭不燥，可以久服，大补真元，最祛宿疾。妇人无妊者，当归地黄浸酒送下。凡服药后，以少少白粥压之。忌猪羊血、绿豆粉。

白浊神方

萆薢四两

煮酒一斤，善饮者二斤，煎一碗，露一宿，空心服。

一方 治男子遗精白浊，女人赤白沙淋。

用鸡子一个，连红白搅匀，入朱砂细末一钱，拌和饭上顿熟，酒下，每日一个，三个痊愈。

萆薢分清饮　方见淋病门。

清心莲子饮[5]。

方脉阳痿

《经》曰：五脏皆有精。精者，人之本也。肾为藏精之都会，听命于心君，若能遗欲澄心，精气内守，阴平阳秘，精元固密矣。或纵欲劳神，则心肾不交，关键不固。《经》曰：怵惕思虑则伤神，神伤则恐惧，流淫而不止。又曰：恐惧而不解则伤精，精伤则骨痠痿厥，精时自下。又曰：五脏主藏精，伤则失守，此皆痿之渐也。

《经》曰：男子二八肾气盛，天癸至谓天一所生癸水，故名。今人专以言女人精血，非也。精气溢泻，阴阳和，故能有子。又曰：冲脉者，为十二经之海，五脏六腑皆禀焉。起于胞中，出于气冲，前行于胸，伏行于背，下入于足，渗灌诸阳，其出入皆少阴经以行。又曰：冲为血海血海，男女皆一，不独女人也。诸经朝会，男子则运而行之，女子则停而止之。运行者，无积不满，动也；停止者，有积而能满，静也。不满者，阳也、气也；能满者，阴也、血也。故满者，以时而溢谓之信，男子以气运，故阳气应日而一举；女子以血满，故阴血应月而一下。其不应日而举者，真阳之衰于内也；间数日而一举者，真阳之渐生于中也；多日而竟不举者，是真阳之绝于内也。不惟嗣育既难，且非长生之象矣。

任脉者，起于中极之下，以上毛际，循腹里，上关元，属阴脉之海。此人生养之始，故女人尤重之。

督脉起于下极之俞，并于脊里，属阳脉之海。督者，犹言都也。是人阳脉之都纲也。任脉主任一身之阴血，督脉总督一身之阳气，而其原皆禀于冲也。然冲脉又禀少阴之气以行，夫此气也，即天一所生之义，朱子所谓“禀于有生之初”，《悟真篇》所谓“生身受气初”者是也。然天地之道，严冬之后，必有阳春，不收敛不能发生。今人既昧收藏之理，纵欲竭精，能无内竭而致痿乎？况动者阳也，气也，火也。有火而后有阳，有阳而后有气，火有无形者也。可上可下，上盛则下虚，外盛则内虚，故必欲其闭藏，方能为阳气之用，在乎人身。心为君火，命门为相火，必心火动，而相火随之，未有心火不动，而相火动者。奈有劳心过度，及思虑无穷，心主神，过思则神驰于外；肾主精，过劳则精耗于中。君火伤而不能降，肾阴亏而不能升，元阳运用于上，孤阴日衰于下。《经》曰：阴阳离决，精气乃绝。以致上下不交。水火不媾，而为阳痿者，更多矣。况观袁了凡所论聚精之道，则恼怒纵酒，皆是耗损精气。图种玉者，可不知所重欤！袁了凡论，具《女科·嗣育门》。

夫阳痿一症，《经》文谆谆言之，而后贤诸书，并无专门证论，以其事多隐曲，难以明言，犹恐后人复肆强阳，嗜欲无度，耗竭精气。与其强而纵欲，不若痿而绝欲也，所以置而不论。爰是阳痿一病，并无专门查考，往往少年犯此，无从调治，难于施化，致斩万世之传，恐也非仁人之所乐闻也，况《易》曰：天地絪缊，万物化醇；男女媾精，万物化生。《灵枢》曰：两神相搏，合而成形。则媾精一道，实关阴阳之大端。《书》又曰：老年多欲者寿。以其阳强而固也。则少年阳痿，而夭之义，已寓于中矣。若不广集经文，光明昭著，何以垂救于无疆，保全于先后哉！况能施而节，谓之节欲，至于卦数既终，体天道而绝之，谓之绝欲，是皆得养生之道。诚有益于精气，犹富家节用，自然财源广蓄也。至于痿者，阳气败绝，阴气消亡，阴阳内竭之候，欲用而难施，有施而难化，一则能动，而心以节之摄之，一则心欲动，而物不为用也。此根本既伤，发生难长，虽经年绝欲，难见其功，少有感触，便觉其害，犹贫家猛力节俭，财源无自充足也。然四肢为身之卒伍卑贱，尚有痿痹，尚谓根本有伤，枝叶先萎，多方调补为事，此则更为宗筋之要领，阴阳之交会，冲、任、督三脉所流通，水火两肾之外候，生人活命之根本，诸经筋脉结聚之总都。若不内填精血，固注元阳，求其至理而充之，误取外治辛热强阳之法，益竭其内，尤非保生良法矣。故犯精滑者，当于梦遗门查看；难于得子者，当于《女科·嗣育门》兼看；犯阳痿者，当于本门查看。三门互参，则固精种子，壮阳之道得矣。然阳者生人生物之本，天地造化之机也。得而保之，可以生发而无疆，得而纵之，是绝长养于化育，更非张[6]之广集经文专门方论之心矣。幸尊生者鉴诸。

阳痿之由，有因早年斫丧过度，以致壮年精血不生。盖男子虽二八精通，古人必三十而娶；女子虽二七癸至，古人必二十而嫁。皆欲阴阳完固，乃得坚壮强寿。今未冠之男，未笄之女，阴气早泄，未完而伤，未实而动，如花果萌芽伤损，而欲成实坚固者鲜矣。有因禀气不足，盖先天二阴中一点阳气，谓之祖气，此气禀之若旺，则后天虽有不节，其发生之势无穷。若禀受真阳不足，则阴精无自而生，虽投补益，总属后天，服之则旺，已之则衰，终非若祖气根深蒂固，生生不竭也。有因病后劳后不节，盖病后劳后，生气初萌而未旺，遽为损耗，以致精血重虚，生气复灭，由是萎顿不长矣。有因运用劳心，忧愁思虑，动作劳力太过，盖运用则火不内藏，劳心则神皆外越，忧愁则阳气郁结，思虑则精华潜耗，劳力则中表气虚，尚有何力以充其用哉？更有因于子后行房，盖子后阳气初生，骤以竭之，生气消矣。有因嗜饮凉水太过，盖胃喜凉饮而恶热，肠喜热饮而恶寒，脏性之喜恶也。坎宫一点之阳，宜温以养之，不知节戒，恣进寒凉胃膈、爽快于一时，而真阳受伤于无既矣。有因纵酒嗜味太过，过酒则耗散精血，过味则清气不升，皆足以致痿也。更有因于久旷，脉道闭绝，盖流水不污，户扃[7]不朽，物之常也。惟阳气充足者，周行无间，无微不达，虽旷久而应日一举，阳虚不足者，运之则动，已之则静，久之则流行之脉络生疏，而虚阳不能单行于歧路，犹道路之愈亲愈近，日远日疏也，惟智者详之。当以养心补肾为根本，而以填精补血为佐助，补阳以为阴之主，补阴以济阳之用，则心肾交而阴阳和，静可养身延年，动则阳壮而生子矣。

夫阳道为宗筋之所会，肝肾之所钟，元阳之所聚。其有不足者，有肾虚精滑，有精冷精清，或临事而不坚，坚即流而不射，坚者肝火强于外也。不射者，真阳弱于中也。有盗汗梦遗，有便浊淋涩，有腰惫不能转摇，有好色以致阴虚，有劳热者，有虚寒者，是皆精气不足。而治之者，总不外乎肝肾二家，滋补精血元阳，盖乙癸同源也。

王节斋曰：男子阴痿不起，古方多云命门火衰，精气虚冷，固有之矣。然亦有郁火甚而致痿者，《经》云：壮火蚀气。譬如人在夏暑，而倦怠痿弱，遇冬寒而坚强也。又曰：少年人阳痿，有因于失志者，但宜舒郁不宜补阳。《经》曰：肾为作强之官，技巧出焉；藏精与志者也。夫志从士从心，志主决定，心主思维，思维则或迁或改，决定则一定不移，此作强之验也。苟志意不遂，则阳气不舒，惟气者，即真火也。譬诸极盛之火，置之密器之中，闭闷其气，使不得发越，则火立死而寒矣，此非真火衰也，乃闷郁之故也。宜其抑郁，通其志意，则阳气立舒，而其痿自起矣。

史国信曰：若欲兴阳，先滋筋力，然筋力之强，由于精血之所养。今人不滋补精血，而徒以热药为事者，犹釜中无水而进火也。惟人参能补无形之气，生出有形，实为补气壮阳之妙用，胜于热药多多矣。

凡思想无穷，不获如愿，以致元神萎弱者，当从其所愿，而神自复。若真火之气衰弱，不能充发后天元阳，而竭其化生之源者，多加参芪、黑附。虽然偏阴偏阳之禀不同，所以补阴补阳之论各异,当于脉候辨之,而无误矣。

《精要》云:八味丸,久服多服,能令肥健多子。若阴虚甚,则多加熟地;阳虚甚,则多加桂附;胃虚甚,多加山药;胃虚寒,去丹皮;先天不足,加河车、鹿茸;气虚甚,参汤送服;脾虚甚,米饮送服;虚火甚,淡盐汤送服;冬天,温酒送服;夏天,生脉散送服;气虚下陷,补中汤送服;心脾不足,归脾汤送服。如是久服不间,则五脏平和,脏腑精血日长,输归于肾,不壮阳而阳自壮矣。今人厌常喜新,舍近求远,皆未得生精之至理,而参透药性之精微者也。

大抵媾精成胎之法,男子必前数日,调补精力强健,悉戒七情,扰乱真气,临事预使女人情动,已则心静神恬,若无其事,惟为收摄固注丹田,俟女人候至,然后任其百脉齐到,自然得子何疑!若心气先时妄动,精气定难坚固,是为妄泄,何能种玉!所谓阴先至而成男,阳先至而成女,《经》曰:阳与之正,阴为之主,阳施正气,万物方生,阴为主持,群形乃立,更于《女科·嗣育门》求之,其化生之精微得矣。

凡手指足指之岐处,犹道路之岐者,而人之来往必稀,手足之岐者,气血之运行难及,气血不及之处,便是痿弱无阳之所,所以手足指头,易冷易厥,其前阴之处,更为岐之甚者也。非至清真阳之气,不能达而温之,非至精真阴之血,不能荣而养之。故名人既立补养之方,内调其阴阳,复设温润之药,外导其脉络,如手足寒极,以热水淋洗,宣行阳气而自和缓也。然必内有阳气而外导可以宣行,设阴阳内竭,而强导之,徒增燥热为害,或溃肌裂肤,或疳蚀腐烂,重则性命有伤,轻则败坏形体,皆因前贤方论既无,以致后人误药误用,今将可采之方,具之于后。倘功不掩过者,悉行去之,使后人有所趋向,勿致轻身试药也。

补骨脂丸 治下元虚败,脚手沉重,夜多盗汗,纵欲所致。

补骨脂四两,炒香 菟丝子四两,酒蒸 胡桃肉去皮,一两 沉香一钱五分,研细

蜜丸,桐子大,每服三十丸,空心盐汤温酒任下。中气大虚者,参汤送之。夏至日服起,冬至日止,日进一服。唐宣宗时,张寿太尉知广州,得方于南番,诗云:

三年时节向边隅,人信方知药力殊,
夺得春光来在手,青娥休笑白髭须。

还少丹 治脾肾虚寒,血气羸乏,不思饮食,发热盗汗,遗精白浊,肌体瘦弱,牙齿浮肿等症。肾为先天之根本,脾为后天之根本,二本有伤,则见上项诸症。故未老而先衰,二本既固,则老可还少矣。

熟地黄二两 山药 牛膝酒浸 枸杞子酒浸,两半 山茱 茯苓乳拌 杜仲姜汁炒断丝 远志去心 五味子炒 枳实酒蒸 肉苁蓉酒浸,一两 小茴香炒 巴戟天酒浸 石菖蒲五钱

加枣肉蜜丸,盐汤或酒下。一方,茯苓换茯神,加川续断,名打老儿丸。因妇人年过百岁,打其老儿子,不肯服此丸故名。

此手足少阴太阴药也。两肾中间有命火,乃先天之真阳,人之日用,云为皆此火也。此火衰微,则无以熏蒸脾胃,饮食减少,而精气日衰矣。苁蓉、巴戟,能入肾经血分,茴香能入肾经气分,同补命门之不足,火旺则土强而脾能健运矣;熟地、枸杞,补水之药,水足则有以济火,而不亢不害矣;杜仲、牛膝,补腰膝以助肾;茯苓、山药,渗湿热以助脾,山茱、五味,生肺液而固精;远志、菖蒲,通心气以交肾;大枣补气益血,润肺强脾;枳实助阳补虚,充肌壮骨。此水火平凋,脾肾交补之剂也。

大造固真膏 填补精血,壮固元阳。

补骨脂六两,盐、酒浸一宿,炒香 胡桃仁酒蒸,去皮,三两,另研 山药四两,炒黄 山茱萸去核,酒蒸,三两,焙 菟丝子酒洗,晒干,炒燥,另磨细末,四两,不出气 小茴香一两五钱,焙 肉苁蓉酒洗,去

鳞甲,二两,焙　巴戟天酒洗,去心,二两,焙　鹿茸去毛骨,二两,酥炙　五味子一两五钱,蜜酒拌蒸,晒干,焙　人参二两,剉片,隔纸焙　熟地十二两,酒煮,去渣熬膏,四两　枸杞子六两,水煮,去渣,熬膏,三两　於白术米泔水浸一宿,剉片,晒干,六两,人乳拌蒸,炒黄,水煮去渣,熬成膏,三两　紫河车一具,酒洗净,酒煨,去筋膜,熬成膏

上前药各制度,共为细末,用后四膏和剂。如干,加炼老蜜少许,杵千下为丸,如桐子大,每早晚食前各服三钱,白汤温酒任下。

千金方　治阴痿不起。

雄鸡肝三具　菟丝子一升

为末,雀卵和丸,如小豆大,每服五六十丸,酒下日二服。

种子药酒方

淫羊霍半斤　淮生地四两　当归二两　枸杞子二两　胡桃肉四两　五加皮二两,剉片浸酒

重汤蒸透,男女俱服之为良。如遇入房,调服人参细末一钱。

壮阳种子神方

何首乌赤白各一斤,米泔水浸三日,竹刀去皮,打碎　川牛膝八两,同何首乌、黑豆五升,入砂锅,加水煮三炷香,如此三次,原汁收干在内,晒燥为末,其豆拣出,随常另服　甘枸杞酒浸,晒干　菟丝子酒浸三日,各八两　当归酒浸一宿　破故纸酒浸一宿,炒香,各六两　茯苓赤者牛乳浸一宿,白者人乳浸一宿,各一斤

上七味,为细末,勿犯铁器,炼蜜为丸,如桐子大,每日进三服,空心用酒,午后姜汤,临卧盐汤各服三钱。

千金方　治丈夫阴痿不起,用未连原蚕蛾二升,去头足翅,炒,研为细末,蜜丸,如梧桐子大,每夜酒服一丸。

一方　用人参细末一二钱,临晚食前,好酒或烧酒调服。

合欢保元膏　外用诸方甚多,功少害深者六七,盖不过辛热香窜,敛涩而已。惟此二方,一则温润和平,一则监制得所,倘补药得力,久则阳强,亦勿从此外治本病治标,终无济也。

人参一两　当归身一两二钱　白术一两五钱　枸杞子一两　大附子半只　川椒三钱

水煎成膏,入麝二分,藏锡盒中,临事津化用之。

种子金丹　此当湖张虎侯之秘方也。内有桂附倭硫之热,更有黄柏之苦寒以济之;有蟾酥之毒,有雄黄之解以除之;复虑燥热,苏油润之。昔人立方,周匝极矣。士君子苦于阳痿,必欲外治,惟此二方,可无大害。

川附子一只　草乌一两　川乌一两　母丁香一两　紫梢花一两　官桂一两　雄黄五钱　蟾酥一两　良姜五钱　五倍子五钱　倭硫七钱五分　黄柏一两　牡蛎一两　蛇床子二两　苏合油一两

以上制度为末,白术煎膏溶化,蟾酥为锭。梦遗,水磨涂脐中;种子,酒磨润阳。午前用之,临事时洗去。

疝症大小总论合参

《经》曰:任脉为病,男子内结七疝,女子带下瘕聚任脉起于中极之下,以上毛际,循腹里,上关元,总诸阴之会,故诸种疝症,无不由任脉为之原,诸经为之派耳。从少腹上冲心而痛,不得前后,为冲疝既上冲心,又不得大小便,能上而不能下也。肝所生病为狐疝卧则入腹,立则出腹入囊似狐之

昼出穴而溺，夜入穴而不溺，故名狐疝也。盖环阴器，上抵少腹者，乃肝经之部分，是受疝之处也。一切疝证，非肝木受邪，即肝木自病，此言狐疝，乃肝经自病也。三阳为病，发寒热，其传为㿉疝三阳者手太阳小肠、足太阳膀胱、足少阳胆也。小肠膀胱皆在下部，胆与肝为夫妇，且支脉出气街，绕毛际，故三阳皆能病疝也。㿉者，顽痹不仁，睾丸肿大如升如斗者是也，黄脉之至也，大而虚，积气在腹中，有厥气名曰厥疝黄脉，土脉也。肝木乘脾，故大而虚也，厥者，逆也，言厥逆上升也。肝部应春，于象为木，皆主上升，怒则气上，故为厥疝。脾传之肾，病名疝瘕，少腹冤热而痛，出白脾受所不胜之邪，传于所胜，则脾失运化之常。又遇寒水之藏，则稽留成有形之瘕，瘕者，即方书所云状如黄瓜者是也。有气不得申曰冤，气聚而痛，白精自出。《经》曰：寸口脉沉而弱，疝瘕少腹痛。又曰：脉急者，疝瘕少腹痛。足阳明之筋病，㿗疝，腹筋急。又曰：肝脉滑甚，为㿉疝既曰足阳明病㿗疝，又曰肝滑为㿗疝，则知此证肝木乘胃也。㿗者，里大脓血甚，则下脓血也。脾脉微大为疝气，滑甚为㿉癃。又曰：肾脉滑甚为㿉癃内则裹脓血，外则小便闭，名曰㿗癃疝，此亦脾邪传肾也。

张子和曰：凡遗尿、癃秘、阴痿、胞痹、精滑白淫，皆男子之疝也；血涸不月、足躄、咽干、癃秘、小腹有块、前阴突出、后阴痔核，皆女子之疝也，但女子不名疝而名瘕。

疝者，是阴气积于内，复为寒气所袭而发。故《素问》以下论疝，皆以为寒，然不可单论曰寒。盖虽为寒郁而作，亦出醉饱无度，内蒸湿热，痰积流于厥阴，木性急速，又为寒束，是以痛甚，症虽见于肾病，实本乎肝，厥阴肝脉络于阴器耳。可见内积湿热，郁于中，外被寒郁束于外，且有痰饮食积，死血郁结为病，故谓专主肝经，而与肾绝无相干也。其候睾丸牵引少腹，或无形无声，或有形如瓜，有声如蛙，激搏而痛，无有定处，不堪忍者是也。其症有七，寒、水、㿉、血、气、狐、筋是也。寒疝者，厥阴经中受寒，故筋挛卵缩，其状囊冷，结硬如石，阴茎不肖，或控睾丸而痛，此必得之于久坐湿地，寒气郁于外也。水疝者，囊肿痛而状如水晶，阴汗时出，痒，搔而出黄水，小腹按之而作水声，此必得之于醉酒房劳，汗出遇风，湿热乘虚，流结囊中，二便胀秘不通也。㿉疝者，阴囊胀大如升斗，不痒不痛，此因感受湿气，是以阴核气结，亦有瘸[8]痛者。血疝者，状如黄瓜，在于小腹两傍，横骨两端，俗名便痈，此乃得之重感春夏大燠，劳动使内气血流溢，渗入脬囊，结成痈肿也。气疝者，上连肾区，下及阴囊，是或号哭忿怒，气郁急迫而胀疼，此必因父精怯，阴痿，强力入房成胎，乃胎病也。狐疝者，其状如瓦，卧则入腹，行则乃出。筋疝者，阴茎肿胀，或溃脓而痛，里急筋缩，或茎中痛，痛极则痒，或阴不收，白物如精，而随溺出，此得于房劳，或邪术所致也。更有木肾者，盖心火下行，肾水自温，真阳下降，肾气自和，既温且和，焉有木强者哉！此因嗜欲，内戕肾虚，以致阴阳水火不接，乃沉寒胀大而痛硬也。然五脏皆有疝症，故曰：肾脉大急沉为肾疝，肝脉大急沉为肝疝，心脉搏滑急为心疝，肺脉沉搏为肺疝。三阳急为瘕，三阴急为脾疝。三阳者，足太阳膀胱也；三阴者，足太阴脾经也。盖太阳受寒，血则凝而为瘕，太阴受寒，气则聚而为疝，故血为瘕，疝为气，间亦有气血相兼者，于此可见五脏之各有疝也。在小儿多因啼怒不止，有动阴气闭击于下，结聚不散而得之，或因胎妇啼泣过伤，令儿生下小肠气闭，亦变此候。凡虎口纹赤者，为胎疝；纹青者，是啼怒所致也。更有阴肿者，是因少阴之经不足，而风冷乘之。少阴之经通于阴，风冷与血气相搏，故结聚成肿。及夫啼怒不止，气闭于下，加以水湿外袭，亦令阴肿。更有外肾肤囊赤肿通明，及女阴户肿胀而痛者，皆心火移热于膀胱，如光浮而不燥不痛者，此肝虚不能疏达也。若阴丸偏肿，结聚一边，独大极痛者，此名偏坠，非怒气伤肝，即寒束内热，或被暑邪所侵，传注膀胱，侵凌外肾也。是症专主肝经，治法风则散之，寒则温之，暑则解热，湿则渗水，惊怒则调其心气，气水相搏，则行其小便。然未有不内因气结，外因寒湿，故宽小肠之气，及温暖疏风渗湿，皆所必要。

《经》以任脉为病，而结七疝，总言病之原也。所云：冲、狐、㿗、厥、瘕、㿗、癃，分言疝之状也。巢氏强分厥、癥、寒、气、盘、胕、狼之七种，宜张子和非之曰：此俗工所立，谬名是矣。反其立论，但辨阴器专属肝经受病，与小肠、膀胱、肾，绝不相干，又分寒、水、筋、血、气、狐、㿗之七名，此其谬与巢氏无异矣。不知《内经》自有七疝，而任脉为七疝之原，疝为筋病，皆挟肝邪则可，若言止在厥阴，不几与经相反耶，学者当以《内经》为正，不得惑于多岐，大抵寒则多痛，热则多纵，湿则肿坠，虚者亦然。在血分者不移，在气分者多动也。盖睾丸有两，左丸属水，水生肝木，木生心火，三部皆司血，统纳左之血者，肝也；右丸属火，火生脾土，土生肺金，三部皆司气，统纳右之气者，肺也。故诸寒收引，则血泣而归肝，下注于左丸；诸气愤郁，则湿聚而归肺，下注于右丸。且睾丸所络之筋，非尽由厥阴，而太阴、阳明之筋，亦入络也。故患左丸者，痛多肿少；患右丸者，痛少肿多也。丹溪以疝始于湿热，盖大劳则火起于筋，醉饱则火起于胃，房劳则火起于肾，大怒则火起于肝，火郁之久，湿气便盛，浊液凝聚，并入血队，流于厥阴，肝性急速，为寒所束，宜其痛甚，此亦补前人之未备。或东南因此而感者多，亦未可守为规则也。又有身体发热，耳后急生痄腮，红肿胀痛，肋病将退，而睾丸忽胀，一丸极大，一丸极小，似乎偏坠而实非。盖耳傍乃少阳胆经之分，与肝经相为表里，少阳感受风热，而遗发于肝经也。

又，阴囊大，而阴茎反缩于内，小便淋漓，行履滞碍，乃膀胱气也。盖肾与膀胱为表里，肾不能藏，为邪所客，遗于膀胱，小便渗入肾囊耳，宜渗利之。有阴茎全缩不见，而阴囊光肿不痛，此因肝气虚损，不能舒达也，宜温补之。小儿偏坠，多因食积不消，脾湿下行，流入肝部。妇人小腹旁逼近阴处，并结胀痛，或皮内顶起如鹅子大，乃寒气聚于厥阴所致。小腹受寒，其病即发，是谓阴疝。女子前阴突出，后阴痔核，皆疝类也。但不谓之疝，而曰瘕。凡疝虽因虚而得，不可骤补，盖留而不行，其病则实，必先疏所蓄之邪，后定补益，或补而兼温，则散而不滞矣。古人用五苓散，内加行气之药，盖猪苓、泽泻，分理阴阳，以和心与小肠之气，白术既渗腰脐间湿与死血，又助中气，以佐运行药力，茯苓淡渗而利膀胱水，桂能伐肝邪，而温散通行，茴香治小肠之气，金铃子、橘核，去膀胱之滞，槟榔下气开导，少加木通，以导小肠之火，立方之工稳极矣。盖疝症，未有不因内虚外袭，然必先疏泄其气，所谓通则不痛，若骤加补益，攻心入腹，变成危症。

疝属肝经湿热，为外寒所郁，则气不得通，而痛甚是矣。然《经》曰"壮者气行则已，怯者着而成病"，实由肾气惫甚，酒色无度，渗利不及，以致浊气下流厥阴之分，或遇寒，或劳碌，则痛发作，有时乃湿热为标，而肾虚为本，故丹溪用参术兼补也。大凡疝症，不断房事，与厚味酒面，则不可治。疝症始于湿热在经，郁遏至久，又感外寒湿热，被郁而作痛。若只作寒论，恐有未尽。古方以乌头、栀子等分，加盐酒煎服之，名栀附汤，其效亦速，后因此方随症加减，无有不应，须分湿热多少而治之。丹溪曰：乌头治外束之寒，栀子治内郁之热，则内热外寒之理昭然矣。况二物皆下焦之药，栀子为乌头所引，则势下急速，不容少缓于胃中矣。若按之痛止者，尤属虚寒，须加肉桂，以姜汁丸服。若速欲定痛，用枳核、山楂核、荔枝核、川楝子、吴茱萸，各炒为末，白汤调服。

心肺在上属阳，肾肝在下属阴。肾者，肝之母；肝者，肾之子。肾肝同病，乙癸同源也。故凡肝经有病，必推化源，于肾如疝，为足厥阴肝经病，其脉环阴器，抵小腹控睾丸，而痛者，皆肝之所属也。而《素问》又云：肾脉生病，从少腹上冲心而痛，不得前后，为冲疝。则疝未尝不本于肾经为病者何？丹溪乃曰：疝主肝经，与肾经绝无相干。夫肾，水脏也，膀胱为之腑，膀胱为寒水所化,疝本寒湿之气所感,以寒召寒,其邪最速,而肾与膀胱为表里。《经》云:诸寒收引,皆属于肾。故疝之挛急,而上冲心胃者,正肾邪之为病也。今人病疝,一有房劳,则其病便发而不止,故《圣济录》云:嗜欲劳伤,肾水涸竭,无以滋荣,肝气则留滞内结,发为阴疝。是疝之发于肾虚者多矣。若以肾经绝无相干为论,而治法不从化源,日以伐肝疏导从事,则病愈剧而难疗。更有下部稍受微寒即发者,喻嘉言所谓地气上攻也。投以大剂参术姜桂而安然,此浊阴之气结聚少腹,则阴盛极矣。切勿兼用四物补阴之药而护之,益增其病矣。

导气汤 治寒疝疼痛。

木香三钱 茴香二钱 吴茱一钱五分,汤泡 川楝子四钱

长流水煎服。

阴气积于内,复为寒气所加,荣卫不调,故成疝。川楝入肝畅气舒筋,则无挛急之苦,故以为君;木香破气,善调营卫,故以为臣;茴香接引诸药入小肠,且开任脉,故以为佐;茱萸之性,彻上彻下,心腹俱通,故以为使。三焦一气,得灵则宣,遇寒斯阻,故以温剂宣之,所以胜寒气而开魄门之路,水用长流,取其源远而通,引气下行耳。

乌药散 治小肠疝气,牵引脐腹疼痛。

乌药槌碎,姜酒浸一宿 木香 茴香 良姜炒 青皮去白 槟榔各五钱 川楝子十个,用巴豆七十粒,打破同麸炒 川楝子黑色,去麸与巴豆,只用川楝子

为末,每服一钱,温酒调下。痛甚者,炒生姜,热酒服。

荔枝核散 治阴丸肿大,痛不可忍。

荔枝核十四枚,烧存性,须用新者佳 沉香 大茴香炒 木香 青盐 食盐各一钱 川楝肉 小茴香各二钱

为细末,每服三钱,空心热酒调下。

茴香丸 治疝气,神效。

茯苓 白术 吴茱萸 山楂核各一两 枳实八钱 橘核三两 荔枝核一两 八角茴香一两,炒

炼蜜为丸,重一钱五分,空心细嚼一丸,姜汤送下。

当归四逆汤

当归尾七分 附子炮 官桂 茴香炒 柴胡各五分 芍药四分 玄胡索 川楝子 茯苓各三分 泽泻二分

水煎,空心服。

木香楝子散 疝气久不愈者,服此神效。

石菖蒲一两,炒 青木香一两,炒 萆薢五钱 荔枝核二十枚,炒 川楝子三十个,巴豆二十枚,同炒黄赤色,去巴豆不用

为末,每服二钱,入麝香少许,空心炒茴香盐酒调下。

羊肉汤 治寒疝,腹痛里急。

当归三两 生姜五两,寒者加用 羊肉一斤

水八碗,煮取三碗,温服一碗,一日饮尽。

疝痛神效方 痛甚气冲心下,筑塞欲死,手足冷者。

用硫黄不拘多少,火中熔化,即投水中去毒,研细,荔枝核、橘子核炒黄,陈皮焙燥,各等分,为末,饭丸桐子大,每服四五丸,酒下。甚者,不过六七丸,不可多也。

宽胀散 治妇人阴疝。

槟榔　官桂　木香　沉香　大腹皮　青皮各一钱　香附　小茴香各一钱五分

姜水煎服。

青木香丸　治肾冷疝气胀疼。

用吴茱萸一两，分作二分，酒醋各浸一宿，焙干，香附子一两，筚澄茄、青木香各半两，为末，米糊丸，桐子大，每服七十丸，空心盐汤下。或乳香葱白汤亦可。

一方　治疝气肿坠疼痛。

用猪脬一个，去尿，以小茴香、大茴香、破故纸、川楝子各等分填半满，入青盐一块，缚定，好酒煮熟，先食猪脬，以酒下之。将内药晒干，或焙干碾为末，酒糊丸，桐子大，每服五十丸，空心温酒或盐汤下。

甘草黑豆汤　解百药毒，兼治筋疝，茎中痛胀，不堪春方[9]，邪术所致。

甘草梢二两　黑豆半升

水煎服。

葫芦巴丸　治大人小儿盘肠，奔豚疝气，偏坠阴肿。

葫芦巴炒，一斤　茴香炒，十二两　吴茱萸汤洗七次，炒，十两　川楝子炒，十八两　大巴戟去心，炒　川乌炮去皮尖，各六两

为末，酒煮，面糊丸，桐子大，每服十五丸，空心温酒下，小儿五丸，茴香汤吞下。一方加黑牵牛。偏坠初起，用穿山甲、茴香二味为末，酒调下，干物压之，外用煅牡蛎，高良姜等分，为细末，津调，涂于肿大之处，须臾火热，其痛即安。一方肥人肿疝寒热。用五苓散，加茴香煎服，神效。

木香金铃丸　治疝气，外肾肿痛如神。

木香　乳香　没药　大附子炮去皮脐　人参　全蝎　玄胡　小茴香盐水炒　川楝子去核，各等分

上为细末，好酒为丸，如桐子大，每服一百丸，空心黄酒下，其痛即止。

神妙丸　治疝气、小肠气、膀胱气、盘肠气、木肾气及偏坠下部等症。

木香　荔枝核一钱，半捣碎，炒黄色　硫黄熔化，倾入水，取出研末，三分　沉香　吴茱萸盐、酒炒，一钱　川芎盐水煮透，取起切片，五分　橘核各一钱　乳香一钱　大茴香一钱五分

上为末，酒丸，每服五十丸，空心米汤下。

香楝酒　治偏坠气。

南木香　大茴香　小茴香　川楝肉各三钱

上作一服，锅内炒至香，入葱白，连须五根，用水一碗，淬入锅内，以碗合住，候煎至半碗，取出去渣，加好酒半碗和入炒盐一茶匙，空心热服。至痛者，一服立愈。

雄矾散　治阴肿大如斗，核痛。

雄黄一两　白矾二两　甘草五钱

水煎，先熏后洗，神效。

金铃子丸　治钓肾气，膀胱偏坠，痛不可忍。

川楝子五两，剉作五分，一分用斑猫一个，去头、翅，同炒，去斑猫；一分用茴香二钱，盐五分，炒熟，去盐，留茴香入药；一分用黑牵牛三钱，同炒，去牵牛；一分用破故纸三钱，同炒，留故纸人药；一分用萝卜子一钱，同炒，去萝卜子。

上将楝子去核，同破故纸炒香，焙干为末，酒糊丸，桐子大，每服三十丸，温酒空心下。

又方　治阴囊溃烂，睾丸脱露，名为脱囊。

用紫苏叶茎为细末，如烂，干敷；如未破，用香油调涂，将青荷叶包上，内服芩连、甘草、木通、当归之类，多得保全，患者勿惧。

[1]霄壤不同　天地差别。霄，天，九霄。壤，大地。
[2]生芐(hù，音户)　生地黄。《说文》“芐，地黄也”。
[3]丸　原作“散”。诸本同。据目录及正文内容改。
[4]鹿　原作“茄”。诸本同。据文义改。
[5]清心莲子饮　此下原作“方见燥门”4字。今删。
[6]张　原脱。诸本同。据文义改。张，此处为作者(冯兆张)自指。
[7]流水不污，户扃不朽　扃，门户，门闩。犹“流水不腐，户枢不蠹”。
[8]瘹(diào，音吊)痛　牵引疼痛。今多作“吊痛”。瘹，《集韵》：“一曰小儿病。”《博雅》：“瘹，狂也”。
[9]春方　壮阳兴欲之方药。

疡科临证心得集卷下

清·高秉钧

［说明］

《疡科心得集》，清·外科专家高秉钧撰于嘉庆十年（1805）。全书包括《疡科临证心得集》3卷、《疡科心得集方汇》3卷、《家用膏丹丸散方》3卷。作者深谙《内》、《难》经旨，博通经方，强于临证，曾谓“外科必从内治”，所论不循旧例，每以两证相互发明，于外科独树一帜。其中，对杨梅下疳、鱼口便毒之论尤绝，是乃萃集。

本次以嘉庆十四年（1809）尽心堂刻本为底本，以光绪二十七年（1901）无锡日升山房刻本为主校本进行整理。

杨梅疮结毒总论

杨梅疮者,实名洋霉疮.又名时结,又名棉子疮,总由湿热邪火所化。若疮毒传染气化者轻、此肺脾二经受毒,其疮先见于上部,皮肤作痒,筋骨不疼,其形小而且干,坚实凸起,有似棉子,故有棉子之名。此毒在皮肤,未经入络,治宜发散解毒,如防风通圣散、麻黄一剂饮俱可。若淫女媾精,精化欲染者重,乃肝肾受毒,或先发下疳,或先患鱼口,然后始生此疮,先从下部见之,渐至遍身,大而且硬,湿而后烂,筋骨多疼,小便涩淋,此证最重。因其毒气内入骨髓,外达皮毛,若非汗下兼行,何以洗濯其脏腑乎?斯时即宜用鸡子大黄丸,或九龙丹等泻之,使毒浊从来路而出,是为正治。切不可用轻粉、升丹等药遏之。梅疮一服轻粉,其毒入筋骨,如油入面,莫之能解,积久外攻,势必至结毒溃烂,见诸恶证,每难措手,甚有为害一身,而并殃及妻儿者,皆轻粉、升丹遏药之贻患,也。大抵世之治杨梅疮者,其法有四:有遏抑其毒而不令其出者,有重用行药而行去其毒,有用升发之剂而发出其毒者,有用解托之剂而败去其毒者。四者之中,升发解托,虽未能使毒一时尽出,必久而取效,然施之可以无弊;至于遏抑内收,贻害非浅,固不可用矣。即重用行药,每致大伤元气,医者岂可不审虚实而轻用之乎?若其人疮发已久,气血已虚,毒犹未退,此即不可泻,宜施解毒托散之法,要在临证变通可也。外此,又有熏条、擦药、哈吸等法,亦非善道,宜摒去之。至如掺药收口,必俟其人筋骨不疼,疮根淡白,内毒已散,方可用之;否则,敛早遗毒,亦不能无后患也。

乃若结毒之证,其初起也,必先筋骨疼痛,渐渐肿起,发无定所,随处可生。发在关节,则损伤筋骨,纵愈,曲直不便;发于口鼻,崩梁缺唇,虽痊,形必破相;发于咽喉,更变声音;发于手足,妨于行动;入于巅顶,头疼欲破,两眼胀痛。其疮起处,色紫而黑,穿溃后黄脓泛滥,污水淋漓,臭腐不堪,口内凹进凸出,如湖石之状。皆由毒气遏郁,沉伏骨髓,外攻使然。考之疡科书中,所载调治之方,计以百数,然大概仍不越乎泻与遏两端,内惟仙遗粮汤、金蝉脱甲酒,虚弱者芎归二术汤,年久者五宝丹,不敛者十全大补汤,用土茯苓煎服,数方可用。近今有十味淡斋方,最为灵效,其药品纯粹,不独愈其患,亦能尽解余蕴之毒,永不再发也。

辨下疳论

下疳生于阴,一名妒精疮,属肝经湿热下注而成,其来有三:有由欲念萌而未遂,未经发泄,而邪火遏郁,败精浊血,留滞经隧,结而为肿者;有因交合不洁,以致淫毒传袭而发者;有由房术热药,涂沫洗搽,使精久不泄,邪火煽动,郁滞而生者,皆由蕴毒所致。初起或先小便淋涩溺痛,次流黄浊败精,遂阴茎痒痛,坚硬紫胀,渐渐破损,渐渐腐烂,脓水淋漓,其臭腥臊,以肝性臊也;亦有先皮肿光亮如水晶,破流毒水,肿痛日生,麻痒时发者。治法当以疏利肝肾火邪,除湿解毒为主,若清肝导滞汤、龙胆泻肝汤、黄连解毒汤、萆薢汤、芦荟丸之类,随宜酌用;外掺珍珠散、五宝丹。盖此证形异名殊,轻重不一。生于马口者,名下疳;生玉茎上者,名蛀疳;茎上生疮,外皮肿胀包裹者,名袖口疳;龟头外肿如瘤者,名鸡嗉疳;疳久而腐烂偏卸者,名蜡烛疳;又有臊疳、杨梅疳、旋根疳诸种。要之,无外因而病者,不过去其湿热.或滋其真阴,湿热既清,其疮自愈,无足虑也。惟感触淫邪,毒自少阴直入精宫而发者,不易愈。即治如前法,犹必令患者食淡、戒房事,若能守禁,则服药自然有效,一月收功者,只消半月而愈矣。

辨肾岩翻花绝证论

夫肾岩翻花者，俗名翻花下疳，此非由交合不洁，触染淫秽而生，由其人肝肾素亏，或又郁虑忧思，相火内灼，水不涵木，肝经血燥，而络脉空虚，久之损者愈损，阴精消涸，火邪郁结，遂遘疾于肝肾部分。初起马口之内，生肉一粒，如竖肉之状，坚硬而痒，即有脂水；延至一二年，或五六载时，觉疼痛应心，玉茎渐渐肿胀，其马口之竖肉处，翻花若榴子样，此肾岩已成也；渐至龟头破烂，凸出凹进，痛楚难胜，其或鲜血流注，斯时必脾胃虚弱，饮食不思，即食亦无味，形神困惫；或血流至两三次，则玉茎尽为烂去；如精液不能灌输，即溘然而毙矣。此证初觉时，须用大补阴丸，或知柏八味，兼用八珍、十全大补之属，其病者再能怡养保摄，可以冀其久延岁月。若至成功后，百无一生，必非药力之所能为矣。此与舌疳、失营、乳岩为四大绝证。犹内科中有疯、痨、臌、隔，不可不知。

辨鱼口便毒论

鱼口便毒，生于小腹下两腿合缝之间[1]，左为鱼口，右为便毒。属厥阴肝经。此证得之奔走劳役，湿热下注者少；惟交感不洁，遭淫而患者为最多。每每先起下疳，下疳未已，便毒继之，此湿热秽毒之为患也。亦有强力入房，忍精不泄，或欲念不遂，以致败精搏血，留聚经隧，壅遏而成者，临证当细为审辨。治法：惟宜开郁散气、清利湿热，而毒邪之证，先宜发汗，次利小便，使毒从肤腠而出，或从小便而泄；发汗利便不应者，乃以破毒活血调气之剂攻之，俟毒气宣通，随以补剂托之，此定法也。凡妇人患此者，多在两拗[2]肿痛，或腹中结块，小腹痞闷，上攻两胁，小便涩滞，憎寒壮热，多由肝经湿热下注，或郁怒伤损肝脾所致，宜用龙胆泻肝汤、加味逍遥散之属，不可概投散血攻毒之剂。又，小儿亦有此证，总由肝经热毒，治宜泻肝，再视血分毒气，为之斟酌。

[1]小腹下两腿合缝之间　今称腹股沟。
[2]两拗　两侧腹股沟。

广嗣五种备要

清·王实颖[原著]

[说明]

《广嗣五种备要》,清代王实颖撰于道光元年(1821),5种,丛书。王氏博采《医宗金鉴》、《证治准绳》、《东医宝鉴》诸丛书及个人经验之方,分类辑成《种子心法》、《保胎方论》、《达生真诀》、《新产证治》和《全婴须知》5书。其中,《种子心法》强调有关生殖医学的若干内容,如回天、选雌、寡欲、知时、知窍、疗治,并附有种子丸四方。文中极论纵欲好色妨于子嗣之害,丰富了男科学内容。

本次据道光元年刻本整理。

种子心法

要回天

生子虽云天数，而人能积德，便可回天。果然推广良心，常行方便，随分随时，说好话，行好事，自然食天之报，如执左券，又何子嗣之不可求耶！昔者窦禹钧夜梦故父谓曰：汝不惟无子，更且不寿，速修善行，挽回天意。钧自是佩服，力行种种，利人事。复梦父谓曰：上天鉴知，延寿三纪，锡[1]五子荣显，其后果应。晋国公裴度相主饿死，因香山还带，出将入相，子孙蕃衍。冯商还妾，果生冯京，状元及第，时有为《三元记》传奇，以劝世者。词云：请看还妾事，便是种儿方。人因积德多子者，不可胜数，今略指三公以为求嗣式，凡无子，改为有子。细读袁了凡《立命说》，则知矣。石天基先生《命铨》一卷，刻于宝书内，兹不重载。可知回天是种子第一法。其风水、命相、卜数[2]等说，皆未足论也。

要选雌[3]

如要娶妇生子，必须慎选眼睛不露，颧骨不高，卧蚕不陷，人中不平，声音不雄，发不粗卷。察此不犯，方可有子。如因艰嗣，置妾已多，精神既亏，心不专一，又有所制，情意不孚，虽合不欢，胎亦难结。凡不得已而娶妾者，只以生子为重，不必务求美色，惟气血壮旺，形体适中，不肥不瘦。太肥则脂塞生门，动则必喘；太瘦则尪羸骨立，肌热易生，皆不能孕。然所以不可求美者，何也？盖入宫见妒，人情之常。为夫者，平时先晓喻主母以主祀之大、无后之苦，又令诸妾重尊卑之分，一家和顺，上下皆得其欢心，然后交会之时，无复顾忌，必能一举而成也。前人云：妇人和乐则有子。此至言也。艰嗣者须要知之。

要寡欲

男以精为主。男病有五：一、精寒；二、精无力；三、精顽缩；四、精易泄；五、阳痿弱。凡此皆淫欲无度，或醉饱行房，或热药助长，或思虑忧愁，或惊恐郁结，或强力久战，以至真精耗散，肾虚精少，不能融结而成胎也。但肾脏之府，盖人未交感之时，精皆涵于原气之中，未成形质，惟男女交媾，则欲火炽盛，此气化而为精，自泥丸[4]顺脊而下，充溢于两肾，由尾闾至膀胱、外肾而施泄。是以周身通泰，气畅情欢，当强壮之年，美快不可胜言；至于中年交感，精从面上通来，髓涸精枯，虽泄不畅，亦不胜乐，乃人之可以自验者。欲种子者，必要寡欲、积精、养气，始能成胎。

男寡欲则实，女寡欲则虚。前人云：寡欲多男。是知求嗣者，须要诚心寡欲，专俟红将尽之时，男欢女悦，一种即成胎。倘好色多欲者，是自废也。如男精未通而御女，则五体有不满之处，异日必有难状之疾；如阳已痿而强色，则精竭内败，切须忌戒。

男女寡欲，更须戒酒，夜必分房独宿。要知不见可欲，心即不乱。至于日间言笑举止，亦不可戏狎，致动欲心。如欲心一动，虽不交感，而阳气已先泄矣。佛老家修心炼性，谓之内感，病同外感也，不可不谨。

要知时

世人种子,往往以妇女经至前三后三之说,所谓"三十时辰两日半,二十八九君须算,落红将尽是佳期,经水过时空霍乱。"此四句,虽指常情,亦有不尽然者。大抵妇人因秉赋不同,则经来多寡不定,有一二日止者,有七八日止者,有血多者,有血少者,其法不拘几日,只要经尽,体旺无疾,引诱其欢兴,一种即成矣。

要知窍

凡天地生物,必有氤氲之气;万物化生,必有乐育之候。观猫犬畜类,将受胎也,雌者必号呼而奔跳,其氤氲乐育之气,融融有不能自止者。此天然之节候,生化之真机也。妇人行经之后,必有一日氤氲证候,于一时辰间,或气蒸而热,或神昏而闷,有欲交接不可忍之状。此的候也。妇人含羞不肯自言,男子须预密告之,若有此候,即便直说;再以手探阴内,子宫门有如莲蕊挺开,便是真确。此时交合,一举即成胎矣,万无一失。此最妙最应之法也。

男女交合,欲心俱炽,当其精血之至,彼此先后有不能自持者。必平昔熟审女情所向如何,迎机可令先至。而我在临御,尤不可色情浓迫,以致力难坚忍,必俟女至方冲,则瞬睫二事交融,胎孕已结于不知不觉之中矣。然男又不可纵酒力,仗热药,恃强而御弱女,令其屡泄,则气衰不能摄精,均非种子之道也。

要疗治

女以血为主,女病有四:一、经参前后;二、临经作痛;三、赤白带下;四、崩隔格淋。凡此皆血气不调,或经行之时,恼怒过甚,饮食过多,交接不已,以致真元耗竭,诸病交侵,不可不加意疗治。

血者,水谷之精气也,调和五脏,保固六腑,在男子则化为精,女子上为乳汁,下[5]为血海。心虽主血,肝虽藏血,然皆统摄于脾,补脾和胃,血自生矣。东垣所谓脾为生化之源,心统诸经之血者是也。

人之有胎者,阳精之施也,阴血能摄之。今妇人无子者,皆由血少不足以摄精也。欲得子者,必须补其阴血,方能有孕。何世人用秦桂丸[6]热剂,煎熬脏腑,气血沸腾,祸不旋踵,良可悯哉!

世之难嗣者,专以妇人为重,是舍本而求末。间有兼治男子者,亦未得理之肯綮。或男子,或年老,或有病,或阳事不坚,不射,或精冷精清,或向未受胎,或胎而小产,或产而不男,或男而不育。须求明医诊治,必令精神完固,气血充盈,不惟多男,抑且多寿矣。

元气有限,人欲无涯,火生于水,祸发必克,尾闾不禁,沧海以竭。少之时,戒之在色;及其老也,更宜寡欲。

凡求嗣者,男须养精神,服药饵;女要调精血,知交候。男女气足神旺,彼此欢爱,自然精血浑融,所谓二五之精,妙合而凝也。

种子至要,予谓全在回天意,尽人力,此二者,如阴阳表里,缺一不可。回天意,全在积德存仁四字。盖博爱之谓仁,即不忍人之心也,忍则自绝其生生之本。时能博爱,则生机充溢,犹夫天地气候,虽冬令闭藏,一遇阳春,靡不发育,天之佑助重此。尽人力,全在清心寡欲四字。盖寡欲则精壮气实,结胎有基。但肾属水,主智,若劳心焦思,则肾伤矣。惟是素封乎人,或艰于嗣,此皆少年过欲伤肾,及至知艰,则又多购妾婢,广服丹药,至今热药内损脏腑,渔色外役精神。殊不知真正精神,非徒药饵可生;孕育无机,非特意虑可得。空汲汲于此,甚至捐身,深可痛惜!必须少思绝色,保养百余日,方可一往,其至尔力,其中非尔力也。总之,仁心犹如桃杏瓜果,若无核中之仁,虽种脓坏,何足生发!若人不学存仁,便学余法,即舍源逐流,恐上所立诸法,未必就能胜于天也,岂非自误哉!

---

[1]锡 通“赐”。引申为与。

[2]卜数 即占卜。古人用火灼龟甲,以看见了灼形的裂纹就可以推测行事的吉凶。后亦用其他方法预测吉凶。

[3]选雌 雌,女性。即挑选妇人。

[4]泥丸 《金丹正理》:“头有九宫,上应九天,中间一宫,谓之泥丸,又曰黄庭,又名昆仑,又谓天谷,乃元神所住之宫。”今多谓泥丸为头。

[5]下 原为“不”。形近致误。据《灵枢·营卫生会篇》类文改。

[6]秦桂丸 原作“秦桂姜丸”。按:秦桂丸,原出《千金要方》。因其大辛大热,灼伤阴精,累为后世医家所非,《格致余论》专作“秦桂丸辨”一文,指其不足。

秘本种子金丹

清·叶天士[原著]

[说明]

《秘本种子金丹》,亦称《叶氏秘本种子金丹》,原题"吴门叶天士著",二卷。该书首刊于1896年(清光绪二十二年),为一部专论房室与求嗣、育子著作。卷上为生殖医学专辑,如男女情兴、进火妙诀、男子三至、女子五至、五候等,与清竹林寺僧《竹林女科证治》卷四"求嗣"相同。文中明确提出生子专责男子、养精育子必须戒酒,并结合自己经验提出众多治疗男子不孕不育的方药。

本次据上海书局1896年石印本整理。

秘本种子金丹·卷上

种子总论

生人之道，始于求子。而求子之法，不越乎男养精、女养血两大关键。盖阳精溢泻而不竭，阴血时下而无愆[1]，阴阳交畅，精血合凝，胚胎结而生育滋矣。若阳虚不能下施于阴，阴亏不能上承夫阳，阴阳抵牾[2]，精血乖离，是以无子。主治之法，男当益其精而节其欲，使阳道之常健；女当养其血而平其气，使月事以时下。交相培养，有子之道也。世人不察，方且推生克于五行，蕲[3]补食于药尔。以伪胜真，以人夺天，虽孕而不育，育而不寿者多矣。

种子脉诀

求子之脉，专责于尺。右尺偏旺，火动好色；左尺偏旺，阴虚非福。惟沉滑匀易为生息。微涩精清，兼迟冷极；若见微懦，入房无力；女不好生，亦尺脉涩。

相女有法

求子者，必先择女，犹种植必先择地。盖砂砾之场，难期稻黍；而薄福之妇，安望熊罴[4]！故为后嗣计，不可不选择也。大都妇人之质，贵静而贱动，贵重而贱轻，贵厚而贱薄，贵苍而贱嫩。故唇短嘴小者不堪，此子嗣之部位也；耳小轮薄者不堪，此肾气之外候也；声细而不振者不堪，此丹田之气本也；形体薄弱者不堪，此藏蓄之宫城也；饮食纤细者不堪，此仓禀血海之源也；发焦齿豁者不堪，肝亏血而肾亏精也；睛露臀削者不堪，脏不藏而后无后也；山根、唇口多青气者不堪，阳不胜阴，必多肝脾之滞逆也；脉见紧数弦涩者不堪，必真阴亏弱，经候不调，而乏生生之气也。他如未笄之女，阴气未完；欲盛之妇，所生多女。性情和者，调经自易；性情妒者，月水不匀。相貌恶者，形重；容颜美者，福薄。肉肥胜骨者，脂满子宫；骨瘦如柴者，子宫无血。又有虎头熊颈、蜂目豺声、横面竖眉者，必多刑克。发悍奸险、阴恶刻薄者，均不利于子嗣。求嗣者，不可不急讲也。

子嗣专责男子

子嗣有无之责，全归男子；而世俗专主妇人，此不通之论也。《易》曰：坤道其顺乎承天而时行。夫坤之生物，不过顺承乎天；则母之生子，亦不过顺承乎父而已，安可以妇人为主耶？若以妇人为主，试观富贵之家，侍妾已多，其中岂无经水当期而无病者乎？有已经前夫频频生育，而娶以图其易者，顾亦不能得胎；更遣与他人，转盼生子者，岂不能受孕于此，而能受孕于彼乎？是以子嗣之有无，责专男子。无论老少强弱，俱要神足，神足全凭寡欲，寡欲则不妄交合，积气储精，待时而动，一举而成。世人不察，以小产专责之母，不育专付之儿，寿夭专诿[5]之数[6]，不亦谬乎？

盖少年生子多有羸弱者，欲勤而精薄也；老年生子反多强壮者，欲少而精全也。又，交接时,不可大肆出入[7],密密揉之可也。若大肆出入,胎风自不能免矣。故年老人得子,多不受风者,为不能大肆出入故也。又,受胎后,切不可再与之交,一恐伤胎暗产,一恐生子胎毒为患也。是男子必先自治,而后及妇人则几矣。

种子必先养精

种子之法,男子必先养精,女子必先养血。今人之无子者,往往勤于色欲。岂知施泄无度,阳精必薄;纵欲适情,真气乃伤。妄欲得子,其能孕乎?夫男主乎施,女主乎受,一施一受,胎孕乃成。今所施者,全非先天浓郁之气,不过后天渣滓之物,纵使阴受可化,而实乏阳施之用矣。故求嗣者,毋伤于思虑,毋耗其心神,毋意驰于外而内虚,毋志伤于内而外驳,毋以酒为色媒,毋以药而助火。清心寡欲[8],安神惜精,静气日久,气足神完,依时而动,其一点先天之真精生气,勃然随阳之痿而溢出,自万举而万当矣。《内经》云:阴平阳秘,精神乃治;阴阳离决,精气乃绝。老子曰:必清必静,毋摇尔精。《人镜经》曰:精气盛则生二男。盖谓此也。

养精须寡欲

种子之法,古人言之不少,如《广嗣诀》以经期方止,子宫正开,宜及时布种;《道藏经》以月信止后,单日属阳成男,偶日属阴成女;李东垣以经断一二日感者成男,四五日感者成女;朱丹溪以受气于左子宫为男,受气于右子宫为女;《圣济经》以左动成男,右动成女;《褚氏遗书》以血裹精成男,精裹血成女。诸说纷纷,各成其是,而终无十全之效。所谓效获十全者,寡欲是也。寡欲则不妄交合,聚精会神,待时而动,亦何求而不得欤?然寡欲必先清心,心主血而藏神,心有所动,神即外驰,外虽未泄,精已离宫,即肾[9]气亦随之而内乱,轻则梦遗、淋浊,重则杨梅、结毒。即幸而获免,其于交会之际,毫无静一清宁之真气,所泄之物,尽是腐浊而已,安能化育成胎哉?心为一身之主,诚能扫尽邪思,兼用静工存养,无令火动,俟阳精充实,依时而合,一举而成。是以寡欲则神完,不惟多子,抑亦多寿。

养精须节劳

夫精成于血,不独房劳损吾之精,凡日用事物之间,其伤吾精者甚多:如目劳于视,则血以视耗;耳劳于听,则血以听耗;心劳于思,则血以思耗。吾随时而节之,而血得其养而与日俱积矣。

养精须息怒

肾主闭藏,肝主疏泄,二脏皆有相火,而其系上属于心。心,君火也。怒则伤肝而相火动,动则疏泄者用事,而闭藏者不得其职,虽不交合,亦暗流而潜耗矣。

养精须戒酒

饮食之类，人之脏腑，各有所宜，似不必过为拘执，惟酒为不宜。盖胎种先天之气，极宜清楚，极宜充实，而酒性淫热，非惟乱性，亦且乱精。精为酒乱，则湿热其半、真精其半耳。精不充实，胎元不固；精多湿热，则他日痘疹、惊风、脾败之患，率已基于此矣。故求嗣者必严戒之，与其多饮，不如少饮；与其少饮，犹不如不饮，此胎元之大机也。若醉后入房，精荡而随薄矣。

养精须慎味

经曰：精不足者，补之以味。然肥浓之味，不能生精；惟淡薄之味，乃能补精耳。夫万物皆有真味，调和胜则真味失，不论荤素，蒸煮得法，自有一种冲和恬惔之气，食之自能养精。盖食物甚多，惟五谷为得五味之正。故煮粥饭熟[10]后，上面有厚汁融成一团者，皆米之精液所聚也，食之骤能生精，试之有效。人能行是数者，非特为求嗣之良方，亦可为摄生之妙术矣。

炼精之法

炼精全在肾家下手。内肾一窍名关元[11]，外肾一窍名牝户。真精未泄，乾体未破，则外肾阳气至子时而兴。人身之气，与天地之气相应，精泄体破，而人身阳生之后渐迟，有迟至丑、迟至寅，且有迟至卯而始生者，更有终不生者，始与天地不应矣。炼之之诀，须于夜半子时披衣起坐，两手搓极热，一手将外肾兜住，一手按脐心，而凝神于内肾，久久行之，而精旺矣。

君相二火须知

百火在心，心，其君主也；相火在肾，肾，其根本也。然二火相因，无声不应。故心宜静，不静则火由欲动而自心挑肾。先心后肾者，以阳烁阴，出乎勉强，勉强则气降而丹田失守，已失元阳之大本。肾宜足，肾足则阳从地起而由肾及心。先肾后心者，以火济火，本乎自然，自然则气升而百脉齐到，斯诚化育之真机。故轻薄之夫，每从勉强，故多犯虚劳，不利子嗣；忠厚之士，常有自然，故品物咸亨，何虑后人？求嗣者，亦务阳道之真机则得矣。

男女情兴

男女和悦，彼此情动而后行之，则阳施阴受而胚胎成，是以有子。若男情已至，而女心未动，则玉体才交，琼浆先吐，阳精虽施而阴不受矣；若女情已至，而男志或异，则桃浪徒翻，玉露未滴，阴血虽开而阳无入矣。阴阳乖离，成天地不交之否[12]，如之，何能生万物哉！

论种子时候

天地生物,必有氤氲之时;万物化生,必有乐育之候。猫犬至微,将受孕也,其雌必狂呼而奔跳,以氤氲乐育之气,触之而不能自止耳。此天地之节候,化生之真机也。妇人于经尽之后,必有一日子宫内挺出莲花蕊子,气蒸而热,神昏而闷,有欲交接不可忍之状,此受精结胎之候也。于此时逆而取之则成丹,顺而取之则成胎。但妇人每含羞不肯言耳,男子须预告之,令其自言,则一举即中矣。

进火妙诀

玉湖须浅泛浅则女美,重载却成忧深则女伤,
阴血先参聚女血先来,阳精向后流男精后至,
红花含玉露血裹精则生男,平步到瀛洲直上成胎。

男有三至

男女未交之时,男有三至者,谓:阳道奋昂而振者,肝气至也;壮大而热者,心气至也;坚劲而久者,肾气至也。三至俱足,女心之所悦也。若痿而不举,肝气未至也,肝气未至而强合,则伤其筋,其精流滴而不射矣;壮而不热者,心气未至也,心气未至而强合,则伤其血,其精清冷而不暖矣;坚而不久者,肾气未至也,肾气未至而强合,则伤其骨,其精不出,虽出亦少矣。求嗣者,所贵寡欲清心,以养肝心肾之气也。

女有五至

男妇未交之时,女有五至者:面上赤起,眉靥[13]乍生,心气至也;眼光涎涩,送情斜视,肝气至也;低头不语,鼻中涕出,肺气至也;交颈相偎,其身自动,脾气至也;玉户开张,琼浆浸润,肾气至也。五气俱至,男子方与之合,而行九浅一深之法,则情洽意美,无不成胎矣。

女有五伤

交合之时,女有五伤:一、阴户尚闭不开,不可强刺,强刺则伤肝;二、女兴已动,男或不从,兴过始交则伤心,致经不调;三、以少阴而遇老阳,玉茎不坚而易软,女情不畅则伤肝,必至盲目;四、经水未尽,男强逼合则伤肾;五、男子酒醉交战,茎物坚硬,久刺不止,女情已过,阳兴不休则伤脾[14]。五伤[15]之候,安得有子!

女有五候

娇吟低语,心也;合目不开,肝也;咽干气喘,肺也;两足或屈或伸,仰卧如尸,脾也;口鼻

气冷,阴户沥出粘滞,肾也。五者快美之极,男子识其情而采之,不独有子,且有补助之益。

迟速异势

阴阳情质,禀有不齐,精固者常迟,精不固者常速。迟者嫌速,则犹饥待食,及咽不能;速者畏迟,则犹醉添杯,欲吐不得。迟速不侔[16],何以成胎?故以迟遇速,宜出奇由径,勿逞先声;以速遇迟,宜静以自恃,挑而后战,则适逢其会矣。

强弱殊情

阳强阴弱,则畏如蜂虿[17],避如戈矛;阳弱阴强,则闻风而靡,望尘而北;强弱相凌,而势不能敌,何以受孕?然扶弱有道,必居仁由义,务得其心。克强固难,非聚精会神,安夺其魄?诚得此法以治之,则强不足畏、弱不足虑矣。

童稚不孕

方苞方蕚,生气未舒;甫童甫笄[18],天癸未裕。曾见有未实之粒可为种,未足之蚕可为茧乎?强费心力,即曰姑矣。异日其年衰者,其能待乎?是坐失其时而已矣。

交合避忌

男女交合,古法当避丙丁日及弦晦日、朔望日。然为艰嗣者计,似可不拘。若大风大雨、大雷大雾、严寒酷暑以及天地晦冥[19]、日月薄蚀、虹霓地震之际,此天地之震怒,四时不正之气,犯则损男百倍,令女多病,纵然有子,亦必癫痴、顽愚、喑哑、聋聩[20]、挛跛、盲眇、多病症、短寿、不孝不仁,此其宜避忌者一也。又,日月星光之下,庙宇佛寺之中,井灶圊厕之侧,冢墓户枢之傍,以及沉阴危险之地,皆不可犯,此其宜避忌者二也。夫交合知避,则有福德大智善神降托胎中,乃[21]令性行和顺,家道日隆,非惟少疾,亦必聪明俊秀而多寿;若不避忌,则愚痴奸诡恶人来托胎中,乃令性行凶险,家道日消,非惟残疾,亦必飞灾横祸。而夭枉祸福之应,验如影响[22],可不慎欤!

暗产须防

胎元初成,形如珠露,此其橐龠无依,根荄[23]无地,巩之则固,决之则流。故凡受胎之后,极宜节欲,以防泛溢。而少年纵情,罔知忌惮,往往恃强而不败,或既败而复战。当此之时,主方欲静,客不肯休,无奈狂徒,敲门撞户,顾彼水性热肠,有不启扉而从随流而逝者乎?斯时也,落花与粉蝶齐飞,火枣共交梨并逸,合污同流,已莫知昨日孕而今日堕矣,朔日孕而望日堕矣。随孕随堕,本无形迹。盖明产胎已成形,小产必觉;而暗产胎仍似水直溜,何知?故衏衕[24]家多无大产,以小产之多也;娶娼妓者多无子,悉以其子宫滑而惯于小产也。余尝见世之艰嗣者,问其阳事,则曰惯战;问其功夫,则曰尽通;问其意况,则怨叹曰:人皆有子,我独无夫?岂知人之明产而己之暗产耶?此外,如受胎三、五、七月而每有堕者,虽衰弱之妇多有之，然必由纵欲不节，致伤母气而堕者为尤多也。故凡恃强过勇者多无子，以强弱之自相残也；纵肆不节者多不育，以盗伤胎元之气也，岂悉由妇人之罪哉？求嗣者思患而预防之，则庶乎其可矣。

畜妾之法

无故置妾，大非美事，凡诸败坏，无不由之。若年老妻衰，无后为大，则势有不得不置者。然置之易，而畜之难，则畜[25]贵得其法也。一则不可过严。盖主母见妾，大都非所乐从，是以或多嗔怒，或多骂詈[26]，或因事责其起居，或假借加以声色，是皆常情之所必至者。而不知产育由于气血，气血由于情怀，情怀不畅，则冲任受伤；冲任受伤，则胎孕不受，故畜之不可过严也。一则妾室宜静、宜远、宜少近耳目者为妙。盖私媾[27]之顷，男子宜锐，女子宜受，一锐一受，皆由于气。当此之时，专则气聚而直前，是以宜子；法则气馁而不摄，何以成胎？然勇怯之由，其惧在心，心之所至，气亦至焉。心有疑惧，则心不至，即气不至矣。倘临期惊有所闻，则气在耳而不及器矣；疑有所见，则气在目而不及器矣；或愤或畏，则气结在心而不至器矣。气有不至，则如石授水，而水则无知也。且两阵交锋，最嫌奸细之侦伺，一心无二，何堪谗间以相离？此妾室所以贵乎静且远也。然此二法，亦不过为锦囊无奈者设耳，倘有高明贤淑，惟宗祧[28]是虑，不惟不妒而且相怜，则愈近愈慰，而远之之说，岂近人情？苟其不然，则虽有畜之之名，而终无畜之之实，虽置妾何益哉！

种子药食宜慎

种子之方，本无定轨，因人而药，各有所宜。寒者宜温，热者宜凉，滑者宜涩，虚者宜补，去其所偏，则阴阳和而生化著，是即种子之奇方也。今人不知此理而但只传方，岂宜于彼者亦宜于此也？且或见一人偶中，而不论己之宜否，而偏听如神，竟相制服，一若张冠李可戴也？况所传种子之方，大抵兴阳壮热之品居多，甚至锻炼金石，及制取毒秽悍劣诸物，炫诡矜奇，但助房中之乐，不顾伤身之祸，求嗣者所宜慎也。

男子艰嗣病源

疾病之关于胎孕者，男子则在精，女子则在血，无非不足而然。男子之不足，则有精滑、精清、精冷，或临事不坚，或流而不射，或梦遗频数，或便浊淋涩。或好女色以致阴虚，阴虚则腰肾痛惫；或好男风[29]以致阳极，阳极则亢而亡阴；或过于强固[30]，强固则[31]胜败不治；或素患阴疝，阴疝则肝肾乖离。此外，或以阳衰，阳衰则多寒；或以阴虚，阴虚则多热。是皆男子之病，不得尽诿之妇人也。倘得其源而医治之，则事无不济矣。

妇人不孕病源

妇人所重在血，血能媾[32]精，胎孕乃成。欲察其病，惟于经后见之；欲治其病，惟于阴分调之。盖经即血也，血即阴也，阴以应月，故月月如期，此其常也。及其为病，则有或先或后者，有一月两至者，有两月一至者，有枯绝不通者，有频来不止者，有先痛而后行者，有先行而后痛者，有淡色、紫色、黑色者，有瘀而无条为片者，有精血不充而化作白带[33]者，有元气下陷而变为崩漏者，有子宫虚冷而阳气不能生化者，有血中伏热而阴气不能凝成者，有血症气瘕、子脏不收、月水不通者，皆真阴之病也主治之法，详载调经上下二卷。

夫真阴既病，则阴血不足者，不能育胎，阴气不足者，不能摄胎。摄育之权，总在命门，以命门为冲任之血海，而胎以血为主，血不自生，而又以气为主，是皆真阴为谓也。故凡补命门，或气或血，皆可谓之补阴。而补阴之法，即培根固本之道也。凡自壮自老，乃人人之不可缺也，而况为先天、后天之肇基[34]，舍是无以用其力矣。是以调经种子之法，亦惟以填补命门、顾惜阳气为主。然精血之都在命门，而精血之源又在二阳心脾之间。盖心主血，养心则养血，脾胃主饮食，健脾胃则气布，二者胥[35]和，则气畅血行。此情志、饮食又当先经血而为之计者，无非补阴之源也。使不知本末先后而妄为之治，则乌足以言调经种子之法。

种子误治辨明

阳精之施，阴血能摄，精成其子，血成其胞，胎孕乃成。今妇人无子，皆由血少不能摄精。血少固非一端，然必调补阴血，使无亏欠，乃可成胎。俗医不察，悉谓子宫虚冷，投以辛热之药，煎熬脏腑，血气沸腾，经来必转紫黑，渐成衰少，始则饮食骤进，久则口苦而干，诸证蜂起，焉能成胎？纵然有子，亦多不寿。

男子阴虚艰嗣

男子真阴不足，不能滋养营卫，渐生衰弱，或虚势往来、自汗盗汗，或神不守舍、血不归原，或虚损伤阴，或遗淋不禁，或气虚昏晕，或眼花耳聋，或口燥舌干，或腰痠腿软。凡精髓内亏、津液枯涸等证，均宜速补左肾之真阴，宜左归丸。

左归丸

熟地黄八两，捣膏　山药姜汁炒　枸杞子　山茱萸去核　鹿胶炒珠　龟胶炒珠　菟丝子制，各四两　川牛膝酒蒸，三两

上为末，蜜丸，桐子大，食前淡盐汤送下百丸。若真阴失守、虚火炎上者，宜用纯阴至静之晶，去枸杞、鹿胶，加女贞子、麦冬各三两；火烁肺金，干枯多嗽者，加百合三两；夜热骨蒸，加地骨皮三两；小水不利、不清，加茯苓三两；大便燥结，去菟丝子，加肉苁蓉三两；气虚，加人参四两；血虚微滞，加当归四两；腰膝痠痛，加杜仲盐水炒三两；脏平无火而气不充者，去龟胶，加破故纸三两，莲肉去心、胡桃肉各四两。

男子精少艰嗣

精少者，虽能射入而精必衰薄。盖胞胎之口大张，而些少之人，何能餍足[36]？势必随入随出矣。宜固本丸。

固本丸

菟丝子酒制　熟地黄酒蒸捣　干地黄酒浸捣　天门冬去心，酒浸　麦门冬去心，酒浸　五味子　茯神各四两　淮山药微炒，三两　莲肉去皮心　人参去芦　枸杞子各二两

上为末,蜜丸,梧子大,每服八九十丸,淡盐汤下。

男子诸虚百损,肌肉消瘦,耳聋目暗,宜无比山药丸。

无比山药丸

山药二两 菟丝子三两 五味炼,六两 肉苁蓉四两,酒浸 杜仲酒炒,三两 牛膝酒浸,蒸 熟地黄 泽泻 山茱萸 茯苓 巴戟肉 赤石脂各一两

上为末,蜜丸,每服五十丸,食前米饮下。

男子精薄艰嗣

男子嗜欲不节,施泄太多,以致肾虚精薄,不能直射子宫,宜梦熊丸。

梦熊丸

黄芪蜜炙,四两 黄鱼鳔胶蛤粉炒珠,一片 沙苑蒺藜马乳浸蒸,熟焙,八两

上为末,蜜丸,每服八十丸,空心温酒下。

男子精滑艰嗣

男子精气不固,或梦遗频数,或便浊淋漓,遗泄太多,是以无子,宜种子丹。

种子丹

莲须拣金色者,四两 山茱萸去核,三两 覆盆子二两,去蒂 龙骨煅,水飞,五钱 芡实米四两 沙苑蒺藜取净末,四两,再筛极细末,二两入药,仍有粗末用水熬膏

上为末,熟蜜[37]四两,和蒺藜膏为丸,空心淡盐汤下。

男子精清艰嗣

男子精气清冷,或房劳过伤,以致肾水欠旺,不能直射子宫,宜固本健阳丹。

固本健阳丹

熟地黄 山茱萸各三两 巴戟肉二两 菟丝子拣净 川续断酒浸 远志肉制 蛇床子炒,各两半 茯神 山药酒蒸 牛膝酒洗 杜仲酒洗,断丝 当归身酒洗 肉苁蓉酒浸 五味子 益智仁盐水炒 鹿茸酥炙,各一两 枸杞子三两 人参二两

上为末,蜜丸梧子大,空心盐汤下,卧再服。

男子精冷艰嗣

男子阳旺则能直射子宫。若阳痿精冷,宜菟丝丸;若肾气不能通利,宜五子衍宗丸。

菟丝丸

菟丝子酒浸,蒸

研末,雀卵清为丸,梧子大,每服七十丸,空心温酒下。若年至五十而阳痿者,菟丝子一斤,加天雄四两,面裹煨熟,去皮脐,童便制为末,同丸服之尤效。

五子衍宗丸

枸杞子八两 菟丝子酒煮,八两 五味子一两 覆盆子去蒂,四两 车前子炒,二两

为末，蜜丸，空心白汤下九十丸。

男子精寒艰嗣

男子精寒，肾中之精寒也。精虽射入子宫，而元阳不足，则阴无以化，是以不孕，孕而多女也，宜毓麟珠。

毓麟珠

熟地黄 当归 菟丝子制，各四两 淮山药姜汁制 枸杞子 胡桃肉 巴戟肉 鹿角胶 鹿角霜 杜仲酒炒 山茱萸去核 川椒去目 人参 白术 茯苓 白芍酒炒，各二两 川芎 炙甘草各一两

上为末，蜜丸梧子大，空心白汤下，每服七八十丸。

男子虚寒艰嗣

男子脾肾虚寒，饮食少思，发热盗汗，遗精白浊，真气亏损，肌体瘦弱等证，宜还少丹。

还少丹

熟地黄四两 山药 山茱萸 杜仲姜汁制 枸杞子各二两 牛膝酒浸 远志姜汁浸，炒 肉苁蓉酒浸 北五味 川续断 楮实子 舶茴香 菟丝子制 巴戟肉各一两

上为末，蜜丸，每服五十丸，空心淡盐汤下。

男子阳痿艰嗣

男子年迈乏嗣，阳痿精衰，不能酣战，以动女之欢心，或临炉而兴已阑，或对垒而戈忽倒，女子之春心正浓，而男子之浩叹顿起，何以玉种蓝田耶？宜赞育丹。

赞育丹

熟地黄八两，蒸捣 白术蜜炙，八两 当归 枸杞子各六两 杜仲酒炒 仙茅酒蒸，一日 巴戟肉甘草汤炒 山茱萸去核 淫羊藿羊脂拌炒 肉苁蓉酒洗去甲 韭子炒黄，各四两 蛇床子微炒 附子制熟 肉桂各二两

上为末，蜜丸服，或加人参、鹿茸更妙。

男子阳虚艰嗣

男子元阳不足，或先天禀衰，或劳伤过度，以致命门火衰，不能生土，而为脾胃虚寒。饮食少进，或呕恶膨胀，或反胃噎膈，或怯畏寒冷，或脐腹疼痛，或大便不实、泻利频作，或小水自遗、虚淋、寒疝，或寒侵谿谷[38]而肢节痹痛，或寒在下焦而水邪浮肿。总之，真阳不足者，必神疲气怯，或心跳不宁，或四体不收，或眼见邪祟，或阳衰无子，皆宜速培右肾之元阳，宜右归丸。

右归丸

熟地黄八两，捣膏 山药姜汁炒 枸杞子微炒 鹿角胶炒珠 菟丝子制 杜仲姜汁炒，四两 当归 山萸肉各三两 肉桂 附子制熟，各三两

上为末，蜜丸弹子大，每早嚼服二丸，白汤下。如阳衰气虚，加人参五、六两。阳虚精滑

或带浊、便溏，去当归，加补骨脂炒；飧泄不止，加北五味肉、豆蔻[39]面炒去油各三两；饮食减少，或不易消化，呕恶吞酸，皆脾胃虚寒之证，加干姜炒黄三两；腹痛不止，加吴茱萸汤泡、炒二两；腰膝痠痛，加胡桃肉连皮四两；阴虚阳痿，加巴戟肉四两，肉苁蓉酒浸三两，或加黄狗外肾一副，酒煮烂捣入。

男子火盛艰嗣

火盛者，相火太盛。过于久战，则女情已过，男精未施；及男精施，女兴已败，而安能生育耶？宜补阴丸。

补阴丸

黄柏盐酒炒　知母盐酒炒[40]，各四两　熟地黄酒蒸捣　龟板酥炙，各六两

上为末，用猪脊髓蒸熟，和蜜丸，如梧子[41]大，每服五六十丸，空心淡盐汤下。

男子[42]阳极艰嗣

男子相火炽盛，烁伤真阴，以致阳极，阳极则亢；或过于强固，强固则胜败不洽，是以无子，宜延年益嗣丹。

延年益嗣丹

人参三两　天冬酒浸去心，三两　麦冬酒浸去心，三两　熟地黄酒蒸捣　生地黄各二两　茯苓酒浸，晒干，五两　地骨皮酒浸，五两

上加何首乌半斤，米酒[43]浸透，竹刀削去皮，切片置炒锅内，入黑羊肉一片，黑豆三合，量著水上，用甑箅[44]，箅上铺放何首乌，密[45]盖勿令泄气，蒸一二时，以肉烂为度，取出晒干，为末，蜜丸，梧子大，空心温酒下七八十丸。

男子鸡精[46]艰嗣

男子玉茎包皮柔嫩，少一挨，痒不可当，故每次交合，阳精已泄，阴精未流，名曰鸡精。宜壮阳汤。

壮阳汤

蛇床子　地骨皮各等分

煎汤薰洗，并用手擦，但洗时必令其举方妙，若手重擦破，不必惊骇，过一二日即可复旧，一日薰洗数次。盖取其皮老耐久耳。

妇人虚弱不孕

妇人气血俱虚，经脉不调，或断续，或带浊，或腹痛，或腰酸，或饮食不甘，瘦弱不孕，宜服毓鳞珠，一二片即可受胎。凡种子诸方，无以加此。

毓麟珠

人参　白术蜜炙　白芍酒炒，二两　川芎　炙甘草各一两　当归　熟地黄各四两　菟丝子制四两　杜仲酒炒　鹿角霜　川椒去目，各二两

上为末，蜜丸弹子大，空心嚼服一二丸，白汤下。或作小丸吞服。如经迟腹痛，加破故纸酒炒、肉桂各一两，甚则再加吴茱萸泡炒五钱；如带多腹痛，加破故纸[47]酒炒一两，北五味五钱，或加龙骨醋煅一两；如子宫寒甚，或泄或痛，加附子制熟、干姜炮各数钱；如郁怒气不顺而为胀为满者，加香附酒制二两，甚则再加沉香五钱；如血热多火，经早内热者，加川续断、地骨皮各二钱，或另以汤剂暂清其火，而后服此；或以汤引酌，宜送下。

妇人脏寒不孕

妇人五脏虚损，子宫冷惫，赤白带下，盗汗短气，畏寒恶冷，宜续嗣降生丹。此方无怪诞克伐之品，且温且固，凡血海虚寒者，服之必佳。但温力有余，补力不足，倘益以人参、白术、熟地黄、川芎、炙甘草各一两，则温补赞育之功非浅鲜也，因名曰加味续嗣降生丹。

续嗣降生丹

当归酒洗　杜仲酒洗　茯神　益智仁　龙骨煅　桂心　吴茱萸汤泡　干姜半生半熟　川椒去目　乌药炒，各一两　白芍酒炒　川牛膝酒浸　制半夏　防风　秦艽　石菖蒲去毛　北细辛　桔梗各五钱　朱砂[48]一钱，用大附子一枚，脐下作窍入朱砂，放内面裹煨熟，取出朱砂为末，去附子，不用研细，水飞，须以此而制之　牡蛎大片者，童便浸四十九日，每五日一换，取出，用硫黄一两为末，酒和涂遍，用皮纸糊实，米醋浸湿，外以盐泥固之。候干用炭五斤，煅为末，每料止用二两，余可收储，留下再用。

上为末，酒煮糯米糊丸，梧子大，朱砂为衣，每服三十丸，渐加至八九十丸，空心白汤下。

妇人形肥不孕

痰气盛者体必肥，肥则下体过胖，子宫缩入，难以受精。即或男茎长健，鼓勇而战，精直而入，而湿由膀胱，必有泛滥之患，宜涤痰汤送服涤痰丸。

涤痰汤

当归酒洗　白术蜜炙　白芍　半夏制　香附米　陈皮　甘草各二两　茯苓四两　川芎七钱五分

分作十剂，姜三片，水煎吞服涤痰丸。

涤痰丸

白术二两，蜜炙　半夏曲　川芎　香附米各一两　神曲炒　茯苓各五钱　橘红四钱　甘草二钱

上为末，粥丸，每服八十丸。热加黄连、枳实面炒，各一两。

妇人瘦弱不孕

妇人瘦弱，多由血少不能受孕，宜常服大补丸。

大补丸

天冬去心　麦冬去心　石菖蒲　茯苓　人参　益智仁　枸杞子　地骨皮　远志肉各等分

为末，蜜丸桐子大，空心酒下三十丸。

妇人素弱不孕

妇人受胎,必气足血充而后能养。倘气虚则阳衰,血虚则阴衰。气血两虚,则胞胎下坠而不能升举,小产之不免也,宜八珍益母丸。

八珍益母丸

人参　白术蜜炙　茯苓　川芎各一两　当归　熟地黄各二两　甘草蜜炙,五钱　白芍醋炒,一两　益母草四两,五六月采取,止用上半截,带叶者不用[49],铁器晒,杵为末

上为末,蜜丸弹子大,空心白汤下一丸。或作小丸亦可。脾胃虚寒多滞者,加砂仁姜汁炒一两;腹中胀闷,加山楂肉米饭上蒸熟一两;多郁者,加香附酒制一两。

妇人相火盛

相火旺者,过于焚烧枯燥之土,犹若草木难生。况火盛耐战,男精早泄而女兴未浓,何以成胎?宜一阴煎。

一阴煎

干地黄　熟地黄各三钱　白芍　麦冬去心　丹参各二钱　牛膝一钱五分　甘草一钱

水二盅[50],煎七分服。火盛烦躁者,加龟胶二钱;气虚,加人参一二钱;心虚不眠,加酸枣仁、当归各一二钱。

妇人脾胃寒

脾胃虚寒,则带脉必然无力,精即直射,子宫又安能胜任耶?宜补中丸。

补中丸

川芎　当归　黄芪蜜炙　白术蜜炙　人参　白芍　杜仲盐水炒　川续断　阿胶炒珠　五味子炒,各一两　甘草蜜炙,五钱

上为末,蜜丸白汤下。

妇人气郁不孕

妇人思郁过度,致伤心脾、冲任之源,血气日枯,渐至经脉不调,何以成胎?宜合欢丸。

合欢丸

当归　熟地黄各三两　茯神　白芍各一两半　酸枣仁炒　远志肉制,各一两　香附酒炒　炙甘草各八分

上为末,蜜丸白汤下。气虚,加人参一两。

妇人血滞不孕

妇人血虚经滞，蓄积不行，小腹疼痛，久不成胎，宜五物煎。

五物煎

当归　熟地黄各三钱　白芍酒炒，二钱　川芎　肉桂各一钱

水煎服。气滞，加香附制一钱；阳[51]虚疝痛，加小茴香一钱；水道不利，加泽泻一钱；呕恶，加干姜一钱。

妇人经乱不孕

妇人经水不调，气血乖和，不能受孕；或生过一胎之后，停隔多年。宜种玉酒，服至百日，即能受孕；如气血不足，经滞痰凝者，服至半年，自能见效。

种玉酒

全当归五两，切片。此能行血养血　远志五两，甘草汤洗。此能血中之滞，行气消痰

上二味，用稀夏布袋盛之，甜酒十斤，安药浸之，密[52]封口。浸过七日后，临卧温服，随量饮之，切勿间断，服完再制。又经净后，每日用青壳鸭蛋一个，针刺七孔，蕲艾[53]五分，水一碗，将蛋安艾水碗，内饭上蒸熟食之，每月多则吃五六个，少则吃二三个亦可。

妇人经水不调

妇人惟经水为育嗣之期，经水不调，即非受孕之兆。纵使受之，亦不全美，宜大生丸，此通治调经之剂也。若赤白带下，久不受孕，宜调经种玉丸；若阴虚不孕，宜加味地黄丸；若经行腹痛，宜坤厚资生丸。

大生丸

熟地黄酒蒸　当归身各四两　续断盐水炒　阿胶蒲黄末炒珠　杜仲盐水炒　丹参炒，各二钱　黄芪蜜炙　白芍酒炒　延胡索　川芎各一两五钱　广皮五钱　香附四制，各一两

上为末，蜜丸，每服三钱，空心白汤下。行经时加二钱；若先期色紫，改为煎，蜜一两改作一钱，加黄芩[54]八分，姜三片，水煎空心服，临卧再服。若后期色淡，加肉桂、熟艾、干姜各五分，生姜三片水煎服；若经未至而腹痛，则用丹参一两为末，黄酒下二钱，俱以经尽为止。仍常服前丸。

调经种玉丸

香附四制　杜仲姜汁炒，各八两　川芎　白芍　当归身　干地黄　陈皮　小茴香酒炒　玄胡索微炒　肉苁蓉酒炒　青皮陈者，麸炒　乌药炒　枯黄芩酒炒　乌贼骨酥炙，各四两

共为末，醋和面糊为丸，每服百丸，空身好酒下。一方无地黄、陈皮，有人参、黄芪。

加味地黄丸

熟地黄四两　山萸肉　山药各二两　牡[55]丹皮　茯苓各一两半　泽泻　香附童便制，各一两　蕲艾去筋，醋炙，五钱

为末蜜丸，每服七十丸，白汤下。

坤厚资生丸

熟地黄　当归酒蒸,各四两　白芍酒炒,三两　川芎酒蒸,一两五钱　丹参酒蒸,三两　茺蔚子酒蒸,四两　香附四制,醋浸,姜汁、盐水各浸各炒,各一两　白术四两,蜜水炙黄

为末,以益母草八两,酒水各半熬膏和蜜为丸,每服四钱,空心白汤下。月经先期,脉数,属热,加生地黄、牡丹皮;后期,厥冷,脉迟,属寒,加肉桂;将行腹痛,是气滞也,加乌药、木香;食少气虚,面色㿠白,四肢无力,是气血两亏也,方内香附减半,加人参、黄芪、茯神、远志肉、酸枣仁。

---

[1]愆(qiān,音千)　延期。
[2]抵牾(wǔ,音午)　抵触、矛盾、冲突。
[3]蘄(qí,音齐)　通"祈"。祈求。
[4]熊罴　即熊和罴两种猛兽,后人常以之喻生男孩之吉兆。亦作"熊梦"、"梦熊罴"、"熊罴之梦"、"熊罴之梦"等。《诗·小雅·斯干》:"维熊维罴,男子之祥。"
[5]诿　推托,推卸。
[6]数　气数,命运。
[7]大肆出入　指阴茎大幅度的抽送。
[8]寡欲　原为"欲寡"。据文义乙正。
[9]肾　原作"臀"。形近致误。据文义改。
[10]熟　原作"热"。形近致误。据文义改。
[11]关元　原作误为"元关"。据文义乙正。
[12]否(pǐ,音匹)　六十四卦之一。乾上坤下。示天地不交,万物不通。
[13]靥(yé,音叶)　面颊上的微涡。
[14]脾　原误作"腹"。据文义改。
[15]伤　此下原衍"腹"1字。据文义删。
[16]迟速不侔　快慢不等。侔,齐,等。
[17]虿(chāi,音差去)　蝎类毒虫。
[18]甫童甫笄　尚未成年之男女。甫,开始、乍初。笄,簪子,古代用来绾住头发的一种首饰。
[19]冥(míng,音明)　昏暗。
[20]聩(kuí,音溃)　耳聋。
[21]乃　原误作"仍"。据文义改。
[22]影响　谓按规律办事则得到吉庆,否则,则遭受灾难,如影随形,如响应声,效验迅速。
[23]根荄(gai,音该)　草根。
[24]衏　妓女。衏,即行院。即妓院。
[25]畜　原为"蓄"。据文义律齐。
[26]詈(lí,音历)　骂。
[27]媾　原误作"构"。据文义改。
[28]祧(tāo,音桃)　古代祭远祖的家庙,祖庙,亦用指"世系"。
[29]男风　男性同性性行为。
[30]强固　谓性交男子强忍不泄。
[31]则　原作"败"。形近致误。据文义改。
[32]媾　原作"构"。形近致误。据文义改。
[33]带　原作"滞"。形近致误。据文义改。
[34]肇(zhào,音兆)基　创建基础。肇,开始。
[35]胥(xū,音需)　《方言》第七:"胥,皆也。"
[36]餍(yàn,音厌)足　满足。
[37]蜜　原作"密"。形近致误。据文义改。下同。

[38]谿(xi,音西)谷　肌肉相近连接形成的缝隙或凹陷。关节间隙。谿,同“溪”,山间的小河沟。
[39]蔻　原作“冦”。形近致误。据文义改。
[40]炒　原作“沙”。形近致误。据文义改。
[41]子　原脱。据文义补。
[42]子　原误作“女”。据目录及文义改。
[43]酒　原误作“泪”。据文义改。
[44]甑(zhēng,音赠)箅(bí,音必)　甑,古代作饭的一种瓦器。箅,锅内放的支撑物。
[45]密　原误作“蜜”。据文义改。
[46]鸡精　即早泄。以男子射精之速,如雄鸡跨背,一触即泄,故称。
[47]纸　原脱。据文义补。
[48]朱砂　原误作“砂朱”。据文义乙正。
[49]用　原误作“见”。据文义改。
[50]盅　原作“钟”。乃盅之讹。据文义改。按:钟亦为古量单位,但量不同。四升为豆,四豆为区,四区为釜,十釜为钟。
[51]阳　原误作“阴”。据文义改。
[52]密　原误作“蜜”。据文义改。
[53]蕲艾　艾叶以湖北蕲州产者为佳,特称蕲艾。
[54]苓　原作“苓”。形近致误。据文义改。
[55]牡　原作“牧”。形近致误。据文义改。

外经微言

清·陈士铎[原著]

[说明]

《外经微言》,清初医家陈士铎约撰于康熙二十六年(1684)。士铎,字敬字,号远公、朱华子、大雅堂主人。邑诸生,治病多奇中,医药不受人谢,年八十余卒。作者为一代名医,著述甚丰。所著《内经素问尚论》、《灵枢新编》、《本草新编》、《脏腑精鉴》、《脉诀阐微》、《石室秘录》、《辨证录》、《辨证玉函》、《六气新编》、《外科洞天奥旨》、《伤寒四条辨》、《婴孺证治》、《伤风指遗》、《历代医史》、《济士新方》、《琼笈秘录》、《黄庭经注》、《梅花易数》等书行世(《山阴县志》)。全书9卷,每卷9篇,合为81篇,分论养生、经络、脏腑、阴阳、五行、病机、治则等内容,为一部别具理论价值的著作。其中,关于男科学的内容论述较丰富,如《阴阳颠倒篇》、《顺逆探原篇》、《回天生育篇》、《红铅损益篇》、《天厌火衰篇》等章,发前人所未发,值得深入研究。

本次据清·嘉庆二十年抄本及中医古籍出版社影印本进行整理。

一卷

阴阳颠倒[1]篇

黄帝闻广成子窈窈冥冥[2]之旨，叹广成子之谓天矣。退而夜思，尚有未获。遣鬼臾区问于岐伯天师，曰：帝问至道于广成子。广成子曰：至道之精，窈窈冥冥；至道之极，昏昏默默。无视无听，抱神以静，形将自正。必静必清，无劳汝形，无摇汝精，无思虑营营，乃可以长生。目无所见，耳无所闻，心无所知，汝神将守汝形，形乃长生。慎汝内，闭汝外，多知为败。我为汝遂于大明之上矣，至彼至阳之原也；为汝入于窈冥之门矣，至彼至阴之原也。天地有官，阴阳有脏，慎守汝身，物将自壮。我守其一，以处其和，故身可以不老也。天师必知厥义，幸明晰之！岐伯稽首奏曰：大哉言乎，非吾圣帝安克闻至道哉！帝明知故问，岂欲传旨于万祀乎，何心之仁也！臣愚，何足知之？然仁圣明问，敢备述以闻。窈冥者，阴阳之谓也；昏默者，内外之词也；视听者，耳目之语也。至道无形而有形，有形而实无形。无形藏于有形之中，有形化于无形之内，始能形与神全，精与神合乎。鬼臾区曰：诺。虽然，师言微矣，未及其妙也。岐伯曰：乾坤之道，不外男女；男女之道，不外阴阳；阴阳之道，不外顺逆。顺则生，逆则死也。阴阳之原，即颠倒之术[3]也。世人皆顺生，不知顺之有死；皆逆死，不知逆之有生，故未老先衰矣。广成子之教示帝行颠倒之术也。鬼臾区赞曰：何言之神乎！虽然，请示其原。岐伯曰：颠倒之术，即探阴阳之原乎。窈冥之中有神也，昏默之中有神也，视听之中有神也。探其原而守神，精不摇矣；探其原而保精，神不驰矣。精固神全，形安能敝乎？鬼臾区覆奏帝前。帝曰：俞哉，载之《外经》，传示臣工，使共闻至道，同游于无极之野也。

陈士铎曰：此篇帝问而天师答之，乃首篇之论也。问不止黄帝，而答止天师者，帝引天师之论也。帝非不知阴阳颠倒之术，明知故问，亦欲尽人皆知广成子之教也。

顺逆探原篇

伯高太师问于岐伯曰：天师言颠倒之术，即探阴阳之原也，其旨奈何？岐伯不答，再问曰，唯唯三问。岐伯叹曰：吾不敢隐矣。夫阴阳之原者，即生克之道也；颠倒之术者，即顺逆之理也。知颠倒之术，即可知阴阳之原矣。伯高曰：阴阳不同也，天之阴阳，地之阴阳，人身之阴阳，男女之阴阳，何以探之哉？岐伯曰：知其原亦何异哉！伯高曰：请显言其原。岐伯曰：五行顺生不生，逆死不死。生而不生者，金生水而克水，水生木而克木，木生火而克火，火生土而克土，土生金而克金，此害生于恩也。死而不死者，金克木而生木，木克土而生土，土克水而生水，水克火一而生火，火克金而生金，此仁生于义也。夫五行之顺，相生而相克；五行之逆，不克而不生。逆之至者，顺之至也。伯高曰：美哉言乎！然何以逆而顺之也？岐伯曰：五行之顺，得土而化；五行之逆，得土而神。土以合之，土以成之也。伯高曰：余知之矣。阴中有阳，杀之内以求生乎；阳中有阴，生之内以出死乎！余与帝同游于无极之野也。岐伯曰：逆而顺之，必先顺而逆之。绝欲而毋为邪所侵也，守神而毋为境所移也，练气而毋为物所诱也，保精而毋为妖所耗也。服药饵以生其津，慎吐纳以添其液，慎劳逸以安其髓，节饮食以益其气，其庶几乎？伯高曰：天师教我以原者全矣。岐伯曰：未也，心死则身生，死心之道，即逆之之功也。心过死则身亦不生，生心之道，又顺之之功也。顺而不顺，始成逆而不逆乎一。伯高曰：志之矣，敢忘秘诲哉！

陈士铎曰：伯高之问，亦有为之问也。顺中求逆，逆处求顺，亦死克之门也。今奈何求生于顺乎。于顺处求生，不若于逆处求生之为得也。

回天生育篇

雷公问曰：人生子嗣，天命也。岂尽非人事乎？岐伯曰：天命居半，人事居半也。雷公曰：天可回乎？岐伯曰：天不可回，人事则可尽也。雷公曰：请言人事。岐伯曰：男子不能生子者，病有九；女子不能生子者，病有十也。雷公曰：请晰言之。岐伯曰：男子九病者：精寒也，精薄也，气馁也，痰盛也，精涩也，相火过旺也，精不能射也，气郁也，天厌也；女子十病者：胞胎寒也，脾胃冷也，带脉急也，肝气郁也，痰气盛也，相火旺也，肾水衰也，任督病也，膀胱气化不行也，气血虚而不能摄也。雷公曰：然则治之奈何？岐伯曰：精寒者，温其火乎；精薄者，益其髓乎；气馁者，壮其气乎；痰盛者，消其涎乎；精涩者，顺其水乎；火旺者，补其精乎；精不能射者，助其气乎；气郁者，舒其气乎；天厌者，增其势乎，则男子无子而可以有子矣，不可徒益其相火也。胞胎冷者，温其胞胎乎；脾胃冷者，暖其脾胃乎；带脉急者，缓其带脉乎；肝气郁者，开其肝气乎；痰气盛者，消其痰气乎；相火旺者，平其相火乎；肾水衰者，滋其肾水乎；任督病者，理其任督乎；膀胱气化不行者，助其肾气以益膀胱乎；气血不能摄胎者，益其气血以摄胎乎，则女子无子而可以有子矣，不可徒治其胞胎也。雷公曰：天师之言，真回天之法也。然用天师法男女仍不生子奈何？岐伯曰：必夫妇德行交亏也。修德以宜男，岂虚语哉！

陈士铎曰：男无子有九，女无子有十，似乎女多于男也。谁知男女皆一乎，知不一而一者，大约健其脾胃为主，脾胃健而肾亦健矣，何必分男女哉！

天人寿夭篇

伯高太师问岐伯曰：余闻形有缓急，气有盛衰，骨有大小，肉有坚脆，皮有厚薄，可分寿夭然乎？岐伯曰：人有形则有气，有气则有骨，有骨则有肉，有肉则有皮。形必与气相合也，皮必与肉相称也，气血经络必与形相配也。形充而皮肤缓者寿，形充而皮肤急者夭。形充而脉坚大者，气血之顺也，顺则寿；形充而脉小弱者，气血之衰也，衰则危。形充而颧不起者，肉胜于骨也，骨大则寿，骨小则夭；形充而大，肉䐃坚有分理者，皮胜于肉也，肉疏则夭，肉坚则寿；形充而大肉无分理者，皮仅包乎肉也，肉厚寿，肉脆夭。此天生，人不可强也，故见则定人寿夭，即可测人生死矣。少师问曰：诚若师言，人之寿夭，天定之矣，无豫于人乎？岐伯曰：寿夭定于天，挽回天命者，人也。寿夭听于天，戕贼其形骸，泻泄其精髓，耗散其气血，不必至天数而先夭者，天不任咎也。少师曰：天可回乎？岐伯曰：天不可回，而天可节也。节天之有余，补人之不足，不亦善全其天命乎。伯高太师闻之曰：岐天师真善言天也。世人贼夭之不足，乌能留人之有余哉！少师曰：伯高非知在人之天者乎？在天之夭，难回也；在人之夭，易延也。吾亦修吾之天，以全天命乎。

陈远公曰：天之夭难延，人之夭易延。亦训世延人之夭也。伯高之论，因天师之教而推广之，不可轻天师而重伯高也。

命根养生篇

伯高太师复问岐伯曰：养生之道，可得闻乎？岐伯曰：愚何足以知之？伯高再问，岐伯曰：人生天地之中，不能与天并久者，不体天地之道也。天锡[4]人以长生之命，地锡人以长生之根。天地锡人以命根者，父母予之也。合父母之精，以生人之身，则精即人之命根也。魂魄藏于精之中，魂属阳，魄属阴，魂趋生，魄趋死，夫魂魄皆神也。凡人皆有神，内存则生，外游则死。魂最善游，由于心之不寂也。广成子谓：抱神以静者，正抱心而同寂也。伯高曰：夫精者，非肾中之水乎？水性主动，心之不寂者，不由于肾之不静乎？岐伯曰：肾水之中，有真火在焉，水欲下而火欲升，此精之所以不静也，精一动而心摇摇矣。然而制精之不动，仍在心之寂也。伯高曰：吾心寂矣，肾之精欲动奈何？岐伯曰：水火原相须也，无火则水不安，无水则火亦不安。制心而精动者，由于肾水之涸也。补先天之水以济心，则精不动而心易寂矣。

陈远公曰：精出于水，亦出于水中之火也。精动由于火动，火不动则精安能摇乎！可见精动，由于心动也；心动之极，则水火俱动矣。故安心为利精之法也。

救母篇

容成问于岐伯曰：天癸之水，男女皆有之，何以妇人经水谓之天癸乎？岐伯曰：天癸水，壬癸之水也。壬水属阳，癸水属阴，二水者先天之水也。男为阳，女为阴，故妇人经水以天癸名之。其实壬癸未尝不合也。容成曰：男子之精，不以天癸名者，又何故欤？岐伯曰：精者，合水火名之。水中有火，始成其精。呼精而壬癸之义已包于内，故不以天癸名之。容成曰：精与经，同一水也，何必两名之？岐伯曰：同中有异也。男之精，守而不溢；女之经，满而必泄也。癸水者，海水也，上应月，下应潮，月有盈亏，潮有往来，女子之经水应之，故潮汐月有信，经水亦月有期也。以天癸名之，别其水为癸水，随天运为转移耳。容成曰：其色赤者何也？岐伯曰：男之精，阳中之阴也，其色白；女之经，阴中之阳也，其色赤。况流于任脉，通于血海，血与经合而成浊流矣。容成曰：男之精亏而不溢者，又何也？岐伯曰：女子阴有余，阳不足，故满而必泄；男子阳有余，阴不足，故守而不溢也。容成曰：味咸者何也？岐伯曰：壬癸之水，海水也。海水味咸，故天癸之味应之。容成曰：女子二七经行，稚女不行经何也？岐伯曰：女未二七，则任冲未盛，阴气未动，女犹纯阳也，故不行经耳。容成曰：女过二七，不行经而怀孕者，又何也？岐伯曰：女之变者也，名为暗经，非无经也。无不足，无有余，乃女中最贵者。终身不字[5]，行调息之功，必长生也。容成问曰：妇女经水，上应月，下应潮，宜月无愆期矣。何以有至有不至乎？岐伯曰：人事之乖违也。天癸之水，生于先天，亦长于后天也。妇女纵欲，伤任督之脉，则经水不应月矣；怀抱忧郁，以伤肝胆，则经水闭而不流矣。容成曰：其故何也？岐伯曰：人非水火不生，火乃肾中之真火，水乃肾中之真水也。水火盛则经盛，水火衰则经衰。任督脉通于肾，伤任督未有不伤肾者。交接时，纵欲泄精，精伤任督之脉亦伤矣。任督脉伤，不能行其气于腰脐，则带脉亦伤，经水有至有不至矣。夫经水者，火中之水也。水衰不能制火，则火炎水降，经水必先期至矣。火衰不能生水，则水寒火冷，经水必后期至矣。经水之愆期，因水火之盛衰也。容成曰：肝胆伤而经闭者，谓何？岐伯曰：肝藏血者也，然又最喜疏泄。胆与肝为表里也，胆木气郁，肝木之气亦郁矣。木郁不达，任冲血海皆抑塞不通，久则血枯矣。容成曰：木郁何以使水之闭也？岐伯曰：心肾无咎不交者也。心肾之交接，责在胞胎，亦责在肝胆也。肝胆气郁，胞胎上交肝胆，不上交于心，则肾之气亦不交于心矣。心肾之气不交，各脏腑之气抑塞不通，肝克脾，胆克胃，脾胃受克，失其生化之司，何能资于心肾乎？水火未济，肝胆之气愈郁矣。肝胆久郁，反现假旺之象，外若盛内实虚。肾因子虚转去相济涸水，而郁火焚之，木安有余波以下泄乎？此木郁所以水闭也。鬼臾区问曰：气郁则血闭，血即经乎？岐伯曰：经水，非血也。鬼臾区曰：经水非血，何以血闭而经即断乎？岐伯曰：经水者，天一之水也，出于肾经，故以经水名之。鬼臾区曰：水出于肾，色宜白矣，何赤乎？岐伯曰：经水者，至阴之精，有至阳之气存焉，故色赤耳，非色赤即血也。鬼臾区曰：人之肾有补无泻，安有余血乎？岐伯曰：经水者，肾气所化，非肾精所泄也。女子肾气有余，故变化无穷耳。鬼臾区曰：气能化血，各经之血不从之而泄乎？岐伯曰：肾化为经，经化为血，各经气血无不随之而各化矣。是以肾气通则血通，肾气闭则血闭也。鬼臾区曰：然则气闭宜责在肾矣，何以心肝脾之气郁而经亦闭也？岐伯曰：肾水之生，不由于三经；肾水之化，实关于三经也。鬼臾区曰：何也？岐伯曰：肾不通肝之气，则肾气不能开。肾不交心之气，则肾气不能上。肾不取脾之气，则肾气不能成。盖交相合而交相化也。苟一经气郁，气即不入于肾，而肾气即闭矣。况三经同郁，肾无所资，何能化气而成经乎？是以经闭者，乃肾气之郁，非止肝血之枯也。倘徒补其血，则郁不宣反生火矣。徒散其瘀，则气益微反耗精矣。非惟无益，而转害之也。鬼臾区曰：大哉言乎！请勒之金石，以救万世之母乎。

陈远公曰：一篇救母之文，真有益于母者也。讲天癸无余义，由于讲水火无余义也。水火之不通，半成于人气之郁。解郁之法，在于通肝胆也，肝胆通则血何闭哉！正不必又去益肾也。谁知肝胆不郁而肾受益乎，郁之害亦大矣。

红铅[6]损益篇

容成问曰：方士采红铅接命，可为训乎？岐天师曰：慎欲者采之，服食延寿；纵欲者采之，服食丧躯。容成曰：人能慎欲，命自可延，何藉红铅乎？岐伯曰：红铅延景丹也。容成曰：红铅者，天癸水也。虽包阴阳之水火，溢满于外则水火之气尽消矣，何以接命乎？岐伯曰：公之言，论天癸则可，非论首经之红铅也。经水甫出户辄色变，独首经之色不遽变者，全其阴阳之气也。男子阳在外，阴在内；女子阴在外，阳在内。首经者，坎中之阳也。以坎中之阳补离中之阴，益乎不益乎？独补男有益，补女有损。补男者，阳以济阴也；补女者，阳以亢阳也。容成曰：善。

陈远公曰：红铅何益于人，讲无益而成有益者，辨其既济之理也。谁谓方士非恃之以接命哉！

初生微论篇

容成问曰：人之初生，目不能睹，口不能餐，足不能履，舌不能语，三月而后见，八月而后食，期岁而后行，三年而后言，其故何也？岐伯曰：人之初生，两肾水火未旺也；三月而火乃盛，故两目有光也；八月而水乃充，故两龈有力也；期岁则髓旺而膑生矣；三年则精长而囟合矣。男十六天癸通，女十四天癸化。容成曰：男以八为数，女以七为数，予知之矣。天师于二八、二七之前，《内经》何未言也？岐伯曰：《内经》首论天癸者，叹天癸难生易丧也。男必至十六而天癸满，年未十六皆未满之日也；女必至十四而天癸盈，年未十四皆未满之日也。既满既盈，又随年俱耗，示人宜守此天癸也。容成曰：男八八之后犹存，女七七之后仍在，似乎天癸之未尽也。天师何以七七、八八之后不再言之欤？岐伯曰：予论常数耳，常之数可定，变之数不可定也。予所以论常不论变耳。

陈远公曰：人生以天癸为主，有则生，无则死也。常变之说，惜此天癸也。二七、二八之论，亦可言而言之，非不可言而不言也。

骨阴篇

鸟师问于岐伯曰：婴儿初生，无膝盖骨，何也？岐伯曰：婴儿初生，不止无膝盖骨也，囟骨、耳后完骨皆无之。鸟师曰：何故也？岐伯曰：阴气不足也。阴气者，真阴之气也。婴儿纯阳无阴，食母乳而阴乃生，阴生而囟骨、耳后完骨、膝盖骨生矣。生则儿寿，不生则夭。鸟师曰：其不生何也？岐伯曰：三骨属阴，得阴则生，然亦必阳旺而长也。婴儿阳气不足，食母乳而三骨不生，其先天之阳气亏也。阳气先漓，先天已居于缺陷，食母之乳补后天而无余，此三骨之所以不生也。三骨不生又焉能延龄乎！鸟师曰：三骨缺一，亦能生乎？岐伯曰：缺一则不全乎其人矣。鸟师曰：请悉言之。岐伯曰：囟门不合，则脑髓空也；完骨不长，则肾宫虚也；膝盖不生，则双足软也。脑髓空，则风易入矣；肾宫虚，则听失聪矣；双足软，则颠仆多矣。鸟师曰：吾见三骨不全亦有延龄者，又何故欤？岐伯曰：三者之中，惟耳无完骨者亦有延龄，然而疾病不能无也。若囟门不合、膝盖不生，吾未见有生者。盖孤阳无阴也。

陈远公曰：孤阳无阴，人则不生，则阴为阳之天也。无阴者，无阳也。阳生于阴之中，阴长于阳之外，有三骨者，得阴阳之全也。

二　卷

媾精受妊篇

雷公问曰：男女媾精而受妊者，何也？岐伯曰：肾为作强官，故受妊而生人也。雷公曰：作强而何以生人也？岐伯曰：生者，即肾之技巧也。雷公曰：技巧属肾之水乎？火乎？岐伯曰：水火无技巧也。雷公曰：离水火又何以出技巧乎？岐伯曰：技巧成于水之气也。雷公曰：同是火之气，何生人有男女之别乎？岐伯曰：水火气弱则生女，水火气强则生男。雷公曰：古云"女先泄精则成男，男先泄精则成女"，今曰"水火气弱则生女，水火气强则生男"，何也？岐伯曰：男女俱有水火之气也，气同至则技巧出焉，一有先后不成胎矣。男泄精，女泄气，女子泄精则气脱矣，男子泄气则精脱矣，乌能成胎？雷公曰：女不泄精，男不泄气，何以受妊乎？岐伯曰：女气中有精，男精中有气，女泄气而交男子之精，男泄精而合女子之气，此技巧之所以出也。雷公曰：所生男女，有强有弱，自分于父母之气矣。但有清浊寿夭之异，何也？岐伯曰：气清则清，气浊则浊，气长则寿，气促则夭，皆本于父母之气也。雷公曰：生育本于肾中之气，余已知之矣。但此气也，豫于五脏六腑之气乎？岐伯曰：五脏六腑之气，一经不至，皆不成胎。雷公曰：媾精者，动肾中之气也。与五脏六腑何豫乎？岐伯曰：肾藏精，亦藏气。藏精者，藏五脏六腑之精也；藏气者，藏五脏六腑之气也。藏则俱藏，泄则俱泄。雷公曰：泄气者，亦泄血乎？岐伯曰：精即血也。气无形，血有形，无形化有形，有形不能化无形也。雷公曰：精非有形乎？岐伯曰：精虽有形，而精中之气正无形也。无形隐于有形，故能静能动。动则化耳，化则技巧出矣。雷公曰：微哉言乎！请传之奕祀，以彰化育焉。

陈士铎曰:男女不媾精,断不成胎。胎成于水火之气,此气即男女之气也。气藏于精中,精虽有形而实无形也。形非气乎,故成胎即成气之谓。

社生篇

少师问曰:人生而白头,何也?岐伯曰:社日生人,皮毛皆白,非止发之白也。少师曰:何故乎?岐伯曰:社日者,金日也。皮毛须髩[7]皆白者,得金之气也。少师曰:社日非金也,天师谓之金日,此余之未明也。岐伯曰:社本土也,气属金,社日生人,犯金之气。金气者,杀气也。少师曰:人犯杀气,宜夭矣,何又长年乎?岐伯曰:金中有土,土乃生气也。人肺属金,皮毛亦属金。金之杀气,得土则生,逢金则斗。社之金气,伐人皮毛,不入人脏腑,故得长年耳。少师曰:社日生人,皮毛发不尽白者,又何故欤?岐伯曰:生时不同也。少师曰:何时乎?岐伯曰:非巳午时,必辰戌丑未时也。少师曰:巳午火也,火能制金之气,宜矣。辰戌丑未,土也,不助金之气乎?岐伯曰:社本土也,喜生恶泄,得土则生,生则不克矣。少师曰:同是日也,何社日之凶如是乎?岐伯曰:岁月日时,俱有神司之,社日之神,与人最亲,其性最喜洁也,生产则秽矣。两气相感,儿身受之,非其煞之暴也。少师曰:人生有记,赤如朱,青如靛,黑如锅,白如雪,终身不散,何也?岂亦社日之故乎?岐伯曰:父母交媾,偶犯游神,为神所指,皆父母之过也。少师曰:色不同者,何欤?岐伯曰:随神之气异也。少师曰:记无黄色者,何也?岐伯曰:黄乃正色,人犯正神,不相校也,故亦不相指,不相指,故所记耳。

陈远公曰:社日生人,说来有源有委,非孟浪成文者可比。

天厌[8]火衰篇

容成问曰:世有天生男子音声如女子,外势如婴儿,此何故欤?岐伯曰:天厌之也。容成曰:天何以厌乎?岐伯曰:天地有缺陷,安得人尽皆全乎?容成曰:天未尝厌人,奈何以天厌名之。岐伯曰:天不厌而人必厌也,天人一道,人厌即天厌矣。容成曰:人何不幸成天厌也?岐伯曰:父母之咎也。人道交感,先火动而后水济之,火盛者生子必强,火衰者,生子必弱;水盛者生子必肥;水衰者生子必瘦。天厌之人,乃先天之火微也。容成曰:水火衰盛分强弱肥瘦,宜也,不宜外阳之细小。岐伯曰:肾中之火,先天之火,无形之火也。肾中之水,先天之水,无形之水也。火得水而生,水得火而长,言肾内之阴阳也。水长火,则水为火之母;火生水,则火为水之母也。人得水火之气以生身,则水火即人之父母也。天下有形,不能生无形也,无形实生有形。外阳[9]之生,实内阳之长也。内阳旺而外阳必伸,内阳旺者,得火气之全也。内阳衰矣,外阳亦何得壮大哉!容成曰:火既不全,何以生身乎?岐伯曰:孤阴不生,孤阳不长。天厌之人,但火不全耳,未尝无阴阳也。偏于火者,阳有余而阴不足;偏于水者,阴有余而阳不足也。阳既不足,即不能生厥阴之宗筋,此外阳之所以屈而不伸也,毋论刚大矣。容成曰:善。

陈远公曰:外阳之大小,视水火之偏全,不视阴阳之有无耳。说来可听。

---

[1]阴阳颠倒　即性交。《诗经》:"东方未明,颠倒阴阳"。

[2]窈(yǎo,音咬)窈冥冥　立作"窅(yǎo,音咬)窅冥冥"。深奥,深远。

[3]颠倒之术　房中术。亦即"阴阳颠倒之术"之略。即关于性交方法及养生学的相关内容。

[4]锡(xī,音希) 赏赐。通“赐”。
[5]不字 不孕不育。字,生育。
[6]红铅 古代方士所言女性初次月经之血。谓能补益。
[7]髩 音义同“鬓”。即鬓角。脸边靠近耳朵的头发。
[8]天厌 先天性男性性器官发育畸形。
[9]外阳 男性外生殖器。

辨 证 录

清·陈士铎[原著]

[说明]

《辨证录》，清代著名医家陈士铎(陈氏生平已详于《外经微言》)约撰于康熙二十六年(1687)，综合性医书。分伤寒、中风、中寒、梦遗、阴阳脱、淋症、疝气、阴痿、遗尿、强阳不倒、种嗣和囊痈等126门，计770余证。每证详列病状、病因、立法处方，并说明方药作用及配伍关系。每证各有一个主方，另附备用方一首，以资之参。本书以"辨病体之异同，证药之攻补"为特点，故名《辨证录》。全文说理精当，析证中肯，遣方切病，用药灵活，师古而不泥古，辨证重于鉴别，广为学者所推崇。其《辨证冰鉴》、《辨证奇闻》乃本此书而成。

本次据清雍正刻本为底本、乾隆文诚堂刊本为主校本整理。

卷之八

梦遗门 七条

人有用心过度，心动不宁，以致梦遗者，其症口渴舌干，面红颧赤，眼闭即遗，夜有遗数次者，疲倦困顿，人以为肾虚之过也，谁知是心虚之故乎！夫心喜宁静，不喜过劳，过劳则心动，心动则火起而上炎，火上炎则水火相隔，心之气不能下交于肾，肾之关门大开矣。盖肾之气必得心气相通，而始能藏精而不泄。今心不能摄肾，则精焉得而不走乎！虽然心未尝不恶肾之不藏也，无如心欲摄肾而力不能也。然则治法何必治肾，补心中之虚，而梦遗自止矣，方用**静心汤**。

人参三钱　白术五钱　茯神五钱　炒枣仁　山药各一两　芡实一两　甘草五分　当归三钱　北五味十粒　麦冬五钱

水煎服。

二剂遗止，十剂永不再遗也。此方大补心气之虚，全不去泻心之火。盖火之动，由于心之过劳，是火乃虚火，非心之实火也。实火可泻，虚火宜补，世人以实火泻之，此梦遗之所以不能止也。

此症用**断遗神丹**亦效。

人参一两　山药五钱　芡实五钱　麦冬五钱　北五味一钱

水煎服。

人有朝朝纵欲，渔色不厌，遂至梦遗不能止，其症腰足痿弱，骨内痠痛，夜热自汗，终宵不干，人以为肾火之作祟也，谁知是肾水涸竭乎！夫肾中水火两得其平，久战尚不肯泄，梦中之遗，实水火之不得平耳。火衰而水旺者亦能遗；火盛而水衰者亦能遗也。二者相较，火衰而遗者轻，火盛而遗者重。轻者略补火而即痊，重者非大补水而不能愈。盖火易接续，而水难滋益也。治法不必泻火，补肾水以制火可耳，方用**旺水汤**。

熟地一两　沙参五钱　北五味一钱　山药一两　芡实一两　茯苓五钱　地骨皮三钱

水煎服。

连服四剂不遗矣。此方纯是补精，绝不入涩精之药，以梦遗愈涩而愈遗也。补其精，则水足以制火之动，火不动，精能自止，何必涩之！今不特不涩，且用通利之药者，以梦遗之人，精窍大开，由于尿窍之闭也，火闭其尿窍，则水走其精窍矣，通其尿窍，正所以闭其精窍也。倘用涩药，精窍未必闭，而尿窍反闭矣，何日是止精之时哉！

此症用**熟地添精丹**亦佳。

熟地二两　麦冬　山药　芡实各一两　北五味一钱

水煎服。

人有怒气伤肝，忽然梦遗，久而不止，凡增烦恼，泄精更多，其症两胁多闷，火易上升于头目，饮食倦怠，发躁发胀，人以为肝气之动也，谁知是肝血之燥乎！夫肝中有火，得血则藏，何无血则不能藏也？盖肝中之火，木中之火也，木缺水则木干，肝少血则肝燥，肝燥之极，肝中之火不能自养，乃越出于外，往来心肾之间，游魂无定而作梦，其梦每多淫梦者，因肝气之虚也。治法：补肝血而少泻其火，则火不旺而魂自归，何梦而至于遗也，方用**润木安魂汤**。

当归一两　白芍一两　甘菊花三钱　北五味五分　茯苓五钱　白术五钱　炒栀子一钱　金

樱子三钱　甘草五分

水煎服。

二剂肝火平，又二剂肝血旺，又二剂梦遗止矣。再用十剂，永不再发。此方寓泻于补之中，寓止于通之内，反能归魂而入于肝，涩精而收于肾也。倘不知补而徒泻之，不知通而单止之，则肝无血养，魂安能归哉？魂既不归，摇摇靡定，梦难断绝，遗亦宁有止日耶？

此症用**芍药润燥丹**亦可。

白芍　山药各一两　炒栀子三钱　芡实一两

水煎服。

人有心气素虚，力难久战，然又思慕美色，心中怦怦，遂至梦遗，其症阳实不振，易举易泄，日日梦遗，后且不必梦亦遗，见美妇而心动，闻淫语而色移，听女音而神驰，往往走失不止，面黄体瘦，自汗夜热，人以为心肾之两虚也，谁知是心包之火大动乎！夫心包为心君之相臣，代君行令者也。心气旺，则心包奉君令，而不敢上夺其权；心气衰，则心包奉君令，而反行其政矣。治法：必须补心经之衰，泻心包之火，则梦遗可断，而自遗亦可止也，方用**强心汤**。

人参一两　茯神五钱　当归五钱　麦冬三钱　巴戟天五钱　山药五钱　芡实五钱　玄参五钱　北五味子五分　莲子心三分

水煎服。

连服四剂，梦遗少矣；再服四剂，自遗少矣；再服一月，梦遗、自遗均愈；服三月，不再发。此方补心者居其七，泻心包者居其三。盖心包之旺，原因于心气之衰，补其心则心旺，而心包自衰。故少加玄参、莲子心，以泻心包之火，而君相两得其平矣。但必须多服，始能奏功，积弱之势，成非一日，其由来久也，渐移默夺之功，乌可责旦夕哉？

此症用**莲心清火汤**亦效。

玄参　生地各五钱　丹参三钱　山药　芡实各一两　莲子心二钱　麦冬一两　北五味子五分　天冬一钱

水煎服。

人有素常纵欲，又加劳心思虑终宵，仍然交合，以致梦遗不止。其症口渴引水，多饮又复不爽，卧不安枕，易惊易惧，舌上生疮，脚心冰冷，腰痠若空，脚颤难立，骨蒸潮热，神昏魂越，人以为心肾之虚也，谁知是心肾二经之火，一齐俱动乎！夫心中之火，正火也。正火必得肾水以相制；肾中之火，虚火也，虚火必得心火以相伏。故心火宁静，而肾火不能动也，肾火之动，由于心火之衰耳。心肾两动，则二火相合，岂能久存于中？火性炎上，自然上腾而不肯止矣。一火动，水犹不升；两火齐动，安望其水之下降乎？火升之极，即水降之极也。心肾之气不闭，则玉关大开，安得止之！然则何以救之耶？仍补其心肾，气足而关自闭矣，方用**两益止遗汤**。

人参一两　熟地二两　山药一两　芡实一两　白术一两　生枣仁一两　黄连五分　肉桂五分

水煎服。

二剂遗即止，服二月诸症痊愈。此方乃心肾交合之圣剂，心肾交则二火自平，正不必单止其遗也。况止遗必用涩药，内火煽动，愈涩而火愈起矣。

此症亦可用**两宁汤**。

熟地二两　麦冬二两　黄连一钱　肉桂三分　山药一两　芡实一两

水煎服。

人有专攻书史，诵读不辍，至四鼓不寝，遂成梦遗之症，久则玉茎著被，精随外泄，不著则否，饮食减少，倦怠困顿，人以为心火之盛也，谁知是肾火随心火之奔越乎！夫心火易动而难静，人一日之内，无刻不动心也，动心一日，全藉夜分之安寝，则心之血归于肝中，而肾水来滋，虽肾水本来养肝而不养心，然心气即归于肝中，肾即养肝，肝有不养心者乎？自然以养肝者养心矣。心既得养，则心犹不动也，惟过劳其心，则心血耗损，血不能归肝而火炽，肾见心火之沸腾，肾不来交矣。况肾未必平日之积蓄，则水源有亏，水亏而火更旺，火以引火，心火乘热而入肾，客于下焦，以鼓其精房，于是精不闭藏而外泄矣，此正气虚绝欲脱之象也，方用**绝梦丹**。

人参三钱　麦冬五钱　茯神三钱　白术三钱　熟地一两　芡实五钱　山药五钱　北五味一钱　玄参一两　菟丝子三钱　丹参三钱　当归三钱　莲子心三钱　炒枣仁三钱　陈皮三分　沙参三钱

水煎服。

十剂轻，二十剂更轻，三十剂疾如失。此方安心之圣方，即补肾之妙剂，盖合心肾而两救之也。人疑火盛之极，宜用止火之味矣，不知火起劳心，火乃虚火，而非实火，虚火可补不可泻，故大补心肾，虚火自安，倘执君火为实火，妄用大寒过凉之药，则生机顿失矣。

此症用**养儒汤**亦效。

熟地一两　金樱子　芡实　山药　玄参　麦冬各五钱　牡蛎末三钱　北五味五分

水煎服。

人有至夜，脊心自觉如火之热，因而梦遗，人以为河车火烧也，谁知是肾水之涸乎！夫河车之路，即脊骨之椎也。肾之路走夹脊者，乃肾水之路，亦肾火之路也。水火相济，而河车之路安；水火相胜，而河车之路塞。路塞者，无水以灌注之也。无水相通，则火气上炎而成热，脊心安得清凉哉？火炎于上，自然水流于下矣。治法救在上之火炎，必先沛在下之水涸，水足火息，黄河始可逆流也，方用**挽流汤**。

熟地二两　山药一两　白术一两　泽泻三钱　玄参一两　北五味二钱　山茱萸五钱

水煎服。

十剂热解，二十剂遗绝。此方纯是补水之味，过于酸收者，取其收敛以止遗也。夫梦遗之症，愈涩愈遗，此何用酸收而不顾乎？不知河车之路，最喜酸涩，非酸涩则水不逆流。终日梦遗，水成顺流之势，水顺流之至，则火逆冲之至矣。酸收之味，用之于优渥[1]之中，则逆流而上，可以救中谷之焚。火降而水更升，何至下遗之靡止乎？故脊热除，而梦遗亦断也。

此症用**充脊汤**亦佳。

山茱萸　熟地　山药　芡实各一两　北五味三钱　金樱子　白术各三钱

水煎服。

阴阳脱门　五条

男子久战不已，忽然乐极情浓，大泄不止，精尽继之以血，气喘而手足、身体皆冷。人皆以男脱精为阳脱，女脱精为阴脱，其实男女俱有阴阳之脱，不必分男女以治之也。大约脱症俱宜治阳，盖精脱之后，精已尽亡，是无阴也，而阳气亦在将脱未脱之际，若不急救其阳气，则阳气一散，归阴甚速。况阴性迟而阳性速，徒补其阴，则迂缓之极，何济于事乎！倘执补阴之说，阴已尽泄，内绝真阴之根，又从何处补起？是补阳可以续阴，而补阴难以引阳也。然阴尽继之以血，似乎血亦宜止，而止血之药，要不外涩药以闭之，但内已无阴，何从闭塞？不若用补气之剂，以助其阳气，阳旺而阴自能生，阴阳交济，气血交通，自然精生血闭，不涩之涩也，方用**续阴救绝汤**。

人参二两　白术三两　附子一钱　巴戟天一两

水煎服。

一剂血止，二剂阴生，连服四剂，可以不死。此方补阳气之圣药也。用人参回绝，续于无何有之乡；用白术以通利其腰脐之气，用附子以追其散失之元阳，用巴戟天补其心肾之阴，仍是补阳之药，则阳回而阴亦回也。倘不用人参，止用附、术、巴戟，亦可夺命于须臾，然无参为君主之味，则附子之热，无以驾驭，恐有阳旺阴消之弊，倘能以补阴之药济其后，亦不至有偏胜耳。

此症用**参附五味汤**亦大效。

人参三两　附子二钱　北五味子三钱

水煎服。

有妇人爱风月者，尽情浪战，以致虚火沸腾，阴精下脱，死去更苏，头目昏晕，止存游气，人以为阴脱也，谁知是阳脱乎！妇人主静不主动，最难泄精，以妇人满身纯阴，肾中独存阳气也。男子成仙者，采妇人之阳气以为丹母，然而采者多，而能得之者绝少。凡妇人泄精，必自动之极，而漏泄之时，其乐有不可言者，正泄其阳气也。阳气之泄，将一身骨髓之真阳，尽从胞胎之管而喷出，然亦止泄其阳气，而非泄其精也。惟火动之极，则肝气大开，血不藏矣。血不藏则精亦不能固，而肾中之真阴，亦随之俱泄。当此之时，妇人乃动极而不能自止，情愿身死以徇，故愈动而愈泄，而乃至精尽，一笑而亡。惟藉男子紧抱其身，以嘴哺气，阳不离阴之户，然后死去还魂，是阳脱而阴尚未绝耳，可不急救其阴乎？然而救阴不能回阳，必须仍救阳也，方用**回阳救阴丹**。

人参三两　黄芪三两　当归一两　茯神五钱　生枣仁三钱　北五味子一钱

水煎服。

一剂阳回，二剂阴生，然后方中再加熟地一两、山茱萸五钱，一剂煎饮，连服一月，可以还元如故。此方先用参，以挽回于一时；后用熟地、山药，以挽回于平日。盖人参实能救脱以回阳，而不能救涸以填阴，先补阳而后补阴，则已脱之精可生，未脱之气易长，庶不至阳旺而阴消也。

此症用**参术汤**亦可救。

人参三两　白术三两

水煎服。

人有小便之时，忽然寒噤脱去，虽无阴精之泄，然气泄即精泄也，人以为中风之症，谁知是阴阳两脱乎！夫膀胱气化，始能小便，此气即肾中之气也。人过泄精，则气不能旺矣。气衰则精易泄，精泄而气易微。小便之时脱去者，未有不因过于交感泄精所致。交感时泄精以脱者，因于乐极情浓；交感后当小便而脱者，必战败阳痿之人。故脱于男女身上者，多有回生；脱于坑厕之地者，每难救死。盖彼有阴阳之根，此无阴阳之倚也。然脱有不同，倘脱去昏晕，外势缩入者，尚可救援，急以手拽出龟头，不使缩入，后用**生人汤**救之，方用：

生枣仁五钱　人参二两　附子三钱　白术四两　菖蒲五分

水煎服。

一剂再苏，二剂更健，改用**调阴回阳汤**。

熟地二两　山茱萸一两　白术一两　茯神三钱　人参一两　肉桂一钱　白芥子二钱

水煎服。调理二月而愈。

前方回阳于无何有之乡，后方生阴于正可续之际，自然阳回而阴不至于骤绝，阴生而阳不至于太旺耳。或谓龟头缩入，明是寒极宜死之兆，不知犹有生机者，以内有阳气未绝耳。使阳已绝矣，则龟头反不深入；龟头之深入者，阴欲入阳之兆也，故以阳药急救之而更苏矣。

此症用**参术附子汤**亦可效。

人参　白术各二两　附子三钱

水煎服。

人有大便之时，一时昏晕而脱者，两目上视，手足冰冷，牙关不收，不能语言，人以为中风不语也，谁知是阴脱之症乎！夫大便之能开阖者，肾主之也。肾水足，大便无燥结之虞；肾水衰，大便有滑利之患。是大便之燥润，全责之肾也。然大肠之病，何能遽绝？不知大肠过燥，则火烁其水而阴结；过滑则水制其火而阴亦绝也。且大肠阴绝，仍绝于肾耳，故肾脱而大肠亦脱，惟救其肾绝而已，方用**六味地黄汤**。

熟地二两　山茱萸一两　茯苓八钱　丹皮六钱　山药一两　泽泻六钱

水煎服。

一剂昏晕苏，再剂言语出，连服一月全愈，此方非救脱之药也。然肾水枯而肾始绝，大滋其肾水，枯槁之时得滂沱之泽，则沟洫[2]之间，无非生意，是补水正所以救肾之绝，岂大肠得水而反不能救其脱乎！

此症用**两援汤**亦可治。

熟地二两　当归　人参　白术各一两　肉桂二钱

水煎服。

人有并不与妇人交感，一闻妇女之声音而淫精流出，虽非阴阳脱症之重，然亦脱症之渐也。夫阴阳不相离者也，久战不泄者，肾火与肾水俱旺也。惟肾水衰而火易动，肾火衰而水难固。久战不泄者，非惟肾中水火之旺，亦心中水火之旺也。心火旺，肾火不敢夺其权；心水旺，肾水不敢移其柄。惟心中水少，而肾中之水始有下竭之忧，心中火少，而肾中之火始有下移之患。闻妇女之声，淫精即出，此心中水火虚极而动也，而肾中水火随心君之动而外泄矣。若流而不止，此阴阳将脱之候，尤为危症，苟不急治，亦与鬼为邻，治法宜大补其心肾，方用**交济汤**。

人参五钱　熟地一两　山茱萸五钱　麦冬一两　柏子仁三钱　龙骨醋焠，二钱　黄连五分　肉桂五分　当归五钱　黄芪五钱

水煎服。

十剂，虽闻妇女之声，亦止而不流矣；更服二十剂，痊愈。此方心肾两补，少加涩精之味，使玉门自闭，不致经络之大开也。盖心肾不交，而玉门之关既易开；心肾易交，而玉门之关反易闭。闻声流精者，其精原先离于肾宫，故随闻随出，亦其中之关门大开故耳，所以宜用涩于补之中也。

此症用**葆精丸**亦佳。

人参五两　白术　黄芪各一斤　山药　熟地　芡实各一斤　北五味三两　远志四两　炒枣仁　山萸肉　巴戟天　菟丝子　麦冬各八两　龙骨三两，醋焠　金樱子四两

蜜为丸。每日早晚白滚水吞服，各六钱。一料痊愈。

淋症门 七 条

人有小便流白浊者，如米泔之汁，如屋漏之水，或痛如刀割，或涩似针刺，溺溲短少，大便后急，此膀胱之火壅塞也。此症大约得之入房不使畅泄而忍精者居多。夫人精泄之时，必由腰肾而上趋夹脊，透泥丸而下喉咙，百节骨髓，无不同趋下走于阴器而出。倘少遏抑之，则精即止遏于中途而不得散，欲返原旧之百骸而不可得，于是不得已而走膀胱之路，欲随溺而泄也。夫膀胱化水而不化精，且与肾为表里，尤不肯将肾中之精外泄，故闭塞其口而精不得出，膀胱因精在门外，不敢化水而水不行，水不行而火乃炽，于是熬干水液，精色变而为浊，遂得下润于膀胱，而膀胱仍不受也，乃自流于阴器而出矣。治法泻膀胱之火，佐之以利水之味，则火随水流，精亦随火而散矣，方用**散精汤**。

刘寄奴一两　车前子五钱　黄柏五分　白术一两

水煎服。

一剂即愈。此方用白术以利腰脐之气，用车前以利水，用黄柏以泻膀胱之火，用寄奴以分清浊，而此味性速，无留滞之虞，取其迅逐行水止血，不至少停片刻也。

此症用**桂车汤**亦效。

车前子一两　肉桂三分　知母一钱　王不留行二钱

水煎服。一剂即通。

人有小便流赤浊者，似血非血，似溺非溺，溺管疼痛，人以为血淋也，谁知是气虚血壅乎！夫气旺则血行，气衰则血闭。然气虚之人，多不能忍精而战，不能忍而必欲忍，则精塞水窍，气衰不能推送以出，由是积而内败，化为脓血矣。精化为血，而血无所归，仍流于膀胱，膀胱不能化血，随其自流。精化之血，相火犹存，火性作祟，所以疼痛也。虽然精即化血，精何能多，血亦宜少，何终日流而不能止？不知精与血，同类也，精即化血，则血以引精，何有底止乎！治法急宜止血为主，然不可徒止血也，止血必须补气，盖气能化血也，方用**断血汤**。

黄芪一两　当归五钱　三七根末三钱　茯苓三钱　丹皮三钱

水煎服。

一剂血淋止，二剂痊愈。此方用黄芪以补气，用当归以补血。气既旺，无难推送夫败浊矣，况所化精血久已外出，所流者乃旧血而非败血也。今用补气补血之药以生新血，新血一生，旧血自止，况有三七根之善于止血乎！方中用丹皮以清血中之火，茯苓以分其水中之血，自然清浊不至混杂，壅阻得以疏通也。世人不知治血淋之法，以湿热治之，往往至于困顿耳。

此症用**玄车丹**亦甚效。

玄参　车前子各一两

水煎服。

二剂即愈。

人有小便之中溺砂石者，其色不同而坚实如石，投之热汤之中，顷刻不能即化。其欲溺之时，必疼痛欲死，用尽气力始得溺出而后快。其症大约得之入房而又行路涉水，或加沐浴而成之者，人以为砂石淋也，谁知是肾水煎熬之故哉！夫肾火之盛，由于肾水之衰也。入房泄精，水亏之后，其火未能遽息，复加行役以劳其筋骨，则火且大动而不可止。沐浴涉水，似乎外水可以制火，讵识肾火乃虚火也，外水乘肾气之虚，直入以遏其火，火乃不敢外散，反闭守于肾宫。肾水乃至阴之水，犹天地之海水也，海水得火而成盐之块，肾水得火而成石之淋，又何足怪乎？惟是外水淡水也，肾水咸水也。肾火喜咸而畏淡，一遇淡水之侵，肾火闭结而不得伸，乃行其气于膀胱，煎干咸水而成石也，治法通其肾中之气，利其膀胱，则肾火解而砂石自化矣，方用**化石汤**。

熟地二两　茯苓一两　薏仁五钱　山茱萸一两　泽泻五钱　麦冬五钱　玄参一两

水煎服。

一剂、二剂轻，十剂痊愈。此方不去治淋，反去补肾，以茯苓、薏仁，淡渗之药，解其咸味；以麦冬、玄参，微寒之品，散其火气；以地黄、山萸，甘酸之珍，滋其阴水，又取其甘能化石，而酸能消石也。又虑其性滞而不行，留而不走，益之泽泻之咸，咸以入咸，且善走攻坚，领群药趋于肾中，又能出于肾外，迅逐于膀胱之里，而破其块也。倘不补肾，而惟治膀胱，则气不能出，乌能化水哉！

此症用**化砂汤**亦效。

熟地二两　山茱萸一两　甘草二钱　泽泻三钱　车前子三钱

水煎服。

人有感湿气而成淋者，其症下身重，溺管不痛，所流者清水而非白浊，人以为气虚成淋，谁知是湿重成淋乎！五淋之中，惟此淋最轻，然而最难愈，以湿不止在膀胱之经也。夫湿从下受，宜感于足，今足不肿而变为淋，是湿不入于皮肤而入于经络，且由经络而入于脏腑矣。然治脏腑之湿，而经络之湿宜乎尽散，何淋症最难愈耶？盖湿之能入于脏腑者，乘虚而入也。泻湿必损脏腑之气，气损则不能行水，湿何能泻耶？湿即难泻，淋何能即愈哉？故治湿必须利气，而利气始能去淋也，方用**禹治汤**。

白术一两　茯苓一两　薏仁一两　车前子三钱

水煎服。

此方利水而不耗气，分水而不生火，胜于五苓散实多。盖五苓散有猪苓、泽泻，未免过于疏决；肉桂大热，未免过于熏蒸，不若此方不热不寒，能补能利之为妙也。大约服此汤至十剂，凡有湿症，无不尽消，不止淋病之速愈也。

此症亦可用**气化汤**治之。

白术一两　茯苓　猪苓　车前子各三钱　黄芪一两　升麻五分

水煎服。

人有春夏之间，或遭风雨之侵肤，或遇暑气之逼体，上热下湿，交蒸郁闷，逐至成淋，绝无惊惧、忍精之过，人以为湿热之故也，谁知是肾虚而感湿热乎！夫肾虚者，肾中之火虚也，肾寒则火不足以卫身，外邪得以直入肾，幸肾中之水足以外护，不至于深入，乃客于肾之外廓。肾与膀胱为表里，肾之外即膀胱也，湿热外邪遂入于膀胱之中，代肾之火气以行其气化之令。然膀胱得肾气而能化，得邪气何能化哉？故热不化水湿，且助火不为溺而为淋矣。治法急宜逐膀胱之湿热，以清其化源。然而膀胱之湿热去，而肾气仍弱，何能通其气于膀胱？淋病即愈，吾恐有变病之生矣！故于利湿利热之中，更须益肾中之气也，方用**通肾祛邪散**。

白术一两　茯苓五钱　瞿麦一钱　薏仁五钱　扁蓄一钱　肉桂三分　车前子三钱

水煎服。

此方分解湿热，又不损肾中之气，故肾气反通转，能分解夫湿热也。淋症去而肾受益，何至变生不测哉！

此症用**散淋汤**亦效。

白术二钱　杜仲一两　茯苓一钱　豨莶二钱　薏仁五钱　黄柏一钱　肉桂一分

水煎服。

人有交感之时，忽闻雷轰，忽值人至，不得泄精，遂至变为白浊。溺管疼痛，宛如针刺，人以为肾精之内败也，谁知是胆气之内塞乎！夫胆喜疏泄者也，今胆气受惊，则收摄过多，而十二经之气皆不敢外泄，精亦阻住而不得流逐，蓄积于膀胱、阴器之间。而胆气不伸，自顾未遑，何能为十二经决断耶？所以精变为淋，壅塞而艰于出也。治法抒其胆气，少加导水之药，则胆气即伸，得决其一往莫御之气，自然水通而精亦化也，方用**助胆导水汤**。

竹茹三钱　枳壳一钱　车前子三钱　白芍五钱　苍术三钱　滑石一钱　木通二钱　薏仁三钱　猪苓二钱

水煎服。

二剂少愈，四剂痊愈。方中虽导水居多，然导水之中，仍是抒胆之味，故胆气开而淋症愈耳。

此症用**顺胆汤**亦效。

柴胡　黄芩各二钱　白芍五钱　车前子五钱　茯神三钱　泽泻三钱　炒栀子三钱　苍术三钱

水煎服。

四剂愈。

人有下痢之时，因而小便闭塞，溺管作痛，变为淋者，人以为湿热太盛也，谁知是清浊之不分乎！夫夏感暑热，多饮凉水，或过餐茶果，皆能成痢，是痢疾故湿热所成。惟是湿热留于肠胃，宜从大便而出，今从小便而出者，是湿热过盛，其大势虽趋奔于大肠，而奔迫甚急，大肠不及流，乃走膀胱，而膀胱得湿热之气，则肺金清肃之令不行，欲化溺而不得，遂变为白浊而渗出者也。故清浊不分者，专言膀胱，非大小肠也。然水入膀胱，清浊之分，全责其渗化之奇，今因湿热不能化，非膀胱之病乎！夫膀胱气化能出，气者火也，湿热非火乎，何得火而反变为白浊耶？不知膀胱寒而溺频出，膀胱热而溺不能出。白浊是热而仍出者，以其有湿以相杂耳。且膀胱得火而化溺者，乃真火而非邪火也。真火化溺而易出，邪火烁溺而难出耳。湿热之火，正邪火而非真火也。治法清膀胱之邪火，兼逐大肠之湿热，则痢止而淋亦止矣，方用**五苓散**加减治之。

茯苓三钱　猪苓二钱　泽泻五钱　白术五分　炒栀子三钱　白芍五钱　槟榔二钱

水煎服。

连服二剂少轻，再服二剂又轻，更服二剂痊愈。此方利水之药多于治痢，何以痢先愈而淋反后愈也？盖痢本湿热所成，利其水则湿热易解，水不走大肠而尽走于膀胱，则膀胱反难渗水之速，故少迟奏效耳。

此症用**分浊饮**亦效。

萝卜子一钱　白茯苓　泽泻　车前子各五钱　甘草一钱　黄柏一钱　炒栀子三钱

水煎服。

卷之九

小便不通门 六条

人有小便不通，点滴不能出，急闷欲死，心烦意躁，口渴索饮，饮而愈急，人以为小肠之热极也。谁知是心火之亢极乎！夫心与小肠为表里，小肠热极而癃闭，乃热在心而癃闭也，盖小肠之能开阖者，全责于心肾之气相通也。今心火亢热，则清气不交于小肠，惟烈火之相迫，小肠有阳无阴，何能传化乎？小肠既不能传化，膀胱何肯代小肠以传化耶？况心肾之气既不入于小肠，亦何能入于膀胱，以传化夫水哉！治法泻心中之火，兼利其膀胱，则心肾气通，小便亦通矣，方用**凉心利水汤**。

麦冬一两　茯神五钱　莲子心一钱　车前子三钱

水煎服。

二剂水出如注，四剂痊愈。此方补心之药，即凉心之药也，在心既无太亢之虞，在小肠又宁有大干之患？况又有滑利淡渗之味，以通其水，则心气自交于肾，肾气自交于膀胱，气化易于出水，岂尚有不通之苦哉？

人有小便不通，眼睛突出，面红耳热，口渴引饮，烦躁不宁，人以为上焦之火盛也，谁知是膀胱之火旺乎！夫膀胱与肾为表里，膀胱必得肾气相通，而后能化水，是膀胱之火，即肾中命火之火也。膀胱无火，不能化水，何火盛反闭结乎？不知膀胱得正火则水易分消，得邪火而水难通利。盖膀胱乃太阳之经也，太阳最易入邪，一入邪而寒变为热，热结于膀胱，乃邪将散之时也。邪既将散，宜火随溺而泄矣，何反成闭结之症？盖因邪将出境，惟恐截杀去路，故作威示强，屯住于膀胱耳，治法不必泄肾火，但利膀胱，则邪去如扫，方用**导水散**。

王不留行五钱　泽泻三钱　白术三钱

水煎服。

一剂通达如故，不必二剂。此方逐水至神，因王不留行性速善走，故用之以祛除耳。闭原在膀胱，利膀胱而闭自开，何用张皇轻投迅利之剂耶？

人有小便闭结，点滴不通，小腹作胀，然而不痛，上焦无烦躁无形，胸中无闷乱之状，口不渴，舌不干，人以为膀胱之水闭也，谁知是命门之火寒乎！夫膀胱者决渎之官，肾中气化而能出，此气即命门之火也，命门火旺，而膀胱之水通；命门火衰，而膀胱之水闭矣。或曰：小水之勤者，由于命门之火衰也，火衰正宜小便大利，何反至于闭塞耶？不知命门之火，必得肾水以相养，肾水衰而火乃旺，火旺者水无力以制之也。无水之火，火虽旺而实衰；无火之水，水欲通而反塞。命门火衰而小水勤，衰之极者勤之极，勤之极者闭之极也。人见其闭，错疑是膀胱之火，反用寒剂，愈损其命门之火，膀胱之气益微，何能化水？改投利水之药，转利转虚矣。治法必须助命门之火，然徒助命门之火，恐有阳旺阴消之虑，必须于水中补火，则火生于水之中，水即通于火之内耳，方用**八味地黄汤**。

熟地一两　山茱萸五钱　丹皮三钱　山药五钱　泽泻三钱　茯苓五钱　肉桂二钱　附子一钱

水煎服。

一服即如注。八味汤，乃水中补火之圣药也。水中补火，而火无大炎之惧，火中通水，而水无竭泽之虞。即久闭而至于胞转，以此方投之，无不奏功于眉睫，况区区闭结哉！

此症用**行水汤**亦甚效。

熟地二两　巴戟天　茯神　芡实各一两　肉桂二钱

水煎服。

人有小便不通，目睛突出，腹胀如鼓，膝以上坚硬，皮肤欲裂，饮食不下，独口不渴，服甘淡渗泄之药，皆无功效，人以为阳盛之极也，谁知是阴亏之至乎！夫阴阳不可离也，淡甘渗泄之药，皆阳药也，病是无阴，而用阳药，宜乎阴得阳而生矣，然而无阴者。无阴中之至阴也，阴中之至阴，必得阳中之至阳而后化。小便之不通，膀胱之病也。膀胱为津液之府，必气化乃能出。是气也，即阳中至阳之气也，原藏于至阴之中，至阳无至阴之气，则孤阳无阴，何以化水哉？治法补其至阴，而阳自化也，方用**纯阴化阳汤**。

熟地一两　玄参三两　肉桂二分　车前子三钱

水煎服。

一剂小便如涌泉，再剂而闭如失。此方又胜于滋肾丸，以滋肾丸用黄柏、知母苦寒之味以化水，不若此方用微寒之药以化水也。论者谓病势危急，不宜用补以通肾，且熟地湿滞，不增其闭塞之苦哉？讵知肾有补无泻，用知母、黄柏反泻其肾，不虚其虚乎？何若用熟地纯阴之品，得玄参濡润之助，既能生阴，又能降火，攻补兼施，至阳得之，如鱼得水，化其亢炎而变清凉，安得不崩绝而出哉！或谓既用熟地、玄参以生阴，则至阳可化，何必又用肉桂、车前子多事？然而药是纯阴，必得至阳之品，以引入于至阳，而又有导水之味，同群共济，所以既能入于阳中，又能出于阳外也，矧肉桂止用其气以入阳，而不用其味以助阳，实有妙用耳，此症用**加生化肾汤**亦神。

熟地四两　生地二两　肉桂三分

水煎服。

人有小便不出，中满作胀，口中甚渴，投以利水之药不应，人以为膀胱之火旺也，谁知是肺气之干燥乎！夫膀胱者，州都之官，津液藏焉，气化则能出矣。上焦之气不化，由于肺气之热也，肺热则金燥，而不能生水，投以利水之药，益耗其肺气，故愈行水而愈不得水也。治法当益其肺气，助其秋令，水自生焉，方用**生脉散**治之。

人参二两　麦冬二两　北五味子一钱　黄芩一钱

水煎服。

二剂而水通矣。生脉散补肺气以生金，补肺气以生水是矣，何加入黄芩以清肺，不虑伐金以伤肺乎？不知天令至秋而白露降，是天得寒以生水也，人身肺金之热，不用清寒之品，何以益肺以生水乎？此黄芩之必宜加入于生脉散中，以助肺金清肃之令也，此症用**麦冬茯苓汤**。

麦冬三两　茯苓五钱

水煎服。

人有饮食失节，伤其胃气，遂至小便不通，人以为肺气之虚也，谁知是胃气下陷于下焦，不能升举之故乎！夫膀胱必得气化而始出，气升者，即气化之验也。气之升降，全视乎气之盛衰，气盛则清气升而浊气降，气衰则清气不升而浊气不降矣。若胃者，多气之府也，群气皆统之。胃气之盛衰，尤为众气之盛衰也，所以胃气一虚，各经众气多不能举，故脾胃虚而九窍皆为之不通，岂独前阴之闭水哉！治法必须提其至阳之气，而提气必从胃始也，方用**补中益气汤**。

人参二钱　黄芪三钱　白术三钱　当归二钱　甘草一钱　陈皮三分　柴胡一钱　升麻五分

水煎服。

一剂而小便通矣，再剂痊愈。此方用参、芪甘温之味，补其胃气；以升麻、柴胡从化原之下而升提之，则清升浊降，而肺气不虚，自能行其清肃之令，何至有闭结之患哉！

疝气门　附奔豚　八条

人有感侵寒湿，睾丸作痛者，冷即发痛不可忍，此湿气之入于肾经也。夫湿侵于肾，宜病在腰，何以腰不痛，而痛在睾丸乎！不知睾属肾，肾气不至睾丸，则外势不能振兴。盖因肾得湿则寒，寒在肾即寒在睾丸，而气结于腰肾之中，宜睾丸之不应矣。其睾丸作痛者，因疝气之成，虽成于肾气之寒，亦成于睾丸之湿也。当日泄精之后，人坐于寒湿之区，内外两感，睾丸独受之矣。治法温其肾中之寒，消其睾丸之湿，病去如扫矣，方用**救丸汤**。

肉桂二钱　白术二两　茯苓一两　薏仁一两　橘核一钱

水煎服。

一剂轻，二剂更轻，三剂痛除，十剂痊愈，不再发也。此症乃少阴肾经之病，肾中寒极而肾气不通，肾中湿重而肾气更滞，去其寒湿，而肾气自行于睾丸之内，况肉桂、桔核尤善入睾丸，自然手到功成也。

此症亦可用**桂荔汤**。

白术二两　肉桂二钱　山药一两　小茴香二钱　荔枝核三个，敲碎

水煎服。

人有感侵湿热，亦睾丸作痛，遇热即发，然痛不至甚，此热气之入于肾经也。夫肾最恶热，肾中虚火自旺，尚有强阳不倒之虞，况邪火相侵，热以济热，睾丸作痛，乌能免哉？但火性甚急，火痛宜不可久，何终年累月不愈，即或暂时无恙，遇热复发者，何为也？盖因热而又得湿耳。热性急而湿性迟，湿热交攻，热欲散而湿留，湿欲润而热燥，睾丸之内，竟成阴阳乖异，求其不痛得乎！治法去其湿热之气，疝病自除矣，方用**利丸汤**。

茯苓一两　薏仁一两　沙参二两

水煎服。

一剂轻，二剂又轻，十剂断根，不再发也。此方以茯苓、薏仁分消其湿气，以沙参化其肾中之热，且沙参善能治疝，故两用之而能成功耳。

此症用**沙参汤**亦甚效。

茯苓　白术　沙参各一两　甘草一钱　丹皮五钱　肉桂二分

水煎服。

人有睾丸作痛，气上冲于肝，两胁胀满，按之益疼，人以为阴寒在腹，谁知是厥阴之气受寒也！盖睾丸不独通肾，而且通肝。阴器者，宗筋之聚也，筋属肝，睾丸可升可降，其膜实联络于阴器之间，故肝病而筋亦病，筋病而睾丸亦病矣。睾丸之痛上冲于肝者，正显同气者其病亦同，乃肝气之冲于睾丸耳，方用**睾丸汤**。

白芍二两　小茴香三钱　桔核一钱　柴胡一钱　沙参五钱

水煎服。

一剂痛少止，二剂痛大止，三剂两胁之胀满尽除，四剂痊愈。此方平肝气而不冲于睾丸，得小茴香、桔核、沙参之类，散睾丸之邪，两丸安奠，何至上下相连而痛哉！

此症用**解疝汤**亦神。

肉桂二钱　白芍　白术各二两　柴胡一钱　沙参五钱

水煎服。

人有膀胱闭癃，小水不利，睾丸牵痛，连于小肠，相掣而疼者，皆云小肠之气，谁知是膀胱之热结耶！夫膀胱化水者也，膀胱寒则水不化，热亦不化。水不化而热结膀胱，水必分于经络，水入睾丸，丸乃日大，往往有囊大如斗而不能消者，是必分消其水矣，然但消其水，不解其热，则膀胱之火，直趋睾丸，其疼更甚，方用**散丸汤**。

茯苓一两　野杜若根枝一两　沙参一两

水煎服。

一剂痛除，二剂丸渐小，连服二剂，水泄如注，囊小如故矣。此方之奇，奇在杜若非家园之杜若也，乃野田间所生蓝菊花是也。此物性寒而又善发汗，且能直入睾丸以散邪，故用以助茯苓、沙参即利其湿，又泻其热，所以建功特神。惟是此药发汗，服此方后即用当归补血汤数剂，以补气血，则自无太虚之患也。

此症用**散癃汤**亦佳。

茯苓一两　车前子三钱　肉桂二分　萆薢二钱　甘草一钱　黄柏　知母各一钱

水煎服。

人有睾丸作痛，后变为不痛不疼者，名曰木肾，乃寒极而气不通也。此症初起必感寒湿，因而行房，又感寒湿，则湿入于睾丸之中，寒结于睾丸之外，遂至不痛不疼。此种疝气，非用桂附则不能直入睾丸以通其气，然无散邪之药，虽用桂附止可兴阳，而睾丸之邪终久难散，且散邪之药甚多，而能散睾丸之药甚少，此世人所以治木肾之病，不能多效耳，方用**化木汤**。

白术二两　附子一钱　肉桂一钱　杜若根一两　柴胡一钱

水煎服。

即拥被而卧，身必发汗，必至双肾之外，汗出如雨而后止，一剂即愈也。此方白术利腰脐之气，杜若根发睾丸之邪，得附子、肉桂通达内外，柴胡解其肝中之湿，故一剂奏功如神耳。

此症用**卫睾丹**亦妙。

附子　甘草　玄胡索　柴胡各一钱　白术三两　肉桂三钱　黄芪一两

水煎服。

人有生狐疝者，日间则缩入而痛，夜间则伸出而安，且能强阳善战，此乃真正狐疝。若日缩夜伸，不能久战者，仍假狐疝也。假狐疝乃寒湿之症，用前救丸汤治之即愈。至于真狐之疝，或于神道之旁行房，或于星月之下交感，乃祟凭之也。疝既不同，治宜亦异。大约狐疝，淫气未散，结于睾丸之内，狐最淫而善战，每于夜间媚人，盖狐属阴也。日间缩入，不可以战，战则疼痛欲死，此祟禁之也。凡祟亦属阴，入夜则阴主令矣。人身之阳气入于阴之中，阴与祟之阴相合，则同气相得，祟不禁焉，反得遂其善战之欢。及至精泄，阳气奔出，纯阴无阳，又复作痛矣。治法似宜祛逐其祟，然祟之入也，必乘其虚，不补虚而逐祟，何能愈乎？方用**逐狐**

汤。

人参一两　白术五钱　茯苓五钱　肉桂三分　桔核一钱　白薇一钱　荆芥三钱　半夏二钱　甘草一钱

水煎服。

连服四剂痊愈。此方纯助其阳，阳气旺则阴气自消，狐疝不逐自愈矣。或谓夜伸善战，正阳火之旺也，助其阳气，未必非增其妖气也，何助阳而祟灭乎？盖日间阳气用事，祟乃遏抑其阳气而不敢出，至夜乃乘阴气，借交合而聚于阴器之间，乃阳旺之假象，非真旺也。吾助其阳气，则阳气勃发身中，昼夜皆是阳气，祟亦何敢附之？况方中又益以舒郁逐邪之味，消痰解祟之品，此阴不敌阳，祟弃之而去矣，非助阳而乌得奏功之神如此哉？

此症亦可用：

黄芪二两　肉桂三分　甘草　柴胡各一钱　贝母三钱　沙参一两

水煎服。

二剂即愈。

人有外感寒邪，如一裹之气，从心而下，直至于阴囊之间，名曰奔豚，言其如豕之奔突，其势甚急，不可止遏，痛不可忍，人以为外寒之症，谁知是心包、命门二经之火衰乎！夫心包之火与命门之火，一在心，一在肾，二火未尝不相通也。人有此二火相通，则寒邪不能侵。二经火衰，寒邪得而中之矣。然寒气入内，宜先犯心，何反下趋于肾囊乎？盖肾气虚寒，脾经又湿，寒与湿，同气相亲，故逢湿则急趋而下，势甚便也。此等之症，疾如风雨之来，乃一时暴病，非长年之久疾也。似疝而非疝耳。治法不可作疝治，补心肾之虚，温命门、心包之火，去脾经之湿，不必治奔豚而自愈也，方用**安豚丹**治之。

人参五钱　白术五钱　肉桂一钱　山药一两　巴戟天五钱　蛇床子三钱　附子五分　茯苓三钱　远志一钱　甘草一钱

水煎服。

一剂即安，二剂痊愈。此方补心补肾，则心肾气足，后用桂、附热药，始足以驾驭其猛烈之气，转易祛除。然邪势既急，而药过于猛烈，则急以治急，未免有太刚之俱，加入甘草之缓，缓急相济，邪不难制，无有死斗之失也。

此症亦可用**参苓桂术汤**。

白术二两　肉桂二钱　人参五钱　半夏五分　茯苓二钱

水煎服。

人有小水甚勤，睾丸缩入，遇寒天更痛者，此膀胱之寒结也。夫膀胱之化水，命门之火化之也，似乎命门寒而膀胱始寒，膀胱之寒结，独非命门之寒结乎？熟知膀胱亦能自寒也。此症多成于人坐寒湿之地，寒气袭入于膀胱而不能散，虽有命门之火，亦不能化。盖命门之火，止能化内湿，而不能化外湿耳。外湿既留于膀胱，势必与命门之真火相战，邪盛正衰而痛作矣。治法必须直祛膀胱之寒湿，则睾丸舒展，痛亦自止。方用辟寒丹。

肉桂三钱　茯苓五钱　白术五钱　甘草一钱　桔核三钱　荔枝核三个，捣碎

水煎服。

二服即少减，四服痊愈。此方用肉桂为君，既能温命门之火，复能祛膀胱之寒，白术、茯苓又是利水之剂，桔核、荔枝核更善定睾丸之痛，非肉桂相引，不能直入而散其寒结也。

此症用**术桂汤**亦妙。

白术二两　肉桂一钱

水煎服。

阴痿门　五　条

人有交感之时，忽然阴痿不举，百计引之，终不能鼓勇而战，人以为命门火衰，谁知是心气之不足乎！凡人入房，久战不衰，乃相火充其力也。阴痿不举，自是命门火衰，何谓是心气不足？不知君火一动，相火翕然随之，君火旺，而相火又复不衰，故能久战不泄。否则君火先衰，不能自主，相火即怂恿于其旁，而心中无刚强之意，包络亦何能自振乎？故治阴痿之病，必须上补心而下补肾，心肾两旺，而后补其命门之相火，始能起痿，方用**起阴汤**。

人参五钱　白术一两　巴戟天一两　黄芪五钱　北五味子一钱　熟地一两　肉桂一钱　远志一钱　柏子仁一钱　山茱萸三钱

水煎服。

连服四剂，而阳举矣；再服四剂，而阳旺矣；再服四剂，必能久战不败。苟能长服至三月，如另换一人，不啻重坚一番骨，再造一人身也。此方大补心肾之气，不十分去温命门之火，而火气自旺。世人不识补心以生火，则心气即衰，火旺则焚心矣；不识补肾以生火，则肾水即亏，而火旺则损肾矣。心焚而肾损，虽火旺何益乎？反足以烧干阴血，势必阳旺阴消，而不可救耳。

此症用**济阳丸**亦妙。

人参六两　黄芪半斤　鹿茸一个，酒浸，切片，又切作小块　粉炒　龟膏半斤　人胞一个，火焙　麦冬四两　北五味子一两　炒枣仁三两　远志二两　巴戟天半斤　肉桂三两　白术八两　菟丝子一斤　半夏一两　砂仁五钱　黄连八钱　神曲一两

各为末，蜜为丸。每日白滚水送下五钱，服一月阳举矣，且能善战。

人有精薄精冷，虽亦能交接，然半途而废，或临门即泄，人以为命门之火衰，谁知是脾胃之阳气不旺乎！夫脾胃属土，土生于火，脾胃之阳气不旺，仍是命门之火衰。盖命门之火，乃先天之火；脾胃之土，乃后天之土也。后天之土，本生于先天之火，先天之火不旺，则后天之土不能生。然脾胃之土虽属后天，而其中未尝无先天之气，命门之火寒，则脾胃先天之气何能生哉？命门既不能生脾胃先天之气，而脾胃后天之气益加衰微，欲其气旺而能固精，厚而不薄，乌可得乎？治法必须补先天命门之火，更补后天脾胃之土，则土气即旺，火又不衰，庶几气温精厚乎！方用**火土即济丹**。

人参一两　白术一两　山茱萸一两　菟丝子一两　山药五钱　巴戟天一两　肉桂一钱

水煎服。

连服十剂，而精厚矣；再服十剂，而精温矣；再服三月，永不再弱。是方健脾胃之土，仍是补命门之火，湿气去而精纯，寒气去而精暖。寒湿即除，阴气消亡，而阳气健旺，何至成怯弱之病哉！

此症用**旺土丹**亦甚佳。

人参六两　白术一斤　黄芪一斤　巴戟一斤　茯苓五两　山萸肉半斤　菟丝子八两　肉豆蔻二两　北五味一两　肉桂三两　破故纸四两　杜仲八两　山药八两　芡实八两　神曲三两

各为末，蜜为丸。每日白滚水送下五钱，服一月阳事改观，而精亦不薄冷矣。

人有年少之时，因事体未遂，抑郁忧闷，遂至阳痿不振，举而不刚，人以为命门火衰，谁知是心火之闭塞乎！夫肾为作强之官，伎巧出焉，藏精与志者也，志意不遂，则阳气不舒。阳气者，即肾中之真火也，肾中真火原奉令于心，心火动而肾火应之，心火抑郁而不开，则肾火虽旺而不能应，有似于弱而实非弱也。治法不可助命门之火，如助命门之火，则火旺于下，而郁悖之气不能宣，必有阳旺阴消之祸，变生痈疽而不可救。宜宣通其心中之抑郁，使志意舒泄，阳气开而阴痿立起也，方用**宣志汤**。

茯苓五钱　菖蒲一钱　甘草一钱　白术三钱　生枣仁五钱　远志一钱　柴胡一钱　当归三钱　人参一钱　山药五钱　巴戟天三钱

水煎服。

二剂，而心志舒矣；再服二剂，而阳事举矣。不必多剂也。盖此病原因，火闭而闷其气，非因火寒而绝其烬也，故一升火而阳痿立起矣。

此症用**启阳娱心丹**甚佳。

人参二两　远志四两　茯神五两　菖蒲一两　甘草　桔红　砂仁　柴胡各一两菟丝子　白术各八两　生枣仁　当归各四两　白芍　山药各六两　神曲三两

各为末，蜜为丸。每日白滚水送下五钱。服一月，阳不闭塞矣。

人有天分最薄，无风而寒，未秋而冷。遇严冬冰雪，虽披重裘，其身不温；一遇交感，数合之后，即望门而流，此命门之火太微也。夫命门虽是先天之火气，而后天功用，实可重培。第命门藏于肾中，乃无形之火也。有形之火，宜以火引火；无形之火，宜以水引火。以火引火而火反不旺；以水引火，而火自难衰。此补命门之火，与补他火实不不同也，方用**扶命生火丹**。

人参六两　巴戟天一斤　山茱萸一斤　熟地二斤　附子二个　肉桂六两　黄芪二斤　鹿茸二个　龙骨醋焠，一两　生枣仁三两　白术一斤　北五味四两　肉苁蓉八两　杜仲六两

各为细末，蜜为丸。每日早晚各用五钱，服三月自然坚而且久。

此方填精者，补水以补火也，何加入气分之药？不知气旺而精始生，使但补火而不补气，则无根之火，止能博旦夕之欢，不能邀久长之乐。惟气旺则精更旺，精旺则火即有根，自能生生于不已。况气乃无形之象，以无形之气，补无形之火，则更为相宜，所以精又易生，火亦易长耳。

此症用**壮火丹**亦甚佳。

人参五两　巴戟天八两　白术一斤，炒　熟地一斤　山茱萸八两　肉苁蓉八两　枸杞八两　附子一个，用甘草三钱煎汁泡过切片，炒熟　肉桂三两　破故纸炒，四两　茯苓四两　北五味一两　炒枣仁三两　柏子仁二两　山药五两　芡实五两　龙骨醋焠为末，一两

各为末，蜜为丸。服二月，坚而且久。

人有中年之时，阳事不举，虽妇女扪弄而如故，即或振兴，旋即衰败，此心包之火气大衰也。夫心包之火，相火也。心包火旺，力能代君行事，若心包火衰，心火虽动，如相臣卧病，气息奄奄，欲其奋身勤王，其可得乎？且心包之火与命门之火，正相通也，未有心包寒而命门能独热者，所以心包之火微，有扶之而不起者。治法温其心包，不必温其命门也，方用：

人参一两　巴戟天一两　肉桂三钱　炒枣仁五钱　远志二钱　茯神一钱　良姜一钱　附子一钱　柏子仁二钱　黄芪五钱　当归三钱　菟丝子二钱

水煎服。

连服十剂，兴趣自生；服二十剂，阳旺不倒矣。此方名为**救相汤**。专治心包虚寒之症，不

止振举其阳气也。方中虽治心包,实皆统治心者。盖补其心君,则君王富足,而相臣自强,相助为理矣。

此症用**辅相振阳丸**亦佳。

人参五两　巴戟天十两　炒枣仁五两　麦冬五两　菟丝子十两　远志　柏子仁　肉桂各二两　茯神三两　枸杞三两　黄芪八两　当归　仙茅各四两　白术六两　人胞一个　陈皮五钱　阳起石火煅,醋焠,一两,各为末

蜜为丸,每日早晚各服四钱,滚水下。三月,阳事振发。

卷　之　十

遗尿门　三条

人有夜卧遗尿者,其人畏寒喜热,面黄体怯,大便溏泻,小水必勤,人以为小肠之虚,谁知肾气之虚乎!夫肾与膀胱为表里,膀胱之开阖,乃肾主之也。盖膀胱奉令于肾,肾寒则膀胱自不尊肾之令,故肾不闭而膀胱亦不闭也。治法约肾之水而水寒,不若温肾之水而水缩也,方用**温泉饮**。

白术一两　巴戟天一两　益智仁三钱　肉桂一钱

水煎服。

一剂即止遗,连服四剂,不再遗矣。此方脾肾两补之法,肉桂温命门之寒,益智断膀胱之漏,且白术通腰脐之气,自然病与药宜。盖遗尿之病,虽成于肾寒,亦由腰脐之气不通,则水不走于小肠,而竟走于膀胱也。通其腰脐之气,则水遇回其途,自走小肠,小肠与心为表里,而心气能摄之而不遽遗也。且白术又上能补心之气,心气虚则水泻,心气旺而水又难泻矣,心肾交而泉温,亦心肾交而泉缩矣。

此症可用**萸术益桂汤**治之。

山茱萸五钱　白术一两　肉桂一钱　益智仁一钱

水煎服。

人有年老遗尿者,不必夜卧而遗也,虽日间不睡而自遗,较前症更重,此命门寒极不能制水也。夫老人孤阳,何至寒极而自遗乎?盖人有偏阴偏阳之分,阳旺则有阴虚火动之忧,阳衰则有阴冷水沉之患。少年时过泄其精,水去而火又何存?水火必两相制者也。火无水制则火上炎,水无火制则水下泄,老人寒极而遗,正坐水中之无火耳。惟是补老人之火,必须于水中补之,以老人火衰,而水亦不能甚旺也,方用**八味地黄汤**。

熟地一两　山茱萸一两　山药五钱　茯苓二钱　泽泻一钱　丹皮一钱　附子一钱　肉桂一钱

水煎服。

连服二剂溺即止矣,服十日痊愈。约照此方分两,修合丸散,每日服一两,永不再遗。八味地黄汤正水中补火之圣药,水中火旺,则肾中阳气自能通于小肠之内,下达于膀胱,膀胱得肾之气,能开能阖,一奉令于肾,何敢私自开关,听水之自出乎?气化能出,即气化能闭也。惟是八味汤中,茯苓、泽泻过于利水,老人少似非宜;丹皮清骨中之热,遗尿之病,助热而不可助寒,故皆略减其分量,以制桂、附之横,斟酌得宜,愈见八味汤之妙。然此方但可加减,而不可去留,加减则奏功,去留则寡效也。

此症亦可用**助老汤**治之。

熟地一两　山茱萸一两　益智一钱　肉桂二钱　远志一钱　炒枣仁五钱　人参三钱　北五味子二钱

水煎服。

人有憎热喜寒，面红耳热，大便燥结，小便艰涩作痛，夜卧反至遗尿，人以为膀胱之热也，谁知是心火之炎亢乎！夫心与小肠为表里，心热而小肠亦热。然小肠主下行者也，因心火太盛，小肠之水不敢下行，反上走而顾心，乃至夜卧，则心气趋于肾，小肠之水不能至肾，只可到膀胱，以膀胱与肾为表里，到膀胱即是到肾矣。然而膀胱见小肠之水，原欲趋肾，意不相合，且其火又盛，自能化气而外越，听其自行，全无约束，故遗尿而勿顾也。治法将泻膀胱，而膀胱无邪，将补膀胱，而膀胱又未损正，然则奈何？泻心火之有余，而遗尿自止矣，方用**清心莲子饮**加减治之。

茯苓三钱　麦冬三钱　竹叶三十片　莲子心三钱　黄连二钱　白芍五钱　陈皮五分　丹皮二钱　天门冬三钱　紫菀一钱　玄参三钱

水煎服。

一剂少利，再剂大利，三剂痊愈。此方专清心火，不去止小肠之水，盖此等遗尿，愈止而愈遗也。

此症亦可用**加减逍遥散**治之。

茯苓　白芍　当归　车前子各五钱　山药　丹皮各三钱　柴胡　黄连各一钱　人参五分　陈皮三分　甘草五分

水煎服。

强阳不倒门　二　条

人有终日举阳，绝不肯倒，然一与女合，又立时泄精，精泄之后，随又兴起，人以为命门之火，谁知阴衰之极乎！夫阴阳原两相平者也，无阳则阴脱而精泄，无阴则阳孤而势举，二者皆能杀人。彼此相较，阴脱之症骤而死，阳孤之病缓而死，似乎骤而死者难治，缓而死者易医。而孰知阴脱之症，其阳不绝，补阳可以撮阴；阳孤之病，其阴已涸，补阴难以制阳。盖阳生阴甚速，阴接阳甚迟，故脱阴留阳者，往往可援；孤阳无阴者，每每不救耳。虽然阴根于阳，补阳而阴可生，安在阳不根阴，而补阴即不能生阳乎？使强阳不倒之人，尚有一线之阴在，则阴必可续而可生。阴即生矣，则阳不为孤阳，阴日旺而阳日平，谁谓非死里求生之妙法乎！方用**平阳汤**。

玄参三两　山茱萸一两　沙参二两　地骨皮一两　丹皮一两

水煎服。

连服二剂，而阳不甚举矣；又服四剂，阳又少衰矣；再服四剂，阳平如故。此方纯是补阴之药，更能凉其骨中之髓，又恐过于纯阴，与阳有格格不入之意。复加入山茱萸，阴中有阳也，使其引阴入阳，以制其太刚之气，真善于制刚也。倘见其火旺之极，妄用黄柏、知母以寒凉折之，毋论水不可以灭火，反激动其龙雷之怒，阴不能入于阳之中，阳反离夫阴之外，有不至于死亡而不可得也！

此症亦可用**济阳汤**治之。

熟地二两　玄参、麦冬、沙参各一两

久服自安。

人有终日操心，勤于诵读，作文之时，刻苦搜索，乃至入房，又复鼓勇酣战，遂至阳举不倒，胸中烦躁，口中作渴，两目红肿，饮之以水不解，人以为阳旺之极，谁知心肾二火之齐动乎！夫心肾无一刻不交，心交于肾，则肾火无飞腾之祸；肾交于心，则心火无亢烈之忧。若日劳其心，则心不交于肾，夜劳其肾，则肾亦不交于心。心肾不交，则水火无既济之好，觉一身上下无非火气，于是心君失权，肾水无力，而命门之火与心包之火，反相合而不相离，骨中髓动，髓海煎熬，肝中龙雷之火亦起而相应；三焦之火，亦且附合以助其炎上之势。火尽上升，阳无所寄，势不得不仍归于下，下又难藏，因走于宗筋阴器之间，阳乃作强，而不可倒矣。此等之病，至危之症也，非迅解二火，阳何能倒？然解火又禁用寒凉以直折其火，盖二火乃虚火，而非实火，惟有引火归经，少用微寒之品，以退其浮游之火，则火自归源而鲜决裂之虞，方用**引火两安汤**。

玄参一两　麦冬二两　丹皮五钱　沙参一两　黄连一钱　肉桂一钱

水煎服。

一剂而火少衰，二剂而阳乃倒矣，连服四剂而火乃定，减黄连、肉桂各用三分，再服数剂，两火不再动矣。此方补阴以退阳，补阴之中，又无腻重之味，得黄连、肉桂同用以交心肾，心肾合而水气生，水气生而火自解，况玄参、麦冬、沙参又是退火之味，仍是补水之品，所以能退其浮游之火，解其亢阳之祸也。

此症亦可用**加减济心丹**。

人参　炒枣仁各五钱　熟地　玄参　麦冬　丹皮各一两　莲子心　茯苓各三钱

水煎服。

四剂即安。

种嗣门　九条

男子有交感之时，妇人正在兴浓，而男子先痿，阳事不坚，精难射远，人以为命门之火衰也，谁知阳气之大虚乎！夫气旺则阳旺，气衰则阳衰。此气也乃五脏之真气，非止命门之火也。盖命门原有先天之火气，然非五脏后天之气不能生，世人戕贼五脏，因而命门之火气不旺，随五脏之真气而消磨矣，又安能助命门之火乎？此所以半途先痿也。治法似宜急补五脏之阳气也，然而五脏不必全补也，但补其脾肾之气，若心、若肝、若肺之气自旺，五脏气旺，而命门之火欲不旺得乎？方用**助气仙丹**。

人参五钱　黄芪一两　当归三钱　茯苓二钱　白术一两　破故纸三钱　杜仲五钱　山药三钱

水煎服。

连服四剂，气旺；再服四剂，气大旺。自然久战，可以壮阳，泄精可以射远，玉燕投怀矣。此方补气，绝不补阴，以病成于阳衰，则阴气必旺，若兼去滋阴，则阳气无偏胜之快矣。方又不去助火，盖气盛则火自生，若兼去补火，则阳过于胜而火炎，复恐有亢烈之忧，反不种子矣，此立方之所以妙也。

此症用**火龙丹**，长服亦佳。

人参五两　白术五两　巴戟天　杜仲　菟丝子　麦冬各五两　肉苁蓉一大枚　破故纸　远志　肉桂各二两　黄芪八两　当归三两　北五味一两

各为末，蜜为丸，每日酒送五钱，服一月即阳举，可以久战矣。

男子有泄精之时，只有一二点之精，此等之人，亦不能生子，人以为肾水之亏，谁知是天分之薄乎！夫精少之人，身必壮健，予谓天分之薄，谁其信之？殊不知精少者，则精不能尽射于子宫，得天之厚者，果如此乎？天既予人以薄，医欲逆天而予人以厚，似乎不可得之数矣。然天心仁爱，苟有迁善之心，医即有种子之法。盖精少者虽属之于天，未必不成之于人也。恃强而好用其力，苦思而过劳其心，多食而伤其胃，皆足以耗精也。苟能淡漠以死其心，节少以养其胃，益之补精添髓之方，安在精少者不可以多生乎？铎得逢异人秘传，实有添精神术，今著书至此，不敢隐忍不传，传之以救万世无子之人也，方用**生髓育麟丹**。

人参六两　山茱萸十两　熟地一斤　桑椹干者，一斤　鹿茸一对　龟胶八两　龟鳔四两　菟丝子四两　山药十两　当归五两　麦冬六两　北五味三两　肉苁蓉六两　人胞二个　柏子仁二两　枸杞子八两

各为细末，蜜捣成丸。每日早晚时，用白滚水送下五钱。服三月，精多且阳亦坚，安有不种子者哉！

此方妙在纯用填精益髓之味，又无金石之犯，可以久服而无害，不特种子而得八元，兼可延龄而至百岁，即名为百岁丹，何不可者？

此症用**添精嗣续丸**，长服亦甚佳。

人参　鹿角胶　龟板胶　山药　枸杞子各六两　山茱萸肉　麦冬　菟丝子　肉苁蓉各五两　熟地　鱼鳔　炒巴戟天各八两　北五味一两　柏子仁三两　肉桂一两

各为末，将胶酒化入之，为丸，每日服八钱。服二月多精而可孕矣。

男子有精力甚健，入房甚久，泄精之时，如热汤浇入子宫，妇人受之必然吃惊，反不生育者，人以为久战之故，使妇女兴阑，以致子宫谨闭，精不得入，孰知不然。夫胎胞居于心肾之间，喜温不喜寒，然过寒则阴凝，而胎胞不纳；过热则阳亢，而胎胞难受，交感之际，妇人胎胞之口未有不启，安有茹而吐之乎？惟是过于太热，则口欲闭而不能，中欲受而不得，势不得不弃之于外，以享其清凉之快矣。是以妇人坐娠数十日经来者，正坐于受胎而复堕，非外因之伤，乃精热之自难存养也。然则欲胎气之永固，似宜泻火之有余矣。而火不可泻，泻火必致伤胃，反无生气，何以种玉乎？治法但补其肾中之水，使水旺而火自平，方用**平火散**。

熟地一两　玄参五钱　麦冬三钱　生地二钱　丹皮二钱　山药三钱　金钗石斛三钱　沙参三钱

水煎服。

连服十剂，精不过热，与妇女交接便可受胎，且庆永安也。此方补阴而无大寒之虞，泻火而有生阴之妙，无事解氛，自获退炎之益，宜男之道，即在于斯，何必加知母、黄柏大苦寒之药，以求奏效哉？

此症用**镇阳丸**，长服亦佳。

熟地八两　生地　茯苓　麦冬　山药　地骨皮　沙参各四两　牛膝　天门冬　车前子各二两　玄参八两

各为末，蜜为丸，每日白滚水送下五钱。服一月而精温和，可以纳矣。

男子有泄精之时，寒气逼人，自难得子，人以为命门之火衰极，谁知心包之火不能助之耶？盖命门之火生于下，必得心包之上火相济，则上下相资，温和之气充溢于骨髓之中，始能泄精之时无非生气。倘命门有火以兴阳，而心包无火以济水，则命门之气散，安能鼓其余火，发扬于精管之中哉？世人治法，但去助命门之火，不去益心包之焰，则精寒不能骤复，必难受胎矣，用**温精毓子丹**。

人参二两　肉桂一两　五味子一两　菟丝子三两　白术五两　黄芪半斤　当归三两　远志二两　炒枣仁三两　山茱萸三两　鹿茸一对　肉苁蓉三两　破故纸三两　茯神二两　柏子仁一两　砂仁五钱　肉果一两

各为末，蜜为丸，每日酒送一两。

服一料，精变为温矣。夫无子因于精寒，今精寒易为精热，安有罴熊之无梦者乎？况此温中有补，虽助心包之炎，仍是益命门之气，二火同温，阳春遍体，谓不能生子者，吾不信也。

此症用**胜寒延嗣丹**，长服亦效。

人参六两　白术　黄芪　菟丝子　巴戟天　鹿角胶　淫羊藿各八两　附子一个　茯苓　炒枣仁各四两　山药六两　远志　肉桂各二两　炙甘草一两　广木香五钱　肉苁蓉一大枚

各为末，蜜为丸，每早晚各服三钱。服两月，精热而孕矣。附子用生甘草三钱煮汤一碗，泡透切片，微炒熟。

男子有精滑之极，一到妇女之门，即便泄精，欲勉强图欢不可得，且泄精甚薄，人以为天分之弱也。谁知心肾之两虚乎！夫入房可以久战者，命门火旺也，然作用虽属于命门之火，而操权实在于心宫之火。盖心火，乃君火也；命门之火，相火也。心火旺，则相火听令于心。君火衰则心火反为相火所移。权操于相火而不在君火矣。故心君之火一动，相火即操其柄，心即欲谨守其精，相火已暗送精于精门之外。至于望门泄精者，不特君火衰极，相火亦未常盛也。治法补心火之不足，不可泻相火之有余。盖泻相火，则君火益衰耳，方用**济火延嗣丹**。

人参三两　黄芪半斤　巴戟天半斤　五味子三两　黄连八钱　肉桂二两　当归三两　白术五两　龙骨一两，煅　山茱萸四两　山药四两　柏子仁二两　远志二两　牡蛎一两，煅　金樱子二两　芡实四两　鹿茸一具

各为末，蜜为丸，每日白滚水送下一两，不拘时。

服一月，即改观；服二月，可以坚守；服三月，可以久战；服一年，如改换一人。此方心肾两补，不专尚大热之药，故可久服延年，非惟健阳生子。但服此药，必须坚守三月不战，始可邀长久之乐。否则，亦不过期月之壮，种子于目前已也。

此症用**补天育麟丹**亦佳妙。

鹿茸一具　人参十两　山茱萸　熟地　肉苁蓉　巴戟天各六两　炒白术　炙黄芪　淫羊藿　山药　芡实各八两　当归　蛇床子　菟丝子各四两　柏子仁　肉桂各三两　麦冬五两　北五味　锁阳各二两　人胞一个，火焙　海狗肾一根　蛤蚧两条　黄连一两　砂仁五钱

各为末，蜜为丸，每日早晚各送五钱。服二月，可以久战生子矣。无海狗肾，可用大海马二个代之，不用蛇床子，可用附子七钱代之；附子用甘草三钱煮汤泡浸制。

男子身体肥大，必多痰涎，往往不能生子，此精中带湿，流入子宫而仍出也。夫精必贵纯，湿气杂于精中，则胎多不育，即子成形，生来亦必夭殇，不能永寿者也。凡人饮食，原该化精，而不化痰，今既化为精，如何有湿气入之？不知多痰之人，饮食虽化为精，而湿多难化，遂乘精气入肾之时，亦同群共入。正以遍身俱是痰气，肾欲避湿而不能也，湿即入肾，是精非纯

粹之精,安得育麟哉？治法必须化痰为先,然徒消其痰,而痰不易化。盖痰之生,本于肾气之寒;痰之多,由于胃气之弱。胃为肾之关门,非肾为胃之关也。《内经》年久,讹写误传,世人错认肾为胃之关门矣！胃气先弱,不能为肾闭其关门,肾宫又寒,内少真火之运用,则力难烁干湿气,水泛为痰,亦且上浮,而不止下降矣。故治痰必当治肾胃之二经,健其胃气,而痰可化;补其肾气,而痰可消矣,方用**宜男化育丹**。

人参五钱　山药五钱　半夏三钱　白术五钱　芡实五钱　熟地五钱　茯苓一两　薏仁五钱　白芥子三钱　肉桂二钱　诃黎勒五分　益智一钱　肉豆蔻一枚

水煎服。

四剂,而痰少;再服四剂,痰更少;服一月,而痰湿尽除,交感亦健,生来之子,必可长年。盖此方补肾者十之三,健胃者十之七,胃健而脾更健,以胃强能分消水气,何湿之入肾乎？肾又气温足以运用,即有水湿之入肾,自能分泄于尾闾间,则精成为纯粹之精,生子全美,必然之理也。

此症用**纯一丸**长服亦妙。

白术　山药　芡实各二斤　薏仁半斤　肉桂四两　砂仁一两

各为细末,蜜为丸,每日服一两。服一月,即可得子。

男子有面色痿黄不能生子者,乃血少之故也。即或生子,必多干瘦,久成儿痨之症,人以为小儿不慎饮食之故,或归咎于生母乳汁之薄,谁知父无血以予之乎！世人生子,动曰父精母血,不知父亦有血也。夫血气足而精亦足,血气全而精亦全。为父者,气有余而血不足,则精之中自然成一偏之精,虽幸成形,乌能无偏胜之病哉？先天无形之血,能生后天有形之血也,若后天有形之血,何能生先天无形之血乎？故虽食母之乳,吞肥甘之物,终不能生儿之血,以全活之也。然则为父者少血,乌可不亟为补之哉！惟是血不能速生,必补其气,盖血少者由于气衰,补气生血,又何疑乎？方用**当归补血汤**。

黄芪五钱　当归一两　熟地五钱

水煎服。

夫补血,宜用四物汤矣。今不用四物汤者,正嫌四物全是补血而不补气也,若补血汤,名虽补血,其实补气。原方用黄芪一两、当归五钱者,重在补气而轻在补血也。我今用当归为君,用黄芪为臣,佐之熟地之滋阴,是重在补血,轻在补气,自然气以生血,而非血以助气,气血两旺,无子者易于得子,根深本固,宁至有夭殇之叹哉！

此症用**滋血绳振丸**,长服亦效。

黄芪二斤　当归　麦冬　熟地　巴戟天各一斤

各为末,蜜为丸,每日早晚白滚水送下各五钱。服二月血旺,生子必长年也。

男子有怀抱素郁而不举子者,人以为命门之火不宣也。谁知心肝二气之滞乎！夫火性炎上,忧愁则火气不扬,欢愉则火气大发。而木性条达,摧阻则木气抑而不伸,悠扬则木气直而不屈。处境遇之坎坷,值人伦之乖戾,心欲怡悦而不能,肝欲坦适而不得,势必兴尽致索,何风月之动于中,房帏之移其念哉？久则阳痿不振,何以生子！虽然,人伦不可变,境遇不可反,而心气实可舒,肝气实可顺也。吾舒其心气,则火得遂其炎上之性;吾顺其肝气,则木得遂其条达之性矣。自然木火相通,心肾相合,可以久战以消愁,可以尽欢以取乐,宜男之道,亦不外于是矣,方用**忘忧散**。

白术五钱　茯神三钱　远志二钱　柴胡五分　郁金一钱　白芍一两　当归三钱　巴戟天二

钱　陈皮五分　白芥子二钱　神曲五分　麦冬三钱　丹皮三钱

水煎服。

连服十剂，郁悖之气不知其何以解也。因郁而无子，郁解有不得子者乎！方中解郁，未常无兴阳种玉之味，倘改汤为丸，久服则郁气尽解，未有不得子者也。

此症用**适兴丸**长服亦佳。

白芍一斤　当归　熟地　白术　巴戟天各八两　远志二两　炒枣仁　神曲各四两　柴胡八钱　茯神六两　陈皮八钱　香附　天花粉各一两

各为细末，蜜为丸，每日白滚水送服四钱。服一月，怀抱开爽，可以得子矣。

男子有天生阳物细小而不得子者，人以为天定之也，谁知人工亦可以造作乎！夫阳物有大小者，世分为贵贱，谓贵者多小，贱者多大，造物生人，歉于此必丰于彼。虽然贱者未尝无小，贵者未尝无大。盖人之阳物修伟者，因其肝气之有余；阳物细小者，由于肝气之不足。以阴器为筋之余也，又属宗筋之会，肝气旺而宗筋伸，肝气虚而宗筋缩，肝气寒则阴器缩，肝气热则阴器伸，是阳物之大小，全在肝经盛衰寒热之故也。欲使小者增大，要非补肝不可，然而肾为肝之母，心为肝之子，补肝而不补其肾，则肝之气无所生；补肝而不补其心，则肝之气有所耗，皆不能助肝以伸其筋，助筋以壮其势，故必三经同补，始获其验矣，方用**夺天丹**。

龙骨二两，酒浸三日，然后用醋浸三日，火烧七次，用前酒醋汁七次焠之　驴肾内外各一具，酒煮三炷香，将龙骨研末，拌入驴肾内，再煎三炷香，然后入　人参三两　当归三两　白芍三两　补骨脂二两　菟丝子二两　杜仲三两　白术五两　鹿茸一具，酒浸透切片，又切小块山药末，炒　五味子一两　熟地三两　山茱萸三两　黄芪五两　附子一两　茯苓二两　柏子仁一两　砂仁五钱　地龙十条

各为细末，将驴肾汁同捣，如汁干，可加蜜同捣为丸。

每日早晚用热酒送下各五钱，服一月即见效。但必须坚忍房事者两月，少亦必七七日，具大而且能久战，射精必远，含胎甚易。半世无儿，一旦得子，真夺天工之造化也。

铎传方至此，不畏犯神明之忌者，不过欲万世之人，尽无绝嗣之悲。然天下人得吾方，亦宜敬畏为心，生儿为念，慎莫戏愉纵欲，倘自耗其精，非惟无子，而且获痨瘵之病，铎不受咎也。

此症用**展阳神丹**亦奇绝，并传于世。

人参六两　白芍　当归　杜仲　麦冬　巴戟天各六两　白术　菟丝子　熟地各五两　肉桂　牛膝　柏子仁　破故纸各三两　龙骨二两，醋焠　锁阳二两　蛇床子四两　覆盆子　淫羊藿各四两　驴鞭一具　人胞一个　海马两对　蚯蚓十条　附子一个　肉苁蓉一枚　鹿茸一具，照常制

各为末，蜜为丸，每日酒送下五钱。服二月改观，三月伟然，可以久战而生子矣，但必然保养三月始验，否则无功。

卷　十　三

囊痈门　二　条

人有阴囊左右而生痈者，名曰便毒；生于囊之下、粪门谷道之前，名曰囊痈。二者相较，

便毒易治，而囊痈最难疗也，以囊之下为悬痈，其皮肉与他处不同，盖他处皮肉，或横生，或直生，俱易合上，而悬痈之处，横中有直，直中有横，一有损伤，不易收功。然而治之得法，未尝难也。此等之痈，皆少年之人，贪于酒色，或游花街而浪战；或入柳巷而角欢，忍精而斗，耐饥而交；或已泄而重提其气；或将败而再鼓其阳；或有毒之妇，而轻于苟合；或生疮之妓，而甘为精斗，往往多生此痈，所谓欲泄不泄，化为脓血是也。治法必须大补其虚，而佐之化毒之味，以毒因虚而成，不治虚得乎？方用**逐邪至神丹**。

金银花四两　蒲公英二两　人参一两　当归二两　生甘草一两　大黄五钱　天花粉二钱

水煎服。

一剂毒消，二剂痊愈。溃者三剂可以奏功矣。此方用金银花四两，用蒲公英二两，佐之参、归、大黄之大料，未免过于霸气，然而大虚之病，又用大黄祛逐，似乎非宜。谁知毒势甚盛，乘其初起之时，正未甚衰，大补大泻之为得乎！倘因循失治，或畏缩而不敢治，及其流脓出血，正气萧索，始用参、芪补气，往往有用至数斤，而尚未能复元，何若早用于化毒之中，正又无伤，而毒又易散哉！此因势利导之法，又不可不知也。

八仙丹治之亦效。

金银花四两　归尾一两　人参二两　柴胡三钱　黄芩三钱　黄柏三钱　贝母三钱　栀子三钱

水煎服。

二剂效，毒已出，勿服。

人有饮烧酒入房，精不得泄，至夜半寒热烦渴，小便淋赤，痰涎涌盛，明日囊肿胀焮痛，又明日囊处悉腐，玉茎下面贴囊者亦腐，世人以为酒毒也。谁知是肝火得酒湿而肆虐乎！夫酒湿何至作腐？盖火酒大热之物也，人过饮火酒，多致醉死，死后往往身体腐烂，以火酒乃气酒，遇热自焚，人身脏腑，原自有火，以火引火，安得不炎烧耶？饮火酒而入房，以鼓动精房之火，宜是命门之火，而非肝火也。然而木能生火，肝属木，肝木生相火，实理之常也。入房而借火酒之力，则火势必猛，火动无根，何能久乎？势必精欲外泄，精泄而火可解也。无奈精欲泄而阻抑之，则火无可泄之路，火无可依，而火酒又无可解，于是火入于肝，将依母而自归也。惟是相火，内火也，可附肝以为家；而酒火，外火也，反得木而焚体。囊与玉茎，乃筋之会也，筋属肝，因入房而火聚于阴器之际，故火发而囊肿，囊肿极而茎亦腐矣。治法解其酒毒，而益之补气补血之品，则湿热解而腐肉可长矣，方用**救腐汤**。

人参一两　当归一两　黄芪二两　白术一两　茯苓五钱　黄柏三钱　薏仁五钱　泽泻三钱　白芍一两　葛根三钱　炒黑栀子三钱

水煎服。

四剂，腐肉脱而新肉生，再服四剂，囊茎悉平复矣。酒毒成拂抑，平肝泄火，利湿解毒宜也。何又用参、芪、归、术，以大补其气血耶？大凡气血盛者，力能胜酒，纵酣饮而无碍；服火酒而腐，势虽成于火酒之毒，亦其气血之衰，力不能胜酒，所以两火相合，遂致焚身外腐，苟不急补其气血，则酒毒难消，而腐肉又何以速长哉？

外用**异宝散**。

茯苓一两　冰片三分　黄柏五钱　瓦草五钱　青苔五钱　儿茶五钱　麝香八分　樟脑三钱　乳香去油，二钱　没药去油，二钱

为细末，撒香于患处。无水流出，即不再腐矣。

乳痈门 四 条

人有乳上生痈,先肿后痛,寒热往来,变成疮痈,此等之症,男妇俱有之,而妇人居多。盖妇人生子,儿食乳之后,偶尔贪睡,儿以口气吹之,使乳内之气,闭塞不通,遂致生痈。此时即以解散之药治之,随手而愈。倘因循失治,而乳痈之症成矣。若男人则不然,乃阳明胃火炽盛,不上腾于口舌,而中壅于乳房,乃生此病。故乳痈之症,阳症也,不比他痈,有阴有阳,所以无容分阴阳为治,法但当别先后为虚实耳。盖乳痈初起多实邪,经久溃烂为正虚也。虽然邪之有余,仍是正之不足,于补中散邪,亦万全之道,正不必分先宜攻而后宜补也,方用**和乳汤**。

贝母三钱 天花粉三钱 当归一两 蒲公英一两 生甘草二钱 穿山甲土炒,一片,为末

水煎服。

一剂而乳房通,肿亦消矣。

此方用贝母、天花粉者,消胃中之壅痰也,痰壅而乳房之气不通,化其痰则胃火失其势,而后以蒲公英、穿山甲解其热毒,利其关窍,自然不攻而自散矣。又恐前药过于迅逐,加入当归、甘草,补正和解,正既无伤,而邪又退舍,何至火毒不行,变为乳岩之病哉!

消化无形汤亦效。

金银花一两 当归一两 甘草三钱 天花粉三钱 通草一钱 紫背天葵五钱

水煎服。

一剂即消。

人有先生乳痈,虽已收口,后因不慎房帏,以致复行溃烂,变成乳岩,现成无数小疮口,如管非管,如漏非漏,竟成蜂巢之状,肉向外生,终年累月而不愈,服败毒之药,身愈狼狈,而疮口更加腐烂,人以为毒深结于乳房也,谁知是气血之大亏乎!凡人乳房,肉向外长,而筋束于乳头,故伤乳即伤筋也。此处生痈,原须急散,迟则有筋弛难长之虞,况又加泄精,以损伤元气,安得不变出非常乎?当时失精之后,即大用补精填髓之药,尚不至如此之横,既因虚而成岩,复见岩而败毒,不已虚而益虚乎!毋怪愈败而愈坏也。治法必须大补其气血,以生其精,不必再消其毒,以其病原无毒之可泄耳,方用**化岩汤**。

人参一两 白术二两 黄芪一两 当归一两 忍冬藤一两 茜根二钱 白芥子二钱 茯苓三钱

水煎服。

连服二剂,而生肉红润;再服二剂,而脓尽痛止;再服二剂,而漏管重长;再服二剂痊愈。再服二剂,不再发也。此方全去补气补血,不去消毒,实为有见,虽忍冬藤乃消毒之味,然其性亦补,况同入于补药之中,彼亦纯乎补矣。惟是失精以臻变岩,似宜补精,乃不补精,而止补气血,何也?盖精不可以速生,补精之功甚缓,不若补其气血,转易生精,且乳房属阳明之经,既生乳痈,则阳明之经未必能多气多血矣。补其气血,则阳明之经旺,自能生津生液,以灌注于乳房,又何必复补其精,以牵掣参、芪之功乎?此方中所以不用填精之味也。

方用**延仁汤**亦效。

人参一两 当归一两 白术一两 熟地一两 麦冬一两 山茱萸五钱 甘草一钱 陈皮五分

水煎服。

四剂效。

人有左乳内，忽大如桃，复又不痛，色亦不赤，身体发热，形渐瘦损，人以为痰气之郁结也，谁知是肝气之不舒乎！夫乳属阳明，乳肿宜责之阳明胃经，而余独谓之肝病者，不起世人之疑乎？然阳明胃土，最畏肝木之克，肝气不舒，而胃气亦不敢舒矣。盖胃见肝木之郁，惟恐肝旺来克，于是胃亦畏首畏尾，伏而不扬。况乳又近于两胁，而两胁正肝之部位也，与肝相远，尚退缩而不敢舒，与肝为邻，亦何敢恣肆而吐气哉？气不舒，而肿满之形成；气不能舒，而畏惧之色现。不痛不赤，正是其畏惧也。治法不必治阳明之胃也，但治肝而肿自消矣，方用**遥逍散**加味治之。

柴胡二钱　白芍五钱　当归三钱　陈皮五钱　甘草一钱　白术三钱　茯苓三钱　人参一钱　川芎一钱　瓜蒌三钱　半夏三钱

水煎服。

十剂而内消矣；去瓜篓，再服十剂，不再发。逍遥散最解肝气之滞，肝气一解，而胃气自舒，况益之瓜蒌、半夏，专能治胸中之积痰，痰去而肿尤易消也。

归芍二通汤亦效。

当归一两　白芍五钱　柴胡三钱　花粉三钱　木通一钱　通草一钱　枳壳五钱　山甲一片　山楂十个　桃仁十个

水煎服。

二剂效。

妇人产后，忽然两乳细小，垂过小腹，痛甚，人以为乳痈，谁知是胃血之燥乎！夫胃为水谷之海，多气多血之府也，产后出血过多，则胃中空虚，而饮食又不能遽进，即进饮食，而各脏腑取给于胃甚急，则胃气困矣。胃气困而胃血益燥矣，胃血益燥，无以解各脏腑之纷争，而子又索母之乳，内外取资，胃无以应。乳房者，胃之外廊也！乳头者，胃之门户也。胃苦内之纷争，欲避出于外而不可得，而外又不免于儿口之吮咂，则两乳细小下垂，以致于腹，有逃遁难藏，入地无门之状，此倒悬切肤之痛，至危之症也。治法急救其胃气，而益之补血之味，则胃气生而胃不燥，内足以分给于脏腑，又何至外痛而倒悬哉？方用**解悬汤**。

人参二两　当归四两　川芎二两　荆芥三钱　益母草三钱　麦冬一两　炮姜一钱

水煎服。

四剂而乳头收，再四剂痊愈。此方用人参生胃气于无何有之乡；用当归、川芎于垂危至急之地；用荆芥、益母草以分解各脏腑，以归其经络；用麦冬、炮姜者，因阳明胃经之燥，未免火动而炎烧，产后不便大用寒凉，故用麦冬微凉之品，稍解其火气之烈也。

方用**玉浆丹**亦效。

人参二两　元参二两　麦冬二两　当归一两　生地一两　麻黄一钱　五味子一钱

水煎服。

二剂效。

杨梅疮门 五 条

人有嫖心爱之妓，恋炉酣战，自觉马口间如针戳之痛，此毒气已起也。未几而生鱼口矣，未几而生疳疮矣，又未几而遍身亦生疮矣。黄脓泛滥，臭腐不堪，世人皆以为毒盛，多用败毒之药，谁知败毒而毒愈盛，疮愈多而不易愈，往往有腐烂而死者，实可伤也！盖杨梅之毒，日用败毒之剂，其疮不能收口。须知此症于泄精之时，泄精则元气亏损，故毒乘虚而入，若元气大旺，毒难深入，即有传染，不过轻微之毒，可一泻而愈。今遍身无非毒疮，明是大虚，而毒深中也。不补虚以泻毒，乌能奏功乎？倘止服败毒之药，无异于以石投水矣，方用**二生汤**。

生黄芪三两　土茯苓三两　生甘草三钱

水煎服。

连服四剂，而疮渐红活；再服四剂而尽干燥；又服四剂，痊愈。此方之妙，全不去解毒，止用黄芪以补气，气旺而邪自难留，得生甘草之化毒，得土茯苓之引毒，毒去而正又无亏，气生而血又能养。此治法之巧，而无如世人之未识也，可胜叹息云！

偏德汤亦妙。

金银花四两　当归二两　白术二两　土茯苓一两　花粉三分　甘草五钱

水煎服。十剂愈。

人有龟头忽生疳毒，服败毒之药，毒尽从大小便出，倘大肠燥结，则败毒之药，不能径走大肠，势必尽趋小便而出矣。而小便口细，毒难罄泄，于是毒不留于肠中，而反单结于外势，毒盛必发，安能不腐烂哉？往往龟头烂落，连龟身而烂去矣。世人多以外药敷之，虽外药亦不可少，然不先消其火毒，而徒用外药以止遏，不啻如石之压卵也，故必先用药治之，方名**散毒神丹**。

黄柏三钱　茯苓一两　生甘草三钱　炒栀子三钱　肉桂一钱

水煎服。

连服四剂，则火毒自小便而出，疼痛少止，然后用**生势丹**敷之。

黄柏炒，三两　儿茶一两　冰片三分　生甘草一两　大黄三钱　乳香一钱　没药一钱　麝香三分　丹砂一钱，不可火煅

各为绝细末，和匀掺之。掺上即止痛，逢湿即掺末，不须数日，脓尽血干，肉筋再长，一月痊愈，但不能再长龟头也。

愈后须补气血，用十全大补汤，连服一月或两月，则外势仍能伸缩，尚可种子。否则多服败毒之药，又用泻火之剂，无论命门寒冷，而外势亦且冰冷，安得阳和之骤复哉？此前后治法之各异，实有次序也。

此症方用**护身汤**亦效。

薏米一两　金银花一两　茯苓一两　肉桂三分　黄柏二钱　车前子三钱

水煎服。

连服十剂愈。

人有疳疮初发，鱼口将生，苟不急治，必遍身生疮，迁延岁月，腐烂身体，多不可救，故必须早治为妙。然而早治之法，世人多以五虎散败毒，虽毒亦能从下泄，而损伤元气正多也，未为得法。设或败毒之药少减，又恐有留毒之虞，亦非治法之妙。盖毒气之入，因元气之虚也。

因虚而感毒，又败毒而重虚，毋论毒尽不泄，已犯虚虚之戒，况只败毒，毒更难散乎！治法宜于补中攻泻，则毒既尽出，而正又无亏，方用**早夺汤**。

人参一两　生黄芪一两　茯苓一两　当归一两　远志三钱　生甘草三钱　金银花一两　大黄一两　石膏一两　柴胡二钱　白术一两　天花粉三钱

水煎服。

一剂而大泻恶物，臭秽不堪，急掘土埋之；再服二剂，而臭秽恶物，无留于肠胃矣；然后减去大黄、石膏，加土茯苓二两，同前药再煎服四剂，则一身上下与头面之间，必有隐隐疮影，现于皮肤之内，再服二剂，而疮影亦渐消矣；再服二剂，永不生矣。此方用大黄以泻毒，用石膏以清毒，用甘草、金银花以化毒，用柴胡、天花粉以散毒，非多佐之以大补气血之药，未免将军过勇，士卒强健，统领大军，斩杀无遗，则四野萧条，元气难复。妙在用参、芪、归、术之类，以至仁佐至勇，则战抚兼施，军声更振，前途倒戈，自获全胜；少少祛除，则践化为良，岂敢仍为盗哉！此等之方，实有益于风流子弟不浅，余实亲试而实验者也。愿医人病人，皆留意于此方云。倘病人阴虚阳燥，方中可加熟地数两，或加玄参一两亦可，余品亦不可乱加也。

泻秽神丹亦妙。

蒲公英三两　银花三两　当归一两　大黄五钱　王不留三钱

水十碗，煎成二碗，徐服。

人有遍身生杨梅之疮，因误服轻粉，一时收敛，以图目前遮饰，谁知毒藏于内，必然外溃，未几而毒发于鼻，自觉一股臭气冲鼻而出，第二日鼻色变黑，不闻香臭矣。此等见症，必须急治，否则鼻柱自倾，一至腐烂，便不可救。虽然即急治矣，而用些小之剂，亦正无益。盖毒气甚盛，非杯水可济也。况杨梅结毒，不结于他处，而结于鼻中，其毒更胜，以毒不在他脏，而在肺经也。肺主气者，主清气也。毒气非清气可比，毒气在肺，则清气尽为毒气矣。肺气出于鼻，而藏于肾，肾感毒气，移之于肺，以散于皮肤，则毒气可以外出。今用轻粉收敛，则毒发皮肤者，尽归还肺中，肺欲归还于肾，而肾不受，乃上冲于鼻矣，而鼻孔细小，安得遽泄乎？自然毒气尽结于鼻，而鼻乃独受其祸矣！治法必须多药以解其毒者，以肺经不能直治，必隔一隔二治之也，方用**护鼻散**。

玄参三两　麦冬二两　生丹砂末一钱　生甘草一两　桔梗五钱　金银花三两　天花粉三钱

水煎，调丹砂末服。

一剂而鼻知香臭矣，连服四剂。鼻黑之色去，不必由鼻梁之烂落矣。

变方用**全鼻散**。

元参一两　银花一两　当归一两　丹砂一钱　麦冬五钱　人参三钱　甘草三钱

水煎服。

连服十剂效。

前方过于勇猛，所以救其急；后方少为和平，所以补其虚。故丹砂前后皆用，而能去轻粉之毒，轻粉为水银所烧，而丹砂为水银之母也，子母相逢而不肯相离，所以丹砂出，轻粉亦出，此亦世之所未知也。倘鼻柱已倾，腐烂不堪，宜以前后护鼻散救之。虽鼻不能重长，而维命犹可保也。

又，方用**寒水再造汤**。

麦冬三两　甘草二两　夏枯草二两　赤苓二两　贝母三钱　黄芩三钱　连翘三钱　桔梗三钱　寒水石冲，三钱水煎服。

未烂者,一剂可免;烂者,再剂不烂矣;再二剂,痊愈。

人有生杨梅疮,通身皆烂,疼痛非常,人以为毒气在皮肤也,谁知是血虚结于皮肤乎!夫杨梅之毒,发于骨髓之中,毒在骨中,难以疗治,在皮肤则易治。然而毒未出于皮肤,则蕴藏于骨中,泻骨中之毒,宜从下而泄也。如出于皮肤,则毒开张敛肌,不可由表而攻。故得其法则易治,失其法则转横也。治之之法,宜补虚以泻毒,引毒从小便出,乃得其治法耳,方用二苓化毒汤。

白茯苓二两　当归二两　紫草三钱　土茯苓二两　银花二两　甘草二钱

水酒各半煎服。

十剂愈。

此方视之平淡无奇,则有异功者,则补以泻之也。盖杨梅本生于肾虚之人,肾虚则血亦虚也。不补虚以治疮,反泻毒以耗血,此世人治杨梅之疮,所以多不效耳。

加补二苓汤亦效。

生地一钱　茯苓一两　当归一两　黄芪二两　土茯苓二两　车前子五钱　防风一钱

水煎服。

二剂不痛,再二剂痊愈矣。

---

[1]优渥(wò,音握)　优厚,丰足。《三国志·蜀志·邓芝传》:“(孙)权数与(邓)芝相闻,馈遗优渥。”渥,①沾润;②浓郁。

[2]沟洫(xù,音恤)　沟渠。洫,放水的渠。

洞 天 奥 旨

清·陈士铎[原著]

[说明]

《洞天奥旨》,亦称《外科秘录》。清代医家陈士铎(作者生平已详于《外经微言》)撰于康熙三十三年(1694)。外科学专著。自序称"谈医用药,无非本诸洞天之传也。"洞天,指岐伯天师,故以《洞天奥旨》名之。计16卷。作者治疗外科疾病十分重视明辨经络阴阳,认为"外科治病,贵识阴阳,既明则变阴变阳之异,何难辨别。"其于治疗,主张宜急治、重治和早治,"补为主,而佐以攻泻之味。"书中对阴发、胞漏疮、杨梅疮、齿窟疮,臊疳、阴疳、妒精疳、无辜疳伤疮等泌尿科和男性性病诸证皆有论治方药,所论皆有其自身特色。

本次以乾隆庚戌鼎翰楼刻本为底本,清·大经堂刻本为主校本整理。

卷　六

肾　阴　发

肾阴发者，发于肾囊，乃生于囊之下，粪门谷道之前，乃任督脉所起之处也，俗名囊痈。若生于阴囊左右横骨、阴廉之穴者，则名便毒。便毒易治，而囊痈最难治也。以囊之下皮肉，与他处迥别。盖他处皮肉或横生，或直行，俱易生肌。惟悬痈之处，横肉中有直理也，直理中有横纹也，最艰合口，一有损伤，不易收功。此处生痈，虽因湿热，然皆贪色好酒以成之也。夫贪酒好色，亦人之常也；节饮戒色，安在不可收功乎？不知肾囊乃冲任脉所会之处，又诸筋所聚之处也，其囊空虚，最易凝聚气血，故易肿易大，所以艰于收功耳。症重者多包腐，有腐烂而止存睾丸，亦有俱腐落而不死者，以用药调理之善也，方用逐邪至神丹最奇，已未溃俱可用。若八仙丹虽亦神奇，然止可用之于囊痈未溃之前，而不可施之已溃之后也。

逐邪至神丹　治便毒初起，或左或右，并治囊痈。

金银花四两　蒲公英二两　人参一两　当归二两　生甘草一两　大黄五钱　天花粉二钱

水煎服。一剂即消，二剂痊愈。

八仙丹　治囊痈。

大黄二钱　金银花四两　当归尾一两　玄参二两　柴胡三钱　炒栀子三钱　黄柏三钱　贝母三钱

水煎服。一剂轻，二剂痊愈。若已出毒，此方不可用矣。

治便毒方张真人传

大黄一两　当归一两　金银花二两　蒲公英一两

水五碗，煎八分，空腹服。一剂即消。

治骑马痈初起方鬼真君传，神效

金银花八两，煎水两碗，入大黄一两　车前子五钱　当归一两　牛膝三钱　地榆五钱　生甘草五钱

煎半碗，空腹服之。服即睡，睡醒病如失，不睡熟亦不妨，过一日微泻而愈，奇法也。忌房事一月。

卷　九

阴囊破裂漏水疮　胞漏疮

阴囊之外，破裂漏水，此非痔漏之漏也，乃杨梅毒气未散，结于囊中也。然而，杨梅疮生于身上，既已痊愈，何外囊独留毒乎？盖服败毒之药过多，必伤元气，则膀胱之气难化，而毒尚存于囊中矣，所以破裂漏水也。治之法必须补气以健膀胱，益之分消之药为妙。断不可更服祛毒之味，重伤元气也。胞漏者，囊中起窠子作痒，乃搔抓破损，而水遂外滴，尚不至破裂而漏水，此乃肝经湿热，非膀胱受毒也。分消肝经之湿热，亦易奏功耳。

土茯苓散家传　内治阴囊破裂漏疮。

土茯苓一两　白茯苓三钱　薏仁五钱　肉桂三分　金银花一两　人参二钱　白术二钱　车前二钱

水煎，服数剂。外用炒黄柏一钱　轻粉三分　儿茶三钱　冰片一分，各为末，掺之即愈。

逐湿汤 治胞漏。

牵牛一钱 大黄一钱 木通一钱 黄柏一钱 芍药五钱 牛蒡子一钱 茯苓三钱 茵陈二钱

水煎服，二剂渐愈，再用前末掺之即痊。

卷 十

杨梅疳疮

杨梅疳疮，生于龟头之上者多，生于谷道玉茎上者少，生于鼻内者更少，皆热毒之气也。风流子弟何忽生此疮？平日所食者肥甘，所衣者轻暖，何伤此热毒乎？盖得之于嫖妓，与有毒之女，两相酣战而中毒也。妓女何毒重如此？亦遇毒感毒耳。泄精之时，自觉马口之间如针刺痛，此毒气来犯矣。重则生鱼口，轻则生疳疮，疳疮乃杨梅先兆也。当酣战之时，本难中毒，然而鼓勇而斗，内火沸腾，乃至泄精，元气亏损，毒气即乘虚而入，内火与毒气之火，两相和合而不化，故生疳疮。不补虚而惟事败毒，则已虚益虚，无异下石，未有不满身生疮者矣。治法内用二生汤，外用保身散，治之即愈。苟或不然，变出非常，非玉茎烂落，即鼻柱塌陷，破坏面目，可畏哉！

二生汤岐天师传 治初生疳疮。

生黄芪三两 土茯苓三两 生甘草三钱

水煎服，外用药敷之。

保身散巫彭真君传 外治疳疮。

轻粉一钱 黄柏五钱 乳香一钱 水粉三分 孩儿茶三钱 百草霜一钱 冰片三分

各为末，猪胆调搽。

杨梅圈疮

杨梅圈疮，此杨梅疮发已久，将要结痂[1]，而复犯房事，以致作痛生圈。此等治法，必须大补气血，气血足而精生，精生则脏腑还元，而疮自结痂矣。不可误认毒之未净，而仍用败毒之剂也。一用败毒，更伤损气血，终无奏功之日矣，惟内用大补之药，外用调搽之末，便易收敛，且庆安全也。

加味十全大补汤祖传方 内治杨梅圈疮。

人参二钱 当归三钱 白术三钱 茯苓二钱 生甘草二钱 黄芪三钱 肉桂三分 川芎一钱 熟地五钱 柴胡五分 土茯苓五钱

水煎服十剂。虚甚者，多服为妙。

粉霜神丹 外治杨梅圈疮。

粉霜一钱 人参一钱 生甘草一钱 冰片三分 轻粉一钱 丹砂一钱 石膏二钱 槐米一钱

各研细末，猪胆调搽愈。

杨梅结毒

杨梅之疮，多生于嫖妓，闻人毒气而生者，其毒即发，不生于玉茎马口之间也。惟嫖妓而得之，必从玉茎始，以毒自此入，则疮亦自此兴。倘初生下疳，即用遍德汤大剂吞服，不特疳疮顿愈，而杨梅之疮亦必不生，即生亦轻少，断无结毒之祸。无奈世医不知此方之妙，妄用药饵，惟识败毒，不杂用补气补血之味，以致难于收功。而风流子弟厌恶生疮，且归咎医生，亟请收敛，医生贪图厚谢，不补气以祛邪，不补血以化毒，竟用轻粉之类，以收敛之，毒入骨髓，不敢外发，一时疮净，亦为可喜。子弟甘谢而无怨言，医生乐酬而生德色。苟仍补其气血，而加之暗消之品，终年累月而服之，则元精既足，元气自旺，毒难内存，犹能外泄。无如子弟既苦于服药，而医生亦倦于防危，彼此相忘，竟置之不论不议之天。谁知收敛之后，不知保守，纵欲如故，而毒难久留，或半年，或二三年，乘脏腑之虚，乃突而外功矣。大约毒结脏腑之虚，俱是难救之疮，而结于鼻与玉茎者，尤为难救。

遍德汤伯高太师传　治下疳杨梅。

当归二两　白术二两　生甘草五钱　土茯苓一两　金银花四两　天花粉三钱

水煎服，连服十剂，而遍身之疮如扫矣。

寒水再造丹伯高太师传　治结毒至鼻烂、茎烂者皆效。

麦冬三两　生甘草一两　桔梗三钱　黄芩三钱　连翘三钱　贝母三钱　土茯苓二两　寒水石研细末，三钱　夏枯草二两

水煎汁二碗，调寒水石末服。倘鼻尚未落，一剂不烂落也；如已烂落，一剂不再烂也，二剂全愈。倘结毒生于他处，减半多服，无不奏效。

翻花杨梅

此疮亦感淫毒之气也。视其疮势若重，其毒反轻，盖毒欲尽情出外也，古人云是湿热表虚。表虚则有之，不可全归于湿热也。总皆毒气外发，因表虚而反炽。谁知因炽而补其表，则表实而毒难藏，转易收功也。惟是表虚，不可再贪色欲，不独传其毒而害人，且虚其虚而自害。故必须节饮食、戒恼怒而断房帷，断无意外之虞，外用点药敷之，自奏功如神矣。

黄芪外托散家传　治翻花杨梅疮。

黄芪一两　当归三钱　人参三钱　茯苓五钱　土茯苓二两　白芍五钱　生甘草三钱　白矾二钱

水煎服四剂，重者十剂，外用药调搽即愈。

地龙粉箱丹祖传方　外治翻花杨梅疮。

粉霜二钱　蚯蚓粪一两，火焙干

百草霜三钱　轻粉二钱　黄丹三钱，飞过　生甘草二钱　冰片二钱　黄柏炒，二钱　胡粉二钱

各为细末，点搽自愈。

阴阳杨梅疮

杨梅疮有阴阳之分，古人以阳属气虚而感毒，阴属血虚而感毒，实为有见，非无稽之语也。阳必高突，阴必低陷，阳必痛，阴必痒，而其色皆红也。故阳宜用补气之药，而佐之化毒之味；阴宜用补血之药，而辅之消毒之品，然后外以末药调搽，岂难速愈乎？

六君加味汤　治阳杨梅，色红作痛而高突者，神效。

人参五钱　白术五钱　半夏一钱　生甘草三钱　茯苓三钱　陈皮五分　土茯苓一两　金银花一两

水煎服,十剂愈。

加味四物汤　治阴杨梅,色红不起,不破作痒者,神效。

熟地五钱　川芎二钱　当归五钱　白芍一钱　白茯苓二钱　生甘草二钱　金银花一两　天花粉二钱　土茯苓一两

水煎服,二十剂愈。

丹砂敛毒丹　外治阴阳杨梅疮,兼治疳疮。

丹砂一钱　雄黄二钱　粉霜一钱　孩儿茶三钱　露蜂房烧灰,五分　冰片三分　生甘草一钱　轻粉一钱

各为细末,猪胆调搽自愈。

杨梅癣疮

此乃女子感染男子余毒而生者也,或前已生疮,用药既痊,偶食牛肉,或洗浴当风、抓痒,或行房事,以虚其皮肤,毒结不散,乃生癣矣。或血干而起白屑,或肉碎而流红水,以致淋漓臭秽者有之,用蜗牛柏霜散原易奏功,然内不服药以补虚,则气血双亏,外难即愈。必须内外兼治,否则日久不痊,必生虫蚀,反难速瘥也。

双补化毒汤岐天师传　内治杨梅癣。

天花粉二钱　当归五钱　黄芪五钱　柴胡一钱　生地三钱　麦冬三钱　天冬三钱　荆芥一钱五分　威灵仙二钱　白鲜皮一钱　胡麻二钱　槐角二钱　乳香末一钱　生甘草二钱

水煎十剂,外用末药搽之,必愈。

蜗牛柏霜草岐天师传　外治杨梅癣。

黄柏二钱　没药一钱　轻粉一钱　粉霜一钱　雄黄二钱　冰片三分　丹砂五分　孩儿茶三钱　枯矾一钱　蜗牛十个

各为末,猪胆调搽,日数次,搽三日渐愈。神效。

杨梅痘子

其疮细小,亦是淫毒,与大者相较,其毒尚轻。盖其人气体壮实,感毒不重,故疮亦不恶也。急用内托之药十数剂,则毒易散,而痘亦易回。倘恃强而仍然渔色,则气血双耗,必至轻变为重矣。轻既可以变重,安在重而不可以变危乎?总之,杨梅之疮,毋论轻重,必须速治,加之绝欲,则病去如扫。无如世人好色甚多,服药甚倦,遂至变生不测也。铎有神方,因载于后,听世采取耳。

早夺汤岐天师传　治初出杨梅疮痘,神效。

人参一两　生黄芪一两　茯苓一两　当归一两　远志三钱　生甘草三钱　金银花一两　大黄一两　石膏一两　柴胡二钱　白术一两　天花粉三钱

水煎服,一剂大泻恶物,臭秽不堪;再服二剂,毒尽去矣;去大黄、石膏,加土茯苓二两,同前药再服四剂,必有疮影发于满身,在皮之内,而出于皮之外也;再服二剂痊愈。

外表汤　治杨梅痘子。

黄芪一两　当归五钱　麦冬五钱　金银花一两　天花粉三钱　木通一两　泽泻二钱　柴胡二钱　黄芩二钱　生甘草二钱

水煎服。

齿窟疮

齿窟疮，因伤损齿牙，其会堕落而成者也。盖人齿最深，其窟甚犬，气血盛而易于长满，气血虚而艰于生合，其症高年老人尤多。夫齿虽有脏腑之分，而根实出于肾也，高年老人肾精耗竭，无不虚者，所用饮食止可生气生血，不能生精。精少则肾气不生，而肾血又何易生乎？此齿窟之更难填实也。况兼贪饕，或用硬物碴破，少合而重伤，略满而再损，疼痛切骨连心者，往往然也。内用加味地黄丸以填其精，外用填齿散修之，自然精不涸而气血相助，则齿窟不至空缺也，即不坐齿，而生肉必速矣。

加味地黄丸　内治齿伤成窟。

熟地五钱　山药三钱　山茱萸一钱　茯苓二钱　骨碎补二钱　补骨脂二钱　丹皮二钱　当归五钱　麦冬三钱　泽泻一钱五分

气虚甚者，加人参五钱。

水煎服。以齿满为期。

填齿散　外治齿窟。

人参一钱　骨碎补一钱　三七末一钱　同川蒺藜二钱　乳香一钱　鼠脊骨末一钱

各为末，用黄蜡化开，团成丸，如齿窟大，填入隙，数日即愈。如蜡化，频填自愈。

胎溻皮疮

胎溻皮疮，初生婴儿所长之疮也。有肉无皮，视之可痛。盖母食五辛之味，或餐燔熬炙煿等物，或父母有疮而坐孕，往往生无皮之子。然而伤热而生之者，其病轻；受毒而生之者，其病重。重者，母子必须同服化毒之药，则皮生而儿无死亡之祸，否则无不夭者。若因食热物而生者，虽半体头面皆无皮，不必母子同服解毒之药，但用白芨雄黄散敷之自安也。

全蝎生皮散岐天师传　治父母生疮，因产胎溻皮疮之子者，此方主之。

全蝎一两　生黄芪四两　金银花八两　生甘草一两　麦冬四两

各为末，蜜为丸。每日服五钱，子服三丸，一料痊愈。

白芨雄黄散岐天师传　治食五辛热物，子生皮溻疮，神效。

白芨一两　雄黄末三钱

各为末，掺之，自然生皮且卫不痛，最神。

卷十二

袖手疳

袖手疳者，生龟头之颈上，皮包于内，而外不也。凡龟头生疳疮，多是淫毒所感，因嫖妓而得也。然而因嫖而生者，不止生于龟之颈，今止生于龟头，而外又皮裹之，乃肿于皮肉之内也，非淫疮实热疮也。内用泻火祛毒之药数剂，然后以外药水浸之，自必收功。

暗治饮 治袖手疳。

黄柏三钱 茯苓五钱 蒲公英三钱 柴胡一钱 白芍五钱 生甘草一钱 龙胆草一钱 豨莶草二钱

水煎服，服数剂。

外护丹

猪胆二个，取汁 龙胆草三钱，煎汁 蚯蚓五条，捣烂，用二汁淋洗，去蚯蚓，加入冰片末三分，入鸡蛋壳内

套在龟头上，浸之渐愈。

臊 疳

臊疳生于玉茎之上，亦杨梅之先兆也。然梅疮甚毒，多得之于妓女、龙阳之子。倘未交二种，止于妻妾中得之，此自己本有湿热，或加恼怒，而强暴动淫，亦能生疮。疮名臊疳，以肝生主臊，故疳亦以臊名之也。内用平肝之剂，外用六星丹搽之，无不痊也。

化淫消毒汤

白芍一两 当归五钱 炒栀子三钱 苍术三钱 生甘草一钱 金银花一两 青黛三钱 生地三钱 土茯苓五钱

水煎服，四剂愈。

阴 疳

阴疳者，生疮于阴户之内也，时痛时痒，往往有不可忍之状，其气腥臊作臭，无物可以解痒，倘愈交接，则愈痛矣，最可怜之症也。此疮多因于欲火之动，而又有湿感之，火炎水流，两相牵制，留而闭结，乃化而生疮，久则生虫也。此虫虽生于阴户，然实化于肝肾。或思男子而不可得，火以成之也；或交男子而感其精毒，以长之也。总无湿不生虫，亦无湿不生疮也，当细察由来治之。内治之后，仍以外治同施，鲜不即痊矣。

加味逍遥散家传方 内治阴疳。

柴胡二钱 白术五钱 茯苓三钱 甘草一钱 白芍五钱 陈皮一钱 当归二钱 炒栀子三钱 荆芥一钱 防风五分 龙胆草二钱 天花粉二钱 玄参五钱

水煎服，服八剂。

桃仁散岐天师传 外治阴疳。

桃仁二十一粒，研烂 雄黄末二钱 白薇二钱 炙甘草五分

各研细末，蘸鸡肝内，纳阴户中，日三易之，先用针刺鸡肝无数孔，纳之。

妒精疳

妒精疳，乃生于玉茎，亦臊疳、袖手疳之类也。人生最妒，而精亦妒。精妒症有二种：一妒不洁之精，一妒太洁之精也。不洁之精必有毒气，太洁之精必有火气，故玉茎不交败精之阴户，断不生疳。阴户蓄精，尚未流出，一旦重接，鲜不生疮矣。此等之疳，其症尚轻，外用五根汤洗之，再用首经散搽抹则愈矣，不必又用败毒汤剂而内治之也。

首经散岐天师传　治妒精疳疮，并治诸疳。

室女首经抹布烧灰，加轻粉二分、冰片一分。各研细末，搽之立效。

无辜疳伤疮

无辜疳疮，乃鸟粪或羽毛从天下降于人身，感而生疳疮也。盖各鸟所食，多是蛇、蝎、蜈蚣之类，其粪最毒，而羽毛亦未尝不毒也。小儿不知其故，或逢落或见粪堕羽可珍，手携口衔，其毒因之而入于脏腑，久则发出于皮肤，乃生疮生疳矣。或生于脑后，或生于项边，结核如弹丸，推之则动，软而不疼，岁久失治，羸瘦壮热，便脓便血，头骨缝开，肢体生疮而溃烂矣。治法亦须消毒为主。小儿得此，尤宜早治。

消辜汤岐天师传　治无辜疳疮。

天花粉一钱　贝母一钱　蔷薇根三钱　杏仁十四粒　桔梗一钱　黄矾五分　白蒺藜一钱　乌梅一个　槟榔五分　乌柏根二钱　白芍二钱　人参五分

水煎服，十剂可消，大人倍之。

杂病广要

[日本]丹波元坚[原著]

[说明]

《杂病广要》,日本知名中医学家丹波元坚(公元1795~1857年)撰于1853年(日本嘉永六年)。元坚,字亦柔,号茝庭,历任幕府医学馆教谕、督事、法眼及法印等职,曾著《素问绍识》、《伤寒广要》、《伤寒论述义》、《金匮述义》及《药治通义》等,并以此获江户时期汉方医学考证权威之誉。本书计40卷,为内科杂病学专著。该书收录中国清代及其以远文献300余部。分为5类,即外因、内因、气血、脏腑、身体,列中风、虚劳、寒疝、遗精、白浊、痿(附阴痛)等73门。作为考证派学者,其治学严谨,引证精当,兼收并蓄,指陈合理,取材适用,某些引论、文献在中国亦不复存世,自当有其重要价值。

本次据日本跻寿馆活字局校本庆应三年(1866)为底本、1958年人民卫生出版社铅印本(30卷)为主校本整理。

杂病广要卷第十二内因类

寒　疝　㿗

疝，寒实之病也。其或挟热者，即系证之变。治之之法，主在温散，然亦有姑从于权而必须调停者。仲景之例，固不外于温，乌头二方及当归生姜羊肉汤俱其正治，而有缓急之别。如柴胡桂枝汤，特其权法也。至金元以降，则往往执其变而遗其常，泥其权而失其正，论说颇涉纷挐。此编于异同之言，或有不得芟除者，要在读者弃瑕取瑜尔。

名义

疝，腹痛也《说文》。

心痛曰疝。疝，诜也，气诜诜然上而痛也。阴肿，曰㿗，气下㿗也；又曰疝，亦言诜也。诜诜，引小腹急痛也《释名》。

疝，腹中气疾，上下引也《急就章》颜师古注。

病因阴寒

诸疝者，阴气积于内，复为寒气所加，使荣卫不调，血气虚弱，故风冷入其腹内而成疝也。寒疝者，阴气积于内则卫气不行，卫气不行则寒气盛也。故令恶寒不欲食，手足厥冷，绕脐痛，自汗出，遇寒即发，故云寒疝也。疞者，痛也。此句据《外台》补，此由阴气积于内，寒气结搏而不散，腑脏虚弱，故风邪冷气与正气相击，则腹痛里急，故云寒疝腹痛也。夫寒疝心痛，阴气积结所生也。阴气不散，则寒气盛；寒气盛，则痛上下无常处[1]，冷气上冲于心，故令心痛也《病源论》。

疝者，寒气结聚之所为也《素问次注》。

病因肾虚

肾主纳气，人之气海系焉。肾虚而为风寒所乘，为暑湿所袭，为喜怒忧思所伤，而水结不散，又与气搏，是以群邪乘于其中，曰疝，曰奔豚，曰小肠气，曰膀胱气，皆是物也《直指》。宜参次款《医学管见》文。

病属肝兼湿热说并斥非

诸疝皆归肝经，其奈庸流归之小肠、脬囊。夫膀胱水府，专司渗泄；小肠水道，专主通流。肾为少阴，总统二水。人之小溲，自胃入小肠，渗入膀胱。膀胱者，脬囊也。气化则水出茎端，此常道也。及其为疝，乃属足厥阴肝经。盖环阴器而上入小腹者，足厥阴肝经也。夫肝肾皆属于下，与冲任督相附。然《灵枢经》言“足厥阴肝经，病则有遗溺、癃闭、狐疝”，主肾与膀胱、小肠三经，则不言疝，是受疝之处，乃肝之部分也此下原更引《素》、《灵》及《铜人》论疝本肝经之理，文繁不录。且夫遗溺闭癃，阴痿脬痹，精滑白淫，皆男子之疝也，不可妄归之肾冷；血涸不月，腰腰膝上热，足躄吃干，癃闭，少腹有块，或定或移，前阴突出、后阴痔核，皆女子之疝也，但女子不谓之疝，而谓之瘕。若年少而得之，不计男子、妇人皆无子，故隐蔽委曲之事，了不干脬肾小肠之事，乃足厥阴肝经之职也。奈俗方止言脬肾小肠，殊不言肝木一句，惑人甚矣《儒门事亲》。

疝病，未有不本于肝者。盖任为阴脉之海，其脉同足厥阴并行腹里，而五脏之疝，其脉曰搏急，曰滑。夫搏急是肝脉，滑则为病风，风气通于肝，故任脉诸脏虽皆有疝，莫不连合肝经，所谓有形如瓜，有声如蛙，或上于腹，或下于囊者，方可谓之疝病。其不与肝相干者，则不得谓之疝矣。至论疝病之因,有主寒者,有主湿热者,有火从寒化者,要之疝病不离寒、湿、热三者之邪。寒则急,热则纵,湿则肿,而尤必以寒气为之主。其有热者,寒邪郁热于内,非热能病疝,亦非热能变寒也,故曰热为寒郁则可,热从寒化则不可《金匮翼》。按:此说系于错综子和及《格致余论》文,稍加删润。又,《医统》曰:大抵不过寒湿热之邪气,分三因尽之矣。其就不免粗略,仍不录。

医经论疝,皆以为寒湿之证。丹溪独谓由内有郁热所致。内无郁热,外虽感寒湿之气,亦不病疝。其论甚辩,然实非也,盖此证多由于肾之元精内虚所致。元精内虚,寒湿之气乘虚而入,有所结滞,阻碍真气,故相攻而作痛。元精内实,则虽有寒湿之气,不能侵入,故不作痛。此亦疝病之标本也,郁热之有无何与焉,丹溪之说矣。世医皆以疝为肾病,或以为小肠气,则心之府也。张子和独据《灵枢经》谓疝为肝经病,无关于肾。予复谓疝病由于肾之内虚,无乃蹈世医之陋乎?曰:子和之论深矣,然世医之论,则亦未为失也。盖手厥阴命门与足厥阴肝经,同主元精,而发用在肾之后窍[2],故古经谓右肾为命门,实为肾之后窍而非右肾也。多欲之人,肾之施泄度,故元精内虚,邪乘虚而入,乃发为疝病,其证少腹与睾丸诸筋相引而痛。子和以元精属肝,诸筋亦属肝,故谓疝为肝经之病,而不知元精之虚,由肾之施泄无度所致。筋虽属肝,而肾实为宗筋之会,况少腹在下,亦属肾部。医家相传,谓疝为肾病,盖自有所见,而未可非也。至名为小肠气,则亦以其在下部故云。治疝之药,则须用热因寒用之法,更加解结之药可也《医学管见》。

疝气之病,有寒证,亦有热证。然必因先受寒湿,或犯生冷,以致邪聚阴分,此其肇端之始,则未有不因寒湿而致然者。及其病郁既久,则郁而成热者有之;或以阳脏之人,火因邪聚而湿热相资者亦有之。故在《内经》言疝,则寒热皆有所论。如曰病在少腹,腹痛不得大小便,病名曰疝,得之寒;曰阴亦盛而脉胀不通,故曰㿗癃疝也;曰肝痹得之寒湿,与疝同法;曰太阳、太阴、阳明之胜复,皆有疝气。是皆言疝之寒也。又,如曰脾风传肾,名曰疝瘕,少腹冤热而痛,出白,一名曰蛊;曰足厥阴之筋病,阴器不用,伤于寒则阴缩入,伤于热则纵挺不收,是皆言疝之热也。此《内经》之言寒言热,未尝偏废者如此。观丹溪曰:自《素问》而下,皆为寒。盖寒主收引,经络得寒则引而不行,所以作痛者。然亦有踢冰涉水,终身不病此者,无热在内故也。大抵此证,始于湿热在经,郁而至久,又得寒气外束,不得疏散,所以作痛。若只作寒论,恐未为备按:此出《格致余论》。此丹溪之论如此,故其治多从火,而倍用山栀、黄柏之属,余则不能无言也。观《内经》之言疝者如前,原非只作寒论,第言寒者较多于热,亦自疝家之正理,不可易也。矧疝以寒邪入经,所以痛;及其久也,方为郁热。使其始不受寒,何由致疝,此寒为本而热为标也。若谓始于湿热在经,又得邪气外束,所以作痛,则反以热为本而寒为标矣,岂其然乎!至若踢冰涉水,终身不痛者,此虽有贵贱之分,久暂之异,然必以阳气内实而寒不能犯者有之。若谓无热在内,故寒自不入,又岂其然乎!此致病之因,有不得不辨也。是以《内经》之论,凡至切至当者,胡可弗遵!后世之谈,其多凿多偏者,安庸尽信《景岳》!

所因不一

凡治疝之法,当察所由。此虽以受寒受湿,因而成疝,然或以色欲,或以劳损,或以郁怒,或以饮食酒湿之后,不知戒慎,致受寒邪,则以阴求阴,流结于冲任、血气之海而下归阴分,遂成诸疝。故其为病,则有遇寒而发者;有郁久成热,遇热而发者;有郁如气逆,遇郁怒而发者;有湿因寒滞,遇湿而发者;有疲极则伤筋,遇劳苦而发者;有虚邪在少阴厥阴,遇色欲而发者;有饮食之湿在阳明太阴,遇酒酪而发者。至其久也,则正气陷而不举,邪气留而不去,而为㿗为疝,难于愈矣。故治此者,必当因其所因,辨而治之,则无不随手可愈。若茫然混然,徒执一偏之见，而至老不瘥者，即与之谈，终无益也《景岳》。

脉候

寸口之中云云内结者，病疝瘕也。脉细小紧急，病速进在中，寒为疝瘕积聚，腹中刺痛《脉经》。

尺寸脉候俱牢一作芤，直上直下，此办冲脉，胸中有寒疝也。脉来中央坚实，径至关者，冲脉也，动苦少腹痛，上抢心，有瘕疝，绝孕，遗矢溺，胁支满烦也同上。

诊妇人疝瘕积聚，脉弦急者生，虚弱小者死同上。

脉沉细而滑者，曰疝瘕；紧急而滑者，曰疝瘕《病源论》。

疝气者，气聚而大，外仍敛束，故脉则见弦急，而癥则多胀痛也。弦敛急直，气不鼓畅，主诸痛胀，疝则未有不痛不胀者。若弦急而牢，见积聚之有根，亦征元本之壮实，脉证两宜，故曰生；若但急而弱，急则邪盛，弱则正衰，更非积聚在里者之所宜，故曰死《续焰》。按：丹溪有挟虚者，其脉沉紧豁大之说，见于后。

证治诸说

疝者，痛也。或少腹痛，不得大小便；或手足厥冷，绕脐痛，自汗出；或冷气逆上抢心腹，令心痛；或里急而腹痛，此诸候非一，故云诸疝也《病源论》。

疝之为病，随脏气虚实，感伤外邪，寒沍，风散，暑郁，湿着，绞刺击搏，无有定处，仓卒之际，痛不堪忍。世人称为横弦、竖弦、膀胱小肠气、贼风入腹等，名义不同，证状则一。寒则温之，风则散之，暑则利之，湿利燥之，各有成法《三因》。

其候不特外肾、小腹作痛，或攻刺于腰胁，或游走于背膂，或冷气抢心，心下痛满，或手足厥冷，痛绕脐傍，或胁之左右如杯，或脐之上下如臂，或腹中累累如桃李，或胃脘间覆大如盘。有壮热恶寒者，有洒淅寒热者，有不得大小便者，有里急而下泄者，有不欲食者，其于阴间，则卵有大小，伸缩而上下不常；囊有肿胀急痛，而发歇不定。挟冷触怒，则块物逼上囊根，或攻腹胁；时和心平，则块物自循背系[3]归入囊中。凡此皆谓之肾气。治法纲领：风则散之，寒则温之；暑则解其热，湿则渗其水；七情所发，调其心气；水与气搏，行其小便。其间以主治肾气之剂参之，固定则也。然总治之法，大要以流行疏利为先，毋曰肾虚得病，不敢疏泄。盖肾为邪气所干，若非逐去，病何由愈按：此意本于《本事》，彼说见后。倘或姑息畏虚，妄以刚剂兜住，使大小腑秘而不通，邪气入腹冲心，危殆必矣。虽然，肾气发作，固以肾虚得之，然虚中有冷，虚中有热，又有冷热不调，尤当详审。冷者，胁边及外肾清冷，小便清而多，遇寒即发是也；热者，内挟暑气，或积酒毒，或服暖药于前，外肾与小腹俱热，肛门间粪后亦热，小便数而涩，遇热则甚是也；冷热不调者，小腹外肾乍冷乍热，大便小便或秘或利。用药温凉，当随证而权度之，但所谓流行疏导，常常运斡于其中矣。其若大小便流利之后，或更有牵刺引痛，或微气流注于肌肤之间，此则肾虚血虚，气不还元，当加润养，人参、当归、川芎、芍药、桑螵蛸、葫芦巴辈，又不可无《直指》。

疝气之甚者，睾丸连小腹急痛也。有痛在睾丸者，有痛在五枢穴边者，皆足厥阴之经也。或有形，或无形；或有声，或无声；有形如瓜，有声如蛙，云云。又有挟虚而发者，当以参、术为用，而以疏导药佐之，诊其脉有甚沉紧而大豁无力者是也，其痛亦轻，惟觉重坠牵引耳《格致余论》。按：《纲目》曰盖疏导药即桃仁、山楂、枳实、栀仁、茱萸、玄胡索、丁香、木香之类，以佐参、术之类是也。又，《汇补》"甚沉紧"作"不甚"，参术下补桂、附，且曰"若泛用克伐，必变攻胃冲心而死"。

诸疝痛处，用手按之大痛者，为实也；按之不定者，属虚《丹溪》。此凑合《纲目》及《心法》。

气因寒聚为疝，血因寒聚为瘕，即是疝气，今谓之横弦、竖弦，绕脐走注，小腹疞痛，宜蟠葱散，吞下茱萸内消丸，或盐酒调异功散。不问何证，皆可用生料五苓散，加炒蘹香半钱或一钱。服药未效，大痛攻刺不已，阴缩手足厥冷，宜香附子，仍炒盐乘热用绢裹，熨脐下。若大小腑不甚通者，五苓散加桂，下青木香圆。初发，或头疼身热，或增寒壮热，并宜参苏饮加木香。有逆上攻心，下不觉痛，而见心疼者，宜以生韭捣取自然汁，和五苓散为圆，蘹香汤下《要诀》。按《简易方》曰：疝气初发，必先憎寒壮热，甚者呕逆恶心，每用参苏饮，云云。此戴氏所本。

初发，或头疼身热，或憎寒壮热，重者逆上攻心，疼痛呕吐，手足冷，脉沉急。必先以祛散寒邪，兼佐疏肝消疝之剂，使病气伏而病易退也。若按以子和所立攻下之法，只恐病未除而先虚元气，其不为倾败者鲜矣，学者宜致思焉《统旨》。

寒疝最能作痛，多因触冒寒邪，或犯生冷所致，凡喜暖畏寒，脉弦细，鼻尖手足多冷，大小便无热之类是也。热疝大能作痛，凡火邪聚于阴分而为痛者，必有热证热脉，或大便秘结，或小水热闭不通，或为胀为满，而烦热喜冷者是也。又有肾本不虚，而肝经湿热火旺，茎中作痛，筋急缩，或痛，或痒，或肿，或挺纵不收，白物如精，随溺而下者，此筋疝也，宜龙胆泻肝汤主之。湿疝多为重坠胀满，然亦有痛者，宜以前寒热证参而治之。有不痛而久坠不愈者，是即㿗疝之属，单宜治湿理气。疝病遇酒而发者，多因湿热，常先去其湿。血结少腹间者，是为血疝，但察其非气非食，小腹硬而有形，大便秘结而黑，小水利者，必血积、血疝之属。疝遇色欲而发者，是必阴虚之属。疝久者必多虚证，或以元气本虚，而偶患者亦有虚证；或不耐劳苦，而微劳即发者，亦有虚证。当以脉证辨之？凡治虚疝，当察其虚在阴分，或在阳分。若虚中挟滞者，加以疏导之药，如川楝、茴香、枳实、山楂、栀子之属，酌其宜而佐用之《景岳》。

大抵疝之为证，受热则缓纵不收，受寒则牵引作痛，受湿则肿胀累垂，虚者亦然。三者之间，分其孰多孰少而为施治。在血分者，不移；在气分者，多动。往往有左丸偏胀而移于右丸者，亦有右丸偏胀而移于左丸者，皆是气分之病。若积年痛发，不胀大而不能动移者，方是血分之病。屡发屡更其处者，当是厥阴风木为患。肿极而不甚痛者，当是太阴湿土为患。又，上引者，宜用桂枝、吴萸、茴香等辛热治之；下坠者，宜用川楝、黄柏、苍术、附苦燥治之。又，痛处热而不欲人按者，湿热也；痛处寒而喜人按摩者，寒积也。以此明辨，万无差误矣《医通》。

七疝

七疝者，厥疝、癥疝、寒疝、气疝、盘疝、胕疝、狼疝，此名七疝也。厥逆，心痛足寒，诸饮食吐不下，名曰厥疝也；腹中气乍满，心下尽痛，气积如臂，名曰癥疝也；寒饮食，即胁下腹中尽痛，名曰寒疝也；腹中乍满乍减而痛，名曰气疝也；腹中痛在脐傍，名曰盘疝也；腹中脐下有积聚，名曰胕疝也；小腹与阴相引而痛，大行难，名曰狼疝也。凡七疝，皆由血气虚弱，饮食寒湿不调之所生《病源论》。按：又有五疝候，一曰石疝，二曰血疝，三曰阴疝，四曰妒疝，五曰气疝，而不说其证状，仍不揭出。

暴心腹厥逆，不得气息，痛达背膂，名曰尸疝；心下坚痛，不可手迫，名曰石疝；脐下坚痛，得寒冷食辄剧，名曰寒疝；胁下坚痛，大如手，痛时出，若不痛不见，名曰盘疝；脐下结痛，女人月事不时，名曰血疝；少腹胀满，引膀胱急痛，名曰脉疝《外台》引文仲小器七疝丸主治。

疝气病者，凡小腹睾丸为肿为痛，止作无时者皆是也。但疝证不一，如《内经》所谓狐疝者，以其出入不常也；有言㿗疝者，以箕顽肿不仁也；有冲疝者，以其自少腹上肿而痛也；有厥疝者，以结气在阴而气逆为疝也；有疝瘕者，以少腹冤热而痛，出白，一名曰蛊也；有六经风疝者，如《四时刺逆从论》所言者是也；有小肠疝者，如《邪气脏腑病形篇》所言者是也。凡此七者，总皆疝之为义《景岳》。

七疝之名，《内经》已有冲疝、厥疝、狐疝、㿉疝、㿗疝、卒疝、疝瘕之别，而巢氏又立厥、癥、寒、气、盘、胕、狼七名，子和又立寒、水、筋、血、气、狐、㿗七疝，皆与《内经》不同。巢氏怪而不经，已无足论。即子和之所谓水疝，亦即经之㿗疝，血疝即经之𤸇疝，气疝即《经》之厥疝，筋疝即《经》之疝瘕，子和特更立名目，以欺世盗名，虽为近代所宗，然学者当以《内经》为主也《病机汇论》。按：子和七疝，大抵皆𤸇之属，且𤸇、㿗同字，非别证，沈氏此说未为当，姑存之。子和说见次门。

冲疝

疝者，痛也，由阴气积于内，寒气不散，上冲于心，故使心痛，谓之心疝也。其痛也，或如锥刀所刺，或阴阴而疼，或四肢逆冷，或唇口变青，皆其候也《病源论》。按：心疝，出《脉要精微论》，而此证即为《骨空论》冲疝，仍标以其称。

冲疝者，气上冲心下，二便不通，乃寒湿之邪，固结于内，郁积为热，加以客寒，触之而发，天台乌药散加铁锈水调服，甚则禹功散加炮姜、枳实、青皮下之。冲疝，岁久不除，渐成冲心疝气，证与蛊胀无异，误用攻伐，胀必转剧，惟辛温健运，庶为合宜，然亦取效良难。至于调理，尤宜详慎。每见食填中院，浊阴之气上逆，顷刻告变，业尝见之，此与冲心脚气不殊也《医通》。

疝久成积

诸脏腑受邪，初未能为积聚，邪气留滞不去，乃成积聚。其为病也，或左右胁下如覆杯，或脐上下如臂，或胃脘间覆大如盘，羸瘦少气，或洒淅寒热，四肢不收，饮食不为肌肤，或累累如桃李，或腹满呕泄，寒即痛，故云寒疝积聚也《病源论》。

凡疝久则成积，盘附脐之上下左右，为癥为瘕，作痛不已，或变痃癖，或发奔豚《证治汇补》。

呕吐

逆气长嘘，中脘停酸，燥闷扰扰，甚而至于呕吐，最为恶候。何则？天一生水，肾实主之。宗筋聚于阴器，惟藉阳明以养之。今脾土不济，肾水上乘，必为酸汁，必为涎饮，荏苒逾时，遂成暴吐。医家执剂之始，皆知肾经恶燥，如苍术、白术、良姜之类，诚不敢发用耳。及其呕吐大作，姜术辈用之而不顾。若犹未也，则吴茱萸、荜茇刚燥等剂又加多焉，虽附子亦用之而救急矣，病势至此，脾土未强，肾水已为之涸，肾水既涸，脾土又为之焦，往往阴阳不升降，荣卫不流行，大小二便关隔涩闭，而肾汁、胃汁皆自其口出也。如此者大低不救，临病须当识证，预与病家言之《直指》。

久则遂成暴吐，甚则角弓反张，咬牙战汗，冷汗流不止者，难治《入门》。宜参后“治不可以虚骤补”条，《微义》文。

疫邪夹疝

戴麟郊曰：疫邪夹疝，其肾囊小腹引痛，全是疝证，当照辨气、色、神、脉、舌、苔法辨之。一有疫邪，不必治疝，但治疫而疝自消。若依常治疝法，用吴萸、桂附、茴香诸燥品，轻者变为囊痈，重者变为呃逆、哕逆，昏沉而莫救矣《瘟疫汇编》。

妇人

疝之为病，不独男子有之，而妇人亦有之。《经》曰：有积气在腹中，有厥气，名曰厥疝。女子同法。又曰：厥阴所谓㿗疝，妇人少腹肿也。至若冲疝、疝瘕之属，亦皆男妇之所同者。然惟睾丸之病，独在男子，而他则均当详察也。观张子和云云子和说出前“疝属肝说”，此说诚非谬也。然今人但言男子之疝，而全不知妇人之疝，殊失之矣《景岳》。

戴人且谓妇人亦有疝气，血涸不月，少腹有块等证皆是，要不离乎肝经为病。盖肝者藏血主筋，而其气暴，且善攻冲也《金匮翼》。

治宜通宜温

疝气作痛，宜通不宜塞，宜温不宜寒。通谓泻其实，不泻其虚；寒谓补其虚，不补其实。实者，邪气也；虚者，正气也。若正气虚极，则先温而后泻；若邪气盛极，则先泻而后补。温者必兼于气，泻者必兼于寒。寒则入于经而导其邪，温则疏其气、养其正也《奇效》。

治不可以虚骤补

顷在徽城日，歙尉宋荀甫，膀胱气作，疼不可忍，医者以刚剂与之，疼愈甚，小便不通三日矣，脐下虚胀，心闷。予因候之，见其面赤黑，脉洪大。予曰：投热药太过，阴阳痞塞，气不得通，为之奈何？宋尉尚手持四神丹数粒，云医者谓痛不止，更服之。予曰：若服此定毙，后无悔。渠恳求治。予适有五苓散一两许，分三服，易其名，用连须葱一茎，茴香一撮，盐一钱，水一盏半，煎七分，令接续三服，中夜下小便如墨汁者一二升，脐下宽，得睡。翌日诊之，脉已平矣，续用硇砂圆与之，数日差。大抵此疾，因虚得之，不可以虚而聚补药。《经》云：邪之所凑，其气必虚。留而不去，其病则实。故必先涤所蓄之邪，然后补之，是以诸方多借巴豆气者，盖谓此也《本事》。

小肠气、膀胱奔豚、疝气等疾。皆因肾气成弱，膀胱入冷，风湿乘之，伤于肾经，气滞不散，小腹刺痛，肾经偏吊，未可骤服补药，先用疏导发散《和剂指南》。

疝证虽始为因虚而得，必邪实迫痛而未下，故当先泻而后补也。至有虚甚迫痛，上为吐逆。或下有遗精者，此邪实正虚之甚矣，此欲不补可乎。但恐补之则无益，泻之则正气转陷，幸而获生者鲜矣《微义》。

治不宜寒凉

治此之法，固不可必其为寒，又不可必其为热。但治初受之邪，必当以温经散寒、行气除湿为生，切不可早用寒凉。致留邪气，则遗害非浅。及其久也，则有始终以寒者，有因寒郁热者，有元阳受伤，而虚陷日甚者，但当察其形气病气，因病制方。若果有热证热脉，显然外见者，方可治以寒凉。如无热证可据，而执云大抵疝由湿热，则无者生之，有者甚之矣。此习俗之通弊，有不可不鉴也《景岳》。

治当兼用气药

治疝必先治气，故病名亦曰疝气，非无谓也。盖寒有寒气，热有热气，湿有湿气，逆有逆气。气在阳分，则有气中之气；气在阴分，则有血中之气。凡气实者必须破气，气虚者必须补气。故治疝者，必于诸证之中俱当兼用气药《景岳》。

温散方法兼滋补

温法有二：外人之寒，温必兼散；内生之寒，温必以补。子和论疝，多从劳内得之，然并不立补法。愚谓寒从外入者，其病多实；寒从内生者，其病多虚。设不能辨而概与散法，难免虚虚之咎矣。余采当归羊肉等方，以补子和之未备，且遵仲景之旧法也《金匮翼》。

病因阴邪凑肾，寒气上攻，小腹结块，下坠睾丸，坚紧如石，得暖渐消，得寒愈胀，其气并入前后腰脐各道筋中，上攻入胃，则大呕大吐，战栗畏寒，此下焦地气上冲，宜以参附、姜桂大剂，非寻常郁热比也《汇补》。

《小品》解急蜀椒汤 主寒疝气，心痛如刺，绕脐腹中尽痛，白汗出，欲绝方。

蜀椒二百枚，汗 附子一枚，炮 粳米半升 干姜半两 半夏二二枚，洗 大枣二十枚 甘草一两，炙

上七味，切，以水七升，煮取三升，澄清热服一升。不差，更服一升。数用疗心腹痛，困穷

欲死，解结逐寒，上下痛良。忌猪羊肉、饧、海藻、菘菜《肘后》、《古今录验》、《范汪方》无甘草，余同。《外台》、《圣惠》本方加桂心、生姜。

疝气发作，当再于附子建中汤煎时，加蜜一筋头许，名蜜附子汤《简易》。按：上文曰建中汤加附子三分，名附子建中汤。

治寒疝来去，每发绞痛方：牡蛎、甘草、桂各二两，水五升，煮取一升半，再服《肘后》。

半夏汤　治心脾痛，及小肠奔豚等痛患。

吴茱萸去枝并目　半夏汤洗，切片　肉桂去皮，等分

上㕮咀，三钱重，水一大盏半，生姜十片，同煎八分，去滓热服《事证方后集》。

吴茱萸加附子汤

吴茱萸　生姜各三钱　人参一钱　大枣二枚　附子二钱

水煎，凉服。寒疝腰痛，牵引睾丸，屈而不伸，尺内脉来沉迟者，此方主之《医考方》。

生料五积散　膀胱小肠气痛，加茱萸半钱，盐少许《易简》。《得效》更加茴香，治醉饱后色欲不节，触伤小腹，致成疝气。其疝自小腹痛连腰胯下，心头吊痛，额上汗出，依本方加玄胡索《济世全书》。

羌活附子汤　治感寒表症悉具，而寒厥疝痛者，宜与此表里兼调《医级》。系羌活、附子、木香、茴香、干姜，加盐煎[4]。

沉香散　治寒疝，小腹坚满，攻作不定，时发疼痛，肾虚受邪肿胀，及脏寒气弱，脐常痛。

沉香　附子各一两　川楝子一两半

上为细末，每服一钱半，水一盏半，生姜三片，枣一个，盐少许，煎至七分，空心服《鸡峰》。

玄附汤　治七疝，心腹冷痛，肠鸣气走，身寒自汗，大腑滑泄。

玄胡索炒，去皮　附子炮，去皮脐，各一两　木香不见火，半两

上㕮咀，每服四钱，水一盏半，生姜七片，煎至七分，去滓温服，不拘时候《济生》。

神应散　治诸疝心腹绞痛不可忍。

玄胡索　胡椒等分

上为末，每服二大钱，酒半盏，水半盏，煎七分，食前温服《三因》。

当归四逆汤　治脐腹冷痛，相引腰胯而痛按：《治验》曰：先灸中庭穴。

当归尾七分　附子炮　官桂　茴香炒　柴胡各五分　芍药四分　茯苓　玄胡索　川楝子各三分，酒煮　泽泻二分

上十味㕮咀，作一服，水二盏半，煎至一盏，去滓温服，空心食前，数服而愈《宝鉴》。按：方后曰泽泻咸平，茯苓甘平，去膀胱中留垢。

沉香桂附丸　退阴助阳，除藏府积冷，心腹疼痛，及疗七疝，痛引小腹不可忍，腰屈不能伸，喜热熨稍缓方《节录》。

沉香　附子炮，去皮脐　川乌炮，去皮脐，切作小块　干姜炮　良姜炒　茴香炒　官桂　吴茱萸各一两，汤浸去苦

上为末，醋糊丸，如桐子大，每服五十丸至七八十丸，热米饮汤送下，温酒吞下亦得，空心食前，日二服。忌冷物，间服《宝鉴》。

治疝气神方　其病甚气上冲，如有物筑塞心脏欲死，手足冷者，二三服除根。

硫黄不拘多少，铫中熔化，即投入水中，出毒，研细　荔枝核为末，炒焦煤黄色　陈皮

上三味，各等分为末，饭丸，如梧桐子大，每服四五丸，酒下，其痛立止。自己觉疼甚不能支持，略用六丸，再不可多也《医学集成》。参《正传》录。《医统》名硫黄丸。《皆效方》名玉环笑来丹。

《本草纲目》引。

奔豚丸

川楝子煨,去肉,一两　茯苓　橘核盐酒炒,各一两五钱　肉桂三钱　附子炮　吴茱萸汤泡七次,各五钱　荔枝子煨,八钱　小茴香　木香各七钱

熬砂糖为丸,每服二钱,淡盐汤下。若有热者,去附、桂《心悟》。按:此本《众妙方》回春丸,今去白术、山楂、枳实,加川楝、桂、附、木香,以砂糖代炼蜜。又据彼方,每服二钱,“服”字恐“丸”字讹。

暖肝煎　治肝肾阴寒,小腹疼痛,疝气等证。

当归二三钱　枸杞三钱　茯苓二钱　小茴香二钱　肉桂一二钱　乌药二钱　沉香一钱,或木香亦可

水一钟半,加生姜三五片,煎七分,食远温服。如寒甚者,加吴茱萸、干姜;再甚者,加附子《景岳》。

八味丸　治劳疝,房劳伤精损气,气陷,但天寒时举作多而且甚,天暖举作少而且轻,本方加川楝肉、巴戟天,以鹿角为丸《医经会元》。

胡桃散　治小肠气。

胡桃肉汤浸,去皮　破故纸炒　大枣煮,去皮核

上件各等分,为细末,每服二钱,温酒调下,食前《杨氏》。

养正丹　治奔豚气痛,呕吐身冷,调气散下《直指》。

通气方法

气聚则塞,气散则通,是痛之休作,山气之聚散也,故曰“治疝必先治气”《金匮翼》。

治盲肠气,小腹连阴疼痛,**蘹香散方**。

蘹香子一两　苦楝子一两,炒微黄　槟榔一两　木香半两　青橘皮半两,汤浸去白穰,焙

上件药捣,细罗为散,每服二钱,以水一中盏,入生姜半分,煎至五分,和滓不计时候热服《圣惠》。《杨氏》茴香散于本方去槟榔,加京三棱、蓬莪茂、甘草、当归。

治盲肠疾痛,宜服**沉香散方**。

沉香半两　胡芦巴半两　肉豆蔻半两,去壳　槟榔三分　木香三分　桂心半两　蘹香子半两

上件药捣,细罗为散,每服不计时候,以温酒调下二钱《圣惠》。

聚香饮子　治七情所伤,遂成七疝,心腹胀痛,痛引腰胁连背,不可俯仰。

檀香　木香　乳香　沉香　丁香并不见火　藿香叶各一两　玄胡索炒,去皮　片子姜黄洗　川乌炮,去皮尖　桔梗去芦,锉,炒　桂心不见火　甘草炙,各半两

上㕮咀,每服四钱,水一盏半,生姜七片,枣一枚,煎至七分,去滓温服,不拘时候《济生》。按:此《和剂》匀气散变方。

金铃散　治疝气腹痛,投诸药后,愈而复作。

金铃子肉六钱　三棱炮,锉　莪术醋煮,锉　青皮去白　陈皮去白,各二钱半　赤茯苓去皮　茴香各半两　南木香三钱　甘草四钱,炙　槟榔　枳壳　钩藤和钩,各三钱

上除木香、槟榔不过火,余十味锉焙,仍同木香、槟榔为末,略服半钱至一钱,仍用炒茴香煎无灰酒,空心调服。不饮酒者,煎炒茴香汤调下《活幼心书》。

立效散　食积者用。

青皮一钱二分,醋炒　小茴香盐水炒,一钱　山楂一钱五分,醋炒　枳实麸炒　苍术米泔浸一宿炒　香附　吴茱萸　山栀炒黑　川楝肉各一钱

水二钟,姜三片,煎八分,食前服《统旨》。

又，**川楝散**治诸疝定痛如神，于本方去枳实，加橘核，玄胡索。

乌苓通气汤　治一切疝气，无问远近、寒热、风湿寒气。

乌药　当归　芍药　棠球　香附　陈皮各一钱　茯苓　白术　槟榔　玄胡　泽泻各五钱　木香　甘草各三分

上剂，姜三片，水煎服。如恶寒，脉沉细、加吴茱萸《回春》。按：此方本出《入门》，名乌附通气汤，有猪苓，无槟榔、玄胡；曰痛甚加槟榔、玄胡索。

和血诸方

治小肠气，**断弓弦散**。

五灵脂　蒲黄等分

上二物，先以酽醋一合，熬药成膏，以水一小盏，煎至六七分，热呷。此又名失笑散，疗妇人血气尤验《苏沈》。《直指》加延胡索，各等分。

牡丹圆　治寒疝，心腹刺痛，休作无时，及治妇人月病，血刺疼痛。

川乌头炮令焦黑，皮尖　牡丹皮四两　桂心五两　桃仁炒去皮尖，五两，别研

上末，炼蜜丸，梧子大，每服五十圆，温酒下，妇人醋汤下《三因》。按：此牡丹五等散变方，彼见"㿗病"中。

桃仁当归汤　瘀血者。

桃仁去皮尖，二钱　当归尾酒洗　玄胡索各一钱半　川芎　生地黄　赤芍药炒　吴茱萸　青皮醋炒，各一钱　牡丹皮八分

水二钟同，姜三片，煎八分，食前服《统服》。

寒热兼行方法

疝气有寒束于外，郁热在内，攻刺急痛者，法必寒热兼行，如仓卒散之类。丹溪云用之无有不效，盖川乌头治外束之寒，山栀仁治内郁之热也《金匮翼》。按：丹溪说出《格致余论》。

柴胡桂枝汤　治肾气冷热不调证《直指》。

治小肠气，**仓卒散**。

山栀子四十九枚，烧半过　附子一枚，炮

上每服二钱，酒一小盏，煎至七分馆本八分，入盐一捻，温服。脾肾气挛急，极痛不可屈伸，腹中冷，重如石，痛不可忍，自汗如泻，手足冰冷，久不瘥，卧欲死者，服此药一剂，忽如失去，甚者两服瘥。予自得效，亦屡以治人皆验《苏沈》。按：又治胸痹，栀子汤，亦此二味，宜参。《宣明论》蒺藜汤，治阴疝牵引小腹痛，诸厥疝即阴疝也，嗜欲劳痛，不可忍之，于本方加蒺藜，水煎服。

玄胡索苦楝汤　治脐下冷撮痛，阴冷大寒。

肉桂三分　附子三分　熟地黄一钱　甘草梢炙，半钱　苦楝子　玄胡索各二分　黄柏一分，为引用

上都作一服，水四盏，煎至一盏，稍热服，食前《试效方》。按：此本出"妇人门"，今从《纲目》拈于斯。

十味苍柏散　治疝作痛。

苍术盐炒　香附盐炒　黄柏酒炒，为君　青皮　玄胡索　益智　桃仁为臣　茴香佐　附子盐炒　甘草为使

上为末，作汤，服后一痛过，更不再作矣《丹溪》。按：原无方名，今从《入门》标之。

荡实急治方法

文仲疗卒得诸疝，少腹及阴中相引绞痛，白汗出，欲死原此有沙参捣筛酒服方，不录。若不差，服诸利丸下之，走马汤亦佳。此名寒疝，亦名阴疝《外台》。

赤岸朱同道，年四十岁，八月望雨后得凉，半夜膈腹痛甚，汗如雨，两脚蹈破壁，痛在少腹，手不可近，六脉弦而细实，重取如循刀刃责责然。问之，云六月大热时，于深潭浴水，病或起于此。与大承汤，大便微利，痛遂顿止。至次日酉时，其痛复作，痛在小腹，坚硬手，不可近。又与大承气加桂两服，研桃仁同煎，大便下紫黑血升余而痛顿止。至次日酉时，痛复作如初，脉虽稍减，而然犹在。与大承气汤加附子两贴，研桃仁同煎，下大便五行，得黑紫血如破絮者二升许，痛遂顿止，一得睡。次日酉时，痛复如初，询知小腹软，痛在脐腹间下，脉亦和，似若无病，但呻吟如旧。询知乃食萝卜菜苗羹两顿，与小建中汤一贴而愈《纲目》引《丹溪》。按：汪石山有小承气汤加桃仁。按：其意相似，仍不录。

愚谓子和疝之治，虽各有不同，然无非用下，则不能无偏。故刘宗厚、徐用诚皆疑而议之，亦谓其太过耳，非谓尽不可用也。再观丹溪之法，则曰治疝大不宜下，是又相左之甚矣。余因考子和治按，如治蔡参军，因坐湿地，疝痛不堪，用导水丸下之而愈。又治一人，因疟渴过饮浆水，病疝，医进姜附，为燥热而壅，以致阴囊重坠，大如升斗，乃先以导水丸，后用猪肤散，大下之而愈。又治一人病卒疝，赤肿大痛，数日不止，诸药如石投水，遂以导水丸，次以通经散，大下之而愈。若此类者，岂皆不可下乎。故但宜酌其虚实缓急，如可为邪热所闭，或以少年暴疾，或以肿硬赤痛之极者，则如导水丸、三花神佑丸、禹功散之类，皆所当用。盖邪盛而急，势不可当，有非行气利水等剂所能及者，则不得不攻。此子和之法，亦自有必不可废者，是不可不察也《景岳》。

导水丸

大黄二两　黄芩二两　滑石四两　黑牵牛四两，别取头末用

上为细末，滴水丸，梧桐子大，每服五十丸，或加至百丸，临卧温水下《三法六门》。

禹功散

黑牵牛头末四两　茴香一两，炒　或加木香一两

上为细末，以生姜自然汁调一二钱，临卧服同上。

通经散

陈皮去白　当归各一两　甘遂以曲包，不令透水，煮百余翻取出，用冷水浸过，去曲焙干

上为细末，每服三钱，温汤调下，临服同上。

荡实缓治诸方

治小肠气，下元闭塞不通，**川楝散**。

川楝子一两，和皮破为四片　巴豆一两，并壳捶令碎

上同和匀，入铫内炒令紫色，取出巴豆，只取川楝子净刷为末，每服一钱，先炒令香，秤一钱[5]，用酒一盏冲，更煎三五沸，去滓，调川楝子末，连进二服，得下泄立瘥。此方同治远年内外臁疮方，于建安军人吴美得之《苏沈》。宜考前“治不可以虚骤补”条。

《经验方》治丈夫本脏气伤，膀胱连小肠等气。金铃子一百个，温汤浸过，去皮　巴豆二百个，锤微破　麸二升　同于铜锅内炒，金铃子赤熟为度，放冷取出，去核为末，每服三钱，非时，热酒、醋汤调并得。其麸、巴豆不用也《本草》。《本事续集》名金莲散，曰：古今一切名方，无如此方奇特有效。

《圣济》治肠受邪，控睾上而不下，疼痛，**楝实散**。于本方加甘草、青盐。《幼幼》赵氏家传，治大人小儿诸疝偏气方，于本方加丁香、青橘皮。

《直指》**金铃散**　治膀胱小肠气，外肾肿痛，于本方加木香用舶上茴香、连根葱白煎。

《叶氏》**金铃子丸**　治膀胱小肠肾经疝气攻作，脐腹撮痛不可忍者。于本方加破故纸、葫

芦巴为末，面糊丸，如梧子大，每服三十圆，细嚼，炒胡桃仁三个，熟葱盐酒送下。

《示儿仙方》**借性丸**　于本方去茴香，金铃子末为丸，每服十丸，服以得利下不妨。金铃子、巴豆各四十九个。

天台乌药散　治小肠疝气，牵引脐腹疼痛。

乌药　木香　茴香炒　良姜炒　青皮去白，五钱　槟榔锉，二个　川楝十个　巴豆七十个，微打破，同川楝实用麸炒，候黑色，去麸不用，只用川楝

上为末，每服一钱，温酒调下。痛甚者，炒生姜、热酒调下亦得《宝鉴》。按：此方系《圣惠》蘹香散合《本事》金莲散，加乌药、良姜者。

麝香圆　治心腹冷疼，男子小肠气。

麝香一钱，别研　胡椒一两　木香　巴豆四钱，去皮心研　全蝎四钱，去毒，微炒

上件为细末，汤浸蒸饼圆，如绿豆大，每服三圆。心腹痛，煨姜汤下。小肠气，腹胁攻痛，茴香汤下《杨氏》。《尊生书》曰：此方无麝香，即神保丸，凡膀胱气、胁下痛最难治，此药主之[6]。

金铃圆　治小肠气，一服立愈。

牵牛子炒　青皮去白　良姜各等分　川楝子　舶上茴香各半两　玄胡索一两

上为细末，生姜自然汁煮面糊圆，如梧桐子大，朱砂为衣，每服三十圆，烧绵为灰浸酒下，不计时候别本《中藏经》。

《神效名方》**荡疝丹**　于本方去良姜、玄胡索，加破故纸、陈皮、广茂、木香，用好酒打糊为丸。

《本事续集》**立效散**　于本方去良姜、玄胡索，加川芎、桃仁为细末，每服二钱，无灰酒一盏，煎至八分盏，温服。

《杨氏》**橘核散**　治寒湿腰痛，小肠气，壮筋骨，暖下元，于本方去青皮、良姜，加五灵脂、破故纸、庵闾草、橘核、棠球子，为细末，每服二钱，热酒调下，不拘时候。

气宝圆　治一切气滞，心胸痞满及酒食所伤，脾胃积滞，膀胱疝气，攻注腰脚。

茴香炒秤二两　陈橘红一两　木香一分　黑牵牛四两，以吴茱萸二两慢火同炒，候茱萸焦取出，不用茱萸，只用牵牛头末一两

上件为细末，拌匀，炼蜜为圆如梧桐子大，每服二十圆至三十圆，生姜汤下。更看虚实加减，食前服。小肠气痛，盐汤下《杨氏》。

复元通气散　治小肠气，肾痈便毒，腰疼气刺，腿膝生疮。

延胡索擦去皮　陈皮去白　白牵牛炒取末　甘草炙，各一两　南木香不见火，一两半　茴香舶上者炒　穿山甲锉，蛤粉炒，去粉，各二两

上为细末，每服一大钱，热酒调，病在上食后服，病在下食前服。不[7]饮酒人，煎南木香汤调下《和剂》。

治盲肠气发歇，疼痛不可忍方。

硇砂二[8]两，研为末，以醋煎调，涂于多年铜照子面上，用新盆盖七日，刮取绿细研　槟榔一两　木香一两　没药半两　蘹香子一两

上件药捣，细罗为末，入硇砂研令匀，以糯米饭为，丸如绿豆大，不计时候，以热生姜酒下七丸《圣惠》。

又方

阿魏一两　硇砂一两，用酒一大盏，与阿魏同熬如膏　木香三分　苦楝子一两，炒微黄　附子一

两,炮,裂,去皮脐

上件药捣罗为末,入硇砂膏和丸,如梧桐子大,每服不计时候,以热生姜酒下十丸同上。森立夫治阴痛不可忍,于本方去阿魏、木香。《万安方》引。

利水方法

水湿同气也,然水汪洋而湿淹濡,故水可逐而湿宜渗,水成形而湿化气,故水无阳而湿有热,子和水疝、癞疝所由分也,学者辨诸《金匮翼》。

五苓散 治撮聚疝气,连根葱白二寸,灯心十茎,盐炒茴香一撮,川楝子三个去核,煎汤调下,大效《得效》。宜参前"证治诸说"及"治不可以虚骤补"条。

加减柴苓汤 治诸疝,此和肝肾,顺气消疝,治湿之剂。

柴胡 半夏 茯苓 甘草 白术 泽泻 猪苓 山楂 山栀炒 荔枝核各等分

上咀片,水二钟,姜三片,煎至八分,空心服《准绳》。

夺命丹 治远年近日小肠疝气,偏坠搐疼,脐下撮痛,以致闷乱,及外肾肿硬,日渐滋长,阴间湿痒,抓成疮,悉治之。

吴茱萸一斤,去枝梗,四两酒浸,四两酢浸,四两汤浸,四两童子小便浸,各一宿,同焙干 泽泻二两,去灰土

上为细末,酒煮面糊圆,如梧桐子大,每服五十圆,空心食前盐汤或酒下,神炒不可具述。冯仲柔云:顷年某仓使家传,因令局中合卖。绍熙壬子冬,余亲曾得效。时苦奔豚,寒气攻冲,小腹引痛四日,只一服,脏腑微动,痛若失去,遂安。一方各星斗圆,汤浸者用盐水浸,泽泻用四两,切作粗片,酒浸一宿《是斋》。

外治诸方

《集验》疗肾冷及疼,疝气滞后灌方。

盐花一大合 浆水半大升

上二味和暖,灌下部,少间即下脓,日一度,再灌之即止《外台》。

疝气,以吴茱萸为末,每用一钱匕,酽醋调,纸药子摊贴脐下,三日一换《琐碎录》。

寒疝引急,痛连小腹,及睾丸偏缩者,以胡椒十余粒为细末,掺黑膏上烘热,贴阴囊,片时其痛即止。若睾丸偏缩者,贴偏小半边,盖缩即寒而坠则热也《医通》。

灸法

项关一男子,病卒疝暴痛不任,倒于街衢,人莫能动,呼予救之。予引经证之,邪气客于足厥阴之络,令人卒疝,故病阴丸痛也。予急泻大敦二穴,大痛立已。夫大敦穴者,乃是厥阴之二穴也。《儒门事亲》治疝针灸,其说颇繁,今不具录。

调摄法

患疝之人,每浴时,忍小便不去,入汤揉令腹中和畅,出浴就去小便,使所郁寒湿乘热发泄。又有疝气入汤致逼升上者,此是证挟奔豚,故以畏也《原病集》。

附 瘨 病

按:瘨,《玉篇》徒回切,下肿也。盖瘨即隤之从疒者,颓与隤音义相同,非有差异。

源由

瘨病之状,阴核肿大,有时小歇,歇时终大于常,劳冷阴雨便发,发则胀大,使人腰脊挛急,身体恶寒,骨节沉重,此病由于损肾也。足少阴之经,肾之脉也,其气下通于阴。阴,宗脉之所聚,积阴之气也。劳伤举重,伤于少阴之经,其气不冲于阴,气胀不通,故成瘨也《病源

论》。按：瘄字，《医心方》作“颓”；又，“不冲”。《医心方》作下“冲”是。通行本作“不冲”，亦通。

虚劳阴疝肿缩候　疝者，气痛也。众筋会于阴器，邪客于厥阴、少阴之经，与冷气相搏，则阴痛肿而挛缩同上按：《外台》引无“肿”字。

虚劳阴痛候　肾气虚损，为风邪所侵，气流入于肾经，与阴气相击，真邪交争，故令阴痛。但冷者惟痛，挟热则肿同上。

心火下降，则肾水不患其不温；真阳下行，则肾气不患其不和。温温共和，安有所谓木强者哉。惟夫嗜欲内戕，肾家虚惫，故阴阳不相交，水火不相济，而沉寒痼冷凝滞其间，胀大作疼，顽痹结硬，势所必至矣《直指》。

《黄帝针经》曰：足厥阴之脉，环阴器，抵少腹，是动则病丈夫㿗疝，即阴疝也。嗜欲劳伤，肾水涸竭，无以滋荣肝气，故留滞内结，发为阴疝之病。世俗论阴疝者为肾余气，殊不知邪实双本于肝经也。治法宜泻邪气之实，补肝经之虚《圣济》。

㿗，湿多《丹溪》。

囊缩之理

伤寒家囊卵缩，大热在内，宜承气汤急下之，与《经筋》说囊卵缩大寒在外，亦是热在内，与伤寒家同。故再引平康之人以证之：冬天阳所在内，阴气在外，人亦应之，故寒在外则皮急，皮急则囊缩；夏月阴气在内，阳气在外，人亦应之，故热在外则皮缓，皮缓则囊垂，此㿗疝之象也《微义》。

脉候

㿗疝之病，尺脉紧而动，按之即虚《史载之方》。

颓有四种

《小品方》云：男颓有肠㿗、卵胀、水㿗、气㿗四种。肠㿗、卵胀难差；气㿗、水㿗，针灸则易差也《医心方》。《千金》同。

疝者，痛也。邪气聚于阴，致阴器肿大而痛者，阴疝也，一名㿗疝。其类有四，即肠㿗、卵胀、气㿗、水㿗是也。世俗云疝气，亦云小肠气，或曰膀胱气。原其病本，缘肾气通于阴，与膀胱为表里。胞囊者，膀胱之候，此二经不足，下焦受寒，皆能致阴卵肿大，或发疝痛，故通称曰阴疝。若寒湿之气有连于小肠者，即少腹控睾而痛，阴丸上下，谓之肠㿗；寒气客于经筋，足厥阴脉受邪，脉胀不通，邪结于睾卵，谓之卵胀；肾虚之人，因饮食不节，喜怒不时，津液内溢，下流于睾，寒气结聚不散，谓之气㿗；水气盛则津液内结，谓之水㿗。水㿗、气㿗，病生于标，故针灸可治，其病易愈；肠㿗、卵胀，病生于本，邪气入深，其治难差《圣济》。

夫阴㿗，属肝系宗筋按：此以㿗为阴囊之名，深误，胃阳明养之。世多识，谓之外肾，非特名义差错，亦使内脏不分，其可不辨。古方虽出四证，但曰肠㿗、气㿗、水㿗、卵胀，殊不别其所因，如肠㿗则因房室过度，元脏虚冷，肠边背系水收，坠入㿗中，上下无定，谓之肠㿗，属不内外因；病者久蓄忧思，恐怒兼并，随脏气下坠阴㿗，肿胀急痛，名曰气㿗，属内所因；病者久坐冷湿，湿气下袭，致阴肿胀，名曰水㿗，属外所因；病者劳役无节，及跨马坐车，致卵核肿胀，或偏有大小，上下无常，名曰卵胀，亦属不内外因。有小儿生来便如此者，乃宿疾也。卵胀、肠㿗皆难治；气㿗、水㿗治之易愈。又，寒疝下注，入于㿗中，名狐疝，亦属㿗病。世人因此并以㿗病为疝气，不审之甚。妇人阴门挺出，亦称㿗病。名义不分，有如此者《三因》。

凡㿗病，唯肠㿗无问贵贱多有之。有睡卧背系延入胁下者，有坠入囊中者，或遇疲劳，及天色变动，逼上囊根，肿急胀痛，过于寒疝，得暖则下，其如卵胀，有作热生脓，为痛溃烂者，比比有之同上。

阴囊之证，其种有四。究其所因，皆是肾经虚寒，或为劳役所伤，或为风湿之所侵，结而不散，久则肾虚愈而成此证。外肾肿胀者，偏有小大，或坚硬如石，或脐腹绞痛，甚则肤囊肿胀成疮，时出黄水，病而至此，未易治也。肠癞亦然。惟气癞、水癞，关无聊灸之可《大成》。

七疝

寒疝，其状囊冷，结硬如石，阴茎不举，或控睾丸而痛，得于坐卧湿地，或寒月涉水，或冒雨雪，或卧坐砖石，或风冷处使内过劳，宜以温剂下之，久而无子；水疝，其状如肾囊肿痛，阴汗时出，或囊肿而状如水晶，或囊痒而燥出黄水，或少腹中按之作水声，得于饮水醉酒，使内过劳，汗出而遇风寒湿之气，聚于囊中，故水多，令人为卒疝，宜以逐水之剂下之，有漏针去水者，人多不得其法；筋疝，其状阴茎肿胀，或溃或脓，或痛而里急筋缩。或茎中痛，痛极则痒，或挺纵不收，或白物如精随溲而下，久而得于房室劳伤，及邪术[9]所使，宜以降心之剂下之；血疝，其状如黄瓜，在少腹两傍，横骨两端约中，俗云便痛，得于重感春夏火燠，劳于使内，气血流溢，渗入脬囊，留而不去，结成痈肿，脓少血多，宜以和血之剂下之《治法杂论》曰：治以导水丸、桃仁承气汤，或抵当汤投之，同瘀血法。聚而不散，可以大作剂料，大泻一二十行，次以玉烛散和血通经之类是也；气疝，其状上连肾区，下及阴囊，或因号哭忿怒，则气郁之而胀，怒哭号罢，则气散者是也，有一治法，以针出气而愈者，然针有得失，宜以散气之药下之，或小儿亦有此疾，俗曰偏气，得于父已年老，或年少多病，阴痿精怯，强力入房，因而有子，胎中病也，此疝不治，惟筑宾一穴言[10]之；狐疝，其状如瓦，卧则入小腹，行立则出小腹入、囊中，狐则昼出穴而溺，夜则入穴而不溺，此疝出入上下往来，正与狐相类也，亦与气疝大同小异，今人带钩钤是也，定以逐气流经之药下之；癞疝，其状阴囊肿缒，如升如斗，不痒不痛者是也，得之地气卑湿所生，故江淮之间，湫塘之处，多感此疾，宜以去湿之药下之。女子阴户突出，虽亦此类，乃热则不禁固也，不可便谓虚寒而涩之、燥之、补之，本名曰瘕，宜以苦下之，以苦坚之。王冰云：阳气下坠，阴气上争，上争则寒多，下坠则筋缓，故睾垂纵缓，因作癞疝也。已上七疝，下去其病之后，可调则调，可补则补，各量病势，勿拘俗法。《经》所谓"阴盛而腹胀不通者，癞癃疝"也，不可不下《儒门事亲》。《纲目》曰：在《疝图》虽七，然寒疝即疝之总名，水疝即癞疝之属，气疝即狐疝之属，血疝即痈疖之属，惟筋疝罕见之，盖下疳疮之属也。《金匮翼》曰：此皆痛在睾丸之疝也。按：二说俱是，盖此寒疝犹是癞之类，故并列于此。

一种水疝，皮色光亮，无热，无红肿痛，有时内有聚水，宜用针从便处引去水气则安《外科正宗》。

证治诸说

执剂之法，不可纯用燥热，当温散温利，以逐其邪，邪气内消，荣卫流转，盎如寒谷回春。盖有不疾而速，不行而至者矣。外此，又有一种升高坠下，外肾跌伤，惊气与败血交攻，亦有木强胀痛证，治法大要则同，于中更为消瘀《直指》。

胡新恩云：曾于夏间，阴囊肿大，妨碍起居，医药未及，偶仆者持汤一杯至，漫饮之，似沉疾宽，呼问之，乃曰香薷汤也。遂再啜一盏，疾顿减。及夫医至，亦只用五苓散、青木香丸奏效。乃知夏月此疾作者，多由虚中，及坐卧暑气而至也《澹寮》。

一核偏坠，或俱肿胀，或一核缩入小腹，痛不可忍，用手捺方得还旧，是为癞气，宜蟠葱散，吞下茱萸内消丸。若痛入腹，逆上攻心，至成呕逆，先用盐酒下养正丹，次用生料五积散，加吴萸、蘹香、桃仁、延胡索，各炒，入半钱；有因登高颠伤外核，以致肿疼，或小便出血，或小便不通，宜五苓散和复元通气散服；有阴癞大如斗，诸药不能效者，宜当归四逆汤加生姜、茱萸，效《要诀》。

㿉疝者，少腹控卵，肿急绞痛，《灵枢·刺节篇》所谓去爪是也。睾囊肿大，如斗如栲栳者，甚者与身齐等，而不作痛，中藏秽液甚多，此湿邪也，最为难治，但觉微痛者可治，桂苓丸系桂苓二味加苍术、厚朴、黄柏、川乌；水疝证与《事亲》同，五苓散换苍术，加楝实、柏皮；木肾，则阴丸肿大作痛，顽痹结硬，皆嗜欲内戕，肾经虚惫，湿热凝滞其间，故顽痹结硬，肿大作痛，二妙散系黄柏、苍术为散，姜汁调，温酒服加肉桂、吴茱萸、半夏、枳实、生姜，荆芥穗一两，朴硝、萝卜各二两，葱七茎，煎汤淋洗；偏坠初起，香橘散系茴香、藿香、橘核、山楂肉加穿山甲、茴香二味为末，酒调下，干物压之；患久，药之不效，或一核缩入小腹，痛不可忍，用手按捺方得还旧者，木香楝子散，外用牡蛎灰、良姜等分为末，唾津调涂肿大一边，须臾如火热，痛即安《医通》。

死证

卵㿉，玉茎肿硬，引脐绞痛，甚则阴缩肢冷，囊上生疮成痈，二症出水不止者死《入门》。

类证

凡疝为患，小腹作疼，牵引肾子，多寒少热，好饮热汤，此症乃恼怒伤肝，阴虚湿热作患，其囊红肿发热，小便赤涩，内热口干，坠重作痛，此为囊痈之候《外科正宗》。

通气诸方

橘核圆　治四种㿉病，卵核肿胀，偏有大小，或坚硬如石，或引脐腹绞痛，甚则肤囊肿胀，或成疮毒，轻则时出黄水，甚则成痈溃烂。

橘核炒　海藻洗　昆布洗　海带洗　川楝子取肉，炒　桃仁麸炒，各一两　厚朴去皮，姜汁制炒　木通　枳实麸炒　玄胡索炒，去皮　桂心不见火　木香不见火，各半两

上为细末，酒糊为圆，如梧桐子大，每服七十圆，空心温酒、盐汤任下。虚寒甚者，加炮川乌一两；坚胀久不消者，加硇砂二钱，醋煮旋入《济生》。

香附散　治㿉胀。

香附子不拘多少

上为末，每用酒一盏，煎海藻一钱重，至半盏，先捞海藻嚼细，用所煎酒调香附末二钱服《三因》。

外肾赤肿，以金橘核、舶上茴香等分炒香，碾为细末，空心酒调下，须多饮则酒力易至。患处却用木鳖肉研如泥，涂之立效。久患者，频用之《琐碎录》。

荔枝散　治肾大如斗，不过二剂除根。

舶上茴香　青皮全者　荔枝核

上等分，锉散炒出火毒，为末，酒下二钱，日三服《得效》。

木香楝子散　治小肠疝气，膀胱偏坠，久患药不效者，服此药其效如神燕同知秘传。

川楝子二十个，为末，未碾前先用巴豆二十粒同楝子炒黄赤色，去巴豆不用　萆薢半两　石菖蒲一两，炒　青木香一两，炒　荔枝核二十个，炒

上为细末，每服二钱重，入麝香少许，空心炒茴香盐酒下《瑞竹》。

行气香苏散　治偏坠气初，疼痛，憎寒壮热。

依本方按：此系香苏散加柴胡、乌药、川芎、羌活、枳壳、苍术、麻黄加小茴香、木香、三棱、莪术、木通《医鉴》。

溃结诸方

《古今录验》**牡丹五痔散**　疗㿉疝，阴卵偏大，有气上下胀大，行走肿大，服此良验方。

牡丹皮　防风　黄柏炙　桂心各一分　桃仁二分，去皮尖，研

上五味，捣为散，以酒服一刀圭，二十日愈。少小㿉疝最良。小儿以乳汁和，如一豆与之

《外台》。《医心》、《小品方》牡丹五痔散主治同，于本方去桃仁，加豉熬。

兼金圆 治热入膀胱，脐腹上下兼胁肋疼痛，便燥，欲饮水，按之痛者。

大黄湿纸裹煨，八钱 硝石 桂心 甘草炙，各四两 桃仁四十个，去皮尖

上为末，蜜圆梧子大，米饮下五、七丸至十丸《三因》。

吉氏家传胜金丸 治小儿疝气偏坠方。

川楝子去核取肉 续随子肉七十个，去皮 轻粉一钱

上为末，稀面糊为丸如此○[11]大，每服七丸至十丸，葱白薄荷汤吞下《幼幼》。

三白散 治膀胱蕴热，风湿相乘，阴癞肿胀，大小便不利。

白牵牛略炒，二两 白术半两 桑白皮 陈皮 木通各半两

上为末，每服二钱，姜汤调下，空心服。初进一服，未觉，再进。此药不损脏气，只导利留滞。疝方大率多用热药，此方惟壅热证宜服之《三因》。

解[12]钳丸 治小肠及膀胱气，横弦竖弦，木肾偏坠，下部诸疝气痛。

木鳖子二两，净去油 茴香二两 黑丑二两 半夏二两 补骨脂二两

酒糊丸，梧子大，空心服三十丸，炒姜盐灯心酒下，午后、临睡各一服《赤水》。按：此主修制颇繁，今省不录。

应痛圆 治败精恶物不去，结在阴囊成部，疼痛不可忍。

阿魏二两，醋和，用荞麦面作饼，厚三指，裹阿魏，慢火煨熟 槟榔大者二个，刮作瓮子，满盛的乳香，将刮下末用荞麦面拌作饼子，慢火煨熟

上同研为末，入硇砂末一钱，赤芍药末一两，同为面糊搜和，圆如梧子大，温酒盐汤下十丸至二十丸，空心《三因》。

散痛诸方

治阴疝，撮痛不可忍者，**应痛丸**方。

韭子炒 芎䓖

上二味，等分为末，炼蜜丸，如梧桐子大，每服三二丸，空心温酒下《圣济》。

治小儿阴癞，日夜疼痛方。

猬皮一个，烧存性

上一味，研细，临卧热酒调下一钱匕同上。

外治诸方互见前

有人阴冷，渐渐冷气入阴囊，肿满恐死，日夜疼闷不得眠方。

取生椒，择之令净，以布帛裹着丸囊，令厚半寸，须臾热气通，日再易之，取消差止《千金》。

治久坐卑湿，忽阴囊虚肿，气上筑，黑豆熨方。

上以米醋炒黑豆，青布袋盛，熨心腹，更以椒葱汤淋渫腰胯，厚衣盖下部，然后服诸药《圣济》。

淋洗法 治外肾偏硬如石，停留不散，及下部诸疾。

贯众 枳壳 藁本 杜仲 藿香 蛇床子 吴茱萸 官桂各等分

上为粗末，水三五碗，药末二两末许，用绢裹煎十余沸，乘热通手淋洗，以药包洗小腹毕，以衣被裹片时，不得见风，甚妙《魏氏》。

调摄法

有人请问下部癞气不痛之方，彼时实许之矣，细思若非痛断厚味与房事，不可用药，惟促其寿《丹溪》。

杂病广要卷第十四内因类

附:强中

强中病者,茎长兴盛不痿,精液自出,是由少服五石,五石热住肾中,下焦虚。少壮之时,血气尚丰,能制于五石。及至年衰,血气减少,肾虚不复能制精液。若精液竭,则诸病生矣。《病源论》。

玉茎硬不痿,精流无歇,时时如针状者,捏之则脆碎,此为肾满漏疾。治用韭子、破故纸各一两为末,每服三钱,水一盏,煎至六分,每日三次,愈即住服《鸡峰》按:《本草纲目》引夏子益《奇疾方》,肾满作肾滞。

强中多因耽嗜色欲,及快意饮食,或服丹石,真气既脱,药气阴发,致烦渴引水,饮食倍常,阴气常兴,不效精出,故中焦虚热注于下焦,三消之中最为难治《得效》按:消渴强中是别证,此说可疑。

强阳不倒,属命门火实,孤阳无阴所致,此证多不治。忌补气、温热,宜苦寒、甘寒、咸寒《本草经疏》。

强阳不倒,此虚火炎上,而肺金之气不能下行故尔。若用黄柏、知母二味,煎汤饮之,立时消散《石室》。

强中有肝火盛强,有金石性发,其证茎盛不衰,精出不止,多发消渴痈疽。若因下焦伏火,宜用知母、生地、麦冬、黄芩、黑参、甜桔梗、黄连、栝蒌根、地骨皮、石膏、生甘草、大豆、猪肾之类,以解毒为主。若因肾虚肝热,宜用熟地、龟板、丹皮、茯苓、黑参、沙参、天冬、麦冬、泽泻、五味之类,以补阴为主《医通》。

杂病广要卷第三十四藏府类

遗　精

此证及消渴、赤白浊、小便多等,其治相近,其方宜互酌用。

脉候

遗精、白浊二证,脉息多涩,伤精脉也《济生》。

遗精白浊,当验于尺,结芤动紧,伤精脉也《济生》。

遗精白浊,微涩而弱,火盛阴虚,芤濡洪数《四言举要》。

病属心肾

《内经》曰:思想无穷,所愿不得,意淫于外,入房太甚,宗筋弛纵,发为筋痿,及为白淫。夫肾藏天一,以悭为事,专意内治,则精全而啬出,思想外淫,房室太甚,则固者摇矣,故淫泆不守,随溲而下也。然本于筋痿者,以宗筋弛纵故也《圣济》。按《次注》曰:白淫,谓白物淫衍,如精之状,男子因溲而下,女子阴器中绵绵而下也。先教谕曰:《本神篇》云:精伤则骨痠痿厥,精时自下。《玉机真藏论》曰:出白名曰蛊。是其义也。然则白淫即尿精,《本事方》说盖以为然,仍举之首。

《医经》曰:男子二八肾气盛,天癸至。天癸者,精也;精者,身之本也。肾藏精,藏精者不可伤。皆由不善卫生,喜怒劳逸,忧愁思虑,嗜欲过度,起居不常,遂致心火炎上而不息,肾水散漫而无归,上下不得交养[13]。心受病者令人遗精白浊;肾受病者,令人遗精白浊。此皆心肾不交,关键不牢之所致也。肾病者当禁固之,心病者当安宁之《济生》。

梦遗精滑,虽皆属火,而有心肾之异。动于心者,神摇于上,则精移于下也,不必治肾,但清其心而梦自已。盖精之藏贮虽在肾,而精之主宰则在心,是以少年伶俐之,人多有此病;而田野愚鲁之人,无患此者,总由心之动静而已《金匮翼》。

病由肾虚

虚劳尿精候　肾气衰弱故也。肾藏精,其气通于阴。劳伤肾虚,不能藏于精,故因小便而精液出也《病源论》。

虚劳溢精见闻精出候　肾气虚弱,故精溢也。见闻感触则动肾气,肾藏精,今虚弱不能制于精,故因见闻而精自出也。

虚劳失精候　肾气虚损,不能藏精,故精漏失。其病小腹弦急,阴头寒,目眶痛,发落。诊其脉数而散者,失精脉也。

虚劳梦泄精候　肾虚而邪所乘,邪客于阴,则梦交接。肾藏精,今肾虚不能制精,因梦感动而泄也。

虚劳精血出候　此劳伤肾气故也。肾藏精,精者血之所成也。虚劳则生七伤六极,所血俱损,肾家偏虚,不能藏精,故精血俱出也并同上。按:以上五条,其证虽异,其因则同,故骈列之。

戴云:因梦交而出精者,谓之梦遗;不因梦而自泄精者,谓之精滑。皆相火所动,久则有虚而无寒者也《钩玄》。

病有数端

方书言梦泄,皆云肾虚,但补肾涩精,然亦未尝有验。予论之,此疾有三证:一者至虚,肾不能摄精,心不能摄念,或梦而泄,或不梦而泄,此候皆重,须大服补药,然人病此者甚少,其余皆只是心虚或心热,因心有所感,故梦而泄,此候差轻,人之患者多是此候,但服茯苓散自瘥,予累以拯人,皆良验。又有少年气盛,或鳏夫道人,强制情欲,因念而泄,此为无病。医及摄生家多言梦寐甚于房劳,此殆不然。予尝验之,人病天行未复而犯房劳者多死,至于梦寐则未尝致困,此决然可知,但梦寐自有轻重耳《苏沈》。

梦遗有数种　下元虚惫,精不禁者,宜服茴香散圆。年壮气盛,久节淫欲,经络壅滞者,宜服清心圆;有情欲动中,《经》所谓"所愿不得",名曰白淫,宜《良方》茯苓散。正如瓶中煎汤,气盛盈溢者,如瓶中汤沸而溢;欲动心邪者,如瓶之倾侧而出;虚惫不禁者,如瓶中有罅而漏,不可一概用药也。又有一说,《经》曰"肾气闭",即精泄。《素问》云:肾者作强之官,技巧出焉。又曰:肾气藏精。盖肾能摄精气,无所管摄,故妄行而出不时也。猪苓圆一方,正为此设《本事》。

遗精得之有四　有用心过度,心不摄肾,以致失精者;有因思色欲不遂,致精失位,输泻而出者;有色欲太过,滑泄不禁者;有年壮气盛,久无色欲,精气满泄者。然其状不一《要诀》。按:又有经络热证,见清心圆下。又,明人更说数因者,稍涉冗杂,仍不繁引。

梦遗属郁滞者居大半,庸医不知其郁,但用龙骨、牡蛎等涩剂固脱,殊不知愈涩愈郁,其病反甚。尝治一中年男子梦遗,医或与涩药反甚,连遗数夜。愚先与神芎丸用大黄、芩、连、牵、滑、薄、芎大下之,却制猪苓丸服之得痊安,于此见梦遗属郁者多矣《纲目》节录。

证治诸说

遗精得之有四云云，然其状不一：或小便后出多不可禁者，或不小便而自出，或茎中出而痒痛，常如欲小便者，并宜先用辰砂妙香散，吞玉华白丹用白石脂、牡蛎、阳起石、钟乳，佐以威喜圆或分清饮，别以绵裹龙骨同煎；或分清饮半帖，加五倍、牡砺粉、白茯苓、五味子各半钱；若是用心过度得之，宜远志圆用二茯、参、龙齿、远、菖，用交感汤当是交感圆为汤，用生地、当归、延胡、生姜、蒲黄、琥珀加莲肉、五味子吞下，仍佐以灵砂丹；若审是思色欲不遂得之，且以四七汤吞白圆子；甚者耳闻目见，其精即出，名曰白淫，妙香散吞玉华白丹；若审是色欲过度，下元虚惫，泄滑无禁，宜元饮见《和剂》加牡砺粉、肉苁蓉各半钱，吞养气丹见《和剂》或灵砂丹，仍偖以鹿茸圆见《济生》、山药圆、大菟丝子圆、固阳圆并见《和剂》之类按《准绳》曰：按此项药太僭燥，若妄用过剂，则阴水耗竭，壮火独炎，枯腊消肉，骨立筋痿，而成不救之疾矣，用者审之；审是壮盛满溢者，《本事方》清心圆，仍服黄芪六一汤[14]，便虽非对，缘精髓满溢，姑以白燥之。遗沥，比之遗精稍少，小便有数点稠粘，茎头微痛，或小便已停，片时方有一二滴粘裩，其病不出前所因，宜审用前药。梦遗，俗谓之夜梦鬼交，宜温胆汤去竹茹，加人参、远志、连肉、酸枣仁炒、茯神各半钱，吞玉华白丹、固阳圆。梦遗亦备前四证，宜审其所感，用前药《药诀》。

梦遗为肝热胆寒，以肝热则火淫于外，魂不内守，故多淫梦失精，或时心悸，肥人多此，宜清肝，不必补肾，温胆汤加人参、茯神、枣仁、莲肉《医通》。

张仲景治手足烦热，咽干口燥，或为悸衄，此阳上升而不降，阴独居上而为梦失，用小建中汤和之，此世俗所昧《沙篆》。按：此说本于《准绳》。

如无梦遗精，肾关不固，精窍滑脱而成者，用桑螵蛸散是寇氏方，见“便多”，固摄，及滑涩互施方法。如有梦而遗，烦劳过度，脾胃受伤，心肾不交，上下交损而成者，用归脾汤、妙香散、参术膏、补心丹等方，兼治之法；阴虚不摄，湿热下注而遗滑者，用黄柏、萆薢、黄连、苓泽等，苦泄厥阴郁热，并通腑气为主《临证指南》“邹滋九”。

一人患伤寒之后，小便时常流精不止，众医治皆不效，亦不知为何证，予用小柴胡汤加知母、黄柏、牡砺、青黛而愈。盖初病时，少阳经遗热于肾，久则动肾火而精遗，外伤寒证虽愈，而此火未退故耳《星海》。

治去脑冷

有人梦遗精，初有所见，后来虽梦中无所见，日夜不拘，常常遗漏，作心气不足，服心气药无验，作肾气虚，补肾药亦无验。医问患者觉脑冷否，应之曰：只为脑冷。服驱寒散方无考遂安。盖脑者，诸阳之会，髓之海。脑冷则髓不固，是以遗漏也。有此疾者，先云中风冷，脑气冲和，兼服益心肾药，无不愈者《医说》。

败精失道

脾肾俱虚，败精失道，精滑不固者，九龙丹用枸杞、金樱、莲须、莲肉、芡实、山茱、归、地、茯去当归，加萆薢、五味，然不若萃仙丸用蒺藜、山茱、芡实、莲心、枸杞、菟丝、续断、覆盆、金樱尤妙。所谓败精失道者，败精不泄，而有所蓄滞也。以精空屡开，不能闭密，失其常度，而流溢不止，故宜止涩之剂《医通》。

精塞水窍

精塞水窍不通，属房欲不竟，或思欲不遂，或惧泄忍精，或老人气不足以送精出窍，忌破气、下、利小便、燥热，宜行败精，壮实人宜兼泄火，老人宜兼补气《本草经疏》。

精中红线

有火盛，精中多有红丝，令溺于桶，澄视之便见，宜补阴丸、肾气丸《入门》。

固肾诸方

《小品方》**韭子汤** 治失精方。

韭子一升 龙骨三两 赤石脂三两

凡三物，以水七升，煮取二升半，分三服《医心》。

治虚劳尿精方。

韭子二升 稻米三升。按《外台》：糯米一升

上二味，以水一斗七升，煮如粥，取汁六升，为三服。精溢同此《千金》。

治膀胱虚冷，小便滑数白浊，梦中失精，宜服**肉苁蓉丸**方。

肉苁蓉二两，酒浸一宿，刮去皱皮，炙令干 鹿茸二两，去毛，涂酥炙微黄 白龙骨二两，烧过 泽泻一两 附子二两，炮裂去皮脐 补骨脂二两，微炒 山茱萸一两 椒红二两，微炒 菟丝子一两，酒浸三宿，曝干，别杵为末

上件药捣罗为末，炼蜜，和捣三二百杵，丸如梧桐子大，每服食前以温酒下三十丸《圣惠》。又，治小便多，或不禁，菟丝子散，于本方去鹿茸、龙骨、泽泻、补骨脂、山茱、椒红，加牡蛎、五味子、鸡膍胵中黄皮为散《奇效》。更加鹿茸，酒煮糊和丸，名菟丝子丸。

治小便白淫不止，**秘真丸**方。

龙骨研，一两 诃梨勒炮，取皮，五枚 缩砂仁去皮，半两 丹砂研，一两，留一分为衣

上四味，捣研为末，煮糯米粥为丸，如绿豆大，以丹砂为衣，每日空心热酒下一丸，夜卧冷水下三丸，不可多服。或太秘欲通，用葱汤点茶服之，即通《圣济》。《得效》秘元丹，治内虚里寒，自汗时出，小便不禁，于本方去丹砂，圆梧子大，每服五十圆。

治遗精梦漏，关锁不固，**金锁丹**亦名茴香圆。

舶上茴香炒 胡芦巴 破故纸炒香 白龙骨以上各一两 木香一两半 胡桃三七个，研 羊石子三对，破开，盐半两擦，炙熟，研如泥

上五味，为末，下二味同研成膏，和酒浸，蒸饼杵熟，圆如梧子大，每服三五十圆，空心温酒下《本事》。

莲肉散 治小便白浊，梦遗泄精等疾。

益智肉 石莲肉 五色龙骨

上等分为末，每服二钱，空心，清米饮下《家宝》。

玄兔丹 常服禁遗精，止白浊《和剂》[15]。

三白圆 又名素丹，治小便遗精，白浊滑数，及盗汗。

龙骨煅，别研 牡蛎各一两 鹿角霜二两

上为细末，滴水为圆，如梧桐子大，以滑石为衣，每服十圆，加至十五圆，盐汤吞下，空心服《魏氏》。又，金锁散，治遗精白浊，于本方加茯苓、益智、菟丝子、车前子为末，每服三钱，用茴香炒赤，入酒一盏，煎四五沸放温，调药服。

玉锁丹 治精气虚滑，或遗而泄，或梦而脱，不能得禁。

龙骨 莲花蕊 鸡头实 乌梅肉已上各等分

上为细末，蒸山药熟，去皮研如膏，和丸如小豆大，每日空心进二十丸，米饮汤下《御药》。

桑螵蛸圆 治下焦虚冷，精滑不固，遗沥不断。

附子去皮尖 五味子 龙骨各半两 桑螵蛸七个，切炒

上为末，纯糯米糊圆，每服三十圆，穿心，盐汤[16]吞下《得效》。

三仙圆 治梦泄同上即《济生》缩泉圆方，见“小便多”。

导肾方

猪苓圆

上用半夏一两，破如豆大。用木猪苓四两，先将一半炒半夏黄色，不令焦，地上出火毒半日。取半夏为末，糊圆如梧子大，候干，更用前猪苓末二两　炒微裂，同用不泄沙瓶养之。空心，温酒、盐汤下三四十圆，常服，于申酉间冷酒下。此药治梦遗按：此下说梦遗有数种，引在前。此古方也，今盛行于时，而人多莫测其用方之意。盖半夏有利性，而猪苓导水，盖导肾气使之意也。予药囊中尝贮此药，缓急以予人，三五服皆随手而验。林监丞庇民，亦数服而愈《本事》。按：《鸡峰》名坚中丹，治室女白沃。

宁心清神诸方

治梦中遗泄，**茯苓散**。

坚白茯苓为末，每服五钱，温水调下，空心食前、临卧服，一日四五服《苏沈》。宜参"病有数端"条。

治精气不固，小便白淫，及有余沥，或梦寐遗泄；妇人血海久冷，白带白漏，日久无子，**威喜丸**方。

白茯苓去黑皮，四两，锉作大块，与猪苓一分，瓷器内同煮三十沸，取茯苓再细锉，猪苓不用　黄蜡四两

上两味，先捣茯苓为末，炼黄蜡于火上，众手速丸如小弹丸大，每服一丸，细嚼干咽下，小便清为度《圣济》。

治心肾气不足，思想无穷，小便白淫，**黄连丸**方。

黄连去须　白茯苓去黑皮，等分

上二味，捣罗为末，酒面糊和丸，梧桐子大，每服三十丸，煎补骨脂汤下，日三，不拘时候同上。

益心丹　治气不足，梦中遗泄。

黄芪蜜炙　茯神去木　人参去芦　远志水煮，去心　熟干地黄各一两，洗　北五味子二两　龙齿煅，别研　柏子仁各半两，别研

上为细末，炼蜜为圆，如梧桐子大，每服三十圆，白汤下，不拘时候《魏氏》。又，养心丹，宁心定志，升降真火，于本方去龙齿，加酸枣仁、当归、朱砂。

辰砂妙香散　治梦中遗精，每服一匕，虚者温酒调，热者麦门冬去心，浓煎汤调《得效》[17]。

神者，精气之室也。神以御气，无以摄精，故人寤则神栖于心，寐则神栖于肾，心肾，神之舍也。昼之所为，夜之所梦，男子梦交而精泄，女子梦效而精出，是皆不知清心寡欲之道也。斯人也，神不守舍，从欲而动，昼有所感，夜梦随之，心不摄念，神不能摄精，久而不已，遂成虚损，以**镇神锁精丹**主之。

人参　白茯神[18]　远志甘草水煮，去心　柏子仁　酸枣仁炒[19]　石菖蒲去毛，各一两　白龙骨煅　牡砺煅，各一两五钱　辰砂水飞，五钱，留一钱为衣

上共为末，炼蜜为丸，如弹子大，每服一丸，枣汤下《寿世》。

治经络热，梦漏，心怔恍惚，膈热，**清心圆**。

好黄柏皮一两　为细末，用生脑子一钱，同研匀，炼蜜圆，如梧子大，每服十圆至十五圆，浓煎麦门冬汤下大智禅师方。梦遗不可全作虚冷，亦有经络热而得之《本事》。按《要诀》举此文曰：以此见赤浊亦有因热而得，亦可用此。

洁古珍珠粉丸 治白淫梦遗。用黄柏、蛤粉或有珍珠,或无珍珠、有青黛,并出典,可参。

大凤髓丹

半夏炒 木猪苓 茯苓 莲蕊 益智各三钱半 黄柏炒,二两 缩砂仁一两 甘草五钱

治心火狂阳大盛,补肾真阴虚损,心有所欲,速于感动,应之于肾,疾于施泄,固真元,降心火,益肾水,大有神效,**正凤髓丹**。

黄柏二两 缩砂一两 甘草五钱

二药并用酒煮,糊为丸梧子大,空心,温酒下三十圆《元戎》。

徐氏硫苓丸 治上热下冷,梦遗神效。

矾制硫黄一两 白茯苓二两 知母 黄柏各童便浸,五钱

为末,用黄蜡一两 半溶化和丸,梧子大,每五十丸,盐汤下《入门》。

黄连清心饮 治心有所慕而遗者。

黄连 生地 当归 甘草 茯神 酸枣仁 远志 人参[20] 石莲肉 川楝子

水煎服同上。按:一本无川楝子。

十味温胆汤 治梦遗惊惕。

陈皮 半夏 枳实各九分 人参 白茯苓各五分 远志 熟地 酸枣仁 甘草各三分半 五味子九个

姜煎,温服同上。

调中方法

凡病精泄不禁,自汗头眩虚极,或寒或热,用补涩之药不效,其脉浮软而散,盖非虚也,亦非房室过度,此无他,因有所睹,心有所慕,意有所药,欲想方兴,不遂所欲,而致斯疾。既以药补且固不效,将何治之?缘心有受则神不归,意有想则志不宁。当先和荣卫,荣卫和则心安;次调其脾,脾气和则志舍定。心肾交媾,精神内守,其病自愈。其法用人参三钱,当归一钱,洗,焙为末,作三服,糯米饮调下,服毕,自汗止而热退;头眩未除,川芎三钱,人参一钱,焙为末,作三服,沸汤调服,头眩遂差;精不禁者,用白芍药半两,丁香三钱,木香三钱,锉散,每服用生姜五片,枣二枚煎,空心服,即心安神定,精固悦《得效》。按:《治病活法秘方》同。

遗精方:梦泄白浊者,平胃散煎熟,入少龙骨末,空心服《琐碎录》。《经验良方》治血淋,因虚损得之。

赤白浊

古有白浊之名,而无赤浊之目,其赤白并列者,殆滥觞[21]于子礼[22]、登父[23]两名医欤。

源由

虚劳小便白浊候 劳伤肾,肾气虚冷故也。肾主水而开窍在阴,阴为溲[24]便之道,胞冷损肾,故小便白而浊也《病源论》。

《素问》云:夫精者,身之本也。盖五藏六府皆有精,肾为都会关司之所,听命于心。人能法道清静,精气内持,火来坎户,水到离扃,阴平阳秘,精元密固矣。若夫思虑不节,嗜欲过度,使水火不交,精元失守,由是为赤浊、白浊之患焉。赤浊者,心虚有热也,多因思虑得之。白浊者,肾虚有寒也,过于嗜欲而得之。其状漩面如油,光彩不定,漩脚澄下,凝如脂膏,皆思虑嗜欲之所致耳。各分受病之由,施以治法,使坎离既济,阴阳协和,然后火不上炎而神自清,水不下渗而精自固,安有赤浊、白浊之患哉!虽然,思虑过度,不特伤心,亦能病脾,脾生

虚热而肾不足，故土邪干水，亦令人便下混浊。史载之云：夏则土燥而水浊，冬则土坚而水清。医多峻补，则病愈甚，若以中和之药疗之，水火既济，脾土自坚，其流清矣《济生》。按：《妇人良方》说白浊所由，其意相似，见治例中。又，脾生虚热以下，《万安》引《究原方》同。又，《外台》“延年论”曰：疗小便赤色如浅红花汁，此是忧愁惊恐，心气虚热，客邪气与热搏于心，所以小便赤云云，此岂严氏之所本欤。

精之主宰在心，精之藏制在肾。凡人酒，无度，思虑过情，心肾气虚，不能管摄，往往小便频数，漏浊之所因生也。因小便而出者，曰尿精；因见闻而出者，曰漏精。心不足而挟热者，为赤浊；心不足而肾冷者，为白浊。阴不升，精不降，上下乖睽[25]，是以有清浊不分之证。要必体认之精，而后发用之审欤！此外又有脾精不禁，小便漏浊，淋沥不止，手足力乏，腰背痠疼，盍用苍术以敛脾精。敛脾谓何？精生于谷也《直指》。

林诚中曰：赤浊者，得于思虑过多，耗散心气，或饮酒过度，或服丹石，致心虚蕴热，水道难涩。且男子精水二道，相并而行，肾系丹田，精道居其上，水道居其下，而真气为火所搏，日渐消溶，尽从小便而出。其初色黄赤，须臾如浆粉脂油，甚者股肉痠痹，小便作辛辣臭气。治法，当清心凉水道，切勿补之。初便不白，或如脂油，或如浆粉，或如鸡子清，或滑如油，或甜如蜜，或冷如冰，而色皏白，此漏脱也。若手足指梢冰冷，口淡无味，腰重如石，脚弱气短，疲倦力乏，急宜滋补之，使水火既济，阴阳冲和，然后火不上炎，而神自清，水不下渗则精自固矣。又当绝欲三五年，则庶乎无复作之患，可以苟全性命也《医林集要》。

精者，血之所化，有浊去太多，精化不及，赤未变白，故成赤浊，此虚之甚也。何以知之？有人天癸未至[26]，强力好色，所泄半精半血《要诀》。按：《必读》此下曰：则知丹溪以赤属血、白属气者，未必尽然也。又，今验浊证有如赤豆汁者，盖酝蒸所致，宜付别论。

赤为心虚有热，由思虑而得；白为肾虚有寒，因嗜欲而得，亦非确论。总之，心动于欲，肾伤于色，强伤[27]房事，或多服淫方，败精流溢，乃为白浊；虚滑者，血不及变，乃为赤浊《必读》。按：《名医汇粹》柯韵伯就本于此，宜参。

《原病式》以赤白浊均属于热，其辨甚明按：《式》曰：小便浑浊，天气热则水浑浊，寒则清洁，水体清而火性浊故也。又如清水为汤，则自然浊也。然因于虚寒者，不可谓无，但热多寒少耳。虚热者，清心莲子饮；虚寒者，萆薢分清饮《统旨》。

脉候

洪大而涩，按之无力，或微细，或沉紧而涩，为元气不足。若尺脉虚，或浮者、急疾者，皆难治，迟者易治《医学集成》。

两尺脉洪数，必便浊失精。女人尺脉涩而弱者，或洪数而促者，皆为便浊、白滞。心脉短小，因心虚所致，必遗精、便浊《正传》。

遗精白浊之别

遗精白浊，皆本心肾不交而得，惟所出之路，非为一途，其可一例言之。盖遗精则自精气道中而出，淫浊等则于小便窍中而出《奇效》。

粘液如胶，或心动辄遗，或溺后遗下者，皆精病，与浊无干。肥人白浊、白带，多是胃中湿热，浊痰下流，渗入膀胱，谓之便浊，与肾绝不相干，虽溺后便出浊块，却不牵腻。若肾虚，淫火易动，精离其位，而成精浊者，其精牵腻如膏，虽不便溺，亦常有之《医通》。

淋浊之别

如白浊甚，下淀如泥，或稠粘如胶，频逆涩痛异常，此非是热淋，此是精浊，窒塞窍道而结，宜五苓、妙香散，吞八味圆、小菟丝子圆《要诀》。

溺与精，所出之道不同。淋病在溺道，故《纲目》列之"肝胆部"；浊病在精道，故《纲目》列之"肾膀胱部"。今患者虽便时茎中如刀割火灼，而溺自清，唯窍端时有秽物，如疮脓目眵，淋漓不断，初与便溺不相混滥，犹河中之济焉，至易辨也。每见时医以淋法治之，五苓、八正，杂投不已，而增剧者，不可胜数，予每正之，而其余尚难以户说也。盖由精败而腐者什九，由湿热流注与虚者什一《准绳》。

湿热证筋疝

色白如泔，或如腐花腐浆，而马口不干结者为湿，色黄赤而马口干掩[28]者为火，此皆为浊，胃中湿热下流也。又，浊而清者为湿，痛者湿兼热也。有溺时结块，阻滞作痛，块中内蓄水泡者，此必醉酒使内，酒湿乘虚袭人精窍也《医通》。

筋疝者，茎中作痛，筋急缩，或作痒，或肿，或筋缓不收，白物如精，随溺而下，此肾不虚而肝经湿热火旺也，龙胆泻肝汤同上。

治例

夫妇人小便白浊、白淫者，皆由心肾不交养，水火不升降，或由劳伤于肾，肾气虚冷故也。肾主水而开窍在阴，阴为溲便之道，胞冷肾损，故有白浊、白淫，宜服《局方》金锁正元丹。或因心虚而得者，宜服平补镇心丹、降心丹、威喜圆。若因思虑过当，致使阴阳不分，清浊相干，而成白浊者，然思则伤脾故也，宜用四七汤吞白圆子按：思虑过当以下，本出《易简》，此药极能分利。更宜小乌沉汤，每帖加茯苓一钱重，益智二十枚去壳，碾盐煎服《妇人良方》。按：此说可通男子，故录于此。

有白浊人，服玄兔丹不愈，服附子八味圆即愈者，不可不知。有小便如常，停久才方淀浊；有小便出即如泔。若小儿泔病者，并宜分清饮加白茯苓半钱。若服药未效，宜四七汤吞青州圆子，及辰砂妙香散吞玄兔丹及小菟丝子圆、山药圆；若溺不赤，无他热证，纵虽赤浊，不可以赤为热，只宜以治白浊施之；若溺赤，下浊亦赤，口渴，时发热者，奈辰砂妙香散吞灵砂丹，或清心莲子饮；发热不退，口燥舌干之甚者，此乃精亏内燥，肾枯不润，四物汤吞玄兔丹和八味圆，久服乃效《要诀》。

盖由败积瘀腐者，十中六七；由湿热下注与脾虚下陷者，十常三四，必先补中气兼升举之，而后分其脏腑气血。赤白虚实以治。与夫他邪所伤者，固在泻热补虚；设肾气虚，甚或火热亢极者，则不宜纯用寒凉，必反佐治之，在达人观变耳《医通》。

凡属积滞郁热等症，贵在疏泄。医者不知，但用固涩，反增其疾矣，惟滚痰丸下之最好《沙篆》。按：滚痰丸可疑。

治方

《延年》**茅根饮子**　疗胞络中虚热，时小便如血色方。

茅根一升　茯苓三两　人参　干地黄二两

上四味，切，以水五升，煮取一升五合，分温五六服，一日食尽文仲处、《外台》。

治虚劳衰损，小便白浊，宜服**补益鹿茸丸**方。

鹿茸二两，去毛，涂酥炙微黄　蛇床子三分　远志三分，去心　熟干地黄二两　菟丝子二两，酒浸一宿，曝干，别捣为末　五味子一两　肉苁蓉二两，酒浸一宿，刮去皱皮，炙干　白茯苓一两　薯蓣一两

上件药捣罗为末，炼蜜，和捣三五百杵，圆如梧桐子大，每于食前以暖酒下三十圆《圣惠》。《圣济》治虚劳小便利菟丝丸，用菟丝子、鹿茸、肉苁蓉、五味子四味。

地黄圆　治白浊如神田监薄传。

熟地黄九蒸，十两　菟丝子淘洗，酒浸蒸　鹿角霜各五两　茯苓　柏子仁各三两　附子一两

上末，鹿角胶煮酒为圆，每服百十圆，盐酒任下《朱氏》。

萆薢分清饮　治真元不足，下焦虚寒，小便白浊，频数无度，漩面如油，光彩不定，漩脚澄下，凝如膏糊；或小便频数，虽不白浊，亦能治疗。

益智仁　川萆薢　石菖蒲　乌药

上件各等分为细末，每服三钱，水一盏半，入盐一捻，同煎至七分，温服，食前《杨氏》。《直指》分清饮，治思虑过度，清浊相干，小便白浊，于本方加白茯苓、甘草。

清心莲子饮　治心中客热烦燥，赤浊肥脂。

石莲肉　白茯苓各一两　益智仁　远志水浸取肉，姜制炒　麦门冬去心　人参各半两　石菖蒲　车前子　白术　泽泻　甘草微炙，各一分

上锉散，每服三钱，添灯心一握煎服。有热加薄荷《直指》。按：此本《和剂》治心中蓄积，时常烦燥，因而思虑劳力，忧愁抑郁，是致小便白浊，或有沙膜，夜梦走泄，遗沥涩痛，便赤如血方。今去黄芪、地骨皮、黄芩，加益智仁、远志、石菖蒲、白术、泽泻。

参苓圆《究原·七》　治心肾气不足，小便淋漓，或不禁，或白浊。《经》云：小肠为受盛府，传道水液。如肥脂随便而下，索痛，此肾气虚而乃膏淋，此药尤宜服。

赤茯苓　白茯苓　人参各等分

上细末，用生地黄，不犯铁器，熬成膏，为丸如桐子大，每服五十丸、百丸，盐汤送下，空心临睡服，其效如神《万安》。

《究原方·七》云：有人小便遗下，如白红粉之状，服遍药不效，遂令服消石末一钱，临睡冷水调服，遂不再作同上。

白浊久不止，此系火不守耳。炒知母、炒黄柏、附子各等分。上末之，水丸《丹溪》。

一男子茎中痛，出白津，小便秘，时作痒，用小柴胡加山栀、泽泻、炒连、木通、胆草、茯苓，二剂顿愈，又兼六味地黄而痊《内科摘要》。

小便多

诸小便病，除淋浊不通外，下焦失约证并载于此，析而列之。但其方则宜相通用，故不随证为别。

小便利多

小便利多者，由膀胱虚寒，胞滑故也。肾为脏；膀胱，肾之府也；其为表里，俱主水。肾气下通于阴，府既虚寒，不能温其脏，故小便白而多。其至夜尿偏甚者，则内阴气生是也《病源论》。

小便多者，乃下元虚冷，肾不摄水，以致渗泄，宜菟丝子丸、八味丸、玄兔丹、生料鹿茸丸《要诀》。按《六要》此下曰：余按肾气不能摄水，降多升少，非大补莫能，参、芪佐桂、附可也。

小便数

小便数者，膀胱与肾俱虚，而有客热乘之故也。肾与膀胱为表里，俱主水，肾气下通于阴。此二经既虚，致受于客热，虚则不能制水，故令数。小便热则水行，涩则小便不快，故令数起也《病源论》。

许仁则论此病有二种：一者，小便多而渴，饮食渐加，肌肉渐减，乏气力，少颜色，此是消渴；一者，小便数而不至多，又不渴，食饮亦不异常，或不至多，能食，但稍遇天寒冷即小便多，

更无别候，此是虚冷所致。大都两种俱缘肾气膀胱冷，不差，便能杀人；肾虚腰冷，无所为害《外台》。

若小便常急，遍数虽多而所出常少，放了复急，不涩痛，却非淋证。亦有小便毕少顷，将谓已尽，忽再出些少者，多因自忍尿，或忍尿行房事而然。宜生料五苓散，减泽泻之半，加阿胶一钱，吞八味丸，此丸须用五味子者《要诀》。

数而少，热也，茯苓琥珀汤利之；数而多，虚也，薯蓣、莲肉、益智仁之属收之《六要》。

小便频而清白长，者为虚寒；频而少黄赤涩者，为热。及脉洪数、有力无力、或滑或涩验之，始无差误。凡热天小便少，寒天小便多，寒热之理，亦易见尔《赤水》。按：《灵枢·五癃津液别论》当参。

小便不禁

小便不禁者，肾气虚，下焦受冷也。肾主水，其气下通于阴。肾虚下焦冷，不能温制其水液，故小便不禁也《病源论》。

下焦蓄血，其与虚劳内损，则便溺自遗而不知；下焦虚寒，不能温制水液，则便溺欲出而不禁，是皆心不与肾交通《直指》。

溲溺，惟宜形气治也。溲溺不禁，形气病也。轻者，脬中有痹；重者，大气虚而且绝尔《方考》。

不禁，谓无禁约，小便多而频，不计遍数。按：《经》云：水泉不止者，是膀胱不藏也。有湿热，有下元虚惫，数而少为热，数而多为虚。老人多有此。盖阳气衰微，不能约束。历见数人，卒皆不救，由其不能摄养，而神气耗散故也。古人有谓不通为热，不禁为寒，乃心肾气弱，阳道衰冷，而传化失度。法当温补，温存以养其神，药石以坚其肾，神完肾固，膀胱气充，自可约束。然必调治及早，庶或十全三五《赤水》。

古方书论小便不禁，有属热属寒[29]之辨。不知不禁之谓，乃以小水太利为言，皆属虚寒，何有热症？若因热而小便频数，则淋沥点滴不能禁止，而又出之不快，或多痛涩，非遗失不禁之谓矣。倘以虚寒误认为热，而妄投泻火之剂，岂不殆哉《金匮翼》！按：遗尿不禁为热客肾经，《原病式》有其说，而王氏《杂著》亦谓为属热。《赤水》、《景岳》既斥其非，而尤氏此言最为约核，故拈出之。又，《必读》有肝家郁热，小便不禁，得温补转炽者，用龙胆泻肝汤加黄鸡肠治验，盖是证之变者也。

凡治小便不禁者，古方多用固涩，此固宜然。然固涩之剂，不过固其门户，此亦治标之意，而非塞源之道也。盖小水虽利于肾，而肾上连肺，宜以参、芪、归、术、桂、附、干姜之属为之主，然后相机加入固涩之剂为之佐，庶得治水之道而源流如度，否则徒障狂澜，终无益也。余为之佐制有巩堤丸方治，无论心脾肺肾之属，皆宜以此为主治《景岳》。按：巩堤丸用熟地、菟丝、白术、五味、益智、故纸、附子、茯苓、韭子、山药，糊为丸。

因先病淋，服利药太多，致溺不禁者，参、芪大补为主，少佐熟附子《六要》。

又有女人下关无闭，遇寒则便数，遇咳嗽则小便适来，亦为不禁者也《绳墨》。

遗尿尿床

遗尿者，此由膀胱虚冷，不能约于水故也。膀胱为足太阳，肾为足少阴，二经为表里。肾主水，肾气下通于阴。小便者，水液之余也。膀胱为津液之府，府既虚冷，阳气衰弱，不能约于水，故令遗尿也。诊其脉过寸口入鱼际，遗尿；肝脉微滑，遗尿；左手关上脉沉为阴，阴绝者无肝脉也，苦遗尿；尺脉实，小腹牢痛，小便不禁；尺中虚，小便不禁。肾病小便不禁，脉当沉滑而反浮大，其色当黑反黄，此土之克水为逆，不治《病源论》。按：此说脉，肝脉微滑出《灵枢》，其他皆出《脉经》，但尺中虚未考。

尿床候，夫人有睡眠不觉尿出者，是其禀质阴气偏盛，阻遏气偏虚者，则膀胱肾气俱冷，不能温制于水，则小便多，或不禁而遗尿。膀胱，足太阳也，为肾之府；肾为足少阴为脏，与膀胱合，俱主水。凡人之阴阳，日入而阳气尽，则阴受气，至夜半阴阳大会，气交则卧睡。小便者水液之余也，从膀胱入于胞为小便。夜卧则阳气衰伏，不能制于阴，所以阴气独发，水下不禁，故于睡眠而不出也同上。

出而不禁，谓之遗尿；睡里自出，谓之尿床《直指小儿》。

睡著遗尿者，此亦下元冷，小便无禁而然，宜大菟丝子丸，猪胞炙碎煎汤下。凡遗尿皆属虚。古书云：实则失气，虚则遗尿。有盛喜致小便多，日夜无度，乃喜极伤心，心与小肠为表里，宜分清饮、四七汤各半帖和煎，仍以辰砂妙香散，吞小菟丝子丸玄兔丹《要诀》。

少壮遗尿，下元热也。热则有动其火，故梦遗也。遗虽失而阳热盛，然必有力，治之[30]宜清《绳墨》。按：遗尿属热，《原病式》语意不了，丹溪亦有按，难为准并不录。

肾主闭藏，肾虚则不能约，以故不时而遗出也。中年人凿伤太过，多有此症。亦有下部湿热盛，迫水妄行者，其人必嗜酒。夜遗，少壮责之火，中年责之虚。热则清之，栀子、木通、茯苓等；虚则补之《六要》。

遗溺，遗失也，睡梦中遗失，醒而后觉，童稚多有此，大人少有也。夫童稚阳气尚微，不甚约束，好动而魂游，故夜多遗失也。古方多用暖药，乃温养阳气之意，《经》谓"虚则遗溺"、"不约为遗溺"，从可知矣。曾见数人三二十岁，仍遗失不止，后皆无子，得非下元虚寒所致欤《赤水》。按：又曰：刘河间、丹溪、《千金翼方》有认为热者，必以脉症相参看，庶无偏热、偏寒之弊。予前论寒者，以大概而言也。诸病皆有寒热虚实，多有始同终羿，故治法不能执一而无权也。此引《千金翼方》。当考。

遗溺一证，有自遗者，以睡中而遗失也；有不禁者，以气门不固而频数不能禁也；又有气脱于上，则下焦不约，而遗失不觉者，此虚极之候也。总之，三者皆属虚证，但有轻重之辨耳。若梦中自遗者，惟幼稚多有之，俟其气壮而固，或稍加调理可愈，无足疑也《景岳》。

有睡则遗尿，皆责之虚。所以婴儿脾[31]气未固，老人下元不足，多有此证。在婴儿，挟热者十居七八；在老人，挟寒者十居七八，此又不可不辨也《必读》。

午前数尿

有人每日从早至午定尿四次，一日之间又自无事，此肾虚所致，亦犹脾肾泄，早泄而晚愈，次日又复然者也《要诀》。

小便余沥

肾主水。劳伤之人，肾气虚弱，不能藏水，胞内虚冷，故小便后，水液不止而有余沥。尺脉缓弱者，小便余沥也《病源论》。按：《脉经》曰：尺脉缓，脚弱下肿，小便难，有余沥。

固涩诸方

《范汪方》治人喜遗尿方。

矾石、牡蛎，分等治合，以黍弱服方寸匕，日三《医心》。

《录验方》治遗尿，**龙骨散**方。

桑茸三两　矾石二两　牡砺二两　龙骨三两

凡四物，合治下筛，服方寸匕，日三同上。《外台》无牡蛎，有阿胶。

《古今录验》**牡蛎汤**，治遗尿小便涩方。

牡蛎四两，熬　鹿茸炙，四两　阿胶炙，各四两　桑螵蛸二两

上四味切，以水五升，煮取二升，分再服《外台》。

《千金》于本方去桑螵蛸，加桑茸。《圣惠》治妇人虚冷，小便数，桑螵蛸散，于本方去阿胶，加甘草、黄芪，捣细罗为散，生姜汤调下。《必读》治阳气虚弱，小便不梦兆，去甘草，加人参、赤石脂。《奇效》泽泻散主治同于本方加泽泻、牡丹皮、赤茯苓，为细末，酒调服。

治不渴而小便大利，遂至于死者方。

牡蛎五两，以患人尿三升，煎取二升，分再服，神验《千金》。

治小肠虚冷，小便数多，**鹿茸丸**方。

鹿茸二两，去毛，涂酥炙令黄色　白龙骨一两　山茱萸三分，微炒

上件药三味，捣罗为末，炼蜜和丸，如梧桐子大，每服二十丸，空心，盐汤下，晚食前再服《简要济众》。

治小便数方。

上取纯糯米糍一手大，临卧炙令软熟啖之，以温酒送下，不饮酒人温汤下。多啖弥佳。行坐良久，待心闲空便睡，一夜十余行者，当夜便止。予尝以为戏术，与人赌物，用之如有神圣。或言假火气温水送，不然也。大多糯稻主水，凡人夜饮酒者，是夜辄不尿，此糯米之力也《苏沈》。原更载糯稻杆治渴。宜考。

邻家有一男子，小便日数十次，如稠米泔，色亦白，心神恍惚，瘦瘁食减，以女劳得之，令服此桑螵蛸散，未终一剂而愈。安神魂，定心志，治健忘，小便数，补心气。桑螵蛸、远志、菖蒲、龙骨、人参、茯神、当归、龟甲醋炙，已上各一两为末，夜卧人参汤调下二钱。如无上者，即用余者[32]《本草衍义》。

固真丹　治肾与膀胱虚冷，真气不固，小便滑数。

韭子四两　舶上茴香炒　补骨脂炒　益智子炒　鹿角霜各二两　白龙骨三两，煅，别研细如粉

上为细末，以青盐、鹿角胶各一两同煮，酒糊为圆，如梧桐子大，每服五十圆，空心，温酒送下，盐酒亦得《魏氏》。

又，**破故纸圆**，治肾气虚冷，小便无度。

破故纸、茴香并盐炒等分，酒糊为圆。

缩泉圆　治丈夫小便频史越王方。

乌药　川椒去目并合口者，出汗　吴茱萸九蒸九曝　益智炒

上等分，为细末，酒煮面糊圆，如梧桐子大，每服五六十圆，临卧盐汤下同上。《济生续》去川椒、吴茱，酒煮山药糊圆《得效》名三仙圆。又，"白浊"萆薢分清散，盖祖此方。

六味地黄丸　治内虚热者，小便频数不禁。本方加牡蛎、五味子《丹溪附余》。

固脬丸　治小便不禁。

菟丝子二两，制　茴香一两　附子炮，去皮脐　桑螵蛸炙焦，各半两　戎盐一分

上为细末，酒煮面糊为丸，如梧桐子大，每服三十丸，空心，用米饮送下《奇效》。《医通》：山药末糊丸，酒下十五丸。

姜附赤石脂朱砂丹　治小便数而不禁，怔忡多忘，魇梦不已，下元虚冷，遗尿滑精，或阳虚精漏不止。

附子生　干姜各半两　赤石脂一两半，水飞

上为细末，酒糊丸，绿豆大，每服十五至二三十丸。大便不和，米饮下；小便不爽，茯苓汤下《准绳》。

黄芪束气汤　治气虚遗溺。

黄芪一钱二分　白芍一钱　人参　破故纸各七分　升麻　益智仁各五分　北五味子三分　薄桂二分

水姜煎服《儿科方要》。

《范汪方》治小便一日一夜数十行方。

菖蒲、黄连二物，分等治筛，酒服方寸匕。

又方　石膏半斤，㕮咀，以水一斗，煮取五升，稍热服已上《葛氏方》同之。《医心》。

《究原方》**醉仙圆**　治因劳心，肾经寒，小便多。

白茯苓去皮，不计多少，用黑豆同水煮半日，去豆出焙，为细末，用薏苡仁碾为细末，煮糊为丸，如梧桐子大，每服五七十丸，以枣汤服下，空腹临睡服《万安》。按：此《苏沈》梦泄茯苓散意。

四君子汤　诸急病遗尿不禁者，此方主之。诸急病，谓卒然暴仆诸疾也。甘温为阳，可使益气，故人参、白术、茯苓、甘草，皆甘温也，可以用之《方考》。按：此文体中能堪急病不禁，但缓证或有相适，姑存之。

治肾虚小便多，**阿胶汤**方。

阿胶炙令燥，别捣末　人参各一两　干姜炮，二两　远志去心　附子一枚，炮裂，去皮脐　甘草炙，锉，三两　大麻仁烂研，一两[31]

上七味，粗捣筛五味，与麻仁拌均，每服六钱匕，水二盏，煎至一盏，去渣，入阿胶末半钱匕，更煎两沸，食前温服，日三《圣济》。按：此方本出《千金·消渴》中，今加入人参、甘草。

治气牵腰背及胁内痛，小腹坚，小便不禁，当归汤同上。按：即张文仲当归大黄汤[34]。

杂病广要卷第三十五藏府类

小便不通

小便总说

胞囊者，肾膀胱候也，贮津液并尿。若脏中热病者，胞涩，小便不通，尿黄赤；若腑有寒病，则胞滑，小便数而多白。若至夜则尿偏甚者，夜则内阴气生。故热则泻之，寒则补之，不寒不热，依经调之，则病不生矣《千金》。

肾主水，膀胱为之腑，水潴于膀胱而泄于小肠按：当云水潴于小肠而泄于膀胱，此误错，实相通也。然小肠独应于心者何哉？盖阴河以无阳，水不可以无火，水火既济，上下相交，此荣卫所以流行，而水窦开阖所以不失其司耳。惟夫心肾不济，阴阳不调，故内外关格而水道涩，传送失度而水道滑，热则不通，冷则不禁。其热盛者，小便闭而绝无；其热微者，小便难而仅有。肾与膀胱俱冷，内气不充，故胞中自滑，所出多而色白焉，是以遇夜阴盛愈多，云云，故或冷或热而滑涩随之矣《直指》。

病由肾膀胱有热

小便不通，由膀胱与肾俱有热故也。肾主水，膀胱为津液之府，此二经为表里，而水行于小肠，入胞者为小便。肾与膀胱俱热，热入于胞，热气太盛故结涩，令小便不通，小腹胀满，气急。甚者水气上逆，令心腹急满，乃至于死。认其脉紧而滑起码者，不得小便也《病源论》。

热气在于脏府按：此上数句与不通候同，脏府即肾膀胱，水气则涩。其热势极微，故但小便难也[35]。有余沥也同上。按：此证候本出《脉经》。

病有数端

尝记小便不利者有三，不可一概而论也。若津液偏渗于肠胃，大便泄泻而小便涩少，一也,宜分利而已;若热搏下焦,则热湿而不行,二也,必渗泄则愈;若脾胃气涩,不能通利水道,下输膀胱者,三也,可顺气,令施化而出也《宝鉴》。

凡癃闭之证,其因有四,最当辨其虚实。有因火邪结聚小肠、膀胱者,此以水泉干涸,而气门热闭不通也;有因热居肝肾者,则或以败精,或以槁血,阻塞水道而不通也。若此者,本非无水之证,不过壅闭而然,病因有余,可清可利,或用法以通之,是皆癃闭之轻证也;惟气闭之证,则尤为危为危候。然气闭之义有二焉,有气实而闭者,有气虚而闭者。夫膀胱为藏水之腑,而水之入也,由气以化水,故有气其有水;水之出也,由水以达气,故有水始有溺,《经》曰:气化则能出矣。盖有化而入,而后有化而出;无化而出,必其无化而入。是以其入其出,皆由气化,此即本经气化之义,非单以出者言气化也。然则水中有气,气即水也;气中有水,水即气也。今凡病气虚而闭者,必以真阳下竭,元海无根,水火不交,阴阳否隔,所以气自气而气不化水,水自水而水蓄不行。气不化水,则水腑枯竭者有之;水蓄不行,则浸渍腐败者有之。气既不能化,而欲强为通利,果能行乎?阴中已无阳,而再用苦寒之剂,能无甚乎?理本甚明,何知之者不多见也。至若气而闭者,不过肝强气逆,移得膀胱,或破其气,或通其滞,或提其陷,而壅者自无不去,此治实者无难;而治虚者,必得其化为不易也。故凡临此证,不可不详辨其虚实。

转胞

胞转者,由是胞屈辟,小便不通,名为胞转。其病状脐下急痛,小便不通是也。此病或由小便应下,便强忍之,或为寒热所迫,此二者俱令水气还上,气迫于胞,使胞屈辟,不得充张,外水应入不得入,内溲应出不得出,外内相壅塞,故令不通。此病至四五日,乃有致死者。饱食讫,应小便而忍之,或饱食讫而走马,或小便急因急走,或忍尿入房,亦皆令胞转或胞落,并致死《病源论》。

转胞证候,孕妇多有之,患在忍缩小便,或喜食煎煿,故饱后为热所迫,遂使小肠之气逆而不通,大肠之气与之俱滞,外水不能入膀胱,内水不能出膀胱,淋沥急数,每欲尿时,痛不可言,大便亦里急频并,似痢非痢。必以手从胸间按至脐下,庶可立出小便,否则逆上出而不禁,甚者因此腹胀浮肿。治法用凉药疏利小肠中热,仍与通泄大肠,迨其腹中搅痛,大便大下,则溺胞随即归正,于是小便顺流。葵子散,见附《妇人摘奇方》《直指》。按:葵子散方未考,或是葵子茯苓散。

男子亦有转胞。妇人转胞不必尽由胎压,多因尿急脬胀,而骤马驰车,飞跑急走,致脬颠翻,或水溢中焦,食满肠胃,下压膀胱,无处退避,以致闪侧翻转热攻气迫者可推,并须吐法《医碥》。

病变不一

小水不通,是为癃闭,此最危紧急证也。水道不通,则上侵脾胃而为,外侵肌肉而为肿,泛及中焦则为呕,再及上焦则为喘,数日不通则奔迫难堪,必致危殆。今人一见此证,但知利水,或用田螺罨脐之法,而不辨其所致之本,无怪其多不治也《景岳》。

证治总例禁渗利证

气闭证,当分虚实寒热而治之。凡气实者,气结于小肠、膀胱之间而壅闭不通,多属肝强气逆之证,惟暴怒郁结者多有之,宜以破气行气为主,如香附、枳壳、乌药、沉香、茴香之属,兼四苓散而用之。若气陷于下,药力不能骤及者,当即以此药多服探吐以提其气,使气升则水自降也。凡气虚而小便闭者,必以素多斫丧,或年衰气竭者,方有此证。正以气有不化,最为危候,不易治也。然凡病此者必有其渐,但觉小便短少,或便时费力,便当留心速治,若待其剧,恐无及也。但治此者,亦当辨其脏气之寒热《景岳》。

老人及虚弱人小便不能,当服八味圆之属,不宜服凉心经、疏导之药。暑月多误以为伏热,尤宜详审《魏氏》。

小便不利者,可与导赤圆、导赤散、五淋散并见"淋"、五苓散,加滑石细研,用海金沙、车前子、灯心煎汤调服《管见》。

大便小便,脉络相贯也。人有多日小便不通,但用神保圆、北亭圆辈[36],大泻数行,小肠自利《直指》。

小腹痛胀如覆碗者为实,其法有二:气壅于下者,用吐法以提之;血污于下者,用桃仁之类以破之《纲目》。

盖小便不通,有全秘者,有涩少者云云。有元气下坠不通者,宜吐以提其气,气升则水降而自利矣,盖气承载其水故也;有大便泄泻而小便涩少者,乃津液偏渗肠胃也,宜分利而已;有热搏下焦,津液被固不通者,须清热生津则愈;有脾胃气弱,不能通调水道,下输膀胱而化者,可益元气,令施化而出也;有汗多而津液竭少涩闭者,有亡血致虚涩秘者,有劳伤气虚涩闭者,有痰饮阻滞气道不通者,有忿气闭遏不通者,有诸脓血去多涩少者,各随所因施治《病源集》。

汗出过多,小便赤涩,此五内枯燥,慎勿用利水之剂,只宜十全大补汤去桂或养荣汤,滋血生津。或疮疾去脓血多而赤涩者,治法亦然同上。

服分利愈多,而小水愈不通者,此必下竭之证。察其水亏者,必须大补真阴;火虚者,必须峻补阳气,气达水行,其便自调。不可见其假实,恣意疏通,此与榨干汁、沛枯油者何异,致令竭者愈竭,鲜不危矣《景岳》。

膀胱无水等证,有因泄泻,水归大肠而小水不通者,此当但治泄泻,泄泻止而水逢利也。有因大汗多汗,从汗泄而小水不利者,此当调治营卫,表气收而小便自利也;有虚劳亡血伤精,水随液去,五内枯燥,而小水不利者。此当调补真阴,气血渐充,而小水渐利也。凡此数者,皆膀胱无水枯涸之证,水泉既涸,故不可再加分利。内惟泄泻亦有可分利者,然亦不过十之三耳。诸如此者,当于各门详察治之,皆非有水不通而为癃闭之证也同上。

湿邪在表证

一妇年五十,患小便涩,治以八正散等剂,小肠胀急不通,身如芒刺,余以所感霖淫雨湿,邪尚在表,因用苍术为君,附子佐之发表,一服即汗,小便随通《推求师意》。按:此亦出《准绳》。

湿热内蓄证

中书右丞合刺合孙,病小便数而欠,日夜约去二十余行,脐腹胀满,腰脚沉重,不得安卧。至元癸未季春下旬,予往诊视,脉得沉缓,时时带数按:此下说小便不利有三,见上。

今右丞平素膏粱,湿热内蓄,不得施化,膀胱窍塞,是以起数而见少也,非渗泄分利则不能快利。遂处一方,名曰茯苓琥珀汤云云。两服减半,旬日良愈《宝鉴》。

气闭证

其在仪真,御史中丞亦家焉。其内人病,艰于小溲,中满喘渴。门僧宝颇知医,投以瞿麦、栀苓诸滑利药而闷益甚。召寿,候其脉三部皆弦而涩。寿曰:《经》云:膀胱者,州都之官,津液藏焉,气化则能出矣。所谓水出高源者也。膻中之气不化,则水液不行,病因于气,徒行水无益也。法当治上焦,乃制朱雀汤按:魏氏校本举其方,用雄雀肉、赤豆、参、苓、枣、小麦、紫石英、紫菀、远志、丹参、甘草。又附朱活计丸方,售以枳、桔,煎用长流水,一饮而溲,再饮气平,数服病已《医史·樱宁生传》。

先史念山，谪官浙江按察，郁怒之余，又当盛夏，小便不通，气高而喘。以自知医，服胃苓汤四帖不效。余曰：六脉见结，此气滞也。但用枳壳八钱，生姜五片，急火煎服，一剂稍通，四剂霍然矣《必读》。

或有气闭而小便不通，至脐下气癥结痛，以五香散，问服独味琥珀末，以灯心汤下，甚效。女人多有此证《要诀》。

热在下焦

北京人王善甫，为京兆酒官，病小便不利，目精凸出，腹胀如鼓，膝以上坚硬，皮肤欲裂，饮食不下，甘淡渗湿之药皆不效。先师曰：疾急矣，而非精思不能处。我归而思之，夜参半，忽揽衣而起曰：吾得之矣。《内经》有云：膀胱者，津液之府，必气化而能出焉。渠辈已用渗泄之药而病益甚，是气不化也。启玄子云：无阳则阴无以生，无阴则阳无以化。甘淡气薄皆阳药，独阳无阴，欲化得乎？明日以群阴之药投之，不再服而愈《试效》。按：群阴之药即滋肾丸，方见后。

端君宝母，六十余，亦病小便閟若淋状，小腹胀，口吻渴。邀寿诊其脉，沉且涩，曰：此病在下焦血分，阴火盛而水不足，法当治血。血与水同，血有形而气无形，有形之疾当以有形法治之，即以东垣家滋肾丸服之而愈《撄宁生传》。

肺燥证

郡守王镜如，痰火喘嗽正甚时，忽然小便不通，自服车前、木通、茯苓、泽泻等药，小腹胀闷，点滴不通。余曰：右寸数大，是金燥不能生水之故。但用紫菀五钱，麦门冬三钱，北五味十粒，人参二钱，一剂而小便涌出如泉。若淡渗之药愈多，则反致炽急之苦，不可不察也《必读》。

积痰证

一男子病小便不通，医治以利药益甚。翁诊之，寸口颇弦滑，曰：此积痰病也。积痰在肺，肺为上焦，而膀胱为下焦，上焦闭则下焦塞，譬如滴水之器，必上穿通而后下窍之水出焉。乃以法大吐之，吐已，病如失《医史·丹溪翁传》。按：《金匮翼》曰：必痰实气闭者乃可用之，未可以之概治气虚血虚等证。

病有宜缩小便

钱塘有人小肠秘，百方通之不效。有一道人钱宗元视之，反下缩小便药，俄而遂通。人皆怪之，以问宗元，曰：以其秘，故医者骤通之，则小便大至，水道愈隘，而小便愈不得通矣。今吾缩之，使水道稍宽，此所以得流也。此一事殊为特见《北窗炙輠》。

妊妇尿闭

怀妊之妇，每有小便不通者，此以胎气下陷，溺孔被压而然，多以气虚不能举胎所致，宜八珍汤、补中益气汤之类主之。若临盆之际，胎压膀胱，而小便不通者，宜以手指托起其胎，则小水自出《景岳》。

孕妇胎满，逼压尿胞，胞转侧倾侧，胞系了戾，不得小便，名转胞。须举其胎，令稳婆香油抹手，入产户托起其胎，溺出如注；次以人参、白术、陈皮、升麻，加入四物内煎服，顷时以指探吐，如此三四次则胎举矣。一法令孕妇卧榻上，连榻倒竖起，尿自出，胜手托《医编》。

滑窍淡渗诸方

《古今录验》疗胞转不得小便方。

真琥珀一两　葱白十四茎

上二味，以水四升，煮取三升，去葱白，末琥珀细筛，下汤中，温服一升，日三服《范汪》同。

《外台》。

《千金》于本方葱白四十七条，琥珀三两加阿胶一两，车前子一升，㕮咀，以水一斗，煮去三升，分三服。

又，张苗说，有容忍小便令胞转，大小便不得，四、五日困笃欲死无脉，服此差方。

滑石二两　乱发三两，烧灰

上三味捣下筛，取生桃皮一斤熟舂，以水合绞，得汁二升，以汁服散方寸匕，日三服即愈按：此本《葛氏方》，出《肘后》。其但淋者，取乱发三两烧灰，滑石五两，合捣为散，服方寸匕，日三服《外台》。按：此滑石白鱼散变方。

治小便不利，茎中疼痛，小腹急痛方。

蒲黑[37]　滑石等分

上二味治下筛，酒服方寸匕，日三服《千金》。按：此蒲灰散变方。

治小便不通方。

石首鱼头石末，水服方寸匕，日三同上。

治小便不通：琥珀研成粉，每服二钱，煎萱草根浓汁调下，空心服。予友人曾小肠秘甚成淋，每旋只一二滴，痛楚至甚，用恶药逐之皆不通，王郇公与此药，一服遂通。人有病痔肠肿，因不能尿，候如淋疾，他药不能通，惟此法可治《苏沈》。

治老人虚人小便不通，吴内翰方：琥珀研如粉，人参汤调下一钱止。陈彦修侍郎服验《是斋》。《得效》名琥珀散。

闭而不通，脐下胀为癃起，以灯心汤调五苓散，或洗慈汤按：洗当煎讹，慈即葱调独味琥珀末《要决》。

茯苓琥珀汤主证见前“湿热两蓄证”。

茯苓去皮　琥珀　白术各半两　泽泻一两　滑石七钱　木猪苓半两，去皮　甘草炙　桂心去皮，各三钱

上八味，为末，每服五钱，用长流甘澜水煎一盏调下，空心食前，待少时以美膳压之《宝鉴》。

清利泻实诸方

《僧深方》治膀胱急热，小便黄赤，**滑石汤**方。

滑石八两，碎　子芩三两　车前子一升　葵子一升　榆皮四两

凡五物，以水七升，煮取三升，分三服《医心》。

葵子汤　治膀胱实热，腹胀，小便不通，口舌干燥，咽肿不利。

赤茯苓去皮　木猪苓去皮　葵子　枳实麸炒　瞿麦　木通去节　黄芩　车前子炒　滑石　甘草炙，各等分

上㕮咀，每服四钱，水一盏半，姜五片，煎至八分，去渣温服，不拘时候《济生》。

《入门》**万全木能散**　治膀胱有热，小便难而黄。用滑石、木通、车前子、瞿麦。

治膀胱实热，心腹烦闷，小便不利，宜服**栀子散**方。

栀子仁一两　石膏二两　白茅根　赤茯苓　犀角　木通　黄芩各一两　甘草半两

上件药捣筛为散，每服五钱，以水一大盏，入淡竹叶二七片，生地黄半两，煎至五分，去渣，食前温服。忌炙煿热面《圣惠》。

治膀胱积热，小便涩难，**犀角散**方。

犀角屑半两　灯心半两　榆[38]白皮一两，锉　赤茯苓一两　子芩一两　车前子一两　川芒

硝一两　木通一两,锉　滑石二两

上件药捣,粗罗为散,每服四钱,以水一中盏,煎至六分去渣,每于食前温服,以快利为度。同上

通利小肠,治小便赤涩,**透泉散方**。

滑石一两　甜硝研　甘草末各半两　琥珀研,一分

上四味,同研匀细,每服二钱匕,煎灯心汤调下,空心食前服《鸡峰》。

滑石散　治胞转小便不通潞州李子良方。

葵子半两　滑石　石膏各一两半

上为粗末,每服四钱,水一盏半,煎至七分去渣,温服食前《端效》。

八正散　治小便赤涩,或癃闭不通,及热淋血淋,并宜服之。

车前子　瞿麦　滑石　大黄面裹煨,去面切,焙　山栀子仁　萹蓄　木通　甘草炙,各一斤

上为散,每服二钱,水一盏,入灯心,煎至七分,去渣温服,食后临卧。小儿量力少少与之《和剂》。《幼幼》四十八候,治五淋,**海金散**。于本方去车前子、山栀、灯心,加海金砂、郁金,为末。

治小便不通,脐腹胀痛不可忍,诸药不效者,**续随子方**。

续随子去皮,一两　铅丹半两

上二味,先研续随子细,次入铅丹同研匀,用少蜜和作团,盛瓷罐内密封,于阴处掘地坑埋之,上堆冰雪,惟多是妙。腊月合,至春末去出研匀,别炼蜜丸,如梧桐子大,每服十五丸至二十丸,煎木通汤下,不拘时。甚者不过再服。要速效即化破服。病急即旋合亦得《圣济》。

下痞者,小便不利,脐下满硬,语言蹇涩,腰背疼痛,脚肿不能行立者宜用:葱白一寸去心,入硇砂末一钱,安葱心中,两头以线子系之,湿纸包,煨熟,用冷醇酒送下,空心服,以效为度《中藏》。

凡治小水闭塞不通,危急之甚,诸药不效者,速寻白菊花根捣烂,用生白酒冲和,取酒汁温而饮之,神效。按:此方或白花者一时难得,即不拘何色,但以家菊根代之,亦无不效《景岳》。按:此二方无类可隶,姑附于此。

温通诸方

附泽散[39]　治小便不通,两尺脉俱沉微,乃阴虚故也,用淋闭通滑之剂不效者。

绵附子一两重,炮去皮脐,盐水内浸良久　泽泻不蛀者,一两重

上锉散,每服四钱,水一盏半,灯心七茎煎,随通而愈《得效》。

小便不通,服凉药日久不通,胀满几死,附子理中汤加琥珀末同服,立愈《济世全书》。

清心莲子饮　治上盛下虚,心火炎上,口苦咽干,烦渴微热,小便赤涩,或欲成淋,并宜服之《得效》。此为宁神方,姑附于此。

滋阴诸方

滋阴圆　治不渴而小便闭,热在下焦血分也。

知母去皮,锉,酒制　黄柏锉,酒制,焙干,各一两　肉桂二钱

《内经》云:热者寒之。遂用知母、黄柏大苦寒为主治;肉桂辛热,与热同体,乃寒因热用也。

上件为细末,煎熟水为圆,如鸡头大,每服百余圆至二百圆,煎百沸汤送下,空心宿食消尽服之。顿两足,令药易下行故也。如小便利,前阴中如刀刺痛,有恶物,下为效验《试验》。

导气除燥汤　治小便闭塞,乃血涩,至气不通而窍涩也。

茯苓去皮　滑石炒黄，以上各二钱　知母细锉，酒洗　泽泻各三钱　黄柏去皮，酒洗，四钱

上㕮咀，每服五钱，水三盏，煎至一盏柤，稍热，空心服《兰室》。

利气诸方

蓬莪散　治小便暴不通方。

蓬莪茂　茴香　生茶等分

上为细末，每服二钱，水一大盏，盐二钱，葱白二寸，同煎至七分，和滓空心服《鸡峰》。

外治诸方

凡尿不在胞中，为胞屈僻，津液不通，以葱叶除尖头，内阴茎孔中，深三寸，微用口吹之，胞胀，津液大通便愈《千金》。

葛氏小便不通方：熬盐热熨小腹，冷复易之《小品》同。《肘后》。按：《千金》治气淋。

治小便难，胀满闷，不急疗之杀人，宜用此方救人。

葱白三斤　盐一斤

上相和研烂，炒令热，以帛子裹，分作二包，更互熨脐下，小便立出《圣惠》。

治胞转，小便不能通，先用良姜、葱头、紫苏茎叶各一握

上煎汤，密室内熏洗小腹、外肾、肛门，留汤再添，蘸帛洗，以手拊摩脐下，拭干，绵被中抑坐垂脚，自舒其气《直指》。

治小便闭垂死者，神效。

桃枝　柳枝　木通　川椒　白矾枯，各一两　葱白七个　灯心一握

水三十碗，煎至十五碗，用磁瓶热盛一半药汁熏外肾，周回以被围绕，不令外风得入，良久便通如赤豆汁，若冷即易之，其效大奇《必读》。

小便不通，以盐满脐中，灸三壮《小品》同。《肘后》。

治产后小便不通，脐胀如鼓，闷乱不醒，盖缘未产之前，内积冷气，遂致产时尿胞运动不顺。用盐于脐中积可与脐平，却用葱白剥去粗皮，十余根作一缚，切作一指厚，安盐上，用大艾炷满葱饼子大小，以火灸之，觉热气直入腹内，即时便通，神验不可具述出《产乳集》。

《妇人良方》小便不通，高年气弱，不能运转胞中之气，此通药所以不能有功。纳麝香一分入脐中，上填满食盐，再用湿绵纸掩盖，中心艾火灸九壮，热气透，有响声，小便通矣。问用食盐之故，予曰：味咸者能补肾，湿纸借湿气以润盐耳。如盐不润，则盐见火恐结块，令脐痛故也《星海节录》。

尝记一士人，小便闭不通者三日，小腹胀几死，百药不效。余用甘遂末，以大蒜捣细和成饼，安脐心令实，以艾灸二七壮，随通。后用此法救人无数《活法秘方》。

小便不通，呕逆，饮食不得入，名关格。葱白一斤碎切，入麝香五分拌匀，分二包，先用一包置脐上，以炭火熨斗熨之，半炷香久，换一包，以熨斗盛冷水熨之，互相换熨，以通为度。或身无汗，以葱汤入木通内，令病者坐机上，没脐为度，匝腰系裙以覆之，少时汗出尿亦出，即于桶中溺之，勿出桶，恐气收尿亦回也《医碥》。按：此治法专为尿闭而设，故列于此门。

治老人小便不通

茴香　白颈地龙

上杵汁，凡败精干血，或溺孔结垢，阻塞水道，小便胀急不能出者，令病人仰卧，亦用鹅翎管插马口，乃以水银一二钱徐徐灌入，以手逐段轻轻导之，则诸塞皆通，路通而水自出，水出则水银亦从而喷出，毫无妨碍，亦最妙法也《景岳》。

灸法互见上

记一妇人，胞转不得小便，小腹急，六脉虚弱，余为炙关元二七壮，便得小便，次服八味圆调理《活法秘方》。

淋 病

先教谕尝曰：淋之自梅毒者，特见窦治卿《疮疡经验全书》，谓为内蛀疳。盖今之患淋者，比比皆是，虽彼土理必多有，而明清诸家无敢言及者，最为可怪，故窦氏之外，一无所采云。

名义

淋，古谓之癃，名称不同也。癃者，罢也；淋者，滴也。今名虽俗，于义为得《三因》。按：癃、淋一声，癃即淋，元·载侗《六书故》有说，今陈氏以为罢义者非是，或有以癃为小便闭之名者亦非是。

小便滴沥涩痛者谓之淋，小便急满不通者谓之闭《要诀》。

闭癃，合而言之，一病也；分而言之，有暴久之殊。盖闭者暴病，为溺闭，点滴不出，俗名小便不通是也；癃者久病，为溺癃，淋沥点滴而出，一日数十次或百次，名淋病是也《纲目》。

癃即淋病同上。

源由诸说互见次条

诸淋者，由肾虚而膀胱热故也。膀胱与肾为表里，俱主水。水入小肠，下于胞，行于阴，为溲便也。肾气通于阴。阴，津液下流之道也。若饮食不节，喜怒不时，虚实不调，则腑脏不和，致肾虚而膀胱热也。膀胱，津液之府，热则津液内溢而流于睾，水道不通，水不上不下，停积于胞。肾虚则小便数，膀胱热水下涩，数而且涩，则淋沥不宣，故谓之为淋。其状小便出少起数，小腹弦急，痛引于脐《病源论》。

诸淋大率有五：曰冷、曰热、曰膏、曰血、曰石。五种不同，皆以气为本。多因淫情交错，内外兼并，清浊相干，阴阳不顺，结在下焦，遂为淋闭《三因》。

淋有五，皆属乎热《丹溪》。

巢氏之说如此，恐未必尽然。大抵皆三焦气化不及，热迫膀胱，令水道涸涩之所成也。劳、气、血、膏、石，虽分为五种，其病机必因劳动火，火盛搏气，甚及于血，血转为膏，膏转为石，自清而浊，自薄而厚，自柔而坚，自无形而有形，亦熬汁成膏、煮水结盐之义，岂真有砂石出水及脏哉。至若肾虚不能制肥液，更可笑也《续焰》。

脉候见次条

证状总说

诸淋与小便不利者，皆由五脏不通，六腑不和，三焦痞涩，荣卫耗失，冒热饮酒，过醉入房，竭散精神，劳伤气血，或因女色兴而败精不出，或因迷宠不已，而真髓多输，或惊惶不欠，或思虑未宁，或饥饱过时，或奔驰才定，或陷忍大便，或发泄久兴，或寒入膀胱，或暑中胞囊，伤兹不慎，致起斯疾，状候变异，名亦不同，则有冷、热、气、劳、膏、砂、虚、实之八种耳。冷淋者，小便数，色白如泔也；热淋者，小便涩，而色赤如血也；气淋者，脐腹满闷，小便不通利而痛也；劳淋者，小便淋漓不绝，如水之滴漏而不断绝也；膏淋者，小便中出物如脂膏也；砂淋者，脐腹中隐痛，小便难，其痛不可忍须臾，从小便中下如砂石之类，有大者如皂子，或赤或白一作黄，色泽不定。此由肾气弱而贪于女色，房而不泄，泄而不止，虚伤真气，邪热渐强，结聚而成砂；又如以水煮盐，火大水少，盐渐成石之类。谓肾者水也，咸归于肾，水消于下，虚热日甚，煎结而成。此非一时而作也，盖远久乃发，成即五岁，败即三年，壮人五载，祸必致矣，宜乎急攻。八淋之中，惟此最危。其脉盛大而实者可治，虚小而涩者不可治。虚者谓肾与膀胱俱虚,而精滑梦泄,小便不禁者也;实则谓经络闭涩,水道不利而茎痛腿酸者也。又诸淋之病,与脉相从者活,反者凶。治疗之法,亦在详酌耳《中藏》。按《医编》曰:脉实大,宜分理;脉虚细涩,精血败坏,难治。

淋有五种:一者,茎中痛,溺不得卒出者,石淋也;二者,溺有白汁肥如脂,膏淋也,一名肉淋;三者,溺难涩,常有余沥者,气淋也;四者,溺留茎中,数起不出,引小腹痛,劳淋也;五者,如豆汁或如血,结不通者,一名血淋,一名痒淋也《肘后》。

《集验》论五淋者,石淋、气淋、膏淋、劳淋、热淋也。石淋之为病,小便茎中痛,尿不得卒出,时自出,痛引少腹,膀胱里急;气淋之为病,小便难,常有余沥;膏淋之为病,尿似膏白出,少腹膀胱里急;劳淋之为病,倦即发,痛引气冲,小便不利;热淋之为病,热即发,其尿血后如豆汁状,蓄作有时。五淋各异,疗方用杂《外台》。

石淋宜参治血诸方

石淋者,淋而出石也。肾主水,水结则化为石,故肾客砂石。肾虚为热所乘,热则成淋。其病之状,小便则茎里痛,尿不能卒,痛引少腹,膀胱里急,砂石从小便道出,甚者涩痛令闷绝《病源论》。

沙淋凝脂而易散,石淋结块而难消。败精结者为沙《直指》。

热在脬中,下焦为之约,结成砂石,如汤瓶煎炼日久,熬成汤碱。今夫羊豕之脬,吹气令满,常不能透,岂真有沙石而能漏者乎?以此知前人所说,服五石刃散而致者,恐未必然《十形三疗》。

五淋之中,惟石淋、膏淋最难治。石淋乃是膀胱蓄热而成,正如汤瓶久在火中,底结白碱而不能去,理宜清彻积热,使水道通,则砂石出而可愈《愈旨》。

沙石淋者,小便混浊,如稠浆腐败浓汁,然又有努出粒如砂如块,色如玛瑙者,或有长而如粉条者,初出粉红,少顷由如白浓浆矣。此因少年斫丧太过,致有遗浊,而服补涩药多,积久而发。有信邪道,用蛤蚧、海马、海牛、母丁香、海稍花、哈芙蓉等,服贴封搽茎口或脐中,以阻精动火,及服健阳丸温暖之饵,甚至五内败坏,燥热凝结,到中年后,衰而陷下,则发出以上恶症《会元》。

膏淋互见补肾诸方中

膏淋者,淋而有肥,状似膏,故谓之膏淋,亦曰肉淋。此肾虚不能制于肥液,故与小便俱出也《病源论》。

精结散者为膏《直指》。

有似淋非淋,小便色如米泔,或便中有如鼻涕之状,此乃精溺俱出,精塞窍道,故便欲出不能而痛,宜大菟丝子圆、鹿茸圆之类。然此即膏淋,谓其非淋亦不可《要诀》。

膏淋为因肾藏虚寒,精溺如膏,或如米泔,鼻涕,此必败精塞于窍道,故便欲出不能而痛。治当温养下元,俾精气固则便自清如常矣《统旨》。

热淋

热淋者,三焦有热气搏于肾,流入于胞而成淋也,其状小便赤涩。亦有宿病淋,今得热而发者,其热甚则变尿血。亦有小便后如似小豆羹汁状者,蓄作有时也《病源论》。

若热极成淋,服药不效者,宜减桂五苓散,加木通、滑石、灯心、瞿麦各少许《要诀》。

省元忽被湿侵,小便涩滞难通,或茎中作痛。予曰:此属肝胆湿热。先用龙胆泻肝汤罔效,茎中白津,小便通则疼甚,仍以牛膝、山栀、夏枯草、薏苡仁、木通、甘草少、牵牛子水煎服,全愈《石山》。

血淋互见渗泄及治血诸方中

血淋者，是热淋之甚者则尿血，谓之血淋。心主血，血之行身，通遍经络，循环府藏。劳甚者则散失其常经，溢渗入胞而成血淋也《病源论》。

血淋一证，须看血色分冷热，色鲜者心小肠实热，色瘀者肾膀胱虚冷。按：此以心肾为别，似拘。若的是冷淋及下元虚冷，血色瘀者，并宜汉椒根锉碎，不拘多少，白水煎，候冷进《要诀》。

血淋有血瘀、血虚、血冷、血热之分。小腹硬满，茎中作痛欲死。血瘀也。血色黑黯，面色枯白，尺脉沉[40]迟，下元虚冷也肾气丸[41]。然有内热过极，反兼水化而色黑者，未可便以为冷也，须以脉证详辨之《必读》。

血受伤者，补血行血自愈，勿作淋治。死血作淋，牛膝膏妙。血淋，用侧柏叶、生藕节、车前草等分捣汁，调益元散《准绳》。

溺血者略轻些，而血淋者乃精竟火动而血来也，与沙石淋兄弟然耳，肠管死里求生，苟幸获效，慎勿再犯《会元》。

建安林回甫秘校，熙宁中与予同客龙门李氏家。林一日下血，李兄弟煎八正散与服，既服不胜其苦，小腹前阴痛益甚。余教林服菟丝山药丸当考，林病去，气血亦小充实，盖不可专以热药，血得热则盈溢为说也《鸡峰》。

气淋

气淋者，气虚膀胱热，气胀所为也。膀胱合与肾为表里，膀胱热，热气流入胞，热则生实，令胞内气胀，则小腹满，肾虚不能制其小便，故成淋。其状膀胱、小腹皆满，尿涩，常有余沥是也。亦曰气癃。诊其少阴脉数者，男子则气淋《病源论》。按：诊法出《脉经》。

有淋病，下诸通便剂愈不通，有木香流气饮，或别用通气香剂才愈者，此乃气淋，出于冷热淋之外《要诀》。

劳淋诸液燥证，暑月尿涩

劳淋者，为劳伤肾气而生热成淋也。肾气通于阴，其状尿留茎内，数起不出，引小腹痛《千金》：痛引气冲，小便不利，劳倦即发也《病源论》。

有小便艰涩如淋，不痛而痒者，此亦属虚按：《医编》曰：淋证茎中必痛，若先痛后痒，则火退矣，或实证转虚，宜八味圆、生料鹿茸圆之类。若因思虑用心过度致淋，辰砂妙香散吞威喜圆，或妙香散和五苓散。汗多小便赤涩，暑月多有此证，盛暑所饮既多，小便反涩少而赤，缘上停为饮，外发为汗，津道不通，小肠涩闭，则水不运下。五苓散一名导逆，内有术、桂收汗，猪苓、泽泻、茯苓分水道，收其在外者使之内，又从而利导焉。发者敛之，壅者通之，义取于此。然有虚劳汗多而小便赤涩者，却是五内枯燥，滋腴即去，不能生津，故溺涩而赤。不宜过用通小便之剂竭其肾水，惟当温养润肺按：《医编》曰：敛汗清热滋液可也，十全大补汤、养荣汤之类自足选用。汗者心液，心主血，血荣则心得所养，汗止津生，不待通而溺自清矣。诸失精血，及患痈毒，忽有小便赤涩之证，此亦是枯竭不润之故《要诀》。

一人形肥苍白，年五十余病淋，沙石涩痛。医用五苓或琥珀八正散之类，病益加。邀余往诊，脉皆濡弱而缓近駃，曰：此气血虚也。《经》云：膀胱者，津液之府，气化出焉。今病气虚，不惟不能运化蒸溽，而亦气馁不能合之出也。《经》又云：血主濡之。血少则茎中枯涩，水道不利，安得不淋。医用通利，血愈燥，气愈伤矣。遂用大补汤加牛膝煎服，月余病减。仍用八味丸除附子加黄芪，服半月余，遂获安《石山》。按：《方考》清心莲子饮，劳淋者此方主之。

邑宰严知非，患淋经年，痛如刀锥，凡清火疏利之剂三百帖，病势日甚，岁暮来就诊。余曰：两尺数而无力，是虚火也。从来医者皆泥“痛无补法”，愈疏通则愈虚，愈虚则虚火愈炽。

遂以八味地黄丸料加车前、沉香、人参，逾月而病去[42]《必读》。

寒淋互见温通诸方中

寒淋者，其病状先寒战然后尿是也。由肾气虚弱，下焦受于冷气，入胞与正气交争，寒气胜则战寒而成淋；正气胜，战寒解，故得小便也《病源论》。

进冷剂愈甚者，此是冷淋，宜地髓汤用牛膝、麝香下附子八味圆；有因服五苓散等药不效，用生料鹿茸圆却愈，此证病于下元虚冷之故《要诀》。

老人淋

精未通，而御女以通其精，则五体有不满之处，异日有难状之疾；阴已痿，而思色以降其精，其精不出内败，小便道涩而为淋；精已耗，而复竭之，则大小便道牵疼，愈疼则愈欲大小便，愈便则愈疼《褚氏遗书》。

精败竭者，童男精未盛而御女，老人阴已痿而思色以降其精，则精不出而内败，茎中痛涩为淋者，八味丸料加车前子、牛膝煎服；若精已竭而复耗之，则大小便中牵疼，愈疼则愈欲大小便，愈便则愈疼，倍附子救之。凡此当滋化源，不可误用知柏、淡渗等剂，既泻真阳，复损真阴《入门》。

有年老衰弱，小便滴沥不通者，乃天真竭而元气虚也，不可服通利之剂，宜生脉散加甘草稍连白色梗并子通用，郁李仁、麻仁研，空心服之《会元》。

内蛀疳见清凉诸方中

死证

淋病，下焦气血干者死《捷法》。

治法诸说

淋闭之病，不可一向作热治，亦有胞囊有寒而便溺不通者，亦有胞系了戾而不小便者，宜审别之《鸡峰》。

执剂之法，并用流行滞气、疏利小便、清解邪热，其于调平心火，又三者之纲领焉。心清则小便自利，心平则血不妄行。最不可姑息用补，气得补而愈胀，血得补而愈涩，热得补而愈盛，水窦不行，加之谷道闭遏，未见其有能生者也《直指》。

小便涩痛，常急欲溺，及去点滴，茎中痛不可忍者，此五淋病。生料五苓散加阿胶七分，或五苓散加车前子末少许，或五苓散和益元散等分《要诀》。

诸方中类多散热利小便，而于开郁行气、破血滋阴盖少焉。若夫散热利小便，只能治热淋、血淋而已；其膏淋、砂淋、石淋三者，必须开郁利气、破血滋阴方可也。古方用郁金、琥珀，开郁药也；用青、木香，行气药也；用蒲黄、牛膝，破血药也；用黄柏，生地黄，滋阴药也《丹溪附余》。

石膏火煅，同琥珀、滑石，乃石淋之要药，然须质壮初起者宜之《医通》。

蒲公英为治淋通品，诸家不言治淋，试之甚验《本草备要》。

渗泄诸方

阿胶汤　若血随小便出，每便辄痛，由心气留热，搏于小肠。盖心主血，遇热即流散，渗于脬中，诊其心脉大散而数疾，谓之血淋，宜此阿胶汤；其下痛不涩者，非热非淋，由惊气而乘心，心气散溢，血无所归，诊其脉濡弱，宜地榆饮子方在后。

猪苓　茯苓　泽泻　滑石　阿胶各四分　车前子三分

上为粗末，每服五钱，水二盏，煎至一盏，去渣温服，不以时《鸡峰》。按：此方为血淋而设，然猪苓汤实为治淋每一方，故列之于首。

通神散 治小便壅闭,脐下结硬,小便所状如撒火,或变砂石淋。

白茯苓三钱 泽泻三钱 木猪苓半两,去黑皮 白术二钱 滑石五钱 甘草二钱 肉桂一钱,去粗皮

上七味同为细末,每服二钱,沸汤调下后,多饮热水三两盏,多利小便,效《圣效》。

二神散 治诸淋急痛。

黄色海金砂七钱半 滑石半两

上为细末,每服二钱半,多用灯心、木通、麦门冬草,新水煎,入蜜调下《直指》。按:此本《幼幼》治东五先生方,名如圣散,各一分,煎灯心汤调下。《得效》海金砂散治膏淋,于本方加甘草,用麦门冬汤下。

鹏砂散 治沙石淋急痛。

鹏砂细研 琥珀 赤茯苓 蜀葵子 陈橘皮不去白,等分

上末,每服二钱半,用葱头二斤,去心麦门冬二十一粒,蜜二匙,新水煎取清汁调下;或绿豆水浸和皮研清汁调下《直指》。

凡大人、小儿病砂石淋,及五种淋涩癃闭,并脐腹痛,益元散主之,以长流水调下。盖因热在膀胱,燥其津液《治法杂论》。《袖珍》引张子和治卒淋痛,加茴香。《元戎》:淋者加栀子。

秘方 治沙淋茎中痛,服此待沙出乃安。

石首鱼脑骨十个,火煅 滑石二钱半 琥珀三分

上为细末,每服一钱,空心,煎木通汤调《统旨》。按:此方易出《正传》,无琥珀。

清利诸方

《小品》地肤汤按:《千金》地肤子汤疗下焦诸结热,小便赤黄,数起出少,大痛或便血云云,诸淋服之即通方。

地肤草三两。按:《千金》作地肤子 知母 猪苓去皮 瞿麦 黄芩 升麻 通草各二两 海藻一两 葵子一升 枳实二两,炙

上十味切,以水九升,煮取三升,分为三服。大小便皆闭者,加大黄三两《外台》。

五淋散 治肾气不足,膀胱有热,水道不通,淋沥不宣,出少起多,脐腹急痛,蓄作有时,劳倦即发,或尿如豆汁,或如砂石。

山栀子仁炒,十四两 淡竹叶四两 赤芍药 茯苓去皮,各半斤 山茵陈去根,二两 木通去节 甘草炙 滑石各四两

上捣罗为末,每服三钱,水一盏,煎至八分,空心服《和剂》。按:原方用茯苓、当归、甘草、栀子、芍药五味。又导赤圆与此相似。

《方脉正宗》治五淋并赤白浊,木通、生地黄、海金砂各二钱,甘草、茯苓、黄连、黄芩各一钱,竹叶五十片,灯心五十根,水煎服,临服时加白葛根汁十茶匙《汇言》。

龙胆泻肝汤 治肝经湿热,两拗肿痛,或腹中疼痛,或小便涩滞等证。

龙胆草酒拌炒黄 泽泻各一钱 车前子炒 木通 生地黄酒拌 山栀炒 黄芩炒 甘草各五分

上水煎服《准绳》。

内外蛀疳,身热,小便涩滞,宜服小柴胡汤加龙胆草、黄连、车前子《疮疡经验全书》。

内外蛀疳疮,并小便一切疾。

苍术二钱 黄柏二钱 秦艽一钱 滑石二钱

水煎服。如小便涩滞疼痛,加甘草节、蒲黄同上。

葛粉丸　治男女淋病疼痛，效速，勿轻忽之。

沙糖《本草》云：治心肺大肠热　葛粉

和丸，如桐子大，井花水化开一二丸《纲目》。

泻下诸方互见治血中

《广济》疗热淋方。

车前草切，一升　通草三两，切　葵根切，一升　芒硝六分，汤成下

上四味，以水七升，煮取二升，绞去渣，内硝，分温三服，服别相去如人行六七里，微利为度。忌热食《外台》。

《灵苑方》治五种淋疾：劳淋、血淋、气淋、热淋、石淋，及小便不通至甚者，**透格散**。用硝石一两，不夹泥土，雪白者，生研为细末，每服二钱。诸淋各依汤使如后：劳淋，劳倦虚损则发，小便不出，小腹急痛，葵子末煎汤下，通后便须服补虚丸散按：以下诸淋，原举其证，概与《巢源》同，仍节之；血淋、热淋，并用冷水调下；气淋，木通煎汤温调下；小便不通，小麦汤下；卒患诸淋，并只以冷水调下，并空心先调使药消散如水即服之，更以汤使送下。服诸药未效者，服此即愈《本草》。

朴硝散　治五淋。

朴硝　海金沙　皂角烧存性

上三味，各等分为细末，沙糖、井花水调下《经验良方》。

治淋浊妙方：牙皂、滑石、竹叶、灯心、皮硝少许，热汤，露一宿，次早温服《济世全书》。

治石淋及血淋，下砂石兼碎血片，小腹结痛闷绝，**犀角散**。

犀角屑　石苇　王不留行　滑石　蒲黄已上各一两　黄芩　大黄各三分　木通　葵子　赤芍药各一两半　车前子二两

上为末，每服三钱，以水一中盏，煎至六分，去渣温服，以利为度《神巧》。

导赤圆　治心肾凝滞，膀胱有热，小便不通，风热相搏，淋沥不宣，或服补药过多，水道蹇涩，出少起数，脐腹急痛，攻疰阴间。

山栀子仁炒，一十二两　赤芍药　滑石　茯苓去皮，各四两　生干地黄焙　木通去节，各半斤　大黄炒，十五两

上为细末，炼蜜为圆，如梧桐子大，每服二十圆至三十圆，食后用温热水吞下《和剂》。按：此以钱氏导赤散为原，其方用生地黄、甘草、木通，用竹叶水煎。

治石淋，水道涩痛，频下砂石，宜服**神效琥珀散**方。

琥珀半两　磁石半两，烧，酒淬七遍，细研，水飞过　桂心半两　滑石半两　葵子半两　川大黄半两，锉碎，微炒　腻粉半两　木通半两，锉　木香半两

上件药捣，细罗为散，每于食前以葱白、灯心汤调下二钱《圣惠》。

郁金黄连丸秘方　治心火炎上，肾水不升，致使水火不得相济，故火以炎上，水流下淋，膀胱受心火所炽，而脬囊中积热，或癃闭不通，或遗泄不禁，或白浊如泔水，或膏淋如脓，或如栀子汁，或如砂石米粒，或如粉糊相似者，俱热证，此药悉皆治之。

郁金　黄连各一两　黄芩　琥珀研　大黄酒浸，各二两　滑石四两　黑牵牛炒，取末二两　白茯苓四两

上为末，水丸，如梧桐子，每服五十丸，沸汤下，空心服。如用消导饮食降心火，可加沉香五钱《袖珍》。

《简便方》治赤白浊淋，痛涩不通，大黄为末，每用六分，用鸡子一个，破顶入药，搅匀蒸

熟,空心食之,不过三服愈《汇言》。

治血诸方

治血及尿血,水道涩痛,**郁金散**方。

郁金一两　蘧麦一两　生干地黄一两　车前叶一两　滑石一两　川芒硝一两

上件药捣,粗罗为散,每服四钱,以水一中盏,煎至六分,去渣温服,如人行十里再服,以差为度《圣惠》。

治血淋,热痛不可忍,**大黄散**方。

大黄略蒸熟,切焙,二两　乱发烧灰,一两

上二味,捣罗为散,每服二钱匕,温水调下,日三服《圣济》。

治淋血,用桃仁承气汤,空心服效《传信尤易方》。

犀角地黄汤　治小肠淋沥出血,疼痛难忍。余癸丑夏,尝苦淋漓之疾,出血不已,得黄应明授此方,数服而愈《朱氏》。

治血淋,心烦,水道中涩痛,宜服此方。

生干地黄二两　郁金　蒲黄各一两

上件药捣,细罗为散,每于食前,煎车前子叶汤调下三钱《圣惠》。《幼幼》张焕蒲黄散治血淋,于本方去郁金加冬葵子,水煎。

治卒淋沥,小便痛涩,**当归散方**。

当归三分[43]　乱发灰一分　猪苓三分　海蛤三分,细研　汉防已　甘遂煨令黄　蒲黄　赤芍药各三分

上件药捣,细罗为散,煎木通、葱白汤调下一钱。同上

七宝散　若沙石自小便出,出辄欲死,此由故热伏留肠间,与水液相搏结而成石,诊其脉散涩而无常度,谓之石淋。

琥珀　没药　乳香　蒲黄　百部根　桃胶　郁李仁汤浸,去皮,研,入面少许研匀令干,入温水和作饼子,焙为末

上各等分研匀,温酒调服,移时服七宝散《鸡峰》。

地榆饮子　治小便凝涩。

新香附子　新地榆

上㕮咀,各浓煎汤一盏,先呷附子汤,次呷地榆汤,以尽为度,未知再服同上。

琥珀圆　治热淋疼痛。

琥珀半两,研　乳香半两,研　桃胶半两,研

上拌研匀,糊为丸绿豆大,每服一二十丸,煎萱草汤下《小儿总微论》。

琥珀散　治五淋涩痛,小便有脓血出。

琥珀研　海金沙研　没药　蒲黄研,各一两

上为细末,每服三钱,食前浓煎萱草根汤调下,日进二服《御药》。

木香灯草丸　治阴形中痛,小便涩滞,或浓溺不通。

木香　红花　灯草已上各三两

上件为细末,糯米粉酒打糊丸,如梧桐子大,每服七十丸,温酒送下,食前,日进三服同上。

王尚书神效方　治血淋。

海螵蛸　生干地黄　赤茯苓等分

上为末,每服一钱,煎柏叶、车前草汤调下《经验良方》。

三生益元散　此治血淋之方也。

生柏叶　生藕节　生车前各汁一杯　益元散三钱　调服《方考》。

许十八，血淋，尿管溺出而痛，脉沉实，形色苍黑，治从腑热。

芦荟　山栀　郁李仁　红花　当归　酒大黄　龙胆草　丹皮《临证指南》

小便不利，茎中痛欲死，牛膝饮方，亦疗妇人血结腹坚痛方。取牛膝一大把并叶，无多少按：《本草》引此有酒字煮饮之，立愈验《肘后》。按《外台》引《备急》云：生牛膝一名牛唇，掘取根煮服之立差。《肘后》同。

牛膝，治淋之圣药也。但虚类人当用补剂，盐治之耳《纲目》。陈日华《经验方》云：方夷吾所编《集要方》，予刻之临汀。后在鄂渚，得九江守王南强书云：老人久苦淋疾，百药不效，偶见临汀《集要方》中用牛膝者，服之而愈。又，叶朝议亲人患血淋，流下小便在盆内凝如蒟蒻，久而有变如鼠形，但无足尔，百治不效。一村医用牛膝根煎浓汁，日饮五服，名地髓汤，虽未即愈，而血色渐淡，久乃复旧。后十余年又作，服之又差《本草纲目》。

《集验方》治五淋，苦杖不计多少，为末，每服二钱，有饭饮下，不拘时候《本草》。按：虎杖，陈藏器《本草》云：一名苦杖。治妇人诸般淋，苦杖根俗呼为杜牛膝，多取洗净碎之，以一合，用水五盏，煎一盏，去渣，用麝香、乳香少许研调下。鄞县武尉耿梦得，其内人患砂石淋者十三矣，每漩痛楚不可忍，溺器小便下砂石剥剥有声，百方不效，偶得此方啜之，一夕而愈，目所见也《本事》。

补肾诸方

菟丝子丸　若脂肥随便而下，策策而痛，由肾气虚衰，精液不收，气不禁固，诊其脉散涩而微，谓之膏淋宜此。

菟丝子拣净水淘，酒浸一宿，乘润先捣为粗末，焙　桑螵蛸二两　泽泻一分

上为细末，炼蜜和丸，如梧桐子大，米饮下三十丸，空心《鸡峰》。

地黄鹿茸丸　治虚淋入桃胶煎亦得。

熟地黄　赤芍药　当归　赤茯苓　桃胶各一两　鹿茸半两　血余四两

上为细末，白面糊和丸，如梧桐子大，每服二十丸，空心食前，温酒或灯草汤下同上。

鹿角霜丸　治膏淋，多因忧思失志，意舍不宁，浊气干清，小便淋闭，或复黄赤白黯如脂膏状，疲剧筋力，或伤寒湿，多有此证。

鹿角霜　白茯苓　秋石等分

上为末，糊丸梧桐子大，每服五十丸，米汤下《三因》。《直指》秋石圆，治浊气干清，精散而成膏淋，于本方去鹿角霜，加桑螵蛸、鹿角胶。《玉案》于本方加海金砂。

八味圆　治冷淋，小便秘涩，数起不通《得效》。

治冷淋，小腹气满，不得宣通，**木香散**方。

木香三分　桂心三分　大麻仁一两　葵子一两　蘧麦一两　泽泻一两　巨藤一两　青橘皮一两，汤浸去白瓤，焙

一件药捣，粗罗为散，每服四钱，以水一中盏，入葱白七寸，煎至六分，去渣，每于食前温服《圣惠》。

生附散　治冷淋，小便秘涩，数起不通，窍中疼痛，恶寒凛凛，多因饮水过度，或为寒涩，心虚志耗，皆有此证。

附子去皮脐，生用　滑石各半两　瞿麦　木通各三分　半夏汤洗七次，三分

上末，每服二钱，水二盏，姜七片，灯心二十茎，蜜半匙，煎七分，空心服《三因》。

木香汤 治冷气凝滞,小便淋涩作痛身体冷清。

木香 木通 槟榔 舶上茴香 当归 赤芍药 青皮去白 泽泻 辣桂 橘红 甘草炙

上锉散,每服三钱,姜五片,煎服《直指》。《入门》名二木散。

参苓琥珀汤 中统三年六月中,黄明之小便淋,茎中痛不可忍,相引胁下痛,制此服之大效。

人参五分 茯苓去皮,四分 川楝子去核,锉炒,一钱 琥珀三分 生甘草一钱 玄胡索七分 泽泻 柴胡 当归梢各三分

上九味㕮咀,者作一服,用长流水三盏,煎至一盏,去柤温服,空心食前《宝鉴》。

杂病广要卷第三十六身体类

附阴痿

所因不一

凡男子阳痿不起,多由命门火衰,精气虚冷,或以七情劳倦,损伤生阳之气,多致此证。亦有湿热炽盛,以致宗筋弛纵,而为痿弱者,譬以暑热之极,则诸物绵萎,《经》云"壮火食气",亦此谓也。然有火无火,脉证可别。但火衰者,十居八九;而炎盛者,仅有之耳《景岳》。

阳动则举,阴静则痿。虽无欲亦然观小儿子夜峻作[44]可知,况有心者乎。然而不举者,则气不从心也。其故有六:一则天禀使然,而不可强者也[45];一则有所恐惧,而气馁也;一则神摇火飞,气上不下也,此皆无病之人也。一则湿热太盛,下注宗筋,弛纵不收也;一则耗散过度,命门火虚也;一则肾水虚衰,热盛,壮火食气也薛立斋所谓如木得露则森立,遇酷暑则萎悴也。盖水火和平则举,有水无火、有火无水及水火淫盛为湿热者,亦不举也。参"痿门"自明。此有病之人也《医碥》。

病由肾虚伤肝

肾开窍于阴,若劳伤于肾,肾虚不能荣于阴器,故痿弱也。诊其脉瞥瞥如羹上肥,阳气微;连连如蜘蛛丝,阴气衰,阴阳衰微而风邪入于肾经,故阴不起,或引小腹痛也《病源论》。按:又有"阴冷候"曰:久不已则阴痿弱。

阴痿皆耗散过度,伤于肝筋所致。《经》云"足厥阴肝之经,其病伤于内则不起"是也《纲目》。

阴痿,责之精衰,凿丧太过所致,仲景八味丸特妙,甚者加入人参、鹿胶、鹿茸,或加苁蓉、锁阳、枸杞《六要》。

阴痿,属命门火衰,下焦虚寒,忌下泄、破气、发散、辛寒、苦寒、淡渗、燥、补肾水苦寒药,宜益真阳之气、甘温、咸温、甘热、酸敛《本草经疏》。

病有由郁火湿热

男子阴痿不起,古方多云命门火衰,精气虚冷,固有之矣。然亦有郁火甚而致痿者,《经》云"壮火食气",譬如人在夏暑而倦怠痿弱,遇冬寒而坚强也。予尝亲见一二人,肾经郁火而有此证,令服黄柏、知母清火坚肾之药而效,故须审查,不可偏认作火衰也《杂著》。

王节斋曰:少年人阳痿,有因于失志者,但宜舒郁,不宜补阳。《经》曰:肾为作强之官,伎巧出焉,藏精与志者也。夫志从士从心,志主决定,心主思维,思维则或迁或改,决定则决定不移,此作强之验也。苟志意不遂,则阳气不舒,阳气者即真火也,譬诸极盛之火,置之密器

之中，闭阏其气，使不得发越，则火立死而寒矣，此非真炎衰也，乃郁之故也。宜其抑郁，通其志意，则阳气立舒而其痿自起矣《锦囊》。

邪火内炽，阳事反痿，苦寒泻之，阳事勃然，火与真阳热不两立如此。世人以助火之剂冀回真阳，非徒无益，而又害之《一筏》。

阴茎属肝之经络，盖肝者木也，如木得湛露则森立，遇酷热则萎悴。若因肝经湿热而患者，用龙胆泻肝以清肝火、导湿热；若因肝经燥热而患者，用六味丸以滋肾水、养肝血而自安《杂著》注。

凡肝肾湿热，以致宗筋弛纵者，亦为阳痿，治宜清火以坚肾。然必有火证火脉、内外相符者，方是其证，宜滋阴八味丸，或丹溪大补阴丸、虎潜丸之类主之《景岳》。

病由思虑惊恐

凡思虑焦劳，忧郁太过者，多致阳痿。盖阴阳总宗筋之会，会于气街，而阳明为之长，此宗筋为精血之孔道，而精血实宗筋之化源。若以忧思太过，抑损心脾，则病及阳明冲脉，而水谷气血之海，必有所亏，气血亏而阳道斯不振矣。《经》曰"二阳之病发心脾，有不得隐曲，及女子不月者"，即此之谓《景岳》。

凡惊恐不释者，亦致阳痿，《经》曰"恐伤肾"，即此谓也。故凡遇大惊卒恐，能令人遗失小便，即伤肾之验；又，或于阳旺之时，忽有惊恐，则阳道立痿，亦其验也。余尝治一强壮少年，遭酷吏之恐，病似胀非胀，似热非热，绝食而困。众谓痰火，宜清中焦。余诊之曰：此恐惧内伤，少阳气索而病及心肾，大亏证也。遂峻加温补，兼治心脾，一月而起。愈后形气虽健如故，而阳寂不举，余告之曰：根蒂若斯，肾伤已甚，非少壮所宜之兆，速宜培养心肾，庶免他虞。彼反以恐吓为疑，全不知信，未及半载，竟复病而殁。可见恐惧之害，其不小者如此同上。

凡因思虑惊恐，以致脾肾亏损而阳道痿者，必须培养心脾，使胃气渐充，则冲任始振而元可复也，宜七福饮用参、地、归、术、甘、枣仁、远志，归脾汤之类主之。然必大释情，抱以舒神气，庶能奏效，否则徒资药力无益也。其忧思恐惧太过者，每多损抑阳气，若不益火，终无生意，宜七福饮加桂附、枸杞之类主之同上。

培元诸方

治阴痿精薄而冷方。

苁蓉　钟乳　蛇床子　远志　续断　薯蓣　鹿茸各三两

上七味，治下筛，酒下方寸匕，日二服《千金》。《鸡峰》名钟乳姜蓣汤。

治阳不起方。

原蚕蛾未连者一升，阴干，去头足毛羽，末之，白蜜丸，如梧子，夜卧服一丸《千金》。

梅觉春丸　专治阳事痿弱。

丁香　木香　朱砂研，各一钱　黑附子一个，重半两者，剜去中心，成空瓮子

上将丁香、木香、朱砂等三味，同为细末，倾在附子瓮儿内，以荞麦面和如饼剂裹；却用生萝卜一个，径四寸，劈作两半，中间剜得可容上件药，置之于内，以竹签子签定，用六一泥固了，约厚半指许；于净地剜一坑子，深五寸许，用炭火烧红，去炭火及灰，令坑内净，用好醋一盏泼在坑子，注定，将药安在坑内，四畔用炭火一斤铺盖煅之，一时辰为度，去火，用新盆合定，令冷，与后药一处为末。

舶上茴香炒　天台乌药　白茯苓去皮，各一钱　地龙去土，秤一字

上为细末，酒煮面糊为丸如绿豆大，每服二十丸，空心乳汤酒送下《御药》。

鹿茸酒　治阳事虚痿，小便频数，面色无光。用嫩鹿茸一两，去毛，切片，山药末一两，绢

袋裹，置酒坛中，七日开瓶，日饮三盏。将茸焙作丸服《本草纲目》引《普济方》。

阳事痿弱 紫稍花、生龙骨各二钱，麝香少许，为末，蜜丸梧子大，每服二十丸，烧酒下。欲解，饮生姜甘草汤同上引《集简方》。

阴痿不兴 蜂窠烧研，新汲进水二钱同上引《岣嵝神书》。

清肝方

龙胆泻肝汤 治阴痿弱而两丸冷，阴汗如水，小便后有余滴臊气，尻臀并前阴冷，恶寒而喜热，膝亦令，此肝经湿热按：此方原治阴部时复热痒及臊臭，此文系固真汤主治。《医通》移之此方，今从之。

柴胡梢 泽泻已上各一钱 车前子已上各五分 生地黄 当归梢 草龙胆已上各三分

上锉，如麻豆大，都作一服，水三盏，煎至一盏去柤，空心稍热服，便以美膳压之《兰室》。

---

[1]处 原作“言”。校本同。据《诸病源候论·卷二十》改。
[2]后窍 似当作“前窍”。下同。姑存。
[3]肯(liǔ,音柳)系 肠间脂膏及相组织。《广韵》：“肯，肠间脂也。”
[4]加盐煎 此下原作“详见《咿门》。宜考”6字。今删。
[5]令香，秤一钱 原作“秤一钱令香”。校本同。据《苏沈良方》乙正。
[6]此药主之 此下原作“神保丸见《胁痛》”6字。今删。
[7]不 原误作“能”。校本同。据《太平惠民和剂局方》改。
[8]二 《太平圣惠方》作“一”。姑存。
[9]邪术 古代正统医家对房中术的贬称。
[10]言 《儒门事亲》作“针”。姑存。
[11]○ 原文如此。考《幼幼新书》当指“丸”。盖作者以图形喻之。
[12]解 《赤水玄珠》作“流”。姑存。
[13]上下不得交养 原脱。据《严氏济生方》补。
[14]黄芪六一汤 此下原作“附见《汗证》”4字。今删。
[15]和剂 此下原作“方见消渴中”5字。今删。
[16]汤 《世医得效方》作“酒”。姑存。
[17]得效 此下原作“方见惊悸中”5字。今删。
[18]白茯神 校本同。《寿世保元》作“白茯苓”。
[19]炒 原脱，校本同。据《寿世保元》卷五补。
[20]人参 校本同。据《医学入门》无此药。
[21]滥觞(làn shāng,音烂伤) 原指江河发源之处水极浅小，仅能浮起酒杯，后以之喻事物的开始。
[22]子礼 指宋代医家严用和，字子礼。
[23]登父 指宋代医家杨士瀛，字登父。
[24]叜 为“溞”之古字。音义词“溲”。即小便。
[25]乖睽(kuí,音葵) 犹乖戾。即违背，不合。睽，为睽之本字。
[26]至 原作“止”。校本同。音近致误。据《证治要诀》改。
[27]行 诸本同。《医宗必读》作“忍”。姑存。
[28]掩 诸本同。《张氏医通》作“靥”。
[29]寒 《金匮翼》作“虚”。
[30]治之 校本同。《医林绳墨》作“少者”。
[31]脾 校本同。《医宗必读》作“脬”。
[32]即用余者 校本同。按：《本草衍义·卷十七》此下作“仍须以桑白皮佐之，量多少可也。盖桑白皮行水，意以接桑螵蛸”。
[33]两 校本同。《圣济总录》作“升”。
[34]当归大黄汤 此下原作“方见胁痛”4字。今删。

[35]难　原脱。校本同。据《诸病源候论》。
[36]神保圆、北亭圆辈　此下原作“神保圆见《胁痛》,北亭圆见《和剂》”12字。今删。
[37]黑　《千金要方》作“黄”。
[38]榆　原作“滑”。校本同。据《太平圣惠方》改。
[39]附泽散　校本同。《世医得效方》作“附子散”。姑存。
[40]沉　诸本同。《医宗必读》作“涩”。姑存。
[41]肾气丸　诸本同。《医宗必读》作“金匮肾气丸”。姑存。
[42]逾月而病去　诸本同。《医宗必读》作“逾月而病去其九,倍用参芪十四日而霍然矣”。
[43]三分　原脱。校本同。据《太平圣惠方》补。
[44]峻作　小儿阴茎勃起。峻,同“朘”,小儿阴茎。
[45]也　校本同。原作“一也”。据《医碥》及文义律正。

赤水玄珠

明·孙一奎[原著]

[说明]

《赤水玄珠》,明代医家孙一奎(1522~1619)撰于万历十二年(1584)。综合性医著。一奎,字文垣,号东宿,别号生生子,休宁县(今属安徽)人,系汪机再传弟子。孙氏治学严谨,反对“徒以方书为捷径”,笃嗜经典,旁鹜诸家,学验俱丰,名显一时。对命门、三焦、相火学说有独特的见解。除本书外,尚有《医旨绪余》、《医案》存世。本书30卷,77门,每门详列病症,对内、外、妇、儿各科皆有深究,认为“凡证不拘大小轻重,俱有寒热、虚实、表里、气血之分”,且病有始同终异之变,故治法灵活多变,重视保护三焦元气,反对滥用寒凉之品。其男科学思想亦较丰富,后世多有引论。

本次据明万历十二年初刻本为底本,民国三年上海著易堂书局铅印本为主校本进行整理。

第十一卷

白浊门

生生子曰:白浊乃小病,今人亦有一、二年不愈者,皆是用药无律。今将吃紧要处,次第条陈,庶初学者有取则焉。大抵属湿热为多,缘中宫不清,痰浊下流,渗入膀胱,治当审小便痛与不痛,若小便将行而痛者,气之滞也;行后而痛者,气之陷也;若小便频数而痛,此名淋浊。治以二陈汤加木通、山栀、升麻、柴胡之类。若只浊而不痛,宜燥中宫之湿,二陈汤加苍白术、桔梗、升麻之类,提之即愈。若久浊而不痛为虚,宜补中益气汤。阴虚下脱者,加牡蛎、山茱萸涩之;久而阴虚,腰膝酸疼,六味地黄丸。挟热者,加黄柏、知母;挟寒者,加桂心、菟丝子、川巴戟之类;虚甚者,加鹿茸。

有心、脾二经不足,但经思虑,其浊愈甚者,宜定志丸。善饮酒人,湿热下流,用白螺蛳壳,火煅,醋淬为末,三钱,用干葛、青蒿、苦参酒炒,各三钱,煎汤调下。

治法:以二陈汤加白术、苍术、黄柏、升麻、柴胡、木通、石菖蒲。加生姜三片,灯心二十根,食前服。

前方加白葵花三、五朵,极妙。白鸡冠花亦佳。

凡治淋浊二症,先当用此以清中宫湿热痰气,即易愈。丹溪云:二陈汤加升提之法,能使大便润而小便长。此端本澄源之意,服二三帖,然后看气血孰虚,乃用对症之药,此最万全法也。时医好用渗利,在所当忌。又,不可先用补剂,及止涩之药,盖此症始末有不因于湿热下流者,补涩太早,反闭其邪,浊愈甚矣。由是有积年累月不效者,皆治法失先后次第故也。

丹溪加减珍珠粉丸　治便浊极妙。凡治便浊,先时以此丸合前汤兼服,其效甚速。

蛤粉　青黛此二味主胃中浊气下流,降入膀胱　樗皮大燥湿热　滑石　黄柏　干姜盐水炒褐色,味苦,敛肺气下降,使生阴血

上等分,炒神曲糊为丸,梧子大,空心下三、五十丸。

秘传二奇汤　治便浊疼痛神效,兼治偏坠。

升麻　乌药

煎汤,食前服。若小便前痛者,以乌药三钱,升麻减半,加小茴香五分,黄柏五分,木通五分,龙胆草五分,汉防已三分。若小便后痛者,升麻三钱,乌药减半,仍加黄柏五分,柴胡五分。

若服前药,头觉作晕,此阴虚因升动其火故也,急以六味地黄丸料加黄柏、知母、麦门冬治之,一服而愈。若服前药,胸中饱闷,此必中宫有痰,宜二陈汤加香附、白术、炒曲消之。

茯苓丸　治心气不足,思虑太过,肾经虚损,其阳不固,溺有余沥,小便白浊,梦寐频泄。

菟丝子酒浸,研,五两　石莲子去壳,三两　白茯苓去皮,二两

上酒糊丸,梧子大,每三十丸盐汤下,常服亦能补虚。

金箔丸　治下焦虚,小便白浊、白淫,夜多异梦,遗泄。

补骨脂炒　韭菜子炒　晚蚕蛾　肉苁蓉　山茱萸　桑螵蛸　菟丝子酒浸　牛膝酒浸　龙骨各一两

为细末,炼蜜为丸,梧桐子大,金箔为衣,每服三十丸,空心,温酒下。

萆薢分清饮　治白浊,小便凝如脂油,光彩不定,凝脚如糊。

益智仁　川萆薢　石菖蒲　乌药

各等分,每四五钱,水煎,临服入盐少许。一方加茯苓、甘草。

定志丸 治心气不足,脾弱不能摄精,心肾不交,小便白浊。

远志去心芦,净,以甘草汤煮 石菖蒲 白茯苓 人参 山药

打糊为丸,食远白汤送下五六十丸。

梦遗门 附:精滑不禁

丹溪曰:梦遗生热,精滑主湿热。许学士曰:治梦遗有数种,有下元虚惫,精元不禁者;有年壮气盛,久旷,经络壅滞者;有情欲淫动,所愿不遂者,名曰白淫。虚惫不禁者,直补涩。壅滞者,宜清心,以决其壅;所愿不遂者,宜清痰热,以猪苓丸治之。正如瓶中煎汤,气盛盈溢者,如瓶中汤沸而溢欲动心邪者,如瓶倾侧而出,虚惫不禁者,如瓶中有罅而漏,不可一概用药也。

《内经》云:主闭藏者,肾也。又云:肾藏精,肾衰则不能管摄,故妄行而出精不时也。又曰:思想无穷,所愿不得,意淫于外,入房太甚,宗筋驰纵,发为白淫,梦遗等症。

先贤治法有五:

用辰砂、磁石、龙骨之类,镇坠神之浮游,是其一也。

其二,思想结成痰饮,迷于心窍而遗者,许学士以猪苓丸,导利其痰是也。

其三,思想伤阴者,洁古以珍珠粉丸,降火补阴是也。

其四,思想伤阳者,罗谦甫以鹿茸、苁蓉、菟丝子等,补阳之药是也。

其五,阴阳俱虚者,丹溪治一人,形瘦,便浊,梦遗,作心虚泊,用珍珠粉丸、定志丸。内伤气血,不能固守,以致梦遗、精滑、便浊不禁者当补,以八珍汤加减,吞樗根皮丸。予尝治一少年,梦遗无度,且精滑甚,玉茎才举,其精即流,目见妇人,精即注下,夫妇之私皆废,背心痛如被槌,两耳皆聋,腰酸膝软,此大虚症也。用补天丸加止涩之药,鹿茸、沙苑蒺藜、白蜡之类,服之一月精固,二月耳聪而背心痛止,次年育女。

仲景云:夫失精家,少腹弦急,阴头寒冷,目眩发落,脉极虚芤迟,为清谷,亡血,失精,脉得诸芤动微紧,男子失精,女子梦交,以桂枝龙骨牡蛎汤主之。

桂枝 白芍药 生姜 牡蛎煅,各三两 甘草二两 大枣十二枚

作八帖,水煎服。

猪苓丸

半夏一两,锉如豆大 猪苓末二两

先将一半炒半夏,色黄不令焦,出火毒;取半夏为末,糊丸,桐子大,候干,更用前一半猪苓末子,同炒微裂,入砂瓶内养之。空心温酒盐汤下三四十丸,常服于申未间温酒下。

萧氏云:此古方也,今盛行于时,而人多莫测其用。盖半夏有利性,而猪苓导水,缘肾司闭藏,久用涩药,及有郁滞,用之使气通而郁散。予医囊中尝贮此药,缓急与人三五服,皆随手而验。又云:详治梦遗方,属郁滞者居大半,庸医不知其郁,但用龙骨、牡蛎等涩剂固脱,殊不知愈涩愈郁,其病反甚。尝治一壮年,梦遗白浊,少腹有气冲上,每日腰热,卯作酉凉,腰热作则手足冷,前阴无气,腰热退则前阴气耕,手足温,平旦多泄屁,暮多噫,时振,隔一旬、二旬必遗。脉朝弦滑而大,午后洪大,予知其有郁滞也。先用沉香和中丸大下之。次用四物汤吞滋肾丸百粒,若稍与蛤粉等涩药,则遗浊反甚,或一夜二遗,遂改用导赤散,大剂煎汤服之,遗浊缘止渐安。又一中年,梦遗,医或与涩药反甚,连遗数夜。愚先与神芎丸大下之,却再制此猪苓丸服之,皆得全安。又,丹溪先生治镇守万户萧伯善,便浊,精滑不禁,百药不效,试倒仓

法而安。于此见梦遗属郁者多矣。

尝治丁氏一友，壮年体肥而色苍，善饮酒，常兼人之食，每五日则梦遗一度，准准如此，医近一年，罔效，季冬就予治。诊左弦数，右三部皆滑数，知其酒多湿热重，况厚味生痰，但清其湿热，或可愈也。乃制一方，名曰端本丸。

苦参二两。《本草》：苦参解酒毒，补阴气，清湿热，补阴最捷　川黄柏二两　牡蛎　蛤粉　白螺狮壳煅，各一两。此三味燥湿热，清痰　葛根一两。解酒热而引清气上升　青蒿一两。清热而利不便，是上下分消其湿也

以神曲糊为丸，梧子大，空心及食前，白汤吞下七十丸，服至第五夜，竟不遗；至十九夜，又被酒过醉，其夜又遗。乃令却酒一月。未终剂而精固矣，次年生子。端本丸至今行之，百发百中。

洁古珍珠粉丸　治白淫、梦遗精滑不收。年壮节欲精溢者，降火补阴为主。

黄柏一斤，新瓦上炒赤　真蛤粉一斤

滴水丸，如梧子大，每服一百丸，空心，温酒送下。法曰"阳盛故精泄"也。黄柏降火，蛤粉咸而补肾阴。

丹溪云：精滑不禁，用蛤粉、青黛、香附、黄柏、知母之类。

大凤髓丹　治心火太盛，阳狂不已，以补肾水，真阴虚损，心有所欲，速于感动，应之于肾，疾于施泄。此方固真元，降心水，益肾水，大有神效。

黄柏炒，二两　缩砂一两　甘草半两　半夏炒　猪苓　茯苓　莲芯　益智仁各三钱五分

上神曲糊丸，梧子大，每服七十丸。

若只用黄柏、甘草、缩砂三味，名正凤髓丹。古人云：泻心者非也。乃泻心包络相火，益肾水之剂。

许学士清心丸　治经络热，梦遗，心忪恍惚，膈热。

黄柏一两，研为末，加生脑子一钱，同研极细，炼蜜丸，梧子大，每服十丸至十五丸，浓煎麦门冬汤下。

大智禅师云：梦遗不可全作虚冷治，亦有经络热而得之者。尝治一男子，至夜脊心热梦遗，用珍珠粉丸、猪苓丸遗止。终服紫雪，脊热始除。又，一男子，脉洪，腰热，遗精，沉香和中丸下之，导赤散治其火而愈。由此知身有热而梦遗者，皆热遗也。

治梦遗之药，若清之不止为虚寒。愚壮年得梦遗症，每四、五夜必一遗，累用凤髓丹、秘真丸，虽少效，终不能除根。后改用石菖蒲、远志、韭子、桑螵蛸、益智、酸枣仁、牡蛎、龙骨、锁阳等剂，为丸服，良愈。又一中年男子梦遗，以珍珠粉丸等药与服之无效，亦以远志、菖蒲等剂服之，随手而愈矣。

河间秘真丸　治白淫，小便不止，精气不固，及有余沥，或梦寐多泄。

龙骨一两，另研　朱砂一两，研细，留一分为衣　大诃子皮五枚　缩砂五钱

上面糊为丸，绿豆大，每服一二十丸，空心，温酒白汤下，不可多服，恐太秘也。思想外淫者，宜镇心、导滞、补虚，此方得之矣。

五苓丸　治虚而泄精，脉弦大，累与加减八物汤吞秘真丸，及珍珠粉丸，精泄不止，后用五倍子，涩脱之功，敏于龙骨、蛤粉矣。

海藏乌金散　治梦泄、精滑不禁。

九肋鳖甲，每用二枚，以清酒一碗，童便三盏，葱白七寸，同煎七分，服之，日进二次。此亦补阴意也。《本草》云：主心腹癥瘕坚积。

东垣治男子梦与鬼交,心神恍惚。刮鹿角屑为末,三钱酒调下,日进二服。《本草》云:鹿角,逐恶气恶血,然亦是补剂,否则何能治此。

《妇人良方》**锁精丸** 治下元虚弱,小便白浊,白淫,白带淋漓,小便频数。

破故纸炒 五味子炒 白茯苓 青盐各等分

上酒糊丸,梧子大,每三十丸,盐酒或盐汤下。

固精丸 治胞冷虚寒,小便白浊,白淫,梦遗等云。

菟丝子酒浸,蒸,炒 五味子炒 白茯苓 桑螵蛸 牡蛎 龙骨各煅 韭子炒 白石脂各等分

酒糊丸,梧子大,每七十丸,空心盐汤送下。

第十五卷

小便不通门

东垣谓小便不通,有在气、在血之异。夫小便者,足太阳膀胱所主,长生于申。申者,西方金也,金能生水,金者肺也,肺中伏热,水不能生,是绝小便之源也。人法象天地,膀胱之源,自头项下至于足,故曰阳中之阴,如渴而小便不通者,肺不能降是也。治法者,用清燥金之正化,气味薄之药,茯苓、猪苓、泽泻、琥珀、灯心、通草、车前子、瞿麦、萹蓄之类,皆为淡渗之药,能泻肺火而清肺金,滋水之化源也。若不渴,热在下焦,是绝其流而溺不泄也。须用气味俱厚,阴中之阴药治之。二者之病,一居上焦,在气分而必渴;一居下焦,在血分而不渴。血中有湿,故不渴也。二者之殊,至易分别耳。

《纲目》云:气郁于下,微者香以散之,甚者吐以提之;血郁于下,微者轻剂行之,甚者峻剂破之。

丹溪云:小便不通,有气虚,血虚,有实热,有痰气闭塞,皆宜吐之,以提其气,气升则水自降,益气乘载其水也。先哲譬之如滴水之器,必使上窍通而后下窍之水出焉。气虚,参、术、升麻,先服后吐;血虚,四物汤先服后吐;痰气闭塞者,二陈加木通、香附,探吐;实热当分利之,或八正散,大便动则小便自通;老人气短者,四物加参芪,吞滋肾丸。下焦血气干者,死。

《统旨》云:气虚而小便不通者,经曰:膀胱者,津液藏焉,气化则能出矣。气虚则不能化,故不通也。血虚而小便不通者,益血即津液之属,血虚即津液燥而溺道不利,故不通也。与痰气闭结于下者,虚实之情不同。今丹溪皆用吐法,乃急则治其标也。虽然气虚、血虚,以虚为本,虚则必补之而后可。夫以参术、四物,调其真气而吐之,诚可以通其溺,而其本之虚也,岂参芪四物之类顷刻下咽,遂能以补益之耶?吾恐病根犹在,不久必复作。故愚以为,若果气虚、血虚,必用补气、补血之药,使其气盛而施化,血生而津润,其便自可以通,不必探吐。果宜吐者,必须先吐,俟其溺通,继服补剂,庶可平复。非如痰气闭结者,但吐之而可已。此丹溪未尽之意,予故表而出之。

戴元礼云:汗多而小便赤涩,夏月多有此症,盛暑所饮既多,小便反涩,缘上停为饮,外发于汗,津道不通,小肠闭涩,则水不运下,五等散。然有虚劳汗多而反涩者,乃是五内枯燥,滋腴既去,不能生津,当以温养润肺,十全大补汤或养荣汤,不可过用利小便药。盖汗者心液,心主血,养血则心得所养,汗止金生,不待通溺而自清矣。诸失精血及患痈毒人,或有小便反涩之症,亦是枯竭不润之故也。

罗太无曰:小便不利有三,不可概论。若津液偏渗于肠胃,大便泄泻而小便涩少者一也,

宜利而已；若热搏下焦津液，则湿热不能行者二也，必渗泄则愈；若脾胃气涩不能通调水道，下输膀胱而化者三也，可顺气，令施化而出。

丹溪云：诸淋皆属于热，余每用黄柏滋肾丸。每百丸用四物汤加甘草梢、牡牛膝、木通、桃仁、滑石、木香煎汤，空心吞服。兼灸三阴交，如鼓应桴，系试累效。

《保命集》云：淋闭者，凉隔散加滑石四两，茯苓一两。

治热在气分之剂

东垣清肺散　治渴而小便闭，或黄涩，邪热在气分。

茯苓二钱　猪苓　泽泻各三钱　琥珀　瞿麦　桂各五分　通草　灯心各二分　木通　萹蓄各七分　车前子炒，一钱

每服五钱，水煎热服。五苓散、八正散亦宜用。

仲景猪苓汤　治脉浮，发热，渴而小便不利。

猪苓　茯苓　阿胶　滑石　泽泻各一两

水四升，煎二升，去渣，内胶，煎溶，温服，一日三服。

茯苓戎盐汤

茯苓半斤　白术二两　戎盐弹丸大一枚

为末，白汤调下。

清肺饮　治肺燥而小便不通。

黄芩一钱　山栀子三枚　盐豉二十粒

长流水煎服。

治热在血分之剂

东垣**滋肾丸**　下焦阴虚，脚膝软无力，阴汗阴痿，足热不能履地，不渴而小便闭者，邪热在血分也。

黄柏　知母俱酒洗，焙，各二两　肉桂二钱

上滚水为丸，梧子大，每百丸加至二百丸，煎百沸汤，空心服。

洁古**黄连丸**　治因服热药过，小便不利，诸药莫能效者；或脐下痛不可忍。

黄连炒　黄柏炒　甘草各等分

水煎服。如再不通，加知母，此药助气，使气得化则通矣。

罗太无**白花散**　治小便不通，膀胱有热。

朴硝为末，每服二钱，煎茴香汤调下。

东垣**导气除燥汤**　小便不通，乃血湿，致气不通而窍涩。

知母酒洗　泽泻各三分　黄柏四钱　滑石炒　茯苓各二钱

水煎，不拘时服。

小便不通，腹下状如覆碗，痛闷难忍者，乃肠胃干涸，膻中气不下，则便不化。启玄子谓：胞器若得气海之气施化，则溲便下；气海之气不及，则隐秘不通，故不得便利也，先用木香、沉香各三钱，酒调下，令气通达，便自通利。

又方　煎陈皮茯苓汤，调木香、沉香末服之。

上二方，正《纲目》所谓"气郁于下，微者，香以散之"是也。

丹溪治气郁于下甚者，以吐法提之。

血郁于下，小便不利，微者轻剂行之，如蒲灰散、滑石白鱼散、茯苓戎盐汤皆主之。

仲景**蒲灰散** 蒲黄粉七分 滑石三分

为细末，白汤调，一日三服。

滑石白鱼散

滑石 乳发灰 白鱼各二分，乃鱼衣也

为末，米饮服五分，一日三服。

罗太无**发灰散** 治脐下急满，小便不通。

发灰二钱，米醋二合调服。一法与葵子等分，为末，米饮服二钱讫，即炒黑豆叶盖其上，即通。

上滑石能逐污血，蒲黄、发灰能消污血。丹溪谓发髲补阴之功甚捷。

血郁于下，小便不利。甚者，峻剂破之。

《本事》**桃仁煎** 治妇人积血，小便不通，脐腹胀疼不可忍。众医皆作淋治，如八正散之类，数种皆治不效。诊之，乃知血瘕也，非瞑眩药不可去，予用此药得愈。

桃仁 大黄 朴硝各一两 虻虫半两，炒黑

四味，为末，先以醇醋二升半，银石器内慢火煎，取一升五合，下大黄、桃仁、虻虫等，不住手搅，良久出，丸如梧子大。前一日不晚食，五更初，温酒吞下五丸，至日午，腹大痛不可忍，卧少顷，下血块如拳者数枚，小便如黑豆汁，或如鸡肝虾蟆衣状，其痛止。此药极峻，气虚血弱者，不可轻用。凡用宜少服之，渐加可也。如见鲜血即止药，续以补药调理。此方出《千金方》。

倒换散 治癃闭，大小便不通，小腹急痛，肛门肿痛。

大黄小便不通减半 荆芥穗大便不通减半

为末，每服二钱，温水调下。

朴硝牛膝汤 治小便不通或血淋。

杜牛膝二两

以雪水二碗，煎至一碗，调朴硝一两，空心服，立通。

杂 方

治小便闭，用大田螺，生去壳，捣细，封脐上即通。

治伤寒后小便不通，生姜八、九块，杵碎，水十余碗，麻布五、六尺，同煎数沸，用桶盛，候可通手，以布频熨小腹良久，恰用红豆末一钱，红茶二钱，井花水调服，神效，小便如注。

《本事方》治小便难，小腹胀急，不速治即死。

葱白一斤，细切，炒令热，以帕子裹，分作两处，更替熨脐下即通。

圣通方 治小便难，服满闷，不急疗即死。

秦艽一两，去芦

以水一大碗，煎七分，食分二服，服之瘥。

《济世方》 治小便不通。杏仁二十一枚，研碎，水调，分作二服，效。

《千金方》 治妇人卒不得小便。用紫菀末，以井水调服三撮便通，如小便血五撮立止。

灸小便淋涩法　炒盐不拘多少，热，填满病人脐中，是神阙穴也，却用箸头大艾炷，灸七壮良验。或灸三阴交穴。

又法　治小水秘涩。猪胆连汁笼套玉茎，少刻，汁入即通。妇人用药末贮袋子，安入玉户中必通。

《玄珠经》云：阴阳关格，前后不通，利小水自行，中有转胞之症，诸药不效，无救则胀满闷乱而死。曾以甘遂末，水调敷脐上，内以甘草节汤饮之，药汁至脐，二药相反，而胞自转，小水来如涌泉，此救急良方。

一法　治小便不通，诸药无效，或转胞至死。

用猪尿胞一个，底头出个小窍，用翎筒通过。放在窍内，根底细线系定，翎筒口子细杖子堵定，上用蜡封，尿胞口头吹满气七分，系定了，再用手捻定翎筒根头，放了黄蜡，堵塞其翎筒，放在小便头，放开翎筒根头手，其气透入里，自然小便下，神效。

瓜蒌散　治腹胀，小便不通。

瓜蒌仁，不拘多少，为末，每服三钱，温酒调下，如不能食酒，米饮下，以通为度。

葵子散　治小便不通。

黄蜀葵子　赤茯苓各三钱

水煎服。

鸡苏散　治小便不通。

鸡苏一握　生地　通草各四两　滑石　石苇炒，去毛，各一两　冬葵子一两半

以水六碗，煎至三碗，分三服，空心进一服。约人行五里路，又进一服。一方加榆荚、黄芩、车前子。

治小便不通，垂死者，玄明粉一两，淡竹叶三十片，灯心五分，煎汤徐徐调下即通。

治老人、虚人小便不通，亦治心痛。琥珀为末，人参汤调下妙。

王海藏云：脬转，小便不通，非膀胱小肠厥阴之气也。盖因强力房事，或过忍小便，以致此疾，非可利之药所能利之，法当治气，宜以**沉香汤**主之。

沉香　木香各三钱

为细末，煎陈皮茯苓汤，空心，食前，调服。

癃　门

生生子曰：癃，罢也。下元罢惫，而气馁弱，不能施化，故小便淋沥，点滴而下，是又称为淋也。

陈无择曰：淋，古谓为之癃，名称不同也。癃者，罢也；淋者，滴也。古方皆云：肾气郁，致小肠膀胱不利。复有淋、湿淋、热淋等，属外所因。既言心肾气郁，与惊思恐忧，即内所因。况饮啖冷热，房失劳役，及乘急忍溺，多致此病，岂非不内外因也。大率有五：曰冷、曰热、曰膏、曰血、曰石，五种不同，皆气为本。

严氏曰：五淋，气、石、血，膏、劳是也。气淋为病，小便涩，常有余沥；石淋，茎中痛，尿不得卒出。膏淋，尿似膏出，劳淋，劳倦即发，痛引气冲；血淋，遇热即发，甚则溺血。候其鼻头色黄者，小便难也，大抵此症，多由心肾不交，积蕴热毒，或酒后房劳，服食热燥，七情郁结所致。癃闭、淋闭为病，皆一类也。

张子和曰：世人多为服金石燥热之剂得之。常见农家有此症，岂是服金石之人也，大抵

是膀胱蓄热而成此疾。如汤瓶久在火中煮,瓶底白碱而不能去,沙石淋症,与此理同。刘宗厚曰:此譬极当。《内经》云:小腹热,溲出白液。亦甚似之也。

东垣曰:凡小便癃闭,闭是无阴而阳气不化也。凡利小便之药,皆淡味渗泄为阳,止是气药,阳中之阴,非北方寒水,阴中之阴所化者也。此乃奉养太过,膏粱积热,损北方之阴,肾水不足,膀胱肾之室,久而干涸,小便不化,火又逆上而为呕哕,非膈上所生也。独为关,非格病也。

洁古云:热在下焦,填塞不便,是治关格之法。因治王善夫病小便不通,渐成中满,腹大,坚硬如石,壅塞之极,脚腿肿胀,破裂出黄水,双睛突出,昼夜不得眠,饮食不下,苦痛不可名状,求予治之。因问受病之始,知病不渴,近苦呕哕,众医皆用治中满,利小便,渗淡之药。急难措手,乃辞归,从夜至旦,耿耿不寐,穷究其理,记《素问》有云:无阳则阴无以生,无阴则阳无以化。此病小便癃闭,是无阴则阳无以化也。今病者内关外格之症悉具,死在旦夕,但治下焦可愈。随处以北方寒水所化,大苦寒之气味俱阴者,黄柏、知母为君,桂为引,名曰滋肾丸。沸汤下二百丸,少顷,前阴如刀刺火烧之痛,溺出如涌泉,卧具皆湿,床下成流,顾盼之间,肿胀消散。予惊喜曰:大哉,圣人之言!岂可不遍览而执一者也。其症小便闭塞而不渴,时见烦躁者是也,凡诸病在下焦皆不渴也。

《千金方》治小便淋痛,以牡牛膝,以酒煮服。

《肘后方》以牡牛膝根茎叶,酒煮服。治小便不利,茎中痛欲死。及治妇人血结坚痛如神。盖牛膝治淋之圣药也。但虚人当用补药监治之耳。

仲景云:淋家不可发汗,发汗则便血。

《宝鉴》曰:《痹论》云:胞痹者,小腹膀胱按之内痛,若沃以汤,涩于小便,上为清涕。夫膀胱为州都之官,津液藏焉,气化则能出焉。今风寒湿邪客于胞中,则气不能化出,故胞满而水道不通,其症小腹膀胱按之内痛,若沃以汤,涩于小便。以足太阳经其直行者,上交额,下入络脑气,下灌于鼻窍,则为清涕也。

刘宗厚曰:按此则知淋闭有寒热之殊,大抵人之所禀,虚实受病不同,宜参脉理分治。

方古庵云:淋症其感不一,或因房劳、厚味、醉酒、忿怒所致。夫房劳者,阴虚火动也;忿怒者,气动生火也;醇酒厚味者,酿成湿热也。积热既久,热结下焦,所以小便淋沥,欲去不去,不去又来,而痛不可忍者。初则热淋、血淋,久则煎熬水液,稠浊如膏,如沙、如石也。诸方中类多散热利小便,而于开郁行气、破血滋阴,益少焉。若夫散热利小便,只能治热淋、血淋而已。其膏淋、沙淋、石淋三者,必须开郁行气,破血滋阴方可也。古方用郁金、琥珀、开郁药也。用青皮、木香,行气药也;用蒲黄、牛膝,破血药也;用黄柏、地黄,滋阴药也。东垣用药凡例:小腹痛,用青皮、黄柏。夫青皮疏肝,黄柏滋肾,缘小腹、小便,乃肝肾之部位也。学者不可不知。

治热之剂

火府丹 治心经热,小便涩,及治五淋,脐下满痛。

生地 木通 黄芩 甘草

炼蜜,杵丸,梧子大,每二十丸,木通煎汤下。

导赤散 治心蕴虚热,小便赤涩,或成淋痛。

生地 甘草 木通

加竹叶，水煎服。

车前子散　治诸淋，小便痛不可忍。

车前子五钱　淡竹叶　赤茯苓　灯草　荆芥穗各二钱

分二帖，水煎服。

地肤子汤　治诸病后，体虚触热，热结下焦，小便赤涩，多起少出，茎痛如刺，或尿血。

地肤子　猪苓　知母　黄芩　海藻　通草　瞿麦　枳实　升麻　葵子各等分

姜三片，水煎服。

立效散　治下焦结热，小便淋闭作痛，有时尿血。

甘草炙，三两　瞿麦一两　山栀仁炒，五钱

每一两，姜三片，葱白三根，灯心三十根，水煎服。

通草汤　治诸淋。

通草　葵子　茅根　蒲黄　当归　王不留行　桃胶　瞿麦　滑石各一两　甘草五钱

每一两，姜五片，水煎服。

石韦散　治膀胱有热，淋沥不去，脐腹急痛，蓄作有时，劳役即发，或尿如豆汁，或出沙石，并治。

芍药　白术　滑石　葵子　木通　瞿麦各二两　当归　甘草　王不留行各一两　石韦去毛，二两

为末，每服二钱，空心，小麦汤调下。

五淋散　肾气不足，膀胱有热，水道不通，淋沥不出，或如膏、如沙、如石、如豆汁，并治之。

赤芍药　山栀仁各十两　当归　甘草生，各五两　条芩三两　赤茯苓六两

每服七八钱，水煎。

八正散　治大人、小儿心经蕴热，脏腑闭结，小便赤涩，癃闭不通，热淋、血淋、膏淋、沙淋、石淋并皆治之。

车前子　瞿麦　萹蓄　滑石　甘草　山栀　大黄面包裹　木通各等分

每服五七钱，入灯心十茎，煎至六分，食前服。

又方　治诸淋。

四苓散二钱　益元散　山栀子各一钱　灯心三十根

水煎服。

又方　益元散加车前子末一钱，或加阿胶一钱。

石韦饮　治小便不利，茎中痛。

石韦去毛　冬葵子各二两　瞿麦一两　滑石五两　车前子三两

为末，每服二钱，日三服，熟水下。

葵花汤　治小便淋涩。

葵花根洗净，捣碎

水煎服。

又方　治沙淋。

车前草捣汁，半碗，入蜜一两，悬井中，五更取起，温服。若是沙淋、石淋，则以煅寒水石为末，调服。如治白浊用沙糖。

治淋闭，茎中作痛，神效方。

石韦　滑石　瞿麦　萹蓄　木通　冬葵子　王不留行　地肤草各等分

为末，每服三钱，白汤调下。

一方　治淋及尿血立效。

旱莲草　车前草同取汁，每服半碗。

一方　治淋痛及尿血。

侧柏叶、藕节、车前子等分，取汁，调益元散三钱，神效。

治石淋方

杜牛膝捣碎，水五碗，煎至一碗，去渣，入麝香少许，调服效。

一方　治沙淋。

石首鱼脑骨五对，火煅　滑石五钱

为末，分二服，煎木通汤调下，连服数剂，看沙尽止药。

海金沙散　治膏淋。

海金沙　滑石末各一两　甘草二钱半

为末，每二钱，麦冬汤调服。灯心汤亦可。一方加木通、瞿麦穗、通草、杏仁。

鹿角霜丸　治同上。

鹿角霜　白茯苓　秋石各等分

为末，面糊丸，梧子大，每五十丸，米汤送下。

大海金沙散　治小便淋沥，及下焦湿热不施化，或五种淋疾，癃闭不通。

海金沙研　木通　瞿麦穗　滑石　通草各半两　杏仁去皮尖，一两

每五钱入灯心二十根，水煎服。

牛膝膏　治死血作淋。

牛膝四两，去芦，酒洗一宿　桃仁一两，去皮尖，炒　当归尾二两，酒洗　赤芍药一两半　生地一两半，酒洗　川芎五钱

用水，以炭火慢熬至二盅，入麝少许，分作四服，空心服。如夏月用凉水换，此膏不坏。

滋阴降火汤　治火燥血少，气不得降而淋。

当归　黄柏盐炒，各一钱半　知母　牛膝　生地各一钱　白芍一钱二分　甘草梢　木通各八分

水煎，食前服。

《灵苑》**透隔散**　治五种淋疾，气淋、热淋、劳淋、石淋，及小便不通至甚者。

硝石一两，雪白者，为末。

每服二钱，各依汤使服。如劳倦虚损，小便不出，小腹急痛，葵子煎汤下，通后，更须服补虚丸药；如血淋，小便不出，时下血疼痛，并用冷水调下；如气淋，小腹满急，尿后常有余沥，木通煎汤下；如石淋，茎内痛，尿不能出。内引小腹膨胀急痛，尿下砂石，令人闷绝，将药末先入铫子内，隔纸炒至纸焦为度，再研，令细，温水调下；如小便不通，小麦汤下。卒患诸淋，并以冷水调下。以上并空心，先调药消散如水，即服之，更以汤便送下，凡服药未效者，服此立愈。

灵苑汤　治卒患诸淋，遗溺不止，小便赤涩疼痛。

三叶酸浆草取嫩者，捣汁一合，酒一合，搅匀，空心服之，立通，酸浆草即布谷饭。

一方　治血石淋。

杨树蛀屑　乌梅一　大枣三

水煎服。

罗太无**石燕丸**　治石淋，多因忧郁，气注下焦，将所食碱物结成砂石，小便惨痛不可忍。必俟砂石出而后小便通。

石燕烧赤，水中淬三次，研，水飞过　滑石　石韦去毛　瞿麦穗各一两

为末，糊丸，梧子大，煎灯心瞿麦汤吞下十丸，一日三服。

葛粉丸　治男女淋病疼痛，效速，勿轻忽之。

沙糖《本草》云：治心肺大肠热　葛粉

和丸，梧子大，井花水开一、二丸。

《斗门方》治五淋，苎麻根两茎，打碎，水煎顿服，大妙。丹溪云：苎根补阴行滞血。

治石淋方。

蝼蛄一枚，盐二两，用于新瓦上铺盖焙干，研末，温酒调下一钱匕，服下即愈。

白薇散　治热淋，血淋。

白薇、芍药等分，为末

每服二钱，温酒调下，立效。或加槟榔。

一方　治血淋，诸热淋。

山茵陈　淡竹叶　木通　山栀　滑石　甘草　猪苓　瞿麦

每服五、七钱，加灯心煎服。大便秘，加大黄。

二神散　治诸淋急痛。

海金沙七钱半　滑石五钱

为末，每服二钱，木通、麦冬、车前草煎汤，入蜜少许，调下。

治淋闭便浊神方。

五爪龙藤连根一两　土茯苓　杜牛膝根各八钱

共用酒三碗，煎至一碗，空心服，三服痊愈。又治下疳如神，五帖后疳愈，再不发他疮毒。

肾沥汤　治胞痹，小便不利，小腹急。

麦冬　木通　桔梗　桑白皮　杜仲炒　犀角屑　五加皮各一钱　赤芍五分

水二盅，加羊肾一枚，切碎，煎至八分，入竹沥少许，食前服。

《济生》**木通散**　小便不通，小腹痛不可忍。

木通　滑石各一两　黑丑头末，五钱

每服五钱，灯心十茎，葱白一茎，水煎服。

治气开郁之剂

芍药槟榔散　治五淋。

赤芍药一两　槟榔一枚，面包裹

为末，每服一钱匕，空心，白汤调下。

丹溪生气药。

砂仁三钱　海金沙　红曲　檀香各二钱　白豆仁　木香　丁香各一钱

分五帖，研桃仁十四枚，入气药。

治诸般沙石淋。

琥珀三钱，研细末，空心，用葱白头煎浓汤调下，无问诸般淋疾，一、二服神效。《本草》云：琥珀消污血极验。

通秘散 治血淋，痛不可忍。

陈皮 香附 赤茯苓等分

水煎服。

沉香散 治气淋疼，此多因五内郁结，气不舒行，阴滞于阳，而致壅滞，小腹胀满，便溺不通。

沉香 石韦 滑石 当归 王不留行各五钱 葵子 芍药各七钱半 甘草 陈皮 木香 青皮各二钱半

为末，每服三钱，煎大麦汤下。

治卒淋急痛方。

益元散二钱 茴香一钱，微炒黄 木香 槟榔各二分半

上为末，水调服。

琥珀散 治五淋砂石淋。

滑石 琥珀各一两 木通 当归 木香 郁金 萹蓄各五钱

为末，每五钱，以芦苇叶煎汤调服如无芦苇叶，以竹叶煎汤送下。

一方 治同上。

石燕子七枚，捣如黍米大 新桑白皮三两，锉，同拌匀

二味，分作七帖，用水煎，一日三服。

治肝经气滞蕴热，小便淋痛方。

甘草梢子五钱 青皮 黄柏 泽泻各一钱 水煎服效。

补气血之剂

丹溪治朱郎小便淋痛，脉大右涩。此为劳伤经血，勿作淋。治可补血、行肝经滞血，自愈。

生地 当归 赤芍药 川芎 条芩 甘草梢各三分 陈皮 木通各五分 黄柏炒，二分 红花一分 杜牛膝一钱

上以桃仁泥研滑石同煎，待淋病退，减桃仁、滑石、杜牛膝、木通，入川牛膝代木通，分两倍之。

气虚者，八物汤加杜牛膝、黄芩煎服。

老人气虚亦能淋，参术中加木通、山栀。

治劳苦伤血，脉沉而大，下焦蕴结而淋。

人参 归尾 白芍 香附各五钱 条芩三钱 木通三钱 山栀仁炒，三钱半 黄芪 甘草梢生，各五分

分四帖，煎杜牛膝汤，煎服。

茯苓琥珀汤 小便涩，茎中痛不可忍，相引胁下痛。

川楝子去核，炒 甘草生，各一钱 人参五分 茯苓四分 琥珀 当归梢 泽泻 柴胡各三分 玄胡索七分

水煎服，数服效。

六味地黄丸 治久淋阴虚者。

清心莲子饮 治上盛下虚，心火炎上，口舌咽干，烦渴微热，小便赤涩，或

欲成淋，并治之。

黄芪蜜炙　石莲肉　赤茯苓　人参各七钱半　甘草炙　车前子　地骨皮　麦门冬　黄芩各五分

每服七八钱，水煎，温服。发热，加薄荷、柴胡。

治气虚脾虚消渴淋浊。

人参　滑石各一钱　白术一钱半　赤茯苓　泽泻各七分　麦门冬　甘草各五分　竹叶三十片　加灯心二十根，水煎服。

治寒之剂

《千金》**茯苓丸**　治胞痹，小便内痛。

赤茯苓　防风　细辛　白术　泽泻各五钱　紫菀　天花粉　牛膝　黄芪　芍药　甘草炙，各三钱　山药　山茱萸肉　独活　半夏各一钱　附子炮　官桂各二钱

炼蜜丸，梧子大，每服五六十丸，空心温酒下。

肾著汤　治胞痹，小便不通。

赤茯苓　白术各四两　甘草炙，三两　干姜炮，一两

每服五七钱，水煎，一日三服。

巴戟丸　治胞痹，脐腹痛，小便不利。

巴戟去心，一两半　桑螵蛸麸炒　远志去心　生地黄　山药　附子炮　肉苁蓉酒浸　续断各一两　杜仲炒　鹿茸酥炙　石斛　菟丝子　五味子　山茱萸　官桂　龙骨各三钱

炼蜜丸，梧子大，空心，温酒下三十丸。

《三因》**生附散**　治淋而脉沉微，小便秘涩，数起不通，窍中痛。

瞿麦　木通　半夏各一两半　滑石五钱　附子五钱

每二钱，生姜三片，灯心二十茎，蜜半匙，水煎，食前服。

淋闭余论

生生子曰：淋闭一证，《玉机微义》阐述详尽，极当检阅。如刘河间之热，罗知悌之寒，张洁古分在气、在血之异，严用和之五淋，陈无择之三因，朱彦修之痰积死血，刘宗厚之肾虚火炽。述《素问》、《灵枢》、《脉经》之要旨，门分类析，甚便后学。惟妇人治法尚略，顾今时妇人患此颇多，鲜获奇效。缘由未得其真括也。考之经曰：肝主小便淋溲，妇人经未绝年，皆厥阴肝经用事，肝主谋虑者也。妇人之性，多干偏鄙，郁而不决，气道因涩，郁久成火，凝滞浊液，渐结成粒，名曰砂石淋是也。今之治淋者，动手辄用五苓、八正之类，皆淡渗利窍之剂，于病未尝远也，而底绩不树何耶？殊不知淡渗，皆在天之阳也，但能利肺气，是气降而水利矣，非治有形之阴病也。肾乃肺之子也，淡渗过剂，肾气夺矣，阴血日亏，郁火日炽。《经》曰：无阳则阴无以化，无阴则阳无以生。淡渗皆泄气而损血者，血损则窍愈涩，涩则病剧，治当开郁火，养阴血，兼之以导气之药。《经》曰：壮者气行则愈。阴血旺，气道滑，病自瘳矣。正如河涸舟粘，纵用力多，未若决水为易也，学者其可忽诸。

丹溪牛膝膏加郁金以开郁，山栀以降火，生地以补阴，琥珀以导气利窍则愈矣。

遗溺门

生生子曰:按遗溺,遗失也。睡梦中遗失,醒而后觉,童稚多有此,大人少有也。夫童稚阳气尚微,不甚约束,好动而魂游,故夜多遗失也。古方多用暖药,乃温养阳气之意。《经》谓虚则遗溺。又曰:不约为遗溺。从可知矣。曾见数人二三十岁,仍遗失不止,后皆无子,得非下元虚寒所致欤。

东垣曰:小便遗失者,肺金虚也,宜安卧养气,禁劳役,以黄芪、人参之类补之。不愈,当责有热,加黄柏、生地。又曰:立夏前误用白虎汤过多致遗溺者,宜温药升阳以解之。

《甲乙经》云:肺脉不足以息,卒遗失无度。

《原病式》云:遗尿不禁者,是热甚客于肾部,干于足厥阴之经,廷孔郁结极甚,而气不能宣通,则痿痹而神无所用,故液渗入膀胱,而旋溺遗失,不能收禁也。

丹溪尝治一男子遗溺不觉,脉洪大盛,川黄柏、知母、杜牛膝为君,青皮、甘草为臣,木香为佐,桂些小为反佐,服数帖大效。此法与《千金翼》白薇散,皆治热甚廷孔郁结,神无所用,不能收禁之意也。

生生子曰:按:刘河间、丹溪、《千金翼方》有认为热者,必以脉症相参看治,庶无偏热偏寒之弊。予前论寒者,以大概而言也。诸病皆有寒热、虚实,多有始同终异,故治法不能执一而无权也。

桑螵蛸散 治遗溺。

桑螵蛸酒炒,为末,姜汤调下二钱。

鸡内金散 治溺床失禁。

鸡膍胵一具,即鸡肫内黄皮,并肠洗净,烧存性,男用雌,女用雄,研为末,每二钱,酒服妙。

大人遗溺不知,蔷薇根细研,酒下。

鸡肠草汤 治小便不禁,或睡中遗出不觉。

鸡肠草一两 牡蛎粉三钱 龙骨 麦冬 白茯苓 桑螵蛸各五钱

每服三钱,枣一枚,去核,煎服。

一方 治通上。

补骨脂炒为末,黄柏煎汤调下。

又方 治同上。

桂皮末、雄鸡肝,等分,捣丸,如小豆大,温水下。

治小儿梦中遗尿,苡米仁一合,去心不去壳,敲碎,入盐一小撮,同炒黄色,水煎,空心服之效。

缩泉丸 治小儿遗尿,脬气不足,小便颇多。

乌药 益智仁去壳,盐水泡,等分,为末

酒煮山药糊为丸,空心,盐汤下二钱。

又方 治同上。

乌药 益智仁各五钱 桑螵蛸一两

为末,空心,盐汤调下二钱,效。

治遗尿方

白茯苓 牡蛎醋煅 桑螵蛸各五钱 龙骨 桂各三钱

为末，以鸡肠一具，烧存性，为末，和匀，空心，白汤调下一钱。

禁方　治遗溺。

阿胶炒　牡蛎煅　鹿茸酒炙　桑螵蛸酒炙

各等分，为末，糯米为丸，梧子大，每五十丸，空心，酒下。

治遗溺淋沥。

桑螵蛸炙焦　龙骨等分

为末，每二钱，空心，盐汤下。

《千金翼》**白薇散**　治尿出不知时。

白薇　白芍药等分

为末，温酒下方寸匕，日三服。

《济世方》**神芎导水丸**　治遗尿有实热者。

每百丸，空心白汤下，若一服得大便利，止后服。此谓淫气遗溺，痹聚在肾。痹，谓气不宣通也。

鸡肠散　肾与膀胱虚冷，不能约制，故遗尿失禁，或唾自出。

肉桂　龙骨各一两半　白茯苓　桑螵蛸　牡蛎粉各三钱　鸡肠一具

分二帖，水煎，姜三片，枣二枚，空心温服。

小便不禁

生生子曰：不禁，谓无禁约，小便多而频，不计遍数。按：《经》云：水泉不止者，是膀胱不藏也。有湿热，有下元虚惫，数而少为热，数而多为虚，老人多有此。盖阳气衰微不能约束。历见数人，卒皆不救，由其不能摄养，而神气耗散故也。古人有谓不通为热，不禁为寒，乃心肾气弱，阳道衰冷，而传化失度，法当温补。温存以养其神，药石以坚其肾。神完肾固，膀胱气充，自可约束。然必调治及早，庶或十全三五。

王节斋曰：小便不禁或频数，古方多以为寒，而用温涩之药，殊不知属热者多。盖膀胱火邪妄动，水不得宁，故不能禁而频数来也，故年老人多类此，是膀胱血少，阳火偏旺也，治法当补膀胱阴血，泻火邪为主，而佐以收涩之剂，如牡蛎、山茱萸、五味子之类，不可用温药也；病本属热，故宜泻火，因水不足，故火动而致小便多，小便既多，水益虚矣。故宜补血泻火，治其本也，收之涩之，治其标也。

按此乃本之于《原病式》“热郁廷孔”之说也。

生生子曰：按节斋此论，亦是以大概言也。老人下元虚惫，气弱不能乘载其水，膀胱停湿浸淫，皮薄不能收持，故频数不禁。必如河间、节斋所云。然则癃闭已主于热矣，而不禁又主于热，是无虚寒之症也。何古方有温补之法，经有寒虚之文耶。不若以小便频而清白长者，为虚寒；频而少黄赤涩者，为热。及脉洪数，有力，无力，或滑，或涩，参验之，始无差误。凡热天小便少，寒月小便多，寒热之理亦易见尔。

大便秘结而小便频多，属脾约症，以脾约丸治之。

茯苓丸　心肾俱虚，神志不守，小便淋沥不禁。

赤茯苓　白茯苓等分

为末，新汲水挼洗，澄去新沫，控干，别取熟地黄汁，与好酒同于银石器内熬成膏，为丸弹子大，空心，盐酒嚼下一丸。

二气丹 治内虚里寒，膀胱积冷，阳气渐微，小便不禁。

硫黄 肉桂各二钱 干姜炮，朱砂为衣，各二钱 附子一枚，大者，炮去皮脐，为末，五钱

上糊丸，梧子大，每五十丸，盐汤下。

姜附赤石脂丸 小便数而不禁，怔忡多忘、梦魇不已。

附子生 干姜各五钱 赤石脂一两半，飞 朱砂伏火者，一两

酒糊丸，绿豆大，每十五丸至三十丸。大便有病，米饮下。小便不禁，茯苓汤下。

王海藏云：此方妙在朱砂伏火上。论载《玉机微义》甚详。

《御药院》秘元丹 治内虚里寒，自汗时出，小便不禁。

白龙骨三两 诃子十枚 砂仁 灵砂各一两

上糯米糊为丸，梧子大，每五十丸，空心盐汤下。

菟丝子丸 治小便多，或致失禁。

菟丝子 肉苁蓉酒浸，各二两 牡蛎煅 附子炮 五味子 鹿茸酒炙，各一两 鸡膍胵炙干 桑螵蛸酒炙，各五钱

上酒糊丸，梧子大，每七十丸，空心盐汤温酒下。

《三因》家韭子丸 下元虚冷，小便不禁，或成白浊。

家韭子炒，六两 鹿茸酥炙，四两 肉苁蓉酒浸 牛膝 熟地黄 当归各二两 巴戟去心 菟丝子酒浸，各一两半 杜仲 石斛 桂心 官姜炮，各一两

酒糊丸，梧子大，每百丸，空心盐汤酒任下。

桑螵蛸散 治小便频数，或如米泔稠浊。

桑螵蛸盐水炙 远志 石菖蒲盐炙 龙骨 人参 茯神 当归 鳖甲醋炙，各等分

为末，每二钱，临卧，人参汤调服。一方用龟甲。

五子丸 治小便频数，时有白浊。

菟丝子酒蒸 家韭子炒 益智 茴香炒 蛇床子去皮，炒，各等分

酒糊为丸，梧子大，每七十丸，米饮盐汤任下。

丹溪鹿茸丸 治久虚冷，小便白浊，滑数不禁。

鹿茸 川椒去子，取头末 桂心 附子 牡蛎 石斛 沉香 补骨脂 肉苁蓉 鸡膍胵各一两 桑螵蛸三分

上酒为糊丸，梧子大，食前，酒下三十丸。

又方 治污血淋沥。

鹿角屑炒黄，为末

温酒下二钱，妙。《本草》云：鹿角逐阴中邪气恶血。

水芝丸 治下焦真气虚弱，小便频多，日夜无度。

莲子去皮，先以好酒浸一、二宿，用猪肚一具，入莲子在内，水煮熟，取出莲子，切片晒干，为末，醋糊丸，如鸡头子大。每五十丸，温酒送下。

一方 治禀赋虚弱，小便频数不禁。

五味子四两 肉苁蓉半斤 熟地六两 菟丝子酒蒸，炒干，二两

上酒煮山药糊为丸，梧子大，每五七十丸，空心盐汤或酒送下。

萆薢丸 治小便频数。

川萆薢不拘多少，为末，酒糊丸，如梧子大，每五十丸，空心盐汤送下。

一方 治夜多小便，老人虚人，多有此症。

白芷一两　糯米五钱，炒褐色

上糯米糊丸，梧子大，馒头煎汤，空心下七十丸。

玄菟丹　治小便多。

菟丝子酒浸，焙末，十两　五味子酒浸，研末，七两　白茯苓三两　莲肉三两

为末，干山药末六两，将所浸酒余者，添酒煮糊为丸，捣千杵，丸梧子大，每五七十丸，空心米饮下。

小菟丝丸　治肾气虚损，目眩耳鸣，四肢倦怠，夜梦遗精。

石莲子肉二两　菟丝子酒浸，研，五两　白茯苓一两五钱　山药二两七钱

打糊丸，梧子大，每五七十丸，空心温酒或盐汤送下。

一方　生山药半斤，刮去皮，先用酒熟沸，入山药，不得搅动，待熟加盐、葱白，更添酒，空腹下二、三盏，妙。

益智散　治小便多。

益智三十四枚，为末

水一盏，煎八分，入盐五分，临卧温服。

《本事方》**卫真汤**　治丈夫、妇人元气衰惫，荣卫怯弱，真阴不固，三焦不和，上盛下虚，夜梦鬼交，觉来盗汗，面色精彩，唇口舌燥，耳内蝉鸣，腰痛，背倦，心气虚乏，精神不宁，惊悸，健忘，饮食无味，日渐瘦瘁，外肾湿痒，夜多小便，肿重冷痛，牵引小腹，足膝缓弱，行步艰难。妇人血海久冷，经候不调，或过期不至，或一月两来，赤白带下，漏分五色，子宫感寒，久不成孕，并皆治之。此药大能生气血，遇夜半子时，肾水旺极之时，补肾实脏，男子摄血化精，诸病未萌之前，皆能制治，使不复为梗。

川归酒浸一夜　丁香　青皮去白，各一两　熟地黄　白茯苓　木香　肉果　山药各三两　生地　川牛膝各二两，童便煮，各半盏，浸一夜　人参一两半　石斛五两

为末，每三大盏，酒调下，盐汤亦得，空心食前服。妇人诸病，童便同酒调，空心服[1]。

溺赤

诸病水液浑浊，皆属于热。小便黄者，少腹中有热也。

治小便黄，无如黄柏、知母效。

《脉经》云：足胫逆冷，小便赤，宜服附子四逆汤。

《纲目》载小便黄有四：

一、属肝热，《经》云：肝热病者，小便先黄是也。

二、属胃实，《经》云：胃足阳明之脉，气盛则身已前皆热，其有余于胃，则消谷善饥，溺色黄者是也。

三、属肺虚，《经》云：肺手太阴之脉，气虚则肩背痛寒，少气不足以息，溺色变故耳。

四、属肾虚，《经》云：冬脉者肾脉也。冬脉不及，则令人眇清脊痛，小便变是也。

闭癃遗溺不禁辨[2]

生生子曰：闭者，小便不出，塞而不通也；癃者，罢弱而气不充。淋，淋沥；沥，点滴而出，或涩而疼，一日数十次，或百次，俗名淋病者是也。闭则多是急病，癃则是缓病。遗溺，睡梦中溺出，醒而方知是也；不禁者，日夜无遍数，频频而溺也。今各分枝门，详载治法，以见新久、虚实、寒热、气血各有所攸垂也。惟肝与督脉、三焦、膀胱主之。

《经》云：肝主小便淋溲。肝，足厥阴之脉，绕阴器，所生病者，遗溺闭癃。又云：督脉者，女子入系廷孔。其孔，溺孔之端也。其男子循茎下至篡，与女子等，其生病癃痔遗溺。故遗溺闭癃，皆取厥阴腧穴及督脉腧穴也。又，三焦主之者，《经》云：三焦下脉，在于足太阳之前，少阳之后，出于腘中外廉，名曰委阳，足太阳络也。三焦者，足太阳、少阳之所，将太阳之别也。上踝五寸，别人贯腨肠，出于委阳，并太阳之下，入络膀胱约，下焦实则闭癃，虚则遗溺。遗溺则补之，闭癃则泻之是也。又，膀胱主之者，《经》云：膀胱不利为癃，不约为遗溺。然遗溺闭癃，不取膀胱腧穴者。盖膀胱但止藏溺，其出溺，皆三焦及肝、督脉也。又，《经》云：三焦者，决渎之府，水液出焉。膀胱者，州都之官，津液藏焉，气化则能出矣。由是言之，膀胱藏水，三焦出水，治小便不利，故刺灸法但取三焦穴，不取膀胱穴也。

前阴诸疾门

前阴所过之脉有二，一曰肝脉，二曰督脉。《经》云：肝足厥阴之脉，入毛中，绕阴器，抵小腹，是肝脉所过也。又云：督脉者，起于小腹以下骨中央，女子入系廷孔，循阴器，男子循茎中至篡，与女子等，是督脉所过也。

阴缩 阴纵

阴缩，谓前阴受寒，缩入腹内也；阴纵，谓前阴受热，挺长不收也。《经》曰：足厥阴之筋伤于寒，则阴缩入；伤热，纵挺不收。治在行水清阴气是也。

丹溪治鲍兄，年二十，玉茎挺长，肿而痿，皮塌常润，磨股不能行。两胁气上，手足倦弱。先以小柴胡加黄连大剂，行其湿热，略加黄柏，降其逆上之气，其挺肿渐收，渐减及半。但茎中有坚块未消，遂以青皮一味为君，佐以散风之剂，末服，外加丝瓜汁调五倍子末敷而愈。

平江王氏子，年三十，忽阴挺长肿而痛，脉数而实，用朴硝荆芥汤浸洗，又用三乙承气汤大下之愈。

《内经》曰：阴缩而死者，皆属肝伤。又云：悲哀动中则伤魂，魂伤则狂妄不精，不精则不正，当人阴缩而挛筋，两胁骨不举，毛悴色夭，死于秋。又云：厥阴终者喜溺，舌卷卵上缩是也。

玉茎肿，前阴肿是也。其证不一，有通身水气，癞胫俱肿者，此属水肿，以治水之法治之。其肾风抓搔成疮，以致肿者，以治疮毒之法治之。有妒精蚀疮肿毒，以干疮之药治之。此缘妒精蕴结，毒气未散，而成肿痛也。有服金石秘涩之药，精气壅遏不能宣扬。或试紧炉之方[3]，取一时之快，热毒内蕴，俱能为肿。有血气凝滞瘸间，窍道闭塞，致使茎肿。或由忍溺，致气结不行而成肿。凡此诸症，并以灯心汤调五苓散服之，以荆芥、木通煎汤，淋洗此条出《钩玄》。

阴痿 阴汗 阴冷 阴臭

阴痿，皆耗散过度，伤于肝筋所致。《经》云：足厥阴之经，其病伤于内则不起是也。

东垣“阴痿阴汗阴臭论”：一富者，前阴间尝闻臊臭，又因连日饮酒，腹中不和，求予治之。予应之曰：夫前阴者，足厥阴之脉，络阴器，出其挺末。臭者，心之所主，散入于五方为臭，入肝为臊臭,此其一也。当于肝中泻行间,是治其本。后于心经,泻少冲,以治其标。如恶针,当用药除之,治法当求其本。连日饮酒,夫酒者,气味俱能生湿热,是风湿热合于下焦为邪。故《经》云:下焦如渎。又云:在下,引而竭之。酒者,是湿热之水,亦宜决前阴以去之。是合下焦二法治之,龙胆泻肝汤是也。

龙胆泻肝汤 治阴部时复湿痒,有臊臭。

柴胡梢 泽泻各一钱 车前子 木通各五分 当归尾 龙胆草 生地黄各三分

水煎,空心饥时热服,便以美膳压之。柴胡入肝为引,用泽泻、车前子、木通,其淡渗之味,利小便亦除臊臭,是名"在下者,引而竭之";生地黄、龙胆草之苦寒,泻酒湿热;更兼车前子之类,日彻肝中邪气;肝主血,用当归以滋肝中血不足也。

固真汤 治两丸冷,前阴痿弱,阴汗如水,小便后有余沥臊气,尻臀并前阴冷,恶寒而喜热,膝亦冷。

升麻 柴胡 羌活各一钱 甘草炙 泽泻各一钱半 黄柏 知母炒 龙胆草炒,各二钱

水煎,空心服,以美膳压之。

温肾汤 面色痿黄,身黄脚软,阴汗,阴茎有夭色。

麻黄六分 防风根 苍术各一钱半 白术 猪苓 白茯苓 升麻 黄柏酒炒,各一钱泽泻二钱 柴胡梢六分

水煎,食前服之。候一时辰许方食。

补肝汤 前阴如冰冷,并冷汗,两脚痿弱无力。

黄芪七分 人参 葛根各三分 甘草炙 苍术各五分 升麻 猪苓各四分 知母 柴胡 羌活 当归身 陈皮 黄柏炒 防风 白茯苓 泽泻 神曲 连翘各二分

水煎,食前热服,忌酒、面。

清震汤 治溺黄臊臭淋沥,两丸如冰,阴汗浸两股,阴头亦冷。正值十二月,天寒凛冽,寒之极矣。

泽泻 升麻 苍术 黄芩各五分 柴胡 当归身 甘草炙,各二分 羌活 黄柏酒炒,各一钱 防风 麻黄根 藁本 猪苓各三分 红花一分

水煎服。忌酒、面。

柴胡胜湿汤 两外肾冷,两髀枢阴汗,前阴痿弱,阴囊湿痒臊气。

柴胡 甘草生,各三钱 升麻 羌活 泽泻各一钱半 当归 麻黄 龙胆草 汉防已各一钱 黄柏酒炒,二钱 五味子二十粒 红花少许 白茯苓一钱

水煎,热服。忌酒、面、房事。

仲景八味丸 治阴痿不振,今依前方,夏减桂附一半,春秋减三之一。病去全减桂附。

椒粉散 治前阴两丸湿痒,秋冬尤甚。

麻黄一钱 狗脊 蛇床子各五分 斑蝥二枚 当归梢 猪苓 小椒各三分 肉桂二分 轻粉 红花各少许

为细末掺上,避风寒湿冷处坐卧。

又方 治肾囊湿痒。

先以吴茱萸汤洗过,后用吴茱萸半两,寒水石三钱,黄柏二钱半,樟脑,蛇床子各五钱,轻粉一钱,白矾三钱,硫黄二钱,槟榔三钱,白芷三钱,为末掺之。

《千金方》云:有人阴冷,渐渐冷气入阴囊肿满,恐死,日夜痛闷不得眠。取生椒,择之,洗净,以布帛裹着丸囊,令厚半寸,须臾热气大通,日再易之,取出瘥。

《本事》云：曾有人阴冷，渐次冷气入阴囊，肿满，经夜疼闷不得眠，煮大蓟汁服，立瘥。

阴肿 阴痛 阴吹

妇人阴肿，肾痛，枳实半斤，切碎炒热，布包熨之，冷即易。

交接劳复，阴卵痛，是劳复，阴阳易。

仲景云：胃气下泄，阴吹而正喧，此谷气之实也，膏发煎导之。其方猪膏半斤，乱发如鸡子大三枚，以发入膏中煎至发尽，分再服。病自从小便中出，能治诸疸症，殊效。

雄黄散 阴肿大如斗，核痛，人所不能治者。

雄黄一两 矾二两 甘草生，半两

以水五升，煎洗。

荆芥散 治肾肿。

荆芥穗一两 朴硝二两

萝卜、葱同煎汤洗。

男子阴肿大如升，睾痛甚，捣马鞭草涂之。

《和剂》**三白散** 治小儿膀胱蕴热，风湿相乘，阴囊肿胀，大小便不利。

白牵牛一两 桑白皮 木通 白术 橘红各五钱

为末，姜汤调二钱。

癞 风

俗名肾脏风。

癞风之症，起于下部虚热，或行路体倦，及夏月久坐冷地，为风湿所袭，乃发为疾。其症囊湿皮厚，生水泡疮疥作痒。古方用蛇床子一味，煎汤淋洗，痒甚者，以姜汁入香油数滴，搅匀，涂上自愈。

沐浴长春散 治下元阴湿久冷，阴囊夜痒，抓之则喜，手住则痛，成疮流水，为患甚苦，及治妇人下部阴湿，子胞久冷，并效。

牡蛎 蛇床子 破故纸 紫梢花 官桂 薄荷叶

各等分，每用一两半，入葱白数茎，水煎一小锅，先薰后洗，再用津调散搽之，全安。

津调散 治妒精疮，脓汗淋漓，臭烂。

黄连 款冬花等分 麝香少许

为末，先洗过，或以地骨皮、蛇床子煎汤洗，帛拭干，津调敷。忌生冷，生汤洗。一方无麝。

又方 治外肾及两腿风湿疮。

全蝎 槟榔 蛇床子 硫黄各一钱

为末，麻油调，入手心擦热，吸二口，用手抱囊一顷，次擦药两腿上。

疝气门

《内经·四时刺逆从篇》曰：厥阴脉滑则病狐风疝，少阴脉滑则病肺风疝，太阴脉滑则病脾风疝，阳明脉滑则病心风疝，太阳脉滑则病肾风疝，少阳脉滑病肝风疝。又，《骨空篇》曰：任脉为病，男子内结七疝，女子带下瘕聚。《大奇论篇》曰：肾脉大急沉为肾疝，肝脉大急沉为肝疝，心脉搏滑急为心疝，肺脉沉搏为肺疝。三阳急为瘕。三阴急为脾疝。三阴，脾脉也。

《脉经》曰：寸口脉弦而紧，弦紧相搏，则为寒疝。

生生子曰：《内经》以六经脉滑为风疝。又以大急沉为五脏疝。按此六经五脏皆有疝也。而以风字加之于六经之疝者何也？意者无乃以风字作气字者看耶！或以撰为风，则木之气，肝之所主也。又成疝之地乃肝部也。夫滑脉主痰饮食积，是言各经之痰饮食积，流传于肝之部地，乃成疝也。因肝主风，故以风字加之也。又夫急者紧急之谓也，紧主病为寒，沉亦为寒为气，大亦为气，是亦言五脏寒气流于下部，发为疝也。盖寒喜伤下，肾肝俱在下，而肝之络，环绕阴器，故以疝属肝也。据任脉起于胞门，循腹里，与冲脉厥阴会，故男为七疝，女为瘕聚也。其病极为难治。而诸书所言亦不一，惟张戴人一主于肝，搜辑甚博。且曰：非《灵》、《素》、《铜人》之论，法皆不取。要之欲穷其原耳。故其历举经义、俞穴及七疝症图，殊为详悉。但用治诸方，多是渠生平所长之三法。人或病其峻，抑不知有是病用是药，医而不善用此，是无术也。则未免有过时失机之悔。顾其癥积滞根固，渊薮偏僻，非峻剂曷能以达。第不可孟浪乱投。法所当用，又何畏缩！在设施者消息经权，务求其当可也。刘守真言：此症亦有热者。丹溪亦主于肝，且又言有湿热死血及痰积，因寒郁而发，间亦有虚者。此亦深鉴前人纯拟于寒，而一以刚燥为剂也。今以诸贤大意述列于后，以便参治。

刘守真曰：㿗疝，小腹控卵肿急绞痛也。寒主拘缩故也，寒极而土化制之，故肿满也。《经》言：丈夫㿗疝，谓阴器连小腹急痛也。故言妇人少腹肿，皆厥阴肝之脉也。经注曰：寒气聚而为疝也。又按《经》言五脏皆主疝，但脉急也。注言脉急者寒之象也。然寒则脉当短小而迟，今言急者，非急数而洪也。由紧脉主痛，急为痛甚，病寒虽急，亦短小也。所以有痛而脉紧急者，脉为心之所养也。凡六气为痛，则心神不宁，而紧急不得舒缓，故脉亦从之而见也。欲知何气为其病者，适其紧急相兼之脉而可知也。如紧急洪数，则为热痛之类也。又《经》言：脾传之肾，病名疝瘕，小腹冤热而痛，出白蛊。注言：小腹痛，溲出白液也。一作客热内结，销烁肌肉，如蛊之食，故名白蛊也。然《经》复言热为疝瘕，则亦不可止言为寒，当以脉症弘之。

丹溪曰：疝主肝经，与肾经绝无相干。疝痛之甚者，睾丸连小腹急痛也。或有形，或无形，或有声，或无声。自《素问》以下，皆以为寒。盖经络得寒收引，不行所以作痛。世有得寒而无疝者，又必有说以通之可也。予屡踢冰徒涉，不曾病此，以予素无热也。因而思此病始于湿热，在经郁遏至久，又感外寒湿热，收郁而作痛。若只作寒论，恐为未备。或曰：此症多客厥阴一经，湿热之积何由而致？予曰：大劳则火起于筋，醉饱则火起于胃，房劳则火起于肾，大怒则火起于肝。火郁之久，湿气便盛，浊液凝聚，并入血隧，流于厥阴。肝属木，性速急，火性暴，为寒束，宜其痛甚而暴也。愚见古方以乌头、栀子等分作汤用之，其效亦速。后因此方随形症加减，无有不应，又须分湿热多寡而治之，但肿多为湿㿗是也。却有水气而肿，又有挟虚而发者，当以参术为君，而佐以疏导。诊其脉沉紧而豁大者是也。若不以补剂而行决裂之法，祸不旋踵。

许学士曰：大抵此疾因虚得之，不可以虚而骤补。《经》云：邪之所凑，其气必虚。留而不去，其病必实。故必先涤所蓄之热，然后补。是以诸方多借巴豆气者，盖谓此也。

张戴人曰：疝本肝经，宜通勿塞。疝有七，前人论者甚多，非《灵枢》、《素问》、《铜人》之论，余皆不取，非余好异也，但要穷其原耳。七疝者何？寒、水、筋、血、气、狐、㿗是也。俗工不识,目为膀胱,又为肾冷,又或为小肠气,小儿曰偏气,立名既谬,并丧其实,何哉?盖医者既断为膀胱、肾冷、小肠气,又曰虚寒所致,其药之用也,不鹿茸、巴戟,则杜仲、苁蓉;不附子、乌头,则干姜、官桂、不楝实、茴香,则金铃、补骨脂。朝吞暮饵,曾无殊效,三二十年,牢不可去。间因微病,稍似开通,执此微芒,浸成大错,标既不除,本必归甚。处处相传,曾无觉者。岂知诸疝皆归肝经,其奈通流归之小肠脬囊。夫膀胱水府,专司渗泄,小肠水道。专主通流。肾为少阴,总统二水。人之小溲,自胃入小肠,渗入膀胱。膀胱者,脬囊也。气化则水出茎端,此常道也。及其为疝,乃是厥阴肝经。盖环阴器而上入小腹者,足厥朋肝经也。夫肾肝皆属于下,冲、任、督相附,然《灵枢》经言:足厥阴肝经病则有遗溺、癃闭、狐疝,主肾与小肠、膀胱三经。则不言疝,是受疝之处,乃肝之部分也。且《内经》男子宗筋为束骨之会也。而肝主筋,睾者囊中之丸,虽主外肾,非厥阴环而引之,与玉茎无由伸缩。在女子则为篡户,其内外为二:其一曰廷孔,其二曰窈漏。此足厥阴与冲、任、督之所会也。《灵枢》言:足厥阴之经筋聚于阴器,其病伤于寒则阴缩入,伤于热则纵挺不收。治在行水清阴气。故阳明与太阴、厥阴之筋,皆会于阴器。惟厥阴主筋,故为疝者,必本之厥阴。《灵枢》又言:足厥阴之别,名曰蠡沟,去内踝五寸,别走少阳,循胫上睾,结于茎,其病气逆,睾肿、卒疝。实则挺长,虚则暴痒,取之所别矣。岂非厥阴为受病之处耶。《灵枢》又言:邪在小肠,连睾系属于肾,贯肝,络肺,系心,气盛厥逆,上冲肠胃,熏肝,散于肓,结于脐,故取之肓原以散之,刺太阴以平之,取厥阴以下之,取巨虚下廉以去之,按其所过之经以调之。此其初虽言邪在小肠,至其治法,必曰取厥阴以下之。乃知诸疝关于厥阴,可以无疑。以脉考之,《素问》云:厥阴滑为狐风疝,少阴滑为肺风疝,太阴滑为脾风疝云云。凡此六疝,虽见于他脉中,皆言风疝者,足厥阴肝经之气也。《灵枢》亦曰:心脉微滑为心疝。肝脉滑甚为㿗疝。肾脉滑甚为癃㿗。凡此三脏脉之疝,亦以滑为疝也。《素问》又云:脉大急皆为疝。心脉滑,传为心疝。肺脉沉,传为肺疝。三阴急为疝,三阳急为瘕。王太仆云:太阳受寒,血凝为瘕。太阴受寒,气聚为疝。此言太阴受寒,传之肝经也。可以温药逐之,不可以温药补之。若补之者,是欲病去而强挽留之也。

历考《素问》"三阳为病发寒发热,其传为癞疝",此亦言膀胱非受病之处,必传于厥阴部分,然后为疝也。又言"病在少腹,腹痛,不得大小便,病名曰疝,得之寒"。言"脉急者曰疝瘕,少腹痛"。凡言少腹者,岂非厥阴之部分耶?又言"脾风传胃,名曰疝瘕"。此谓非肝木不能为风气,名曰厥疝。盖脾土虚而不能制水,又为肝木所凌也。又云:"督脉为冲疝",盖厥阴与冲、任、督俱会于前阴也,岂不明哉!至于运气中,又言"岁太阳在泉,寒淫所胜,民病小腹控睾",盖寒客于小肠膀胱,则肝木缩而不得伸行,母传之子也。"阳明司天,燥淫所胜,丈夫癞疝,妇人小腹痛",此言肝气不得上行,为金所抑,鬼贼故也。又言"太阴在泉,土胜则寒气逆满,食饮不下,甚则为疝"。此亦言寒客太阴湿土,土不能胜水,水传之肝经也。又尝遍阅铜人俞穴,亦相表里。如背上十三椎俞肝经言寒疝,腹部中行,惟阴交一穴,言寒疝,任脉之所发也。关元一穴,言暴疝,小肠之募,足三阴任脉之会也。曲骨一穴,言癞疝,任脉足厥阴之会也。其腹部第二行肓俞二穴,言寒疝,冲脉足少阴之会也。四病上穴,言疝瘕,冲任脉足少阴肾之会也,其腹部第三行大巨二穴,言㿗疝,足阳明脉气之所发也。气冲二穴,言癞疝,茎中痛,两丸寒痛,亦足阳明脉气之所发也。其腹部第四行。府合二穴,言疝痛,足六阴,厥阴、阴维之交会也。亦太阴部三阴阳明支别也。冲门二穴言阴疝,足太阴厥阴之会也。其在侧胁者,五枢二穴言寒疝。阴邪上入小腹,带脉下三寸也。其在足六经者,足厥阴穴十名,言疝者七。调大敦、行间、太冲、中封、蠡沟、中都、曲泉。足少阳穴十四名,言疝者一,谓丘墟穴也。足太阴穴十一名,言疝者一,谓阴陵泉也。足阳明穴十五名,言疝者一,谓阴市穴也。

足少阴穴十名，言疝者五，谓然谷、太溪、照海、交信、筑宾也。足太阳穴十八名，言疝者二，谓金门、合阳也。由是言之，惟厥阴言疝独多，为疝之主也。其各经穴虽亦治疝，终非受疝之地，但与足厥阴相连耳。或在泉寒胜，木气挛缩禁于此经，或司天燥胜，木气抑郁于此经。或忿怒悲哀，忧抑顿挫，结于此经，或药淋外固闭，尾缩精壅于此经。其病差别如此，不知世间之药多热补，从谁而受其方也。信其方，则《素问》、《灵枢》、《铜人》皆非也。信《素问》，《灵枢》、《铜人》，则俗方亦皆非也；不知后之君子，以孰为是。

呜呼！余立于医，四十余岁，使世俗之方，人人可疗，余莫知敢废也。谙练日久，因经识病，然后不惑。且夫遗溺闭癃，阴痿胞痹，精滑白淫，皆男子之疝也，不可妄归之肾冷。血涸不月，腰膝上热，足躄，嗌干，癃闭，少腹有块，或定或移，前阴突出，后阴痔核，皆女子之疝也，但女子不谓之疝而谓之瘕。若年少而得之，不计男子、妇人，皆无子。故隐蔽委曲之事，了不干脬肾小肠之事，乃足厥阴肝经之职也。奈俗方只言脬肾小肠，殊不言肝木一句，惑人甚矣。且肝经乙木也，木属东方，为心火之母也。儿疝者，非肝木邪，则肝木自甚也。不可便言虚而补之。《难经》所谓“东方实，西方虚，泻南方，补北方”，此言泻火木自平，金自清，水自旺矣。昔审言为蔡之参军也。因坐湿地疝痛不可堪，诸药莫救，余急以导水丸、禹功散，泻三十余行。肿立消，痛立减。又顷闻一男子病卒疝，暴痛不任，倒于街衢，人莫能动，呼余救之，余引经证之，邪气客于足厥阴之络，令人卒疝，故病阴丸痛也。余急泻大敦二穴，大痛立已。夫大敦穴者，乃是厥阴之二穴也。殄寇镇一夫，病痻痁，发渴，痛饮蜜浆，剧伤冰水。医者莫知泻去其湿，反杂进姜附，湿为燥热所壅，三焦闭溢，水道不行，阴道不兴，阴囊肿坠，大于升斗。余先以导水百余丸，少顷，以猪肾散投之，是夜泻青赤水一斗，遂失痛之所在。近颖尾一夫，病卒疝，赤肿大痛，数日不止，诸药如水投石，余以导水一百五十丸，令三次咽之，继以通经散三钱，空腹淡酒调下，五更脏腑壅积之物数行，痛肿皆去。不三日平复如旧。《内经》曰：木郁则达之，达，谓吐也。令条达肝之积，本当吐者，然观其病之上下，以顺为责。仲景所谓“上宜吐，下宜泻”者此也。敢列七疝图于左[4]，以示后之君子，庶几有所凭藉者焉。

寒疝　其状囊冷，结硬如石，阴茎不举，或控睾丸而痛，得于坐卧湿地，或寒月涉水，或冒雨雪，或卧坐砖石，或风冷处，使内过劳，宜以温剂下之。久而无子。

水疝　其状肾囊肿痛，阴汗时出，或囊肿而状如水晶，或囊痒而燥出黄水，或小腹中按之作水声。得于饮水酒醉，使内过劳，汗出而遇风寒湿之气，聚于囊中，故水多，令人为卒疝，宜以逐水之剂下之，有漏针去水者，人多不得其法。

筋疝　其状阴茎肿胀，或溃，或脓，或痛，而里急盘综，或茎中痛，痛极则痒，或挺纵不收，或白如精，随溲而下，得于房失劳伤，及邪术所使，宜以降心之剂下之。

血疝　其状如黄瓜，在小腹两傍，横肾两端约中。俗云便痈，得于重感，春夏大燠，劳动使内，气血流溢，渗入脬囊，留而不去，结成痈肿，脓少血多，宜以和血之剂下之。

气疝　其状上连肾区，下及阴囊，或因号哭忿怒，则气郁之而胀，怒止号罢，则气散者是也。有一治法，以针出气而愈者。然针有得失，宜以散气之药下之。或小儿亦有此疾。俗曰偏气，得于父年已老，或少年多病，阴痿精怯，强力入房，因而有子，胎中病也。此疝不治，惟筑宾一穴针之。

狐疝　其状如瓦，卧则入小腹，行立则出小腹入囊中。狐则昼出穴而溺，夜则入穴而不溺。此疝出入，上下往来，正与狐相类也。亦与气疝大同小异。今人带钩铃是也。宜以逐气流经之药下之。

㿗疝　其状阴囊肿缒，如升如斗，不痒不痛者是也。得之地气卑湿所生。故江淮之间，湫塘之处,多感此疾。宜以去湿之药下之。女于阴户突出,虽亦此类,乃热则不禁固也。不可便谓虚寒而涩之、燥之、补之。本名曰㿉,宜以苦下之,以苦坚之。王冰云:阳气下坠,阴气上争,上争则寒多,下坠则筋缓,故睾垂纵缓,因作㿗疝也。

已上七疝,下去其病之后,可调则调,可补则补,各量病势,勿拘俗法。《经》所谓"阴盛而腹胀不通"者,㿗癃疝也,不可不下。

《统旨》曰:或问疝气,古方有以为小肠气者,有以为膀胱气者,惟戴人、丹溪专主肝经,其说不同,何以辨之?予曰:小肠气,小肠之病;膀胱气,膀胱之病;疝气,肝经之病,三者自是不一。昔人以小肠膀胱气为疝者误也。殊不知足厥阴之经,环阴器,抵小腹,人之病此者,发则睾丸胀痛而连及小腹,则疝气之有形如肝经也可知矣。且小肠气俗谓之横弦、竖弦。绕脐走注小腹攻刺,而膀胱气则在毛际之上,小腹之分作痛,与疝气之有形如瓜,有声如蛙,或上于腹,或下于囊者不同也。但小肠膀胱,因经络并于厥阴之经,所以受病连及于肝,则亦下控引睾丸为痛,然只是二经之病,不可以为疝也。学者惟考张朱二公之说、则庶乎其不惑矣。

生生子曰:按《统旨》此论,只可以言狐疝,不足以尽经义,然《素问》六经皆有疝,故后之言疝者,或名小肠气,或名膀胱气,或名肾冷气,张戴人、朱丹溪乃独属之肝经。要之各有所本,而肝肾居多尔。按《灵枢经》云:邪在小肠,连睾系,属肾、贯肝、络心系,心气盛,厥气上冲也。大凡邪气袭于人之经也,随各经而名之,袭于肾为肾气,袭于膀胱,为膀胱气,袭于小肠,为小肠气。肾与膀胱相为表里,其气通于外肾,系于睾丸,此三经与厥阴互相联络,而又俱在下部,与冲任督诸脉会也。戴人亦曰,肾之穴十,而言疝者五。丹溪乃言与肾绝无相干。绝之一字,未细考尔,实相须也。凡久立过内则伤肾,劳力远行则伤筋,肾伤则膀胱虚,筋伤则肝气弱,一有所伤风寒湿邪,乘虚而袭入于肾,则脬囊肿,小腹痛,而足冷,舌本强,此肾经受病之候。入于肝,则先从阴器冷痛,上抵胠胁、唇青足厥。甚则舌卷囊缩,此肝经受病之候也。膀胱乃胞之室,《素问·骨空论篇》曰:任脉起于中极之下,以上毛际,循腹里上关元,自胞上过带脉,贯脐而上。故任脉位病,男子内结七疝,或指膀胱气者,以此也。又冲脉为病,逆气里急,督脉起少腹以下,骨中央。女子入系廷孔,其孔溺孔之端也。其络绕阴器,合篡间,绕篡后,别绕臀至少阴。其男子循茎下至篡,与女子等,其少腹直上者,贯脐中央,上贯心,此生病,从少腹上冲心而痛,不得前后为冲疝。注曰:冲任督皆奇经,一源而三歧,都与肾肝会也,由是考之。各有所本,匪谬也。惟肝肾居多,肾不得无相干,肝不得独主疝,从可知矣。揣戴人意,若独属之肝,则东方实,为有余,有余者泻之,庶可以行生平所长之技也。师者诚能体认不谬,则通塞一适其宜。丹溪,戴人不多让矣。

挟虚者,当用参术为君,佐以疏导之药。其脉豁大,按之无力者虚也,又按之不定者,亦属虚,必用桂枝、山栀子炒过,乌头细切炒过,为末,以姜汁糊为丸,每服三四十丸,姜汤下,大能劫痛。食积与死血成痛者,栀子、桃仁、山楂、枳实、吴茱萸并炒,以生姜汁、顺流水煎汤,调服。一方加茴香、附子。

戴元礼曰:木肾者,心火下降,则肾水不患乎不温,真阳下行,则肾水不患乎不和,安有所谓木强者哉。夫憔嗜欲内戕,肾家虚惫,故阴阳不相交,水火不相济,而沉寒、痼冷凝滞,胀大作痛,顽痹结硬,不可纯用燥热,当温散温利以逐其邪。邪气内消,荣卫沉转,盎如寒谷春回,盖有不疾而速,不行而至之妙矣。

橘核散 单止痛,此盖湿热,因寒郁而发。用栀子仁以除湿热,用乌头以散寒郁,况二药皆下行之药。而乌头又为栀子所引,其行尤速,不使胃中停留也。

橘核 桃仁 栀子 川乌炒 吴茱萸 水煎服。

又方　劫痛

乌头细切，炒　栀子仁炒，等分

为末，或加，或减，白汤丸服亦可。

积疝方

山楂炒，一两　茴香炒　柴胡炒，各三钱　牡丹皮一钱

酒糊丸，如梧子大，盐汤下六十丸。

又方　治疝痛。

山楂炒，四两　枳壳炒　茴香炒　山栀子仁炒，各二两　牡丹皮　柴胡　桃仁炒　大茴炒，各一两　吴茱萸五钱

酒糊丸，盐酒吞下五十丸。

又方　治疝痛。

苍术盐炒　香附盐炒　黄柏酒炒，为君　青皮　玄胡索　益智　桃仁为臣　茴香为佐　大附子盐炒　甘草为使

水煎服，一痛过，更不再作矣。

一人有疝，腹内有块，每块痛作疝痛止，疝痛作块痛止。

三棱　莪术醋煮　神曲炒　姜黄　南星各一两　山楂二两　木香　沉香　香附各三钱　黄连吴茱萸同炒，去茱萸用净黄连，五钱　桃仁　萝卜子　山栀仁　枳核炒，各五钱

姜汁蒸饼糊为丸。

治小肠气及木肾偏坠。

黑丑一斤，用猪尿胞装满，以线缝口，好酒，米醋各一碗，于砂锅内煮干为度，取出黑丑，用青红娘子各十九枚，于铁锅内炒嫩，去青红娘子，将黑丑研，取头末四两，另入猪苓、泽泻细末各二两，醋糊为丸，梧子大，每服三十丸，空心，盐酒送下，不可多服，多服令人头眩。如头眩，可服黑锡丹。

《元戎》**加味五苓散**　治膀胱蕴热，湿热乘，阴囊肿痛，大小便不利。方见“前阴门”。

复元通气散

舶上茴香　川山甲　蛤粉炒，各二两　陈皮　玄胡索　黑丑炒末　甘草炒，各一两　木香一两半

为末，每一大钱，食前热酒调服。

《宝鉴》控引睾丸，小肠病结，上而不下，痛引心臆。

茴香炒　川楝子炒　食茱萸　陈皮　马蔺花醋炒，各一两　芫花醋炒，五钱

醋糊为丸，梧子大，每十丸至二十丸，空心，温酒下。

《三因》**大乌头桂枝汤**　治风寒疝气，腹中刺痛，手足不仁，身体拘急，不得转侧，或致阴缩。

大乌头五枚，去皮尖，蜜煎过，洗切　桂心　白芍各三钱　甘草一钱

每服四钱，姜枣煎服。

《局方》**夺命散**　远年近日小肠疝气，偏坠搐痛，脐下撮痛，闷乱，外肾肿硬，日渐滋长，阴间湿痒，搔成疮。

吴茱萸净，一斤四两，用酒醋汤、童便各浸一宿，焙干　泽泻二两

酒糊为丸，梧子大，每五十丸，空心，盐汤下。

葫芦巴　小肠气，蟠肠气，奔豚疝气，偏坠阴肿，小腹有形如卵，上下来去，痛不可忍。或

绞结绕脐,攻刺呕吐者。

葫芦巴炒,一斤　巴戟炒,六两　川楝子炒,一斤二两　川乌泡,去皮,六两　茴香炒,二十两　吴茱萸汤洗七次,十两

酒糊为丸,梧子大,每二十丸,空心,酒下。

戴人禹功散

黑丑头末,四两　茴香炒,一两

为末,以生姜自然汁调一二钱,临睡服,或加白术一两。

茴香楝实丸　治明疝痛不可忍,及小肠气痛。

川楝子炒　茴香炒　青皮　陈皮　芫花醋炒　山茱萸　食茱萸　吴茱萸　马蔺花各等分

醋糊丸,梧子大,温酒下三十丸。

天台乌药散　治小肠疝气,牵引脐腹疼痛。

乌药　木香　茴香炒　青皮　良姜炒,各五钱　槟榔二枚　川楝子十枚　巴豆七十粒

上先以巴豆微打破,同川楝、麸皮炒黑,去巴豆麸皮不用外,余药同为末,每用一钱,酒调下,甚者姜汤下亦可。

《济生》**葵子汤**　膀胱实热,腹胀,小便不通,口舌干燥。

赤茯苓　猪苓　葵子　枳实　瞿麦　车前子　木通　黄芩　滑石　甘草各等分

每五钱,入姜煎,空心服。

《局方》**蟠葱散**　治寒疝、气疝,冲心疼痛。

玄胡索　苍术　甘草各半斤　茯苓　蓬术　三棱　青皮各六两　丁皮　砂仁　槟榔各四两　桂　干姜各二两

每服二钱,入连须葱一茎,水煎,食前服。

《金匮》**当归生姜羊肉汤**　寒疝腹中痛,及胁痛里急。

当归三两　生姜五两　羊肉一斤

水八升,煮三升,温服七合,日三服。如寒多加生姜,呕者加陈皮二两,白术一两。

蜘蛛散　治阴狐疝气,偏有大小,时时上下。

蜘蛛十四枚,熬　肉桂五钱,一云五分

为末,取八分,米饮调服,或蜜丸服亦可。王海藏凡用以黑大者,去头足,研如膏,入药中,乃效,炒黑不妙。

东垣**丁香楝实丸**　男子七疝,痛不可忍,妇人瘕聚带下,皆任脉所主阴经也,乃肾肝受病,故治法同。

当归　附子炮　川楝子　茴香炒,各二两

好酒三升,同煮尽为度,焙干,作细末,每一两入丁香、木香、玄胡末各五钱,全蝎十三枚,后四味末,入在同药末内和匀,酒糊丸,梧子大,每三十丸加至百丸,空心,温酒下。

熨法　盐半斤,炒极热,以旧绵包,熨脐腹痛处。

又方　葱白研碎一握,置脐中,上用熨斗熨之,或以艾于上灸之尤妙。

海藻溃坚丸　治木肾如斗,结硬如石。

海藻　昆布　川楝肉　吴茱萸汤泡,各一两　木香　青皮　小茴　荔枝核炒　玄胡索炒　肉桂各五钱　海带　橘核炒　桃仁麸炒,去皮尖,各一两　木通七钱

酒糊为丸,梧子大,每六十丸,空心盐酒任下。

㿗疝,大如升斗者是也,惟大不痛。丹溪谓非痛断房事、厚味不可,用药惟促其寿。若苍

术、神曲、白芷、半夏、山楂、枳实皆要药，人视其为浅鄙，以启慢心，又不能断欲，以爱护其根者，非徒无益，而又补其害者多矣。且其药宜随时令寒温，更按君臣佐使加减。大抵癞属湿多。

苍术　神曲　白芷散水　山楂　川芎　枳实　南星　半夏

神曲糊为丸。有热加山栀一两，坚硬加朴硝五钱，秋冬加吴茱萸二钱半。

又方　治癞疝。

南星　山楂　苍术各二两　白芷　半夏　枳核　神曲各一两　海藻　昆布各五钱　玄明粉　吴茱萸各二钱　酒糊丸。

治木肾不痛方。

南星　半夏　黄柏酒洗　苍术盐炒　枳实　山楂　白芷　神曲炒　滑石炒　吴茱萸　昆布

酒糊丸，空心盐汤下。一方加枸杞子。

治偏坠初生，川山甲、茴香为末，酒送下，干物压之。

洁古**海蛤丸**　治癞疝，从小便中利出恶物。

海蛤醋淬三次　海金沙　腻粉　硼砂　川归各一钱　海藻　粉霜各五分　水蛭二十一条，炒　青黛　滑石　乳香各一钱　朱砂二钱　地龙二十一条，盐水洗去泥

上用盐煮，面糊为丸。小豆大，朱砂为衣，每十丸，灯心汤空心服之，小便下冷脓恶物乃效。却以黄连、紫河车、板蓝根各二钱，煎汤漱口以固牙。一方去板蓝根加贯众。

王海藏**地黄膏子**　男女妇人脐下奔豚气块，小腹疼痛，阴肿控睾而痛，上冲心腹不可忍者。

血竭　沉香　木香　人参　广莪炮　玄胡索　蛤蚧　川归　川芎　续断　白术　川楝子炒　全蝎　茴香炒　柴胡　没药　吴茱萸

已上分两，随症加减用之。气多者加青皮，血多者加肉桂。为末，地黄膏子为丸，梧子大，空心，温酒下二十丸、日加一丸至三十丸。

《本事方》**念珠丸**　膀胱疝气，外肾肿痛不可忍。昔有人货此药，治疝如神。一日货数千丸，一国医，多与金而得之，用果良验。

乳香　硇砂飞，各三钱，为末　黄蜡一两

熔化，分作一百单八丸，以线穿之，露一宿，次日用蛤粉为衣，旋取用乳香汤送下。

丹溪治郑子敬酒后饮水及水果，肾偏大，时作蛙声，或作痛。炒枳实一两，盐炒茴香，炒栀子各三钱，研，煎汤送下保和丸。又一人膀胱气下坠如蛙声，臭橘核炒十枚、桃仁二十枚，萝卜汁下保和丸七十丸。

一人年三十，左肾核肿痛，此饮食中湿坠下成热，以臭橘核五枚，桃仁七枚，细研，顺流水一盏，煎沸汤，热下保和丸。

丹溪治木肾，以水晶蒲桃叶、野紫苏叶、苍耳叶，浓煎汤薰洗。

一方　治水癞偏大，上下不定，疼痛不止。

牡蛎不拘多少，盐泥固济，炭三斤，煅令火尽，冷取出二两，加干姜一两，焙为细末。二味和匀，以冷水调涂病处，小便大利而愈。

又方　玄胡索盐炒　全蝎

为末，每二钱，温酒调下。

雄矾散　治阴肿大如斗，核痛。

雄黄一两　白矾二两　甘草五钱

水煎，先薰后洗效。

治偏坠　一人核肿痛甚，二子不分，大如升，遍医不效，以此治除根，松江甚神此方。

牡丹皮二两　苍术粉泔浸三日，盐水拌炒，六钱　荔枝核炒，一两　山楂一两半　橘核炒，七钱　山栀仁去皮，以吴茱萸汤炒三两

神曲糊丸，梧子大，空心，白汤下五十丸。

解钳丸　治小肠气及膀胱气，横弦竖弦，木肾偏坠，下部诸疝气痛。

木鳖子二两，净去浊，用木通二两，切碎同炒焦黑色，去木通　茴香二两，用斑蝥二十一枚，去头翅足，同炒香熟，去斑蝥　黑丑二两，用萝卜子二两，略研碎，同炒香熟，去罗卜子　半夏二两，用薜荔二两，向阳者，锉碎，同炒黄色，去薜荔　补骨脂二两，用猪苓二两，锉碎，同炒去猪苓

酒糊丸，梧子大，空心服三十丸，炒姜盐灯心酒下，下午后、临睡各一服。

五妙丸　治一切下部气，速效如神。

黑丑　补骨脂　川楝肉各一两，用地龙一两，同三件炒，去地龙　半夏一两，用猪苓一两同炒，去猪苓不用　茴香一两，用斑蝥十四枚，同炒，去斑蝥不用　丁香二分，用土狗十枚，同妙，去土狗　玄胡索一两，炒

酒糊丸，梧子大，每服十丸，加至十五丸，空心盐酒送下。

乳姜汤　治寒疝气上冲，中脘筑痛。

乳香末二钱　生姜自然汁二钱

水一大盏，同煎三五沸，通口服，一服效。

香术丸　寒湿成疝，肾肿疼痛。

苍术半斤，米泔水浸一宿，晒干，用生姜半斤，葱白四两，捣炒苍术干，去葱姜不用　茴香半斤，用生姜汁四两，浸一二宿，后用盐炒干　吴茱萸汤，泡炒，四两

上末，捣葱白成膏，为丸，梧子大，每五十丸，空心温酒或盐汤下。

又方　治诸疝痛，及心痛，临发时服。

海石、香附，为末，姜汁调下。

一人患疝，因服热药多，以致小便不通，后用五苓散，分三帖，每加连须葱一根，麝香少许，盐五分，煎服，连进三服，其夜下黑汁二升，脐下遂宽，续用硇砂丸，数日痊愈。

---

[1]空心服　此下原有“辰砂妙香散方在妇人门”10字。今删。

[2]癃闭遗溺不禁辨　原在“秘结门”之末。校本同。今移此。

[3]紧炉之方　能使女性阴道变紧的方药

[4]列七疝图于左　原图今删。

医钞类编

清·翁藻[原著]

[说明]

《医钞类编》,清·翁藻撰于道光十年(1830)。综合类医著。24卷。翁藻,字稼江,武宁(今属江西)人,另著有《伤寒总括》。《医钞类编》是翁氏在广收泛集历代名著的基础上,分门别类而成。卷1为运气要诀、经穴图考、奇经八脉;卷2为脉要、名医杂著、名医方论、医门八法、六经定法、伤寒总论等;卷3至22为内、外、妇、儿等各科证治;卷23、24为本草。该书泌尿男科学内容主要集中于卷14。

本次据清·道光十年奉新许氏刊本为底本,清·光绪二十年奉氏重刊本为主校本进行整理。

遗溺门

论遗溺之证

《经》云:督脉生病,为遗溺。又云:肝所生病,为遗溺。盖因二经循阴器,系廷孔,病则荣卫不至,气血失常,莫能约束水道之窍,故遗失不禁也。

论遗溺由三焦气虚

《原病式》云:热甚客于肾部,干于足厥阴之经,廷孔菀结极甚,而气血不能宣通,则痿痹;神无所用,故津液渗入膀胱而旋溺,遗失不能收禁也。其言可谓得《经》旨矣。然《经》复言"膀胱不约为遗尿";又,手太阴之别,名曰列缺,其病虚则欠䫲,小便遗数。由是观之,则又不独病在阴器廷孔而已,内由三焦决渎之失常也。三焦虚则膀胱虚,故不约也。肺从上焦,通调水道,下输膀胱,肾又上连肺,两脏是子母也,母虚子亦虚,此上中下三焦气虚,皆足以致遗溺矣。总之,肺与膀胱两经,实为总司。肺虚者,为上虚,当补气;膀胱虚,为下虚,当涩脱。更有睡则遗尿,皆责之虚。所以小儿脬气未固,老人下元不足,多有此证。在小儿,多夹热;老人,多夹寒。此又宜辨也。

论遗溺不禁为失守之候

张景岳曰:遗溺证有自遗者,睡中而遗失也;有不禁者,以气门不固,频数不能禁也;有气脱于上,下焦不约而遗失不觉者,此失守之候也。《经》云:水泉不止者,是膀胱不藏也。仲景云:下焦竭则遗溺失便,其气不能自禁制。此之谓也。

膀胱虚寒轻者,为遗尿;重者,为不禁不知而尿,谓之遗;知而不能固,谓之不禁。

论尿床之证

巢氏云:小便乃水液之余,从膀胱经入于胞。夜卧则阳气衰伏,不能制于阴,所以虚气独发于眠睡中,不觉尿出也。戴氏云:睡着遗溺,此亦下元虚冷,小便无禁而然。宜大菟丝子丸后见,猪尿脬炙碎,煎汤送下。

论心肾气虚传送失度之证

薛立斋曰:人之漩溺,赖心肾二气之所传送。盖心与小肠为表里,肾与膀胱为表里,若心肾气亏,传送失度,故有遗溺之证,宜温暖下元,清心寡欲。

内热遗溺证治

刘河间曰:热甚,廷孔菀结,神无所用,不能收禁,故遗溺不觉。脉洪大者,宜黄柏、知母、牡牛膝为君;青皮、甘草为臣;木香、肉桂少许,反佐之。

上虚遗溺证治

东垣曰：小便遗失者，肺金虚也，宜安卧养气，禁劳役，以补中气，倍黄芪补之。补之不愈，当责有热，以本方加黄柏、生地、麦冬之类以清之；若由精气不输于脾，不归于肺者，以补中益气汤主之。

下虚遗溺色如米泔证治

《经》云：水泉不止者，是膀胱不藏也。仲景云：下焦竭，则溺失便，其气不能自禁制。不须治，久则愈。又云：下焦不归，则遗溺，宜桑螵蛸、鸡膍胵之类，便如稠米泔色，由劳心伤肾得之，宜桑螵蛸散见“癃闭”。

喜极伤心小便无度证治

喜极伤心，心与小肠为表里，以致小便多，日夜无度，宜分清饮见浊、四七汤见后，各半帖和煎，仍以辰砂妙香散见“遗精”吞菟丝子丸见后，或以八味丸去附子加五味。

邪火妄动小便不禁治法

王节斋曰：小便不禁，或频数，古方多以为寒，而用温涩之药，殊不知属热者多。盖膀胱火邪妄动，水不得宁，故不能禁而频数也。又，老人而频数，是膀胱血少，阳火偏旺。治法：当补膀胱阴血，泄火邪为主，而佐以收涩之剂，如牡蛎、山药、五味子之类，不可独用。病本属热，故宜泄火；因水不足，故火动而致便数。小便既多，水益虚矣，故宜补血。补血兴水，治其本也；收之涩之，治其标也。

小便不禁治本肺肾之法

张景岳曰：小便不禁，古方多用固涩，此固宜然。然固涩之剂，不过固其门户，此亦治标之意而非水源之道也。盖小水虽利于肾，而肾上连肺，肺气无权，则肾水终不得摄。故治水者，必须治肺，而兼及于肾，宜以参、芪、归、术、桂、附、干姜之属，然后相机加固涩以为佐，庶得治本之道。否则，徒归狂澜终无益也。

肾气火衰小便不禁治案

李士才云：张士泽夫人患饮食不进，小便不禁，余曰：六脉沉迟，水泉不藏，是无火也。投以八味丸料，兼进六君子加益智仁、肉桂，数剂而安。

肝肾伏热小便不禁治案

曾医文学俞元倩忧积,经旬小便不禁,医者以固脬补肾之剂投之,凡一月而转甚。余曰:六脉举之则软,按之则坚,此肝肾之阴有伏热也,用牡丹皮、白茯苓各二钱,苦参八分,甘草梢六分,黄连一钱,煎成调黄鸡肠与服六剂而安。又治一人,肝有郁热,患小便不禁,予以龙胆泻肝汤加黄鸡肠服之,四剂即止,更以四君子加黄山栀,数服全愈。

遗溺门方

四味肉苁蓉丸 治禀赋虚弱,便遗数不禁。

熟地 五味子 肉苁蓉洗酒 菟丝子酒制

共为末,酒煮山药糊丸,空心盐汤下。

集要四神丸 治禀赋虚弱,小便频数不禁。

五味子 菟丝饼 熟地黄 肉苁蓉

共为末,酒煮山药糊丸,空心盐汤下。

椒附丸 治小肠虚冷,小腹痛,小便数而清白。

椒仁炒 附子炮 龙骨 桑螵蛸炙 山茱萸 鹿茸酒蒸,焙

等分为末,酒糊丸,空心盐汤下。

小安肾丸 治肾气虚乏,下元冷惫,夜多漩溺,体瘦神倦,腰膝沉重,泄泻肠鸣,眼目昏暗,牙齿蛀痛等证。

川楝子一斤,用香附子、川乌各一斤,加盐四两,水四斤,同煮干,去香附、川乌不用,取川楝子切焙 小茴十二两 熟地八两 川椒四两,去闭目者,微炒出汗

共为末,酒糊丸,空心盐汤或酒下。

二气丹 《局方》治虚寒积冷,小便不禁。

硫黄制,细研 肉桂各二钱半 干姜 朱砂另研为衣各二钱 附子制半两

共为末,麦糊丸,空心盐汤下。

家韭子丸 《三因》治少长遗溺,阳气衰败,小便白浊,夜梦遗精。

家韭子炒,六两 鹿茸酥炙,四两 牛膝酒洗 肉苁蓉酒浸 熟地 当归各二两 菟丝子酒煮 巴戟肉各一两半 杜仲炒 石斛 桂心 干姜炮,各一两

共为末,酒湖丸,食前温酒、盐汤任下。

大菟丝子丸 局方治肾虚气损,五劳七伤时有盗汗、小便滑数。

菟丝子酒制 鹿茸酥炙 肉桂 附子炮 石龙芮即胡椒菜,去土 泽泻各一两 熟地 川牛膝酒浸 枣皮 杜仲炒 茯苓 肉苁蓉酒浸,焙 续断 石斛 补骨脂 防风 毕拨 茴香炒 巴戟肉 铁沉香各三两 川芎 五味 桑螵蛸 覆盆子各五钱

共为末,酒糊丸,空心盐汤下。

茴香益智丸 《心统》治老人阳虚失禁,及房劳伤肾,遗溺。

小茴盐炒 益智仁炒 故纸酒炒 川乌炮 乌药

等分为末,山药糊丸,盐汤下。

鹿茸散　治肾虚腰脐冷痛，夜遗小便。

鹿茸酥　乌贼鱼骨[1]微炙，各二两　白芍　当归　桑寄生　龙骨另研　人参各一两　桑螵蛸一两半，劈破，炙黄

为末每一钱酒下。

鹿角霜丸　治小便不禁，上热下虚寒之证。

用鹿茸角带顶骨者，不拘多少，锯作挺子，长三寸，洗净，用水浸，夏三冬五，同水入锅内煮之，水干添温汤，日夜不绝火，候角酥糜为度，轻漉出，用刀刮去皮，如雪白，放筛子上，候自干，微火焙之。其汁慢火熬成膏，候角干，研炒膏为末，酒糊丸，桐子大，每服三四十丸，空心温酒、盐汤任下。

鸡肠散　治内热遗溺不觉。

黄鸡肠雄者四具，切破洗净，炙令黄　肉苁蓉酒浸，切焙　黄连　苦参　赤石脂另研　白石脂另研，各五两

共为细末，每三钱，酒下。此河间所谓"热甚廷孔菀结，神无所用，不能收禁"者也。

白薇散　治证同上。

白薇　白蔹　白芍

等分为末，每二钱，粥饮调下。

固脬丸　治遗尿不觉，小便不禁。

菟丝子制　茴香　桑螵蛸　附子炮　戎盐

共为末，酒煮糊丸，空心米饮下。

牡蛎丸　治滑脱，小便不禁。

牡蛎白者，三两，入瓦罐，盐泥固济，炭五斤，煅半日取出，研细　赤石脂三两，捣碎，醋拌湿，于铁铫内慢火炒令干，各研如细粉

酒糊丸，空心盐汤下。

巩堤丸　景岳治命门火衰，小便不禁。

熟地　菟丝子酒熬　白术　五味　益智仁酒炒　故纸酒炒　熟附子　茯苓　家韭子

共为末，山药糊丸，空心滚汤或温酒下。

益智散　治小儿睡中遗尿，膀胱虚寒。

益智仁盐水炒　故纸盐水炒　白苓酒炒

共为末，每服一钱，淡盐汤下。虚寒甚者，加肉桂、附子、龙骨。

简便方

《千金方》治遗尿，小便不禁，用鸡膍胵一具，并肠洗净，烧灰。男用雌，女用雄，为细末，每二钱，空心温酒调服。

又方　羊脬一具，盛水贮令满，紧扎蒸熟，取水顿服之。

又方　通用薏苡仁盐炒，煎服。

遗精门

总论

《经》曰：两精相搏，合而成形，常先身生是谓精。此通言一身主宰之精也。又曰：五脏者，主藏精者也，伤则失守。又曰：肾者，主水，受五脏六腑之精而藏之。又[2]谓：食气入胃，散精于五脏。又，水饮自脾肺输肾，水精四布，五精并行。此水谷日生之精也。若饮食之精过一脏，有邪则其脏之食味化之不全，不得入于元精，并脏而竟泄出。一脏之精神伤之甚者，则必害其心肾之精神也。《经》曰：怵惕思虑者则伤神，神伤则恐惧，流淫而不止。又曰：恐惧不解则伤精，精伤则骨痠痿厥，精时自下。盖思虑怵惕，伤其神，则火动不止，肾水恐惧之志并矣。恐甚不解则伤肾，肾伤则五脏六腑所输至之精，皆不得藏而自下矣。

五脏泄精论

《准绳》云：病之初起，亦有不在肝肾而在心肺，脾胃之不足者，然必传于肝肾而精乃脱也。又曰：心肾是水火之脏，法天地施化生成之道，故藏精神，为五脏之宗主，治法：独肾泄者，治其肾；由他脏而致肾之泄者，则两治之在他脏；自泄者，治其本脏，必察四属，以求其治。大抵自心而泄者，则血脉空虚、舌纵不收；自肺泄者，皮槁毛焦、喘急不利；自脾而泄者，色黄肉消、四肢懈怠；自肝而泄者，筋痿色青；自肾而泄者，色黑髓空而骨堕，即脉亦可辨也。

遗精之证有九论

张景岳曰：遗精之证有九，凡所注恋而梦遗者，此精为神动也；其因在心，有欲事不遂而梦遗者，此精失其位也；其因在肾有劳倦即遗者，此筋力不胜肝脾之气弱也；有思虑过度而遗者，此中气不足，心脾之虚陷也；有因湿热下流，或相火妄动而遗者，此脾肾之火不清也；有无故滑而不禁者，此下元虚，肺肾不固也；有素禀不足而精滑者，此先天元气之薄也；有久服冷利之剂，致元阳失守而滑泄者，此误药也；有壮年气盛，久节房欲而遗者，此满而溢也。然心主神，肺主气，脾主湿，肝主疏泄，肾主闭藏，五藏皆有所主，当各求其所因也。

收心养性不为物惑论

朱丹溪曰：主闭藏者，肾也；司疏泄者，肝也。二藏皆有相火，而其系上属于心。心君，火也，为物所惑，则易于动心，动则相火翕然随之。虽不交会，精亦暗流而渗漏矣。所以圣贤只是教人收心养性，其旨深矣。

用心过度遗精证治

戴氏云：遗精之证，有因用心过度，心不摄肾，以致失精者，远志丸后见；有读书用心过度者，二火俱起，夜不得睡，血不归肝肾，水不足，火乘阴虚，入客下焦，鼓其精房，则精不得聚。

藏而欲走，卧间玉茎但着被与腿，犹厥气客之，故作接内之梦。交接脱精，悬空则不梦。饮食日减，倦怠少气，治宜上补心安神，中调脾胃，升举其阳，下用益智、生阴、固阳之剂可愈。

色欲不遂遗精证治

有因色欲不遂，致精[3]位而出者，四七汤[4]吞青州白丸子[5]初虞世者，治精滑不禁，用此丸辰砂为衣，妙效，甚者耳闻目见，其精即出，名曰白淫，荆公妙香散见后。或用妙香散见后吞玉花白丹见后。

色欲太过遗精证治

有色欲太过，下元虚惫，泄滑不禁者，宜正元饮[6]。加牡蛎粉，肉苁蓉各五钱，吞养正丹[7]。或灵砂丹[8]，仍佐以鹿茸丸见“淋”、大菟丝子丸见“遗溺”、无比山药丸[9]、固真丸见后。

精滑不禁证治

滑泄或小便后出多，不可禁者，或不小便而自出，或茎中出而痒痛，常如欲小便，并宜先用妙香散，吞玉华白丹，佐以威喜丸俱见后，或分清饮见“浊”绵裹龙骨同煎，或分清饮半帖，加五倍子、牡蛎、茯苓、五味子各五分煎；精滑不禁，金锁固精丸，金樱膏俱见后；肾虚者，七宝美髯丹[10]。

自汗头眩泄精证治

凡病精泄不禁、自汗、头眩、虚极，或寒或热，用补涩之药不效，其脉浮软而散，盖非虚也，亦非房室过度，此无他：目有所觎、心有所慕，意有所乐，欲想方兴不遂所欲，而致斯疾。既以补药固涩不效，将何治之？缘心有爱，则神不归；意有想，则志不宁，当先[11]和荣卫，荣卫和则心安；次调其脾，脾气和则志定，心肾交媾，精神内守，其病自愈。法用人参三钱，当归酒洗一钱，为末，作三服，糯米饮调服，服毕，自汗止而寒热退；头眩未除，川芎三钱，人参一钱，为末，作三服，沸汤调，头眩遂瘥；精不禁者，白芍五钱，丁香、木香各三钱，剉散，每服五钱半，生姜五片，枣二枚，煎空心服，即心安神定，精固神悦矣。

梦遗证治

《准绳》云：五脏六腑皆有精，肾则受而藏之，其不梦而遗者，心肾之伤居多；梦而后遗者，相火之强为害也。《经》曰：厥阴客于阴器，则梦接内。盖阴器者，宗筋之所系也，厥阴主筋，故诸筋皆统属于厥阴也。肾为阴，主藏精；肝为阳，主疏泄。阴器乃泄精之窍，是故肾之阴虚，则精不藏；肝之阳强相火强，则气不固。若遇阴邪客于其窍，与肝之相火、强阳相感，则成梦而精脱出矣。若思欲甚，精已客于阴器，至卧故成梦而泄，但梦者因其阳虚而得之。故精脱之后，其气未能平复，未免形体衰惫，不比平人接内之气，一二时便可复也。治法从他脏而起，则以初感，病者为本，肝肾聚病外为标；若由肝肾二脏自得者，独治肝肾；若阴阳离决，水火不交通者，则既济之阴阳不相抱负者，则因而和之。阳虚者，补其气；阴虚者，益其血；阳强者，泻其火。火有正治反治，从多从少，随其所利。

梦遗菀滞证治

娄全善云：详古治梦遗方，属菀滞者，居其下半，庸医不知其菀，但用涩剂固脱，愈涩愈菀，其病反甚。常有少腹气冲上，每日腰热，卯作酉凉，腰热作则手足冷，前阴无气，腰热退则前阴气耕，手足温。又，旦多下气，暮多噫，时振。隔一、二旬必遗，脉且弦滑而下午洪大，是知其有菀结滞也。先用沉香和中丸即滚痰丸[12]大下之，次用加减八物汤见后，吞滋肾丸见"癃闭"百粒，继用导赤散[13]大剂煎服。或与涩药反甚，先宜神芎导水丸[14]大下之，却以猪苓丸见后服之。丹溪尝治精滑梦遗便浊与试倒仓法而安，于此见梦遗属菀滞者多矣。

经络有热梦遗证治

戴氏云：失精禁泄，亦有经络热而得者。若以虚冷用热药，则精愈失，清心丸见后最良。大智禅师云：梦遗不可全作虚冷，有病此而至夜脊心热，用珍珠粉丸、猪苓丸俱见后，遗止终服紫雪[15]，春热始除。又脉洪腰热，遗精，用滚痰丸[16]下之，导赤散[17]治其火而愈，于此知身有热而遗者，皆热退也。

心经有火梦遗证治

徐东皋曰：梦遗因心经有火，神思不宁，所以梦与人交而精泄，当用清心、安神、温胆等剂，加生地黄[18]、人参、远志、茯神、枣仁、羚羊角之类；有自遗者，乃气虚而下脱；有因热而流通者，当分虚实，用八物汤[19]加龙骨、牡蛎、樗根皮之类。

积热痰火遗滑证治

叶氏云：遗滑之证，余屡见人多作肾虚，而用补涩之药无效，殊不知脾胃湿热所乘。肾虽藏精，其精本于脾胃饮食生化而输于肾。若脾胃受伤，湿热内菀，使中气淆而不清，则所输皆浊气，邪火扰动，水不得而安静，故遗滑也，宜苍术二陈汤见"浊"加黄柏、升麻、柴胡，俾清气升，浊气降而脾胃健运，遗滑自止矣。

水火不济证治

凡肾水欲升而沃心，心火欲降而滋肾，则坎离既济，阴阳协和，火不炎上，则神自清；水不渗下，则精自固。若水火不济，精神恍惚，头目昏眩，阳道痿弱，阴湿多汗，遗沥失精，脾胃虚怯，心神不宁者，宜既济固真丹见后。

精血不足脾胃虚寒证治

精极少气，梦遗泄精，目视不明，龟鹿二仙膏；精血不足，而遗泄者，虎潜丸加龙骨；脾胃虚寒，遗精白浊，还少丹；脏腑气虚，磁石丸；虚劳遗精，面肿垢黑，羊肾丸[20]。

虚火阳强小便赤痛证治

脾肾虚火，阳强不屈，知柏八味汤[21]加柴胡、白芍；肝火流注，阴强不屈，龙胆泻肝汤[22]；阳旺阴衰，强中不收，四物汤[23]去川芎，加枸杞、牛膝、杜仲、黄柏、枣仁；遗精，小便赤痛，六味地黄汤[24]加滑石、麦冬、知母。

精脱证治

精脱一证，乃纵欲之人，或久旷者，与女交合，泄而不止，谓之走阳。其女须抱定，勿使阴茎出户，急呵热气于口中，从指捻住尾闾，即救矣。若女人惊而脱去，十有九死。急以童女接气，灌以大剂独参汤[25]，亦有活者。

治遗精八法

张景岳曰：治遗精之法：心火盛者，清心降火；相火盛者，壮水滋阴；气陷者，升举；滑泄者，固涩；湿热相乘者，分利；虚寒冷利，温补下元；元阳不足，精血两虚，专培根本，不可妄用苦寒；思虑劳倦，每触即遗者，当补心脾。

五倍子涩脱之法

娄全善云：曾治梦遗，用凤髓丹、秘真丸，及珍珠粉丸俱见后等药物，了无效，其泄仍不止，后用五倍子一两、茯苓二两，为丸服之，甚验。此则五倍子涩脱之功敏于龙骨、牡蛎也。

先肾治遗精五法

《经》曰：思想无穷，所愿不得，意淫于外，入房太甚，宗筋纵驰，发为白淫、梦遗等证。先肾治法有五：其一，心神浮越者，辰砂、磁石、龙骨之类镇之，镇固秘真丸见后；其二，思想结成痰饮，迷于心窍者，猪苓丸见后；其三，思想伤阴者，珍珠粉丸见后；心火旺盛，真阴亏损者，大凤髓丹见后；其四，思想伤阳者，鹿茸益精丸，又，大菟丝子丸见遗溺；其五，阴阳俱虚，珠砾粉丸见后、定志丸见后；丹溪治一形瘦人，便浊梦遗，作心虚治，用此愈。

气虚神动精滑治案

李士材云：余治顾以功，科试劳神，患精滑，小便后及梦寐间俱有遗失，自服金樱膏见后不效,问治于余。余曰:气虚神动,非远志丸见后不可,服十日减半,一月全愈。

湿热下干精脏治案

武科张宁之,禀质素强,纵饮无度,忍小便毕,有白精数点,自以为有余之疾,后来虽不小便时,有精出,觉头目眩晕。医者以固精涩脱之剂,治不见效,迎余治之。诊其六脉滑大,此因酒食湿热,下干精脏,遂以白术、茯苓、橘红、甘草、葛根、白蔻,加黄柏少许,两剂后即效,十日而康复如常。

色欲过度梦遗精滑治案

儒者钱用宝,色欲过度,梦遗精滑,先服清相火之剂,继服固涩之剂,俱不效。余以玉华白丹见后,浓煎人参汤,送下三钱,两服后稍固,兼进六味地黄丸[26],加莲须、芡实、远志、五味,一月而愈。

遗 精 门 方

桂枝龙骨牡蛎汤 《金匮》治下焦真阳与精血两虚,男子失精,女子梦交。

桂枝 生姜各二两,辛以润之 甘草一两 大枣十二枚,甘以补之 白芍三两,酸以收之 龙骨煅 牡蛎煅,各三两,涩以固之

水煎服。

镇固秘真丸 河间治心神浮越。

龙骨煅,研 砂仁五钱 诃子皮大者,五枚 硃砂一两,研细,留一分为衣

为末,麦糊丸,绿豆大,每一二十丸,温酒下。

猪苓丸 《本事》治思想结成痰饮,迷于心窍者。

半夏一两,破如豆大 猪苓末,二两半,将一半炒半夏色黄,不令焦,出火毒

取半夏为末,面糊丸,候干,更用前猪苓末一半同炒,微裂,入砂瓶内养之。于未申间,空心温酒、盐汤下三四十丸。半夏有利性而猪苓导水,盖肾闭,导气使通之也。许学士云:利导其痰也。

珍珠粉丸 洁古治思想伤阴。

黄柏皮新瓦上焙干 真蛤粉各一斤

为末,滴水丸。

法曰:阳盛乘阴,故精泄也。黄柏,降火;蛤粉,咸补肾阴。

鹿茸益精丸 《宝鉴》治思想伤阳。

鹿茸酥 桑螵蛸瓦焙 肉苁蓉 巴戟去心 菟丝子酒浸 杜仲去皮,姜汁炒 益志去壳 楝子去皮核,焙 禹馀粮酒煅,醋炒 当归 韭子微炒 赤石脂 故纸盐水炒 龙骨另研,各五钱 滴乳香一钱半

为末,酒煮糯米糊丸,桐子大,每服七十丸,空心白茯苓汤下。

定志丸 《局方》治阴阳俱虚。

人参一两 石菖蒲二两 白茯苓二两 远志二两

为末蜜丸，硃砂为衣，米饮下。

丹溪治一形瘦人便浊梦遗，作心虚治用。此而愈。按人参补心气，菖蒲开心窍，茯苓能交心气于肾，远志能通肾气于心，硃砂镇心兼热也。

既济固真丹　治水火不济，精神恍惚，头目昏眩，阳道痿弱，阴湿多汗，遗溺失精，脾胃虚怯，心肾不宁。

白茯苓　沉香　五味子炙　肉苁蓉酒浸，无真者，以鹿茸代之　附子炮　龙骨各一两　巴戟天去心　当归酒洗　川花椒去目，各五钱　柏子仁去壳，炒　酸枣仁炒　金铃子去壳，炒　菟丝子酒蒸　益智仁　补骨脂炒，各二两

为末，酒糊丸，盐酒下。

心肾丸　古人治水火不济，心下怔忡，夜多盗汗，便赤遗精。

牛膝酒浸　苁蓉酒浸　熟地　菟丝子酒煮　人参　炙芪　当归酒洗　山药炒　鹿茸酥炙　附子炮，去皮脐　茯神　五味子　龙骨煅　远志甘草汤浸，姜汁炒

共为末，酒煮麦糊丸，空心枣汤下。

金锁正元丹　治真气不足，遗精盗汗，目暗耳鸣，呼吸短气，四肢痠倦，一切虚损。

补骨脂十两，酒浸炒　肉苁蓉酒洗　紫巴戟去心　胡巴炒，各一斤　文蛤八两　茯苓六两　龙骨二两　硃砂三两，另研

共为末，酒糊丸，空心温酒、盐汤任下。

局方安肾丸　治肾经积冷，下元衰惫，目暗耳鸣，四肢无力，夜梦遗精，小便频数，脐腹撮痛，食少体瘦，神困健忘。常服壮元阳，益肾水。

肉桂去粗皮　川乌炮　白术　山药　茯苓　肉苁蓉酒浸，焙　巴戟天去心　故纸炒　萆薢　桃仁麦炒　石斛　白蒺藜炒，去刺

共为末，蜜丸，温酒或盐汤空心下。疝气，茴香汤下。肉桂，益阳消阴；川乌，峻补元阳；桃仁，降气暖肝；白蒺藜，补肾泻肺；巴戟，强阴益精；山药，健脾涩精；茯苓，益精助阳；苁蓉，峻补精血；石斛，除虚热，益精强阴；萆薢，补虚益精；白术，补脾温中；故纸，暖丹田，壮元阳也。

柏子养心丸　《集验》治劳心太过，神不守舍，合眼则梦，遗泄不常。

柏子仁研，以纸包压去油　茯神　枣仁　生地　当归　五味子　辰砂　犀角屑　甘草

共为末，蜜丸，金泊为衣，午后夜卧，各津嚼一丸。

人参丸　宁心益智，安神固精。

人参　茯苓　茯神　枣仁　远志　益智　牡蛎各五钱　硃砂二钱半

共为末，枣肉丸，白汤送下。

香苓散　治遗精白浊，精塞窍道。

山药姜汁炒　茯苓　茯神　远志去心炒　黄芪各一两　人参　桔梗　炙草各五钱　木香煨，二钱五　辰砂三钱，另研　麝香一钱，另研　猪苓　白术土炒　泽泻各八分　肉桂二钱

共为末，麦冬去心煎汤。

金樱膏　治虚劳遗精，白浊最妙。

金樱子经霜后采红熟者，去刺，切开去核，捣碎煮之，滤滓净汁用，熬成膏　人参　桑螵蛸新瓦焙燥　山药各二两　杜仲姜汁炒　益智仁各二两　薏苡仁　枸杞　山茱萸　枳实各四两　青盐二钱

上九味，用水同熬二次，去渣，熬成膏，将金樱膏对半和匀，空心白滚汤下，三四匙。

辰砂妙香散　王荆公治梦遗失精，惊悸菀精。

山药二两,姜汁炒　人参　黄芪　远志去心,炒　茯苓　茯神各一两　桔梗三钱　木香三钱半　甘草二钱　麝香一钱　辰砂二钱,另研

为末,每二钱酒下。

汪讱菴曰:山药,益阴清热,兼能涩精,故以为君;参、芪,以固其气,远志、二茯,以宁其神,神宁气固,则精自守其位矣,且二茯下行利水,又以泄肾中之邪火;桔梗,清肺散滞;木香,疏肝和脾;丹砂,镇心安魂;麝香,通窍解蒐,二药又能辟邪,亦所以治其邪感也。加甘草者,用以交和于中,犹黄婆之媒婴姹也。是方不用固涩之剂,但安神正气,使精与神气相依,而自固矣。以其安神利气,故亦治惊悸蒐结。

妙香散　治精滑梦遗。

人参　远志炒　茯苓　茯神　甘草　龙骨煅　益智仁　辰砂另研

水调下。

三仙丸　治梦泄。

益智仁二两,用盐二两炒,去盐　乌药两半,炒　山药二两,为末

打糊为丸,硃砂为衣,空心盐汤下。

坎离既济汤　《金鉴》治梦而治后遗,火强久旷。

地黄　黄柏　知母

水煎服。

凤髓丹　治火强久旷,梦遗胃弱,不宜苦寒者。

黄柏　甘草　砂仁

水煎服。

大凤髓丹　海藏治心炎旺盛,真阴虚损,肾精不固,易于施泄。

黄柏炒,二两　砂仁一两　甘草五钱　半夏炮　猪苓　茯苓　净莲花蕊　益智仁各二钱半

为末,芡实粉糊丸。

茯神汤　治欲心太炽,梦遗心悸。

茯神钱半　远志去心　酸枣仁炒,各二钱　石菖蒲　人参　白苓各一钱　黄连　生地各八分　当归酒洗一钱　生甘草四分　莲子七粒

槌碎煎。

清心丸　清心火,泻相火,安神定志,止梦泄。

生地四两,酒洗　丹参二两　川柏五钱　牡蛎　山药　枣仁炒　茯苓　茯神　麦冬各二两五钱　五味　车前仁　远志各一两

用金樱膏为丸,每服三钱,开水下。

经验秘真丹　治肾虚遗精,梦泄白浊。

菟丝制　韭子　破故纸炒　杜仲姜汁炒　干姜炒　龙骨　牡蛎煅　山茱萸　远志　赤石脂　枸杞　山药　覆盆子　巴戟肉　鹿角胶　柏子仁　金樱子取黄者,去刺核,取肉　川黄柏盐酒炒

共为末,蜜丸,空心姜盐汤下。

经验猪肚丸　止梦遗泄精,进饮食,健肢体。此药神应,瘦者服之自肥,莫测其理。

白术面炒,五两　苦参白者,三两　牡蛎左顾者,煅,四两

共为末,用雄猪肚一具,洗净,煮极烂,石臼捣如泥,和药再加猪肚汁,捣丸,日进三服,米

饮送下。

草仙丸　治精滑不痛。

沙苑蒺藜四两，酒炒　枣皮[27]　芡实　莲须　枸杞各二两　菟丝　续断　覆盆子　金樱子去核，各二两

共为细末，蜜丸。

金锁固精丸　治精泄不禁。

沙苑蒺藜炒　芡实蒸二两　龙骨醋炙一两　莲须三两　牡蛎盐水煮一日夜，煅粉，一两

共为末，莲子粉为糊丸，盐汤下。

秘精丸　治梦遗精滑。

白术　山药　茯苓　茯神　莲子肉去心，蒸，各二两　芡实四两　莲花须　牡蛎各一两五钱　黄柏五钱　车前子三两

共为末，金樱膏为丸，每早开水下。气虚者，加人参一两。按：有相火，必生湿热，则水不清，不清则不固，故本方以理脾导湿为先，湿去水清而精自止矣。治浊之法亦然。

九龙丸　丹溪治肾虚精滑。

金樱子　枸杞　山茱萸　莲蕊　莲肉　当归　熟地　白茯苓　芡实

共为末，酒糊丸，或酒盐汤下。

金锁丹　《本事》治梦泄遗精，关锁不固。

大茴　胡芦巴　破故纸炒　白龙骨煅，各一两　木香半两　胡桃肉三十个，研膏　羊肾三对，切开，用盐半两擦，炙熟捣膏

共为细末，和二膏加酒浸，蒸饼为丸，空心盐汤下。

玉锁丹　治玉门不关，遗精日久，如水之漏，不能关束者。

文蛤八两　龙骨一两　白苓二两

米糊丸，淡盐汤下。

水陆二仙丹　治精脱肾虚，梦遗白浊，与补阴药同用，甚有奇效。

金樱膏用金樱子，不拘多少，入粗麻布袋内，擦去刺，捣烂入水中，浸一、二宿，滤渣取汁，却入铜锅内，用文武火熬成膏，取起。以磁瓶收贮，听用　芡实一斤，蒸熟为粉

二味和匀为丸，空心盐汤下。

玉华白丹　《局方》清上实下，助养本元。最治二便不固，梦遗精滑等证。

钟乳粉炼成者，一两　白石脂净，瓦上煅红，研细末水飞　阳起石磁罐内煅令通红，取出酒淬，放阴地上令干，各半两　左顾牡蛎七钱，洗，用韭菜捣汁，盐泥固济，火煅取白者

上四味，各研令极细，拌匀，以糯米粉煮糊为丸，如芡实大。入地坑，出火毒一宿，每服一粒，空心浓煎人参汤，待冷送下。不湿不燥，可以久服，大补真元，最怯宿疾。妇人无妊者，当归、地黄，浸酒送下。凡服药后，以少少白粥压之，忌猪羊血、绿豆粉。

威喜丸　治元阳虚惫，精滑白浊，遗尿，及妇人血海久冷，淫带梦泄等症。

白茯苓去皮，四两，切块，同猪苓二钱五分于磁锅内煮二十余沸，取出晒干，不用猪苓　黄蜡四两

先以茯苓为末，溶[28]黄蜡，搜和为丸，空心细嚼，满口生津，徐徐咽服，以小便清为效，忌米醋。味之淡者，莫过于蜡，而淡之渗者，莫过于茯苓。盖淡者，天之阴，天气降则水生，水生则火有制。而又以猪苓煮茯苓者，降其降之速也。以蜡为丸者，欲其降之深也。

蟠桃果　景岳治精虚弱，补脾滋肾最佳。

芡实炒　莲肉去心　胶枣肉　熟地　胡桃肉去皮

上以猪腰子六个，掺大茴香蒸极熟，去筋，同药末捣成饼，每日服二个，空心用白汤或好酒一、二钟送下。此方人参、熟附子俱可，随宜加用。

秘元煎 景岳治遗精带浊。此方专主心脾。

远志 山药炒 芡实炒 枣仁炒 白术炒 茯苓 炙草 人参 金樱子去核 五味

水煎，食远服。有热者，加苦参。

固阴煎 景岳治阴虚滑泄，带浊遗淋，及经水因虚不固之证。此方专主脾肾。

人参 熟地 山药炒 山茱萸 远志 炙草 五味 菟丝子炒香

水煎，食远温服。

滋阴八物汤 治遗精菀滞，并悬痈。

当归 生地 白芍酒炒，亦有用赤芍药者 川芎 丹皮 花粉各一钱 泽泻五钱 甘草一钱 灯心五十寸

并服。便秘，加炙大黄。

简便方

阴茎强硬不屈，精流不止，名曰肾漏。用故纸、韭子各三钱，水煎服。若肝经伏火，口渴，加入知母、地骨皮。

遗精日久不止，用鱼胶四两，加入蛤粉，炒成珠，四两。故纸、枸杞五两，枣皮、芡实各半斤，龙眼肉为丸吞服。

遗精日久不痛，用川牛膝二两，火酒吃下即止。

滑脱精流，用赤石脂、干姜、胡椒为末，醋丸。

淋病门

淋病六种论

《巢氏病源论》谓膀胱与肾为表里，俱主水。水入小肠与胞，行于阴，为溲便也。若饮食不节，喜怒不时，虚实不调，脏腑不和，致肾虚而膀胱热。肾虚则小便数，膀胱热则水下涩数，而且涩则淋滴不宣，故谓之淋，其状小腹弦急，痛引于脐，分为六种。石淋，有如砂石，膀胱蓄热而成；劳淋，劳倦即发，多属脾虚；血淋，心主血，气通小肠，热甚则搏于血脉，血得热则流入胞中，与溲俱下；膏淋，滴下肥液，有若脂，又名肉淋；气淋，肺主气，气化不及，州都胞内气胀，小腹坚满，出少喜数，溺有余沥；冷淋，寒客下焦，邪正交争，满于胞内，水道不宜，先寒战，然后便数成淋，更有服金石药，入房太甚，致败精入胞中，及饮食痰积渗入者，则皆成淋也。

胞移热于膀胱论

《准绳》云：肺者，通调水道，脾胃消水谷，或在表，在上，在中。凡有热，则水液皆热，转输而下，然后膀胱得之而热矣。且小肠是心之府，主热者也。其水必自小肠渗入膀胱，胞中诸热　应于心者，其小肠必热，胞受其热。《经》谓“胞移热于膀胱，则癃溺血”是也。

论气血膏石四淋多属湿热之病

《汇参》云：气、血、膏、石四淋，多属热甚生湿，则水液浑浊而为淋。若冷气滞于膀胱而作淋者，十不一二也。

《心悟》云：淋者，小便数，不得疏通，溺已而痛者也。大抵由膀胱湿热所致。

治淋大法

张子和曰：石淋，乃肝经移热于胞中，日久煎熬成石，非肾与小肠病。

大法：治淋宜通气清心，平火利湿，不宜用补，恐湿热得补增剧也。牛膝，淋证要药，血淋尤宜用之，牡[29]牛膝亦可。又有中气不足，致小便不利者，宜补中益气汤。《经》所谓“气化则能出”是也，忌用淋药通之。

论牛膝为治淋圣药

《千金》云：牛膝以酒煮服，治小便淋痛。《肘后方》用牛膝根、茎、叶，亦以酒煮服，治溺秘，茎中痛欲死，及妇人血结坚痛，如神。盖牛膝治淋之圣药也。但虚人当用补剂监制之耳。

气淋证治

气壅不通、脐下妨闷疼痛，石苇散、瞿麦汤俱见后；阴阳壅滞，木香顺气散[30]气虚淋，八珍汤[31]，加牡牛膝、黄芩煎服，或补中益气汤[32]；老人气虚淋，参术中加木香、栀仁；老人淋，痛闷之极，藕蜜煎见后。

血淋证治

戴氏：血淋一证，须看血色，分冷热。血鲜者，心与小肠实热；色瘀者，肾与膀胱虚冷。《准绳》曰：亦有热极而血凝黑者，未可概以为冷也，宜三生益元散、小蓟饮子俱见后；淋滴出血，疼痛难忍，犀角地黄汤[33]；血虚淋，六味加侧柏叶、车前仁、白芍，或人参汤下益元散[34]。

膏淋证治

戴氏云：有似淋非淋，小便色如米泔，或便中有如鼻涕之状，此精溺俱出，精塞溺道，故便欲出不能而痛，此即膏淋也，萆薢分清饮见浊病、大菟丝子丸见遗溺，鹿茸丸《济生》、菟丝子丸俱见后。

沙石淋证治

沙石淋，乃膀胱蓄热而成，正如汤饼，久在火中，底结白碱，而不能去，宜清彻积热，使水道通，则沙石出而愈，神效琥珀散、如圣散俱见后。

石淋证治

石淋，乃小便时沙石下塞，痛不可忍，水道不通，其气上攻，头痛面肿，重则肢节俱肿，其石大者如梅核，坚硬如有棱角，小者惟碎石相结，宜取石方、石燕丸俱见后、益元散[35]加琥珀末。

劳淋证治

劳淋，有脾劳、肾带之别，多思多虑，负重远行，应酬纷纭者，劳于脾也，补中益气汤[36]与五苓散[37]分进；专因思虑者，归脾汤[38]，或辰砂妙香散吞威喜丸俱见遗精；强力入房，施泄无度，劳于肾也，宜主地黄丸见后，或六味地黄汤[39]，加莲须、芡实、龙骨、牡蛎。

冷淋证治

戴氏：冷淋，多是肾虚，进冷剂愈甚者，八味丸[40]加牛膝，有服五苓散等药不效者，用《济生》鹿茸丸见后即愈；如下元虚冷，血色黯黑，面色枯白，尺脉沉迟，《金匮》肾气丸[41]见消渴并宜。汉椒根，不拘医本，剉碎不拘多少，白水煎，候冷进。

热淋痰淋证治

淋病，小便涩痛，常急欲溺，及下焦点滴，茎中痛，不可忍，生料五苓散[42]，加阿胶或车

前子末，或五苓散、益元散[43]和服，并可吞火府丹见癃闭；心经蕴热，以导赤散[44]；膀胱有热，淋滴不宣，或尿如豆汁，石苇散见后；热极成淋，服药不效者，宜五苓散去桂，加木通、滑石、灯心、瞿麦穗等分，仍研麦冬草连根、车前草、白龙草，各自然汁和蜜水调服；诸淋疼痛，不可忍，宜八正散见后；热淋及血淋，肺有菀热绝其生化，龙脑鸡苏丸[45]。

败精流注证治

《心悟》云：有过服金石热药，败精流注，转而为淋者；有老人阴已痿，而思色以降其精，则精不出而内败，以致大小便牵痛如淋，宜用萆薢饮见浊病去黄柏加菟丝子、远志，导去其精，然后用六味地黄丸[46]补之，方为有益。

诸淋病治法

赵氏曰：肝主小便。若肝经血虚，用四物、山栀；小便涩滞，或茎中作痛，属肝经湿热，用龙胆泻肝散[47]；小便频数，或劳而益甚，脾气虚弱，用补中益气汤[48]加山药、五味；小便无，淋沥不禁，乃阴挺痿痺也，用六味地黄丸[49]；小便涩滞，或补而益甚，乃膀胱结热也，用五淋散见后；脾肺燥热，不能生化也，黄芩清肺饮见闭癃；阴痿思色，精不出，茎道涩痛，如淋，用加减八味丸[50]加车前、牛膝；若老人精竭复耗，大小便牵痛如淋，亦用前法，温之如不应，急加附子，

多有生者。

小便痛痒治法

小便疼痛，白芍药丸见后、六味地黄丸、八珍汤[51]、四物汤[52]、清心莲子饮见浊病俱可选用，小便艰涩如淋，不痛而痒者，虚证也，宜八味丸[53]、济生鹿茸丸见后。

小儿病淋用蒸饼三物丸治案

《爱竹谈薮》云：宋宁宗幼时病淋，日夜凡三百起，孙琳用蒸饼、大蒜、淡豆豉三物捣丸，令以温水下三十丸。曰：今日进三服，当减三分[54]之一，明日亦然，三日病除。已而果然。赐以千缗。或问其说，琳曰：小儿何缘有淋？只是水道不利，三物皆能通利故耳。

淋病门方

五淋散　治膀胱有热，水道不通，淋沥不止，脐腹急痛，或尿如豆汁，或如砂石，膏淋尿血，并皆治之。

茵陈　淡竹叶　木通　滑石　甘草　栀子炒　赤芍　赤苓

水煎，食前服。

八正散　治心经蕴热，脏腑秘结，小便赤涩，淋闭不能，及血淋等证。

车前仁　木通　滑石飞　山栀　大黄煨　瞿麦　萹蓄　甘草

加灯心，水煎温服。

小温金散　治心肾虚热，小便赤白淋沥或不时，自汗等证。

人参　莲肉去心　巴戟　益知仁　炙芪　麦冬去心　赤茯苓　萆薢酒浸，炒　炙草

加灯心、枣煎。

琥珀散　治气淋、血淋、膏淋、沙淋。

滑石　琥珀　木通　萹蓄　木香　当归　郁金

共为末，水调服。萹蓄，苦能下降，利便通淋；琥珀，能降肺气，通于膀胱；木通，能泻心火，入于小肠；当归，能引血归经血淋，由于血乱也；木香，能升降诸气气淋，由于气滞也；郁金，能凉心，散肝下气，破血。盖诸淋由于心肝火盛也，大法郁金、琥珀，开郁；青皮、木香，行气；蒲黄、牛膝，破血；黄柏、生地，滋阴。东垣云：小腹痛，用青皮疏肝，黄柏滋肾。盖小腹、小便，乃肝肾部位也。

琥珀散　治五淋涩痛，小便有脓血。

琥珀　海金砂　没药　蒲黄炒

等分为末，通草汤调服。海金砂，甘寒淡渗，除小肠、膀胱血分湿热，治五淋茎痛；没药，散血止痛；蒲黄，炒黑能止血也。

海金砂散　治小便淋沥作痛，宜清利者。

海金砂　香附酒炒　川芎酒炒　赤茯苓酒炒　滑石飞　泽泻炒　陈石苇焙　槟榔炒，各二钱五分

共为细末，每服钱，淡盐汤调下。

石苇散 《局方》治膀胱有热，淋沥不宣，或尿如豆汁，或出砂石。

石苇去毛 白芍 白术 滑石 冬葵子 木通 瞿麦各三两 当归 炙草 王不留行各一两

为末，每二钱小麦汤调下。一方有白茅根、芒硝、赤芍、木香，无白芍、白术、当归、王不留行。石苇，甘寒，清肺金，以滋化源，通膀胱，而利水道，淋家要药；王不留行，甘苦，性行，定痛利便。

参苓琥珀散 《金鉴》治小便淋，茎中痛不可忍，和引胁下痛。

人参五分 茯苓四分 琥珀 泽泻 柴胡 当归梢各三分 元胡索七分 川楝肉炒 甘草各一钱

水煎。

沉香散 治气淋，脐下妨闷，小便大痛。

沉香 石苇去毛 滑石 当归 瞿麦 王不留行 葵子 赤芍 白术 炙草

为末，大麦汤空心调服，以利为度。

假苏散 治气淋。

荆芥 陈皮 香附 麦芽炒 瞿麦 木通 赤苓各等分

为末，每服三钱，开水下。

瞿麦汤 治气壅不通，脐下妨闷疼痛。

瞿麦穗 大黄蒸 黄连 枳壳炒 当归酒焙 羌活 木通 牵牛取头末 延胡索 大腹皮 桔梗 射干一两半 桂心五钱

每四钱，姜煎。

萆薢饮 治膏淋并治诸淋。

萆薢三钱 蛤粉研细 石苇 车前仁 茯苓各一钱五分 灯心十二节 莲心 菖蒲 黄柏各八分

水煎服。

鹿角霜丸 《三因》治膏淋。

鹿角霜 白苓 秋石

等分，为末，糊丸，米饮下。

大沉香散 治膏淋，脐下妨闷。

沉香 陈皮 黄芪 瞿麦 榆白皮 韭子炒 滑石 黄芩 炙草

共为末，食前米饮调服。

沉香丸 治膏淋。

沉香 肉苁蓉酒浸焙 荆芥 磁石煅，醋焠七次 黄芪 滑石

共为末，蜜丸，温酒送下。

海金砂散 治膏淋。

海金砂 滑石 甘草

共为末，灯心汤送下。

《济生》鹿茸丸 治膏淋。

川牛膝酒浸 鹿茸酥炙 五味子炙，各二两 石斛去根 棘刺 山药 杜仲盐水炒 阳起石煅 巴戟去心乌豆汁拌蒸 菟丝子酒蒸 川楝肉炒 附子炮[55] 磁珀另研 槟榔 枳壳 桑螵蛸炒 官桂

共为末，木通汤调服。

肉苁蓉丸 治冷淋。

肉苁蓉酒蒸焙 熟地黄酒煮杵膏 石斛去根 牛膝酒浸焙 官桂去皮 槟榔 附子炮 山药炒 黄芪 黄连去须 细辛 炙草

为末，蜜丸酒下。

生地四物汤 治血淋。

生地 川芎 白芍 红花 桃仁 花蕊石

水煎服。

生地益元散 治一切血证。

侧柏叶 生藕节 生车前草

等分捣汁，调益元散即滑石、甘草服。侧柏，养阴清心；藕节，解热消瘀。

小蓟饮子 治血淋。因心热伤于血分，热气搏入于胞，日久则血尿同出，遂成血淋。

通草 滑石 竹叶 归身 小蓟 栀子 甘草 生地 蒲黄 藕节

水煎服。

汪切菴曰：小蓟，破瘀生新，养精血，退热补虚，治下结热；藕节，散瘀；生地，凉血；蒲黄，炒黑止血；木通，通降心肺之火，下达小肠；栀子，散三焦郁火，由小便出；竹叶，凉心而清肺；滑石，泻热而滑窍；当归，引血归经；甘草，调中和气也。

羚羊角散 治血淋热结。

羚角屑 栀仁炒 冬葵子炒，各一两 青箱子 红花 麦冬去心 大青 大黄炒，各三钱

每三钱煎服。羚角，泄心肝邪热，治瘀滞恶血；青箱子，苦寒袪热；大青，咸寒，解心肾热毒。

发灰散 治血淋，小便出血如尿。

乱发烧灰 麝香少许

和匀，每一钱米醋温酒调下。

地髓汤 治死血作淋，痛不可忍；五淋小便不通，茎中痛甚欲死。

牛膝不拘多少，捶碎

煎浓汁，去渣温服。

代抵当汤 治血淋。

生地 当归 赤芍各一两 川芎 五灵脂各七钱五分 大黄酒蒸，一两五钱

共为末，砂糖丸，每服三钱，开水下。

四汁饮 治小便赤涩疼痛。

葡萄 生藕 生地黄各取汁 白蜜各五合

和匀，每一盏慢火熬沸，不拘时温服。

藕蜜煎 《养老书》治"老人淋痛门"之治。

藕汁 白蜜各五合 生地汁一升

和匀，微火煎令如饧，空心含半匙，渐渐下，忌热食炙肉。此方亦治血淋。

琥珀珍珠散 治小便浑浊淋沥。

琥珀 珍珠 郁金 王不留行 当归 滑石 海金砂 石苇 甘草节各等分 硃砂减半

共为细末，每服二钱，空心，竹淡叶、灯心汤送下。

白芍药丸 治小便疼痛，脚气，腿腕生疮，及阴气虚，下元痿弱，咳嗽。益肝脾血分。

熟地 白芍 当归 鹿茸各一两

蜜丸，阿胶汤下。

简便方

诸淋疼痛不可忍，用大萝卜，切，一指掌厚，四五片，以白蜜二两，浸少时，安净铁铲上，慢火炙干，再蘸再炙，番覆炙令香软，不可焦炙，待蜜尽为度，候温细嚼，以盐汤一盏送下，立效。

血淋痛胀欲死，用发灰二钱，藕汁调服，三日愈。

又方 用小儿胎发烧灰，加琥珀末、灯心汤调服。

石淋 用石首鱼脑骨十个，火煅，滑石二钱，琥珀三分，为细末，每一钱用木通煎汤，空心调下。

又方 用鳖甲酥炙，全脆，为细末，每匙酒调服，当下砂石。

浊病门

浊病在精窍论

《准绳》云：溺与精，所出之道不同。淋病在溺道，浊病在精窍。今患浊者，虽便时茎中如刀割火灼，而溺自清，惟窍端时有秽物如疮脓，目眵淋漓不断，初与便溺不相混滥，犹河中之济焉，至易辨也。每见时医以淋法治之，五苓、八正，杂投不已，而增剧者，不可胜数。盖由精败而腐者，十之八[56]九；由湿热流注与虚者，十之一二耳。

精与浊，所出之窍不同。便浊者，肝胆之火也；精浊，乃精气滑出，不便自然。此肾水不足，淫火熏蒸，故精离其位也。

赤白浊论

李士材曰：丹溪以赤属血，为心虚有热，由思虑而得；白属气，为肾有寒，由嗜欲而得。亦非确论。总之，心动于欲，肾伤于色，或强忍房事，或多服淫方，败精流滥，乃为白浊。虚滑者，血不及变，乃为赤浊；挟寒，则脉来沉迟，小便清白；挟热，则口渴便赤，脉必滑数。有胃中湿痰流注者；有属虚劳者；有因伏暑者；有稠粘如胶，涩痛异常，精塞窍道者；有思想太过，精败下焦者，此其大略也。其余五脏之伤，六淫之变，难以枚举，临证之顷，慎毋轻忽。

戴氏云：精者，血之所化，有浊去太多，精化不及，赤未变白，故成赤浊，此虚之甚也。所以少年天癸不至，强力行房，所泄半精半血，湿痰流注，宜燥中宫之湿。赤者，湿伤血也。

赤白不可概定寒热论

《金鉴》云：赤多属热，亦有浊带日久，精竭阳虚，不及化白，而属寒者。白多属寒，亦有败精湿热酿成，腐化变白，而属热者，不可概以赤白论寒热也。

治浊权衡轻重论

朱丹溪曰：巢氏论白浊者，由劳伤肾，肾气虚冷故也。自是历代方论宗其说，不惟白浊之理不明，所治之法亦误，《原病式》因举《内经》谓“诸病水液浑浊，皆属于热”，言天气热则水浑浊，寒则清洁，水体清，火体浊，可谓发圣人之旨，以正千载之误矣！余尝闻先生论赤白浊，多因湿热下流膀胱而成，即《灵枢》所谓“中气不足，溲便为之变”是也。必先补中气，使升举之，而治分其脏腑气血，赤白虚实以治。与夫其他邪热所伤者，固在泻热补虚。设肾气虚甚，或火热亢极者，则不宜峻用寒凉之剂，必以反佐治之要，在权衡轻重而已。

小便黄赤不可概从火治论

张景岳曰：便浊证，有赤白之分，有精溺之辨。赤者，多由于火；白者，寒热俱有之。由精而为浊者，其动在心肾；由溺而为浊者，其病在膀胱、肝肾。赤浊者，小水赤涩，或以劳倦过伤，或以久病，或因酒色耗伤真阴，或过服寒凉，愈服愈赤，愈见短少而无痛涩。此系水亏液涸，宜温补下元，使其气化水，必有清澈。不可因小便黄赤，概从火治。

虚寒白浊证治

肾虚白浊，水陆二仙丹；阳气衰惫白浊，家韭子丸见遗溺；白浊虚寒，及阳虚上攻头痛，喘嗽痰壅，气逆，黑锡丹[57]；脏腑气虚，茎弱阴痿，遗精白浊，磁石丸[58]；虚劳白浊，六味丸[59]加莲须、芡实、菟丝、五味、龙骨、牡蛎，甚者，鹿茸、肉苁蓉类；心虚白浊，四君子汤[60]加远志肉；思虑伤脾白浊，归脾汤[61]；脾胃虚弱，补中益气汤[62]加砂仁、益智；本方加肉杜、青皮，亦治白浊。

久浊不愈伏暑赤浊证

小便赤浊，诸药不效，香苓散见遗精，辰砂妙香散合五苓散，以天冬、麦冬去心，煎汤调服一钱，日三服；心经伏暑赤浊，四苓汤[63]加香薷、麦冬、人参、石莲肉。

赤浊燥热证治

赤溺下浊亦赤，口渴，时发热者，辰砂妙香散见遗精吞灵砂丹[64]，或清心莲子饮见后；发热不退，口燥舌干之甚者，此乃精亏内燥，肾枯不润，四物汤[65]吞元兔丹即茯菟丹，见后，和加减八味丸[66]，久服乃效。《准绳》曰：既燥热如此，而用药无一凉，补濡润之剂，非其治也。曷若以生干地、麦冬、五味盐炒、黄柏、淡竹叶、地骨皮之类先治之。

停浊如泔下淀如泥证治

小便如常，停久方浊，可出即如米泔，此有伤食者，宜消导分科，分清饮见后加茯苓五分，下小菟丝子丸[67]，未效；四七汤[68]吞青州白丸子[69]，及辰砂香散见遗精吞茯菟丹见后。如白浊甚，下淀如泥，或稠粘如胶，频溺而涩痛异常，此非是热淋，不可作淋治，乃精塞窍结，宜香苓散[70]吞加减八味丸[71]、小菟丝子丸，或萆薢分清饮俱注前。

治浊清心固脾之法

白浊之在溺者，其色如泔浆，凡肥甘酒醴，辛热炙煿，皆能致之。此湿热之由内生者也。又有炎热湿蒸，主客时令之气，侵及脏腑者，亦能致浊，此湿热之由以入者也。其浊在精者，必由相火妄动，淫欲逆精，以致精离其位，不能闭藏，源流相继淫溢而下，移热膀胱，则溺孔涩痛，清浊并至。此白浊之有热者也。有热者，当辨心肾而清之；无热者，当求脾肾而固之举之。治法无出于此。

治浊补肾利水导湿理脾之法

《医学心悟》云：浊之因，有二种：一、由肾虚败精流注；一、由湿热渗入膀胱。肾气虚，补肾之中，必兼利水，盖肾经有二窍，溺窍开则精窍闭也；湿热者，导湿之中，必兼理脾，盖土旺则能胜湿，且土坚凝，则水自澄清也。

龙火虚火精瘀白浊治案

李士材云：郡候李易齐，患白浊，服五苓散[72]，数剂无功。余诊之，两尺大而涩，是龙火虚炎，精瘀窍道，用牛膝、茯苓、川柏、麦冬、山药、远志、细辛、甘草，十剂而安。

淋浊门方

清心莲子饮

人参　黄芪各三钱　炙草二钱　地骨皮二钱　柴胡二钱　黄芩　麦冬各二钱　赤茯苓三钱　车前仁二钱　石莲肉三钱，即老莲肉，市中水莲不可用

水煎空心服。一方加远志、石菖蒲。发热，加薄荷、柴胡，再加山甲珠，极妙。

汪讱菴曰：参芪、甘草，所以补阳虚而泻火，助气化而达州都；骨皮，退肝肾之虚热；柴胡，散肝胆之火邪；黄芩、麦冬，清热于心肺之上焦；茯苓、车前，利湿于膀胱下焦；石莲，以清心火而交心肾，则诸证悉退也。

萆薢分清饮　杨氏治肾虚有寒，真元不固，白浊膏淋。

川萆薢　乌药　益智仁　石菖蒲等分　甘草梢半钱

每四钱，入盐煎。一方加茯苓。

浊痛门方

史国信曰：若欲兴阳，先滋筋力；若欲便清，先分肝火。益智，本脾药而兼入心肾，固肾气而散结；菖蒲，开九窍而通心；草梢，达茎中而止痛，使湿热去而心肾通，则气化行而淋浊止矣。此以疏泄而为禁止者也。

大茴香丸 治白浊出髓条。

大茴香 酸枣仁炒 破故纸炒 左顾牡蛎砂锅内慢火煅暴为粉 白术 人参 益智仁等分

青盐、酒糊丸,盐酒下。

治浊固本丸 治肾中湿热,渗入膀胱,下浊不止。

黄连炒,二两 黄柏一两 茯苓二两 猪苓二两 半夏姜制 砂仁 益智仁各一两 甘草炙,三两 莲须二两

共为末,滴水丸。

汪讱菴曰:精浊,多由湿热与痰。黄连、黄柏,泻心肾之火而清热;茯苓、猪苓,利湿;半夏,除痰湿热,多由于菀滞;砂仁、益智仁,辛湿利气,又能固肾强脾,既以散留滞之气,且稍济连柏之寒;甘草,和中补土;莲须,涩以固其脱也。

苍白二陈汤 治湿痰流注,发为白浊。

苍术糠炒 白术土炒 橘红 法半 茯苓 甘草 姜三片

煎服。

茯菟丹 治三消渴利神药,禁止遗浊。

菟丝子酒浸通软,乘湿研干,另取末十两 五味子另为末,净,八两 白苓去皮 干莲肉各三两

上为末,另碾干山药末六两,将所浸菟丝,余酒添酒煮山药糊,搜和为丸。白浊,空心茯苓汤下;赤浊,灯心汤下,遗精,盐汤下;消渴,米饮下。

汪讱菴曰:菟丝,辛甘和平,强阴抑阳,能治精寒淋浊;五味,滋肾生津;石莲,清心止浊;山药,健脾利湿,皆涩精固气之品;茯苓,能通心气于肾,利小便而不走气,取其淡渗,于补正中能泻肾邪。

珍珠粉丸 《金鉴》治白浊属湿热者。

黑姜 黄柏炒 滑石 青黛 神曲炒 椿皮炒 蛤粉

为末,水丸。

半夏丸 治湿痰流注、白浊,神效。

半夏 猪苓

等分为末,神曲糊丸。即猪苓丸,服法各别。

锁精丸 《局方》治白浊、白带、小便频数。

破故纸 青盐 白苓 五味

酒糊丸,温酒下。

《济生》固精丸 治下元虚损,白浊如脂。

牡蛎 菟丝酒浸 韭子炒 龙骨煅 北五味炒 白苓 桑螵蛸酒炙 白石脂煅

各等分,酒糊丸,空心盐汤下。

瑞莲丸 治思虑伤心,便下赤浊。

白茯苓去皮 干莲肉炒 龙骨生用 远志去骨 天门冬去心 麦冬去心 柏子仁炒 紫石英火煅,研细 酸枣仁炒 当归酒蒸 龙齿各一两 乳香五钱

蜜丸,朱砂为衣,枣汤下。

远志丸 治赤浊如神。

远志八两,甘草水煮去心 白茯神去皮木 益智仁各二两

酒煮,麦糊为丸,枣汤下。

金箔丸 治思想无穷,入房太甚,宗筋驰纵,发为白淫。

原蚕蛾　破故纸炒　韭子炒　牛膝酒浸　肉苁蓉酒洗　龙骨　山茱萸　菟丝子酒浸

等分为末，蜜丸，金箔为衣，空心盐汤下。

地黄丸　治心肾水火不交，或因酒色过度，遂至浊甚，谓之土淫。

熟地十两，九蒸九晒　菟丝子酒浸　鹿角霜各五分　白茯苓　柏子仁各三两　附子炮，一两

共为细末，另用鹿角胶五两，煮糊为丸，空心盐汤下。

脾有虚热，而肾水不足，故土邪干水。先贤有言：夏则土燥而水浊，冬则土坚而水清。此其理也。医者往往峻补，其疾反甚，此方中和，使水火既济，而土自坚，其流清矣。

滴地成霜方　治虚惫之甚，便浊滴地成霜。

干莲肉去心　干藕节　龙骨　远志去心，各一两　白矾枯　灵砂各二钱半

糊丸，白汤下。

疝气门

疝气本源任脉论

赵以德曰：疝病本为睾丸之证立名，然《内经》以疝名者，痛也。有腹中脏腑之痛，一以疝名，为心疝、肺疝、五脏风疝之类，而任脉是疝病之本源，各经是疝病之支流。任脉内含结固不化之阴，上击脏俯，则为腹中之疝，下入厥阴，会于阴器，则为睾丸之疝。若诸经受邪，不与任脉相干，则不名为疝矣。若夫巢氏所叙七疝，曰厥、癥、寒、气、盘、附、狼者，张戴人非之曰：此俗工所立谬名也。凡疝者，非肝木受邪，则肝木自甚也。由是于阴疝之中，亦立七疝之名，曰寒疝、水疝、筋疝、血疝、气疝、狐疝、癫疝，宜以去湿热之药下之。诸疝下去之后，可调则调，可补则补，其论如此。盖因力辨阴器是属厥阴部分，与小肠、膀胱、肾，了不相干，所以不及任脉。论治亦然。因病在下，必先下之，更不问虚弱，下之有不旋踵之祸，岂待下后始补而可回其生乎！学者当因其已明，益其未至，然后为善。

疝病左右分气血论

李士材曰：疝气一证，寒则多痛，热则多纵，湿则肿坠，虚者亦肿坠。在血分者，不移；在气分者，多动。盖睾丸有二，左丸属水，水生肝木，木生心火，三部皆司血，统纳左之血者，肝也；右丸属火，火生脾土，土生肺金，三部皆司气，统纳右之气者，肺也。是以诸寒收引，则血涩而归肝，下注于左丸；诸气膹郁，则湿聚而归肺，下注于右丸。且睾丸所给之地，非尽由厥阴而太阴、阳明之经，赤入络也。故患左丸者，痛多肿少；患右丸者，痛少肿多，此确然者耳。

《金鉴》云：疝病，凡在左边阴丸，属血分；凡在右边阴丸，属气分。寒则收引而痛甚，热则纵驰而痛微，湿则肿而重，亦肿坠，但轻轻然而不痛也。

疝病危证论

丹溪云：疝病之证，或小腹作痛，上连胁肋，甚则搐搦，反张咬牙，战掉冷汗交流，须臾不救。疝病虚甚，上为呕逆，下有遗精者，危；逆气长嘘，停酸燥闷，甚至呕吐，最为恶候。盖脾不济，肾水上乘，二便闭涩，肾汁、胃汁，皆自口出，大概不救。

疝病本肾治在于肝论

赵之弼曰：疝本于肾，而治在于肝者，何也？盖肾之二子，名曰睾丸，寄肾所生，属于肝，而不属于肾也。又谓囊在肾底，属于肝，亦不属于肾也。若论梦遗、精滑，此肾病也；便溺、赤白，此膀胱之病也；尿管疼闭，此小肠之病也。凡遇肾子之病，当从乎肝；治阴茎之病，亦从乎肝；治阴囊之病，当从乎脾；治精道有病，当从乎肾。治此治法之所当知者也。

治疝必先治气论

张景岳曰：治疝必先治气，故曰疝气。盖寒有寒气，热有热气，湿有湿气，逆有逆气。气在阳分，则有气中之气；气在阴分，则有血中之气。气实者，宜破气；气虚者，宜补气；逆者宜调，必于诸证之中，兼用气药。

子和七疝证治

寒疝，其状囊冷，结硬如石，阴茎不举，或连控睾丸而痛，得于坐卧湿地，或冬月涉水，或雨雪风冷，时使内过劳，宜以温补下之，当归四逆汤、川苦楝散、木香楝子散之类；水疝，其关肾囊肿痛，或状如水晶，阴汗时出，或囊痒，搔出黄水，或小腹按之作水声，大小便不通，湿菀为热而胀秘也，得之醉后使内，湿热乘肾，虚而下流，或汗出而遇风寒湿之义，聚于囊中，故水多令人为卒疝，宜以逐水之剂下之，禹攻散见后，或三化神佑丸[73]；筋疝，即瘕疝，其状阴囊肿胀，或瘷或脓，或痛而里急，筋缩，或茎中痛，痛极则痒，或挺纵不收，或白物如精，随泄而下得于房劳，及邪术所致，宜以降心火之药下之，栀附汤见后，或加桃仁、枳实之类；血疝，即癀癃疝，其状如黄瓜，在小腹两旁，横骨两端约中，俗云便痈，得于春夏重感大燠，劳于使内，气血流溢，渗入脬囊，留而不去，结成痈肿，脓多血少，宜以和血之剂下之，桃仁、元胡、茯苓、白术、山楂、枳壳、橘核、荔枝、甘草等分为末服，小府不通，加味通心散见后，甚者桃仁承气汤[74]；气疝，其状上连肾区，下及阴囊，或因号笑忿怒，则气菀乏而胀，号怒罢则气散，宜以散气之剂下之，荡疝丸见后；狐疝，其状如瓦，卧则入小腹，行立则出小腹，入囊中，狐则昼出穴而溺；夜入穴而不溺，此疝出入、上下、往来，正与狐相类，亦与气疝大同小异，宜以逐风流经之药下之，蜘蛛散见后；癞疝，其状阴囊肿附，如升如斗，不痛不痒，得之地气，卑湿所生，故江淮之间，多有此疾，宜以去湿之药下之，南星、山楂、苍术各二两，白芷、半夏、枳实、神曲各一两，海藻、昆布各五钱，元明粉、吴茱萸各二钱，酒糊丸。

丹溪曰：非痛断房事与戒厚味不可，用药若苍术、神曲、白芷、山楂、川芎、枳实、半夏皆要药，宜随时月寒热，更按君臣佐使加减，大抵癞疝属湿多，前药除湿，有热加山栀；坚硬，加朴硝；秋冬，加吴茱萸。

刘宗厚曰：按子和所论，病本经络之原，至为详尽，但七疝名固不同，治法当异，然俱用攻下之法，愚窃疑焉。惟钱仲阳亦曰“肝为相火，有泻无补”，丹溪有曰“肝只是有余，肾只是不足”。夫厥阴一经受证，宜通勿塞固宜，亦当视其浅深而行之可也，况有邪气客于膀胱、小肠之经者！若于少阴肾经，则宜通勿塞之法，可例用乎？

湿热内菀发疝证治

朱丹溪曰：疝病自《素问》而下，皆以为经络得寒，收引不行而作痛，世有寒而无疝者，必有说以通之，因思此病始于湿热在经，菀遏至久，又感外寒，湿热被菀而作痛也，其初致湿热之故。盖大劳则火起于筋，醉饱则火起于胃，房劳则火起于肾，大怒则火起于肝，火菀之久，湿气便盛，浊液凝聚，并入血隧，流于厥阴。肝属木，性急速，火性又暴烈，为寒所束，宜其痛甚而暴也。

方用：枳实剉九个，麸炒　桃仁十四个，炒　山栀仁九个，炒　山楂四粒，炒　吴茱萸七粒，炒　生姜如指大。

六味同擂碎，取顺流水一钟，煎微沸。带渣服。

如湿胜癞疝者，加荔枝核；如痛甚者，加大茴盐炒，二钱；如痛处可按者，加薄桂少许，为丸。

方用山栀二两　山楂四两，炒　枳实炒　茴香炒，各二两　柴胡　丹皮　八角茴香炒，各一两　桃仁　吴茱萸各五钱。

酒糊丸，盐汤下。

以上诸方，吴茱萸，入厥阴气也，温肝逐寒；山栀仁，泻三焦火热，由膀胱出；枳实，行气破瘀；桃仁，活血通经；山楂肉，散瘀磨积；茴香，散寒暖胃；丹皮，泻火；荔枝，双结形，类睾丸，能入肝肾，辟寒散滞，故假之以为使也。

虚疝证治

朱丹溪曰：疝亦有挟虚而发者，其脉不甚沉紧，而豁大无力者是也。然其痛亦轻，惟觉重坠牵引耳、当以参术为君，疏导药佐之。盖疏导药，即桃仁、山楂、栀仁、枳实、吴茱萸、川楝子、元胡、木香、丁香之类是也。有因服凉药数日，遂病脐腹下大痛，与姜附等剂虽稍疏；痛不已，随本方倍芍药，服之即愈。

寒疝证治

蔡氏云：《内经》诸疝，有寒有热，然初病之邪，寒湿为多，故古方多用湿散。《发明》云：七疝，痛不可忍，皆任脉所主阴经也，乃肝肾受病，治阖同归于一，丁香楝实丸见后、沉香桂附丸[75]；寒疝，绕脐痛，若发则自汗出，手足厥冷，其脉沉弦者，大乌头煎[76]；寒疝精虚，附桂八味丸[77]加茴香、枸杞。

肾疝证治

脐下撮急疼痛，并脐下通身一遭皆急痛，小便频数而清，其五脉急洪，或缓涩沉，按之皆虚，独肾脉按之急，虚而无力，丁香疝气丸见后。

心疝冲疝证治

《经》曰:心脉微滑为心疝。心脉搏滑急,为心疝,小腹当有形也。心为牡脏,小肠为之使,故曰:小腹当有形也,及冲疝气上冲心,二便不利,木香散;心痛,肢体虚冷,广莪煮散见后。

阳明湿热小腹闷痛证治

阳明受湿热,传入大肠,发热恶寒,小腹连毛际间闷痛不可忍,用栀仁、桃仁、枳实俱炒、山楂,等分同研,入生姜汁半合,水一盏,汤起煎令沸,热服。

五苓散加行气药治疝之法

《辨疑录》云:治疝者,每用五苓散加行气之药获效者,多按药性。猪苓、泽泻,分理阴阳,以和心与小肠之气;白术,调脾,并利腰脐间湿,及死血;茯苓,淡利膀胱水;桂,能伐肝邪;茴香,善治小肠之气;金铃子、橘核,去膀胱之气;槟榔,下气;少加木通,以导引小肠之邪,屡用屡验。

诸疝证治

凡病疝,不问何证,通宜生料五积散[78]。每两入盐炒,吴茱,茴香各一钱,葱白五寸,姜三片,煎服。未效,大痛,攻刺不已,阴缩,手足厥冷,宜香附同盐炒,乘热用绢裹,熨脐下。发或头疼身热,或憎寒壮热,并宜参苏饮[79],加木香。有肾气才动,心气未发,上下俱疼者,宜五积散吞茱萸内消丸见后;若阴囊肿胀,大小便不通,三白散见后;若不甚通者,五苓散加桂,下青木香丸见后;血疝,有时疼痛,睾丸偏大,此内有瘀血也,宜四物汤[80]加桃仁、元胡、橘核;小腹硬而有形,大便秘结而黑,小水利者,宜玉烛散[81];气疝,是气菀而胀,宜散气之品;狐疝,昼病夜安,气病而血不病,忌辛香流气之剂,宜补中益气汤[82]加黄柏、知母、虎骨;热疝,大便秘,小便闭,冬葵子汤见闭癃;筋疝,肝经湿热火旺,茎中痛,筋急缩,龙胆泻肝汤[83];湿疝入坠不愈,五苓散[84]加羌活;阴火妄动,色欲发疝,知柏八味汤[85]加山栀、茴香、川楝子、怒气伤肝病疝,宜行气开菀,柴苓汤[86]。

肝气治法

肝气,是厥阴之病,必小腹引胁而痛,有风气助肝,盛而然者,法当泻肝,山栀、川芎、桂、芍之属;有燥邪攻肝,虚而然者,法当补肝泻金,当归、生姜、羊肉之属。《经》云:邪客厥阴之络,令人卒疝,暴痛,刺足大指爪甲上与肉交者各一痏,男子立已,妇人有顷已。左取右,右取左。

小肠膀胱气证

《准绳》曰:昔人以小肠膀胱气为疝者,误也。人之病此者,其发睾丸胀痛,连及小腹,则疝气之系于肝经可知矣。小肠气,俗谓之横弦、竖弦,达脐走注少腹攻刺;而膀胱气,则在毛际之上、小腹之分作痛,与疝气之有形如爪,有声如蛙,或上于腹,或下于囊者不同也。但小肠膀胱,因经络并于厥阴之经,所以受病,连及于肝,则亦下控睾丸而痛,然只是二经之病,不可以为疝也。景嵩崖曰:膀胱气,阴囊肿大如斗,阴茎内缩,小便不快,此肾虚受邪也。

小肠气治法

《经》曰:少阳之脉,心下热,善饥,脐下痛,有热,助小肠盛而生者,法当泻小肠;有寒,邪攻小肠虚而然者,法当补小肠,泻寒邪也。其证小腹控睾引腰脊,上冲心,呕出清水及为哕噫,甚则入心,善恐善忘。《甲乙经》云:邪在小肠也。小肠病者,小腹痛引腰脊,贯肝肺,其经虚不足,则风冷乘间而入。邪气既入,则厥阴之证上冲,肝肺客冷,散于胸,结于脐,控引睾丸,上而不下,痛而入腹,甚则冲心胸,盖其经络所属系也。

方用:茴香炒　楝实炒　陈皮　吴茱萸　马蔺花醋炒,各一两　芫花醋炒,五钱

醋糊丸,桐子大,每服八[87]丸至二十丸,温酒下。

又方　益智仁　蓬术各五钱　茴香　山茱肉　牛膝　续断　胡巴　川芎　防风　牵牛　甘草各二钱半

细末,每三钱,连渣服。

膀胱气治法

其病小腹痛肿,不得小便是也。有湿邪攻膀胱虚而然者,法当补膀胱,泻湿土之邪,未服刚剂热药者,只用茴香、丁香、青皮、槟榔、肉桂、吴茱、元胡、山楂、枳实,倍用黄柏,煎服愈。膀胱气疼不可忍,小便不通,脐下虚胀,心面赤黑,脉洪大,投药太过,阴阳痞塞,若再服必毙,宜五苓散两许,分三服。用莲须葱一茎,茴香一撮,盐一钱,小盏半煎,令接续三服,下小便如黑汁,腰下宽愈。

左肾核肿痛治法

此饮食中湿,坠下成热也,用橘核五枚,桃仁七枚,细研,顺流水煎,下保和丸见饮食,外肾肿痛不可忍,念珠丸;偏肾,大时作蛙声,或痛,用枳实炒,茴香盐炒,栀仁各三钱,研粗末;煎汤下保和丸,或以以臭橘子核十枚,桃仁二十枚煎萝白,研自然汁,调保和丸。

论浊阴结聚成疝不宜用四物阴药之法

养肿先生精神内守,年登古稀,从来但苦脾气不旺,迩年少腹有疝,开如鸡卵,数发以后,其形渐大而长,从少腹坠入睾囊甚易,返位甚难,下体稍受微寒即发,发时必俟块中冷

气渐转暖热始得软溜而缩入。不然，则鼓张于隘，目不能入也。近来其块益大，发时如卧酒瓶于胯上，半在小腹，半在睾囊，其势坚紧如石，其气迸入前后腰脐，各道筋中同时俱胀。由是上攻入胃，大呕大吐，由是上攻巅顶，战慄畏寒，安危止关呼吸。去冬偶见暴发光景，知为地气上攻，急以大剂参、附、姜、桂投之，一剂而愈。已后但遇举发，悉用桂附速效。今五月末旬，值余他往，其证连月为累，他医改服十全大补汤二十余剂，其效甚迟，然疑证重，不疑药轻也。余请纵谈其理焉：夫人阳不足，则用四君；阴不足，是用四物；阴阳两不足，则合四君、四物而加味为十全大补，此中正和平之道也。若夫阴浊之气结聚少腹而成，有形则阴盛极矣，安得以阴虚之法治之！助邪而滋疾乎！何以言之如女有娠者之病伤寒，不得已用桂、麻、硝、黄等伤胎之药，但加入四物，则万药即不能入胞而伤胎，岂欲除块中之邪，反可用四物护之乎！此一征也。凡生癥瘕痞块者，则至身羸血枯，百计除之不减，一用四物，则其势立增。夫四物不能生血活血，而徒以增患，此又一征也。人身之血脉，全赖饮食为充长。四物之滞脾，原非男子所贵，既以浊阴极盛，时至横引阴筋，直冲阳络，则地气之上凌者，大有可虑，何得以半阴半阳之药，蔓而图之，四物之不当，用无疑矣。即四君亦元老之官，不可以理繁，剧必加以姜、桂、附子之猛，始克胜病。何也？阴邪为害，不发则已，其发必暴。试观天气下降则清明，地气上升则晦窒，而人身大略可覩。然人但见地气之静，而未见地气之动也。方书但言阴气之衰，而未言阴邪之盛也。医者每遇直中阴经之病，尚不知所以措手，况杂证乎！余因悟明地气混天之理，凡见阴邪上冲，孤阳扰乱之证，陡进纯阳之药，急驱阴气，呱呱有声，从大孔而出，以开乾坤，而揭日月功效亦既彰彰，但焊烈之性，似非居恒所宜服。即举发时服之，未免有口干舌苦之过，其不敢轻用者，孰不知之而不知，不得不用也。夫坚块远在少腹，漫无平期，而毒药从喉入胃，从胃入肠，始得下究，旧病未除，新病必起矣。于此而用，治法先以姜、桂、附子为小丸，曝令干坚，然后以参术厚为外廓，俾喉胃间知有参术，不知有姜、桂、附子，逌送达于积块之所，猛烈始露，庶几坚者削，而窠囊可尽空也。

疝症为热邪所闭治案

张子和治蔡参军因坐湿地，疝痛不堪，用导水丸[88]下之而愈。又治一人，因疟谒，过饮浆水，病疝。医进姜附，为燥热所壅，以致阴囊重坠，大如升斗，乃先以导水丸，后以猪肤汤见后大下之而愈。可见疝病，可为热邪所闭，肿硬赤痛之极，邪盛势急，有非行气、利水等剂所能及者，则不得不攻。此子和之法，亦有不可应者也。

脾肺湿热下注睾丸病疝治案

李士材治常州尹文辉，性嗜火酒，五月间入闽中，溪水骤涨，涉水至七里，觉腹痛之甚，半月后右丸肿大，渐如斗形。闽中医者，皆与治肝经之剂，及制湿热之品，半载无功。余曰：嗜火酒，则湿热满中；涉大水，则寒湿外束。今病在右，正是脾肺之湿，下注睾丸，以胃苓汤[89]加栀子、枳壳、黄柏、茴香十剂，而略减，即以为丸，服至十余斤，全安后不再发。

厥疝诸块治案

又治文学骆宝元，十年患疝，形容枯槁。余视之左肋有形，其大如箕，以热手按之，淋沥有声，甚至上攻于心，闷绝者久，以热醋熏炙方甦，此《经》所谓厥疝也。用当归四逆汤[90]服之，积形衰小，更以八味丸间服半载间，积块尽消。

疝气门方

乌头桂枝汤 《金匮》治寒疝腹中痛，脉弦而紧，逆冷，手足不仁，若身疼，炙刺与诸药不能治者。

乌头五个

用蜜二升，煎减半，以桂枝汤五合和之，令得一升，初服二合；不知，再服三合；又不知，复将剩五合，空心服其知者，如醉状；得吐者，为中病。

当归生姜羊肉汤 《金匮》治寒疝腹痛及胁痛里急者。

当归三两 生姜五两 羊肉一斤

以水八升，煮取三升，温服七合，日三。寒多，加生姜十片；痛多而呕者，加陈皮二两、白术一两。如加药，亦须加水煎。

《衍义》[91]云：仲景治寒疝用此汤，无不应验。有如人产当寒月，寒气入产门，脐腹以下胀痛，手不欲犯，此寒疝也。医将治之，以抵当汤，谓有瘀血，非其治也。服此汤二服，遂愈。

补肾汤 治疝入腹，小腹疞痛，时复泄泻，胸膈痞闷。

沉香五分 人参 茯苓 附子炮 黄芪 白术 木瓜各钱半 羌活 川芎 紫苏 炙草各一钱

加姜枣煎。呕吐，加半夏一钱，生姜十片。

丁香楝实丸 东垣治寒疝气血留滞。

附子炮 当归酒洗 茴香炒 川楝肉各一两，以好酒二碗同煮，酒尽焙干为末，每末一两入 没药 丁香 木香各五分 全蝎十三个 元胡索五钱

同为末，拌匀，酒糊丸，空心温酒下。

《汇参》云：凡疝气带下，皆属于风。全蝎，治风之圣药也；川楝、茴香，皆入小肠经；当归、元胡，治血止痛；疝气带下，皆积寒邪入于小肠之间，故用附子佐之；丁、木二香，为引导药也。

按：《内经》诸疝，有寒有热，然初病之邪，寒湿为多，故古方多用温散。

导气汤 治寒疝疼痛。

川楝子取肉，四两 木香 茴香各三钱 吴茱萸汤泡，一钱

长流水煎。一方有澄茄、香附，无川楝、茴香，名四神丸。

汪讱菴曰：此治疝之通剂也。阴气积于内，腹为寒邪所袭，荣卫不调，则成疝病，囊冷结硬如石，或引睾丸而痛，此为寒疝。川楝，苦寒，能入肝舒筋，使无挛急之苦，又能导小肠、膀胱之热从小水下行，为治疝之主药；木香，升降诸气，通利三焦，疏肝而和脾；茴香，能入肾与膀胱，暖丹田而祛冷气；吴茱，入肝肾气分，燥湿而除寒，三者皆辛温，用以宣导其气，合小便利而寒湿除也。

破疝汤 治寒疝囊冷硬如石，肾茎不举，脉沉而迟。

木香　元胡索　橘核　荔枝　茴香　川楝子　没药　青皮　地肤子

用马鞭草根煮汁煎药，加吴茱、肉桂、附子。其有睾丸上升入腹者，加飞盐沉香，或用鸡鹅卵壳烧灰，空心酒下三钱。二服压至故所。亦有胁傍动气，胀起横入阴处，音如蛙声坠下，照前方去飞盐沉香。

禹功散　子和治寒湿水疝，阴囊肿胀，小便不利，囊如水晶，阴汗不绝，谓之水疝。盖得之醉而使内，湿热乘肾虚而流入也。大小便不通者，湿郁为热而胀秘也。

黑牵牛四两　茴香炒一两

为末，每一钱姜汁调下，或加木香一两。

汪讱菴曰：牵牛，辛烈，能达右肾命门，走精隧，行水泻湿，兼通大肠风秘、气秘；茴香，辛热温散，能暖丹田，祛小肠冷气，同入下焦，以泄阴邪。

水疝汤　治水疝，阴囊肿大如水晶，或小腹按之作水声，或一丸渐小，小者消尽，独丸沉沉，牵引小腹作痛。

茯苓　萆薢　泽泻　石斛　车前仁各二钱

煎，临卧一服，五更一服。外用葱白一大把，煎汤浸睾丸，颇添热汤，以手挪之，即在汤内撒尿，其病易去。若有囊破水流者，用灶心土掺之。

荡沿汤　治气疝。

黑丑头末　破故子炒　茴香炒　川楝子炒各一两　蓬术　木香各四钱　青皮　陈皮各三分

酒糊丸，酒下。或小儿亦有此疾，或得于父年老，或年少多病，阴痿精怯，强力入房，因而有子，胎中病也。惟筑宾穴一，灸法即然，包肚左足也，否则难治。

甘草汤　治筋疝，茎筋挈痛，挺胀不收，白物如精随溲而下，此得之房术，宜此汤以解毒缓急。

甘草梢　五倍子　黑豆

水煎服。

甘草黑豆汤　解百药毒，兼治筋疝。

甘草二两　黑豆半升

水煎服。

苏颂曰：古称黑豆解百药毒，试之不然；又加甘草，其验方奇。

汪讱菴曰：若治筋疝，当用甘草梢，以梢能达茎中而止痛也。

疝气方　丹溪治疝气疼痛。

吴茱　枳实　栀子　山楂俱炒　荔枝煅，等分，为末

空心，长流水下二钱。

丁香疝气丸　东垣治肾疝。

当归　茴香各一两　元胡索　甘草梢各五钱　麻黄根节　丁香　川乌　肉桂　防已各二钱半　羌活七钱半　全蝎三十个

为末，酒糊丸，空心盐酒下。

当归四逆汤　《宝鉴》治疝气脐下冷痛，相引腰胯而痛。

当归梢各五钱　附子炮　肉桂　茴香炒　柴胡各五分　白芍四分　元胡索　川楝子　茯苓各三分　泽泻二分

水煎。

天台乌药散　东垣治疝气牵引腹痛。

乌药五钱　川楝子十个　木香　青皮　良姜炮　茴香炒，各五钱　槟榔剉，二枚　巴豆十四枚

先以巴豆打碎，同楝子加麸炒黑，去麸及巴豆不用，其余共为细末，每一钱温酒下。甚者炒生姜，热酒下。乌药，散膀胱冷气，能消肿止痛；楝子，导小肠邪热，因小便下行；青皮、木香，行气平肝；良姜、茴香，散寒暖肾；槟榔，性如铁石，能下水溃坚；巴豆，斩关夺命，破血瘕寒积。皆行气祛湿散寒之品也。

加味通心饮　治诸疝，内热胀痛，及小便不利。

木通　栀仁　黄芩　瞿麦　连翘　枳实　川楝子　甘草　灯心　车前草

煎温服。

加减柴苓汤　治诸疝。此和肝肾，顺气消疝，去湿之剂。

柴胡　半夏　甘草　茯苓　白术　泽泻　猪苓　山栀炒　山楂　荔核

加姜煎，食前服。

疝气神方　其病甚至气上冲，如有物筑塞脏欲死，手足冷者，二、三服除根。

陈皮　荔核为末，炒焦黄　硫黄火中滲化，即投水中去毒，研细，各等分为末

饭丸，桐子大，每服十四五丸，酒下，其疼立止。

若疼甚，不能支持，略加五、六丸，不可多也。

广莪煮散　治心疝、冲疝、心痛、肢体虚冷。

蓬术煨　槟榔　肉桂　附子炮　甘草炙，各五分　川芎　白术各七钱五分

上研粗末，每二钱煎服。

楝实丸　治癞疝肿痛，肾子偏坠，痛不可忍。

川楝子肉五两，分作五制：一分用故纸二钱同炒；一分用小茴香三分、食盐半钱同炒；一分用莱菔子一钱同炒；一分用牵牛子三钱同炒；一分用斑蝥七枚同炒。

去食盐、莱菔、斑蝥，只留故纸、小茴，同楝子研末，酒糊丸，梧子大，每五十丸，空心温酒下。

四制川楝子丸　治疝气，一切下部之病，凡肿痛缩小，虽多年可除根。

川楝子酒润取一斤分作四制：每分四两，一分用斑蝥四十九枚同炒；一分用巴豆四十九枚同炒；一分用食盐一两、小茴一合同炒。

凡炒药，每分各入小麦一合，同炒黄色，去麦及药不用，外加木香不见火、故纸酒炒，各二两，同楝子肉研末，酒糊丸，空心盐汤下。

三层茴香丸

舶上茴香用盐半两，同炒焦黄，和盐并用一两　川楝子泡，去核　沙参洗　木香各一两

连前共四两，为细末，米糊丸，空心温酒或盐汤，日三服。小病一料可安；病深者服一料，才尽便可用第二料，照前方加荜茇一两，槟榔五分，六味共重五两半，丸服如前；未愈，用第三料，照前方加茯苓四两、附子炮，五钱，八味共重十两，丸服如前，渐加至三四十丸。凡小肠气频发，及三十年者，或大如栲栳者，皆可消散，其效如神。

此方治肾与膀胱俱虚，邪气搏结不散，遂成寒疝，脐腹疼痛，阴丸偏大，肤囊壅肿，有妨行步，或瘙痒不止，时出黄水，浸成疮疡，或长怪肉，或外肾肿胀，冷硬如石，日以渐大。须温导阳气，渐退寒邪，补虚消疝，温养肾经。凡一切小肠气寒疝之疾，新久不过三料。

葫芦巴丸　《百选[92]》治小肠气、蟠肠气、奔豚、疝气偏坠、阴肿，小腹有形如卵，上下来去，痛不可忍，可绕脐攻刺，呕吐闷乱。

胡巴泡,一斤　茴香盐炒,二两　吴茱泡,炒,十两　川楝子去核,炒,十八两　巴戟去心,炒　川乌泡,各六两

酒糊丸,桐子大,每二十丸,空心温酒下。

《衍义》云:胡巴,《本经》云:得茴香、桃仁,治膀胱气甚效。常合用桃仁、麸炒,三味等分,半以酒糊丸,盐酒下;半为散,二者相同,空心各一、二服效。

十补丸　《百选》治小肠寒疝。

附子泡　胡巴　木香　巴戟　川楝肉　官桂　元胡索　荜澄茄　大茄香　故纸

为末,酒煮糯米糊丸,硃砂为衣,空心酒下。

夺命丹　治小肠疝气,偏坠搐痛,脐下胀痛,以致闷乱,及外肾肿硬,日渐滋长,阴间湿痒。

吴茱萸拣净,一斤,分四制,以酒、醋、盐、童便各浸一宿,焙干　泽泻净,二两,酒浸一宿,焙干

共为末,酒糊丸,空心温酒或盐汤下。

木香神效散　《易简》治小肠疝气,膀胱偏坠,久药不效者。

川楝子三十个,巴豆二十粒,同炒黄,去巴豆不用　萆薢五钱　石菖蒲炒,一两　青木香炒,一两　荔枝核炒,二十枚　茴香炒,六钱

共为末,每二钱入麝香烧盐少许,水酒各半煎服。

蜘蛛散　仲景治狐疝。

蜘蛛十四枚,微炒　桂五分

为末,每服一钱,蜜丸亦可。

蜘蛛,须用屋西南有网身小尾,下腹内有苍黄脓者是也,余俱不入药。凡用,去头足,炒研如膏,和桂末中为丸。若炒黑,无功。

桃仁当归汤　治疝因瘀血作痛。

桃仁去皮尖,二钱　当归尾酒洗　元胡索各钱半　川芎　生地黄　赤芍　吴茱　青皮醋炒　丹皮各一钱

加姜三片煎。

立效散　治疝因食积作痛。

山楂钱半,醋炒　青皮钱二分,醋炒　小茴盐水炒　枳实麦炒　苍术漂炒　香附　吴茱泡　山栀炒黑　川楝肉各一钱

加姜三片煎。

橘核丸　《济生》治四种㿗疝,曰:肠㿗、卵㿗、水㿗、气㿗。皆寒湿为病,或卵核肿胀,偏有大小,或坚硬如石,甚则囊肿成疮,时出黄水,或痈肿溃烂。

橘核炒　川楝　桃仁麸炒,各二两　延胡索　木香　木通　官桂　厚朴制　枳实炒各五钱　昆布　海藻　海带泡,各二两

酒糊丸,盐汤或酒下。

汪讱菴曰:橘核、木香,并能入厥阴气分而行气;桃仁、延胡索,能入厥阴血分而活血;楝子、木通,能导小肠膀胱之热,由小便下行,所以去湿;官桂,平肝暖肾,补肾命之火,所以祛寒;厚朴、枳实,能行结水而破宿血。昆布、藻带,咸,润下而软坚;寒,行水而泄热,同为散肿消坚之剂也。

荔枝散　治㿗疝,阴核肿大,痛不可忍。

荔枝核十四枚,用新者煅制　大茴香炒　沉香　木香　青盐　食盐各一钱　川楝肉　小茴

香各二钱

为细末，每三钱热酒调服。

守效丸 治癞疝不痛者之要药。

苍术 南星 白芷 川芎 山楂 半夏 枳实

等分为末，姜汁[93]糊丸，盐汤下。有寒，加吴茱；有热，加栀子。又，或加青皮、荔核。

去铃丸 治疝消铃。

大茴香一斤 老生姜二斤，取汁浸茴香一宿以姜汁掺尽度，入青盐一两，同炒赤，取出焙干

为末，酒浸，蒸饼为丸，食前酒下，米饮亦可。

地黄膏子丸 《局方》治外肾肿痛，上冲心腹不可忍者。

血竭 沉香 木香 广莪 元胡索 人参 川楝子麸炒 吴茱萸 蛤蚧 当归 川芎 续断 焦白术 全蝎 茴香炒 柴胡 没药分两随酌

为末，地黄膏捣丸，温酒下。气多加青皮，血多加肉桂。

宣胞丸 治外肾肿痛。

黑牵牛半生半熟，取头末一两 川木通炒一两 青木香一两，斑蝥七枚，同炒香，用五钱

酒糊丸，盐汤下

三白散 治阴囊肿胀，小便不通。

桑白皮 白术 木通去节 陈皮各五钱 白牵牛二两

为末，每二钱，姜汤下。未效，再进。

栀附汤 《经》曰：胃中热，肠中寒，则疾饥，小腹胀满。

山栀 附子或俱用生，等分

酒煎，加盐少许服。

朱丹溪曰：见有以为乌头、栀子等分作汤，用之其效亦敏，后以此方随证与形加减，无有不应，须分热多少而治，盖乌头散外束之寒，栀子治内菀之热也。

木香内消丸 治小儿性急多啼，卵肿，痛连小腹，谓之气疝。

木香 三棱煨 猪苓 泽泻炒 川楝肉炒 陈皮酒炒 香附酒炒 青皮醋炒

共为末，酒煮米糊丸，空心盐汤下。

茱萸肉消丸 治小儿寒湿所袭，留伏作痛，癞疝偏坠。

吴茱醋浸一宿，焙干，炒 大茴盐炒 化桂去皮 元胡醋炒 枣皮蒸，去核，捣 青皮醋炒 橘皮炒 桃仁炒 白蒺藜炒 木香

共为末，酒煮，麸糊丸，淡盐汤下。

猪肤汤 仲景治少阴热邪客于上，攻咽喉而为痛，热壅胸膈，而为胸满心烦。

猪肤取猪皮一斤，内去油，外去毛，刮净，白者

以水一斗，煮取五升，去滓，加白蜜一斤，白米粉五合，熬香，和令相得，温分六服。

成无已曰：猪，水畜也，其气先入肾，解少阴客热，加蜜润燥除烦；粉，益气断利也。

暖肝煎 景岳治肝肾阴寒，小腹疼痛，疝气。

当归 枸杞 茯苓 小茴 肉桂 乌药 沉香

加生姜煎，温服。寒甚，加吴茱、干姜，或再加附子。

荔香散 景岳治疝气痛极，凡在气分者最宜。并治小腹气痛，神效。

荔枝核煨微焦 大茴香炒，等分

为末，用好酒调服，服二三钱。如寒甚者，加泡过吴茱，减半用。

简便方

湿疝，阴丸作痛，用艾叶、小茴各一两，盐水炒，猪脬一个，连尿酒煮烂，为丸服。

血疝，按摩法：用夜分时一手按下，一手托上，由轻至重，丸弄百遍，弥月瘀血尽消。

穿肠疝气，用手掐大敦穴，一炷香时即止。如不止，灸其穴三、五壮，立刻住痛。

阴疝欲死，丸缩入腹，急痛，用狼毒四两，防风二两，附子三两，泡过，为末，蜜丸，白汤下。

冷气疝瘕，用胡巴酒浸晒干，荞麦炒，研粉，各四两；小茴一两，为末，酒糊丸，空心盐酒任下，大便出白脓，即除根。

阴子偏坠，用丝瓜叶烧灰，三钱；鸡双壳烧灰，二钱，为末温酒下。一方加青皮，治肾肿如斗。

小儿肾肿硬痛，用橄榄核、荔枝核、山楂核，等分，俱烧存性，研末，每服一钱，空心小茴汤下。

小儿坐卧湿地，或有蚯蚓吹[94]其卵，肿大而垂者，以盐汤浸洗之。盖能杀蚯蚓毒也。可以苍术煎汤，加盐少许，洗之亦效。

前阴门

总　论

《经》曰：前阴者，宗筋之所聚，太阴、阳明之所合也。脾胃脉皆辅近宗筋，故曰合也。所过之脉有二：曰肝、曰督脉。《经》曰：足厥阴之脉，入毛中，过阴器。是肝脉所过也。又曰：督脉起于小腹以下骨中央，女子入系廷孔，男子循阴下至篡，与女子等。是督脉所过也。

阴缩 阴纵之证

阴缩，谓前阴受寒，入腹内也；阴纵，谓前阴受热，挺长不收也。《经》曰：足厥阴之筋，伤于寒则阴缩入，伤于热则挺纵不收。又曰：悲哀动中，则伤魂魂，伤则狂妄不精，不精则不正，当阴缩而挛筋，两胁骨不举，毛悴色夭，死于秋。又曰：厥阴终者，喜溺，舌卷，卵上缩是也。

阴痿之证

张景岳曰：男子阴痿不起，多由命火衰，精气虚冷，有伤于情者，亦有湿热炽盛，以致宗筋驰纵，而为痿弱者。若由忧思太过，损抑心脾，则病及阳明、冲脉，而水谷气血之海，必有所亏，拖血亏而阳道斯不振矣。有耗散过度，伤于肝经者。《经》曰“足厥阴之经，其病伤于内则不起”是也。《经》曰：恐伤肾。凡遇大惊卒恐，能令人遗失小便，又或于阳旺之时，忽有惊恐，则阳道立痿，亦其验也。

阴缩　囊缩证治

阴缩、囊缩，大小便俱通，不渴，邪不在里，宜温之附子理中汤[95]、正阳散[96]，外灸气海及葱饼熨法[97]，或以葱盐捣烂，炒热熨脐下气海，以复阳气。一时无药，以连须葱二十一茎，用酒浓煎服，阳气即回。

阴纵挺肿证治

丹溪治阴纵，玉茎挺长，肿而痿，摩股不能行，两胁气上，手足倦弱，先以小柴胡汤加黄连，大剂行其湿热，略加黄柏降其逆上之气，其挺肿渐减及半，现茎中有坚块未消，遂以青皮为君，佐以散风之剂为末服，外以丝瓜汁调五倍子末，敷之即愈。挺肿而痛，脉数而实，朴硝荆芥汤浸洗，以三一承气汤见后大下之。

阴痿肾脉大证治

皆耗散过度，伤于肝经所致。《经》云"足厥阴之经，其病伤于内则不起"是也。督脉大《经》云"肾脉大甚为阴痿"，八味丸[98]，治阳事多痿不振，今依原方夏减桂附一半，春秋三分减一，疾去精足，全去桂附，只依六味地黄丸[99]，此可治伤于内者。肾脉大，右脉尤甚此相火盛而反痿，宜滋肾丸见闭癃、大风髓丹见遗精。

阴痿丸冷阴汗膝冷证治

阴痿弱，两丸冷，阴汗如水，小便后有余滴、臊气，尻臀并前阴冷，恶寒喜热，膝亦冷，此肝经湿热，运气阴痿，皆属湿土制肾，宜固真汤见后；两丸如冰，阴汗浸两股，阴头亦冷，溺黄臊臭淋滴，值十二月天寒凛冽，霜雪交集，寒之极矣，宜清震汤见后。

阴汗阴冷身黄脚软证治

阴汗如水，阴冷如冰，脚痿无力，宜补肝汤；而色痿黄，笛黄，肢软无力，阴汗，温肾汤俱见后；阴汗不止，内服青娥丸[100]，外用炉甘石一两、蛤粉五钱，干扑；或陀僧和蛇床子研末扑之。

阴囊湿痒证治

前阴两丸湿痒，秋冬尤甚，冬月少减，宜椒粉散见后；两外肾冷，阴汗阴痿，阴囊湿痒，柴胡胜湿汤见后；阴汗湿痒，用大蒜煨，剥去皮，烂研，用淡豆豉和丸，砾砂为衣，大枣灯心煎汤下。

阴肿证治

风热客于肾经，肾虚不能宣散而肿痛，沉香散见后；肿而有气，上下攻注，胀闷，木香散见后，或用生料五苓散[101]，加槟榔一两，茴香炒，八钱，川楝肉五钱，干葱煎，空心服；肿甚属肝火者，龙胆泻肝汤[102]；痛不可忍者，雄黄、白矾各二两，甘草二尺，煮水稍热欲之。

茎中痒痛证治

童儿精未盛御女，老人精已痿而思色，以动其精，则精不出而内败，故痒，痒涩而为淋，金匮肾气丸[103]；阴茎痛，是厥阴经气滞兼热，用甘草梢，盖欲缓其气耳。若病淋而作痛，似难一概论之，必须清肺气，而清浊自分矣。气虚者，六君子汤[104]；血虚者，四物汤[105]等用黄柏、知母、滑石、石苇、琥珀之类。

木肾证治灸章门穴法

《绳墨》云：木肾一证，阴茎不垂，欲动不乐，常如麻木，痛痒难分，若便溺之时，胀闭不须，治宜补养脾胃，充和元气，其肾自不木矣。嵩崖云：木肾，顽痹硬大，或痛或不痛，此肾经虚惫；水火不交，寒冷凝滞之故，惟当温散，使荣卫流通则愈，宜破疝汤见疝，加海藻、昆布、川椒、附子，外用艾叶炒热，裸丸冷则频换。一法用㿗疝等方，加酒炒黄柏、滑石，酒糊丸，盐汤下。木肾肿大不痛，连年不消者，用茱萸内消丸见疝，加牵牛子，半生半炒，取头末用，更灸脐傍章门穴，大效。取穴法以本儿手掌第五指本节横纹对脐中心其中指尽头处是穴。

臊臭证治

臭者，心之所走散于五方，入肝为臊臭。固饮酒者，酒之气味，俱能生湿热，是风湿热合于下焦为邪，故《经》云"下焦如渎"。酒是湿热之水，亦宜决前阴以去之，是合下焦一法治之，宜龙胆泻肝汤[106]。

前阴门方

三仙饮 治真阳耗散，手足厥冷，脐下微痛，阴囊缩入。

熟附子 上肉桂 干姜各三钱

艾叶煎服。

加减理中汤 治阴证阳痒。

熟附子 白术 上肉桂 干姜 茯苓 人参 炙甘草 炮姜

水煎，黑枣引。

石刻安肾丸 治真气虚惫，脚膝软弱，夜梦遗精，小便滑数，阳事不举。

附子炮 肉桂 川乌炮 川椒去目，微炒去汗 菟丝酒炒 巴戟酒浸，去心 故纸酒炒 赤石脂煅 远志去心 茯神 茯苓 苍术漂 枣皮 杜仲炒断丝 柏子仁 石斛 葫巴炒 韭

子微炒　小茴酒炒　肉苁蓉酒浸　楝子酒蒸，去核，各二两　鹿茸炙一两　青盐四钱

共为细末，酒煮，山药四两，作糊为丸，空心盐汤或白汤下。

七制金铃丸　治外肾胀大，麻木硬痛。

川楝子四十九枚

以小茴香、故纸、黑牵牛各二钱，各炒，川楝七枚，小茴、故纸牵牛俱不去，此三制也；再以盐一钱，炒川楝七枚，盐不去，此四制也；再以斑蝥、巴豆各二十四个，各炒川楝七枚，去斑蝥、巴豆，此六制也；再以莱菔子二钱五分，炒川楝七枚，去莱菔子，此七制也，外加大茴香、青木香、广木香、肉桂各二钱五分，酒糊为丸，盐汤下。

加减守病丸　治小儿木肾，肿大不痛，此湿气也。

漂苍术盐炒　制南星炒　白芷焙，各一两　楂肉炒　川芎炒　橘皮炒　法半焙　吴茱萸炒　六神曲炒，各二钱五分

共为细末，酒煮面糊为丸，龙眼核大，每服一丸，小茴香煎汤化下。

三一承气汤　治玉茎挺肿而痛，脉数而实。

大黄　芒硝　厚朴　枳实　甘草

水煎，外用朴硝、荆芥煎汤浸洗。此方治杂病蓄热内甚，燥坚实胀，即大承气汤加甘草，谓合三承气为一方也。

沉香散　《圣惠》治风客于肾经，肾虚不能宣散而肿痛。

沉香五钱　槟榔一两　丹参　赤芍　白蒺藜去刺炒　枳壳　赤茯苓各七钱半

空心温服。

木香散　《圣惠》治阴肿有气，上下攻注，胀闷。

木香五钱　赤茯苓一两　牡丹皮　泽泻各七钱半　防风五钱　槟榔一两　郁李仁汤浸去皮微炒

为末，食前温酒下。

膏发煎　仲景治阴吹。

猪膏半斤　乱发鸡子大三枚。

二味和煎，发消药成，分再服，病从小便出。

《经》云：胃气下泄，阴吹而正喧，此谷道之实也[107]。

固真汤　东垣治阴痿弱，两丸冷，阴汗如水，小便后有余滴臊气，尻臀并前阴冷，恶寒喜热，膝亦冷，此肝经湿热也。

升麻　柴胡　羌活各一钱　炙草　泽泻各钱半　龙胆草炒　知母炒　黄柏炒，各二钱

水煎，空心服，以美善压之。

柴胡胜湿汤　东垣治内外肾冷，阴汗阴痿，阴囊湿痒。

泽泻　升麻各钱半　黄柏盐酒炒　生甘草各二钱　龙胆草　当归梢　羌活　柴胡　麻黄根　茯苓　汉防己各一钱　红花少许　五倍子二十粒

水煎服。忌酒、房事。

温肾汤　东垣治面色痿黄，身黄，肢软无力，阴汗之证。

麻黄　柴胡梢各六分　泽泻二分　防风根　苍术各钱半　白术　猪苓　升麻　白茯苓　黄柏酒炒，各一钱

水煎。

补肝汤　东垣治阴汗如水，阴冷如冰，脚痿无力。

茯苓　柴胡　羌活　防风　连翘　知母　黄芪　人参　苍术　神曲　陈皮　炙草　五味　当归　黄柏　泽泻　升麻　葛根

姜枣煎。

清震汤　东垣治两丸如冰，阴汗浸两股，阴头冰冷，尿黄臊臭淋滴。

羌活　黄柏酒炒，各一钱　升麻　柴胡　苍术　黄芩各五分　防风　猪苓　麻黄根各三分　藁木　炙草　归身各二分　红花一分　泽泻四分

水煎。

椒粉散　东垣治前阴两丸湿痒，秋冬尤甚，冬月少减。

麻黄一钱　黑狗脊五分，煨　蛇床子各五分　斑蝥三个　猪苓　当归　川椒各二分　轻粉　红花各少许　肉桂二分

为细末，干掺上，避风寒，湿处坐卧。

燥囊牡蛎散　治阴囊湿痒，搔之流水，用此极效。

牡蛎醋煅，二两　雄黄一钱　枯矾　硫黄　苦参　蛇床子各一两

共为末，先用苍术、椒盐煎汤洗之，后用药掺。

疏风五苓散　《金鉴》治小儿阴囊痒痛坠下，此风湿所袭。

防风　苍术漂　肉桂　羌活　猪苓　泽泻　赤苓　白术酒炒

加生姜煎服。

蒸洗阴囊法　治一切阴囊湿痒。

陈茶一撮　苍术二分　花椒　蛇床子　白矾各一钱　苍耳草量入　炒盐半两　朴硝二钱

用水煎前五味，乃入后三味，泡化先薰后洗三、四次绝痒。

简便方

阳痿不起，用蛇床、五味、兔丝等分为末，蜜丸，温酒下。

又方　用雄黄、雀肉，和蛇床子漫和，熬成膏，每服三钱，温酒下。

又方　用雄鸡肝三具，兔丝子一升，雀卵和丸，小豆大，每服百丸，酒下。

阴囊缩入，用胡椒六分，硫黄四分，共为末，烧酒调服。

又方　用乌豆炒热，半升焠酒，三、五盏，温热服之即安。

又方　用雄鸡一只，生劈背，乘热罨脐下，其阳自回，一炷香久，即取下。

阴肿痛，马齿苋捣汁，或桃仁去皮捣烂，或蛇麻子末、鸡子黄和，三方俱可敷之。系风热者，以伏龙肝、鸡子白，调敷。

阴冷，冷气入阴囊，肿满，昼夜疼闷不得眠。煮大蓟根汁服，立瘥。大蓟能破血下气也。

又，取生椒洗净，以布裹，着囊丸令厚半寸，须臾，热气大通，日再易，取出瘥。

阴茎卒痛如刺，大汗出。小蒜一升，韭根一斤，杨柳根一斤，酒三升，煮沸，乘热薰之。

囊湿冷痒，先以吴茱萸煎汤洗之，后用吴茱萸五钱，寒水石三钱，轻粉一钱，黄柏一钱，樟脑、蛇床子各五钱，白矾三钱，硫黄二钱，槟榔、白芷各三钱，为末，渗之。

木肾，肿大如斗，核中痛，雄黄研，一两，白矾研，二两，生甘草五钱，煎水洗，良。

一用香附为末，每酒一盏，煎海藻一钱，先捞海藻细嚼，用酒调香附末二钱服。

又，大黄醋和涂之，干即愈。

阴囊坚硬如石，亦名木肾。用瓜蒌连皮连子、荜茇、生姜、葱白各二钱，酒煎服，被盖覆，

暖卧,取汗出,效。

小儿阴囊生疮溃烂,谓之脱囊。用紫苏叶研末敷之,以荷叶包之。或用生荷叶火烘令软包之,虽囊丸露出,亦可治也。

---

[1]骨　原作“胥”。校本同。形近致误。据文义改。
[2]又　原作“是”。校本同。据文义改。
[3]精　此下当脱字。校本同。或为“离”,或为“脱”。存疑。
[4]四七汤　此下原作“见气”2字。今删。
[5]白丸子　此下原作“见中风”3字。今删。
[6]正元饮　此下原作“见汗”2字。今删。
[7]养正丹　此下原作“见暑”2字。今删。
[8]灵砂丹　此下原作“见呕”2字。今删。
[9]无比山药丸　此下原作“见劳损”3字。今删。
[10]七宝美髯丹　此下原作“痹门”2字。今删。
[11]先　原作“元”。校本同。据文义改。
[12]滚痰丸　此下原作“见痰门”3字。今删。
[13]导赤散　此下原作“见火”2字。今删。
[14]神芎导水丸　此下原作“见痰”2字。今删。
[15]紫雪　此下原作“见舌病”3字。今删。
[16]滚痰丸　此下原作“见痰”2字。今删。
[17]导赤散　此下原作“见火门”3字。今删。
[18]生地黄,原作“黄生地”。据文义乙正。
[19]八物汤　此下原作“见情志”3字。今删。
[20]羊肾丸　此下原作“上方俱见劳损”6字。今删。
[21]知柏八味汤　此下原作“见虚损”3字。今删。
[22]龙胆泻肝汤　此下原作“见火门”3字。今删。
[23]四物汤　此下原作“见血门”3字。今删。
[24]六味地黄汤　此下原作“见劳损”3字。今删。
[25]独参汤　此下原作“见厥”2字。今删。
[26]六味地黄丸　此下原作“见劳损”3字。今删。
[27]枣皮　即山茱萸。
[28]溶　原误作“镕”。校本同。据文义改。
[29]牡　原作“杜”。校本同。形近致误。据文义改。下同。
[30]木香顺气散　此下原作“见气门”3字。今删。
[31]八珍汤　此下原作“见劳损”3字。今删。
[32]补中益气汤　此下原作“见劳倦”3字。今删。
[33]犀角地黄汤　此下原作“见血门”3字。今删。
[34]益元散　此下原作“见暑门”3字。今删。
[35]益元散　此下原作“见暑”2字。今删。
[36]补中益气汤　此下原作“见劳倦”3字。今删。
[37]五苓散　此下原作“见痰”2字。今删。
[38]归脾汤　此下原作“见血门”3字。今删。
[39]六味地黄丸　此下原作“见劳损”3字。今删。
[40]八味丸　此下原作“见寒中”3字。今删。
[41]肾气丸　此下原作“见消渴”3字。今删。
[42]五苓散　此下原作“见痰”2字。今删。
[43]益元散　此下原作“见暑”2字。今删。

[44]导赤散　此下原作“见火门”3字。今删。
[45]龙脑鸡苏丸　此下原作“见血门”3字。今删。
[46]六味地黄丸　此下原作“见劳损”3字。
[47]龙胆泻肝汤　此下原作“见火痰”3字。今删。
[48]补中益气汤　此下原作“见劳倦”3字。今删。
[49]六味地黄丸　此下原作“见虚劳”3字。今删。
[50]八味丸　此下原作“见虚劳”3字。今删。
[51]六味地黄丸、八珍丸　此下原作“俱见劳损”4字。今删。
[52]四物汤　此下原作“见血门”3字。今删。
[53]八味丸　此下原作“见劳损”3字。今删。
[54]分　原误作“十”。校本同。据文义改。
[55]炮　原作“泡”。校本同。形近致误。据文义改。
[56]八　原脱。校本同。据文义与上下文例补。
[57]黑锡丹　此下原作“见中风”3字。今删。
[58]磁石丸　此下原作“见劳”2字。今删。
[59]六味丸　此下原作“见劳损”3字。今删。
[60]四君子汤　此下原作“见脾胃”3字。今删。
[61]归脾汤　此下原作“见血门”3字。今删。
[62]补中益气汤　此下原作“见劳倦”3字。今删。
[63]四苓汤　此下原作“见湿门”3字。今删。
[64]灵砂丹　此下原作“见呕”2字。今删。
[65]四物汤　此下原作“见血门”3字。今删。
[66]加减八味丸　此下原作“见消渴”3字。今删。
[67]小菟丝子丸　此下原作“见疸”2字。今删。
[68]四气汤　此下原作“见气”2字。今删。
[69]青州白丸子　此下原作“见中风”3字。今删。
[70]香苓散　此下原作“见伏暑赤浊条”6字。今删。
[71]八味丸　此下原作“见消渴”3字。今删。
[72]五苓散　此下原作“见痰饮”3字。今删。
[73]三化神佑丸　此下原作“见痰饮”3字。今删。
[74]桃仁承气汤　此下原作“见瘟疫”3字。今删。
[75]沉香桂附丸　此下原作“见厥逆”3字。今删。
[76]大乌头煎　此下原作“见心腹痛”4字。今删。
[77]附桂八味丸　此下原作“见寒中”3字。今删。
[78]五积散　此下原作“见感冒”3字。今删。
[79]参苏饮　此下原作“见感冒”3字。今删。
[80]四物汤　此下原作“见血门”3字。今删。
[81]玉烛散　此下原作“见妇科经闭”5字。今删。
[82]补中益气汤　此下原作“见劳倦”3字。今删。
[83]龙胆泻肝汤　此下原作“见火门”3字。今删。
[84]五苓散　此下原作“见痰饮”3字。今删。
[85]知柏八味汤　此下原作“见劳损”3字。今删。
[86]柴苓汤　此下原作“见疟病”3字。今删。
[87]八　原作“大”。校本同。据文义改。
[88]导水丸　此下原作“见胀病”3字。今删。
[89]胃苓汤　此下原作“见经门”3字。今删。
[90]当归四逆汤　此下原作“见痓病”3字。今删。
[91]《衍义》　旨原作《行义》。校本同。形近致误。《衍义》，为《本草衍义》之略。

[92]百选　《百一选方》之略称。
[93]汁　原作“汗”。校本同。形近致误。
[94]吹　传统相关文献多作“呵”。义近。姑存。
[95]附子理中汤　此下原作“见中寒”3字。今删。
[96]正阳散　此下原作“见阴毒”3字。今删。
[97]葱饼熨法　此下原作“见中寒”3字。今删。
[98]八味丸　此下原作“见中寒”3字。今删。
[99]六味地黄丸　此下原作“见劳损”3字。今删。
[100]青娥丸　此下原作“见腰痛”3字。今删。
[101]五苓散　此下原作“见痰”2字。今删。
[102]龙胆泻肝汤　此下原作“见火”2字。今删。
[103]金匮肾气丸　此下原作“见消渴”3字。今删。
[104]六君子汤　此下原作“见脾胃”3字。今删。
[105]四物汤　此下原作“见血门”3字。今删。
[106]龙胆泻肝汤　此下原作“见火”2字。今删。
[107]《经》云:胃气下泄,阴吹而正喧,此谷道之实也　语出《金匮要略》。“谷道”,《金匮》作“谷气”。

毓麟验方

佚名

［说明］

《毓麟验方》，著者姓名、生平不详。书中题“怡云堂抄本”五字。据考当系清抄本。全书一册。书函长23cm、宽12cm，厚1cm。该书为一部关于男女生育、房室补益之方书。部分方药见于唐宋文献，亦有首次面世者。原藏浙江省中医药研究院。有1986年中医古籍出版社《珍本医籍丛刊·妇科秘书八种》整理本（竹剑平、胡滨、俞景茂）。本次据此再行整理。

徐果亭先生试验神方

松子　柏子　韭菜子　牛蒡子　蛇床子　女贞子　菟丝子　枣仁子　大附子用童便浸三日，刮去皮，晒干，铜刀切　棉花子

以上等味，各四两，研为细末，用大麦一石，洗净，捣去皮壳，将药分作十份，每麦一斗用药一分，拌匀，将小母鸡十只，雄鸡一只，作一笼罩住，不令闲走，将药末所拌麦略湿喂养，待其生蛋；每服三枚，用药酒送下，服之两月，必然有孕 鸡用一月外者 。

送蛋药酒方 男人服

麦冬　天冬　当归　人参　生地　茯神

以上六味，各五钱，用陈黄酒十斤，将药用绢袋包，入坛内，重汤煮三炷香为度。

父时母地种子法 专以父年为例

男女俱双 月生者，双月入房；单月生者，单月入房。男单女双者，用半月；男双女单者，用双月。妙极。

种子红药连城丸

罂粟花二两 米泔水浸　排草五钱　桔梗六钱　枸杞子五钱　吴茱萸八钱　广木香五钱　甘松五钱　三柰八钱　川椒一两三钱　干桂五钱　鸦片四钱，浸少许，拌匀，浸蟾酥二钱，研末，人乳泡　母丁香五钱，打碎另包，同药浸一宿，取起　蛤蚧一对，剪碎，研末，火酒四两浸透。

以上各药，先用甜水浸一宿，次早将药并入铜锅内，煎熬滚透，不时取起，必候川椒白色为度，然后将药渣用绢滤去净，其药水再入锅内，熬至成膏，即入鸦片、蛤蚧，原浸之火酒共入熬，少片时纳成膏，再入酥，不可久熬，将煎过滤出蛤蚧、丁香渣焙干，研极细末，入膏药内，丸如绿豆大，朱砂为衣。此丸能种子坚固，久战不泄。用时将烧酒或吐津化开，先一、二时搽龟茎行事，温水洗去。入炉妙难尽述。

老奴丸 一名苍龙丸　此方服起止可用五、六分。

此方成都府崔磨玉无子，欲服此药修合，未服而死。有老奴七十以上，腰脚疼痛，曲脊而行，褚氏与此药服之，其老奴语褚氏曰：自服此药深有灵验，诸疾悉痊，房事如少壮之人。于是与褚氏通焉，后有孕。一日褚氏事露，其家母亲视之，切究其由，得其实道，打死此老奴。因折其腿骨，髓漏皆如金色，多试有验，是名老奴丸。此药专助阳事，如欲解者，饮凉水三口。年高气衰虚耗，风湿腰脚疼痛，并宜服之，最为灵验。

添精补肾虚，去冷除风湿，
扶衰更起阳，虔诚好修合，
秘密莫传扬，假之保元气，
延寿得安康。

一方无桑螵蛸、当归、沉香。

木香五钱　灯草二钱　大蜘蛛七个　胡桃肉另研　荜澄茄　车前子炒　马兰花酒浸　牡蛎火煅　萆薢　韭子　木通以上各一两　山萸肉去核　补骨脂酒浸　桑螵蛸酒浸　全蝎去毒　龙骨以上各一两　母丁香　紫梢花　肉苁蓉酒浸　菟丝子酒蒸　蛇床子　白茯苓去皮　仙灵脾　八角茴香　巴戟去心　远志肉去心　当归以上各二两　沉香七钱　干漆炒去烟，三两　熟地黄五两

上药炼蜜为丸，如桐子大，每服三十丸，空心温酒送下，七日见效。如无妇人者勿服。一

方有五味子,无灯草。

又,种子奇方 须择壬子吉日,在于山中修合,忌妇人、鸡犬见,兼带春意。如不欲子,不必择日,亦不必忌。

此方乃福建福州府陈尚书,七十无子,罄将万金家财济贫救危。一日闷坐檐下,思无儿继后,不觉泪流,忽见一老者,皓首童颜,从中门而进,告曰:愚老特送种子奇方至。其宦答之:吾阳事久不举矣,总有妙方,服之无益。老者云:此药专助阳补精,名为助阳益母丸,用之必添贵子,乞请试之。其宦忙进取银十两相谢,一时不见老者,以为怪。即便照方试用,果然连得四子,皆为显官。此乃济贫积德之感报也。药共十一味,各等分,俱为细末,炼蜜为丸,如白豆大。候妇人经水净一日,将一丸纳于阴户,半时辰药已融化,阴精未尽,花心已开。又将一丸以津涂玉茎上,然后交感,阳物长大坚硬,比向倍战,男妇爽快,妙难尽述,无有不受孕者也。此药兼治妇人白带、小腹冷痛,男子梦遗可止,阳痿可兴,大有功效。但得此方非易,余刊济世,幸珍重之。求子者,保养一月,倘兴期不正,另按脉调经,经正方效。药味开后。

菟丝子 蛇床子 番木鳖子 白芨 砂仁 肉桂 杏仁 川椒 吴茱萸 细辛 母丁香

每味三钱可合,菟丝子不为末,煮烂,捣在药末内。

种子金丸 此方治妇人血淋、白带、阴疮、阴蚀虫,并解杨梅疮毒。每一次用一丸,去蜡皮,纳入阴户。如欲种子,须将行经将净后,连用一、二服,即便住手,恐已受胎,反忌香气。如月经停,须防受胎,不可再用;倘经又至后,再如前法;如有别用,不妨再投。

樟脑六两,用瓦三块,分三处放炭火上,候烟吐即移下换,易成霜,用六钱 苏合油一两 麝香三钱 高良姜五钱 官桂三钱 水安息五钱 蛇床子不拘多少

将水安息、麝香、苏油三物研烂极细,加入诸药,用炼蜜为丸,如黄豆大,用蜡封之。

种子金丸 从来艰于生子,每服热药,故不惟身受热毒,且生子多患血热肠。此方参、附为君,佐以和暖祛毒,每日不论感与不感,不拘酒、水磨,少许,抹阳上,临事温水净去,或纳些脐中。药性温暖,用必日久月长,方使真阳渐旺。丹田壮者强,痿者起,种子祛毒,实有神功。每锭重五分,可用十余次天。兼治蝎虫、蜈蚣咬伤,涂患处即愈。又治水泻痢疾神效,涂脐内少许。

人参一两 当归一两,与参合煎浓膏 蟾酥一两 川附子一两 苏合油一两 母丁香一两 川乌五钱 草乌五钱 轻粉五钱 山豆根五钱 蛇床子五钱 真龙骨二钱,色红者佳

将药再筛为细末,参归膏和成锭子。如干用白芨末煎膏,湿加蛇床子末,不拘多少。

如意线方

川椒五钱 白芷五钱 罂粟壳一钱五分 黄柏一钱五分 官桂钱半 麝香二分五厘 蟾酥八分,用人乳化开

先将桂、芷、椒、罂用火酒二汤碗煮透,以椒无辣味为度,将粗白丝线八钱没药汁内,煮半干取起,照后入麝香、黄柏、酥和匀,复没线浸之,取起,听其阴干,再浸再干,以汁完为度。临用一二时前,或烧酒,或津液润之,缚茎上,临行去之。一线可用二次。欲解,妇人津液嗌下即解。其线用一尺长。

房术

乳香 没药各五钱 蟾酥葱汁拌 肉桂 锁阳各三钱 大附子五钱 冰片三分

将蟾酥用葱汁蒸化为末,丸如绿豆大。临用纸包一丸,入腰裤内,暖气赖之,用津吐化,

搽龟头上，一二时热汤净之，入炉。

长龟方

小茴香二钱　桂心二钱　柏子仁三钱　黑附二钱　白术二钱

每一日酒服三次，重二钱，止服七日，不可再服。

秘传壮阳固精酒奇妙方

淫羊藿一斤，剪边去毛　羯羊尾大者连肉，重一斤

头锅滴花烧酒十斤，先将羊油四两，细炙羊藿，共入坛内，用箬封口，扎紧，重汤煮一日夜，即一周时取出，入泥坛内，埋七日，出火毒。每黄昏时饮一杯，入房交媾通宵，金枪不倒，玉茎便如铁，固精不漏如神，种子易长，真神妙方也。

涤痿兴阳汤

肉苁蓉二两，肥大者　阳起石研末，一两，要云头两脚鹭丝毛者　仙灵脾二两　三柰子二两　大附子一个，重一两余者，皮脐俱去　官桂二两，肉桂尤妙　蛇床子一两　大茴香一两　韭菜子二两　木通五钱　补骨脂二两　真川椒去目拣净，一两

前药和匀，作粗末，分作十帖，每帖用水二杓，煎十数拂，去渣，加麝香五厘，乘热浸洗玉茎良久。每日洗三、四次，十日后自然奇妙异常。

安息香闻香起马方

真鸦片一钱　檀香二钱　毛香二钱　麝香五分　风仙子一钱　白颈蚯蚓七条　蝼蛄七个　榆树皮末一两

上用黄雄狗肾拌匀，做成安息香点之，闻者皆举。

治腰痛神方

当归身一钱，酒洗　川芎一钱　白芍药一钱　怀熟地一钱　金樱子一钱　淫羊藿一钱，去边　大石斛一钱四分　杜仲姜汁炒断丝，一钱　牛膝一钱一分　人参不拘　枸杞子一钱八分　川仙茅一钱，制　远志肉一钱　杏仁一钱　炙甘草一钱　白茯苓一钱

如腰痛岔气，倍加杜仲；腿疼，加牛膝。一连服十剂，间一日又服一剂，以后每月服六剂，五日一服。

补腰益肾壮元阳补血气圣方

菟丝子酒浸，蒸晒，一两五钱　枸杞子酒洗，一两五钱　白芍药酒炒，二两　怀熟地一两　怀生地一两　当归身一两，酒洗　软黄芪一两，生用　黄柏八分　韭子一两　白茯神一两，去骨，焙　远志肉一两，去心，甘草煮　山萸肉一两　广陈皮一两，去白

上为末，酒打麦糊为丸，如桐子大，空心每服一钱五分，淡盐汤送下。治男子诸虚百损，五劳七伤。暖丹田，添精髓，壮元阳，滋肾水，种子之仙方也。

用菟丝子不拘多少，酒浸蒸一昼夜，用好酒时时酒，蒸烂，取出捣成膏，为饼焙十，为细木，用雀卵清为丸，如桐子大，每日七十丸，空心好酒送下。年至五十及痿者，每菟子末一斤加天雄四两，以麦裹，火煅熟，削去皮脐，切成四片，童便浸透，慢火焙干，入菟丝子末，同服之，尤效。

补肾种子丸　兼治中脘疼虚弱。

生地八两，研砂仁入酒，九蒸九晒　丹皮三两，酒蒸　五味子三两　归身三两，酒洗　淮山药四两，乳拌多次　莲蕊五两　枸杞子四两　茯苓三两，去皮，乳拌　肉苁蓉四两，酒洗，竹刀刮去毛甲

鱼鳔六两，蛤粉炒 菟丝饼四两，酒蒸 鹿胶五两，酒化入蜜 山萸肉四两

炼蜜丸，桐子大，每晨服三、四钱。制药勿用绍酒，用三白豆酒、花露酒。

九灵丹 此药滋阴固肾，理脾清金，种子益寿。虚劳者至宝，药性和平，常宜服之。一治灵龟不振，二治振而不实，三治实而不勇，四治勇而不威，五治威而不坚，六治坚而不久，七治久而精寒，八治寒而无子，九治有子不齐。

白茯苓要极坚厚者为末，水飞二次，去筋膜，用人乳浸晒，夜露七次，焦干，二斤足 怀生地肥大者，酒浸，蒸如黑漆，人乳浸，晒九次，晒干，一斤足 天门冬肥人透明者，去心净，酒浸九次，晒干，一斤足

用黑铅十斤，炼至一斤，入桐油半斤，又炼至半斤，入雄黄一两，川椒五钱，附子一两，共为细末，同炼净，铅倾成圈子，用上好烧酒十斤，土茯苓、淫羊藿、雄黄、硫黄各二两，母丁香五钱，鸦片五钱，苁蓉、附子各二两，共为细末，同酒煮圈子，酒干为度，用麝香一匕用之。

梅香春意足

鸦片三分 蛇床子五分 赤肉桂三分 阳起石五分 胡椒三粒 麝香半分

以上六味，研极细末，津调搽茎处，每次用一分。

壮精丸 此方不举者能举，不坚者能坚，不大者能大，不固者能固。初服只可一二钱，乃养龟之法。如欲行房，先一二时以火酒送下三钱，即坚大无比，如忌火酒，即老酒亦可。

怀熟地三两，人乳、酒蒸 怀生地一两，酒煮 怀山药三两，人乳拌 枸杞子三两 杜仲三两，酒、醋、盐炒 覆盆子三两，酒炒 淫羊藿三两，羊酥炒 川巴戟二两，酒蒸 厚赤肉桂二两 蛇床子二两 北五味一两 砂仁一两五钱 锁阳三两 芡实二两五钱 莲须二两五钱 山萸肉三两 阳起石二两 苁蓉四两，酒洗，去鳞甲，酒煮 川附一个，重一两二钱，先将甘草水煮熟，后用童便煮至肉无白星，方可入药

上将诸药俱焙干，研极细末，用蜜三斛，炼为丸，如桐子大，每服空心送下，其效如神。

七制补骨脂不老方 制时用三伏龙阳气，晒时用米筛，安绢，下放水缸，取坎离交养之义，非泛泛房术比也。

补骨脂一斤，插去薄衣，晒七日。一次用糯米一升，浸泔，平浸一宿，漉起，晒七日干；二次用黄柏二两，煎浓汁，去渣存汁，浸一宿，漉，七日干；三次用杜仲四两，或用半斤，煎浓汁，浸一宿，晒七日干；四次用青盐二两，研碎，将骨脂捣成细末，和晒七日干；五次用胡桃肉半斤捣烂，将故纸拌匀，晒七日干；六次用上白色胶半斤，切寸，用蛤粉一两，拌炒成珠，播净，和前药，晒七日；七次用白蜜二斤，将前药和匀，捣千杵，丸如桐子大，清晨每用淡盐汤。

初用二钱，后渐三钱。如觉燥，用鳖、雄鸡汤润之，七日见效。阳气发生，须保养百日，则先天正气接续不穷，固精壮阳，种子不老，功效无比，不可轻传。丸后须用磁瓶贮放湿地七日可服。

摇鞭丸 治阳物久倒不起，或思虑过度，或因血气不足不起。此方验过。

用驴物一根，一尺一寸者佳，分为十一寸，瓦上焙干为末，放在床上，挨身之下，放十一日外，此末有二两，加沉香一钱、威灵仙一两、覆盆子一两。

共为末，烧酒打糯米糊丸，如枣核大，空心六七丸，滚水下。

延寿获嗣仙方 鹿茸为君，味甘酸。又云：苦辛，气温，无毒，活血散淋，治痈肿骨疽，疗虚劳羸瘦，四肢腰脊酸疼，脚膝无力，小便不利，男子泄精，女子崩中，赤白带下；角，味咸，气温，主恶疮痈肿，留血在阴中，小腹急痛，腰脊痛，折伤，恶血，尿血，妇人梦与鬼交，取末和酒服，即出鬼精；鹿角胶，和骨髓，蜜煮壮阳，令有子；肉，气温，补中益气；肾，补中壮阳。

用鹿角二十斤新鲜嫩色者佳，锯廿段，劈开，以水泡三、四日，刷尽黑泥，盛锡瓶内，扎口悬

胎，重汤煮三日夜，取起，泡取净汁，入铜锅内，缓火久熬，即成膏矣。熬膏开后：

真川仙茅一斤，粟米水浸一宿，木甑蒸一炷香。如此三饮，以黑为度　味辛，气温，有毒，米泔水浸去汁用，忌铁器及牛乳、黑牛肉。主脚腰风冷，挛痹不能行，丈夫虚劳，老人失溺，益阳道，助筋骨。人参一斤去芦，切碎　君，味甘，气温微寒，无毒，反黎芦。安神定魄，止惊悸，生津，通血脉。治五劳七伤，虚损，肺脾阳气不足，虚喘乏力。肺寒宜用之，肺受火邪咳嗽者禁用。

天门冬一斤去心　君，味甘苦，气平大寒，无毒。凡用去皮、心，治肺气咳逆喘急，消痰，迪肾气，止渴，疗肺痿，生痈，吐脓血，热侵肺，吐衄妄行，泻肺火，利小便，冷而能补。

枸杞子一斤去蒂　味甘，气微温，无毒。主热中消渴，坚筋骨，强阴，益精血，明目，疗皮肤骨节间风，及风眼赤痛。

麦门冬一斤去心　君，味甘微苦，气平微寒，无毒。治口干渴，心肺热，虚劳客热，通脉，保神，补心气。治血妄行，泻肺中伏火，疗肺痿吐脓。

真黄精一斤，竹刀切片，蜜水洗净，木甑蒸一炷香，忌铁器　味甘，气平，无毒。益脾胃，润心肺，除风湿，补劳伤。

上六味共一处，均作四分，每分药二十四两，次用水十二斤，煎熬约有一半时，将渣捞起，再用水六斤，煎熬一半，候汁取完，将渣捣烂，入滚水内泡，扭去渣，方将三合汁，铜锅内文火漫浸成膏，磁器盛之，听用。为丸末药开后：

大生地十二两，酒浸一宿，用益智仁二两，拌匀，砂锅、木甑蒸一炷香，去益智仁　君味甘苦，气寒，无毒，忌铁器、莱菔。地黄微温，大补血衰，滋肾阴，益气力。主血虚劳热，产后脐腹痛。生地大寒，凉血生血，补肾水、真阴不足，主妇人崩中不止，及产后血上薄心，胎动下血，瘀血、衄血、吐血。胃寒者斟酌用，痰膈不利者，姜汁炒用。制净，只用八两。

怀山药四两炒　臣，味甘，气温乎，无毒。气肌肉，止腰痛，滋阴，补心肺不足，疗烦热，涩精，治健忘。

生芡实四两捡净，炒　味甘，气平，无毒。主温痹，腰脊膝痛，补中益精气，强志。

覆盆子四两去蒂，酒蒸　臣，味甘，气平微热，无毒。主男子肾虚。精竭阴痿，又能令发不白，女子食之有子。

真沙苑蒺藜四两，酒蒸　君，味苦辛，气温微寒，无毒。治风明目，破恶血，疗喉痹、乳难、身体风痒、肺痿、小儿头疮，止遗沥，泄精、溺血。

菟丝子淘净，四两，酒蒸捣　君，味辛甘，气平温，无毒。疗虚寒、腰痛膝冷，补精强阴，坚筋骨，治茎中寒，精泄尿血。

以上六味，滋养真阴，益肾生精。

白茯苓四两，去木　臣，味甘淡，气平，无毒。

柏子仁纸包，压去油，四两　君，味甘辛，气平，无毒。用扁叶者，名侧柏。主惊悸，益气血，治恍惚、虚损，腰重痛，润肾燥，去头风，兴阳道。

山萸肉五两，酒洗，微焙　味酸涩，气平微温，无毒。凡用去核，能涩精补肾，兴阳坚茎，添精，止小便，暖腰膝，疗耳鸣，止女人月水不定，老人尿不节。

以上三味，培心经不足之血瘕，山萸荣肝而心血始生。

肉苁蓉 嫩肥大者，酒洗去鳞甲及内白卤，新瓦焙干，取末，三两　味甘酸，气微温，无毒。强阴益肾，暖腰膝，续筋髓，补命门相火。治男子绝阳不兴、泄精、尿血、遗沥，女子绝阴不产，血崩、带下、阴痛。

补骨脂盐水浸一宿，黑芝麻同炒，去麻，三两　主四肢疼痛，骨髓伤败，阳衰，肾冷精流，腰膝痛、囊湿及妇人血气。

按：二味假鹿胶、仙茅之力，益命门真阳之精。

牡丹皮四两，酒拌炒　主虚劳骨蒸，泻阴火，除癥坚、瘀血留肠胃不散，衄血吐血，女子经脉不通，血沥腰疼，产后一切冷热血气，疗痈疮，排脓止痛。

浮小麦取净末，四两，炒　除热，止燥渴，利小便，养肝气，治暴淋，止盗汗，治骨蒸肌热，女人劳热。

以上二味，清醒胃气，毋令一毫混杂邪气，存蓄于中，使补血、生精、益气等药，尽复于本源矣。

何首乌竹刀刮去皮，切片，黑豆煮汁拌，蒸焙干，四两，忌铁器。雄者赤，雌者白，须雌雄并用　主瘰疬，消痈肿，疗头面风及腰膝痛，益血气，黑须发，长筋骨，补精，令人有子。

女贞实去皮，酒拌，蒸焙干，四两　补中养精神，蜜酒拌，九蒸九晒，服之黑须发。

以上二味，滋养真阴，乌须乌发。

以上共为细末，用前鹿角胶十两，药胶十八两，顿开，搅匀，和蜜为丸，如桐子大，每早百丸，用太极膏调汤送下。服此丸以补先天之不足，晚服资生丸健脾消导。

熬太极膏方　开后：

人参一斤　枸杞子一斤　天冬一斤　麦冬一斤　生地一斤　金钗石斛一斤

酒洗，另熬汁三次，去渣，入药汁同熬成膏。能壮筋骨，疗脚膝软弱，强阴益精，长肌肉，治胃中虚热，皮肤邪热。

前五味共一处，均作四分，熬汁三次，存汁于瓮，渣捣烂，入滚水内，钮汁候完，入锅内缓火慢熬成膏，收入磁罐内，每早任意用一、二匙，黄酒化开，或滚水亦可，服前丸药。

丸药内加川断三两，酒浸用。调血脉，疗金疮痈肿，止痛生肌，续筋骨。治妇人乳难产，及崩中漏血、腰痛、小便缩、泄精，温子宫。

张真人祈子法

苏老泉曰：洵尝于天圣庚午年重九日，至玉局观无碍子卦，肆中见一画像，笔法清奇，云：乃张仙也。凡人乏嗣者，求之，有感必应。因解玉环易之，洵此时尚无子嗣，每日露香以告，求之四年，乃生轼。又二年，生辙，性皆嗜书。乃知真人急于接物而无碍子，言不妄矣。故识其本末，使后之祈子者，于此加敬云。眉山苏洵谨识。

一祭品用细糯米粉，团如弹子大，煮熟，染五者：青、黄、赤、白、黑五般，枣汤三盏、茶汤三盏、果三品、酒三盏、鹿脯一方、香一炉、烛二炬。如无鹿脯，以羊代之。祭文一通，红纸书之，粘板上，置于香案，祭毕，揭焚之。祭期用春秋上旬吉日，或祭丁日亦可。

一祭仪摆列齐整，须夫妇列拜，先行四拜，礼诣香案前，三上香，三进酒，礼拜真人宝诰七遍，志心皈命礼。

文昌示化嗣录典官，伏羲升钱感老人之铁弹，西湖垂钓，得度世之仙方。邪魔见弹以藏踪，疫疠闻风而远殄，咸池无犯，天狗何伤，祷应眉山，兆三苏之灵裔；法传雷杼，周四目之神君，嗣求永赖以绵长，宗派因之而不绝，有求必应，无顾不从。

“大慈大悲，大仁大孝，灵应祖师，广恩锡嗣，白鹤得道真人”。

拜完，取告文，跪读讫，置于香案，再拜四礼，揭告文，于香炉内焚之，俯伏叩三首起，作揖而退。

一告文式：维，某年岁次，某甲、某月、某日、某人，敢昭告于真人曰：惟神好生，化行四海。某，忝居末品，艰于嗣息，谨依遗教，瞻奉尊颜，仰望神慈，曲从愚顾，谨依品仪，用申告祭，尚飧。若得子而祭,则改“仰望”为“仰赖”、“曲从”为“曲遂”、“告祭”为“报祭”。真人惟尚淡,不用钱马。

补肾仙方

菟丝子一斤　山药四两　枸杞子四两

炼蜜为丸。

神效种子丸　遵方修合,服之必有孕。

吴茱萸　白芨　白蔹　白茯苓各一两　牛膝　细辛各五钱　菖蒲　白附子　当归三钱　厚朴　桂心　人参各四两　乳香三两,去油　没药四两

上择壬子日修合,炼蜜为丸,如红豆大,每服十丸,空心好酒送下。男子服之,补精益气;孕妇服之,即生双胎;无夫者,不可服。

秃鸡丸　四川太守七十无子,服之连举三子,其妻阴痛,憎药之功,撇撒于地,公鸡食之,每日狎雌鸡数十次,头毛皆秃,故名。

肉苁蓉酒浸　蛇床子　五味子　远志肉　莲蕊　木香　山药　沉香　益智各一两

蜜丸,如桐子大,空心酒下三十丸。

降珠丸　黄天官妾,年廿七,服药二十七天有孕。余药送同僚秋侍郎妻,年三十四岁,服之一月有孕。魏检讨妻,年四十,服之四十日有孕。

秦艽　桂心　杜仲　防风　厚朴各三分　牛膝　沙参　干姜　制半夏　白蔹各五钱　附子　白茯苓各一两五钱　人参一两　细辛一两一分

蜜丸,绿豆大,每服三十丸,空心米汤下,有孕勿服。

阴贼方

母丁香　麝香　乳香去油　沉香

等分为末,上药津吐为丸,如桐子大,每用一丸入阴户,一丸入马口,进炉少住一二刻,行事如意。

又方　五倍子　远志各二钱　蛇床子三钱

各为末,以二三厘津涂玉茎,入户而行,不必解。

金玉连环

远志　蛇床子　紫霄花　鸦片　肉桂　细辛　阳起石各二钱　麝香五分　川附制　锁阳鹅油炙　母丁香各三钱,葱汁浸蒸　川蛤蚧一对,头尾俱全　蟾蜍酥人乳制过,一钱　海狗肾一个　云南虫[1]两对

上各研极细末,炼蜜丸,如梧子大,石青为衣。用法:申时吐津调化,搽在龟头玉茎上,待干方可行走,临时温水洗去药末,入炉暂停一会而行。每用半丸,不用解。

如意丹

官桂　木鳖子去油　白矾七分

上药各一钱,水五碗,煎三碗,男女俱洗茎,户而后举动。

又方　母丁香　子丁香俱晒干为末,各一钱　鸦片藏腰边待干　蟾酥切片,火酒半钟,浸三日,各五钱　冰片　淫羊藿一钱,酥制,羊油亦可　麝香五分,为末,葱、姜各汁三匙

上将蟾酥研烂,夹水煮一炷香,次下母子丁香、淫羊藿,再夹水煮三滚,然后下鸦片、麝香。再煮一滚,将于方下葱姜汁,待滚下冰片,离火,推油纸上晒干,入磁瓶内封固,不可出气,每用一厘。同时日中以火酒一匙研化,搽上,待干而行走,临干时必须以温水洗净茎上之

药,然后入炉。一方加金樱子三钱,一方加龙骨二钱在内。

又方 海螵蛸 赤石脂 远志肉炒,各一钱 沙苑蒺藜炒,二钱 草乌九分,面包裹煨 蛇床子炒,二钱,以上俱先下 石燕 蛤蚧各一对,火酒煅五次 紫霄花炒 木鳖子去壳 龙骨火酒煅 莲蕊各三钱 阳起石火酒煅一次 锁阳炒 牡蛎煅,各二钱,以上第二次下 桂心一钱 蚯蚓瓦上焙燥 鸦片各二钱 晚蚕蛾四对,焙 母丁香晒干为末 淫羊藿酥油制,各三钱,以上第三次下 蟾酥五钱,烧酒一钟浸三日,研碎 雄狗胆一个,入麝二钱,搅匀,悬风中七日为度 冰片二钱

以上各药俱为极细末,先将蟾酥倾入白饭碗内,夹水煮一滚,将各药依次而下,煮数滚,再加葱、姜、蒜汁各二匙,待滚放,方离火,摊油纸上,如香茶搽,阴干,收磁瓶内,不可出气,每用一厘,悉照前方之法。

暖脐膏

阳起石 蛇床子 香附子 韭菜子 硫黄 麝香 大枫子肉各五分 土狗七个,去翅羽,炒

蜜丸豆大,油纸封脐内,欲泄则去之。

种子金丹

地龙即蚯蚓,要白颈者,为雄三条,去泥晒干 细辛一钱,研炒 紫霄花一钱,研,晒干 母丁香五分,晒干,研 诃子肉一钱 龙骨一钱 雄蚕蛾七个,去翅、足,尾尖者为雄 肉桂一钱 蟾酥一钱,酒浸晒 蛇床子一钱 仙茅 晒干,一钱 胡椒一粒,淫羊藿一钱 生附子一钱,晒干

为末,烧酒为丸,黄蜡为衣,中时用烧酒调化,擦阳物茎上,晚热水洗去,一粒可用二次,不用解。忌烧酒,吃则痿而不泄也。

固阳丹

荆芥 干姜 艾叶 柏子仁 枣仁 甘草 益智仁 枸杞

各等分,研极细末,每服二钱,只服七日。

又方 紫雷花 官桂 母丁香

研细末,各二分,滓涂茎上,甚久长。

又方 白枯矾 干姜 蛇床子 狗骨灰 胡椒各二分

研末,津调涂茎上。

又方 以六、七年种韭某地上掘出蚯蚓,以新磁碗底用竹片圈之,将蚯蚓入内,上用麻布盖之,又以轻粉筛在上面,则蚯蚓出汗而自死,即以蚯蚓晒干为末,搽龟头上,久而自泄。

又方 一粒丁香八粒椒,细辛龙骨海螵蛸,
蟾酥豆大一粒儿,二八佳人摆折了腰。

一次用三厘,各等分,津吐涂茎上,出炉自解。

固坚散

附子三钱 母丁香 蟾酥各二分 麝香一分 鸦片一分 红头颈蚯蚓五条,瓦上焙干

上为末,津调搽茎上二三分。

强壮丸

母丁香三分 樟脑一钱 土狗三个,去足、羽,炒 独葱一个,去皮 麝香一钱 金丝木鳖一个,去皮油 硫黄一钱

共为末,入芋艿内,同荞麦面裹之于糯米饭上,蒸熟取出,捣烂为丸,如桐子大,每用一

丸，入脐内，以膏贴之，待药行自举而后战，战久烦厌，去药则泄矣。

第一妙锭

真川附焙干　川乌炒，各一两　草乌　明雄　苏合油各五钱　紫霄花　五倍子　山茨菇　大厚肉桂　蛇床子　金丝木鳖去油，各三钱　母丁香　蟾酥　水安息各八钱

共为细末，以白芨熬膏，和药入臼内，捣千杵为度，印为锭子。每用时先于午刻，酒磨二、三厘，搽头茎内，待其自干，不得走擦。至晚将欲行事，必须洗去。此第一妙药，非比寻常，临阵自知其妙，不可形容。

杨妃不寐方

荜拨五分　北细辛六分　黄丹三分　川椒四分　麝五厘　飞矾一分　蛇床子一钱

七味研极细末，蜜丸，如黄豆大，嵌入马口，送入阴户，然后行事，不惟耐久，更能种子。

益肾丸

沉香　乳香去油　没药去油　菟丝子各五钱　茴香一钱　破故纸五钱，酒浸　核桃四十个，去壳

共为末，炼蜜为丸，如桐子大，空心酒下三钱，久服其效不泄。

真人保命丹

酸枣仁　人参　白茯苓　天门冬酒浸，瓦上焙燥

以上各三钱为末，临卧酒下二钱，力可通霄[2]。

铁钩丸

熟地　肉苁蓉　樟脑　冰片各三钱　滑石二钱　海马一对，炙　雄麻雀肉一个，去嘴、爪，止取净肉，不可见水，用盐、酒浸过，焙干为末

以上各为末，蜜丸，桐子大，每服三十丸，乳香汤送下，略饮酒少许，服至九日，玉茎渐长，九日后则不衰矣。

许大师种子方

归身四两　鹿茸三两　淫羊藿八两　甘枸杞四两　仙茅八两

共为粗块，入绢袋内，悬坛中，入无灰酒二十斤，用面封口，重汤煮三炷香为度，将药取出，晒干为末，炼蜜丸如桐子大，酒埋地中七日，退火气，每早晚空心饮酒数杯，吞药数十丸，初服药酒时，戒房事二十一日，至廿一日之后随饮，行一月一泄。探囊种子，其效如神。晚上必须服药后方吃晚饭。

聚精丸

黄鱼胶白净者，一斤，切碎，用蛤粉炒成珠　当归身四两，白色者佳　沙苑蒺藜八两，马乳浸二宿，隔酒蒸一炷香，取起焙干

上为细末，炼蜜丸如桐子大，空心服，每服八、九丸，温酒、滚水俱可下，忌食鱼并牛肉。一方加蒺藜三两。

舌底藏春

好人参切作豆大，用生鸡蛋一枚，捣孔出黄，只留蛋清在内，入参于中，仍封固，同放在哺小鸡蛋筐中，令母鸡伏之，俟小鸡出时阴干。临行事时将一片藏舌底下，春意勃然，不可名状。

又方　以一枝大参放入蛋中，哺之三次，以参含口内，采战不泄，更妙。

千金一厘散

人参　归身各四两　川椒二两，用水熬膏　再加蟾酥四钱，人乳拌浸四、五次　麝香一钱

上药搅匀，收贮磁器内，封固不泄气，临事用一厘，搽头上一个时辰，方以温水洗去，然后行事，其效不可殚述。

黑驴丸

黑驴内外肾一副，俱全，用竹刀切薄片，酒洗净血水，硒干，用桑叶或柳叶铺，蒸一炷香，取起晒干，用陈壁土炒，再埋地内一炷香，取出研末　大黄豆芽一斤，童便煮熟，晒干　京黄米八合，炒黄　黑芝麻八合，炒　石莲肉六两，去心　山药八两　白茯苓四两　乳香三钱，去油　朱砂三钱

上为细末，用雄猪肚一个，去油净，将前末药装在肚内，蒸五炷香，捣烂如泥，丸如龙眼大，晒干，临晚酒下一丸。加药散难丸，加蜜少许亦可。

暖炉解痒丸

以吴茱萸装满牛胆内，阴干，去胆皮，将茱萸研末，炼蜜为丸，如龙眼小核大，纳阴户可以解痒，其暖如火。

补元起潜秘制神丸

人参　鱼胶赤石脂拌炒　枸杞子各八两　鹿茸酥炙透　山萸肉炒　杜仲炒，断丝为度　韭子炒　淫羊藿去边，羊油炙　雄蚕蛾焙干，去头，足，翅　沙苑蒺藜　鹿角胶各四两　赤何首乌各十两，切片，此二者俱要大而鲜者，黑豆九蒸，九晒　五加皮　葱子炒　巴戟天肉　野蔷薇子[3]　淮生地　肉苁蓉酒洗鳞甲净　覆盆子各三两　大茴香一两，炒　羚羊角四两，铲末用　破故纸六两，炒　川牛膝酒洗焙干　益智炒　远志肉甘草水浸，炒　当归身酒洗焙干　桑螵蛸焙干，各二两　黑驴内外肾一具全副　用水洗净，黄酒煮熟，切片，新瓦焙干为末，不可烂　黄狗内外肾五具，全副，用水洗净，黄酒煮熟，切片，新瓦焙干为末，不可烂　鸽蛋百枚　酒煮，切片，焙干为末，带壳用　大鳖头一个，连颈至甲边切下，微用酒煮干，为末　哺退鸡蛋七枚，带壳酒煮，焙干为末

上三十七味，各依法制为末，炼蜜，和鹿角胶为丸，如梧子大，每服三钱，每早晚二服，以酒送下。至一月有奇验，若能久服，弱体变强，筋骨精壮，服四十日即止，故早晚二服也。如得常服，则晚不必服。此系大内秘方[4]。外加海狗肾一具、附子制好，二两，其效更速。

又有人云：鹿角胶一味，换石斛四两，酒浸一宿，蒸，晒干为末，桑螵蛸当用四两，用桑叶煎汤，拌湿过宿，上下用桑叶铺盖，蒸一炷香，焙干为末，瘦长者方真。

种子宫神方

生附子　紫苏　甘草　甘遂　薄荷　樟脑　阳起石

上七味各一钱，共研细末，用新瓦杯入药末在内，又盖一新瓦杯，上下合紧，旋转无缝，用米醋调面封固其口，入炭火内，先试微火，后加旺火，炼一灶香，其丹升于杯上，去火存性，即行取下。外加麝香一分、冰片一分、蟾酥一分，共研细末，捣大葱白取汁，同蜜为丸，如绿豆大，以铅粉为衣，收干，入锡瓶内，黄蜡封口。每于未申之时用一丸，加津唾，将丸于龟头上擂开为度，不可入于马口，临行时用温水洗去，然后行事，出炉片刻，复入即解。此经久种子之良方也。

双美丹

母丁香二钱　紫霄花三钱　桃毛一钱　麝香三分　紫茄花鲜，一两，晒干　真鸦片一钱　白

龙骨二钱，火煅　石榴皮干燥，三钱　锁阳一两，酒浸三日，晒干

上九味为末，用白蜜为丸，如芡实子大。以右手中指入炉中少停，交战用九浅一深之法。不用解，即名美人一锭金也。

雀儿饼　专治男子诸虚百损，五劳七伤。暖丹田，添精髓，壮元阳，滋肾水。种子之仙方也。

菟丝子不拘多少，酒净，蒸一昼夜，用好酒时时晒蒸烂，取出捣成膏，为饼，焙干为细末，用雀卵清为丸，如桐子大，每日七十丸，交心送下。年至五十及痿者，每菟丝子末一斤，加天雄四两附子制之得法则可，若云天雄则断不可也，以面裹，火煅熟，削去皮脐，切成四片，童便浸透，慢火焙干，入菟丝子末同服之，尤妙。

神效洗方程梓园验方

锁阳一钱　阳起石二钱　荜拨一钱五分　石榴皮五钱　淫羊藿一钱　紫霄花一钱五分　蛇床子一钱　生附子一钱

长流水七碗，煎三碗，早晚洗。如冷再热，再洗每日洗三五次，阳事大起，妙难尽述。

又，洗阳方

蛇床子　地骨皮　紫荆皮　紫霄花　防风　甘松　乌梅肉　藿香　川椒李相传仇方

痿加丁香三钱、鸦片三钱。

九种药等分各一两，研细末，每一次将药末一两投入夜壶滚汤内，用小竹签搅匀，浸阳物放入壶中二三刻，候汤温冷方止。次晚将壶于铜锅上温热，如前浸洗，七日后另换，浸时洗更好。

制环方

照前方，用黑铅三斤溶化，投入前药一种，药过取出冷定，埋土一宿；再溶化，又入药一种，取山冷定，埋一宿。如此九次，九药俱尽，每种药三两，足一圈，次打成铅条制环，合前药九种，同煮锅内，定三炷香取出，埋地一宿，安在瓶内封固，用时取出。

十精丸

枸杞子天之精　地黄地之精　甘菊花日之精　茯苓月之精，人乳浸一宿　天冬星之精　菟丝子金之精　肉苁蓉水之精，酒浸一宿　川椒去子，火之精　山萸肉土之精　官桂木之精

各等分两，为末，面粉为丸，如桐子大，每服二十丸，空心淡盐汤送下。此药平淡，无忌又无毒，不问老少，服之大有精神。

又，紧干妙方

用绿皮生柿子，剥皮来用，不拘多少。用好南酒浸透，挂在无日色处风干，每一两用五味子十粒，生白矾四钱。共研极细末，以吐津为丸，如圆眼大，先一二时入炉内，紧妙难言。少加麝香。

杏花天方

菟丝子　蛇床子　五味子　阳名[5]子各一两

为末，酒糊丸，绿豆大，无有不效。能治老人阳痿不坚，功力最大。

引动春

百花蕊晒干，一两　柳絮花三钱　闹羊花三钱　紫霄花三钱　麝香一分

共研细末，用一钱于酒、茶内或饭内，则其情自动矣。

玉燕投怀膏

用真川附子一个，重二两外者，用竹签钻眼孔，四周上下钻遍，以黄酒半斤，统贮磁罐内，煮一炷香，不可多煮　虎胫骨二钱，酥炙　真沉香二钱　真紫霄花一钱　龙骨一钱　麝香三钱　海螵蛸二钱

先将此六味研极细末后，和附子捣如泥，分作四十丸，不可增减，每常可用一丸塞在脐中，外用膏药圈封固，免其泄气，如欲泄，须三日前先去此丸。

阴阳大造丸

用初巳连蚕蛾一对，将地下肥葱一枝不可拔起，去尖，将蛾不可拆开，塞入葱管内，以线扎固葱尖，俟葱略有黄色取起，挂透风被荫处，不可见日，等葱干透酥脆取下，碾为细面，加当门子[6]等分装好，不令出气。用时将少许津涂龟弦上，片刻即起。欲解，用朝松罗茶叶嚼烂，以唾咽下即解，二人俱要吃。

暖脐膏

母丁香不拘几个　川附子一两

煎数次，研末，入麝香少许，如豌豆大，置平常膏药内，贴之脐上行事妙。

助阳丹

黑芝麻一斤，要皮肉俱黑者　淫羊藿一斤，羊油酥炙，铜刀去边毛、梗

共为末，捣烂，蜜丸如弹子大，每日清晨服一丸，盐汤下。久战不泄。

十三太保

龙骨一钱，酥炙　柏子仁一钱，去油　母丁香一对　当归一钱　熟地一钱　虎骨一钱，酥炙　肉桂一钱　锁阳一钱　附子一钱，葱煮　茯神一钱　鹿茸六分　仙茅一钱　全体肥短人参一枝

上十二味药，水一碗，煎八分，渣煎六分，用布将渣绞干，共合一处，微火熬至四分，入茶钟内，用人参浸药汁内，重扬煮之，汁干为度，取参风干，用第一次新下热鸡蛋一个，穿一小孔，去内黄白，放参在内，以桑皮纸封固，与母鸡抱，俟蛋裂为度，大约抱鸡须六、七只为妙，喂母鸡用黑芝麻，黑料豆炒熟，打碎拌以硫黄喂之。吃参一分，可当一两。服此参月余，助阳坚久，久战不泄。

还元固本蛋

用小母鹅七只，长大头生鸡蛋七个，第一日用三斗白米煮，蛋熟成饭取起；第二日再用三斗米，添蛋一个同煮，共二蛋；第三日再用三斗米，添一蛋同点，共三蛋。以至七日，共煮过七蛋。第八日吃第一蛋，第九日吃第二蛋，以至十四日，吃尽七蛋，阳物坚久，长大一倍，有三倍之功。添精长髓，久战不泄。

久战方 试验

番木鳖子三十个，用面裹，茅草里烧灰存性　炒黑山栀三钱　蟾酥三钱

共为末，银盒装好，贴身温带，不可冷放出气，每用三厘搽龟茎上。

生发　侧柏叶不拘多少，阴干，和油涂之，其发骤生且黑。

滑阳　榆白皮晒干为末，凡行事艰涩，以津调少许抹玉茎上，易入。

玉容散

白僵蚕三钱　白附子二钱　猪牙皂角四两　藿香三钱　陀僧五钱　三柰五钱　白芷五钱

麝香少许

共为末，每日酒调，洗面如玉。

香玉散

白檀　排草各一两

为末，暑月汗出常用，传身遍体生香。

壮阳　用天萝子、韭子、蒜子、葱子、萝卜子，以韭菜地白颈蚯蚓一条，照蚯蚓所重分量，即与前五子等份，煎汤，俟水温时，将阳浸在汤内，一钟热茶时候取出，次日红肿不妨，三日消好则壮大矣，不可再泡，恐长大不止。

红粉妆

杏仁去皮，二钱　滑石二钱　轻粉二钱

共蒸过为末，入冰片五分，胭脂调匀，晒干，洗面毕，鸡子清调搽脸，红腻动人。

生光散

密陀僧如金色者，一两

研极细，用乳或蜜调和如薄糊，每夜略蒸熟，搽面，次早洗之，半月后面如玉镜，兼治鼻渣，宫中第一妙方。

洗面如童

大枣七个　黄柏三钱　木瓜二钱

各炒匀，煎汤洗面，旬日后容面如童

容面

好水粉五钱　白果十个

共捣烂，搽面如桃花色。

桃花粉

宫粉十两　密陀僧二两　银朱五钱　白芨一两　寒水石二两　麝香一钱

共为末，鸡子清调，磁罐密封蒸熟，取出晒干，再研细极，水调搽面，颜色如桃花。

梨花妆

宫粉十两　密陀僧二两　轻粉五钱　蛤粉五钱　白檀二两　麝香一钱

共为细末，每日鸡蛋清和水调搽，面色如梨花。

香油

油二斤　白芷　甘松　三柰　细辛　藁本　紫草各五钱　排草一两　威灵仙四十条　鹿角菜二两　合油二钱　丁香二钱　广零五钱

共入油内，隔汤煮四炷香，再晒七日，加冰片一钱。

香茶饼

孩儿茶四两　桂花一两　薄荷叶一两　硼砂五钱

甘草膏做饼，口含咽下，美味香甜。

遍春宫

母丁香八粒　鸦片　蟾酥各二钱　麝香　白芨各五钱

共为细末，烧酒调，丸如桐子大，行房事化开，擦玉茎上，久战不泄，不必解。

百声娇

远志肉　蛇床子　五倍子各三钱

共为细末，每用五厘，津调肚脐上，可久战。

玉容肥皂丸

白芷　白附子各五钱　白芨　白蔹　白檀香　充蔚子各一两　排草三两　白丁香　冰片各一钱　丁香五钱　麝香七分　苏合油二两　肥皂二斤

共为丸，盐、酒蒸烂，加蜜大丸用。

固精丸

小茴香二钱　柏仁　白术　黑附　桂心各三钱

共为丸，空心温酒下，每日三服。

双美丹

细辛　螵蛸各三钱　母丁香二个　川椒十四粒　龙骨三分　大附子三分

上共蜜丸，如豆大，烧酒调涂龟头上二三。

永春果

白果一斤，去壳　母丁香打碎，一钱　麝香一钱

以干烧酒二斤，用磁瓶将药放入袋内，入烧酒瓶内，再将烧酒灌入，封固瓶口，文武火隔汤煮，以酒干为度，用时一更一枚。

暖炉丹

青木香五分　麝香三分　木鳖子九个

为末，炼蜜为丸，入阴户内，彼此甜美不泄。

倒提金

吴茱萸　青木香　硫黄　麝香

各为末，津调入阴，女必恋恋。

悄悄紧

石榴皮　菊花叶　柿子蒂　海棠树皮　白矾

各等分，水一碗，煎八分，温洗阴户，如童女物。

双美丹

蛇床子　龙骨　丁香　沉香　云香各一钱二分　广木香　轻粉各一钱　桂心　细辛　枯矾　麝香各三分

为末，蜜丸如黄豆大，金箔为衣，晚饭前用一丸，入阴户妙甚。

揭被香

沉香三钱　木香三钱　檀香　速香　蛇床子去衣微炒　丁香　龙骨　紫霄花酒洗　远志肉甘草水煮，去心　荜拨去芦，去心　川椒去子　排草去排　桂心去蒂　白芷各三钱　麝香　苏合油　安息香　吴茱萸去芦　蟾酥乳汁化，上各一分　枯矾少许。

共为末，炼蜜为丸，如蚕豆大，焙干，用黄蜡收好。临时入户一丸，衣香七日不散。

香尽春归

用韭菜地上的蚯蚓四十九条，盛磁碗内，以铅粉五钱研末，筛蚯蚓身上，候粉黄色，取起

蚯蚓放之，和麝香五分，唵叭香、上好真水安息各二钱，以火酒研为泥，内用上好香料候干点之。男人闻之，其物即起；女人闻之，其心则思，香尽则止。

通宵乐

用活耗子七叶，肝取出，装猪胆内，带胆水煮，煮熟取出，阴阳瓦焙酥，捶碎，用前胆水力丸，不可出气，棉花包，塞耳内，阳物即起，万战不泄，取肝丸出则泄。

外洋进阴上闺中铁柱杖珍藏，不可轻传

紫霄花五钱　木通五钱　阳起石三钱　透明雄黄五钱　吴茱萸二钱　桑螵蛸一对　黄狗肾一对　晚蚕蛾十二个，生子者佳

上药共为细末，化蜡为丸，如芡实子大。欲交合，早一时辰握于掌中，则阳坚久。

双羊肾

生羊肾一具　沙苑蒺藜四两，隔纸微炒　淫羊藿四两　铜刀去边毛　穿山甲四两，要真　桂圆肉四两　薏苡仁四两

用滴花烧酒二十斤，浸五七日，随量时时饮之，种子延年。

醉仙虾

附子五钱，甘草汤煮　肉桂五钱

煎浓汤一杯，掺以滴花烧酒一斤，将活大虾浸透，晒干，屡浸屡晒，展尽酒汁，收好，服二、三枚，久战不泄。

畅春丹

大附子一个，重一两五钱　母丁香　蟾酥火酒浸化，或人乳煅化亦可　淫羊藿　蛇床子　紫霄花　甘草　破故纸以上各四钱　肉桂二钱　人参五钱　锁阳五钱　麝香一分

研极细末，用鹿角胶三钱溶化，白芨末三钱，合前药和匀，杵成粗条，用磁瓶收，须用午时吐津，磨药二分，搽龟茎上。再余药涂脐内，临睡时用温水俱要洗去。

益春丹

鸦片　蟾酥各一钱　冰片　麝香　肉桂各五分　母丁香一个　五倍子五分

共为细末，用鸡子清为丸，如绿豆大，用时火酒化开，敷龟头，临行时用温水洗去，用甘草水解。

春趣宜人膏药

川附一个，重一两六钱，切片　巴戟天二钱　肉桂二钱　母丁香一钱　锁阳二钱　肉苁蓉二钱，将米泔水浸去盐味　荜拨一钱五分　吴茱萸一钱五分　仙茅一钱五分　当归二钱　生地三钱

将麻油一斤，入十一味油内浸二日，煎枯，去渣后，入铅粉八两收成。后加鸦片、蟾酥、麝香，牛黄，龙骨，离火加各二钱，将大红缎摊贴脐上。

萃仙丸

沙苑蒺藜出同州红黄色好，瘦薄者不用，四两为末，四两煎成膏　芡实四两　白莲蕊四两，金色者好，赤白者不用　覆盆子二两，酒浸燕晒　菟丝子饼二两，新肥者好　山萸肉四两，净酒浸，九蒸九晒　川续断二两，打断，有烟者好，酒浸一宿，晒干　枸杞子二两，甘州鲜润者好　真龙骨五钱，五色者佳，以童便淬七次，若欲种子，以金樱子膏二两代之。

外用蜜十两炼熟，共为末，淡盐汤下三钱，忌行房事四十九日。

还少丹

熟地黄二两，九蒸九晒，不见铁器　甘枸杞二两，红小鲜明者好，去枝梗，酒润捣烂　山药一两五钱，白色者　牛膝二两五钱，去芦，酒拌蒸熟　远志肉一两，甘草汤浸一宿，去骨晒干　山萸肉一两，酒润，拣去核，慢火焙干　白茯苓一两，去皮筋，乳拌　巴戟天一两，酒浸一宿，去心　石菖蒲一两，刮去皮毛，微炒，不见铁器　杜仲一两，削去粗皮，盐、酒拌炒，去丝　五味子一两，蜜水浸蒸　苁蓉二两，酒浸一宿，刷去浮甲，劈破，去心中白膜　楮实子一两，水淘去轻浮者，酒浸一日，焙干　或加何首乌四两，更妙　大茴香一两，去子，盐水炒

上为细末，炼蜜同枣肉为丸，如桐子大，每服三十丸，温酒或盐汤下。食前日三服，五日觉有力，十日精神爽，半月气壮，二十日目明，一月夜思饮食，冬月手足常温，久服令人身体轻健，筋骨壮盛，光泽不老。更看体候加减：如热，加山栀仁一两，微炒；心气不宁，加麦冬一两，去心；少精神，加五味子一两；阳弱，加续断一两，酒浸一周日，焙干。大补心脾肾胃，一切虚损，神气俱耗，筋力顿衰，腰脚沉重，肢体倦怠，血气羸乏，小便滞浊。常服固齿，无瘴疟，妇人服之，容颜光泽，暖子宫，去一切病。此方缓补心肾脾胃，正合《内经》“劳者温之，损者温之”之义。

前刘无方

桑椹一斤　沙苑蒺藜一斤　甘枸杞一斤　鱼鳔一斤　肉苁蓉半斤　菟丝子饼一斤　何首乌一斤　黑豆汁一斤

保元锁真至宝锭丹

红山栀仁用好火酒浸一炷香，晒干，如此三次为度，三钱　真鸦片三钱　上拣人参二钱　真蟾酥二钱　真麝香五分

以上五味为细末，再加真川椒三钱、川吴茱萸三钱，熬膏成，将药和为小锭，金箔为衣。

固精不泄膏

胡椒二钱　川椒三钱　麝香一钱　蟾酥一钱　鸦片一钱　大附子五钱，不见火　凤茄子五钱　石燕一对，火酒炼过，再用火酒煮透　蛤蚧一对，火酒煮干为末

共为细末，和匀，以白芨打糊，调末药三钱为膏，临用以绢缚左手寸口，少时即泄。此药用磁罐封贮，不可令气泄，一料可用数次。

又方

用雌雄狗胆各一枚，倾出和匀，加川椒、肉苁蓉各三钱，研极细水，和匀，仍入胆内缝固，挂风前阴干，临用时以津化一二厘于龟头上欲止，扯出稍冷，复入即泄。

又方

用雄狗胆一个，入鳖头末一个，阴干，如前方用法，入炉胀满，冷水解。

养龟方

硫黄一两溶化

以上好朱砂一两，研极细末，搅匀，藏绫带内，束根上，妙不可言。

煮铅圈法

人参　附子　干姜　肉桂　丁香　川椒各二钱　蛇床子一钱　硫黄一钱五分

以火酒二碗，煮干为度。

封脐膏

甘草　甘遂　麝香　葱汁

丸为皂子大，纳脐内，用膏药封之。

揭被香

零零香　甘松　三柰　木香　沉香　白芷　木通　蛇床子各一钱　紫霄花　枯矾　海螵蛸各五钱　丁香　麝香　冰片各一分

蜜丸，如黄豆大，每用一丸纳户内。

白绫带

大附子　淫羊藿　蛤蚧　阳起石 提七次　蟾酥一两 上各等分　麝香二钱

共为细末，入绫带内，束根上。

白果方

用白果浸烧酒，加麝香少许，每服一、二枚则坚。

煮线方

白莲须汁　安息香五钱　附子三钱　猴姜一两　　同煮。

合欢酒

男用磁石即引针石也，三分，以糯米细粉一撮，入银锅内炒；女用针沙沙在针店买三分，以细麸皮一撮，亦入银锅内炒。临晚各用滚酒冲在碗内，淀清，服酒去渣。

春心动奇方

蟾酥　胡椒各二钱　官桂五分　麝香三钱

共为末，用时取一二厘吐津调敷龟头上，临行房用水洗去，大妙也。用米汤一碗即解。

又方

蟾酥一钱　乳香五分，焙去油　甘草末，三分

用人乳为丸，如黍米大，照前方用法，亦用米汤解。

又方

蛤蚧　海马各一对　石燕一对，要三钱重者　丁香　大附子　川椒　胡椒各三钱

共为末，以好酒一斤，子虾一百对，去头、尾、脚入药，并酒内煮虾，酒煮干加麝香末、沉香末各三分，拌虾阴干。临用时饮酒一盏，食虾一只。如欲解，食南枣一枚即解。

解春心动泄药

南枣二百个　芒硝二两

俱入水煮干，晒过，每次食一个必泄也。

紧阴物

石榴皮　飞矾　五倍子等分

每次放二钱，于汤内洗，又取一钱于指甲，入牝中[7]。

种子奇方　照原单开出，能服二料，其功无穷，至所云神咒亦不甚解，姑存其说。

大枣一斤　莲肉四两　芡实四两　甘草三钱　小红枣二斤　薏苡仁四两　大茴香五钱　白洋糖斤半　白菊花四两　黑芝麻半升　小茴香五钱

炼蜜为丸，如龙眼大，每日空心服一丸，滚白汤下，忌生冷。先虔诵文殊菩萨神咒一遍后，服此丸，男女俱服。

神咒：嘘！静不可思议，境了无容存发机，断一性希，无分无合，不即不离。咄！咄！咄音笃！咦！咦！咦音移！充住大定没那移，清净本然绝变易，恒无染着自恬如。常泯终始，顿彻端倪，般若音钵惹妙悟永如如。咄！嘘！

金锁玉连环

当归二两　熟地黄二两　川牛膝二两　锁阳一两五钱　厚杜仲二两，姜汁炒去丝　枸杞子二两　白茯苓二两　山茱肉二两　怀山药二两　石斛一两五钱　天门冬一两五钱　麦门冬一两五钱，去心　防风一两五钱　真羌活一两五钱　陈皮一两五钱，去白　知母一两五钱，酒炒　白术，朝东壁土炒，一两五钱　龙骨火煅，一两五钱　紫霄花一两五钱　黄芪一两五钱，蜜炒　淫羊藿剪去边，羊油炒，一两五钱　甘草五钱，蜜水炒　上好肉桂一两五钱　厚黄柏五钱，酒浸炒　五味子拣去梗，五钱　巴戟去骨，二两五钱　牡蛎酒煅，一两　破故纸五钱　紫桑椹二斤　圆眼肉八两　肉苁蓉二两五钱，酒洗去甲

上药制过，绢袋盛之，装入坛内，放上好烧酒五十斤浸之，夏浸七日、冬浸二十一日、春秋浸半月方用，可早、午、晚三次量饮，药渣滤出，晒干为末，炼蜜为丸，如桐子大，每早空心服三钱，淡盐汤送下，忌食牛，犬，延年育子，不可限量其功。

周王百子丹

黄金切莫传，白玉休轻换。
名为无价宝，方号养生丹。
识者同观览，有价难回换，
功成万万般。添肾水、助元阳。
用一味破故纸，肉苁蓉、人参为伴，
干山药、荜澄茄、巴戟同鉴，
何首乌蒸晒二、三遍，
川椒去白，金墨除烟炒去烟，
山茱萸取肉须用肉，续断、当归，酒浸，须用心，
茯苓蒸、远志浸、益智同然，
共细辛，泡陈皮，入青盐，
各味平称，细研，炼蜜为丸，如独蒜，
盐、酒，清晨服一丸，常服二七身康健，
保养身全。此方名唤一枝花，
养得灵龟粗大坚，一夜三女能周战。

破故纸　肉苁蓉　人参　山药　荜澄茄　巴戟　何首乌，川椒　金墨　山萸内　川续断　当归身　茯苓　远志肉　益智仁　细辛　陈皮　青盐

以上各一两。

暖腰神方

淫羊藿四两　破故纸　花椒　蕲艾各二两

俱为粗末，或绢或缎，照暖腰式做成行药，兼丝绵横直行之，毋使走移，缚腰中。四十以前，半月见功；五十以后，一月见效。

长龟方

小茴香八钱　柏子仁一两二钱　白术　黑附　桂心　炮姜各八钱

共为末，空心温服二钱，日三服，七日不能容。

移心至宝丹

用天王补心丹一丸，入房时，左手紧紧捏着，须去指甲，方能捏得严密，若泄气则不验矣。须护以银盒，郑重其事，则心有所注，火不易泄，自然坚固长久，妙极。内服补中益气汤，加肉苁蓉、枸杞子更妙。如不用移心至宝丹，即单服益气汤亦可。

---

[1]云南虫　未详何物。待考。
[2]霄　通“宵”。夜。《吕氏春秋·明理》：“有昼盲，有宵见。”
[3]野蔷薇子　即营实。性味酸凉，功能利水除热，活血解毒。
[4]大内秘方　即宫廷方药。
[5]名　此下原衍“此字查”3字。今删。
[6]当门子　即麝香。
[7]牝中　阴道内。牝，阴也。

男女房中秘密医术

民国怡养老人[原著]

[说明]

《男女房中秘密医术》,上、下二册,不分卷,怡养老人撰于民国6年(1917)。作者生平欠详。本书专论男女生殖系统及其相关疾病的病因证治。作者运用通俗易懂、言简意赅之笔,将淋浊、遗精、精脱、阴症伤寒、阳物诸病、杨梅疮、诸疝、阴挺、阴痔、阴痒、阴肿、阴痛、阴虱、胎孕、隐疾、阴冷、阴吹、产后阴疾、娼尼室寡性经病、不孕不育等疾收罗殆尽,囊括现代泌尿男科学、妇科学所有病症,并逐一剖明,施以方药,俾羞于就医之患者,照章施治。本书有文简、方易、药效之特点,适用于临床之初习者。本次仅收上册(缺痔疮章)。

本次据广雅书局1917年铅字版整理。

男女爱情秘密之研究

男女关系,人之大伦。然有正当的,有不正当的;有幸福的,有危险的;有强壮身体的,有易遭疾病的。人若昧然不察,尽其欲而忘其害,则危险殊甚。以上两种,本于医学科学上研究之心得,撷其精华编纂而成。读此书者,可以增爱情,可以除疾病,可以育子,可以延年,为人人必读之书,且定价极廉,尤为坊中[1]难得之本。

爱情秘学

男女爱情,本由心苗而发,随其境遇各有不同。本书则专就人之地位而言其增进爱情之方法,例如,老男与少妇,贪夫与富妇,丑夫与美妻,其间品性不同,爱憎互异,即情之所感有所增损,欲求增其爱情,自应别有方法。其他如,夫多姬妾,妇有外遇,均有对待之方,以增进其爱情。故一读此书,自能家庭雍睦[2],男女和谐,命为爱情秘学,谁曰不宜?

秘密之医述序

世人于下部之病,每有不便求医者,男子则恐伤体面,女子则尤顾廉耻。所以始而隐忍,迨痛楚难堪,则私行妄治,终成大患,久或成为废人,或致丧生命,殊可哀也。不知下部之病,不尽关乎花柳病者,男子则有遗精、淋浊、疝气、偏坠等症,女子则有崩带、阴痒、阴挺、阴肿、阴疮等症。治不得法,皆能致命。余在籍时,常有密托求方者,无不应手而愈。又在京时,常有友人染花

柳病者,求医辄愈。因此,遂有介绍求治者,亦见效颇多。盖医男女下部之病,不但救人痛苦,保人性命,尤须全人体面,顾人羞耻也。今作此书,欲使世间男女,凡得隐疾,不便求医者,可以按法自医。爰广搜古今新旧各书,择其最简、最明之法说明之,更选其屡试屡验之方施治之,名曰《男女房中秘密医术》,聊表推广仁术之意云尔。

中华民国六年夏建丁巳年正月川南怡养老人序

序

吾蜀怡养老人,本仁心以行仁术者也。生平尝以济人利物为心,医道特其一端耳。即以医论,亦由家学渊源,世有秘传,且尝博览古今中外医书不少,自撰医书亦有多种,搜成数集。近复撰《男女房中秘密医术》一书,乃专为男女下部诸病,不便求医者,一阅此书,即可按病症以求方,凡识字人皆可自医。此真仁人之用心也。余尝游历外洋,兼考医学家著作,所新发明者,关于男女生殖器为最多。盖此乃人生之命根也。今先生治人隐疾,而复思顾人名誉,则此书不但为医家之新医书,并可为道德家之阴骘书也。爰跋数语,用志钦佩云。

五洲环游客谨跋

秘密之医术上册

淋浊各症辨论

肾有二窍,淋症出于溺窍,浊症出于精窍。淋在溺窍,属肝胆部;浊在精窍,属肾膀胱部。或由湿热,或由虚寒,大抵热者多而寒者少。赤属血,白属气,或由败精瘀血,壅塞窍道,痛涩异常,非是热淋,不可用淋药治。兹将淋症数种,分列于下。

一曰血淋,瘀血停蓄茎中,割痛难忍是也,生地四物汤加红花、桃仁、花蕊石主之,或兼服代抵当风丸。又,血淋者,即尿血,色鲜者,心与小肠湿热;色瘀者,肾与膀胱虚冷,或因心热伤于血分,热传于胞,日久则尿血同出,遂成血淋,茎中不时作痛,以小蓟引子治之;若茎中痛甚者,五苓散主之。又以白蜡冲入滋肾药中服之亦妙。

二曰气淋,气滞不通,水道阻塞,脐下妨闷胀痛也,假苏散主之。

三曰石淋,下如砂石,有似汤瓶,久在火中,底结白碱也,益元散加琥珀末主之。又,石淋者,积精成石,逢溺则茎中作痛,常带沙石之状,因膀胱蓄热日久所致,轻则葵子散主之,重则八正散主之。

四曰膏淋,滴下浊液如脂膏也,萆薢饮主之。

五曰劳淋,房劳即发,由于劳力辛苦,气虚不化也。补中益气汤主之。

六曰冷淋,寒气坚闭,水道不行,其症四肢厥冷,口鼻气冷,喜饮热汤是也,金匮肾气丸主之。又,此症寒战后溲,因风寒乘入膀胱,下焦受冷所致,其候小便闭塞,胀痛难禁,不时淋漓,小腹隐痛,须以五苓散,倍加肉桂、小茴治之。

七曰热淋,膀胱蓄热,小便不通,淋漓塞痛,以十味导赤汤主之。若少腹胀满,引脐作痛,大便秘结者,以八正散主之。

八曰老淋,老人思色,精不出而内败,大小便牵痛如淋,宜萆薢分清饮去黄柏加菟丝、远志,以去其精,再服六味地黄丸。更有过服金石药,败精流注,转而为淋者。淋症多端,未可执一论也。

浊症有二种,一由肾虚,败精流注;一由湿热,渗入膀胱。如系肾虚,则补肾药中,必兼利水;如系湿热,导湿之中,必兼理脾。补肾菟[3]丝子主之,导湿萆薢分清饮主之。或问:浊有赤者何也?答曰:此浊津流多,不及变化也;又,心火盛,亦见赤色,宜加入莲子心、灯心、丹参等药,则愈矣。

小便不通各症辨论

小便不通,谓之癃闭。癃闭与淋症不同,淋则便数而茎痛,癃闭则点滴而难通。东垣曰:渴而小便不通者,热在上焦气分也,宜四苓散加山栀、黄芩等药,以分利之。若大便亦闭,加大黄、元明粉之类。不渴而小便不利者,热在下焦血分也,宜用滋阴化痰之法,若滋肾之类是也。

小便不利有三,如津液偏渗于肠胃,大便泄而小便涩少,一也,宜分利之。若热搏下焦,津液不能行者,二也,必渗泻乃愈。若肺胃气涩,不能通调水道,下输膀胱而化者,三也。可顺气,令施化而出。

又，水肿鼓胀，小便不通者，服金匮肾气丸，而小便自行，阴得阳以生也；复有除桂、附服之，而亦效者，阳得阴而化也。此阴阳气化之精义也。

小便不禁各症辨论

《尊生》曰：小便不禁，由膀胱气虚，加减八味丸，倍山茱，加乌药、益智仁、补骨脂是其主药。

遗尿之因有三：一曰肝热，肝气热，则阴挺失职，书曰“肝主疏泄”是也，加味逍遥散主之；二曰气虚，中气虚，则不能统摄，以致遗溺，十补汤主之；大抵老幼多见此症，悉属脬[4]气不固，老人挟寒者多，婴儿挟热者多，挟寒者，用本方，挟热者，六味地黄丸；三曰肾败，狂言反目，溲便自遗者，此肾绝也，伤寒日久见之，多难救，中症见之，随用大剂附子理中汤频灌之，或有得生者。遗尿有二症，一因脾胃虚弱，仓廪不固，肠滑而遗者；一因火性急速，逼迫而遗者。脾虚以理中汤治之，火盛以芍药甘草汤加黄连治之。妇人产后，小便不禁，或由脬损，宜沈氏固胞汤，或用八珍汤、补脬饮，或由膀胱气虚，或由膀胱阴虚，宜补肺肾治之。

遗精各症辨论

凡有梦而遗者，谓之遗精；无梦而遗者，谓之滑精。大抵有梦者，由于相火之强；无梦者，由于心肾之虚。然今人体薄，火旺者，十中之一；虚弱者，十中之九，宜分制两种丸药治之：一曰清心丸，泻火止遗之法也；一曰十补丸，大补气血，俾气旺自能摄精也。其有因劳心过度而得者，更宜补益，不可轻用凉药。复有因于湿热者，湿热伤肾，则水不清，法当导湿为先，湿去水清，精自固矣，秘精丸主之。

治遗精大法有五：心神浮越者，辰砂、磁石、龙骨之类镇之；痰饮迷心者，猪苓丸之类导之；思想伤阴者，洁古珍珠粉丸，黄檗[5]、蛤粉等分，滋阴降火为法；思想伤阳者，鹿茸、苁蓉、菟丝等补阳为法；阴阳俱虚者，丹溪作心虚治，用珍珠粉丸、定志丸主之。

男女交合精脱气绝

男女交合之际，乐极精脱而死者，切不可惊走下床。男脱者，则女以口哺送其热气；女脱者，则男以口哺送其热气。一连数十口呵之，则必悠悠然阳气重回矣。当此顷刻之间，生死交关，不但不可惊惧下床，且男女两阴俱不可扯脱，仍宜两相紧抱，下部交合，则气未脱绝，尚可救治。在死者不知相抱，全赖生者抱之，以口哺送气，送至气回而后止。此时送气之法，先须闭口，提丹田之气上来，尽力哺于口中，送下喉去，可以救垂绝于俄顷[6]。此法男女皆宜知之也。迨阳气既回之后，再以人参附子汤灌之。若贫者不能得参，急用黄芪四两、当归二两、附子五钱，煎服亦有得生者。又，男子精脱气绝者，用人抱起坐之，以人之口气呵其口，又恐不能入喉，急以笔管通其两头，入病人喉内，使壮盛女子呵之，不必皆妻妾也。此以人治人之法，虽死亦有得生者。

阴症伤寒　此男女交合不慎之病也

男女交合后，或外受风寒，或内食生冷等物，以致腹痛，男子肾囊内缩，妇人乳头内缩，或手足弯曲，紫黑，甚则牙紧气绝。此阴症伤寒也，又名夹色伤寒。男女皆有此症。急用砖烧红，隔布数层，在肚腹上熨之；或用老姜、生葱、生附子捣烂，和黄酒炒热熨之，或以此药趁热包裹肚腹，冷则复换，庶可免痛，且可救命。

又，男女交合后，阳物缩入，绞痛欲死者，亦名阴症伤寒也。急取本妇阴毛烧灰，水调服，并取洗阴户水饮之。此救急良方，不可嫌其污秽，以速为妙，迟则不救。姑存此说。

又方　胡椒四十粒、连须葱头四十九个，共捣成泥，加百草霜即锅底烟，烧草者佳一撮，再捣匀，分二处布摊，一贴脐上，一贴龟头，用线扎住，少顷即愈。

又方　胡椒四十九粒、飞矾[7]一钱、黄丹[8]一钱，共研细末，以好酒和为丸。男置左手心，女置右手心，正对阴眼[9]合之，紧紧按定，少顷腹内燥热，不可动摇，顷刻即愈。女人尤佳。

又方　用鸟枪火药二钱，研碎，滚水冲服，热酒尤妙，如得吐泻，即可回生。此症寒中三阴，命在顷刻，非此猛烈之药，驱寒回阳，不能急救。此药必以武营[10]为佳，爆竹店之火药功缓无力。此方屡试屡验者也。

又方　白术三两　肉桂三钱　丁香　吴萸各一钱

水煎服，一剂而阴消阳回，不必再剂。此名荡寒汤。妙在独用白术之多，则腰脐之气大利，又得肉桂，以补命门之火，丁香、吴萸，止呕反厥，则阴寒之邪，自潜消矣。

男子阳物诸病

阳痿　阳物软而不举者是也。方用：

高丽参党参亦可　熟地　枸杞各五钱　沙苑蒺藜　淫羊藿　母丁香各三钱　远志去心　沉香各一钱　荔枝肉七个

上药浸上好烧酒二斤，三日后，蒸三炷香久，取起，浸冷水中，拔出火气，过三星期饮之。此方名千口一杯饮。一杯作二三百口，缓缓饮之，能生精养血，益气安神，功效甚多。

又方　麻雀肉，冬月煮食，功能起阳生子。或用麻雀蛋煮食更佳。

阳物易举　此男子好色者之常情，又痨病动火之大症也。治法，用皮硝[11]放手心中，两手合住，其硝自化，阳物即不举矣。此外治之法也。若内治之法，宜服清心滋肾诸药，以安其相火。若根本治法，则宜清心寡欲，否则欲火愈炽，是自焚也。

阳举易泄　此因本体虚弱者，当审其何经虚弱而培补之。又因色欲过度而然者。当以清心滋肾固精之药治之。若百治不效，须用韭菜园中大蚯蚓十一条，破开，长流水洗净，加韭菜捣汁，和热酒冲服，服至数日，即能久战，可望子，亦奇效也。

阳物坚硬而痛　此名肾漏，又名妒精，又名强中。此症时时发作，发时玉茎强硬，精自流出，捏之则脆，痛女口针刺。方用丝瓜烧存性研末，每水二钱，水调下。

又方　取人乳三杯，人木香研末一分，麝香少许，调匀服之，后饮浓茶一杯，阳自痿。

又方　肥皂荚[12]一个烧存性，研末，香油调搽，自愈。

此症淫欲过度，欲火益炽多有之，生杨梅疮者亦有之。若不急治，精流不止而毙；或发大痈，则难治。治法：用生地、黄柏、知母、龙骨、大黄、枳壳各一钱，水煎服。如胃虚食少，则用黄柏、砂仁、甘草各一钱，水煎服。

阳物被捆肿大而痛　一小儿顽耍，用头发系住龟头，少时气闭痛肿，无法可解。后令小儿坐冷水中，即刻缩小，去发即愈。

阳物被飞丝缠绕肿痛　用威灵仙二两，煎浓汁，泡洗即愈。

阴头生疮名下疳　此淫毒也。方用芦甘石一两，火煅醋淬，再煅再淬五次，儿茶三钱，共研末，香油调敷立愈。

又方　五味子研末，丝瓜捣烂包敷，虽腐烂亦愈。

又方　鳖甲烧灰敷之，其效如神。

又方　白螺壳[13]，取墙头上白色者，去泥，火煅存性，取净末一两；橄榄核火煅存性，研取净末二钱；寒水石另研极细，取净末二钱；梅花冰片[14]，临用时，每药二钱，配冰片一分。共研细，以磁瓶贮之，勿使出气。此方名银青散，不但治男子下疳，并治妇女阴户诸症，小儿痘疤诸症，用时以麻油调搽，神效无比。

又方　大诃子烧灰为末，入麝香少许，先用荆芥、黄柏、甘草、葱白，煎汤洗净，然后敷之，虽烂至一、二寸亦愈。内仍服汤药。

又方　妇人月经布烧灰候冷，麻油调敷，或加顶上冰片少许，百发百中。

尿管中疼痛方

萹蓄　车前子　木通　炒栀子　滑石　大黄　瞿麦　甘草梢各等分

灯心引，水煎服，即愈。

杨梅疮　此疮最毒，治不得法，缠绵莫救，且最忌服轻粉，服则毒留筋骨，难以断根，且不能生子。

治法：内服红枣丸，外用虾蟆散。

红枣丸方　红枣三斤，以杉木作柴煮之，煮熟剥皮去核，多取烧过杉柴枯炭磨细末，和枣肉捣匀为丸，如弹子大。每日任意食之，不可间断，虽疮毒满周身，或服过轻粉，及一切丹石隐药[15]，致成结毒，穿顶穿鼻，溃烂不已，多年不愈者，服之奇效。此治杨梅疮第一方也。红枣能解丹石之毒，杉木专祛湿热之侵，故奏功如反掌。半年内忌醋与辣椒，及一切发物。

虾蟆散　治一切无名肿毒，阴疽鼠疬，杨梅结毒。硫黄三钱，胡椒二钱，共研细末，取癞虾蟆一个。红腹，无八字纹者勿用，将药纳入口内，用线将口捆紧，外用黄泥包裹，入炭火中烧之，俟泥团红透，取出用碗盖住，候冷去泥，取虾蟆磨为细末，忌铁器，调真小磨麻油，用鸭翎蘸敷，其药水自出而愈。

又方　大黄一两，穿山甲炒、川厚朴、白芷、大枫子仁、花椒、甘草各三钱，水煎兑酒服，毒气从大便出，七日痊愈。忌一切发物，惟不忌茶与虾蟆。

又方　土茯苓一两　木通　白鲜皮　防风各一钱　宣木瓜　苡仁　银花各二钱　皂角子四分

水煎服，每日一剂，以愈为度。外用虾蟆散敷之。最忌食茶，并忌醋与辣椒。

又，**洗药方**　生甘草、银花、苍术、白芷、藿香、槐花各二钱。

又，**避杨梅疮法**　凡生此疮者，亲近之人，难免传染，用雄黄、川椒去子各五钱，研末，杏仁百粒，蒸熟去皮尖，炒，研末，烧酒打面糊丸，于病人初发时服之，即可免也。

又方　金银花一两　甘草一钱　黑料豆二两　土茯苓四两

此名**忍冬汤**，每日一剂，水煎服。

又,**金蝉脱甲酒**,烧酒五斤,大虾蟆一个,浸酒封口,煮香二支[16],取起,次日随量饮之,以醉为度,冬夏盖暖出汗为效。存酒次日只服量[17]之一半,酒尽疮愈。又治杨梅结毒,筋骨疼痛,诸药不效者更妙。服酒后,七日不许见风为要,忌口及房事百日,断根矣。

阴囊诸病

阴囊奇痒　此名肾囊风,又名绣球风,已破者为肾囊痈。用阉过公猪肉四两,取肾囊之处尤妙,胡椒十粒,煎汤洗之,一日数次,数日即愈。

又方　包盐蒲包一块,周围约一二尺宽,熬水洗之,洗毕将水存留,炖热再洗,一日数次,三日即愈,虽病多年者亦效。

又方　陈葫芦烧灰存性,擦患处立愈。

又方　新荷叶一张,连须葱头七个,煎汤,先薰后洗,最效。

又方　用松毛煎水频洗最效。

阴囊肿痛　方用蝉脱五钱,水煎常洗即愈。

又方　真硼砂煎洗数次立愈。

又方　明雄黄研末,烧酒调敷,用鸭口中涎水,或用鸭毛搽数次即愈。

又方　雄黄、枯矾,搽敷甚效。

肾子作痛外现红色　此名子痈,迟则溃烂致命。其未成脓时,用枳橘一个,川楝、秦艽、陈皮、赤芍、甘草、防风、泽泻各一钱五分,煎服即愈。

阴囊损伤瘀血作痛　临睡时,以一手挽其下,以一手按其上,由轻至重,摩弄百回,一月之间,瘀血尽散,滞气皆行,虽年久亦愈。或内服血疝药方。

阴囊肿烂肾子落出　此名囊脱,又中囊痈,用紫苏煎汤,日日洗之。用紫苏叶梗为末,日敷,用青荷叶包好,内用黄连六分,归尾、连翘、云苓各一钱五分,甘草,木通各一钱,煎服,俟肾子收上,内服地黄汤,外敷生肌散。

又方　凤仙花子、生甘草各二钱,麻油调敷,即生肌。

疝　气

修园谓疝有七种,一曰寒疝,二曰水疝,三曰筋疝,四曰血疝,五曰气疝,六曰狐疝,七曰癞疝。

普明子谓疝有七种,一曰冲疝,二曰狐疝,三曰㿗疝,四曰厥疝,五曰瘕疝,六曰癞疝,七曰㿗癃疝。

修园于七疝统以二陈汤,加泽泻、猪苓、白术、桂枝、小茴、木香、金铃子治之,普明子则以橘核丸治之,各加引药。

二陈汤方

半夏　陈皮　茯苓　甘草。

橘核丸方

川楝子　橘核　荔枝核　山楂　小茴香　神曲

糊为丸,淡盐汤送下。

寒疝者,囊冷,结硬如石,阴茎不举,或控睾丸而痛,以二陈汤加诸药治之。

水疝者，肾囊肿痛，阴汗时出，或肿状如水晶，或肾囊痒而外出黄水，以二陈汤加诸药治之。

筋疝者，阴茎肿胀，或溃或脓，或里急筋缩，或出白物，以二陈汤加诸药治之。

血疝者，状如黄瓜，在小腹两旁横骨，俗名便痈，以二陈汤加诸药治之。

气疝者，上连肾区，下及阴囊，或因号哭忿怒则胀，罢则气散，以二陈汤加减治之。

狐疝者，卧则入小腹，行则出小腹，以二陈汤加诸药治之；或用橘核丸，以当归二钱、牛膝一钱五分，煎酒服治之。

癞疝者，阴囊肿缒，如升如斗也，以二陈汤加药治之，或用橘核丸，以白茯苓、赤茯苓、陈皮煎汤送下。

冲疝者，气上冲心，二便不通也。用橘核丸，以白茯苓一钱、松子仁三钱，煎汤送下治之。

厥疝者，肝气上逆也，照㿗疝法治之。

瘕疝者，腹有癥痞，痛而热，时下白浊也，用橘核丸，以丹参、白茯苓各一钱五分，煎汤送下治之。

㿗疝者，内裹脓血也。用橘核丸，以丹参、白茯苓各一钱五分送下，或加五灵脂一两，醋炒，赤芍一两五钱，酒炒，服时以牛膝一钱五分、当归尾三钱，煎汤送下治之。

㿗癃疝，治法同上。

鱼口便毒诸症

凡在小腹，与大腿折纹缝中交界之际，两胯合缝之间，初起如核，渐大如卵，坚硬木痛，微热不红，寒热交作。此固由淫毒而生者居多，然亦由强力房劳，忍精不泄，或因欲念不遂，以致精搏血流，聚于中途，壅遇而成；或因暴怒伤月于，气血凝滞而发。生于左者，为鱼口；生于右者，为便毒；生在小腹之下、阴毛之旁者，为曰横痃，又名曰外疝，非鱼口、便毒也；生于肾囊之后，肛门之前，名曰悬痈，又名海底漏。治法宜散滞行瘀以通利之，内服药，外敷药，乃易消散；如已溃者，宜服补养气血之剂，不然恐变生别症，难治也。

鱼口、便毒初起，宜内服加减消毒散，外用三柰[18]、香附共研末，蜜调敷之。

加减消毒散方

蒲公英三钱　银花二钱　元参一钱　赤芍二钱　连翘一钱　炒山甲一片　皂角刺七分　前胡一钱　防风一钱　制香附一钱　生甘草七分　加延胡索二钱

水煎服之，自能消散。

鱼口初起　瓜蒌烧存性，研末，用黄酒冲服。

又方　槐子七钱，或槐花，用黄酒煎热服，取汗即愈。

又方　牛牙煅灰研末，每服一两，黄酒调服。

又方　用生白矾三钱，重者五钱，研末，好酒送下，欲吐忍之，出汗即愈一半，次日全消。

白矾研末，和寒食面调敷患处，肿消即愈。

五倍子炒黄，同百草霜等分，用陈醋调敷即愈。

瓦松[19]焙干研末，鸡蛋清调敷自消。

鱼口　便毒初起大如核桃者，用飞罗面、黄豆面、鸡蛋清调敷，外用桑皮纸盖贴，每日早晚换二次。

远志肉一两，用甘草汤炒，以酒水各半碗煎服，次日可消。

生大黄一两研末，枯矾三钱，酒调冲服。

治便毒诸方

地榆四两　川通草一两

白酒三碗，煎一碗，空心服。

又方　胡核七个，焙燥研末，用酒调服，不过三服即愈。

又方　牛蒡子二钱炒研，加白糖一匙，空心温酒冲服。

又方　鹿角烧灰存性三钱，核桃皮烧灰存性三钱，研末和酒下。

横痃便毒悬痈各方

横痃方

茜草一两　当归　银花各五钱　穿山甲二斤　甘草节　小木通各三钱　黄明胶二条

用水酒各一碗，煎服，以出汗为度，外再用肥皂[20]去筋核三枚，银花一握，用醋煎，同捣烂，敷患处立愈。

又方　鸡蛋一个，白蒺藜一合，和好酒煮，蛋熟去壳，连酒服即愈。

又，悬痈初起，如松子，渐如莲子，十余日赤肿如桃李，成脓

即破，破则难愈，延久成弱症。初起即用大粉甘草四两，切寸段，用急流水一碗，文武火慢慢蘸水炙透，劈开中心，有水润为度，捶碎，每服一两，用无灰酒，二碗煎一碗，温眼，次日再服。如未消，尽再服，一料无不痊愈。

---

[1]坊中　市街村里的通称。
[2]雍睦　和谐，和睦。
[3]菟　原作"免"。形近致误。据文义改。
[4]脬（pao，音泡）　即膀胱，尿脬。
[5]檗（bò 音柏）　原作"蘖"，形近致误。据文义改。檗，同"蘗，黄柏树。
[6]俄顷　一会儿。喻时间短。
[7]飞矾　白矾之飞制者。
[8]黄丹　即铅丹。黄铅久热之，则收氧气而成铅丹，其色鲜红。
[9]阴眼　即女子阴道口，男子尿道口。
[10]武营　军队。
[11]皮硝　即朴硝。
[12]皂　原作"早"。音近致误。下同，不另作注。
[13]白螺壳　即白螺蛳壳。蛳壳年久者即颜色变白。
[14]梅花冰片　即梅花脑。龙脑香之状如梅花者，为冰片之最上品。
[15]隐药　泛指一切可使梅毒早期之硬下疳症状消除而淫毒不除，反而内隐的药物。
[16]煮香二支　相当于烧二支香所需时间。
[17]量　取服药者最高酒量。
[18]三柰　即山柰。
[19]瓦松　《本草纲目》称为"昨夜荷草"。《滇南本草》称"佛指甲"。有疗疮解毒之效。
[20]肥皂　中药名。此处言肥而大之皂荚。非现代化学品"肥皂"。

宜麟策

佚名[原著]

[说明]

《宜麟策》,2卷,著者佚名。本文辑录了明代著名医家张景岳《景岳全书·妇人规·宜麟策》1卷,又根据历代对嗣育的认识及作者自身理解再续1卷,分大意、畜德、培原、布种、胎教等内容,强调人类生殖中男精女血的重要作用,力贬男淫(即男性同性恋),重视调养身心而生子,药忌燥热。

本次据1936年世界书局铅印本《珍本医书集成·宜麟策》整理。

总论

天地絪缊，万物化醇；男女媾精，万物化生。此造化自然之理也，亦无思无为之道也。故有人道，即有夫妇；有夫妇，即有子嗣，又何有乏嗣[1]之说？然天有不生之时，地有不毛之域，则人不能无乏嗣之流矣。然则生者白生，乏者当乏，而求嗣之说，又何为也？果可求耶，果不可求耶？则其中亦自有说，亦自有法矣。所谓说者，非为不生不毛者而说也，亦非为少壮强盛者而说也。盖不生不毛者，出于先天之禀赋，非可以人力为也。少壮强盛者，出于妙合之自然，不必识，不必知也。惟是能子弗子者，无后难堪，本非天付；衰老无儿者，精力日去，岂比少年？此所以有挽回之人力，则有说而有法矣。虽法之垂诸古者，已不为少，然以余觉之，则若有未尽其妙蕴者焉，因而胪列[2]其法，曰天时，曰地利，曰人事，曰药食，曰疾病。但犯其一，便足败乃公事矣。宾于晚年得子，率鉴乎此。凡苦于是者，惟察之信之，则嗣续之猷[3]，或非渺小，故命之曰《宜麟策》。

时气　天时一

凡交会下种之时，古云择吉日良时，天德月德，及干支旺象，当避丙丁之说。顾以仓猝之顷，亦安得择而后行？似属迂远，不足凭也。然惟天日晴明，光风霁月，时和气爽及情思清宁、精神闲裕之况，则随行随止，不待择而人人可办，于斯得子，非惟少疾，而必且聪慧贤明，胎元禀赋实基于此。至有不知避忌者，犯天地之晦冥大雾，则受愚蠢迷蒙之气；犯日月星辰之薄蚀，则受残缺刑克之气；犯雷霆风雨之惨暴，则受狠怒惊狂之气；犯不阴不阳、倏热倏寒之变幻，则受奸险诡诈之气。故气盈则盈，乘之则多寿；气缩则缩，犯之则多夭。顾人生六合[4]之内，凡生长壮老已，何非受气于生成？而知愚贤不肖，又孰非禀质于天地？此感兆元始之大本，苟思造命而赞化育，则当以此为首务。

阴阳　天时二

乾道成男，坤道成女，此固生成之至道。然亦何以见之，亦何以用之？盖乾坤不用，用在坎离。坎离之用，阴阳而已。夫离本居阳，何以为女？以阳之中而阴之初也。坎本居阴，何以为男？以阴之中而阳之初也。盖中者盛于上，盛者必渐消；初者生于下，生者必渐长。故阳生于坎，从左而渐升，升则为阳而就明；阴生于离，从右而渐降，降则为阴而就晦。此即阴阳之用也。而千变万化，莫不由之，由之推广，则凡冬至夏至，一岁之阴阳也；子东午西，一日之阴阳也；有节有中，月令之阴阳也；或明或晦，时气之阴阳也；节前节后，消长之阴阳也；月光潮汛，盈虚之阴阳也。再以及人，则老夫少妻，阴若胜矣，有颠之倒之之妙；彼强此弱，阳亦在也，有操之纵之之权。顾无往而非阴阳之用也，知之而从阳避阴，则乾道成男；不知而背阳向阴，则坤道成女矣。明眼人其鉴而悟之，笔有难于尽意也。

地利　地利一

地利关于子嗣，非不重也。有阴宅之宜子孙者，常见螽斯之多；有阳宅之宜子孙者，惟生气天乙方为最吉。然吉地吉人，每多不期而会，所谓有德斯有人，有人斯有土，此其所致之由，自非偶然。故曰必先有心地而后有阴地，信非诬也。第其理深义邃，有非一言可悉，然宗枝攸系，诚有不可不知者。此外如寝室交会之所，亦最当知宜忌。凡神前庙社之侧、井灶冢柩之傍，及日月火光照临、沉阴危险之地，但觉神魂不安之处，皆不可犯。倘有不谨，则夭枉残疾、飞灾横祸，及不忠不孝之流，从而出矣。验如影响，可不慎哉！

基址 地利二

欲绵瓜瓞[5]，当求基址。盖种植者必先择地，砂砾之场，安望稻黍？求子者必先求母，薄福之妇，安望熊罴？倘欲为子嗣之谋，而不先谋基址，计非得也。然而基址之说，隐微叵测，察亦诚难，姑举其显而易者十余条，以见其概云也。大都妇人之质，贵静而贱动，贵重而贱轻，贵厚而贱薄，贵苍而贱嫩。故凡唇短嘴小者，不堪，此子处之部位也；耳小轮薄者，不堪，此肾气之外候也；声细而不振者，不堪，此丹田之气本也；形体薄弱者，不堪，此藏蓄之宫城也；饮食纤细者，不堪，此仓廪血海之源也；发焦齿豁者，不堪，肝亏血而肾亏精也；睛露臀削者，不堪，脏不藏而后无后也；颜色娇艳者，不堪，与其华者去其实也；肉肥胜骨者，不堪，子宫隘而肾气诎[6]也；袅娜柔脆、筋不束骨者，不堪，肝肾亏而根干不坚也；山根、唇口多青气者，不堪，阳不胜阴，必多肝脾之滞逆也；脉见紧数弦涩者，不堪，必真阴亏弱、经候不调，而生气杳然者也。此外，如虎头熊项，横面竖眉，及声如豺狼之质，必多刑克不吉，远之为宜。又若刚狠阴恶、奸险克薄之气，尤为种类源流，子孙命脉所系，乌可近之？虽曰尧亦有丹朱，舜亦有瞽瞍，二气相合，未必非一优一劣之所致，倘使阴阳有序，种址俱宜，而稼穑有不登者，未之有也。惟一有偏胜，则偏象见矣。是种之不可不择者有如此，不然则麟趾之诗，果亦何为而作者耶？余因人艰嗣之苦，复见人有不如无之苦，故曰愿天常生好人。

十机 人事一

阴阳之道，合则聚，不合则离；合则成，不合则败。天道人事，莫不由之，而尤以斯道为最。合与不合，机有十焉，使能得之，权在我矣。

一曰阖辟，乃妇人之动机也。气静则阖，气动则辟。动缘气至，如长鲸之饮川，如巨觥之无滴。斯时也，吸以自然，莫知其人，故未有辟而不受者，未有受而不孕者。但此机在瞬息之间，若未辟而投，失之太早；辟已而投，失之太迟。当此之际，自别有影响、情状，可以默会，不可以言得也，惟有心人能觉之。带雨施云，鲜不谷矣。

二曰迟速，乃男女之合机也。迟宜得迟，速宜见速。但阴阳情质，禀有不齐，固者迟，不固者速；迟者嫌速，则犹饥待食，及咽不能；速者畏迟，则犹醉添杯，欲吐不得。迟速不侔，不相投矣。以迟遇疾，宜出奇由径，勿逞先声；以疾遇迟，宜静以自持，挑而后战，能反其机，适逢其会矣。

三曰强弱，乃男女之畏机也。阳强阴弱，则畏如蜂虿，避如戈矛；阳弱阴强，则闻风而靡，望尘而北。强弱相凌，而道同意合者鲜矣。然抚弱有道，必居仁由义，务得其心；克强固难，非聚精会神，安夺其魄？此所以强有不足畏，弱有不足虑者，亦在乎为之者之何如耳？

四曰远近，乃男女之会机也。或以材排闼，唐突非堪，或以偷觑跽门，敢窥堂室，欲拒者不能，欲吞者不得，睽隔如斯，其能媾乎？然敛迹在形，致远在气；敛迹在一时，养气非顷刻。

使不有教养之夙谋,恐终无刚劲之锐气,又安能直透重围,而使鸠居鹊巢也。

五曰盈虚,乃男女之生机也。胃有盈虚,饱则盈而饥则虚也;肾有盈虚,蓄则盈而泄则虚也。盛衰由之,成败亦由之,不知所用,则得其幸而失其常耳。

六曰劳逸,乃男女之气机也。劳者气散而怯,逸者气聚而坚,既可为破敌之兵机,亦可为种植之农具。动得其宜,胜者多矣。

七曰怀抱,乃男女之情机也。情投则合,情悖则离。喜乐从阳,故多阳者多喜;郁怒从阴,故多阴者多怒;多阳者多生气,多阴者多杀气,生杀之气,即孕育贤愚之机也,莫知所从,又胡为而然乎。

八曰暗产,乃男子之失机也。勿谓我强,何虞子嗣?勿谓年壮,纵亦何妨?不知过者失佳期,强者无酸味,而且随得随失,犹所莫知,自一而再,自再而三,则亦如斯而已矣。

附小产论:凡小产有远近,其在二月、三月为之近,五月、六月为之远,新受则产者其势轻,怀久而产者其势重,此皆人之所知也。至若犹有近者,则随孕随产矣。凡今艰嗣之家,犯此者十居五六,其为故也,总由纵欲而然。第自来人所不知,亦所不信,兹谨以笔代灯,用指迷者,倘济后人,实深愿也,请详言之。盖胎之始肇,一月如珠露,二月如桃花,三月四月而后血脉形体具,五月六月而后筋骨毛发生。方其初受,亦不过一滴之玄津耳,此其橐龠正无依,根荄尚无地,巩之则固,决之则流,故凡受胎之后,极宜节欲,以防泛溢。而少年纵情,罔知忌惮,虽胎固欲轻者,保全亦多,其有兼人之勇者,或恃强而不败,或既败而复战,当此时也,主方欲静,客不肯休,无奈狂徒,敲门撞户,顾彼水性热肠,有不启扉而从,随流而逝者乎?斯时也,落花与粉蝶齐飞,火枣共交梨并逸,合污同流,已莫知其昨日孕而今日产矣,朔日孕而望日产矣。随孕随产,本无形迹。盖明产者,胎已成形,小产必觉;暗产者,胎仍似水,直溜何知?故凡合之衙衙家,多无大产,以小产之多也;娶娼妓者,多少子息,以其子宫滑而惯于小产也。今尝见艰嗣求方者,问其阳事,则曰能战;问其功夫,则曰尽通;问其意况,则怨叹曰:人皆有子我独无。亦岂知人之明产,而尔之暗产耶。此外,如受胎三月五月而每有堕者,虽衰薄之妇常有之,然必由纵欲不节致伤母气而堕者为尤多也。故凡恃强过勇者多无子,以强弱之自相残也;纵肆不节者多不育,以盗损胎元之气也。岂悉由妇人之罪哉?欲求我方者,当以此篇先读之,则传方之思,已过半矣。

九曰童稚,乃女子之时机也。方苞方萼,生气未舒;甫童甫笄,天癸未裕。曾见有未实之粒,可为种否?未足之蚕,可为茧否?强费心力,而年衰者能待乎?其亦不知机也矣。

十曰二火,乃男女之阳机也。夫君火在心,心,其君主也;相火在肾,肾,其根本也。然二火相因,无声不应,故心宜静,不静则火由欲动,而自心挑肾,先心后肾者,以阳烁阴,出乎勉强,勉强则气从乎降,而丹田失守,已失元阳之本色。肾宜足,肾足则阳从地起,而由肾及心,先肾后心者,以水济火,本乎自然,自然则气主手升,而百脉齐到。斯诚化育之真机。然伶薄之夫,每从勉强,故多犯虚劳,讵云子嗣;朴厚之子,常由自然,故品物咸亨,奚虑后人?知机君子,其务阳道之真机乎?

畜妾　人事二

无故置妾,大非美事。凡诸反目败乱,多有由之,可已则已,是亦齐家之一要务也。其若年迈妻衰,无后为大,则势有不得不置者。然置之易而畜之难,使畜不有法,则有畜之名,无畜之实,亦仍与不畜等耳。而畜之之法,有情况焉,有寝室焉。以情况言之,则主母见妾，大都非出乐从，所以或多嗔怒，或多骂詈，或因事责其起居，或假借加以声色，是皆常情之所必至者，而不知产育由于血气，血气由于情怀，情怀不畅，则冲任不充，冲任不充，则胎孕不受，虽云置妾，果何益与？凡畜妾之不可过严者以此。再以寝室言之，则宜静宜远，宜少近耳目者为妙。盖私媾之顷，锐宜男子，受宜女人，其锐其受，皆由乎气。当此时也，专则气聚而直前，怯则气馁而不摄，此受与不受之机也。然勇怯之由，其权在心。盖心之所至，气必至焉；心有疑惧，心不至矣；心有不至，气亦不至矣。倘临期惊有所闻，则气在耳而不及器矣；疑有所见，则气在目而不及器矣；或忿或畏，则气结在心而不至器矣。气有不至，则如石投水，而水则无知也。且如两阵交锋，最嫌奸细之侦伺，一心无二，何堪谗间以相离？闺思兵机，本无二致，凡妾室之不可不静而远者，以此虽然此不过为锦囊无奈者设，倘有高明贤淑，因吾言而三省，惟宗祧之是虑，不惟不妒，而且相怜，则愈近愈慰，而远之之说，岂近人情？又若有恭谨良人，小心奉治，则求容已幸，又安敢有远而敬之之念？其然，吾未如之何也已。

药食 论方

种子之方，本无定轨；因人而药，各有所宜。故凡寒者宜温，热者宜凉，滑者宜涩，虚者宜补，去其所偏，则阴阳和而生化著矣。今人不知此理，而但知传方，岂宜于彼者亦宜于此耶？且或一人偶中，而不论宜否，而偏传其神，竞相制服，又岂知张三之帽，非李四所可戴也。

饮食 戒饮

凡饮食之类，则人之脏气，各有所宜，似不必过为拘执，惟酒多者为不宜。盖胎种先天之气，极宜清楚，极宜充实，而酒性淫热，非惟乱性，亦且乱精。精为酒乱，则湿势其半，真精其半耳。精不充实，则胎元不固；精多湿热，则他日痘疹、惊风，脾败之类，率已受造于此矣。故凡欲择期布种者，必宜先有所慎，与其多饮，不如少饮；与其少饮，犹不如不饮。此亦胎元之一大机也，欲为子嗣之计者，其毋以此为后着。

男病 疾病一

疾病之关于胎孕者，男子则在精，女子则在血，无非不足而然。凡男子之不足，则有精滑、精清、精冷者，及临事不坚，或流而不射者，或梦遗频数，或便浊淋涩者。或好色以致阴虚，阴虚则腰肾痛惫；或好男风以致阳极，阳极则亢而亡阴；或过于强固，强固则胜败不洽；或素患阴疝，阴疝则肝肾乖离。此外，则或以阳衰，阳衰则多寒；或以阴虚，阴虚则多热。若此者，是皆男子之病，不得尽诿之妇人也。倘知其由而宜治则治之、宜反则反之，必先其在我而后及妇人，则事无不济矣。

女病 疾病二

妇人所重在血，血而媾精，胎孕乃成。欲察其病，惟于经候见之；欲治其病，惟于阴分调之。盖经即血也，血即阴也。阴以应月，故月月如期，此其常也。及其为病，则有或先或后者，有一月两至者，有两月一至者，有枯绝不通者，有频来不止者，有先痛而后行者，有先行而后痛者，有淡色、黑色、紫色者，有瘀血而为条为片者，有精血不充而化作白带、白浊者，有子宫虚冷而阳气不能生化者，有血中伏热而阴气不能凝成者，有血癥气痞、子藏不收、月水不通者，凡此皆真阴之病也。真阴既病，则阴血不足者不能育胎，阴气不足者不能摄胎。是以求子之法，首重调经。

附：《衍庆编·调经至言》：天地生生之理，止阴阳二气，合则生之理全，分则人之质定。故男秉阳，女秉阴；男肖日，女肖月。男子生气，一日一动；女子生气，一月一周。夜半子时，男子生机所发；月经行日，女子生意所萌。能于此生生之时，加意保护，便可却病延年，此一定之理也。每思世间女子，较男子颇逸。至于富贵之家，闺阁妇女，锦衣美食，曲房深室，无饥寒风露，筋力劳苦之事，然痨瘵偏多，疾病时作，此何故战？盖其受病甚微，起于所忽而不自知也。大抵女子年十四则天癸至，月事时下，此时生意勃然。凡以生以育，皆由于此耳。第其将行之时，新者未生，旧者欲去，意中必有烦躁之态，异于平日，彼时能自知经将欲行，一切起居，便当加意调摄，劳碌气恼，俱不宜犯，最不可饮食冷物，坐卧冷处。盖寒冷乃肃杀之气，最害生意，况经行之时，凡百骸四肢，毛孔皆开，然后旧血入于冲脉而下，彼时若一受寒气，不论何处，其欲下之血，即停留不行，初则止须毫毛之聚，逐日血行周身。至于所凝之处，则滞而不行，日积日多，此瘀血痨、痞瘕痞块、瘰疬噎膈、行经疼痛短缩，所由来也。至于净后一二日内，则百骸四肢皆生新血，此时一受冷气，则生机郁遏，无论何处受冷，则此处便不生发，此血枯痨症，黄瘦无力，心脾胀闷，月经过期，白带诸病，所由生也。当其时，感之至微，原不知觉，至病已成，医家又随病施治，不究所由，此妇人所以多病也。况富贵之家，妇女素习骄恣，又善于掩饰，甜瓜冷果，一时可口，禁之不能，且好吃生冷，则胃气内寒，见热便怕，不知一时之爽利有限，日久之疼痛难当，以致不能生育。种种受害，皆由于此，今特指出。凡天下妇女，能于经行时，戒生冷气恼，如产后调摄一般，每月不过五六日，使百病自除。此时服药，亦易收效。故尝积行瘀，须于经行之时，趁势下之；补养调理，须于经净一日，乘机助之，其奏功必速于往日，此中实具至妙元机。奈天下庸医，茫知雾露，嗣后见此书者，信而遵行，若有疾妇女，半年之内，有不脱体安吉者，誓断吾舌。兹因《衍庆编》成，持著此论以赘于后，使天下妇女知之，不惟永无疾苦，而广嗣多男，亦庶几少助天下大生之德耳。

辨古

种子之法，古人言之不少，而余谓其若未尽善者，盖亦有疑而云然。谨并列而辨之，亦以备达者之裁正。

一、《广嗣诀》云：

三十时辰两日半，二十八九君须算，
落红满地是佳期，金水过时徒霍乱；
霍乱之时枉费功，树头树底觅残红，
但解开花能结子，何愁丹桂不成丛。

按：此言妇人经期方止，其时子宫正开，便是布种之时，过此佳期，则子宫闭而不受胎矣。然有十日半月，及二十日之后受胎者，又何为其然也？又，一哲妇曰：若依此说，则凡有不端者，但于后半月为之，自可无他虑矣。善哉言也！此言果可信否？

一、《道藏经》曰：妇人月信止后，一日、三日、五日合者，乾道成男；二日、四日、六日合者，坤道成女。

按：此以单数属阳，故成男；偶数属阴，故成女，果若然，则谁不知之，得子何难也，总未必然。

一、《褚氏遗书》云：男女之合，二情交畅，若阴血先至，阳精后冲，血开裹精，精入为骨，而男形成矣；阳精先至，阴血后参，精开裹血，血入为本，而女形成矣。

按：此一说，余初见之，甚若有味有理，及久察之则大有不然：盖相合之顷，岂堪动血？惟既结之后，则精以肇基，血以滋育，而胎渐成也，即或以血字改为精字，曰阴精先至，似无不可。然常见初笄女子，有一合而即孕者，彼于此时，畏避无暇，何云精泄？但其情动则气至，气至则阴辟，阴辟则吸受，吸受则无不成孕，此自然之正理也：若褚氏之说，似穿凿矣。

一、东垣曰：经水断后一二日，血海始净，精胜其血，感者成男；四五日后，血脉已旺，精不胜血，感者成女。

按：此说亦非确论。今见多生女者，每于月经初净，而必不免于女者，岂亦其血胜而然乎？

一、丹溪曰：阴阳交媾，始孕乃凝，所藏之处，名曰子宫。一系在下，上有两歧，中分为二，形如合钵，一达于左，一达于右。精胜其血，则阳为之主，受气于左子宫而男形成；精不胜血，则阴为之主，受气于右子宫而女形成。

按：此乃与《圣济经》“左动成男、右动成女”之说同；第以子粒验之，无不皆有两瓣，故在男子亦有二丸，而子宫之义，谅亦如此：惟左受成男、右受成女之说，则成非事后，莫测其然，即复有左射右射之法。第恐阴中阖辟自有其机，即欲左未必左，欲右未必右，而阴阳相胜之理，则在天时人事之间，似仍别有一道耳。

续　篇

大　意

张景岳先生《宜麟策》，为求嗣者必读之书，今采诸书名论，编为四类以续之，曰畜德、曰培元、曰布种、曰胎教，或补其未备之义，或发其未畅之旨，合而读之，遵而行之，无弗子者矣。

乾　道　畜德一

《孕元立本章》云：天地之大德曰生。人者天地之心也，具此生理，生生无穷，乃有无子者曷故。观夫层冰积雪，天行肃杀之令，地合闭蛰[7]之德，斯时生物亦鲜矣。人之气禀无偏，而生机偶歇者，非其心之所趋，冬秋阴惨之气深，春夏阳和之气少乎？故不可录。曰残恶之人多无子，阴贼之人多无子，好杀之人多无子，淫乱之人多无子，财紧之人多无子，清刻之人多无子，狷隘[8]之人多无子，好洁之人多无子，是岂天定之哉？由人心之自致耳！然人心至灵，如舟之有舵，一捩便转，其捩转之术如何？曰存仁而已矣。仁者生之德，是以草木蔬谷百果之核，名之曰仁，植之无有不生者也。人能在在存仁，随地随时，不放过去，如有言责者用其言如林给事疏减赈米，妻梦神责，二子皆死，门户遂绝，则奏疏活人者，后嗣蕃昌必矣，有官职者尽其职如虞允文禁民溺女，本无子而有子之类。将兵者不嗜杀如曹彬，徐达子孙贵盛之类。掌刑者不妄刑如马默除岛囚投海之例，本无嗣而有子之类，富者不私其富一切众生，以财为命，冻者得之暖，饥者得之饱，离者得之合，死者得之生，财聚于我，宽一分，则人受一分之福，其仁岂不薄哉？多男之庆有必然者,贫贱者能尽其诚如任奔走效口舌,以解人之厄,恤人之难,隐人之过,成人之善,步步是仁,所谓不费钱功德也,非求嗣之捷径乎?凡此,皆自尽其心而已,然已默契。夫天地生物之心,种豆者其苗必豆,种瓜者其苗必瓜,断断然矣。夫所谓捩转云何?即改过之谓也。人非圣贤,孰能无过?过而能改,即求仁得仁。是故存仁之道,以改过为先,欲求有子而且贤者,可不以此为首务哉!

坤道 畜德二

又云:夫子赞乾元资始曰大,赞坤元资生曰至。坤者顺承乎天,以成其生物之功。故曰:妻者,齐也。是以子嗣之有无,重在男子,尤重在妇人。妇人虽不与户外事,倘其悖谬乖戾之性成,而门内先受其祸,既失其坤顺之德,岂能著生物之功?或孕而不育,育而不寿者多矣。妇人之心,求子最切,祷祀求神,神弗福也,曷若近而求之门内耶?公姑孝之,夫主敬之,妯娌和之,奴婢恤之,如是则戾气消、和气溢,作善降祥,瓜瓞之庆,神必福之矣。又有妇人焉,性非凶暴,貌似柔和,亦艰于子嗣者,盖妇人秉质于阴,易流为毒,其家庭日用之常,处心积虑之地,煞有关系。常见有能干之妇,其营家也勤而俭,其持己也谨而严,锱铢之数无差,恩怨之分至晰,揆[9]其大较,不过自私自利之心多,恕人宽人之地少,似乎无大失德,然而家业暗替、子息杳然何哉?盖妇人之德,不期于宽厚,即流于刻薄,剥削元气于冥冥之中,是为隐慝,故不特悖谬乖戾,为无嗣之显端,即事事义胜于恩,已非坤厚生物之体矣。妇人无子,即于七出之条,可不痛自修省?赞夫为善,以期螽斯麟趾[10]之庆哉!

精血盛衰之验 培原一

褚尚书曰:饮食五味,养髓骨、肉血、肌肤、毛发。男子为阳,阳中必有阴,阴中之数八,故一八而阳精升,二八而阳精溢;女子为阴,阴中必有阳,阳中之数七,故一七而阴血升,二七而阴血溢。阳精阴血,皆饮食五味之秀实也。方其升也,智虑开明,齿牙更始,发黄者黑,筋弱者强。暨其溢也,凡充身肢体、手足、耳目之余,虽针芥[11]之沥,无有不下。凡子形肖父母者,以其精血尝于父母之身,无所不历也。是以父一肢废,则子一肢不肖其父;母一目亏,则子一目不肖其母。精未通而御女以通其精,则五体有不满之处,异日有难状之疾;阴已痿而思色以降其精,则精不出而[12]内败,小便道涩而为淋。精已耗而复竭之,则大小便道牵疼,愈疼则愈欲大小便,愈便则愈疼。女人天癸既至,逾十年无男子合则不调,未逾十年思男女合亦不调,不调则旧血不出,新血误行,或渍而入骨,或变而之肿,或虽合而难子。合男子多则沥枯虚人,产乳众则血枯杀人。观其精血,思过半矣。

聚精之道有五 培原二

袁了凡先生云:聚精之道,一曰寡欲,二曰节劳,三曰息怒,四曰戒酒,五曰慎味。今之谈养生者,多言采阴补阳,久战不泄,此为大谬。肾为精之府,凡男女交接,必扰其肾,肾动则精血随之而流,外虽不泄,精已离宫,未能坚忍者,亦必有真精数点,随阳之痿而溢出,此其验也。如火之有烟焰,岂有复反于薪者哉!是故贵寡欲。精成于血,不独房劳之交,损吾之精,凡日用损血之事,皆当深戒,如目劳于视,则血于视耗;耳劳于听,则血以听耗;心劳于思,则血于思耗。吾随事而节之，则血得其养，而与日俱积矣。是故贵节劳。主闭藏者，肾也；司疏泄者，肝也，二脏皆有相火，而其系上属于心。心，君火也。怒则伤肝而相火动，动则疏泄者用事，而闭藏不得其职，虽不交合，亦暗流而潜耗矣，是故当息怒。人身之血，各归其舍则常凝。酒能动血，人饮酒则面赤，手足俱红，是扰其血而奔驰之也。血气既衰之人，数月无房事，精始厚而可用，然使一夜大醉，精随薄矣。是故宜戒酒。《内经》云：精不足者，补之以味。然浓郁之味，不能生精；惟恬淡之味，乃能补精耳。盖万物皆有真味，调和胜而真味衰矣。不论腥素淡，煮之得法，自有一段冲和恬淡之气，益人肠胃。《洪范》论味而曰稼穑作甘，世间之物，惟五谷得味之正，但能澹食谷味，最能养精。又，凡煮粥饭，中有厚汁滚作一团者，此米之精液所聚也，食之骤能生精，试之有效。

葆真为种子首务　培原三

《大生要旨》云：大寒之后，必有阳春。天地之道，不蛰封则不发育也。今人之无子者，往往勤于色欲，岂知施泄无度，阳精必薄，纵欲适情，真气乃伤，妄欲得子，真能孕乎？夫男像天，主施；女像地，主受。一施一受，其妊始成。今其所施，全非先天浓郁之气，不过后天浇漓渣滓之物，纵使阴受可化，而实无阳施之用矣。故有心种子者，毋伤于思虑，毋耗其心神，毋意驰于外而内虚，毋志伤于内而外驳，毋以酒为色媒，毋以药而助火，葆精汇神，静养日久，及至阴阳交媾，两神相搏，其一点先天元真之气，勃勃生育之机，即寓于情欲大动之时，万举而万当矣。《内经》云：阴平阳秘，精神乃治；阴阳离决，精气乃绝。《老子》曰：必清必静，毋摇尔精。《人镜经》曰：精气盛则生二男。谚云：寡欲多男子。历历名言，不特老而无子者，当奉为龟鉴，即壮年难子者，亦须尊为节符。《寡欲广嗣篇》云：世人无不急于生子，亦知生子之道。精气交媾，熔液成胎。故少欲之人恒多子，且易育，气固而精凝也；多欲之人恒艰子，且易夭，气泄而精薄也。譬之酿酒然，斗米下斗水，则酒浓，且耐久，其质全也；斗米倍下水，则淡；三倍四倍，则酒非酒、水非水矣，其真元少也。今人夜夜淫纵，遍御妾婢，精气妄泄，邪火上升，邪火愈炽，真阳愈枯，安能成胎？即侥幸生子，亦不能育，或殇于痘，或殇于惊。痘者热毒，惊者热风。毒者，父母之真精不足；风者，父母之真气不固也。昔有人艰于子息，医者教以节欲静摄，勿劳心神，心静则精不摇，神完则气不走，每妻经净，乃一交媾，否则各榻。如是半年，妻果有娠。娠后即异榻，足月之后，果生男子，后来天花只三五粒。彼求子而广蓄婢妾，不知节欲，岂有当哉！

药忌燥热　培原四

《大生要旨》云：天地之道，只贵和平。太热则阳亢，太寒则阴凝。阴凝肃杀，人果知之；阳亢消烁，人都不察。常见世之艰于子嗣者，构觅专方，希图种子，其方大抵兴阳壮热之品居多，甚至煅炼金石，及制取毒秽悍劣渚物，劫尽其阴，以为培阳，益以房帏重耗，渐至髓消肉减，神昏气夺，毛瘁色枯，尚不知为药所误，可胜道哉！

色戒男淫[13]　培原五

陈成卿曰：养生家言男淫损人，尤倍于女。盖男为阳，两阳相亢，必竭其精，精竭则寒，寒则不能生育,故求嗣者当首戒男淫。且谷道为幽冷秽浊之地,屡屡犯之,气偏为戾,纵阳未衰而有子,非生而不育,即长亦为败家之子。知以后嗣为重者,可不畏乎?况溺于此者,或痿废,或失明,未老先衰,不一而足,是以有子者,亦当深戒也。人能痛自改悔,誓不再蹈前非,外资药力,内养生机,久久坚持,阳和渐复,不特宁馨有庆,且康寿可期矣。

合男女必当其年 布种一

褚尚书"求男论"云:建平孝王妃姬,皆丽无子。择民家未笄女子入御,又无子。问曰:求男有道乎?澄对曰:合男女必当其年。男虽十六而精通,必三十而娶,女虽十四而天癸至,必二十而嫁,皆欲阴阳完实,然后交而孕,孕而育,育而子,坚壮强寿。今未笄之女,天癸始至,已近男色,阴气早泄,未完而伤,未实而动,是以交而不孕,孕而不育,育而子脆不寿,此王之所以无子也。然妇人有所产皆女者,有所产皆男者,大王诚能访求多男妇人至宫府,有男之道也。王曰:善。未再期生六男。夫老阳遇少阴,老阴遇少阳,亦有子之道也。

百脉齐到则孕成 布种二

程鸣谦云:褚澄氏言男女交合,阴血先至、阳精后冲而男形成,阳精先入、阴血后参而女形成,信斯言也。人有精先泄而生男,精后泄而生女者,独何欤?东垣曰:经水才断一、二日,血海始净,感者成男,四、五日,血脉已旺,感者成女,至于六、七日后,则虽交感亦不成胎,信斯言也。人有经始断交合生女,经久断交合生男者,亦有四、五日以前交合无孕,八、九日以后交合有孕者,独何欤?俞子本撰《广嗣要略》,著方立图,谓实阳能入虚阴,实阴不能受阳,即东垣之故冗也。又谓微阳不能射阴,弱阴不能摄阳,信斯言也。

世有尫羸之夫,怯弱之妇,屡屡受胎,虽欲止之而不能止者,亦有血气方刚,精力过人,顾乃艰于育嗣而莫之救者,独何欤?朱丹溪论治,专以妇人经水为主。然富贵之家,侍妾已多,其中宁无月水当期者乎?有已经前夫频频生育,而娶此以图其易者,顾亦不能得胎,更遣与他人,转盼生男矣,岂不能受孕于此,而能受孕于彼乎?愚以为父母之生子,如天地之生物。易曰:坤道其顺乎承天而时行。夫知地之生物,不过顺承乎天则知母之生子,亦不过顺承乎父而已。知母顺承乎父,则种子者果以妇人为主乎?然所谓主于男子者,不拘老少强弱,康宁病患,精易泄难泄,只以交感之时百脉齐到为善耳。交感而百脉齐到,虽老弱病患易泄,亦可以成胎;交感而百脉参差,虽少强,虽康宁,虽难泄,亦难成胎矣。妇人所构之血,固由于百脉合聚,较之男子之精,不能无轻重之分也。孔子赞乾元资始曰大,赞坤元资生曰至,得无意乎?若男女之辨,又不以精血先后为拘,不以经尽几日为拘,不以夜半前后交感为拘,不以父强母弱、母强父弱为拘,只以精血各由百脉齐到者别胜负耳。是故精之百脉齐到,有以胜乎血则成男矣。血之百脉齐到,有以胜乎精则成女矣。至有既孕而小产者,有产而不育,有育而不寿者,有寿而黄耇无疆者,则亦精血之坚脆,分为修短耳。世人不察,其精血之坚脆,已定于禀受之初,乃以小产专责之母,以不育专付之儿,以寿夭专诿之数,不亦谬乎?

种子须知细缊之时 布种三

袁了凡云:天地生物,必有细缊之时。万物化生,必有乐育之时。猫犬至微,将受娠也,其雌必狂呼而夺跳,以细缊乐育之气,触之而不能自止耳。此天然之节候,生化之真机也。世人种子有云:三十时辰两日半,二十八九君须算。此特言其大概耳,非的论也。《丹经》云:一月止有一日,一日止有一时。凡妇人一月经行一度,必有一日细缊之候于一时辰间,气蒸而热、昏而闷,有欲交接不可忍之状,此的候也。于此逆而取之则成丹,顺而施之则成胎矣。其曰三日月出庚,又曰温温铅鼎,光透帘帏,皆言其景象也。当其欲情浓动之时,子宫内有如莲花蕊者,不拘经净几日,自然挺出阴中,如莲蕊初开,妇人洗下体,以手探之自知也。但含羞不肯言耳,男子预密告之,令其自言,一举即中矣。

---

[1]乏嗣　缺乏后代。乏,缺少,无;嗣,子嗣。

[2]胪(lú,音炉)列　陈列。

[3]猷(yóu,音由)　道术,方法。

[4]六合　指天地四方,亦泛指天下。

[5]瓜瓞(dié,音迭)　为祝颂子孙昌盛之辞。《诗·大雅·绵》:"绵绵瓜瓞。民之初生,自土沮漆。"瓜瓞,小瓜。意谓周的祖先象瓜瓞的岁岁相继一样,传至太王,才奠定了王业之基。潘岳《为贾谧作赠陆机》:"画野离疆,爰封众子。夏殷即袭,宗周祭祀,绵绵瓜瓞,六国互峙。"

[6]诎(qū,音屈)　穷,尽。

[7]闭蛰(zhe,音哲)　闭藏,潜伏。

[8]狷隘(juan ai,音绢爱)　心胸狭窄。

[9]揆(kuí,音葵;又读 kuǐ,音窥)　揣测,猜度。

[10]螽(zhōng,音中)斯麟趾　螽斯,①昆虫名。害虫之一。②《诗·周南·螽斯》:"螽斯羽,诜之兮。"诜之,众多。为称颂子孙众多之词。本书前文所载有《古今医统大全·螽斯广育》。麟趾,①麟足,旧时铸造黄金为麟足、马蹄之形。②《诗·周南·麟之趾》以"振振公子"等语赞美周文之子孙昌盛,后世遂以之为子孙昌盛之词。《文选·王融〈三月三日曲水诗序〉》:"若夫族茂麟趾,宗固磐石。"

[11]针芥　针尖和芥蒂。喻事物渺小。

[12]而　原脱。据《褚氏遗书》补。

[13]男淫　即男性同性恋。

吕纯阳房术秘诀

佚名[原著]

[说明]

《吕纯阳房术秘诀》,作者佚名,分3卷。每卷为"房术秘诀",实辑录了《摄生总要·种子秘剖》卷下安置炉鼎、大锁方闭、回躬御女、从心求味、还精采气、玉泉无漏、运精填脑、搬运秘诀、取火煮海、子午流通、消息散气、六字延生、就炉铸剑、吕公乐歌;第二卷为"金丹诀",辑录了孙真人金丹诀、归根复命诀、度量情意、采取玄妙、回避入室、补养长生、进火运水、举要歌、长生导引总括;第三卷为"采战秘方",该卷上半部全文收录了《三峰采战房中妙术秘诀》之房室方药(缺"陶真人养生丹诀"),下半部列"宫选经验春方三十八种"。该书为一部纯粹房室气功、性养生、性治疗类专著。有关性养生类论述,虽不乏时代的糟粕,但多处仍闪耀着性学和男科学的历史光彩。书中方药,对泌尿系统、生殖系统疾病及性功能障碍、生育障碍的治疗有一定作用。故全文照录。本书版本尚待进一步鉴定。作者当为托名。本次据上海中医药大学图书馆珍藏的海内孤本为底本进行整理。

《房中秘诀》序

余少[1]时侍卫于武宗朝，岁在戊辰驵[2]，行西蜀，同华阴令李宫登华山，问古仙迹。一道士曰："山之所憾也。惟陈抟所遗丹法，刻之石，为山之显迹，天下所共闻，为抟一书未传。"随开洞府中摄小石匣，拆古遗封，取出一册，名曰"玄机中萃"，乃希夷成道内丹，祝基立身，安命大要也。公命抄之，仍书一册送余，西横蜀藩，缙绅取录者不胜。有以服其药登堂[3]而称其玄妙者，有登余门告其理验者，无虚日。缘其所自，伏气[4]乃立身安命之基，梅子[5]乃人元太丹之仙品，服药及生血生精之妙用，无不可重之也。今之世传希夷子进药之事，有自来矣。行道之人，多不知妙在竹破耕农须补宜，抱鸡须用卵为之义。为性命者，当留心于此，乃入道之门，成道之捷径也。又曰：余亦得梅子金丹之效，补充之说，衰所之人，可以为法。或曰：是集补于大乘，但伏气进药，梅子虽有形之物，亦可以接命延年助道，也称为添油之法耳。余赘之，将纂与诸经列刊，合明道者便于采择焉。

嘉靖岁在庚戌春正吉坎宫道人东明任拱辰书。

安置炉鼎篇

夫安置炉鼎者，乃广成子授黄帝补虚之法也。炉鼎者，可择阴人十五、六岁以上，眉清目秀，齿白唇红，面貌光润，皮肤细腻，声音洪亮，语言和畅者，乃良器也。若元气虚弱，黄瘦，经水不调，及四十岁上下者，不可用也。凡与之交，择风暄日和之候，定息调停，战之以不泄之法，待其情动昏荡之际，舌下有津而冷，阴液滑流，当时之时，女人大药出矣。上则紧咂其舌，以左手搠其右胁下，则神惊精气泄出，吸其气，和液咽之，则玉茎亦能吸其阴精入宫，如水逆流直上，然后御剑，则神妙矣。夫上采舌者，谓之天池水；中采乳者，谓之先天酒；下采阴者，谓之后天酒。崔公[6]云：先天气、后天气，得之者，常似醉。岂虚语哉！依法休其三次，若其阴实不过，候其情甚，快咂其舌，退龟少出，如忍大便状，则其阴精自泄矣。此法巧妙，功用极大，不可轻传，以泄天机。慎之，慎之！

歌曰：

采阴面采产芝田，十五才交二八年；
不瘦不肥颜似玉，能红能白脸如莲。
胎息有真都是汞[7]，命门无路不生铅[8]；
炼成铅汞归元海，大药能为陆地仙。

大锁方闭篇

夫大锁方闭者，乃撒手过黄河[9]之法也。凡性急躁之人，须半月方可闭住，性缓者数日便闭。若一月之后，金关永闭，玉户带扃[10]，自然不泄一点。初下手时，未便惯熟，稍或精泄，只是清水，行之五七日后，清水亦不可泄也。初交之际，用三浅一深，渐渐到九浅一深，往来扇鼓[11]三百余欠，但觉欲泄，急退玉茎，按阴额，以右手三指于谷道前闸住，把一口气提上丹田，咽气一口，澄心定虑，不可动作，少顷将玉茎复振，依前扇鼓。若情动，蹲身抽出玉茎，如忍大小便状，运气上升，自然不泄矣。夫精气乃一身至宝，只图快乐，泄尽元阳，譬如珠投于渊海之中，安可再得？每遇交合之际，微微于鼻中放出，如口不闭，则精气易泄也。若气流入膀胱等处，反成诸疾，可不慎欤！至于交战，勿令大醉大饱，每天戌亥二时之间，乃阴盛阳生之候，去却里衣，正坐，右手握肾茎，紧兜左用于丹田上，搓摩九九之数，方向阴户。却照前扇鼓三浅一深，次以九浅一深，往来扇鼓数百，欲泄急抽身起，以灵柯[12]按阴额缩龟，回气存想少时，扇鼓如法，觉精动，依前提出，澄心定息，扇鼓倍之，或至一千八百之数，如彼此不倦，依法为之，行之久久，自然不泄一点矣。

歌曰：

欲习于中理，温暖补灵柯，
灵柯既坚硬，撒手过黄河。
灵柯按阴额，黄河水逆流，
闭思真气定，终夜胜金钩。

又曰：

空字明书页下工，下功到处是真空。
真空穴下能生巧，直入长生大道中。

回躬御女篇

房中术，行至一次，身体不倦；至二五次，扇鼓至一万二千八百之数，依前提身缩龟，咽气一口至丹田，急缩下部，不令走泄。第一上峰，始采女子口中津液咽之；第二中峰，复采女乳汁吞之；第三下峰，闭气吞身如龟状，急缩下部，采其红铅，从尾闾运上昆仑顶，散于四肢，返老还童，诸疾不生矣。真人曰：欲采下峰，且先学运气法，得玉茎巨减，可塞阴户，然后随吸阴中之气，从玉茎管逆入丹田，此三峰法也。

歌曰：

永镇金关诀，长扃玉户秋；
施功如到此，御女复何忧！

又曰：

欲解回躬秘，身形似龟缩；
三峰如累卵，二者觉先知。

又曰：

万千数毕到回躬，四大安然百脉通；
皱纹舒尽红颜美，存想凝神大有功。

从心求味篇

自从下手，须缓缓施功按擦，不可性急。已上运用，实天地交媾，夫妇和畅，全美之道也。即不损阴，又不亏阳。交感百日之后，阳亦不倦，是乃本不光而神自交，意不合而气自合。端然静坐，焕然舒畅，内外神气，自然翕合，每日有三十二般真味，是乃从心求味也。

歌曰：

大锁金关毕，回躬御女收；
精神如此到，真味称心求。

缓缓施工闲，精神夜夜修；
和鸣夫妇美，任意畅千秋。

又曰：

慎勿狂狞身又高，百千度了气雄豪；
果然净坐思真味，体不交而神自交。

又曰：

同其真味来，炉中自交媾；
一宵能百度。黄河水逆流。

还精采气篇

若论成功，止其不泄，未足为奇，要在还精采气，斯为大道。或曰：何谓还精采气？答曰：凡扇鼓到千百之数，女有阴交三穴：一、两乳；二、两胁；三、两肾是也。往来扇鼓之际，候其声娇色变，眼慢口合，手冷心烦，彼时急缩下部，蹲身如龟，其中津液，自多灵柯胡入，故曰"饮海黑龙收"。一合自己元阳，二得混而为一，从尾闾夹脊透上泥丸宫，再降入丹田，滋养真气，岂小补哉？盖女人一身属阴，惟津液属阳，故曰水中铅，阳数也，又名红娘子；男人一身属阳，惟精气属阴，故曰沙中汞，阴数也，又名为白头翁。红乃为铅，白乃为汞，与真液相合，搬上泥丸，则齿发不落，而颜如童矣。

歌曰：

大锁固躬[13]罢，施工真味周，
还精方采气，饮海黑龙收。

又曰：

还精仍补脑，采气入丹田；
此道行之熟，端然作地仙。

又曰：

阴里回身是属阳，肾宫红液起琼浆。
时方认得真铅汞，渐入长生不老乡。

赫赫金丹篇

采战时，先绯线折回耳间，迷之鼻窍，然后又将绯线周围颈项，如不大一米，未发也[14]。研半钱乳香，调好酒一盏吞下，煮羊肉四两，令女先服。三五日一浴，或凌晨月一浴。候天气晴明时行之，于此一意诱合，候其情动，用雌鸡翎三寸二分，将绯线扎缚一处，温时搂定，缓入阴户，向前进一寸二分，其液自吾灵柯穴透至宝鼎，名曰返圣胎。产出婴儿，长生有寿，虽寒暑，疾病亦不生也。

歌曰：

欲识水中金，红娘二八阴。
温时经岁久，方可采其真。

又曰：

黄莱仙顶辨东西，不向阴宫路上迷。
灵雀两头千里羽，圣人三转九霄梯。

又曰：

龙降虎伏玄关启，虎动龙吟玉管齐。
风摆水中金液动，返回谁肯得空技。

炉中吸呼诀

凡采战，先须端坐，凝神定气，固鼻引清气，口内呵出浊气一口，又次叩齿，以舌搅华池咽津，用最上导引法，然后搂玉鼎，徐徐进步，候其情动，掐取彼右手抱紧，咂住其舌，取他津液一口，仍吸其气咽下，存神定气，缓缓入炉。若要满炉，以聚气为法，次掐其第三中指之间，用九浅一深、二疾八迟之法，进百余步，再依前法取之咽下耳。复进百余步，又取之。如是数次，其妙不可言也。若要不漏，频频出炉，缩胁提呼，各呵气一口，再提再呼。倘若紧急，提呼不依，即于尾闾关用手底住，自然不漏，玉柱金枪，通宵不倒矣。非独阳畅，抑且阴欢。凡采取，候其情动，阴户开张，津液流溢，他动我静，不可深入，咂住其舌，吮华池神水咽之，自然阳气壮盛。欲退，掐其第三□[15]，吸取真气，三四口咽下，然后出炉。既退不可就眠，且端坐吐纳三十余口，用黄河逆流法运归四肢，待安静方眠。欲再战，依前法为之。若要女子精泄，有损，罢战，还他五口呵，每日令彼三次咽之。如不还，则有黄病夭丧。若不信，但行此法，十日半月之后，见面目痿黄，精神短少，是其验也。慎之慎之！

展龟秘诀

夫欲展龟，身长大者，于子时后、午时前，乃阴消阳长之时，静室中披衣端坐，凝神定气，腹中当令带饥，空则气脉流通，饱则气窒不通。仍用中乘导引法，闭气咽津，送下丹田，运到玉茎。两手搓热如火，用一手兜住阴囊握茎，一手于丹田脐腹上摩九九之数。换手依前法右转，再摩九九之数毕，就根捻住，在左右腿上敲打，不计其数，久久行之，自然长大矣。

进火还元诀

凡扇鼓情动，左手结印于玄关，用印指定，直到极乐，撮合含唇，胁腹提呼，微微吁气一口，此三花聚顶，五炁朝元也。

歌曰：

手提金印倒骑牛，一指黄河水逆流；
龙用坎离颠倒法，直到昆仑顶上游。

又曰：

舌拄上腭眼观顶，手提宝印持金井；
夹脊双关款款收，得呼直上昆仑顶。

玉泉无漏法

凡欲战，以手握玉茎，舌拄上腭，先调自己神气均匀，进功时，鼻内微微出气，不可口中出气，恐心气不与肾气相接，况神水离目，气不离口，目乱则神去，气喘则精出。戒之戒之！虚心实腹，弱进强出，自然无漏矣。

歌曰：

在欲而无欲，居尘不染尘；
往来宜缓慢，百病不能侵。

运精填脑诀

凡交媾，觉情动，将三指紧扣玄关，歙腹缩颈，至极乐之地，有七返还阳法，运金精以填脑髓也。

歌曰：

手指似钢钩，缩身皱眉头；
睁目紧歙腹，海水向东流。

又曰：

三指紧将玄关扣，歙腹缩颈水逆流；
更将七返还阳药，运向昆仑顶上游。

搬运秘诀

凡行事毕，每平旦直伸两足，左右压定，开眼，用两手扳两足趾九次，极忍闭气，将身中动，止许鼻息微微出气，令匀行三五次，面如火炙，乃是真气上升泥丸矣。即以两手搓摩面皮，两耳自热，则放开为度也。

歌曰：

华池金液入丹田，配合须归造化源；
河车搬上昆仑顶，能教衰老变童颜。

取火煮海诀

凡行必戌亥时，乃阴盛阳衰血余[16]之时，披衣正坐，右手兜外肾，左手于丹田上搓摩九九之数，换手右转，亦如前数。久久则纯熟，补益于身矣。

歌曰：

一兜二兜，左右换手；
九九之数，真阳不走。

子午流通诀

凡器具既成，则用黄河逆流之法而奈战。每与之交，则先行子午十欠，使气脉通畅；入炉，行九浅一深之法，进退迟速俱至，缩起腰身，闭气不出，卷舌拄腭，以睛上视，用手扳拿如钓钩，频频咽气，以候心定，自然不泄。若气极轻，呵出之。掩耳闭气，存想气从夹脊上脑后，入顶门，则散于四肢百脉。若数次不泄，则强矣，却用消息散气法。

消息散气法

精不可散，散者气也。凡以泄之精，作于未萌之先可也。闭口曰天门，舌拄上腭曰塞华池。以手摩两肾门，向上九次，复手转辘轳九次，以手摩天柱九次，掩耳鸣[17]心鼓九次，两手左右上下摩天庭九次，两手搓热熨两眼二七次，然后叩齿三十六，嗽华池津液，吸东方清气咽下，复以手摩足掌心二七次，久乃惯熟，掩闭双关，塞其精血，不致轻泄也。

六安延生诀

一曰存者，交媾之时，存心游于物外，须交合不可着意，体交而神不交。若着意，是神交而精易泄矣。若不着意，纵然走泄，只是去浊留清。当此之际，急用缩胁提呼，存久不倦，则无漏矣。

存：

两肾中间一是神，命门之处是精根；

莫令走失牢坚固，穷取生身死户门。

二曰缩者，交按时缩气上行，有令顺下，气下则泄。又当如忍大小便状，灵柯渐退半步，口嘘气出。咂定女舌，取他津液咽，搂定吸他气一口，送下丹田，直入灵柯。三五次，或七次，渐渐龟形森旺不泄矣。

缩：

元精欲走禁无由，手足须如钳与钩；

弩目掣提玉茎退，身如缩顶一猿猴。

三曰抽者，当缓缓进步，不可急躁。当抽半步，采接津液，以我鼻吸他鼻所出之气，候其气喘，急吸咽之。不可用口吸，口吸则伤脑。抽吸若多，玉茎自固，神气壮实，愈久愈坚也。

抽：

入炉温养意悬悬，一深九浅数为先；

进迟退速所奇妙，益精补髓壮丹田。

四曰吸者，以我玉茎吸他津液，如受气管。采取之时，上以鼻吸其气脉，下以玉茎吸其阴精，存想入我玉管之中，上下齐吸，勿令颠倒，一抽一吸，如管吸水，仍接口内津液咽之。依此而行，颜色光润，神气壮实也。

吸：

收取华池玉津液，情浓速将退灵根；

闪开直机徐徐出，吸夺归来贺万春。

五曰闭者,当动作之时,不可开口出气,口是元门也。下与命门相接,若封闭不牢,则失神败气,其精易泄,且行功之时,则五字相连,缺一不可。若弃存缩,而难以行其功;舍抽吸,而难以得其物,四者虽备,而不急于固,则得而又失,不能保其命。须要闭而不开,则得五字之秘也。

闭:

精养灵根气养神,元阳不走得其真。

丹田养就千金宝,万两黄金莫与人。

六曰展者,乃操马演兵也。兵不操不惯,马列不演不熟。男女相交,譬如两手相敌一般,女人自然有不战而胜,以表待动的手段;男子一见女人的牝户开张,先神魂不定,不待战先有几分败势,又自己灵根发作的头上如明镜一般,一入炉,行功不及数合,就便输了。盖不曾经传授操演过。若是有传授的龟灵,自然雄壮坚固,粗燥老喇,交合有何俱哉!

就炉铸剑法

凡与女交,随其炉鼎之大小,入炉之初,先取进火气,一口咽下,次以子午之气一口压之,则阳自内发,然后施龟御之,其功不浅矣。

吕公安乐歌

双托一度理三焦,左肝右肾如射雕。
东脚西肾须单托,元海华池内顾朝。
摆头摆手祛心病,手扳涌穴理胸腰。
每宵如法三度许,方才把火遍身烧。
请君午后子前行,管取延年百病消。

孙真人金丹妙诀

夫太极生两仪,两仪能生万物。孤阳不生,孤阴不成。大抵阴阳交会,男女情畅,有顺有逆。逆则阴阳错乱,欲其畅顺,难矣哉!也有论阴阳相比之说,云男子如渴得浆,女子如热得凉。辞虽浅俗,诚切妙道。吁!一女子可御十夫,一夫难度十女。世之庸人,房事无节制,阴盛阳衰,示战先弱,往往皆然。若得其传,刚柔势协,男女俱畅,虽度十女,又何有损吾之真阳!此真人通玄之妙用也,岂曰小补之哉!

孙真人金丹诀

金丹有，金丹有，不忌荤腥不忌酒。
说下手，子中丑，教君大笑不合口。
太乙壶中携日月，昆仑顶上擒星斗。
元来只是这些儿，往往教人天下走。
踏破铁鞋无觅处，得来全不费工夫。

生死从坎离

龙从火里去，虎向水中生，东坡云：人生死自离坎者，坎离交则生，分则死。离为心，坎为肾。龙者，汞也，精也，血也，出于肝肾，藏之坎之物也；虎者，铅也，气也，力也，出于心肺，主之离之物也。不学道者，龙常出于水，力飞而汞轻；虎常出于火，虎走而铅植。故真人曰：龙从火里出，虎向水中生。人能正坐瞑目，调息以久，则丹田温而水主行，滃然如云，蒸于泥丸，火热水死，势必从之，所谓龙从火里出也。龙出于火，则龙不飞而水不干，旬日外脑清而腰足轻，常卷舌上至肋腭，久则汞下入口，咽送直下丹田，化为铅，所谓虎向水中生也。

归根复命诀

凡用水火二候毕，将右手中指提缩龟头，向上轻撮，候五分兴到方止。后将右手紧趱龟身，却于囊后拴之勿动。又束龟身，从龟根趱上龟头，缩缩了，如微痛，勿凝。行用六十四次，倦则三十六次，又要轻换气均，功行了毕，仍固为妙。

度量情意诀

凡阴人情动，亦有其法。对景生情，元不动者。有数十种作声不止，手软不言，视听反侧，语言嘈杂，目瞑掌热，肋赤咽干，乳出腹冷，舌下津干，阴中水出，皆是情动之验。当此之时，当和自己神气，依诀攻战，则获益也。盖人受父母精血，所形自有分量，若无阴养其阳，则孤败也。如能使巨器[18]生精，不泄久战，则功能矣。

采取玄妙诀

凡交战，先须仰卧，直伸两脚，如踏二石，弓令腰悬空一二寸，接脊之下，有窍名曰命门，乃泄精之所，须要着意存想，为之关锁，吸谷道[19]三两次毕，然后举龟，等情动时，方可交接。须直身，勿令低头、气促。口含彼舌，取其津液咽下，柔进刚出，缓进急抽，及抚双峰[20]吮之。待其作声，以我鼻吸其气，轻轻咽下，积至三五百口一抽一吸，如觉欲泄，急缩谷道，即便抽身，将龟头安户内[21]如小儿含乳状[22]，如忍大便状，闭口怒目，存想气归命门，舌拄上腭。此诀能还精补髓，长生可久，颜而如童子，气力倍加，此得胜验也。

回避人室诀

凡行事，切须上避天时，下避地道。如逢晦朔弦望、风雨、大寒暑，皆不可行之，或甲子庚申、三元伏腊之日，静而守之，须择阳上半日，阴下半日，甲日为阳，乙日为阴，余仿此。专忌子时前，乃阴盛阳生之时。凡交须饮酒一、二盏，或茶一盏，忌晚饭夜时，使气脉通畅，精神清爽，然后两意相合，战不衰矣。

补养长生诀

夫采阴者,体交而神不交;采阳者,神交而体自不交,阳丹就而上升,夫阴丹就而不老。欲知采运之法,须明根本之源,待其要,则须发黑润,而若童颜,超游物外。昔黄帝御女上升,彭祖得寿八百余岁,娶四十九,生子五十四,盖采得其要领也。

进火运水诀

每日子后午前,若五更初,阳盛时,就榻上面东北或西南,握固盘坐,或仰卧高枕,伸足舒腰,澄心骨顾五脏,仰而合口,鼻引清气一吸。莫令耳闻,气极伸腰,徐徐咽下,存气直下海门关,以双手压谷道一缩,次开目上视,口呵浊气,上升天谷,存直上顶门,气即上随,待口中津液聚玉泉关,气耳热,即闭口仰面,凝神一咽,中正之咽而止,直到丹田,入海门关,再缩谷道一缩,将阴手擦龟身,如是十二次,为一周天。

举要歌十二首

上峰玉池

上峰玉液浸华池，玄妙真机君不知。
青龙摆尾银波涌，白虎先奔造化奇。

中峰神水

细问中峰事合宜，胸中两粒是根基。
频频采助真阳实，岁月长生不老期。

下峰玄扉

下峰一窍扉门中，多少男儿错用功。
要采花心为药饵，此回端的误春风。

搬运还元

采罢须当仰卧强，切须谷缩与腰悬。
双肩紧缩鸣天鼓，搬运真精得复元。

采战要旨

采花须采花中心，采得花心保此身。
会取花间消息意，从教不老谋长生。

爱护精气

醉饱饥寒切莫亲，大劳荣卫损神。
贪欢窃收一时乐，气耗精枯自误身。

休亲败炉

休亲瘦病生新病，产后之炉[23]损丈夫。
年少莫教依老妇，阳衰阴盛是危途。

提精误害

女抱休教扶肾堂，命门奥处怕劳伤。
无心对景须情远，玉液真峰要传香。

待时行道

扶弄双峰待兴浓，缓投方得与他亲。
阴精动泄存神采，风月无边造化功。

黄河逆流

初从脐腹升腰脊，次想真精住玉山。
此号黄河逆流水，存精进气过三关。

无根妙药

未见开花结子处，固令补益我丹田。
此是无根真妙药，调匀铅汞作神仙。

采炼真阳

采得真阳火里炎，炼成温养若烹煎。
阳衰阴补花移树，此术神仙口内传。

长生导引总括

子午披衣暖室中，凝神端正面朝东。
澄心闭目鸣天鼓，三十六通声亦同。
两手托空匀气息，收回摩掌熨双睛。
运行吐纳二十四，舌搅华漱三度终。

真[24]人金丹妙诀终

官选经验春方采战秘方

三峰采战房中妙术秘诀

夫一阴一阳之谓道，故好色之心，人皆有之。当其交战之际，必须玉茎雄壮，角满花心，通宵不倒，久战不泄，以致妇女情欢意悦，方得妙处。若其将泄，即便用诀，急急提住，勿令走泄，庶可以气补气，以人补人，一夫可度十女矣。

且入房抱鼎之时，先以甜言美语动其心，次采三峰而调其情。所谓三峰者，上舌、中乳、下牝户是也。采取之时，待情动兴浓，户内滑精盈溢，女子淫情动矣。当此之时，可以温存抱定，轻怜爱惜，闭口咬牙，驰心物外，思心别端，从容放龟入炉[25]，行九浅一深五法。

诀曰：战不厌缓，采不厌频。使女子情动兴浓，或其气富而颤声不止，可其体软而不言，或其目涩而额赤，或其视听反复，耳舌尖冷，言语杂乱，鼻孔开彻，阴户张展，此其验也。当此之际,纵其玉茎,务要浅多深少可也。浅则益阳,深则益阴,浅则决胜,深则必输。戒之!交合之间,须要缓缓,进迟退速,不可躁急[26],勿令气喘,战攻时多,须要少歇,等其安静,再加抽添[27]。若其将泄,速灵根[28]半步,或出户,不可急行。诀曰:

闭口咬牙目视顶,鼻引清风提金井。
握手钩足似猿候,玄珠自上昆仑顶。

行此诀久,其精自固,且须少歇,待其心定,再照前法浅攻深送,慢进急退。依此交合,而玉茎自然坚硬,攻战无倦,纵有走失,不过一点清冷之水,又何伤哉!诗曰:

出入由从自有方,入时宜弱出宜强。
且须闭口神游外,进退何劳急急忙。

宽皮汤洗龟法[29]

甘草　当归　官桂　地骨皮　木通　大茴香　露蜂房　蛇床子以上各五钱　莲衣　瓦松　砖末　青核桃皮　秋皮以上各一两　蟾酥一钱,为末

上为粗末,用水六碗,煎至五碗,热洗一钟茶时,日洗三次,每次行气三十余口,行气之时,须要正身端坐,存神定意,咽津纳气一口,以意使下丹田,直到玉茎头上。如此三十余遍毕,将玉茎根下用手拿住,左右打腿,左打八十一,右打八十一毕,次将玉茎拿住头上,用手抚摩,不计其数。大妙,大妙!诀曰:

鼓来一气到中元,一涌先须至下点;
展腰缩背连身努,气裹龟头大似拳。

兴阳蜈蚣袋

蜈蚣一条,去头足,为末　甘草三分,为末　甘遂三分,为末

共一处,用素白绢作成袋,扎于玉茎下,方行前功,三七日可成。此时观形势完备,舒展长大,粗不可言,其龟苍老,后不须用药,以固定元阳,方可入炉采战,取胜无厌。

此诀为人不可不知也,知者乐一生,不但延年,而广后嗣矣。

武则天花心动房术

天雄三钱　蛇床子三钱　没石子一两,用雌雄　远志去心,三钱　川椒三分

上为细末,每用一钱,临时以唾津[30]手心内调涂玉茎头上,入炉待时,行事双美,男妇不寒,甚妙。

锦帐生春丹

黑雄黑狗胆一个,烤干　鳖鱼烤干,为末

上以鳖末入胆内,搅匀,麻索扎悬于当风处,阴干。或加麝香五分,行事时津调入少许入炉,良久阴户胀满。欲泄,吃冷水便泄。

固本壮阳丹

乳香　丁香各二钱　木香一分　没药　辰砂各一钱　麝香　茴香　血竭各五分　柏子仁一两　阳起石一钱　川山甲一两,火烧存性

上为末,面糊为丸,如梧桐子大,随人年岁数服,麝香酒空心吞下,壮硬非常。

延寿固精丸

菟丝子　肉苁蓉　熟地黄俱酒浸一宿　柏子仁　桂心去骨　北五味　远志去心　青盐

川牛膝去心,酒浸一宿,以上各一两。

上为细末,炼蜜为丸,如梧桐子大,每服三十丸,穿心温酒送下,行事昼夜不衰,十遍不困,服至七日,似铁不损;服一日,通宵不倒,长七寸。此药能添精髓,常服延年益寿。

春方药性歌

药中何物最兴阳？石燕堪扶最健强。
至大至坚须蛤蚧，无休无歇赖羚羊。
固阳壮气川巴戟，补血生精熟地黄。
硬热茱萸并五味，最兴故纸与蛇床。
更有一般通水道，蚯蚓只奔到膀胱。

助阳丹歌

附子青新尖草芽，茴香没药共天麻。
海马麝香石燕子，蝎梢十个不须加。
丁香川椒菟丝子，临丸可碾好朱砂。
若是鼻中闻此药，不是黄瓜是菜瓜。

上分两制法吃法,具载《素女交战诀》后。

滋阳壮阳丹

乳香　丁香　木香各二钱　麝香五分　没药　辰砂各一钱　川山甲三钱,烧存性　柏子仁　茴香各三钱　阳起石一钱五分

上为细末,酒糊为丸,梧桐子大,随人年数服,空心酒下,壮硬非常。

一度终身想

乌药　鹿茸酒浸一宿,瓦上烤干　紫梢花　槟榔各一钱　红豆三两　牛膝一两,酒浸,瓦上烤干

上为末,加远志,不拘多少,煎至七分,去渣用,皆面糊丸,梧桐子大,每服三十丸,细嚼,茴香汤吞下,忌猪肉、鱼、鸡不可食,忌房事七日后行。

一捻丹

其黄　丁香　牡蛎　母丁香各三钱　海马一对　地龙去土,七条　麝香二分

上为末,每用三钱,摊手纸上,固齐。然后酒调少许,搽玉茎上,以热为度,方行其功,大有神。

神仙至妙诀

扶金龙,佐肾水,秘精不泄。

猪苓五钱　茴香炒　川山甲各三钱,醋泡　木通三两　木香一两五钱　酸枣仁　干姜　干山药　熟地黄　柏子仁各五钱　甘草五分,炙干　远志　金樱子　葫芦巴　半夏各一两

上为末,每服一钱五分,空心温酒吞下,扶阳固精,至妙要药。

兴战立阳丹

石燕炒,七次,三钱　阳起石三钱　海马一对　全蝎十个,炒　蛤蚧酒浸黄色,一钱　鹿茸三钱　脑身三分　天麻子三钱,去油　肉苁蓉三钱,酒浸一宿,瓦上烘干

上为细末,以甘草熬膏为丸,如梧桐子大,每服七丸,盐酒空心下。大能久战不败,至妙

之约。

四时入门欢

石燕二个　阳起石　磁石　朱砂各等分

上为细末，雀脑并糊为丸，梧桐子大，每服七丸。空心酒吞下，欲泄，水解。

固真膏贴脐法[31]

甘遂　甘草　干姜　日砂霜　龙骨　附子　白矾　海螵蛸　蛇麻子　乳香　木别子去壳，炒

上药各等分，为细末，生蜜为饼子，临行事，用油单纸贴脐中，丝带绕定，候药力到，方可行事，阴阳雄壮[32]，二人快美。

相思锁

辰砂三钱　肉苁蓉酒浸，烘干，三钱　麝香五分　地龙七条，瓦上烘干

上为细末，用龟血调为丸，麦子大，用一丸于马口[33]内行事，玉茎粗长，阴门胀满。不脱，吃水即脱。

鸳鸯扣

安息香　麝香　朱砂　乳香各一钱　红蜻蜓二个

上研细末，用活鲜鱼取血和药，如欲龟头大，微长，加榛子肉。新瓦器盛封，埋地下七日，取出，待九日后方用，以一粒塞耳，久不泄。欲泄，砂糖水解。

滋阳快活丹

硫黄　广木香　蛇床子各五钱　茱萸五钱　紫梢花　龙骨　细辛各二钱

上为细末，津调少许入阴户，妙不可言。

固本丹

龙骨一两　诃子五个，去皮　砂仁　朱砂各五钱

上为细末，糯米糊为绿豆大，每服十丸，酒送下，可战十妇。不泄，葱茶一盏解。

一度十年思

良姜　禽矾　桂心　木别子　地龙土泥，瓦上烘干

上各等分，为细末，炼蜜为丸，如梧桐子大，每加一丸阴户[34]内，良久行事，妙不可言，女人十年思之。

始皇童女丹

石榴皮　青木香　茱萸去肉核，各等分

为细末，津调入阴户，胜如童女[35]。

鱼水相投散

三柰子　木香各二钱　全蝎二分

上为细末，炼蜜为丸，如梧桐子大。每次一丸，男津调入女户，来往数次，两情相合，自得鱼水之欢矣。

强龟益女丹

红豆　砂仁　良姜　五味子　晁脑各等分

为细末，每次少许，津调付玉茎上，可度十女，女亦无损，房中要药也。

宫选经验奇妙[36]春方

老人家固精种子丹

天台乌药　白马肾　牛膝酒浸　远志去心　肉苁蓉酒浸　家干菊花　干山药以上各一两　槟榔一对　沉香　木香各五分

上为细末,用羚羊脊髓一条,水煎五七沸,去骨用髓。为丸如梧桐子大,每服三四十丸,空心温酒送下,旋以干物压之。忌房事七日,后用妇阴浸养,勿动泄,待潮热时即行之,种子固精,终身不倦耳。

金丹得子

木香五钱　麝香一钱　木鳖子去油,五钱　人参　当归　白茯苓　苍术　诃子皮　川楝子　肉桂　大附子　小茴香　炒盐各二两

上为细末,炼蜜为丸,如桐子大,每服二十丸。空心温酒送下,即以干物压之,服十五日见效,一月其茎长大不可言。临行事时,须用绢带子裹其茎根,恐其促动不妙。外忌诸血食。干后用地骨皮、葱白煎汤洗之,能令妇人有子。昔日金城太守进此药曰:臣献药,若服四十九日无孕,臣当有罪。后李妃服此药,果生一子,名为金丹得子。妙不可言。

佳人自解衣

红蜻蜓一个,烘干　红蚁一撮,瓦上焙死　红蚯蚓一条,焙干　淫鸟肾一对,银片焙干

上为细末,或汗巾头上带之;或偶遇佳人,即将此药下在茶酒内,令其不知而饮;或将指巾弹在被上,美人即从。

茎如石杵

地龙　土狗　甘遂　辰砂　麝香少许

各等分,为末,葱涎为丸,用时以纱绢包定,紧将玉茎根缚之,行事妙不可言矣。

大补不损丸

白术　细辛　远志　山药　槟榔　茯苓　五味子　熟地　川牛膝酒浸,各一两　干姜炮　沉香　川续断　菟丝子　巴戟去心　枳壳　肉苁蓉酒浸　蛇床子　木香各五钱

上为细末,炼蜜为丸,如桐子大,每服二三十丸,空习温酒送下,或盐汤亦可。凡交合之时,宜用建日,忌鸡、犬、妇人见之。服药行房之后,如要泄,用冷水一口解之。返本还元,有益无损,时刻见效。

诗曰:

此药最为良,添精补肾堂。
去冷除风热,起阴能动阳。
调顺三焦火,滋荣百补丸。
黄金难比价,兴药不传方。

又方　五香如意丸

为细末,以吐津丸,如桐子大。临用时,以一丸纳入阴户内,一丸入马口内行事,其交美情趣,精妙如神,真正快哉!

茎如铁棒

韭子　硫黄　五味子　三柰子各等分

上韭子同硫黄炒黄色，令冷却。入五味子，三柰同研细末，酒糊为丸，如绿豆大，每用一二丸搽茎上，一丸入阴户，坚硬不泄，其美妙精极！精极！

通霄散

三柰子　续断子　远志　阳起石　犬骨灰　大茴香各一钱

上为细末如面，用时将吐津搽湿玉茎，以此药末三分揜[37]上，可彻夜不泄。如要泄，用红枣一枚解之。

六胆美心丹

紫毛雄鸡胆　黑雄犬胆　雄鼠胆　乌雄牛胆　鲤鱼胆　鳖胆

各一个，吊阴处四十九日取下，瓦上焙干，为末，每月初一日三更时，于草叶头上取露水，丸如指顶大，勿令鸡、犬、妇人见。房事服一丸，与妇人行事，不泄。欲泄，饮冷水一口，解之为妙。

暖趣娇

川椒　白矾　丁香　三柰子　麝香

各等分，为细天，而糊为丸。交合时，纳于阴户内，自觉身暖有趣，美不可言。

春虾

大附子一个，重者最妙　大茴香一钱　淫羊藿一两

共熬去渣，再熬得宜。后用大鲜虾四两，弓着腰的理更妙，限烧酒一斤，葱汁半碗，俱成。罐内煮，一滚冷定，取起晒干，再浸再晒干，酒干为度，后加麝得一钱。不煮者，每服一个，烧酒送下，其兴莫伦。如解，用茶叶一撮。

春枣

大附子一两二钱　紫梢花五钱　吴茱萸一两　硫黄二钱

共为细面，分作三包。一次将大红枣二百个，烧酒一斤，煮干，晒干。另药一包，再依前法，再煮再晒，以三次为度。后入磁罐内，收贮用蜡封罐内，每用二枚。烧酒送下，茶叶解。

佳人倒贴金

狐心一个，将陈醋一口阴干　天仙子二钱　胡椒二钱　藿香五钱

共为细末，暗投茶酒内，每服三厘，服之不求而自动。其淫性汲汲来就也。此系真人采战遗方，不可轻泄，用者珍之。

金枪不倒丹

丁香五钱　海马一对，刀上焙干　枯矾一钱　飞凤二个　白龙骨三钱　石燕子一对，醋浸七次，焙干　小茴香五钱

上为细末，每服一钱　搽牙上，温酒送下。要泄，饮冷水一口，便泄。

双美有情方

五倍子　蛇床子　远志各等分

上为细末，每用五分，搽玉茎，及阴户内摇动，更有情美难当。此为双美也。

补肾助阳丹

川山甲黄土炒黄色　全蝎去毒钩　巴戟赤心　川楝子去皮,各三两　葫芦巴酒浸　木通去皮　破故纸酒浸,焙干　白芍药去皮　菟丝子酒浸,炒干　核桃肉水泡去皮,以上各二两

上共为细末,酒糊为丸,如桐子大。每服十丸,空心盐酒汤送下,干物厌之。忌豆粉,猪、羊等血。服三、七日神效。

满床娇

麝香　海螵蛸　三柰　甘松　樟脑[38]　五倍子　川椒　白矾　丁香　石硫黄　龙骨各等分

上为细末,吐津为丸。如绿豆大,入阴户内,行事娇美莫伦,快之极也。

情动立时春

麝香三分　蟾酥一钱,入乳化开　紫梢花五分　鸦片三分　母丁香五分

上为细末,乳为丸,如桐子大,临用时将衣角包,绞碎,唾津调搽龟头。临行洗去,出炉即泄。

茎似硬槌

胡椒　川椒　枯矾　蛇床子　甘松　小茴香各等分

上为细末,以蜜为丸,如桐子大。用时将吐津化涂玉茎上,坚硬似槌,妙不可言。

杨妃美意丹

母丁香　白矾　蛇床子　甘松　山茱萸各等分

上为细末,唾津为丸,如绿豆大。每用一丸,送入阴户,自然又美足意。暖子宫,益精补血,长玉茎。交合之时,神妙有趣,美意又娇,其功不可尽述。

壮阳丹

乳香　丁香　没药　辰砂各一钱　木香　血竭各一分　麝香五分　茴香　柏子仁各五钱　阳起石二钱　川山甲一两,火煅存油

上为细末,酒糊为丸,如桐子大。随人年纪服之。麝香酒空心送下,玉茎自然壮硬,非常神效,又好又妙。

暖宫丸

龙骨细腻白者,五钱　麝香少许　片脑一钱　远志去心,一钱

上为细末,炼蜜为丸,如桐子。每用一丸,送入阴户内,良久自然性紮淫动。如行事,非常之妙。

还精养气丸

巴戟去心　川楝子去皮　菟丝子酒浸焙干,各二两　肉苁蓉酒浸焙干,三钱　阳起石一钱,用纸包火煅少时　鹿茸一两,酒浸焙干　大附子川椒同炒,去椒,三钱　枸杞一两　牛膝酒浸,一两　山药　茯苓　熟地各二两　人参五钱

上为细末,炼蜜为丸,如桐子大。每服三钱,空心盐汤下。服后自然还精养气,须发不白,七八十岁行房不倦,功不可尽述。

阴阳交美丹

橄榄核烧核,一钱五分　白矾一两,煅　三柰子一两五钱　樟脑　麝香各少许

上为细末,米醋调豆粉为丸,如桐子大。用时以蜜化开,纳入阴户,妙极!妙极!

保真定意丸

菟丝子　肉苁蓉　川牛膝　柏子仁　蛇床子　五倍子　仙灵皮　远志　桂心　续断　熟地各等分

上为细末,将胆汁流于盏内,入药搅匀,仍装入胆内,用线扎吊风处四十九日,阴干。每用一分唾津调化,搽龟头上。如行事不泄,必用冷水解之。

御夜丸

山茱萸五钱　大附子　硫黄　蛤粉　白矾　丁香各一钱　麝香

上为细末,用蜜为丸,如桐子大。空心第服三丸,暖酒送下。至晚行事,可通宵彻夜,情美难言,余不尽矣。

淫心丹

琥珀　细辛　母丁香　甘松　龙骨　枯矾　蛇床子　木别子　排草　肉桂　牡蛎　紫梢花　麝香俱各一钱

上为细末,共蜜为丸,如绿豆大,每用一丸,纳进阴户内,候药行开做事,淫心更起,妙之绝矣。其情更加,其兴更深,言不尽耳。

益阳丹

土狗雄者,七个　辰砂一钱五

用磁器盛之,以辰砂土狗食尽,取出焙干。上为末,麝香少许,共为桐子大,每服十九丸,空心暖酒下,其益阳不可言矣。

兴阳丹

石燕一对,火煅,醋浸七次　海马一对,醋涂,火煅焦黄色　蛤蚧一对,焙干黄色　全蝎大者一个,火烧为末　阳起石一钱,用纸包火煅炒许　鹿茸一两,酒浸焙三次　三柰子火焙　肉苁蓉二钱,酒浸一宿,次日用火焙干　附子三钱　川椒炒　麝香少许　樟脑少许

上为细末,以甘草膏为丸,如桐子大。每服七丸,空心温酒送下。其阳兴更加矣。

二美长情散

肉桂　杏仁　牡蛎　砂仁　麝香　木别子去壳　枯矾　茱萸　母丁香　紫梢花　蛇床子　甘松俱各一钱

上为细末,蜜为丸,如桐子大,如用一丸,纳入阴户,其香美情长,妙之极矣。

神仙长茎丹

甘草　琥珀各三钱　八角茴香四钱　麝香

上为细末,酒糊为丸,如桐子大,如单日服一丸,双日服二丸,空心温酒下。要戒十八日房事,到晚未申时分,忽然玉茎自长,如要修合药之日,须选择神火日,忌鸡、犬、妇人,节宜避之。此系真人所传,千金不易方。

百战固精膏

母丁香　吴茱萸　信石　川乌

气自不亏损。此是修炼之方。万无一失。

塞耳通窍不泄丸

麝香　乳香　安息香　朱砂各一钱　红蜻蜓二个,焙干

上为细末,用半斤大鳝鱼鱼和丸,如鸡头子大[39]。将新磁器盛,用蜡纸封口,埋地中九日,取出晒干。用时以一粒塞耳,行事容易,不泄,如要泄,取出为妙。

万敌不颓[40]方

飞凤二个　龙骨三钱　石燕一对,醋浸,火煅七次　海马一只,二味俱用醋浸,火煅七次　蛤蚧一只,焙焦黄色　三柰子五钱　全蝎大者一个,火焙为末　硫黄五钱

上为细末,火酒为丸,如指顶大,临用温酒送下。要泄,饮冷水一口解之。

又附春方三种

揭披香

良姜　木别子　枯矾　硫黄　大黄　粟壳　丁香　排草　龙骨　麝香　甘草　冰片　紫梢花　石榴皮　广陵香　酥合油　金毛狗脊　蛇床子　没石子　菊花

共二十味,各等分,蜜为丸,如黄豆大,外用白蜡丸固之。如行事,每用一丸,纳入阴户片时,紧暖香润,其妙莫伦,美之极矣。

春药锁阳线

川椒四两　草乌一两　大附子一两　芫[41]花二钱　甘草一钱　甘遂二钱

共为细末,将白绵线二两,入好烧酒二斤,先用文武火煮,次用黄酒再煮,取后加蟾酥二钱,鸦片五分,麝香五分,贮线磁罐内听用。如用时,将酒湿线系玉茎两个时辰,专之温水洗过,方可入炉。不必全解线,可留一根,系住行事。亦可一根线,可用得三次。

美人思

蛇床子　犬头灰　细辛　淀粉

各等分,为细末,唾津为丸,如皂角之大。每用一丸,送入阴户,妙不可言。如行一次,令佳人常思,常久不忘也。

诗曰:

仙翁修合寸阴丹，细辛狗骨与蛇床。
更加淀粉安龟上，妇人常思久不忘。

---

[1]少　原作“抄”。形近致误。据文义改。

[2]驲(rì,音日)　古代驿站专用车。《左传·文公十六年》:“楚子乘驲,会师于临品。”杜预注:“驲,传车也。”朱骏声《说文通训定声·履部》:“车曰驲、马曰传;车曰驿、马曰遽。”

[3]堂　原作“登”。据文义改。

[4]伏气　当为服气。即食气。道家炼丹功法。

[5]梅子　即梅子金丹之略。意即人元太丹之仙品,亦即人之精,实为房中还精补脑之法。

[6]崔公　即崔希范,为唐末五代人,号至一真人。为道家气功大师。崔氏曾以歌括形式著《入药镜》一书,被后世气功界誉为“贯穿丹经”的重要气功理论和内炼方法的著作。本外所引为《入药镜》之开章语。

[7]汞　指肺中精元之气。

[8]铅　指肾中精元之气。

[9]撒手过黄河　谓任意交合而不泄精。

[10]金关永固,玉户常扃　金关,即精关。玉户,亦谓精关。扃,谓从内里反锁着。

[11]扇鼓　意即阴茎在阴道内抽送。

[12]灵柯　亦称玉茎。即阴茎。房中术专用语。

[13]固躬　指固守精关，以回身缩龟之法固精不泄。
[14]如大一米，未发也　意谓如果不足一粒米大小，则示金丹没有结成。
[15]□　此处原作“父”。《摄生总要》同。意欠详。
[16]余　原作“际”。据文义改。
[17]鸣　原作“咽”。据《摄生总要》改。
[18]巨器　男子阴器。此处为房中术对男性生殖器的雅称。
[19]谷道　肛门。
[20]双峰　两乳。
[21]户内　阴道内。
[22]状　原作“壮”。据文义改。
[23]炉　阴户、玉户、阴道。
[24]真　原脱。据文义补。
[25]炉　阴道。
[26]躁急　躁，原误作“燥”。据《摄生总要》改。躁急，即急躁。
[27]抽添　即阴茎在阴道内抽送。
[28]灵根　为房中术语。即阴茎根部。
[29]洗龟法　原目录无。姑存。
[30]唾津　唾沫。
[31]贴脐法　原目录无。姑存。
[32]阴阳雄壮　原作“阥阦雄壮”。据《摄生总要》改。
[33]马口　男性尿道口，以其外形如马口故称。
[34]阴户　此处指阴道。
[35]童　原作“重”。据《摄生总要》改。
[36]奇妙　前标题无。姑存。
[37]揜（yǎn，音掩）　掩盖、遮蔽。
[38]樟　原作“獐”。据文义改。
[39]鸡头子大　亦称鸡头米大。即大小如鸡头子。鸡头子，乃芡实之俗称。
[40]万敌不颓　房中术称女性为“敌”。经过与众多女性交合而阴茎不疲软。
[41]芫　原作“莞”。据文义改。

医 学 纲 目

明·楼英[原著]

[说明]

《医学纲目》,明代医家楼英(全善)撰于嘉靖四十四年(1565)。40卷,该书为汇集明代以前中医学术之大成,并结合作者理论与临证所得,分部详论,资料弘富,学验皆丰。每论一证,先述历代之观,所见皆注明出处;辨证强调“洞烛脉证”;治法分正门与支门,体现同病同治之原则。综观全书,是一部为后世所珍视、颇具法度的中医全书。今自其肝胆部、肾膀胱部、小儿部等处撷取诸疝、闭癃遗溺、前阴诸疾、梦遗白浊、小儿泌尿男科诸论。

本次以嘉靖曹灼初刊本为底本,1937年世界书局排印本为主校本整理。

卷之十四

诸 疝

疝痛，属足厥阴肝经也。小腹，亦属肝经也。故疝痛与小腹痛，同一治法。所谓疝者，睾丸连小腹痛也。其痛有独在睾丸者，有独在小腹偏于一边者，有睾丸如升斗者，㿗疝是也。又，立卧出入往来者，狐疝是也。

〔丹〕疝痛之甚者也，睾丸连小腹急痛也。有痛在睾丸者，有痛在五枢穴边者，皆足厥阴之经也。或有形，或无形；或有声，或无声；或有形如瓜，有声如蛙者。《素问》以下历代名医，皆以为寒。盖寒主收引，经络得寒，收引不行，所以作痛，理固然也。有得寒而无疝者，又必有说，通之可也。予尝因门户上履霜雪，踢水徒涉，不曾病此。以予素无热在内也。

因而思之，此症始于湿热在经，郁而至久，又感寒气外束，湿热之邪，不得疏散，所以作痛。若只作寒论，恐为未备。或曰：此症多客厥阴一经，其道远，其位卑，郁积湿热，何由而致？予曰：大劳，则火起起筋；醉饱，则火起于胃；房劳，则火起于肾；大怒，则火起于肝。本经火积之久，母能生子，湿气便盛。厥阴属木，系于肝，为将军之官，其性急速，火性又暴，为寒所束，宜痛之亦大暴也。愚见有用乌头、栀子等分作汤用之，其效亦敏。后因此方随症与形加减用之，无有不应。然湿热又须分多少而施治，但湿者肿多，㿗疝是也。又有挟虚而发者，当以参、术为君，而以疏导药佐之，诊其脉不甚沉急，而大豁无力者是也。然其痛亦轻，惟觉重坠牵引耳。

〔罗〕**丁香楝实丸** 治男子七疝，痛不可忍者，妇人瘕聚带下，皆任脉所主，阴经也。乃肝肾受病，治法同归于。

当归去芦 附子炮，去皮脐 川楝子 茴香各一两

上锉碎，以好酒三升，煮酒尽为度，焙干，作细末，每药末一两，入下项药：

丁香五分 全蝎十三个 玄胡索五钱 木香五分

上四味，同为细末，入前项当归等末，内拌匀，酒糊为丸，如桐子大，每服三十丸至百丸，温酒空心送下。一方无当归、木香，名苦楝丸，立效。

凡疝气带下，皆属于风。全蝎，治风之圣药也；川楝、茴香，皆入小腹经。当归、玄胡索，和血止痛；疝气带下，皆积寒邪于小肠之间，故以附子佐之，丁香、木香为引导也。

漆匠韩提控，疝气每发，痛不可忍，则于榻两末各置一枕，往来伏之以受，如是三年不已，服此药三剂良愈。

丁香疝气丸 治脐下撮急疼痛，并脐下周身一遭皆急痛，小便频数清；其五脉，急洪缓涩沉，按之皆虚，独肾脉按之不急，皆虚无力，名曰肾疝。

当归 茴香各半两 甘草梢五钱 丁香五分 全蝎十三个 玄胡半两 肉桂一钱 防已三钱 川乌半两 羌活梢三分 麻黄根节一钱

上件为细末，酒糊丸，如鸡豆大，每服五十丸，淡盐汤送下。须空心宿食消尽服之。

〔罗〕**当归四逆汤** 治男子妇女疝气，脐下冷痛，相引腰胯而疼。

当归梢七分 附子炒 官桂 茴香炒，各五分 芍药四分 玄胡索 川楝子 茯苓各三分 泽泻二分 柴胡五分

上研为细末，都作一服，水煎，空心。

玄胡索苦楝汤 治脐下冷撮痛，阴冷大寒。

肉桂三分 附子三分 熟地黄一钱 甘草梢炙,半钱 苦楝子二分 黄柏一钱,引用 玄胡索二分

上件都作一服,水四盏,煎至一盏,依法食前服。

上四方,桂、附治寒,玄胡、当归、川楝、茴香、丁香、木香和血调气。盖寒症挟污血滞气者宜之。

葫芦巴丸 治大人小儿小肠气,蟠肠奔豚疝气,偏坠阴肿,小腹有形如卵,上下来去,痛不可忍,或绞结绕脐攻刺,呕吐闷乱,并皆治之。

葫芦巴炒,二两 茴香盐炒,一两半 吴茱萸汤洗,炒,一两二钱 川楝子去核,炒,一两二钱 巴戟去心,炒,七钱半 川乌炮,去皮尖,七钱半 黑丑炒,取头末,一两

上研为细末,酒糊为丸,如桐子大。每服十五丸至二十丸止,空心温酒送下。小儿五丸,茴香汤下,食前。一本无黑丑。

〔《衍》〕葫芦巴,《本经》云:得茴香、桃仁,治膀胱气甚效。尝合用桃仁麸炒各等分,拌酒糊丸,半为散,每服五七十丸,空心食前盐酒下,散以热米饮调下,与丸子相间,空心各一二服效。

〔丹〕**肾气丸**

茴香 破故纸 吴茱萸盐炒,各半两 木香三钱半 葫芦巴七钱半

上为细末,萝卜捣汁丸,盐汤下。

上三方,葫芦巴、破故纸、巴戟为君,盖疝而元阳素虚少者。宜之。

〔《本》〕治小肠气不可忍者。

乌药捣碎,酒浸二宿 高良姜锉 茴香各一两 青皮二两,去白

上研为末,每服二钱。遇发热,酒调下。

治远年小肠气,众医不瘥者。

硫黄 茴香炒令黄,不可犯铜铁器,各等分

上研为末,每服五钱,用热酒调,空心服,除根本。

川楝散

木香一两 茴香一两,盐一匙,一处炒黄色,不用盐 川楝子一两,锉细,用巴豆十粒打破,一处炒黄色,不用巴豆

上研为细末,每服二钱,空心食前调下。

〔垣〕**天台乌药散**

乌药 木香 茴香炒 良姜各五钱 槟榔三钱 川楝子十个 巴豆十四粒 青皮半两

上八味,先以巴豆打碎,一同楝实用麸炒,候黑色,去巴豆麸俱不用外,为细末,每服一钱,温酒调下。痛甚,炒生姜热酒下亦得。

〔《简》〕**木香楝子散** 治小肠疝气,膀胱偏坠,久药不效者,服此其效如神。

川楝子三十个,用巴豆二十粒同炒黄赤色,去巴豆不用,将川楝子研为末 萆薢半两 石菖蒲一两,炒 青木香一两,炒 荔枝核二十枚,炒

上研为细末,每服二钱,入麝香少许,空心,炒茴香、盐、酒调下。

上以巴豆炒,药例。许学士云:大抵此疾因虚而得之,不可以虚骤补。邪之所凑,其气必虚。留而不去,其病则实矣。故必先涤去所蓄之邪热,然后补之,是以诸药多借巴豆气者,盖为此也。

〔仲〕寒疝腹中痛,逆冷,手足不仁,若身疼痛,灸刺诸药不能治,抵当乌头桂枝汤主之。

上用乌头一味，以蜜二升，煎减半，去渣，以桂枝汤五合解之，令得一升后，初服二合不知，再服三合又不知，复加至五合。其知者，如醉状。得吐者，为中病[1]海藏以附子建中汤加蜜煎治疝，即此法也。

腹痛，脉弦而紧，弦则卫气不行，即恶寒；紧则不欲食，邪正相搏，即为寒疝。寒疝绕脐痛，若发则自汗出，手足厥冷，其脉沉弦者，大乌头煎之《脉经》云："邪正"作"弦紧"。

大乌头炒，去皮，不㕮咀，以水三升，煮取一升，去渣，纳蜜二升，煎令水气尽。

作汤服，食后一服，过后再不作矣。

治诸疝方

枳实九粒，炒　桃仁十四个，炒　山栀九个，炒，去皮　吴茱萸七粒，炒　山楂四粒，炒　生姜如指大

上味同入擂盆擂细，取顺流水一盅，入瓶内煎至微沸，带渣服。如湿胜㿉疝者，加荔枝核；如痛甚者，加盐炒大茴香二钱；如痛处可按者，加薄桂少许。

又方　治疝痛。

山栀二两，炒　山楂四两，炒　枳实炒　茴香各二两，炒　柴胡　牡丹皮　八角茴香炒，各一两　桃仁　茱萸炒，半两

上研为末，酒糊丸，空心盐汤下五、六十丸。

治阳明受湿热，传入太阳，发热恶寒，小腹连毛际间，闷痛不可忍。

栀子仁炒　桃仁炒　枳实炒　山楂各等分

上味，同研细，入生姜汁半合，同水一小盅荡起，煎令沸，热服之。一方加茱萸。

杨淳三哥，因旧有肾气，上引乳边及右胁痛，多痰，有时膈上痞塞，大腑秘结，平时少汗，脉弦甚。与保和温中各二十丸，研桃仁、郁李仁吞之。

〔《本》〕治膀胱气痛，**茴香散**。

茴香　金铃子肉　蓬莪术　京三棱各一两　甘草半两，炙

上为细末，每服二钱，热酒调下。每发痛甚连日，只三二服，立定。

治膀胱气，**金楝散**。

巴豆一百粒，去壳　川楝子二十四个，汤浸去薄皮，切作片子

上二味，用麸二升，同炒令黄赤，去麸与巴豆不用，只将川楝肉一味为末，每服三钱，温酒空心送下。余阅古今一切名方，无如此奇特有效。一方，川楝子不用，巴豆炒亦妙。

〔《灵》〕胃中热，肠中寒，则疾饥，小腹痛胀《师传篇》：疾饥胃热，痛胀，肠寒也。

〔丹〕诸疝痛处，用手按之不痛者，属虚，必用桂枝、炒山栀、细切川乌头等分，为细末，生姜自然汁打糊为丸，如桐子大，每服三四十丸，空腹白汤下。

疝可按者，并于历代独治外寒条下求之。

丹溪云：疝有挟虚而发者，其脉不甚沉紧，而大豁无力者是也。然其痛亦轻，惟觉重坠牵引耳。当以参、术为君，疏道药佐之。盖疏导药即桃仁、山楂、枳实、栀仁、茱萸、川楝、玄胡索、丁香、木香之类，以作参、术之类是也。

〔海〕姫提领因疾，服凉剂数日，遂病脐腹下大痛，几至于死。与姜、附等剂，虽稍苏，痛不已，随本方内倍芍药，服之愈。

〔罗〕疝气治验　癸丑岁，治火儿赤怜歹病疝气，复因七月间饥饱劳役，过饮湩乳，所发甚于初，面色青黄不泽，脐腹阵痛，搐撮不可忍，腰不能伸，热物熨之稍缓，脉得沉小而急。予思《难经》有云"任之为病，男子内结七疝"，皆积寒于小肠所致也。非大热之剂，即不能愈。

遂制一方,名之曰"沉香桂附丸。每服一百丸,空心温酒下,间服天台乌药散,旬日良愈,明年秋如故。

沉香桂附丸　治中气虚弱,脾胃虚寒,饮食不美,气不调和,退阴助阳,除脏腑积冷,心腹疼痛,胁肋膨胀,腹中雷鸣,面色不泽,手足厥逆,便利无度。又治下焦阳虚,及疗七疝,痛引小腹不可忍,腰痛不能伸,喜热熨稍缓。

沉香　附子炮,去皮脐　川乌炮,去皮脐　干姜炮　良姜炒　官桂去皮　茱萸汤洗　茴香炒,各一两

上研为细末,醋煮面糊为丸,如桐子大。每服五十丸至七八十丸止,空心食前热米饮汤下,日三服。忌冷物。

〔丹〕　治疝劫痛方

川乌头细切　栀子仁去壳

上各等分,煎汤服之神效。湿多癞肿者,乌头为君。盖川乌头治外束寒,栀仁治内郁之热也。

〔罗〕阴疝,足厥阴之脉,环阴器抵小腹,或痛因肾虚,寒水涸竭,泻邪补肝,宜以蒺藜汤主之。

蒺藜汤　治阴疝牵引小腹痛,诸厥疝,即阴疝也,房欲劳痛不可忍者。

蒺藜炒,去尖　附子炮,去皮脐　山栀仁各半两

上研为末,每服三钱,水一盏半,煎至七分,去渣,食前温服。

〔丹〕**又方**

桃仁　栀子　茱萸　川乌各等分

上研煎服。

治疝作急痛。

苍术盐炒　香附盐炒　茴香炒,为佐　黄柏酒炒,为君　青皮　玄胡索　益智　桃仁为臣　附子盐水炒　甘草为使

上研为末,作汤服后,一痛过,更不再作矣。

〔仲〕寒疝腹中痛,及胁痛里急者,当归生姜羊肉汤主之。

当归三两　生姜五两　羊肉一斤

上三味,以水八斤,煮取三升,温服七合,一日三服。若寒多者,加生姜十片。痛多而呕者,加陈皮二两,白术一两。如加生姜者,亦加水五升,煮取三升二合服之。

《衍义》云:张仲景治寒疝,用生姜羊肉汤,服之无不应验。有一妇人产当寒月,寒气入产门,腹脐以下胀满,手不敢犯,此寒疝也。师将治之,以抵当汤谓有瘀血,非其治也。可服张仲景羊肉汤,二服遂愈。

〔丹〕诸疝痛处,用手按之大痛者,为实也。

〔罗〕　疝气痛,及脚膝无力,控睾证。《至真要大论》云:小腹控睾引腰脊,上冲心,唾出清水及为哕噫,甚则入心,善忘善悲。《甲乙经》曰:邪在小肠也。小肠病者,小腹痛引腰脊,贯肝肺。其经虚不足,则风冷乘间而入。邪气既入,则厥证上冲肝肺,容冷散于胸,结于脐,控引睾丸,上而不下,痛而入腹,甚则冲于心胸,盖其经络所系也。启玄子云:控,引也。睾,阴丸也。

控引睾丸　治小肠痛结,上而不下,痛引心臆,即东垣茴香楝实丸。按之痛为实,此方有茱萸等刚剂,本不可此条,缘芫花有利性故入之。

川楝子　茴香炒　吴茱萸汤洗　青皮　陈皮各一两　芫花醋炒，五钱　马蔺花醋炒，一两

上为细末，醋糊为丸，如桐子大。每服三十丸，温酒送下，食前服。量虚实加减，以利为度。

〔《本》〕治小肠气痛撞腹，面青唇黑欲死者。

木香　茵陈　芫花　甘遂各等分

上四件，为末，每服二钱，水一盏，煎至七分，去渣温服。服过此药后，应犯甘草药，皆不得吃，恐与甘遂相犯故也。其药甚妙，亦甚有理，屡有验效。

硇砂丸

木香　沉香　巴豆肉各一两　青皮二两，不去皮　铜青半两，研　硇砂一钱，研

上二香、青皮三味，细研，同巴豆慢火炒令紫色为度，去巴豆为细末，入硇砂二味，同研匀，蒸饼和丸，如梧桐子大，每服七丸至十丸，盐汤吞下，日二三服，空心食前服。

〔子和〕律科王敏之，病寒疝，脐下结聚如黄瓜，每发绕脐急痛不能忍。戴师先以舟车丸及猪肾散下四、五行，觉药绕病三五次而下，其泻皆水也。猪肾、甘遂皆苦寒，《经》言以寒治寒，万举万全。但下后忌饮冷水及寒物，宜食干物，以寒疝本是水故也。即日病减八分，食进一倍。又数日，以舟车丸百余粒，通经散四五钱，服之利下。候三四日，又服舟车丸七八十粒，猪肾散三钱，乃健步如常矣。

近颍尾一夫，病卒疝赤肿，大痛数日不止。余以导水丸一百五十丸，令三次咽之，次以通经散三钱，空腹淡酒调下，五更下二三十行，肿痛皆去。不三日，平复如故。

上治实疝，利大便，形气实，脉有力者宜之。

〔杜〕三十七太尉，忽患小肠气痛，医官及京城医家，用药皆不效。每一发几死，上召杜至，进药数服不验。

太尉曰：我命不久，致良医不能治，上召杜问所以。杜对：臣用古方书，皆不获愈，今日撰一方，容进上。杜曰：撰方已成，未敢进，先合药以进。太尉一服，十愈八九，再服痊愈。然后进方，名曰**救命通心散**。

川乌头一两，用青盐一钱，酒一盏，浸一宿，去皮尖，焙干　川楝子一两，用巴豆二十一粒，同炒候黑色，去巴豆　茴香半两　石燕一对　土狗五枚　芥子一钱六分，为末

每服三钱，入羊石子，内湿纸煨香熟，夜半时，用好酒半升，入盐细嚼石子，以酒咽下，不得作声，小便大利，其病遂去曹五家今秘此方。

〔《本》〕顷在徽城日，歙尉宋荀甫，膀胱气作疼不可忍。医者以刚剂与之，痛愈甚，小便不通三日矣，脐下虚胀，心闷。予因候之，见其面赤黑，脉洪大。予曰：投热药太过，阴阳痞塞，气不得通，为之奈何？宋尚书持四神丹数粒，云：医谓不止，更服此。予曰：若服此，定毙，后无悔。渠求治，予适有五苓一两许，令三服。用连须葱一茎，茴香一撮，盐一钱，水一盏半，煎至七分，令接续三服。中夜下小便如墨汁者一二升，脐下宽，得睡。翌日诊之，脉已平陪安矣。续用硇砂丸与之，数日瘥。

上利小便治疝。常治谢人妻小腹疼痛，小便不通，先艾灸三阴交，以茴香、丁香、青皮、槟榔、桂、茱萸、玄胡索、山楂、枳实，又倍用黄柏，煎服之愈。

〔丹〕赤岸朱同道，年四十岁，八月望雨后得凉，半夜后腹痛甚，汗如雨，两脚踏破壁，痛在小腹，手不可近，六脉弦而细实，重取如循刀刃责责然。问之云：六月大热时，于深潭浴水，病或起于此。与大承气汤，大便微利，痛遂顿止。至次日酉时，其痛复作，痛在小腹，坚硬手不可近，又与大承气汤加桂两服，研桃仁同煎，大便下紫黑血升余，而痛顿止。至次日酉时，痛

复作如初，脉虽稍减，而责责然犹在，与大承气汤加附子两帖，研桃仁同煎，下大便五行，得黑紫血如破絮者二升许，痛遂顿止。一夜得睡，次日酉时，痛复如初，询知小腹和软，痛在脐腹间下，脉亦和，似若无病，但呻吟如旧，询知乃食萝卜菜苗羹两顿，与小建中汤一帖而愈。

〔世〕一妇人少腹痛，百药不效，一医用杉木节童便煎服，下血而愈。

〔丹〕治膀胱气急，用芜荑和食盐等分，绵裹如枣大，纳下部，或下水恶汁，并下气佳。

〔《斗》〕治小肠气，用血师一两，米醋一升，以火烧血师通赤，焠入醋中，以焠竭为度，捣罗如面，用汤调下一大盏即瘥，如神。血师，代赭石也。

〔《圣》〕治寒疝　小腹及阴中相引而痛，自汗出欲死，丹参一两，杵为散，每服热酒调下二钱匕。

〔丹〕治诸疝发时，用海石、香附二味为末，生姜汁汤调。亦能治心疼。

〔《衍》〕木贼，细锉微炒，捣为末、沸汤点二钱服，食前，治小肠膀胱气，缓缓必效。

〔《本》〕治疝气。

青矾一两　白矾一两，各为粗末

上用小瓦罐子一只，入二药在内，用麻皮缚紧，捣盐泥封固，以炭五斤，煅令通红，尽炭为度，取出埋地穴中，伏一宿，出火毒，醋糊为丸，如绿豆大。每服十丸，空心盐汤送下，或白汤亦可。

〔运气〕　小腹痛有三：

一曰肝病，小腹引胁痛是也。《经》云：厥阴之复，少腹坚满，里急暴痛，是风气助肝盛而然，治法当泻肝也。又云：岁金太过，民病两胁下痛，小腹痛。又云：岁木不及，燥乃大行，民病中清，胠胁痛，少腹痛。又云：岁土不及，风乃大行，民病复腹，复则胸胁暴痛，下引小腹者，是燥邪攻肝虚而然，治法补肝泻金也。又寒气客于厥阴之脉，则血泣脉急，故胁肋与小腹相引痛者，法亦同也[2]。

二曰小肠，其病小腹引睾丸、腰脊痛是也。《经》云：少阴之脉，心下热，善饥，脐下痛。又云：少阴之复，燠热内作，小腹绞痛者，是热助小肠盛而然，治法当泻小肠也。又太阳在泉，寒淫所胜，与太阳之复，皆病小腹，控睾引腰脊，上冲心痛。及太阴司天，大寒且至，病小腹痛者，是寒邪攻小肠虚而然，治法当补小肠，泻寒邪也。

三曰膀胱，其病小腹痛肿，不得小便是也。经云：太阴在泉，病小腹痛肿，不得小便者，是湿邪攻膀胱虚而然，治法当补膀胱，泻湿土邪也[3]。

《内经》刺灸小腹痛共四法：

一曰肝。《经》曰：肝病者，两胁下痛引小腹，取其经，厥阴小肠[4]。又曰：邪客厥阴之络，令人卒善暴痛，刺足大指爪甲上与肉交者各一痏，男子立已，女子有倾已，左取右，右取左者是也[5]爪甲上，大敦穴也。

二曰小肠。《经》云：小肠病者，小腹痛，腰脊控睾而痛，时窘之后，取巨虚下廉。又云：小肠控睾引腰脊，上冲心，邪在小肠，取之肓原以散之，刺太阴以予之，取厥阴以下之，巨虚下廉以去之，按其所过之经，以调之是也[6]。肓原，气海穴也。又云：疝暴痛，取足太阴、厥阴，尽刺去其血络。《灵枢》热病为心风疝，而小肠病。《经》云：心为牡藏，小肠为之使，故小腹当有形也。

三曰膀胱。《经》云：膀胱病者，小腹偏肿而痛，以手按之，即欲小便而不得，取委中央。又云：小腹痛肿，不得小便，邪在三焦，约取之足太阳，大络者是也[7]太阳大络，委阳穴也。

四曰督任冲脉。经文见如下。

〔《素》〕病在少腹，腹痛不得大小便，病名曰疝得之寒，刺少腹两股间，刺腰髁骨间，刺而多之，尽炅病已。《长刺节篇》：小腹两股间者，气冲穴也，冲脉起于气冲故也。腰髁间者，王注谓腰尻挟脊平立陷者中，按之有骨处是也。疝为寒生，故多刺之，少腹尽热乃止针。

〔《灵》〕肾脉生病，从少腹上冲心而痛，不得前后，为冲疝，任脉为病，男子内结七疝，妇子带下瘕聚俱见《骨空论》。

〔《摘》〕元藏发动，脐下痛不可忍：气海　三阴交立愈。左取右，右取左，下同。

〔《玉》〕疝气少腹偏痛：大敦二分，沿皮向后三分，泻之；灸，左取右，右取左，下同。　三阴交一寸，泻十吸。

〔《撮》〕又法：大敦、水道、小海。

〔桑〕又法：中极、印肾。

〔《摘》〕卒疝，少腹痛不可忍：大敦三分，陷六呼，灸七壮、阴市三分，灸五壮、照海三分，灸七壮，已上皆左取右，右取左。

痃癖、小肠膀胱、肾余疝气：气海、五枢各用燔针刺入五分，灸百壮，三里、三阴交刺之。

〔《摘》〕行间、三里。

〔《集》〕大法：关门、关元、水道、三阴交。不已，再取下穴：海底、归来。

〔《摘》〕少腹痛：关元、三里。

〔《甲》〕阴跳遗溺，小便难痛，阴上下入腹中，寒疝阴挺出，偏大肿，腹脐痛，腹中悒悒不乐，大敦主之。腹痛上抢心，心下满，癃，茎中痛，怒瞋不欲视，泣出，长太息，行间主之。环脐痛，阴骞两丸缩，腹坚痛不得卧，太冲主之。疝癃，脐、少腹引痛，腰中痛，中封主之。阴跳腰腹痛，实则挺长，寒热，挛，阴暴痛，遗溺便，大虚则暴痒气逆，肿睾卒疝，小便不利如癃状，数噫，恐悸，气不足，腹中悒悒，少腹痛，嗌中有热，有息肉状，如着欲出，背挛不可俯仰，蠡沟主之。

上取藏经厥阴。

男子阴疝，两丸上下少腹痛，五枢主之。大疝腹坚，丘墟主之。

上取腑经少阳。

少腹痛，飧泻出糜，次指热，若脉陷，寒热身痛，唇干不渴，汗出，毛发焦，脱肉少气，内有热，不欲动摇，泄脓血，腹引少腹痛，暴惊，狂言非常，巨虚下廉主之。少腹痛，控睾引腰脊，疝痛，上冲心，腰脊强，溺黄赤，口干，小肠腧主之。疝瘕，髀中急痛，循胁上下抢心，腹痛积聚，府舍主之。服痛，疝积聚，上冲心，云门主之。

上巨虚下廉、小肠腧者，取本腑也。府舍云门者，刺太阴以予之也。

四肢淫泺，身闷癃疝，至阴主之。脐疝绕脐痛，冲胸不得息，灸脐中。阴疝引睾，阴交主之。少腹疝，卧善惊，气海主之。脐疝绕脐痛，石门主之。暴疝痛，少腹大热，关元主之。少腹痛，溺难，阴下纵，横骨主之。男子阴端寒，上冲心中佷佷，会阴主之。癃疝，然谷主之。卒疝，少腹痛，照海主之，病在左取右，右取左，立已。阴暴起疝瘕，胞中有血，四满主之。脐疝绕脐痛，时上冲心，天枢主之。气疝，哕呕面肿，奔豚，天枢主之。阴疝气疝。天枢主之。阴疝痿，茎中痛，两丸骞，卧不可仰卧，刺气冲。阴疝，冲门主之一作衡门。寒疝，下至腹腠膝腰痛，如清水，大腹诸疝，按之至膝上，伏兔主之。寒疝痛，腹胀满，痿厥少气，阴谷主之。

〔《素》〕　厥阴脉滑，则病狐疝风；少阴滑则病肺风疝；太阴脉滑则脾风疝；阳明脉滑则病心风疝；太阳脉滑则病肾风疝；少阳脉滑则病肝风疝《四时刺逆从论》。

〔《诊》〕肝脉滑甚，为㿗疝；心脉微滑，为心疝；引脐下小腹鸣；肾肝滑甚为癃㿗。全文见治法。

〔东〕夫滑脉，关已上见者为大热，盖阳与阳并也，故大热。滑脉，尺部见为大寒，生㿗疝。滑脉者，命门包络之名也，为丙。丙丁热火并于下，盖丙丁不胜壬癸，从寒水之化也，故生㿗疝。

〔《素》〕帝曰：诊得心脉而急，此为何病？岐伯曰：病名心疝，少腹当有形也。帝曰：何以言之？岐伯曰：心为牡藏，小肠为之使，故曰少腹当有形也《脉要精微论》。心脉搏滑急，为心疝；肺脉沉搏，为肺疝；肾脉肝脉大急沉，皆为疝俱《大奇论》。

〔《脉》〕脉来中央坚实，径至关者，冲脉也。动苦少腹痛，上抢心，有瘕疝。绝孕遗矢溺，胁支满烦也。

〔丹〕脐下忽大痛，人中如墨色者，多死。

〔《子和》〕七疝图　寒疝，其状囊冷，结硬如石，阴茎不举，或控睾丸而痛。得于坐卧湿地，或寒月涉水，或冒雨雪，或坐卧砖石，或风冷处使内过劳。宜以温剂下之。久而无子。

水疝，其状肾囊肿痛，阴汗时出，或囊肿而状如水晶，或囊痒而搔出黄水，或少腹中按之作水声。得于饮水醉酒，使内过劳，汗出遇风寒湿之气，聚于囊中，故水多，令人为卒疝。宜以逐水之剂下之，有漏针去水者，人多不得其法。

筋疝，其状阴茎肿胀，或溃或痛而里急筋缩，或茎中痛，痛极则痒，或挺纵不收，或白物如精，随溲而下，久而得于房室劳伤，及邪术所使。宜以降心火之剂下之。

血疝，其状如黄瓜，在小腹两旁，横骨两端约中，俗云便痈。得于重感春夏大燠，劳于使内，气血流溢，渗入脬囊，留而不去，结成痈肿，脓少血多，宜以和血之剂下之和血四物汤、调胃承气汤各半服之是也。

气疝，其状上连肾区，下及阴囊，或因号哭忿怒，则气郁之而胀，罢则气散者是也。有一治法，以针出气而愈者。然针有得失，宜以散气之药下之。或小儿亦有此疾，俗云偏气，得于父已年老，或年少多病，阴痿精怯，强力入房，因而有子，胎中病也。此疝不治，惟筑宾一穴主之。

狐疝，其状如瓦，卧则入小腹，行立则出小腹入囊中，狐则昼出穴而溺，夜则入穴而不溺。此疝出入上下往来，正与狐相类也。亦与气疝大同小异，今人带钩钳是也。宜以逐气流经之药下之。

㿗疝，其状阴囊肿缒，如升如斗，不痒不痛者是也。得之地气卑湿所生，故江淮之间，湫溏之处，多有此疾。宜以去湿之药下之。女子阴户突出，虽亦此类，乃热则不禁固也，不可便谓虚寒，而涩之燥之补之。本名曰瘕，宜以苦下之，以苦坚之王注云：阳气下坠，阴气上争，则寒多，下坠则筋缓，故睾垂纵缓，因作㿗疝也。

已上七疝，下去其病之后，可调则调，可补则补，各量病势，勿拘俗法。《经》所谓"阴盛则腹胀不通者，癃㿗疝也"，不可不下。

上疝图虽七，然寒疝即疝之总名，水疝即㿗疝之属，气疝即狐疝之属，血疝即痈疽之属，惟筋疝罕见之，盖下疳疮之属也。

㿗　疝

睾囊肿大，如升如斗是也。

〔丹〕下部㿗气不痛之方。细思非痛断房事与厚味不可，用药惟促其寿。若苍术、神曲、白芷、山楂、川芎、枳实、半夏皆要药，人视其药，皆鄙贱之物，以启慢心，又不能断欲，以爱护其根本，非徒无益，而反被其害者多矣。且其药宜随时月寒湿，更按君臣佐使加减，大抵㿗疝属湿多。

苍术 神曲 白芷散水 山楂 川芎 枳实 半夏 南星

上神曲糊为丸。有热，加山栀一两；坚硬，加朴硝半两；秋冬，加吴茱萸二钱半。

㿗 疝

南星 山楂 苍术各二两 白芷 半夏 枳实 神曲各一两 海藻 昆布各半两 玄明粉 吴茱萸各二钱

上为末，酒糊丸。

又方 治木肾不痛。

南星 半夏 黄柏酒洗 苍术盐炒 枳实 山楂 白芷 神曲炒 滑石炒 茱萸 昆布

上为末，酒糊丸。空心盐汤下。一方加枸杞子。

〔无〕**香附散** 治㿗胀。

用香附子不拘多少，为末，每用酒一盏，海藻一钱，煎至半盏，先捞海藻嚼细，用所煎酒调末二钱服。

〔东〕**又方** 治偏坠初生，用穿山甲、茴香二味，为细末，酒送下，以干物压之。

〔丹〕木肾，以楮木叶雄者，晒干为末，酒糊为丸，空心盐酒下《本事方》云：无实者，雄也。

〔洁〕**海蛤丸** 㿗疝。

海蛤醋焠三次 当归 海金沙 腻粉 硇砂各一钱 海藻 粉霜各五分 水蛭二十一条，炒 青黛 滑石 乳香各一钱 朱砂二钱，为末 地龙二十一条，去头足

上细末，盐煮面糊为丸，如小豆大，朱砂为衣。每服十丸，煎灯心汤空心服之，小便下冷脓恶物乃效。却以黄连、紫河车、板蓝根各二钱，愈汤漱口，以固牙齿，去板蓝根，加管仲。

〔世〕治偏坠大者，用干姜、桂各一两，为末，以绵一两，水大三碗，同煮二十余沸，起晒干，又煮水尽为度。用干绵包阴丸，汗出数次，渐愈。

〔海〕**地黄膏子丸** 治男子妇人，脐下奔豚，气块，小腹疼痛，卵痛，即控睾相似，渐成肿，阴阴痛，上冲心腹，不可忍者，宜服此药。

血竭 沉香 木香 广茂炮 玄胡索 蛤蚧 人参 当归 川芎 川楝麸炒 续断 白术 全蝎 茴香炒 柴胡 吴茱萸 没药已上分两不定，随症加减用之 气多者加青皮，血多着加肉桂。

上同为细末，地黄膏子丸，桐子大。空心温酒下二十丸，日加一丸，至三十丸。

〔《简》〕**安息香气** 治阴气下坠痛胀，卵核肿大，坚硬如石，痛不能忍者。

玄胡索炒 海藻洗 昆布洗 青皮去白 茴香炒 川楝子去核 马蔺花以上各一两半 木香半两，不见火 大戟酒浸三宿，切片焙干，三钱半

上为细末，另将硇砂、真阿魏、真安息香三味，各二钱半，用酒一盏，醋一盏，将硇砂、阿魏、安息香淘去砂石，用酒醋合一盏，熬成膏子。再入麝香一钱，没药二钱半，俱各另研细，入前药一同和丸，如绿豆大。每服十丸至十五丸，空心用绵子灰调酒下。

〔《本》〕治膀胱疝气，外肾肿痛不可忍，**念珠丸**。

乳香 硇砂各三钱，飞 黄蜡一两

上乳香，硇砂同研匀，溶蜡和为丸，分作一百单八丸，以线穿之，露一宿，次日用蛤粉为衣，旋取用乳香汤下。顷年有人货疝疾药，日货数千，有一国医多金得之，用之良验。

〔丹〕郑子敬，因吃酒后，饮水与水果，偏肾大，时作蛙声，或作痛。炒枳实一两，茴香盐炒、炒栀子各三钱，研，煎，下保和丸。

昌世官，膀胱气下坠如蛙声，臭橘子核炒，十枚，桃仁二十枚，萝卜自然汁，研下保和丸七十。

湜兄年三十，左肾核肿痛，此饮食中湿，坠下成热，以橘核即臭橘，五枚，桃仁七枚，细研，顺流水一盏，煎沸热，下保和丸。

〔《本》〕治膀胱肿硬，牵引疼痛，及治小肠气阴囊肿，毛间出水，宜服**金铃丸**。

金铃子肉五两　茴香炒　马蔺花炒　菟丝子　海蛤　破故纸　海带各二两　木香　丁香各一两

上细末，糊丸，如桐子大。每服二三十丸，温酒盐汤，空心食前服。

〔无〕**大戟丸**　治阴癞肿胀，或小肠气痛。

大戟去皮锉，炒黄，半两　葫芦巴炒，四两　木香一两　附子炮，去皮脐　茴香　诃子煨，去核　槟榔各半两　川楝五两　麝香半两，另研

上为末，独取川楝，以好酒二升，葱白头七枚，长三、四寸，煮川楝软，去皮核取肉，和上件药杵丸，如桐子大，空心温酒下十丸，潮发疼痛，炒姜，热酒下十五丸。

抵圣丸　主治防癞肿满，赤肿，大便秘，欲饮水，按之脐腹痛。

续随子　薏苡仁　郁李仁　茵芋　白牵牛各一钱，略炒

上为末，滴水丸如桐子大。每服五丸，用《博济方》香姜散咽下，黄昏服，五更利下恶物效。

〔子和〕汝南司候李审言，因劳役王事，饮冷水，坐湿地，乃湿气下行，流入脬囊，大肿，痛不可忍，似金铃、川楝等药不效，求治于戴人。曰：可服泄水丸，审言惑之。又数日，痛不可堪，竟纵戴人，先以舟车丸、浚川散，下青绿水十余行，痛止。后用茴香丸、五苓散以调之，三日而肿消，至老更不作。

〔世〕绵包取汗方见癞疝不痛条。

〔丹〕木肾，以枇杷叶、野紫苏叶、苍耳叶、水晶蒲萄叶，浓煎汤熏洗。

〔无〕**雄黄散**　治阴肿大如斗，核痛，人所不能治。

雄黄一两，研　矾二两　甘草生，半两

上锉散，以水五升，煎洗。

〔洁〕**失笑散**　治肾肿。

荆芥穗一两　朴硝二两

上为粗末，萝卜葱同煎汤，淋洗。

〔梅〕治卒外肾肿痛，大黄末，醋和涂之，干即易之。

〔焦〕治男子阴肿大如升，核痛，人所不能治者，捣马鞭草，涂之。男子阴肿大如斗，核痛，人所不能治者，蔓菁根捣，傅之。

运气　癞疝有一。经云：阳明司天，燥淫所胜，丈夫癞疝，妇人小腹痛。又云：阳明之胜，外发癞疝者，是燥邪攻肝，气虚而然。治法当补肝泻燥金也[8]。

〔《素》〕厥阴所谓癞疝，妇人少腹肿者，厥阴者辰也，三月阳中之阴，邪在中，故曰癞疝少腹肿也。所谓癞癃疝肤胀者，曰阴亦盛，而脉胀不通，故曰癞癃疝也。俱《脉解篇》。

三阳为病，发寒热，下为痈肿，及为痿厥腨痟，其传为癞疝[9]王注云：腨痟，酸痛也。

〔《灵》〕黄帝曰：《刺节》言去爪，夫子乃言刺关节肢络，愿卒闻之。岐伯曰：腰脊者，身之大关节也。肢胫者，人之管以特以趋翔也。茎垂者，身中之机，阴精之候，津液之道也。

故饮食不节，喜怒不时，津液内溢，乃下留于睾，血道不通，日大不休，俯仰不便，趋翔不能，此病荥然有水，不上不下，铍石所取，形不可匿，常不得蔽，故命曰去爪。帝曰：善《刺节真邪篇》。

《内经》刺灸㿗疝共四法：

其一即此篇文，所谓铍石，取睾囊中水液者是也。其法今世人亦多能之。睾丸囊大如斗者，中藏秽液，必有数升，信知此出古法也铍针如刀状。

其二取肝。《经》云：足厥阴之脉，是动则病丈夫㿗疝，妇人小腹肿是也，是于足厥阴肝经，视盛虚热寒陷下，而施补泻留疾与灸也[10]。

其三取肝之络，《经》云：足厥阴之别，名曰蠡沟，去内踝五寸，别走少阳，其别者，径胫上睾，结于茎。其病气逆则睾肿卒疝，取之所别是也。是于内踝上五寸贴胫骨后近肉处，蠡沟取之也[11]。

其四取足阳明筋。《经》云：足阳明之筋，聚于阴器上腹。其病转筋，髀前肿㿉疝腹筋急，治在燔针劫刺，以知为数，以痛为输是也，是于转筋痛处，用火针刺之也。

〔桑〕治偏坠。当外肾缝，沿皮针透即消。

〔《集》〕木肾，红肿如升大，不痛：大敦　三阴交　海底　归来在水道下一寸，针入二寸半灸七壮。

木肾，红肿阴汗偏坠：阑门毛际玉茎旁开二寸，针入二寸半。　三阴交

〔《甲》〕㿗疝，大巨及地机、中郄主之。㿗疝，阴暴痛，中封主之。《千金》云：㿗疝癃暴痛痿厥，身体不仁。气癃㿗疝，阴急，股枢腨内廉痛，交信主之。丈夫㿗疝，阴跳痛，引篡中不得溺，腹支胁下楮满[12]闭癃，阴痿后时泄，四肢不疼[13]，实则身疼，汗不出，目䀮䀮然无所见，怒欲杀人，暴痛引髌下节，时有热气，筋挛膝痛，不可屈伸，狂如新发衄，不食，喘呼，小腹痛引嗌，足厥痛，涌泉主之。

〔《撮》〕木肾，红肿疼痛：然谷半寸，泻之。

〔世〕灸关元者，可愈。益灸之早方效。

〔垣〕前阴分大寒大热囊垂缩　阴阳别论云：三阳为病，发寒热，下为痈肿，及为腨痟，其传为索泽，又传为㿗疝。夫热在外，寒在内，则累垂，此九夏之气也。寒在外，热在内，则卵缩，此三冬之气也。足太阳膀胱之脉逆上迎，手太阳小肠之脉下行，至足厥阴肝之脉不得伸，其任脉并厥阴之脉，逆则如巨川之水，致阳气下坠，是风寒湿热下出囊中，致两睾肿大，谓之曰疝，太甚则为㿗，足厥阴之脉，与大肠膀胱寒水之脉，同至前阴之末。伤寒家说足厥阴肝经为病，烦满囊缩，急下之，宜大承气汤以泻大热。《灵枢经》云：足厥阴肝经筋中为寒，则筋挛卵缩为大寒。前说囊缩为大热，此说为大寒。此说囊缩垂睾下引㿗疝脚气为大寒，风湿盛下垂为寒，与上二说不同，何也？曰：以平康不病人论之，夏暑大热，囊卵累垂。冬天大寒，急缩收上，于前三说又不同，何也？是相乖耶？不相乖耶？答曰：伤寒家囊卵缩，大热在内，宜承气汤急下之。与《经筋》说囊卵缩，大寒在外，亦是热在内，与伤寒家同。故再引平康人以证之，冬天阳气在内，阴气在外，人亦应之，故寒在外则皮急，皮急则囊缩。夏月阴气在内，阳气在外，人亦应之，故热在外则皮缓，皮缓则囊垂，此㿗疝之象也。三说虽殊，皆一理也。用药者宜详而审之。

已上三论，各有所主，兼此考订，则脉证阴阳寒热虚实之辨，判然矣。

狐疝

卧则入腹，立则出腹，偏入囊中者是也。

〔海藏〕仲景疗阴狐疝气，有小大，时时上下者，**蜘蛛散**主之狐夜伏而昼见，以见疝处厥阴之分，即人之阴篡隐奥之所，昼下而夜上，故以狐疝名焉。

蜘蛛十四枚，炒焦　桂半钱，要入厥阴，取其肉厚者

上为散，每服一钱，蜜丸亦可。雷公云：凡使勿用五色者，兼大身上有刺毛生者，并薄小者，已上皆不堪用。须用屋西南有网，身小尻大，腹内有苍黄脓者，真也。凡用去头足了，研如膏，投药中用，此余之方法。若仲景炒焦用，全无功矣。

一方　治水癞偏大，上下不定，疼痛不止。牡蛎不拘多少，盐泥固济，炭三斤，煅令火尽，冷取二两。干姜一两，焙为细末。二味和匀，冷水调得所，涂病处，小便大利即愈。

《内经》刺灸狐疝，但取足厥阴一经。《经》云：肝足厥阴之脉，所生病者，狐病是也。随其经盛虚寒热陷下取之也。

〔《甲》〕狐疝，太冲主之。阴股内痛，气痈，狐疝，走上下引少腹痛，不可俯仰上下，商丘主之。狐疝，惊悸少气，巨缺主之。

〔《心》〕妇人疝瘕，结核疼痛，发作无时，日出穴，夜入穴，或负重即下，稍轻即止，此狐疝也。

天井五分　肘尖五分，小壮汗出则愈　气海三寸，又互换东西，上下向所病各进三寸，泻之　中极三寸，立愈

耳后陷者肾下，肾下则腰尻痛，不可俯仰，为狐疝[14]。

闭癃遗溺

遗尿者，溺出不自知觉也；闭癃者，溺闭不通，而淋涩滴点也。惟肝与督脉、三焦、膀胱主之。

肝脉，督脉主之者，《经》云：肝足厥阴之脉，过阴器。所生病者，遗溺闭癃。又云：督脉者，女子入系廷孔，其孔，溺孔之端也。其男子循茎下至篡，与女子等。其生病癃痔遗溺。故遗溺闭癃，皆取厥阴俞穴及督脉俞穴也。

三焦主之者，《经》云：三焦下脉，在于足太阳之前，少阳之后，出于腘中外廉，名曰委阳，足太阳络也。三焦者，足太阳少阳之所将，太阳之别也，上踝五寸，别入贯腨肠，出于委阳，并太阳之正，入络膀胱，约下焦，实则闭癃，虚则遗溺。遗溺则补之，闭癃则泻之是也。

膀胱主之者，《经》云：膀胱不利为癃，不约为遗溺是也。然遗溺闭癃，不取膀胱腧穴者，盖膀胱但藏溺，其出溺皆从三焦及肝督脉也。

闭癃分二病

闭癃，合而言之，一病也；分而言之，有暴久之殊。盖闭者暴病，为溺闭，点滴不出，俗名小便不通是也。癃者久病，为溺癃，淋涩点滴而出，一日数十次或百次，名淋病是也。今分其病立为二门。

小便不通

〔垣〕小便不利，在气在血之异。夫小便者，足太阳膀胱所主，长生于申，申者西方金也。金能生水，金者肺也，肺中伏热，水不能生，是绝小便之源也。人法象天地，膀胱之源，自头项下至于足，故曰阳中之阴。如渴而小便不通者，肺不能降是也。治法皆用清燥金之正化，气味薄之药，茯苓、猪苓、泽泻、琥珀、灯心、通草、车前子、瞿麦、扁蓄之类，皆为淡渗之药，能泻肺火而清肺金，滋水之化源也。若不渴，热在下焦，是绝其流而溺不泄也，须用气味俱厚、阴中之阴药治之。二者之病，一居上焦，在气分而必渴。一居下焦，在血分而不渴。血中有湿，故不渴也。二者之殊，至易分别耳。

清肺散 治渴而小便闭，或黄或涩，邪热在气分也。

茯苓二钱 猪苓三钱 泽泻三钱 琥珀五分 灯心二分 木通七分 通草二分 车前子一钱，炒 瞿麦五分 萹蓄七分 桂五分

上为末，每服五钱，水以热服，五苓散、八正散，亦宜用之。

〔仲〕**猪苓汤** 治脉浮发热，渴而小便不利[15]。

五苓散治烦渴饮水过多，或多水入即吐，心中淡淡，小便不利。

茯苓戎盐汤方

茯苓半斤 白术二两 戎盐弹丸大，一枚

上三味，为末，白汤调下。

〔《百》〕小便不通，车前子草一斤，水三斤，煎取一升半，分作三服。

〔垣〕**滋肾丸** 治下焦阴虚，脚膝软无力，阴汗阴痿，足热不能履地，不渴而小便闭者，邪热在血分也。

黄柏二两，酒洗，焙 知母二两，酒洗，焙 肉桂二钱

《内经》云：热者寒之。又云：肾恶燥，急食辛以润之。以黄柏之苦寒泻热，补水润燥，故以为君，以知母苦寒泻肾火，故以为佐。肉桂辛热，寒因热用也。

上为细末，熟水为丸，如鸡豆大。每服百丸加至二百丸，煎百沸汤下，空心服。

昔长安有大贾王善夫，病小便不通，渐成中满，腹大坚硬如石，壅塞之极，腿脚肿胀，破裂出黄水，双睛凸出，昼夜不得眠，饮食不下，苦痛不可名状。求予治之。因问受病之始，知病不渴，近苦呕哕，众医皆用治中满，利小便渗淡之药，急难措手，乃辞归。从夜至旦，耿耿不寝，穷究其理，忽记《素问》有云“无阳则阴无以生，无阴则阳无以化”。又云“膀胱，州都之官，津液藏焉，气化则能出矣”。此病小便癃闭，是无阴而阳气不化者也。凡利小便之药，皆淡味渗泄为阳，止是气药阳中之阴，非北方寒水，阴中之阴所化者，此乃奉养大过，膏粱积热，损北方之阴，肾水不足，故膀胱肾之室，久而干涸，小便不化，火又逆上而为呕哕，非膈上所生也，独为关，非格病也。洁古老人曰：热在下焦，填塞不便，是治关格之法。今病者内关外格之病悉具，死在旦夕，但治下焦可愈。随处以禀北方寒水所化，大苦寒气味俱阴者，黄柏、知母，桂为引用，丸如桐子大，沸汤下二百丸。服药少时，须臾前阴如刀刺火烧之痛，溺出如瀑泉涌出，卧具皆湿，床下成流，顾盼之间，肿胀消散。予惊喜曰：大哉，圣人之言！岂可不遍览而执一者也。共证小便闭塞而不渴，时见躁者是也。凡诸病居下焦皆不渴也。二者之病，在气在血，最易分别。

〔洁〕**黄连丸** 治因服热药过，小便不利，诸药莫能效者，或脐下痛，不可忍者。

黄连炒　黄柏炒　甘草各等分

上㕮咀，水煎温服，食前。如更不通，加知母，此药助气，使气得化则通矣。

〔罗〕**白花散**　治小便不通，膀胱有热。

用朴硝不以多少为细末，每服二钱，煎茴香汤调下，食前。《简要》先用茴香酒调。

〔垣〕**导气除燥汤**　治小便不通，乃血涩致气不通而窍涩之症。

知母三分，酒洗　黄柏四钱　滑石二钱，炒黄　泽泻三分　茯苓二钱，去皮

上和匀，每服半两，水煎稍热空心服，如急闭小便，不拘时候。

〔《斗》〕小便不通者，用蚯蚓杵，以冷水摅过，浓服半碗，立通。大解热疾，不知人事欲死者，服之效。

〔仲〕小便不利者，有水气，其人苦渴，瓜蒌瞿麦丸主之。

瓜蒌根二两　茯苓　薯蓣各三两　附子一枚，炮　瞿麦一两

上五味末，炼蜜丸，如桐子大，服三丸，日三服。不知，增至七八丸，以小便利，腹中温谓之知。

小便不通，腹下痛，状如覆碗，痛闷难忍者，乃肠胃干涸，膻中气不下。故《经》所谓"膀胱者，州都之官，津液藏焉，气化则能出矣"。故膻中者，臣使之官。三焦相火，肾为气海也。王注曰：膀胱，津液之府，胞内居之。少腹处间毛内藏胞器，若得气海之气施化，则溲便注下，气海之气不及，则隐秘不通，故不得便利也。先用木香、沉香各三钱，酒调下，或八正散。甚则宜上涌之，令气通达，便自能利，《经》所谓"病在下，上取之"。王注曰：热攻于上，不利于下，气盛于上，则温辛散之，苦以利之。一方煎陈皮、茯苓汤，调木香、沉香末服之，空心下。

〔丹〕小便不通，属气虚血虚，有实热，痰气闭塞，皆宜吐之，以提其气，气升则水自降，益气承载其水者也。气虚，用参术、升麻等，先服后吐，或就参芪药中调理吐之；血虚，用四物汤，先服后吐，或就芎归汤探吐之；痰多，二陈汤，先服后探吐之；痰气闭塞，二陈汤加香附、木通探吐之。实热当利之，或用八正散，盖大便动则小便自通矣。

〔丹〕治一男子，小便不通，用吐法，一吐便如注。论见治虚实法，病在下取之上条。

〔仲〕小便不利，蒲灰散、滑石白鱼散、茯苓戎盐汤主之。蒲灰、发灰，本草消污血。滑石，丹溪云：逐污血。

蒲灰散方

蒲灰七分。恐即蒲黄粉　滑石三分

上二味杵为散，饮服五分方寸匕，日三服。

滑石白鱼散方

滑石二分　乱发二分，烧　白鱼二分，衣鱼也

上三味杵为散，饮服五分匕，日三服。

〔无〕**发灰散**　治脐下急满，小便不通。用发灰研细，每用二钱，米醋二合调服。一法与葵子等分为末，饮服二钱讫，即炒黑豆叶盖其上，即通丹溪云：发鬓，补阴之功甚捷。

〔《本》〕**桃仁煎**　治妇人积血，顷在昆陵，有一贵宦妻妾，小便不通，脐腹胀痛不可忍。众医皆作淋治，如八正散之类数种，皆治不通，病愈甚。予诊之曰：此血瘕也，非瞑眩药不可去。予用此药，初服至日午，大痛不可忍，卧少顷，下血块如拳者数枚，小便如黑豆汁一二升，痛止得愈。此药猛烈大峻，气虚血弱者，宜斟酌之。

桃仁　大黄　朴硝各一两　虻虫半两，炒黑

上四味，为末，以醇醋二升半，银石器内。慢火煎取一升五合，下大黄、桃仁、虻虫等，不

住手搅，良久出之，丸如悟子大。前一日，不晚食，五更初，温酒吞下五丸，日午取下如赤豆汁，或如鸡肝虾蟆衣状。未下再作，如见鲜血即止。续以调血气药补之。此方出《千金》此方不可妄用。

上四方，治污血小便不利。前三方轻剂可用，后一方峻剂，须认得分晓用之。

〔丹〕吕仲年，六十六岁，病伤寒得汗，热退后，脉尚洪，此洪脉作虚脉论，与人参、黄芪、白术、炙甘草、当归、芍药、陈皮，数日其脉仍大，未收敛，又小便不通，小腹下妨闷，颇为所苦，但仰卧则点滴而出。予曰：补药服之未至，前药倍加黄芪、人参，大剂与服，两日小便方利。

小腹痛胀如覆碗，为实。其法有二：气壅塞于下者，用吐法提之；血污于下者，用桃仁之类以破之二方并见血气条。

〔世〕治小便閟。用大田螺生去壳，捣细，封脐上即通。治伤寒后，小便不通，用生姜八九块，杵碎，水十余碗，麻布五六尺同煎数沸，用桶盛，至候通手，以布频熨小腹良久，恰用红豆末一匕，江茶二匕，井花水调服，神效，小便如注。

〔《本》〕治小便难，小腹胀满。不急治，杀人。用葱白一斤，细锉，炒令热，以帕子裹，分作两处，更替熨脐下，即通。

〔《玄》〕阴阳关格，前后不通，利大便，小水自行。中有转胞之证，诸药不效，无救，则胀满闷乱而死。予曾以甘遂末，水调傅脐下，内以甘草节汤饮之，药汁至脐，二药相反，而胞自转矣，小水来如涌泉，此救急之良法也。

〔《圣》〕治小便难，腹满闷，不急疗之，杀人。用秦艽一两去苗，以水一大盏，煎取七分，去渣，每于食前，作两服瘥。

〔《世》〕治小便不通，用大杏仁二十一枚，研，水调分作二服效。杏仁、紫菀，利小水解肺郁，郁解则气自降而小便去矣。

〔《千》〕治妇人卒不得小便，用紫菀末，以井花水，服三撮便通。小便血，五撮立止。

〔《外》〕若小便不通，数病而微肿，方取陈笔头一枚，烧为灰，和水服之此方未详。

《经》云：肾合膀胱，膀胱者，津液之府也。小肠属肾，肾上连肺，故将两藏。三焦者，中渎之府也，水液出焉，是属膀胱，乃肾之府也。又云：膀胱者，州都之官，津液藏焉，气化则能出矣。由是言之，膀胱藏水，三焦出水。治小便不利，故刺灸法，但取三焦穴，不取膀胱也。小肠属肾肺，故东垣用清肺饮子、滋肾丸，利小便是也。

〔运气〕 小便不利有三：

其一，属湿邪攻三焦。《经》云：太阴在泉，湿淫所胜，病小腹痛肿，不得小便。又云：水不及曰涸流，涸流之纪，上宫与正宫同，其病癃闭是也。

其二，属风邪攻脾。《经》云：厥阴司天，风淫所胜，病溏瘕泄水闭是也。

其三，属燥热。《经》云：阳明司天之政，天气急，地气明，民病癃闭。初之气，其病小便黄赤，甚则淋。又云：少阴司天之政，地气肃，天气明，二之气，其病淋是也。

《内经》刺灸小便不利法有五：

其一取肝。《经》云：肝足厥阴之脉所生者病，癃闭。又云：小腹满，身寒热，小便不利，取足厥阴。又云：癃取阴跻及三毛，上及血络出血是也。

其二取三焦。《经》云：三焦病者，腹气满，小腹丸坚，不得小便，窘急，溢则水流即为胀候，足太阳之外大络，大络在足大阳少阳之间，亦见于脉，取委阳。又云：小腹痛肿，不得小便，邪在三焦，约取之太阳大络大络，委阳。视其络脉，与厥阴小络结而血者当有取之二字。是也。

其三取肾络。《经》云：足少阴之别，名曰大钟，当踝后绕跟，别走太阳，其病实则癃闭，取之所别也。

其四取脾。《经》云：足太阴之脉所生，病者溏瘕泄水闭，视虚实寒热陷下，而施补泻疾留灸也。

其五杂取。《经》云：内闭不得溲，刺足少阴太阳与骶骨上，以长针，气逆则取其太阴、阳明、厥阴，甚则取少阴、阳明，动者之经也。

〔《经》〕治小便淋涩，或有血，以赤根楼葱，近根截一寸许，安脐中，上以艾灸七壮。

〔罗〕治小便淋涩不通，用盐不以多少，炒热填满病人脐中，却用艾如箸头大，灸七壮，其小便自出。

〔《摘》〕内阴谷出《密语》 关元八分，令病人觉淋沥三五次为度，便揉小腹，却取下穴、三阴交三分即透、阴谷。

〔《撮》〕小便便数不通：阴谷一寸五分，灸、阴陵泉泻之。

〔《标》〕又法 偏历。

〔《集》〕小便闭不通：阴陵泉、阴谷、三阴交、气海、关元灸三十壮，刺二寸五分。不已取下穴：太溪、阴交。

〔东〕热淋，小便黄，腹满：阴陵泉、关元各二寸、气冲二七壮。

石淋，不得小便，关元三七壮、气门、大敦各二七壮。

血淋：气海、丹田各刺灸三七壮。

小便热痛，目赤尿如血：列缺沿皮一寸大陵、承浆各五分。

又法：曲骨灸，二七壮、阴阳二陵泉各二寸五分。

〔《甲》〕少腹中满，热闭不得溺，足五里取之。溺难，痛，白浊，卒疝，少腹肿，咳逆呕吐，卒阴跳，腰痛不可以俯仰，面黑，热，腹中填满，身热厥痛，行间主之。

癃遗溺，鼠鼷痛，小便难而白，期门主之。阴胞有寒，小便不利，承扶主之。

筋急身热，少腹坚肿，少腹时满，小便难，尻股寒，髀枢痛，外引季胁，内控八髎，委中主之。癃，中髎主之。胸满膨膨然，实则癃闭，腋下肿，虚则遗溺，脚急，兢兢然，筋急痛，不得大小便，腰痛引腹，不得俯仰，委阳主之。小腹胀急，小便不利，厥气上头巅，满谷主之。劳瘅小便赤难，前谷主之。气癃溺黄，关元及阴陵泉主之。

《千金》云：寒热不节，肾病不可俯仰。气癃，小便黄，气虚则遗溺，石门主之。小便难，壳中热，实则腹皮痛，虚则痒瘙，会阴主之。

淋

〔丹〕朱郎小便淋痛，脉左大右涩，此为劳伤经血，勿作淋治，可补血行肝经滞血，自愈。

生地 当归 赤芍各一钱 川芎三分 条芩三分 甘梢三分 陈皮五分 木通五分 黄柏二分，炒 红花豆大 杜牛膝一钱

上桃仁泥研，滑石同煎，待淋病去，退滑石、桃仁、杜牛膝、木通。入川牛膝代木通，分两倍之。

金华申明叔，年逾七十，因壮年踏冷患肾气疝痛，常食苍术、乌、附等药。二十余年，疝气少止，却患小便淋痛。又十三年，其间又服朴、硝、大黄，治诸淋之药，百方俱试，并无一效。至是年春，颈项带右边发一疽，延及缺盆，可尺许，不能食，淋痛愈加，必须叫号，其疮淫溃，脓

血淋滴，精神困惫。时正六，诊其脉，两手涩短，左微是弦状，轻重皆近五至。予谓此疮，皆前乌、附等药积毒所发，此淋亦因燥烈之药，凝积滞血满膀胱，况涩脉为败血，短脉为血耗。遂令于溺后视之，有物出如败脓者否？视之果然。因思之，忍痛则伤血，叫则伤气。遂先治淋，令取杜牛膝根茎叶同煎取浓汁，却煎四物汤，竹大料与服，三日后，痛渐减。前所谓败脓者，至是渐少，五七日，淋病全安。此时疮亦定，盖四物能生血也。但饮食减少，疮未收敛耳。遂用参芪、当归、白术四药大剂，于瓦器熬为膏，以陈皮、半夏、缩砂、木香煎取清汁，调膏药饮，遂能食。又一月疮安。

一方名**血余散** 治血淋内崩，吐血，舌上出血，便血。

用乱发以皂角水洗净，晒干烧灰，为末，每服二钱，以茅根、车前叶煎汤调下。

〔《斗》〕治五种淋，用苎麻根两茎打碎，水一碗半，煎半碗，顿服即通，大妙丹溪云：根补阴行滞血。

〔《博》〕治五淋。

赤芍药一两 槟榔一个，面裹煨，为末

每一钱匕，水一盏，煎至七分，空心服。

气虚淋。八物汤加杜牛膝、黄芩汁，煎服。老人气虚亦能淋，参、术中加木通、山栀。

仁八侄淋病，脉沉而大，此主劳苦伤血，下焦蕴结。

人参 归尾 白芍 香附五钱 条芩 木通三钱 山栀炒，三钱半 黄芪五分 生甘草梢五分

分六帖，杜牛膝汤两盏煎取一盏，食前热饮之。

胡云六朝奉，七十余，因癫后误与荆芥、大黄等药伤正气，以致恶血结聚。今则小便如淋，中满食之，以此治之。

生芪三钱 人参二钱 归头 白术 陈皮一钱

作一帖煎服。

又，**生气药**。

缩砂三钱 海金砂 红曲二钱 檀香二钱 木香 白豆蔻 丁香一钱

分六帖，研桃仁十四枚，入生气散。

死血作淋，牛膝膏妙。但虚人能损胃，不宜食。

〔《本》〕治妇人诸般淋，苦杖根，俗呼杜牛膝，多取洗净碎之，以一合用水五盏，煎至一盏，去渣，入麝香、乳香少许，研调下。

鄞县武尉耿梦得，其内人患砂石淋者，十三年矣，每漩痛楚不可忍，溺器中小便下砂石，剥剥有声，百方不效，偶有此方啜之，一夕而愈，目所见也。

〔《千》〕用牛膝以酒煮服，治小便淋痛。《肘后方》用牛膝根茎药，亦以酒煮服，治小便不利，茎中痛欲死，及治妇人血结坚痛如神。盖牛膝治淋之圣药也。但虚人当用补剂，监治之耳。

〔世〕**茄树散** 治放尿有血带血线，童子小便煎茄树根汁，服之效。

〔岁〕**琥珀散** 治五淋沥涩痛，小便有脓血出。

琥珀研 海金砂研 没药研 蒲黄各一两，研

上研为细末，每服三钱，食前煎萱草根汤调下，日三服。

黄明之，小便涩，茎中痛不可忍，相引胁下痛制，以**茯苓琥珀汤**主之。

川楝子去核，锉炒 甘草生。各一钱 人参五分 玄胡索七分 茯苓四分 琥珀 泽泻

归梢　柴胡各三分

上㕮咀，都作一服，长流水三盏，煎至一盏，去渣，温服，空心食前，数服大效。

〔《瑞》〕治诸般砂石淋。琥珀二钱，研细，空心用葱白头浓煎汤调下，无问诸般淋证，一二服立效丹溪云：琥珀，古今方用以利小便，若血少不利者，反受其渗急之苦耳。《本草》：琥珀消污血极验。

〔无〕**鹿角霜丸**　治膏淋。

鹿角霜　白茯苓　秋石各等分

上为末，糊丸，如桐子大。每服五十丸，米饮下。

〔《图》〕治石淋导水。用蝼蛄一枚，盐二两，同于新瓦上，铺盖焙干，研末，温酒调下一钱匕，服之即愈。

〔《灵苑》〕治五种淋疾，气淋、热淋、劳淋、石淋，及小便不通至甚者，透膈散。

用硝石一两，不夹泥土，雪白者，研为末，每服二钱。

诸淋各依汤使：如劳倦虚损，小便不出，小腹急痛，葵子煎汤下，通后更须服补虚丸散；血淋，小便不出，时下血疼痛，并用冷水调下；气淋，小腹满急，尿后常有余沥，木通煎汤下；石淋，茎内痛，尿不能出，内引小腹，膨胀急痛，尿下砂石，令人闷绝，将药末先入铫子内，隔纸至纸焦为度，再研令细，用温水调下；小便不通，小麦汤下；卒患诸淋，并以冷水调下，并空心，先调，使药消散如水，即服之，更以汤使送下。服药未效者，服此立愈。

〔子和〕百亭刘十三之子，年六岁，病砂石淋。戴人以苦剂三涌之，以益肾散三下之，立愈。

鹿邑一阀阅[16]之家，有子二十三岁，病膏淋三年矣，乡中医不能治，往京师遍访，多作虚损，补以温燥，灼以针艾，无少减。闻戴人侨居㶏东[17]，见戴人，曰惑蛊之疾也，亦曰白淫，实由少腹热，非虚也，可以涌以泄。其人以时暑，惮其法峻，不决者三日。浮屠一僧曰：予亦有暑病，近觉头痛。戴人曰：亦可涌，原与君同之，毋畏之。于是涌痰三升，色如黑矾汁，内有死血，并黄绿水，又泻积秽数行，寻觉病去。方其来时，面无人色，及治毕，次日面如醉。戴人虑其暑月路远，又处数方使归，以自备云。

屈村张氏小儿，年十四岁，病约一年半矣，得之夏秋，发则小便大痛，至握其峻跳跃旋转，号呼不已，小便数日不得下，下则成砂石，大便秘涩，肛门脱出一二寸。诸医不能治，求治于戴人。戴人曰：今日治，今日效，时日在辰巳间矣。以调胃承气仅一两，加牵牛头末二钱，汲河水煎之，令作三五度咽之。又服苦末丸如芥子许，六十丸，日加晡，上涌下泄，一时齐出，有脓有血，涌泄即觉定，令饮新汲水一大盏，小溲已利一二次矣。是夜凡饮新水二三十遍，病去九分，止哭一次。明日困卧如醉，自晨至暮，猛然起走，索食于母，歌笑自得，顿释所苦。继以太白散、八正散等调理，一日大瘥。恐暑天失所养，留五日而归。戴人曰：此下焦约也，不吐不快，则下焦何以开？不令饮水，则小便何以利？大抵源清则流清也苦末丸未详考。

〔丹〕诸淋皆属于热，余每用黄柏滋肾丸。每百丸，用四物汤加甘草梢、杜牛膝、木通、桃仁、滑石、木香煎汤，空心吞服。兼灸三阴交，如鼓应桴，累试累效者。

〔《保》〕淋闷者，**凉膈散**加滑石四两　茯苓一两[18]。

〔罗〕**石韦散**　治肾气不足，膀胱有热，水道不通，淋涩不宣，出少起数，脐腹急痛，或尿如豆汁，或便出砂石，并皆治之。

木通　石苇　滑石各二两　炙甘草　王不留行　当归各一两　白术　瞿麦　芍药　葵子各二两

上为细末，每服二钱，小麦粥汤下，空心服。一方加沉香、陈皮、无滑石、翟麦、白术、木通。

〔《本》〕治心经热，小便涩，及治五淋，**火府丹**。

生地　木通　黄芩　甘草

上为细末，炼蜜杵丸，如桐子大，每服二十粒，木通煎汤下。此药治淋涩，脐下满痛。

上二方，解热，利小便，兼补之剂。

〔无〕**石燕丸**　治石淋，多因忧郁气注下焦，结所食咸气而成，令人小便碜痛不可忍，出砂石而后小便通。

石燕烧令通赤，水中焠三次，捣研，水飞，焙干　滑石　石韦去毛　瞿麦穗各一两

上为末，糊丸桐子大，煎瞿麦、灯心汤下十丸，食前服，日二三。

〔罗〕**海金砂散**　治小便淋涩，及下焦湿热，气不施化，或五种淋疾，癃闭不通。

海金砂研　木通　瞿麦穗　滑石　通草各半两　杏仁汤洗，去皮尖，麸炒，一两

上为细末，入灯心同煎，空心服。

八正散　治小便赤涩，或淋闭不通，及热淋，并宜服之。

大黄面裹煨　木通　瞿麦穗　滑石　萹蓄　车前子　山栀仁　甘草各等分

上为末，入灯心同煎，小儿少少与之。

〔洁〕**葵花散**　治小便淋涩经验，葵花根一味，洗净锉，水煎至七沸，服之立效味甘寒。

〔世〕**葛粉丸**　治男女淋病疼痛，效速，勿轻忽之。

沙糖《本草》云：治心肺大肠热　葛粉

和丸如桐子大，井花水化开一二丸。

治血石淋，杨树蛀屑，乌梅一，大枣三，水一盏，煎服。

〔《灵苑》〕治卒患诸淋，遗涩不止，小肠赤涩疼痛，三药酸浆草，人家圆林亭槛中，着地开黄花，味酸者是。取嫩者净洗，研绞自然汁一合，用酒一合搅匀，空心服之，立通三药酸浆草即布壳饭[19]。

〔无〕葎草汁，治膏淋及尿血。葎草捣汁二升，醋二合和，空腹服一盏。又浓煮汁饮，亦治淋沥尿血葎草俗名辣母藤，又名葛勒蔓，处处篱墙上有之。

胞移热于膀胱，则癃溺血[20]谓女子胞也。

〔《素》〕《痹论》云：胞痹者，小腹膀胱按之内痛，若沃以汤，涩于小便，上为清涕。夫膀胱为州都之官，津液藏焉，气化则能出矣。今风寒湿邪气客于胞中，则气不能化出，故胞满而水道不通，其小腹膀胱按之内痛，若沃以汤，涩于小便。以足大阳经其直行者，上交巅入络脑，下灌鼻窍，则为清涕也，治胞痹，小便不通。

肾着汤《千金》，河间方同。

赤茯苓去皮　白术各四两　甘草炙，二两　干姜炮，一两

上为末，每服五钱，水二盏，煎至一盏，去渣温服，日三。

茯苓丸　治胞痹，小便内痛。

赤茯苓　防风　细辛　白术　泽泻　官桂各半两　瓜蒌根　紫菀　附子　黄芪　芍药　甘草炙，各三分　生地　牛膝酒浸　山芋　独活　半夏汤浸　山茱萸各一分

上十八味，为细末，炼蜜丸，如桐子大，每服十丸，温酒送下，食前。

巴戟丸　治胞痹，脐腹痛，小便不利。

巴戟去心，一两半　桑螵蛸麸炒　远志去心　生地　山芋　附子炮　续断各一两　肉苁蓉酒浸，一两　杜仲炙　石斛　鹿茸酥炙　龙骨　菟丝子　五味子　山茱萸　官桂各三钱

上十六味，为细末，炼蜜丸，如桐子大，温酒下三十丸，空心，食前。

肾沥汤 治胞痹小腹急，小便不利。

桑白皮炒 犀角屑 杜仲炙，去丝 五加皮 麦门冬 木通 桔梗各一两 赤芍药五钱

上八味，为粗末，每服五钱，水一盏半，羊肾一个切，竹沥少许同煎，去渣温服。

诸淋皆属于热，古方有冷淋，盖十百之一也。今因胞痹属风寒湿，故主寒淋。

〔无〕**瞑眩膏** 治诸淋疼痛不可忍受，及砂石淋。

大萝卜，切，一指厚，四五片，好白蜜淹少时，安净铁铲上，慢火炙干，又蘸又炙，尽蜜二两，翻覆炙令香软，不可焦，候蜜尽细嚼，以盐汤一盏送下，立效。

〔《圣》〕治冷淋，小肠不利，茎中急痛，用槲叶捣末，每服二钱，水一盏，葱白七寸，煎六分去渣，食前温服。

〔崔〕疗石淋，便中有石子者，胡桃肉一升，细米煮浆粥一升，相和顿服即瘥胡桃性热。

运气，小便淋气，及针灸淋閟法并见“小便淋閟门”。

〔仲〕淋家不可发汗，发汗则便血。淋之为病，小便如粟状，小腹弦急，痛引脐中。

肾脉滑实为癃㿉，脾[21]脉滑甚为㿉癃[22]。

〔《脉》〕少阴脉数，妇人则阴中生疮，男子则气淋。

〔《素》〕病有癃者，一日数十溲，此不足也。身热如炭，颈膺如格，人迎躁盛，喘息气逆，此有余也。太阴脉细微如发者，此不足也。其病安在？名为何病？岐伯曰：病在太阴，其盛在胃，颇在肺，病名曰厥，死不治《奇病论》：癃病脉细，不治。

胎前淋闭

〔丹〕转胞病，胎妇禀受弱者，忧闷多者，性急躁者，食味厚者，大率有之。古方皆用滑利疏导药，鲜有应效。因思胞为胎所压，展在一边，胞系了戾不通耳。胎若举起，悬在中央，胞系得疏，水道自行。然胎之坠下，必有其由。一日吴宅宠人患此，脉之两手似涩，重取则弦，左手稍和，予曰：此得之忧患，涩为血少气多，弦为有饮，血少则胞弱而不能自举，气多有饮，中焦不清而溢，则胞知所避而就下，故喜坠。遂以四物汤加参、术、半夏、陈皮、生甘草、生姜，空心饮，随以指探喉中，吐出药汁，候少顷气定，又与一帖，次日亦然，如是八帖而安。此法果为的确，巩偶中耳。后有数人，历历有效，未知果何如耶？仲景云：妇人本肌盛，头举身满，今反羸瘦，头举中空减，胞系了戾，亦致胞转。其义未详，必有能知之者。

一妇人，四十一岁，妊孕九个月，转胞，小便不出，三日矣。下急脚肿，不堪存活，来告急。予往视之，见其形悴，脉之右涩而左稍和。此饱食而气伤，胎系弱不能自举，而下坠压着，膀胱偏在一边，气急为其所闭，所以水窍不能出也。转胞之病，大率如此。予遂制一方，补血养气，血气既正，胎系自举，则不下坠，方有安之理。遂作人参、当归身尾、白芍药、白术、带白陈皮、炙甘草、半夏、生姜煎汤，浓与四帖，任其叫喊，至次早天明，又与四帖，药渣作一帖，煎令顿饮之，探喉令吐，出此药汤，小便立通，皆黑水。后就此方，加大腹皮，枳壳、青葱皮、缩砂仁，二十帖与之，以防产前后之虚，果得亦蓐平安，产后亦健。

一妇人，妊娠七、八个月，患小便不通，百医不能利，转加急胀。诊其脉细弱，予意其血气虚弱，不然，水载其胎，故胎重坠下，压住膀胱下口，因此溺不得出。若服补药升扶，胎起则自下，药力未至，愈加急满。遂令一老妇，用香油涂手自产门入，托起其胎，溺出如注，胀急顿解。一而却以人参、黄芪、升麻，大剂煮服，或少有急满，仍用手托放取溺，如此三日后，胎渐

起，小便如故。

〔仲〕问曰：妇人病饮食如故，烦热不得卧，而反倚息者，何也？师曰：此名转胞，不得溺也。以胞系了戾，故致此病，便利小便则愈，宜肾气丸主之即八味丸[23]。酒下十五丸至二十丸，日再服。

〔《产》〕疗小便不通及胞转。桑螵蛸捣末，米饮服方寸匕，日三。

〔《仲》〕妊娠有水气，重身，小便不利，洒淅恶寒，起既头眩，葵子茯苓散主之。

葵子　茯苓各三两

上二味，杵为散，饮服方寸匕，日三服。小便利则愈。

妊娠小便难，饮食如故，**归母苦参丸**主之。

当归　贝母　苦参各四两

上三味末，炼蜜丸如小豆大。饮服三丸，加至十丸男子加滑石半两。

〔《外》〕治妊娠患子淋。猪苓五两，一味为末，以白汤三合，服方寸匕，渐至二匕，日二夜一。

〔《大》〕治妊娠卒不得小便。杏仁一味，去皮尖捣丸，如大绿豆。灯心汤吞七粒，立利。

〔丹〕朱宅妇人三十余岁，四个月胎，大小便闭，因与通利，冬葵子等药已通，但气未顺。此由性急血耗气乱，须和其气，滋其血乃安。

陈皮　青皮　芍药一钱　人参　归身尾　川芎　地黄　白术半两　茯苓　木通　甘草二分

〔《甲》〕小便[24]难，水胀满，溺出少，胞转，不得溺，曲骨主之。胞转不得小便，小腹满，关元主之。

产后淋闭

〔无〕治产前后淋，其法不同，产前当安胎，产后当去血。上瞿麦、蒲黄，最为产后要药。

茅根汤　治产后诸淋主之。

白茅根八两　瞿麦　葵子二两　白茯苓各四两　人参二两　蒲黄　桃胶　滑石　甘草各一两　紫贝十个，烧　石首鱼　枕石煅

上锉为散，每服四钱，水一盏半，姜三片，灯心二十茎，煎至七分，去渣温服；亦可为末，木通煎汤调下。

〔《大》〕疗产后小便不通。用陈皮去白，为末，空心服，酒调二钱，一服便通。

治产后小便不通，腹胀如鼓，闷乱不醒。用盐填脐中，却以葱白剥去粗皮，十余根作一缚，切作一指厚。安盐上，用大艾炷，满葱饼上以火灸之。觉热气入腹内，即时便通神验。

小便数

〔罗〕中书右丞合剌合孙，病小便数而短，昼夜约二十余行，脐肠填清，腰脚沉痣[25]，不得安卧。季春下旬，一日奉敕治之，遂往诊视。脉得沉缓，时时带数，常记小便不利有三，不可概论。若津液偏渗于肠胃，大便泄泻，而小便涩少者一也，宜利而已。若热搏下焦津液，则湿热不能行者二也，必渗泻则愈。若脾胃气涩，不能通调水道，下输膀胱而化者三也。可顺气，令施化而出。今右丞平素膏粱湿热内蕴。不得施行，膀胱窍涩，是以起频而见少也，非渗泄

分利，则不能快利。遂处一方，名曰茯苓琥珀汤。《内经》曰：甘缓而淡渗，热搏津液，内蓄脐腹胀满，当须缓之。泄之必以甘淡为主，遂以茯苓为君，甘寒滑以利窍涩；猪苓、琥珀之淡，以渗泄利水道，故以二味为臣；脾恶湿，湿气内蓄，则脾气不舒，益脾胜湿，必以甘为助，故以甘草、白术为佐；咸入肾，咸味涌泄为阴，故用泽泻之咸，以泄伏水；肾恶燥，急食辛以润之，津液不行，以辛散之，桂枝味辛，散湿润燥，故以为使。煎长流甘澜水，使不助其肾水，大作汤剂，令直达于下而急速也。两服减半，旬日良愈。

茯苓琥珀汤

茯苓　白术　琥珀各半两　甘草炙　桂去皮，各三两　泽泻一两　滑石七钱　猪苓半两

上为细末，每服五钱，煎长流甘澜水一盏调下，空心食前，待少时以美膳压之。

〔《食》〕主下焦虚冷，小便数损无力，生薯蓣半斤，刮去皮，以刀切碎，于铛中煮酒沸，下薯蓣不得搅，待熟加盐葱白更添酒，空腹下二三盏，妙。

〔《罗》〕**水芝丸**　治上焦真气虚弱，小便频数，日夜无度。

莲肉去皮，不以多少，用好酒浸一两宿　猪肚一个，将酒浸莲肉入肚中多半为度，水煮熟取出莲肉，切，焙干

上为细末，酒煮面为丸，如芡实大。每服五十丸，米饮汤下，食前。

〔世〕治夜多小便，用益智三十四个为末，盐五分，水一盏，煎八分，临卧温服。

〔《本》〕**冲真汤**　治丈夫妇人元气衰惫，荣卫怯弱，真阳不固，三焦不和，上盛下虚，夜梦龟交，觉来盗汗，面无精光，唇口舌燥，耳内蝉鸣，腰痛背倦，心气虚乏，精神不宁，惊悸健忘，饮食无味，日渐瘦悴，外肾湿痒，夜多小便，肿重冷痛，牵引小腹，足膝缓弱，行步艰难，妇人血海久冷，经候不调，或过期不至，或一月两来，赤白带下，漏分五色，子宫感寒，久不成孕，并皆治之，此药大能生气血，遇夜半子时肾水旺极之际，补肾实脏，男子摄血化精，诸病未萌之前，皆能制治，使不复为梗。

当归一两，酒浸一宿　人参一两半　金钗石斛五两　白茯苓　木香　肉豆蔻　山药已上各三两　生地二两　熟地温水洗，三两　丁香一两　青皮一两，去白　川牛膝二两，童便，酒各半盏浸一宿

上为细末，每三大盏酒调下，盐亦得，空心食前一服。妇人诸病，童便同调酒，空心下。

又方　治男子、妇人一切虚冷之疾，活血驻颜，减小便，除盗汗。治妇人久不生产，似带疾而非，时有遗沥，并皆治之，功验不可俱述。

苍术切焙　川楝子　茴香　吴茱萸汤洗　破故纸　葫芦巴已上各一两，并炒　川姜　川乌　草乌已上各半两，炮　山药二两

上各炮治如法，同为细末，醋糊为丸，如桐子大，每服十五丸，空心温酒盐汤任下，妇人艾醋汤下，日三服。耳目永不昏聋，毛发不白。

〔《衍》〕邻家有一男子，小使日数十次，如稠米泔色，心神恍惚，瘦瘁食减，令服**桑螵蛸散**，未终一剂而安。此药能安神魂，定心志，治健忘，小便数，补心气。

用桑螵蛸、远志、菖蒲、龙骨、人参. 茯苓、当归、龟甲醋炙，已上各一两为末，以人参汤调下二钱。

〔海〕**姜附石脂神砂丹**　治小便数而不禁，怔忡多忘[26]。

〔丹〕因看《卢氏医镜》，见此一药，味数分两同，惟丹砂用伏火者，及治病有差。所治者，小便数而不禁，怔忡多忘，魇梦不已不同耳。见其不同，审而详之，乃得此治法不差，且泛论之。《经》言：肾主大便，肝主小便淋溲。《难经》云：小肠为赤肠，是面赤色，及便溺色赤，皆

出心及小肠,南方赤色,显于外也。《经》言"下焦如渎"者,正谓大小便也。大便为阴,为有形气化,乃下焦之下者也。谓肾主大便,不言大肠者,明子行父道,为肾脏病。小便为阳,为无形气化,乃下焦之高者也。谓肝主小便淋溲,亦是子行父道。为腑病。凡诸无形气化者,皆腑病所主;诸有形气化者,皆脏病所主。此二证,俱在下焦则同,但有形无形,及在腑在脏有殊,俱是丹田衰败。不言心火者,以其相火代行君之政令故也。细分之,则膀胱壬水胜丙火。小肠者,不传入阴,故为泄血。泄血利不禁,为有形质病。且不传阴,则阴不病。何为有形病?此为阴之体也,为腑之用也。

天地阴阳,互为体用,以斯可见。是明五脏者,为六腑所用;六腑者,为五脏所用明矣,是有形皆为传阴也。大小便不禁,是膀胱不禁为遗溺,此不传阴也,是丹田胞络受寒,为壬所克。大抵诸腑皆乘有形,有形病者皆在腑。责其所乘,皆在脏也。用伏火丹砂者,去其寒性耳。治法同者,以其俱在下焦,补诸无形,同在胞络耳。以其胞与肾相对,有渠相通故也。肾主大便,肝主小便,所治安得不殊。《经》曰:肾肝同归一治。又曰:少阳主骨,所生病,便溲难。膀胱主筋,所生病,亦可知也。小便不禁,茯苓汤下。大便不禁,米饮下此论《局方》姜附神砂汤而发。

〔运气〕 小便数皆属火。《经》云:少阳之复,便数憎风是也。小便数,惟二藏有之。

一属肺。《经》云:肺手大阴之脉,气盛有余,则肩背痛,风寒汗出中风,小便数而欠是也。以刺言之,泻手太阴则愈。

一属肝。《经》云:足厥阴之脉,令人如癃状,而小便不利。又云:肝痺者,夜卧则惊,多饮,数小便是也。视虚实补泻之则愈。

〔东〕小便数腹痛:尿胞在玉泉下一寸屈骨端。

〔《玉》〕小便多:命门随年壮灸、肾俞一分,沿皮向外六分,补六呼,泻一吸

〔《集》〕小便滑数:中极灸、肾腧、阴陵泉不已,取下穴、气海、阴谷、三阴交。

溺赤

诸病水液浑浊,皆属于热[27]。小便黄者,少腹中有热也[28]。小便黄,无如黄柏、知母效。

脉尺涩,足胫逆冷,小便赤,宜服附子四逆汤,足太冲补之。

脏腑,小便黄有四:

一属肝热。《经》云:肝热病者,小便先黄是也。

二属胃实。《经》云:胃足阳明之脉气盛,则身已前皆热,其有余于胃,则消谷善饥,溺色黄是也。

三属肺虚。《经》云:肺手大阴之脉气虚,则肩背痛寒,少气不足以息,溺色变故耳。

四属肾虚。《经》云:冬脉者,肾脉也。冬脉不及,则令人眇清,脊痛,小便变是也。

运气 小便黄有二:

一属风。《经》云:厥阴之胜,胠胁气并,化而为热,小便黄赤是也。

二属热,《经》云:少阴司天,热淫所胜,病溺色变。又云:少阳之胜,溺赤善惊。又云:阳明司天,燥气下临,暴热至,乃暑阳气郁发,小便变是也。盖暴热谓地气少阴之热也。

邪之所在,皆为不足,中气不足,溲便为之变,补足外踝下留之[29]。

〔《甲》〕小肠有热,溺赤黄,中脘主之。溺黄,下廉主之。小便黄赤,完骨主之。小便黄,肠鸣相追逐,上廉主之。

遗溺

〔垣〕小便遗失者，肺金虚也，宜安卧养气，禁劳役。以黄芪、人参之类补之。不愈，当责有热，加黄柏、生地《甲乙》云：肺脉则少气不足以息，卒遗失无度。

下虚，谓膀胱下焦虚。《经》云：水泉不止者，是膀胱不藏也。仲景云：下焦竭，则遗溺失便，其气不能自禁制，不须治，久则愈。又云：下焦不归，则遗溲。世用桑螵蛸、鸡肶胵之类是也。

〔丹〕治遗溺。桑螵蛸酒炒为末，姜汤送下二钱妙。

〔无〕**鸡内金散**　治溺床失禁。

鸡肶胵一具，并肠洗净烧为灰，男用雌，女用雄，即是鸡肫内黄皮研为末，每服二钱，酒饮训服妙。

又方　用羊肚系盛水满，线缚两头煮熟取中水顿服之瘥。

〔《山》〕大人遗溺不知。蔷薇根细研酒下。

〔丹〕**鹿聋丸**　治久虚冷，小便白浊，滑数不禁。

鹿茸　椒红　桂　附子　牡蛎　石斛　补骨脂　肉苁蓉　鸡肶胵　沉香各一两　桑螵蛸三分

上为末，酒糊丸，桐子大，食前酒下三十丸此方因沉香解诸涩，故丹溪取之。

又云：鹿角屑炒黄为末，温酒下二钱妙。本草云：鹿角逐阴中邪气恶血[30]。

〔河〕热甚客于肾部，手足厥阴之经，廷孔郁结极甚，而气血不能宣通。则痿痹，神无所用，故津液渗入膀胱，而旋溺遗失，不能收禁也。《经》曰：目得血而能视，耳得血而能听，手指得血而能摄，掌得血而能握，足得血而能走，脏得血而能液，腑得血而能气。然血所通流，则气亦然也。气血先行，则其中神自清和，而应机能为用矣。故《经》云：血气者，人之神，不可不谨养也。故诸所运动，时习之，则气血通利，而能为用。闭塞之，则气血行微，而其道不得通利，故劣弱也。若病热极，甚则郁结，而气血不能宣通，神无所用，而不遂其机，随其郁结之微甚，而有不用之大小焉。是故目郁则不能视色，耳郁则不能听声，鼻郁则不能闻香臭，舌郁则不能知味。至此筋痿骨痹，诸所出不能为用，皆郁结之所致也。

〔丹〕《千金翼》**白薇散**　治尿出不知时。

白薇《本草》云：气大寒　白芍药各等分

上为末，温酒调下方寸匕，日三服，食前。

尝治一男子，遗溺不觉，脉洪大盛，以黄柏、知母、杜牛膝为君，青皮、甘草为臣，木香为佐，桂些少反佐，服数帖，大效。此法与前白薇散皆河间所谓热甚廷孔郁结，神无所用，不能收禁之意也。

〔世〕**神芎导水丸**　治遗尿有实热者。每百丸，空心白汤下，若一服利，止后服。前法河间所谓廷孔郁结不能收禁，此所谓淫气遗溺，痹聚在肾，痹谓气血不通宣也。

〔无〕**茯苓丸**　治心肾俱虚，神志不守，小便淋沥不禁，及遗泄白浊。

赤茯苓　白茯苓

上为末，以新汲水挼洗，澄去新沫，控干，别取地黄汁，同好酒，银石器内熬成膏，搜和为丸，如桐子大。空心热酒嚼下。

〔世〕用薏苡仁，盐炒煎服效[31]。

〔《本》〕燕蓐草，主眠中遗溺不觉，烧令黑研，水进方寸匕，亦知哕气，即燕窠中草也。

膀胱咳者，咳而遗溺[32]。

〔针灸〕 遗溺法有四：

其一取肝，其二取督脉，其三取三焦，并见“遗溺闭癃门”，其四取肺。《云》：手太阴之别，名曰列缺，共病虚则欠故，小便遗数，取之去腕一寸，别走阳明者是也。

〔东〕遗尿失禁：阴陵泉、阳陵泉二寸半、大敦七壮。

又方 曲骨、阴阳二陵泉各二寸半

〔《甲》〕遗溺，关门及神门、委中主之。气癃小便黄，气满，虚则遗溺，石门主之。

肝脉微滑为遗溺[33]。

妊娠遗尿

〔《大》〕白薇散 治妊娠不知尿出时[34]。

产后，一味桑螵蛸散，治妊娠小便数不禁[35]。

又方 用鸡尾毛烧灰末，酒调方寸匕。

产后遗尿

〔无〕妇人产蓐，产理不顺，致伤膀胱，遗尿无时。

〔丹〕尝见尿胞，因收生者不谨，以致破损，而得淋沥，病遂为废疾。一日有徐妇，年壮难产得此，因思肌肉破伤在外者，宜可补完，胞难在腹，恐亦右治。遂诊其脉，虚甚。予曰：难产之由，多是气虚，产后血气尤虚，试与峻补。因以参芪[36]为君，芎归为臣，桃仁、陈皮、黄芪、茯苓为佐，煎以猪羊胞中汤，极饥时饮之，但剂小，率用一两，至一月而安。盖令气血骤长，其胞自完，恐稍缓，亦难成功矣。

〔乔町〕妇人产后尿不禁，而微浮，略发热于午后，此膀胱为坐婆所伤。

黄芪 归身尾 芍药各一钱半 白术一钱 人参 陈皮五分 甘草炙些

上煎热饮之。

〔云〕**桑螵蛸散** 治产后小便数及遗尿。

桑螵蛸三十个，炒 鹿茸酥炒 黄芪各三两 牡蛎煅 人参 赤石脂 厚朴各三两

上为细末，空心米饮调下三钱匕。

又方 桑螵蛸半两，炒 龙骨一两

上为细末，米饮调下二钱，空心。

前阴诸疾

前阴诸疾，前阴所过之脉有二：一曰肝脉，二曰督脉。《经》云：肝足厥阴之脉，入毛中，过阴器，抵少腹，是肝脉所过也。又云：督脉者，起于少腹，以下骨中央，女子入系廷孔，循阴器，男子循茎下至篡，与女子等，是督脉所过也。

阴缩 阴纵

阴缩，谓前阴受寒，入腹内也；阴纵，谓前阴受热，挺长不收也。《经》曰：足厥阴之筋，伤于寒，则阴缩入；伤于热，则纵挺不收。治在行水清阴气是也。

〔丹〕鲍兄二十余岁，玉茎挺长，肿而痿，皮塌常润，磨股不能行，两胁气上，手足倦弱。先以小柴胡汤加黄连大剂，行其湿热，略加黄柏，降其逆上之气，其挺肿渐收，渐减及半。但茎上有坚块未消，遂以青皮一味为君，佐以散风之剂，末服。外以丝瓜汁，调五倍子末傅而愈。

平江王氏子，年三十岁，忽阴挺长肿而痛，脉数而实，用朴硝荆芥汤浸洗，又用三一承气汤大下之，愈。

《内经》刺灸前阴挺长之法有一：《经》云，足厥阴之别，名曰蠡沟，去内踝五寸别走少阳，其病实，则挺长，取之所别是也。

〔《明堂》〕阴卵入腹。脐下六寸，两旁各一寸六分灸二七壮。

〔《内经》〕诊阴缩而死者，皆属肝伤。经云：肝悲哀动中则伤魂，魂伤则狂妄不精，不精则不正，当人阴缩而挛筋，两胁骨不举，毛悴色夭，死于秋。又云：厥阴终者喜溺，舌卷，卵上缩是也。

阴痿 阴汗 阴冷 阴痒

阴痿，皆耗散过度，伤于肝筋所致。经云：足厥阴之经，其病伤于内则不起是也。

〔垣〕阴痿阴汗臊臭论 一富者前阴间尝闻臊臭，又因连日饮酒，腹中不和，求予治之。予应之曰：夫前阴者，足厥阴之脉，络阴器，出其挺末。臭者心之所走散，入于五方为臭，入肝为臊臭，此其一也。当于肝经中泻行间，是治其本。后于心经中泻少冲，以治其标，如恶针当用药除之。治法当求其本。连日饮酒，夫酒者，气味俱阳能生湿热，是风湿热合于下焦为邪。故《经》云：下焦如渎。又云：在下者，引而竭之。酒者是湿热之水，亦宜决前阴以去之，能合下焦二法治之。

龙胆泻肝汤 治阴部时复湿痒，有臊臭。

柴胡梢 泽泻各一钱 车前子 木通各五分 当归梢 龙胆草 生地各三分

上锉，如麻豆大。作一服，水三大盏，煎至一盏去渣，稍热服，空心宿食稍尽服，便以美膳压之。柴胡入肝为引；用泽泻、车前子、木通，其淡渗之味，利小便，亦除臊臭，是名在下者，引而竭之。生地黄、草龙胆之苦寒，泻酒湿热，更兼车前子之类，以彻肝中邪气；肝主血，用当归以滋补血不足也。

固真汤 治两丸冷，前阴痿弱，阴汗如水，小便后有余滴臊气，尻臀并前阴冷，恶寒而喜热，膝亦冷，正月内定此方。

升麻 柴胡 羌活各一钱 甘草炙 泽泻各一钱半 草龙胆炒 知母炒 黄柏各二钱

上锉，如麻豆大。水三盏，煎至一盏去渣，稍热空腹服，以美膳压之。

温肾汤 治面色痿黄身黄，脚软弱无力，阴汗，阴茎有夭色，二月定此方。

麻黄六分 防风根一钱五分 白术一钱 苍术一钱半 泽泻二钱 猪苓 升麻 白茯苓 黄柏酒，各一钱 柴胡梢六分

上件分作二服，每服水二大盏，煎至一盏去渣，稍热服，食前，天晴明服之。候一时辰许，

方食。

补肝汤 治前阴如冰冷，并冷汗，两脚痿弱无力。

黄芪七分 人参 葛根各三分 甘草炙，五分 升麻四分 知母 柴胡 羌活 陈皮 归身 黄柏炒 防风 白茯苓 泽泻各二分 苍术五分 曲末二分 猪苓四分 连翘二分

上㕮咀，水二大盏，煎至一盏去渣，稍热服，食前。忌酒湿面。

清震汤 治溺黄臊臭淋沥，两丸如冰，阴汗浸两股，阴头亦冷。正值十二月，天寒凛冽，霜雪交集，寒之极矣。

升麻五分 柴胡二分 羌活一钱 黄柏一钱，酒 苍术五分 防风三分 甘草炙，二分 藁本三分 红花一分 归身二分 猪苓三分 泽泻 黄芩五分 麻黄根三分

上锉，如麻豆大，都作一服，水二大盏，煎至一盏去渣，临卧服。忌酒湿面。

柴胡胜湿汤 治两外肾冷，两髀枢阴汗，前阴痿弱，阴囊湿痒臊气。

泽泻一钱半 羌活一钱半 升麻一钱半 生甘草 柴胡各三钱 草龙胆一钱 黄柏酒，二钱 红花少许 当归梢 麻黄 汉防己 茯苓各一钱 五味子二十个

上㕮咀，水三大盏，煎至一盏去渣，稍热服，食前。忌酒湿面房事。

〔垣〕**仲景八味丸** 治阳事多痿不振。今依全方，夏减桂附一半，春秋三停减一疾去精足，全减桂附，只依六味地黄丸[37]。

肾脉大甚，为阴痿[38]。

运气 阴痿皆属湿土制肾。《经》云：太阴司天，湿气下临，肾气上从，阴痿气衰而不举是也。

椒粉散 治前阴两丸湿痒，秋冬尤甚，冬月减。

麻黄一钱 黑狗脊五分 斑蝥二个 猪苓三分 肉桂二分 归梢三分 轻粉少许 红花少许 蛇床子五分 川椒三分

上为极细末渗上，避风寒湿冷处坐卧。

〔丹〕肾囊湿痒，先以吴茱萸煎汤洗之。后用吴茱萸半两 寒水石三钱 黄柏二钱半 樟脑 蛇床子各半两 轻粉一钱 白矾三钱 硫黄二钱 槟榔三钱 白芷三钱，为末掺之。

〔《千》〕有人阴冷，渐渐冷气入阴囊肿满，恐死，日夜痛闷不得眠。取生椒择之洗净，以布帛裹著丸囊，令厚半寸，须臾热气大通，日再易之，取出瘥。

〔《本》〕曾有人阴冷，渐次冷气入阴囊肿满，昼夜疼闷不得眠，煮大蓟汁服，立瘥。

《内经》针灸阴暴痒痛，足厥阴之别，名曰蠡沟，上内踝五寸是也[39]。

〔《撮》〕阴痿：关元补、阴湿、阴谷寸半，泻，灸。

〔《怪穴》〕阴中湿痒，外肾生疮：海底在脬囊底十字文缝中，灸泻二十七壮、独阴在足第二指节下横文，灸泻二十七壮。

阴臭 阴肿 阴痛 阴吹

〔溪〕妇人阴肿，肾痛。枳实半斤切碎，炒热布裹包熨之，冷即易《秘录》。交接劳复，阴卵痛是劳复阴阳易。

〔仲〕胃气下泄，阴吹而正喧，此谷气之实也，膏发煎导之[40]。

〔洁〕男子阴头痛，女子阴中痛：大敦。

〔《集》〕阴茎虚痛：中极、太溪、三阴交、复溜。不已，取血郄、阴陵泉、关元、海底。

〔《甲》〕妇人阴中痛，少腹坚急痛，阴陵泉主之。女子阴中寒，归来主之。

卷之二十九　肾膀胱部

梦遗

〔丹〕精滑专主湿热，用黄柏、知母、牡蛎、蛤粉。梦遗专主热，与带下法。

〔《本》〕治梦遗有数种：下元虚惫，精不禁者，宜服茴香丸；年壮气盛，久节淫欲，经络壅滞者，宜服清心丸；有情欲淫动，经谓所愿不得，名曰白淫，宜《良方》茯苓散。正如瓶中煎汤，气盛盈溢者，如瓶中沸汤而溢；欲动心邪者，如瓶倾侧而出，惫虚不禁者，如瓶中有罅而漏，不可一概用药也。又有一说。《经》曰：肾气闭即精泄。《素问》云：肾者，作强之官，伎巧出焉。又曰：肾藏精。盖肾能摄精气以生育人伦者也。或育或散，皆主于肾。今肾气衰则一身之精气无所管摄，故妄行而出不时也。猪苓丸一方，正为此设。

〔《内》〕内伤气血，不能固守，梦遗者，当补以八物汤加减，吞樗根皮丸。

〔垣〕面色白而不泽，《难经》云：肺太过则令人面白善嚏，悲愁不乐欲哭，面色白为寒，脉沉厥冷急，按之空虚，色白脱气，又为脱血，又为脱津，又为脱液，又为脱精，又为脱神，是元神漂浮乎外，将离体之象也。其脉按之不鼓，犹为亡阳，况虚空者乎？病乃阴寒极矣。若脉或盛大而涩，犹为中寒之病也，况虚空者乎？宜峻补之。

巴戟丸　治肝肾俱虚，收敛精气，补其元阳，充悦肌肤，进美饮食。

五味子　川巴戟去心　肉苁蓉酒洗　兔丝子炒　人参　白术　熟地　骨碎补去毛　茴香　牡蛎　白龙骨　覆盆子　益智仁各等分

上为末，炼蜜丸，桐子大，每服三十丸，空心食前米饮下，日二三服。补精止汗虚甚者，用八物汤吞之。

〔《本》〕治遗精梦泄，关锁不固，**金锁丹**，亦名**茴香丸**。

舶上茴香　胡芦巴　破故纸　白龙骨各一两　木香一两半　胡桃三十个，研　羊肾膏三对，取开，用盐半两擦炙熟，研如膏

上五味为末，下二味同研成膏，和酒浸蒸饼杵熟丸，如桐子大。每服三五十丸，空心盐汤下。

〔罗〕**固真丹**

晚蚕蛾一两　肉苁蓉　白茯苓　益智各一两　龙骨

上用鹿角胶酒浸化开，丸桐子大，每服三粒，空心温酒下，干物压之。

补真玉露丸　治阳虚阴盛，精脱淫泺胫痠一方无茯苓。

白茯苓去皮　白龙骨水飞　韭子酒浸，炒　菟丝子酒浸。各等分，火日修合

上为末，炼蜜丸，如桐子大。每服五十丸，温酒下，盐汤亦得，空心食前服，少时以美膳压之《梅师方》止用龙骨四分，韭子五合为散，空心，酒调服方寸匕，治失精暂睡即泄。《圣惠方》止用韭子微炒为散，食前酒下二钱，治梦中泄精。《外台》方用新韭子二升，十月霜后枯者，好酒八合，浸一宿，明日日色好，令童子向南捣一万杵，平旦温酒服方寸匕，治虚劳尿精，再服立瘥。此龙骨、韭子为泄精要药也。

〔《梅》〕治精滑久不固，牡蛎不拘多少，砂锅内醋粹七次，细末醋糊丸，桐子大。每五十丸，空心盐汤下。

上龙骨、牡蛎治梦遗例。王元珪虚而泄精，脉弦大，累与加减八物汤，吞河间秘真丸及珠粉丸，其泄不止。后用五倍子一两、茯苓二两，为丸服之良愈。此则五倍子涩脱之功，每于龙骨、蛤粉也。

〔河〕**秘真丸**

治白淫，小便不止，精气不固，及有余沥，或梦寐阴人通泄。

龙骨一两，别研　大诃子皮五个　朱砂一两，研细，一分为衣　缩砂半两

上为末，百糊丸，绿豆大。每服一二十丸，空心温酒下，熟水亦得。不可多服，太秘。

〔《本》〕　治虚损，补精水，壮筋骨，益心智，安魂魄，令人悦泽驻颜，轻身延年，益寿，闭固天癸，**八仙丹**。

伏火朱砂　真磁石　赤石脂　代赭石　石中黄　禹余粮　乳香　没药各一两

上为末，研匀极细，糯米浓饮丸，桐子大，或豆大，每服一粒，空心盐汤下。有人年几七旬，梦漏羸弱，气惙惙然虚损，得此方服之，顿而强壮，精气闭固，饮食如故。予常制自服，良验。

《经》云：思想无穷，所愿不得，意淫于外，入房太甚，宗筋弛纵，发为白淫、梦遗等症。先贤治法有五：上法用辰砂、磁石、龙骨之类，镇坠神之浮游，是其一也；其二，思想结成痰饮，迷于心窍而遗者，许学士用猪苓丸之类，导利其痰是也方见治郁条。其三，思想伤阴者洁古珍珠粉丸用蛤粉、黄柏降火补阴是也[41]；其四，思想伤阳者，谦甫鹿茸、苁蓉、兔丝子等补阳是也方见白浊条；其五，阴阳俱虚者，丹溪治一形瘦人，便浊梦遗，作心虚治，用珍珠粉丸、定志丸服之。定志丸，远志、菖蒲、茯苓、人参是也。

年少壮节欲遗泄者，宜清心丸、珍珠粉丸[42]。

〔洁〕**珍珠粉丸**　治白淫梦遗泄精，及滑出不收。

黄柏皮一斤，新瓦上炒赤　真蛤粉一斤

上为细末，滴水丸，如桐子大。每服一百丸，空心温酒关下。法曰：阳盛乘阴，故精泄也。黄柏降火，蛤粉咸而补肾阴。

〔丹〕精滑不禁方：用海蛤粉、青黛、香附、黄柏、知母之类。

〔海〕**大凤髓丹**　治心火狂阳太盛，补肾水真阴虚损。心有所欲，速于感动，奕之于肾疾于施泄。此方固真元，降心炎，益肾水，大有神效。

黄柏炒，二两　缩砂一两　甘草半两　半夏炒　木猪苓　茯苓　红莲芷　益智仁各三钱五分

上为丸，每服五七十丸。若只用黄柏、甘草、缩砂三味，为正凤髓丹。只用黄柏、甘草二味，为**小凤髓丹**。

古人云：泻心者非也，乃泻相火，益肾水之剂。

〔《本》〕　治经络热梦遗，心忪恍惚膈热，**清心丸**。

用好黄柏皮一两，研为细末，生脑子一钱，同研匀，炼蜜为丸，如桐子大，每服十丸至十五丸，浓煎麦门冬汤吞下。大智禅师云：梦遗不可全作虚冷，亦有经络热而得之也。尝治一男子，至夜脊心热，梦遗用珍珠粉丸、猪苓丸遗止，终服紫雪，脊热始除。又，一男脉洪腰热遗精，用沉香和中丸下之，导赤散治其火而愈。于此知身有热而遗者，皆热遗也。

〔仲〕夫失精家，少腹弦急，阴头寒，目眩发落，脉极虚芤迟，为清谷亡血失精，脉得诸芤动微紧，男子失精，女子梦交，**桂枝龙骨牡蛎汤**主之。

桂枝　芍药　生姜各三两　甘草二两　大枣十二枚　龙骨煅　牡蛎煅，各三两

上七味，水七升，煮三升，分温三服。

天雄散方

天雄炮　龙骨各三两　白术八两　桂枝六两

上四味，杵为散，酒服半钱匕，日三服。不止，稍增之。

愚壮年得梦遗症，每四十日必一遗，累用凤髓丹、河间秘真丸，虽少效，终不除根，后改用菖蒲、远志、韭子、桑螵蛸、益智、酸枣仁、牡蛎、龙骨、琐阳等剂为丸，服之良愈。

又，一中年男子梦遗，以珍珠粉丸等药与服，了无一效，亦以远志、菖蒲等剂服之，随手而愈。

〔《本》〕 **猪苓丸**

用半夏一两，破如豆大，猪苓末二两，先将一半炒半夏色黄，不令焦，出火毒，取半夏为末糊丸，桐子大，候干，更用前猪苓末一半同炒微裂，入砂瓶内养之，空心温酒下，此古方也。今盛行于时，而人多莫测其用。半夏有利性，而猪苓导水，盖肾闭导气使通之意也。予医囊中尝贮此药，缓急与人三五服，皆随手而验。林监丞庇民亦数服而愈。

详此治梦遗方属郁滞者居大半，庸医不升其郁，但用龙骨、牡蛎等涩剂固脱，殊不知愈涩愈郁，其病反甚。常治一壮年男子，梦遗白浊，少腹有气冲上，每日腰热，卯作酉凉，腰热作则手足冷，前阴无气，腰热退则前阴气耕，手足温。又旦多下气，暮多噫，时振，隔一旬、二旬必遗，脉旦弦滑而大，午洪大。予知其有郁滞也，先用沉香和中丸大下之，次用加减八物汤吞滋肾丸百粒。若稍与蛤粉等涩药，则遗与浊反甚，或一夜二遗。遂改用导赤散大剂煎汤服之，遗浊皆止渐安。又，一中年男子皆梦遗，医或与涩药，反甚，连数夜。愚先与神芎丸大下之，却制此猪苓猪苓服之，皆得痊安。又丹溪先生治镇守万户萧伯善，便浊精滑不禁，百药不效，与试倒仓法而安。于此见梦遗属郁滞者多矣。

〔世〕 用辰砂为诊服之，神效。

〔海〕 **乌金散** 治梦泄精滑不禁。

九肋鳖甲，每服二字，用清酒半盏，童便半小盏，陈葱白七八寸，同煎七分，和渣，日两服《本草》云：鳖甲主心腹癥瘕坚积。

〔垣〕 治男子梦与鬼交，心神恍惚者，刮鹿角屑三指撮，日二服，酒下，《食疗》同。本草云：鹿角屑，逐恶气恶血。

〔《玉》〕 遗精白浊，夜梦鬼交：心俞一分，沿皮向外一寸半，先补后泻，灸不宜多、白环俞一寸半，泻六吸，补一呼。

〔《集》〕 又法：肾俞、心俞、膏肓、关元、三阴不已，取下穴。

〔东〕 腰脊冷，溺多白浊，失精：脾募三七壮、曲泉灸。

虚劳失精，阴缩，茎中痛：大赫三七壮、中封灸。

〔华〕 遗精，五脏虚竭东阳同：曲骨端四七壮，在阴横骨中央如月，中央是也。

〔东〕 溺血精出：列缺卧针五分。

〔《甲》〕 丈夫失精，中极主之。男子精溢，阴上缩，大赫主之。男子精溢，胫痠不能久立，然谷主之。男子精不足，太冲主之。

白浊

〔丹〕便浊，大概皆是湿痰流注，宜燥中宫之湿，用二陈汤加苍术、白术，燥去其湿。肥白人必多湿痰，以二陈去其湿热。胃弱者，兼用人参，以柴胡、升麻升其胃中之气。胃中浊气下流，必用二陈加苍术、白术、柴胡、升麻。

一妇人年近六十，形肥，奉养膏粱，饮食肥美，中焦不清，积气为湿气，流入膀胱，下注白浊，白浊即湿痰也，用二陈去痰，苍术、白术去湿补胃，加升麻、柴胡升胃中之精气。服四帖后，浊减大半，去觉胸满，因柴胡、升麻升动胃气，痰阻满闷而然。间用二陈汤加炒曲、白术、香附以泄其满。若素无痰者，虽升动胃气，不满也，兼用青黛、樗皮、蛤粉、炒黄柏、炒干姜、滑石为末，炒神曲糊丸服之。

凡便浊服药，必兼服加减珠粉丸。

蛤粉　青黛此二味，主胃中浊气下流，降入膀胱　樗皮末大燥湿热　滑石　黄柏　干姜炒褐色，味若敛气下降，使阴血生。干姜，盐制

上为末，炒神曲为丸。

又方　黄柏炒焦　黄柏生　蛤粉各一两　神曲半两

上为末，滴水丸服。

白浊者，湿热伤气，久下不止，此系火不守也，知母、黄柏、炒附子各等分，水丸服。

赤浊者，湿热伤血，于二陈汤中加白芍药，仍用炒柏、蛤粉、椿皮、滑石、青黛，以神曲为丸。一方加干姜，炮褐色。固而不走。

〔罗〕白淫诸症，《痿论》，曰：思想无穷，所愿不得，意淫于外，入房太甚，宗筋弛纵，发为筋痿，及为白淫。夫肾藏天一，以悭为事，志意内治，则精全而涩。若思想外淫，房室太甚，则固有淫泆不守，辄随溲溺而下也，然本于筋痿者，以宗筋弛纵也。

内补鹿茸丸　治劳伤思想，阴阳气虚，益精，止白淫。

鹿茸酥炙　菟丝子酒浸　蒺藜炒　白蒺藜　肉苁蓉　紫菀　蛇床子酒浸　黄芪　桑螵蛸　阳起石　附子炮　官桂各等分

上为细末，炼蜜为丸，如桐子大，每服二五丸，食前温酒送下。

茯苓丸　治心气不足，思虑太过，肾经虚损，其阳不固，溺有余沥，小便白浊，梦寐频泄。

菟丝子酒浸，五两　石莲去壳，三两　白茯苓去皮，二两

上为细末，酒糊为丸，如桐子大，每服三十丸，盐汤下，常服镇益心神，补虚养血，清小便。

金箔丸　治下焦虚，小便白淫，夜多异梦遗泄。

蚕蛾　破故纸炒　韭子炒　牛膝酒浸　肉苁蓉　龙骨　山茱萸　桑螵蛸　菟丝子酒浸，各一两

上为细末，炼蜜为丸，如桐子大，每服三十丸，温酒空心下。

王瓜散　治小便自利如泔色，此肾虚也。

王瓜根　桂心各一两　白石脂　菟丝子酒浸　牡蛎盐泥烧赤，候冷去泥，各二两

上为末，每服二钱，煎大麦粥调下，日三服，食前。

〔杨氏〕 **萆薢分清饮**　治白浊凝面如油，光彩不定，凝脚如糊。

益智仁　川萆薢　石菖蒲　乌药各等分

上㕮咀，每服四钱，水一盏，入盐一捻，煎七分，食前温服。一方加茯苓、甘草。

卷之三十六　小儿部

偏坠

〔田〕小儿狐疝气偏有大小，时时上下者，蜘蛛十四枚，熬焦，桂枝半两，二物为散，每服八分，日再，酒调下。蜜丸亦通。

偏坠亦宜防葵丸。令儿坐于上，中午时灸卵下偏坠之处七壮防葵丸未详。

小儿偏坠,若非胎中所有,在后生者,于茎下肾囊前中间弦子上灸七壮,立愈。

〔《明》〕 胎产前卵偏坠,囊缝后十字纹上灸三壮,春灸夏瘥,夏灸冬瘥。

阴肿　囊肿　脱囊

〔汤〕小儿阴肿,由啼叫,怒气闭纵于下成此疾,宜**海蛤散**。

海蛤三钱　茴香炒,三分　薏苡仁　白术　槟榔各半两

上末,食前,温酒调下。大上加减。

阴肿又方。

桃仁去皮尖及只仁者,炒,三分　牡丹皮　桂枝　白蒺藜炒,去刺,各半两　郁李仁汤浸去皮,一分

上水煎服。

〔丹〕 脱囊,即外肾肿大。

木通　甘草　当归　黄连　黄芩

上水煎服。

〔钱〕 **蚯蚓散**　治肾子肿硬成疝。

用干蚯蚓为末,唾调傅。常避风冷湿地先用花椒葱汤避风处洗,却用此傅之,累验。

〔世〕 治小儿囊肿如升,用甘草煎汁,调地龙末涂之,立退,累效。

〔丹〕 用紫苏叶为末,水调傅上,又用青荷叶包之,治脱囊效。

〔明〕 阴肿:昆仑灸三壮。

疝　痛

〔汤〕 治小肠疝气,家传妙方。

芫花醋浸,炒　木香　槟榔　三棱各半两　茯苓　青皮　全蝎　桂枝　附子　硇砂各一分

上为末,将硇砂浸澄去土,顿在汤瓶上,候成膏子,和糖醋打面糊为丸,如豆大。每三十丸,空心温酒下。未效,再服。

小便不通

〔钱〕 **捻头散**　治小便不通。

玄胡　川苦楝各等分

上同为细末,每服半钱或一钱,捻头汤调下,量多少与之。捻头汤,即中滴油数点。食前服。

〔汤〕 **木通散**　治心经伏热,小便不通,啼叫。

木通一两　牵牛子炒,半两　滑石一两

上为末,灯心、葱白煎服。

冬葵子散　治小儿腹急闷。

冬葵子一两　木通半两

上为末,每服一钱,煎服。

〔钱〕 尿深黄色，久则尿血。小便不通，久胀满，当利小便。

淋 病

〔汤〕 治血淋，神效方。

紫草　连翘　车前子各等分

水煎服。

又方

海螵蛸　生地　白茯苓

上等分为末，柏叶、车前草煎汤调下。

治气淋。

赤芍药一两　槟榔面裹煨，一个

上为末，灯心同枣子煎汤，调下。

遗 尿

〔汤〕 治小便不禁，或睡中遗出不觉。

鸡肠草一两　牡蛎三钱　龙骨　麦门冬去心　白茯苓　桑螵蛸各半两

上件㕮咀，每服一钱，枣子一枚，擘破煎，食前服。

又方　破故纸一味，炒为末，黄柏汤调下。

〔外〕 疗小儿睡中遗尿不自觉。桂末、雄鸡肝等分，捣丸如小豆大，温水下，日三服。

〔世〕小儿梦中遗尿，薏苡仁一合许，去心不去壳，敲碎，入盐一小撮，同炒黄色。用水二钟，煎至半钟，空心服之，累效。

---

[1]为中病　此下原作“桂枝汤方见伤寒门”8字。今删。

[2]法亦同也　此下原作“全文见诸痛门”6字。今删。

[3]泻湿土邪也　此下原作“以上经文见运气类注”9字。今删。

[4]厥阴小肠　此下原作“全文见灸刺五脏条”8字。今删。

[5]右取左者是也　此下原作“全文见灸刺六府条”9字。今删。

[6]以调之是也　此下原作“全文并见针灸门六府条”10字。今删。

[7]大络者是也　此下原作“全文见针灸门六府条”9字。今删。

[8]治法当补肝泻燥金也　此下原作“全文见运气类注”7字。今删。

[9]其传为癫疝　此下原作“全文见诊病传变”7字。今删。

[10]而施补泻留疾与灸也　此下原作“全文见针灸门十二经条”10字。今删。

[11]蠡沟取之也　此下原作“全文见针灸门十五经条”10字。今删。

[12]榰(zhī，音支)满　即支满。榰，柱子的根脚。通作“搘”。引申作支柱，支撑。

[13]疼　校本同。《甲乙经》作“收”。姑存。

[14]为狐疝　此下原作“全文见诊”4字。今删。

[15]小便不利　此下原作“方见伤寒”4字。今删。

[16]阀阅　①指功绩和经历，亦指记功的薄籍。②古代仕宦人家大门外的左右柱，常用以榜贴功状，故称仕宦人家为“阀阅”。

[17]溵(yīn，音)东　即河南省登封县溵水之东。溵，溵水，古水名。

[18]一两　此下原作“凉膈散方见治发热”8字。今删。
[19]布壳饭　此下原作“详见白带门”5字。今删。
[20]癃溺血　此下原作“全文见诊病传变”7字。今删。
[21]脾　原作“痹”。校本同。音近致误。
[22]癫癃　此下原作“全文见治虚实法”7字。今删。
[23]八味丸　此下原作“方见治法”4字。今删。
[24]便:原误作“肠”。校本同。据《甲乙经》改。
[25]痃　音义同“怯”。
[26]多忘　此下原作“方见滞下”4字。今删。
[27]皆属于热　此下原作“全文见诊”4字。今删。
[28]少腹中有热也　此下原作“全文见水肿”5字。今删。
[29]补足外踝下留之　此下原文“全文见刺虚实法”7字。今删。
[30]恶血　此下原作“鹿茸丸方见虚条”7字。今删。
[31]效　此下原作“方见小儿”4字。今删。
[32]遗溺　此下原作“全文见咳”4字。今删。
[33]遗溺　此下原作“全文见治法”5字。今删。
[34]尿出时　此下原作“方风前热条”5字,今删。
[35]不禁　此下原作“方见前下虚条”6字。今删。
[36]芪　校本同。《格致余论》作“术”。姑存。
[37]六味地黄丸　此下原作“八味方见治法”6字。今删。
[38]阴痿　此下原作“全文见诊”4字。今删。
[39]上内踝五寸是也　此下原作“全文见针灸门”6字。今删。
[40]导之　此下原作“方见黄疸”4字。今删。
[41]黄柏降火补阴是也　此下原作“方见热条”4字。今删。
[42]珍珠粉丸　此下原作“清心方见热条”6字。今删。